J. SEBAG

Springer

# 玻璃体病学

# Vitreous

## in Health and Disease

主　编　〔美〕J.塞巴格
主　审　颜　华
主　译　解正高

天津出版传媒集团
天津科技翻译出版有限公司

著作权合同登记号:图字:02-2017-87

图书在版编目(CIP)数据

玻璃体病学/(美)J.塞巴格(J. Sebag)主编;
解正高主译. —天津:天津科技翻译出版有限公司,
2022.7
书名原文:Vitreous: in Health and Disease
ISBN 978-7-5433-4180-7

Ⅰ.①玻… Ⅱ.①J… ②解… Ⅲ.①玻璃体疾病-视
网膜疾病-诊疗 Ⅳ.①R774.1

中国版本图书馆 CIP 数据核字(2021)第 245222 号



授权单位: Springer Science+Business Media, LLC
出　　版: 天津科技翻译出版有限公司
出 版 人: 刘子媛
地　　址: 天津市南开区白堤路 244 号
邮政编码: 300192
电　　话: (022)87894896
传　　真: (022)87893237
网　　址: www.tsttpc.com
印　　刷: 天津海顺印业包装有限公司分公司
发　　行: 全国新华书店
版本记录: 889mm×1194mm　16 开本　56.5 印张　1200 千字
2022 年 7 月第 1 版　2022 年 7 月第 1 次印刷
定价:560.00 元

(如发现印装问题,可与出版社调换)

# 主审介绍

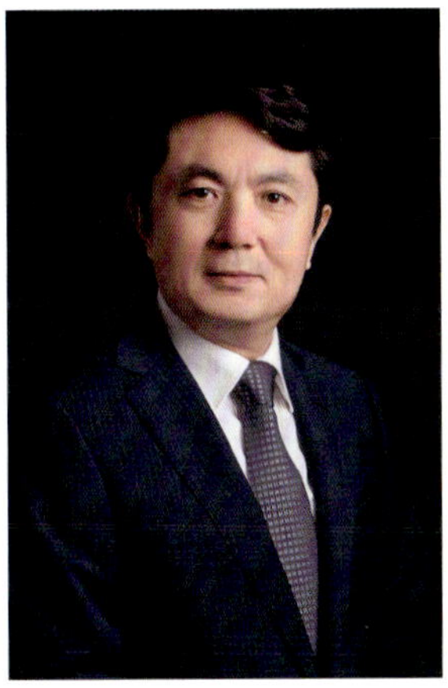

颜华，医学博士，主任医师，教授，博士研究生导师，国务院特殊津贴专家，国家卫生健康委员会中青年突出贡献专家。现任天津医科大学党委书记，眼科学科带头人。现任教育部2018—2022年教学指导委员会临床医学类眼视光医学专业副主任委员，国务院学位委员会临床医学学科评议组成员，亚太眼外伤协会副主席，中华医学会眼科学分会常务委员，中华医学会眼科学分会眼外伤学组组长，中华医学会眼科学分会专家会员，中国医师协会眼科学分会委员和眼外伤专业委员会主任委员，中国残疾人联合会视力残疾专业委员会主任委员，天津眼科学会主任委员。

# 主译介绍

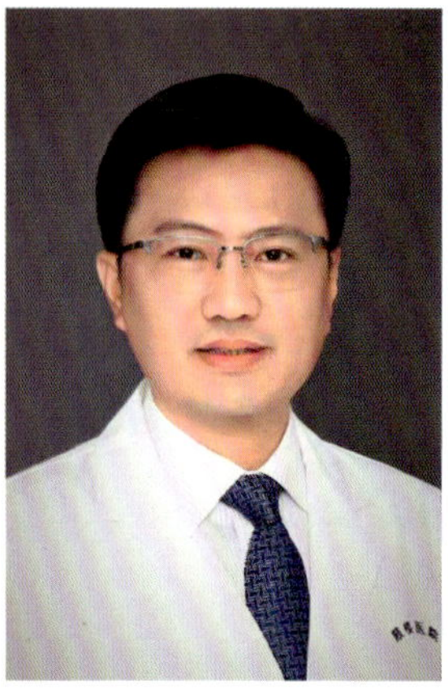

解正高，医学博士，主任医师，副教授，博士后合作导师，硕士研究生导师，南京大学医学院附属鼓楼医院眼科行政主任。亚太眼外伤协会会员，中华医学会眼科学分会眼外伤学组委员，中国医师协会眼科医师分会眼外伤专业委员会委员，中国残疾人联合会视力康复专业委员会理事，江苏省医学会眼科学分会副主任委员兼白内障学组副组长，江苏省医师协会眼科分会常务委员兼眼底病学组副组长。当选江苏省“科教兴卫工程”医学重点人才，江苏省“333 工程”高层次人才，江苏省“六大人才高峰”人才，江苏省“卫生拔尖”人才，江苏省“六个一工程”人才。担任《中华眼外伤职业眼病杂志》编委，《中华实验眼科杂志》通讯编委。发表学术论文 120 余篇，其中以第一作者及通讯作者身份发表 SCI 论文 20 篇（其中 *Retina* 论文 5 篇、*J Cataract Refract Surg* 论文 1 篇、*Eye* 论文 1 篇），中华级期刊论文 35 篇。主译《玻璃体显微手术学（第 5 版）》（2013 年）、《超声乳化与飞秒激光白内障手术》（2014 年）、《眼外伤学》（2017 年）、《糖尿病性视网膜病变》（2018 年），参编著作 2 部。获授权发明专利 1 项，实用新型专利 21 项，目前已完成创新/改进眼科手术操作技术 10 余项。以第一完成人身份获江苏省医学科技奖三等奖 1 项，市级科学技术奖一、二、三等奖各 1 项。

# 副主译介绍

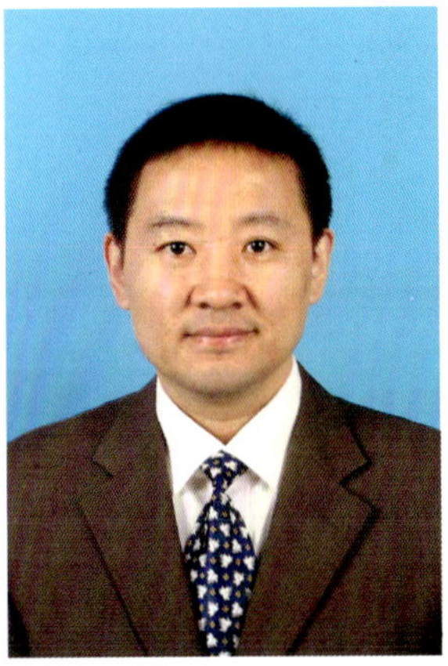

郑志，医学博士，主任医师，教授，博士生导师，上海交通大学附属第一人民医院眼科行政副主任。中国研究型医院学会眼科学与视觉科学专业委员会常务委员，中华医学会眼科学分会眼外伤学组委员，上海市医学会眼科分会委员。国家百千万人才工程人选、上海市领军人才，上海市卫生系统优秀学科带头人，享受国务院特殊津贴。主要从事复杂性视网膜脱离、糖尿病视网膜病变、眼外伤、黄斑疾病等眼底病诊断与手术治疗。主持中华人民共和国科学技术部"十三五"重大专项1项及国家自然基金面上项目5项等。发表SCI论文65篇，以第一作者及通讯作者身份发表(包括共同完成)论文36篇，包括国际糖尿病领域顶级期刊 *Diabetes* 论文 (IF 9.461)3篇、*Diabetologia* 论文 (IF 10.122)1篇及眼科顶级期刊 *AJO* 论文1篇、*IOVS* 论文5篇、*Exp Eye Res* 论文3篇，以第一完成人和参与人身份获得国家科技进步二等奖等省部级以上奖项6项。

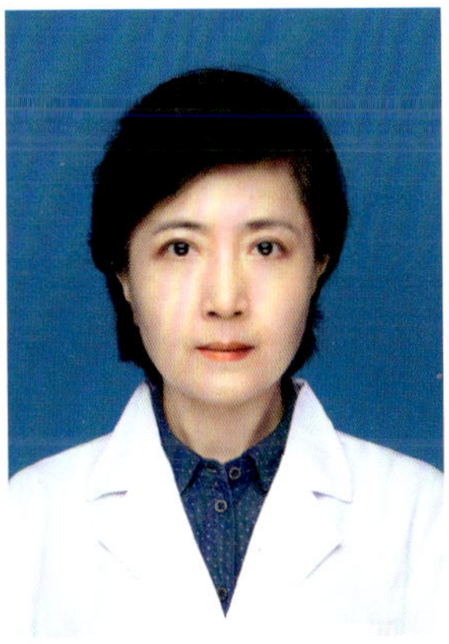

秦雪娇，医学博士，主任医师，山东大学副教授，研究生导师，留英学者，山东大学第二医院眼科主任。中国女医师协会眼科专业委员会玻璃体视网膜学组委员，亚太眼科学会眼成像分会委员，山东省医学会眼科专业委员会委员，山东省医师协会眼科专业委员会委员、视神经学组委员，从事眼科临床工作20余年，曾率先开展白内障超声乳化联合玻璃体切割手术、折叠式人工晶体悬吊术、人工玻璃体球囊植入术、tPA治疗视网膜下出血及生物制剂治疗难治性葡萄膜炎等。主持教育部及省市级科研课题9项，参与其他课题10余项，获省科研成果3项，院级新技术奖2项，在中外期刊发表论文30余篇，参编著作5部。担任《山东大学耳鼻喉眼学报》编委，《国际眼科杂志》、*Diabetic Medicine*、*BMC Ophthalmology*、*Journal of Physiology and Pharmacology* 等杂志审稿专家。

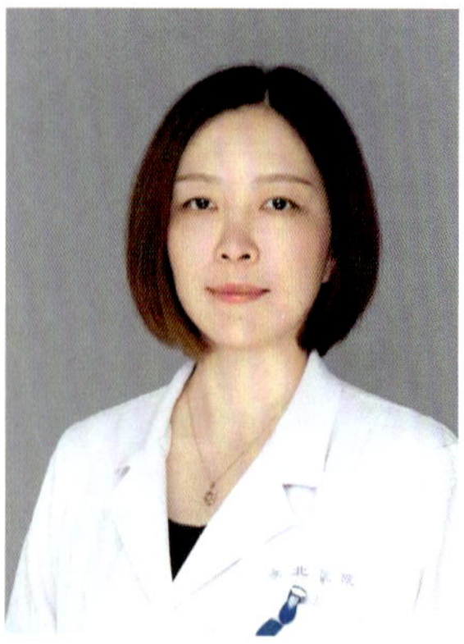

陈放，医学博士，主任医师，副教授，硕士研究生导师。现任扬州大学附属苏北人民医院眼科主任，扬州大学医学院眼科教研室主任，江苏省医师协会眼科医师分会眼底病学组委员，扬州市医学会眼科专业委员会主任委员，扬州市青少年近视防控专家团团长。长期从事眼底病的临床和基础研究，擅长各种疑难眼底病的诊断和治疗。先后主持及参与完成多项科研项目，以第一作者及通讯作者身份在国内外核心期刊发表论文40余篇（其中SCI论文12篇），作为副主译出版译著《玻璃体显微手术学》《眼外伤学》《糖尿病性视网膜病变》。获江苏省医学科技三等奖1项，并多次获扬州市科技进步奖及新技术引进奖。

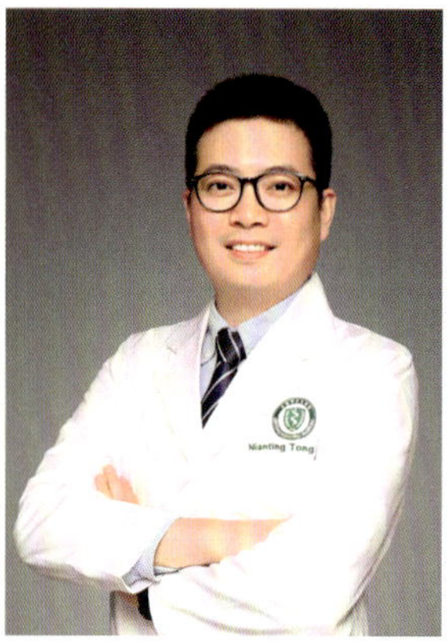

童念庭，医学博士，副主任医师，青岛大学硕士研究生导师。现任青岛市市立医院眼科中心本部眼科副主任，青岛市市立医院住院医师规范化培训眼科基地教学主任，山东省康复医学会第二届视力康复青年专业委员会委员，山东省研究型医院协会眼科与视觉科学分会委员。2019年2月至8月在山东省非教育系统公派留学项目的资助下赴美国加利福尼亚大学洛杉矶分校Doheny眼科研究所进行为期半年的访学，主要学习眼底病的多模影像诊断。2021年被山东省卫生健康委员会评选为“齐鲁卫生与健康杰出青年人才”。主要专业为眼底疾病的临床和基础研究，主持国家自然科学基金青年项目1项，近5年来以第一作者身份发表SCI论文3篇，总影响因子超过13分。

# 译者名单


主　　审　颜　华　天津医科大学总医院眼科

主　　译　解正高　南京大学医学院附属鼓楼医院眼科

副主译　郑　志　上海交通大学附属第一人民医院眼科
秦雪娇　山东大学第二医院眼科，山东大学眼科中心
陈　放　扬州大学附属苏北人民医院眼科
童念庭　青岛市市立医院眼科中心

译　　者（以姓氏笔画为序）
于津津　南京医科大学附属无锡第二医院眼科
王　莹　天津市眼科医院
王　越　徐州市第一人民医院眼科
王艺晓　上海交通大学医学院附属第九人民医院眼科
叶小健　南京医科大学第一附属医院眼科
史　煜　南京大学医学院附属鼓楼医院眼科
冯丽丽　复旦大学附属眼耳鼻喉科医院眼科
朱　俊　扬州大学附属苏北人民医院眼科
朱丹丹　南京大学医学院附属鼓楼医院眼科
朱蓉嵘　南通大学附属医院眼科
乔　磊　徐州市第一人民医院眼科
华　欣　扬州大学附属苏北人民医院眼科
庄　淼　南京医科大学附属无锡人民医院眼科
刘亚军　南京大学医学院附属鼓楼医院眼科
闫　洁　西安市第一人民医院眼科
江　睿　复旦大学附属眼耳鼻喉科医院眼科
孙光丽　南京医科大学附属眼科医院
贡亦清　江苏大学附属人民医院眼科

李　铎　南京医科大学附属无锡人民医院眼科
李明新　徐州医科大学附属医院眼科
李柯然　南京医科大学附属眼科医院
李甦雁　徐州市第一人民医院眼科
杨　柳　徐州市第一人民医院眼科
杨　源　上海交通大学医学院附属第九人民医院眼科
杨晓伟　南通大学附属医院眼科
何自芳　南京大学医学院附属鼓楼医院眼科
何情依　中国人民解放军空军军医大学唐都医院眼科
邹　宸　上海交通大学附属第一人民医院眼科
邹文军　南京医科大学附属无锡第二医院眼科
汪朝阳　同济大学附属第十人民医院眼科
张　司　南京大学医学院附属鼓楼医院眼科
张　野　南京医科大学附属逸夫医院眼科
张文文　南京大学医学院附属鼓楼医院眼科
陈　放　扬州大学附属苏北人民医院眼科
陈　威　南通大学附属医院眼科
陈　曦　扬州大学附属苏北人民医院眼科
陈菲菲　南京大学医学院附属鼓楼医院眼科
武志峰　南京医科大学附属无锡第二医院眼科
林羽晨　浙江大学医学院附属第二医院眼科中心,浙江大学眼科医院
林季建　浙江大学医学院附属第二医院眼科中心,浙江大学眼科医院
周雅丽　上海交通大学医学院附属第九人民医院眼科
郑　志　上海交通大学附属第一人民医院眼科
赵姝芝　上海交通大学附属第一人民医院眼科
胡可可　中国人民解放军空军军医大学西京医院眼科
胡昕滢　东南大学附属中大医院眼科
胡笑男　东南大学附属中大医院眼科
施宇华　上海市第八人民医院眼科
宫朝举　徐州市第一人民医院眼科
姚　进　南京医科大学附属眼科医院
姚　勇　南京医科大学附属无锡第二医院眼科
姚腾腾　上海交通大学医学院附属第九人民医院眼科
秦雪娇　山东大学第二医院眼科,山东大学眼科中心
索玲格　山东大学第二医院眼科,山东大学眼科中心
夏　颖　无锡市第五人民医院眼科
徐　青　徐州市第一人民医院眼科

徐　倩　东南大学附属中大医院眼科
徐　敏　扬州大学附属苏北人民医院眼科
栾　洁　东南大学附属中大医院眼科
崔艳艳　山东大学第二医院眼科,山东大学眼科中心
蒋　峰　南京大学医学院附属鼓楼医院眼科
韩泉洪　天津市眼科医院
童　俊　南京大学医学院
童念庭　青岛市市立医院眼科
谢　平　南京医科大学第一附属医院眼科
解正高　南京大学医学院附属鼓楼医院眼科
谭澄烨　南京医科大学附属无锡人民医院眼科
薛理丹　南京医科大学附属无锡人民医院眼科

# 编者名单

**Gary W. Abrams, MD, FARVO** Department of Ophthalmology, Kresge Eye Institute, Wayne State University School of Medicine, Detroit, MI, USA

**Lloyd Paul Aiello, MD, PhD, FARVO** Beetham Eye Institute, Joslin Diabetes Center, Boston, MA, USA

Department of Ophthalmology, Harvard Medical School, Boston, MA, USA

**Tetsu Asami, MD, PhD** Department of Ophthalmology, Nagoya University School of Medicine, Nagoya, Japan

**Endre A. Balazs, MD** Matrix Biology Institute, Edgewater, NJ, USA

**Philip J. Banerjee, MD** Vitreo-Retinal Department, Moorfields Eye Hospital, London, England, UK

**David C. Beebe, PhD, FARVO** Department of Ophthalmology and Visual Sciences, Washington University, St. Louis, MO, USA

**Susanne Binder, MD** Department of Ophthalmology, and Ludwig Boltzmann Institute for Retinology and Biomicroscopic Laser Surgery, Rudolf Foundation Clinic, Vienna, Austria

**Paul N. Bishop, MD, PhD** Centre for Hearing and Vision Research, Institute of Human Development/University of Manchester, Manchester Academic Health Science Centre, Manchester, England, UK

Manchester Royal Eye Hospital, Central Manchester University Hospitals NHS Foundation Trust, Manchester, England, UK

**Simon Brunner, MD** Department of Ophthalmology, Rudolph Foundation Hospital, Vienna, Austria

The Ludwig Boltzmann Institute for Retinology and Biomicroscopic Laser Surgery, Vienna, Austria

**David G. Charteris, MD** Vitreo-Retinal Department, Moorfields Eye Hospital, London, England, UK

**Ning Cheung, MD** Department of Ophthalmology, University of Hong Kong, Hong Kong, China

Singapore Eye Research Institute, Singapore National Eye Centre, Singapore

**Lawrence P. Chong, MD** Doheny Retina Institute, Los Angeles, CA, USA

VMR Institute for Vitreous Macula Retina, Huntington Beach, CA, USA

**D. Jackson Coleman, MD, FACS, FARVO** Department of Ophthalmology, College of Physicians and Surgeons, Columbia University Medical Center, Edward S. Harkness Eye Institute, New York, NY, USA

**Inés Contreras, MD, PhD** Department of Ophthalmology, Hospital Universitario Ramón y Cajal, Instituto Ramón y Cajal de Investigaciones Sanitarias (IRYCIS), Madrid, Spain

Clínica Rementería, Madrid, Spain

**Sven Crafoord, MD, PhD** Department of Ophthalmology, Örebro University Hospital, Örebro, Sweden

School of Health and Medical Sciences, Örebro University, Örebro, Sweden

**Emmet T. Cunningham Jr., MD, PhD, MPH** The Uveitis Service, West Coast Retina Medical Group, Department of Ophthalmology, California Pacific Medical Center, Stanford University School of Medicine, San Francisco, CA, USA

**Eugene de Juan Jr., MD** ForSight Labs, Menlo Park, CA, USA

**Marc D. de Smet, MDCM, PhD, FRCSC, FRCOphth, FMH** Department of Retina and Inflammation, MIOS sa, Lausanne, Switzerland

**Lucian V. Del Priore, MD, PhD, FARVO** Department of Ophthalmology and Visual Sciences, Medical University of South Carolina, Charleston, SC, USA

**Janet L. Denlinger, PhD** Matrix Biology Institute, Edgewater, NJ, USA

**Jay S. Duker, MD** Department of Ophthalmology, New England Eye Center, Tufts Medical Center, Tufts University School of Medicine, Boston, MA, USA

**Stephan Dunker, MD** VMR Institute for Vitreous Macula Retina, Huntington Beach, CA, USA

**Miriam Englander, MD** Cole Eye Institute of the Cleveland Clinic, Cleveland, OH, USA

**Edward P. Feener, PhD** Department of Medicine, Harvard Medical School, Boston, MA, USA

Beetham Eye Institute, Joslin Diabetes Center, Boston, MA, USA

**Marta S. Figueroa, MD, PhD** Department of Ophthalmology, Hospital Universitario Ramón y Cajal, Instituto Ramón y Cajal de Investigaciones Sanitarias (IRYCIS), Madrid, Spain

Vissum Madrid, Madrid, Spain

**Wallace S. Foulds, MD, DSc, FRCS, FRCOphth** Singapore Eye Research Institute, Singapore National Eye Centre, Singapore, Singapore

Retina Research, Glasgow University (Emeritus), Glasgow, Scotland

**Jesse Gale, MB, ChB, MD** Doheny Eye Institute, Los Angeles, CA, USA

VMR Institute for Vitreous Macula Retina, Huntington Beach, CA, USA

Addenbrooke's Hospital, Cambridge University Hospitals, Cambridge, England, UK

**Arnd Gandorfer, MD** Department of Ophthalmology, MVZ Memmingen and Ludwig Maximillian University, Munich, Germany

Department of Ophthalmology, University Eye Hospital, Ludwig Maximilians University, Munich, Germany

**Benbo Gao, PhD** Beetham Eye Institute, Joslin Diabetes Center, Boston, MA, USA

**Jose Garcia-Arumi, MD, PhD** Department of Ophthalmology, Hospital Vall d'Hebron, Barcelona, Spain

**Fredrik Ghosh, MD, PhD** Dept. of Ophthalmology, Skåne University Hospital, Lund, Sweden

Lund University, Lund, Sweden

**Carl Glittenberg, MD** Department of Ophthalmology and Ludwig Boltzmann Institute for Retinology and Biomicroscopic Laser Surgery, Rudolf Foundation Clinic, Vienna, Austria

**W. Richard Green, MD (posthumously)** Wilmer Eye Institute, Johns Hopkins University, Baltimore, MD, USA

**Lisa Grillone, PhD** PharmaQuest Associates LLC, San Diego, CA, USA

**Hans E. Grossniklaus, MD, MBA** Department of Ophthalmology, Emory Eye Center, Emory University School of Medicine, Atlanta, GA, USA

**Gregory S. Hageman, PhD, FARVO** Department of Ophthalmology and Moran Eye Institute, University of Utah Health Care, Salt Lake City, UT, USA

Laboratory of Ocular Cell Biology, Salt Lake City, UT, USA

**Willi Halfter, PhD** Department of Neurobiology, University of Pittsburgh, Pittsburgh, PA, USA

**Christos Haritoglou, MD** Department of Ophthalmology, Duke Carl Theodor Eye Clinic, Ludwig Maximillian University, Munich, Germany

Department of Ophthalmology, University Eye Hospital, Ludwig Maximilians University, Munich, Germany

**Mary Elizabeth Hartnett, MD** Vitreoretinal Service and Surgery, Retinal Angiogenesis Laboratory, University of Utah, John A. Moran Eye Center, Salt Lake City, UT, USA

**Lutz Hesse, MD** Augenklinik der SLK-Kliniken, Heilbronn, Germany

**Ronald Paul Hobbs, MD** Vitreoretinal Fellow, University of Utah, John A Moran Eye Center, Salt Lake City, UT, USA

**Nancy M. Holekamp, MD** Department of Ophthalmology and Visual Sciences, Washington University, St. Louis, MO, USA

**Laura C. Huang, BA** VMR Institute for Vitreous Macula Retina, Huntington Beach, CA, USA

University of Miami Miller School of Medicine, Miami, FL, USA

Doheny Eye Institute, Los Angeles, CA, USA

**Jean-Pierre Hubschman, MD** Jules Stein Eye Institute at UCLA, University of California Los Angeles, Los Angeles, CA, USA

**Yasushi Ikuno, MD** Department of Ophthalmology, Osaka University Graduate School of Medical, Suita, Japan

**Tatsuro Ishibashi, MD, PhD** Department of Ophthalmology, Graduate School of Medical Sciences, Kyushu University, Higashi-Ku, Fukuoka, Japan

**Mark W. Johnson, MD, FARVO** Department of Ophthalmology and Visual Sciences, Kellogg Eye Center, University of Michigan, Ann Arbor, MI, USA

**Bart Jonckx, PhD** Thrombogenics nv, Leuven, Belgium

**Peter K. Kaiser, MD** Cole Eye Institute, The Cleveland Clinic, Cleveland, OH, USA

**Anselm Kampik, MD, FARVO** Department of Ophthalmology, Ludwig Maximillian University, Munich, Germany

Department of Ophthalmology, University Eye Hospital, Ludwig Maximilians University, Munich, Germany

**Henry J. Kaplan, MD, FARVO** Department of Ophthalmology and Visual Sciences, University of Louisville, School of Medicine, University of Louisville School of Medicine, Kentucky Lions Eye Center, Louisville, KY, USA

**Z.S. Kingston, MBBS** ANU Medical School, John Curtin School of Medical Research, The Australian National University, Canberra, ACT, Australia

**T. Kita, MD, PhD** Department of Ophthalmology, Graduate School of Medical Sciences, Kyushu University, Higashi-Ku, Fukuoka, Japan

**Michael J. Koss, MD** Doheny Eye Institute, Los Angeles, CA, USA

Department of Ophthalmology, Rupprecht Karls University, Heidelberg, Germany

**Ilse Krebs, MD** Department of Ophthalmology and Ludwig Boltzmann Institute for Retinology and Biomicroscopic Laser Surgery, Rudolf Foundation Clinic, Vienna, Austria

**Peter Kroll, MD** Department of Ophthalmology, Philipps-University, Marburg, Germany

**Gabriele E. Lang, MD** Department of Ophthalmology, University Eye Hospital Ulm, Ulm, Germany

**Mahmoud Leila, MD** Department of Ophthalmology, Hospital Vall d'Hebron, Barcelona, Spain

**Phoebe Lin, MD, PhD** Division of Retina and Vitreous Diseases/Surgery, Ocular Inflammation, Casey Eye Institute, Oregon Health and Science University, Portland, OR, USA

**Harriett Lloyd, MS** Department of Ophthalmology, College of Physicians and Surgeons, Columbia University Medical Center, New York, NY, USA

**Michele C. Madigan, PhD** School of Optometry and Vision Science, University of New South Wales, Sydney, NSW, Australia

Save Sight Institute, The University of Sydney, Sydney, NSW, Australia

**David McLeod, MD** Manchester Royal Eye Hospital, University of Manchester, Manchester, England, UK

**Ankur N. Mehta, MD** Department of Ophthalmology, Kresge Eye Institute, Wayne State University School of Medicine, Detroit, MI, USA

**Sonia Mehta, MD** Department of Ophthalmology, Emory Eye Center, Emory University School of Medicine, Atlanta, GA, USA

**Shivali Menda, MD** Department of Ophthalmology, UCSF School of Medicine, San Francisco, CA, USA

**Carsten H. Meyer, MD, FEBO, FMH** Department of Ophthalmology, Pallas Clinic, Aarau, Switzerland

**Justin N. Nguyen, BA** VMR Institute for Vitreous Macula Retina, Huntington Beach, CA, USA

**Moritz Niemeyer, MD** Doheny Eye Institute, Los Angeles, CA, USA

VMR Institute for Vitreous Macula Retina, Huntington Beach, CA, USA

**Billy X. Pan, MD** Doheny Eye Institute, Los Angeles, CA, USA

VMR Institute for Vitreous Macula Retina, Huntington Beach, CA, USA

**Jean-Marie Parel, Ing ETS-G, PhD, FARVO** Ophthalmic Biophysics Center, Bascom Palmer Eye Institute, University of Miami Miller School of Medicine, Miami, FL, USA

**Jan M. Provis, PhD, FARVO** ANU Medical School, John Curtin School of Medical Research, The Australian National University, Canberra, ACT, Australia

**Allan J. Richards, MD, PhD** Cambridge University NHS Foundation Trust, Addenbrooke's Hospital, Cambridge, England, UK

Department of Pathology, University of Cambridge, Cambridge, UK

**Eduardo B. Rodrigues, MD** Department of Ophthalmology, Philipps-University, Marburg, Germany

Department of Ophthalmology, Federal University of São Paulo, São Paulo, Brazil

**Fred Ross-Cisneros, BS** Doheny Eye Institute/UCLA, Los Angeles, CA, USA

**Stephen R. Russell, MD** Department of Ophthalmology and Visual Sciences, The University of Iowa Carver College of Medicine, Iowa City, IA, USA

Carver Center for Macular Degeneration, Institute of Visual Research, Carver College of Medicine, University of Iowa, Iowa City, IA, USA

**Alfredo A. Sadun, MD, PhD, FARVO** Doheny Eye Institute/UCLA, Los Angeles, CA, USA

**Taiji Sakamoto, MD, PhD, FARVO** Department of Ophthalmology, Kagoshima University Graduate School of Medical and Dental Sciences, Kagoshima, Japan

**Ricarda G. Schumann, MD** Department of Ophthalmology, Ludwig Maximilians University, Munich, Germany

Department of Ophthalmology, University Eye Hospital, Ludwig Maximilians University, Munich, Germany

**J. Sebag, MD, FACS, FRCOphth, FARVO** Doheny Eye Institute/UCLA
Stein Eye Institute, Geffen School of Medicine, UCLA
VMR Institute for Vitreous Macula Retina, Huntington Beach, CA, USA

**Sanket U. Shah, MD** Retina Division, Department of Ophthalmology, Jules Stein Eye Institute, UCLA, Los Angeles, CA, USA

**Ying-Bo Shui, MD, PhD** Department of Ophthalmology and Visual Sciences, Washington University, St. Louis, MO, USA

**Ronald H. Silverman, PhD** Department of Ophthalmology, College of Physicians and Surgeons, Columbia University Medical Center, New York, NY, USA

Biomedical Engineering Laboratory, Frederic L. Lizzi Center for Biomedical Engineering, Riverside Research, New York, NY, USA

**Martin P. Snead, MA, MD, DO, FRCS, FRCOphth** Addenbrooke's Eye Hospital, University of Cambridge, Cambridge, England, UK

Vitreoretinal Service, Cambridge University NHS Foundation Trust, Addenbrooke's Hospital, Cambridge, England, UK

**Peter Stalmans, MD, PhD** Department of Ophthalmology, Universitaire Ziekenhuizen Leuven, Leuven, Belgium

**Einar Stefánsson, MD, PhD, FARVO** Department of Ophthalmology, National University Hospital, University of Iceland, Reykjavik, Iceland

**Hiroko Terasaki, MD, PhD** Department of Ophthalmology, Nagoya University School of Medicine, Nagoya, Japan

**Tongalp H. Tezel, MD** College of Physicians and Surgeons, Columbia University, New York, NY, USA

Edward S. Harkness Eye Institute, Columbia University Medical Center, New York, NY, USA

**Kevin Tozer, MD** Doheny Eye Institute, Los Angeles, CA, USA

VMR Institute for Vitreous Macula Retina, Huntington Beach, CA, USA

Department of Ophthalmology and Visual Sciences, Kellogg Eye Center, University of Michigan, Ann Arbor, MI, USA

**Thierry C. Verstraeten, MD** Department of Ophthalmology, Allegheny General Hospital, Drexel University College of Medicine, Pittsburgh, PA, USA

**Miguel Angel Zapata Victori, MD** Department of Ophthalmology, Hospital Vall d'Hebron, Barcelona, Spain

**Vinod B. Voleti, MD** New Jersey Retina, Vauxhall, NJ, USA

**Christianne A. Wa, BA** Doheny Eye Institute, Los Angeles, CA, USA

VMR Institute for Vitreous Macula Retina, Huntington Beach, CA, USA

**Michelle Y. Wang, MD** Doheny Eye Institute, Los Angeles, CA, USA

VMR Institute for Vitreous Macula Retina, Huntington Beach, CA, USA

**C. Pat Wilkinson, MD** Department of Ophthalmology, Greater Baltimore Medical Center, Baltimore, MD, USA

**David Wong, MD** Vitreo-Retinal Department, The Royal Liverpool University Hospital, Liverpool, England, UK

Department of Ophthalmology, LKS Faculty of Medicine, University of Hong Kong, Hong Kong, China

**Ian Y. Wong, MD** Department of Ophthalmology, University of Hong Kong, Hong Kong, China

**Kenneth M.P. Yee, BS** VMR Institute for Vitreous Macula Retina, Huntington Beach, CA, USA

Doheny Eye Institute, Los Angeles, CA, USA

**Rui Zhang, MD** Department of Ophthalmology, Case Western Reserve University, Cleveland, OH, USA

# 中文版前言

玻璃体视网膜疾病是眼科常见病，也是临床较为棘手的病种之一。在我国老一辈专家及当代玻璃体视网膜专家们"传帮带"的辛勤努力下，我国的玻璃体视网膜疾病诊治水平得到了显著提高，使得原本可致盲的玻璃体视网膜疾病获得了有效救治。自2000年以来，玻璃体视网膜疾病的检查设备、治疗设备、抗新生血管及新剂型类固醇抗炎药物不断涌现和发展，极大地提高了我国临床诊断治疗综合能力，也解决了相当大比例玻璃体视网膜疾病患者的痛苦。玻璃体视网膜手术设备性能的提高及套管针系统的出现，显著地降低了术中并发症的发生概率，因此大大缩短了玻璃体视网膜手术的学习曲线，使得开展玻璃体视网膜显微手术的技术门槛大大降低。在我国的东部和中部，玻璃体视网膜手术技术已普及至县级医院，经济条件好的区域甚至已普及至乡镇医院。然而，有很大比例的玻璃体视网膜手术医生可能还不清楚为什么要切除玻璃体，也可能不很清楚玻璃体在视网膜疾病中的作用，甚至不清楚玻璃体对眼内其他组织的健康维持及致病过程中的作用，因此，我们非常有必要尽可能充分地学习与玻璃体相关的所有知识。临床上，对待玻璃体的态度可能会犯两个倾向的错误：一种是，对待所有的玻璃体视网膜疾病手术时都强调彻底的玻璃体清除；另一种是，感觉清除得差不多就可以了。可能这两种处理方式仅适合一定的视网膜疾病，但采取"一刀切"的态度，对所有玻璃体视网膜疾病都彻底清除玻璃体，可能会造成额外的创伤；同样，对所有视网膜疾病都采用不彻底的玻璃体清除，可能也会造成较高的手术失败率。因此，我们可能需要对不同的视网膜疾病采取个性化的处理方式。

由美国Sebag医生牵头编写的《玻璃体病学》(*Vitreous: in Health and Disease*)一本较为详细地介绍了玻璃体的发育、构成及生化特征、玻璃体参与的生理作用及玻璃体在视网膜疾病中的致病作用，不仅如此，书中认为玻璃体的异常也参与了青光眼、白内障等发病过程。这本书还介绍了国际上曾进行过的有关药物性玻璃体溶解的临床试验。本书的主编Sebag及其他作者对目前全球流行的许多观点都提出了自己独到的看法。应该说，这本书将为我国的眼底外科医生提供目前这个领域较为前沿的知识，为我们充分理解玻璃体的生理及病理作用提供条件，同时也为我们日常工作中充分理解玻璃体视网膜手术及创新改进玻璃体视网膜手术提供了非常好的理论基础。

本人有幸偶得这本书的英文版原作，阅读之后觉得内容非常丰富实用，对我国的同行定会有所帮助和启发，因此组织多家医院的眼科同道共同翻译，将此书以中文版的形式介绍给国内的广大同行。坦率地讲，本人每每审校一遍，都会有很多的收获，也真心希望我们的读者朋友们能够有所收益！

由于这部著作内容多、工作量大，我们花了近4年的时间才完成这本书的定稿出版。然而，尽管非常努力，但由于专业水平和英文水平有限，译文中错漏之处在所难免，也恳请广大读者不吝指正，共同提高。衷心感谢所有参加翻译的眼科同道的辛勤付出！他们有的是在读的硕士、博士研究生，有的是已具有相当高的学术成就的高级专家学者，他们对待科学的严谨态度、扎实的专业知识与英文能力，都值得我敬重和学习！衷心感谢天津医科大学颜华教授对本书全面、专业的知识性及语言表达的审校！最后，也感谢天津科技翻译出版有限公司参与本书编辑及校对工作的所有老师们，感谢你们的支持与帮助！

南京大学医学院附属鼓楼医院眼科

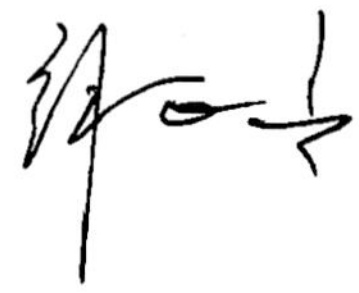

2022年3月于南京

# 序　言

尽管位于眼球的中心，玻璃体却总是被人们所忽视。虽然玻璃体的完整性对于保证清晰的光学路径及维持眼内压的平衡是必须的，但是这些都是被动性功能，这个眼球中的重要结构从来没有被认为具有重要的积极性作用。随着临床实验科学的发展，我们越来越认识到玻璃体在正常和病理状态中的重要性。此外，近年来开展的玻璃体视网膜疾病的创新性疗法提示，有必要对玻璃体进行彻底的再研究。为了探索更新、更有效和更少破坏性的治疗方法(包括治疗性和预防性的方法)，我们有必要先承认玻璃体是一个器官而不仅仅是一个填充物，然后再去理解它。

> 玻璃体并不仅仅是眼球内一种退化的填充物。
>
> ——查尔斯·卢克·斯凯佩斯(Charles Luc Schepens)，1989

1930年，斯图尔特·杜克–埃尔德(Stewart Duke-Elder)在《英国眼科学杂志》(*British Journal of Ophthalmology*)上发表了一篇名为《玻璃体的本质》(*The Nature of the Vitreous Body*)的论文，这篇文章有72页，但包含的临床资料较少。1989年杰里·塞巴格(Jerry Sebag)出版了一本名为《玻璃体——结构、功能和病理》(*The Vitreous — Structure, Function, and Pathobiology*)的著作，内容有173页，论述了玻璃体的基础实验理论和我们所理解的玻璃体视网膜疾病之间的关联性，给出了许多深刻的见解。到2002年，以单一作者发表有关玻璃体的论著已不可能实现，其中一个例证是来自法国眼科学会的报告《玻璃体病理学》(*Pathologie du Vitré*)。该报告由热拉尔·布拉塞尔(Gerard Brasseur)担任主编，编者团队包括6位部分主编和31位作者，这篇多名著者联合完成的综合性论著篇幅长达493页。2014年，一部对玻璃体有着拓展性理解的巨著诞生了，这部将近1000页的巨著由杰里·塞巴格组织并担任主编，由5位部分主编和90位作者联合完成。此书的出版正值塞巴格的《玻璃体——结构、功能和病理》一书出版25周年之际。作为独立作者，塞巴格的第一本著作已取得了里程碑式的成就，一直以来被公认为业内权威，经过了20多年，这项成就被他本人刷新了。正是塞巴格先生本人开启了这项艰巨的任务：收集目前国际上知名专家提出的有关玻璃体的知识并通过交叉引用来整合各个章节，因而极大地丰富了之前的著作。

本书肯定了玻璃体在眼球中的重要地位，以及它对最敏锐的感觉——视觉的贡献。当遇到外伤及手术创伤[麦克赫默(Machemer)所说的外科医生的“黑色怪兽”(bête noire)]时，玻璃体一直都被重视甚至是敬畏，但却并没有像视网膜和角膜那样成为研究的主题。事实上，视光学专家把玻璃体看作一个光学路径；青光眼专家把玻璃体看作维持眼内压并支撑眼球的填充物；白内障手术医生把玻璃体看作发生炎症和感染的场所；视网膜手术医生把玻璃体看作视网膜前的一个“障碍物”。为了消除这些认知差异，本书深入地讨论了玻璃体在眼生理学（正常）和眼病理学（疾病）中的作用。

值得注意的是，本书也是为临床医生和科研学者编写的，既可更新既往的知识，同时也为我们今后的探索指明方向。因此，本书呈现了大量的基础知识，有四部分为基础科学：生物化学（本部分编者 Paul Bishop，英国曼彻斯特）；解剖、发育和退化；病理和病理生理；生理和药物疗法（本部分编者 Einar Stefánsson，冰岛雷克雅维克）。但是，书中这些基础内容的编排都考虑到其临床意义。而且，与 1989 年塞巴格第一次出版的著作不同的是，本书收集了大量目前已开展的手术相关治疗（本部分编者 Susanne Binder，奥地利维也纳；Larry Chong，美国加利福尼亚）和今后将要进行的药物性玻璃体溶解术和基因疗法。

这本书的编写初衷之一，就是让读者认识到思考未知与回顾和检验已知同等重要，并为我们永不停息的保护和恢复视力的探索之路设计研究问题。在寻找答案之前，你必须理解和鉴别问题。这本书力求做得多于前人，甚至超过后人。

**学习昨天，活在今天，期待明天。**
**重要的是不要停止质疑。**

——爱因斯坦，1916

D.杰克森·科尔曼（D.Jackson Coleman），MD，FACS，FARVO
哈维·A.林科夫（Harvey A. Lincoff），MD

# 前　言

这本书的编写工作从几年前便开始了，当时许多同行建议我，是时候该出一本玻璃体方面的新书了。2014年，我们庆祝《玻璃体——结构、功能和病理》出版25周年[本书由施普林格(Springer)出版公司出版，同时恰逢施普林格美国出版公司50周年庆]。这本新书反映了自1989年以来研究者对玻璃体的相关认识。正如第一本书所述，这项工作仍然是为了缩小基础科学和临床科学之间的距离，帮助临床医生更好地理解玻璃体健康与疾病的科学基础，同时也激励科学家们更好地利用专业知识为解决临床问题提供帮助。最初我把这本书构思为和第一本书一样的专题论著，但是，在工作进展中我很快意识到，玻璃体这个主题太庞大而且太复杂，仅靠一个作者是不能很好地完成的。因此，我们通过一个多作者合作的平台来集思广益。来自不同背景的作者具有不同的技巧和风格，他们愿意将自己丰富而多样的经验融合到当今的知识体系中，并期待这些知识能在未来几年为读者服务。这支团队的成员来自世界各地，彼此熟悉，其中许多人已是亲密的朋友。长时间以来的努力协作，使我们变得更加亲近。事实上，这本书已成为一条纽带，将我们永远联系在一起。为此，我要感谢每一位作者，我将永远珍惜这份友谊。

还有许多为这本书做出卓越贡献的人值得感谢。

我的犹太血统赋予我渴求知识和不断学习的精神。我的父母亲给予我支持、鼓励和关爱，是他们教导我这种求知和学习的精神不仅令人精神愉悦，同时还会收获个人成就。正是他们的教导引领我进入最好的学府，在一群杰出的、催人上进的人当中学习。1978年，我遇到了恩德尔·巴拉兹(Endre Balazs)，他从基础科学批判的视角向我介绍了玻璃体，并鼓励我更好地去理解它的成分、结构及其在眼部健康和疾病中发挥的作用。查尔斯·谢彭斯(Charles Schepens)支持我在波士顿视网膜基金会眼科研究所继续这项研究，在那里他给我们讲解了科学依据与疾病认知的相关性。他总是渴望帮助患者，强调科学在促进疾病向健康的方向发展中所起的重要作用。接受教育的时间是短暂的，但探求知识是无限的。1986年，我在哥伦比亚大学和哈佛大学的教授们被一群新的老师——我的患者——所取代。我感激他们，允许我参与他们人生的经历，给予我从他们生活中的重大事件里学习的特权。他们就像生活一样，都是我最好的老师。

特别值得一提的是，阿尔弗雷多·萨登(Alfredo Sadun)所做出的重要贡献，他是我多年来的朋友，也是我的同事。30多年前我们在哈佛相遇，他允许我使用他的相机拍摄人眼玻璃体结构，本书向读者呈现了许多这类图片。作为一名杰出的科学与哲学大师，阿尔弗雷多不断地支持我的追求，同时作为一位合作者和重要的同事，他不仅慷慨地为我的工作提供帮助，也拓宽了我的科研范围和发展领域。

当然，在编写过程中扮演最重要角色的是我最亲密的朋友和伴侣，我美丽的妻子杰奎(Jacqui)。我的妻子适应力强、耐心、温柔、友爱，无论对生活还是对我都充满了深刻的理解。可以说，她为这本书的出版付出了许多的时间和精力。

J.塞巴格(J. Sebag)
于美国加利福尼亚

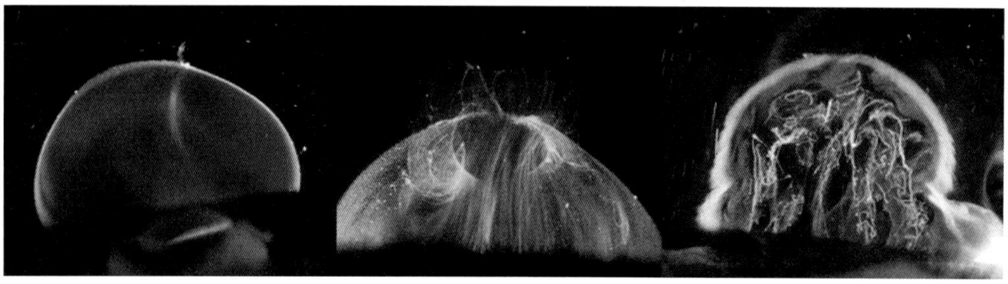

请仔细观察玻璃体，而不是粗略地看

# 目　录

# 玻璃体真的不可或缺吗?

Wallace S. Foulds

## 1. 引言

大约 25 年前,我发表了一篇题为《玻璃体真的不可或缺吗?》(*Is Your Vitreous Really Necessary?*)的论文[1],文章中我试图鉴别玻璃体的特征——这可能对眼部的研究具有重要意义。我得出以下结论:虽然结构复杂的玻璃体有许多可识别的重要功能,但除了一些特殊情况,玻璃体并非必需的,而是主要起到一种保险的作用。反思后发现这个结论过于草率。从另一个角度来说,人们认为玻璃体毫无用处也是情有可原的,因为玻璃体切割术现在已经司空见惯了,没有了玻璃体,眼睛似乎也未受到什么影响。的确,在玻璃体切割术后,玻璃体腔被水溶液填充,虽然之前认为是玻璃体外周皮质分泌了一定比例的透明质酸,也有可能是由睫状体分泌的[2]。因而有人可能会问,为什么玻璃体腔不是一开始就由房水填充,而是由玻璃体填充呢[3,4]?众所周知,玻璃体的构成错综复杂,由高度聚合透明质酸稳定性细小胶原纤维构成。甚至像枭猴这样具有大量液体玻璃体的动物,在与视网膜接触的周边玻璃体腔中也有一层玻璃体凝胶,这说明了眼部至少需要一些玻璃体凝胶,而非只需充满眼后段的房水。

W.S. Foulds, MD, DSc, FRCS, FRCOphth
Singapore Eye Research Institute, Singapore National Eye Centre, 11 Third Hospital Avenue, Singapore 168751, Singapore
Retina Research, Glasgow University (Emeritus),
Kinnoul Place, 68 Dowanside Road,
Glasgow G129DL, Scotland
e-mail: wallace.stewart.foulds@seri.com.sg

尽管水含量高,但玻璃体具有显著的胶样特性,其显著的机械作用是可以防止眼球在穿透伤后完全塌陷的。如果玻璃腔内充满房水时,产生的结果可想而知。事实上,将黏弹性凝胶注入玻璃腔的方法已在严重的穿透性眼外伤的外科治疗中应用[5]。一般认为,玻璃体不仅在眼后段内维持稳态、为与它接触的结构提供支持,还与这些结构的分子在交换中发挥作用,这些结构对它们的代谢和完整性可能是必需的。这种稳态可被分为两类:机械性稳态和分子稳态。

## 2. 机械性稳态

玻璃体不仅是一种凝胶,还具有黏弹性,这一特性早在 1929 年就被 Stewart Duke-Elder 发现[6-8],并通过玻璃体腔内镍粒子受电磁脉冲作用对玻璃体这一特性进行了研究。玻璃体的凝胶状特征主要是因其富含透明质酸[9],而其弹性特征则是玻璃体胶原与透明质酸结合的结果[10,11]。众所周知,玻璃体内有由细而长的胶原纤维组成的网状结构,这些胶原纤维从前部的玻璃体基底部延伸到玻璃体后部皮质,在那里与视网膜的内界膜相融合[3,4]。这些前后位纤维伴随着其他纤维在鼻颞侧走行,与前纤维交错,形成连接,再构成一个网络。填充于这些胶原纤维空隙的是高度水化聚合的透明质酸分子。这些透明质酸分子吸水并膨胀,从而达到 Donnan 平衡[10]。膨胀的透明质酸会迫使胶原纤维分离,防止它们相互粘连,否则会降低玻璃体的光学透明度。膨胀的透明质酸分子也使承重的胶原纤维纵向拉伸,这一过程有利于玻璃体的弹性的形成[10]。

如果将玻璃体从眼中移除，眼球体积将会迅速缩小，水(及其所含溶质)和透明质酸会从分离的玻璃体中喷出，这是因为解除其原有限制后，拉伸的胶原纤维收缩的结果。由于水合透明质酸作用的消失，之前拉伸且紧密的纤维变得松弛和弯曲。紧接着是涉及重力和扩散的玻璃体体积的缓慢消失[10]。老化玻璃体的液化[12-14]也伴随着透明质酸的丢失和胶原纤维的松弛，它不仅变得弯曲，往往还黏附在一起，因而降低了玻璃体的透明度[13](见第 9 章“玻璃体老化与玻璃体后脱离”)。

玻璃体的黏弹性使其能迅速吸收能量并缓慢释放，前者与玻璃体胶原有关，而后者与透明质酸和胶原蛋白相互作用有关[11]。这一特性不仅可在头部损伤时保护视网膜免受伤害，还可以防止由于闭眼时眼球上的压力或眼球运动时眼外的拉力而导致的玻璃体体积的突然变化，否则会对眼的光学功能造成明显的副作用。虽然许多巧妙的技术已经被成功地研究出来[15-20]，但事实上，对光学透明的玻璃体进行活体研究一直以来都是很困难的[15]，因此很难评估玻璃体这些属性和其他属性(见第 12 章“玻璃体影像学检查”)。

## 3. 分子稳态

玻璃体胶原网络中稳定的水合透明质酸分子能够减缓或防止玻璃体内分子或细胞的移动，同时控制分子从周围组织中进入玻璃体，以及清除从玻璃体进入周围组织的分子（见第 25 章“玻璃体生理学”)。这些作用对玻璃体内分子的稳态是有益的，可以有效延长玻璃体内注射治疗药物的疗效（见第 29 章“玻璃体腔给药原则与实践”)。但同时也可能是有害的，比如，血眼屏障破坏，向玻璃体内释放罕见的炎性细胞因子或血管生成因子，这些分子的持续存在可能是有害的。玻璃体内的水分子及从玻璃体中扩散的水分子，在视网膜黏附和脱离中起着重要作用(见第 21 章“玻璃体与视网膜脱离”)。

### 3.1 氧生理学

正常玻璃体中的氧含量低[21]，可能与玻璃体中抗坏血酸含量高有关[22]。研究表明，正常玻璃体可以吸收和代谢氧气，以保持低氧水平(约 1%)[23]。玻璃体切割术后，玻璃体腔内抗坏血酸含量下降，氧含量增加。因此周围结构(视网膜和晶状体)暴露于氧分子可能引起氧化损伤。因此，50 岁以上患者行玻璃体切割术后核性白内障的发病率高 (2 年之内为 95%)，可能是由于晶状体的氧化损伤，以及与年龄相关[24](见第 26 章“氧与玻璃体视网膜生理和病理”)。

更令人惊讶的是，玻璃体切割术后氧含量的增加可能导致迟发性开角型青光眼[25]。一项研究发现，只有在行玻璃体切割术的患眼中，术后有 67.6%继发迟发性开角型青光眼[26]。玻璃体切割术后，氧水平不仅在玻璃体腔内增加，在晶状体前的后房和虹膜后也有所增加[23]，这可能与以下现象有关：后房与前房和前房角处的小梁组织在分子上是连续的。然而，也有其他研究探讨玻璃体切割术与继发青光眼之间的关系(见第 25 章“玻璃体生理学”)。

### 3.2 血管生成和促炎症因子

玻璃体本身可能具有抗血管生成和抗肿瘤作用，这可能与血小板反应蛋白的含量有关，但在某些情况下会降低，比如糖尿病[27]。在包括糖尿病在内的所有视网膜缺氧的情况中，血-视网膜内屏障发生破坏[28]，使得血管生成因子和促炎症因子扩散到玻璃体中。现已证实，例如，在糖尿病[29]和视网膜静脉阻塞[30]患者的眼中，血管内皮生长因子(VEGF)在玻璃体中含量是增加的。玻璃体的凝胶结构可促进血管生成因子(如 VEGF)的持续性，并协助其最终扩散至整个玻璃体中。因此，源于缺氧性外周视网膜的血管生成因子，可能是由于在邻近的玻璃体中存在残留的血管生成因子，而导致后极部视网膜或视盘形成新生血管。同样的，来自后极部视网膜的血管生成因子可诱发虹膜形成新生血管，尤其在缺血性视网膜静脉阻塞时。在这些情况下，玻璃体切割术可能有助于减少玻璃体中 VEGF 的含量，不仅是由于原发切除，还由于当前液化的玻璃体的清除量增加，尽管玻璃体切割术后前房的清除量增加，可能会增加前段新生血管形成的风险。视网膜缺氧时行玻璃体切割术的另一好处是，玻璃体切割术后，氧水平增加，进而增加了缺氧视网膜的氧供应，但又与存在氧化损伤的风险相平衡(见第 25 章“玻璃体生理学”)。

## 4. 玻璃体腔内药物治疗

将治疗药物注入玻璃体已成为常见的做法，特别是治疗湿性年龄相关性黄斑变性(AMD)。注射药物作用持久显然是其优点，可避免玻璃体内频繁注射。玻璃体的凝胶结构及其对分子扩散的抵抗有助于延长玻璃体内药物的有效性，但是其持久性受分子大小的影响很大。玻璃体内贝伐珠单抗（分子量为 148 kDa，1Da=1u)的半衰期(约 8.5 天)明显比雷珠单抗(分子量为 48 kDa)的半衰期(约 4.5 天)长。然而，玻璃体内半衰期相对较短的药物，推动了缓释剂的发展，进而可延长其在玻璃体中停留的时间(见第 29 章“玻璃体腔给药原则与实践”)。

虽然 VEGF 是参与 AMD 和糖尿病性视网膜病变的一个重要的血管生成因子，许多其他分子也参与了这一复杂的过程[31]。包括转录因子，如低氧诱导因子-1α(HIF-1α)和一些一氧化氮合酶，如 iNOS(诱导型)、nNOS(神经元型)和 eNOS(内皮型)一氧化氮合酶[32]。伴随着炎症细胞因子的释放和活性氧的产生，视网膜谷氨酸的增加会激活小胶质细胞[33]。所有这些分子将通过有缺陷的血-视网膜内屏障进入玻璃体，使玻璃体中含有一系列血管生成因子和炎症因子，而非 VEGF 这样单独的因子，这对治疗有着显著的意义。

## 5. 眼和屈光发育

尽管毫无疑问，玻璃体在眼球和屈光发育中起着积极的作用，但是这是如何实现的，却只有很少的描述。研究表明，促进眼球生长和屈光发育的因子可能由周边视网膜无长突细胞分泌[34]。实验性近视(如形觉剥夺)伴随着玻璃体中多巴胺水平的降低和血管活性肠肽(VIP)的升高[34]。在近视的发展过程中，眼球的发育涉及巩膜的过度生长，所以一定要了解无长突细胞因子是如何到达巩膜的。一个显著的途径是经玻璃体腔后通过视网膜扩散到视网膜色素上皮细胞(RPE)，通过 RPE 中生成的生长因子，直接或间接地刺激巩膜成纤维细胞增殖[35]。毫无疑问，玻璃体进一步参与了眼睛的发育和屈光状态，但目前，对所涉及因素还知之甚少。

玻璃体也能对眼球增大提供物理约束，例如，玻璃体皮质或内界膜的破坏会促进眼球增大[36]。氨基牛磺酸分子高浓度存在于发育眼的玻璃体腔中，它对视网膜等许多组织的正常发育具有抗氧化和神经保护作用[37]。

在胎儿玻璃体内，非血管化的视网膜从透明血管系统中被氧化，透明血管系统一直维持功能直到出生前不久，这个时候视网膜血管化使得透明系统变得不再重要(见第 4 章“玻璃体细胞因子与胎儿玻璃体血管退化”)。早产儿眼中常见持续透明的玻璃体(见第 13 章“先天性玻璃体视网膜血管疾病”)。

## 6. 玻璃体的进化

软体动物的化石和它们的器官(如眼睛)很少被发现。然而，从现存的无脊椎动物和脊椎动物的动物形态的研究中，可以推断出包括人类在内的高等脊椎动物进化祖先的可能特征。然而，没有生存利益的进化发展将会消失，在目前现存的物种中得不到体现。人们对眼睛的进化了解很多，但是对玻璃体的进化却知之甚少。因此，首先对眼睛的进化做一个简单的描述。

虽然查尔斯·达尔文（Charles Darwin，1809—1882 年)正确地描述了通过自然选择进化可以改变物种和创造新的生命形式的机制，但“进化”这一概念可以追溯到约 2500 年前的古希腊[38]。恩培多克勒(Emedocles，公元前 495—公元前 435 年)，出生于阿格里真托(Agrigentum)，他认为动物起源于植物，基于亚里士多德(公元前 384—公元前 322 年)的说法，他认为最适合的生命形式可能是偶然的，而非身体设计的结果[38]。亚里士多德认为，进化是一个渐进的事件链，从简单的海洋生物到鱼类，再到陆地动物，在这一进化过程中，大自然旨在追求完美。

为了使那些最适应达尔文进化基础的不断变化环境的动物形式得以生存，经历了很长的时间。阿维森那(Avicenna，980—1037 年)注意到了海洋生物化石和高山上的陆生动物化石的存在，并首次提出，山脉的形成和侵袭将需要相当长的时间[38]。目前，地球的年龄大约为(45.4±0.5)亿岁[39]。

在维多利亚时代，人们普遍认为发育中的胎儿经历了现存形态之前的进化阶段，在人类中，先天性畸形可能与进化发展的特定阶段有关，高等动物的发育异常与低等动物相似[40]。最简单的生命形式，也就是能够生长和复制的厌氧细胞，是在大约36亿年前(BYA)发育而来的[41]。能够进行光合作用的生物(蓝绿藻、蓝藻)已经进化了大约23亿年，并至少持续存在了17亿年[41]。原生动物的前身是大约12亿年前形成的，而在5.7亿年前，包括光敏器官在内的器官已经有所发育。鞭毛虫原生动物对光敏感，可能是与摄食的蓝藻共生的结果[42]。有人认为，摄入的蓝藻中的基因可能是目前存在的眼睛中视觉色素的前体[42]。

虽然已有研究表明，眼睛在进化过程中反复发育，并随后在不同时期消失[43]，但最近的基因遗传研究表明，所有现存物种的眼睛都是由一种原始光敏细胞与一种色素细胞共同进化而来的[44,45]。光敏感细胞存在于许多原始生命形式(例如，黏盲鳗[46])的皮肤内或皮下，但是缺乏焦点，只对光而非视觉提供低清晰度的敏感性。这样的细胞被认为具有非视觉功能，而是负责控制昼夜节律。与此相结合，基于“随着水深的增加，光的强度降低”的规律，海洋生物中的光敏感细胞可以作为深度测量计[47]。这在进化上具有优势，可确保夜间进食或白天进食的生物体在适当的深度找到它们的特定食物[47]。

眼睛的系统发育始于光敏感细胞的聚集，形成对光敏感的斑片或斑点[48]。在早期的海洋动物中这种聚集的细胞没有焦点，沐浴在海水中，没有相当于玻璃体或与眼睛有任何真正相似之处。进 ·步发育就是所谓的杯状眼(单眼)，一组感光细胞在皮肤或其他表面膜上与可以控制环境光线（特别是潜在的有损害的紫外线光)强度的色素细胞结合在一起，排列成杯状凹陷。单一的杯状眼提供一些方向性信息，但是不能提供真实的视觉，并且缺乏包括玻璃体在内的成形眼睛的任何特征。海星每只腕足的尖端都有像这样的杯状眼睛。海星光敏感的细胞与原始神经系统有神经联系，能够对光强度的变化做出快速反应，如阴影[48]。通过加深杯状眼的深度，可以提高定向光的敏感性，并带来一些生存益处。其结果是，在进化过程中，杯状眼逐渐加深，形成了一个更接近球形的眼睛和一个更小的前开口，直到在某些物种(如鹦鹉螺)中只剩下一个很小的前开口。这个开口就像一个针孔相机，具有形成图像(但强度较低)的优势。

原始眼球的球形扩张伴随着光感受器数量的增加，从而增加了光敏感度[46]。然而，几乎闭合的球形杯眼的内部，仍然充满的是海水而非玻璃体。

进化的下一步是晶状体发育，在有较大的球形眼睛的远洋食肉多毛虫中可看到，最初的晶状体是经修饰的玻璃体，最简单的形式是在浅前房上覆盖表皮，一个球形的“玻璃体”填充眼睛(所谓的“腹面透镜”)，与原始的能够成像的视网膜接触[48]。发育更为完备的多毛虫在覆盖的表皮之下有晶状体。这种晶状体，起源于表层外胚层，呈细胞状、球形，被一个密集的前段(“远端”)玻璃体包围，该玻璃体由与发育良好的视网膜接触的较不致密的后段（“近端”)玻璃体分离而来的。这种玻璃体的性质尚不清楚，但需要指出的是，一般情况下，结缔组织有一个不溶纤维网络，分布着蛋白质聚糖和糖胺聚糖，有人认为辐射在这种结构特征的演变中具有重要作用[49]。眼睛是辐射的主要候选者，辐射在包括角膜、晶状体和玻璃体的透明眼球介质的进化中扮演了重要的角色。最终，在包括人类在内的脊椎动物中，具有人眼特征的眼睛变得普遍，而在头足类动物(鱿鱼、乌贼和章鱼)中形成了相似的复杂眼睛，但其视网膜神经纤维层在感光器的下方而不是前面[48]。

Schwab[50]首次提到玻璃体是在震旦纪期间(5.43~6.5亿年前)，存在于栉水母(栉水母类)和海蜇(刺胞动物)中。这些生物的眼睛是简易的杯状眼(单眼)，其上覆盖着 层浓缩的组织，形成了一个原始的表皮晶状体和玻璃体前身。他的结论是，这种生物体展现出主动的和被动的趋光性。在水母中，单眼与负责运动的肌肉有直接的神经联系，也和与运动肌肉有直接神经联系的平衡囊（一个原始前庭系统)相结合，被认为对水母姿势的维持起着作用[48]。伴随眼内结构营养和眼内细胞代谢废物处理的需要，闭眼的发展需要房水的连续进出和具有已知的多方面特性的玻璃体的形成。随着进化中的眼睛变得愈加复杂，玻璃体的结构和功能将变得更加复杂。

一般脊椎动物的眼后段都有玻璃体填充，但不同物种的玻璃体在组成上有相当大的差异。早在

1834 年[40]，人们就注意到，低等“脊椎动物”的玻璃体液具有和脑液一样的稠度和化学特性。在鱼类中，后部和周边部玻璃体为凝胶状态，而中央玻璃体和前玻璃体为液体，围绕着晶状体延伸到没有水的前房。鱼类(金枪鱼)玻璃体中的多糖，除了透明质酸[51]外，还含有壳聚糖。壳聚糖酸[51]在玻璃体内不同位置呈现不同程度的聚合作用[52]和不同程度的黏度。鱼的晶状体是球形的，通过沿着前后轴的运动来调节(见第 28 章“玻璃体与调节生理”)。晶状体周围的液态玻璃体使得晶状体在调节过程中不受阻碍地运动成为可能，而成形的黏弹性玻璃体会使得调节过程中的运动受到阻碍。枭猴也有液态玻璃体，但保留了一个与视网膜接触的狭窄层的黏弹性玻璃体。牛、狗和兔的玻璃体密度比人类大得多，而狗的前部玻璃体牢牢地附着在晶状体后囊上。

通常认为，妊娠早期脊椎动物眼的发育是对发育中前脑的视神经泡的生长的反应。然而，有人认为，大脑的进化发展是对感觉器官逐渐发展的一种反应，这些器官的每一次进化都允许新的对生存有益处的感官发展进化[47]。在发育中的神经系统中需要有一个集中处理的能力，来处理从包括发育中的眼睛在内的感觉器官获得的越来越多的外部信息。因此，像眼睛这一复杂感觉器官提供的复杂信息，使得更加复杂的大脑的发育成为必然[47]。

## 7. 总结

总之，人们可能会认为玻璃体是“条件性必需”。在不同的情况下，玻璃体切割术可能是有利的，也有可能是不利的。毫无疑问，鉴于健康眼玻璃体的复杂性和目前对其不完全了解的程度，术前应该进行风险/收益评估。从进化的角度来看，海洋生物早期原始的眼睛并不提供视力，它们沐浴在海水中，不需要玻璃体。只有在闭合的、球形的、复杂的眼睛发育中，才需要玻璃体来提供机械的和分子的内稳态，这些特征在脊椎动物的眼睛中得到体现。

**缩略词**

| | |
|---|---|
| AMD | 年龄相关性黄斑变性 |
| BYA | 10 亿年前 |
| eNOS | 内皮型一氧化氮合酶 |
| HIF-1α | 低氧诱导因子-1α |
| iNOS | 诱导型一氧化氮合酶 |
| kDa | 千道尔顿 |
| MYA | 100 万年前 |
| NOS | 一氧化氮合酶 |
| nNOS | 神经元型一氧化氮合酶 |
| RPE | 视网膜色素上皮 |
| UV | 紫外线 |
| VEGF | 血管内皮生长因子 |
| VIP | 血管活性肠肽 |

## 参考文献

1. Foulds WS. Is your vitreous really necessary? The role of the vitreous in the eye with particular reference to retinal attachment, detachment and the mode of action of vitreous substitutes. Eye. 1987;1:641–64.
2. Balazs EA. Molecular morphology of the vitreous body. In: Smelser GK, editor. Structure of the eye. New York: Academic Press Inc; 1961. p. 293–310.
3. Sebag J. The vitreous – structure, function and pathobiology. New York: Springer; 1989.
4. Bishop PN. Structural macromolecules and supramolecular organisation of the vitreous gel. Prog Retin Eye Res. 2000;19:323–44.
5. Yucel A, Suner K, Sanli O, et al. Viscoelastic protection of the retina after severe penetrating eye injury with vitreous loss. Invest Ophthalmol Vis Sci. 2003;44:E-Abstract 1837.
6. Duke-Elder WS. The physico-chemical properties of the vitreous body. J Physiol. 1929;68:855–65.
7. Robertson EB, Duke-Elder WS. The elasticity of the vitreous body. Proc Roy Soc Lond. 1933;112: 215–24.
8. Duke-Elder WS, Robertson EB. The viscous-elastic properties of the vitreous body and its reaction to external forces. Brit J Ophthalmol. 1934;18:433–42.
9. Lee B, Litt M, Buchsbaum G. Rheology of the vitreous body. 1. Visco-elasticity of human vitreous.

Biorheology. 1992;29:521–33.
10. Nickerson CS. In: The vitreous humor: mechanics and structure. Chapter 3. 2006. http://thesis.library.caltech.edu/974/3/CSN_CH3.pdf.
11. Sharif-Kashani P, Hubschman J-P, Sassoon D, Kavehpour HP. Rheology of the vitreous gel: effects of macromolecule organization on the viscoelastic properties. J Biomech. 2011;44:419–23.
12. Le Goff MM, Bishop PN. Adult vitreous structure and postnatal changes. Eye. 2008;22:1214–22.
13. Sebag J. Age-related changes in human vitreous structure. Graefes Arch Clin Exp Ophthalmol. 1987;225:89–93.
14. Merala I, Bilgilia Y. Diffusion changes in the vitreous humor of the eye during aging. AJNR Am J Neuroradiol. 2011;32:1563–6.
15. Sebag J. Seeing the invisible: the challenge of imaging vitreous. J Biomed Opt. 2004;9:38–46.
16. Piccirelli M, Bergamin O, Landau K, et al. Vitreal viscoelasticity revealed by motion-encoded MRI. www.mr.ethz.ch/abstracts/files/ismrm09_00710.pdf.
17. Zimmerman RL. In vivo measurements of the viscoelasticity of the human vitreous humor. Biophys J. 1980;29:539–44.
18. Rossi T, Querzoli G, Pasqualitto G, et al. Ultrasound imaging velocimetry of the humam vitreous. Exp Eye Res. 2012;99:98–104.
19. Pokki J, Ergeneman O, Bergeles C, et al. Localized viscoelasticity measurements with untethered intravitreal microrobots. Conf Proc IEEE Eng Med Biol Soc. 2012;2012:2813–16.
20. Dholakia K, Watts F, Tan LE, et al. The viscoelastic properties of the vitreous humor measured using an optically trapped local probe. In: Optical Trapping and Optical Micromanipulation VIII, 2011, San Diego.
21. Sakaue H, Negi A, Hondo Y. Comparative study of vitreous oxygen tension in human and rabbit eyes. Invest Ophthalmol Vis Sci. 1989;30:1933–37.
22. Shui Y-B, Holekamp NM, Kramer BC, et al. The gel state of the vitreous and ascorbate-dependent oxygen consumption: relationship to the etiology of nuclear cataracts. Arch Ophthalmol. 2009;127:475–82.
23. Doran M. (Interviewing Holekamp NM, Seigfried CJ, Trese MT). A new view of the vitreous in health and disease. Am J Ophthalmol. 2005;139:302–10.
24. Holekamp NM, Shui Y-B, Beebe DC, Doran M. Vitrectomy surgery increases oxygen exposure to the lens: a possible mechanism for nuclear cataract formation. Am J Ophthalmol. 2005;139:302–10.
25. Siegfried CJ, Shui Y-B, Holekamp NM, et al. Oxygen distribution in the human eye: relevance to the etiology of open-angle glaucoma after vitrectomy. Invest Ophthalmol Vis Sci. 2010;51:5731–38.
26. Chang S. LXII Edward Jackson lecture: open angle glaucoma after vitrectomy. Am J Ophthalmol. 2006;141:1033–43.
27. Sheibani N, Sorenson CM, Cornelius LA, Frazier WA. Thrombospondin-1, a natural inhibitor of angiogenesis is present in vitreous and aqueous humor and is modulated by hyperglycemia. Biochem Biophys Res Commun. 2000;267:257–61.
28. Kaur C, Foulds WS, Ling EA. Blood-retinal barrier in hypoxic-ischemic conditions: basic concepts, clinical features and management. Prog Retin Eye Res. 2008;27:622–647.
29. Malik RA, Li C, Aziz W, et al. Elevated plasma CD105 and vitreous VEGF levels in diabetic retinopathy. J Cell Mol Med. 2005;9:692–97.
30. Pe'er J, Folberg R, Itin A, et al. Vascular endothelial growth factor upregulation in human central retinal vein occlusion. Ophthalmology. 1998;105:412–26.
31. Matsumoto Y, Takahashi M, Ogata M. Relationship between Glycoxidation and cytokines in the vitreous of eyes with diabetic retinopathy. Jpn J Ophthalmol. 2002;46:406–12.
32. Kaur C, Sivakumar V, Foulds WS. Early response of neurons and glial cells to hypoxia in the retina. Invest Ophthalmol Vis Sci. 2006;47:1126–41.
33. Sivakumar V, Foulds WS, Luu CD, Ling EA, Kaur C. Hypoxia induced retinal cell damage through activation of AMPA receptors and the neuroprotective effects of DNQX. Exp Eye Res. 2013;109:1–15.
34. Stone RA, Lin T, Iuvone PM, Laties AM. Postnatal control of ocular growth: dopaminergic mechanisms. In: CIBA Foundation Symposium. Chichester: Wiley; 1990. p. 45–57.
35. Wallman J. Retinal influences on sclera underlie visual deprivation myopia. In: Myopia and the control of eye growth. CIBA Foundation Symposium. Chichester: Wiley; 1990. p. 126–33.
36. Halfter W, Winzen U, Bishop PN, Eller A. Regulation of eye size by the retinal basement membrane and vitreous body. Invest Ophthalmol Vis Sci. 2006;47:3586–94.
37. Ripps H, Shen W. Review: taurine, a "very essential" amino acid. Mol Vis. 2012;18:2673–86.
38. White M, Gribbin J. Evolution before Darwin. In: Darwin: a life in science, chapter 2. London: Simon & Schuster; 1995. p. 27–48.
39. http://en.wikipedia.org/wiki/Age_of_the_Earth.
40. von Seiler M. Observations on the original malformation and total want of eyes. Medico-Chirurgical Review. 1834;20:370–80.
41. Dando M, Burchett M. The origin of life in the sea. In: Waller G, editor. Sealife. Sussex: Smithsonian; 1996. p. 32–34.
42. Gehring WJ. New perspectives on eye development and the evolution of eyes and photoreceptors. J Heredity. 2005;96;171–84.
43. Salvini-Plawen I, Mayr E. In: Hecht MK, Steere WC, Wallace B, editors. Evolutionary biology. New York: Plenum Press; 1961. p. 207–63.
44. Gehring WJ, Ikeo K. Pax 6: mastering eye morphogenesis and eye evolution. Trends Genet. 1999;15: 371–77.

45. Arendt D. Evolution of eyes and photoreceptor cell types. Int J Dev Biol. 2003;47:563–571.
46. Lamb TD, Pugh Jr EN, Collin SP. The origin of the vertebrate eye. Evo Edu Outreach. 2008;1:415–26.
47. Nilsson D-E. The evolution of eyes and visually guided behaviour. Phil Trans R Soc B. 2009;364: 2833–47.
48. Dando M. Marine invertebrates. In: Waller G, editor. Sealife. Sussex: Smithsonian; 1996. p. 113–190.
49. Scott JE. Physiological function and chemical composition of pericellular proteoglycan (an evolutionary view). Trans R Soc B. 1975;271:235–42.
50. Schwab IR. Evolution's witness – how eyes evolved. New York: Oxford University Press; 2012.
51. Armand G, Balazs EA, Meyer K, Reyes M. Isolation and characterization of ichthyosan from tuna vitreous. Connect Tissue Res. 1983;11:21–33.
52. Amagai I, Tashiro Y, Ogawa H. Improvement of the extraction procedure for hyaluronan from fish eyeball and the molecular characterization. Fisheries Science. 2009;75:805–10.

# 第 1 部分

# 玻璃体生物化学

Paul N. Bishop

# 第 1 章 玻璃体蛋白组成

Paul N. Bishop

## 本章要点

1. 引言
2. 玻璃体细胞外基质蛋白
   2.1 玻璃体胶原蛋白
      2.1.1 胶原蛋白构成
         2.1.1.1 Ⅱ型胶原蛋白
         2.1.1.2 Ⅴ/Ⅺ型胶原蛋白
         2.1.1.3 Ⅸ型胶原蛋白
         2.1.1.4 Ⅵ型胶原蛋白
      2.1.2 玻璃体的异型胶原纤维
      2.1.3 玻璃体胶原蛋白的合成与错构
      2.1.4 玻璃体胶原蛋白纤维间的空间构架及其随年龄的改变
   2.2 玻璃体的非胶原蛋白细胞外基质成分
      2.2.1 原纤维蛋白
      2.2.2 纤蛋白
      2.2.3 多功能蛋白聚糖和连接蛋白
      2.2.4 聚集蛋白(agrin)和ⅩⅧ型胶原蛋白
3. 玻璃体调节血管生成的大分子
   3.1 旋光蛋白
   3.2 色素上皮衍生因子
   3.3 富含亮氨酸的α-2 糖蛋白(LRG1)
   3.4 血小板反应蛋白

**关键词**

玻璃体;细胞外基质;血管生成;蛋白质;糖蛋白;蛋白聚糖;胶原

**核心概念**

1. 玻璃体凝胶状态的维持是通过一个由Ⅱ、Ⅴ/Ⅺ和Ⅸ型胶原蛋白构成的细小异形（混合成分)胶原纤维网络完成的。
2. 成人玻璃体的胶原蛋白主要是在胚胎期和出生后早期合成的。
3. 正常情况下，玻璃体具有抗血管生成的功能，因为它含有抑制血管生成的蛋白质/糖蛋白，包括旋光蛋白、色素上皮衍生因子和血小板反应蛋白。

## 1. 引言

人眼玻璃体的蛋白浓度为 0.5~1mg/mL,蛋白质组学分析鉴定了大量的玻璃体蛋白质。例如,2013 年 Aretz 等[1]在 3 名受试者的玻璃体切割样本中发现了 1000 多种蛋白质,其中 261 种蛋白质在所有 3 个样本中都得到了一致的鉴定。人类胚胎玻璃体蛋白质组也进行了研究,目的是确定与妊娠中期玻璃体血管系统退化有关的变化(上调或下调)。这项研

P.N. Bishop, MD, PhD
Centre for Hearing and Vision Research, Institute of Human Development, University of Manchester, Manchester Academic Health Science Centre, Oxford Road, Manchester M13 9PL,UK
Manchester Royal Eye Hospital,
Central Manchester University Hospitals NHS Foundation Trust, Oxford Road, Manchester M13 9WH, UK
e-mail: paul. bishop@manchester.ac.uk

究确认了 896 种独特的蛋白质在妊娠中期有显著的改变,都有上调和下调(见第 4 章“玻璃体细胞因子与胎儿玻璃体血管退化”)。

玻璃体中大部分的蛋白质来源于血浆,因此,白蛋白和免疫球蛋白占人体玻璃体中蛋白质的 80% 以上[2]。这些血浆蛋白可能是来自睫状体间质的有孔的毛细血管,尽管血-视网膜屏障可能存在低水平的渗漏,但当屏障破坏时,渗漏会明显增加。许多细胞内蛋白质已被鉴定出来,这可能是由于少量驻留细胞的存在(也就是玻璃体细胞),和(或)从玻璃体内或眼周组织的退化细胞中释放而来,然后隔离在玻璃体中。

本章将集中研究两组蛋白质。首先对玻璃体细胞外基质蛋白进行综述。这些结构的分子被认为可能有助于玻璃体的物理性质,如胶原蛋白。这些蛋白质中大部分被碳水化合物所修饰,如果有短寡糖侧链,它们将被称为糖蛋白,如果有一个或多个糖胺聚糖链连接,则被称为蛋白聚糖。第二组阐述的是内源性蛋白/糖蛋白,可能在调节玻璃体病理性血管生成方面起作用。调节血管生成的生长因子/细胞因子将在这本书中其他部分讨论(见第 27 章“玻璃体与虹膜新生血管”)。

## 2. 玻璃体细胞外基质蛋白

### 2.1 玻璃体胶原蛋白

玻璃体胶原蛋白的浓度较低,在人类玻璃体中约为 300μg/mL[3],即仅占总蛋白含量的 0.5%。然而,它是稀释的胶原纤维网络,赋予玻璃体凝胶样的特征。因此,如果除去胶原纤维,玻璃体就变成了黏性液体。此外,在各种玻璃体病变中,正是胶原纤维网络传递牵引力。胶原蛋白在玻璃体中分布不均匀,最高浓度出现在玻璃体基底部,这反映了胶原蛋白合成的主要部位。胶原蛋白浓度向玻璃体中央和后部下降,但在邻近视网膜的玻璃后皮质中浓度增加。在成人的眼睛里,几乎所有的玻璃体胶原交联成纤维。玻璃体胶原纤维是异型纤维,由Ⅱ、Ⅴ/Ⅺ和Ⅸ型胶原蛋白共同构成。Ⅱ型和Ⅴ/Ⅺ型胶原蛋白突变会导致 Stickler 综合征(见第 3 章“遗传性玻璃体视网膜疾病”)。

#### 2.1.1 胶原蛋白构成

胶原蛋白是一组细胞外基质蛋白,约占人体总蛋白的 30%。超过 28 种不同类型的胶原蛋白分子已经被鉴定出来。每个胶原蛋白分子由 3 条多肽链组成,称为 α-肽链。一些胶原蛋白分子含有 3 条相同的 α-肽链,但也有一些包含混合的 α-肽链,它们由不同的胶原蛋白基因编码。个别的胶原蛋白分子通常具有细长的纤维或片状结构,具有很高的张力。

3 条胶原蛋白 α-肽链相互缠绕而成的胶原分子组装在内质网。它们以这样的方式组装,是因为 α-链有特征性的氨基酸序列,其第 3 个氨基酸是甘氨酸(最小的氨基酸),而以甘氨酸开始的重复三联体中其他两个氨基酸通常是脯氨酸或羟脯氨酸。羟脯氨酸是胶原蛋白特有的氨基酸,所以组织中羟脯氨酸含量的测定是一种确定组织胶原蛋白浓度的方法。这种重复的氨基酸序列使得 3 条 α-肽链组装成具有刚性、棒状结构的胶原三螺旋。胶原蛋白分子并不是完全由三螺旋区域组成,有的在被称为端肽的分子末端有短的非三螺旋区域,而其他的分子,如Ⅸ型胶原蛋白,则是非胶原区穿插于胶原区之间。

单个的三螺旋胶原蛋白分子被分泌出来后在细胞外聚集形成纤维集合体。例如,玻璃体的胶原蛋白组装成很细长的纤维,然而基底膜的Ⅳ型胶原,如内界膜(ILM),则是形成片状结构。某些胶原蛋白分子,如形成原纤维的玻璃体胶原蛋白,最初合成的是较长的前胶原蛋白。一旦从细胞分泌出来,前胶原蛋白的末端被特异性蛋白酶水解去除形成“成熟”的胶原蛋白分子,这有利于它们组装成纤维。纤维中的胶原蛋白分子是高度组织化的,所以它们在纤维中是交错排列的。

在被合成的细胞分泌前,胶原蛋白分子经过了不同的翻译后修饰。由半乳糖或 2 糖半乳糖组成的短糖链加入羟赖氨酸残基。胶原蛋白分子内非胶原区内可能附有 N-或 O-连接的寡糖。一些胶原蛋白,如Ⅸ型胶原,具有附加到非胶原区的黏多糖链,所以它们是蛋白聚糖。

当胶原蛋白分子组装成纤维时,它们迅速交联,从而增加了纤维的拉伸强度和机械稳定性。交联在赖氨酸和羟赖氨酸之间形成。胶原蛋白交联的形成是通过铜依赖的赖氨酰氧化酶催化的,从而形成赖氨酸/羟赖氨酸醛。随后自发地进行一系列化学反应，形成具有二官能团或三官能团的分子内和分子间交联。

2.1.1.1 Ⅱ型胶原蛋白

Ⅱ型胶原蛋白是玻璃体中主要胶原蛋白，约占胶原蛋白总量的75%[4]。它与Ⅰ、Ⅲ、Ⅴ、Ⅺ、Ⅴ/Ⅺ、ⅩⅩⅨ、ⅩⅩⅦ型胶原蛋白一样，是合成纤维的胶原蛋白的成员。Ⅱ型胶原蛋白分子由3条相同的α-肽链[α1(Ⅱ)]$_3$组成(表1.1)。Ⅱ型胶原蛋白分子合成后，以前胶原蛋白的形式被分泌，具有所谓的氨基端前肽和羧基端前肽的末端延长，也可称为N端和C端前肽(图1.1)。一旦Ⅱ型胶原蛋白分子进入细胞外环境，这些延长肽被分解或被特异性酶“加工”后在所有或主要的三螺旋末结构域形成短的非胶原端肽。这一处理降低了Ⅱ型胶原蛋白分子的可溶性，从而促进了它们参与胶原纤维的形成。

Ⅱ型前胶原蛋白的N端前肽含有一个结构域，在mRNA水平进行可变剪接，该结构域处第二外显子2存在(ⅡA型前胶原蛋白)或第二外显子不存在(ⅡB型前胶原蛋白)。ⅡA型前胶原蛋白在N端前肽含有额外的69个氨基酸构成的半胱氨酸富集结构域。在成熟的软骨组织中，ⅡB型前胶原蛋白表达，但在软骨成熟前组织和许多其他胚胎组织中ⅡA型前胶原蛋白表达[5]。在胎儿和成年牛的玻璃体中，两种形式都存在，但ⅡA型占绝大部分[6]。ⅡA型前胶原蛋白的N端前肽一旦裂解，即可以保持与成年牛的玻璃体胶原纤维表面的非共价结合[7]。这种可变剪接的结果是，可变剪接的第二外显子处发生突变并引起以眼部病变为唯一形式的Stickler综合征[8](见第3章“遗传性玻璃体视网膜疾病”)。由于软骨仅含有ⅡB型前胶原蛋白，因此不会通过这种方式致病，但玻璃体Ⅱ型前胶原蛋白主要以ⅡA形式存在，所以可变剪接的第二外显子处发生突变会引起玻璃体表型的改变。

2.1.1.2 Ⅴ/Ⅺ型胶原蛋白

Ⅴ型和Ⅺ型胶原蛋白最初被认为是不同的胶原蛋白类型，Ⅴ型胶原蛋白存在于皮肤和其他组织中，并由多种肽链组成，如[α1(Ⅴ)$_2$α2(Ⅴ)]，[α1(Ⅴ)$_3$]，[α1(Ⅴ)α2(Ⅴ)α3(Ⅴ)]，而在软骨组织中含有Ⅺ型胶原蛋白[α1(Ⅺ)α2(Ⅺ]α3(Ⅺ)]。后来人们发现，包括玻璃体在内的许多组织中存在混合分子，玻璃体中含有两种类型的胶原蛋白肽链，所以术语Ⅴ/Ⅺ型胶原蛋白已被使用。Ⅴ/Ⅺ型胶原蛋白约占玻璃体胶原蛋白的10%[4]。在牛的玻璃体中，这种胶原蛋白含有α1(Ⅺ)和α2(Ⅴ)肽链[9]。该胶原蛋白分子的肽链的化学计量是不确定的，但是很有可能是[α1(Ⅺ)$_2$α2(Ⅴ)]，也就是说每个分子包含两个α1(Ⅺ)肽链和一个α2(Ⅴ)肽链(表1.1)。

从细胞中分泌的Ⅴ/Ⅺ型胶原蛋白是含有N端和C端前肽的前胶原蛋白(图1.1)。然而，随即C端前肽被加工分解，其N-端前肽只有部分被处理，在Ⅴ/Ⅺ型胶原蛋白分子中保留一个大的球状结构

表1.1 玻璃体和软骨异型纤维的胶原蛋白分子α-肽链组成的总结

| 胶原蛋白种类 | α-链编码基因 | 玻璃体胶原蛋白α-链 | 软骨胶原蛋白α-链 |
|---|---|---|---|
| Ⅱ | COL2A1 | α1(Ⅱ)$_3$[a] | α1(Ⅱ)$_3$ |
| Ⅴ/Ⅺ | COL11A1 | α1(Ⅺ)$_2$ | α1(Ⅺ) |
| | COL11A2 | | α2(Ⅺ) |
| | COL11A3 | | α3(Ⅺ) |
| | COL5A2 | α2(Ⅴ) | |
| Ⅸ | COL9A1 | α1(Ⅸ)[b] | α1(Ⅸ) |
| | COL9A2 | α2(Ⅸ) | α2(Ⅸ) |
| | COL9A3 | α3(Ⅸ) | α3(Ⅸ) |

[a]mRNA的选择性剪接产生长短不一的Ⅱ型前胶原。

[b]mRNA的选择性剪接导致了玻璃体中短α1(Ⅸ)链。

域[10]。在玻璃体中，Ⅴ/Ⅺ型胶原蛋白与Ⅱ型和Ⅸ型胶原蛋白共同组装成异型胶原纤维(混合组成)。其他组织的研究表明，Ⅴ/Ⅺ型胶原蛋白具有核化胶原纤维形成和调节胶原纤维直径的作用[10]。

2.1.1.3 Ⅸ型胶原蛋白

虽然在胶原纤维的表面发现Ⅸ型胶原蛋白的存在，但是它不是形成胶原纤维的胶原蛋白。相反，它属于与胶原蛋白相关的中断三螺旋的胶原蛋白家族(FACIT)，包括Ⅻ型、ⅩⅣ型、ⅩⅥ型和 ⅩⅨ型胶原蛋白。Ⅸ型胶原蛋白是由3条不同的α肽链组成，即α1(Ⅸ)，α2(Ⅸ)和α3(Ⅸ)(表1.1)。如上所述，与形成胶原纤维的胶原蛋白相比，Ⅸ型胶原蛋白有更复杂的结构，它有3个胶原结构域(COL1，COL2和COL3)，分别穿插于4个非胶原结构域之间(NC1、NC2、NC3和NC4)(图1.1和图1.2)。Ⅸ型胶原蛋白是作为一个成熟的胶原蛋白被分泌的，所以在结合到异型胶原纤维之前是不需要进行处理的。玻璃体中的Ⅸ型胶原蛋白是一种含有15~60kDa的硫酸软骨素糖胺聚糖链连接到其$NC_3$结构域的α2（Ⅸ)肽链的蛋白聚糖[4]。

2.1.1.4 Ⅵ型胶原蛋白

Ⅵ型胶原蛋白可形成独特的串珠样的微纤维，在分离的玻璃体成分中可发现少量的这种微纤维(图1.3)[11]。随后的研究表明Ⅵ型胶原蛋白特异地存在于内界膜、玻璃体皮质或两者中[12]，鉴于Ⅵ型胶原蛋白微纤维的定位，以及它所具有的连接Ⅱ型和Ⅳ型胶原蛋白的功能，可以推断Ⅵ型胶原蛋白参与玻璃体视网膜的粘连。

### 2.1.2 玻璃体的异型胶原纤维

玻璃体的胶原蛋白纤维是由Ⅱ型胶原蛋白、Ⅴ/Ⅺ型胶原蛋白及Ⅸ型胶原蛋白组成，这些纤维特别细长且无分支，其直径为10~20nm，取决于其种类(图1.4)[13]。软骨的胶原蛋白纤维组成与玻璃体类

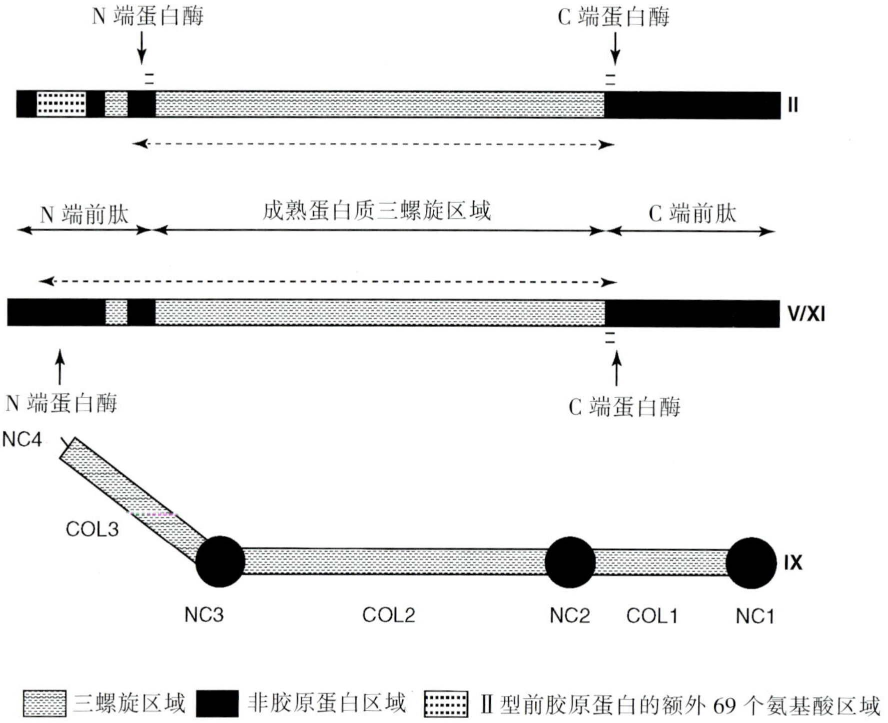


图1.1 共同形成玻璃体纤维的3种胶原蛋白(Ⅱ、Ⅴ/Ⅺ、Ⅸ型胶原蛋白)，其中Ⅱ型和Ⅴ/Ⅺ胶原蛋白形成前胶原蛋白，并在其参与合成纤维前需要先裂解N端肽和C端肽，这个过程通过N端肽酶和C端肽酶完成。上图的虚线部分就是已经完成裂解过程的成熟胶原蛋白分子，但其中Ⅱ型胶原蛋白在两端存在短的端肽(双线示)；在Ⅴ/Ⅺ型胶原蛋白的C端存在短的端肽，在N端存在一个长的端肽。在Ⅱ型原胶原蛋白的N端前肽有一段由mRNA选择性拼接翻译后形成的含69个氨基酸的序列，其存在长度并不固定。Ⅸ型胶原蛋白是由3种成胶原(COL)区及4种非成胶原(NC)区组成的复杂结构，并且Ⅸ型胶原蛋白并不发生切断两端前肽的过程。(Reproduced from Bishop[42])

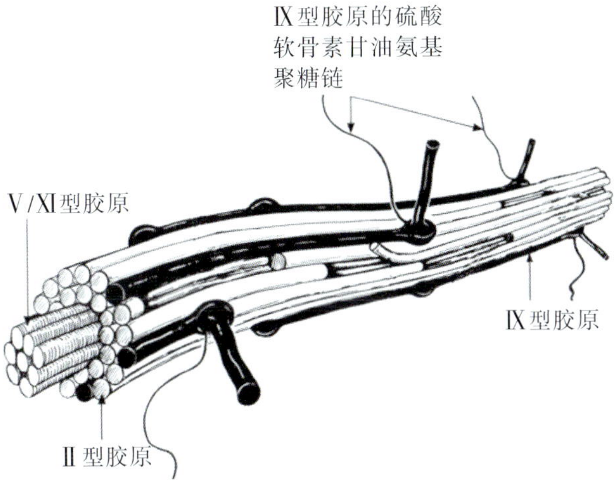


图 1.2　构图显示Ⅱ型、Ⅴ/Ⅺ型及Ⅸ型胶原蛋白的分子组合成异型胶原蛋白纤维可能的方式。Ⅴ/Ⅺ型的三螺旋区大部分是埋在聚合纤维当中，但其 N 端前肽延伸至纤维表面。Ⅱ型胶原蛋白是聚合纤维中最主要的类型，交错排列于聚合纤维中。Ⅸ型胶原蛋白位于聚合纤维的表面，它的 NC3 区连有一条硫酸软骨素链。(Reproduced from Bishop [43])

似，由Ⅱ、Ⅸ及Ⅺ型(类似Ⅴ/Ⅺ型)胶原蛋白组成，其胶原纤维粗细混合，其中细的胶原纤维与玻璃体中的胶原纤维类似。

玻璃体纤维的核心是由Ⅱ型及Ⅴ/Ⅺ型胶原蛋白形成的共聚体。其他组织有证据表明，Ⅴ/Ⅺ型胶原蛋白首先沉积成为基础纤维，其他纤维的胶原蛋白以此为核心逐步沉积，在玻璃体中这一任务由Ⅱ型胶原蛋白完成。纤维里胶原蛋白分子的排列高度有序，所以在电子显微镜下借助特殊染色技术展现出来重复的条带样的图像。由于玻璃体纤维非常纤细，所以这种条带图像难以清晰地显示出来，但通过更为细致的观察，这种纤细的条带依然可见，从而可以对纤维中的胶原蛋白进行深入分析[14]。Ⅱ型胶原蛋白与Ⅴ/Ⅺ型胶原蛋白相互嵌插并交叉排列形成了细长的纤维。其他组织的研究表明，三螺旋部分的Ⅴ/Ⅺ型胶原蛋白并不是暴露在纤维的表面而是包埋在纤维内部，所以Ⅴ/Ⅺ型胶原蛋白有可能是为Ⅱ型胶原提供核心，以便其在之后的形成过程当中聚合(图 1.2)。但是，Ⅴ/Ⅺ型胶原蛋白在纤维表面保留了前体蛋白的 N 端前肽(其球形结构防止被纤维包埋)，有证据表明，N 端前肽是控制纤维直径大小的重要因素。

Ⅸ型胶原蛋白规则地交叉排列于纤维表面。COL1 与 COL2 被认为是反方向平行排列在胶原纤维表面，其中 COL2 为Ⅱ型胶原蛋白分子提供了交联位点[15]。NC3 区域在纤维表面转折后使得 COL3 可以于胶原纤维表面形成柱状突起，NC4 区域连接于柱状突起的末端。在软骨中，可以利用旋转跟踪电子显微镜(rotary shadowing electron microscopy)在柱状突起末端观察到球形的 NC4 区域，但其在玻璃体当中并不可见[16,17]。在软骨中，Ⅸ型胶原蛋白的巨大的球形 NC4 区域几乎全部由一个长的 α1(Ⅸ)链构成，但是在玻璃体中，由于有替代的剪接和转录起始点，α1 链相对比较短。玻璃体内的Ⅸ型胶原蛋白实际上是一种硫酸软骨素蛋白聚糖，其硫酸软骨链规律地分布于纤维表面(图 1.5)并参与胶原蛋白纤

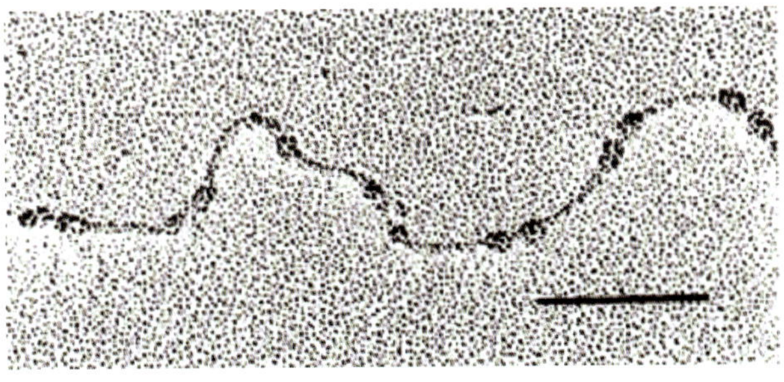

图 1.3　在旋转跟踪电子显微镜的观察下，从玻璃体中分离的Ⅵ型胶原蛋白微纤维呈现特殊的双串珠样外观。(标尺：100nm)

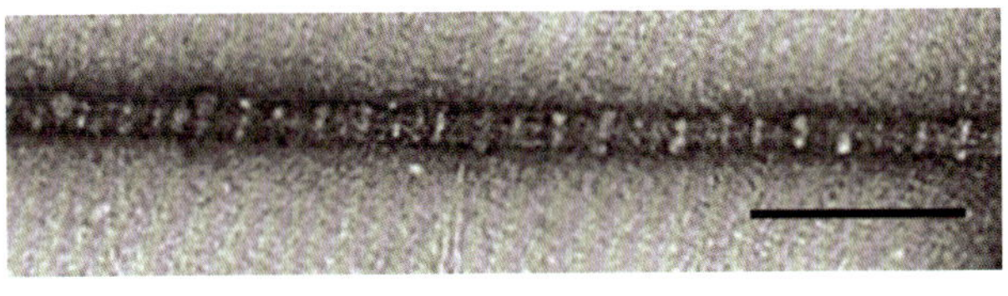

图 1.4　在电子显微镜下显示的进行负染色的牛眼玻璃体胶原蛋白纤维的一部分，纤维直径约 15nm，亮色的胶原蛋白分子条带显示其 64nm 的规律间隔。(标尺：100nm)

图 1.5　在电子显微镜下利用定比浓度的乙酸双氧铀和阿尔新蓝染色玻璃体胶原蛋白纤维形成的图像。其中颜色较淡的平行条带是玻璃体胶原蛋白纤维，颜色较深并垂直突出于胶原纤维的是Ⅸ型胶原蛋白的硫酸软骨素链。硫酸软骨素链垂直插于各平行的胶原蛋白纤维之间并连接着这些平行纤维。(标尺：200nm)

维的空间分隔。

### 2.1.3 玻璃体胶原蛋白的合成与错构

次级玻璃体(成人型)发生于人类胚胎发育的第6周末(见第7章"玻璃体发育与发育性疾病")。玻璃体胶原蛋白主要起源于睫状体区，但是也有证据表明视网膜发育过程中产生了玻璃体胶原纤维。关于玻璃体胶原纤维的起源及排布，一个可能的解释就是玻璃体皮质主要来源于视网膜，而玻璃体基底与中央胶原蛋白主要由睫状体分泌而成。研究玻璃体胶原蛋白合成来源最好的方法就是用原位杂交的方式去探测组织切面中胶原蛋白的mRNA。这种方式暂未在人类胎儿眼睛中使用过，只是通过动物眼睛的实验来得出这样的结论。其中对小鸡眼的研究显示,在其胚胎发育的早期,Ⅱ型胶原蛋白在整个视杯内层表达(胚胎日龄为3.5~5天),在胚胎发育到第7天时,Ⅱ型胶原蛋白的表达集中于将要形成睫状体的部位[18]。当胚胎发育至13~15天时,睫状体已经形成,Ⅱ型及Ⅸ型胶原蛋白mRNA仅表达于睫状体部位。另一项对小鸡眼发育的研究证实，在胚胎发育的第10天，Ⅸ型胶原蛋白的表达仅限于发育中的睫状体部位[19]。我们在鼠类胚胎(胚胎发育第17.5天)和成年小鼠中也发现类似的情况,尽管在视网膜和晶状体中也有少量表达,但是Ⅸ型胶原蛋白链主要表达于睫状体中(图1.6)[20]。然而,Ⅱ型胶原蛋白却在发育中的小鼠和成年小鼠眼中有更广泛的表达。

可以应用Western blotting的方法分析人类胚胎及出生后玻璃体中的可溶性胶原蛋白[19]。人类眼球中的可溶性胶原蛋白在出生后迅速下降，在出生后6个月就很难检测到了，可溶性胶原蛋白在成人的眼球中是无法检测到的。胶原蛋白在出生后和成年人的玻璃体中依然存在，只是因为它们都交联成了纤维,所以并不可溶,自然无法通过Western blotting的方式检测到。然而其他研究发现了成人眼能够合成玻璃体胶原蛋白的证据，如发现了少量可溶性Ⅱ型胶原蛋白前体，在纤维中交联有不成熟的胶原蛋白以及在视网膜切除标本中检测出Ⅱ型胶原蛋白mRNA[21]。除此之外,在周边视网膜也发现了玻璃体胶原蛋白合成的形态学证据[22,23]。人类玻璃体胶原蛋白的总浓度在整个生命周期中相当稳定，约为300μg/mL[11],并且在玻璃体切割术后玻璃体凝胶的再生并不显著。所以成人眼内新合成的胶原大体处于一个很低的水平，除非胶原蛋白大幅度降解以至于无法维持正常的胶原蛋白的浓度。Ponsioen等[21]提出活化的胰蛋白酶和金属蛋白酶[24]是成人玻璃体胶原蛋白显著降解与构象紊乱的重要原因。虽然使大量已交联的胶原蛋白纤维完全降解是有可能实现的,但是仅仅通过这些酶却是很难实现的。另外,这些酶可能会作用在胶原纤维的表面而造成表面结构

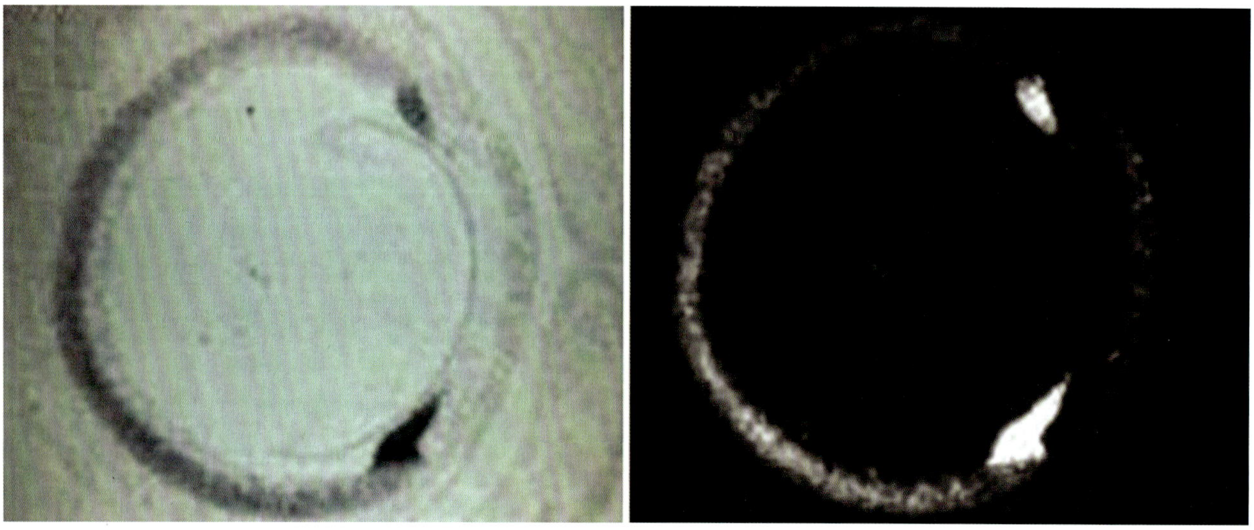

图1.6 原位杂交显示COL9A1基因(编码Ⅸ型胶原蛋白的α1链)在胎龄17.5天的鼠类眼中表达。左图为亮野影像,右图为暗野影像,都显示了COL9A1表达。在睫状体中信号强烈,在视网膜和角膜中信号微弱。(Reproduced from Takanosu et al. [44])

的改变,但并不会破坏整个纤维。在这种情况下,纤维表面的Ⅸ型胶原蛋白会随着年龄的增长而丢失,从而使Ⅱ型胶原蛋白暴露在表面[25]。

### 2.1.4 玻璃体胶原蛋白纤维间的空间构架及其随年龄的改变

根据上文的描述,在玻璃体中,胶原蛋白纤维形成微小的集束,这些集束又被Ⅸ型胶原蛋白的硫酸软骨素所分割。胶原蛋白纤维集束之间有胶原蛋白纤维连接,从而形成一网状结构以保持玻璃体的凝胶状态[26]。透明质酸通过缠绕形成网状,由于其可吸引水分及平衡离子,因此可分离胶原蛋白纤维束使胶原蛋白网呈扩张状态。

随着年龄的增长,纤维表面的Ⅸ型胶原蛋白及硫酸软骨素链逐渐丢失,导致集束内部及集束之间的胶原蛋白凝缩在一起[25]。这种胶原蛋白纤维凝缩的结果就是玻璃体中部分区域的胶原蛋白纤维缺失,继而引起玻璃体液化。

## 2.2 玻璃体的非胶原蛋白细胞外基质成分

### 2.2.1 原纤维蛋白

玻璃体中存在两种原纤维蛋白(fibrillins),分别是原纤维蛋白-1 和原纤维蛋白-2。原纤维蛋白会组装成不同的微纤维,即原纤维蛋白性微纤维[15]。在玻璃体中,这些成分比各种异型胶原蛋白纤维数量少。这些微纤维是否在玻璃体的正常结构中起到重大的作用尚不清楚,也不清楚包含原纤维蛋白-1 和原纤维蛋白-2 的原纤维蛋白成分的微纤维束是否为 Zinn 带的主要成分[27]。在很多组织中原纤维蛋白性微纤维与弹性蛋白相联系,但是这种情况并不发生在玻璃体及 Zinn 带上。原纤维蛋白性微纤维直径为 10~12nm,在旋转跟踪显微镜下呈现特征性的串珠样外观(图 1.7)。

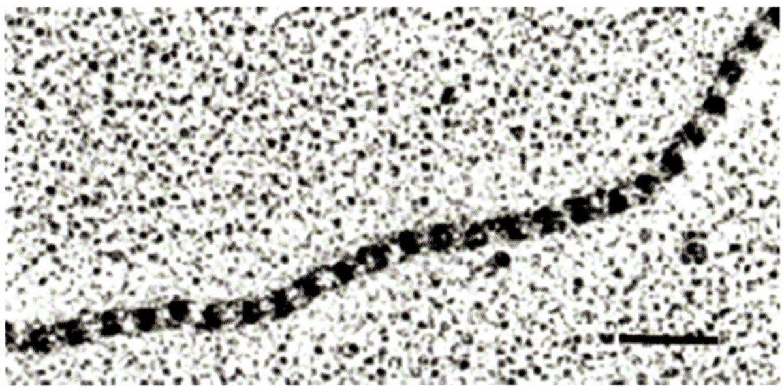

图 1.7 旋转跟踪电子显微镜检查显示含有玻璃体微纤维的胶原纤维,这些纤维具有特征性的串珠样外观。(标尺:50nm)

编码原纤维蛋白-1 的基因如果突变将会引起马方综合征。这种疾病会出现特征性的眼部、心血管及骨骼的畸形。眼部的表现包括晶状体异位、高度近视及孔源性视网膜脱离倾向。视网膜脱离风险的增高可能是玻璃体中原纤维蛋白性微纤维的异常而导致的玻璃体胶样结构异常,也可能是继发于晶状体的不稳定及高度近视。原纤维蛋白-2 基因缺陷可导致挛缩性蜘蛛指综合征,这种疾病的眼部表现很少见,但也可能与晶状体异位有关(见第 3 章“遗传性玻璃体视网膜疾病”)。

### 2.2.2 纤蛋白

纤蛋白(fibulins)属于细胞外基质糖蛋白家族,其主要特点为存在串联的表皮生长因子样的重复结构和一个独特的 C 端纤蛋白模块[28]。这种仅存在于细胞外基质的分子家族有 7 个成员,其中纤蛋白-1 和纤蛋白-3(也称为 EFEMP1)在玻璃体中确定存在[1]。这些分子在细胞外基质组配过程中起到了桥接的作用。比如,纤蛋白-1 可作用于多功能蛋白聚糖和连接蛋白,这两种成分都存在于玻璃体中。纤蛋白-1 和纤蛋白-2 是否对维持玻璃体凝胶状结构起重要作用尚不明确。

### 2.2.3 多功能蛋白聚糖和连接蛋白

我们的团队首次发现了玻璃体中的大硫酸软骨素糖蛋白的多功能蛋白聚糖(versican)[29],它由 N 端透明质酸结合域、中央硫酸软骨素替代域和 C 端球状域组成。多功能蛋白聚糖存在不同尺寸的四种亚型,并且存在数量各异的硫酸软骨素结合点。在 N 端区结合有透明质酸,连接蛋白(link protein)在其中起到稳定作用。我们发现,在玻璃体中连接蛋白和多功能蛋白聚糖是以 1:1 的摩尔比存在的,这就表明多功能蛋白聚糖与透明质酸的结合均是靠连接蛋白稳定[29]。Wagner 综合征/侵蚀性玻璃体视网膜病变就是一种由于多功能蛋白聚糖基因发生剪切位点突变,使多功能蛋白聚糖四种亚型的数量出现不平衡,从而发生遗传性玻璃体异常(见第 3 章“遗传性玻璃体视网膜疾病”)。

#### 2.2.4 聚集蛋白(agrin)和 XⅧ型胶原蛋白

这些均为乙酰肝素硫酸蛋白聚糖，存在于包括内界膜在内的基底膜中。它们也存在于玻璃体中，但并不确定它们是否有保持玻璃体凝胶结构稳定的作用,或是否为内界膜合成或退化的副产品。

## 3. 玻璃体调节血管生成的大分子

### 3.1 旋光蛋白

用 SDS-PAGE 方法分析与玻璃体胶原蛋白纤维相关的分子，发现有一条明显的条带在分子量约 45kDa 时发生迁移(图 1.8)。这种胶体条带经过蛋白质组学的分析并在随后的克隆和测序中被发现是一种特殊的糖蛋白,命名为旋光蛋白(opticin)[30]。旋光蛋白是细胞外基质分子中一个富含亮氨酸重复序列的小分子蛋白聚糖(small leucine-rich repeat proteoglycan,SLRP)家族的成员,也是这个家族中在玻璃体中唯一被确认的分子。旋光蛋白是一个分子量约 90kDa 的同源二聚体糖蛋白，它在玻璃体中通过富含亮氨酸重复区进行聚合形成二聚体[31]。这种二聚体的每一个单体都包含 7 个两侧有半胱氨酸簇的富含亮氨酸重复序列,且在 N 端有一个区域大部分被唾酸合氧低聚糖 (sialylated O-linked oligosaccharides)所代替。旋光蛋白是由睫状体无色素上皮表达的,与其他的玻璃体细胞外基质不同,这种蛋白始终保持高表达状态,贯穿整个生命周期[20]。免疫组织化学表明旋光蛋白存在于整个玻璃体中，并且是内界膜的重要标记，但是只有少量的旋光蛋白穿过内界膜进入视网膜(图1.9)[32](见第 11 章“玻璃体视网膜界面与内界膜”)。

已有实验来验证旋光蛋白是否影响玻璃体中病理性的血管生成，即视网膜前新生血管。实验采用成熟的氧诱导视网膜病变的小鼠模型，显示旋光蛋白基因敲除小鼠较野生型小鼠有更强的视网膜前新生血管[33]。而向野生型小鼠玻璃体中注射重组旋光蛋白可以抑制视网膜前新生血管。从实验中得出结论,即旋光蛋白具有抗新生血管的功能,其抑制视网膜前新生血管存在剂量依赖性。玻璃体中也存在其他的抗新生血管分子，但旋光蛋白是唯一通过基因敲除实验证实会造成低氧诱导视网膜病变动物模型中新生血管生成增强的分子。这就提示在可能与新生血管生成相关的分子中,旋光蛋白是最重要的一个。

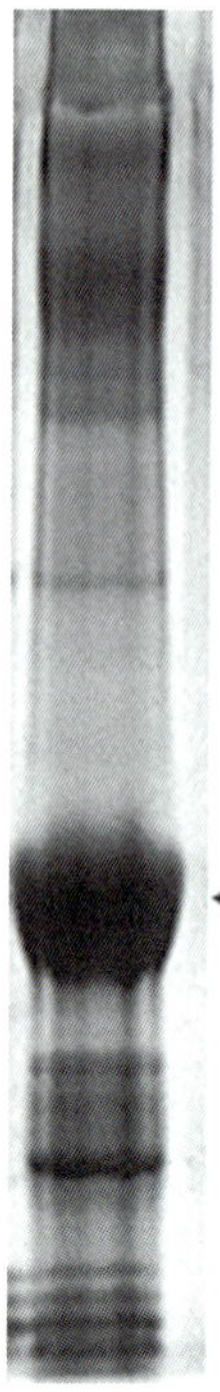


图 1.8 玻璃体胶原蛋白纤维中的 4M 盐酸胍分离物行(SDS-PAGE)凝胶考马斯亮蓝染色。这种技术用来明确连接到胶原蛋白纤维表面的蛋白质与糖蛋白。其中最主要的条带,分子量约为 45kDa,就是单体的旋光蛋白。

一系列的实验已经阐明了旋光蛋白抗新生血管生成作用的机制[34]。视网膜前新生血管的发生需要玻璃体胶原蛋白纤维。胶原蛋白纤维可以为新生血管的生成提供支撑。另外，新生血管生成中必需的信号分子要通过胶原蛋白整合素 (collagen binding integrins)(包括 α1β 和 α2β1 整合素) 从胶原蛋白传递至内皮细胞。旋光蛋白可以包裹胶原蛋白纤维，减弱整合素介导的内皮细胞与胶原蛋白的粘连,从而阻止新生血管生成时从外向内的整合素介导的信号传递。

### 3.2 色素上皮衍生因子

色素上皮衍生因子 (PEDF) 是一种分子量为

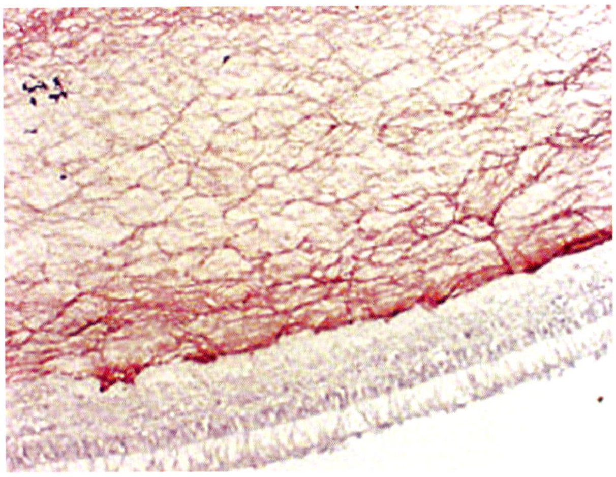

图 1.9　成人眼的旋光蛋白的免疫定位。亮洋红染色显示旋光蛋白在眼内的免疫定位。旋光蛋白包裹胶原蛋白纤维，在玻璃体视网膜界面有明显标记。然而，很少有旋光蛋白穿过内界膜进入被苏木精染色（蓝色）的视网膜神经感觉层。

50kDa 的分泌性蛋白。它有多种生物学活性，具有神经保护和神经营养作用；可以调节细胞的生存、分化及迁移，并且有抗新生血管的作用[35]。它还有多种配体和细胞表面受体。其 N 端区域被证实有抗新生血管作用。在糖尿病性玻璃体中，PEDF 的总体水平并不改变，但会向有更高分子量的亚型转变，这可能有助于促进血管生成的改变[36]。在氧诱导的视网膜病变小鼠模型中，PEDF 基因敲除导致血管扩张率提高，视网膜无灌注区增加，但视网膜前新生血管无增加[37]。在人类胚胎发育到 6 个月时，玻璃体 PEDF 的水平提高了 3 倍，符合其存在的抗新生血管生成的作用（见第 4 章“玻璃体细胞因子与胎儿玻璃体血管退化”）。

## 3.3 富含亮氨酸的 α-2 糖蛋白（LRG1）

LRG1（leucine-rich alpha-2 glycoprotein）是玻璃体内分泌的分子量为 35kDa 的富含亮氨酸重复序列的糖蛋白[1]。它具有促进新生血管的作用，可以通过结合内皮素（endoglin）改变内皮细胞的转化生长因子 β（TGF-β）信号并且通过 smad1/5/8 途径放大此信号[38]。在氧诱导的视网膜病变小鼠模型中，LRG1 敲除鼠较对照组新生血管明显减少。因此，至少在这个小鼠模型中，玻璃体中内源性的 LRG1 具有促进血管生成作用。

## 3.4 血小板反应蛋白

血小板反应蛋白-1（Thombospondins-1）是一个巨大的（360k kDa）抗新生血管的同源三聚体糖蛋白。它通过与 CD36、CD47 及整合素受体反应从而阻止了内皮细胞增生和迁移。血小板反应蛋白-1 存在于玻璃体中，其总体水平在糖尿病性玻璃体中下降，导致进一步的增生性糖尿病性视网膜病变[36]。在氧诱导的视网膜病变小鼠模型中，血小板反应蛋白-1 敲除的小鼠不易发生视网膜血管闭塞，但与对照组相比新生血管水平相似[39]。

血小板反应蛋白-2 与血小板反应蛋白-1 有着相似的结构，抗血管生成的机制也相似[40]。其在糖尿病性玻璃体中较对照组有更高的浓度，并且其浓度在有活动性血管的视网膜前膜中较处于静止期的膜中要高[41]。这就表明在增生性糖尿病性视网膜病变中血小板反应蛋白-2 升高起到了保护作用。

**缩略语**

| | |
|---|---|
| C- | 羧基 |
| FACIT | 与纤维相关的胶原与中断的三重螺旋 |
| LRG1 | 富含亮氨酸的 α-2 糖蛋白 |
| mRNA | 信使核糖核酸 |
| N- | 氨基 |
| NC | 非胶原 |
| PEDF | 色素上皮衍生因子 |
| SDS-PAGE | 十二烷基硫酸钠-聚丙烯酰胺凝胶电泳 |
| SLRP | 富含亮氨酸重复序列的小分子蛋白聚糖 |

## 参考文献


1. Aretz S, Krohne TU, Kammerer K, Warnken U, Hotz-Wagenblatt A, Bergmann M, Stanzel BV, Kempf T, Holz FG, Schnölzer M, Kopitz J. In-depth mass spectrometric mapping of the human vitreous proteome. Proc Natl Acad Sci U S A. 2013;11:22.
2. Angi M, Kalirai H, Coupland SE, Damato BE, Semeraro F, Romano

MR. Proteomic analyses of the vitreous humour. Mediators Inflamm. 2012;2012:148039.
3. Balazs EA. Physiology of the vitreous body. In: Schepens CL, editor. Importance of the vitreous body in retinal surgery with special emphasis on re-operation. St. Louis: C.V. Mosby Co; 1960. p. 29–57.
4. Bishop PN, Crossman MV, McLeod D, Ayad S. Extraction and characterization of the tissue forms of collagen types II and IX from bovine vitreous. Biochem J. 1994;299:497–505.
5. Oganesian A, Zhu Y, Sandell LJ. Type IIA procollagen amino propeptide is localized in human embryonic tissues. J Histochem Cytochem. 1997;45:1469–80.
6. Bishop PN, Reardon AJ, McLeod D, Ayad S. Identification of alternatively spliced variants of type II procollagen in vitreous. Biochem Biophys Res Commun. 1994;203:289–95.
7. Reardon A, Sandell L, Jones CJ, McLeod D, Bishop PN. Localization of pN-type IIA procollagen on adult bovine vitreous collagen fibrils. Matrix Biol. 2000;19:169–73.
8. McAlinden A, Majava M, Bishop PN, Perveen R, Black GC, Pierpont ME, Ala-Kokko L, Männikkö M. Missense and nonsense mutations in the alternatively-spliced exon 2 of COL2A1 cause the ocular variant of Stickler syndrome. Hum Mutat. 2008;29:83–90.
9. Mayne R, Brewton RG, Mayne PM, Baker JR. Isolation and characterization of the chains of type V/type XI collagen present in bovine vitreous. J Biol Chem. 1993;268:9381–6.
10. Smith SM, Birk DE. Focus on molecules: collagens V and XI. Exp Eye Res. 2012;98:105–6.
11. Bishop P, Ayad S, Reardon A, McLeod D, Sheehan J, Kielty C. Type VI collagen is present in human and bovine vitreous. Graefes Arch Clin Exp Ophthalmol. 1996;234:710–3.
12. Ponsioen TL, van Luyn MJ, van der Worp RJ, van Meurs JC, Hooymans JM, Los LI. Collagen distribution in the human vitreoretinal interface. Invest Ophthalmol Vis Sci. 2008;49:4089–95.
13. Balazs EA, Denlinger JL. Ageing changes in the vitreous. In: Dismukes K, Sekular R, editors. Ageing and human visual function. New York: Alan R Liss, Inc; 1982. p. 45–57.
14. Bos KJ, Holmes DF, Kadler KE, McLeod D, Morris NP, Bishop PN. Axial structure of the heterotypic collagen fibrils of vitreous humour and cartilage. J Mol Biol. 2001;306:1011–22.
15. Wu JJ, Woods PE, Eyre DR. Identification of cross-linking sites in bovine cartilage type IX collagen reveals an antiparallel type II-type IX molecular relationship and type IX to type IX bonding. J Biol Chem. 1992;267:23007–14.
16. Vaughan L, Mendler M, Huber S, Bruckner P, Winterhalter KH, Irwin MI, Mayne R. D-periodic distribution of collagen type IX along cartilage fibrils. J Cell Biol. 1988;106:991–7.
17. Ren ZX, Brewton RG, Mayne R. An analysis by rotary shadowing of the structure of the mammalian vitreous humor and zonular apparatus. J Struct Biol. 1991;106:57–63.
18. Linsenmayer TF, Gibney E, Gordon MK, Marchant JK, Hayashi M, Fitch JM. Extracellular matrices of the developing chick retina and cornea. Localization of mRNAs for collagen types II and IX by in situ hybridization. Invest Ophthalmol Vis Sci. 1990;31:1271–6.
19. Halfter W, Dong S, Schurer B, Ring C, Cole GJ, Eller A. Embryonic synthesis of the inner limiting membrane and vitreous body. Invest Ophthalmol Vis Sci. 2005;46:2202–9.
20. Bishop PN, Takanosu M, Le Goff M, Mayne R. The role of the posterior ciliary body in the biosynthesis of vitreous humour. Eye. 2002;16:454–60.
21. Ponsioen TL, Hooymans JM, Los LI. Remodelling of the human vitreous and vitreoretinal interface-a dynamic process. Prog Retin Eye Res. 2010;29:580–95.
22. Wang J, McLeod D, Henson DB, Bishop PN. Age-dependent changes in the basal retinovitreous adhesion. Invest Ophthalmol Vis Sci. 2003;44:793–800.
23. Ponsioen TL, van der Worp RJ, van Luyn MJ, Hooymans JM, Los LI. Packages of vitreous collagen (type II) in the human retina: an indication of postnatal collagen turnover? Exp Eye Res. 2005;80:643–50.
24. van Deemter M, Kuijer R, Harm Pas H, Jacoba van der Worp R, Hooymans JM, Los LI. Trypsin-mediated enzymatic degradation of type II collagen in the human vitreous. Mol Vis. 2013;19:1591–9.
25. Bishop PN, Holmes DF, Kadler KE, McLeod D, Bos KJ. Age-related changes on the surface of vitreous collagen fibrils. Invest Ophthalmol Vis Sci. 2004;45:1041–6.
26. Bos KJ, Holmes DF, Meadows RS, Kadler KE, McLeod D, Bishop PN. Collagen fibril organisation in mammalian vitreous by freeze etch/rotary shadowing electron microscopy. Micron. 2001;32:301–6.
27. Yamanouchi K, Tsuruga E, Oka K, Sawa Y, Ishikawa H. Fibrillin-1 and fibrillin-2 are essential for formation of thick oxytalan fibers in human nonpigmented ciliary epithelial cells in vitro. Connect Tissue Res. 2012;53:14–20.
28. de Vega S, Iwamoto T, Yamada Y. Fibulins: multiple roles in matrix structures and tissue functions. Cell Mol Life Sci. 2009;66:1890–902.
29. Reardon A, Heinegård D, McLeod D, Sheehan JK, Bishop PN. The large chondroitin sulphate proteoglycan versican in mammalian vitreous. Matrix Biol. 1998;17:325–33.
30. Reardon AJ, Le Goff M, Briggs MD, McLeod D, Sheehan JK, Thornton DJ, Bishop PN. Identification in vitreous and molecular cloning of opticin, a novel member of the family of leucine-rich repeat proteins of the extracellular matrix. J Biol Chem. 2000;275:2123–9.
31. Le Goff MM, Hindson VJ, Jowitt TA, Scott PG, Bishop PN. Characterization of opticin and evidence of stable dimerization in solution. J Biol Chem. 2003;278:45280–7.
32. Ramesh S, Bonshek RE, Bishop PN. Immunolocalisation of opticin in the human eye. Br J Ophthalmol. 2004;88:697–702.
33. Le Goff MM, Lu H, Ugarte M, Henry S, Takanosu M, Mayne R, Bishop PN. The vitreous glycoprotein opticin inhibits preretinal neovascularization. Invest Ophthalmol Vis Sci. 2012;53:228–34.
34. Le Goff MM, Sutton MJ, Slevin M, Latif A, Humphries MJ, Bishop PN. Opticin exerts its anti-angiogenic activity by regulating extracellular matrix adhesiveness. J Biol Chem. 2012;287:28027–36.
35. Crawford SE, Fitchev P, Veliceasa D, Volpert OV. The many facets of PEDF in drug discovery and disease: a diamond in the rough or split personality disorder? Expert Opin Drug Discov. 2013;8:769–92.
36. Wang S, Gottlieb JL, Sorenson CM, Sheibani N. Modulation of thrombospondin 1 and pigment epithelium-derived factor levels in vitreous fluid of patients with diabetes. Arch Ophthalmol. 2009;127:507–13.
37. Huang Q, Wang S, Sorenson CM, Sheibani N. PEDF-deficient mice exhibit an enhanced rate of retinal vascular expansion and are more sensitive to hyperoxia-mediated vessel obliteration. Exp Eye Res. 2008;87:226–41.
38. Wang X, Abraham S, McKenzie JA, Jeffs N, Swire M, Tripathi VB, Luhmann UF, Lange CA, Zhai Z, Arthur HM, Bainbridge JW, Moss SE, Greenwood J. LRG1 promotes angiogenesis by modulating endothelial TGF-β signalling. Nature. 2013;499:306–11.
39. Wang S, Wu Z, Sorenson CM, Lawler J, Sheibani N. Thrombospondin-1-deficient mice exhibit increased vascular density during retinal vascular development and are less sensitive to hyperoxia-mediated vessel obliteration. Dev Dyn. 2003;228:630–42.
40. Lawler PR, Lawler J. Molecular basis for the regulation of angiogenesis by thrombospondin-1 and -2. Cold Spring Harb Perspect Med. 2012;2:a006627.
41. Abu El-Asrar AM, Nawaz MI, Ola MS, De Hertogh G, Opdenakker G, Geboes K. Expression of thrombospondin-2 as a marker in proliferative diabetic retinopathy. Acta Ophthalmol. 2013;91:e169–77.
42. Bishop PN. Structural macromolecules and supramolecular organisation of the vitreous gel. Prog Retin Eye Res. 2000;19:434–344.
43. Bishop PN. The biochemical structure of mammalian vitreous. Eye. 1996;10:664–70.
44. Takanosu M, Boyd TC, Le Goff M, Henry SP, Zhang Y, Bishop PN, Mayne R. Structure, chromosomal location, and tissue-specific expression of the mouse opticin gene. Invest Ophthalmol Vis Sci. 2001;42:2202–10.

# 第2章 玻璃体内的透明质酸和其他碳水化合物

Janet L. Denlinger, Endre A. Balazs

## 本章要点



**关键词**

玻璃体；凝胶态玻璃体；液态玻璃体；透明质酸；蛋白聚糖

**核心概念**

1. 成年玻璃体可能完全由凝胶组成（牛、兔）或者为凝胶和液体的混合物（人、猴）。凝胶由一个非常纤细的胶原纤维蛋白网状结构组成，液体为具有黏弹性的透明质酸。
2. 玻璃体的黏弹性是由透明质酸的浓度及其分子的大小所决定的。
3. 出生后不再有新生成的胶原蛋白纤维，只有透明质酸（液态玻璃体）在生长发育的过程中保持生长并且填充玻璃体腔。随着年龄的增长，几乎所有的动物及人类的凝胶态玻璃体都会逐渐液化。

根据本章作者的解释，“vitreus”（玻璃体）用作名词时，指晶状体、睫状体和视网膜周围的结缔组织膜。因此，vitreus 将取代“vitreous humor”“ vitreous body” 和 “vitreous”（如果用作名词）。玻璃体的两种流变状态将被描述为凝胶态玻璃体和液态玻璃体。当“vitreous”（玻璃体的）出现在以下情况时可用作形容词，如 “vitreous anomalies”（玻璃体异常） 和“vitreous implants”（玻璃体植入物）等[1]。

J.L. Denlineger, PhD(✉)·E.A. Balazs, MD
Matrix Biology Institute, 720 River Road, Suite 205, Edgewater, NJ 07020, USA
e-mail: jdenlinger@matrixbio.org; eadalazs@matrixbio.org

## 1. 引言

为什么我们要研究玻璃体而不是其他的结缔组织？因为在眼睛里，玻璃体对与其相邻的视网膜、睫状体和晶状体悬韧带的稳定并保持良好的生理功能有着非常重要的作用。与其他的结缔组织不同，玻璃体除了具有透明性还有稳固作用，在剧烈运动和机械撞击时可起稳定和缓冲作用，以保护眼内精细结构。除此之外，玻璃体的高通透性允许大多数分子自由扩散到各个边界（见第25章“玻璃体生理学”）。尽管多年以前有人曾指出对于玻璃体的了解已经足够了，不需要更多了，本书作者们仍投入了数十年时间来研究玻璃体。本章将讲述透明质酸是如何在人类玻璃体中生长发育及老化中起作用的。这项研究的大部分内容是在20世纪80年代中期以前完成的，由本书作者们[1]整理并总结，在1992年和1998年由Sebag进行更新[2,3]，在1994由Balazs进行更新[4]。在过去的30多年里，关于人类和动物玻璃体的众多研究中发现了许多相同点及不同点。遗憾的是，从1998年至今，有关“透明质酸”和“玻璃体”的非临床型文章非常少，仅有不到10篇文章的标题中有这两个关键词。所以在这一节中，我们从为数不多的文章中节选出了一些重要的发现。

早在1852年，德国病理学家Rudolf Virchow就发现了玻璃体的两种组成部分，一种是可以通过过滤器的黏液性液体，另一种是粘在滤网上的白色纤维样残渣[5]。然而，直到1934年，Meyer和Palmer才将这些成分分离出来[6]，并根据其特点，将其命名为“hyaluronic acid”［名称来源于透明样的（玻璃质、玻璃体）和糖醛酸（1852年后关于玻璃体研究的综述，详见参考文献[7]）］。1986年，“hyaluronan”（透明质酸）一词正式代替“hyaluronic acid”[8]。

## 2. 玻璃体结构

成人的玻璃体有3种不同的成分：液态玻璃体、凝胶态玻璃体，以及玻璃体后皮质，其中玻璃体后皮质厚度为100~300μm，附着于视网膜及睫状体的基底层，其后部及周边部有玻璃体内特有的细胞（透明细胞）[9,10]。玻璃体前部，也就是环状间隙[11]，对液态玻璃体成分起到了“渗透屏障”的作用，使其不能随意地流动，只能从玻璃体腔渗透入前房。玻璃体前皮质凝胶中不存在细胞。在少数灵长类动物，比如枭猴（夜猴属）和丛猴（婴猴属），其玻璃体腔中充满了黏性液体，皮质凝胶呈薄壳一样完全包裹着液体[12]。

人类的凝胶是由胶原蛋白纤维构成，在纤维之间有大量的透明质酸。凝胶态的玻璃体在胚胎时期和出生后的很短的一段时间内充满了玻璃体腔。在出生后，液态的玻璃体随着眼球的增长而增加，充满眼球以保证眼球形态[13]。从生长期到成年期，玻璃体的体积增长了2倍。正常人眼中透明质酸的浓度在这一时期也从0.07~1.8mg/mL增加了2倍多。形成凝胶态玻璃体的胶原蛋白纤维（尺寸为10~20μm），构成了完全非交叉连接的随机的网状结构，纤维数目保持不变，这些纤维与Ⅱ型胶原蛋白非常相似，交叉在玻璃体腔当中，围绕着基底层而检测不到断端[2,14]。凝胶态玻璃体的胶原蛋白纤维成分形成于出生前的胚胎发育期，出生后数量保持稳定。至今为止还没有证据表明胶原蛋白纤维形成的网状结构参与到正常成年人玻璃体的代谢当中。在玻璃体切割术后，形成凝胶的胶原蛋白不会重新生成，手术创伤仅仅造成少量的创伤相关的结缔组织生成。由于胶原蛋白纤维的数量并不增加，胶原蛋白纤维之间由透明质酸（液态玻璃体）充填，因而随着生长发育，液态玻璃体逐渐形成。透明质酸的分子大小在年轻和老年个体的眼睛中没有变化，当然在液态和凝胶态玻璃体中也没有变化[13,15]。

难溶性（纤维状的）和可溶性大分子在人类玻璃体中的分布位置也有差异。皮质玻璃体凝胶中的胶原蛋白纤维网在睫状体上皮和视网膜锯齿缘附近最为致密，在其他区域相对稀疏。液态玻璃体无论在生长发育还是在老化的过程中，都处在玻璃体中央及前部，这些部位的胶原蛋白纤维网最为稀疏。这些区域稀疏胶原蛋白网的脱水塌陷可以造成局部玻璃体液体聚积。

## 3. 透明质酸

透明质酸是人类和动物体内存在的一种独特的纯多糖，存在于所有的细胞间基质（以及细胞间隙）中。这是一种分子量大于30 000的多分散的分子系统，由于不是单一种类，分子质量只能用“平均值”表述，无法用“kDa”这个单位去描述透明质酸。人类和动物中透明质酸的平均分子质量取决于所在组织的细胞间空间。在玻璃体中，透明质酸的平均分子质量很高，因此这种分子的溶液呈现出一种黏弹性的液体系统。透明质酸溶液的黏弹性不仅取决于透明质酸的平均分子质量，也取决于分子的浓度。透明质酸在玻璃体中的分布也是不均匀的，玻璃体细胞附着的后皮质凝胶层处浓度最高。晶状体后间隙内存在一个浓度梯度，并且由玻璃体细胞持续分泌的透明质酸维持。然而，一定要指出的是，玻璃体细胞合成透明质酸是一个间接过程，不是直接形成的。

玻璃体基底膜的过滤功能避免了透明质酸扩散入相邻组织的细胞间隙。透明质酸可以缓慢地扩散（透明质酸不能流动）并通过前皮质凝胶层进入后房[11]。在后房中，透明质酸被房水冲入前房，通过小梁网，进入 Schlemm 管，离开眼球。透明质酸在两种猴子眼中的半衰期大约为数月，表明其分子缓慢地扩散（不是流动）并离开眼睛[1,16]。这类构造在结缔组织基质中很典型，它将组织分隔开来，保护组织在自然存在的转位和冲击下（眼球转动、心脏搏动、揉擦眼球等）免受摩擦和振动。这种基质成分不仅仅在玻璃体中存在，在滑膜组织和筋膜组织中也存在。后者基质黏弹性也更高，可以抵抗更高频率的弱机械性压力。Borzacchiello 等[17]研究猪、羊和兔子的玻璃体的流变学的特点，在 0.05~10Hz 的频率范围内，这些动物动态的弹性系数（G′）总是比黏性系数（G″）高。通过提高纯透明质酸的分子浓度或者质量，可定性地再现以上流变学特点。这就表明平均分子质量较高的透明质酸形成的分子网络是可以模拟玻璃体的流变学特点的。可溶性蛋白的浓度分布模式与透明质酸的分布相似，在玻璃体后皮质凝胶层最高，在玻璃体中央及前部最低[9,18]。

在人类和动物中，玻璃体中透明质酸分子的平均分子质量大致相同，但是恒河猴（即猕猴）除外（年龄为 6~21 岁），其玻璃体透明质酸的浓度明显低于人类的液态玻璃体（$2.9\times10^6$，小于人类的 $4.6\times10^6$）[19]。透明质酸分子网状结构包含一个分子量 200 万~1000 万的球状系统，其直径是自身胶原蛋白纤维的 10 倍（200~300nm）。透明质酸分子网状结构区域内包含了许多 1~2nm 长而无规则卷曲的聚糖链，在这些聚糖链之间的空隙内充满了水。这种特殊的结构，即相对低浓度的细网状结构的随机分布，保证了玻璃体的透明性。有的报道中透明质酸分子大小显著低于正常值，这是由于在提纯的过程当中分子被人为地破坏了，比如在分离牛的玻璃体时接触了空气中的氧气。这种快速的氧敏感降解现象并不会出现在其他种属的玻璃体中[10,20]。

不同种属的玻璃体中透明质酸的浓度差异很大，在枭猴、牛、人类及恒河猴中浓度最高，在豚鼠、兔、猫、狗和鸡中浓度最低[1]。在寻找与人类玻璃体相似的模型时，恒河猴眼是最为合适的，其物理状态、胶原蛋白、透明质酸的容量及老化过程都与人类是最为接近的[19]。恒河猴眼和人眼中玻璃体内透明质酸的浓度均为房水的 10 倍左右。在这两种物种当中，透明质酸的浓度及随年龄的变化趋势也是相似的[19,21]。

只有极少量的结缔组织间隔成分主要为一种多糖——透明质酸，其存在于玻璃体、脐带、鸡冠及关节囊的滑膜组织中。在所有这些组织中，稳定胶原蛋白纤维网状结构是透明质酸的功能之一。胶原蛋白和透明质酸分子之间的主要相互作用为摩擦，这就意味着这两种成分可以通过机械性措施（如过滤和离心）分离，而并不需要破坏它们或者使它们变性。但是这两种机械分离方法却会破坏凝胶本身，使得胶原蛋白纤维沉积在离心管底部或者附着在滤过器的表面。相较于玻璃体以透明质酸为主要成分的种属（兔、狗、猫、啮齿类动物、鸡等种属），在玻璃体以凝胶为主要成分的种属中，透明质酸的浓度低，而胶原蛋白纤维的浓度高。因此，我们可以推测，随着人眼在发育过程中的成长，胶原蛋白纤维间的距离越来越大，透明质酸稳定胶原蛋白纤维的作用越来越重要。

透明质酸在玻璃体的物理特征的形成中起到了非常重要的作用。多位学者指出，在透明质酸与玻璃体中的胶原凝胶网状组织的连接状态中，透明质酸本身就起到了至关重要的作用。需要指出的是，胶原网状结构和充填其中的透明质酸之间的相互作用并不代表二者间的连接（共价结合）是永久的[22]。

## 4. 玻璃体内的蛋白聚糖

虽然人类（以及大多数动物）玻璃体的主要分子成分为胶原蛋白及透明质酸，但是还是有少量的蛋白聚糖存在。蛋白聚糖（proteoglycans），顾名思义就是由蛋白分子复合物和各种糖类组成的大分子。蛋白聚糖存在于液态玻璃体中，且不与胶原蛋白纤维和透明质酸粘连。其中一类蛋白聚糖就是之前所提的多功能蛋白聚糖（versican）[23-25]。这种大分子的质量为 37kDa，并包含大量的硫酸二糖。在其他哺乳动物的玻璃体中也有多功能蛋白聚糖样的蛋白聚糖，

这些过程的机制，尤其是其起始于细胞内还是细胞外基质还没有明确。暂时得出的结论是涉及细胞外基质。然而，通过对恒河猴眼睛进行生物显微镜研究发现，液化袋是源于玻璃体束的脱位和塌陷，而不是胶原蛋白断裂成小碎片[19]。

## 6. 其他

### 6.1 种属差异

1956 年，Balazs[42]首次报道在鱼眼中发现凝胶态玻璃体紧贴全部的视网膜，其前面是具有黏弹性的液态玻璃体并完全包围着坚硬的晶状体。Balazs 将这种包围晶状体的黏弹液体命名为鱼石脂聚糖 A (ichthyosan A)，将视网膜前的凝胶命名为鱼石脂聚糖 V(ichthyosan V)。这两种分子复合体通过非共价键结合，包含有透明质酸，一种硫酸游离软骨素蛋白聚糖(sulfate-free chondroitin proteoglycan)，以及一种角蛋白样分子(keratin-like molecule)[43,44]。鱼石脂聚糖 V 位于玻璃体胶原蛋白纤维之间稳定凝胶玻璃体结构。前房也充满着与玻璃体相同的液体。由于鱼眼球内的晶状体没有自我调节变形的功能，所以它就在这种极具黏弹性的液体表面通过前后左右移动晶状体来调整对焦。鱼石脂聚糖的平均分子质量在不同鱼种中不同，为 520 万~1300 万[43,44]。

### 6.2 透明质酸酶和玻璃体

透明质酸酶(hyaluronidase)存在于人类和动物玻璃体中，但是在正常生理 pH 值为 6.5~8.0 时没有活性[45]。因此，透明质酸并不被玻璃体内的降解酶影响[31-35]。高纯度的绵羊透明质酸酶(Vitrase ®[46])被用来治疗人眼的玻璃体积血。单次玻璃体内用药并没有发现严重的安全事件。虹膜炎表现为急性自我限制性炎症，是一种常见的不良反应[47,48]。这种药物没有通过 FDA 的论证，因此不适于眼内使用。

### 6.3 透明质酸及其衍生物作为医用黏弹剂

经过 15 年左右的研究和发展，治疗用透明质酸被研发出来，Balazs[49]发表了关于这项研究的第一份完整的报告。通过这项工作得出了两个结论：第一，透明质酸的提纯方式可以同时去除导致人或动物产生急性炎症因子的分子；第二，透明质酸的医疗用途是依靠它的机械特征，如黏性和弹性，因此能成为物理屏障而非产生化学作用。第一个非炎症组分的透明质酸钠(缩写为 NIF-NaHA)在 20 世纪 60 年代经测试后用于医疗，其适应证为人和动物(主要是马)的创伤性和特发性的骨关节炎，以及前房及内眼手术[49-52]。

基于透明质酸流变学的特点，应用透明质酸的黏性手术的概念应运而生[53-55]。当透明质酸及其衍生物拥有高黏性低切变时(如在植入人工晶状体时)，它们可以用来制造并维持空间；当透明质酸及其衍生物拥有低黏性高弹性高切变时，这使得其可以通过狭窄的通道，比如小规格的注射器。这时黏弹剂起到了减震作用，保护易损伤的组织和细胞层，如角膜内皮、虹膜及视网膜[56]。在 1982 年，第一次召开了关于“Healon ®对于开展黏性手术的临床优势”的临床专题研讨会[57]，Healon ®是 Balazs 命名的第一个用于眼科黏性手术的工具。

**缩略语**

| | |
|---|---|
| FDA | 美国食品药品管理局 |
| mg | 毫克 |
| NIF-NaHA | 非炎性组分的透明质酸钠 |
| mL | 毫升 |
| nm | 纳米 |
| PVD | 玻璃体后脱离 |
| μm | 微米 |

## 参考文献


1. Balazs EA, Denlinger JL. The vitreous. In: Davson H, editor. Vegetative physiology and biochemistry, vol. IA. New York: Academic; 1984. p. 533–89.
2. Sebag J. The vitreous. In: Hart Jr WJ, editor. Adler's physiology of the eye. St. Louis: Mosby; 1992. p. 268–92.
3. Sebag J. Macromolecular structure of the corpus vitreus. Prog Polym Sci. 1998;23:415–46.
4. Balazs EA. Functional anatomy of the vitreous. In: Tasman W, editor. Duane's foundations of clinical ophthalmology. Philadelphia: J.B. Lippincott Co; 1994. p. 1–17.
5. Virchow R. Notiz über den glaskörper (notes on the vitreous body). Archiv Pathol Anat Physiol. 1852;4:468.
6. Meyer K, Palmer J. The polysaccharide of the vitreous humor. J Biol Chem. 1934;107:629–34.
7. Balazs EA, Hargittai I, Hargittai M. The early history of hyaluronan research. In: Balazs EA, editor. History of hyaluronan science-hyaluronan: from basic science to clinical applications. Edgewater: PubMatrix; 2011. p. 1–70.
8. Balazs EA, Laurent TC, Jeanloz RW. Nomenclature of hyaluronic acid. Biochem J. 1986;235:903.
9. Balazs EA. Physiology of the vitreous body. In: Schepens CL, editor. Importance of the vitreous body in retina surgery with special emphasis on reoperations. The Second Conference of the Retinal Foundation. Ipswich, May 30–31,1958; 1960. p. 29–48.
10. Balazs EA. Molecular morphology of the vitreous body. In: Smelser GK, editor. The structure of the eye. New York: Academic; 1961. p. 293–310.
11. Denlinger JL, Balazs EA. The fate of exogenous viscoelastic hyaluronan solutions in the primate eye. In: Rosen ES, editor. Viscoelastic materials: basic science and clinical applications. Manchester/Oxford: Pergamon Press; 1989. p. 185–99.
12. Österlin SE, Balazs EA. Macromolecular composition and fine structure of the vitreous in the owl monkey. Exp Eye Res. 1968;7:534–45.
13. Balazs EA, Flood MT. Age related changes in the physical and chemical structure of human vitreous. Osaka: Third International Congress of Eye Research; 1978.
14. Balazs EA. The vitreous. In: Zinn K, editor. Ocular fine structure for the clinician. Boston: Little, Brown and Company; 1973. p. 169–87.
15. O'Malley P. The pattern of vitreous synthesis. A study of 800 autopsy eyes. In: Irvine AR, O'Malley CO, editors. Advances in vitreous surgery. Springfield: Charles Thomas; 1976. p. 17–33.
16. Denlinger JL. Metabolism of sodium hyaluronate in articular and ocular tissues [dissertation]. Lille: Université des Sciences et Techniques de Lille; 1982.
17. Borzacchiello A, Netti P, Ambrosio L, Nicolais L. Hyaluronic acid derivatives mimic the rheological properties of vitreous body. In: Abatangelo G, Weigel P, editors. New frontiers in medical sciences: redefining hyaluronan. Amsterdam: Elsevier; 2000. p. 195–202.
18. Balazs EA. Structure of the vitreous gel. Acta XVII Cong Ophth. 1954;11:1019–24.
19. Denlinger JL, Eisner G, Balazs EA. Age-related changes in the vitreus and lens of rhesus monkeys (*Macaca mulatta*). Exp Eye Res. 1980;31(1):67–79.
20. Sundblad L, Balazs EA. Chemical and physical changes of glycosaminoglycans and glycoproteins caused by oxidation-reduction systems and radiation. In: Balazs EA, Jeanloz RW, editors. The amino sugars: the chemistry and biology of compounds containing amino sugars, Metabolism and interactions, vol. IIB. New York: Academic; 1966. p. 229–50.
21. Flood MT, Balazs EA. Hyaluronic acid content in the developing and aging human liquid and gel vitreous. ARVO Ann Meeting Assoc Res Vis Ophthal; 1977.
22. Noulas AV, Theocharis AD, Feretis E, Papageorgakopoulou N, Karamanos NK, Theocharis DA. Pig vitreous gel: macromolecular composition with particular reference to hyaluronan-binding proteoglycans. Biochimie. 2002;84:295–302.
23. Brewton RG, Wright DW, Mayne R. Structural and functional comparison of Type IX collagen-proteoglycan from chicken cartilage and vitreous humor. J Biol Chem. 1991;266(8):4752–7.
24. Reardon A, Heinegård D, McLeod D, Sheehan JK, Bishop PN. The large chondroitin sulphate proteoglycan versican in mammalian vitreous. Matrix Biol. 1998;17(5):325–33.
25. Theocharis AD, Papageorgakopoulou N, Feretis E, Theocharis DA. Occurrence and structural characterization of versican-like proteoglycan in human vitreous. Biochimie. 2002;84(12):1235–41.
26. Mayne R, Brewton RG, Mayne PM, Baker JR. Isolation and characterization of the chains of type-V, type-Xi collagen present in bovine vitreous. J Biol Chem. 1993;268(13):9381–6.
27. Zhidkova NI, Justice SK, Mayne R. Alternative messenger-RNA processing occurs in the variable region of the pro-alpha-1 (Xi) and pro-alpha-2 (Xi) collagen chains. J Biol Chem. 1995;279:9486–93.
28. Theocharis DA, Skandalis SS, Noulas AV, Papageorgakopoulou N, Theocharis AD, Karamanos NK. Hyaluronan and chondroitin sulfate proteoglycans in the supramolecular organization of the mammalian vitreous body. Conn Tiss Res. 2008;49(3–4):124–8.
29. Balazs EA. Functional anatomy of the vitreus. In: Jacobiec F, editor. Ocular anatomy, embryology and teratology. New York: Harper and Row; 1982. p. 425–40.
30. Balazs EA, Denlinger JL. Aging changes in the vitreus. In: Sekuler R, Kline D, Desmukes K, editors. Aging and human visual function. New York: Alan R. Liss, Inc.; 1982. p. 45–57.
31. Breen M, Bizzell JW, Weinstein MG. A galactosamine-containing proteoglycan in human vitreous. Exp Eye Res. 1977;24:409–12.
32. Allen W, Otterbein SC, Wardi AH. Isolation and characterization of the sulfated glycosaminoglycans of the vitreous body. Biochem Biopys Acta. 1977;498:167–75.
33. Kamei A, Totani A. Isolation and characterization of minor glycosaminoglycans in the rabbit vitreous body. Biochem Biophys Res Comm. 1982;109(3):881–7.
34. Hultsch E, Freeman MI, Balazs EA. Transport and regeneration of hyaluronic acid in extracellular ocular compartments. Sarasota: Annual Meeting of the Association for Research in Vision and Ophthalmology (ARVO); 1974. p. 97.
35. Sweeney DB, Balazs EA. Fate of collagen and hyaluronic acid gels in solutions injected into the vitreous of the owl monkey. Invest Ophth. 1964;3:473.
36. Eisner G. Zur Anatomie des glaskörpers. Albrecht v Graefes Arch Klin Exp Ohthal. 1975;193:33–56.
37. Pischel DK, Kronfeld PC. The scleral resection operation for retinal detachment. Am J Ophth. 1953;36(5):629–40.
38. Goldman VH. Sensescenz des Glaskörpers. Opthalmology. 1962;143:253–79.
39. Laurent U, Tornquist P, Granath K, Liljaenglind K, Ytterberg D. Molecular weight and concentration of hyaluronan in vitreous humor from diabetic patients. Acta Ophthal. 1990;68:109–12.
40. Itakura H, Kishi S, Kotajima N, Murakami M. Decreased vitreal hyaluronan levels with aging. Ophthalmology. 2009;223(1):32–5.
41. Los LI, van der Worp RJ, van Luyn MJA, Hooymans JMM. Age-related liquefaction of the human vitreous body: LM and TEM evaluation of the role of proteoglycans and collagen. Invest Ophth Vis Sci. 2003;44(7):2828–33.
42. Balazs EA. Chemical composition of aqueous humor and vitreous body of different animal species. Am J Ophthal. 1956;42:137.
43. Armand G, Balazs EA. Ichthyosan in fish eye. Struct Chem. 2009;20:337–40.
44. Armand G, Balazs EA, Meyer K, Reyes M. Isolation and characterization of ichthyosan from tuna vitreous. Conn Tiss Res. 1983;11(1):21–33.
45. Schwartz DM, Shuster S, Jumper MD, Chang A, Stern R. Human vitreous hyaluronidase: isolation and characterization. Curr Eye Res. 1996;15(12):1156–62.
46. Bhavsar AR, Grillone LR, McNamara TR, Gow JA, Hochberg AM, Pearson RK, et al. Predicting response of vitreous hemorrhage after intravitreous injection of highly purified ovine hyaluronidase (Vitrase) in patients with diabetes. Invest Ophthal Vis Sci. 2008;

47. Kuppermann BD, Thomas EL, de Smet MD, Grillone LR. Pooled efficacy results from two multinational randomized controlled clinical trials of a single intravitreous injection of highly purified ovine hyaluronidase (Vitrase®) for the management of vitreous hemorrhage. Am J Ophthal. 2005;140(4):573–84.
48. Kuppermann BD, Thomas EL, de Smet MD, Grillone LR. Safety results of two Phase III trials of an intravitreous injection of highly purified ovine hyaluronidase (Vitrase®) for the management of vitreous hemorrhage. Am J Ophthal. 2005;140(4): 585–97.
49. Balazs EA, Freeman MI, Klöti R, Meyer-Schwickerath G, Regnault F, Sweeney DB. Hyaluronic acid and the replacement of vitreous and aqueous humor. In: Streiff EB, editor. Modern problems in ophthalmology (secondary detachment of the retina, Lausanne, 1970). Basel: S. Karger; 1972. p. 3–21.
50. Balazs EA, Sweeney DB. The use of hyaluronic acid and collagen preparations in eye surgery. In: Schepens CL, Regan CDJ, editors. Controversial aspects of the management of retinal detachment. Boston: Little, Brown and Company; 1965. p. 200–2.
51. Balazs EA, Sweeney DB. The replacement of the vitreous body in the monkey by reconstituted vitreous and by hyaluronic acid. In: Streiff EB, editor. Modern problems in ophthalmology (surgery of retinal vascular diseases). Basel: S. Karger; 1966. p. 230–2.
52. Balazs EA, Sweeney DB. The injection of hyaluronic acid and reconstituted vitreous into the vitreous cavity. In: McPherson A, editor. New and controversial aspects of retinal detachment. New York: Hoeber Medical Division, Harper & Row; 1968. p. 371–6.
53. Balazs EA, Miller D, Stegmann R. Viscosurgery and the use of Na-hyaluronate in intraocular lens implantation. Cannes: International Congress and First Film Festival on Intraocular Implantation; 1979. p. 1–6.
54. Pape LG, Balazs EA. The use of sodium hyaluronate (Healon®) in human anterior segment surgery. Ophthalmology. 1980;87(7): 699–705.
55. Miller D, Stegmann R. Use of Na-hyaluronate in anterior segment eye surgery. Am Intraoc Implant Soc J. 1980;6(1):13–5.
56. Denlinger JL. Hyaluronan and its derivatives as viscoelastics in medicine. In: Laurent TC, editor. The chemistry, biology and medical applications of hyaluronan and its derivatives. London: Portland Press Ltd.; 1998. p. 235–42.
57. Balazs EA. Pharmakologische eigenschaften von natrium-hyaluronat im auge. In: Viskochirurgie des auges (Beiträge des ersten nationalen Healon®/Symposiums, Oct. 15–16, 1982). Stuttgart: Ferdinand Enke Verlag; 1984. p. 1–13.

# 第 3 章
# 遗传性玻璃体视网膜疾病

Martin P. Snead, Allan J. Richards

## 本章要点



---


电子补充材料：补充材料可在本章的在线版本 10.1007/978-1-4939-1086-1_3 中获得。也可以在 http://www.springerimages.com/videos/978-1-4939-1085-4 上查看相关视频。



M.P. Snead, MA, MD, DO, FRCS, FRCOphth(✉)
Vitreoretinal Service, cambridge University NHS Foundation Trust, Addenbrooke's Hospital,
Hill Road, Cambridge CB2 0QQ, England, UK
e-mail: mps34@cam.ac.uk

A.J. Richards, PhD
Department of Pathology, University of Cambridge,
Tennis Court Rd, Cambridge CB2 1QP, UK
Cambridge University NHS Foundation Trust,
Addenbrooke's Hospital, Cambridge, England, UK
e-mail: ar204@cam.ac.uk

3. 筛查与辅助研究
4. 从实验室到临床：关于临床表型多样化机制的研究现状
   4.1 由剪接变异导致的表型差异
      4.1.1 错义突变
      4.1.2 嵌合现象
   4.2 未来发展
5. 预防
6. 总结

**关键词**
玻璃体；遗传性玻璃体视网膜疾病；胶原蛋白；视网膜脱离；Stickler 综合征；Wagner 综合征；遗传性

**核心概念**

1. 在识别初发的仅累及眼部的有视网膜脱离风险的玻璃体视网膜疾病中，眼科医生起到了重要的作用。如果仅限于系统表现，这些疾病常会被人忽视。遗传性(非综合征性的)孔源性视网膜脱离的基因分析正在成为可能。
2. 随着诊断性分子遗传学的发展，新一代基因测序从外显子测序转向全基因分析，这类功能性的研究将越来越重要。
3. 分子基因诊断与分型如今为视网膜脱离提供了更为精确的风险评估，从而可以第一时间在高危人群中开展有效的预防。

# 1. 引言

遗传性玻璃体视网膜疾病主要是由大多集中表达在眼部但同时也表达在关节与透明软骨的Ⅱ、Ⅸ或Ⅴ/Ⅺ型胶原蛋白(见第 1 章"玻璃体蛋白组成")和聚糖蛋白(见第 6 章"玻璃体生物化学与人工玻璃体")的基因异常引起的。疾病的表型有着多样性，典型症状为遗传性高度近视、视网膜脱离导致的视力下降，以及伴有的不同程度的听力下降、关节病及颌面部畸形。

Stickler 综合征是目前最大的亚型，同时也是遗传性视网膜脱离的最主要原因。最早认为 Stickler 综合征是一种单基因病，但现在至少已经发现了 8 个亚型，最新的实验室研究也对普通人群中家族性视网膜脱离的患者的临床与表型的多样性提出了新观点。本章节是对这些玻璃体胚胎遗传方面的重点疾病进行临床概述，同时也对与疾病相关的分子遗传分析方面的最新进展(如微小基因拼接分析)进行了概述。随着诊断性分子遗传学的发展，新一代基因测序从外显子测序转向全基因分析，这类功能性的研究将越来越重要。快速、准确的分子基因诊断与分型的出现与应用如今为视网膜脱离提供了更为精准的风险评估，从而可以第一时间在高危人群中开展对抗视网膜脱离的有效预防。

## 1.1 玻璃体胚胎学

更详尽的玻璃体胚胎形成的内容请参阅第 7 章"玻璃体发育与发育性疾病"。玻璃体作为眼的最大组成部分，其结构主要是由Ⅱ、Ⅸ和Ⅴ/Ⅺ型胶原蛋白纤维[47]和透明质酸组成，是数量最多的糖胺聚糖，与具有分子连接作用的多功能蛋白聚糖及较低浓度时的蛋白多糖连接蛋白有关[9,14,15,27,43,55]。胶原纤维与其他蛋白共同表达，如 opticin、vitrin、fibulin-1 及 nigogen-1[13,32,63]。

由于玻璃体的胚胎形成较早及出生后的变异较少，这些独特的细胞外基质编码基因的突变会在玻璃体的形成过程中造成一系列解剖与结构上的变化，这些变化可以通过裂隙灯显微镜活体检查和检眼镜检查发现。这些基因常在其他结缔组织上的表达，会导致相应的眼外的全身表现，但并非总是如此。最新的实验室研究发现组织特异性或异质性可变剪接有重要作用，是家庭之间和后代之间个体表型差异的根本原因。

# 2. 遗传性玻璃体视网膜疾病的分类

遗传性玻璃体视网膜疾病可以根据其基因基础或是表型来分类。对于眼科医生来说，想要做出鉴别诊断来引导随后的辅助检查，从表型入手是个不错的出发点，以下是 Meredith 和 Snead 的改良临床分类方法[50]，以供参考：

(1)玻璃体视网膜疾病伴骨骼异常。

(2)玻璃体视网膜疾病伴进行性视网膜功能障碍。

(3)玻璃体视网膜疾病伴视网膜脉管系统异常。

(4)玻璃体视网膜疾病伴角膜改变。

(5)玻璃体视网膜疾病伴显性遗传和(或)双侧孔源性视网膜脱离(DRRD/BRRD)仅累及眼部。

## 2.1 诊断与临床特征

### 2.1.1 玻璃体视网膜疾病伴骨骼异常

伴有骨骼异常的玻璃体视网膜疾病为遗传性玻璃体视网膜疾病的主要原因，它至少包含了十几种已知的亚型，详见表 3.1。

#### 2.1.1.1 Stickler 综合征

Stickler 综合征是一系列累及Ⅱ、Ⅸ或Ⅴ/Ⅺ型胶原的遗传性病变，它会导致先天性巨眼、视网膜脱离伴巨大视网膜裂孔、听力下降、腭裂、Pierre Robin 序列征、关节活动度过大及不完全性关节炎。最初认为它是一种单基因疾病，可能与 Wagner 玻璃体视网膜病存在同样的等位基因(见下文)，至少有 9 个临床亚型被认为是特征性的。

(1)流行病学

到目前为止并没有可靠的研究能确定 Stickler 综合征的患病率。之前有报道大约 10 000 名新生儿中有一名患病[18]，但是之前由于缺少可靠的分子基因分析及疾病细微多样的临床表现，诊断起来比较困难，因此这一数据很可能是被低估的。英国遗传基因检测网络(UK Genetic Testing Network)所估计的患病率及基于新生儿 Pierre Robin 序列(PRS)发病情况数据推断而来的患病率较高，为 1/9000~1/7500[60]。

(2)诊断与鉴别诊断

典型的 Stickler 综合征的临床特征包括不同程度的遗传性高度近视、视网膜脱离、听力下降、关节

表 3.1　伴骨骼异常的玻璃体视网膜疾病

| 综合征 | | 基因 | 主要特征 | MIM no. |
|---|---|---|---|---|
| Stickler 综合征 | 1 型 | COL2A1 | 膜性先天性玻璃体异常，先天性巨眼、听力下降、关节病、腭裂 | 108300 |
| | 仅累及眼部 | COL2A1 | 膜性先天性玻璃体异常(通常)，先天性巨眼、不伴其他系统特征性异常 | 609508 |
| | 2 型 | COL11A1 | 串珠状先天性玻璃体异常，先天性巨眼、听力下降、关节病、腭裂 | 604841 |
| | 隐性遗传 2 型 | COL11A1 | 常染色体隐性遗传，串珠状先天性玻璃体异常、先天性巨眼、腭裂、严重先天性听力下降 | TBC |
| | 3 型 | COL11A2 | 玻璃体及眼部表型正常，听力下降、关节病、腭裂 | 184840 |
| | 4 型 | COL9A1 | 隐性遗传，感音神经性听力下降、近视、玻璃体视网膜病、骨骺发育不良 | 614134 |
| | 5 型 | COL9A2 | 隐性遗传，感应神经性听力下降、近视、玻璃体视网膜病、骨骺发育不良 | 614284 |
| | 6 型 | COL9A3 | 隐性遗传，感应神经性听力下降、近视、玻璃体视网膜病、骨骺发育不良 | TBC |
| | 其他 | 未知 | 玻璃体发育不良，听力下降、关节病、腭裂 | 无 |
| Kneist 发育不良 | | COL2A1 | 严重关节病、身材矮小、指骨发育不良 | 156550 |
| 先天性脊椎骨骺发育不良(SEDC) | | COL2A1 | 严重身材矮小、四肢根部缩短、桶状胸 | 183900 |
| V-PED | | COL2A1 | 玻璃体视网膜病伴严重指骨发育不良 | 无 |
| Marshall 综合征 | | COL11A1 | 毛发稀疏、出汗减少、先天性/青少年期白内障 | 154780 |
| Knobloch 综合征 | | COL18A1 | 枕部脑膨出、肾脏异常、掌纹异常 | 267750 |
| 马方综合征 | | FBN1 | 平坦角膜、晶状体异位、蜘蛛样指、主动脉根部膨出 | 154700 |

活动过度、早衰性关节病变和腭裂等。在家族之间与家族内部之间疾病的表现又有着多样性，有的患者表现为典型特征中的全部或其中几个的组合，也有患者直到成年后发生视网膜脱离才确诊。这种临床表现的多样性也意味着患者在就诊时会前往很多不同的科室，这样得到的诊断也不尽相同。家族内部或家族间的成员得到不同诊断的情况是很常见的。而如今通过临床评估与分子基因分析的结合（见图 3.1 所示诊断步骤），诊断会变得相对简单且快速[70,73]。

(3)临床特征

1)眼部特征

Stickler 综合征的临床表现多变，Hoornaert 等[37]统计分析，认为眼部检查是评估患者的关键，同时也是最重要的措施。Stickler 综合征的特征性标志是玻璃体在胚胎时期的先天性发育停滞，出生后表现为裂隙灯显微镜下可见的玻璃体结构异常。这种特征出生后便存在，且若没有外科手术的干预，它将终身存在。图 3.2 列举了四种常见的玻璃体表型。玻璃体检查对仅累及眼部的几种亚型(见表 3.1 及下文)的临床诊断尤为重要，由于没有其他系统病变的参与，患者通常直到视网膜脱离导致突然失明时才被确诊[85]。

大多数 Stickler 综合征的患者都是高度近视，但是不同于常见的获得性近视（通常在学龄期间发展起来），Stickler 综合征屈光不正的特征是先天性，且大多是非变性的高度近视。有趣的是，与获得性近视不同，Stickler 综合征患者的视盘通常是正常的，且没有大多数人群的获得性变性近视的视盘周围改变。患者通常还伴有严重的散光，但值得注意的是，在一些队列中多达 1/4 的患者仅表现为轻至中度的近视[57]。在年长患者中常常能发现放射状血管旁视网膜网格状病变，但这是迟发的表现，尽管 Stickler 各个主要亚型发生视网膜脱离与失明的风险很高（视频 3.1），在儿童时期的眼底表现却不明显[7,57,59]。由于该病发生视网膜巨大裂孔与视网膜脱离的风险很大，尤其对儿童来说，这是促使采用快速可靠的分子基因分析的主要推动力，以便确诊患者，并在合适的情况下采取有效的预防措施(见下文)。

2)颌面部特征

除了先天性巨眼，Stickler 综合征患者还表现出其他面部的特征，包括颌后缩、面中部扁平、短鼻伴鼻孔前倾及长人中。这些特征在儿童时期最为显著，随着年龄的增长会慢慢变得不那么明显[84]。Stickler 综合征中的一些面部特征与同系的 Marshall 综合征（见表 3.1）有相似之处，这在学术上引发了一些争论：这两者究竟是否为同一种疾病，有没有相同或可区别的临床实例(见下文)。从现在已发表的文献中可以明确，Ⅺ型胶原 α1 链(COL11A1)的基因突变可同时导致 Stickler 综合征与 Marshall 综合征的表型，另外经基因确认的 1 型 Stickler 综合征也表现出相同的面部特征。因此，仅仅分析面部表型并不能作为可靠的鉴别诊断，也不能很好地鉴别 Stickler 综合征的各种亚型。

有其他系统累及的患者可能还会表现为腭裂。这可能是无症状且不会被患者所察觉的，但能与其他中线裂伴有的唇裂区分开来，后者基本上不具有 Stickler 综合征的表现。在未经腭裂修复的患者中，直接的检查与触诊能帮助辨认亚临床腭裂，这一方

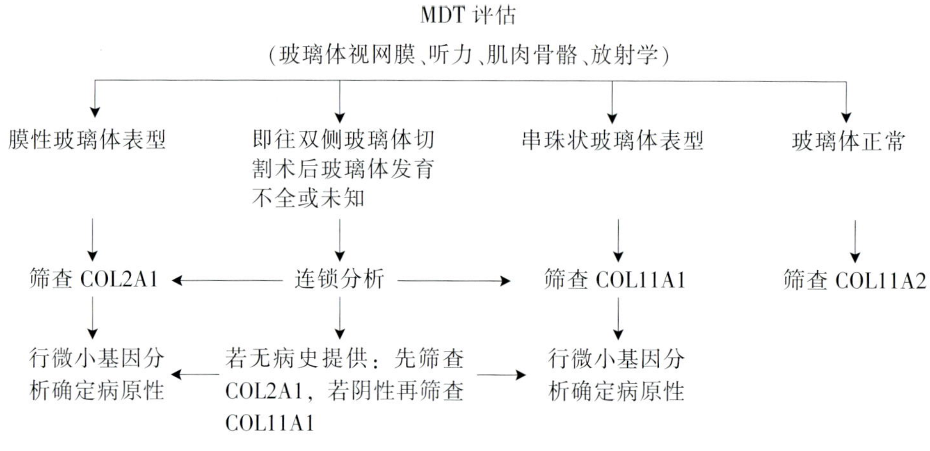


图 3.1 基于玻璃体表型的 Stickler 综合征的基因选择及突变分析的临床步骤。(Reproduced with permission from Snead et al.[85])

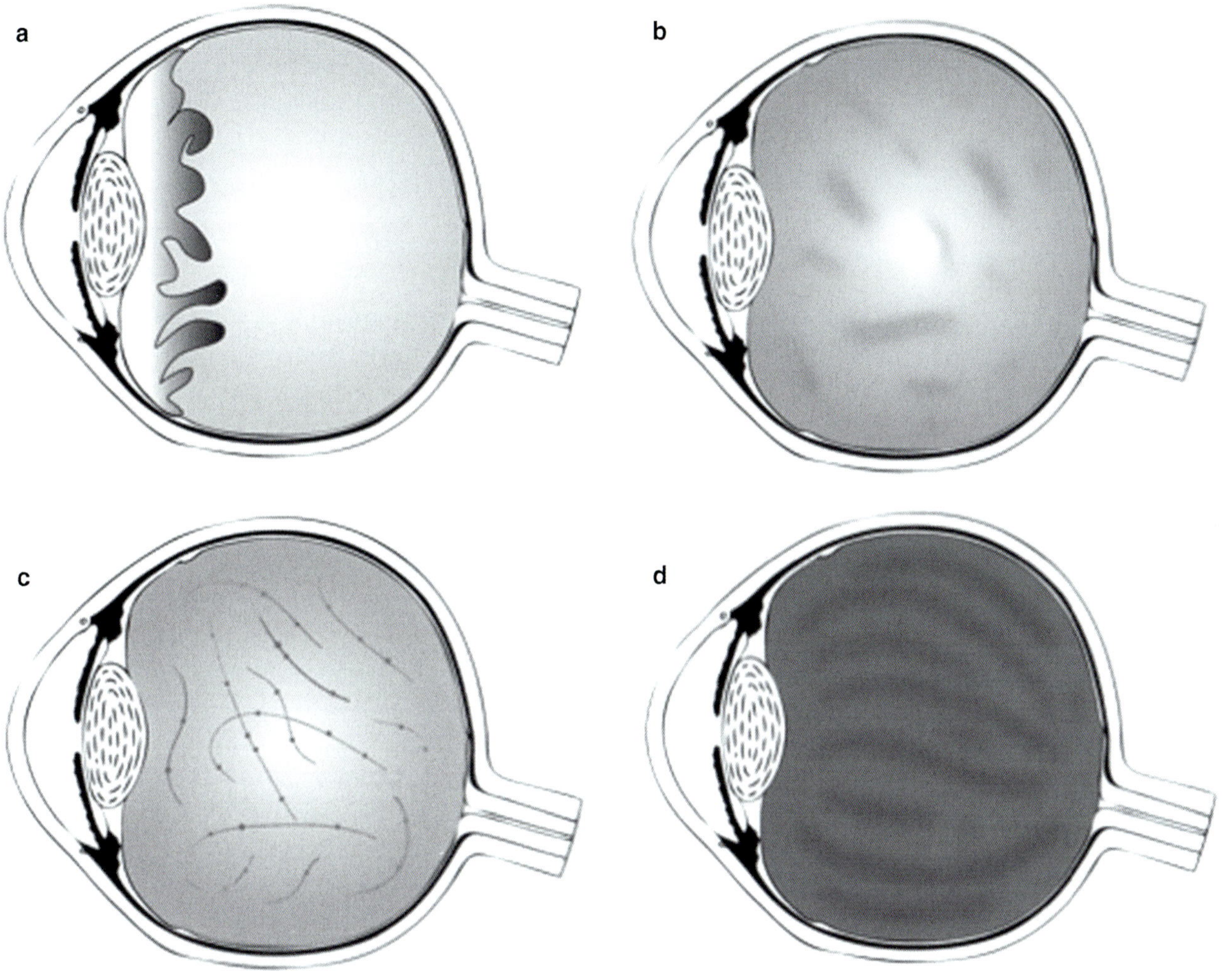


图 3.2　Stickler 综合征中 4 种最常见玻璃体表型图解。(a)膜性 1 型玻璃体异常(终止提前或 COL2A1 移码突变)。(b)玻璃体发育不良型(通常为 COL2A1 剪接位点突变)。(c)串珠状 2 型玻璃体异常(COL11A1 突变)。(d)正常的致密玻璃体胶质结构。见于正常人或无眼部累及的 Stickler 综合征患者(COL11A2 突变)。

法很有效但往往会被临床医生所忽略。

3)听力下降

与其他中线裂一样，咽鼓管功能的损伤会导致继发的传导性听力下降及浆液性中耳炎，通常还伴有鼓膜或中耳听小骨异常。此外，耳蜗相关的胶原异常会导致一种病情较平缓或是无症状的主要针对高音的复合性感音神经性听力缺陷。听力图是一种简单且有效的诊断及区分传导性听力下降与感音神经性听力下降的首选检查手段。除了听阈升高，我们观察到 Stickler 综合征患者的耳膜活动性存在异常(经鼓室声阻抗测试测得)，虽然这并不一定伴有传导性听力下降[1,85,90]。

4)肌肉骨骼特征

许多较年轻的 Stickler 综合征患者会出现关节活动度过大，对于高度近视且伴有听力下降或中线裂的关节活动度过大患者，需要考虑 Stickler 综合征的可能。关节的活动度可以通过 Beighton 评分系统来客观地评价，可将年龄、性别和种族都能够考虑到。随着年龄的增长，关节的过度活动会减少或完全消失，但是患者常常会在 30~40 岁时出现不同程度的退行性关节病，主要累及膝、髋关节与脊柱(图 3.3)[21,61,78]。影像学特征包括骨骺增大、长骨狭长、四肢根部缩短、股骨骨骺变平与不规则，以及干骺端炎。脊椎病变的特征是脊椎畸形、椎体扁平和椎体前部楔形变，但是很大一部分经遗传学证实的

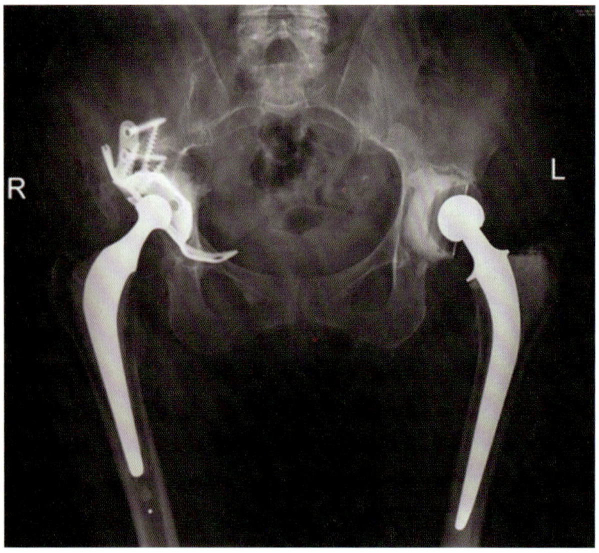


图 3.3 青少年时期关节的过度活动及发育不良通常会导致关节炎的提前发生。图为一名 1 型 Stickler 综合征患者(60 岁女性),表现为关节病与髋关节发育不良。

Stickler 综合征的患者,影像学改变并不明显,因此不能作为有力的排除诊断依据。在仅累及眼部的亚群中(见下文),如果过度依赖影像学的标准,Stickler 综合征的诊断很可能会出现错误。Stickler 综合征患者有时候会被误诊为 Perthes 病,因为有些患者的影像学表现与后者很相似。Osgood–Schlatter 病也与 Stickler 综合征有着相似之处[3],但是它更偏向临床诊断而不是影像学诊断,并且主要发生在青少年时期,因此这种关联的真实性并不明确[85]。

(4)分子遗传学分析

Stickler 综合征可能是由Ⅱ、Ⅸ或Ⅴ/Ⅺ型胶原的基因突变造成的,基于遗传学分析的发现分为 9 种亚型。

1)1 型 Stickler 综合征

大多数患者(75%~80%)为 1 型 Stickler 综合征,它是由Ⅱ型胶原(COL2A1)的基因突变导致的单倍剂量不足,通常是点突变造成的终止密码子直接提前,或是缺失/插入突变造成的下游转录过程的提前终止。这些提前终止的密码子会被细胞识别为异常,突变的 mRNA 通过无义介导的衰变路径而靶向退化[67]。虽然存在一小部分频发突变,但大多数家族都有其各自独特的突变。除了终止密码子提前之外还有许多剪切位点突变,人们推测这会导致隐蔽剪切位点的使用(见下文),从而造成阅读框架移动与单倍剂量不足,目前这种情况仅见于少数病例[37,70,101]。

2)2 型 Stickler 综合征

2 型 Stickler 综合征的患者表现为异样的玻璃体表型[59,64,66,83,84](表 3.1,图 3.2c),它是由编码Ⅺ型胶原 α1 链(COL11A1)的基因的显性负效突变造成的,但还没有发现明确的基因型/表型相关性。虽然有一些文章报道 1 型玻璃体表型与 COL11A1 的突变有关[45,48],收集到的已知数据有力地说明了这更可能是一种错误的识别,即把玻璃体后脱离导致分离的玻璃体后皮质误认为 1 型玻璃体病变[70,85]。这两者之间的区别在图 3.4 中已列出。

3)3 型 Stickler 综合征

编码Ⅺ型胶原 α2 链(COL11A2)的基因并不在眼部表达,它被额外的Ⅺ型胶原 α1 链或Ⅴ型胶原 α2 链所替代,形成Ⅴ/Ⅺ型胶原[47]。因此,COL11A2 基因突变的患者会表现为关节病和听力下降,但不会累及眼部[82]。在耳腭指综合征的患者中同一基因上会同时存在显性与隐性突变。

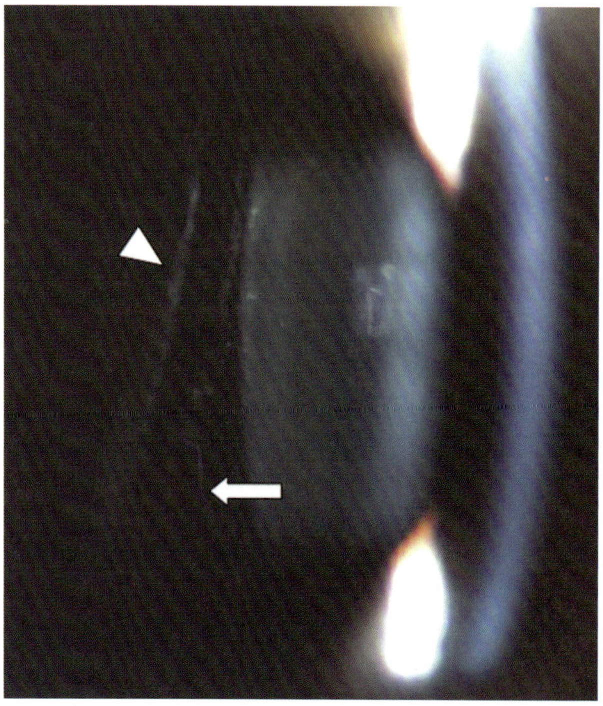

图 3.4 1 型 Stickler 综合征的玻璃体后脱离。可以观察到玻璃体后皮质(PVC,三角箭头所示)是 1 型先天性膜性异常玻璃体(箭头所示)后面的第二层膜。在 2 型 Stickler 综合征,眼科医生需要注意区别 PVC 与 1 型玻璃体异常,检查另一侧眼可能有所帮助。(Reproduced with permission from Snead et al.[85])

4)4、5、6 型 Stickler 综合征

这类病变报道较少，是一种由编码Ⅸ型胶原 α1、α2 或 α3 任一链的双等位基因的无效突变导致的常染色体隐性遗传[10,25,96]。这些基因更常见于多发性骨骺发育不良(MED2 与 MED3;MIM600204 与 MIM600696)。

5)仅累及眼部的 Stickler 综合征

作为一种天生的、组织相关的 mRNA 剪接突变,编码Ⅱ型胶原(COL2A1)基因的第二外显子并不在成熟软骨表达而是在眼部表达。在软骨组织,这种外显子发生的偶然突变会在转录时从成熟的Ⅱ型胶原中自然清除掉，因此这种患者就算有相应的临床表现,骨骼方面的异常(如果存在)也是最小的。但是 COL2A1 第二外显子通常在眼部表达，因此存在这种突变的患者与 1 型 Stickler 综合征患者有着完全相同的玻璃体视网膜改变及眼部表型，并且同样有着很高的视网膜脱离的风险[57,65]。

6)Stickler 综合征伴重度听力下降

总结关于 Stickler 综合征听力下降的研究信息可以看出,虽然听力下降在这一疾病中很常见,但通常是轻至中度的[1,85]。人们发现当 COL11A1 出现无效等位基因合并错义突变或是出现无效双等位基因时会导致严重的隐性遗传病——软骨纤维形成。这种病通常是致命的，携带者仅表现为轻度的临床特点,如近视或听力下降,也并不会考虑他们是 Stickler 综合征患者[2,93]。

COL11A1、COL11A2 与 COL2A1 都受可变剪接的控制[79,102],在可变剪接的过程中,编码分子 N 端前肽区域的外显子的存在或缺失会形成异构体及 TGFβ1、BMP-2 等生长因子，这些异构体在与其他细胞外基质组成部分相互作用下会不断变化。一类与重度听力下降相关的 Stickler 综合征已经被发现，在这类 Stickler 综合征中，突变影响了可变剪接后的 COL11A1 第九外显子(也将其称作第八外显子或 V2),之后这一突变又受到了自然可变剪接的修饰,最终造成了疾病的隐性异变,即全聋、高度近视并伴轻度关节病[75]。

COL11A1 可变剪接后的第九外显子表达与 COL2A 第二外显子一样(见前[51]述及),都表达在未成熟的软骨细胞中,并会在它们分化和成熟后消失。这就解释了为什么患者最终的表型特征都是玻璃体视网膜疾病而不是（严重的）软骨纤维形成。正如 COL2A1 基因第二外显子的突变导致非系统型的 Stickler 综合征（见前述),COL11A1 第九外显子的自然可变剪接会修正并降低异常骨骼发育的严重程度。但 COL11A1 第九外显子的基因会表达在Meckel 软骨[22],它是内耳锤骨、砧骨及锤骨骨膜板上的前韧带的起源[20],这种软骨的异常便与这类隐性 Stickler 综合征的极重度听力下降相关[75]。

7)未分型的 Stickler 综合征

有一些研究报告显示，有的家族谱系具有包括玻璃体异常在内的 Stickler 综合征的所有表型,但是所有的已知位点都已被排除，说明有更多的基因异质性有待研究[46,99]。

2.1.1.2　COL2A1 **基因相关疾病**

(1)Kniest 发育不良

Kniest 发育不良是一种常染色体显性遗传病，它与 Stickler 综合征有着许多相似之处并且基因位点也相同。该病与导致 1 型 Stickler 综合征的基因变异相同(COL2A1,表 3.1),但该病为显性负效应，而不是单倍剂量不足，后者会导致更为严重的关节病（图 3.5）与矮小身材并伴有不同程度的近视、腭裂、Pierre Robin 序列征与听力下降。Kniest 发育不良患者在出生时的临床特征为短小的躯干及四肢、先天性巨眼和扁平的鼻梁。出生时患儿的关节通常很大,并伴有明显的指骨骨骺发育不良。与 Stickler 综合征和所有Ⅱ型胶原病一样,Kniest 发育不良会同时患有传导性和感音神经性听力下降[86]。

(2)先天性脊柱骨骺发育不良(SEDC)

SEDC 患者出生时表现为短小的躯干与较轻程度的四肢根部短小,伴或不伴中线裂与 Pierre Robin 序列征(图 3.6)。这是一种常染色体显性遗传病,是由Ⅱ型胶原(COL2A1)的基因突变的显性负效应造成的。与其他Ⅱ型胶原病一样，患者会表现出先天性的玻璃体发育异常与听力下降(同时有传导性和感音神经性听力下降)。典型的患者表现为伴有明显腰椎前凸的桶状胸，这有可能会损害呼吸功能。齿突发育不良也有可能存在,这会影响颈椎的稳定性。与其他Ⅱ/Ⅺ型胶原病相比,SEDC 患者发生巨大视网膜裂孔(GRT)和孔源性视网膜脱离的风险较高。

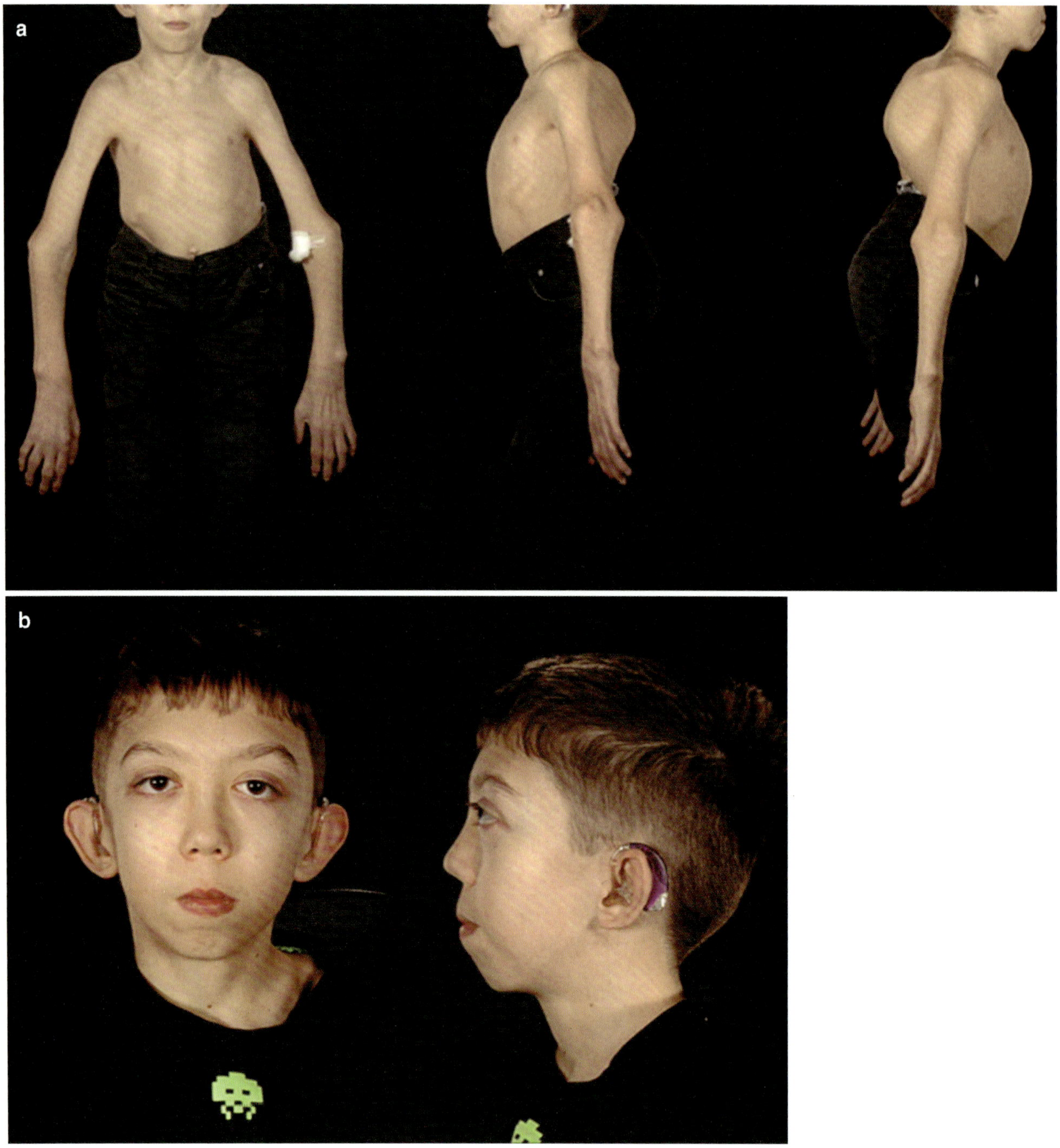


图 3.5 (a 和 b)Kniest 发育不良。注意先天性巨眼和严重的关节病,尤其是脊柱、膝关节、肘关节和指骨的发育不良。

(3) 玻璃体视网膜疾病伴指骨骨骺发育不良(V-PED)

Richards 等[68]报道了一类少见的显性遗传的孔源性视网膜脱离的病例,这些患者还伴有一种罕见但特征性的严重指骨骨骺发育不良,导致患者指(趾)过短。基因分析发现一个新的突变位于COL2A1的前肽 C 端区域,而 COL2A1 前肽 C 端所在区域在所有纤维胶原分子中高度保守。该病的临床表型也似乎与其他Ⅱ型胶原病(SEDC、Kniest 发育不良、Strudwick 发育不良和 Stickler 综合征)有着明显的区别(图 3.7)。

(4)Marshall 综合征

关于 2 型 Stickler 综合征与 Marshall 综合征是否在临床上是两种不同的疾病仍不确定。它们之间

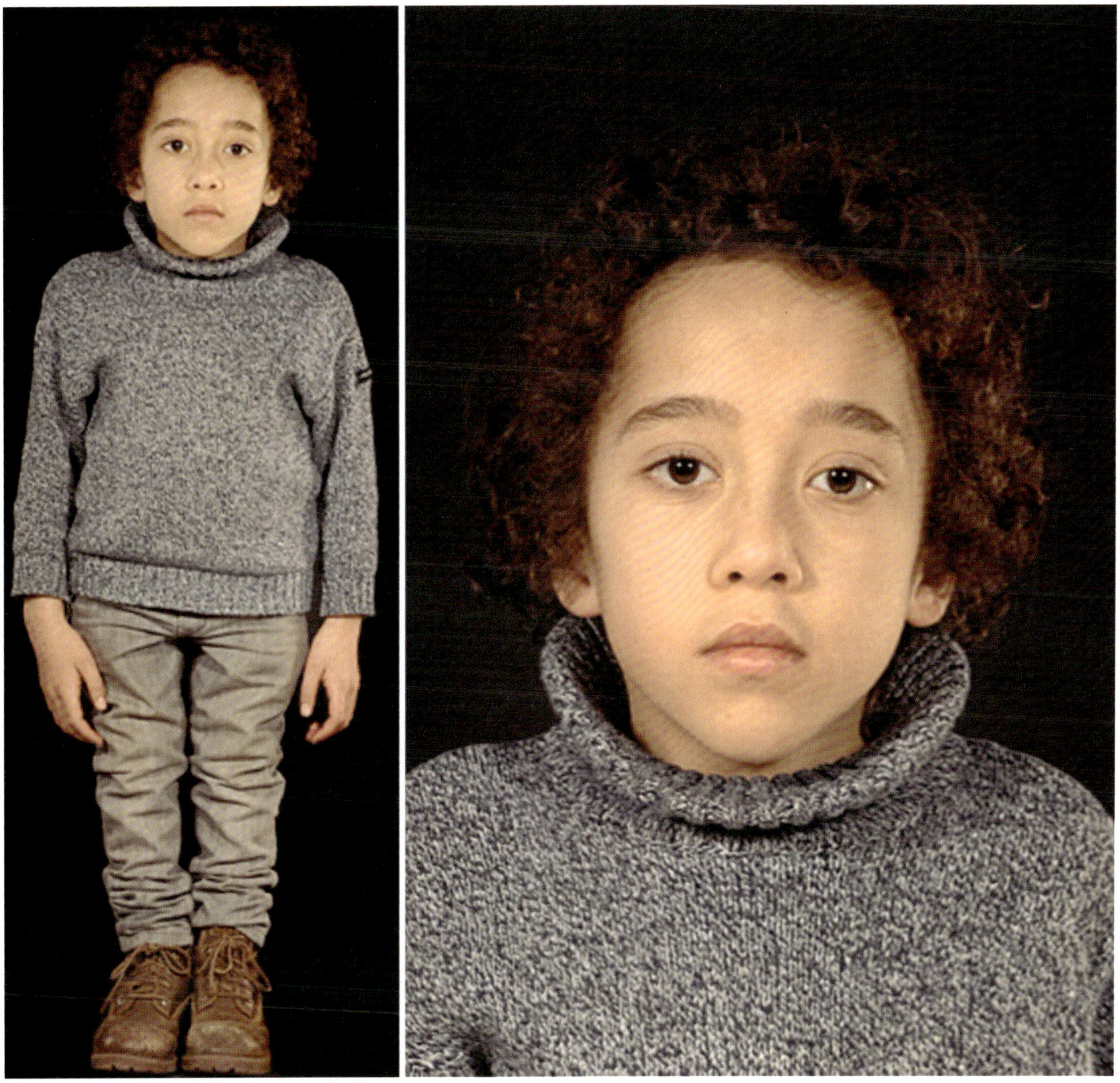

图 3.6　先天性脊柱骨骺发育不良。注意患者身材矮小、桶状胸、肢体(近侧端)缩短。眼部表现为先天性膜性玻璃体异常和先天性巨眼球。

有许多相似的特点,如面中部发育不良、脊柱骨骺异常、腭裂和感音神经性听力下降。但最初报道的 Marshall 综合征的患者还表现为外胚层发育不良,如多毛多汗、颅顶增厚和眶距过大。有些人认为 COL11A1 上的特定突变导致了 Marshall 综合征的面部表型,但有人持有相反的观点[8,31,81]。从现在已发表的文献中不难看出,不管命名如何,并不是所有的 COL11A1 上的突变都会导致 Marshall 综合征的表型[8,45,59],而且基因证实的 COL2A1 突变导致的 Stickler 综合征也会有相同的面部特征。也有使用 "Marshall-Stickler 综合征"这个术语的,但更容易引起混淆,最好避免使用,除非具备 Marshall 最初报道的临床特征并经分子遗传学验证。

Marshall 综合征及纤维软骨发育异常(一种更严重且通常是致死性的疾病),都存在隐性突变[2,93]。这些突变包括Ⅺ型胶原 α1 链三重螺旋区域的甘氨酸残基的替换。这类隐性突变通常会产生显性负效应,其遗传模式是研究的重点。对于单独存在的明显的 Stickler/Marshall 综合征患者,建议同时对其父母进行临床及分子学检查(见下文)。

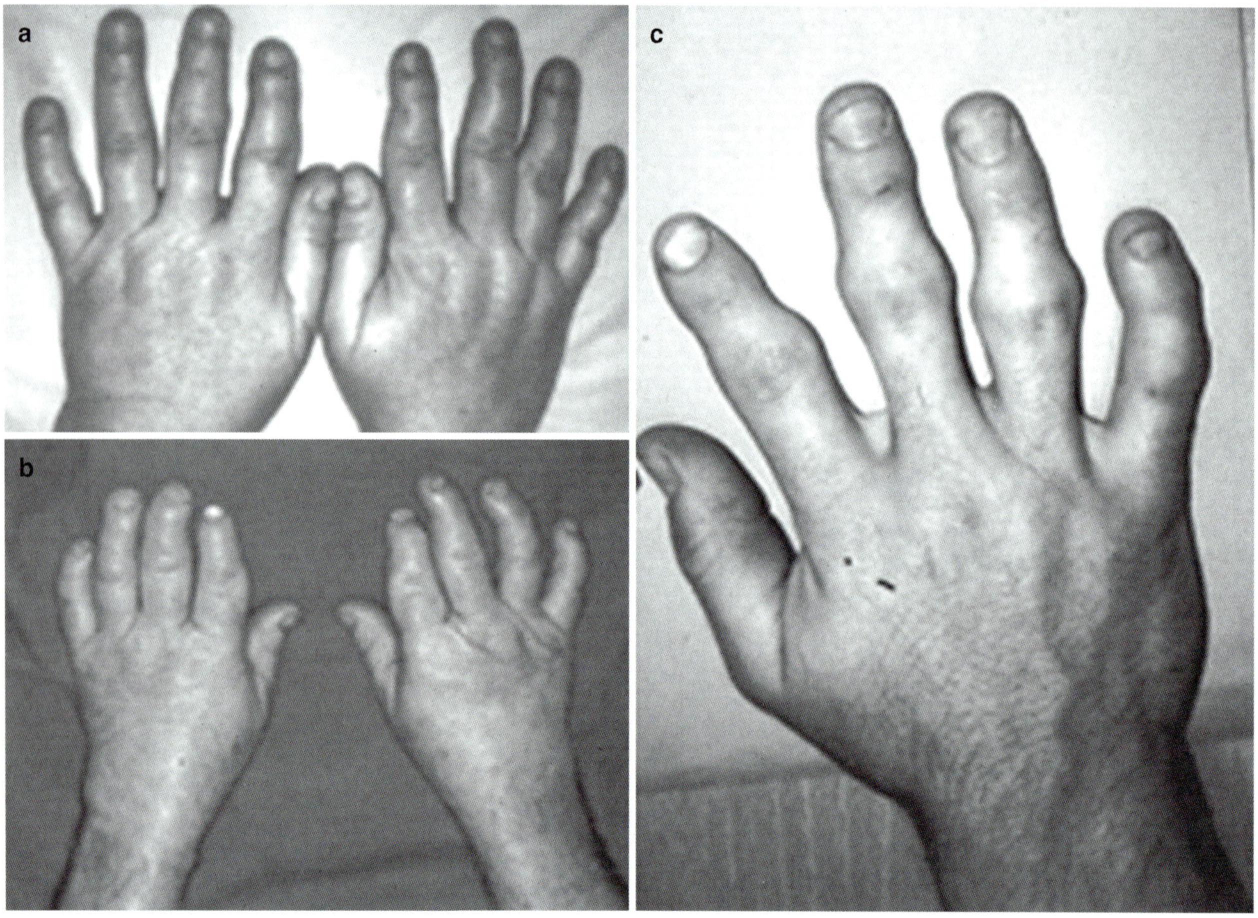


图 3.7 (a~c)玻璃体视网膜病变伴指骨骨骺发育不良(V-PED)的短手指。(Reproduced with permission from Richards et al. [68])

(5)Knobloch 综合征

Knobloch 综合征是一种常染色体隐性遗传玻璃体视网膜病,它的特点是高度近视、眼球震颤、无特征的虹膜、白内障、晶状体异位、视网膜脱离及严重 RPE 萎缩造成的脉络膜脉管系统突出(图 3.8)。Knobloch 综合征是一种 XⅧ型胶原病,伴有玻璃体视网膜病变和视网膜脱离。其他相关表现包括先天性枕部脑膨出、掌纹异常、指甲发育不全和龋齿。当患者出现亚临床枕部脑膨出时,需要通过 CT 或 MRI 检查来支持临床诊断。分子基因分析显示该病存在编码 XⅧ型胶原 α1 链(COL18A1)的基因上的剪接位点的改变,这种改变主要存在于纯合子,也有存在于杂合子的报道。该基因表达为两种不同的异构型,长异构型表达在视网膜上(推测与视网膜结构有关)及神经管止点,有报道称其与脊柱裂有关。COL18A1 基因敲除的小鼠表现为葡萄膜异常。

(6)马方综合征

马方综合征是一种常染色体显性遗传玻璃体视网膜病,其特点为玻璃体结构异常、近视性散光、角膜扁平、晶状体异位及特征性的骨骼与心血管病变。虽然该病也表现为近视,但与 1 型 Stickler 综合征表现出来的先天性非变性近视(见上文)相反,它的特点是进展性的。该病的典型表型为身高过高并伴有不成比例的修长四肢及手指和脚趾、脊柱侧凸、腰椎前凸、关节松弛、拥挤并成高度拱形(无分裂)的上腭及前胸部畸形。二尖瓣脱垂、二尖瓣反流、主动脉根部扩张、主动脉反流、主动脉瘤及主动脉夹层等威胁生命的心血管系统并发症。另外还有一些非典型表现,如皮纹增宽、肺大泡(会造成自发性气胸),以及脊柱蛛网膜囊肿或憩室。所有“确诊”的马方综合征似乎都是染色体 15q21.1 上的纤维蛋白-1 基因(FBN1)的杂合突变导致的,该基因编码纤维蛋白,是一种高分子量的细胞外糖蛋白。纤维蛋白的基因

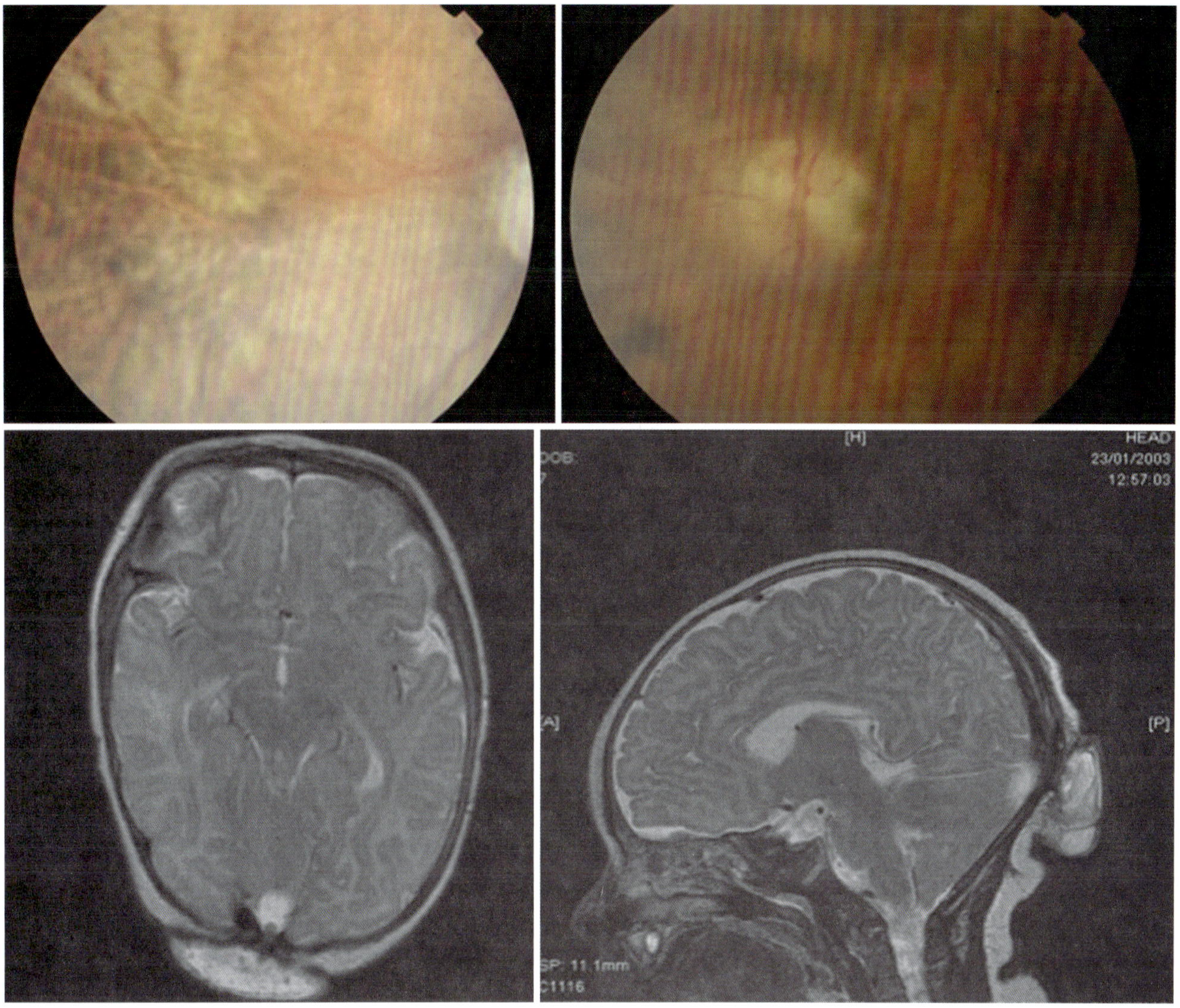


图 3.8　Knobloch 综合征是一种 XⅧ型胶原病，伴有玻璃体视网膜病变和视网膜脱离。黄斑左下部发生的与高度近视和枕部脑膨出相关的视网膜脱离。(Reproduced with permission from Snead et al.[85])

突变会导致马方综合征及显性遗传晶状体异位。Loeys-Dietz 综合征(LDS)是一种常染色体显性遗传病，其特点为主动脉瘤、眶距过宽及悬雍垂裂或腭裂的三联征，这是需要临床鉴别诊断的一种疾病，其不伴有相关的玻璃体异常。

### 2.1.2 玻璃体视网膜疾病伴进行性视网膜功能障碍

#### 2.1.2.1 Wagner 玻璃体视网膜疾病/侵袭性玻璃体视网膜疾病

Wagner 综合征是一种罕见的常染色体显性遗传玻璃体视网膜病，表现为近视、青光眼、慢性葡萄膜炎、玻璃体液化、早发性白内障、夜盲和视网膜脱离。儿童时期晶状体透明，通常青春期会出现晶状体前后皮质混浊并在 30 岁或 40 岁左右快速进展。晶状体前囊通常比较坚韧且富有弹性，这使得撕囊变得困难，而且继发性白内障与囊膜纤维化常见。

该病变玻璃体的主要特征是缺少正常的玻璃体结构，以及发生在圆周带的玻璃体后部皮质的明显增厚和不完全分离[16,49]。黄斑的异位伴视网膜血管“W”形鼻侧异位都与假性外斜视有关[49,52]。许多患者视网膜电图(ERG)检查在暗适应时表现为视杆细胞和视锥细胞阈值升高，大部分人 b 波振幅低于正常值。视野检查表现为环状暗点，最终会导致中心视力丧失。即使没有发生视网膜脱离，这种脉络膜视网膜病变的进展属性也会导致进行性夜盲和视野缺损，根据其终末期的临床表现型来看，它又可以被称为侵袭性玻璃体视网膜病变，这两种疾病为等位基因病变。

Miyamato 等最早发现了存在于 Wagner 综合征的编码多功能蛋白聚糖(CSPG2)的基因发生杂合突变[52]。该多功能蛋白聚糖是一种硫酸软骨素蛋白聚糖，它表达在许多组织中，包括玻璃体胶质中，占了所有蛋白质含量的 2.5%[62]。这种蛋白聚糖的氨基末端与透明质酸相连，形成超大复合体。自然可变剪接导致了 Wagner 综合征有 4 种亚型，而发生的突变会明显打破各个亚型间的平衡，第八外显子的遗漏会导致 V2、V3 亚型的增多，因它在 V0、V1 亚型的转录过程中必不可少[16,40,49,53,77]。

#### 2.1.2.2 Goldmann-Favre 综合征/重型 S-锥细胞营养不良

Goldmann-Favre 综合征是一种隐性玻璃体视网膜病，其特点为夜盲、玻璃体液化及纤维化、赤道部脉络膜视网膜萎缩及色素聚集、周边部及黄斑区视网膜劈裂，以及荧光素血管造影可见的弥漫性血管渗漏。现已知引起该病的突变存在于引起重型 S-锥细胞综合征(enhanced S-cone syndrome，ESCS)的同一基因上(NR2E3 基因)。视网膜电图表现出视杆细胞独立反应严重降低，以及视杆-视锥细胞联合反应降低。

### 2.1.3 玻璃体视网膜疾病伴视网膜脉管系统异常

在胚胎形成的过程中，玻璃体经过了重大的转变，前 3 个月玻璃体还是含有血管的结构，而到出生时却变成了无血管且基本上无细胞的透明结构（见第 4 章“玻璃体细胞因子与胎儿玻璃体血管退化”）。在这一过程中会发生许多变异，形成不同的表型(见第 13 章“先天性玻璃体视网膜血管疾病”)。下面描述的几种表型正在开始根据基因型重新分类。

#### 2.1.3.1 家族性渗出性玻璃体视网膜病变

家族性渗出性玻璃体视网膜疾病(FEVR)是一种遗传性疾病，其特征为过早停止的视网膜血管生成和分化，导致周边视网膜血管形成不完全。临床表型表现出了家族之间及家族内部有着很大的变化，从双侧视网膜完全脱离、婴儿期盲到只能通过眼底荧光素血管造影观察到的无症状的亚临床血管病变。其他特征包括视网膜血管渗出、周边玻璃体雪花样改变、牵拉性视网膜脱离或牵拉性合并孔源性视网膜脱离。频繁发生的黄斑前膜会导致严重的视网膜变形及黄斑异位。

这种疾病的形成在基因上是异源性的。1 型家族性渗出性玻璃体视网膜疾病(EVR1)是由染色体 11q14 上的 frizzled-4 基因(FZD4)的杂合突变造成的，而 X 连锁的家族性渗出性玻璃体视网膜疾病(EVR2)是由 NDP 基因上的突变造成的。EVR3 定位在染色体 11p13~11p12，EVR4 是由染色体11q13.4 上 LRP5 基因的杂合或纯合突变造成的，而 EVR5 是由染色体 7q31 上 TSPAN12 基因的杂合突变造成的。

#### 2.1.3.2 常染色体显性遗传性玻璃体视网膜脉络膜病变(ADVIRC)

常染色体显性遗传性玻璃体视网膜脉络膜病变(ADVIRC)是一种遗传性玻璃体视网膜病，其特征是赤道部周边的色素改变，伴有特征性的不连续后边界[39]。该病在家族内的表现差异很大，但是视网膜色素沉着过度是其不变的特征，且与年龄无关。相关的其他发育性眼部异常包括小角膜、早发性白内障、闭角型青光眼、虹膜形成异常(虹膜隐窝缺失及异常瞳孔缘)、视网膜脱离和视神经发育不良[97]。BEST1 被认为在眼的正常发育过程中起着作用。体外研究发现所有已知的会导致 ADVIRC 的 BEST1 的突变都是 mRNA 剪接异常[17]。

### 2.1.4 玻璃体视网膜疾病伴角膜改变

雪花样玻璃体视网膜退行性变(SVD)[24,35]的特征为角膜内皮斑点、早发性白内障、非典型性玻璃体胶质结构纤维化、视网膜脱离及周边视网膜异常(如雪花样微小结晶沉积)，还有视网膜血管的微小病变。患者的视力通常是正常的，视网膜功能检查也显示仅有轻微异常或无异常。该病引起的是浅表的视网膜退行性改变，与 Wagner 玻璃体视网膜病恰恰相反，后者引起的是相对更深层的视网膜与脉络膜的病变。

通过对 Hirose 初代家族谱系的基因分析发现，钾离子通道的基因 KCNJ13 发生了杂合子错义突变[34]，但对其他 SVD 家系的分析研究显示仍然有许多临床及基因上的异质性有待发现[19,30,41,58,76]。有趣的是，在先天性 Leber 黑蒙的患者身上发现了 KCNJ13 的纯合子突变，其杂合携带者的眼底表现正常[80]。

### 2.1.5 玻璃体视网膜疾病伴显性遗传和(或)双侧孔源性视网膜脱离(DRRD/BRRD)

已知编码人类眼部三种重要纤维状胶原(Ⅱ、Ⅸ和Ⅴ/Ⅺ型胶原) 的基因的突变会导致 Stickler 综合征(见上文)，其中，造成Ⅱ型胶原结构组成缺陷的突变占大多数。造成“仅累及眼部的”Stickler 综合征的Ⅱ型胶原的基因会发生组织依赖的自然剪接变异，除此之外，以 Stickler 综合征作为视网膜脱离高风险的病例进行研究显示，这些位点的变异还与一些其他更常见类型的视网膜脱离相关，尤其是显性遗传性孔源性视网膜脱离 (dominant rhegmatogenous retinal detachment，DRRD)与双侧孔源性视网膜脱离(bilateral rhegmatogenous retinal detachment，BRRD)。无论是经过可变剪接的外显子，还是剪接位点变异导致的异常转录，抑或是氨基酸替换引起的差异效应，这些都会导致 DRRD 或是 BRRD，但不会有 Stickler 综合征存在的多系统累及[66,67,69,85]。在一般人群的视网膜脱离这个问题上，关于位点累及程度的研究还在继续。

## 3. 筛查与辅助研究

家族系谱图与完整的家族史对评估遗传模式很有帮助，另外，当评估小月龄婴儿玻璃体表型存在困难或是由于做过玻璃体切割术而无法进行玻璃体检查时，对其发病家庭成员或兄弟姐妹的评估会提供非常宝贵的信息。眼底检查和对玻璃体表型(图 3.2)的筛查流程对患者来说是非常重要的评估基础，大多数患者都表现为 Stickler 综合征或其变异型。眼部辅助检查包括角膜散光测量 (马方综合征为角膜扁平)、晶状体检查(马方综合征、Knobloch 综合征表现为晶状体异位，Stickler 综合征表现为象限性板层混浊及悬韧带缺损)、斜视检查、视野检查、电反应诊断评估、OCT，以及荧光素眼底血管造影等。听力检查和声阻抗检测可为亚临床和无症状听力损伤的诊断提供宝贵信息，同时还能鉴别传导性听力下降与感音神经性听力下降。声阻抗检测可以发现鼓膜运动的结缔组织异常。

Stickler 等在 1965 年发现了中线裂与视网膜脱离之间的联系，这甚至早于遗传性关节–眼部疾病的初次报道。Stickler 综合征、Kniest 发育不良、Knobloch 综合征、SEDC、Marshall 综合征和马方综合征在上腭发育过程中都表现出多样的异常，从完全裂至无症状的黏膜下裂或悬雍垂裂。即使没有腭修补史，上腭的检查也是很有帮助的，并应该作为临床评估的一部分。

在系统的评估中，特别需要关注累及四肢和关节的关节病。青少年时期常见关节活动度过大，但是当患者 30~40 岁时这很可能会被关节活动受限及关节退行性改变所取代。Beighton 评分系统可用来评估关节活动度过大，这一评估方法考虑到了患者的年龄与性别等因素。影像学检查对评估骨骼系统的病变(骨骺增大、骨骺扁平与不规则、干骺端炎、椎骨扁平、椎体前部楔形变)、亚临床枕部脑膨出及 Knobloch 综合征的隐性脊柱裂来说都十分重要。

二尖瓣脱垂的诊断标准至今还在不断修改，虽然它在很多疾病中都会出现，当怀疑为马方综合征时仍需要进行包括超声检查在内的完整的心脏学检查。

## 4. 从实验室到临床：关于临床表型多样化机制的研究现状

伴有骨骼异常的玻璃体视网膜病形成了至今为止遗传性玻璃体视网膜病最大的亚型，在这些疾病中 Stickler 综合征是最有可能在临床实践中遇到的。最早认为 Stickler 综合征是一种单基因病，但是最新的研究显示，在患者与家族成员之间至少存在 5 种不同的分子机制，从而导致了临床表现与疾病表型间的差异，有关家族性视网膜脱离的研究也在一般人群中开展。对于家族性视网膜脱离的诊断是最重要但却又是最难的，因为缺乏累及其他系统性的症状来帮助诊断，并且该病的患者通常直到视网膜脱离导致突然失明时才被明确诊断。

在研究最常见的 Stickler 综合征类型(即 1 型)时，我们发现这些独特的基因突变大多都会导致Ⅱ型胶原蛋白的单倍不足，但令人疑惑的是，为什么家族间及家族内患者的表型会如此的不同。新兴的观点认为这一情况的发生是因为突变对于前体mRNA加工的作用不同。

## 4.1 由剪接变异导致的表型差异

正确的前体mRNA加工过程需要剪接体对供体链、编码区域及剪接位点的精确识别,剪接体是一种大分子集合体,它能将mRNA上的固有序列移除。许多基因在这一过程中表现出暂时性组织特异性变异,也会发生可变剪接,也就是说在mRNA转录的过程中某些外显子会被包括进来或是排除出去。在这种机制下,不同组织内的同一种基因会合成相似却存在细微差别的蛋白异构体,并且因为这些基因组合成的蛋白质会在多种不同的组织中表达,这些蛋白质的种类也有极大的增多。人类有大约95%的基因都会以组织依赖的形式进行可变剪接[56],COL2A1和COL11A1也不例外[79,102]。

由于胶原分子的本质及这些基因的外显子几乎总是包含全部的密码子,这导致了外显子跳跃的突变会产生显性负效应。这就是说,突变产生的蛋白质与野生型等位基因合成的蛋白质很相似,但不会发挥正常的功能[11]。COL2A1上的全部外显子跳跃常常会导致严重软骨发育异常[87]。许多COL2A1的Stickler型突变会破坏剪接位点,由于大多数COL2A1外显子包含了全部的密码子,由此推断相对于引起外显子跳跃,这些突变会使得隐藏的可变剪接位点投入使用,从而发生阅读框架区的移动,最终导致无义介导的mRNA衰退。不过这种情况只出现在少数病例中[37,70,101]。

无义外显子跳跃的原理是一些密码子的提前终止会影响外显子的识别而导致的外显子跳跃,关于这点已经有很完善的相关记录[23,42]。尚不清楚无义外显子跳跃是否会导致Stickler综合征表型的变异,可以确定的是COL2A1无义突变导致的即使是非常小范围的外显子跳跃转录,也足够使mRNA从无义介导的衰退转变为一种具有显性负效应的表现型[72]。由于眼部和软骨并不能直接进行检查来论证这个问题,实验室常用一种微小基因作为模型来研究相关突变[28]。但顾名思义,只有一部分的基因得以检测。受检验的DNA变体可以在原有的相邻外显子内被扩增,并克隆进一个载体,它能在培养的人类细胞中表达相应微小基因。如果基因结构不支持上述操作,那么受测外显子可被扩增,并嵌入一个无关外显子框架中(图3.9)。这种技术被用来研究突变是如何影响玻璃体视网膜疾病相关的COL2A1的前体mRNA加工过程的[71,74]。最新研究显示,简单的单位点突变就能产生多种转录产物。有一些突变会导致无义介导的衰退,从而引起单倍体不足,同时这些突变还会产生许多外显子跳跃转录从而产生显性负效应。其他的突变会形成正常产物与错误剪接产物的混合物。这些突变产生的表型在组织与组织之间及人与人之间都可能不同,这取决于正常的、单倍体不足的或是具有显性负效应的转录产物的比例[72]。

### 4.1.1 错义突变

其他的表型变异可由氨基酸序列的改变引起。纤维性胶原的特征是高度保守的Gly-Xaa-Yaa重复氨基酸序列,其中,每三个中就有一个甘氨酸,它是最小的氨基酸。在三重螺旋区域组合形成成熟的胶原分子结构的过程中,这种重复的序列对于多肽链能够正确地完成三聚过程来说至关重要。通常情况下,任意一个甘氨酸残基的替代都是致病的,但是在Ⅱ型胶原中,这种替代对表型的作用取决于错义突变对胶原分子结构及功能的影响程度,可以表现为致死性的Ⅱ型软骨发育不全,或者是显性遗传的视网膜脱离。对于发生在Ⅰ型胶原的类似突变,其影响表型的因素为替代后氨基酸的特性、细胞基质相互作用的扰乱,以及细胞内的质量控制机制[11,12,44]。胶原螺旋中半胱氨酸的替代也同样是致病的,但其导致的表型变化往往比甘氨酸替代轻微,其表型变异可以为Czech发育不良、Stickler综合征及显性遗传性骨关节炎等[36,66,100]。

与1型Stickler综合征相比,已发现的2型Stickler综合征(COL11A1)的突变明显更少。这些突变大多数改变了供体及受体的剪接位点,从而导致了外显子跳跃,使得阅读框架内的遗传信息具有显性负效应。很少有关于甘氨酸被替代的病例报道[8,64,73]。最新研究发现,COL11A1含有导致隐性遗传性纤维软骨形成不良的基因位点[93],携带者的基因发生无义突变,具有相对正常的表型,临床仅表现为近视或轻度听力障碍。在患者的携带者父母身上

图 3.9　通过微小基因进行剪接研究。受检测的变异体中的外显子/内含子被扩增，可以是在相邻的外显子之间（即正常的基因环境中），或是包含部分相邻内含子的单个外显子产物。含有多个外显子的产物被克隆到 pcDNA3.1 的表达载体，而单个外显子被克隆到含有 COL2A1 的 43~46 号外显子的 USR13 表达载体，并且在 44 号内显子处有一可插入受测单一外显子的克隆位点。重组 DNA 分子被嵌入 E.coli，各个被克隆出来的等位基因可以通过 PCR 和测序方法识别。来自正常及变异个体的 DNA 被分别转染至培养的人类细胞上。这些细胞会表达微小基因并加工由此转录而来的 mRNA。正常与变异个体的差别可以通过 RT-PCR 和测序方法检测。P，起始点；绿点，开始信号；红点，结束信号。

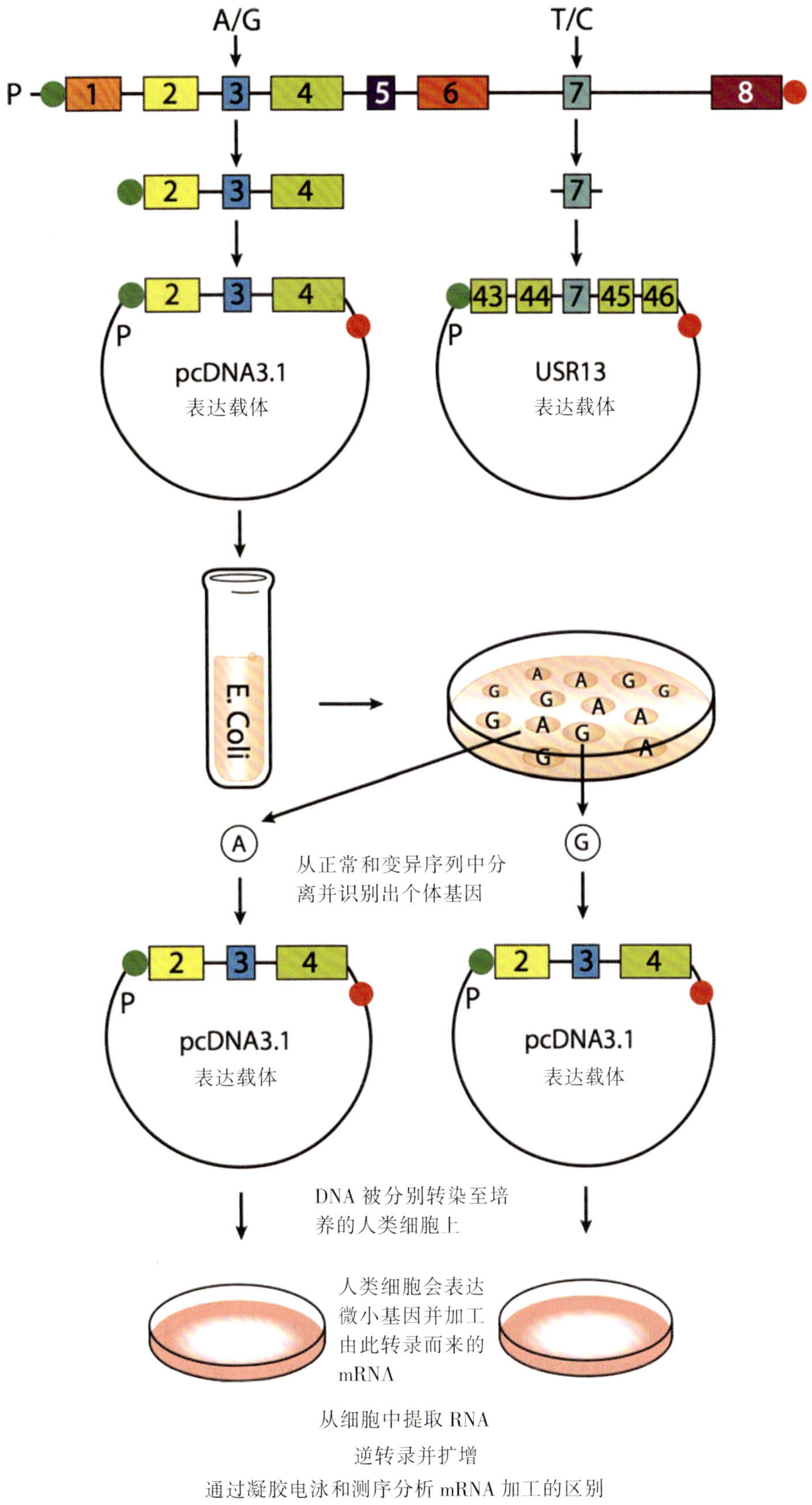

risk cases. Eye. 2008;22:815–8.
6. Alexander P, Ang A, Poulson A, Snead MP. Scleral buckling combined with vitrectomy for the management of rhegmatogenous retinal detachment associated with inferior retinal breaks. Eye. 2008;22:200–3.
7. Ang A, Poulson AV, Goodburn SF, Richards AJ, Scott JD, Snead MP. Retinal detachment and prophylaxis in type 1 Stickler syndrome. Ophthalmology. 2008;115:164–8.
8. Annunen S, Korkko J, Czarny M, et al. Splicing mutations of 54-bp exons in the COL11A1 gene cause Marshall syndrome, but other mutations cause overlapping Marshall/Stickler phenotypes. Am J Hum Genet. 1999;65:974–83.
9. Azuma N, Tajima S, Konomi H, Hida T, Akiya S, Uemura Y. Glycosaminoglycan and collagen distribution in the developing human vitreous. Graefes Arch Clin Exp Ophthalmol. 1998;236:679–87.
10. Baker S, Booth C, Fillman C, Shapiro M, Blair MP, Hyland JC, et al. A loss of function mutation in the COL9A2 gene cause autosomal recessive Stickler syndrome. Am J Med Genet A. 2011;155:1668–72.
11. Bateman JF, Boot-Handford RP, Lamande SR. Genetic diseases of connective tissues:cellular and extracellular effects of ECM mutations. Nat Rev Genet. 2009;10:173–83.
12. Beck K, Chan VC, Shenoy N, Kirkpatrick A, Ramshaw JA, Brodsky B. Destabilization of osteogenesis imperfecta collagen-like model peptides correlates with the identity of the residue replacing glycine. Proc Natl Acad Sci U S A. 2000;97:4273–8.
13. Bishop PN, Takanosu M, Le Goff M, Mayne R. The role of the posterior ciliary body in the biosynthesis of vitreous humour. Eye. 2002;16:454–60.
14. Bremer FM. Histochemical study on glycosaminoglycans in the developing mouse vitreous. Histochemistry. 1987;87:579–83.
15. Bremer FM, Rasquin F. Histochemical localisation of hyaluronic acid in vitreous during embryonic development. Invest Ophthalmol Vis Sci. 1998;39:2466–9.
16. Brézin AP, Nedelec B, Barjol A, Rothschild PR, Delpech M, Valleix S. A new VCAN/versican splice acceptor site mutation in a French Wagner family associated with vascular and inflammatory ocular features. Mol Vis. 2011;17:1669–78.
17. Burgess R, MacLaren RE, Davidson AE, Urquhart JE, Holder GE, Robson AG, Moore AT, Keefe RO, Black GC, Manson FD. ADVIRC is caused by distinct mutations in BEST1 that alter pre-mRNA splicing. J Med Genet. 2009;46:620–5.
18. Carroll C, Papaioannou D, Rees A, Kaltenthaler E. The clinical effectiveness and safety of prophylactic retinal interventions to reduce the risk of retinal detachment and subsequent vision loss in adults and children with Stickler syndrome: a systematic review. Health Technol Assess. 2011;15:1–62.
19. Chen CJ, Everett TK, Marascalco D. Snowflake degeneration: an independent entity or a variant of retinitis pigmentosa? South Med J. 1986;79:1216–23.
20. Chung KS, Park HH, Ting K, Takita H, Apte SS, Kuboki Y, Nishimura I. Modulated expression of type X collagen in Meckel's cartilage with different developmental fates. Dev Biol. 1995; 170:387–96.
21. Couchouron T, Masson C. Early-onset progressive osteoarthritis with hereditary progressive ophthalmopathy or Stickler syndrome. Joint Bone Spine. 2011;78:45–9.
22. Davies GB, Oxford JT, Hausafus LC, Smoody BF, Morris NP. Temporal and spatial expression of alternative splice-forms of the alpha1(XI) collagen gene in fetal rat cartilage. Dev Dyn. 1998;213:12–26.
23. Dietz HC, Valle D, Francomano CA, Kendzior Jr RJ, Pyeritz RE, Cutting GR. The skipping of constitutive exons in vivo induced by nonsense mutations. Science. 1993;259:680–3.
24. Edwards AO. Clinical features of the congenital vitreoretinopathies. Eye. 2008;22:1233–42.
25. Faletra F, D'Adamo AP, Bruno I, Athanasakis E, Biskup S, Esposito L, et al. Autosomal recessive Stickler syndrome due to a loss of function mutation in the COL9A3 gene. Am J Med Genet A. 2013; Part A, 9999:1–6.
26. Fincham, GS, Pasea L, Carroll, C, McNinch AM, Poulson AV, Richards AJ, Scott JD, Snead MP. Prevention of retinal detachment in Stickler syndrome: the Cambridge Prophylactic Cryotherapy protocol. Ophthalmology. 2014, pii: S0161-6420(14)00186–9. doi:10.1016/j.ophtha.2014.02.022.
27. Fitch JM, Mentzer A, Mayne R, Linsenmayer TF. Acquisition of type IX collagen by the developing avian primary corneal stroma and vitreous. Dev Biol. 1988;128:396–405.
28. Gaildrat P, Killian A, Martins A, Tournier I, Frébourg T, Tosi M. Use of splicing reporter minigene assay to evaluate the effect on splicing of unclassified genetic variants. Methods Mol Biol. 2010;653:249–57.
29. Gaildrat P, Krieger S, Théry JC, Killian A, Rousselin A, Berthet P, Frébourg T, Hardouin A, Martins A, Tosi M. The BRCA1 c.5434C->G (p.Pro1812Ala) variant induces a deleterious exon 23 skipping by affecting exonic splicing regulatory elements. J Med Genet. 2010;47:398–403.
30. Gheiler M, Pollack A, Uchenik D, Godel V, Oliver M. Hereditary snowflake vitreoretinal degeneration. Birth Defects Orig Artic Ser. 1982;18:577–80.
31. Griffith AJ, Sprunger LK, Sirko-Osadsa DA, Tiller GE, Meisler MH, Warman ML. Marshall syndrome associated with a splicing defect at the COL11A1 locus. Am J Hum Genet. 1998;4:816–23.
32. Halfter W, Dong S, Dong A, Eller AW, Nischt R. Origin and turnover of ECM proteins from the inner limiting membrane and vitreous body. Eye. 2008;22:1207–13.
33. Hefferon TW, Groman JD, Yurk CE, Cutting GR. A variable dinucleotide repeat in the CFTR gene contributes to phenotype diversity by forming RNA secondary structures that alter splicing. Proc Natl Acad Sci U S A. 2004;101:3504–9.
34. Hejtmancik JF, Jiao X, Li A, Sergeev YV, Ding X, Sharma AK, Chan CC, Medina I, Edwards AO. Mutations in KCNJ13 cause autosomal-dominant snowflake vitreoretinal degeneration. Am J Hum Genet. 2008;82:174–80.
35. Hirose T, Lee KY, Schepens CL. Snowflake degeneration in hereditary vitreoretinal degeneration. Am J Ophthalmol. 1974;77:143–53.
36. Hoornaert KP, Marik I, Kozlowski K, Cole T, Le Merrer M, Leroy JG, Coucke PJ, Sillence D, Mortier GR. Czech dysplasia metatarsal type: another type II collagen disorder. Eur J Hum Genet. 2007;15:1269–75.
37. Hoornaert KP, Vereecke I, Dewinter C, et al. Stickler syndrome caused by COL2A1 mutations: genotype-phenotype correlation in a series of 100 patients. Eur J Hum Genet. 2010;18:872–80.
38. Khalifa O, Imtiaz F, Allam R, et al. A recessive form of Marshall syndrome is caused by a mutation in the COL11A1 gene. J Med Genet. 2012;49:246–8.
39. Kaufman SJ, Goldberg MF, Orth DH, Fishman GA, Tessler H, Mizuno K. Autosomal dominant vitreoretinochoroidopathy. Arch Ophthalmol. 1982;100:72–8.
40. Kloeckener-Gruissem B, Neidhardt J, Magyar I, Plauchu H, Zech JC, Morlé L, Palmer-Smith SM, Macdonald MJ, Nas V, Fry AE, Berger W. Novel VCAN mutations and evidence for unbalanced alternative splicing in the pathogenesis of Wagner syndrome. Eur J Hum Genet. 2013;21:352–6.
41. Lang GE, Laudi B, Pfeiffer RA. Autosome dominant vitreoretinal dystrophy with skeletal dysplasia in one generation. Klin Monatsbl Augenheilkd. 1991;198:207–14.
42. Liu HX, Cartegni L, Zhang MQ, Krainer AR. A mechanism for exon skipping caused by nonsense or missense mutations in BRCA1 and other genes. Nat Genet. 2001;27:55–8.
43. Linsenmayer TF, Gibney E, Gordon EG, Marchant JK, Hayashi M, Fitch JM. Extracellular matrices of the developing chick retina and cornea. Invest Ophthalmol Vis Sci. 1990;31:1271–6.
44. Marini JC, Forlino A, Cabral WA, et al. Consortium for osteogenesis imperfecta mutations in the helical domain of type I collagen: regions rich in lethal mutations align with collagen binding sites for integrins and proteoglycans. Hum Mutat. 2007;28: 209–21.
45. Marjava M, Hoornaert KP, Bartholdi D, et al. A report on 10 new patients with heterozygous mutations in the COL11A1 gene and a

review of genotype-phenotype correlations in type XI collagenopathies. Am J Med Genet. 2007;143A:258–64.
46. Martin S, Richards AJ, Yates JR, Scott JD, Pope M, Snead MP. Stickler syndrome: further mutations in COL11A1 and evidence for additional locus heterogeneity. Eur J Hum Genet. 1999;7:807–14.
47. Mayne R, Brewton RG, Mayne PM, Baker JR. Isolation and characterization of the chains of type V/type XI collagen present in bovine vitreous. J Biol Chem. 1993;268:9381–6.
48. McLeod D, Black GC, Bishop PN. Vitreous phenotype: genotype correlation in Stickler syndrome. Graefes Arch Clin Exp Ophthalmol. 2002;240:63–5.
49. Meredith SP, Richards AJ, Flanagan DW, Scott JD, Poulson AV, Snead MP. Clinical characterisation and molecular analysis of Wagner syndrome. Br J Ophthalmol. 2007;91:655–9.
50. Meredith S, Snead MP. Inherited Vitreo-retinopathies. In: Besharse JC, Bok DP, editors. The retina and its disorders. San Diego: Elsevier/Academic Press; 2011. p. 252–62.
51. Morris NP, Oxford JT, Davies GB, Smoody BF, Keene DR. Developmentally regulated alternative splicing of the α1(XI) collagen chain: spatial and temporal segregation of isoforms in the cartilage of fetal rat long bones. J Histochem Cytochem. 2000;48:725–41.
52. Miyamoto T, Inoue H, Sakamoto Y, Kudo E, Naito T, Mikawa T, Mikawa Y, Isashiki Y, Osabe D, Shinohara S, Shiota H, Itakura M. Identification of a novel splice site mutation of the CSPG2 gene in a Japanese family with Wagner syndrome. Invest Ophthalmol Vis Sci. 2005;46:2726–35.
53. Mukhopadhyay A, Nikopoulos K, Maugeri A, de Brouwer AP, van Nouhuys CE, Boon CJ, Perveen R, Zegers HA, Wittebol-Post D, van den Biesen PR, van der Velde-Visser SD, Brunner HG, Black GC, Hoyng CB, Cremers FP. Erosive vitreo-retinopathy and Wagner disease are caused by intronic mutations in CSPG2/Versican that result in an imbalance of splice variants. Invest Ophthalmol Vis Sci. 2006;47:3565–72.
54. Nagendran S, Richards AJ, McNinch A, Sandford RN, Snead MP. Somatic mosaicism and the phenotypic expression of COL2A1 mutations. Am J Med Genet A. 2012;158A(5):1204–7.
55. Newsome DA, Linsenmayer TF, Trelstad RL. Vitreous body collagen. Evidence for a duel origin from the neural retina and hyalocytes. J Cell Biol. 1976;71:59–67.
56. Pan Q, Shai O, Lee LJ, Frey BJ, Blencowe BJ. Deep surveying of alternative splicing complexity in the human transcriptome by high-throughput sequencing. Nat Genet. 2008;40:358–63.
57. Parma ES, Körkkö J, Hagler WS, Ala-Kokko L. Radial perivascular retinal degeneration: a key to the clinical diagnosis of an ocular variant of Stickler syndrome with minimal or no systemic manifestations. Am J Ophthalmol. 2002;134:728–34.
58. Pollack A, Uchenik D, Chemke J, Oliver M. Prophylactic laser photocoagulation in hereditary snowflake vitreoretinal degeneration. A family report. Arch Ophthalmol. 1983;101:1536–9.
59. Poulson AV, Hooymans JM, Richards AJ, Bearcroft P, Murthy R, Baguley DM, Scott JD, Snead MP. Clinical features of type 2 Stickler syndrome. J Med Genet. 2004;41:e107.
60. Printzlau A, Andersen M. Pierre Robin sequence in Denmark: a retrospective population-based epidemiological study. Cleft Palate Craniofac J. 2004;41:47–52.
61. Rai A, Wordsworth P, Coppock JS, Zaphiropoulos GC, Struthers GR. Hereditary arthro-ophthalmopathy (Stickler syndrome): a diagnosis to consider in familial premature osteoarthritis. Br J Rheumatol. 1994;33:1175–80.
62. Reardon A, Heinegård D, McLeod D, Sheehan JK, Bishop PN. The large chondroitin sulphate proteoglycan versican in mammalian vitreous. Matrix Biol. 1998;17:325–33.
63. Reardon AJ, Le Goff M, Briggs MD, McLeod D, Sheehan JK, Thornton DJ, Bishop PN. Identification in vitreous and molecular cloning of opticin, a novel member of the family of leucine-rich repeat proteins of the extracellular matrix. J Biol Chem. 2000;275:2123–9.
64. Richards AJ, Yates JR, Williams R, Payne SJ, Pope FM, Scott JD, et al. A family with Stickler syndrome type 2 has a mutation in the COL11A1 gene resulting in the substitution of glycine 97 by valine in alpha 1 (XI) collagen. Hum Mol Genet. 1996;5:1339–43.
65. Richards AJ, Martin S, Yates JRW, Baguley DM, Pope FM, Scott JD, et al. COL2A1 exon 2 mutations: relevance to the Stickler and Wagner syndromes. Br J Ophthalmol. 2000;84:364–71.
66. Richards AJ, Baguley DM, Yates JR, Lane C, Nicol M, Harper PS, Scott JD, Snead MP. Variation in the vitreous phenotype of Stickler syndrome can be caused by different amino acid substitutions in the X position of the type II collagen Gly-X-Y triple helix. Am J Hum Genet. 2000;67:1083–94.
67. Richards AJ, Scott JD, Snead MP. Molecular genetics of rhegmatogenous retinal detachment. Eye. 2002;16:388–92.
68. Richards AJ, Morgan J, Bearcroft PW, Pickering E, Owen MJ, Holmans P, Williams N, Tysoe C, Pope FM, Snead MP, Hughes H. Vitreo-retinopathy with phalangeal epiphyseal dysplasia, a type II collagenopathy resulting from a novel mutation in the C-propeptide region of the molecule. J Med Genet. 2002;39:661–5.
69. Richards AJ, Meredith S, Poulson A, Bearcroft P, Crossland G, Baguley DM, Scott JD, Snead MP. A novel mutation of COL2A1 resulting in dominantly inherited rhegmatogenous retinal detachment. Invest Ophthalmol Vis Sci. 2005;46:663–8.
70. Richards AJ, Laidlaw M, Whittaker J, Treacy R, Rai H, Bearcroft P, et al. High efficiency of mutation detection in type 1 stickler syndrome using a two stage approach: vitreoretinal assessment coupled with exon sequencing for screening COL2A1. Hum Mutat. 2006;27:696–704.
71. Richards AJ, Laidlaw M, Meredith SP, Shankar P, Poulson AV, Scott JD, Snead MP. Missense and silent mutations in COL2A1 result in Stickler syndrome but via different molecular mechanisms. Hum Mutat. 2007;28:639.
72. Richards AJ, Snead MP. The influence of pre-mRNA splicing on phenotypic modification in Stickler's syndrome and other type II collagenopathies. Eye. 2008;22:1243–50.
73. Richards AJ, McNinch A, Martin H, Oakhill K, Rai H, Waller S, et al. Stickler syndrome and the vitreous phenotype: mutations in COL2A1 and COL11A1. Hum Mutat. 2010;31:E1461–71.
74. Richards AJ, McNinch A, Whittaker J, Treacy B, Oakhill K, Poulson A, Snead MP. Splicing analysis of unclassified variants in COL2A1 and COL11A1 identifies deep intronic pathogenic mutations. Eur J Hum Genet. 2012;20:552–8.
75. Richards AJ, Fincham GS, McNinch AM, Hill D, Poulson AV, Castle B, et al. Alternative splicing modifies the effect of mutations in COL11A1 and results in recessive type 2 Stickler syndrome with profound hearing loss. J Med Genet. 2013;50(11):765–71.
76. Robertson DM, Link TP, Rostvold JA. Snowflake degeneration of the retina. Ophthalmology. 1982;89:1513–7.
77. Ronan SM, Tran-Viet KN, Burner EL, Metlapally R, Toth CA, Young TL. Mutational hot spot potential of a novel base pair mutation of the CSPG2 gene in a family with Wagner syndrome. Arch Ophthalmol. 2009;127:1511–9.
78. Rose PS, Ahn NU, Levy HP, Ahn UM, Davis J, Liberfarb RM, et al. Thoracolumbar spinal abnormalities in Stickler syndrome. Spine. 2001;26:403–9.
79. Ryan MC, Sandell LJ. Differential expression of a cysteine-rich domain in the amino-terminal propeptide of type II (cartilage) procollagen by alternative splicing of mRNA. J Biol Chem. 1990;265:10334–9.
80. Sergouniotis PI, Davidson AE, Mackay DS, Li Z, Yang X, Plagnol V, Moore AT, Webster AR. Recessive mutations in KCNJ13, encoding an inwardly rectifying potassium channel subunit, cause Leber congenital amaurosis. Am J Hum Genet. 2011;89:183–90.
81. Shanske A, Bogdanow A, Shprintzen RJ, Marion RW. Marshall syndrome and a defect at the COL11A1 locus. Am J Hum Genet. 1998;63:1558–61.
82. Sirko-Osadsa DA, Murray MA, Scott JA, Lavery MA, Warman ML, Robin NH. Stickler syndrome without eye involvement is caused by mutations in COL11A2, the gene encoding the alpha

2(XI) chain of type XI collagen. J Pediatr. 1998;132:368–71.
83. Snead MP, Yates JRW, Williams R, Payne SJ, Pope FM, Scott JD. Stickler syndrome Type 2 and linkage to the COL11A1 gene. Ann N Y Acad Sci. 1996;785:331–2.
84. Snead MP, Yates JR. Clinical and molecular genetics of Stickler syndrome. J Med Genet. 1999;36:353–9.
85. Snead MP, McNinch AM, Poulson AV, Bearcroft P, Silverman B, Gomersall P, Parfect V, Richards AJ. Stickler syndrome, ocular only variants and a key diagnostic role for the ophthalmologist. Eye. 2011;25:1389–400.
86. Snead MP. Retinal detachment in childhood. In: Hoyt CS, Taylor D, editors. Pediatric ophthalmology and strabismus. 4th ed. Edinburgh: Saunders/Elsevier; 2013. p. 530–42.
87. Spranger J, Winterpacht A, Zabel B. The type II collagenopathies: a spectrum of chondrodysplasias. Eur J Pediatr. 1994;153:56–65.
88. Spranger J, Menger H, Mundlos S, Winterpacht A, Zabel B. Kniest dysplasia is caused by dominant collagen II (COL2A1) mutations: parental somatic mosaicism manifesting as Stickler phenotype and mild spondyloepiphyseal dysplasia. Pediatr Radiol. 1994;24:431–5.
89. Stickler GB, Hughes W, Houchin P. Clinical features of hereditary progressive arthro-ophthalmopathy (Stickler syndrome): a survey. Genet Med. 2001;3:192–6.
90. Szymko-Bennett YM, Mastroianni MA, Shotland LI, Davis J, Ondrey FG, Balog JZ, et al. Auditory dysfunction in stickler syndrome. Arch Otolaryngol Head Neck Surg. 2001;127:1061–8.
91. Thompson JA, Snead MP, Billington BM, Barrie T, Thompson JR, Sparrow JM. National audit of the outcome of primary surgery for rhegmatogenous retinal detachment. I Samples and methods. Eye. 2002;16:766–70.
92. Thompson JA, Snead MP, Billington BM, Barrie T, Thompson JR, Sparrow JM. National audit of the outcome of primary surgery for rhegmatogenous retinal detachment. II. Clinical outcomes. Eye. 2002;16:771–7.
93. Tompson SW, Bacino CA, Safina NP, Bober MB, Proud VK, Funari T, Wangler MF, Nevarez L, Ala-Kokko L, Wilcox WR, et al. Fibrochondrogenesis results from mutations in the COL11A1 type XI collagen gene. Am J Hum Genet. 2010;87:708–12.
94. Tran VK, Takeshima Y, Zhang Z, Yagi M, Nishiyama A, Habara Y, Matsuo M. Splicing analysis disclosed a determinant single nucleotide for exon skipping caused by a novel intraexonic four-nucleotide deletion in the dystrophin gene. J Med Genet. 2006;43:924–30.
95. Ung T, Comer MB, Ang AJS, Sheard R, Lee C, Poulson AV, Newman DK, Scott JD, Richards AJ, Snead MP. Clinical features and surgical management of retinal detachment secondary to round retinal holes. Eye. 2005;19:665–9.
96. Van Camp G, Snoeckx RL, Hilgert N, van den Ende J, Fukuoka H, Wagatsuma M, et al. A new autosomal recessive form of Stickler syndrome is caused by a mutation in the COL9A1 gene. Am J Hum Genet. 2006;79:449–57.
97. Vincent A, McAlister C, Vandenhoven C, Héon E. BEST1-related autosomal dominant vitreoretinochoroidopathy: a degenerative disease with a range of developmental ocular anomalies. Eye. 2011;25:113–8.
98. Warner LR, Brown RJ, Yingst SM, Oxford JT. Isoform-specific heparan sulfate binding within the amino-terminal noncollagenous domain of collagen α1(XI). J Biol Chem. 2006;281:39507–16.
99. Wilkin DJ, Mortier GR, Johnson CL, Jones MC, de Paepe A, Shohat M, et al. Correlation of linkage data with phenotype in eight families with Stickler syndrome. Am J Med Genet. 1998;80:121–7.
100. Williams CJ, Considine EL, Knowlton RG, Reginato A, Neumann G, Harrison D, Buxton P, Jimenez S, Prockop DJ. Spondyloepiphyseal dysplasia and precocious osteoarthritis in a family with an Arg75->Cys mutation in the procollagen type II gene (COL2A1). Hum Genet. 1993;92:499–505.
101. Yaguchi H, Ikeda T, Osada H, Yoshitake Y, Sasaki H, Yonekura H. Identification of the COL2A1 mutation in patients with type I Stickler syndrome using RNA from freshly isolated peripheral white blood cells. Genet Test Mol Biomarkers. 2011;15:231–7.
102. Zhidkova NI, Justice SK, Mayne R. Alternative mRNA processing occurs in the variable region of the pro- α1(XI) and pro-α2(XI) collagen chains. J Biol Chem. 1995;270:9486–93.

# 第 4 章 玻璃体细胞因子与胎儿玻璃体血管退化

Kenneth M. P. Yee, Edward P. Feener, Benbo Gao,
Lloyd Paul Aiello, Michele C. Madigan, Jan Provis,
Fred Ross–Cisneros, Alfredo A. Sadun, J. Sebag

## 本章要点



**关键词**
玻璃体;胚胎发育;玻璃体血管;玻璃体固有血管;晶状体血管膜;瞳孔膜;血管退化;细胞因子;IPBA;免疫组织化学

K.M.P. Yee, BS·J. Sebag, MD, FACS, FRCOphth, FARVO
(✉) VMR Institute for Vitreous Macula Retina, 7677 center Avenue, suite 400, Huntington Beach, CA 92647, USA
Doheny Eye Institute, Los Angeles, CA USA
e–mail: jsebag·VMRinstitute.com

E.P.Feener, PhD·B. Gao, PhD
Departm ent of Medicine, Harvard Medical School, Boston, MA, USA
Beetham Eye Institute, Joslin diabetes Center, Boston, MA, USA

L.P. Aiello, MD, PhD, FARVO
Beetham Eye Institute, Joslin Diabetes Center, Boston, MA, USA
Department of Ophthalmology, Harvard Medical School, Boston, MA, USA

M.C. Madigan, PhD, OD
School of Optometry and Vision Science, University of New South Wales, Sydney, NSW, Australia
Save Sight Institute, Sydney University, Sydney, NSW, Australia

J. Provis, PhD, FARVO
ANU Medical School, Australian National University, Canberra, Australia

A.A. Sadun, MD, PhD, FARVO·F. Ross-Cisneros
Doheny Eye Institute/UCLA, Los Angeles, CA, USA

**核心概念**

1. 胎儿玻璃体血管的退化对于获得正常视力是非常重要的过程,它能影响玻璃体、视网膜及其他眼部结构的正常发育。
2. 虽然玻璃体血管退化的时间轴已经明确,但参与其中的分子机制却不是很明确。最近的小鼠蛋白质生物学研究发现了770种蛋白,而在人类的研究中发现了896种独特的蛋白。为了明确参与玻璃体血管退化的分子机制及通路,许多研究正在进行,如在妊娠4~6个月时人类胎儿蛋白质组学变化及胎儿与成人玻璃体不同之处的比较。
3. 完全的玻璃体血管退化需要许多复杂机制同时有序地进行。细胞凋亡、表达增加的抗血管生成因子、表达减少的内皮生存因子、巨噬细胞,或许还有外部刺激,都参与了玻璃体血管的退化。

## 1. 引言

胎儿玻璃体血管在正常眼部发育的过程中起到了很重要的作用。玻璃体动脉是一条大血管,它从视盘发出,穿过玻璃体并在此处发出分支,继续延伸向晶状体后表面,与晶状体血管膜(TVL)相汇合,后者能够为胎儿晶状体发育提供营养(图4.1)。为了使屈光介质透明并获得正常视力,人类的所有胚胎时期的脉管系统在出生时都会退化。这种玻璃体血管的退化过程非常复杂,需要多系统的共同参与。这种退化的机制尚不明确,但可以通过了解这种胎儿血管的形成而获得一些线索。一项关于人类胚胎期玻璃体的研究显示,在胚胎7周时便出现了由原始红细胞和成血管细胞集合组成的血岛[1]。这些细胞集合体表达有造血干细胞标志,这些标志的配体在晶状体及视网膜中高浓度表达,可能起到了引导这些细胞聚集形成胚胎期玻璃体血管结构的作用[2]。

玻璃体血管的退化可以建立透明的屈光介质,使光线到达眼底,因此对胎儿玻璃体血管形成及退化机制的进一步认识有助于了解玻璃体血管残留导致的青少年期视力损害。这种过程的机制还能够让人了解自然情况下机体是如何诱导血管退化的。如果以上这些谜团得以揭示,将会开展一系列全新的关于病理性血管形成的有效治疗方法的研究,许多疾病伴有病理性血管形成,如渗出性年龄相关性黄斑退行性变、缺血性增生性(糖尿病性及其他)视网膜病变及转移癌。

## 2. 玻璃体血管的结构

1928年,Ida Mann首次描述了玻璃体血管系统的解剖结构[2]。当时研究玻璃体结构是很困难的,因为在保存胎儿玻璃体结构时,组织固定方法会破坏其结构并且新离体的玻璃体在解剖上也存在难度。裂隙灯显微镜活组织检查可观察到Cloquet管,它是一个位于玻璃体的重要的透明中空结构,出生前玻璃体血管便在该处通过。活体固定组织成像技术的发展使得更加详细的玻璃体血管检查成为可能。

玻璃体血管最早大约出现在人类胚胎发育第四周(见第7章"玻璃体发育与发育性疾病")。它的主干为玻璃体动脉(HA)并分支为玻璃体固有血管(VHP)。VHP是一种血管网,它继续向远端分支形成晶状体血管膜(TVL)的密集毛细血管网,到达并附着于晶状体后部[2],并继续向前延伸形成瞳孔膜(PM)覆盖晶状体前部(图4.1)。发育良好的灵长类玻璃体血管是一种小动脉,其超微结构为无窗孔内膜、多层平滑肌层组成中膜、结缔组织组成外膜,以及血管周围鞘。玻璃体动脉分支血管网包括玻璃体

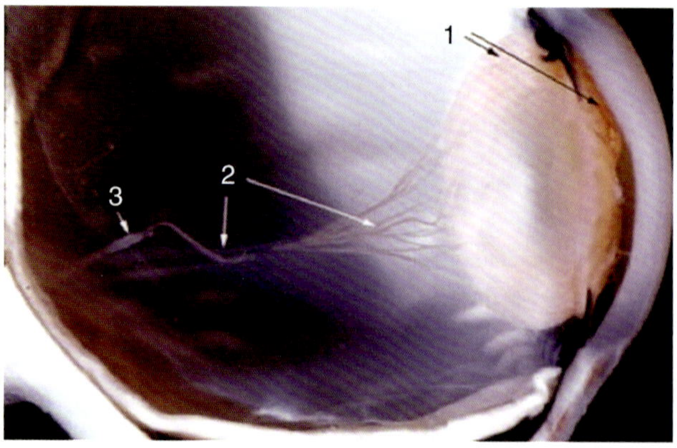


图4.1 晶状体血管膜(TVL)围绕着晶状体并为晶状体的发育提供养分(1);玻璃体固有血管(2)从玻璃体动脉(3)发出,并与TVL相吻合。

固有血管、晶状体血管膜及瞳孔膜，瞳孔膜是一种 A-1α 型毛细血管，其内膜无窗孔，外膜也不完整，并且在各层之间还存在基底膜[3]。

玻璃体血管的内皮细胞通过紧密连接及桥粒连接相连，并且各个相邻内皮细胞之间存在封闭小带[4]。由于内皮细胞之间的紧密连接，玻璃体血管及其分支并不会使荧光染料漏出[3]。现在发现有一部分杂合子人群，他们含有与人类玻璃体血管有关的白细胞派生的玻璃体细胞[4]。玻璃体血管的另一个特征就是不含相应的静脉。所有玻璃体血管都是动脉，血液通过脉络膜血管回流[5]。

## 3. 胎儿玻璃体血管退化时间轴

### 3.1 低等哺乳动物

小鼠、大鼠和兔子的玻璃体血管正常形成过程基本上是一致的。但与人类不同的是，这些物种的玻璃体血管在出生之后才开始退化。小鼠的玻璃体脉管系统在胚胎期第 10.5 天时开始形成，直至胚胎期第 13.5 天时发育完全。组成 TVL 的内皮细胞在胚胎期第 17.5 天时便开始凋亡，但 TVL 会持续存在直至出生后 16 天，并在出生后 14~30 天逐渐退化[6,7]。啮齿类动物的 VHP 和 PM 在出生后 12~16 天逐渐消失，而兔类的 VHP 和 PM 在出生后 10~12 天逐渐消失[8]。在大鼠玻璃体血管退化的过程中，外膜细胞及内皮细胞也都发生了凋亡。毛细血管的凋亡主要发生在出生后 10~20 天[9]。最早大约在出生后第 3 天便可观察到晶状体后部的毛细血管发生变化，但其实它内部细微结构的变化发生较晚[10]。

### 3.2 人类

当胚胎发育至 48mm 大小时（9 孕周），胎儿玻璃体内部的脉管系统已发育完全，之后玻璃体血管便开始发生退化[2,4]。这种退化始于 12~13 孕周，并在 35~36 孕周完全退化[1,6,11,12]。但这并不是一成不变的，研究显示，有的玻璃体血管在 18 孕周时还没出现退化，直到 29 孕周时才完全退化[13]。体内超声检查可以在 20 孕周观察到玻璃体血管，但它的退化在妊娠早期便已经开始了，而到 30 孕周时通常就不能观察到玻璃体动脉了[14]。同样的，参与玻璃体血管退化的细胞刺激因子也比上述细胞变化先出现。

当胚胎发育至 65mm 大小时，随着血管的不断延伸与变薄，胚胎玻璃体血管的萎缩开始明显，最先是 VHP，然后是 TVL，最后是 PM。在胎儿 8.5 个月时，上述这些血管才完全退化。在妊娠 8 个月时，玻璃体动脉的主干逐渐萎缩并最终消失。细胞碎片及巨噬细胞填补了留下的空腔，阻止了血液流通并促进了血管的坏死与巨噬作用[15]。剩下的萎缩的血管在它们与主干血管失去连接后有时候会因为内皮细胞和（或）其基底膜的弹性而发生迂曲[2]。

在出生前，最多出生后 4 周之内，血管壁是萎缩且无细胞的，空腔被血栓填补[3]。虽然人们对于玻璃体血管发育及退化的时间轴的认识很完善，但明确的分子机制（尤其是人类的），还没有研究透彻。通过研究玻璃体视网膜退化的细胞因子表达及关键信号和机制，我们会有进一步的发现。

## 4. 玻璃体细胞因子表达

最新的关于人类胚胎期玻璃体的蛋白质生物学研究在 12~20 孕周这一阶段（即玻璃体退化的早期阶段）筛选出了参与的 896 种蛋白多肽[16]。这类研究将继续开展，直到明确人类胚胎玻璃体的蛋白质组与年轻人的区别，以及确定识别到的蛋白质的表达水平是否与胎儿玻璃体血管退化有关。

通过 IPA 通路分析，对一部分数据进行生物信息学评估，发现蛋白质合成通路明显减少[16]，这与细胞凋亡过程中细胞代谢减少，以及血管退化时细胞的死亡相一致。图 4.2a 显示，许多这些随着玻璃体血管退化而在玻璃体表达明显减少的蛋白质，都与细胞质内的蛋白合成通路相关。

由于初级的细胞性玻璃体会被非细胞性的胶原次级玻璃体所取代，结缔组织合成过程中的蛋白质含量会增高。图 4.2b 显示在玻璃体血管退化过程中大量增多的蛋白质，其中很大一部分都参与了胶原的合成和结缔组织的形成[16]。结缔组织通路中增加的那些蛋白大多是细胞外蛋白。

在这一过程中，自由基清除通路会明显降低[16]。活性氧（ROS）可诱导多组织中的细胞凋亡。自由基

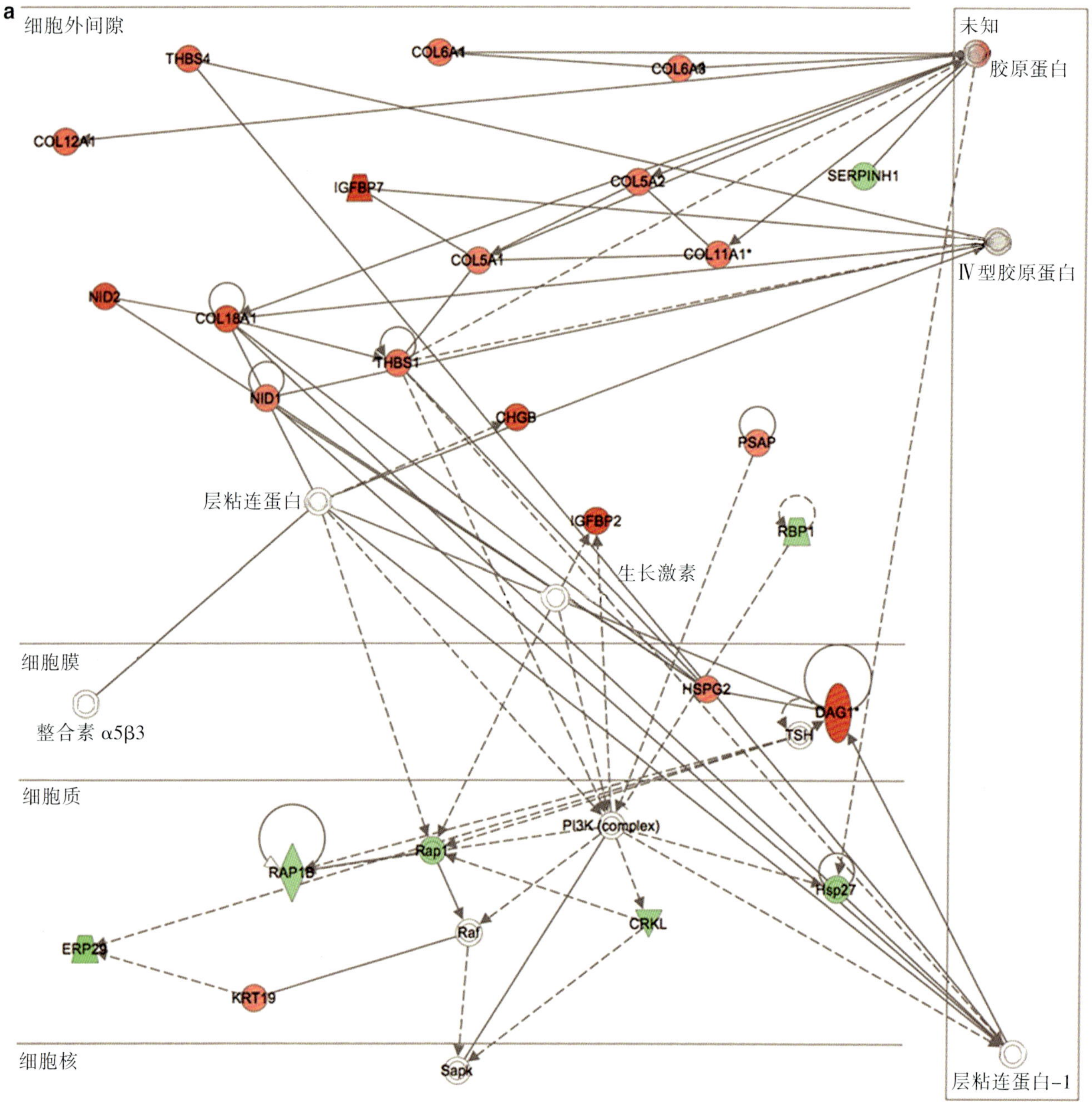


图 4.2 (a)随着胶原性次级玻璃体的形成,结缔组织通路也随之上调(Bonferroni 调整后 $P<0.000\ 05$)。如图所示,这种大量的上调现象都发生在细胞外间隙内(红色为上调)。值得注意的是细胞外间隙的定位。(待续)

还会引起一系列的氧化反应，这会引起细胞损伤或死亡。抗氧化剂与氧自由基相结合会中断这一过程。因此,在玻璃体血管的退化过程中,自由基清除路径的减少会使得经过 ROS 途径的凋亡减少。与上述相一致的是,IPA 生物信息分析显示,许多在玻璃体血管退化过程中表达减少的蛋白质都与自由基清除相关。

在 14~20 孕周,参与小分子生化过程的蛋白质也明显减少[16]。小分子(<900Da)的主要功能是调节生物学过程,它们可以通过细胞膜迅速弥散,使得其生物利用度增加，从而令这些调节分子到达细胞内并作用于细胞内相应位点[19,20]。与观察到的结果相一致，随着玻璃体发育过程中细胞性原始玻璃体被非细胞性的次级玻璃体取代，细胞对于小分子依赖的生物学调节的需求会有所减少。

根据 *Science Signaling* 杂志(http://stke.sci-

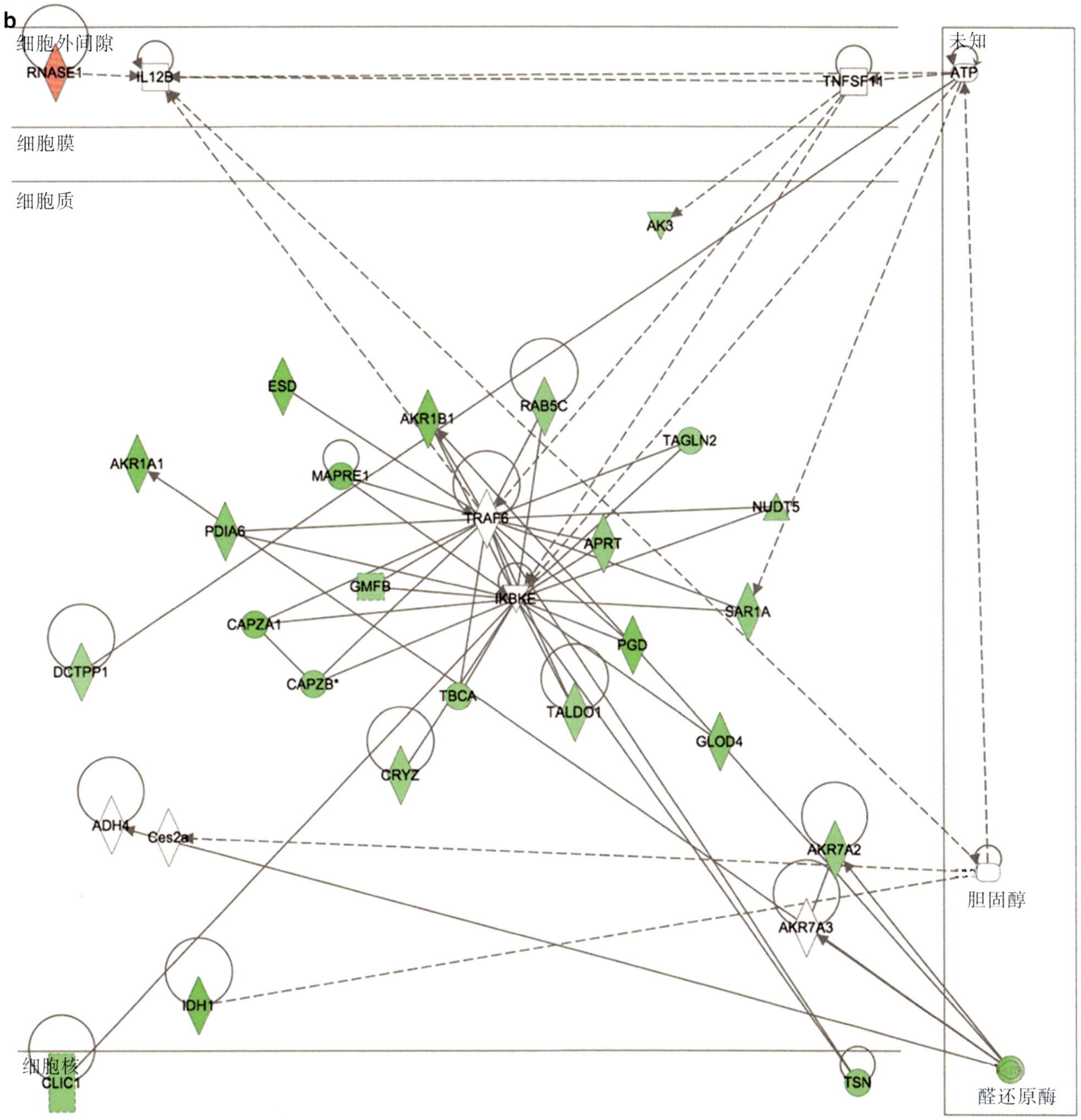


图 4.2(续)　(b)小分子生化通路在同一期间表现为活动减少，说明了在非细胞性的次级玻璃体的形成及玻璃体血管的退化过程中，氧诱导的细胞凋亡起到了很重要的作用，而细胞内的一些反应过程有所减少。如图所示，这些减少的活动都发生在细胞质内(Bonferroni 调整后 $P<0.000\ 05$，绿色为下调)。值得注意的是细胞质中的定位。

encemag.org/about/help/cm.dtl)，典型信号通路是一种能够“代表特定信号分子或通路性质理想的或普遍的通路”。在人类胚胎期玻璃体，由 IPA 分子信息分析确定的两种最相关的经典通路分别为 EIF2 信号通路与蛋白质泛素化通路[16]。在 12~20 孕周，参与这些经典通路的分子有所减少。EIF2 调节 mRNA 的转录及各种刺激下的蛋白质合成。细胞蛋白质合成需要的减少可能是 EIF2 活动的减少及玻璃体血管的退化的原因，因为在这个阶段，非细胞性的玻璃体已经基本形成了。蛋白质泛素化通路在短寿命调节蛋白的退化过程中起了重要作用，这一过程中包含了许多细胞过程，包括细胞凋亡、细胞增殖，以及转录调节[21]。在蛋白质泛素化途径中分子减少有可能是因为在非细胞性的次级玻璃体形成后，内皮细胞增殖过程、促凋亡因子或复合蛋白等对信号的需求减少了。

### 4.1 小鼠模型的玻璃体胚胎发育的比较分析

在一项针对出生后小鼠玻璃体发育的组织学与蛋白质生物学研究中[22]，玻璃体血管网在妊娠后第1天(PGD 1)还很明显，但在PGD 16时就已经基本退化完全并失去其功能了。双向电泳检查被用于研究小鼠玻璃体血管退化期间(PGD 1~16)的蛋白质表达谱，并发现了770种蛋白质斑点[21]。检测到的蛋白质斑点的数量及容量从PGD 1至PGD 16逐渐减少。这与人类胚胎玻璃体研究的发现相似，该研究发现在玻璃体血管退化过程中蛋白质减少的量是其增长量的3倍[16]。在小鼠玻璃体中，PGD 1斑点容量增加的蛋白质数量到了PGD 16有所减少。这些在妊娠后早期表达活跃的蛋白质说明了这些特定蛋白可能参与了玻璃体血管退化。该研究还发现了在PGD 1斑点容量减少的蛋白质到PDG 16时数量会增加[21]。

在玻璃体血管退化过程中，不同蛋白质数量的减少及蛋白质表达水平的变化与在此期间富含血管的原始玻璃体被大量非细胞性的次级玻璃体所代替有关系。虽然人类与小鼠蛋白质表达谱的整体变化是相似的，但是在人类与小鼠的研究，均未发现已知的蛋白质在表达上有明显变化，在一定程度上限制了动物实验结果在人类身上的适用性。在小鼠身上，PGD 1上调的蛋白质参与了能量代谢及细胞增殖发育，在PGD 16上调的蛋白质是肿瘤-凋亡相关性蛋白或炎性蛋白质。

## 5. 胎儿血管退化的机制

有许多机制参与了正常的玻璃体血管退化过程。玻璃体本身能够抑制血管形成，同时还能抑制37%的兔角膜上肿瘤诱导的新生血管形成[23]。凋亡、自噬、巨噬、血管生成抑制、存活因子表达减少，以及一些外界环境因子都参与了玻璃体血管的退化。所有这些生物过程可能都是由细胞因子发动与促进的，这些细胞因子受蛋白质复合体调节的影响，而且就像上文提到的那样，这种调节有上调也有下调。

### 5.1 凋亡

凋亡已经被明确证明了会导致胎儿玻璃体血管的退化。促凋亡蛋白，即B淋巴细胞瘤-2基因(bcl-2)家族Bax和Bak在促进玻璃体血管退化的过程中起到了重叠作用。在bax(-/-)bak(-/-)的小鼠身上没有观察到完全的玻璃体血管退化，这说明只有两种蛋白同时出现缺陷才会导致玻璃体血管病理性的持续存在[24]。在上述的人类胚胎期玻璃体研究中，Bax蛋白的α亚型在玻璃体血管退化进展到最大阶段时有所减少[16]。随着玻璃体血管退化的进展，越来越少的内皮细胞会留存并发生凋亡，这也许解释了为什么促凋亡的Bax会在玻璃体血管退化的最后阶段有所减少[21]。这两种促凋亡的bcl-2的蛋白，只要存在其一，便能使玻璃体的血管完全退化[23]。

Bim是bcl-2家族的另一个成员，它会影响玻璃体血管的凋亡。小鼠并不表达Bim，使得玻璃体血管退化的过程明显减慢[25]。有趣的是，在小鼠身上，缺少bcl-2并不影响玻璃体血管的退化[26]。

玻璃体细胞是眼部唯一一种表达所有4种转化生长因子-β(TGF-β)的细胞[27]。玻璃体细胞产生的TGF-β可能参与了玻璃体血管的凋亡过程(见第10章“玻璃体细胞与玻璃体视网膜生理和病理”)。TGF-β能通过SMAD或DAXX通路诱导凋亡并可抑制血管内皮细胞的增生，虽然TGF-β同时也能促进血管新生[28]。TGF-β在诱导玻璃体血管退化之前还参与了Arf启动子激活过程[29]。Arf通过不依赖肿瘤蛋白53(p53)的方式调节血管退化[30]。ALK-1是TGF-β的1型受体，它在玻璃体血管的退化过程中也起到了一定的作用，它的过度表达会抑制碱性成纤维细胞生长因子诱导的角膜新生血管形成[31]。TGF-β2存在于人类玻璃体发育早期，它的定位与玻璃体血管网的发育与退化有关[32]。p53基因存在缺陷的小鼠，其部分玻璃体血管会持续存在，这些血管最终会变为与持续增生的原始玻璃体相似的纤维血管斑块。这说明了p53依赖的凋亡在玻璃体血管退化过程中的重要性[33]。

催乳素(PRL)经过蛋白水解后变为能有效促凋亡及具有抗血管形成功能的 16K-PRL 碎片。通过玻璃体内部注射抗 PRL 抗体,新生小鼠的玻璃体血管凋亡得以抑制,这说明了 PRL 在血管退化过程中也起到了一定的作用[34]。

在有玻璃体存在的情况下，培养的牛内皮细胞的生存能力会降低[35],玻璃体内的抗坏血酸被证实为一种凋亡引导因子。与玻璃体内浓度相似的抗坏血酸会降低内皮细胞的生存能力，抑制新生血管形成,这一作用可被抗氧化剂完全抑制[36]。

## 5.2 巨噬作用

巨噬细胞会通过吞噬死亡细胞、诱导血管内皮细胞凋亡来重塑眼部组织并诱导玻璃体血管退化[35]。小鼠体内成熟的巨噬细胞若受到干扰,会导致 PM 在正常退化后还能持续存在 14 天[37]。这说明了巨噬细胞积极参与了玻璃体血管细胞的死亡。人类玻璃体和玻璃体细胞条件培养基在体外显示出通过剂量与时间依赖的方式来抑制人类玻璃体血管内皮细胞生长的特点[38,39]。电镜及免疫染色显示,巨噬细胞和玻璃体细胞（类巨噬细胞）与玻璃体血管相邻,并且这些细胞被认为对于玻璃体血管退化十分重要[8,36,41]。PM 周围的巨噬细胞的形态学及免疫表型特征与成熟大鼠玻璃体内的玻璃体细胞相似[42]。巨噬细胞及血管内皮细胞的相互作用可考虑为 Wnt 和血管生成素(Ang)通路的协同作用,但现在并不清楚巨噬细胞是如何被激活，以及它们与血管内皮细胞相互作用的机制。

### 5.2.1 巨噬细胞黏附于玻璃体血管

神经损伤诱导蛋白(Ninjuurin1,Ninj1)在巨噬细胞内短暂上调，这会使得巨噬细胞与其他细胞及抑制的黏附增强,并且能刺激巨噬细胞内 Wnt7b 的表达。Ninj1 过度表达的巨噬细胞会使 Ang1 减少而 Ang2 增加，从而引起玻璃体血管内皮细胞的凋亡[35]。巨噬细胞在细胞-细胞黏附的过程中会表达 Ninj1 来增加细胞凋亡信号。

骨膜蛋白(POSTN)也参与了细胞黏附与迁移。POSTN 由眼内的巨噬细胞分泌,并可能会通过增强巨噬细胞与玻璃体血管的黏附来促进血管的退化[43]。在人类胚胎第 4~6 个月并没有观察到玻璃体骨膜蛋白有明显表达水平的变化[16]。

水通道蛋白 4(AQP4)在大鼠星形胶质细胞内的过度表达会延缓玻璃体血管的退化[44]。在玻璃体血管持续存在时,星形胶质细胞异常移动至玻璃体,使玻璃体血管进入鞘中，阻碍巨噬细胞正常黏附于血管内皮细胞，从而阻止了巨噬细胞依赖的玻璃体血管退化[44]。

### 5.2.2 巨噬细胞诱导的凋亡

阻碍巨噬细胞与玻璃体血管的黏附会阻止吞噬作用，从而延缓玻璃体血管的退化。巨噬细胞的另一个功能是在玻璃体毛细血管退化过程中直接诱导了细胞的程序性死亡。去除巨噬细胞后会导致正常血管内皮细胞的持续存在;这些内皮细胞不能正常凋亡,会表达细胞内酯酶并继续合成 DNA[45]。巨噬细胞通过诱导 PM 内皮细胞的凋亡来使目标细胞死亡。在 PM 退化的过程中，细胞会表现出凋亡的特征,尤其是含有凝缩染色质及核小体破碎 DNA 的凋亡小体。凋亡会发生在正常血管的个别细胞或是发生在整个毛细血管段的全长[41]。在小鼠中,如果缺少一种参与小鼠眼部血管形成的分泌调节蛋白 norrin,会影响巨噬细胞诱导的玻璃体血管内皮细胞的凋亡,从而延迟了血管的退化[46,47]。虽然先前的研究认为存在一种两阶段过程，但凋亡及巨噬细胞依赖的凋亡是玻璃体血管退化的关键。小鼠的 PM 退化从由巨噬细胞引发的凋亡开始，之后是内皮细胞的同步性死亡,这可能是由血流的中断和(或)缺少生存因子(如 VEGF)造成的[48]。

## 5.3 血管形成抑制

许多血管抑制及抗血管形成机制在玻璃体血管退化中起到了十分重要的作用。玻璃体血管退化会受血管生成促进因素的下调及中和,和(或)血管生成抑制因素的上调增强的影响。

### 5.3.1 血管形成的促进因素

玻璃体血管的退化可能是由内源性生存因子下降至某一阈值而引起的[2]。血小板源性生长因子(PDGF)在血管形成过程中起到了重要作用[49],在巢蛋白强化剂控制下的PDGF-B的过度表达会延迟小鼠玻璃体血管的退化[50]。

血管内皮生长因子(VEGF)是另一种参与血管发生(vasculogenesis,无血管存在时形成新的血管)及血管新生(angiogenesis,从已存在的血管形成新血管)的信号蛋白。VEGF-A对于正常玻璃体血管的形成很必要。如果小鼠晶状体内缺乏VEGF-A,会阻止瞳孔膜(PM)的毛细血管形成,但不会影响视网膜表面的玻璃体血管[51]。VEGF-A的中和会使玻璃体和视网膜的血管明显减少[52]。在玻璃体血管退化的过程中,VEGF在晶状体的表达会上升并还会持续至成年。由晶状体分泌的VEGF会促进胎儿血管的形成,但是其减少并没有导致这些血管的退化[53]。

血管生成素-2(Ang2)是一种生长因子,对于生理性、病理性血管形成及生理性但非氧诱导的血管退化起重要作用。缺乏Ang2的小鼠不出现玻璃体血管的退化[54]。

成纤维细胞生长因子(FGF)蛋白能有效促进内皮细胞分裂,并会诱导这些细胞形成血管样结构。在转基因小鼠体内抑制FGF会使玻璃体血管退化失败,最终导致玻璃体内大量新生血管形成[55]。

### 5.3.2 血管形成的抑制因素

玻璃体是新生血管形成的有效抑制因素,许多分子已被证实[56]。Lutty等发现玻璃体的抗血管活性是剂量依赖性的,并且对毛细血管内皮细胞及主动脉内皮细胞尤为有效。他们还发现常见的糖胺聚糖,如硫酸角质素、硫酸软骨素-C及透明质酸都存在于玻璃体,但明显不会抑制血管形成[57]。另一方面,发现一种MW=6.2K的部分提纯的蛋白能在体外抑制血管内皮细胞的增殖[58]。在另一研究中,一种源于牛玻璃体5.7K的糖蛋白可能通过干扰胶原酶活性来抑制血管形成[59]。

血小板反应蛋白(TSP/THBS)是有效的血管形成抑制因子,可以直接影响内皮细胞的迁移、增殖、存活和凋亡,并能对抗VEGF生物活性[60]。缺少血小板反应蛋白1(TSP-1-/-)的小鼠的玻璃体血管退化会发生延迟。上述人类胚胎期玻璃体蛋白质组学的研究显示,在玻璃体血管退化的过程中,TSP1和TSP4的前体的分别有增加的表达。抗VEGF的TSP的表达增加与玻璃体血管退化有关[16]。

XⅧ型胶原-α1(COL18A)是一种细胞外基质蛋白[61],它经过蛋白水解后会产生内皮抑素,后者是一种小鼠及人类体内的内源性血管生成抑制因素[62,63]。内皮抑素影响许多与细胞活动或细胞发育相关的通路,从而抑制血管形成。内皮抑素能抑制增殖中的内皮细胞的细胞周期控制和抗凋亡机制,还能有效抑制内皮细胞的迁移[64]。内皮抑素通过影响FGF信号转导,扰乱细胞-细胞、细胞-基质的黏附和重组来阻止内皮细胞的迁移[65]。敲除COL18A基因的小鼠表现出玻璃体血管退化延迟,这大多是由于缺乏内皮抑素[66]。上述人类胚胎期玻璃体蛋白质组学的研究发现,在玻璃体血管退化期间COL18A的表达增加,使其能够有效抗血管形成,可能在玻璃体退化过程中起到一定作用[16]。

色素上皮衍生因子(PEDF),也被称为丝氨酸蛋白酶抑制剂F1(SERPINF1),是一种能够抗新生血管的多功能分泌蛋白[67-69]。研究发现,PEDF能够影响恶性周围神经鞘膜瘤、抑制小鼠模型中葡萄膜黑色素瘤肝转移的进展并能够用于不同种类恶性肿瘤的治疗[70-72]。在眼部,PEDF能抑制视网膜新生血管形成及内皮细胞增殖[73,74]。在小鼠中,PEDF基因敲除后对玻璃体血管退化的影响最小[75];然而在上述人类胚胎期玻璃体蛋白质组学的研究发现,PEDF的表达有所增加[16]。人类与小鼠模型之间缺乏一致性,使得人们怀疑以小鼠为模型对于研究人类玻璃体血管退化是否有价值。

机体对于导致血管退化内源性因子的反应性可能发生了变化,从而影响了血管的生长或退化。这一机制存在于增生性糖尿病性视网膜病变(PDR)患者的玻璃体中,这类患者的溶血磷脂酸(LPA)最近被证实能够促进血管的退化。但是,PDR患者的玻璃体对LPA反应不敏感,可以通过药理学途径改善。因此,对退化因子,如自然存在于玻璃体LPA的反应性降低,会导致一系列PDR病理生理学改变[76]。这一概念能否运用于玻璃体血管退化,目前还不清楚。

## 5.4 自噬作用

自噬与凋亡在形态学上不同,因为细胞发生自噬而死亡时不存在伴有继发细胞质空泡形成的染色质凝聚[77]。另外,吞噬细胞与通过自噬而死亡的细胞无关[78,79]。在小鼠模型中,Kim 等发现了表达于退化的玻璃体血管的 LC3 和裂解的胱天蛋白酶,它们分别被认为是自噬和凋亡的标志物。透射电子显微镜还显示了自噬体的胞质分离，这是自噬的一大特征。自噬 LC3 阳性的细胞通过一种时间依赖的方式逐渐减少。一种低氧模型显示,LC3-Ⅱ通过时间依赖的方式减少，另外还显示在缺氧条件下可诱导自噬。西罗莫司(雷帕霉素)浓度>100ng/mL 时会激活细胞自噬通路,从而减少血管内皮细胞的存活能力,促进玻璃体血管的退化[79]。3-甲基腺嘌呤是一种自噬阻滞剂,虽不能完全抑制玻璃体血管的退化,但能在很大程度上削弱它。Kim 等首次发现,玻璃体退化是被凋亡及自噬所诱导的,另外,自噬还能进一步增强玻璃体血管的退化[80]。

## 5.5 外部刺激

在玻璃体血管和 PM 退化发生在一种两阶段的反应中,这种反应由巨噬细胞依赖的凋亡激活,接下来是由于血流中断和(或)生存因子减少而直接导致的内皮细胞的同步性死亡[8,36,81]。玻璃体血管的退化同时伴有血液流速的逐渐减少，后者被认为是玻璃体血管退化的主要原因[82]。有研究显示,玻璃体血管退化依赖于在此之前出现的邻近血管收缩[83]。

扫描电子显微镜检查显示，与暴露于空气中的小鼠相比,暴露于浓缩二氧化碳、氧气及氮气的混合气体中的小鼠其玻璃体血管退化会产生明显的差异，但新生血管形成在这两种小鼠体内并没有观察到差异[84]。

小鼠眼部血管发育也严重依赖于一种光反应通路，黑暗环境中饲养的小鼠在出生后 8 天还有玻璃体血管存在,直到出生后 15 天血管才退化,这说明了黑暗环境下饲养会导致血管的退化延迟。另外，出生后 5 天细胞凋亡水平有所下降，这与之前玻璃体血管持续存在的情况下的发现一致[85]。黑素蛋白也被认为能够介导光依赖的玻璃体血管发育，因为它早期表达于人类与小鼠身上，并且早在小鼠出生后 10 天便发挥作用,另外也因为它同时表达于邻近视网膜和玻璃体血管的视网膜细胞中[86]。Opn4 黑素蛋白编码基因变异(Opn4-/-)的小鼠其正常的玻璃体血管会从出生后第 1 天持续存在至第 8 天，直至出生后 15 天才完全退化,说明了这种情况下血管的异常存在并不会持续太久。黑暗环境中饲养的 Opn4-/-变异的小鼠，其 VEGF-A 水平是正常饲养小鼠的 7 倍之高。另外，在妊娠后期开始进行黑暗饲养或是 Opn4 变异会对血管发育造成类似影响，这说明血管发育依赖于黑素蛋白的光反应通路[85]。令人意外的是，这种刺激玻璃体血管退化关键的光反应阶段是在出生前而不是在出生时发生的。

# 6. 多样的蛋白

肌营养不良蛋白是一种核纤维层蛋白受体营养不良相关的糖蛋白,由 α 和 β 两种亚单位组成。它在形成胶质-血管连接、大脑血管及血脑屏障的过程中起到了重要作用,还参与了包括基底膜合成、细胞存活及细胞迁移等在内的许多基础过程[87-89]。肌营养不良蛋白还在黏附和黏附介导的信号传导中起到了跨膜支架蛋白的作用。肌营养不良蛋白还能将信号从细胞外传导至细胞内或是作为细胞外基质和细胞骨架之间的物理连接[90]。

免疫染色(图 4.3)发现在细胞膜上存在肌营养不良蛋白，同时肌营养不良蛋白作为一种跨膜蛋白存在于孕 14 周时的玻璃体血管内皮细胞连接处[16]。肌营养不良蛋白在玻璃体血管退化过程中的作用还是未知的，缺失肌营养不良蛋白会增加前列腺肿瘤形成的风险[91,92],故需要进一步研究其在眼部的作用。

抑制蛋白-1 是一种细胞胞质和细胞骨架蛋白,用免疫染色方法可以确定其位于玻璃体细胞和玻璃体血管内皮细胞(图 4.4a)。但是在胎儿发育的 4~6 个月没有发现明显的免疫染色强度的变化[16]。抑制蛋白-1 能抑制内皮细胞的迁移和增殖[93],这对于玻璃体血管的退化是很必要的。

丛生蛋白（载脂蛋白 J）是一种分泌性伴侣蛋白,参与细胞死亡、肿瘤生长和神经退行性改变,如阿尔茨海默病。凝聚素抑制(促凋亡的)Bax 进入线粒体,从而减少细胞凋亡[94]。虽然仍有争议,但凝聚素还可能参与了动脉硬化。有些研究显示它还参与了抗炎过程，还有一些显示凝聚素能够抑制或促进血管平滑肌细胞增殖和保护内皮细胞[95]。

对于人类胎儿眼球的免疫组织化学染色发现，

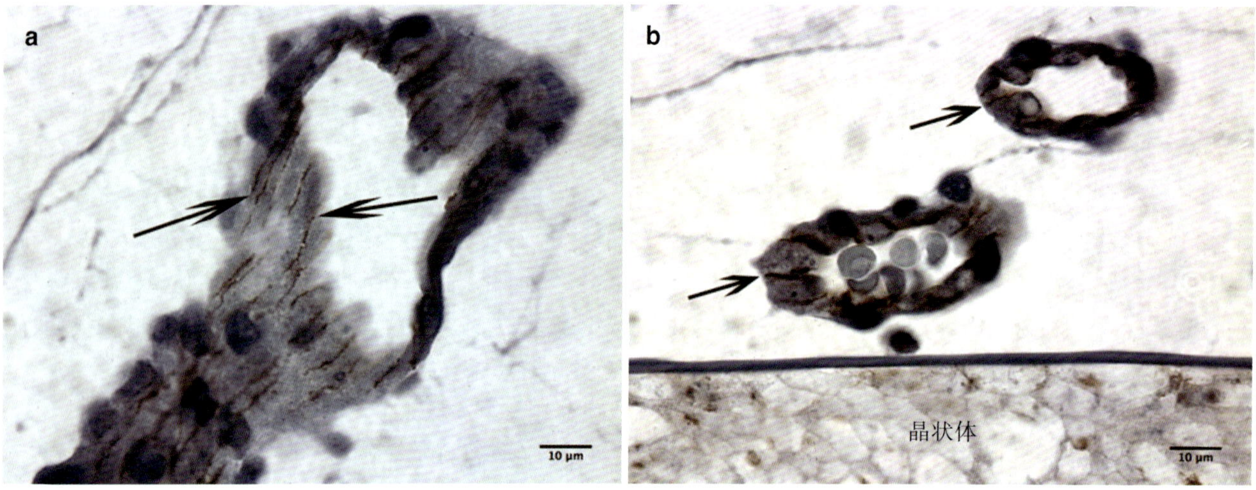


图 4.3 免疫染色发现肌营养不良蛋白存在于玻璃体血管内皮细胞连接处的细胞膜上(箭头所示)。在 14 孕周的人类胎儿的玻璃体上可见肌营养不良蛋白存在于玻璃体血管主干(a)及晶状体固有动脉(b)的内皮细胞连接处。

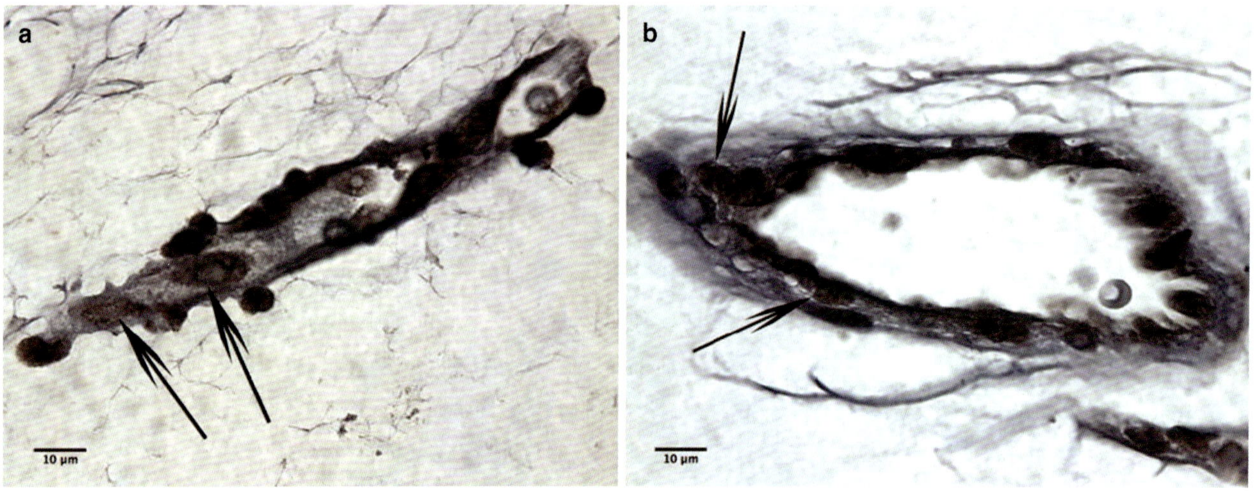


图 4.4 抑制蛋白-1(箭头所示)位于 14 孕周人类胎儿的玻璃体动脉内皮细胞(a)和玻璃体固有血管(b)。

玻璃体血管内丛生蛋白染色呈阳性。虽然这项研究局限于有限数量的病例,但研究结果显示在 14 孕周(图 4.5a)时,在玻璃体血管结构并没有观察到丛生蛋白,但到了 18 周(图 4.5b 箭头)能观察到玻璃体血管上丛生蛋白的存在[16]。

神经钙黏附蛋白 (N-Cadherin、Cadherin-2),属于钙黏附蛋白大家族中的一部分,它是一种钙依赖的细胞-细胞黏附糖蛋白。神经钙黏附蛋白对于肿瘤的转移至关重要,因为它破坏了内皮细胞间的连接结构,加速了跨内皮细胞的转移过程[96]。内皮细胞连接结构的破坏对于玻璃体血管的退化过程也很重要。通过荧光染色,14 孕周(图 4.6a)时胎儿玻璃体血管内皮细胞内并没有发现神经钙黏附蛋白,但可在 18 周时的内皮中发现(图 4.6b 在组成 TVL 内皮细胞胞质内发现了 N-Cadherin)[16]。由于只有有限的标本进行研究,这一发现还需要更多的研究来进一步证实。

血小板内皮细胞黏附分子 1(PECAM-1),也称为 CD31,参与了白细胞迁移、血管生成及整合过程[97]。在一个氧诱导缺血性视网膜病变(OIR)的小鼠模型的视网膜新生血管中,PECAM-1 缺乏(PECAM-1-/-)会减少视网膜血管且增加视网膜血

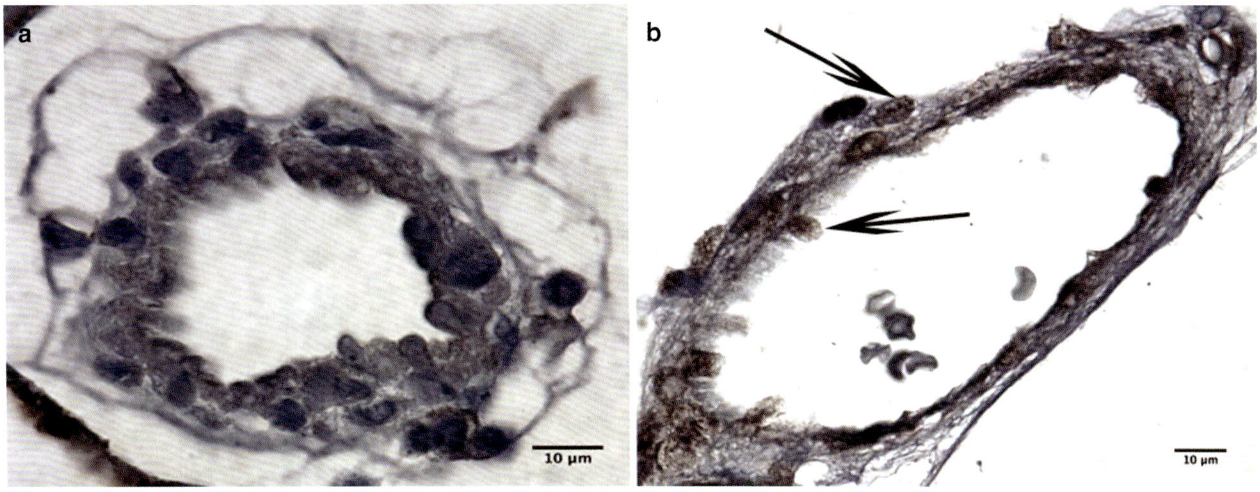


图 4.5　丛生蛋白。在 14 孕周时，在玻璃体血管结构并没有观察到丛生蛋白(a)，但 18 孕周时能观察到晶状体血管膜血管内皮细胞(箭头所示)上丛生蛋白的存在(b)。

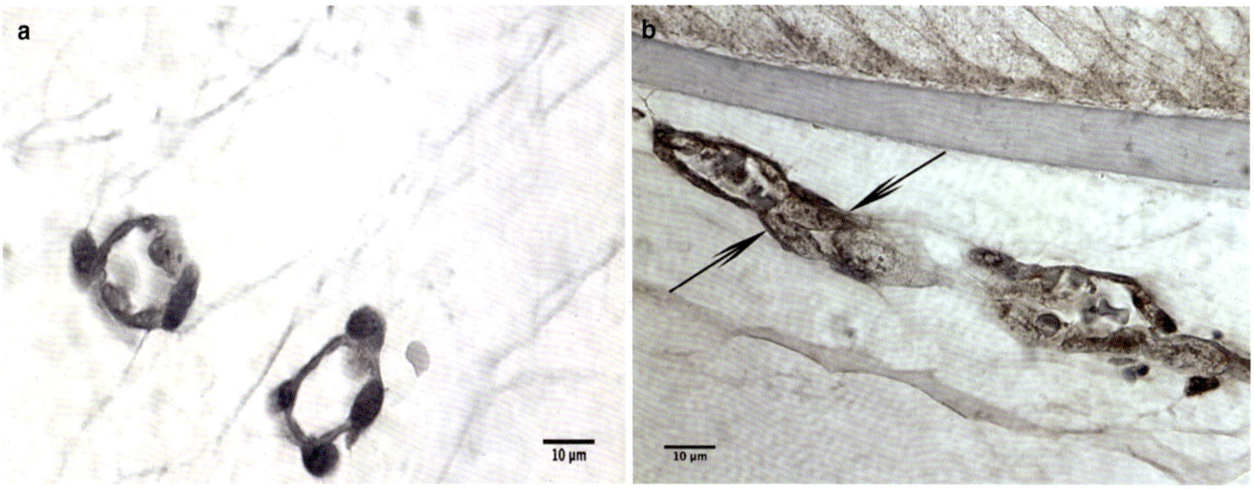


图 4.6　神经钙黏附蛋白。在 14 孕周(a)时，在玻璃体血管结构并没有观察到 N-钙黏附蛋白，但 18 孕周(b)时能观察到晶状体血管膜血管内皮细胞的细胞质中的神经钙黏附蛋白(箭头所示)。

管的凋亡。但 PECAM-1 缺乏似乎不会影响邻近玻璃体血管的退化[98]。

旋光蛋白是一种细胞外基质糖蛋白，它存在于整个玻璃体并与玻璃体胶原纤维相连[99,100]。旋光蛋白是一种能调节细胞外基质黏附的抗血管形成蛋白，它通过完全抑制内皮细胞与胶原的相互作用，从而阻止对于促血管形成信号来说必要的强黏附[101]。在人类视网膜色素上皮(RPE)细胞中，由于缺氧和分泌 VEGF，旋光蛋白的产生减少[102]。虽然旋光蛋白能促进血管形成并抑制视网膜前新生血管的形成，但它看起来不会影响玻璃体血管的退化或视网膜血管的发育[102,103]。这与下述的发现相一致，即虽然旋光蛋白的前体及片段存在于人类胎儿玻璃体中，但在胎儿发育中期它的水平并没有明显的上升或下降[16]。

## 7. 基因的影响

虽然很多蛋白质都被证实参与了胎儿玻璃体血管的退化，但上游的基因对于正常或病变玻璃体的影响却不为人所知。一些研究证实了某些特异基因能够影响玻璃体血管的退化。

内皮细胞的特异基因敲除了转录因子血清反应

因子(SRF)或是敲除了SRF的辅因子心肌蛋白相关转录因子A和B(但不是SRF辅因子Eph样激酶1和4)后,会损伤内皮顶端细胞伸出的丝状伪足,从而导致小鼠的玻璃体血管持续存在[104]。

小鼠内发生的一种称为fierce(frc)的自发突变发生了核受体Nr2e1基因(也叫Tix)的缺失,这一基因对于正常的发育是很重要的。这种异常玻璃体血管退化出现在具有三种明确基因背景(C57BL/6J, 129P3/JEms和B6129F1)下的frc小鼠身上[105]。在这些小鼠玻璃体内观察到了同时有大血管和小血管,这些血管靠近视神经和周边视网膜,说明玻璃体血管并没有正常进行凋亡和退化[104]。鼠类INK4a位点编码肿瘤抑制蛋白p16(INK4a)和p19(ARF)。INK4a-/-的小鼠在玻璃体血管退化方面存在缺陷[106]。

近期有报道显示,发生非典型的视蛋白黑视素基因(Opn4)突变或是黑暗饲养的小鼠在出生后8天仍有玻璃体血管存在,并且伴有视网膜血管的过度生长,后者这一现象可以用光反应通路对于眼部血管形成至关重要这一事实来解释[85]。这一研究发现,黑素蛋白光反应通路通常会抑制视网膜神经元数量,限制了缺氧,造成的结果就是通过视网膜神经元限制了VEGF-A的定位表达[84]。

## 8. 结论

人类胎儿玻璃体血管的退化对于玻璃体、视网膜,以及周围眼部结构的发育都至关重要。虽然现在建立了玻璃体血管发育的时间轴,特别是在低等哺乳动物中,但是关于人类玻璃体血管退化的准确过程和分子机制的了解却很少。最近关于胚胎鼠和人类玻璃体的蛋白质组学研究显示,许多不同的蛋白和通路都参与了玻璃体血管的退化。这些研究发现完全的玻璃体血管退化需要一系列复杂的机制参与。细胞凋亡、表达增加的抗血管生成因子、表达减少的内皮生存因子、巨噬细胞,或许还有外部刺激都参与了玻璃体血管的退化。了解这些过程有助于我们进一步认识眼部,或许还有机体其他部位的病理性新生血管形成,还可能指导我们获取新的治疗方法。

**缩略语**

| | |
|---|---|
| ALK-1 | 活化素受体样激酶 |
| Ang | 血管生成素 |
| AQP | 水通道蛋白 |
| CD | 分化群 |
| $CO_2$ | 二氧化碳 |
| COL18 | XⅧ型胶原 |
| ED | 胚胎日 |
| EM | 电子显微镜 |
| FGF | 成纤维细胞生长因子 |
| HA | 玻璃体动脉 |
| LPA | 溶血磷脂酸 |
| MPNST | 恶性周围神经鞘瘤 |
| $N_2$ | 氮气 |
| Ninj1 | 神经损伤诱导蛋白 |
| $O_2$ | 氧气 |
| OIR | 氧诱导缺血性视网膜病变 |
| PDGF | 血小板源性生长因子 |
| PDR | 增生性糖尿病性视网膜病变 |
| PECAM | 血小板内皮细胞黏附分子 |
| PEDF | 色素上皮衍生因子 |
| PM | 瞳孔膜 |
| POSTN | 骨膜蛋白 |
| PRL | 催乳素 |
| ROS | 活性氧 |
| RPE | 视网膜色素上皮 |
| SEM | 扫描电子显微镜 |
| TEM | 透射电子显微镜 |
| TGF-β | 转化生长因子-β |
| TSP/THBS | 血小板反应蛋白 |
| TVL | 晶状体血管膜 |
| VEGF | 血管内皮生长因子 |
| VHP | 玻璃体固有血管 |

# 参考文献


1. McLeod DS, Hasegawa T, Baba T, Grebe R, Galtierd'Auriac I, Merges C, Edwards M, Lutty GA. From blood islands to blood vessels: morphologic observations and expression of key molecules during hyaloid vascular system development. Invest Ophthalmol Vis Sci. 2012;53(13):7912–27.
2. Mann IC. The relations of the hyaloid canal in the foetus and in the adult. J Anat. 1928;62(3):290–6.
3. Hamming NA, Apple DJ, Gieser DK, Vygantas CM. Ultrastructure of the hyaloid vasculature in primates. Invest Ophthalmol Vis Sci. 1977;16(5):408–15.
4. Zhu M, Provis JM, Penfold PL. The human hyaloid system: cellular phenotypes and inter-relationships. Exp Eye Res. 1999;68(5):553–63.
5. Saint-Geniez M, D'Amore PA. Development and pathology of the hyaloid, choroidal and retinal vasculature. Int J Dev Biol. 2004;48(8–9):1045–58.
6. Mitchell CA, Risau W, Drexler HC. Regression of vessels in the tunica vasculosa lentis is initiated by coordinated endothelial apoptosis: a role for vascular endothelial growth factor as a survival factor for endothelium. Dev Dyn. 1998;213(3):322–33.
7. Barishak YR. Embryology of the eye and its adnexae. Dev Ophthalmol. 1992;24:1–142.
8. Ito M, Yoshioka M. Regression of the hyaloid vessels and pupillary membrane of the mouse. Anat Embryol (Berl). 1999;200(4):403–11.
9. Taniguchi H, Kitaoka T, Gong H, Amemiya T. Apoptosis of the hyaloid artery in the rat eye. Ann Anat. 1999;181(6):555–60.
10. el-Hifnawi E, el-Hifnawi A, Frankenberg C, Keeler C. Ultrastructure and regression of the tunica vasculosa lentis in newborn Wistar rats. Ann Anat. 1994;176(2):143–9.
11. Zhu M, Madigan MC, van Driel D, Maslim J, Billson FA, Provis JM, et al. The human hyaloid system: cell death and vascular regression. Exp Eye Res. 2000;70(6):767–76.
12. Ko MK, Chi JG, Chang BL. Hyaloid vascular pattern in the human fetus. J Pediatr Ophthalmol Strabismus. 1985;22(5):188–93.
13. Achiron R, Kreiser D, Achiron A. Axial growth of the fetal eye and evaluation of the hyaloid artery: in utero ultrasonographic study. Prenat Diagn. 2000;20(11):894–9.
14. Birnholz JC, Farrell EE. Fetal hyaloid artery: timing of regression with US. Radiology. 1988;166(3):781–3.
15. Jack RL. Regression of the hyaloid vascular system. An ultrastructural analysis. Am J Ophthalmol. 1972;74(2):261–72.
16. Sebag J, Yee KMP, Madigan MC, Aiello LP, Sadun AA. Bioinformatic analysis of embryonic human vitreomics. Invest Ophthalmol Vis Sci (ARVO Abstract 4928). 2012.
17. Armstrong RA. When to use the Bonferroni correction. Ophthalmic Physiol Opt. 2014. Epub ahead of print.
18. Aickin M, Gensler H. Adjusting for multiple testing when reporting research results: the Bonferroni vs. Holm methods. Am J Public Health. 1996;86(5):726–8.
19. Dougherty TJ, Pucci MJ. Antibiotic discovery and development. New York: Springer; 2011.
20. Veber DF, Johnson SR, Cheng HY, Smith BR, Ward KW, Kopple KD. Molecular properties that influence the oral bioavailability of drug candidates. J Med Chem. 2002;45(12):2615–23.
21. Komander D. The emerging complexity of protein ubiquitination. Biochem Soc Trans. 2009;37(Pt 5):937–53.
22. Albè E, Chang JH, Azar NF, Ivanov AR, Azar DT. Proteomic analysis of the hyaloid vascular system regression during ocular development. J Proteome Res. 2008;7(11):4904–13.
23. Preis I, Langer R, Brem H, Folkman J. Inhibition of neovascularization by an extract derived from vitreous. Am J Ophthalmol. 1977;84(3):323–8.
24. Hahn P, Lindsten T, Tolentino M, Thompson CB, Bennett J, Dunaief JL. Persistent fetal ocular vasculature in mice deficient in bax and bak. Arch Ophthalmol. 2005;123(6):797–802.
25. Wang S, Park S, Fei P, Sorenson CM. Bim is responsible for the inherent sensitivity of the developing retinal vasculature to hyperoxia. Dev Biol. 2011;349(2):296–309.
26. Wang S, Sorenson CM, Sheibani N. Attenuation of retinal vascular development and neovascularization during oxygen-induced ischemic retinopathy in Bcl-2–/–mice. Dev Biol. 2005;279(1):205–19.
27. Lutty GA, Merges C, Threlkeld AB, Crone S, McLeod DS. Heterogeneity in localization of isoforms of TGF-beta in human retina, vitreous, and choroid. Invest Ophthalmol Vis Sci. 1993;34(3):477–87.
28. Elliott RL, Blobe GC. Role of transforming growth factor beta in human cancer. J Clin Oncol. 2005;23(9):2078–93.
29. Zheng Y, Devitt C, Liu J, Iqbal N, Skapek SX. Arf induction by Tgfβ is influenced by Sp1 and C/ebpβ in opposing directions. PLoS One. 2013;8(8):e70371.
30. McKeller RN, Fowler JL, Cunningham JJ, Warner N, Smeyne RJ, Zindy F, Skapek SX. The Arf tumor suppressor gene promotes hyaloid vascular regression during mouse eye development. Proc Natl Acad Sci USA. 2002;99(6):3848–53.
31. Albe E, Escalona E, Rajagopal R, Javier JA, Chang JH, Azar DT. Proteomic identification of activin receptor-like kinase-1 as a differentially expressed protein during hyaloid vascular system regression. FEBS Lett. 2005;579(25):5481–6.
32. Sukhikh GT, Panova IG, Smirnova YA, Milyushina LA, Firsova NV, Markitantova YV, et al. Expression of transforming growth factor-β2in vitreous body and adjacent tissues during prenatal development of human eye. Bull Exp Biol Med. 2010;150(1):117–21.
33. Reichel MB, Ali RR, D'Esposito F, Clarke AR, Luthert PJ, Bhattacharya SS, et al. High frequency of persistent hyperplastic primary vitreous and cataracts in p53-deficient mice. Cell Death Differ. 1998;5(2):156–62.
34. Dueñas Z, Rivera JC, Quiróz-Mercado H, Aranda J, Macotela Y, Montes de Oca P. Prolactin in eyes of patients with retinopathy of prematurity: implications for vascular regression. Invest Ophthalmol Vis Sci. 2004;45(7):2049–55.
35. Hanashima C, Namiki H. Reduced viability of vascular endothelial cells by high concentration of ascorbic acid in vitreous humor. Cell Biol Int. 1999;23(4):287–98.
36. Lee HJ, Ahn BJ, Shin MW, Jeong JW, Kim JH, Kim KW. Ninjurin1 mediates macrophage-induced programmed cell death during early ocular development. Cell Death Differ. 2009;16(10):1395–407.
37. Lang RA, Bishop JM. Macrophages are required for cell death and tissue remodeling in the developing mouse eye. Cell. 1993;74(3):453–62.
38. Jacobson B, Basu PK, Hassany SM. Vascular endothelial cell growth inhibitor of normal and pathologic vitreous. Arch Ophthalmol. 1984;102:1543–5.
39. Jacobson B, Dorfman T, Basu PK, et al. Inhibition of vascular endothelial cell growth and trypsin activity by vitreous. Exp Eye Res. 1985;41:581–95.
40. Zhu M, Penfold PL, Madigan MC, Billson FA. Effect of human vitreous and hyalocyte-derived factors on vascular endothelial cell growth. Aust N Z J Ophthalmol. 1997;25 Suppl 1:S57–60.
41. Lang R, Lustig M, Francois F, Sellinger M, Plesken H. Apoptosis during macrophage-dependent ocular tissue remodelling. Development. 1994;120:3395–403.
42. McMenamin PG, Djano J, Wealthall R, Griffin BJ. Characterization of the macrophages associated with the tunica vasculosa lentis of the rat eye. Invest Ophthalmol Vis Sci. 2002;43(7):2076–82.
43. Arima M, Yoshida S, Nakama T, Ishikawa K, Nakao S, Yoshimura T, et al. Involvement of periostin in regression of hyaloid vascular system during ocular development. Invest Ophthalmol Vis Sci. 2012;53(10):6495–503.
44. Zhang C, Asnaghi L, Gongora C, Patek B, Hose S, Ma B, et al. A developmental defect in astrocytes inhibits programmed regression of the hyaloid vasculature in the mammalian eye. Eur J Cell Biol. 2011;90(5):440–8.
45. Diez-Roux G, Lang RA. Macrophages induce apoptosis in normal

cells in vivo. Development. 1997;124(18):3633–8.
46. Luhmann UF, Lin J, Acar N, Lammel S, Feil S, Grimm C, et al. Role of the Norrie disease pseudoglioma gene in sprouting angiogenesis during development of the retinal vasculature. Invest Ophthalmol Vis Sci. 2005;46(9):3372–82.
47. Ohlmann AV, Adamek E, Ohlmann A, Lütjen-Drecoll E. Norrie gene product is necessary for regression of hyaloid vessels. Invest Ophthalmol Vis Sci. 2004;45(7):2384–90.
48. Meeson AP, Argilla M, Ko K, Witte L, Lang RA. VEGF deprivation-induced apoptosis is a component of programmed capillary regression. Development. 1999;126(7):1407–15.
49. Schultz GS, Grant MB. Neovascular growth factors. Eye (Lond). 1991;5(2):170–80.
50. Edqvist PH, Niklasson M, Vidal-Sanz M, Hallböök F, Forsberg-Nilsson K. Platelet-derived growth factor over-expression in retinal progenitors results in abnormal retinal vessel formation. PLoS One. 2012;7(8):e42488.
51. Garcia CM, Shui YB, Kamath M, DeVillar J, Johnson RS, Gerber HP, et al. The function of VEGF-A in lens development: formation of the hyaloid capillary network and protection against transient nuclear cataracts. Exp Eye Res. 2009;88(2):270–6.
52. Feeney SA, Simpson DA, Gardiner TA, Boyle C, Jamison P, Stitt AW. Role of vascular endothelial growth factor and placental growth factors during retinal vascular development and hyaloid regression. Invest Ophthalmol Vis Sci. 2003;44(2):839–47.
53. Shui YB, Wang X, Hu JS, Wang SP, Garcia CM, Potts JD. Vascular endothelial growth factor expression and signaling in the lens. Invest Ophthalmol Vis Sci. 2003;44(9):3911–9.
54. Hackett SF, Wiegand S, Yancopoulos G, Campochiaro PA. Angiopoietin-2 plays an important role in retinal angiogenesis. J Cell Physiol. 2002;192(2):182–7.
55. Rousseau B, Larrieu-Lahargue F, Bikfalvi A, Javerzat S. Involvement of fibroblast growth factors in choroidal angiogenesis and retinal vascularization. Exp Eye Res. 2003;77(2):147–56.
56. Felton SM, Brown GC, Felberg NT, Federman JL. Vitreous inhibition of tumor neovascularization. Arch Ophthalmol. 1979;97(9):1710–3.
57. Lutty GA, Thompson DC, Gallup JY. Vitreous – an inhibitor of retinal extract-induced neovascularization. Invest Ophthalmol Vis Sci. 1983;24:52–6.
58. Raymond L, Jacobson B. Isolation and identification of stimulatory and inhibiting growth factors in bovine vitreous. Exp Eye Res. 1982;34:267–86.
59. Taylor CM, Weiss JB. Partial purification of a 5.7K glycoprotein from bovine vitreous which inhibits both angiogenesis and collagenase activity. Biochem Biophys Res Commun. 1985;133(3):911–6.
60. Lawler PR, Lawler J. Molecular basis for the regulation of angiogenesis by thrombospondin-1 and –2. Cold Spring Harb Perspect Med. 2012;2(5):a006627.
61. Felbor U, Dreier L, Bryant RA, Ploegh HL, Olsen BR, Mothes W. Secreted cathepsin L generates endostatin from collagen XVIII. EMBO J. 2000;19(6):1187–94.
62. O'Reilly MS, Boehm T, Shing Y, Fukai N, Vasios G, Lane WS, Flynn E, Birkhead JR, Olsen BR, Folkman J. Endostatin: an endogenous inhibitor of angiogenesis and tumor growth. Cell. 1997;88(2):277–85.
63. Ständker L, Schrader M, Kanse SM, Jürgens M, Forssmann WG, Preissner KT. Isolation and characterization of the circulating form of human endostatin. FEBS Lett. 1997;420(2–3):129–33.
64. Shichiri M, Hirata Y. Antiangiogenesis signals by endostatin. FASEB J. 2001;15(6):1044–53.
65. Dixelius J, Larsson H, Sasaki T, Holmqvist K, Lu L, Engström A. Endostatin-induced tyrosine kinase signaling through the Shb adaptor protein regulates endothelial cell apoptosis. Blood. 2000;95(11):3403–11.
66. Hurskainen M, Eklund L, Hägg PO, Fruttiger M, Sormunen R, Ilves M, et al. Abnormal maturation of the retinal vasculature in type XVIII collagen/endostatin deficient mice and changes in retinal glial cells due to lack of collagen types XV and XVIII. FASEB J. 2005;19(11):1564–6.
67. Tombran-Tink J, Aparicio S, Xu X, Tink AR, Lara N, Sawant S, et al. PEDF and the serpins: phylogeny, sequence conservation, and functional domains. J Struct Biol. 2005;151(2):130–50.
68. Sawant S, Aparicio S, Tink AR, Lara N, Barnstable CJ, Tombran-Tink J. Regulation of factors controlling angiogenesis in liver development: a role for PEDF in the formation and maintenance of normal vasculature. Biochem Biophys Res Commun. 2004;325(2):408–13.
69. Rychli K, Huber K, Wojta J. Pigment epithelium-derived factor (PEDF) as a therapeutic target in cardiovascular disease. Expert Opin Ther Targets. 2009;13(11):1295–302.
70. Sundararajan V, Bohensky MA, Moore G, Brand CA, Lethborg C, Gold M, Murphy MA, Collins A, Philip J. Mapping the patterns of care, the receipt of palliative care and the site of death for patients with malignant glioma. J Neurooncol. 2014;116:119–26.
71. Shoji S, Nakano M, Tomonaga T, Kim H, Hanai K, Usui Y, et al. Value of metastin receptor immunohistochemistry in predicting metastasis after radical nephrectomy for pT1 clear cell renal cell carcinoma. Clin Exp Metastasis. 2013;30(5):607–14.
72. Zheng D, Chen H, Davids J, Bryant M, Lucas A. Serpins for diagnosis and therapy in cancer. Cardiovasc Hematol Disord Drug Targets. 2013;13(2):123–32.
73. Mori K, Duh E, Gehlbach P, Ando A, Takahashi K, Pearlman J, et al. Pigment epithelium-derived factor inhibits retinal and choroidal neovascularization. J Cell Physiol. 2001;188(2):253–63.
74. Duh EJ, Yang HS, Suzuma I, Miyagi M, Youngman E, Mori K, et al. Pigment epithelium-derived factor suppresses ischemia-induced retinal neovascularization and VEGF-induced migration and growth. Invest Ophthalmol Vis Sci. 2002;43(3):821–9.
75. Huang Q, Wang S, Sorenson CM, Sheibani N. PEDF-deficient mice exhibit an enhanced rate of retinal vascular expansion and are more sensitive to hyperoxia-mediated vessel obliteration. Exp Eye Res. 2008;87(3):226–41.
76. Aranda J, Motiejunaite R, Silva P, Aiello LP, Kazlauskas A. Regression activity that is naturally present in vitreous becomes ineffective as patients develop proliferative diabetic retinopathy. Diabetologia. 2013;56(6):1444–53.
77. Kroemer G, Galluzzi L, Vandenabeele P, Abrams J, Alnemri ES, Baehrecke EH, et al. Classification of cell death: recommendations of the Nomenclature Committee on Cell Death 2009. Cell Death Differ. 2009;16(1):3–11.
78. Baehrecke EH. Autophagy: dual roles in life and death? Nat Rev Mol Cell Biol. 2005;6:505–10.
79. Clarke PG. Developmental cell death: morphological diversity and multiple mechanisms. Anat Embryol (Berl). 1990;181:195–213.
80. Kim JH, Kim JH, Yu YS, Mun JY, Kim KW. Autophagy-induced regression of hyaloid vessels in early ocular development. Autophagy. 2010;6(7):922–8.
81. Meeson A, Palmer M, Calfon M, Lang R. A relationship between apoptosis and flow during programmed capillary regression is revealed by vital analysis. Development. 1996;122(12):3929–38.
82. Brown AS, Leamen L, Cucevic V, Foster FS. Quantitation of hemodynamic function during developmental vascular regression in the mouse eye. Invest Ophthalmol Vis Sci. 2005;46(7):2231–7.
83. Browning J, Reichelt ME, Gole GA, Massa H. Proximal arterial vasoconstriction precedes regression of the hyaloid vasculature. Curr Eye Res. 2001;22(6):405–11.
84. Bischoff PM, Wajer SD, Flower RW. Scanning electron microscopic studies of the hyaloid vascular system in newborn mice exposed to $O_2$ and $CO_2$. Graefes Arch Clin Exp Ophthalmol. 1983;220(6):257–63.
85. Rao S, Chun C, Fan J, Kofron JM, Yang MB, Hegde RS, et al. A direct and melanopsin-dependent fetal light response regulates mouse eye development. Nature. 2013;494(7436):243–6.
86. Tarttelin EE, Bellingham J, Bibb LC, Foster RG, Hankins MW, Gregory-Evans K, Gregory-Evans CY, Wells DJ, Lucas RJ. Expression of Opsin genes early in ocular development of humans and mice. Exp Eye Res. 2003;76(3):393–6.
87. Kálmán M, Mahalek J, Adorján A, Adorján I, Pócsai K, Bagyura

Z, Sadeghian S. Alterations of the perivascular dystrophin-dystroglycan complex following brain lesions. An immunohistochemical study in rats. Histol Histopathol. 2011;26:1435–52.
88. Sotgia F, Lee H, Bedford MT, Petrucci T, Sudol M, Lisanti MP. Tyrosine phosphorylation of beta-dystroglycan at its WW domain binding motif, PPxY, recruits SH2 domain containing proteins. Biochemistry. 2001;40(48):14585–92.
89. Rambukkana A, Yamada H, Zanazzi G, Mathus T, Salzer JL, Yurchenco PD, Campbell KP, Fischetti VA. Role of alpha-dystroglycan as a Schwann cell receptor for Mycobacterium leprae. Science. 1998;282(5396):2076–9.
90. Moore CJ, Winder SJ. Dystroglycan versatility in cell adhesion: a tale of multiple motifs. Cell Commun Signal. 2010;8:3.
91. Mitchell A, Mathew G, Jiang T, Hamdy FC, Cross SS, Eaton C. Dystroglycan function is a novel determinant of tumor growth and behavior in prostate cancer. Prostate. 2013;73(4):398–408.
92. Sgambato A, De Paola B, Migaldi M, Di Salvatore M, Rettino A, Rossi G, Faraglia B, Boninsegna A, Maiorana A, Cittadini A. Dystroglycan expression is reduced during prostate tumorigenesis and is regulated by androgens in prostate cancer cells. J Cell Physiol. 2007;213(2):528–39.
93. Ding Z, Joy M, Bhargava R, Gunsaulus M, Lakshman N, Miron-Mendoza M, Petrol M, Condeelis J, Wells A, Roy P. Profilin-1 downregulation has contrasting effects on early vs late steps of breast cancer metastasis. Oncogene. 2013. doi:10.1038/onc.2013.166 [Epub ahead of print].
94. Er E, Oliver L, Cartron PF, Juin P, Manon S, Vallette FM. Review: Mitochondria as the target of the pro-apoptotic protein Bax. Biochim Biophys Acta. 2006;1757:1301–11.
95. Kim HJ, Yoo EK, Kim JY, Choi YK, Lee HJ, Kim JK, et al. Protective role of clusterin/apolipoprotein J against neointimal hyperplasia via antiproliferative effect on vascular smooth muscle cells and cytoprotective effect on endothelial cells. Arterioscler Thromb Vasc Biol. 2009;29(10):1558–64.
96. Qi J, Chen N, Wang J, Siu CH. Transendothelial migration of melanoma cells involves N-Cadherin-mediated adhesion and activation of the β-Catenin signaling pathway. Mol Biol Cell. 2005;16(9):4386–97.
97. "Gene ID: PECAM1 platelet/endothelial cell adhesion molecule 1," last modified 25 Feb 2014, http://www.ncbi.nlm.nih.gov/gene/18613.
98. Dimaio TA, Wang S, Huang Q, Scheef EA, Sorenson CM, Sheibani N. Attenuation of retinal vascular development and neovascularization in PECAM-1-deficient mice. Dev Biol. 2008;315(1):72–88.
99. Ramesh S, Bonshek RE, Bishop PN. Immunolocalisation of opticin in the human eye. Br J Ophthalmol. 2004;88(5):697–702.
100. Le Goff MM, Bishop PN. Focus on molecules: opticin. Exp Eye Res. 2007;85(3):303–4.
101. Le Goff MM, Sutton MJ, Slevin M, Latif A, Humphries MJ, Bishop PN. Opticin exerts its anti-angiogenic activity by regulating extracellular matrix adhesiveness. J Biol Chem. 2012;287(33):28027–36.
102. Ma J, Zhu TP, Moe MC, Ye P, Yao K. Opticin production is reduced by hypoxia and VEGF in human retinal pigment epithelium via MMP-2 activation. Cytokine. 2012;59(1):100–7.
103. Le Goff MM, Lu H, Ugarte M, Henry S, Takanosu M, Mayne R, et al. The vitreous glycoproteinopticin inhibits preretinal neovascularization. Invest Ophthalmol Vis Sci. 2012;53(1):228–34.
104. Weinl C, Riehle H, Park D, Stritt C, Beck S, Huber G, et al. Endothelial SRF/MRTF ablation causes vascular disease phenotypes in murine retinae. J Clin Invest. 2013;123(5):2193–206.
105. Young KA, Berry ML, Mahaffey CL, Saionz JR, Hawes NL, Chang B, et al. Fierce: a new mouse deletion of Nr2e1; violent behaviour and ocular abnormalities are background-dependent. Behav Brain Res. 2002;132(2):145–58.
106. Cheong C, Sung YH, Lee J, Choi YS, Song J, Kee C, Lee HW. Role of INK4a locus in normal eye development and cataract genesis. Mech Ageing Dev. 2006;127(7):633–8.

# 第 5 章 糖尿病性玻璃体病变

Jesse Gale, Lloyd Paul Aiello, J. Sebag

## 本章要点

1. 引言
2. 糖尿病的生化改变
   2.1 晚期糖基化终末产物
   2.2 蛋白激酶 C
   2.3 醛糖还原酶
   2.4 氨基己糖
   2.5 氧化应激
3. 糖尿病性视网膜病变
   3.1 流行病学
   3.2 糖尿病性视网膜病变的病理生理学
      3.2.1 糖尿病性视网膜病变与神经视网膜
      3.2.2 糖尿病性视网膜血管病变
4. 糖尿病性玻璃体病变
   4.1 分子改变
      4.1.1 胶原蛋白
      4.1.2 透明质酸
      4.1.3 细胞外基质成分
   4.2 结构改变
      4.2.1 玻璃体视网膜界面
      4.2.2 玻璃体
5. 糖尿病性玻璃体病变的生理学
   5.1 氧生理学
   5.2 旁分泌贮存库
6. 糖尿病性玻璃体病变的治疗
   6.1 药物治疗
      6.1.1 氨基胍嘧啶
      6.1.2 Alagebrium
      6.1.3 维生素 B 衍生物
   6.2 手术治疗
   6.3 药物性玻璃体溶解术
7. 星状玻璃体变性
8. 结论


**关键词**

玻璃体;胶原蛋白;糖尿病;晚期糖基化终末产物;炎症;糖尿病性玻璃体病变;糖尿病性视网膜病变;星状玻璃体变性



J. Gale, MB, ChB, MD
VMR Institute for vitreous Macula Retinea,
7677 Center Avenue, Suite 400
Huntington Beach, CA 92647, USA
Addenbrooke's Hospital, Cambrideg University
Hospitals NHS Foundation Trust, Cambridge, UK
e-mail: jesse. gale@gmail. com

L.P. Aiello, MD, PhD, FARVO
The Beetham Eye Institute, Joslin Diabetes Center
Harvard Medical School, Boston, MA, USA

J. Sebag, MD, FACS, FRCOphth, FARVO(✉)
VMR Institute for Vitreous Macula Retina,
7677 Center Avenue, Suite 400,
Huntington Beach, CA 92647, USA
e-mail: jsebag@VMRinstitute. com

**核心概念**

1. 高血糖导致细胞内产生过氧化物，它引发了一个包括代谢紊乱、转录因子和细胞外信号通路改变的复杂网络。一个重要的结果是糖的氧化和晚期糖基化终末产物的形成，它们在作为其受体的配体和整个机体包括玻璃体的细胞外基质中异常的交联蛋白方面都具有广泛的病理效应。
2. 与衰老不同的是，糖尿病性玻璃体经历了代谢紊乱、胶原蛋白的交联和透明质酸的降解，导致了过早的液化。在糖尿病中，玻璃体皮质是病理信号的毒性物质贮存处，也是视网膜氧合作用的屏障，它被新生血管丛牵绊，引起玻璃体的黏附力增加，而导致玻璃体视网膜的牵拉、玻璃体劈裂和复杂的视网膜前膜的形成。
3. 新兴的治疗方法可以减少蛋白质糖化和其他代谢紊乱的作用，以及通过诸如药物性玻璃体溶解术来消除玻璃体对视网膜的附着，很可能在未来的糖尿病眼病治疗中发挥更大的作用。

## 1. 引言

糖尿病是一种系统性的胰岛素信号紊乱，导致高血糖。高血压和血脂异常经常与之相关。糖尿病可以引起微血管并发症，特别是视网膜病变、肾病、周围神经病变和加速性动脉粥样硬化，最终导致严重的心血管并发症。目前营养过剩造成糖尿病的全球流行[1]。本章的目的是总结糖尿病的无序代谢通路，着重于眼部表现，重点介绍这些生化改变如何改变玻璃体的结构和功能，导致视网膜病变和视力下降。

## 2. 糖尿病的生化改变

在分子和细胞水平上，糖尿病的各种下游后果似乎与过氧化物产物的增加有一定的联系[2,3]。细胞内的高血糖引起了从糖酵解到三羧酸循环(TCA 循环也被称为 Krebs 循环或柠檬酸循环）的代谢产物的过多供给。这就导致了电子对线粒体的电子传递链的过量供应。当超过一定程度，这就导致了线粒体的过氧化物产生的显著增加[2]。这就好比一个阶梯效应或开关，激活了糖尿病的多个下游病理通路[4]。图 5.1 展示了糖尿病中起重要作用的主要的生化通路。

### 2.1 晚期糖基化终末产物

Maillard 反应通常是随着年龄的增长而发生，但在糖尿病患者中会加速[5]。氧化糖分子，尤其是甲基乙二醛，通过形成 Schiff 基底与蛋白质结合，然后慢慢地重新排列成一个更稳定的 Amadori 加合物[6]。糖基化的蛋白质可以重新排列和脱水，进一步产生棕色和荧光色素，也可以作为蛋白质之间的交联物[5]。在像胶原蛋白这样的结构蛋白中，这一过程可以降低蛋白质的溶解度并影响其机械性能(图 5.2)。这些被氧化的、脱水的、交联的蛋白质化合物的改变不可逆转，被统称为晚期糖基化终末产物(AGE)[6]。尽管 AGE 的形成是“普遍的”，但它在糖尿病患者中明显加速，超出了单有高血糖时本应该有的形成速度[6]。过氧化物能抑制 3-磷酸甘油醛脱氢酶(GAPDH)，导致 3-磷酸甘油醛的含量增加，而这种磷酸基会分解成甲基乙二醛[3,4]。

AGE 的糖化前体通过改变细胞内的蛋白质结构和功能，以及改变细胞外基质(ECM)成分或者影响细胞外基质与整合素等细胞受体的相互作用而产生病理效应[3]。从全身来看，AGE 的前体特异性地与内皮细胞、间质细胞、胶质细胞和巨噬细胞的晚期糖基化终末产物受体(RAGE)相结合，导致活性氧的产生和大量激酶的磷酸化，激活了多效性的核转录因子 NF-κB[7,8]。NF-κB 将 AGE 与炎症相关的细胞通路联系起来，如细胞凋亡、细胞运动性和细胞因子表达[8,9]。更为复杂的互联的 AGE 也可以引起 ECM 中持久的结构蛋白，尤其是胶原蛋白发生远期的改变，导致慢性功能的改变，形成 RAGE 病理信号的蓄积[6]。胶原交联也会增加血管的硬度，并且形成糖尿病和高血压之间的分子联系[10,11]。

### 2.2 蛋白激酶 C

细胞内的高血糖和过氧化物抑制 GAPDH，也会增加代谢产物甘油二酯(DAG)的产生，而这是蛋白

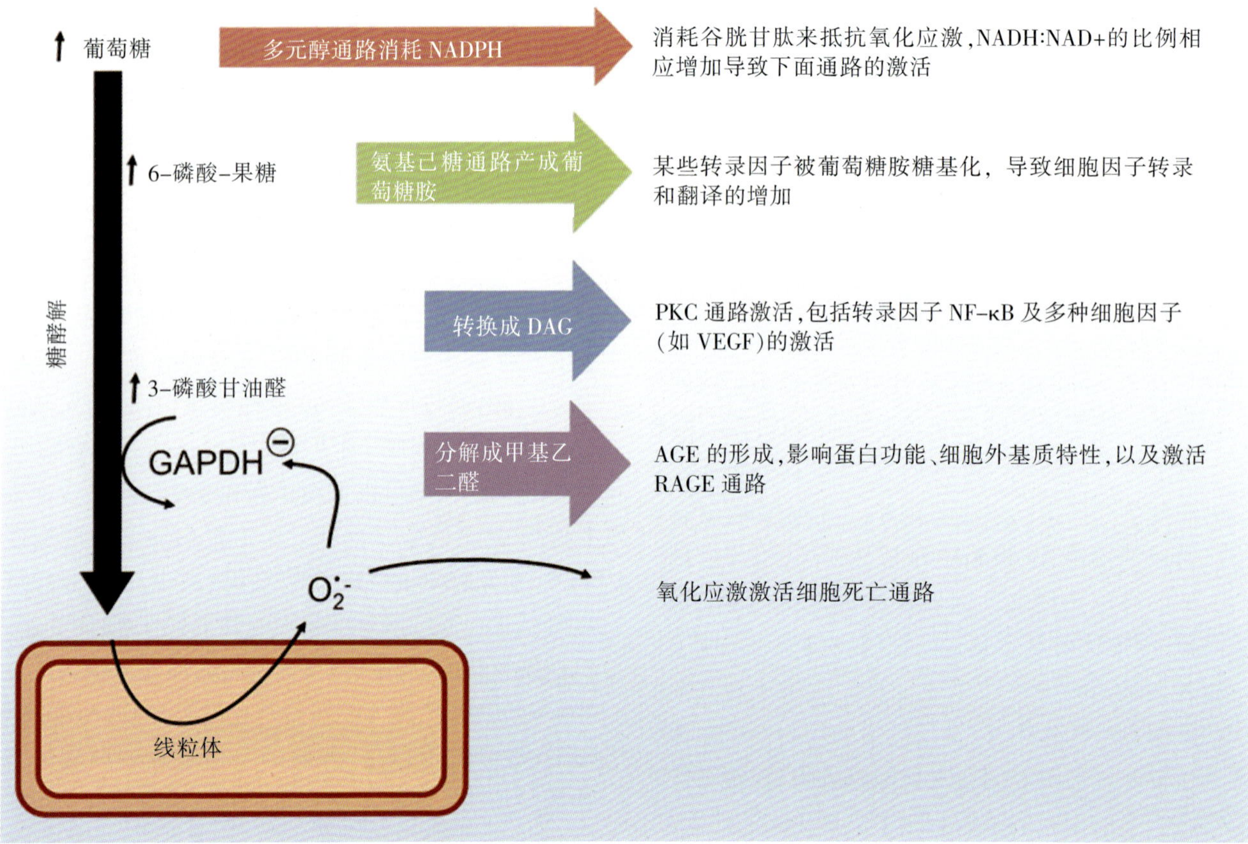


图 5.1 糖尿病的病理路径概要。在电子传递链中过氧化物的生成增加介导了细胞内高血糖的病理效应。过氧化物引起了 3-磷酸甘油醛脱氢酶（GAPDH）的活性抑制，导致代谢产物的积聚，使得代谢转入多元醇和氨基己糖途径，过多生成甘油二酯（DAG）和甲基乙二醛[2-4]。AGE，晚期糖基化终末产物；DAG，甘油二酯；GAPDH，3-磷酸甘油醛脱氢酶；NADPH，还原烟酰胺腺嘌呤二核苷酸磷酸；NADH，烟酰胺腺嘌呤二核苷酸；NF-κB，核转录因子-kappa B；PKC，蛋白激酶 C；RAGE，晚期糖基化终末产物受体；VEGF，血管内皮生长因子。

质激酶 C（PKC）酶家族的特定的生理激活剂[3,12]。RAGE 的激活和醛糖还原酶途径活性的增强也可以通过增加活性氧的生成，以及抑制 GAPDH 来激活 PKC。一旦被激活，PKC 就成为糖尿病的病理过程中一个关键的信使，它的下游效应包括一氧化氮的产生减少和内皮素 1 活性的增加，两者都造成了微血管血流的减少[3]。激活的蛋白质激酶 C 也会激活 NF-κB，并影响血管内皮生长因子（VEGF）、转化生长因子 β（TGF-β）及纤溶酶原激活物抑制剂-1的表达。血管通透性、血管生成、毛细血管闭塞、血管阻塞，以及促炎基因的表达，与糖尿病性视网膜病变的病理过程有直接的相关性。高血糖症也会激活 PKC-δ，导致视网膜血管周细胞死亡[13]。

已经有研究证实，口服蛋白质激酶 C-β 选择性抑制剂，在糖尿病性视网膜病变的动物模型上有效[14-17]，并且也显示其能改善糖尿病患者的视网膜血流动力学异常[18]。两项为期 3 年的随机、双盲、安慰剂对照的 3 期临床试验（PKC-drs 和 PKC-drs2）[19,20]显示在接受了 PKC-β 选择性抑制剂 ruboxistaurin（RBX）治疗的患者中，视力丧失的发生率大约降低了 50%。虽然其中一项研究获得了统计学意义，而另一项研究（PKC-drs）没有足够的证据证实其疗效[19]。随后进行的两项使用 RBX 的随机临床试验显示它能减缓糖尿病性黄斑水肿（DME）和视力丧失的进展，这与先前试验中观察到的结果一致，但是这些试验仍然未能达到其最初预期的结果[21]。RBX 能把 DME 导致的持续中度视力丧失的相对风险降低 40%~50%。视力的获益超出了形态学严重程度上的获益，提示了 PKC-β 抑制剂可能存在潜在的神经保护作用。考虑到 RBX 在几项临床试验中疗效并不明

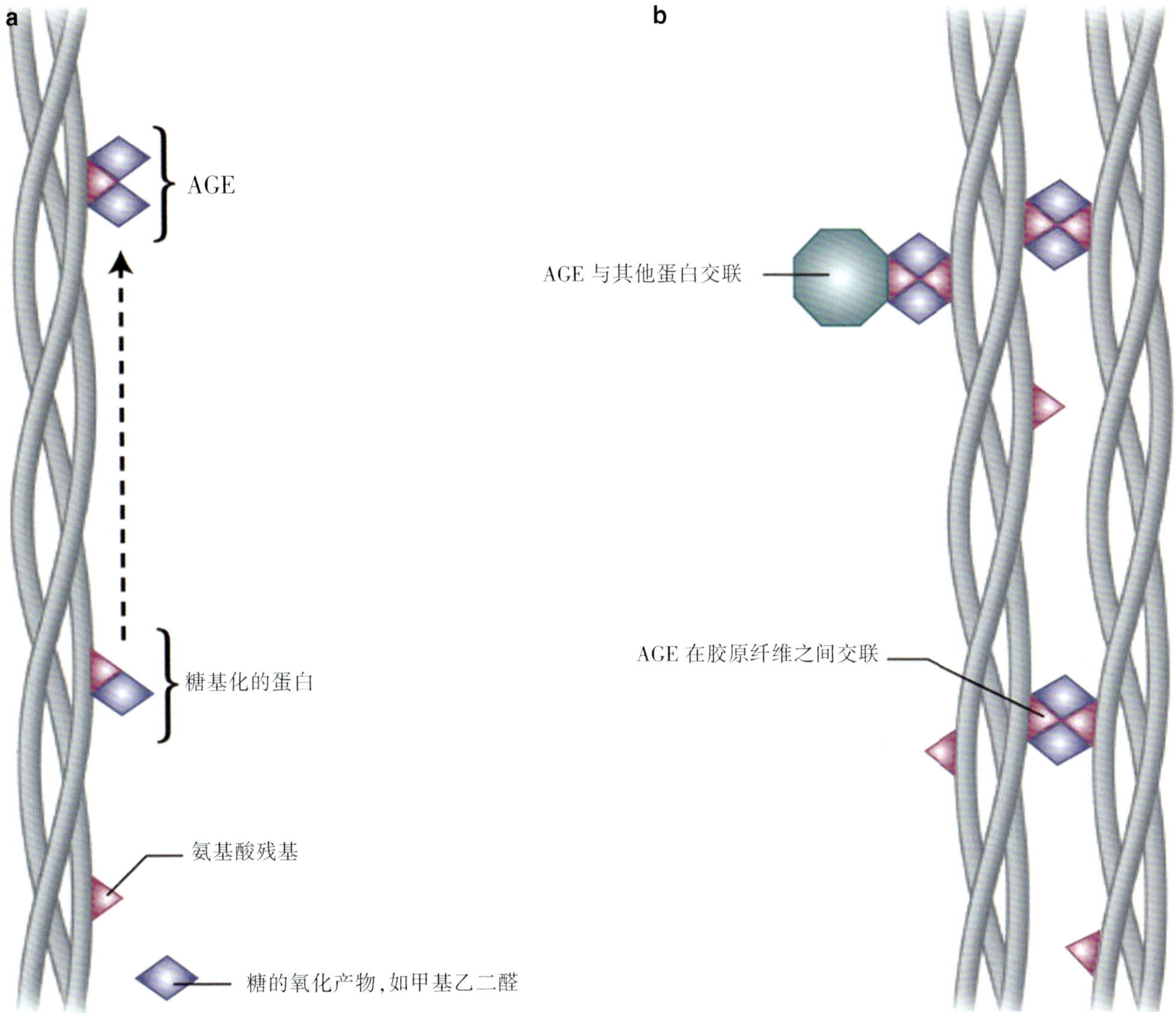


图 5.2　(a)晚期糖基化终末产物在胶原纤维上的形成示意图；(b)显示其在胶原蛋白之间和其他蛋白之间的交联。

显并且缺乏统计意义，所以目前还没有被继续用于糖尿病性视网膜病变或黄斑水肿的治疗。

## 2.3 醛糖还原酶

醛糖还原酶是多元醇途径的第一酶，它能将葡萄糖催化还原为山梨醇，并将 NADPH 氧化为 NADP+。它对葡萄糖的亲和力较低，只有在糖尿病高血糖状态下才会被激活，使大量葡萄糖转化为山梨醇。多元醇途径激活增加耗尽了细胞内的 NADPH，从而限制了谷胱甘肽的补充，也就降低了细胞对活性氧(ROS) 的防御能力。同时，细胞内 NADH/NAD+的比例相应增加会导致下游的 AGE 和 DAG 增加，从而激活蛋白激酶 C[3]。

尽管到目前为止，多中心临床研究还没有发现阻断该途径就可以在结构上或者功能上改善糖尿病肾病，但是血管紧张素转换酶抑制剂依那普利和醛糖还原酶抑制剂氯沙坦就降低非增生性糖尿病性视网膜病变的进展风险而言，确实有益[22,23]。

## 2.4 氨基己糖

细胞内的高血糖也会通过其他的葡萄糖代谢途径来增强代谢，包括氨基己糖途径，它可使 6-磷酸果糖转化为 6-磷酸葡萄糖胺。过氧化物抑制了 GAPDH，在糖尿病时也能激活该途径[3]。葡萄糖胺可以使得某些转录因子酶糖化，从而改变了相关的病理细胞因子如 TGF-β1 的表达[3]。因此，增加的氨基己糖途径会导致基因表达和释放的信号分子的变化，从而导致糖尿病的致病环境发生改变。

### 2.5 氧化应激

最后，过氧化物本身也会导致高血糖的病理效应。过氧化物会导致氧化应激，直接损伤细胞，导致细胞衰退，如凋亡。氧化应激也来自晚期糖基化终末产物受体的激活，以及如上所述的醛糖还原酶途径。氧化应激也可以强有力地诱导表达晚期糖基化终末产物受体，形成一个正反馈循环[8]。氧化应激的一个重要的调节因子是转录因子红细胞衍生核因子2样蛋白2（也被称为 NFE2L2 或 NRF2），这种分子有抗炎的作用。研究表明 NRF2 是调节糖尿病性视网膜病变发展的一个重要的保护性因素[24,25]。

## 3 糖尿病性视网膜病变

### 3.1 流行病学

糖尿病性视网膜病变（DR）是工作年龄段成年人视力丧失的主要原因[26,27]。以人群为基础的研究发现，在糖尿病患者中糖尿病性视网膜病变很普遍（患病率为 20%~40%），威胁视力患者的比例为 5%~10%，但是这种比例一直在变化，因为不仅糖尿病患者越来越多，而且治疗手段也在进步。关于糖尿病性视网膜病变的发病率，威斯康星州流行病学研究提供了一些最完整的纵向观察数据[28]。在 25 年的时间里，几乎所有的糖尿病患者（97%）发生了糖尿病性视网膜病变，其中 1 型糖尿病患者平均发病率约为每年 15%，2 型糖尿病约为每年 8%，不管哪种类型的糖尿病性视网膜病变每年都在以相似的概率继续发展[28]。随着糖尿病的病程延长及对高血糖控制不佳，糖尿病性视网膜病变发展的风险增加[27]。其他可改变的危险因素还包括高血压、血脂异常、炎症和肥胖。不可改变的危险因素包括青春期、怀孕和种族[27]。对糖尿病性视网膜病变患者进行长期随访显示，这部分患者死亡率较高（与黄斑水肿相关的特定死亡风险），这表明糖尿病性视网膜病变是全身病理改变的一个重要标志[29-31]。

两项具有里程碑意义的临床试验证实，加强血糖控制（$HbA_1C<7\%$）可以降低糖尿病性视网膜病变发生和进展的风险[32,33]。其他试验没有能证明血糖控制对已患有糖尿病性视网膜病变患者的病情改善有益，这可能表明高血糖在糖尿病性视网膜病变患者中有渐进的增加和累积效应[27]。更重要和有趣的是，两项关于血糖控制的大型随机试验表明，治疗组和非治疗组之间比较，最初就进行治疗的患者，即便在其血糖控制后的许多年，其糖尿病性视网膜病变的进展速度依然很慢[33,34]。这种从早期治疗中获得长期收益的现象被称为“代谢记忆”。“代谢记忆”机制尚未完全了解，但玻璃体可能与这种长期信号的存储现象高度相关。

### 3.2 糖尿病性视网膜病变的病理生理学

基于最初的观察，人们建立的对于糖尿病性视网膜病变的认识，认为它是一种典型的微血管病，毛细血管改变是整个疾病的病变基础。但是，考虑到上述的全身改变，以及结合当今的检测方法对于眼部生物化学和神经元功能的研究结果，目前认为糖尿病性视网膜病变是由于长期生化紊乱导致了患者的血管改变[35]。上述的细胞和生化改变造成视网膜神经元、胶质细胞和血管细胞的应激和功能障碍，引起毛细血管丢失和随后的缺氧，由此导致血管内皮生长因子（VEGF）的产生。然而，在糖尿病眼内，还有其他的 VEGF 来源，包括慢性的炎症反应及作用于眼血管紧张素Ⅱ受体血管紧张素水平的上调[36]。此外，非 VEGF 依赖的途径可能也会导致视网膜病变和血管生成，如眼内的促红细胞生成素信号传导[37]，还有细胞外碳酸酐酶-Ⅰ的释放及由它引发激肽释放酶途径的激活[38]。

#### 3.2.1 糖尿病性视网膜病变与神经视网膜

50 年来，人们已经认识到糖尿病除了能引起视网膜血管病变外，还会扰乱神经视网膜[39,40]，最近，由于评估这些变化的检测技术的发展，进一步完善我们对糖尿病视网膜神经病变的认识[35,41]。外层视网膜功能检查（如暗适应检查）提示糖尿病患者会出现功能下降[35,42]。外层视网膜的功能不应该受到内层视网膜血管病变的影响，因为它们的营养供应来自脉络膜。糖尿病性脉络膜血管病变有可能导致外层视网膜功能的下降。对内层视网膜功能的精细检测，包括倍频视野检测技术及细微结构测量，如OCT 技术，揭示了在视网膜血管变化之前视网膜内部神经已发生改变[43-45]。人们发现多焦视网膜电图(mfERG)与糖尿病性视网膜病变的血管病变密切相关[46]，更加有趣的是，mfERG 的异常表现会出现在血管异常之前，并且可以预测血管异常，具有敏感性和特异性[47,48]。

这些研究不仅证明了神经视网膜在血管变化出现之前就可能已经受到糖尿病的影响，而且这些神经病变和血管功能失调的相关性是精确的[43]。这种相互作用可以被概念化为一个带有病理前馈的循环神经血管单元(图 5.3)[1,35]，即糖尿病神经变性可以引起血管通透因子(尤其是 VEGF)的释放，影响细胞形成血-视网膜屏障，而视网膜毛细血管内皮损伤和周细胞丢失导致营养供应中断，并且使血-视网膜屏障的完整性遭到破坏，导致巨噬细胞的积聚、有害细胞因子的释放，并进一步损害视网膜神经元。这是由高血糖引起的一个放大循环效应。这个模型对玻璃体也有影响，玻璃体是一个主要的储存旁分泌信号(如细胞因子)的场所(见下文)。

### 3.2.2 糖尿病性视网膜血管病变

到目前为止，医学上一直认为观察到视网膜血管病变才能诊断糖尿病性视网膜病变(DR)。从上文中可以清楚地看到，生理学紊乱会早于可见的组织病理学改变出现。因此，目前糖尿病性视网膜病变分类是基于眼底检查所见的血管改变而确立的。静脉扩张可能是最早的眼底改变，是对生理环境变化尤其是缺氧的一种生理适应改变。另一个早期变化

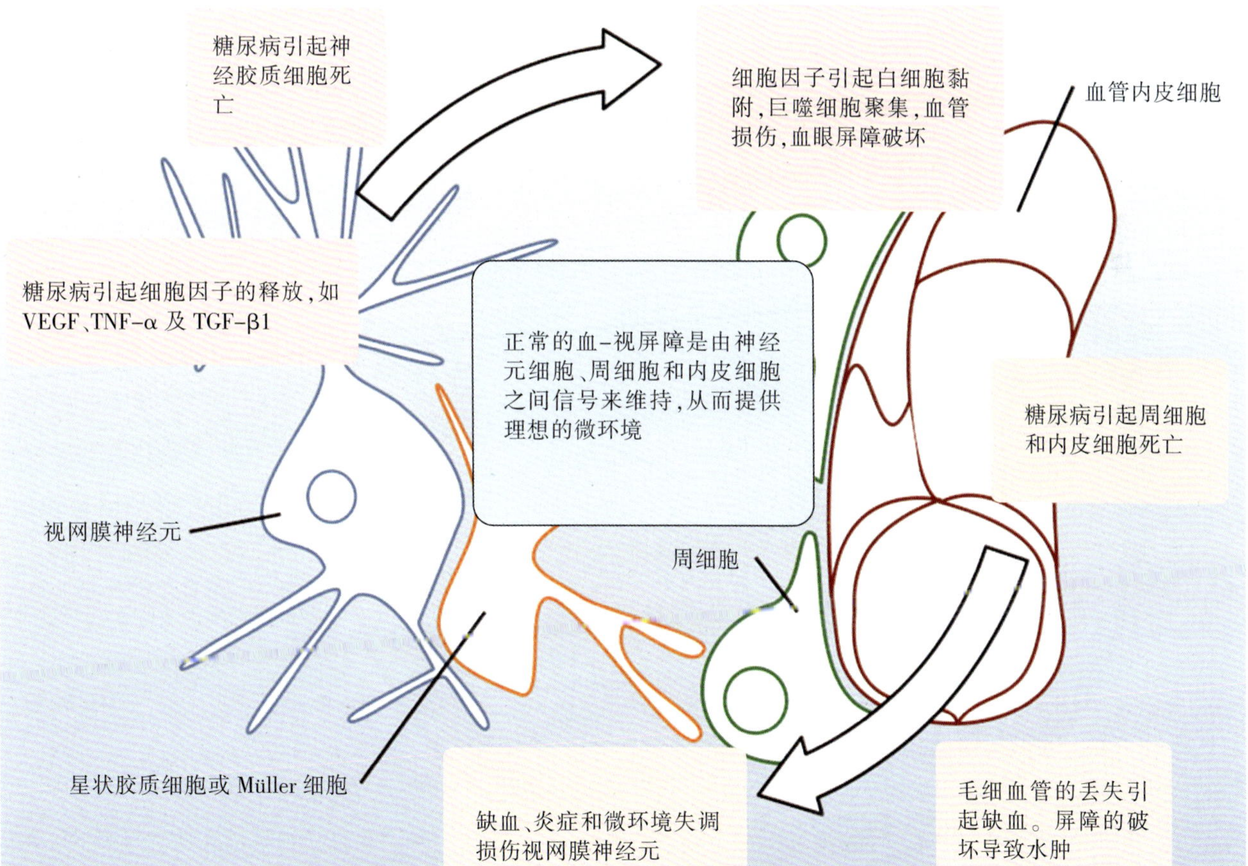


图 5.3 糖尿病性视网膜病变的血管和神经细胞之间的正反馈循环。糖尿病不仅损害视网膜的血管和神经元，而且无论对血管还是神经元造成的损害都会引起对方的继发损害。TNF-α，肿瘤坏死因子-α；TGF-β1，转化生长因子-β1；VEGF，血管内皮生长因子。

是毛细血管周细胞凋亡导致的视网膜微动脉瘤，然后随着毛细血管的消失和缺血的进展，眼底可以看到积血和棉絮斑。血管功能障碍通透性增加和血-视网膜屏障功能的丧失导致视网膜水肿和硬性渗出物的沉积。晚期阶段，严重缺血导致 VEGF 水平明显增加和异常的新生血管增生。当这些血管长到玻璃体的时候，它们就会很容易出血，也可能引起玻璃体支架的收缩，并产生牵拉性视网膜脱离。这些发现也代表了糖尿病性视网膜病变的经典概念(图 5.4)。然而，重要的是我们要认识到这些概念的局限性，并且研究新的方法(见第 12 章“玻璃体影像学检查”)来评估眼部的生物化学和生理学变化，以便在生理病理学的阶段诊断糖尿病眼病，而不是等到更晚期的临床组织病理学阶段才能做出对该疾病的诊断。由这一途径所提供的早期诊断方法将在疾病自然病程的早期阶段进行干预，这个阶段异常更可能是可逆的，也可以更有效地减缓疾病的发展。

现在人们认为炎症是糖尿病性视网膜病变的一个重要组成部分[9]。如前所述，高糖环境下细胞在氧化应激作用下产生并释放细胞因子，如 TGF-β1、肿瘤坏死因子 α(TNF-α)和白细胞介素 1-β(IL-1β)。细胞外形成的 AGE 直接激活了炎症通路和多功能的转录因子(如 NF-κB)的释放[6]。这些细胞外的信号会影响视网膜毛细血管，增加血管的通透性，也会影响循环的白细胞[49]。有研究发现，早期的白细胞炎症反应是糖尿病性视网膜病变的重要组成部分[49]，这可能导致毛细血管闭塞和丧失[9]。

## 4. 糖尿病性玻璃体病变

玻璃体在糖尿病性视网膜病变(DR)相关的许多视力丧失原因中起到了重要作用。首先，玻璃体

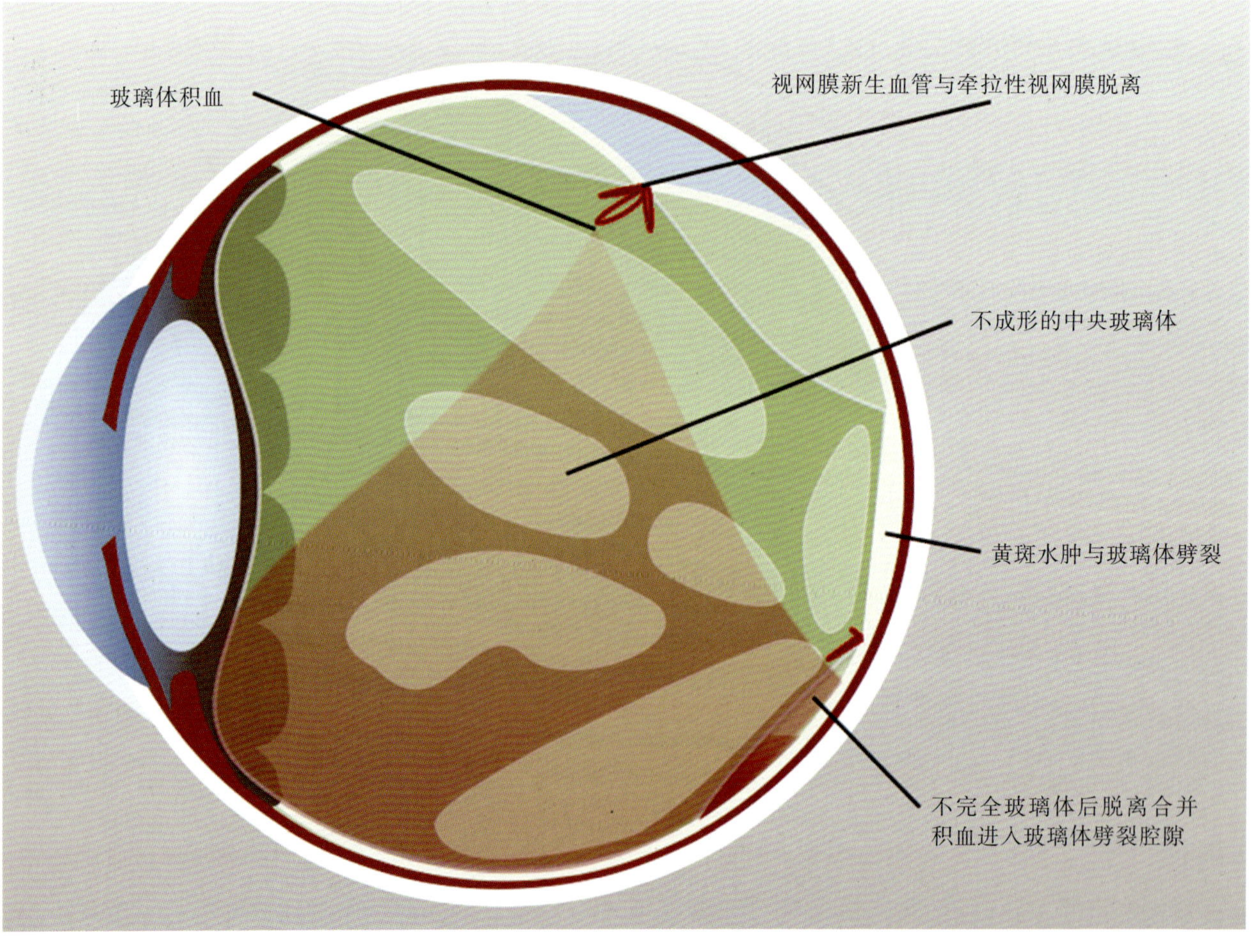


图 5.4 增生性糖尿病性视网膜病变的玻璃体视网膜并发症。糖尿病性玻璃体病变的各种因素导致了晚期增生性糖尿病性视网膜病变的结构并发症的发生。

是引起增生性糖尿病性视网膜病变（PDR）并发症(如玻璃体积血和牵拉性视网膜脱离)的一个明确因素(图 5.4)。其次,玻璃体通过生物化学途径和机械途径在黄斑水肿的发展中扮演着明确的角色，而黄斑水肿是糖尿病患者视力丧失的主要原因（见第 23 章“玻璃体与视网膜血管性疾病及糖尿病性黄斑水肿”)。再次,玻璃体可作为一种生化物质的储存库,以缓减或加重糖尿病的生化代谢紊乱。最后，玻璃体会影响眼内氧的生理机能(见第 25 章“玻璃体生理学”;第 26 章“氧与玻璃体视网膜生理和病理”)。这些作用中的许多表现是因为机体应对糖尿病的发生，玻璃体会发生特定的内在的变化。这种现象被称为糖尿病性玻璃体病变[50]。

## 4.1 分子改变

一般来说，玻璃体中像葡萄糖这样的小分子的水平可以反映房水循环中的分子水平，它们可能会随着血清中分子水平或渗透压的变化而改变[51,52]。在正常玻璃体中,葡萄糖的含量通常低于血清,但在糖尿病患者中,玻璃体中葡萄糖的含量较高[51]。早期有研究在糖尿病兔发现了玻璃体的一些变化,如黏度的增加和玻璃体体积的缩小，但是由于当时实验方法学的限制难以对这些数据进行解释[53]。无论是否患有糖尿病，现代的蛋白质组学技术都可以量化人类玻璃体内的蛋白质[54]。通过这些技术,已经发现了数百种玻璃体内的蛋白，其中包括许多与 DR 信号传导通路有关的蛋白[55]。因为种种原因直接解释这些研究是很困难的。第一，由于使用的研究方法不同，每个研究报告之间不同的结果难以进行比较。第二,例如,对 VEGF 等信号蛋白的量化测定,并不一定与信号的强度有关,何况低浓度的细胞因子可能也检测不到。第三，在糖尿病患者的玻璃体中蛋白量的增加并不意味着其与糖尿病病理相关，例如，蛋白量升高可能是因为血管的通透性增加。第四，现在的这些方法无法每次都能检测到像胶原蛋白这样关键的结构蛋白。第五，许多标本是在玻璃体积血的患者进行玻璃体切割手术时采集的,这一病变本身对结果的影响尚不清楚[54-56]。

### 4.1.1 胶原蛋白

Monnier 等建立了一种晚期糖基化胶原蛋白(在皮肤活检中检测出的荧光)和糖尿病性视网膜病变的严重程度之间关系[10]。Lundquist 和 Österlin 的研究表明,在糖尿病患者玻璃体中葡萄糖水平可能会超过 11mmol/L,而 Sebag 等也发现,这个时候人类玻璃体内胶原蛋白的非酶糖化确实增加了[51,57]。另外,Sebag 等还发现糖尿病患者的玻璃体中其他的酶交联的胶原蛋白也增加了,如二羟基赖正已氨酸[45],就像之前已经报道过的在其他的糖尿病结缔组织(如皮肤)中发现的一样[57,58]。他们还采用傅里叶变换拉曼光谱方法进一步分析了人类的玻璃体胶原蛋白的交联[59,60]。

AGE 导致的胶原蛋白交联被认为是糖尿病患者玻璃体内观察到的结构变化的基础[61-63]。事实上,糖尿病性玻璃体病变这个术语最初是用来描述糖化和交联引起的玻璃体结构的过早老化[50]。有趣的是,与血管硬化和关节僵硬相关的皮肤胶原蛋白中 AGE 的累积也与糖尿病性视网膜病变有关[10]。这些生化异常引起了过早的玻璃体液化和较早的玻璃体后脱离(PVD)[64]。特别要指出的是,糖尿病患者中不完全性 PVD 比完全性 PVD 更常见[64-66],导致了玻璃体黄斑牵拉或玻璃体劈裂形成视网膜前膜，这些都是异常 PVD 的标志[67]。

### 4.1.2 透明质酸

玻璃体的第二个主要大分子是透明质酸(HA)(见第6 章“玻璃体生物化学与人工玻璃体”)。据推测，蛋白质核心透明质酸的糖化反应会导致透明质酸解聚,使透明质酸从胶原蛋白上分离,从而导致衰老和糖尿病时的玻璃体液化。这个假设还没有在动物模型和人类身上进行试验。但是，在玻璃体液化过程中,透明质酸被认定是解聚的,并且是从胶原蛋白纤维上解离的。这种观察也可能发生在一些细胞因子上,比如长亚型 VEGF,当它与正常的 HA 紧密结合时,它可能是不活跃的,但是随着 HA 的分解,可能会产生分离和激活这些细胞因子，从而会增强细胞因子效应。通过这种方式，糖尿病玻璃体的过早液化也可能直接刺激到糖尿病性视网膜病变病理通路的开启。目前已经确定的是，糖尿病玻璃体中的 AGE 可以加速透明质酸的解聚。最初的研究表明，在光敏剂(核黄素)存在的情况下，紫外线会导致氧化损伤和光介导的透明质酸的解聚[68,69]。同时，同一样本中的胶原蛋白积聚和沉淀，可能是由于交联所造成[68]。在实验性的糖尿病或高糖培养的过程中，眼部蛋白质中 AGE 的形成会在数小时内发生，并可以引起光诱导的氧化应激[70,71]。已经证实这些 AGE 是通过氧化应激诱导玻璃体光相关的解聚，导致玻璃体液化和黏度降低[72,73]。这是一种次要机制，我们可以发现糖尿病性玻璃体病变与过早老化时的 AGE 形成和氧化应激相似。

### 4.1.3 细胞外基质成分

除了上面描述的玻璃体的两种主要分子成分外，还有许多其他更少的成分(数量而言，尽管可能不是很重要)组成玻璃体，通常也可见于机体的细胞外基质中。它们也很可能会受到糖尿病的生化异常的影响。在这方面，最重要的是这些细胞外基质分子集中在玻璃体视网膜的界面上，因此可能在增生性糖尿病性视网膜病变和糖尿病性黄斑水肿的病理生理学上扮演重要的角色。

## 4.2 结构改变

### 4.2.1 玻璃体视网膜界面

在糖尿病患者的眼内，玻璃体视网膜界面是一个复杂的功能异常的部位，也是与糖尿病性玻璃体病变最具临床相关性的部位。玻璃体和视网膜血管之间有一个不寻常的强大的界面(图 5.5a)(见第 11 章“玻璃体视网膜界面与内界膜”)。因此，早期研究人员发现后部玻璃体的收缩与增生性糖尿病性视网膜病变(PDR)导致的牵拉和出血并发症有关[74]。糖尿病可以加速中央玻璃体的液化，并常常伴有早期的玻璃体后脱离(PVD)，但是玻璃体劈裂的发生率高，导致这种后脱离通常是不完整的或异常的，尤其是增生性糖尿病性视网膜病变的患者[64,65,75]。不完全的 PVD 的存在往往预示着预后较差[75,76]。在对 PDR

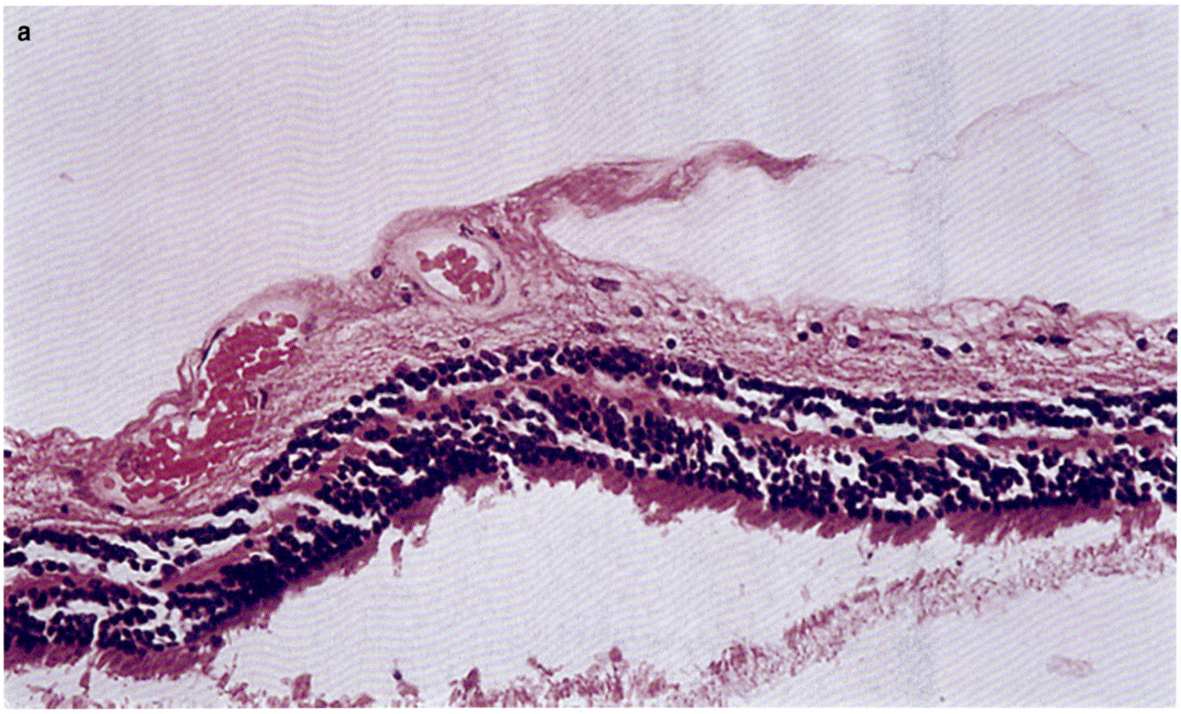


图 5.5 增生性糖尿病性视网膜病变中玻璃体视网膜界面的新生血管化。从视网膜(每幅图的上方)增生的新生血管侵入到玻璃体后皮质(每幅图的下方)，显示玻璃体纤维插入到新生血管的复合体中。这种病理结构排列传导了来自因糖尿病性玻璃体视网膜病变引起的塌陷玻璃体的牵拉。这种牵拉刺激引起进一步的增生，并可能导致新生血管破裂，引起玻璃体积血。严重的牵拉也能引起视网膜脱离。(a 为苏木精-伊红染色；b 图获得 Faulborn 和 Bowald 的授权)(待续)

的病理研究中，我们注意到视网膜内新生血管的形成倾向于在玻璃体视网膜黏附的部位发生，在这些地方，新生血管会破坏内界膜（ILM）并长入玻璃体后皮质[77]（图 5.5b）。在患有 PDR 或黄斑水肿的糖尿病患者中很少发现有完全的 PVD[78,79]。相反的，玻璃体切割术可以阻止视网膜新生血管的复发[80]。在PVD区域，新生血管的生长“终止”，或者是被局限，因此不会呈扇形长入玻璃体后皮质中[81]。这些观察结合在一起形成了一个结论，即玻璃体视网膜黏附越牢固，糖尿病性视网膜病变就越严重，这些附着点对并发症有影响，而 PVD 则对鲜红的新生血管和进展性的 PDR 具有保护作用。

糖尿病患者眼中用电子显微镜检查发现 PVD 后的视网膜表面，可见正常光滑的 ILM 是质地不平且由细胞组成的，在 ILM 上通常会有残留的玻璃体皮质的胶原蛋白[82,83]，尽管类似表现也会出现在非糖尿病患眼[70]。当这些残留物以薄片的形式出现时（这种情况非常常见），这种皮质玻璃体的分裂称为“玻璃体劈裂”[84]（见第 14 章“异常玻璃体后脱离与玻璃体劈裂”）。通过 OCT 检查，有一半的黄斑裂孔和黄斑前膜患者存在玻璃体劈裂，而这种情况很可能在糖尿病患者中也很普遍[85,86]。事实上，在糖尿病玻璃体积血的患者，超声检查显示在 PDR 中玻璃体劈裂的发生率很高，往往先前并未能发现[87]。在 270 名患有玻璃体积血未行玻璃体切割手术的糖尿病患眼中，超声检查发现有 45 例有明显的玻璃体劈裂，通常位于黄斑区前方。由玻璃后皮质劈裂形成的劈裂腔后壁也能够产生显著的牵拉作用[87]，特别是在劈裂腔内壁和外壁会合形成全厚的玻璃体后皮质层的交界点位置（图 5.6）。在玻璃体切割术中剥除糖尿病视网膜前膜后进行病理研究表明，许多多层膜是由后部玻璃体皮质所形成的，因为在所有的膜下面都能检测到Ⅱ型胶原蛋白[88]。慕尼黑研究小组发现，大多数情况下，膜通常是由玻璃体劈裂引起的，在糖尿病患者的膜里往往存在过多的细胞[89]。虽然黄斑区前的腔隙在非糖尿病患者群体的玻璃体内也存在[90]，但糖尿病患者其薄薄的外壁更有可能与视网膜保持黏附，即使已经存在中央玻璃体塌陷和明显的 PVD[91]，或许是受到玻璃体视网膜界面处糖尿病对细胞外基质的影响。

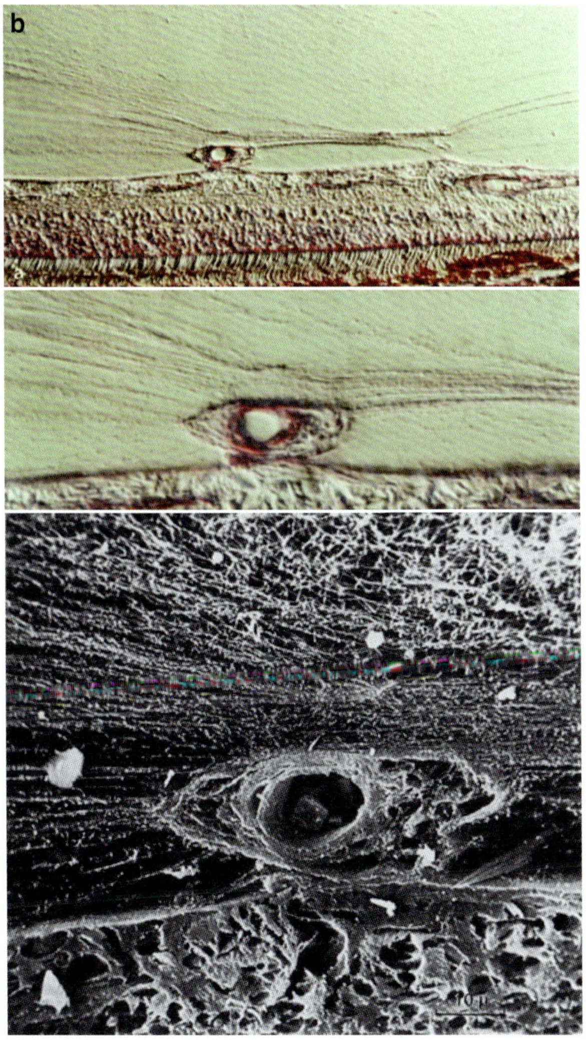


图 5.5（续）

糖尿病引起玻璃体后皮质和内界膜（ILM）的改变，增加了玻璃体的黏附性和玻璃体劈裂的倾向。非酶糖化和 AGE 的形成加速了交联，这可能发生在玻璃体皮质（主要是Ⅱ型胶原蛋白）和 ILM（主要是Ⅳ型胶原蛋白）的蛋白之间。ILM 中可以找到 AGE 和 RAGE，它们引起 Müller 细胞或者通过 Müller 细胞释放长期的病理信号[92]。ILM 内部的 AGE 也会干扰 Müller 细胞和细胞外基质之间的其他正常的相互作用，如整合素[6]。糖尿病患者的 Müller 细胞生理学上会发生一些变化，可能会导致玻璃体视网膜的黏附性增加。一种重要的炎性细胞因子是细胞间黏附分子（ICAM-1），其在糖尿病性视网膜病变中升高，对糖尿病视网膜血管病（见上文）起重要作用[9,49]。AGE 被激活后 Müller 细胞中 ICAM-1 的表达上调[6,93]，而且可溶性细胞黏附分子也在糖尿病玻璃体中过度表达[94]。这些ICAM-1和血管细胞黏附分子(VCAM-1)也是重要的细胞迁移因子,可能会在糖尿病时将视网膜神经胶质细胞和炎性细胞吸引到视网膜表面和皮质玻璃体内部。视网膜前膜在炎症状态和糖尿病性视网膜病变时都很常见，而且表达高水平的ICAM-1和VCAM-1[93]。

组织学检查显示，糖尿病黄斑病变可以使ILM的厚度增加到正常的两倍,并伴有巨噬细胞浸润[95]。据推测，这种增厚且有细胞的ILM通透性较差,阻止了液体从水肿的糖尿病黄斑部位向外扩散。由于ILM本质上是神经外胚层Müller细胞的基底膜,它与肾脏的血管系膜和视网膜毛细血管的内皮基底膜有一定的同源性，它们在糖尿病时都被破坏而且增厚(见上文)。白细胞介素-6和VEGF等分子在糖尿病性肾病和DR的视网膜前膜的病理过程中非常重要[93,96,97]。因此,糖尿病性玻璃体病变发生玻璃体劈裂的原因集中在以下几种因素：液化塌陷且不稳定的中央玻璃体;玻璃体皮质与增厚、交联且含有细胞的内界膜之间的附着力增加,ILM与Müller细胞的黏附增加,晚期病例新生血管部位牢固附着。

糖尿病的玻璃体视网膜界面上发生的这些变化导致了玻璃体内细胞增殖，形成病理性的视网膜前膜。这些膜内的细胞本身也是细胞因子的来源[96]。此外，这些入侵的血液或神经胶质细胞会转变为成纤维细胞或肌成纤维细胞，在视网膜的锚定点之间形成可收缩的薄片膜。这种含有细胞的玻璃体切线方向收缩可导致黄斑水肿、玻璃体积血甚至牵拉性视网膜脱离（图5.4和图5.6c)。当这些牵拉面形成后,正常的力量如眼球运动或者玻璃体紧张度的变化,都可能会造成严重的后果。大多数的糖尿病玻璃体积血发生在午夜到早上6点之间，这表明全身的葡萄糖或紧张度变化可能会对眼球造成明显的机械作用[98]。导致这个现象的另一种解释是,睡眠呼吸暂停这一糖尿病患者常见的伴随疾病，会造成全身高血压达到高峰,从而导致夜间的玻璃体积血。然而,在慢性发病情况下，黄斑水肿，尤其是黄斑囊样水肿,与糖尿病性玻璃体病变导致的牵拉、细胞因子产生及增厚(糖化的)不透水的ILM密切相关[99,100]。

#### 4.2.2 玻璃体

如前所述,糖尿病主要是通过糖化(及交联)胶原蛋白，解离透明质酸，加速液化改变玻璃体的结构。在正常年轻人的玻璃体中，透明质酸与胶原蛋白纤维相互作用,组成一个双分子三维网络样结构,通过分隔胶原蛋白纤维来稳定玻璃体并保持透明,从而将光的散射最小化，并将光子最大化地传输到视网膜上(图5.7a)。由于糖尿病可以引起胶原蛋白和透明质酸的改变，破坏了透明质酸与胶原蛋白的结合,导致胶原蛋白纤维交联和透明质酸的移位,而吸收水形成玻璃体液化。这些肉眼可见的纤维可以在暗视野通过裂隙灯显微镜观察到[49](图5.8)。电子显微镜证实了这些结构的胶原性质(图5.9)。动态光散射方法能够在体外检测到这些变化[101],并可能提供一种在活体内能进行临床检测和定量分析的方法[60],而拉曼光谱则可以提供进一步的分子特征[59]。

糖尿病引起的玻璃体改变的临床意义在于玻璃体液化导致玻璃体凝胶的不稳定，以及前下部玻璃体的坍塌。考虑到上述的糖尿病患者玻璃体视网膜界面的异常情况，这种不稳定将会在玻璃体视网膜界面上产生牵拉,引起一系列互不排斥的后果：

- 如果玻璃体视网膜黏附性降低到一定程度,就会发生一种良性的PVD,并且长期预后将得到显著改善。
- 如果在玻璃体视网膜界面上有持久的黏附,就会出现牵拉异常新生血管，使之破裂而导致玻璃体积血。
- 如果在玻璃体视网膜界面较大范围内有持久的黏附,那么牵拉视网膜会引起“桌面样”牵拉性视网膜脱离。
- 如果在黄斑区有牵拉作用,就会加重糖尿病性黄斑水肿。
- 如果玻璃体视网膜的黏附力不足,就会发生玻璃体劈裂,为含有细胞的视网膜前膜提供支架,进一步牵拉视网膜。

## 5. 糖尿病性玻璃体病变的生理学

### 5.1 氧生理学

正如Holekamp和Beebe所描述的那样（见第26章“氧与玻璃体视网膜生理和病理”),玻璃体在眼球氧生理学中扮演重要的角色，而它的作用在糖

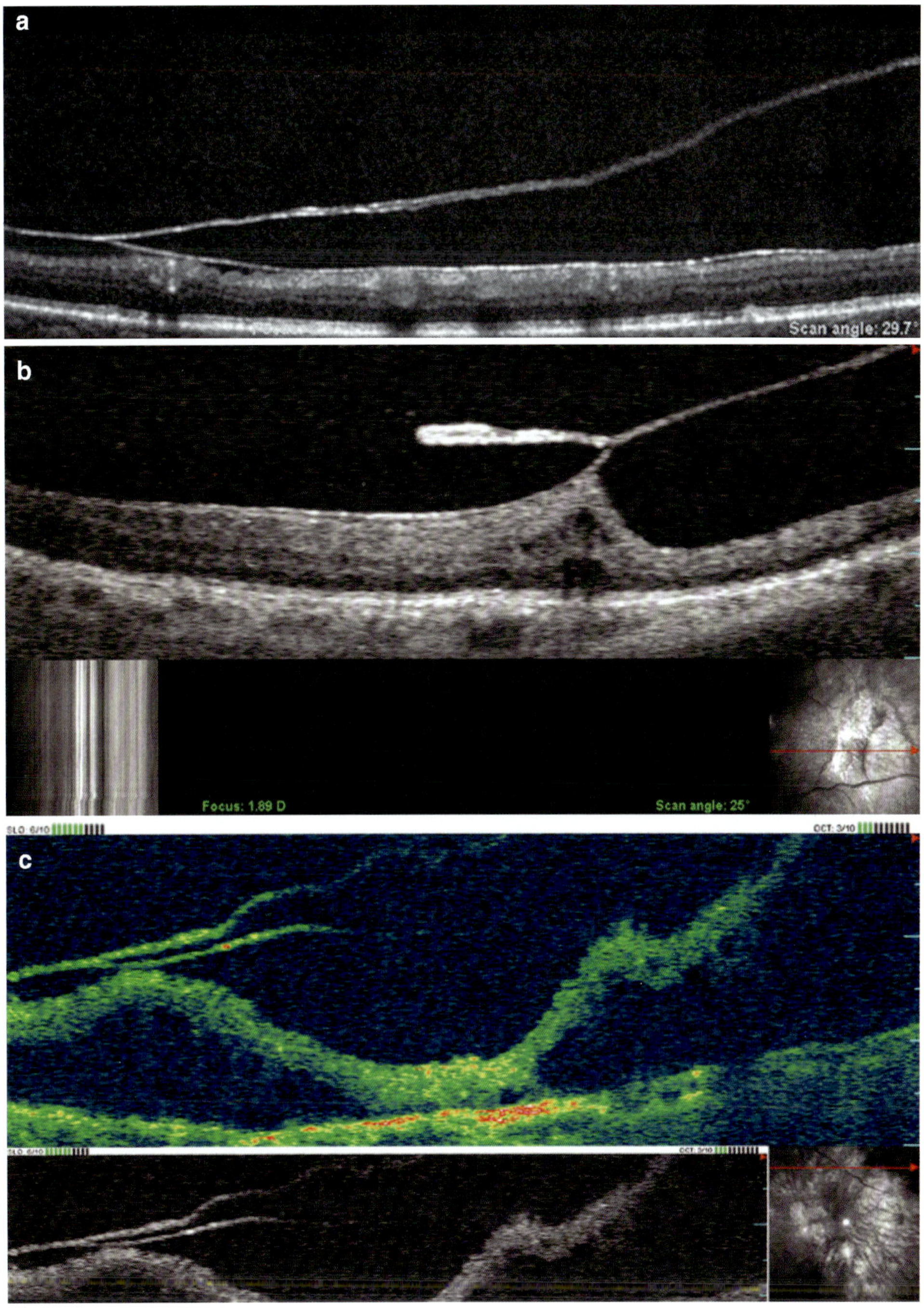


图 5.6 (a)非增生性糖尿病性视网膜病变引起的玻璃体劈裂。OCT联合 SLO 图像显示,在玻璃体劈裂腔的内壁和外壁重新结合处呈“λ”状,伸入全厚的玻璃体后皮质中。这是非增生性糖尿病性视网膜病变患者的表现。(b)增生性糖尿病性视网膜病变引起的玻璃体劈裂。在劈裂重新结合点上有显著的轴向牵拉,牵拉导致视网膜隆起。(c)增生性糖尿病性视网膜病变引起的玻璃体劈裂导致牵拉性视网膜脱离。左侧可见玻璃体劈裂的典型表现,即玻璃体腔内壁和外壁重新结合形成全厚的玻璃体后皮质,形成“λ”状。视网膜牵拉在结合点处非常显著,在这种情况下产生了视网膜脱离。底部的灰度 OCT 提供了分辨率较高的图像,但其图像质量还是受到轻微的玻璃体积血和晶状体混浊的影响。

尿病患者中有更高的相关性,其视网膜广泛缺血和玻璃体结构的改变是同时发生的。众所周知,眼球里是存在氧梯度的[102,103]。在前房、晶状体和玻璃体等透明光学组织中,氧气来自视网膜和虹膜的血管及角膜组织的扩散,氧气的浓度在睫状体周围及晶状体周围最低[102]。这种氧浓度梯度提示玻璃体和晶状体是耗氧的,这与观察到白内障手术和玻璃体切割术导致术后氧分压持续升高的结果是一致的[103]。然而,关于氧气扩散率是否会因玻璃体切割术而发生改变这一问题,仍然存在争议[104-106]。小分子的运动可能受到对流的影响或者受到它们与大分子结合的影响[105]。抗坏血酸盐引起了玻璃体中氧的化学消耗,抗坏血酸盐与玻璃体的凝胶大分子有关,导致凝胶状玻璃体比液态玻璃体耗氧更快。因此,完整的玻璃体凝胶会从视网膜表面吸收氧气,为氧气从有血管的视网膜流向缺血区提供一个屏障,同时保护

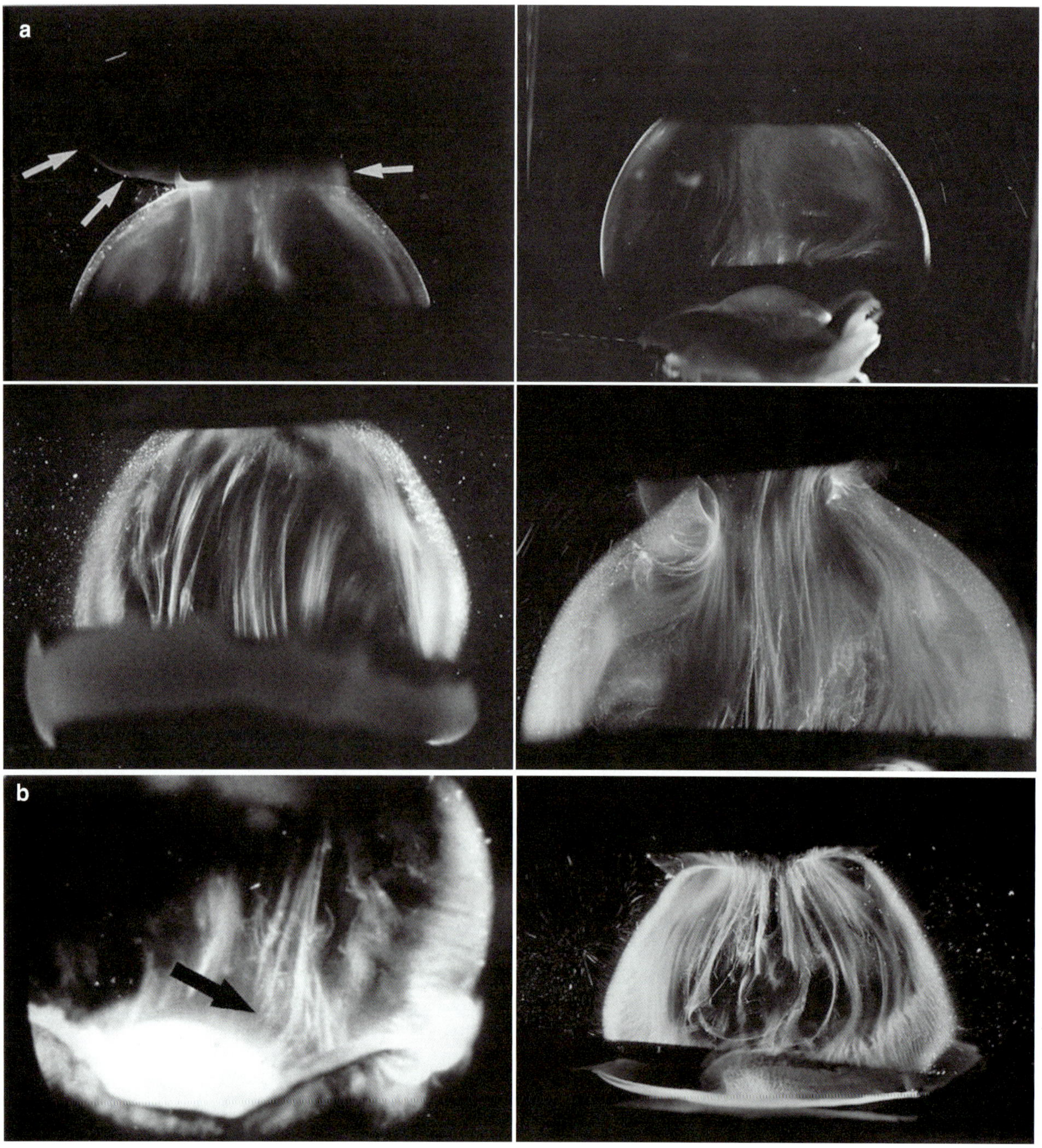


图 5.7 非糖尿病眼球的玻璃体结构。所有的图像都来自刚摘除的人眼，将玻璃体皮质从巩膜、脉络膜和视网膜处解剖分离。每一个标本都悬浮在等渗溶液中，然后用裂隙光束照亮，形成了一个水平的光学部分。所有图片中的玻璃体都是前节位于下方，后极部位于上方。(a)暗视野显微镜下儿童玻璃体结构(上方)和成人(中间)的玻璃体结构。由于胶原纤维的致密基质，在外周和后部玻璃体皮质层有相当多的光散射。然而，由于被透明质酸分子分隔开的胶原纤维分布比较均匀，在儿童中央玻璃体中几乎没有光散射。在黄斑前区域，由于该处的玻璃体后皮质比其他地方更薄，玻璃体通过破损裂隙挤出(白色箭头所示)，这种现象在4岁儿童标本(右上)和11岁儿童的标本(左上)中都很明显。尽管玻璃体纤维有明显的牵拉力，但在玻璃体中却没有肉眼可见的纤维结构。然而，在成人的眼中(中左，56岁；中右，59岁)，前后轴向都有明显可见的纤维。这些纤维是连续的，从后极到前部周边插入晶状体周围的玻璃体基底部。(b)玻璃体纤维向前插入玻璃体基底部(黑色箭头所示)。左侧的图片显示前部和后部的玻璃体纤维插入锯齿缘。右侧的图片显示玻璃体纤维从后极到前极插入玻璃体基底部(见第20章“周边部玻璃体视网膜病变”)。

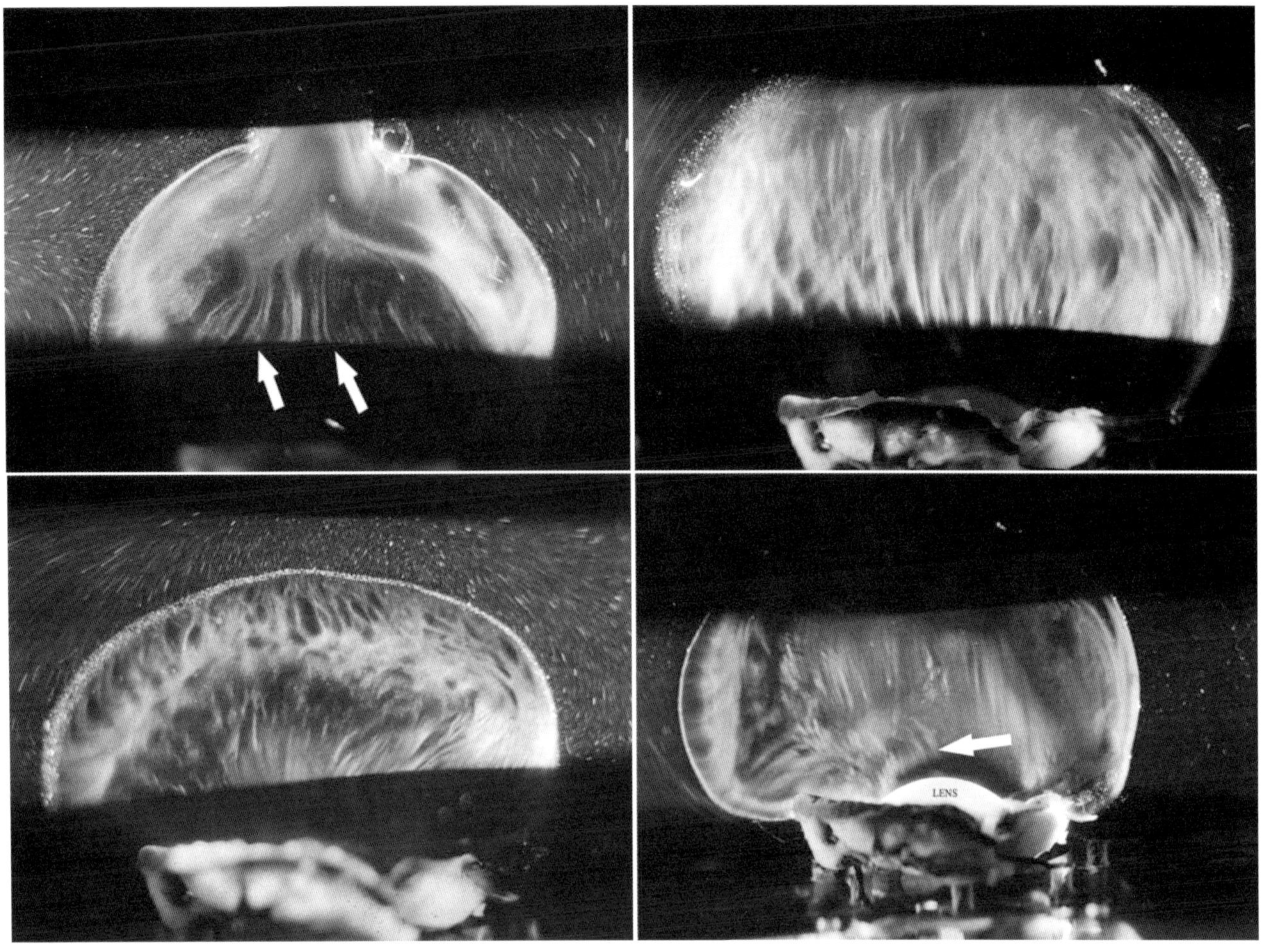


图 5.8　糖尿病性玻璃体病变的结构影响。图片是一名 9 岁女童的双眼玻璃体结构的暗视野显微镜检查结果，她有 5 年的 1 型糖尿病史，但还没有糖尿病性视网膜病变的证据。前后轴向都有肉眼可见的纤维（白色箭头所示），从后玻璃体插入晶状体四周的玻璃体基底部（右下图）。这一结构与中年人（图 5.7b）的结构更相似，其相似程度要远远高于没有糖尿病的同龄对照组（图 5.7a）。

晶状体和小梁网免受氧化应激的影响[107]。这一模式与糖尿病有明显的相关性，在这种情况下，缺血的视网膜会遇到异常的玻璃体视网膜界面，并以突出的纤维结构加速玻璃体的液化。目前还不知道氧循环在糖尿病患者的眼球中是否有所差异，但应该有存在的可能性。不同的因素可能会影响到其附着的皮质玻璃体或中央玻璃体的液化程度，进而增加对氧循环的主导作用，因此，有待进一步研究。

## 5.2 旁分泌贮存库

如上所述，细胞内的高血糖会导致大量局部活性因子（旁分泌信号）的释放，特别是细胞因子，进入视网膜间质、玻璃体及玻璃体视网膜界面。视网膜神经元周围的微环境通常受到神经胶质细胞（特别是 Müller 细胞）的精确调控，但在糖尿病性视网膜病变中，Müller 细胞早期便受到影响。由于视网膜神经胶质细胞的清除和调节功能受损，细胞外细胞因子在糖尿病视网膜中逐渐累积[8,9]。在玻璃体内部，腔隙内外的细胞因子的相对循环尚未知晓，但是在玻璃体劈裂腔内液体的流动停滞区域会聚集细胞因子并形成一个贮存库。此外，某些细胞因子可以紧密地结合玻璃体成分，并通过这种隔离从根本上阻止其局部的作用。VEGF 长亚型与肝素结合就是经典的例子。然而，由于细胞因子或支架的裂解，细胞因子可能会以活性形式释放出来[108]。因此，玻璃体可以形成一个由病理旁分泌信号组成的“蓄水池”，如 AGE、VEGF 及其他分子[93]，特别是黄斑前存在玻

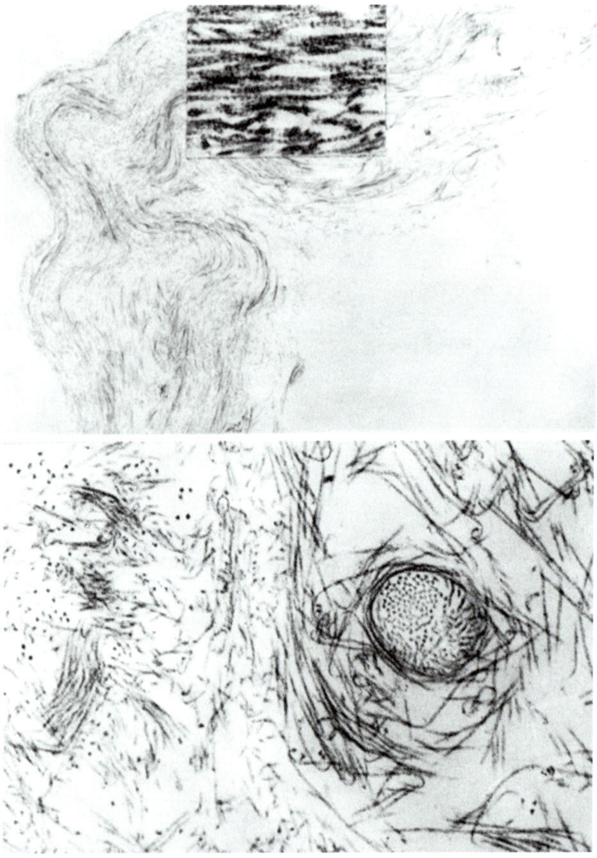

图 5.9 人玻璃体纤维的超微结构。中年人玻璃体的透射电镜显示纵切面(上图)和横截面(下图)的胶原纤维束。上图是纤维束高倍放大的图像,显示了它们的胶原性质。糖尿病性玻璃体病变的生物化学变化,特别是非酶类的糖化作用,导致了在玻璃胶原纤维中产生 AGE,并促进胶原纤维的交联(图 5.2),使糖尿病患者比非糖尿病患者更早形成这些纤维。

璃体劈裂腔隙的情况下,可能会增加由糖尿病视网膜内细胞释放的细胞因子的持续时间和效力[109,110]。糖尿病玻璃体的蛋白质组学分析证实了许多局部作用信号与糖尿病性视网膜病变密切相关[54,111]。因为在成年期,玻璃体的更替和重塑过程缓慢,所以上述信号作用的持续时间可能会延长[112]。

正如上面所提到的,很久以前人们就观察到视网膜的新生血管会生长到皮质玻璃体中,逐渐远离视网膜表面并与皮质玻璃体纤维绞缠在一起(图 5.5),但是在玻璃体脱离的区域,新生血管破坏了内界膜(ILM)并沿着视网膜表面生长或形成新生血管丛[77,81],这种现象也许仅仅是一个机械的支架效应,也可以表明玻璃体本身牵拉新生血管,或者两者都有。Faulborn 和 Bowald 甚至提出了“糖尿病性玻璃体病”这一术语,用以描述一种已经变成有营养的并且能吸收自己的血液供应的玻璃体[77]。玻璃体后脱离或玻璃体切割术有可能清除视网膜表面的血管生成因子,改善视网膜表面的氧循环[107]或者睫状体的氧化作用(见第 26 章“氧与玻璃体视网膜生理和病理”)。糖尿病性玻璃体病变的不同表现及其在糖尿病性视网膜病变中的作用,概括在示意图中(图5.10)。

## 6. 糖尿病性玻璃体病变的治疗

糖尿病性玻璃体病变是可以预防和治疗的。无论是通过外科手术还是药物,诱导玻璃体后脱离,都可以防止上述糖尿病玻璃体的结构改变和生理上的影响。然而,在分子层面上预防糖尿病性玻璃体病变,可以避免采用手术或药物以诱导玻璃体后脱离,就可以减轻许多前面所提到的生物化学紊乱。

### 6.1 药物治疗

目前用于预防和控制糖尿病性视网膜病变的药物逐渐增多,但还没有专门用于治疗糖尿病性玻璃体病变的药物[26,113]。由于非酶糖基化和 AGE 在糖尿病性玻璃体病变和糖尿病性视网膜病变中的重要作用,因此可以通过阻断玻璃体内形成 AGE 来减少并发症,这一方法的应用成为一种可能[8]。细胞外 AGE 也被认为是“代谢记忆”的来源,在长期高血糖之后,AGE 增加与并发症的风险增加呈正相关[33,34]。因此,阻断 AGE 受体通路是一种可行的治疗方法[8]。

#### 6.1.1 氨基胍嘧啶

人们在早期就已经证明氨基胍嘧啶是一种 AGE 的抑制剂。体外研究表明,牛的玻璃体胶原蛋白的糖化和交联可以被氨基胍嘧啶所抑制。而且,对大鼠和狗的实验研究表明,氨基胍嘧啶可以预防糖尿病性视网膜病变[114-116]。然而在狗的研究中,发现这种作用并不仅仅与抑制 AGE 的形成有关,同时发现氨基胍嘧啶也是一种一氧化氮合成酶抑制剂[6,115]。一项针对糖尿病肾病的随机临床试验,虽然没有设计、检查对眼睛的作用,但研究发现安慰剂组糖尿病性视网膜病变的发生率为 16%,而氨基胍嘧啶组降到10%($P$=0.030)[117]。然而,一项针对老年糖尿病患

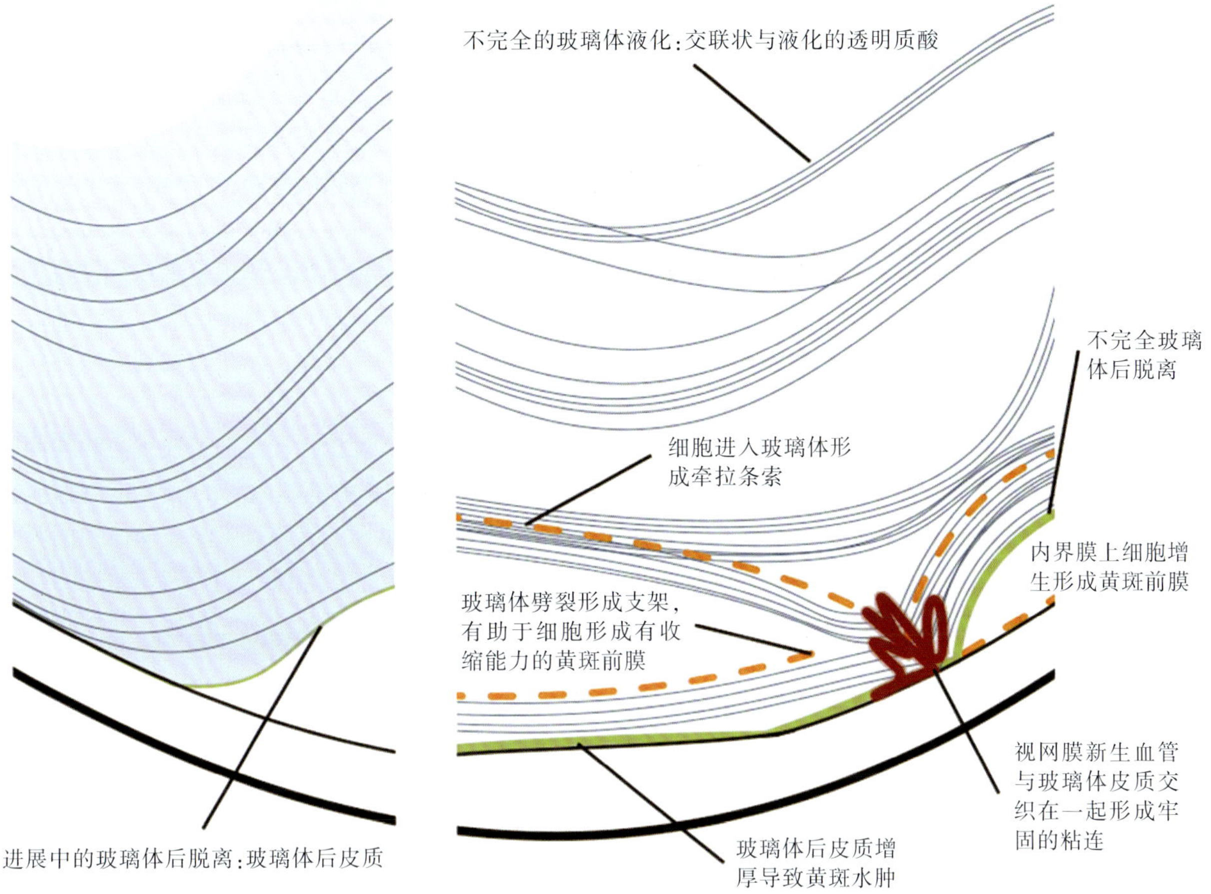


图 5.10　糖尿病性玻璃体病变的主要因素示意图。左侧是正常的玻璃体发生了后脱离，右侧是糖尿病性玻璃体病变。玻璃体中的细胞用橙色虚线表示。玻璃体后皮质用绿色的线表示。

者的试验似乎显示出了不利的早期结果并被终止，其结果并未公开发表。氧化酶抑制有关的安全性及氧化应激的产生等问题阻碍了氨基胍嘧啶在人类中的进一步应用。

### 6.1.2 Alagebrium

1996 年发现了一种 AGE 交联特异性阻断剂 Alagebrium，并进行了几项有希望的实验研究[118]。与氨基胍嘧啶不同的是，这种药物的作用并不是为了抑制 AGE 的形成，而是为了逆转这些交联，这是一种引人注目的、激动人心的药物疗法，不仅对糖尿病，而且对衰老也有作用。在非人类灵长类动物中，Alagebrium 能逆转心肌和血管的硬化[119,120]。虽然已经完成了四项有关治疗高血压和心力衰竭的人体试验，但是更多其他的试验仍然没有完成，而且还没有对这种分子在糖尿病性视网膜病变中所起的作用进行评估。打破交联这一概念的提出对糖尿病玻璃体疾病具有重要意义，意味着我们可以逆转而不是预防糖尿病并发症。可能的机制是打破交联的能力可以减弱玻璃体视网膜界面的黏附性，或减轻玻璃体劈裂倾向的发生，从而促进更完整的 PVD 的形成，或者是增加晚期糖尿病性视网膜病变患者玻璃体切割术的成功率。因此，有必要进行进一步的实验研究。

### 6.1.3 维生素 B 衍生物

维生素 B 包括吡哆胺和硫胺苯乙胺的合成衍生物，能够通过抑制 AGE 而达到预防糖尿病并发症的目的。在糖尿病大鼠实验模型中，两种药物都有很好的效果，都可以防止糖尿病性视网膜病变的发生[121,122]。对这些药物的人体试验在减少 AGE 水平方面的结论并不一致，而且两种药物都没有在人身上进行与眼部作用相关的研究，尤其是对糖尿病性玻璃体病变作用方面的研究。

## 6.2 手术治疗

在晚期糖尿病性视网膜病变患者中，玻璃体切割一直被保留，主要是用于结构上的治疗，即清除玻璃体积血或解除视网膜牵拉、复位脱离视网膜。上述问题通常是混合在一起的，因为在手术之前，眼球已经因糖尿病性视网膜病变而造成了很大的损伤[123]。有关玻璃体切割术的主要随机临床试验表明，玻璃体切割术对于糖尿病并发症的治疗是有效的，而患有玻璃体积血的1型糖尿病患者获益最大[124,125]。需要指出的是，在过去的40年里，玻璃体切割术的手术技术已经有了很大的提高。现在，微创、小切口、免缝合的手术已经越来越普及（见第39章“现代玻璃体切割机”），甚至还将有更大的进步（见第40章“玻璃体手术的发展趋势”）。鉴于炎症在糖尿病性视网膜病变和玻璃体切割术并发症中的重要性，玻璃体切割术未来的目标是进一步减轻与手术相关的炎症，这是一个重要的进展。玻璃体切割手术效果和技术的改进使其在糖尿病性视网膜病变的治疗中的作用越来越大[123]。在某些时段，去除玻璃体，以消除旁分泌贮存库（见上文），并促进有害细胞因子的消散，同时增加糖尿病眼从睫状体到缺血内层视网膜的氧化作用，是有益且合理的。

玻璃体切割术对糖尿病性黄斑水肿（DME）有着特别的作用。人们认识到玻璃体与黄斑水肿之间的关联已经有20年的历史[78,126]，玻璃体切割手术在因玻璃体后皮质增厚收缩而导致明显的黄斑牵拉的病例中取得了良好的效果[127-129]。接着该手术又被应用于玻璃体后皮质附着但没有牵拉的患者中[99,130,131]，最初报道的结果是令人鼓舞的。然而，前瞻性试验的结果却有更为复杂的结果[132-134]。一些研究小组报告认为，不管牵拉是否存在，剥除内界膜（ILM）后，玻璃体切割术效果更好[135,136]。剥除内界膜的目的是完全去除任何残余的玻璃体皮质，消除残余的牵拉，移除支架以防止未来细胞增殖，并有可能改变Müller细胞的生理学功能[91,137]。与激光干预或随访观察相比，玻璃体切割术联合内界膜剥除更具优势[138-140]。但是，当DME患者进行双眼玻璃体切割术，其中单侧眼行内界膜剥除术，与对侧眼相比，在解剖和视力上并不具有优势。此外，对超过30份的报告进行回顾，无法确定在这些临床试验中，剥除内界膜的优势[141]。不管是否剥除内界膜，对DME患者进行玻璃体切割术的长期研究发现其成功率也不确切[142-144]。

为了解决这些不确定因素，糖尿病性视网膜病变临床研究网络（the DRCR.net）联合组织进行了一项大规模的前瞻性试验。该机构发现玻璃体切割术后黄斑水肿明显改善，但视力改善不明显[145]。与视力改善相关的因素包括较差的基线视力和视网膜前膜剥离，而DME解剖学改善的因素包括术前视力差和视网膜较厚、内界膜剥除及玻璃体视网膜牵拉异常。然而，即使在DME合并有牵拉的病例中，与早期非对照研究和回顾性研究相比，其结果也并不令人满意[146]。

对这些不同的发现一种可能的解释是，在术前评估和手术中所采取的方法没有统一，不仅评估的方法不同，甚至仪器的选择也会有很大的差异。例如，在糖尿病性玻璃体病变中，缺乏对玻璃体劈裂作用的认识，可能会影响术前病情严重程度的评估，而在某些病例，手术计划可能会不够充分。毋庸置疑，在不同的临床试验中不加以控制会影响结果。由于玻璃体劈裂是比较常见的，许多视网膜手术的外科医生的经验是，在没有能完全去除视网膜前的牵拉和新生血管簇的情况下，要想剥除视网膜前的所有增生膜，这在糖尿病的玻璃体切割术中是极具挑战性的。此外，视网膜前膜在玻璃体和视网膜之间有大量的纤维血管连接点。这些在图5.10中进行了总结，同时也概括了在糖尿病玻璃体切割术中不同表现，以及我们对糖尿病性玻璃体病变和视网膜病变概念的理解。

## 6.3 药物性玻璃体溶解术

与糖尿病性玻璃体病变的抑制剂相比，药物性玻璃体溶解术是一种截然不同的治疗方法。这种方法的目的是将玻璃体与视网膜分离，与绝大多数人自然发生的一样，从而消除了有临床意义的糖尿病性玻璃体病变。迄今为止，主要用于治疗非糖尿病引起的异常玻璃体后脱离导致的玻璃体黄斑牵拉，伴或不伴有黄斑裂孔[147]，目的是创造一个安全和完全的 PVD（见第 47 章“药物性玻璃体溶解术”）。尽管如此，这一理念还是没有直接应用于糖尿病玻璃体疾病。虽然玻璃体的过早退化可能导致糖尿病发生早期的 PVD，但是通常情况下玻璃体后皮质仍然有残留，它在糖尿病性视网膜病变和上述并发症的发展方面仍发挥作用。在自然病程中，早期诱导完全的 PVD，可以有效预防所有患者的早期糖尿病性视网膜病变。晚期糖尿病性视网膜病变的患者在玻璃体切割术前的一段时间内，也可以先行药物溶解玻璃体[148]。在这种背景下，与糖尿病性黄斑水肿（DME）可能是密切相关的。事实上，一项针对难治性 DME 患者的研究报告显示，在所有 16 只眼中都通过注射血纤溶酶诱导 PVD，实验组与对照组相比视力有所提高，黄斑水肿有所减轻[149]。这一研究小组最近还报告了一个更大的样本量（63 只眼），在第一次注射后，38%发生了 PVD，而在 1 个月后的第二次注射后，51%发生了 PVD[150]。包括没有完全的PVD的患者在内，患者视力和 DME 的改善率为89%[150]。这些有趣的发现在广泛应用前还有待进一步证实。显然，如果这些结论是由临床证据所证实的，那么药物治疗玻璃体劈裂的方法将广泛应用于治疗糖尿病性玻璃体病变。

从糖尿病性玻璃体病变和视网膜病变的所有形式的药物治疗的研发来看，用“谨慎”一词来形容再合适不过了。前面清晰而全面地阐明了糖尿病和非糖尿病患者群体的玻璃体之间存在显著的差异。因此，临床治疗糖尿病性玻璃体病变和视网膜病变（可能采用玻璃体腔内注射）的临床前试验必须先在糖尿病动物模型基础上进行，以便最大限度地提高随后的临床试验成功的概率。例如，透明质酸酶在临床 FDA 试验中失败，部分原因是临床试验没有在糖尿病动物模型中进行（见第 47 章“药物性玻璃体溶解术”）。这一原则的重要性不仅仅在于药物玻璃体溶解治疗糖尿病视网膜病，且对玻璃体和玻璃体界面是靶组织，具有重要意义（见第 47 章“药物性玻璃体溶解术”），而且还因为玻璃体是治疗视网膜病变的一种途径（见第 29 章“玻璃体腔给药原则与实践”）。很明显，糖尿病性玻璃体病变会影响进入到玻璃体内的任何药物的药效学和药代动力学。

## 7. 星状玻璃体变性

1894 年，Benson 第一次描述了星状玻璃体变性（asteroid hyalosis，AH），AH 的玻璃体充满了黄白色的圆形结构（图 5.11），但它通常对视觉没有什么影响，因此通常不需要进行玻璃体切割术。在 Beaver Dam 的研究中（$n$=4952），在 43~54 岁的患者中，有 0.2%的人存在 AH，而 75~86 岁人群中 2.9%存在 AH。AH 主要发生在单侧眼，多见于男性。澳大利亚蓝山眼病研究（$n$=3654）发现，AH 患病率从 0（49~55 岁）增加到 2.1%（75~97 岁），男性更为多见。在加利福尼亚大学洛杉矶分校的眼解剖数据库中，10 801 只眼中的患病率是 1.96%。尽管有许多研究声称AH与糖尿病之间存在关联，但在 11 项研究中报告的 547 例病例中并没有发现这种关联。单靠 AH 研究不能进一步支持它与糖尿病的关系。

星状小体（AB）容易因脂质（苏丹黑 B 和油红色 O）和钙（von Kossa）而被染色，但不会在普通的脂肪溶剂中溶解。Rodman 等证实了 Vorhoeff 在 1920 年的发现，钙与 AB 的主要酸性脂质成分结合，可以观察到两种类型：①一种被悬挂在玻璃体纤维中，被玻璃体纤维包围；②AB 由一个大的内带组成，充满了双折射粒子，以及一个由浓缩的非双折射粒子组成的薄皮层边缘。这表明了发病机制的潜在差异。EM 发现，AB 由含有 10~60Å 周期性磷脂的多层膜的缠绕带构成，还有钙和磷酸盐。基于发现一种具

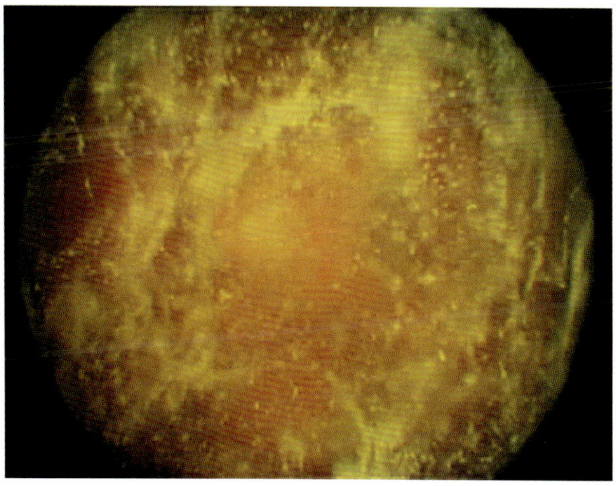

图 5.11　星状玻璃体变性的彩色眼底图像。很难清晰地观察到眼底，但是患者的视力并没有受到影响。

有 4.6nm 周期性的层状排列典型的水晶状体的结晶结构(图 5.12),Mille 等认为 AB 不是真正的结晶状体,而是磷脂的液体结晶。通过使用电子光谱分析,Winkler 和 Lunsdorfin 发现了钙、磷和氧的电子能量损失光谱与羟基磷灰石相似。

# 8. 结论

总体来说,糖尿病主要是通过高血糖引起的全身效应。它触发了线粒体产生过氧化物的急剧增加。

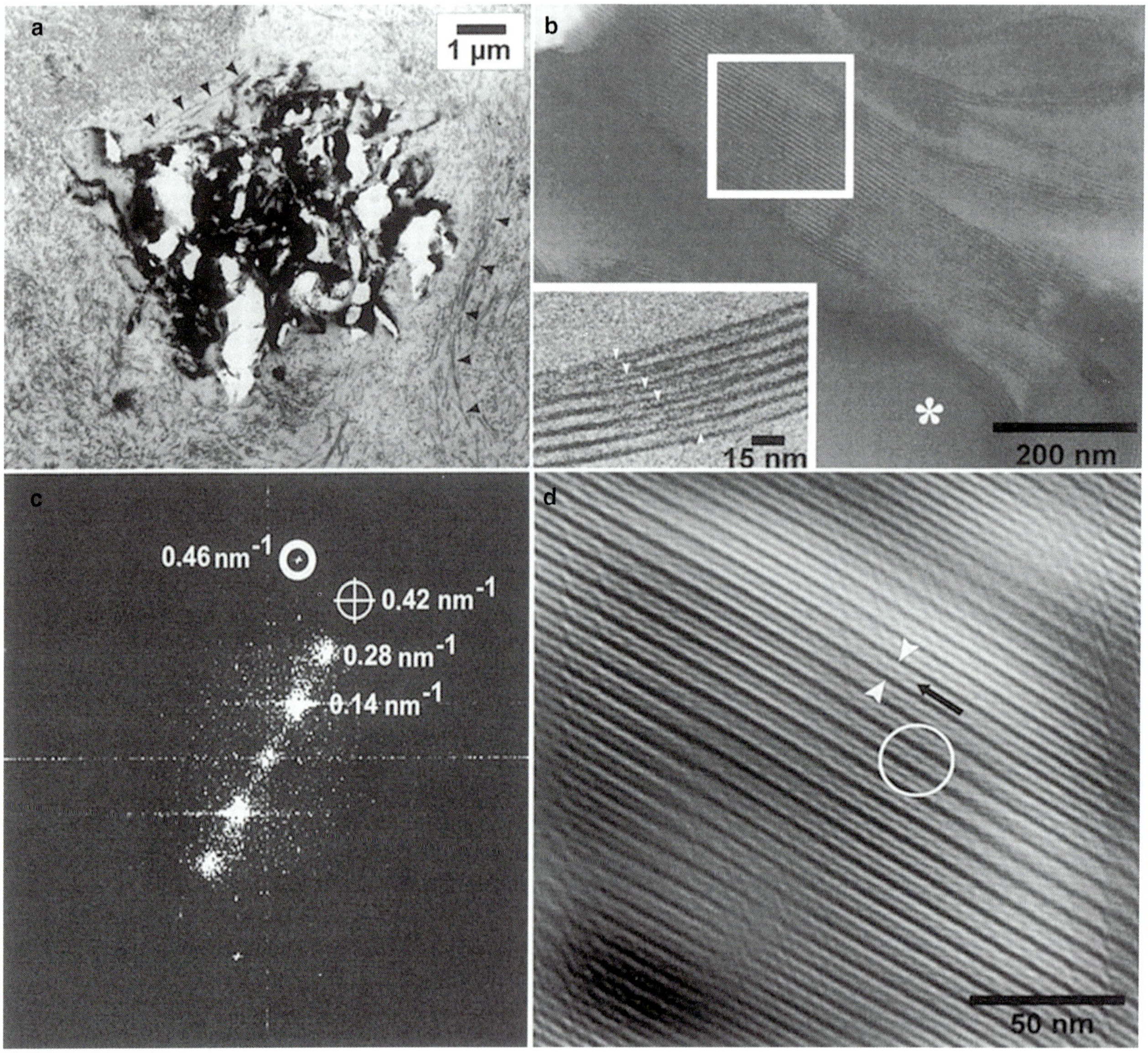


图 5.12 星状玻璃体变性的超微结构。(a)星状小体(AB)由不透明的带状物嵌在杂乱的基质无定形矩阵中所构成。AB 被纤维状的类胶原结构(三角所示)包绕。(b)对多层叠层平行(方框所示)或斜向(星号所示)面对入射电子束的详细测量结果。插图为由弱层间线(箭头所示)表示的层状叠层。(c)从(b)图的框内 256×256 方形区域的傅里叶变换,显示的最终分辨率 0.46nm$^{-1}$(圆圈所示)。交叉圆点为一个三阶衍射斑点。(d)反转的傅里叶变换,过滤了噪声,显示了薄片单元的厚度(相对的三角所示),由密集的夹层(箭头所示)隔开,形成一个三明治样结构。颗粒状超微结构是显而易见的(圆圈内所示)。[With permission from Jorg and Heinrich. IOVS2001;42(5):902-7]

过氧化物抑制了 GAPDH,导致糖酵解代谢产物的积聚，这些代谢物被转移到导致病理变化的路径中。一个重要的结果是蛋白质的糖基化(AGE),包括许多的下游效应,包括细胞外基质的改变、炎症、血管闭塞、细胞因子的生成和细胞死亡。这些路径在图 5.1 中进行了总结。

糖尿病性玻璃体病变是一种病理变化的组合。胶原蛋白的糖化和 HA 的解聚会破坏玻璃体的稳定性,而细胞路径改变(尤其是 Müller 细胞)及视网膜新生血管的形成，则会增加玻璃体视网膜局部区域黏附。这些结合在一起形成了玻璃体的牵拉，进一步的细胞浸润就形成了缓慢收缩的前膜，这些膜成为增生性糖尿病性视网膜病变的晚期并发症瘢痕形成的基础。玻璃体紧密附着导致了病理性旁分泌信号贮存库,以及氧循环的屏障形成,引起糖尿病性视网膜病变。这些概念在图 5.10 中进行了总结。

糖尿病性玻璃体病变在糖尿病性视网膜病变的一些病理生理过程中的重要表现及其重要性，为未来疾病的治疗提供了思路。预防或逆转分子变化的药物可以进一步探索，在糖尿病的药物溶解玻璃体治疗方面有广阔的前景。尽管在手术仪器和策略方面的进展令人瞩目，但药物治疗方面的成功可能在不久的将来会减少对玻璃体手术的需求。

致谢：感谢加利福尼亚大学欧文分校的 Matin Khoshnevis 提供星状玻璃体变性部分的内容，以及 Doheny 眼科研究所的 Christianne Wa 对本章的文献研究提供的帮助。

**缩略语**

| | |
|---|---|
| AGE | 晚期糖基化终末产物 |
| AH | 星状玻璃体变性 |
| DAG | 甘油二酯 |
| DME | 糖尿病性黄斑水肿 |
| DR | 糖尿病性视网膜病变 |
| DRCR.net | 糖尿病性视网膜病变临床研究网络 |
| ECM | 细胞外基质 |
| GAPDH | 3-磷酸甘油醛脱氢酶 |
| HA | 透明质酸 |
| ICAM-1 | 细胞间黏附分子-1 |
| IL-1β | 白细胞介素-1β |
| ILM | 内界膜 |
| mfERG | 多焦视网膜电图 |
| NAD+ | 烟酰胺腺嘌呤二核苷酸(氧化型) |
| NADH | 烟酰胺腺嘌呤二核苷酸(还原型) |
| NADP+ | 烟酰胺腺嘌呤二核苷酸磷酸(氧化型) |
| NADPH | 烟酰胺腺嘌呤二核苷酸磷酸(还原型) |
| NFE2L2 | 红细胞衍生核因子 2 样蛋白 2 |
| NF-κB | 核因子 κ-B |
| NRF2 | 红细胞衍生核因子 2 样蛋白 2 |
| OCT | 光学相干断层扫描 |
| PDR | 增生性糖尿病性视网膜病变 |
| PKC | 蛋白激酶 C |
| PKC-DRS | 蛋白激酶 C 糖尿病视网膜病变研究 |
| PKC-DRS2 | 蛋白激酶 C 糖尿病视网膜病变研究 2 |
| PKC-β | 蛋白激酶 C-β |
| PKC-δ | 蛋白激酶 C-δ |
| PVD | 玻璃体后脱离 |
| RAGE | 晚期糖基化终末产物受体 |
| RBX | 红霉素 |
| ROS | 活性氧 |
| TCA | 三羧酸 |
| TGF- β | 转化生长因子-β |
| TNF- α | 肿瘤坏死因子-α |
| UV | 紫外线 |
| VCAM-1 | 血管细胞黏附分子 1 |
| VEGF | 血管内皮生长因子 |

## 参考文献

1. Antonetti DA, Klein R, Gardner TW. Diabetic retinopathy. N Engl J Med. 2012;366:1227–39.
2. Nishikawa T, Edelstein D, Du XL, Yamagishi S, Matsumura T, Kaneda Y, et al. Normalizing mitochondrial superoxide production blocks three pathways of hyperglycaemic damage. Nature. 2000;404:787–90.
3. Brownlee M. Biochemistry and molecular cell biology of diabetic complications. Nature. 2001;414:813–20.
4. Du XL, Edelstein D, Rossetti L, Fantus IG, Goldberg H, Ziyadeh F, et al. Hyperglycemia-induced mitochondrial superoxide overproduction activates the hexosamine pathway and induces plasminogen

activator inhibitor-1 expression by increasing Sp1 glycosylation. Proc Natl Acad Sci U S A. 2000;97:12222–6.
5. Monnier VM, Kohn RR, Cerami A. Accelerated age-related browning of human collagen in diabetes mellitus. Proc Natl Acad Sci U S A. 1984;81:583–7.
6. Stitt AW. AGEs and diabetic retinopathy. Invest Ophthalmol Vis Sci. 2010;51:4867–74.
7. Goh SY, Cooper ME. Clinical review: the role of advanced glycation end products in progression and complications of diabetes. J Clin Endocrinol Metab. 2008;93:1143–52.
8. Zong H, Ward M, Stitt AW. AGEs, RAGE, and diabetic retinopathy. Curr Diab Rep. 2011;11:244–52.
9. Tang J, Kern TS. Inflammation in diabetic retinopathy. Prog Retin Eye Res. 2011;30:343–58.
10. Monnier VM, Vishwanath V, Frank KE, Elmets CA, Dauchot P, Kohn RR. Relation between complications of type I diabetes mellitus and collagen-linked fluorescence. N Engl J Med. 1986;314:403–8.
11. Charonis AS, Tsilbary EC. Structural and functional changes of laminin and type IV collagen after nonenzymatic glycation. Diabetes. 1992;41 Suppl 2:49–51.
12. Koya D, King GL. Protein kinase C activation and the development of diabetic complications. Diabetes. 1998;47:859–66.
13. Geraldes P, Hiraoka-Yamamoto J, Matsumoto M, Clermont A, Leitges M, Marette A, et al. Activation of PKC-delta and SHP-1 by hyperglycemia causes vascular cell apoptosis and diabetic retinopathy. Nat Med. 2009;15:1298–306.
14. Aiello LP, Bursell SE, Clermont A, Duh E, Ishii H, Takagi C, et al. Vascular endothelial growth factor-induced retinal permeability is mediated by protein kinase C in vivo and suppressed by an orally effective beta-isoform-selective inhibitor. Diabetes. 1997;46:1473–80.
15. Danis RP, Bingaman DP, Jirousek M, Yang Y. Inhibition of intraocular neovascularization caused by retinal ischemia in pigs by PKCbeta inhibition with LY333531. Invest Ophthalmol Vis Sci. 1998;39:171–9.
16. Nonaka A, Kiryu J, Tsujikawa A, Yamashiro K, Miyamoto K, Nishiwaki H, et al. PKC-beta inhibitor (LY333531) attenuates leukocyte entrapment in retinal microcirculation of diabetic rats. Invest Ophthalmol Vis Sci. 2000;41:2702–6.
17. Yokota T, Ma RC, Park JY, Isshiki K, Sotiropoulos KB, Rauniyar RK, et al. Role of protein kinase C on the expression of platelet-derived growth factor and endothelin-1 in the retina of diabetic rats and cultured retinal capillary pericytes. Diabetes. 2003;52:838–45.
18. Aiello LP, Clermont A, Arora V, Davis MD, Sheetz MJ, Bursell SE. Inhibition of PKC beta by oral administration of ruboxistaurin is well tolerated and ameliorates diabetes-induced retinal hemodynamic abnormalities in patients. Invest Ophthalmol Vis Sci. 2006;47:86–92.
19. Group P-DS. The effect of ruboxistaurin on visual loss in patients with moderately severe to very severe nonproliferative diabetic retinopathy: initial results of the Protein Kinase C beta Inhibitor Diabetic Retinopathy Study (PKC-DRS) multicenter randomized clinical trial. Diabetes. 2005;54:2188–97.
20. Group P-D, Aiello LP, Davis MD, Girach A, Kles KA, Milton RC, et al. Effect of ruboxistaurin on visual loss in patients with diabetic retinopathy. Ophthalmology. 2006;113:2221–30.
21. Sheetz MJ, Aiello LP, Davis MD, Danis R, Bek T, Cunha-Vaz J, et al. The effect of the oral PKC beta inhibitor ruboxistaurin on vision loss in two phase 3 studies. Invest Ophthalmol Vis Sci. 2013;54:1750–7.
22. Perkins BA, Aiello LP, Krolewski AS. Diabetes complications and the renin-angiotensin system. N Engl J Med. 2009;361:83–5.
23. Mauer M, Zinman B, Gardiner R, Suissa S, Sinaiko A, Strand T, et al. Renal and retinal effects of enalapril and losartan in type 1 diabetes. N Engl J Med. 2009;361:40–51.
24. Xu Z, Wei Y, Gong J, Cho H, Park JK, Sung ER, et al. NRF2 plays a protective role in diabetic retinopathy in mice. Diabetologia. 2014;57:204–13.
25. Wei Y, Gong J, Yoshida T, Eberhart CG, Xu Z, Kombairaju P, et al. Nrf2 has a protective role against neuronal and capillary degeneration in retinal ischemia-reperfusion injury. Free Radic Biol Med. 2011;51:216–24.
26. Cheung N, Mitchell P, Wong TY. Diabetic retinopathy. Lancet. 2010;376:124–36.
27. Ding J, Wong TY. Current epidemiology of diabetic retinopathy and diabetic macular edema. Curr Diab Rep. 2012;12:346–54.
28. Klein R, Knudtson MD, Lee KE, Gangnon R, Klein BE. The Wisconsin Epidemiologic Study of Diabetic Retinopathy: XXII the twenty-five-year progression of retinopathy in persons with type 1 diabetes. Ophthalmology. 2008;115:1859–68.
29. Wei M, Gaskill SP, Haffner SM, Stern MP. Effects of diabetes and level of glycemia on all-cause and cardiovascular mortality. The San Antonio Heart Study. Diabetes Care. 1998;21:1167–72.
30. Chew EY, Ferris FL, Csaky KG, Murphy RP, Agrón E, Thompson DJS, et al. The long-term effects of laser photocoagulation treatment in patients with diabetic retinopathy. Ophthalmology. 2003;110:1683–9.
31. Hirai FE, Knudtson MD, Klein BE, Klein R. Clinically significant macular edema and survival in type 1 and type 2 diabetes. Am J Ophthalmol. 2008;145:700–6.
32. The effect of intensive treatment of diabetes on the development and progression of long-term complications in insulin-dependent diabetes mellitus. The Diabetes Control and Complications Trial Research Group. N Engl J Med. 1993;329:977–86.
33. Holman RR, Paul SK, Bethel MA, Matthews DR, Neil HA. 10-year follow-up of intensive glucose control in type 2 diabetes. N Engl J Med. 2008;359:1577–89.
34. White NH, Sun W, Cleary PA, Danis RP, Davis MD, Hainsworth DP, et al. Prolonged effect of intensive therapy on the risk of retinopathy complications in patients with type 1 diabetes mellitus: 10 years after the Diabetes Control and Complications Trial. Arch Ophthalmol. 2008;126:1707–15.
35. Gardner TW, Abcouwer SF, Barber AJ, Jackson GR. An integrated approach to diabetic retinopathy research. Arch Ophthalmol. 2011;129:230–5.
36. Giese MJ, Speth RC. The ocular renin-angiotensin system: a therapeutic target for the treatment of ocular disease. Pharmacol Ther. 2014;142(1):11–32.
37. Watanabe D, Suzuma K, Matsui S, Kurimoto M, Kiryu J, Kita M, et al. Erythropoietin as a retinal angiogenic factor in proliferative diabetic retinopathy. N Engl J Med. 2005;353:782–92.
38. Gao BB, Clermont A, Rook S, Fonda SJ, Srinivasan VJ, Wojtkowski M, et al. Extracellular carbonic anhydrase mediates hemorrhagic retinal and cerebral vascular permeability through prekallikrein activation. Nat Med. 2007;13:181–8.
39. Bloodworth Jr JM. Diabetic retinopathy. Diabetes. 1962;11:1–22.
40. Wolter JR. Diabetic retinopathy. Am J Ophthalmol. 1961;51:1123–41.
41. Antonetti DA, Barber AJ, Bronson SK, Freeman WM, Gardner TW, Jefferson LS, et al. Diabetic retinopathy: seeing beyond glucose-induced microvascular disease. Diabetes. 2006;55:2401–11.
42. Greenstein VC, Holopigian K, Hood DC, Seiple W, Carr RE. The nature and extent of retinal dysfunction associated with diabetic macular edema. Invest Ophthalmol Vis Sci. 2000;41:3643–54.
43. Ghirlanda G, Di Leo MA, Caputo S, Cercone S, Greco AV. From functional to microvascular abnormalities in early diabetic retinopathy. Diabetes Metab Rev. 1997;13:15–35.
44. van Dijk HW, Kok PH, Garvin M, Sonka M, Devries JH, Michels RP, et al. Selective loss of inner retinal layer thickness in type 1 diabetic patients with minimal diabetic retinopathy. Invest Ophthalmol Vis Sci. 2009;50:3404–9.
45. van Dijk HW, Verbraak FD, Kok PH, Garvin MK, Sonka M, Lee K, et al. Decreased retinal ganglion cell layer thickness in patients with type 1 diabetes. Invest Ophthalmol Vis Sci. 2010;51:3660–5.
46. Fortune B, Schneck ME, Adams AJ. Multifocal electroretinogram delays reveal local retinal dysfunction in early diabetic retinopathy. Invest Ophthalmol Vis Sci. 1999;40:2638–51.
47. Harrison WW, Bearse Jr MA, Ng JS, Jewell NP, Barez S, Burger D, et al. Multifocal electroretinograms predict onset of diabetic retinopathy in adult patients with diabetes. Invest Ophthalmol Vis Sci. 2011;52:772–7.
48. Fletcher EL, Phipps JA, Ward MM, Puthussery T, Wilkinson-Berka JL. Neuronal and glial cell abnormality as predictors of progression of diabetic retinopathy. Curr Pharm Des. 2007;13:2699–712.

49. Joussen AM, Poulaki V, Le ML, Koizumi K, Esser C, Janicki H, et al. A central role for inflammation in the pathogenesis of diabetic retinopathy. FASEB J. 2004;18:1450–2.
50. Sebag J. Diabetic vitreopathy. Ophthalmology. 1996;103:205–6.
51. Lundquist O, Osterlin S. Glucose concentration in the vitreous of nondiabetic and diabetic human eyes. Graefes Arch Clin Exp Ophthalmol. 1994;232:71–4.
52. Xiong H, Cheng HM. Aqueous/vitreous tonicity in "sugar" cataracts. Ophthalmic Res. 1989;21:292–6.
53. Cristiansson J. Changes in mucopolysaccharides during alloxan diabetes in the rabbit. I. Comparative studies on serum and the hyaluronic acid of the vitreous body. Acta Ophthalmol (Copenh). 1958;36:141–62.
54. Walia S, Clermont AC, Gao BB, Aiello LP, Feener EP. Vitreous proteomics and diabetic retinopathy. Semin Ophthalmol. 2010;25:289–94.
55. Kim T, Kim SJ, Kim K, Kang UB, Lee C, Park KS, et al. Profiling of vitreous proteomes from proliferative diabetic retinopathy and nondiabetic patients. Proteomics. 2007;7:4203–15.
56. Gao BB, Chen X, Timothy N, Aiello LP, Feener EP. Characterization of the vitreous proteome in diabetes without diabetic retinopathy and diabetes with proliferative diabetic retinopathy. J Proteome Res. 2008;7:2516–25.
57. Sebag J, Buckingham B, Charles MA, Reiser K. Biochemical abnormalities in vitreous of humans with proliferative diabetic retinopathy. Arch Ophthalmol. 1992;110:1472–6.
58. Buckingham B, Reiser KM. Relationship between the content of lysyl oxidase-dependent cross-links in skin collagen, nonenzymatic glycosylation, and long-term complications in type I diabetes mellitus. J Clin Invest. 1990;86:1046–54.
59. Sebag J, Nie S, Reiser K, Charles MA, Yu NT. Raman spectroscopy of human vitreous in proliferative diabetic retinopathy. Invest Ophthalmol Vis Sci. 1994;35:2976–80.
60. Fankhauser 2nd F. Analysis of diabetic vitreopathy with dynamic light scattering spectroscopy–problems and solutions related to photon correlation. Acta Ophthalmol. 2012;90:e173–8.
61. Sebag J. Abnormalities of human vitreous structure in diabetes. Graefes Arch Clin Exp Ophthalmol. 1993;231:257–60.
62. Stitt AW, Moore JE, Sharkey JA, Murphy G, Simpson DA, Bucala R, et al. Advanced glycation end products in vitreous: structural and functional implications for diabetic vitreopathy. Invest Ophthalmol
63. Avery NC, Bailey AJ. The effects of the Maillard reaction on the physical properties and cell interactions of collagen. Pathol Biol. 2006;54:387–95.
64. Foos RY, Kreiger AE, Forsythe AB, Zakka KA. Posterior vitreous detachment in diabetic subjects. Ophthalmology. 1980;87:122–8.
65. Tagawa H, McMeel JW, Furukawa H, Quiroz H, Murakami K, Takahashi M, et al. Role of the vitreous in diabetic retinopathy. I. Vitreous changes in diabetic retinopathy and in physiologic aging. Ophthalmology. 1986;93:596–601.
66. Faulborn J, Dunker S, Bowald S. Diabetic vitreopathy – findings using the celloidin embedding technique. Ophthalmologica. 1998;212:369–76.
67. Sebag J. Anomalous posterior vitreous detachment: a unifying concept in vitreo-retinal disease. Graefes Arch Clin Exp Ophthalmol. 2004;242:690–8.
68. Akiba J, Ueno N, Chakrabarti B. Mechanisms of photo-induced vitreous liquefaction. Curr Eye Res. 1994;13:505–12.
69. Ueno N, Sebag J, Hirokawa H, Chakrabarti B. Effects of visible-light irradiation on vitreous structure in the presence of a photosensitizer. Exp Eye Res. 1987;44:863–70.
70. Obayashi H, Nakano K, Shigeta H, Yamaguchi M, Yoshimori K, Fukui M, et al. Formation of crossline as a fluorescent advanced glycation end product in vitro and in vivo. Biochem Biophys Res Commun. 1996;226:37–41.
71. Ortwerth BJ, Prabhakaram M, Nagaraj RH, Linetsky M. The relative UV sensitizer activity of purified advanced glycation endproducts. Photochem Photobiol. 1997;65:666–72.
72. Deguine V, Menasche M, Ferrari P, Fraisse L, Pouliquen Y, Robert L. Free radical depolymerization of hyaluronan by Maillard reaction products: role in liquefaction of aging vitreous. Int J Biol Macromol. 1998;22:17–22.
73. Katsumura C, Sugiyama T, Nakamura K, Obayashi H, Hasegawa G, Oku H, et al. Effects of advanced glycation end products on hyaluronan photolysis: a new mechanism of diabetic vitreopathy. Ophthalmic Res. 2004;36:327–31.
74. Davis MD. Vitreous contraction in proliferative diabetic retinopathy. Arch Ophthalmol. 1965;74:741–51.
75. Takahashi M, Trempe CL, Maguire K, McMeel JW. Vitreoretinal relationship in diabetic retinopathy. A biomicroscopic evaluation. Arch Ophthalmol. 1981;99:241–5.
76. Jalkh A, Takahashi M, Topilow HW, Trempe CL, McMeel JW. Prognostic value of vitreous findings in diabetic retinopathy. Arch Ophthalmol. 1982;100:432–4.
77. Faulborn J, Bowald S. Microproliferations in proliferative diabetic retinopathy and their relationship to the vitreous: corresponding light and electron microscopic studies. Graefes Arch Clin Exp Ophthalmol. 1985;223:130–8.
78. Nasrallah FP, Jalkh AE, Van Coppenolle F, Kado M, Trempe CL, McMeel JW, et al. The role of the vitreous in diabetic macular edema. Ophthalmology. 1988;95:1335–9.
79. Akiba J, Arzabe CW, Trempe CL. Posterior vitreous detachment and neovascularization in diabetic retinopathy. Ophthalmology. 1990;97:889–91.
80. Blankenship GW, Machemer R. Long-term diabetic vitrectomy results. Report of 10 year follow-up. Ophthalmology. 1985;92:503–6.
81. Wong HC, Sehmi KS, McLeod D. Abortive neovascular outgrowths discovered during vitrectomy for diabetic vitreous haemorrhage. Graefes Arch Clin Exp Ophthalmol. 1989;227:237–40.
82. Kishi S, Numaga T, Yamazaki S. Structure of the inner retinal surface in simple diabetic retinopathy. Jpn J Ophthalmol. 1982;26:141–9.
83. Kishi S, Demaria C, Shimizu K. Vitreous cortex remnants at the fovea after spontaneous vitreous detachment. Int Ophthalmol. 1986;9:253–60.
84. Sebag J. Vitreoschisis. Graefes Arch Clin Exp Ophthalmol. 2008;246:329–32.
85. Sebag J, Gupta P, Rosen RR, Garcia P, Sadun AA. Macular holes and macular pucker: the role of vitreoschisis as imaged by optical coherence tomography/scanning laser ophthalmoscopy. Trans Am Ophthalmol Soc. 2007;105:121–9; discussion 9–31.
86. Gupta P, Yee KM, Garcia P, Rosen RB, Parikh J, Hageman GS, et al. Vitreoschisis in macular diseases. Br J Ophthalmol. 2011;95:376–80.
87. Chu TG, Lopez PF, Cano MR, Freeman WR, Lean JS, Liggett PE, et al. Posterior vitreoschisis. Ophthalmology. 1996;103:315–22.
88. Schwartz SD, Alexander R, Hiscott P, Gregor ZJ. Recognition of vitreoschisis in proliferative diabetic retinopathy. Ophthalmology. 1996;103:323–8.
89. Gandorfer A, Rohleder M, Grosselfinger S, Haritoglou C, Ulbig M, Kampik A. Epiretinal pathology of diffuse diabetic macular edema associated with vitreomacular traction. Am J Ophthalmol. 2005;139:638–52.
90. Kishi S, Shimizu K. Posterior precortical vitreous pocket. Arch Ophthalmol. 1990;108:979–82.
91. Bahadir M, Ertan A, Mertoglu O. Visual acuity comparison of vitrectomy with and without internal limiting membrane removal in the treatment of diabetic macular edema. Int Ophthalmol. 2005;26:3–8.
92. Barile GR, Pachydaki SI, Tari SR, Lee SE, Donmoyer CM, Ma W, et al. The RAGE axis in early diabetic retinopathy. Invest Ophthalmol Vis Sci. 2005;46:2916–24.
93. Pachydaki SI, Tari SR, Lee SE, Ma W, Tseng JJ, Sosunov AA, et al. Upregulation of RAGE and its ligands in proliferative retinal disease. Exp Eye Res. 2006;82:807–15.
94. Barile GR, Chang SS, Park LS, Reppucci VS, Schiff WM, Schmidt AM. Soluble cellular adhesion molecules in proliferative vitreoretinopathy and proliferative diabetic retinopathy. Curr Eye Res. 1999;19:219–27.
95. Matsunaga N, Ozeki H, Hirabayashi Y, Shimada S, Ogura Y. Histopathologic evaluation of the internal limiting membrane surgically excised from eyes with diabetic maculopathy. Retina. 2005;25:311–6.
96. Yamamoto T, Akabane N, Takeuchi S. Vitrectomy for diabetic macular edema: the role of posterior vitreous detachment and epi-

macular membrane. Am J Ophthalmol. 2001;132:369–77.
97. Sun YM, Su Y, Li J, Wang LF. Recent advances in understanding the biochemical and molecular mechanism of diabetic nephropathy. Biochem Biophys Res Commun. 2013;433:359–61.
98. Tasman W. Diabetic vitreous hemorrhage and its relationship to hypoglycemia. Mod Probl Ophthalmol. 1979;20:413–4.
99. Ikeda T, Sato K, Katano T, Hayashi Y. Vitrectomy for cystoid macular oedema with attached posterior hyaloid membrane in patients with diabetes. Br J Ophthalmol. 1999;83:12–4.
100. Ikeda T, Sato K, Katano T, Hayashi Y. Attached posterior hyaloid membrane and the pathogenesis of honeycombed cystoid macular edema in patients with diabetes. Am J Ophthalmol. 1999;127:478–9.
101. Sebag J, Ansari RR, Dunker S, Suh KI. Dynamic light scattering of diabetic vitreopathy. Diabetes Technol Ther. 1999;1:169–76.
102. Shui YB, Fu JJ, Garcia C, Dattilo LK, Rajagopal R, McMillan S, et al. Oxygen distribution in the rabbit eye and oxygen consumption by the lens. Invest Ophthalmol Vis Sci. 2006;47:1571–80.
103. Siegfried CJ, Shui YB, Holekamp NM, Bai F, Beebe DC. Oxygen distribution in the human eye: relevance to the etiology of open-angle glaucoma after vitrectomy. Invest Ophthalmol Vis Sci. 2010;51:5731–8.
104. Stefansson E, Loftsson T. The Stokes-Einstein equation and the physiological effects of vitreous surgery. Acta Ophthalmol Scand. 2006;84:718–9.
105. Barton KA, Shui YB, Petrash JM, Beebe DC. Comment on: the Stokes-Einstein equation and the physiological effects of vitreous surgery. Acta Ophthalmol Scand. 2007;85:339–40.
106. Gisladottir S, Loftsson T, Stefansson E. Diffusion characteristics of vitreous humour and saline solution follow the Stokes Einstein equation. Graefes Arch Clin Exp Ophthalmol. 2009;247:1677–84.
107. Stefansson E. Physiology of vitreous surgery. Graefes Arch Clin Exp Ophthalmol. 2009;247:147–63.
108. Yamazaki Y, Morita T. Molecular and functional diversity of vascular endothelial growth factors. Mol Divers. 2006;10:515–27.
109. Aiello LP, Avery RL, Arrigg PG, Keyt BA, Jampel HD, Shah ST, et al. Vascular endothelial growth factor in ocular fluid of patients with diabetic retinopathy and other retinal disorders. N Engl J Med. 1994;331:1480–7.
110. Funatsu H, Yamashita H, Noma H, Mimura T, Yamashita T, Hori S. Increased levels of vascular endothelial growth factor and interleukin-6 in the aqueous humor of diabetics with macular edema. Am J Ophthalmol. 2002;133:70–7.
111. Abu El-Asrar AM, Nawaz MI, Kangave D, Siddiquei MM, Ola MS, Opdenakker G. Angiogenesis regulatory factors in the vitreous from patients with proliferative diabetic retinopathy. Acta Diabetol. 2013;50:545–51.
112. Ponsioen TL, Hooymans JM, Los LI. Remodelling of the human vitreous and vitreoretinal interface – a dynamic process. Prog Retin Eye Res. 2010;29:580–95.
113. Engelen L, Stehouwer CD, Schalkwijk CG. Current therapeutic interventions in the glycation pathway: evidence from clinical studies. Diabetes Obes Metab. 2013;15:677–89.
114. Gardiner TA, Anderson HR, Stitt AW. Inhibition of advanced glycation end-products protects against retinal capillary basement membrane expansion during long-term diabetes. J Pathol. 2003;201:328–33.
115. Kern TS, Engerman RL. Pharmacological inhibition of diabetic retinopathy: aminoguanidine and aspirin. Diabetes. 2001;50:1636–42.
116. Hammes HP, Martin S, Federlin K, Geisen K, Brownlee M. Aminoguanidine treatment inhibits the development of experimental diabetic retinopathy. Proc Natl Acad Sci U S A. 1991;88:11555–8.
117. Bolton WK, Cattran DC, Williams ME, Adler SG, Appel GB, Cartwright K, et al. Randomized trial of an inhibitor of formation of advanced glycation end products in diabetic nephropathy. Am J Nephrol. 2004;24:32–40.
118. Vasan S, Zhang X, Zhang X, Kapurniotu A, Bernhagen J, Teichberg S, et al. An agent cleaving glucose-derived protein crosslinks in vitro and in vivo. Nature. 1996;382:275–8.
119. Asif M, Egan J, Vasan S, Jyothirmayi GN, Masurekar MR, Lopez S, et al. An advanced glycation endproduct cross-link breaker can reverse age-related increases in myocardial stiffness. Proc Natl Acad Sci U S A. 2000;97:2809–13.
120. Vaitkevicius PV, Lane M, Spurgeon H, Ingram DK, Roth GS, Egan JJ, et al. A cross-link breaker has sustained effects on arterial and ventricular properties in older rhesus monkeys. Proc Natl Acad Sci U S A. 2001;98:1171–5.
121. Hammes HP, Du X, Edelstein D, Taguchi T, Matsumura T, Ju Q, et al. Benfotiamine blocks three major pathways of hyperglycemic damage and prevents experimental diabetic retinopathy. Nat Med. 2003;9:294–9.
122. Stitt A, Gardiner TA, Alderson NL, Canning P, Frizzell N, Duffy N, et al. The AGE inhibitor pyridoxamine inhibits development of retinopathy in experimental diabetes. Diabetes. 2002;51:2826–32.
123. Mohamed Q, Gillies MC, Wong TY. Management of diabetic retinopathy: a systematic review. JAMA. 2007;298:902–16.
124. Early vitrectomy for severe vitreous hemorrhage in diabetic retinopathy. Two-year results of a randomized trial. Diabetic Retinopathy Vitrectomy Study report 2. The Diabetic Retinopathy Vitrectomy Study Research Group. Arch Ophthalmol. 1985;103:1644–52.
125. Early vitrectomy for severe proliferative diabetic retinopathy in eyes with useful vision. Results of a randomized trial – Diabetic Retinopathy Vitrectomy Study Report 3. The Diabetic Retinopathy Vitrectomy Study Research Group. Ophthalmology. 1988;95:1307–20.
126. Hikichi T, Fujio N, Akiba J, Azuma Y, Takahashi M, Yoshida A. Association between the short-term natural history of diabetic macular edema and the vitreomacular relationship in type II diabetes mellitus. Ophthalmology. 1997;104:473–8.
127. Lewis H, Abrams GW, Blumenkranz MS, Campo RV. Vitrectomy for diabetic macular traction and edema associated with posterior hyaloidal traction. Ophthalmology. 1992;99:753–9.
128. Harbour JW, Smiddy WE, Flynn Jr HW, Rubsamen PE. Vitrectomy for diabetic macular edema associated with a thickened and taut posterior hyaloid membrane. Am J Ophthalmol. 1996;121:405–13.
129. Pendergast SD, Hassan TS, Williams GA, Cox MS, Margherio RR, Ferrone PJ, et al. Vitrectomy for diffuse diabetic macular edema associated with a taut premacular posterior hyaloid. Am J Ophthalmol. 2000;130:178–86.
130. Tachi N, Ogino N. Vitrectomy for diffuse macular edema in cases of diabetic retinopathy. Am J Ophthalmol. 1996;122:258–60.
131. La Heij EC, Hendrikse F, Kessels AG, Derhaag PJ. Vitrectomy results in diabetic macular oedema without evident vitreomacular traction. Graefes Arch Clin Exp Ophthalmol. 2001;239:264–70.
132. Otani T, Kishi S. A controlled study of vitrectomy for diabetic macular edema. Am J Ophthalmol. 2002;134:214–9.
133. Thomas D, Bunce C, Moorman C, Laidlaw DA. A randomised controlled feasibility trial of vitrectomy versus laser for diabetic macular oedema. Br J Ophthalmol. 2005;89:81–6.
134. Kralinger MT, Pedri M, Kralinger F, Troger J, Kieselbach GF. Long-term outcome after vitrectomy for diabetic macular edema. Ophthalmologica. 2006;220:147–52.
135. Gandorfer A, Messmer EM, Ulbig MW, Kampik A. Resolution of diabetic macular edema after surgical removal of the posterior hyaloid and the inner limiting membrane. Retina. 2000;20:126–33.
136. Dillinger P, Mester U. Vitrectomy with removal of the internal limiting membrane in chronic diabetic macular oedema. Graefes Arch Clin Exp Ophthalmol. 2004;242:630–7.
137. Sonoda KH, Sakamoto T, Enaida H, Miyazaki M, Noda Y, Nakamura T, et al. Residual vitreous cortex after surgical posterior vitreous separation visualized by intravitreous triamcinolone acetonide. Ophthalmology. 2004;111:226–30.
138. Yanyali A, Horozoglu F, Celik E, Ercalik Y, Nohutcu AF. Pars plana vitrectomy and removal of the internal limiting membrane in diabetic macular edema unresponsive to grid laser photocoagulation. Eur J Ophthalmol. 2006;16:573–81.
139. Yanyali A, Nohutcu AF, Horozoglu F, Celik E. Modified grid laser photocoagulation versus pars plana vitrectomy with internal limiting membrane removal in diabetic macular edema. Am J Ophthalmol. 2005;139:795–801.

140. Stolba U, Binder S, Gruber D, Krebs I, Aggermann T, Neumaier B. Vitrectomy for persistent diffuse diabetic macular edema. Am J Ophthalmol. 2005;140:295–301.
141. Hartley KL, Smiddy WE, Flynn Jr HW, Murray TG. Pars plana vitrectomy with internal limiting membrane peeling for diabetic macular edema. Retina. 2008;28:410–9.
142. Figueroa MS, Contreras I, Noval S. Surgical and anatomical outcomes of pars plana vitrectomy for diffuse nontractional diabetic macular edema. Retina. 2008;28:420–6.
143. Yanyali A, Horozoglu F, Celik E, Nohutcu AF. Long-term outcomes of pars plana vitrectomy with internal limiting membrane removal in diabetic macular edema. Retina. 2007;27:557–66.
144. Kumagai K, Furukawa M, Ogino N, Larson E, Iwaki M, Tachi N. Long-term follow-up of vitrectomy for diffuse nontractional diabetic macular edema. Retina. 2009;29:464–72.
145. Flaxel CJ, Edwards AR, Aiello LP, Arrigg PG, Beck RW, Bressler NM, et al. Factors associated with visual acuity outcomes after vitrectomy for diabetic macular edema: diabetic retinopathy clinical research network. Retina. 2010;30:1488–95.
146. Diabetic Retinopathy Clinical Research Network Writing C, Haller JA, Qin H, Apte RS, Beck RR, Bressler NM, et al. Vitrectomy outcomes in eyes with diabetic macular edema and vitreomacular traction. Ophthalmology. 2010;117:1087–93.e3.
147. Stalmans P, Benz MS, Gandorfer A, Kampik A, Girach A, Pakola S, et al. Enzymatic vitreolysis with ocriplasmin for vitreomacular traction and macular holes. N Engl J Med. 2012; 367:606–15.
148. Benz MS, Packo KH, Gonzalez V, Pakola S, Bezner D, Haller JA, et al. A placebo-controlled trial of microplasmin intravitreous injection to facilitate posterior vitreous detachment before vitrectomy. Ophthalmology. 2010;117:791–7.
149. Diaz-Llopis M, Udaondo P, Arevalo F, Salom D, Garcia-Delpech S, Quijada A, et al. Intravitreal plasmin without associated vitrectomy as a treatment for refractory diabetic macular edema. J Ocul Pharmacol Ther. 2009;25:379–84.
150. Diaz-Llopis M, Udaondo P, Millan JM, Arevalo JF. Enzymatic vitrectomy for diabetic retinopathy and diabetic macular edema. World J Diabetes. 2013;4:319–23.
151. de Smet MD, Castilla M. Ocriplasmin for diabetic retinopathy. Expert Opin Biol Ther. 2013;13:1741–7.

# 第6章 玻璃体生物化学与人工玻璃体

Sven Crafoord, Fredrik Ghosh, J. Sebag

## 本章要点

1. 引言
   1.1 基本原理:为什么研发人工玻璃体
   1.2 玻璃体的生化特点
      1.2.1 糖胺聚糖(GAG)
         1.2.1.1 透明质酸
         1.2.1.2 硫酸软骨素(CS)
         1.2.1.3 硫酸乙酰肝素(HS)
      1.2.2 蛋白质
      1.2.3 透明质酸-胶原蛋白的相互作用
      1.2.4 其他成分
         1.2.4.1 代谢产物和酶类
         1.2.4.2 抗坏血酸
         1.2.4.3 氨基酸和脂肪酸
         1.2.4.4 前列腺素
2. 人工玻璃体的作用
3. 人工玻璃体的特性
   3.1 解剖学上的注意事项:我们需要玻璃体后皮质吗?
4. 在玻璃体手术中的玻璃体替代品
   4.1 天然的和半合成聚合物及透明质酸水凝胶
   4.2 合成的水凝胶和"理想水凝胶"
5. 人工玻璃体的发展
   5.1 体内测试人工玻璃体的实验模型
      5.1.1 聚烷基酰亚胺
      5.1.2 聚乙二醇
   5.2 体外人工玻璃体试验的实验模型

**关键词**

玻璃体;生物化学;胶原蛋白;透明质酸;人工玻璃体;水凝胶;交联透明质酸水凝胶;聚烷基酰亚胺;聚乙二醇

**核心概念**

1. 玻璃体不是惰性物质,而是具有复杂的生物化学特性并且在视觉生理学中扮演重要的角色。
2. 迄今为止,开发的玻璃体替代品仅用于玻璃体视网膜手术期间或通常在其之后的短期使用,并没有考虑光学和生理性质所必需的长期稳态。交联透明质酸水凝胶具有许多所需的生理学属性而没有聚烷基酰亚胺和聚乙二醇所带来的不良影响。

S. crafoord, MD, PhD(✉)
Department of Ophthalmology, Örebro University Hospital, Örebro SE-701 85, Sweden
School of Health and Medical Sciences, Örebro University, Örebro, Sweden
e-mail: sven.crafoord@gmail.com

F. Ghosh, MD, PhD
Department of Ophthalmology, Skåne University Hospital, Lund, Sweden
Lund University, Lund, Sweden

J. Sebag, MD, FACA, FRCOphth, FARVO
VMR Institute for Vitreous Macula Retina
Huntington Beach, CA, USA
Doheny Eye Institute, Los Angeles, CA, USA
e-mail: jsebag@VMRinstitute.com

3. 未来的人工玻璃体凝胶的研发必须通过体内和体外的电生理学、形态学和组织学测试来证实生物相容性。未来的目标将是确定是否需要合成玻璃体后皮质,“理想水凝胶”和含有透明质酸的水凝胶和交联、酶稳定的凝胶是否是人工玻璃体未来最好的选择。

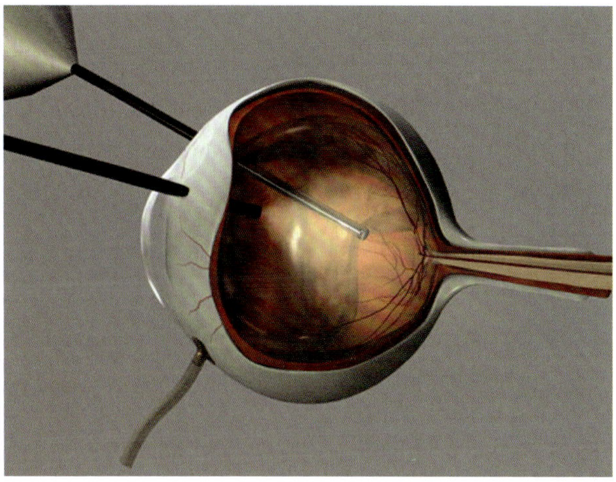

图 6.1 经平坦部玻璃体切割术切除玻璃体凝胶。(Copyright Fredrik Ghosh)

# 1. 引言

## 1.1 基本原理:为什么研发人工玻璃体

玻璃体的老化是一个退行性的过程,其中糖胺聚糖(GAG)从胶原中解离,凝胶分解成流体,邻近的胶原纤维互相黏附和交联[1-4]。在大多数眼睛中,这个过程伴有玻璃体视网膜界面的分离发展为玻璃体后脱离,然后不再有变化(见第 9 章“玻璃体老化与玻璃体后脱离”)。在一些病理条件下,玻璃体由于积血而混浊和(或)细胞增生形成收缩膜,导致牵拉性视网膜脱离(见第 22 章“玻璃体视网膜界面细胞增殖与 PVR 及相关疾病”;第 24 章“增生性糖尿病性玻璃体视网膜病变”)。这些疾病的玻璃体视网膜手术包括完全去除玻璃体凝胶(图 6.1)、去除视网膜前和视网膜下增生膜和注射填充物(如硅油或膨胀气体)。所有目前使用的玻璃体腔内填充物质有不同的副作用,不适合长期或永久使用。许多作者[5-9]已经提出了一种理想的人造玻璃体凝胶能满足所有需要,但尚未发现能满足这些需求的凝胶[10]。

本章回顾了玻璃体的生物化学成分和组织学,目前使用的玻璃体替代物,以及开发人造玻璃体的基本原理和方法。

## 1.2 玻璃体的生化特点

玻璃体凝胶重量的 95%以上是水。大约 15%~20%的水与糖胺聚糖(GAG)和蛋白质结合。所有物种的玻璃体基本上由相同的细胞外基质元素组成,形成填充眼球中心的透明的黏性物质,这种物质被致密的皮质层包围,皮质附着在周围细胞的基底层上。然而,玻璃体的主要成分[2,11],即透明质酸(HA)和胶原蛋白的相对浓度存在物种差异。这些差异是不同物种中玻璃体的流变学(凝胶-液体)状态的变化。值得强调的是,在更高级的物种中也存在着巨大的差异。因此,选择适合用于对人类疾病进行科学研究的动物,必须考虑到这些物种变化和与年龄有关的差异。除鱼类外,所有物种的玻璃体都存在 HA。

### 1.2.1 糖胺聚糖(GAG)

GAG 是由重复的二糖单位组成的多糖,每个重复的二糖单位由与糖醛酸(葡萄糖醛酸或艾杜糖醛酸)或半乳糖糖苷连接的己糖胺(通常为 N-乙酰基葡糖胺或 N-乙酰基半乳糖胺)组成。主要重复单位的性质是每个 GAG 的特征,并且 GAG 的相对量、分子大小和类型具有组织特异性[12]。除 HA 外,所有 GAG 中的硫酸基均与氧或氮连接。GAG 通常不以游离聚合物的形式存在于体内,而是与蛋白质核形成共价连接,称为蛋白聚糖。玻璃体中存在三种类型的 GAG,即透明质酸(HA)、硫酸软骨素(CS)和硫酸乙酰肝素(HS)。

#### 1.2.1.1 透明质酸

透明质酸(HA)是存在于人玻璃体中主要 GAG。Meyer 和 Palmer 于 1934 年[13]首次从牛玻璃体中分离出这种大分子。透明质酸的名字来源于它最初是在无色透明的玻璃体中发现的(希腊语中

"hyalos"是玻璃的意思),并且包含糖醛酸。Balazs等[14,15]记录了牛玻璃体中存在含有硫酸化半乳糖胺(<5%的肝素硫酸盐)的GAG。Meyer[16]和Balazs[17]首先将HA确定为长的、无支链的重复的二糖聚合物(葡糖醛酸β1-3、N-乙酰葡萄糖胺),由β1-4键链接。HA在出生后出现,主要由玻璃体细胞合成。虽然成人阶段是合成HA的高峰,但是没有出现任何细胞外降解[18-21],之所以HA水平保持稳定是因为存在HA分子从玻璃体中通过眼前段的逸出[22],并由玻璃体细胞再摄取。Laurent和Fraser[23]表示HA从玻璃体逃逸到前段主要取决于分子量依赖性,是一个扩散控制的过程。相比之下,HA从前房的消失与分子量无关,提示是通过整体流动控制。后来研究指出HA水平随年龄增加而明显呈线性降低[24]。Laurent和Granath[25]使用凝胶色谱分析发现其平均分子量在兔玻璃体为$(2\sim3)\times10^6$,牛眼玻璃体为$(0.5\sim0.8)\times10^6$。这些研究发现牛玻璃体的年龄相关差异性,因为HA分子量从新生小牛的$3\times10^6$降低到老牛的$0.5\times10^6$。

未水合的HA分子的体积约为$0.66cm^3/g$,而水合后的特定体积为$2000\sim3000cm^3/g$[15]。因此,水合程度(和任何影响水合的病理状况)对玻璃体分子的大小和分子结构有着显著的影响。因为溶液范围很大,长链无分支HA链一般形成高度开放的线圈,在浓度$>1mg/cm^3$时会变成高度缠绕状态[26]。由于其缠绕和固定在组织中,HA的作用非常像离子交换树脂,在组织中的低价移动离子和静电电荷包封的固定聚电解质之间发生静电相互作用。这个静电相互作用是形成HA的各种性质的基础,包括其对渗透压、离子迁移和分布,以及玻璃体内电势的影响[27]。

压缩的HA链具有广泛的"交错结合"作用,因为它可以同时与最近的反向平行及平行邻域(共8个分子)相互作用,而扩展形式只与3个反向平行的邻域相互作用[28]。

1.2.1.2 硫酸软骨素(CS)

CS是全身细胞外基质中的主要成分,在玻璃体中也是如此。在Wagner玻璃体视网膜变性中,多能蛋白聚糖(CS的一种)发生基因突变是致病原因[29,30]。此病和其他遗传性玻璃体视网膜病变在第3章"遗传性玻璃体视网膜疾病"中已详细讨论。

1.2.1.3 硫酸乙酰肝素(HS)

HS是少量存在于玻璃体中的可再生蛋白聚糖,以维持胶原纤维之间足够的距离[31]。

### 1.2.2 蛋白质

玻璃体中的总蛋白含量相当小,并具有多样性和复杂性。在可溶性蛋白质中,白蛋白和铁结合蛋白起主要作用。转铁蛋白和其他铁结合蛋白在玻璃体积血中可降低铁毒性而发挥保护作用[32]。胶原蛋白是最常见的不溶性蛋白,并且已经表明Müller细胞可以在体外合成玻璃体胶原蛋白[33]。玻璃体蛋白在第1章"玻璃体蛋白组成"中有广泛讨论。这里重点阐述的是胶原蛋白和HA的相互作用。

### 1.2.3 透明质酸-胶原蛋白的相互作用

玻璃体是由HA分子和胶原蛋白交错组成的网状结构。胶原纤维形成玻璃体的固体结构,其中填充着亲水性的HA。Comper和Laurent[27]发现如果去除胶原蛋白,剩余的HA形成黏稠溶液;如果去除HA,则凝胶皱缩。在HA和胶原之间存在相互作用,并且这些大分子的结构和功能受到这种相互作用的影响[34]。在所有细胞外基质中,胶原-蛋白聚糖的相互作用决定着基质的形态。这种相互作用的本质是胶原类型和蛋白聚糖浓度的作用。Ⅰ型胶原蛋白与少量的蛋白聚糖相关,与该蛋白聚糖的相互作用较弱,因此呈现出紧密的纤维结构。主要成分为Ⅱ型胶原的细胞外基质表现不同,其富含蛋白聚糖并且具有较强的胶原-蛋白聚糖相互作用。因此,在这种细胞外基质中,Ⅱ型胶原蛋白距离分散,其间被蛋白聚糖所填充。

生理学观察也表明HA和胶原蛋白之间存在重要相互作用。Jackson[35]最早提出蛋白聚糖对于胶原蛋白具有"稳定作用"。Gelman、Blackwell和Gelman等[36,37]报道包括HA在内的多种糖胺聚糖,可以稳定胶原的螺旋结构,使其熔点从38℃上升至46℃。牛玻璃体动态黏弹性的测量显示玻璃体的主要松弛曲线非常类似于轻度交联聚合物体系的形状[38]。值得注意的是,这些松弛曲线的形态与HA和胶原蛋白溶液不同。这表明玻璃体在体内的理化性质不仅是这两种分子元素简单混合的结果,还是HA和胶原蛋白形成"轻度"交联的聚合物体系。此外,这些研究表明在交联点处的分子量约为 $10^6$。这接近 HA 的分子量，并且综合这些研究表明该分子量可能是其聚合物体系中的交联因素。

玻璃体中的 HA-胶原蛋白相互作用可以通过第三方介导。Swann 等[39]已经证明在玻璃体的不溶性残余部分中存在大量与胶原蛋白相关的非胶原蛋白。胶原蛋白纤维和无定形物质之间有细丝连接。这些细丝是具有糖蛋白或蛋白聚糖性质的“连接”结构。已知 HA 与连接蛋白[40]及 HA 结合糖蛋白，即透明质酸-蛋白相互作用[41]。因此，HA 可以通过这种连接分子以重复有序的方式结合玻璃体胶原蛋白。这种排列与随机分布的 HA 分子分隔胶原纤维不一致。相反，与蛋白聚糖(如软骨素)的蛋白质核心的胶原纤维相结合可以使玻璃体的胶原纤维形成特定距离的网状结构以使光散射最小化。许多研究者都相信 HA-胶原蛋白的相互作用发生在理化水平而不只是化学水平上。在不同的情况下很可能有多种类型的胶原蛋白-HA 相互作用。必须进一步研究以确定玻璃体中 HA-胶原蛋白相互作用的性质。这个问题不仅对于玻璃体的正常生理功能及其结构很重要，而且对了解玻璃体液化和玻璃体后脱离，以及人工玻璃体的开发也至关重要。

### 1.2.4 其他成分

#### 1.2.4.1 代谢产物和酶类

在玻璃体中发现的葡萄糖和乳酸主要是由相邻组织中的细胞代谢产生。葡萄糖支持玻璃体中与 HA 转化相关的酶活性[42]。在糖尿病患者玻璃体中，葡萄糖水平升高[43]，导致凝胶中形成过度糖基化终产物，这种物质可能也存在于玻璃体视网膜界面[44]。

肾素-血管紧张素转化酶已从玻璃体中分离出来[45]。在人玻璃体中玻璃体乳酸似乎是主要的代谢物[46]。

#### 1.2.4.2 抗坏血酸

玻璃体中抗坏血酸的水平比在血浆中要高。

据推测，抗坏血酸与衰老和白内障摘除术后的玻璃体液化有关[47]，它可能也是新血管形成的抑制剂[48]，并可增强玻璃体细胞的增殖[49]。最近的研究也发现抗坏血酸可以作为抗氧化剂减少晶状体附近的游离氧含量从而阻止白内障形成[50](见第 26 章“氧与玻璃体视网膜生理和病理”)。

#### 1.2.4.3 氨基酸和脂肪酸

在玻璃体中检测到的氨基酸浓度与在血浆中相同。不饱和脂肪酸（占玻璃体中的所有脂肪酸的 50%)已经被发现在年龄变化中保持恒定水平[51]。

#### 1.2.4.4 前列腺素

前列腺素在人玻璃体中的浓度约为 100pg/mL[52]。

## 2. 人工玻璃体的作用

随着对玻璃体作用的不断认识(见第 25 章“玻璃体生理学”；第 26 章“氧与玻璃体视网膜生理和病理”；第28 章“玻璃体与调节生理”)，人们对研制人工玻璃体的兴趣也越来越浓。对于待选的人工玻璃体需求的多样性也是显而易见的(图 6.2)：

(1)体积填充剂：在低眼压和萎缩的眼球中，房水生成减少或缺失时，需要一定的“填充物”来保持眼球的形状。

(2)填塞剂：在严重视网膜脱离的眼中，需要一种能够黏附或“胶着”的“填塞剂”封闭裂孔。

(3)药物载体：在年龄相关性黄斑变性(AMD)等疾病中，最好能有一种合适的药物载体，如合成凝胶，可以缓慢释放药物[53-55]。

(4)自由基清除剂：玻璃体切割术后，氧平衡发生变化，晶状体附近的 $pO_2$ 增高导致白内障进展。使用合适的凝胶，可以防止白内障的形成[56-58]。

(5)屈光性：有些屈光异常(如高度近视)可能难

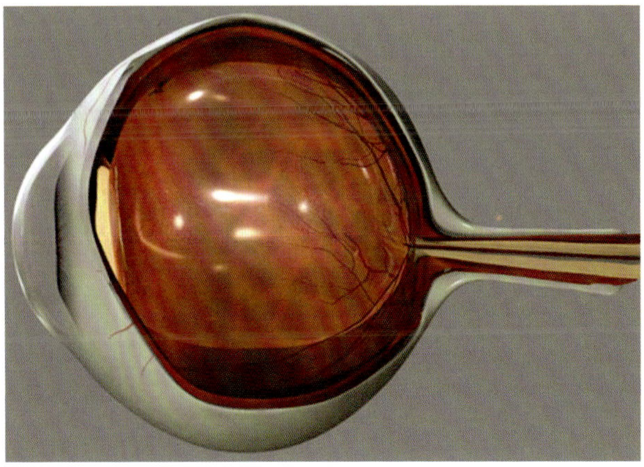

图 6.2　对于待选人工玻璃体有不同需求，包括：①体积填充剂；②填塞剂；③药物载体；④自由基清除剂；⑤屈光性；⑥止血；⑦保持光学透明度。(Copyright Fredrik Ghosh)

以用光学镜片矫正。具有屈光性质的玻璃体凝胶有可能发挥作用(类似于硅油)。

(6)止血:在糖尿病和其他视网膜血管性疾病中,患者可能会出现复发性玻璃体积血。合适的合成玻璃体填塞剂(类似于硅油或含有抗 VEGF 的凝胶)可能阻止进一步出血。

(7)保持光学透明度:必须抑制细胞迁移和增殖,并且必须缓解蛋白质渗出以保持清晰的介质,通过这种介质,光子可以不受阻碍地通过,进行光接收和产生视觉。

## 3. 人工玻璃体的特性

人工玻璃体凝胶应具有一定的物理性质,例如,通过小针管注射而不分解(剪切)。为了避免热损伤,当进入眼睛时不应产生高温。凝胶必须是惰性的,具有允许代谢物转移的能力,是不可吸收的或缓慢降解的,并具有高透明度。对于不同的目的,我们不能够只识别单一的凝胶。相反,不同凝胶具有不同性质(如长或短持续性、药物传递、黏合剂或填充物),这对于特定的一些需求是很有用的。

### 3.1 解剖学上的注意事项:我们需要玻璃体后皮质吗?

在切除患者玻璃体时,我们认为有必要诱导玻璃体后脱离,有时会联合内界膜(ILM)剥除。这是为了确保所有的玻璃体残留物与纤维膜和其他牵拉物一并去除。我们留下的视网膜没有 ILM 的覆盖和保护。如果我们将人造凝胶注入这种玻璃体腔中,它会与神经视网膜紧密接触并对视网膜细胞有更大的毒性作用。组织学研究[59]提示在聚丙烯酰胺水凝胶与神经视网膜的直接接触点存在直接的毒性作用。在 PVD 不完全且后玻璃体皮层持续存在的部位,神经视网膜在组织学上表现正常。在人造玻璃体凝胶外围构建一层薄的半透膜是否可以防止实验研究中所见的神经视网膜解决方案的破坏,Gao 等在充满了生理平衡盐溶液的兔眼内[60]测试了一种厚度为0.01mm的硅橡胶囊,其包含一个用于压力调节的管阀系统。在持续 8 周的实验中,通过 ERG 或组织学检查没有检测到副作用。

## 4. 在玻璃体手术中的玻璃体替代品

除了目前临床使用的玻璃体替代品(硅油、膨胀气体、全氟化碳液体、半固体氟化烷烃及重硅油等混合物;见第 31 章“玻璃体替代物的生理学”),在动物和人的体外和体内实验中已检测具有各种化学和物理性质不同的凝胶。

### 4.1 天然的和半合成聚合物及透明质酸水凝胶

交联透明质酸在很多方面与天然玻璃体凝胶的成分一致且对视网膜无毒[61-63]。该化合物临床用于眼内组织的黏弹性分离或在青光眼手术中维持滤过泡,并且还被测试为临时或部分视网膜填充物。这种化合物有很高的降解趋势,持续时间短,在分解的时候可使眼内压升高[64-69]。通过采用不同的交联方法和技术,可停止快速分解和小分子形成,并增强其耐受性[70](图 6.3)。

含有明胶和胶原的凝胶经过测试已经成为玻璃体替代品,但经过短时间后,会快速降解。多糖,如葡聚糖、藻酸钠和硫酸软骨素,不会引起炎症反应,但是有报道称其有玻璃体混浊和高溶解倾向[71]。一种天然甲壳类产品——壳聚糖,在生物相容性和凝胶稳定性方面的测试中获得良好的结果[72]。

### 4.2 合成的水凝胶和“理想水凝胶”

水凝胶是合成的三维聚合物,在水溶液中膨胀并且不会在眼内溶解、再吸收或分解。由于它们性质稳定、生物相容性好、透明、亲水程度高,并且当通过小管径注射时不被剪切等,这些物理和化学特性使它们备受关注[59,73-76]。然而,聚丙烯酰胺和类似的水凝胶当处于单体形式时具有高度的神经毒性,只有在完全聚合后才具有生物相容性。为减少毒性并增加可注射性,许多研究者使用不同方法,如交联或化学修饰使得(“理想”)凝胶在注射过程中为液体,而在眼睛内自然形成胶凝。这可以借助温度敏感性凝胶[77-80],或对眼睛内富氧环境有反应的凝胶实现[81]。

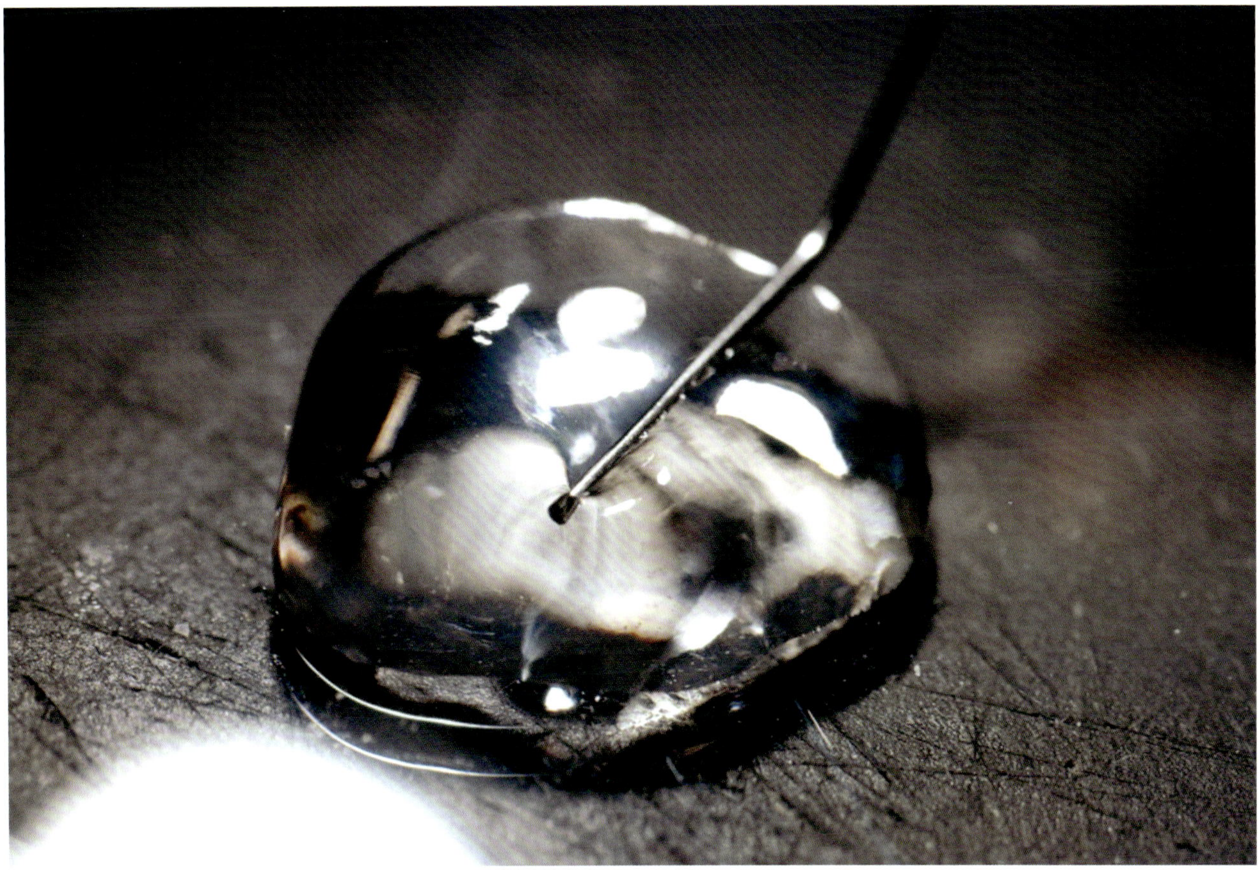

图 6.3　通过使用不同的交联方法和技术获得了更稳定的水凝胶，如透明质酸钠水凝胶（Healaflow ®）。

Tai[82]报道了一种聚乙二醇凝胶，它具有热反应性并且在凝胶化后形成共价交联的水凝胶。

## 5. 人工玻璃体的发展

### 5.1 体内测试人工玻璃体的实验模型

一些动物模型已被用于检测新型玻璃体替代品的物理和生化性质。兔眼是最常用的模型之一，因为它非常适合于玻璃体切割术，它充分体现了视网膜的结构和功能。我们最近开发了体内研究的兔模型，行玻璃体切割术后注入候选化合物然后进行视网膜的形态学和电生理学评估[72,83]。

#### 5.1.1 聚烷基酰亚胺

聚烷基酰亚胺（polyalkylimide）是由烷基酰亚胺基团（约 4%）和非致热水（约 96%）组成的凝胶聚合物。烷基酰亚胺属于丙烯酸衍生物家族，其聚合物结构不含游离单体。该凝胶是市售的，在临床上用作整形手术中的非降解填充物，用于外观上脂肪缺少或创伤或治疗后皮下组织萎缩的情况[75,84,85]。当放置在皮下时，凝胶形成薄的胶原囊，甚至在几年后也可以取出且没有变化。研究显示该凝胶对于人皮肤或培养的成纤维细胞是无毒的，但在大鼠皮下注射后会引起肿胀和充血[86]。

在先前实验中，我们进行了常规的 20G 玻璃体切割术，包括玻璃体后脱离、中央玻璃体切割术和填充约 1.0mL 聚烷基酰亚胺（Bio-Alcamide ®）水凝胶[59]。通过比较水凝胶填充眼与平衡盐溶液填充眼，我们发现黏弹性聚烷基酰亚胺水凝胶更容易注射到玻璃体腔中。凝胶保持清透和黏度至少 28 天。与之前整形手术的报告相反，没有发现完整的凝胶囊膜，但是凝胶完整地位于视网膜表面。术后早期存在的病理反应为神经视网膜的肿胀和后囊膜混浊。此外，ERG 显示视杆和视锥细胞明显减少[87,88]（图6.4）。在组织切片中,退行性视网膜改变多在中心部分看到,而不是存在于周边未行玻璃体切割的部位,提示凝胶对视网膜的直接接触造成不良的形态学反应(图6.5)。在这个实验中,兔眼视网膜可能由于其缺血性(部分血管化)特别容易发生生化改变,因为兔眼缺乏视网膜循环,主要依赖于玻璃体和脉络膜的营养供应[89](图6.6)。这个实验的结论是聚烷基酰亚胺凝胶具有理想的玻璃体填塞物所需的优异的物理要求,但它诱导的严重的视网膜病理反应限制了其作为人工玻璃体的使用(图6.7)。不良眼内反应的原因尚不清楚,但是最近的证据表明,当于皮下使用时其有致炎作用[90],所以可能也会发生在眼内。

### 5.1.2 聚乙二醇

在随后的实验中[91],我们使用了聚乙二醇(PEG)[92],这是一种合成的水溶性聚合物,由FDA批准可广泛地应用于生物医学,包括可注射水凝胶[93]。PEG的制剂已经被测试用于玻璃体内给药,修复巩膜切口和封闭视网膜脱离[54,94,95]。我们使用与聚烷基酰亚胺实验相同的手术方案,在磷酸盐缓冲溶液(PBS)中注射高分子量(>200kDa)的黏弹性PEG溶胶。选择与天然玻璃体的力学性能有相似分子量和浓度的PEG。在PBS中分子量为400kDa的5wt.%PEG的溶液显示具有与天然玻璃体相似的机械和光学性质,并且视网膜对其耐受性良好,组织学或电生理学变化最小,只是GFAP上调在41天以上。不过,溶胶在整个术后观察期均无存留、完全溶解。这些结果表明PEG在眼内有优异的生物相容性,但将其扩展到临床应用,还需进一步完善。

## 5.2 体外人工玻璃体试验的实验模型

为了提供相对昂贵和烦琐的体内测试的替代方案,我们开发了一种用于新型人造玻璃体替代品的初级体外评估的新模型[96]。对于该实验,在视网膜外植体培养模型中研究了三种人造玻璃体候选物的生物学影响:聚烷基酰亚胺(Bio-Alcamid®),20wt%的聚乙二醇在磷酸盐缓冲溶液(PEG)中的双组分水凝胶和交联的透明质酸钠水凝胶(Healaflow®)(图6.3)。将凝胶应用于移植的成年大鼠视网膜,然后培养基培养5天后采用免疫组化,TUNEL和苏木精-伊红染色进行形态学评估。在标准条件下保留的外植体及接触PEG的外植体显示出视网膜层的破坏伴第一、第二和第三级神经元的中度固缩。它们还显示出中度的DNA碎片化(TUNEL)。显示聚烷基酰亚胺暴露的外植体严重变薄和视网膜层破坏与大规模细胞死亡。相比之下,交联透明质酸钠水凝胶处理的外植体具有正常的视网膜层,与对照标本相比更好地保护视网膜神经元,几乎没有DNA断裂。我们认为标准条件下的外植体培养系统可以产生视网膜内反应,可用于评价人工玻璃体替代品。在我们的具体实验中,聚烷基酰亚胺对体外视网膜产生不利影响,与先前的体内试验的结果一致。PEG凝胶反应类似于对照组视网膜,交联透明质酸钠水凝胶可以保护组织免受培养诱发的创伤,具有良好的生物相容性。体外视网膜外植体模型相对于昂贵和烦琐的体内实验提供了一种生物相容性测试方法。

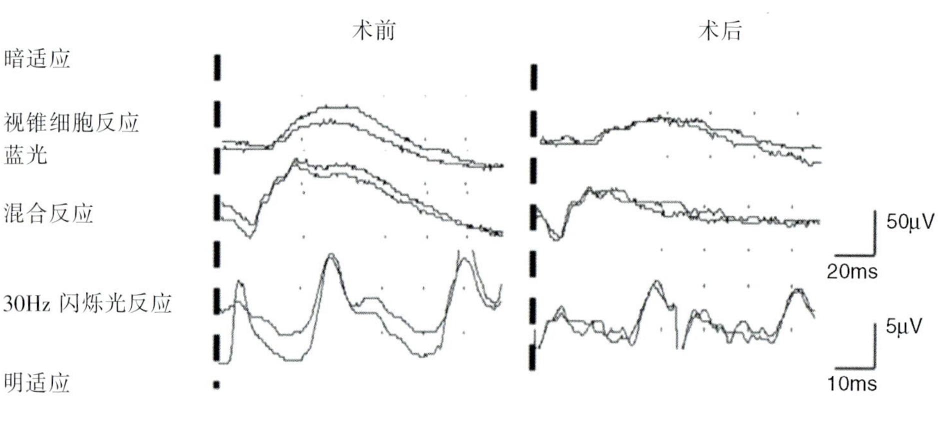


图6.4 全视野ERG显示所有刺激方案均存在a波和b波振幅的降低,表明注射聚烷基酰亚胺28天后视锥和视杆细胞功能减弱。

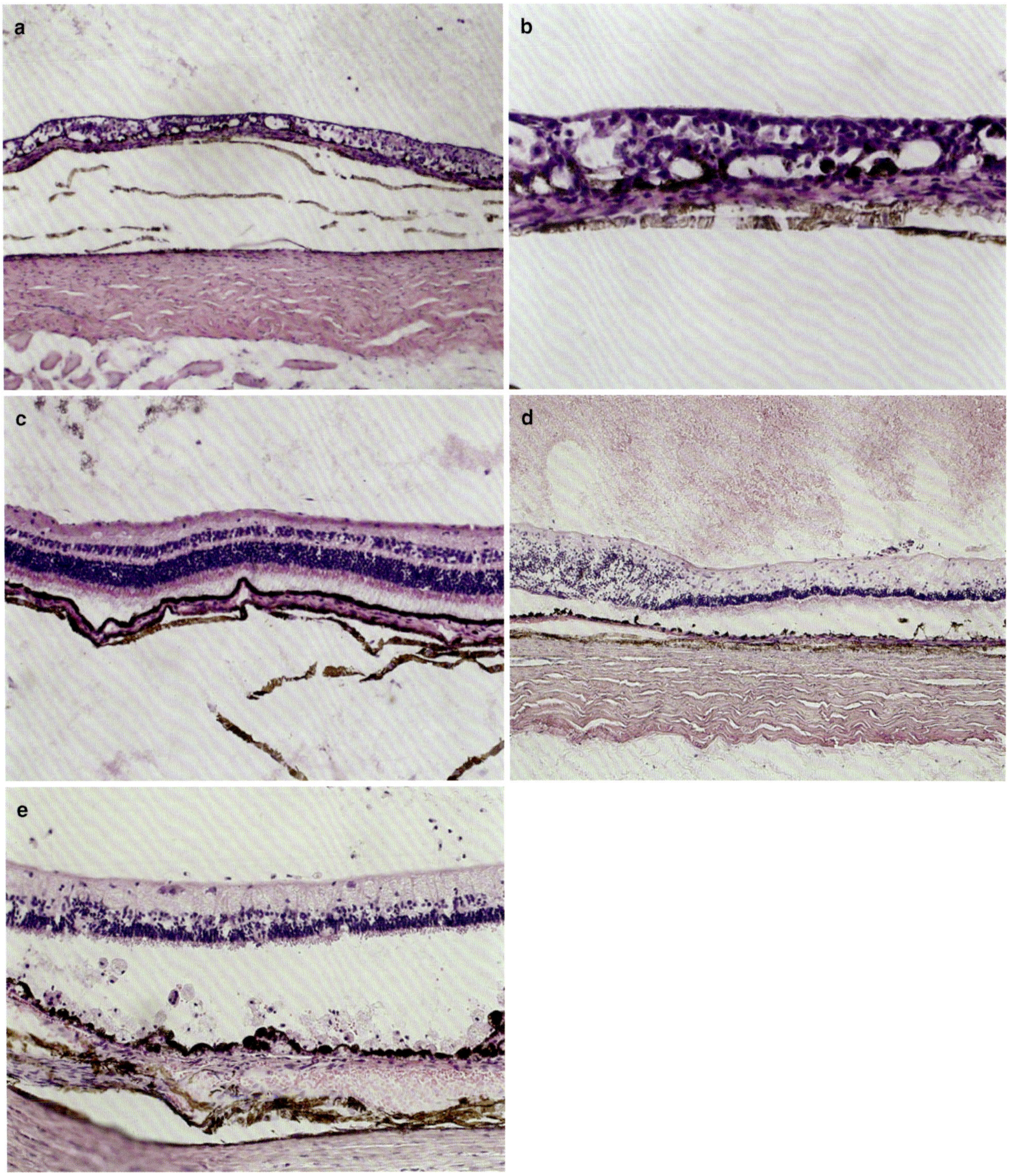

图 6.5　用聚烷基酰亚胺进行实验兔操作的组织学表现。苏木精-伊红染色,冷冻切片。有脉络膜水肿和中央神经视网膜破坏(a,b)术后 6 天。周围神经视网膜显示正常(c)。(d)在另一只兔眼中,观察到严重神经视网膜变性和受影响小的组织边界。(e)在第三只兔子中,可以在视网膜下腔看到入侵炎症细胞。可见 RPE 中断和光受体及视网膜内细胞的退化。

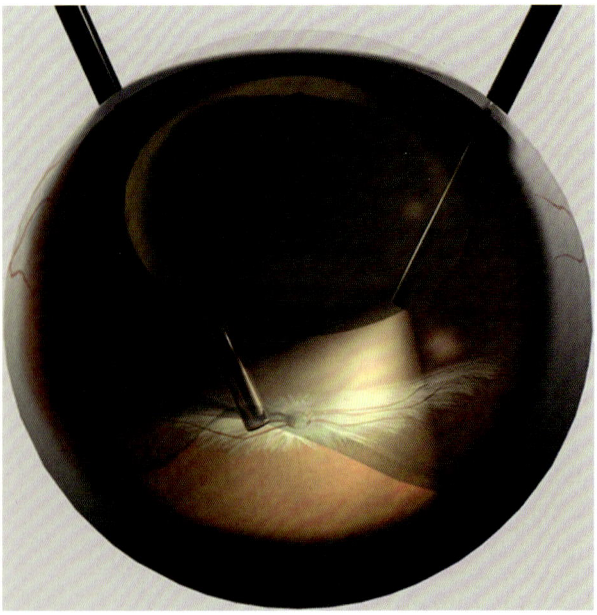

图 6.6 兔视网膜可能特别容易受到生化变化的影响，这是由于哺乳动物(部分血管化)的性质，即缺乏视网膜循环，使其依赖于来自玻璃体和脉络膜的营养供应。

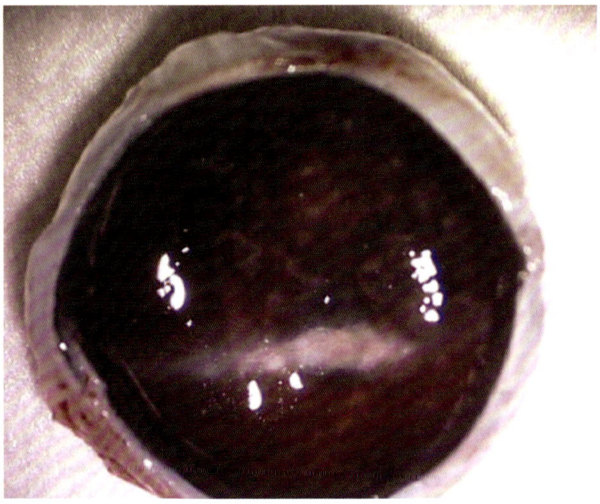

图 6.7 兔眼解剖图像清楚地显示聚烷基酰亚胺凝胶在术后 28 天无明显分解。凝胶与视网膜表面贴附良好。

**缩略语**

| | |
|---|---|
| AMD | 年龄相关性黄斑变性 |
| CS | 硫酸软骨素 |
| DNA | 脱氧核糖核酸 |
| ERG | 视网膜电图 |
| GAG | 糖胺聚糖 |
| GFAP | 胶质纤维酸性蛋白 |
| HA | 透明质酸 |
| HS | 硫酸乙酰肝素 |
| ILM | 内界膜 |
| kDa | 千道尔顿 |
| PBS | 磷酸盐缓冲溶液 |
| PEG | 聚乙二醇 |
| pg/mL | 皮克/毫升 |
| $pO_2$ | 动脉血氧分压 |
| TUNEL | 末端脱氧核苷酸转移酶 dUTP 缺口末端标记 |
| VEGF | 血管内皮生长因子 |

# 参考文献


1. Sebag J. Age-related changes in human vitreous structure. Graefes Arch Clin Exp Ophthalmol. 1987;225(2):89–93.
2. Sebag J. The vitreous: structure, function, and pathobiology. New York: Springer; 1989.
3. Chuo JY, Lee TY, Hollands H, Morris AH, Reyes RC, Rossiter JD, et al. Risk factors for posterior vitreous detachment: a case–control study. Am J Ophthalmol. 2006;142(6):931–7.
4. Los LI, van der Worp RJ, van Luyn MJ, Hooymans JM. Age-related liquefaction of the human vitreous body: LM and TEM evaluation of the role of proteoglycans and collagen. Invest Ophthalmol Vis Sci. 2003;44(7):2828–33.
5. Kleinberg TT, Tzekov RT, Stein L, Ravi N, Kaushal S. Vitreous substitutes: a comprehensive review. Surv Ophthalmol. 2011;56(4): 300–23.
6. Pruett RC, Calabria GA, Schepens CL. Collagen vitreous substitute. I. Experimental study. Arch Ophthalmol. 1972;88(5):540–3.
7. Pruett RC, Schepens CL, Freeman HM. Collagen vitreous substitute. II. Preliminary clinical trials. Arch Ophthalmol. 1974;91(1): 29–32.
8. Pruett RC, Schepens CL, Swann DA. Hyaluronic acid vitreous substitute. A six-year clinical evaluation. Arch Ophthalmol. 1979;97(12): 2325–30.
9. Maruoka S, Matsuura T, Kawasaki K, Okamoto M, Yoshiaki H, Kodama M, et al. Biocompatibility of polyvinylalcohol gel as a vitreous substitute. Curr Eye Res. 2006;31(7–8):599–606.
10. Baino F. Towards an ideal biomaterial for vitreous replacement: historical overview and future trends. Acta Biomater. 2011;7(3):921–35.
11. Jacobson B. Degradation of glycosaminoglycans by extracts of calf vitreous hyalocytes. Exp Eye Res. 1984;39(3):373–85.

12. Toledo OM, Dietrich CP. Tissue specific distribution of sulfated mucopolysaccharides in mammals. Biochim Biophys Acta. 1977;498(1):114–22.
13. Meyer K, Palmer JW. The polysaccharide of vitreous humour. J Biol Chem. 1934;107:629–34.
14. Balazs EA, Sundblad L, Toth LXJ. In vitro formation of hyaluronic acid by cells in the vitreous body and by comb tissue. Abstr Fed Proc. 1958;17:184.
15. Balazs EA, Denlinger JL. The vitreous. In: Davson H, editor. The eye, vol. 1A. London: Academic; 1984. p. 533–89.
16. Meyer K. Chemical structure of hyaluronic acid. Fed Proc. 1958;17(4):1075–7.
17. Balazs EA. Molecular morphology of the vitreous body. In: Smelser GK, editor. Structure of the eye. New York: Academic; 1961. p. 293–310.
18. Breen M, Bizzell JW, Weinstein HG. A galactosamine containing proteoglycan in human vitreous. Exp Eye Res. 1977;24(4):409–12.
19. Allen WS, Otterbein EC, Wardi AH. Isolation and characterization of the sulfated glycosaminoglycans of the vitreous body. Biochim Biophys Acta. 1977;498(1):167–75.
20. Kamei A, Totani A. Isolation and characterization of minor glycosaminoglycans in the rabbit vitreous body. Biochem Biophys Res Commun. 1982;109(3):881–7.
21. Hultsch E, Freeman MI, Balazs EA. Transport and regeneration of hyaluronic acid in extracellular ocular compartments. Annual meeting of the Association for Research in Vision and Ophthalmology (ARVO). Invest Ophthalmol. 1974;11:97.
22. Borzacchiello A, Netti PA, Ambrosio L, Nicolais L. Hyaluronic acid derivatives mimic the rheological properties of vitreous body. In: Abatangelo G, Weigel PH, editors. New frontiers in medical sciences: redefining hyaluronan: proceedings of the symposium held in Padua, Italy, 17–19 June 1999. Amsterdam: Elsevier; 2000. p. 195–202.
23. Laurent UB, Fraser JR. Turnover of hyaluronate in the aqueous humour and vitreous body of the rabbit. Exp Eye Res. 1983;36(4):493–503.
24. Itakura H, Kishi S, Kotajima N, Murakami M. Decreased vitreal hyaluronan levels with aging. Ophthalmologica. 2009;223(1):32–5.
25. Laurent UB, Granath KA. The molecular weight of hyaluronate in the aqueous humour and vitreous body of rabbit and cattle eyes. Exp Eye Res. 1983;36(4):481–92.
26. Noulas AV, Theocharis AD, Feretis E, Papageorgakopoulou N, Karamanos NK, Theocharis DA. Pig vitreous gel: macromolecular composition with particular reference to hyaluronan-binding proteoglycans. Biochimie. 2002;84(4):295–302.
27. Comper WD, Laurent TC. Physiological function of connective tissue polysaccharides. Physiol Rev. 1978;58(1):255–315.
28. Chakrabarti B, Park JW. Glycosaminoglycans: structure and interaction. CRC Crit Rev Biochem. 1980;8:255–313.
29. Reardon A, Heinegard D, McLeod D, Sheehan JK, Bishop PN. The large chondroitin sulphate proteoglycan versican in mammalian vitreous. Matrix Biol. 1998;17(5):325–33.
30. Kloeckener-Gruissem B, Bartholdi D, Abdou MT, Zimmermann DR, Berger W. Identification of the genetic defect in the original Wagner syndrome family. Mol Vis. 2006;12:350–5.
31. Goes RM, Nader HB, Porcionatto MA, Haddad A, Laicine EM. Chondroitin sulfate proteoglycans are structural renewable constituents of the rabbit vitreous body. Curr Eye Res. 2005;30(5):405–13.
32. Wong RW, Richa DC, Hahn P, Green WR, Dunaief JL. Iron toxicity as a potential factor in AMD. Retina. 2007;27(8):997–1003.
33. Ponsioen TL, van Luyn MJ, van der Worp RJ, Pas HH, Hooymans JM, Los LI. Human retinal Muller cells synthesize collagens of the vitreous and vitreoretinal interface in vitro. Mol Vis. 2008;14:652–60.
34. Junqueira LC, Montes GS. Biology of collagen-proteoglycan interaction. Arch Histol Jpn. 1983;46(5):589–629.
35. Jackson DS. Chondroitin sulphuric acid as a factor in the stability of tendon. Biochem J. 1953;54(4):638–41.
36. Gelman RA, Blackwell J. Collagen-mucopolysaccharide interactions at acid pH. Biochim Biophys Acta. 1974;342(2):254–61.
37. Gelman RA, Blackwell J, Kefalides NA, Tomichek E. Thermal stability of basement membrane collagen. Biochim Biophys Acta. 1976;427(2):492–6.
38. Tokita M, Fujiya Y, Hikichi K. Dynamic viscoelasticity of bovine vitreous body. Biorheology. 1984;21(6):751–6.
39. Swann DA, Constable IJ, Caulfield JB. Vitreous structure. IV. Chemical composition of the insoluble residual protein fraction from the rabbit vitreous. Invest Ophthalmol. 1975;14(8):613–6.
40. Scott JE. Supramolecular organization of extracellular matrix glycosaminoglycans, in vitro and in the tissues. FASEB J. 1992;6(9):2639–45.
41. Scott JE. The chemical morphology of the vitreous. Eye (Lond). 1992;6(Pt 6):553–5.
42. Rhodes RH, Mandelbaum SH, Minckler DS, Cleary PE. Tritiated fucose incorporation in the vitreous body, lens and zonules of the pigmented rabbit. Exp Eye Res. 1982;34(6):921–31.
43. Lundquist O, Osterlin S. Glucose concentration in the vitreous of nondiabetic and diabetic human eyes. Graefes Arch Clin Exp Ophthalmol. 1994;232(2):71–4.
44. Sebag J, Buckingham B, Charles MA, Reiser K. Biochemical abnormalities in vitreous of humans with proliferative diabetic retinopathy. Arch Ophthalmol. 1992;110(10):1472–6.
45. Sramek SJ, Wallow IH, Tewksbury DA, Brandt CR, Poulsen GL. An ocular renin-angiotensin system. Immunohistochemistry of angiotensinogen. Invest Ophthalmol Vis Sci. 1992;33(5):1627–32.
46. Berkowitz BA, Bansal N, Wilson CA. Non-invasive measurement of steady-state vitreous lactate concentration. NMR Biomed. 1994;7(6):263–8.
47. Worst JGF, Los LI. Functional anatomy of the vitreous. In: Worst JGF, Los LI, editors. Cisternal anatomy of the vitreous. Amsterdam: Kugler Publications; 1995. p. 33–50.
48. Hanashima C, Namiki H. Reduced viability of vascular endothelial cells by high concentration of ascorbic acid in vitreous humor. Cell Biol Int. 1999;23(4):287–98.
49. Sommer F, Brandl F, Weiser B, Tesmar J, Blunk T, Gopferich A. FACS as useful tool to study distinct hyalocyte populations. Exp Eye Res. 2009;88(5):995–9.
50. Shui YB, Fu JJ, Garcia C, Dattilo LK, Rajagopal R, McMillan S, et al. Oxygen distribution in the rabbit eye and oxygen consumption by the lens. Invest Ophthalmol Vis Sci. 2006;47(4):1571–80.
51. Reddy TS, Birkle DL, Packer AJ, Dobard P, Bazan NG. Fatty acid composition and arachidonic acid metabolism in vitreous lipids from canine and human eyes. Curr Eye Res. 1986;5(6):441–7.
52. Thomas MA, O'Grady GE, Swartz SL. Prostaglandin levels in human vitreous. Br J Ophthalmol. 1985;69(4):275–9.
53. Park D, Shah V, Rauck BM, Friberg TR, Wang Y. An anti-angiogenic reverse thermal gel as a drug-delivery system for age-related wet macular degeneration. Macromol Biosci. 2013;13(4):464–9.
54. Duvvuri S, Janoria KG, Pal D, Mitra AK. Controlled delivery of ganciclovir to the retina with drug-loaded Poly(d, L-lactide-co-glycolide) (PLGA) microspheres dispersed in PLGA-PEG-PLGA Gel: a novel intravitreal delivery system for the treatment of cytomegalovirus retinitis. J Ocul Pharmacol Ther. 2007;23(3):264–74.
55. Pritchard CD, O'Shea TM, Siegwart DJ, Calo E, Anderson DG, Reynolds FM, et al. An injectable thiol-acrylate poly(ethylene glycol) hydrogel for sustained release of methylprednisolone sodium succinate. Biomaterials. 2011;32(2):587–97.
56. Shui YB, Holekamp NM, Kramer BC, Crowley JR, Wilkins MA, Chu F, et al. The gel state of the vitreous and ascorbate-dependent oxygen consumption: relationship to the etiology of nuclear cataracts. Arch Ophthalmol. 2009;127(4):475–82.
57. Holekamp NM, Shui YB, Beebe DC. Vitrectomy surgery increases oxygen exposure to the lens: a possible mechanism for nuclear cataract formation. Am J Ophthalmol. 2005;139(2):302–10.
58. Stefansson E. Physiology of vitreous surgery. Graefes Arch Clin Exp Ophthalmol. 2009;247(2):147–63.
59. Crafoord S, Andreasson S, Ghosh F. Experimental vitreous tamponade using polyalkylimide hydrogel. Graefes Arch Clin Exp Ophthalmol. 2011;249(8):1167–74.
60. Gao Q, Mou S, Ge J, To CH, Hui Y, Liu A, et al. A new strategy to

replace the natural vitreous by a novel capsular artificial vitreous body with pressure-control valve. Eye (Lond). 2008;22(3):461–8.

61. Hruby K. Hyaluronic acid as vitreous body substitute in retinal detachment. Klin Monbl Augenheilkd Augenarztl Fortbild. 1961;138:484–96.
62. Balazs EA, Sweeney DB. The replacement of the vitreous body in the monkey by reconstituted vitreous and by hyaluronic acid. Bibl Ophthalmol. 1966;70:230–2.
63. Nakagawa M, Tanaka M, Miyata T. Evaluation of collagen gel and hyaluronic acid as vitreous substitutes. Ophthalmic Res. 1997; 29(6):409–20.
64. Hong Y, Chirila TV, Vijayasekaran S, Shen W, Lou X, Dalton PD. Biodegradation in vitro and retention in the rabbit eye of cross-linked poly(1-vinyl-2-pyrrolidinone) hydrogel as a vitreous substitute. J Biomed Mater Res. 1998;39(4):650–9.
65. Hong Y, Chirila TV, Cuypers MJ, Constable IJ. Polymers of 1-vinyl-2-pyrrolidinone as potential vitreous substitutes: physical selection. J Biomater Appl. 1996;11(2):135–81.
66. Suri S, Banerjee R. In vitro evaluation of in situ gels as short term vitreous substitutes. J Biomed Mater Res A. 2006;79(3):650–64.
67. Denlinger JL, Balazs EA. Replacement of the liquid vitreus with sodium hyaluronate in monkeys. I. Short-term evaluation. Exp Eye Res. 1980;31(1):81–99.
68. Denlinger JL, El-Mofty AA, Balazs EA. Replacement of the liquid vitreus with sodium hyaluronate in monkeys. II. Long-term evaluation. Exp Eye Res. 1980;31(1):101–17.
69. Koster R, Stilma JS. Comparison of vitreous replacement with Healon and with HPMC in rabbits' eyes. Doc Ophthalmol. 1986; 61(3–4):247–53.
70. Schramm C, Spitzer MS, Henke-Fahle S, Steinmetz G, Januschowski K, Heiduschka P, et al. The cross-linked biopolymer hyaluronic acid as an artificial vitreous substitute. Invest Ophthalmol Vis Sci. 2012;53(2):613–21.
71. Gombos GM, Berman ER. Chemical and clinical observations on the fate of various vitreous substitutes. Acta Ophthalmol (Copenh). 1967;45(6):794–806.
72. Yang H, Wang R, Gu Q, Zhang X. Feasibility study of chitosan as intravitreous tamponade material. Graefes Arch Clin Exp Ophthalmol. 2008;246(8):1097–105.
73. Swindle KE, Ravi N. Recent advances in polymeric vitreous substitutes. Expert Rev Ophthalmol. 2007;2(2):255–65.
74. Soman N, Banerjee R. Artificial vitreous replacements. Biomed Mater Eng. 2003;13(1):59–74.
75. Claoue BL, Rabineau P. The polyalkylimide gel: experience with Bio-Alcamid. Semin Cutan Med Surg. 2004;23(4):236–40.
76. Baino F. The use of polymers in the treatment of retinal detachment: current trends and future perspectives. Polymers. 2010;2(3): 286–322.
77. Katagiri Y, Iwasaki T, Ishikawa T, Yamakawa N, Suzuki H, Usui M. Application of thermo-setting gel as artificial vitreous. Jpn J Ophthalmol. 2005;49(6):491–6.
78. Cohn D, Sosnik A, Garty S. Smart hydrogels for in situ generated implants. Biomacromolecules. 2005;6(3):1168–75.
79. Dong Y, Saeed AO, Hassan W, Keigher C, Zheng Y, Tai H, et al. "One-step" preparation of thiol-ene clickable PEG-based thermoresponsive hyperbranched copolymer for in situ crosslinking hybrid hydrogel. Macromol Rapid Commun. 2012;33(2):101–71.
80. Dong Y, Hassan W, Zheng Y, Saeed AO, Cao H, Tai H, et al. Thermoresponsive hyperbranched copolymer with multi acrylate functionality for in situ cross-linkable hyaluronic acid composite semi-IPN hydrogel. J Mater Sci Mater Med. 2012;23(1):25–35.
81. Swindle-Reilly KE, Shah M, Hamilton PD, Eskin TA, Kaushal S, Ravi N. Rabbit study of an in situ forming hydrogel vitreous substitute. Invest Ophthalmol Vis Sci. 2009;50(10):4840–6.
82. Tai H, Howard D, Takae S, Wang W, Vermonden T, Hennink WE, et al. Photo-cross-linked hydrogels from thermoresponsive PEGMEMA-PPGMA-EGDMA copolymers containing multiple methacrylate groups: mechanical property, swelling, protein release, and cytotoxicity. Biomacromolecules. 2009;10(10): 2895–903.
83. Imai K, Loewenstein A, de Juan Jr E. Translocation of the retina for management of subfoveal choroidal neovascularization I: experimental studies in the rabbit eye. Am J Ophthalmol. 1998;125(5): 627–34.
84. Protopapa C, Sito G, Caporale D, Cammarota N. Bio-Alcamid in drug-induced lipodystrophy. J Cosmet Laser Ther. 2003;5(3–4): 226–30.
85. Lahiri A, Waters R. Experience with Bio-Alcamid, a new soft tissue endoprosthesis. J Plast Reconstr Aesthet Surg. 2007;60(6):663–7.
86. Ramires PA, Miccoli MA, Panzarini E, Dini L, Protopapa C. In vitro and in vivo biocompatibility evaluation of a polyalkylimide hydrogel for soft tissue augmentation. J Biomed Mater Res B Appl Biomater. 2005;72(2):230–8.
87. Wallenten KG, Andreasson S, Ghosh F. Retinal function after vitrectomy. Retina. 2008;28(4):558–63.
88. Gjorloff K, Andreasson S, Ehinger B. Standardized full-field electroretinography in rabbits. Doc Ophthalmol. 2004;109(2):163–8.
89. De Schaepdrijver L, Simoens P, Lauwers H, De Geest JP. Retinal vascular patterns in domestic animals. Res Vet Sci. 1989;47(1): 34–42.
90. Nelson L, Stewart KJ. Early and late complications of polyalkylimide gel (Bio-Alcamid)(R). J Plast Reconstr Aesthet Surg. 2011;64(3): 401–4.
91. Pritchard CD, Crafoord S, Andreasson S, Arner KM, O'Shea TM, Langer R, et al. Evaluation of viscoelastic poly(ethylene glycol) sols as vitreous substitutes in an experimental vitrectomy model in rabbits. Acta Biomater. 2011;7(3):936–43.
92. Brandl F, Henke M, Rothschenk S, Gschwind R, Breunig M, Blunk T, et al. Poly(ethylene glycol) based hydrogels for intraocular applications. Adv Eng Mater. 2007;9(12):1141–9.
93. Sawhney AS, Pathak CP, Hubbell JA. Bioerodible hydrogels based on photopolymerized poly(ethylene glycol)-co-poly(.alpha.-hydroxy acid) diacrylate macromers. Macromolecules. 1993;26(4): 581–7.
94. Wathier M, Johnson MS, Carnahan MA, Baer C, McCuen BW, Kim T, et al. In situ polymerized hydrogels for repairing scleral incisions used in pars plana vitrectomy procedures. ChemMedChem. 2006; 1(8):821–5.
95. Ufret R, Yu S-Y, Christoforidis J, D'Amico DJ. Evaluation of a polyethylene glycol (PEG)-derived glue as a potential bioadhesive for vitreoretinal applications. Invest Ophthalmol Vis Sci. 2004;45(5):E-Abstract 2054.
96. Barth H, Crafoord SW, Vinchon C, O'Shea TM, Pritchard CD, Ghosh FK. A new model for in vitro testing of vitreous substitute candidates. ARVO meeting, May 6–10, 2012, Ft Lauderdale, USA.

# 第 2 部分

# 玻璃体的解剖、发育与老化

J. Sebag

# 第7章 玻璃体发育与发育性疾病

Zabrina S. Kingston, Jan M. Provis, Michele C. Madigan

## 本章要点



**关键词**

玻璃体；胚胎学；原始玻璃体；次级玻璃体；玻璃体血管；玻璃体细胞；血管退化；玻璃体发育性疾病

**核心概念**

1. 原始玻璃体富集细胞，并且是在妊娠的前3个月内玻璃体血管外膜的延伸，在妊娠第4~6个月随着次级玻璃体的形成而逐渐退化。
2. 次级玻璃体是无细胞的结构，主要由Ⅱ型胶原蛋白、蛋白聚糖和其他大分子组成，填充于视网膜和晶状体之间的空间。
3. 了解玻璃体发育和玻璃体退化的分子过程，有利于各种眼科疾病的治疗和远期控制。

Z.S. Kingston, MBBS·J.M. Provis, PhD, FARVO
ANU Medical School, John Curtin School of Medical Research, The australian National University, Canberra, ACT, Australia
e-mail: zabrina.kingston@gmail.com; jan.provis@anu.edu.au

M.C. Madigan, PhD(✉)
School of Optometry and Vision Science,
University of New South Wales, Sydney, NSW, Australia
Savesight Institute, The University of Sydney,
Sydney, NSW, Australia
e-mail: m.madigan@unsw.edu.au

# 1. 引言

玻璃体是位于晶状体和视网膜之间高度水合且无血管的细胞外基质，具有多种结构和生理功能[1,2]。玻璃体的形成是一个复杂的过程，虽已经过了一个多世纪的研究，但仍未完全了解。目前认为有两个重叠的发育阶段，原始玻璃体和次级玻璃体及随后形成的晶状体悬韧带，以前被称为第三玻璃体[3]，这些都与视网膜、晶状体和视网膜血管的发育密切相关。因此，眼睛发育中的异常通常与严重的先天性疾病相关，在玻璃体中可以反映出来。在本章中我们简要概述一下眼球的胚胎学并详细描述玻璃体的发育及其异常。

# 2. 眼球发育概述

## 2.1 胚胎起源

在胚胎发育的第3周，胚胎板由3个主要胚层构成：外胚层、中胚层和内胚层[3]。到原肠胚形成结束之前，原始条纹前面的外胚层分化成为柱状神经外胚层，形成神经板，然后是神经沟，随后是神经管。直到妊娠第20天(DG)，发育中眼睛的第一个形态学标志——视神经沟，在神经管的最前部分明显出现。神经管在妊娠4周左右闭合时，视神经沟内陷，胚胎完全被表面外胚层覆盖。当视原基扩大前突与表面外胚层(se)接触时，形成视泡(图7.1a)[4-6]。随着发育的进展，表面外胚层、神经外胚层(ne)，神经嵴和中胚层(mes)将形成眼的各种结构，如表7.1所列[4,7]。

## 2.2 视泡、视杯和视裂

视泡通过视茎(os)与原始前脑的内腔保持连接，视茎最初是一层神经上皮围绕的狭窄空腔(图7.1a)[8]。位于囊泡和表面外胚层之间的神经嵴细胞被修饰，当这些层越来越接近时，将形成眼睛的结缔组织结构[4,9]。在27DG左右，神经和表面外胚层之间的接触会触发一系列感应信号，导致晶状体板(lp)的形成，这是晶状体的前体[10-12]。晶状体板和神经外胚层一起内陷形成双层视杯(图7.1a)，消除了部分视泡腔。这导致可识别为哺乳动物眼睛结构的首次出现(图7.1b)[13]。在33DG左右晶状体泡(lv)在AP-2转录因子的影响下[14]从表面外胚层分离(图7.1c)，分离的表面外胚层和驻留的神经嵴细胞开始形成角膜[15,16]。在大约47DG开始视杯分化成神经视网膜(nr)(内层)和视网膜色素上皮层(rpe)(外层)(图7.1c，d)。睫状体和虹膜都是从位于视杯神经层和色素上皮层的交界处的细胞中衍生出来的[17]。

# 3. 玻璃体的胚胎学

## 3.1 原始玻璃体

视杯的内陷以偏心方式发生，使得视杯最初在视裂(of)处向下打开(图7.2a)[8]。从大约4孕周围绕视裂和视杯的中胚层细胞分化成玻璃体动脉，标志着原始玻璃体血管化的开始(图7.1d)。玻璃体血管穿过视茎，然后直接穿过茎和视杯到达晶状体泡，给发育中的眼前节组织提供短暂的血液供应[3,4]。

随着视泡的神经外胚层与表面外胚层分离(3~4孕周)，一种含有过碘酸希夫(PAS)阳性和Alcian-blue阳性物质的纤维网状结构桥接了这个空间[3,4,18]。这是原始的玻璃体-外胚层和中胚层来源细胞的集聚。外胚层的纤维性成分由未来神经视网膜的内层及晶状体泡后表面的细胞所产生。在视泡内陷过程中，中胚层细胞通过特有的视裂(4~5孕周)，从下方进入新形成的眼杯。这也是玻璃体血管系统(hvs)的原基，包括固有玻璃体血管(vhp)、晶状体后膜(ptl)、瞳孔膜(pm)和玻璃体动脉(图7.3)[3,4]。它们被成纤维细胞包围，从一开始，成纤维细胞就合成类似在成人玻璃体中发现的胶原蛋白[19]。这种聚集的细胞玻璃体被认为是“原始玻璃体”，概念上可以被认为是玻璃体脉管系统外膜的延伸(图7.2a，橙色阴影)[18]。

除了与玻璃体血管一起进入眼后部，中胚层细胞也进入视杯前部，通过视杯前缘和晶状体泡之间的空间[13,20,21]。这些细胞包括单核细胞谱系的玻璃体细胞[19]。最近的研究表明，在此阶段进入视杯的中胚层细胞是成血管细胞，其随后分化为玻璃体细胞[22,23]。6孕周时透明的晶状体囊在晶状体本体和视杯基质之间形成屏障，标志着晶状体外胚层对玻

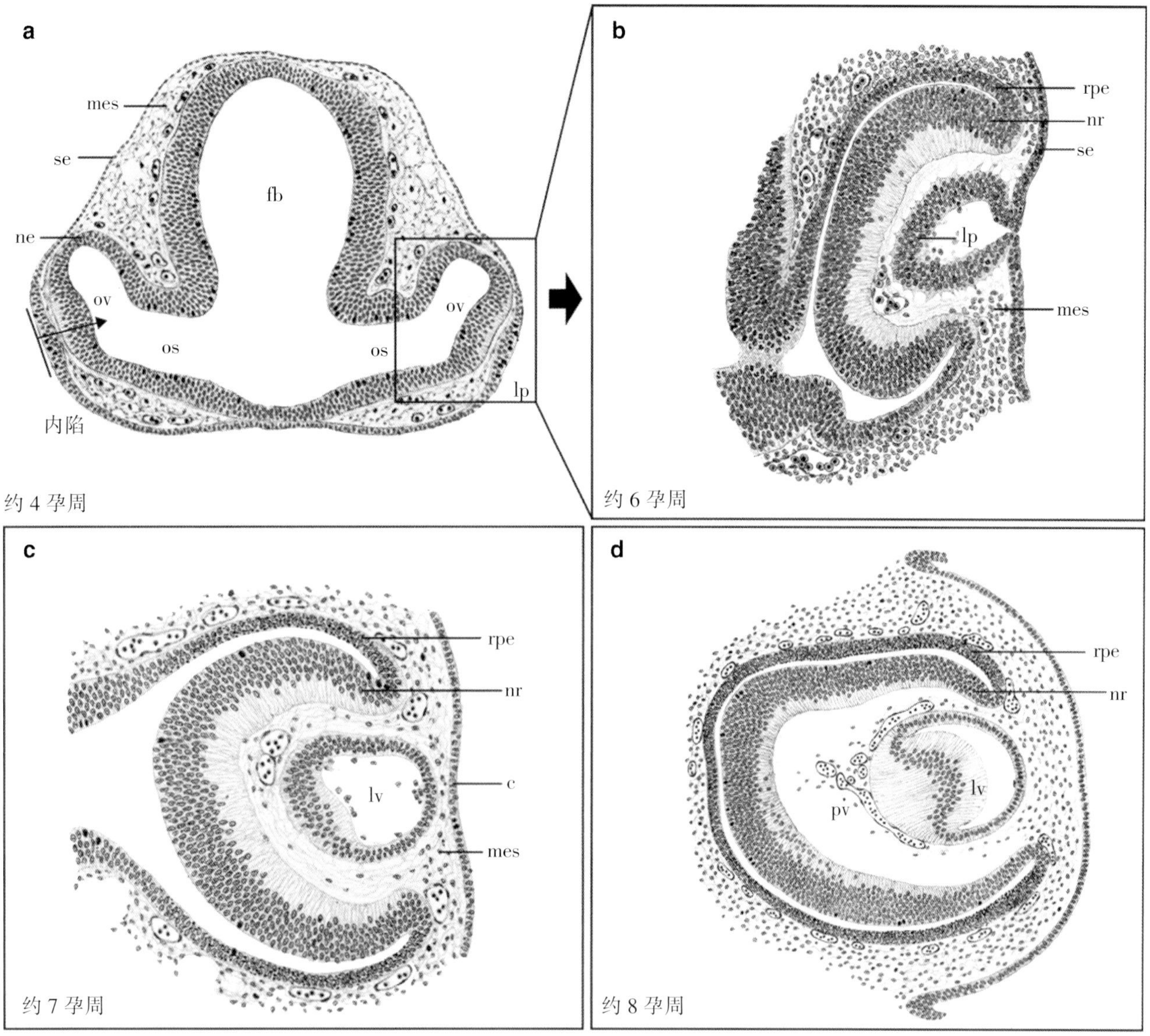


图 7.1　眼睛发育概述。人类胚胎发育中的眼睛，从大约 4~8 孕周开始的切片图。(a)在大约 4 孕周涉及眼发育的胚层是明显的，包括神经外胚层(ne)、表面外胚层(se)和中胚层(mes)。早期发育的视泡(ov)由视茎(os)连接到前脑(fb)。(b)晶状体板(lp)夹断从表面外胚层并内陷形成晶状体泡(lv)。神经视网膜(nr)的内陷产生包括神经视网膜(nr)和视网膜色素上皮(rpe)的双层视杯。(c)大约 7 孕周，晶状体泡(lv)已从外胚层表面分离，随后将成为角膜(c)。(d)大约 8 孕周时，晶状体泡和神经视网膜之间的原始玻璃体(pv)是清晰可辨的。c，角膜；fb，前脑；lv，晶状体泡；mes，中胚层；ne，神经外胚层；nr，神经视网膜；ov，视泡；pl，晶状体板；pv，原始玻璃体；rpe，视网膜色素上皮；se，表面外胚层；os，视茎[132]。

璃体不再起作用[21]。

随着视裂的闭合，玻璃体动脉迅速向前延伸，在原始玻璃体内分支以产生吻合的固有血管黏膜，又与围绕后囊膜的晶状体后膜的后极部吻合(图7.4c)，并和瞳孔膜黏附到晶状体囊的前表面和虹膜隔膜(图7.3)。约 10 孕周玻璃体血管已经达到高峰，滋养不断增长的晶状体和邻近的中胚层(图 7.4b)。此后，玻璃体脉管系统缓慢退化，与视网膜血管发育的早期阶段一致[24]。早期玻璃体退化阶段大约在 11~12 孕周，首先是外周固有血管黏膜，然后是晶状体后膜。这种退化的特征是逐渐皱缩的血管壁和缩小的管腔，留下线状的无细胞组织[24,25]。其启动和调节因素尚不清楚。然而，凋亡是早期阶段的一个显著特征，玻璃体细胞向玻璃体血管外膜的迁移也是退化过程的一部分，可能涉及细胞溶解[24]。在 13~15孕周，有明显血管退化的形态学证据，包括玻璃体固有

表 7.1 眼组织的胚胎发育

| 胚胎来源 | 眼部结构 |
|---|---|
| 表面外胚层 | 晶状体 |
| | 角膜上皮 |
| | 结膜上皮 |
| | 眼睑和睫毛上皮 |
| | 泪器 |
| | 睑板腺和 Zeis 腺和 Moll 腺 |
| 神经外胚层 | 神经视网膜 |
| | 视网膜色素上皮 |
| | 睫状体上皮 |
| | 虹膜上皮 |
| | 虹膜括约肌和开大肌 |
| | 视神经纤维 |
| 神经嵴 | 角膜基质和内皮 |
| | 虹膜和睫状体的基质 |
| | 血管周围结缔组织和平滑肌细胞 |
| | 巩膜(除尾部区域外) |
| | 小梁细胞 |
| | 睫状肌 |
| | 玻璃体 |
| | 眼眶软骨和眼眶骨 |
| 中胚层 | 眼外肌 |
| | 血管内皮 |
| | 巩膜的尾部区域 |

血管的变薄和变窄,瞳孔膜弯曲度降低和吻合口的消失(图 7.4a,d)[24]。晚期阶段,内皮细胞、周细胞和巨噬细胞的变化仍在进行,伴随玻璃体系统的退化和原始玻璃体的萎缩,直到 35~36 孕周完成(图7.4e,f)[21]。

## 3.2 次级玻璃体

次级玻璃体完全来源于神经嵴细胞,在 6~13 孕周之间形成[25]。这种无细胞物质随着眼睛变大填充视网膜和后部固有血管黏膜之间的空间 (图 7.2b,蓝色阴影)[3,21,26,27]。到 9 孕周时,其数量显著增加,迫使完全发育血管化的原始玻璃体进入中心位置[3,21,25,27,28],到 12 孕周时,沿着原始玻璃体和次级玻璃体的连接处出现一层凝聚的漏斗状纤维, 被称为 “玻璃体内膜”(ivm)。理论上是这层膜形成了 Cloquet 管(cc)的管壁,Cloquet 管是一个从视盘穿过玻璃体到晶状体后囊膜的管状结构, 含有玻璃体动脉和原始玻璃体的残留物(图 7.2b,c)。近期的形态学证据显示,收缩的玻璃体血管作为一个支架,辅助次级玻璃体的纤维沿其排列[29-31]。这种通过原始玻璃体连续和渐进地重建形成次级玻璃体的过程已被 Jokl(1927)和 Pau(1957)等提及[31,32]。在后一种观点中,“原始性”和“次级性”玻璃体是指玻璃体物质的暂时转变,而不是玻璃体物质的改变过程。

次级玻璃体本质上是一种细胞外基质, 是由Ⅱ型胶原、蛋白聚糖和其他大分子组成的紧密网状结构[33-35]。出生前,玻璃体的透明质酸含量相当低,但出生后会增加[36]。次级玻璃体的胶原纤维被认为是视网膜 Müller 细胞的足板合成并相互连续的,Müller 细胞是成熟视网膜的放射状胶质细胞, 是从视网膜前体细胞分化而来的终末期细胞[21,37,38]。大约在 10 孕周,Müller 细胞在后极部发展成玻璃体视网膜边界从而开始形成两者间的横向连接, 包括视网膜的内界膜(ilm)[21,38,39](见第 11 章“玻璃体视网膜界面与内界膜”)。

后部玻璃体皮质的胶原蛋白纤维分布几乎平行于内界膜。相比之下,次级玻璃体前部的纤维增厚,形成 Druault 束或“faisceau isthmique”的纤维管束的边界, 从视杯的前缘延伸到晶状体的赤道部。Druault 束的一部分将在以后成为玻璃体基底部的前界。来源于神经嵴的间质细胞伴随着玻璃体血管,也可能有助于成熟玻璃体的形成[21]。

12~16 孕周时产生了晶状体带状系统,大约 2/3 的视杯由次级玻璃体填充, 原始玻璃体位于中轴部(在视盘和晶状体之间)(图 7.2c)[3]。视杯的边缘向前生长成睫状体, 次级玻璃体占据睫状区和晶状体之间的区域[19]。在产前玻璃体发育的最后阶段(约 7 个月),玻璃体动脉血流停止,随后玻璃体血管系统和原始玻璃体退化[20,28,40]。玻璃体最终具备充分发育的玻璃体的特征(图 7.5)。

# 4. 玻璃体发育中的结构和分子因素

## 4.1 玻璃体脉管系统的结构

玻璃体动脉(图 7.4b)的细微结构是典型的小动

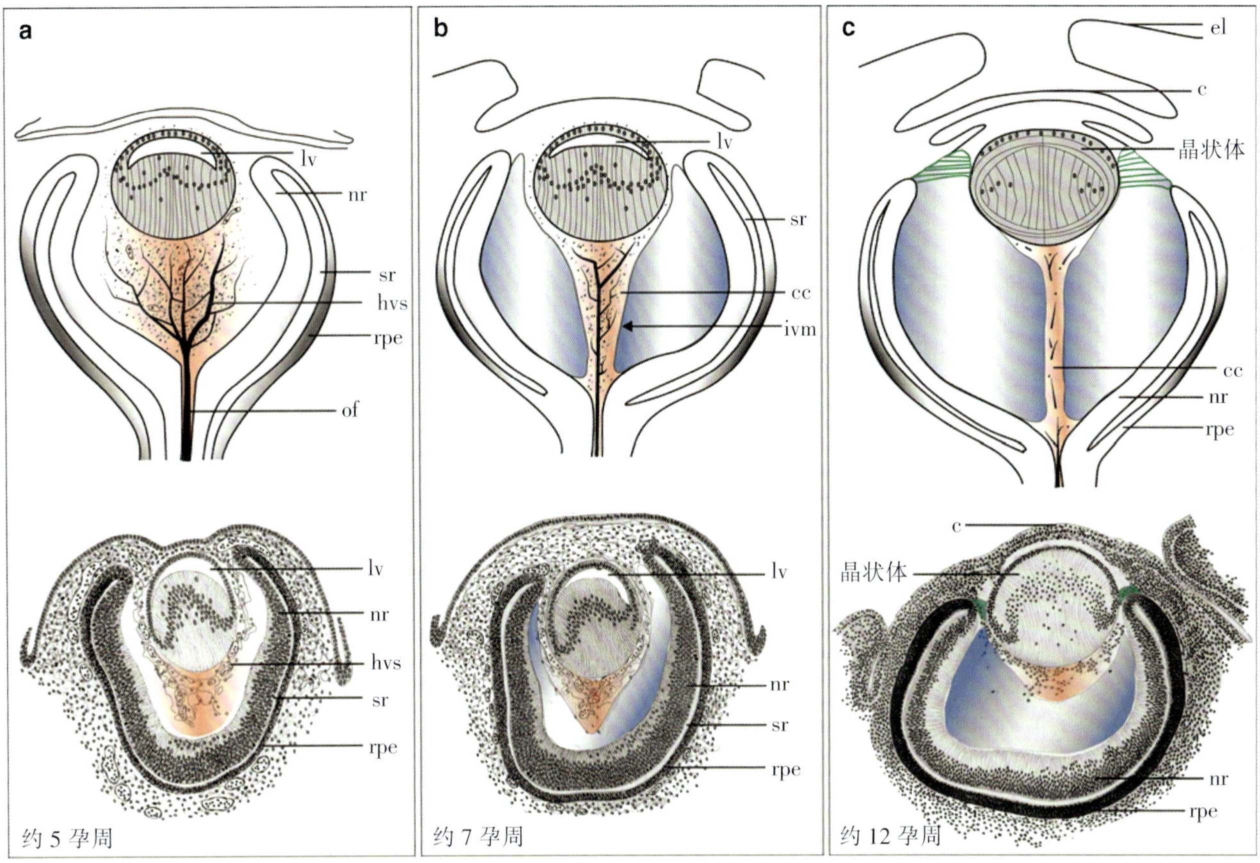


图 7.2　玻璃体发育的三个阶段。(a)原始玻璃体(红色)可以被认为是玻璃体血管系统(hvs)外膜的延伸,包含进入发育中的眼杯的外胚层和中胚层细胞。(b)大约 7 孕周时,次级玻璃体(蓝色)已增加,通过玻璃体内膜(ivm)与原始玻璃体分离。(c)大约 12 孕周玻璃体中次级玻璃体继续沉积,Cloquet 管(cc)中的 hvs 退化,晶状体悬韧带(绿色)的形成显示二者为同时发生。c,角膜;el,眼睑;lv,晶状体泡;nr,神经视网膜;of,视裂;rpe,视网膜色素上皮;sr,视网膜下腔[25,132]。

脉[41]。血管内膜由扁平的内皮细胞组成,内皮细胞与基底膜紧密连接相连[24]。血管中膜包括同心圆排列的平滑肌,每个收缩纤维有基底膜包绕[41],向外由成纤维细胞和胶原蛋白的血管外膜包围[42]。超微结构研究表明,pm、tvl 和 vhp 中的血管结构相似。这些都是小毛细血管的“A-1-α”结构[43],具有连续的单层无孔的内皮细胞,通过中间紧密连接复合体(包括黏膜黏附物、桥粒和可能的带状闭塞)相连[24,44]。其具有连续的基底膜和不完全的周细胞层[24]。对斑马鱼的研究显示 FoxC1 基因调节这个基底膜的完整性并影响 hvs 的形态[45]。

## 4.2 玻璃体脉管系统形成和退化中的分子因素

参与玻璃体血管系统的形成和退化的基因和信号通路仍然不明确。在这领域的大部分实验模型为啮齿动物和斑马鱼，它们为理解眼睛发育提供了一个很好的基础。许多研究证明了血管内皮生长因子(VEGF-A)是生理性血管生成的关键调节剂,特别是对视网膜。在发展中的 tvl 和 pm 附近,晶状体中 VEGF-A mRNA 表达的变化表明 VEGF-A 可能是触发这两种血管网生长的因素之一[46-49]。实际上,转基因小鼠的晶状体 VEGF-A 的过度表达导致与晶状体相邻的血管内皮细胞增生[50-52],并且发育中晶状体 VEGF-A 的缺失导致邻近晶状体囊的玻璃体

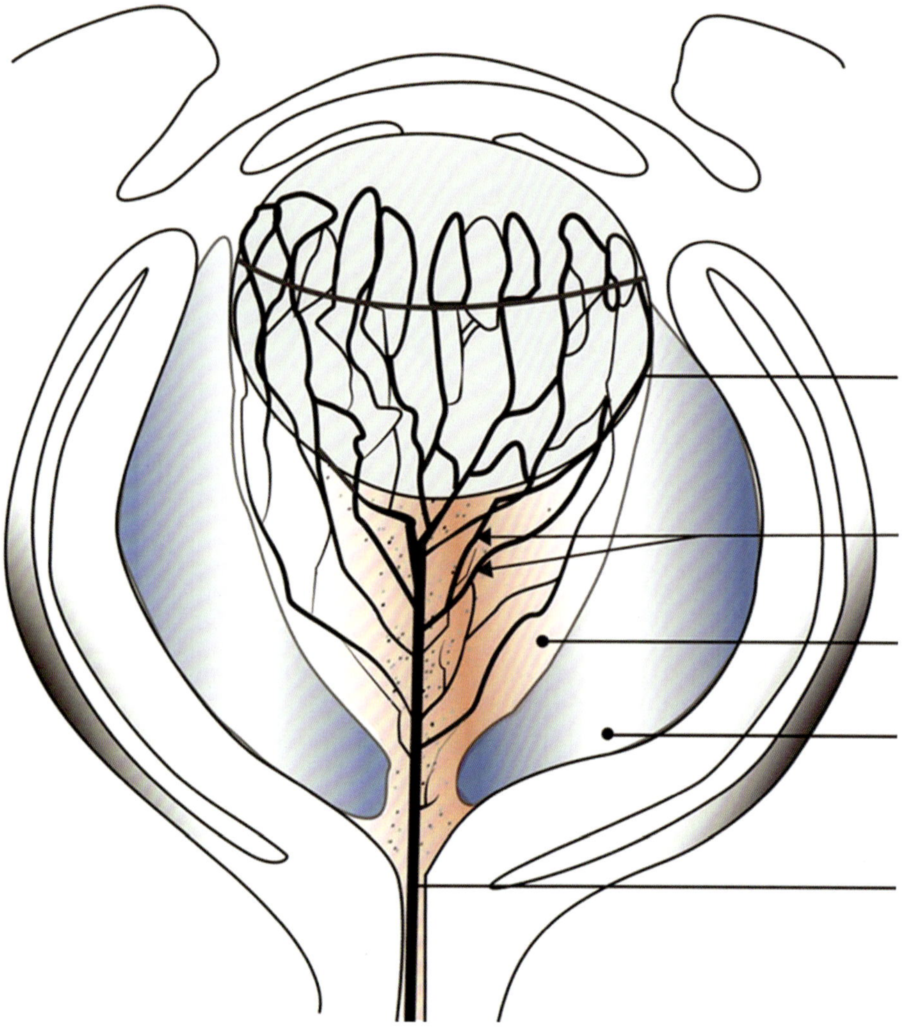


图 7.3 玻璃体血管系统。视裂闭合后，玻璃体动脉迅速向前延伸，在原始玻璃体(橙色阴影)内部分支，形成玻璃体固有血管膜，后者再与晶状体血管膜的后部吻合，围绕晶状体后囊，并且与瞳孔膜吻合，黏附到晶状体囊的前表面和虹膜隔部。在10孕周时玻璃体血管发展到高峰[25]。

的无效血管形成，虽然邻近的视网膜毛细血管网不受影响[46]。最近对黑暗中饲养的小鼠的研究表明在发育过程中视网膜VEGF-A水平升高、玻璃体血管持续存在和失调的视网膜血管生成之间存在关联[53]。这与视网膜VEGF-A对于玻璃体脉管系统的发展至关重要相一致。

已经提出了若干假设来解释退化的玻璃体血管。而退化的触发因素很难理解，被最广泛接受的假说是玻璃体血管内膜是巨噬细胞依赖性的。现在人类和其他哺乳动物的几项研究表明眼部巨噬细胞或玻璃体细胞(图 7.4e,f)在瞳孔膜和玻璃体血管系统中直接参与血管内皮细胞的凋亡[24,54-57]。近期针对小鼠的研究表明一种特殊分类的巨噬细胞(LYVE-1+)在退化期间附着于玻璃体血管[58]并分泌蛋白质-骨膜素，其通过介导和加强巨噬细胞对玻璃体血管的黏附增强 hvs 退化[59]。

在玻璃体退化的早期阶段，细胞凋亡普遍存在，敲除促凋亡基因以减弱玻璃体血管退化[60,61]。坏死的一些特点也被检测出，并且细胞溶解在其后期的退化过程中起作用[24,62]。其他研究已经表明在内皮细胞毛细血管血流量的减少与血管中程序性细胞死亡的增加相关，提示不良的血流动力学可能是触发因素[63,64]。

在整个发展过程中，在玻璃体中均可检测到促

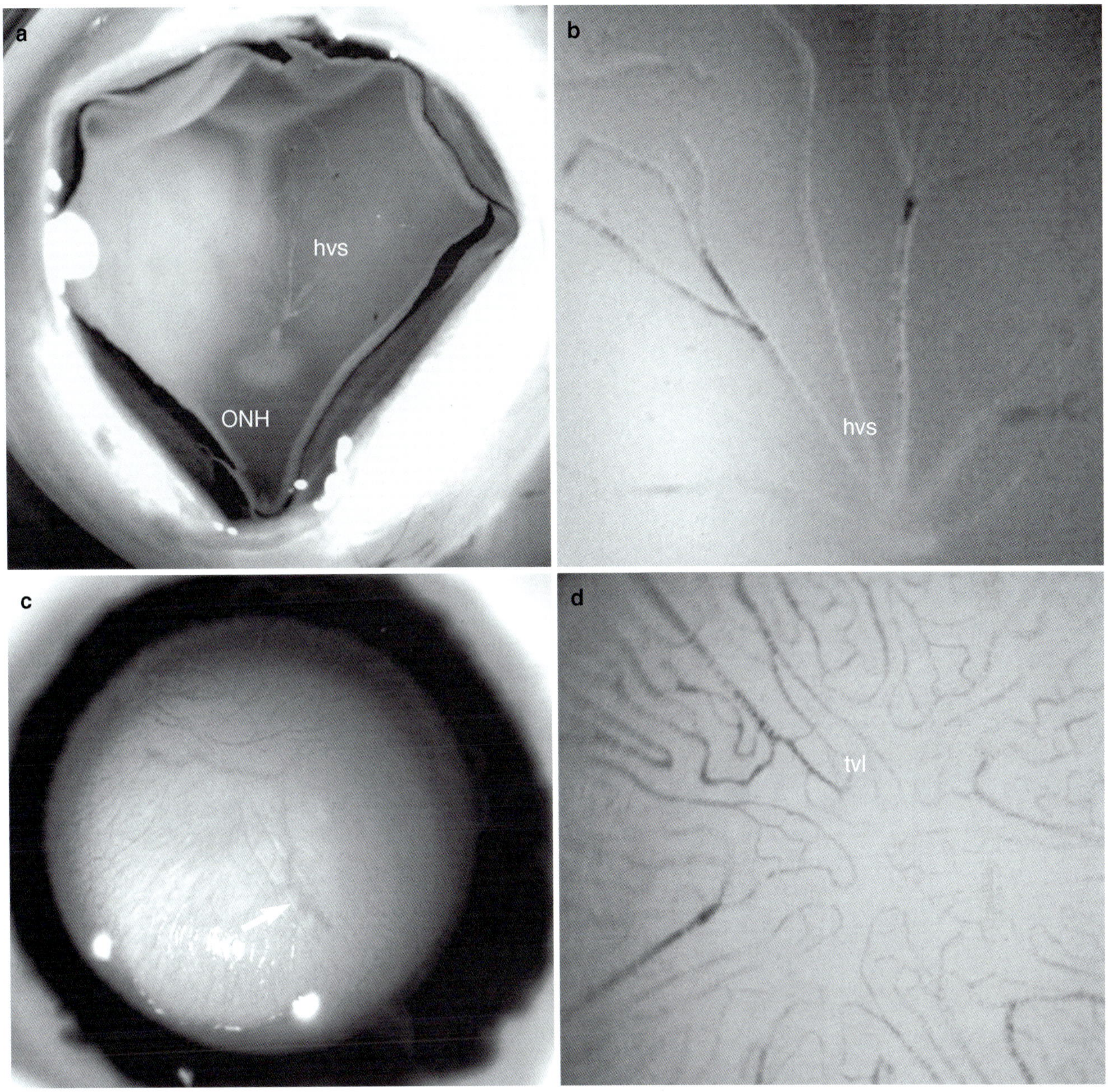


图 7.4 玻璃体血管系统、晶状体血管膜和玻璃体细胞。(a)17 孕周的人类胎儿去除眼杯的前段(去除晶状体)。玻璃体血管系统(hvs)从视神经头部(ONH)延伸到玻璃体内。(b)玻璃体血管系统(hvs)的高倍图像显示玻璃体动脉的分支。一些血管段填充有红细胞(箭头所示)。(c)约 17 孕周人胎儿眼的前段,显示晶状体后表面与晶状体血管膜(tvl)。还可以看到离焦的晶状体缝(箭头所示)。(d)高倍率图像显示晶状体后表面血管网(tvl)。(e 和 f)18~20 孕周人类胎儿眼的电子显微照片,显示不同类型玻璃体细胞的典型形态特征。(e)具有双叶核的玻璃体细胞,可见边缘毛糙的细胞质突起和电子致密颗粒(箭头所示)(标尺:2μm)。(f)具有单叶核的玻璃体细胞,可见平滑的细胞表面和电子致密颗粒(箭头所示)(标尺:2μm)。(待续)

血管生成蛋白和抗血管生成蛋白,二者稳定发展至发育的后期形成抗血管生成环境[65-67](见第 4 章"玻璃体细胞因子与胎儿玻璃体血管退化")。抗血管生成分子包括转化生长因子-β(TGF-β)[68-72]、色素上皮衍生因子(PEDF)[73-77]、内皮抑素[78-80]、血小板反应蛋白-1(TSP-1)[81-83]和旋光蛋白[84,85],已在啮齿动物和人类的玻璃体中被检测出,表明这些蛋白对玻璃体的退化和抑制正常成人玻璃体血管生成起重要作用。作为在玻璃体退化中起关键作用的 Wnt 信号通路也正在研究中。最佳 Wnt 信号需要跨膜卷曲家族

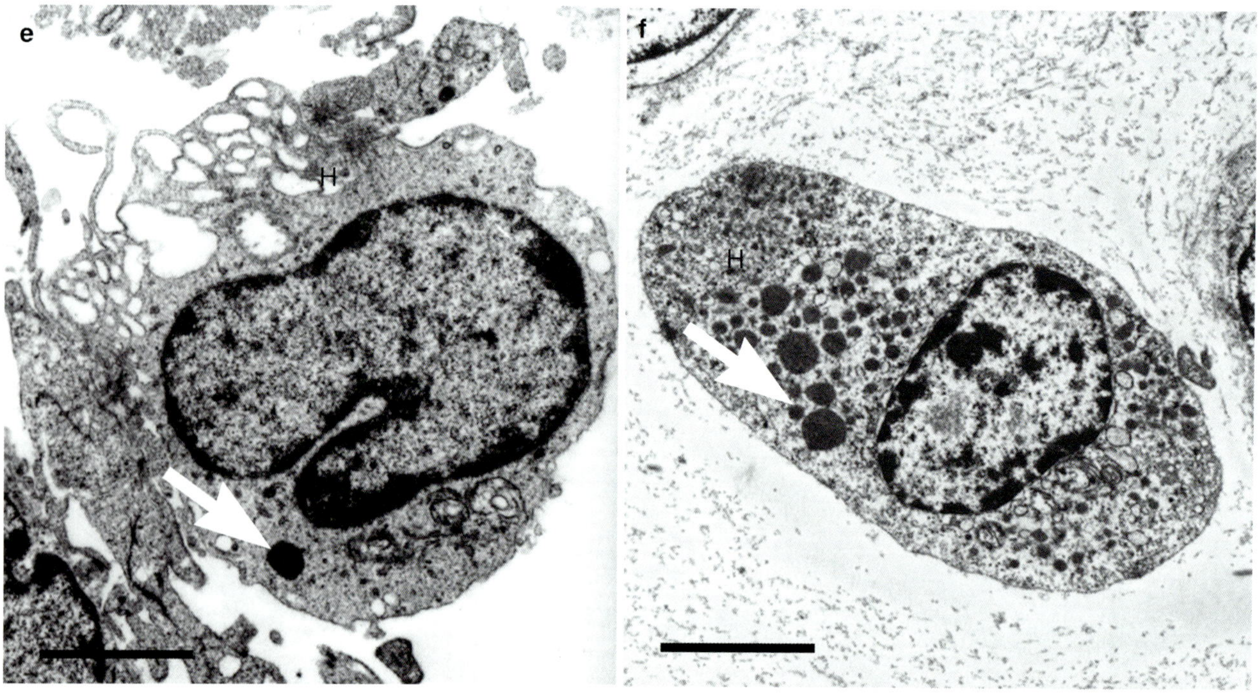


图 7.4(续)

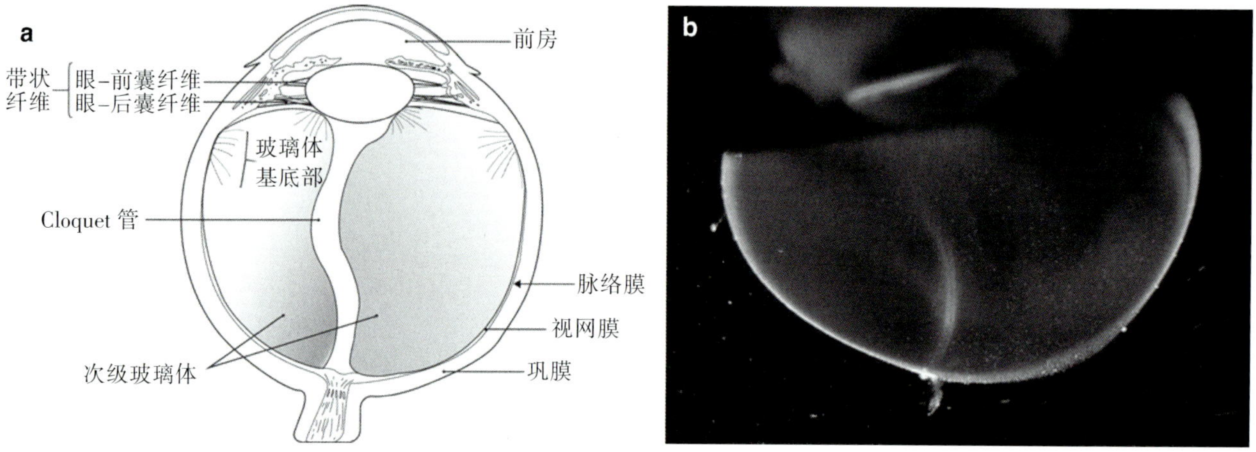


图 7.5 已发育的玻璃体。(a)玻璃体形成的标志是次级玻璃体发育完成、原始玻璃体和玻璃体血管系统消退。这种情况与晶状体带状系统的生长同时发生,晶状体带状纤维从睫状体的平坦部延伸到晶状体的赤道部。带状纤维形成两个不同的束,即眼-前囊纤维和眼-后囊纤维[25]。(b)33 孕周的人类尸眼显示已形成的玻璃体。眼睛去除巩膜、脉络膜和视网膜后,显示了附着于前段的玻璃体。裂隙灯光束照射水平部,从上方以 90°照明拍摄可以有最大化的 Tyndall 效应。前段位于上方,后极部位于下方。从上面可以看到晶状体的后部。有相当多的光从周围玻璃体皮层散射,这是由于该位置存在致密的胶原基质。在中心和后玻璃体可见 Cloquet 管位于视盘前区域。(Courtesy of J. Sebag,MD)

(frizzled family)受体和共受体 Lrp5 和 Lrp6。小鼠研究表明,玻璃体中巨噬细胞产生的 Wnt7b 是介导因子[86]。Wnt7b 由血管生成素-2(Ang-2)促进,其可通过抑制细胞生存信号诱导退化[87]。在小鼠中,Wnt7b 和 Ang-2 都受玻璃体巨噬细胞产生的Ninjurin-1 进行调节[88]。此外,Wnt 通路共同受体 Lrp5 的突变与骨质疏松-假性神经胶质瘤(osteoporosis pseudoglioma)综合征有关,后者特点是持续存在玻璃体血管[89]。Fzd4 和 Norrie 病蛋白(NDP)突变小鼠的表型也包括持续性玻璃体,进一步提示在玻璃体退化中存在标准的 Wnt 信号通路[90]。

### 4.3 发育玻璃体中的细胞

玻璃体通常含有相对较少的细胞，其中玻璃体细胞占 90%，其余为成纤维细胞[91]。在出生后的眼睛中，玻璃体细胞驻留在玻璃体的外周或皮层区域邻接视网膜的内表面(视网膜前)[18,92]。在前部它们集中在玻璃体基底部和睫状突表面，在后部集中在视盘附近，距视网膜内表面平均距离为 50μm[19,20,93]。玻璃体细胞的形态取决于不同的发育阶段，很有可能是由异质的完全不同的细胞亚群组成(图 7.4e，f)[94]。胎儿玻璃体中的玻璃体细胞数量比成人多，尽管它们在成人眼中的功能尚不清楚，在胎儿期它们在玻璃体脉管系统的退化中起主要作用。在胚胎早期它们在玻璃体中就明显存在，一些研究表明它们分泌玻璃体胶原蛋白和透明质酸(HA)[95-97]。有人认为，玻璃体细胞是原始玻璃体的残留[18]，动物和人类的研究表明，玻璃体细胞可能起源于视杯或视裂的间充质细胞，或从玻璃管壁迁移而来[18,98-100]。在出生后的人眼中，玻璃体细胞来源于血液单核细胞，并且每几个月更新一次(见第 10 章“玻璃体细胞与玻璃体视网膜生理和病理”)。

人类玻璃体细胞表达巨噬细胞样的特征和白细胞相关抗原，CD45、CD11a 和 CD64(Fc 受体 Ⅰ)，但是它们不表达 CD68 (巨噬细胞主要亚群的标志物)[101]。它们不表达胶质纤维酸性蛋白(GFAP)，细胞视黄醛结合蛋白或细胞角蛋白，表明它们不是胶质细胞或 RPE 细胞谱系[101-106]。玻璃体细胞在生理条件下迁移到玻璃体腔内，最可能来自骨髓，并在妊娠第 5 个月时开始在玻璃体皮质中聚集[107,108]。

虽然玻璃体细胞的确切作用尚不清楚，但它们参与调节眼内免疫反应、玻璃体血管系统的退化和细胞外基质的合成。眼睛是一个免疫豁免区，并且已经显示玻璃体细胞具备 IgG 表面抗体和补体成分，对入侵的生物体有巨噬细胞样防御作用[102,109]。同时，玻璃体细胞积极参与到免疫反应的抑制[110,111]和酶促去除纤维和相关产物[103]以维持玻璃体透明度。

### 4.4 玻璃体发育期间的分子变化

玻璃体受控于不断进行的基质重塑的过程，从胚胎阶段开始并持续至出生后。在发育的最早期，大多数玻璃体是Ⅲ型胶原蛋白；然而，在 8 孕周被Ⅱ型胶原蛋白替换，占据整个玻璃体约 75%[112]。玻璃体细胞外基质由许多细胞合成，包括视网膜细胞(最有可能为 Müller 细胞)、玻璃体血管系统的细胞，早期晶状体细胞和可能为睫状体的细胞[2,35,112-114]。人眼中，在胚胎发育期间的Ⅱ型胶原蛋白的生成似乎占较高的比例，并在出生后 2 年内减少[113,114]。一些证据提示在人周边视网膜细胞中存在低水平的后胚胎期的胶原蛋白合成，并持续到成年[115]。透明质酸是玻璃体发育各个阶段主要 GAG 并贯穿整个成年阶段[112,116]。玻璃体细胞、Müller 细胞和可能与玻璃体血管相关的细胞分泌透明质酸[95,116]。最近，研究人员提出假设，认为胶原蛋白和 GAG 在原始玻璃体期间由间充质细胞合成，在次级玻璃体期间由视网膜合成，而两个阶段都会由玻璃体血管合成[91]。有趣的是，分析原始玻璃体和次级玻璃体未能显示 GAG 和胶原的类型和分布的差异，相反，它们的区别在于玻璃体血管系统本身的存在[112]。

## 5. 发育性玻璃体疾病

### 5.1 原始玻璃体的病理学

#### 5.1.1 永存原始玻璃体

原始玻璃体的退化发生在正常眼睛发育期间；然而，其残余物包括前、后部或整个玻璃体动脉，可能持续至成年。玻璃体内的前玻璃体动脉残留可表现为晶状体后的不透明点(Mittendorf 点)。后部玻璃体动脉的残余可存在于视盘，延伸到 Cloquet 管，与胶质组织相结合形成 Bergmeister 视盘(见下文)。

#### 5.1.2 永存原始玻璃体增生症与永存胎儿脉管系统

永存原始玻璃体增生症(PHPV)是罕见的由于原始玻璃体和玻璃体血管系统正常退化失败导致的

状体血管膜。这个点通常位于晶状体后极部的鼻下位置。有时可见附着于 Mittendorf 点的玻璃体动脉束或纤维血管组织,游离端在玻璃体前部自由摆动。

### 5.3.3 Bergmeister 视盘

Bergmeister 视盘是后部神经胶质组织的残留物,包裹着中央玻璃体动脉——Bergmeister 视盘(BP)——从视神经乳头部延伸出,并可在成人眼玻璃体内持续存在。在人类胎儿眼中,BP 和神经胶质细胞鞘,而非玻璃体动脉,表达强烈的 GFAP 免疫反应,表明是由衍生自视神经的星形胶质细胞进行了鞘样包裹(图7.8)[106]。最近对小鼠的研究表明,由不规则星形胶质细胞构成的玻璃体动脉鞘可能会限制正常巨噬细胞-周细胞的接触,并且干扰在发育期正常存在的由巨噬细胞介导的玻璃体血管的退化[126]。

### 5.3.4 瞳孔残膜

在胚胎发育过程中,前玻璃体血管膜形成虹膜血管和瞳孔膜。正常情况瞳孔膜和血管在妊娠第三阶段(即 7~9 孕周)退化并且在 34 孕周完成,形成瞳孔。退化不完全会形成瞳孔残膜(PPM),可以单发或合并其他眼部或系统病变。这些膜一侧附着于虹膜睫状体部,另一侧可穿越晶状体前表面呈自由飘动的色素带,或者部分附着于晶状体前囊膜上或对侧虹膜上,它们通常持续到成年期(图 7.9)。手术切除 PPM 行组织病理学检查显示有增厚的虹膜纤维细胞基质层和色素细胞。

### 5.3.5 玻璃体囊肿

原发性(先天性)的漂浮状玻璃体囊肿呈透明、半透明或含色素的球状或椭圆状,也可能是多叶形,直径为 0.15~12mm。这些罕见的良性囊肿被认为是原始玻璃体或 Bergmeister 视盘的残留物(半透明囊肿),或与虹膜、睫状体、视网膜色素上皮有关。来自 Bergmeister 视盘的囊肿小而圆,并且位于玻璃体后部[129]。一些病例报告显示了囊肿和玻璃体残留物的联系,囊肿频繁发生在 Cloquet 管,与原始玻璃体生成的位置一致[130,131]。有研究团队认为囊肿具有未成熟黑色素体(成人未见),说明先天性玻璃体囊肿是原始玻璃体迷芽瘤[129]。

## 6. 结论

在发育期及整个生命周期中,玻璃体具有各种

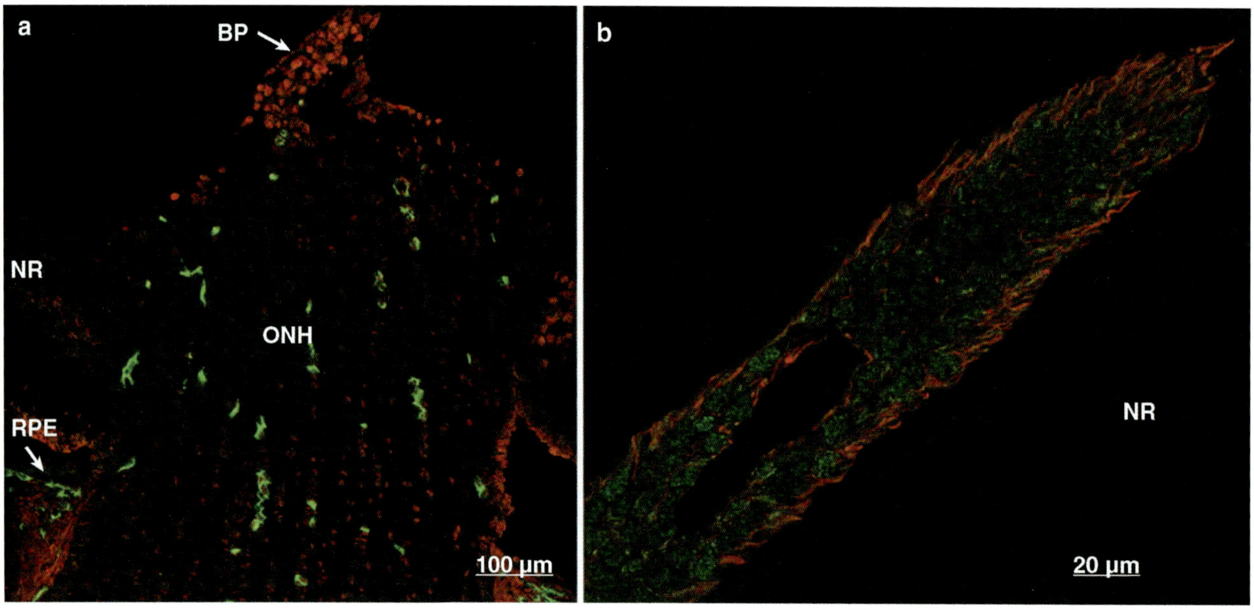


图 7.8 Bergmeister 视盘的免疫组织化学。妊娠发育 55 天(相当于人类 12 孕周左右)的猕猴眼睛的共焦显微镜图像。(a)视神经头部显示视神经细胞中存在针对 CD34 抗原的抗体阳性的上皮细胞(绿色)。Bergmeister 视盘的基质在这个阶段从视神经头部开始延伸并含有对 ephrinA1 起免疫反应的细胞(红色)。在神经视网膜(NR)不存在内皮细胞。(b)妊娠 55 天猕猴 Bergmeister 视盘的断面。视盘 ephrinA1 阳性细胞(绿色)被 GFAP 免疫反应的星形胶质细胞(红色)包裹。BP,Bergmeister 视盘;ONH,视神经头部;NR,神经视网膜;RPE,视网膜色素上皮。

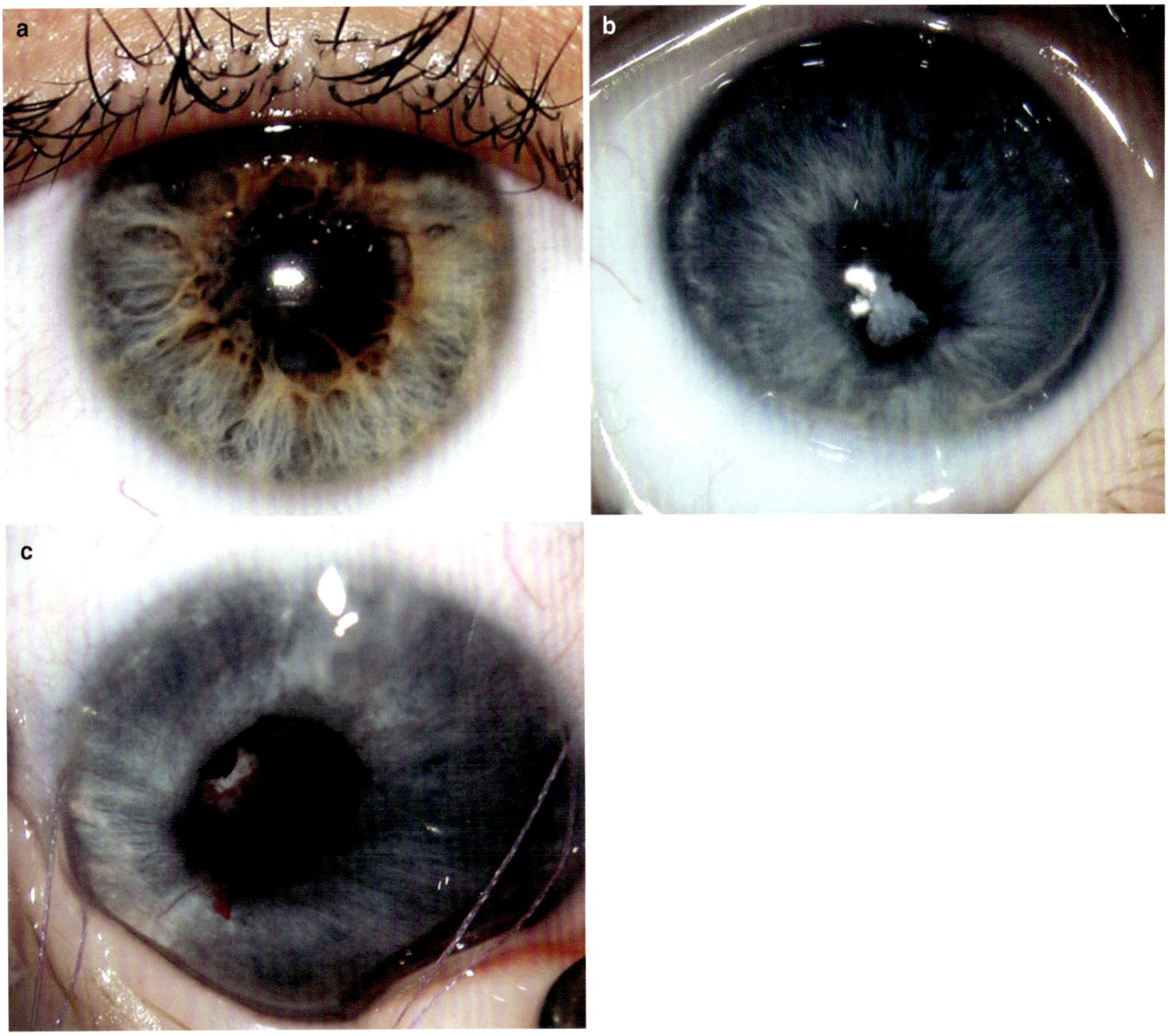

图 7.9　瞳孔残膜。(a)一个有瞳孔残膜(ppm)患者的眼前节照片,可看到虹膜在瞳孔区线连接形成复杂的网状附着于晶状体。(b)有严重瞳孔残膜的病眼。(c)一例严重的瞳孔残膜的病眼经手术治疗后的表现。(Courtesy of John Grigg, MD, Save Sight Institute, Sydney Medical)

结构和生理功能。这一表现从胎儿至成人的转化中可反映出来，胎儿时期是滋养眼内周围结构的原始性血管化玻璃体,成人时期成为高度含水化合物,具有光学透明、无血管的细胞基质凝胶。明白了玻璃体发育和退化的分子改变有助于各种眼内疾病的治疗。

**缩略语**

| | |
|---|---|
| Ang-2 | 血管生成素-2 |
| AP-2 | 活化蛋白 2 |
| cc | Cloquet 管 |
| COL | 胶原 |
| DG | 妊娠天 |
| ECM | 细胞外基质 |
| FoxC1 | 叉头框蛋白 C1 |
| Fzd | 卷曲蛋白 |
| GAG | 糖胺聚糖 |
| GFAP | 胶质纤维酸性蛋白 |
| HA | 透明质酸 |
| hvs | 玻璃体血管系统 |
| ilm | 内界膜 |
| ivm | 玻璃体内膜 |
| lp | 晶状体板 |
| lv | 晶状体泡 |
| LYVE-1 | 淋巴管内皮细胞受体 1 |
| mes | 中胚层 |
| NDP | Norrie 病蛋白 |
| ne | 神经外胚层 |
| nr | 神经视网膜 |
| of | 视裂 |
| os | 视茎 |
| PAS | 过碘酸希夫 |
| PEDF | 色素上皮衍生因子 |
| PFV | 永存胎儿脉管系统 |
| PHPV | 永存原始玻璃体增生症 |
| pm | 瞳孔膜 |
| ppm | 瞳孔残膜 |
| rpe | 视网膜色素上皮 |
| se | 表面外胚层 |
| TGF-β | 转化生长因子-β |
| TSP-1 | 血小板反应蛋白-1 |
| ptl | 晶状体后膜 |
| VEGF-A | 血管内皮生长因子 |
| vhp | 固有玻璃体血管 |

# 参考文献


1. Balazs EA. The biological function of the vitreous body. Bibl Ophthalmol. 1969;79:1–4.
2. Bishop PN. Structural macromolecules and supramolecular organisation of the vitreous gel. Prog Retin Eye Res. 2000;19(3):323–44.
3. Duke-Elder D, Cook C. System of ophthalmology, vol. III, part I. In: Cook C, editor. Embryology. London: Henry Kimpton; 1963.
4. Mann I. The development of the human eye. 3rd ed. New York: Grune & Stratton; 1964.
5. Tripathi BJ, Tripathi RC. Neural crest origin of human trabecular meshwork and its implications for the pathogenesis of glaucoma. Am J Ophthalmol. 1989;107(6):583–90.
6. Schook P. A review of data on cell actions and cell interaction during the morphogenesis of the embryonic eye. Acta Morphol Neerl Scand. 1978;16(4):267–86.
7. Tripathi BJ, Tripathi RC, Livingston AM, Borisuth NS. The role of growth factors in the embryogenesis and differentiation of the eye. Am J Anat. 1991;192(4):442–71.
8. Ozanics V, Jakobiec F. Prenatal development of the eye and its adnexa. In: Ocular anatomy, embryology and teratology. Philadelphia: Harper and Row; 1982. p. 11–96.
9. Johnston MC, Noden DM, Hazelton RD, Coulombre JL, Coulombre AJ. Origins of avian ocular and periocular tissues. Exp Eye Res. 1979;29(1):27–43.
10. Lewis W. Experimental studies on the development of the eye in amphibia. I On the origins of the lens. Am J Anat. 1904;3: 505–36.
11. McAvoy JW, Chamberlain CG, de Iongh RU, Hales AM, Lovicu FJ. Lens development. Eye (Lond). 1999;13(Pt 3b):425–37.
12. Spemann H. Über organisatoren in der tierischen entwicklung. Naturwissenschaften. 1924;48:1092–4.
13. O'Rahilly R. The prenatal development of the human eye. Exp Eye Res. 1975;21(2):93–112.
14. West-Mays JA, Zhang J, Nottoli T, Hagopian-Donaldson S, Libby D, Strissel KJ, et al. AP-2alpha transcription factor is required for early morphogenesis of the lens vesicle. Dev Biol. 1999; 206(1):46–62.
15. Hay E. Development of the vertebrate cornea. Int Rev Cytol. 1986;63:263–322.
16. Nishina S, Kohsaka S, Yamaguchi Y, Handa H, Kawakami A, Fujisawa H, et al. PAX6 expression in the developing human eye. Br J Ophthalmol. 1999;83(6):723–7.
17. Beebe DC. Development of the ciliary body: a brief review. Trans Ophthalmol Soc U K. 1986;105(Pt 2):123–30.
18. Balazs EA, Toth LZ, Ozanics V. Cytological studies on the developing vitreous as related to the hyaloid vessel system. Albrecht Von Graefes Arch Klin Exp Ophthalmol. 1980;213(2):71–85.
19. Balazs EA. Fine structure of the developing vitreous. Int Ophthalmol Clin. 1975;15(1):53–63.
20. Sebag J, Balazs EA. Morphology and ultrastructure of human vitreous fibers. Invest Ophthalmol Vis Sci. 1989;30(8):1867–71.
21. Mann IC. The vitreous and suspensory ligaments of the lens. In: The development of the human eye. London: Cambridge University Press; 1928. p. 151–89.
22. Lutty GA. Anti-Angiogenic Properties of vitreous. In: Dartt D, Dana R, D'Amore P, Niederkorn J, editors. Immunology, inflammation and diseases of the eye. Academic Press, Oxford. Elsevier; 2010. p. 112–9.
23. Lutty GA, Hasegawa T, Baba T, Grebe R, Bhutto I, McLeod DS. Development of the human choriocapillaris. Eye (Lond). 2010;24(3):408–15.
24. Zhu M, Madigan MC, van Driel D, Maslim J, Billson FA, Provis JM, et al. The human hyaloid system: cell death and vascular regression. Exp Eye Res. 2000;70(6):767–76.
25. Sang DN. Embryology of the vitreous. Congenital and developmental abnormalities. Bull Soc Belge Ophtalmol. 1987;223 Pt 1:11–35.

26. Hogan MJ. The vitreous, its structure, and relation to the ciliary body and retina. Proctor Award Lecture. Invest Ophthalmol. 1963;2:418–45.
27. Sebag J. Structure, function, and age-related changes of the human vitreous. Bull Soc Belge Ophtalmol. 1987;223(Pt 1):37–57.
28. Barishak YR. Embryology of the eye and its adnexae. Dev Ophthalmol. 1992;24:1–142.
29. Los LI. The rabbit as an animal model for post-natal vitreous matrix differentiation and degeneration. Eye (Lond). 2008;22(10): 1223–32.
30. Los LI, van Luyn MJ, Eggli PS, Dijk F, Nieuwenhuis P. Vascular remnants in the rabbit vitreous body. II. Enzyme digestion and immunohistochemical studies. Exp Eye Res. 2000;71(2): 153–65.
31. Pau H. Development of the structures of vitreous body and of the zonula. Ophthalmologica. 1957;134(5):320–31.
32. Jokl A. Vergleichende Untersuchungen uÈber den Bau und die Entwicklung des GlaskoÈrpers und seiner Inhaltsgebilde bei Wirbeltieren und beim Menschen. Uppsala: Almqvist & Wiksells; 1927. p.183–90.
33. Linsenmayer TF, Gibney E, Little CD. Type II collagen in the early embryonic chick cornea and vitreous: immunoradiochemical evidence. Exp Eye Res. 1982;34(3):371–9.
34. Sebag J, Balazs EA. Human vitreous fibres and vitreoretinal disease. Trans Ophthalmol Soc U K. 1985;104(Pt 2):123–8.
35. Smith Jr GN, Linsenmayer TF, Newsome DA. Synthesis of type II collagen in vitro by embryonic chick neural retina tissue. Proc Natl Acad Sci U S A. 1976;73(12):4420–3.
36. Bremer FM, Rasquin F. Histochemical localization of hyaluronic acid in vitreous during embryonic development. Invest Ophthalmol Vis Sci. 1998;39(12):2466–9.
37. Foos RY. Vitreoretinal juncture; topographical variations. Invest Ophthalmol. 1972;11(10):801–8.
38. Walcott JC, Provis JM. Muller cells express the neuronal progenitor cell marker nestin in both differentiated and undifferentiated human foetal retina. Clin Experiment Ophthalmol. 2003;31(3):246–9.
39. Diaz CM, Macnab LT, Williams SM, Sullivan RK, Pow DV. EAAT1 and D-serine expression are early features of human retinal development. Exp Eye Res. 2007;84(5):876–85.
40. Jack RL. Regression of the hyaloid vascular system. An ultrastructural analysis. Am J Ophthalmol. 1972;74(2):261–72.
41. Rhodin JA. The ultrastructure of mammalian arterioles and precapillary sphincters. J Ultrastruct Res. 1967;18(1):181–223.
42. Hamming NA, Apple DJ, Gieser DK, Vygantas CM. Ultrastructure of the hyaloid vasculature in primates. Invest Ophthalmol Vis Sci. 1977;16(5):408–15.
43. Jack RL. Ultrastructure of the hyaloid vascular system. Arch Ophthalmol. 1972;87(5):555–67.
44. Gergely K, Gerinec A. A consonant construction of the hyaloid and retinal vascular systems by the angiogenic process. Bratisl Lek Listy. 2011;112(3):143–51.
45. Skarie JM, Link BA. FoxC1 is essential for vascular basement membrane integrity and hyaloid vessel morphogenesis. Invest Ophthalmol Vis Sci. 2009;50(11):5026–34.
46. Garcia CM, Shui YB, Kamath M, DeVillar J, Johnson RS, Gerber HP, et al. The function of VEGF-A in lens development: formation of the hyaloid capillary network and protection against transient nuclear cataracts. Exp Eye Res. 2009;88(2):270–6.
47. Gogat K, Le Gat L, Van Den Berghe L, Marchant D, Kobetz A, Gadin S, et al. VEGF and KDR gene expression during human embryonic and fetal eye development. Invest Ophthalmol Vis Sci. 2004;45(1):7–14.
48. Mitchell CA, Risau W, Drexler HC. Regression of vessels in the tunica vasculosa lentis is initiated by coordinated endothelial apoptosis: a role for vascular endothelial growth factor as a survival factor for endothelium. Dev Dyn. 1998;213(3):322–33.
49. Shui YB, Wang X, Hu JS, Wang SP, Garcia CM, Potts JD, et al. Vascular endothelial growth factor expression and signaling in the lens. Invest Ophthalmol Vis Sci. 2003;44(9):3911–9.
50. Ash JD, Overbeek PA. Lens-specific VEGF-A expression induces angioblast migration and proliferation and stimulates angiogenic remodeling. Dev Biol. 2000;223(2):383–98.
51. Mitchell CA, Rutland CS, Walker M, Nasir M, Foss AJ, Stewart C, et al. Unique vascular phenotypes following over-expression of individual VEGFA isoforms from the developing lens. Angiogenesis. 2006;9(4):209–24.
52. Rutland CS, Mitchell CA, Nasir M, Konerding MA, Drexler HC. Microphthalmia, persistent hyperplastic hyaloid vasculature and lens anomalies following overexpression of VEGF-A188 from the alphaA-crystallin promoter. Mol Vis. 2007;13:47–56.
53. Rao S, Chun C, Fan J, Kofron JM, Yang MB, Hegde RS, et al. A direct and melanopsin-dependent fetal light response regulates mouse eye development. Nature. 2013;494(7436):243–6.
54. Albe E, Chang JH, Azar NF, Ivanov AR, Azar DT. Proteomic analysis of the hyaloid vascular system regression during ocular development. J Proteome Res. 2008;7(11):4904–13.
55. Diez-Roux G, Lang RA. Macrophages induce apoptosis in normal cells in vivo. Development. 1997;124(18):3633–8.
56. Lang R, Lustig M, Francois F, Sellinger M, Plesken H. Apoptosis during macrophage-dependent ocular tissue remodelling. Development. 1994;120(12):3395–403.
57. Lang RA, Bishop JM. Macrophages are required for cell death and tissue remodeling in the developing mouse eye. Cell. 1993;74(3): 453–62.
58. Zhang H, Tse J, Hu X, Witte M, Bernas M, Kang J, et al. Novel discovery of LYVE-1 expression in the hyaloid vascular system. Invest Ophthalmol Vis Sci. 2010;51(12):6157–61.
59. Arima M, Yoshida S, Nakama T, Ishikawa K, Nakao S, Yoshimura T, et al. Involvement of periostin in regression of hyaloidvascular system during ocular development. Invest Ophthalmol Vis Sci. 2012;53(10):6495–503.
60. Wang S, Park S, Fei P, Sorenson CM. Bim is responsible for the inherent sensitivity of the developing retinal vasculature to hyperoxia. Dev Biol. 2011;349(2):296–309.
61. Wang S, Sorenson CM, Sheibani N. Attenuation of retinal vascular development and neovascularization during oxygen-induced ischemic retinopathy in Bcl-2-/- mice. Dev Biol. 2005;279(1): 205–19.
62. Kim JH, Yu YS, Mun JY, Kim KW. Autophagy-induced regression of hyaloid vessels in early ocular development. Autophagy. 2010;6(7):922–8.
63. Kaiser D, Freyberg MA, Friedl P. Lack of hemodynamic forces triggers apoptosis in vascular endothelial cells. Biochem Biophys Res Commun. 1997;231(3):586–90.
64. Meeson A, Palmer M, Calfon M, Lang R. A relationship between apoptosis and flow during programmed capillary regression is revealed by vital analysis. Development. 1996;122(12):3929–38.
65. Felton SM, Brown GC, Felberg NT, Federman JL. Vitreous inhibition of tumor neovascularization. Arch Ophthalmol. 1979;97(9): 1710–3.
66. Lutty GA, Thompson DC, Gallup JY, Mello RJ, Patz A, Fenselau A. Vitreous: an inhibitor of retinal extract-induced neovascularization. Invest Ophthalmol Vis Sci. 1983;24(1):52–6.
67. Preis I, Langer R, Brem H, Folkman J. Inhibition of neovascularization by an extract derived from vitreous. Am J Ophthalmol. 1977;84(3):323–8.
68. Lutty GA, Merges C, Threlkeld AB, Crone S, McLeod DS. Heterogeneity in localization of isoforms of TGF-beta in human retina, vitreous, and choroid. Invest Ophthalmol Vis Sci. 1993;34(3):477–87.
69. Blobe GC, Schiemann WP, Lodish HF. Role of transforming growth factor beta in human disease. N Engl J Med. 2000;342(18): 1350–8.
70. Bottinger EP, Letterio JJ, Roberts AB. Biology of TGF-beta in knockout and transgenic mouse models. Kidney Int. 1997;51(5): 1355–60.
71. Saika S, Liu CY, Azhar M, Sanford LP, Doetschman T, Gendron RL, et al. TGFbeta2 in corneal morphogenesis during mouse embryonic development. Dev Biol. 2001;240(2):419–32.
72. Sommer F, Pollinger K, Brandl F, Weiser B, Tessmar J, Blunk T, et al. Hyalocyte proliferation and ECM accumulation modulated by bFGF and TGF-beta1. Graefes Arch Clin Exp Ophthalmol.

2008;246(9):1275–84.
73. Becerra SP. Focus on molecules: pigment epithelium-derived factor (PEDF). Exp Eye Res. 2006;82(5):739–40.
74. Matsuoka M, Ogata N, Minamino K, Matsumura M. Expression of pigment epithelium-derived factor and vascular endothelial growth factor in fibrovascular membranes from patients with proliferative diabetic retinopathy. Jpn J Ophthalmol. 2006;50(2): 116–20.
75. Ogata N, Nishikawa M, Nishimura T, Mitsuma Y, Matsumura M. Unbalanced vitreous levels of pigment epithelium-derived factor and vascular endothelial growth factor in diabetic retinopathy. Am J Ophthalmol. 2002;134(3):348–53.
76. Ogata N, Tombran-Tink J, Jo N, Mrazek D, Matsumura M. Upregulation of pigment epithelium-derived factor after laser photocoagulation. Am J Ophthalmol. 2001;132(3):427–9.
77. Stitt AW, Graham D, Gardiner TA. Ocular wounding prevents preretinal neovascularization and upregulates PEDF expression in the inner retina. Mol Vis. 2004;10:432–8.
78. Fukai N, Eklund L, Marneros AG, Oh SP, Keene DR, Tamarkin L, et al. Lack of collagen XVIII/endostatin results in eye abnormalities. EMBO J. 2002;21(7):1535–44.
79. Hurskainen M, Eklund L, Hagg PO, Fruttiger M, Sormunen R, Ilves M, et al. Abnormal maturation of the retinal vasculature in type XVIII collagen/endostatin deficient mice and changes in retinal glial cells due to lack of collagen types XV and XVIII. FASEB J. 2005;19(11):1564–6.
80. Marneros AG, Olsen BR. Physiological role of collagen XVIII and endostatin. FASEB J. 2005;19(7):716–28.
81. Brown AS, Leamen L, Cucevic V, Foster FS. Quantitation of hemodynamic function during developmental vascular regression in the mouse eye. Invest Ophthalmol Vis Sci. 2005;46(7):2231–7.
82. Sheibani N, Sorenson CM, Cornelius LA, Frazier WA. Thrombospondin-1, a natural inhibitor of angiogenesis, is present in vitreous and aqueous humor and is modulated by hyperglycemia. Biochem Biophys Res Commun. 2000;267(1):257–61.
83. Wang S, Wu Z, Sorenson CM, Lawler J, Sheibani N. Thrombospondin-1-deficient mice exhibit increased vascular density during retinal vascular development and are less sensitive to hyperoxia-mediated vessel obliteration. Dev Dyn. 2003;228(4): 630–42.
84. Le Goff MM, Lu H, Ugarte M, Henry S, Takanosu M, Mayne R, et al. The vitreous glycoprotein opticin inhibits preretinal neovascularization. Invest Ophthalmol Vis Sci. 2012;53(1):228–34.
85. Ramesh S, Bonshek RE, Bishop PN. Immunolocalisation of opticin in the human eye. Br J Ophthalmol. 2004;88(5):697–702.
86. Lobov IB, Rao S, Carroll TJ, Vallance JE, Ito M, Ondr JK, et al. WNT7b mediates macrophage-induced programmed cell death in patterning of the vasculature. Nature. 2005;437(7057):417–21.
87. Rao S, Lobov IB, Vallance JE, Tsujikawa K, Shiojima I, Akunuru S, et al. Obligatory participation of macrophages in an angiopoietin 2-mediated cell death switch. Development. 2007;134(24): 4449–58.
88. Lee HJ, Ahn BJ, Shin MW, Jeong JW, Kim JH, Kim KW. Ninjurin1 mediates macrophage-induced programmed cell death during early ocular development. Cell Death Differ. 2009;16(10): 1395–407.
89. Luhmann UF, Lin J, Acar N, Lammel S, Feil S, Grimm C, et al. Role of the Norrie disease pseudoglioma gene in sprouting angiogenesis during development of the retinal vasculature. Invest Ophthalmol Vis Sci. 2005;46(9):3372–82.
90. Ohlmann AV, Adamek E, Ohlmann A, Lutjen-Drecoll E. Norrie gene product is necessary for regression of hyaloid vessels. Invest Ophthalmol Vis Sci. 2004;45(7):2384–90.
91. Ponsioen TL, Hooymans JM, Los LI. Remodelling of the human vitreous and vitreoretinal interface – a dynamic process. Prog Retin Eye Res. 2010;29(6):580–95.
92. Hamburg A. Some investigations on the cells of the vitreous body. Ophthalmologica. 1959;138:81–107.
93. Vagaja NN, Chinnery HR, Binz N, Kezic JM, Rakoczy EP, McMenamin PG. Changes in murine hyalocytes are valuable early indicators of ocular disease. Invest Ophthalmol Vis Sci. 2012;53(3): 1445–51.
94. Sommer F, Brandl F, Weiser B, Tesmar J, Blunk T, Gopferich A. FACS as useful tool to study distinct hyalocyte populations. Exp Eye Res. 2009;88(5):995–9.
95. Osterlin SE, Jacobson B. The synthesis of hyaluronic acid in vitreous. I. Soluble and particulate transferases in hyalocytes. Exp Eye Res. 1968;7(4):497–510.
96. Newsome DA, Linsenmayer TF, Trelstad RL. Vitreous body collagen. Evidence for a dual origin from the neural retina and hyalocytes. J Cell Biol. 1976;71(1):59–67.
97. Rittig M, Flugel C, Prehm P, Lutjen-Drecoll E. Hyaluronan synthase immunoreactivity in the anterior segment of the primate eye. Graefes Arch Clin Exp Ophthalmol. 1993;231(6):313–7.
98. Ogawa K. Scanning electron microscopic study of hyalocytes in the guinea pig eye. Arch Histol Cytol. 2002;65(3):263–8.
99. Saga T, Tagawa Y, Takeuchi T, Nerome K, Matsuda H. Electron microscopic study of cells in vitreous of guinea pig. Jpn J Ophthalmol. 1984;28(3):239–47.
100. Salu P, Claeskens W, De Wilde A, Hijmans W, Wisse E. Light and electron microscopic studies of the rat hyalocyte after perfusion fixation. Ophthalmic Res. 1985;17(3):125–30.
101. Lazarus HS, Hageman GS. In situ characterization of the human hyalocyte. Arch Ophthalmol. 1994;112(10):1356–62.
102. Grabner G, Boltz G, Forster O. Macrophage-like properties of human hyalocytes. Invest Ophthalmol Vis Sci. 1980;19(4):333–40.
103. Noda Y, Hata Y, Hisatomi T, Nakamura Y, Hirayama K, Miura M, et al. Functional properties of hyalocytes under PDGF-rich conditions. Invest Ophthalmol Vis Sci. 2004;45(7):2107–14.
104. Jacobson B. Degradation of glycosaminoglycans by extracts of calf vitreous hyalocytes. Exp Eye Res. 1984;39(3):373–85.
105. Schonfeld CL. Hyalocytes inhibit retinal pigment epithelium cell proliferation in vitro. Ger J Ophthalmol. 1996;5(4):224–8.
106. Zhu M, Provis JM, Penfold PL. The human hyaloid system: cellular phenotypes and inter-relationships. Exp Eye Res. 1999; 68(5):553–63.
107. Qiao H, Hisatomi T, Sonoda KH, Kura S, Sassa Y, Kinoshita S, et al. The characterisation of hyalocytes: the origin, phenotype, and turnover. Br J Ophthalmol. 2005;89(4):513–7.
108. Sakamoto T. Cell biology of hyalocytes. Nihon Ganka Gakkai Zasshi. 2003;107(12):866–82; discussion 83.
109. Stein-Streilein J. Immune regulation and the eye. Trends Immunol. 2008;29(11):548–54.
110. Jiang LQ, Streilein JW. Immune privilege extended to allogeneic tumor cells in the vitreous cavity. Invest Ophthalmol Vis Sci. 1991;32(1):224–8.
111. Sonoda KH, Sakamoto T, Qiao H, Hisatomi T, Oshima T, Tsutsumi-Miyahara C, et al. The analysis of systemic tolerance elicited by antigen inoculation into the vitreous cavity: vitreous cavity-associated immune deviation. Immunology. 2005;116(3):390–9.
112. Azuma N, Tajima S, Konomi H, Hida T, Akiya S, Uemura Y. Glycosaminoglycan and collagen distribution in the developing human vitreous. Graefes Arch Clin Exp Ophthalmol. 1998;236(9): 679–87.
113. Halfter W, Dong S, Dong A, Eller AW, Nischt R. Origin and turnover of ECM proteins from the inner limiting membrane and vitreous body. Eye (Lond). 2008;22(10):1207–13.
114. Halfter W, Dong S, Schurer B, Ring C, Cole GJ, Eller A. Embryonic synthesis of the inner limiting membrane and vitreous body. Invest Ophthalmol Vis Sci. 2005;46(6):2202–9.
115. Wang J, McLeod D, Henson DB, Bishop PN. Age-dependent changes in the basal retinovitreous adhesion. Invest Ophthalmol Vis Sci. 2003;44(5):1793–800.
116. Azuma N, Hida T, Akiya S, Uemura Y, Kohsaka S, Tsukada Y. Histochemical studies on hyaluronic acid in the developing human retina. Graefes Arch Clin Exp Ophthalmol. 1990;228(2): 158–60.
117. Shastry BS. Persistent hyperplastic primary vitreous: congenital malformation of the eye. Clin Experiment Ophthalmol. 2009;37(9): 884–90.
118. Goldberg MF. Persistent fetal vasculature (PFV): an integrated interpretation of signs and symptoms associated with persistent hyperplastic primary vitreous (PHPV). LIV Edward Jackson

Memorial Lecture. Am J Ophthalmol. 1997;124(5):587–626.
119. Lambert SR, Buckley EG, Lenhart PD, Zhang Q, Grossniklaus HE. Congenital fibrovascular pupillary membranes: clinical and histopathologic findings. Ophthalmology. 2012;119(3): 634–41.
120. Pelcastre EL, Villanueva-Mendoza C, Zenteno JC. Novel and recurrent NDP gene mutations in familial cases of Norrie disease and X-linked exudative vitreoretinopathy. Clin Experiment Ophthalmol. 2010;38(4):367–74.
121. Robitaille JM, Wallace K, Zheng B, Beis MJ, Samuels M, Hoskin-Mott A, et al. Phenotypic overlap of familial exudative vitreoretinopathy (FEVR) with persistent fetal vasculature (PFV) caused by FZD4 mutations in two distinct pedigrees. Ophthalmic Genet. 2009;30(1):23–30.
122. Snead MP, Yates JR. Clinical and molecular genetics of Stickler syndrome. J Med Genet. 1999;36(5):353–9.
123. Donoso LA, Edwards AO, Frost AT, Ritter 3rd R, Ahmad N, Vrabec T, et al. Clinical variability of Stickler syndrome: role of exon 2 of the collagen COL2A1 gene. Surv Ophthalmol. 2003;48(2):191–203.
124. Richards AJ, Baguley DM, Yates JR, Lane C, Nicol M, Harper PS, et al. Variation in the vitreous phenotype of Stickler syndrome can be caused by different amino acid substitutions in the X position of the type II collagen Gly-X-Y triple helix. Am J Hum Genet. 2000;67(5):1083–94.
125. Snead MP, McNinch AM, Poulson AV, Bearcroft P, Silverman B, Gomersall P, et al. Stickler syndrome, ocular-only variants and a key diagnostic role for the ophthalmologist. Eye (Lond). 2011;25:1389–400.
126. Zhang C, Asnaghi L, Gongora C, Patek B, Hose S, Ma B, et al. A developmental defect in astrocytes inhibits programmed regression of the hyaloid vasculature in the mammalian eye. Eur J Cell Biol. 2011;90(5):440–8.
127. Ramappa M, Murthy SI, Chaurasia S, Singhla R, Rathi VM, Vemuganti GK, et al. Lens-preserving excision of congenital hyperplastic pupillary membranes with clinicopathological correlation. J AAPOS. 2012;16(2):201–3.
128. Cruciani F, Santino G, Salandri AG. Monolateral idiopathic cyst of the vitreous. Acta Ophthalmol Scand. 1999;77(5):601–3.
129. Nork TM, Millecchia LL. Treatment and histopathology of a congenital vitreous cyst. Ophthalmology. 1998;105(5):825–30.
130. Francois J. Pre-papillary cyst developed from remnants of the hyaloid artery. Br J Ophthalmol. 1950;34(6):365–8.
131. Lisch W, Rochels R. Pathogenesis of congenital vitreous cysts. Klin Monbl Augenheilkd. 1989;195(6):375–8.
132. Bach L and Seefelder R. Atlas zur Entwickelungsgeschichte des menschlichen Auges. Leipzig, Berlin W. Engelmann 1911.

# 第 8 章 近视性玻璃体病变

Jesse Gale, Yasushi Ikuno

## 本章要点



电子补充材料:补充材料可在本章的在线版本 10.1007/978-1-4939-1086-1_8 中获得。 也可以在 http://www.springerimages.com/videos/978-1-4939-1085-4 上查看相关视频。

J. Gale, MB, ChB, MD(✉)
VMR Institute for Vitreous Macula Retina,
7677 Center Ave, Suite 400, Huntington Beach, CA 92647, USA
Doheny Eye Institute, Los Angeles, CA USA
Addenbrooke's Hospital, Cambridge University
Hospitals NHS Foundation Trust,
Cambridge, CB2 0QQ, England, UK
e-mail: jesse.gale@gmail.com

Y. Ikuno, MD
Department of Ophthalmology, Osaka University Graduate School of Medicine, 2-2 Yamadaoka, Suite 5650871, Japan
e-mail: ikuno@ophthal.med.osaka-u.ac.jp

**关键词**

近视;玻璃体;近视性玻璃体病变;病理性玻璃体后脱离;视网膜脱离;黄斑裂孔;脉络膜新生血管;玻璃体视网膜界面;近视性黄斑劈裂

**核心概念**

1. 近几十年来,近视人群迅速增加,与受教育程度和城市化程度有关。现代环境因素,如阅读时间和室内时间的延长打破了眼睛发育的平衡(即正视化)。

2. 在近视眼和近视性玻璃体病中均会发生细胞外基质蛋白的改变，这说明玻璃体是近视基因表型的一部分。近视与玻璃体液化的增加有关,这就类似于早产儿的玻璃体液化。在年轻的近视患者中，当玻璃体视网膜强烈粘连形成异常的玻璃体后脱离，则会出现多种玻璃体视网膜并发症。
3. 所有程度的近视眼都有存在相关并发症的风险,包括视网膜脱离、各种类型的黄斑病变、白内障和青光眼。黄斑病变和视网膜脱离与近视性玻璃体病有直接的关联。近视和各种近视性玻璃体病的防治需要更深入的研究。

# 1. 引言

近视一直受到全球公共健康领域的关注，因为它是可矫正性盲和视力障碍的主要原因[1]。在有些人群中，近视的并发症是不可矫正性盲的主要原因[2,3]。以前,将低度近视的轻微表型与有潜在致盲风险的屈光度超过-6.0D 的病理性近视区别对待[4]。然而现在明确发现近视是没有阈值效应的，所有程度的普通近视均有出现不可矫正视力下降的风险,如白内障、青光眼、视网膜脱离和黄斑病变[5,6]。

## 1.1 近视的定义

近视是一种屈光不正，由多种光学变量作用而成。来自无限远的平行光聚焦在视网膜前，而来自近物体的分散光线聚焦在视网膜上,因此被称为“近视眼”(图 8.1)。这种异常的解剖学因素或者是由于角膜和晶状体这些光学结构的聚合力过强，或者是由于到达视网膜的距离过长(视轴)。有多种方法分类或定义近视。从人群水平，按照近视的主要病因可分为:①伴有全身相关疾病的近视;②孤立性眼遗传性近视;③无关联的获得性近视(表 8.1)。前两种有明确的遗传相关性,第一类说明了近视、玻璃体与全身的细胞外基质之间存在遗传相关性。而第三类近视,常称为学校近视或普通近视,与许多环境因素有关，目前正成为世界范围内可矫正与不可矫正性视力减退的主要原因。

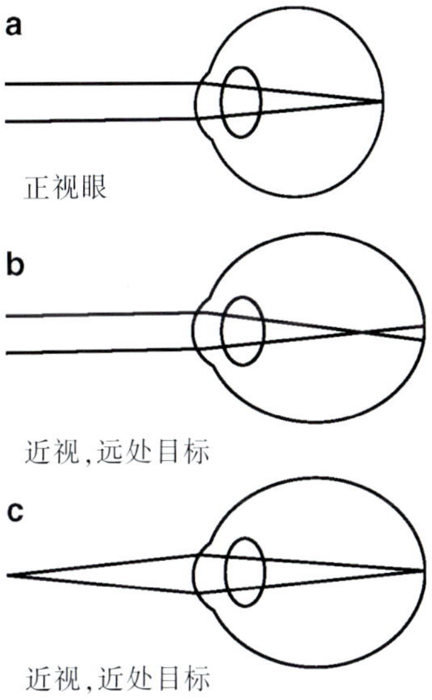


图 8.1　(a)正视眼示意图。来自远处的平行光线聚焦在视网膜中心凹上。(b)近视眼示意图。来自远处的平行光线聚焦在眼轴延长的眼球的视网膜前。(c)近视眼示意图。来自近物体的分散光线聚焦在视网膜中心凹上。

## 1.2 正视化与眼轴长度

正常眼睛在发育和发展的过程中保持正视的过程被称为正视化。近视代表这一过程的失败。因此，普通近视最可能是由于眼部发育的失调造成的[7]。大量科学文献表明影响正视化过程的多种因素,主要是通过动物实验证明的[8]。给发育的小鸡眼加上

表 8.1　近视眼的简要分类

| |
|---|
| 1. **伴有全身相关疾病的近视** |
| 综合性近视与系统性关联；例如,Stickler 综合征 1 型伴裂痕、关节病、玻璃体视网膜异常、听力损失、COL2A1 突变、马方综合征伴长四肢,晶状体异位、心脏传导异常和纤维蛋白突变 |
| 2. **非系统相关的常染色体显性近视** |
| 孤立性眼遗传近视,例如,具有显性遗传的早发性高度近视和全基因组分析相关基因位点 |
| 3. **非系统相关的童年时期获得性近视** |
| 普通近视和学校近视 |

正镜片会导致近视性离焦，通过减少巩膜的生长和增加脉络膜的厚度来相应缩短眼球，而远视性离焦或形觉剥夺将会加速巩膜生长并使脉络膜变薄（图8.2）。这些变化是定向的、可逆的，并且可发生在眼内局部[8,9]。这些动物发现和人类发现有重要的相似之处，如下所述。

这也就可以理解正视化失败造成的普通近视主要是因为视轴的延长。儿童获得性近视可见玻璃体腔的增大[10]。因此，眼轴长度是近视眼一个重要的内在表型，对于异常正视化，通常情况下较屈光不正度数有更高的敏感性和特异性[11]。因此，近视眼的解剖学改变在玻璃体腔尺度改变上最为明显。无论是因是果，与玻璃体相关的改变会构成近视性玻璃体病变。此章节将讨论近视各种病因（基因和遗传）对玻璃体的影响导致的近视性玻璃体病变，如何造成异常 PVD，以及各种临床并发症。

# 2. 近视

## 2.1 流行病学

屈光不正是世界范围内导致可矫正性视力障碍最主要原因，因此是一个重要的公共健康问题[1,12]。近视普遍存在，在不同的人群患病率不同[13]。在欧洲和亚洲，近视的并发症是群体水平发生不可矫正性盲的最主要原因[2,3]。

一些大型横向研究发现成人中>-0.5D 近视的患病率有差别，在年龄较大的澳大利亚人群中为15%[14]，在 44 岁的英国人群中为 49%[15]。在美国，成人总患病率是 25%~35%[16-19]，其中黑人和拉丁美洲人有较低的患病率[17,18,20,21]。亚洲人群较易发生近视[13,22,23]。

在成人横向研究中，近视的患病率随年龄增加而下降，主要因为两个原因：成年后逐渐远视化[24-26]和年轻人群中近视眼患病率的增加[27,28]。20 世纪 60 年代最初在因纽特人群中被注意到[29,30]，然后在中国台湾和新加坡有大量报道[27,31]，即目前已明确近年来出生人群中近视眼患病率增加[28,32-34]。比如在中国台湾，7 岁儿童近视眼患病率从 1983 年的 6%增加到 2000 年的 21%；16~18 岁人群，近视患病率从 74%上升至 84%；>-6.0D 的高度近视患病率翻倍，从 1983 年的 11%升至 2000 年的 21%。因此，近视越来越低龄化，并且程度越来越严重，尤其是在接受城市教育的年轻亚洲人中。这种增长已经发生在三代人中，高度提示近视的患病率与现代环境密切相关[34,35]。

## 2.2 病因

近视如心血管疾病一样，存在多种遗传和环境因素之间复杂的相互作用。近视患病率的增加与种族、城市化、教育的相关性体现了多因素病因，而不

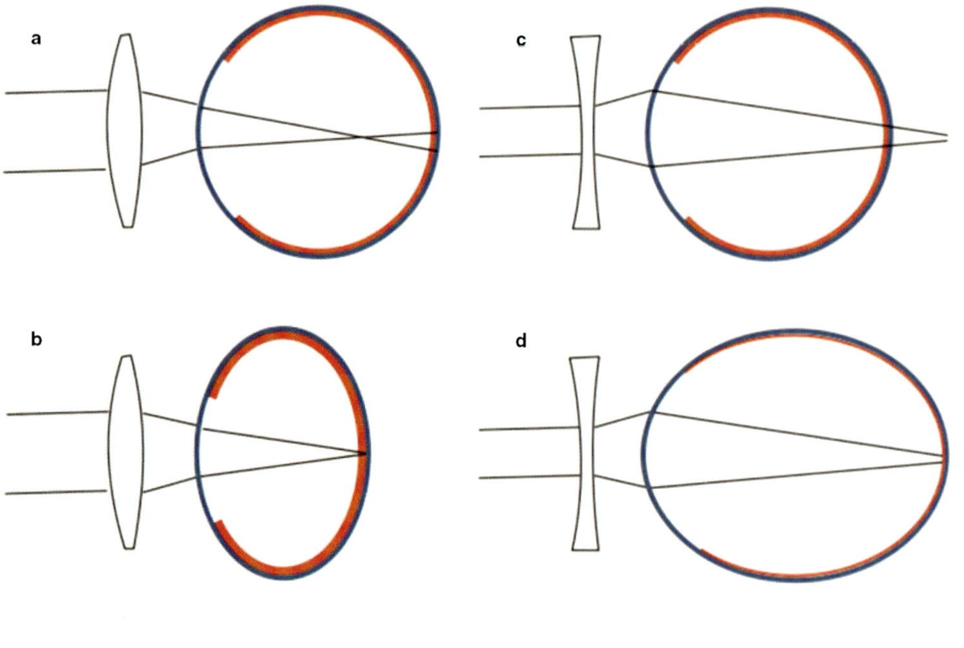


图 8.2 动物发育眼的正视化。(a)凸透镜会导致近视性离焦。(b)眼轴缩短、脉络膜增厚使图像聚焦在视网膜上。(c)凹透镜将会导致远视性离焦。(d)眼轴延长、脉络膜变薄使图像聚焦于视网膜上。

是简单的先天性与获得性的区分[36]。

### 2.2.1 遗传因素

人类的近视在基因水平存在病因学上的异质性，已经确定了超过 300 个相关位点。见表 8.1，一些眼和全身性疾病的综合征会表现出高度近视，例如，马方综合征、Weill-Marchesani 综合征(均为纤维蛋白突变)、Stickler 综合征 1 型和 2 型(Ⅱ和Ⅺ型胶原突变)、Ehlers-Danlos 综合征 (4 型，Ⅲ型胶原突变)、Knobloch 综合征(ⅩⅧ型胶原蛋白)和先天性静止性夜盲综合征[37]。这些综合征常包括玻璃体的异常，并涉及细胞外基质突变(见第 3 章"遗传性玻璃体视网膜疾病")。

也有只涉及眼的家族性高度近视，通常早发且更严重[37]。一般情况下，高度近视有严重的遗传性[38]。这种家族性近视眼 (例如，与染色体 18p 或 12q 相关)似乎与普通的学校性近视不相关，普通的学校近视更多受环境影响[39,40]。

在一代代人之间，近视的遗传度似乎在减少。如父母这一代，从他们近视眼父母处获得的发展为近视眼的优势比(OR)为 6.71，但对他们的下一代遗传的优势比是 1.85[35]，这说明遗传的危险性已经被环境因素所减弱。通常，来自兄弟姐妹之间屈光不正相关性的遗传率的评估要高于父母与孩子之间的(尤其在两代间遗传率改变的时期)，这表明共同的环境因素占这些相关性的绝大部分[37,38]。

眼球的大小是可遗传的，但这与近视并不相关。近视父母的孩子在发展为近视眼之前，以及在控制近距离工作和学习之后，眼球相对更大[41]。然而，用眼球大小和视轴长度预测近视是不够的，因为正视化过程会调整眼球生长至合适的焦距[42]。没有足够证据表明较大的眼球更容易出现正视化异常[37,40]。这意味着近视儿童的大眼球可能只是环境因素的共同反映或不相关的协变量，如身高，而不是近视的遗传决定因素。另一方面，一些严谨控制的观察性研究经过多因素模型的因素矫正发现父母近视与近视的相关性要远远强于环境因素[40]。

双胞胎研究是检测遗传度的有力方法，并且一些早期结论表明了近视极高的遗传度 (见 Guggenheim 等的总结和列表[38])。需要质疑的是假设双胞胎共享环境因素，那这些研究则高估了遗传度[37]。

全基因组相关研究提供了一种方法可探讨疾病的遗传病因和病理生理学。Hammond 等[43]对 280 对双卵双胞胎(存在任一类型近视)进行连锁分析，揭示了 11p13 上覆盖的 PAX6 可能存在相关性，可能还有 3q26、8p23 和 4q12 上的其他基因位点。对异卵双胞胎的遗传研究则在很大程度上通过控制环境因素为双胞胎研究提供证据。Stambolian 等[44]是第一个对普通学校性近视采取全基因组分析，增加连锁的可能性，发现 22q12 上的一个基因位点可用于更深入的研究。近年来，大量的基因组相关研究已经发现了许多敏感的基因位点，但是由于研究人群和近视类型的不同因而解释起来比较困难。现在，大型研究协会已经对有近视的成千上万的参与者进行了全基因组检测[45-49]。Fan 等[45]通过新加坡的三个大型全基因组研究确定在 1q41 上的一个相关位点。Verhoeven 等[46]对欧洲和亚洲的队列研究确定近视与 15q14(GDJ2)之间关联，并且指出连接蛋白 36 编码基因和肌动蛋白的基因与视网膜信号传导或巩膜重塑可能具有相关性。Cheng 等[49]将其分析限于与眼轴长度相关的基因位点，因为眼轴是一个近视眼的内表型，他们测试了 12 000 多名欧洲人和 8000 名亚洲人，然后在另一个有23 000 多人的独立小组中验证结果。他们发现欧洲和亚洲有 9 个与近视相关的共同基因位点，包括1q41 (ZC3H11B) 和15q14 (GJD2)，以及在 6 号染色体上的层粘连蛋白 α-2 亚基(LAMA2)。另外两个位点与 Wnt 信号通路相关。Verhoeven 等[47]采取类似于大型研究队列的基因组研究分析了多个大洲患有屈光不正的大量参与者。他们确定了 24 个位点，包括 GDJ2 和 LAMA2，也有具有神经传递(GRIA4)、离子转运(KCNQ5)、视黄酸代谢(RDH5)和眼球发育(SIX6 和 PRSS56)功能的候选基因。Kiefer 等[48]在另一个欧洲人群大型全基因组学研究中发现 22 个与近视相关的基因位点，包括 LAMA2 和涉及光色素再生和视网膜发育和信号转导的候选基因。这些令人振奋的研究和发现需要大量的后续研究以了解普通近视相关的遗传和分子途径。

近视的遗传相关性可总结为：细胞外基质蛋白的突变通常导致近视和玻璃体病，也证明玻璃体病变是近视表型的一部分。普通近视代表正视化过程的失败，其遗传相关性包括信号通路和层粘连蛋白的 LAMA2 亚基，后者为玻璃体视网膜界面一种重要的细胞外蛋白。

### 2.2.2 环境因素

动物研究中，特别是对小鸡、啮齿动物和非人类灵长类动物的研究，已经清楚地表明眼睛生长平衡受视觉影响[5,8]。形觉剥夺可导致猴子[50]、儿童[51]还有其他动物的近视。在小鸡和其他动物中，凸透镜造成近视性离焦导致脉络膜增厚和巩膜生长的减慢，而凹透镜所致的远视性离焦诱导眼轴伸长和脉络膜变薄[52](图 8.2)。视神经横断后这些反应仍然存在，并且当使用镜片遮盖眼睛一半时，仍能在局部产生[9,53-55]，这说明眼球生长的重要信号是在视网膜局部产生的。这样看来，发育的视网膜不仅可以监测模糊图像还可监测离焦信号，以便减慢或加速生长，其可通过组合来自像差、非像差和调节的线索介导[8,56]。这些发现涉及从视网膜通过脉络膜到达巩膜的信号通路。虽然所涉及的通路尚未得到明确验证，但它很可能涉及脉络膜中视黄酸的产生，因为它在近视性离焦中上调抑制巩膜蛋白聚糖合成而在巩膜伸长的远视性离焦中下调增加巩膜蛋白聚糖合成[57]。正视化的效应机制包括脉络膜流体空隙的变化[58]和巩膜生长的变化，即巩膜变薄，重塑和黏弹性增加（“蠕变”）。异常的近视巩膜如下所述。这些研究结果一起阐明了环境因素可能影响正常正视化过程的机制。

在群体研究中教育和城市化是与近视密切相关的两个环境因素。在全球所有的主要群体研究中，普通近视均与教育密切相关[37]。这种相关性存在于教育的持续时间，学习的强度和最终的学业成绩，以及法律、医学或工程的专业培训等方面。在某些人群中近视的进展甚至与在校学期同步发生[59]。同样，在具有非常相似遗传背景的地区，即使在对教育、生活水平、户外活动进行调整之后，城市中心的人口也比农村地区的近视患病率更高[37]。

对个体而言，近距离用眼是解释这种相关性的环境因素。这里的机制不是过度的调节，而是调节滞后或不足，调节由模糊反馈环路驱动，因此存在调节只达到可接受的模糊点的趋势，导致近处目标的轻度远视性离焦（调节滞后）。近视者具有比正视者更大的调节滞后，但是这种调节滞后是否在近视发展之前，这种滞后是否是近视前的特定缺陷尚不清楚[60-63]。因此，近距离用眼和近视之间的关联有时是微弱的，很难量化。其他因素，例如，不同类型的离焦对于眼球生长，周边折射模式，以及由物理环境造成的离焦变化的相对效能，都是为什么这些关联难以测量的原因[5]。

最近发现户外时间和近视眼的风险降低之间的联系也能很好地解释近视与城市化、人群和教育的关联性[64-66]。推测这与紫外线刺激时无长突细胞释放多巴胺有关，动物研究显示这条通路可以减缓眼睛生长和近视[33,64]。

总之，正视化的正常过程可以被环境的各方面打乱或混淆从而导致近视。视网膜在检测模糊物像与离焦的方向、通过改变眼球增长进行补偿中起着核心作用。近距离工作可能导致持续的低度远视离焦从而导致过度的眼部增长，尽管多种光学考虑可以使这种关联在人群水平上变得微弱。当然，教育和城市化与近视有着密切的关系，近距离工作和户外时间能部分解释这些关联。户外教育和光学干预的临床试验仍在继续[33,67]。

### 2.2.3 玻璃体因素

Curtin[68]和 Seltner[69]提出了玻璃体在近视发展中的作用，提出玻璃体过度形成是造成眼睛膨胀的原因。如上所述，胶原蛋白的遗传性异常可导致综合征性玻璃体病变和近视，两者存在常见的因果关联[70]。与这一概念一致，Wilkinson[71]在实验小鸡模型中发现眼内压与眼生长相关联，Quinn[72]表明近视儿童的眼压略有增加。另一方面，实验情况下被动巩膜蠕变率比眼最大伸长率高出两个数量级[73]，而巩膜重塑似乎是活跃的细胞过程，而不是被动的拉伸过程[8]。此外，与“超压”这一理论相反，在实验性眼压升高时树鼠显示巩膜收缩反应[74]。当成熟眼睛玻璃体的形成尚未得到充分了解时，很难建立玻璃体扩张可导致眼轴增长的完整模型。

## 2.3 近视的眼部特征

### 2.3.1 巩膜和眼轴长度的变化

近视的特征变化主要表现在眼球的大小和形状上。眼轴长度改变占屈光不正的 40%以上，被认为是近视的重要的内表型[10,49,75,76]。相对于屈光度，眼轴长度与近视的并发症更为紧密相关[77]。

近视眼的巩膜较薄且可扩张，特别是眼球后部，哺乳动物模型和有限的人类数据之间有很好的一致性[7,78-81]。在组织学水平上，近视眼的巩膜有薄的胶原纤维，层状均匀地分布在巩膜壁上，而正常巩膜有较厚的胶原纤维分布在外层，且更为紧密地交织着[80,82,83]。在远视离焦或剥夺诱导的实验性近视中，后部巩膜胶原纤维首先丢失，整体巩膜干重减轻，表明这是重塑过程，而不是纤维的拉伸和再分布[83,84]。黏弹性拉伸被认为是巩膜蠕变的增加，特别是在后巩膜[73,85,86]。后巩膜比前巩膜成熟晚，实验性近视的这些变化已被描述为后巩膜的延迟成熟[8]。与此相对应的是，剥夺眼睛诱发近视的敏感期对应于巩膜的成熟期[87]。

在生物化学水平上，可以在延长的近视眼巩膜中检测到一些变化。胶原蛋白含量和巩膜中的胶原合成在实验性近视中减少，并且阻止胶原蛋白交联，也恶化了剥夺诱导的近视，但不影响对侧眼[88]。特别是Ⅰ型胶原蛋白合成减少，Ⅲ型胶原蛋白和Ⅴ型胶原蛋白的比例增加，这可以解释胶原纤维直径减少[89]。在哺乳动物模型中，剥夺性近视与鸟类模型不同，后者具有不同巩膜结构，糖胺聚糖(GAG)合成减少[88,90]。巩膜基质金属蛋白酶在实验性近视中上调，进一步减少胶原蛋白含量[91,92]，调节蛋白(TIMP)的差异表达可进一步激活金属蛋白酶[88,93]。在细胞水平上，潜在的巩膜成纤维细胞分化为收缩性肌成纤维细胞似乎在巩膜生物力学中具有重要作用，但与近视巩膜的确切相关性尚未确定[7]。

总之，来自视网膜的信号通过巩膜变化导致眼球伸长和巩膜变薄，包括胶原蛋白合成的减少，黏弹性的增加，重塑和变薄及细胞活性的潜在变化。

### 2.3.2 近视性玻璃体病变

玻璃体在近视眼中会发生液化[94,95]。在近视眼中观察到非特异性玻璃体变性，但组织学无法区分特异性的近视性变化与年龄相关的玻璃体液化[96]。这种近视液化可能是因为玻璃体腔体积增加，凝胶成分的产生不能与玻璃体腔保持同步。Berman 和 Michaelson[97]在用早期技术测量近视玻璃体的分子成分时发现，与对照组相比，近视玻璃体中的蛋白质浓度、胶原蛋白含量和测算的透明质酸浓度均有所降低。玻璃体总蛋白含量无法直接测量。

在小鸡实验性剥夺性近视中，可以了解到重要的正常发育情况：玻璃体蛋白浓度在胚胎发育期间下降，血眼屏障和玻璃体大分子逐渐形成，两者都屏蔽血浆蛋白。孵化中，前部形成凝胶玻璃体，后部20%~30%为液态玻璃体，被薄的皮质层包围[98,99]。液态成分在成年时增加到60%。在孵化后的头几天用分光镜在一只眼睛中产生剥夺近视时，玻璃体腔膨胀并且总体积增加，这些增加完全是由于液态玻璃体[69,100]。凝胶玻璃体的大小或蛋白质组成没有变化，但近视性液态玻璃体中蛋白质浓度轻微降低（尽管不显著）[100]。这意味着在小鸡玻璃体老化或实验性剥夺近视时，液态玻璃体的体积增加，而蛋白质浓度降低。

所有这些发现提示玻璃体凝胶的产生发生在血管和细胞胚胎性玻璃体中，并且出生后发育中的近视眼球生长与额外生成的玻璃体凝胶不匹配。因此，眼球的伸长伴随着液态、低蛋白玻璃体的增加。

结果，近视性玻璃体具有类似于早期玻璃体液化的表型，并且玻璃体后脱离(PVD)在高度近视眼中较早发生[101,102]。Akiba[101]发现 PVD 在近视度>-6.0D 眼中提早约 10 年发生(与正视眼相比)。事实上，这些年龄为 30~40 岁的近视眼患者中有 23%具有 PVD，70 岁以上为 100%，而正视眼中 40 岁以下没有 PVD，70~80 岁有 74%患有 PVD。Morita[102]发现，与年龄匹配的低度近视、正视或远视的对照组相比，PVD 在眼轴长度>26.0mm(近视度>-8.25D)的患者会更早发生，提早约 20 年。

年轻人中过早的玻璃体液化发生在具有较强玻璃体视网膜粘连的人群[103]，导致异常 PVD 和病理性玻璃体视网膜相互作用[104]。Stirpe 和 Heimann[105]发现，在接受视网膜脱离手术的 496 例高度近视眼中，有 17.5%的患者有膨出的后玻璃体腔，薄且牢固贴附的玻璃体皮质覆盖于后巩膜葡萄肿处，其中常见这些后极部视网膜裂孔，如黄斑裂孔。496 例眼中有 46 例有下方不完全 PVD，眼球上方有部分 PVD 和视网膜裂孔，下方术后有迟发性视网膜裂孔的倾向。同样，Sakaguchi 等[106]在对一位 73 岁的高度近视的黄斑裂孔的女性患者行玻璃体手术时，发现存在玻璃体劈裂、视网膜前增生膜及牢固贴附的内界膜，术中需要剥除三层膜(见第 14 章“异常玻璃体后脱离与玻璃体劈裂”)，因此，由于青年人群正常玻璃体视网膜黏附的持续性，PVD 和周边视网膜裂孔在近视中具有不良的预后。这些变化总结在图 8.3中。

### 2.3.3 视网膜和脉络膜

临床医生早已观察到近视性视网膜的变化。在人类和实验模型中，脉络膜较薄，有时可能缺乏脉络膜毛细血管，其上覆盖的视网膜变薄可能是继发性的[33,80]。这些视网膜周边变化的临床相关性很难明确定义[107]。黄斑区脉络膜视网膜变薄对视力的危害性将在后文中论述。

#### 2.3.3.1 视网膜格子

视网膜格子(也称为“格子样变性”)与近视，特别是>-6.0D 的近视相关，由于异常玻璃体视网膜黏附是这种病变的关键部分，因此对近视性玻璃体病变进行回顾时这是重点部分。正如 Saw[108]总结的那样，近视和格子样变性之间的关联证据不充分，因为前瞻性研究很少。在美国，Karlin 和 Curtin[109]检查了1400 多名无症状的近视眼患者，Pierro[110]检查了513 名无症状的近视患者，发现视网膜格子样变性和眼轴长度之间有关联。另一方面，Yura[111]在日本检查了 542 名高度近视患者，并没有发现与眼轴长度的关联性，而 Celorio[112]甚至发现极端近视眼患者的格子样变性患病率下降。在进行透明晶状体摘除的 165 例眼病理性近视(>-8.0D 或眼轴长度>26.0mm)患者的围术期评估中，10%的患者检测到视网膜格子样变性[113]。组织学评估 308 只病理性近视眼发现周边视网膜变性占 31%，铺路石样变性占 14%，视网膜格子样变性占 5%[114]。另有 11%存在视网膜格子样变性的变异型。共计约 16%的数据与另一项 436 例近视度>-6.0D 的视网膜脱离眼的研究结果相一致[115]。推测视网膜格子作为中度和高度近视眼中最突出的特征，代表着普通近视的特征(而不是更严重的孤立性眼遗传近视)。另一个有趣的联系是 Stickler 综合征(见第 3 章“遗传性玻璃体视网膜疾病”)，其中Ⅱ型胶原蛋白的突变导致玻璃体病变、近视和广泛的格子样变性。因为Ⅱ型胶原蛋白在玻璃体中占优势，提示格子样变性是近视性玻璃体病变的表现。对发生近视高风险的儿童群体进行格子样变性的前瞻性研究可以确定这些周边视网膜变化与眼轴发展之间的时间联系。

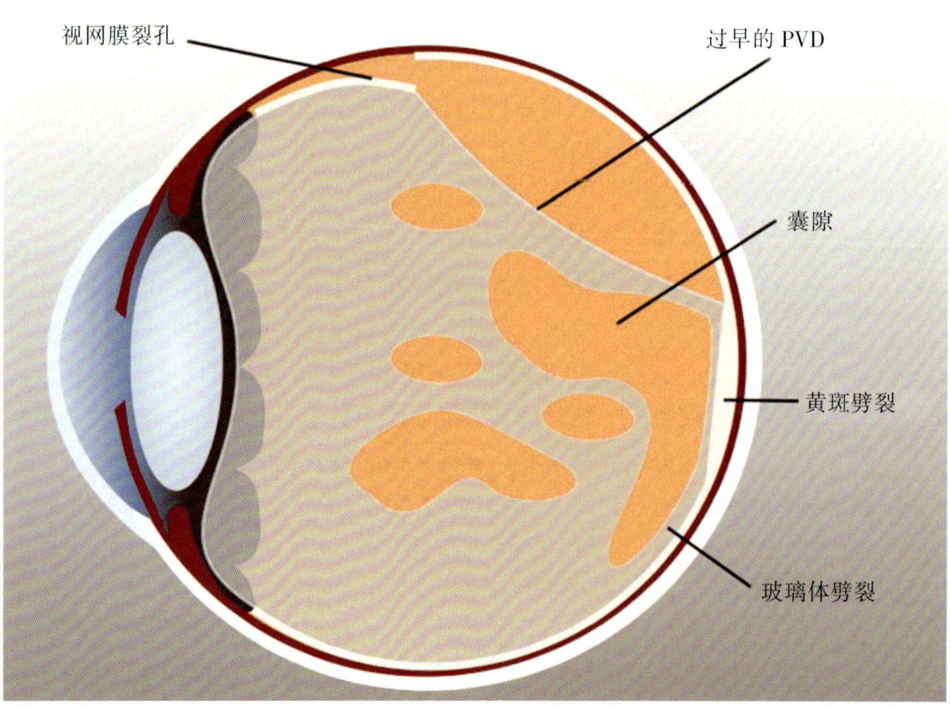


图 8.3 近视性玻璃体病变的特征。当玻璃体视网膜持续黏附时，早期玻璃体液化的增加会导致囊隙、玻璃体塌陷和过早的玻璃体后脱离(PVD)。这可能导致异常 PVD，具有形成视网膜裂孔或黄斑病变（如黄斑劈裂）的风险。

## 2.4 近视性玻璃体病变的病理学

### 2.4.1 视网膜脱离

如上所述，近视导致过早的玻璃体液化，伴有玻璃体劈裂和玻璃体视网膜牢固粘连，导致持续玻璃体牵拉、造成视网膜裂孔和异常 PVD。视网膜裂孔在近视中很常见。Hyams 和 Neumann[116]在临床的 332 例无症状的近视眼中，发现 10.5%的低度近视和13%的高度近视存在周边视网膜裂孔。因此，孔源性视网膜脱离(RRD)与近视之间存在明显的联系。两组病例对照研究发现，与对照组相比，RRD 患者近视眼的优势比值提高[115,117]，这在一项大规模的多中心病例对照研究中得到证实[118]。除去病理性近视，近视总的优势比为 7.8，从-1.0D~-3.0D 的 4.4 增加到超过-3.0D 的几乎 10 倍以上的风险[118]。

对近视眼采取预防视网膜脱离的措施仍有争议[119]。虽然在白内障手术前推荐使用激光视网膜光凝治疗存在牵拉的视网膜裂孔，但应收集前瞻性证据，并且可以考虑行药物性玻璃体溶解术或玻璃体切割术。

#### 2.4.1.1 眼前节手术后的视网膜脱离

视网膜脱离是白内障手术后罕见的并发症，发病率在普通白内障人群中为 0.3%~1.2%[120-124]。白内障手术后 RRD 的发生可能与手术对前玻璃体皮质的作用力和术后炎症有关，后者导致异常 PVD 和玻璃体视网膜牵拉[125]。近视眼的白内障手术后RRD的发生率对眼科医生来说尤为重要，特别是当透明晶状体摘除矫正屈光不正手术逐渐普及。20 世纪 80 年代主要使用白内障囊外摘除术(ECCE)的初步研究显示，近视超过-6.0D 的人工晶状体眼 RRD 的发生率为 1.6%(或眼轴长度>26.5mm 的眼发生率为 4.1%)[77]。Badr[126]进行回顾性比较研究发现，与无晶状体的近视眼相比，人工晶状体眼的近视眼中 RD 减少。一项基于人群的病例对照研究[127]将白内障手术后的 291 例 RD 与 870 例匹配的单纯白内障手术进行比较，发现发生 RD 每增加一个近视屈光度，其优势比增加 0.92，而眼轴每增长 1mm 优势比增加 1.21，无形中支持了眼轴长度预测 RRD 的风险优于屈光度数这一观点[77]。然而，随着晶状体超声乳化技术的改善，近视眼的白内障手术似乎越来越安全。在一个大型回顾性队列研究中，分析眼轴长度>27.0mm 的 2356 只眼(1519 例患者)，晶状体乳化术后的人工晶状体眼 RRD 发生率为 1.5%~2.2%(排除可归因于其他原因的 RRD 的最小值)[128]。在一系列类似的回顾性队列研究中，根据近视眼的年龄、适应证和严重程度不同，超声乳化术后高度近视患者的 RRD 发生率为 0~8.1%[129-134]。

透明晶状体摘除的近视者可能会有更大的 RRD 风险，因为年轻的患者有更强的玻璃体视网膜黏附力。在接受透明晶状体摘除治疗高度近视的年轻患者中，一些人工晶状体眼发生 RD 的最大发生率已有报道，如 8.1%[129]，ECCE 为 7.3%[113]，对于非常高的>-15.0D 的近视为 8.0%。然而，有些人认为，这些发生率不会高于队列研究的类似高度近视的自发性 RRD 发生率[128]。

屈光性角膜手术，如激光辅助原位角膜磨镶术(LASIK)，来自负压吸引环的物理外力，在一些高度近视眼中会导致 PVD[135]。然而，LASIK 似乎比晶状体摘除发生 RRD 风险低，在 11 594 例<-10.0D 的近视眼，术后 10 年 RRD 的发生率估计为 0.19%[136]。LASIK 治疗近视的其他后段并发症也似乎很少见[137]。

### 2.4.2 近视性黄斑病变

近视性黄斑病变包括一系列危害视力的病变[4,138]，其中许多与近视性玻璃体病变直接相关。常见的有玻璃体劈裂，大缺损和异常 PVD 的存在导致特定的近视性黄斑病变，例如，黄斑劈裂和黄斑裂孔伴广泛的视网膜脱离。还有一些迹象表明，脉络膜新生血管(CNV)可能与玻璃体视网膜界面相关(见第 19 章“玻璃体与年龄相关性黄斑变性”)，尽管还没有显示出近视[139]。具有玻璃体牵拉的异常 PVD 在近视眼与正视眼中会有不同 (视频 8.1)。药物性玻璃体溶解(见第 47 章“药物性玻璃体溶解术”)和染色剂辅助的膜剥离(见第 34 章“玻璃体视网膜手术中的化学染色技术”)有助于在手术过程中更好地去除玻璃体皮质劈裂层[140]。

#### 2.4.2.1 近视性黄斑变性

高度近视有两种类型的萎缩性变性：斑块性萎缩，显示为白色病变，容易区分(图 8.4)；弥散性萎缩，呈黄白色，难以区分或鉴别(图 8.5)。漆裂纹是

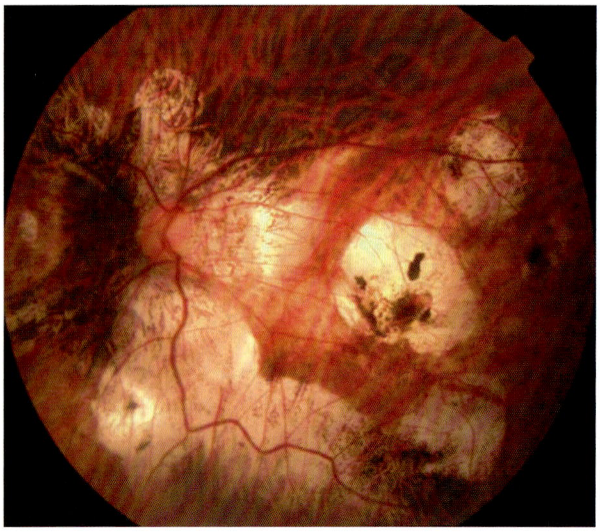

图 8.4 脉络膜视网膜萎缩斑。通常在后极部看到易识别的边缘清晰的白色病灶。

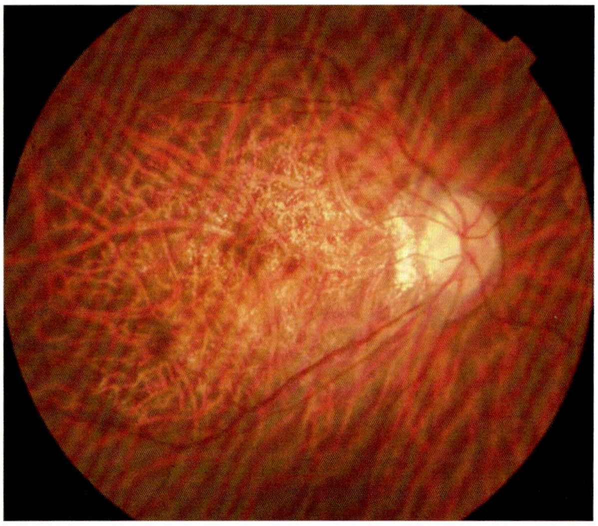

图 8.5 弥散性萎缩。后葡萄肿区域呈边缘不清晰的黄白色病变。

白色的线样或十字交叉样病变，有时伴有近视性视网膜下出血。这些萎缩性改变似乎与底面脉络膜毛细血管缺失和 Bruch 膜的分裂(漆裂纹)有关。漆裂纹的存在意味着巩膜胶原纤维的拉伸和再分布，以及脉络膜的潜在的机械拉伸和变薄是近视发展的病理过程的一部分。目前尚不存在这些病变的治疗方法，也没有前瞻性的数据来量化严重视力丧失的风险。

(1)脉络膜新生血管

脉络膜新生血管(CNV)是退行性近视性黄斑病变和漆裂纹的主要并发症[138]。近视是仅次于年龄相关性黄斑变性(AMD)导致 CNV 的第二大原因，也

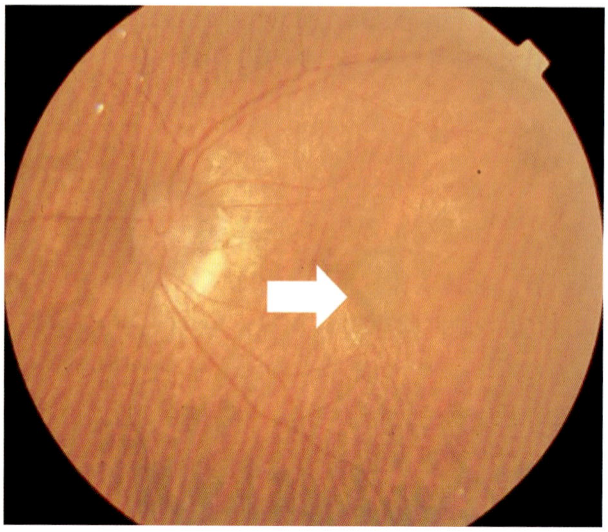

图 8.6 来自病理性近视的脉络膜新生血管(CNV)的典型病例。可以看到一个小的、灰色的圆形病变(箭头所示)。

是年轻患者最常见的易感因素[4]。近视中的 CNV 也被称为 Forster-Fuchs 斑，通常呈丘状、灰色、小而圆的病变(图 8.6)。发病率未知，不过 Curtin 和 Karlin[141]报道了其存在于 5.2%的眼轴长度超过 26.5mm 的尸眼中。遗憾的是，缺乏前瞻性的临床数据[108]。其病因尚未完全明确，但是漆裂纹的形成和随后的血管内皮生长因子(VEGF)的上调可能起关键作用。就像在 AMD 的情况一样(见第 19 章“玻璃体与年龄相关性黄斑变性”)，玻璃体可能在近视性 CNV 的病理生理学中起作用，但这一点尚待研究。虽然已经成功地为近视性 CNV 提供了一系列治疗方案，但是目前看来，抗 VEGF 治疗在风险-获益方面取得的视力效果最佳。

2.4.2.2 近视性黄斑劈裂

在广泛使用光学相干断层扫描(OCT)之前，近视性视黄斑劈裂可能被错误地认为是位于后葡萄肿黄斑部的黄斑裂孔性视网膜脱离[142,143]。这种黄斑劈裂包括多种病变：中心凹囊肿占 47%，板层裂孔占 29%，中心凹脱离占 29%[144]。残留的黏附于视网膜的玻璃体皮质(伴或不伴玻璃体劈裂)和坚韧的内界膜(ILM)产生的牵拉常常将内层视网膜从外层视网膜劈裂(见第 14 章“异常玻璃体后脱离与玻璃体劈裂”)。黄斑劈裂有时会导致黄斑裂孔形成和随后的视网膜脱离[145]。可观察到所谓的 ILM 脱离，其实是 ILM 上存在牵拉力的指标(图 8.7)[146]。OCT 图像上

观察到内层视网膜的突起峰与视网膜血管和所谓的视网膜微皱褶相对应(图 8.8)[147]。光感受器的内段/外段(IS/OS)结点有时在视网膜脱离区域消失[148]。然而,IS/OS 层通常在视网膜劈裂的区域中良好地保留,表明光感受器功能在这一类型中不受影响。在黄斑裂孔形成前视网膜劈裂有两个阶段[149]。第一阶段是视网膜劈裂型,其中仅存在视网膜劈裂而不存在视网膜脱离(图 8.9)。随后在中心凹处开始出现视网膜脱离。后一阶段是中心凹脱离型(图 8.10)。随后,脱离区上方的视网膜被拉伸撕裂(图 8.11)。结果伴视网膜脱离的黄斑劈裂出现黄斑裂孔。根据这些近视眼的 OCT 图像可推测由于玻璃体皮质的黏附,内层视网膜比外层视网膜柔韧性差[149]。ILM 脱离的模式说明了 ILM 锚定在视网膜表面的血管并具有潜在的牵拉力(图 8.7)[146,147]。超过 200 例高度近视眼的 OCT 研究报告显示,有 6%的高度近视眼出现 ILM 脱离,13.5%出现视网膜劈裂,20%出现视网膜微皱褶[150]。

#### 2.4.2.3 黄斑前膜

在高度近视眼中,黄斑前膜(PMM)形成和视网

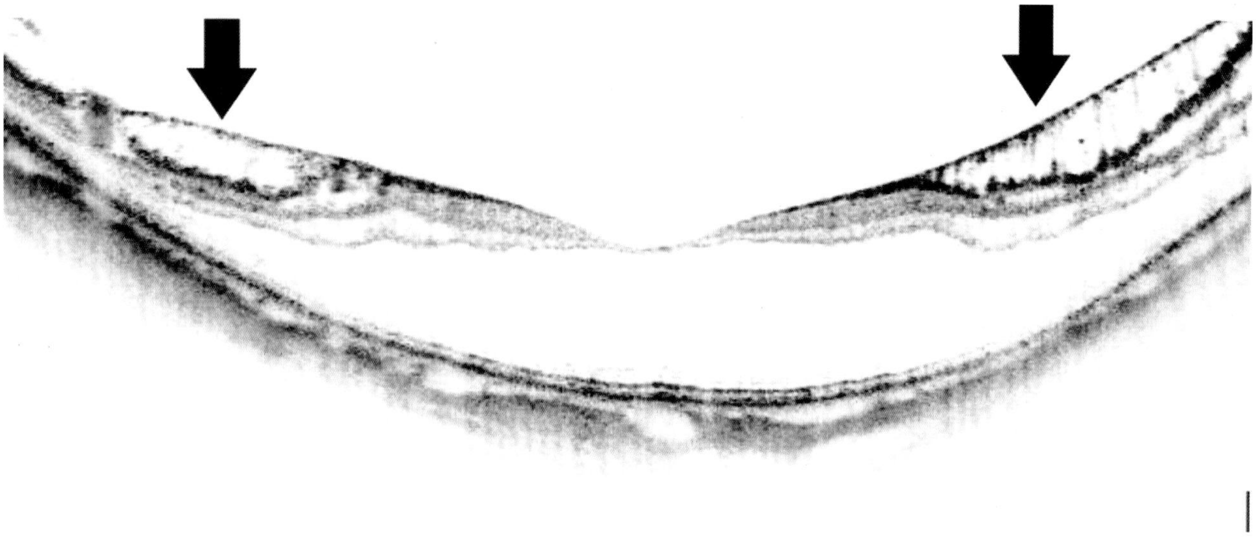

图 8.7 近视性黄斑劈裂(箭头所示)的内界膜(ILM)脱离的光学相干断层扫描(OCT)表现。一个薄层与其他视网膜层分离。断裂的层间有柱样的桥接。

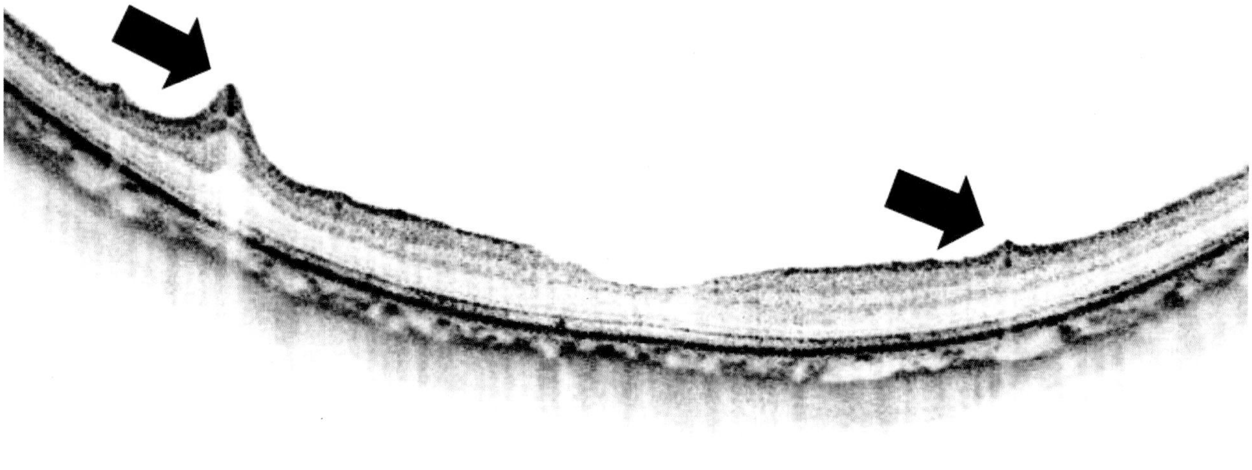

图 8.8 视网膜血管牵拉处的视网膜微皱褶(箭头所示)的典型光学相干断层扫描(OCT)图像。顶部视网膜小动脉处可见一帐篷状病变。

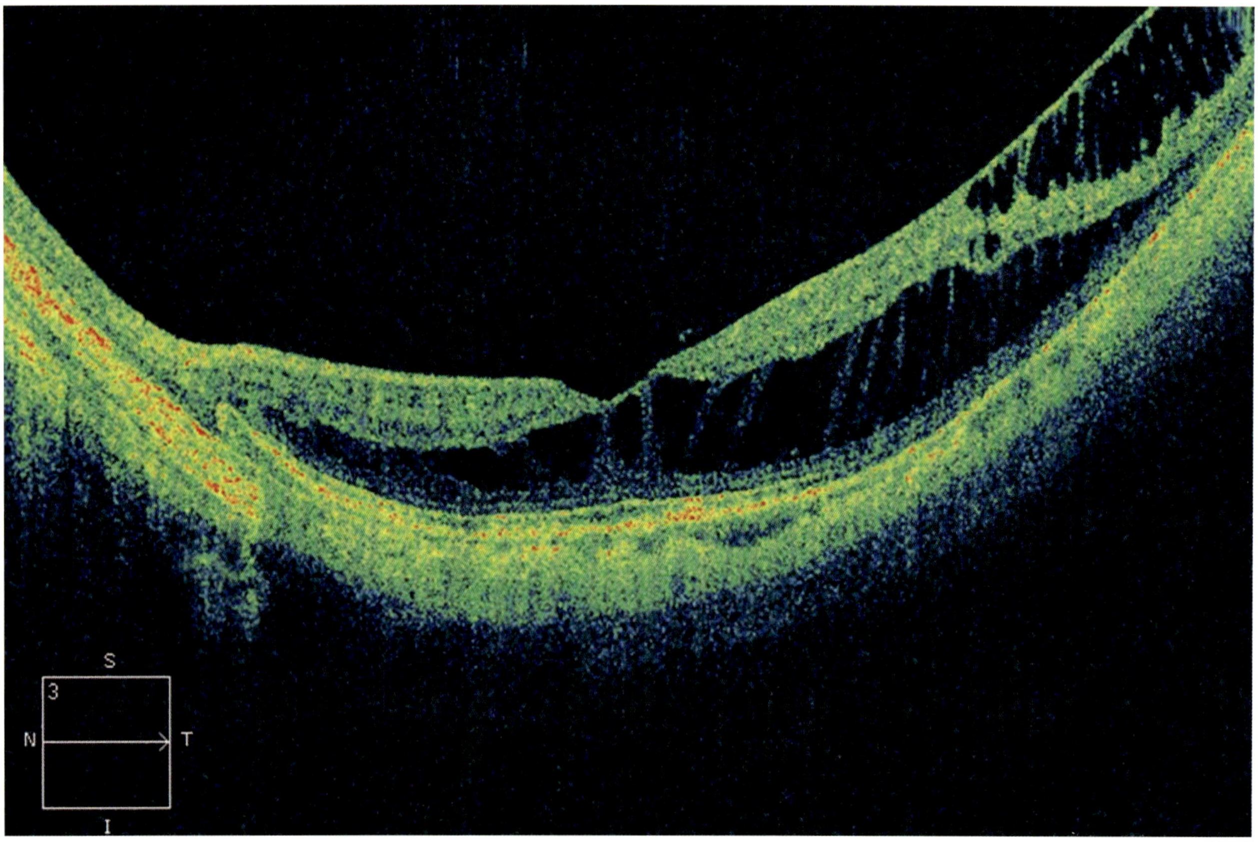


图 8.9 近视性黄斑劈裂的光学相干断层扫描(OCT)图像。内外层视网膜被分裂并通过柱样连接。光感受器仍然附着于视网膜色素上皮层(RPE)。

膜增厚是常见的。如果不借助 OCT,通常无法发现膜。PMM 有时会导致视网膜劈裂与视网膜皱褶或黄斑板层孔(即破坏的中心凹轮廓,没有形成全层黄斑裂孔)[144]。多个近视眼的黄斑裂孔和近视性黄斑劈裂的膜样本组织学研究显示为薄的胶原性玻璃体后界膜和成纤维细胞性 PMM[106,151]。

#### 2.4.2.4 黄斑裂孔

黄斑裂孔可能在高度近视眼中更加高发，玻璃体切割术对其治疗是成功的，但在萎缩性近视性黄斑可能难以在临床上判断是否闭合[152]。若 OCT 显示黄斑裂孔周围的视网膜存在劈裂,则预后不良[153]。

(1)黄斑裂孔伴视网膜脱离

黄斑裂孔引起的视网膜脱离是高度近视的典型表现,除损伤外少有其他原因(见图 8.12)。残留的黏附性玻璃体皮质(玻璃体后界膜)对裂孔周围的视网膜产生切向牵拉，对葡萄肿处的视网膜产生矢向牵拉[154]。解除视网膜牵拉对于成功解剖复位至关重要,玻璃体切割术联合玻璃体皮质与膜的切除是最有效的治疗方法。

#### 2.4.2.5 血管旁视网膜微小裂孔

血管旁微小裂孔和随后的视网膜脱离是高度近视所特有的。它们通常是后极部大血管附近小的、圆形或椭圆形的裂孔,有时是多发的视网膜裂孔[155]。高度近视眼的 OCT 研究表明,视网膜囊肿和血管旁裂孔的发生率分别为 50%和 27%。玻璃体视网膜黏附性通常在血管部位比较强，玻璃体的牵拉力被认为是主要原因[156]。血管旁微小裂孔通常与血管微扭曲和视网膜劈裂共存,提示有相同的病理学。

### 2.4.3 白内障

近视对白内障的影响与玻璃体病变有关，因为玻璃体液化可能会加速白内障，并且白内障的风险增加并不局限于病理性或高度近视。

一些主要的有关眼病的基于人群的横断面和队列研究已经发现了近视和白内障的关系[6]。早期的病例对照研究显示为无意义的关联[157]。在澳大利亚

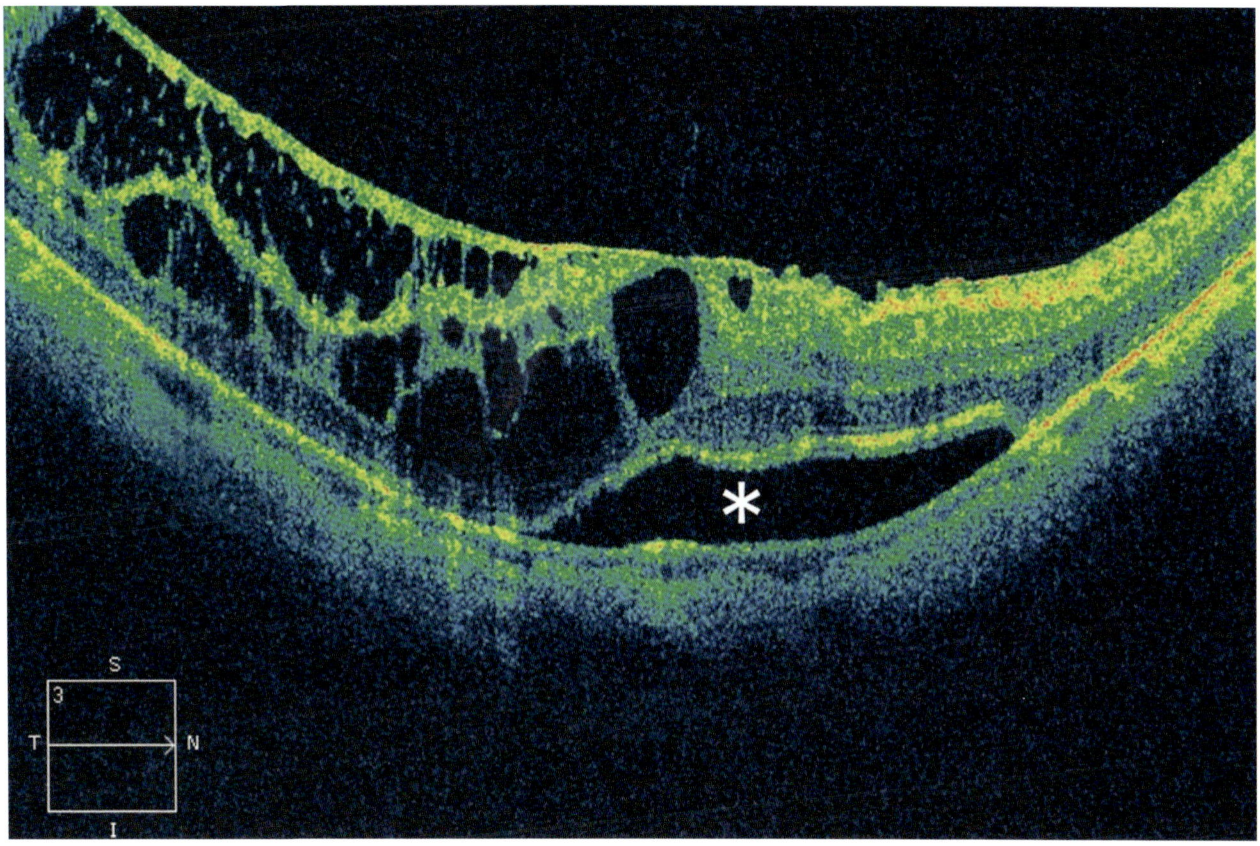


图 8.10　近视性黄斑劈裂的中心凹脱离型的典型表现。光感受器从视网膜色素上皮(RPE)分离(星号所示)。

的蓝山眼病研究中,对 3654 例横断面研究发现早发性近视眼的严重程度与后囊下性白内障(posterior subcapsular cataract,PSC)发生的优势比提高有关[158]。同样的研究发现,5 年内发生与近视相关的白内障,尤其是 PSC 的风险增加[159]。另一项澳大利亚横断面研究发现,在近视中,核性和 PSC 白内障的风险均增加[160]。在前瞻性 Barbados 眼科研究中,近视与 4年内发展为核混浊的 2.8 优势比相关,而不是 PSC 或皮质性白内障[162]。在美国,Beaver Dam 眼科研究报告称,近视与白内障普遍存在相关,而不是白内障 5 年发病率[163],尽管白内障手术发生率在近视者中更高[164],优势比为 1.89。

总而言之,白内障和近视可能相关,因为核硬化引起近视;然而,前瞻性队列研究也表明,长期近视的眼睛白内障发展更快。在近视性玻璃体病变中玻璃体液化加速导致视网膜的氧合作用,影响到晶状体,加速白内障的发展(见第 26 章“氧与玻璃体视网膜生理和病理”)。

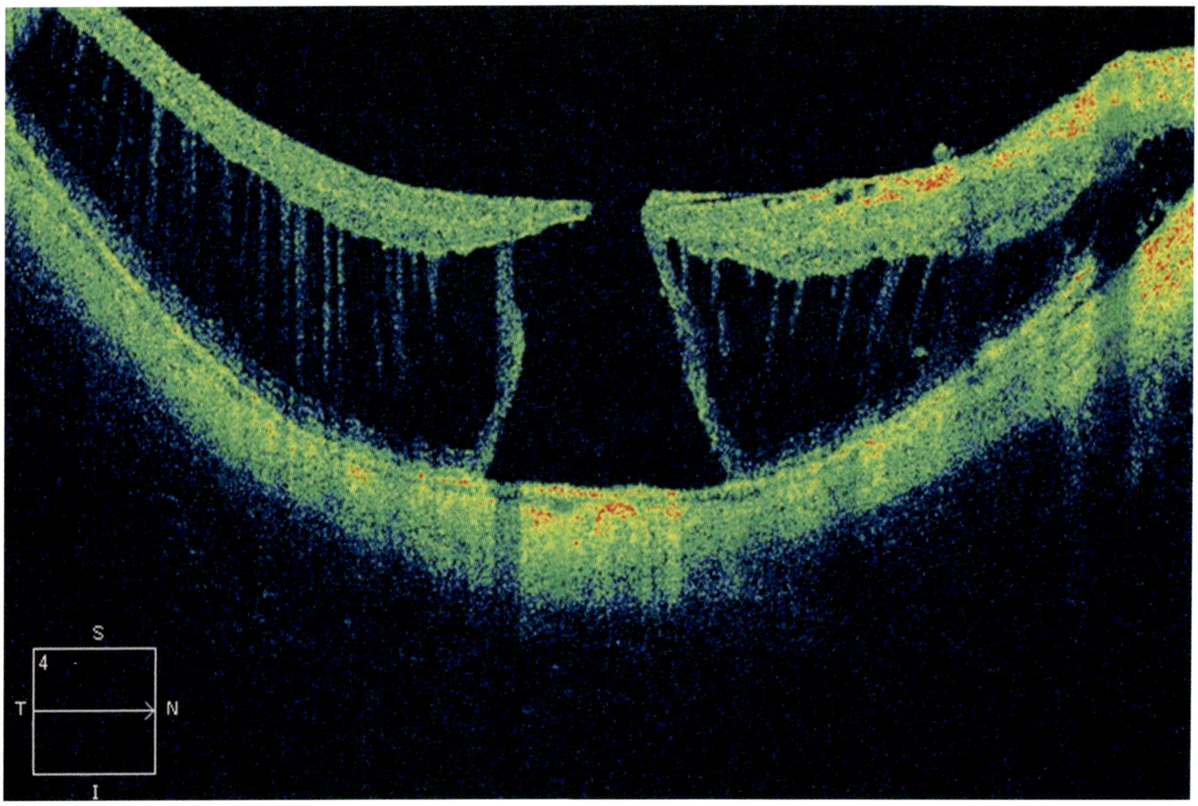


图 8.11　由视网膜劈裂包围的黄斑裂孔。这种类型经常发生在近视性黄斑劈裂存在潜在的牵拉力之后。这种类型发生视网膜脱离的风险很高。

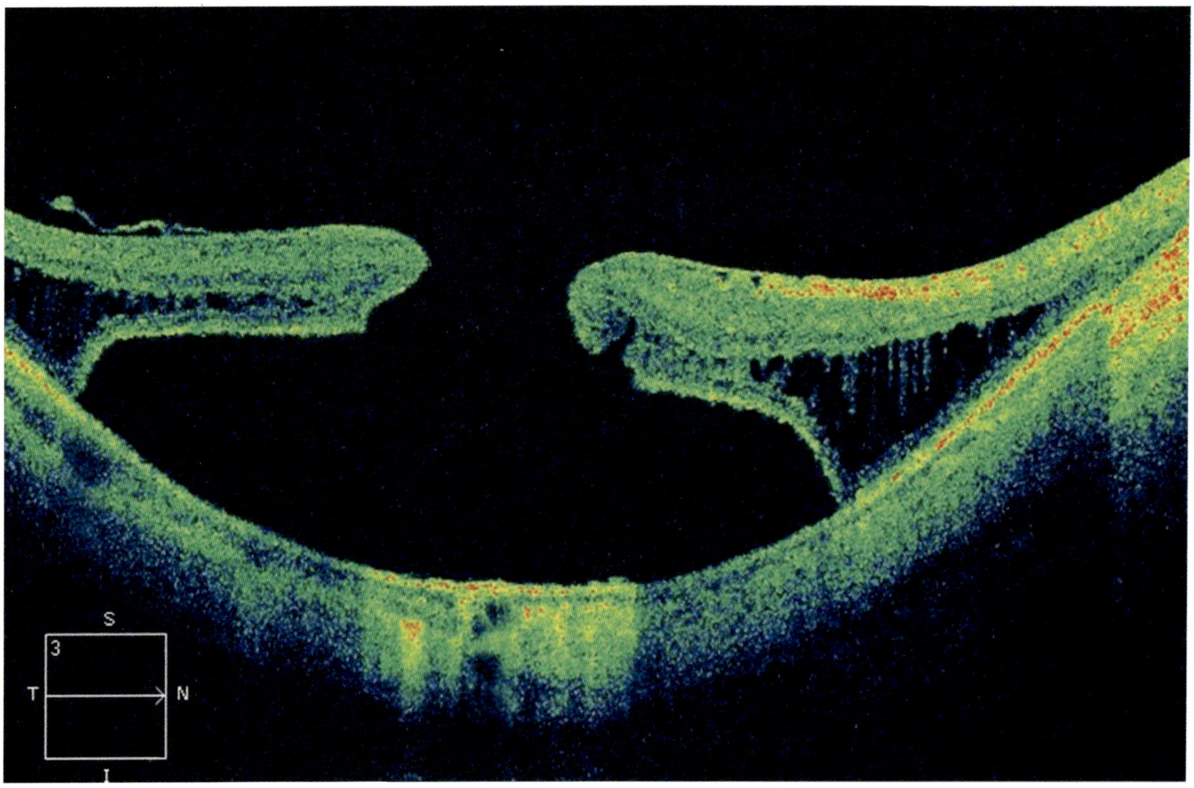


图 8.12　近视性葡萄肿伴全层黄斑裂孔和中央视网膜脱离的光学相干断层扫描(OCT)。

**缩略语**

| | |
|---|---|
| CNV | 脉络膜新生血管 |
| ECCE | 白内障囊外摘除术 |
| GAG | 糖胺聚糖 |
| ILM | 内界膜 |
| IOP | 眼压 |
| IS/OS | 内段/外段(光感受器连接) |
| LAMA2 | 层粘连蛋白 α-2 亚基基因 |
| LASIK | 激光辅助原位角膜磨镶术 |
| OCT | 光学相干断层扫描 |
| OR | 优势比 |
| PMM | 黄斑前膜(以前称为“视网膜前膜”) |
| PSC | 后囊下性白内障 |
| PVD | 玻璃体后脱离 |
| RD | 视网膜脱离 |
| RRD | 孔源性视网膜脱离 |
| TIMP | 金属蛋白酶组织抑制剂 |
| UV | 紫外线 |
| VEGF | 血管内皮生长因子 |

## 参考文献


1. Resnikoff S. Global magnitude of visual impairment caused by uncorrected refractive errors in 2004. Bull World Health Organ. 2008;86:63–70.
2. Klaver CC, Wolfs RC, Vingerling JR, Hofman A, de Jong PT. Age-specific prevalence and causes of blindness and visual impairment in an older population: the Rotterdam Study. Arch Ophthalmol. 1998;116:653–8.
3. Iwase A, Araie M, Tomidokoro A, Yamamoto T, Shimizu H, Kitazawa Y, et al. Prevalence and causes of low vision and blindness in a Japanese adult population: the Tajimi Study. Ophthalmology. 2006;113:1354–62.
4. Ohno-Matsui K, Ikuno Y, Yasuda M, Murata T, Sakamoto T, Ishibashi T. Myopic macular degeneration. In: Ryan SJ, Schachat AP, Sadda SVR, editors. Retina. 5th ed. London: Elsevier; 2013. p. 1256–66.
5. Flitcroft DI. The complex interactions of retinal, optical and environmental factors in myopia aetiology. Prog Retin Eye Res. 2012;31:622–60.
6. Saw SM, Gazzard G, Shih-Yen EC, Chua WH. Myopia and associated pathological complications. Ophthalmic Physiol Opt. 2005;25:381–91.
7. McBrien NA, Jobling AI, Gentle A. Biomechanics of the sclera in myopia: extracellular and cellular factors. Optom Vis Sci. 2009;86:E23–30.
8. Wallman J, Winawer J. Homeostasis of eye growth and the question of myopia. Neuron. 2004;43:447–68.
9. Diether S, Schaeffel F. Local changes in eye growth induced by imposed local refractive error despite active accommodation. Vision Res. 1997;37:659–68.
10. Ip JM, Huynh SC, Kifley A, Rose KA, Morgan IG, Varma R, et al. Variation of the contribution from axial length and other oculometric parameters to refraction by age and ethnicity. Invest Ophthalmol Vis Sci. 2007;48:4846–53.
11. Meng W, Butterworth J, Malecaze F, Calvas P. Axial length: an underestimated endophenotype of myopia. Med Hypotheses. 2010;74:252–3.
12. Fricke TR, Holden BA, Wilson DA, Schlenther G, Naidoo KS, Resnikoff S, et al. Global cost of correcting vision impairment from uncorrected refractive error. Bull World Health Organ. 2012;90:728–38.
13. Pan CW, Ramamurthy D, Saw SM. Worldwide prevalence and risk factors for myopia. Ophthalmic Physiol Opt. 2012;32:3–16.
14. Attebo K, Ivers RQ, Mitchell P. Refractive errors in an older population: the Blue Mountains Eye Study. Ophthalmology. 1999;106:1066–72.
15. Rahi JS, Cumberland PM, Peckham CS. Myopia over the lifecourse: prevalence and early life influences in the 1958 British birth cohort. Ophthalmology. 2011;118:797–804.
16. Sperduto RD, Seigel D, Roberts J, Rowland M. Prevalence of myopia in the United States. Arch Ophthalmol. 1983;101:405–7.
17. Framingham Offspring Eye Study G. Familial aggregation and prevalence of myopia in the Framingham Offspring Eye Study. Arch Ophthalmol. 1996;114:326–32.
18. Katz J, Tielsch JM, Sommer A. Prevalence and risk factors for refractive errors in an adult inner city population. Invest Ophthalmol Vis Sci. 1997;38:334–40.
19. Wang Q, Klein BE, Klein R, Moss SE. Refractive status in the Beaver Dam Eye Study. Invest Ophthalmol Vis Sci. 1994;35:4344–7.
20. Wu SY, Nemesure B, Leske MC. Refractive errors in a black adult population: the Barbados Eye Study. Invest Ophthalmol Vis Sci. 1999;40:2179–84.
21. Tarczy-Hornoch K, Ying-Lai M, Varma R, Los Angeles Latino Eye Study G. Myopic refractive error in adult Latinos: the Los Angeles Latino Eye Study. Invest Ophthalmol Vis Sci. 2006;47:1845–52.
22. Sawada A, Tomidokoro A, Araie M, Iwase A, Yamamoto T, Tajimi Study G. Refractive errors in an elderly Japanese population: the Tajimi study. Ophthalmology. 2008;115:363–70.e3.
23. Xu L, Li J, Cui T, Hu A, Fan G, Zhang R, et al. Refractive error in urban and rural adult Chinese in Beijing. Ophthalmology. 2005;112:1676–83.
24. Lee KE, Klein BE, Klein R. Changes in refractive error over a 5-year interval in the Beaver Dam Eye Study. Invest Ophthalmol Vis Sci. 1999;40:1645–9.
25. Mutti DO, Zadnik K. Age-related decreases in the prevalence of myopia: longitudinal change or cohort effect? Invest Ophthalmol Vis Sci. 2000;41:2103–7.
26. Rose K, Smith W, Morgan I, Mitchell P. The increasing prevalence of myopia: implications for Australia. Clin Experiment Ophthalmol. 2001;29:116–20.
27. Lin LL, Shih YF, Hsiao CK, Chen CJ. Prevalence of myopia in Taiwanese schoolchildren: 1983 to 2000. Ann Acad Med Singapore. 2004;33:27–33.
28. Vitale S, Sperduto RD, Ferris 3rd FL. Increased prevalence of myopia in the United States between 1971–1972 and 1999–2004. Arch Ophthalmol. 2009;127:1632–9.
29. Morgan RW, Speakman JS, Grimshaw SE. Inuit myopia: an environmentally induced “epidemic”? Can Med Assoc J. 1975;112:575–7.
30. van Rens GH, Arkell SM. Refractive errors and axial length among Alaskan Eskimos. Acta Ophthalmol (Copenh). 1991;69:27–32.
31. Tay MT, Au Eong KG, Ng CY, Lim MK. Myopia and educational attainment in 421,116 young Singaporean males. Ann Acad Med Singapore. 1992;21:785–91.
32. Bar Dayan Y, Levin A, Morad Y, Grotto I, Ben-David R, Goldberg A, et al. The changing prevalence of myopia in young adults: a 13-year series of population-based prevalence surveys. Invest Ophthalmol Vis Sci. 2005;46:2760–5.
33. Morgan IG, Ohno-Matsui K, Saw S-M. Myopia. Lancet. 2012;379:1739–48.
34. Matsumura H, Hirai H. Prevalence of myopia and refractive changes in students from 3 to 17 years of age. Surv Ophthalmol. 1999;44 Suppl 1:S109–15.

35. Wu MM, Edwards MH. The effect of having myopic parents: an analysis of myopia in three generations. Optom Vis Sci. 1999;76: 387–92.
36. Mutti DO, Zadnik K, Adams AJ. Myopia. The nature versus nurture debate goes on. Invest Ophthalmol Vis Sci. 1996;37:952–7.
37. Morgan I, Rose K. How genetic is school myopia? Prog Retin Eye Res. 2005;24:1–38.
38. Guggenheim JA, Kirov G, Hodson SA. The heritability of high myopia: a reanalysis of Goldschmidt's data. J Med Genet. 2000;37:227–31.
39. Ibay G, Doan B, Reider L, Dana D, Schlifka M, Hu H, et al. Candidate high myopia loci on chromosomes 18p and 12q do not play a major role in susceptibility to common myopia. BMC Med Genet. 2004;5:20.
40. Mutti DO, Mitchell GL, Moeschberger ML, Jones LA, Zadnik K. Parental myopia, near work, school achievement, and children's refractive error. Invest Ophthalmol Vis Sci. 2002;43:3633–40.
41. Zadnik K, Satariano WA, Mutti DO, Sholtz RI, Adams AJ. The effect of parental history of myopia on children's eye size. JAMA. 1994;271:1323–7.
42. Ojaimi E, Morgan IG, Robaei D, Rose KA, Smith W, Rochtchina E, et al. Effect of stature and other anthropometric parameters on eye size and refraction in a population-based study of Australian children. Invest Ophthalmol Vis Sci. 2005;46:4424–9.
43. Hammond CJ, Andrew T, Mak YT, Spector TD. A susceptibility locus for myopia in the normal population is linked to the PAX6 gene region on chromosome 11: a genomewide scan of dizygotic twins. Am J Hum Genet. 2004;75:294–304.
44. Stambolian D, Ibay G, Reider L, Dana D, Moy C, Schlifka M, et al. Genomewide linkage scan for myopia susceptibility loci among Ashkenazi Jewish families shows evidence of linkage on chromosome 22q12. Am J Hum Genet. 2004;75:448–59.
45. Fan Q, Barathi VA, Cheng CY, Zhou X, Meguro A, Nakata I, et al. Genetic variants on chromosome 1q41 influence ocular axial length and high myopia. PLoS Genet. 2012;8:e1002753.
46. Verhoeven VJ, Hysi PG, Saw SM, Vitart V, Mirshahi A, Guggenheim JA, et al. Large scale international replication and meta-analysis study confirms association of the 15q14 locus with myopia. The CREAM consortium. Hum Genet. 2012;131:1467–80.
47. Verhoeven VJM, Hysi PG, Wojciechowski R, Fan Q, Guggenheim JA, Höhn R, et al. Genome-wide meta-analyses of multiancestry cohorts identify multiple new susceptibility loci for refractive error and myopia. Nat Genet. 2013;45:314–8.
48. Kiefer AK, Tung JY, Do CB, Hinds DA, Mountain JL, Francke U, et al. Genome-wide analysis points to roles for extracellular matrix remodeling, the visual cycle, and neuronal development in myopia. PLoS Genet. 2013;9:e1003299.
49. Cheng CY, Schache M, Ikram MK, Young TL, Guggenheim JA, Vitart V, et al. Nine loci for ocular axial length identified through genome-wide association studies, including shared loci with refractive error. Am J Hum Genet. 2013;93:264–77.
50. Wiesel TN, Raviola E. Myopia and eye enlargement after neonatal lid fusion in monkeys. Nature. 1977;266:66–8.
51. Hoyt CS, Stone RD, Fromer C, Billson FA. Monocular axial myopia associated with neonatal eyelid closure in human infants. Am J Ophthalmol. 1981;91:197–200.
52. Wildsoet C, Wallman J. Choroidal and scleral mechanisms of compensation for spectacle lenses in chicks. Vision Res. 1995;35: 1175–94.
53. Smith 3rd EL, Hung LF, Huang J, Blasdel TL, Humbird TL, Bockhorst KH. Effects of optical defocus on refractive development in monkeys: evidence for local, regionally selective mechanisms. Invest Ophthalmol Vis Sci. 2010;51:3864–73.
54. Troilo D, Gottlieb MD, Wallman J. Visual deprivation causes myopia in chicks with optic nerve section. Curr Eye Res. 1987;6:993–9.
55. Smith 3rd EL, Huang J, Hung LF, Blasdel TL, Humbird TL, Bockhorst KH. Hemiretinal form deprivation: evidence for local control of eye growth and refractive development in infant monkeys. Invest Ophthalmol Vis Sci. 2009;50:5057–69.
56. Ashby R, McCarthy CS, Maleszka R, Megaw P, Morgan IG. A muscarinic cholinergic antagonist and a dopamine agonist rapidly increase ZENK mRNA expression in the form-deprived chicken retina. Exp Eye Res. 2007;85:15–22.
57. Mertz JR, Wallman J. Choroidal retinoic acid synthesis: a possible mediator between refractive error and compensatory eye growth. Exp Eye Res. 2000;70:519–27.
58. Junghans BM, Crewther SG, Liang H, Crewther DP. A role for choroidal lymphatics during recovery from form deprivation myopia? Optom Vis Sci. 1999;76:796–803.
59. Tan NW, Saw SM, Lam DS, Cheng HM, Rajan U, Chew SJ. Temporal variations in myopia progression in Singaporean children within an academic year. Optom Vis Sci. 2000;77:465–72.
60. Gwiazda J, Thorn F, Bauer J, Held R. Myopic children show insufficient accommodative response to blur. Invest Ophthalmol Vis Sci. 1993;34:690–4.
61. Gwiazda JE. Accommodation and related risk factors associated with myopia progression and their interaction with treatment in COMET children. Invest Ophthalmol Vis Sci. 2004;45:2143–51.
62. Mutti DO, Mitchell GL, Hayes JR, Jones LA, Moeschberger ML, Cotter SA, et al. Accommodative lag before and after the onset of myopia. Invest Ophthalmol Vis Sci. 2006;47:837–46.
63. Seidel D, Gray LS, Heron G. The effect of monocular and binocular viewing on the accommodation response to real targets in emmetropia and myopia. Optom Vis Sci. 2005;82:279–85.
64. Rose KA, Morgan IG, Ip J, Kifley A, Huynh S, Smith W, et al. Outdoor activity reduces the prevalence of myopia in children. Ophthalmology. 2008;115:1279–85.
65. Rose KA, Morgan IG, Smith W, Burlutsky G, Mitchell P, Saw SM. Myopia, lifestyle, and schooling in students of Chinese ethnicity in Singapore and Sydney. Arch Ophthalmol. 2008;126: 527–30.
66. Jones LA, Sinnott LT, Mutti DO, Mitchell GL, Moeschberger ML, Zadnik K. Parental history of myopia, sports and outdoor activities, and future myopia. Invest Ophthalmol Vis Sci. 2007;48: 3524–32.
67. Wu PC, Tsai CL, Wu HL, Yang YH, Kuo HK. Outdoor activity during class recess reduces myopia onset and progression in school children. Ophthalmology. 2013;120:1080–5.
68. Curtin BJ. The myopias—basic science and clinical management. Philadelphia: Harper & Row; 1985.
69. Seltner RL, Sivak JG. A role for the vitreous humor in experimentally-induced myopia. Am J Optom Physiol Opt. 1987; 64:953–7.
70. Snead MP. Hereditary vitreopathy. Eye (Lond). 1996;10(Pt 6): 653–63.
71. Wilkinson JL, Hodos W. Intraocular pressure and eye enlargement in chicks. Curr Eye Res. 1991;10:163–8.
72. Quinn GE, Berlin JA, Young TL, Ziylan S, Stone RA. Association of intraocular pressure and myopia in children. Ophthalmology. 1995;102:180–5.
73. Phillips JR, Khalaj M, McBrien NA. Induced myopia associated with increased scleral creep in chick and tree shrew eyes. Invest Ophthalmol Vis Sci. 2000;41:2028–34.
74. Phillips JR. Pressure-induced changes in axial eye length of chick and tree shrew: significance of myofibroblasts in the sclera. Invest Ophthalmol Vis Sci. 2004;45:758–63.
75. Pan CW, Wong TY, Chang L, Lin XY, Lavanya R, Zheng YF, et al. Ocular biometry in an urban Indian population: the Singapore Indian Eye Study (SINDI). Invest Ophthalmol Vis Sci. 2011;52: 6636–42.
76. Shufelt C, Fraser-Bell S, Ying-Lai M, Torres M, Varma R, Los Angeles Latino Eye Study G. Refractive error, ocular biometry, and lens opalescence in an adult population: the Los Angeles Latino Eye Study. Invest Ophthalmol Vis Sci. 2005;46:4450–60.
77. Percival SP. Redefinition of high myopia: the relationship of axial length measurement to myopic pathology and its relevance to cataract surgery. Dev Ophthalmol. 1987;14:42–6.
78. Curtin BJ, Teng CC. Scleral changes in pathological myopia. Trans Am Acad Ophthalmol Otolaryngol. 1958;62:777–88; discussion 88–90.
79. Curtin BJ. The posterior staphyloma of pathologic myopia. Trans Am Ophthalmol Soc. 1977;75:67–86.
80. Curtin BJ, Iwamoto T, Renaldo DP. Normal and staphylomatous sclera of high myopia. An electron microscopic study. Arch Ophthalmol. 1979;97:912–5.

81. Avetisov ES, Savitskaya NF, Vinetskaya MI, Iomdina EN. A study of biochemical and biomechanical qualities of normal and myopic eye sclera in humans of different age groups. Metab Pediatr Syst Ophthalmol. 1983;7:183–8.
82. Funata M, Tokoro T. Scleral change in experimentally myopic monkeys. Graefes Arch Clin Exp Ophthalmol. 1990;228:174–9.
83. McBrien NA, Cornell LM, Gentle A. Structural and ultrastructural changes to the sclera in a mammalian model of high myopia. Invest Ophthalmol Vis Sci. 2001;42:2179–87.
84. McBrien NA, Lawlor P, Gentle A. Scleral remodeling during the development of and recovery from axial myopia in the tree shrew. Invest Ophthalmol Vis Sci. 2000;41:3713–9.
85. Phillips JR, McBrien NA. Form deprivation myopia: elastic properties of sclera. Ophthalmic Physiol Opt. 1995;15:357–62.
86. Siegwart Jr JT, Norton TT. Regulation of the mechanical properties of tree shrew sclera by the visual environment. Vision Res. 1999;39:387–407.
87. Siegwart Jr JT, Norton TT. The susceptible period for deprivation-induced myopia in tree shrew. Vision Res. 1998;38:3505–15.
88. McBrien N. Role of the sclera in the development and pathological complications of myopia. Prog Retin Eye Res. 2003;22:307–38.
89. Gentle A, Liu Y, Martin JE, Conti GL, McBrien NA. Collagen gene expression and the altered accumulation of scleral collagen during the development of high myopia. J Biol Chem. 2003;278:16587–94.
90. Norton TT, Rada JA. Reduced extracellular matrix in mammalian sclera with induced myopia. Vision Res. 1995;35:1271–81.
91. Rada JA, Brenza HL. Increased latent gelatinase activity in the sclera of visually deprived chicks. Invest Ophthalmol Vis Sci. 1995;36:1555–65.
92. Guggenheim JA, McBrien NA. Form-deprivation myopia induces activation of scleral matrix metalloproteinase-2 in tree shrew. Invest Ophthalmol Vis Sci. 1996;37:1380–95.
93. Siegwart Jr JT, Norton TT. Steady state mRNA levels in tree shrew sclera with form-deprivation myopia and during recovery. Invest Ophthalmol Vis Sci. 2001;42:1153–9.
94. Nguyen N, Sebag J. Myopic vitreopathy: significance in anomalous PVD and vitreoretinal disorders. In: Midena E, editor. Myopia and related diseases. New York: Ophthalmic Communications Society; 2005. p. 137–45.
95. Sebag J, Yee KMP. Vitreous: from biochemistry to clinical relevance. In: Tasman W, Jaeger EA, editors. Duane's foundations of clinical ophthalmology, vol. 1. Philadelphia: Lippincott Williams & Wilkins; 2007.
96. Van Alphen GWHM. Emmetropization in the primate eye. In: Boch G, Widdows K, editors. Myopia and the control of eye growth. New York: Wiley; 1990. p. 115.
97. Berman ER, Michaelson IC. The chemical composition of the human vitreous body as related to age and myopia. Exp Eye Res. 1964;3:9–15.
98. Balazs EA, Toth LZ, Jutheden GM, Collins BA. Cytological and biochemical studies on the developing chicken vitreous. Exp Eye Res. 1965;4:237–48.
99. Beebe DC, Latker CH, Jebens HA, Johnson MC, Feagans DE, Feinberg RN. Transport and steady-state concentration of plasma proteins in the vitreous humor of the chicken embryo: implications for the mechanism of eye growth during early development. Dev Biol. 1986;114:361–8.
100. Pickett-Seltner RL, Doughty MJ, Pasternak JJ, Sivak JG. Proteins of the vitreous humor during experimentally induced myopia. Invest Ophthalmol Vis Sci. 1992;33:3424–9.
101. Akiba J. Prevalence of posterior vitreous detachment in high myopia. Ophthalmology. 1993;100:1384–8.
102. Morita H, Funata M, Tokoro T. A clinical study of the development of posterior vitreous detachment in high myopia. Retina. 1995;15:117–24.
103. Sebag J. Age-related differences in the human vitreoretinal interface. Arch Ophthalmol. 1991;109:966–71.
104. Sebag J. Anomalous posterior vitreous detachment: a unifying concept in vitreo-retinal disease. Graefes Arch Clin Exp Ophthalmol. 2004;242:690–8.
105. Stirpe M, Heimann K. Vitreous changes and retinal detachment in highly myopic eyes. Eur J Ophthalmol. 1996;6:50–8.
106. Sakaguchi H, Ikuno Y, Choi JS, Ohji M, Tano T. Multiple components of epiretinal tissues detected by triamcinolone and indocyanine green in macular hole and retinal detachment as a result of high myopia. Am J Ophthalmol. 2004;138:1079–81.
107. Burton TC. The influence of refractive error and lattice degeneration on the incidence of retinal detachment. Trans Am Ophthalmol Soc. 1989;87:143–55; discussion 55–7.
108. Saw SM, Chua WH, Gazzard G, Koh D, Tan DT, Stone RA. Eye growth changes in myopic children in Singapore. Br J Ophthalmol. 2005;89:1489–94.
109. Karlin DB, Curtin BJ. Peripheral chorioretinal lesions and axial length of the myopic eye. Am J Ophthalmol. 1976;81:625–35.
110. Pierro L, Camesasca FI, Mischi M, Brancato R. Peripheral retinal changes and axial myopia. Retina. 1992;12:12–7.
111. Yura T. The relationship between the types of axial elongation and the prevalence of lattice degeneration of the retina. Acta Ophthalmol Scand. 1998;76:90–5.
112. Celorio JM, Pruett RC. Prevalence of lattice degeneration and its relation to axial length in severe myopia. Am J Ophthalmol. 1991;111:20–3.
113. Barraquer C, Cavelier C, Mejia LF. Incidence of retinal detachment following clear-lens extraction in myopic patients. Retrospective analysis. Arch Ophthalmol. 1994;112:336–9.
114. Grossniklaus HE, Green WR. Pathologic findings in pathologic myopia. Retina. 1992;12:127–33.
115. Ogawa A, Tanaka M. The relationship between refractive errors and retinal detachment–analysis of 1,166 retinal detachment cases. Jpn J Ophthalmol. 1988;32:310–5.
116. Hyams SW, Neumann E. Peripheral retina in myopia. With particular reference to retinal breaks. Br J Ophthalmol. 1969;53:300–6.
117. Austin KL, Palmer JR, Seddon JM, Glynn RJ, Rosenberg L, Gragoudas ES, et al. Case–control study of idiopathic retinal detachment. Int J Epidemiol. 1990;19:1045–50.
118. Risk factors for idiopathic rhegmatogenous retinal detachment. The Eye Disease Case-control Study Group. Am J Epidemiol. 1993;137:749–57.
119. Mehdizadeh M, Nowroozzadeh MH. Effect of preoperative laser therapy of retinal degeneration on retinal detachment after phacoemulsification. J Cataract Refract Surg. 2009;35:960–1; author reply 1–2.
120. Sheu SJ, Ger LP, Chen JF. Axial myopia is an extremely significant risk factor for young-aged pseudophakic retinal detachment in Taiwan. Retina. 2006;26:322–7.
121. Russell M, Gaskin B, Russell D, Polkinghorne PJ. Pseudophakic retinal detachment after phacoemulsification cataract surgery: ten-year retrospective review. J Cataract Refract Surg. 2006;32: 442–5.
122. Boberg-Ans G, Henning V, Villumsen J, la Cour M. Longterm incidence of rhegmatogenous retinal detachment and survival in a defined population undergoing standardized phacoemulsification surgery. Acta Ophthalmol Scand. 2006;84:613–8.
123. Bhagwandien AC, Cheng YY, Wolfs RC, van Meurs JC, Luyten GP. Relationship between retinal detachment and biometry in 4262 cataractous eyes. Ophthalmology. 2006;113:643–9.
124. Norregaard JC, Thoning H, Andersen TF, Bernth-Petersen P, Javitt JC, Anderson GF. Risk of retinal detachment following cataract extraction: results from the International Cataract Surgery Outcomes Study. Br J Ophthalmol. 1996;80:689–93.
125. Ripandelli G, Coppe AM, Parisi V, Olzi D, Scassa C, Chiaravalloti A, et al. Posterior vitreous detachment and retinal detachment after cataract surgery. Ophthalmology. 2007;114:692–7.
126. Badr IA, Hussain HM, Jabak M, Wagoner MD. Extracapsular cataract extraction with or without posterior chamber intraocular lenses in eyes with cataract and high myopia. Ophthalmology. 1995;102:1139–43.
127. Tielsch JM, Legro MW, Cassard SD, Schein OD, Javitt JC, Singer AE, et al. Risk factors for retinal detachment after cataract surgery. A population-based case–control study. Ophthalmology. 1996;103:1537–45.
128. Neuhann IM, Neuhann TF, Heimann H, Schmickler S, Gerl RH, Foerster MH. Retinal detachment after phacoemulsification in high myopia: analysis of 2356 cases. J Cataract Refract Surg.

2008;34:1644–57.
129. Colin J, Robinet A, Cochener B. Retinal detachment after clear lens extraction for high myopia: seven-year follow-up. Ophthalmology. 1999;106:2281–4; discussion 5.
130. Fernandez-Vega L, Alfonso JF, Villacampa T. Clear lens extraction for the correction of high myopia. Ophthalmology. 2003;110:2349–54.
131. Horgan N, Condon PI, Beatty S. Refractive lens exchange in high myopia: long term follow up. Br J Ophthalmol. 2005;89:670–2.
132. Alio JL, Ruiz-Moreno JM, Shabayek MH, Lugo FL, Abd El Rahman AM. The risk of retinal detachment in high myopia after small incision coaxial phacoemulsification. Am J Ophthalmol. 2007;144:93–8.
133. Ripandelli G, Scassa C, Parisi V, Gazzaniga D, D'Amico DJ, Stirpe M. Cataract surgery as a risk factor for retinal detachment in very highly myopic eyes. Ophthalmology. 2003;110:2355–61.
134. Ravalico G, Michieli C, Vattovani O, Tognetto D. Retinal detachment after cataract extraction and refractive lens exchange in highly myopic patients. J Cataract Refract Surg. 2003;29: 39–44.
135. Luna JD, Artal MN, Reviglio VE, Pelizzari M, Diaz H, Juarez CP. Vitreoretinal alterations following laser in situ keratomileusis: clinical and experimental studies. Graefes Arch Clin Exp Ophthalmol. 2001;239:416–23.
136. Arevalo JF, Lasave AF, Torres F, Suarez E. Rhegmatogenous retinal detachment after LASIK for myopia of up to –10 diopters: 10 years of follow-up. Graefes Arch Clin Exp Ophthalmol. 2012;250:963–70.
137. Arevalo JF. Posterior segment complications after laser-assisted in situ keratomileusis. Curr Opin Ophthalmol. 2008;19:177–84.
138. Silva R. Myopic maculopathy: a review. Ophthalmologica. 2012; 228:197–213.
139. Robison CD, Krebs I, Binder S, Barbazetto IA, Kotsolis AI, Yannuzzi LA, et al. Vitreomacular adhesion in active and end-stage age-related macular degeneration. Am J Ophthalmol. 2009; 148:79–82.e2.
140. Bababeygy SR, Sebag J. Chromodissection of the vitreo-retinal interface. Retin Physician. 2009;6:16–21.
141. Curtin BJ, Karlin DB. Axial length measurements and fundus changes of the myopic eye. Am J Ophthalmol. 1971;71:42–53.
142. Phillips CI. Retinal detachment at the posterior pole. Br J Ophthalmol. 1958;42:749–53.
143. Takano M, Kishi S. Foveal retinoschisis and retinal detachment in severely myopic eyes with posterior staphyloma. Am J Ophthalmol. 1999;128:472–6.
144. Benhamou N, Massin P, Haouchine B, Erginay A, Gaudric A. Macular retinoschisis in highly myopic eyes. Am J Ophthalmol. 2002;133:794–800.
145. Ikuno Y. Pathogenesis and treatment of myopic foveoschisis. Nippon Ganka Gakkai Zasshi. 2006;110:855–63.
146. Sayanagi K, Ikuno Y, Tano Y. Tractional internal limiting membrane detachment in highly myopic eyes. Am J Ophthalmol. 2006; 142:850–2.
147. Ikuno Y, Gomi F, Tano Y. Potent retinal arteriolar traction as a possible cause of myopic foveoschisis. Am J Ophthalmol. 2005; 139:462–7.
148. Sayanagi K, Ikuno Y, Soga K, Tano Y. Photoreceptor inner and outer segment defects in myopic foveoschisis. Am J Ophthalmol. 2008;145:902–8.
149. Ikuno Y, Sayanagi K, Soga K, Oshima Y, Ohji M, Tano Y. Foveal anatomical status and surgical results in vitrectomy for myopic foveoschisis. Jpn J Ophthalmol. 2008;52:269–76.
150. Forte R, Cennamo G, Pascotto F, de Crecchio G. En face optical coherence tomography of the posterior pole in high myopia. Am J Ophthalmol. 2008;145:281–8.
151. Bando H, Ikuno Y, Choi JS, Tano Y, Yamanaka I, Ishibashi T. Ultrastructure of internal limiting membrane in myopic foveoschisis. Am J Ophthalmol. 2005;139:197–9.
152. Garcia-Arumi J, Martinez V, Puig J, Corcostegui B. The role of vitreoretinal surgery in the management of myopic macular hole without retinal detachment. Retina. 2001;21:332–8.
153. Jo Y, Ikuno Y, Nishida K. Retinoschisis: a predictive factor in vitrectomy for macular holes without retinal detachment in highly myopic eyes. Br J Ophthalmol. 2012;96:197–200.
154. Stirpe M, Michels RG. Retinal detachment in highly myopic eyes due to macular holes and epiretinal traction. Retina. 1990;10: 113–4.
155. Shimada N, Ohno-Matsui K, Nishimuta A, Moriyama M, Yoshida T, Tokoro T, et al. Detection of paravascular lamellar holes and other paravascular abnormalities by optical coherence tomography in eyes with high myopia. Ophthalmology. 2008;115: 708–17.
156. Spencer LM, Foos RY. Paravascular vitreoretinal attachments. Role in retinal tears. Arch Ophthalmol. 1970;84:557–64.
157. Brown NA, Hill AR. Cataract: the relation between myopia and cataract morphology. Br J Ophthalmol. 1987;71:405–14.
158. Lim R, Mitchell P, Cumming RG. Refractive associations with cataract: the Blue Mountains Eye Study. Invest Ophthalmol Vis Sci. 1999;40:3021–6.
159. Younan C, Mitchell P, Cumming RG, Rochtchina E, Wang JJ. Myopia and incident cataract and cataract surgery: the blue mountains eye study. Invest Ophthalmol Vis Sci. 2002;43:3625–32.
160. McCarty CA, Mukesh BN, Fu CL, Taylor HR. The epidemiology of cataract in Australia. Am J Ophthalmol. 1999;128:446–65.
161. Leske MC, Wu SY, Nemesure B, Hennis A, Barbados Eye Studies G. Risk factors for incident nuclear opacities. Ophthalmology. 2002;109:1303–8.
162. Hennis A, Wu SY, Nemesure B, Leske MC, Barbados Eye Studies G. Risk factors for incident cortical and posterior subcapsular lens opacities in the Barbados Eye Studies. Arch Ophthalmol. 2004;122:525–30.
163. Wong TY, Klein BE, Klein R, Tomany SC, Lee KE. Refractive errors and incident cataracts: the Beaver Dam Eye Study. Invest Ophthalmol Vis Sci. 2001;42:1449–54.
164. Klein BE, Klein R, Moss SE. Incident cataract surgery: the Beaver Dam eye study. Ophthalmology. 1997;104:573–80.

# 第9章

# 玻璃体老化与玻璃体后脱离

Kevin Tozer, Mark W. Johnson, J. Sebag

## 本章内容



电子补充材料:补充材料可在本章的在线版本 10.1007/978-1-4939-1086-1_9 中获得。也可以在 http://www.springerimages.com/videos/978-1-4939-1085-4 上查看相关视频。

K. Tozer, MD
Doheny Eye Institute, Los Angeles, CA, USA
VMR Institute for Vitreous Macula Retina, 7677 Center Avenue,Suite 400, Huntington Beach, Ca 92647, USA
Department of Ophthalmology and Visual Sciences,
Kellogg Eye Center, University of Michigan, 1000 Wall Street, Ann Arbor, MI 48105, ISA
e-mail: ktozer@med.umich.edu

M.W. Hohnson, MD
Department of Ophthalmology and Visual Sciences,
Kellogg Eye Center, University of Michigan,
1000 Wall Street, Ann Arbor, MI 48105, USA
e-mail: markwj@med.umich.edu

J. Sebag, MD, FACS, FRCOphth, FARVO
Doheny eye Institute, Los Angeles, CA, USA
VMR Institute for Vitreous Macula Retina,
7677 Center Avenue, Suite 400.
Huntington Beach, CA 92647, USA
e-mail: jsebag@VMRinstitute.com

**关键词**

玻璃体后脱离;玻璃体视网膜界面;液化;玻璃体液化;玻璃体塌陷;玻璃体老化;透明质酸;胶原;近视

**核心概念**

1. 玻璃体后脱离不是一个急性过程,而是历经数年的一系列玻璃体的老化改变。
2. 透明质酸和Ⅸ型胶原的改变都是玻璃体液化的原因。玻璃体视网膜界面的分离机制仍不明确。
3. 玻璃体液化的同时未发生玻璃体视网膜界面分离所导致的玻璃体后脱离的病变,称为异常的玻璃体后脱离。

# 1. 引言

随着年龄的增长,玻璃体经历了巨大的改变,其中最值得注意的是“年龄性玻璃体液化”,它是指玻璃体凝胶随着年龄的增长逐渐发生液化。从分子水平到宏观水平去理解玻璃体液化是至关重要的,因为它会导致形成广泛多样化眼病的多种重要的病理状态。值得注意的是,这些改变开始于生命的最初几年,因此不良后果不仅仅影响老年人,而且有可能影响任何年龄阶段的人群。玻璃体后脱离(PVD)是与玻璃体年龄性改变直接相关的最重要事件。这个重要事件是终身都在发生的一系列玻璃体改变最终的后果,这些变化发生在两个部位:玻璃体凝胶和玻璃体视网膜界面。尽管玻璃体后脱离非常普遍且大多数无害,但它仍然是导致玻璃体年龄性改变的一个重要潜在因素(见第 14 章“异常玻璃体后脱离与玻璃体劈裂”)。

# 2. 玻璃体的分子成分

理解玻璃体年龄性改变的过程需要了解导致玻璃体宏观改变的分子成分。关于玻璃生物化学成分的更详细的回顾可参考本书的其他章节(见第 1 章“玻璃体蛋白组成”;第 6 章“玻璃体生物化学与人工玻璃体”)。

## 2.1 胶原成分

Ⅱ型胶原占所有玻璃体胶原的 60%~70%[1]。由于外显子 2 内选择性剪接产生不同的亚型,即ⅡA 和ⅡB[2]。例如,Stickler 综合征,由于外显子 2 的突变,导致玻璃体明显液化[3]和后极部视网膜大裂孔引发视网膜脱离等明显的眼部病变(见第 3 章“遗传性玻璃体视网膜疾病”)。Ⅸ型胶原占玻璃体胶原的 20%~25%[1,4]。与Ⅱ型胶原不同,Ⅸ型胶原是一种异三聚体,它不能形成纤维,但它能与其他胶原的纤维相互作用。Ⅸ型胶原的数量和位置变化是年龄相关玻璃体改变的重要原因[5,6]。Ⅴ/Ⅺ型胶原占玻璃体胶原的 10%~15%[2]。Ⅱ型胶原和Ⅴ/Ⅺ型混合胶原结合构成异型纤维。Ⅸ型胶原结合到Ⅱ型胶原的 COL2 结构域,有助于保持纤维之间的间隔[2]。

目前研究已经证明,玻璃体胶原的结构,包括聚集和酶裂解,在人类整个生命周期中发生着巨大的变化,但也有胶原逆转的证据。研究表明,存在晚期糖基化终末产物(AGE),尤其是戊糖素,提示玻璃体的逆转[7]。通过对非糖尿病患者玻璃体戊糖素的聚集率研究表明,玻璃体平均半衰期是 15 年,与皮肤的半衰期接近[7]。糖尿病患者玻璃体 AGE 显著增加[8,9](见第 5 章“糖尿病性玻璃体病变”)。

## 2.2 非胶原成分

透明质酸(HA)是高亲水性的葡糖胺聚糖(GAG)(见第 6 章“玻璃体生物化学与人工玻璃体”),保持玻璃体胶原有足够的间隔来减少光散射[10]。失去 HA-胶原之间的连接是玻璃体年龄性改变的一个重要环节[11]。其他重要的非胶原分子包括硫酸软骨素(CS)、硫酸肝素(HS)和一种结构蛋白旋光蛋白(opticin)。CS 和 HS 同蛋白的核心连接形成蛋白聚糖。CS 与Ⅸ型胶原纤维相互作用,可能在玻璃体年龄性改变时纤维聚集中起重要作用[5,6],此时,HS 也存在于玻璃体视网膜界面[2]。opticin 不是一种葡糖胺聚糖,它存在于玻璃体视网膜界面及异型胶原纤维表面[12,13]。它可能在玻璃体视网膜粘连及抑制新生血管形成中起到重要作用(见第 27 章“玻璃体与虹膜新生血管”)。

# 3. 玻璃体的结构

## 3.1 玻璃体

玻璃体大部分是由水构成的,对于维持光学透明性和眼球完整性非常关键。年轻人的玻璃体中,胶原纤维通过与 HA 相结合而分散开来,保持玻璃体透明。在玻璃体的基底部胶原纤维浓度最高,在玻璃体的中央部浓度最低。在玻璃体的基底部纤维垂直长入眼球壁,在周边部形成非常牢固的机械性玻璃体视网膜粘连[14,15]。

## 3.2 玻璃体后皮质

玻璃体后皮质是玻璃体的最外层，它从玻璃体基底部后方一直黏附到整个后部视网膜。同样，玻璃体前皮质从玻璃体基底部前方一直黏附到晶状体的后表面。玻璃体后皮质的厚度为 100~110μm[16]，实际上在视盘表面是缺失的(如视盘前孔)[15,17]。黄斑部玻璃体皮质最薄，向远处延伸时厚度逐渐增加[18](见第 17 章“玻璃体视盘粘连与牵拉”)。与玻璃体基底部不同，玻璃体后皮质中的胶原纤维与视网膜平面是平行的（图 9.1）。这种排列方向不让任何成分直接嵌入视网膜，这也解释了沿着这个区域所存在的弱黏附力[15,19]。

玻璃体后皮质的层状组织是它的一个重要结构特征。玻璃体后皮质的结构与洋葱类似，由一层一层潜在可分裂开的层面构成，沿着这些层面具有分离的可能，这种现象被称作“玻璃体劈裂”，可以内源性地发生，也可发生在膜剥离的手术中(见第 14 章“异常玻璃体后脱离与玻璃体劈裂”)。实际上，Gupta 等[20]的研究表明，玻璃体劈裂在黄斑裂孔和黄斑皱褶较正常对照眼呈现更高的比例(见第 18 章“玻璃体与黄斑皱褶”；第 15 章，“玻璃体黄斑疾病的病理”)。玻璃体后皮质另一个独特之处就是包含玻璃体细胞。玻璃体细胞在玻璃体后皮质形成一个单细胞层，距离视网膜 20~50μm[10]。这些细胞作为主要的免疫调节细胞通过它们的吞噬活性维持玻璃体的透明性。玻璃体细胞在包括视网膜前膜，如黄斑皱褶等多种疾病病理过程的早期阶段，通过分化为肌成纤维细胞作为主要的收缩成分(见第 10 章“玻璃体细胞与玻璃体视网膜生理和病理”；第 18 章“玻璃体与黄斑皱褶”)。

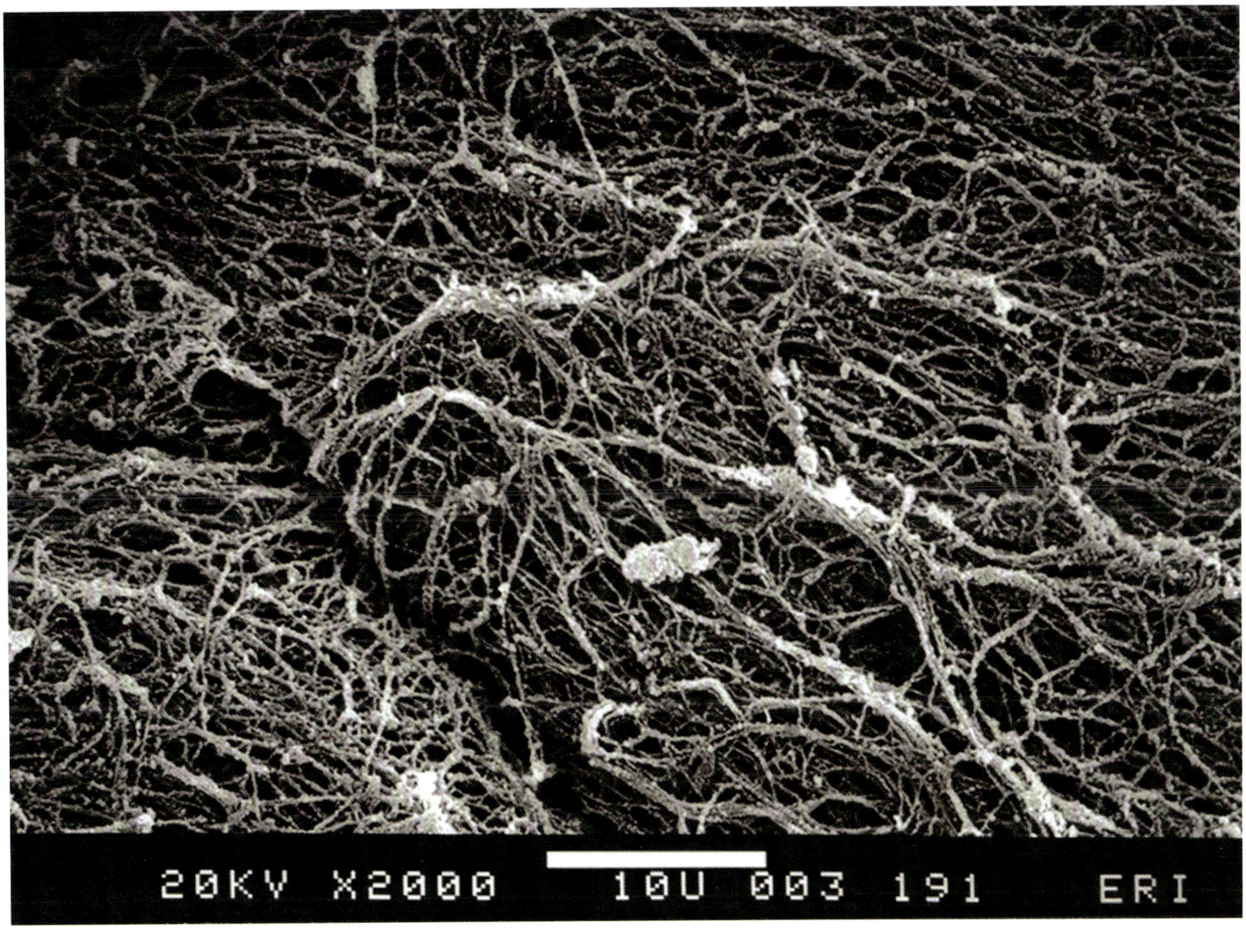


图 9.1　扫描电镜显示人眼玻璃体后皮质中高密度的胶原纤维网。

## 3.3 玻璃体基底部

玻璃体基底部“锚住”玻璃体，是玻璃体胶原纤维的嵌入点。其前缘在锯齿缘前 2mm，其后缘随着时间的推移逐渐向后延伸至锯齿缘后 1~3mm[21,22]。此外，玻璃体基底部不是一个平坦的结构，但实际上也延伸到前部玻璃体。前面已经提及，玻璃体基底部胶原纤维浓度最高，只有这个区域的胶原纤维垂直长入视网膜。这些胶原纤维在锯齿缘前后插入（图 9.2），形成一个致密的环样结构，跨越锯齿缘。虽然生物化学相互作用提示在眼底其他部位也存在玻璃体视网膜粘连，但玻璃体基底部的机械性插入是特有的，在这里玻璃体的胶原纤维直接与睫状体无色素上皮和周边视网膜的神经节细胞层交错结合。这种牢固的机械性黏附力导致尽管其他部位发生 PVD，但玻璃体基底部仍然与视网膜紧密相连[15]，同时解释了视网膜撕裂容易发生在玻璃体基底部后缘的原因。

## 3.4 玻璃体视网膜界面

玻璃体视网膜界面可能是玻璃体最为复杂的区域，是玻璃体与视网膜之间黏附的狭窄地带。玻璃体视网膜界面由 3 个不同的部分组成：玻璃体后皮质（见上文）、视网膜内界膜（见第 11 章“玻璃体视网

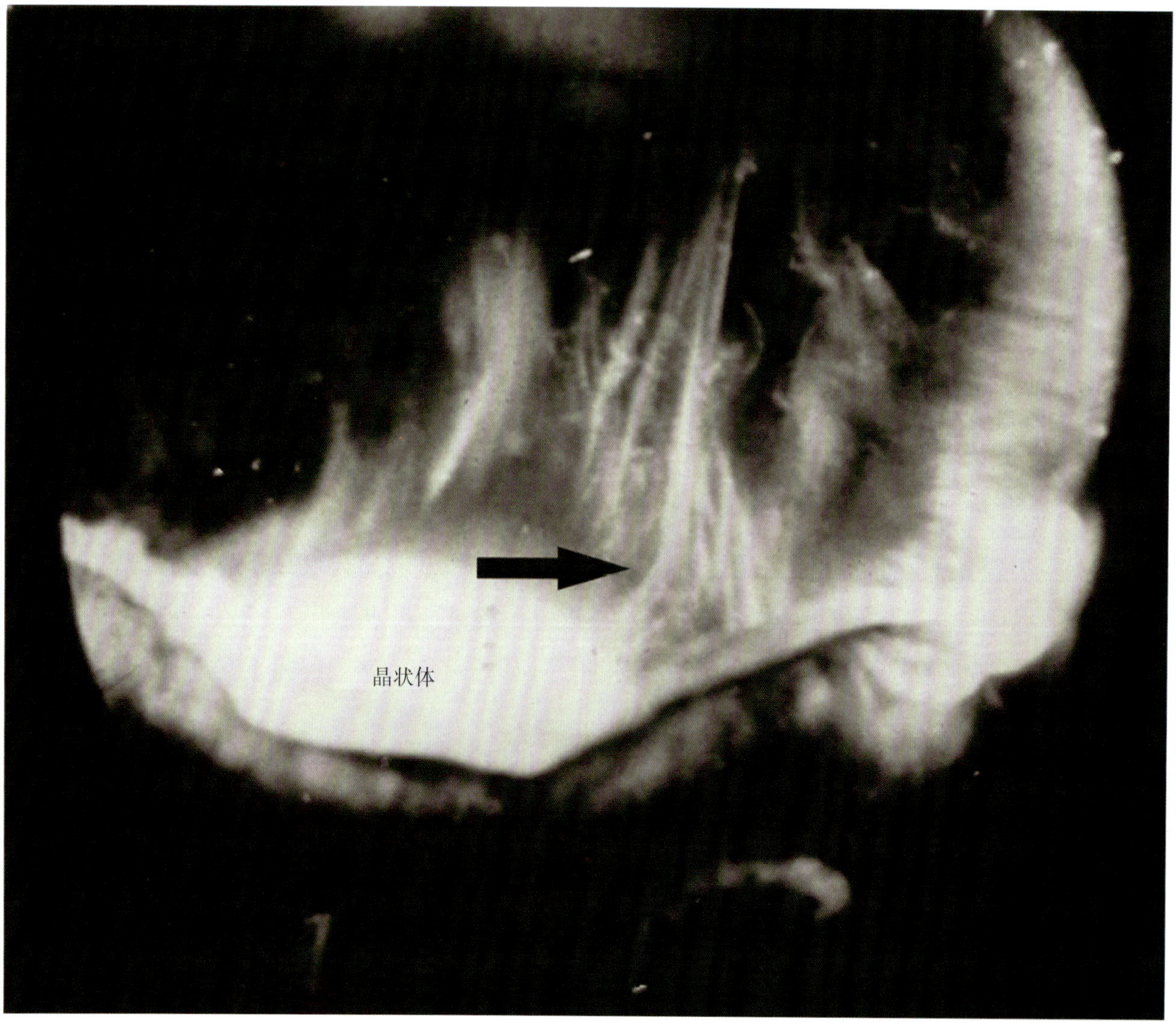


图 9.2 暗视野裂隙显微照片显示玻璃体基底部胶原纤维在锯齿缘前后插入（箭头所示）。晶状体的后部可见[24]。

膜界面与内界膜”)，以及两者之间的细胞外基质。视网膜内界膜（ILM）是视网膜的基底层，也是Müller 细胞的基膜。在视盘表面，内界膜实际是终止的，并转变为 Elschnig 的内界膜和 Khunt 膜[10,15,23]（见第 17 章“玻璃体视盘粘连与牵拉”）。这种形态上的变化是重要的，因为大量的研究表明，玻璃体视网膜粘连的强度与内界膜的厚度呈反比[15,24]。有研究证明[25]，自发性玻璃体后脱离之后，在黄斑区会有直径为 500~1500μm 的永存玻璃体残余皮质，这两个区域内界膜都较薄。

玻璃体视网膜界面的另一个重要成分是细胞外基质（ECM），也称为 Heegaard 玻璃体视网膜的分界。玻璃体后皮质与视网膜的内界膜之间缺少机械性黏附部位，细胞外基质作为生物胶将两个结构黏附。细胞外基质的分子成分多样化，目前已知包括纤连蛋白、层粘连蛋白、旋光蛋白及硫酸软骨素蛋白聚糖。Russell[12]提出一个模型，通过这个模型细胞外基质能够保持玻璃体视网膜界面的完整性。在他的理论中，240kDa 的蛋白核心与内界膜的Ⅳ型胶原结合。结合到蛋白核心的是硫酸软骨素糖胺聚糖（GAG）系列，它主要存在于内界膜的玻璃体一侧。硫酸软骨素糖胺聚糖结合到纤维蛋白，多数可能是旋光蛋白，这种结合蛋白又能够与玻璃体皮质中的Ⅱ型胶原纤维相互作用。通过这种链状的交互结合，内界膜-核心蛋白-硫酸软骨素糖胺聚糖-旋光蛋白-玻璃体皮质，这就构成相对强大的生物化学黏附[12]。这种生物化学型的黏附不仅仅存在于后极部，而是存在于整个视网膜。这是通过检测 ABC 软骨素酶对玻璃体视网膜界面的影响得到的客观证据。软骨素酶会产生酶裂解作用，破坏硫酸软骨素的黏附过程，甚至能够使包括玻璃体基底部在内的所有玻璃体部位与视网膜完全分开[26,27]（见第 56 章“软骨素酶玻璃体溶解术”）。

玻璃体视网膜黏附的地形变化的另一个重要因素是视盘。在视盘表面，没有玻璃体后皮质和内界膜，只有非常薄的 Elschnig 和 Khunt 膜[28]。然而，沿着视盘的边界，玻璃体视网膜黏附十分牢固。这种黏附力介于后极部的生物化学型的黏附力和玻璃体基底部机械性嵌合力之间。因此，当玻璃体后脱离发生时，视盘周围这些与视网膜组织的粘连，是除玻璃体基底部以外的粘连区域，此外，这种分离常与伴随玻璃体粘连的神经胶质组织环从视网膜组织上分离，这就是临床上观察到的 Weiss 环[29]（图 9.3）。

玻璃体后脱离能够撕除视盘周边组织，这说明玻璃体皮质纤维与视神经乳头的胶质组织有着牢固的黏附力。实际上，在这个区域的基底层和星状胶质视盘前膜与玻璃体皮质纤维形成机械性的交织[30]。目前不能确定这种粘连是纯机械性的，还是机械性和生物化学性混合的。有趣的是，糖尿病患者视盘周围常保持持久的黏附。这个机制似乎与新生血管膜最先通过玻璃体皮质中视盘前孔进行增殖相关[31]。这些膜的功能是加强视盘周边玻璃体视网膜的黏附作用（见第 17 章“玻璃体视盘粘连与牵拉”）。

## 4. 玻璃体的年龄性改变

玻璃体的年龄性改变包括两个同时发生的特征性改变：玻璃体液化和玻璃体视网膜界面的粘连减弱。这与玻璃体相关疾病和玻璃体后脱离密切相关。

### 4.1 液化

玻璃体液化最早发生在儿童时期[32,33]。年龄相关的液化称为年龄性玻璃体液化，但是玻璃体液化可以发生在任何年龄（图 9.4）。在年轻人中高度近视眼与正视人眼相比较，引起玻璃体后脱离的玻璃体液化发生时间更早。Yonemoto 发现近视屈光度每增加 1D，玻璃体后脱离发生时间将在平均年龄（61 岁）的基础上提前 0.91 岁[34]。由此，可推测这与玻璃体过早液化有一定关联。近视导致玻璃体后脱离机制可能是玻璃体内透明质酸浓度的降低[35]。其他的研究表明近视眼玻璃体液化主要原因是液化玻璃体的合成增加，而不是在凝胶状玻璃体中发生液化[36,37]（见第 8 章“近视性玻璃体病变”）。此外，还有许多原因导致玻璃体液化的年龄提前，与先天性胶原代谢障碍疾病密切相关，例如，马方综合征，Ehlers-Danlos 综合征、Stickler 综合征[38]和 Knobloch 综合征[39]，这些疾病相关的眼部异常通常与严重的玻璃体液化相关（见第 3 章“遗传性玻璃体视网膜疾病”）。

随着玻璃体液化的进展，在凝胶状的玻璃体中出现口袋一样的液化玻璃体，被称为玻璃体液化腔。最早由 Worst[40]报道，黄斑前部玻璃体形成第一个

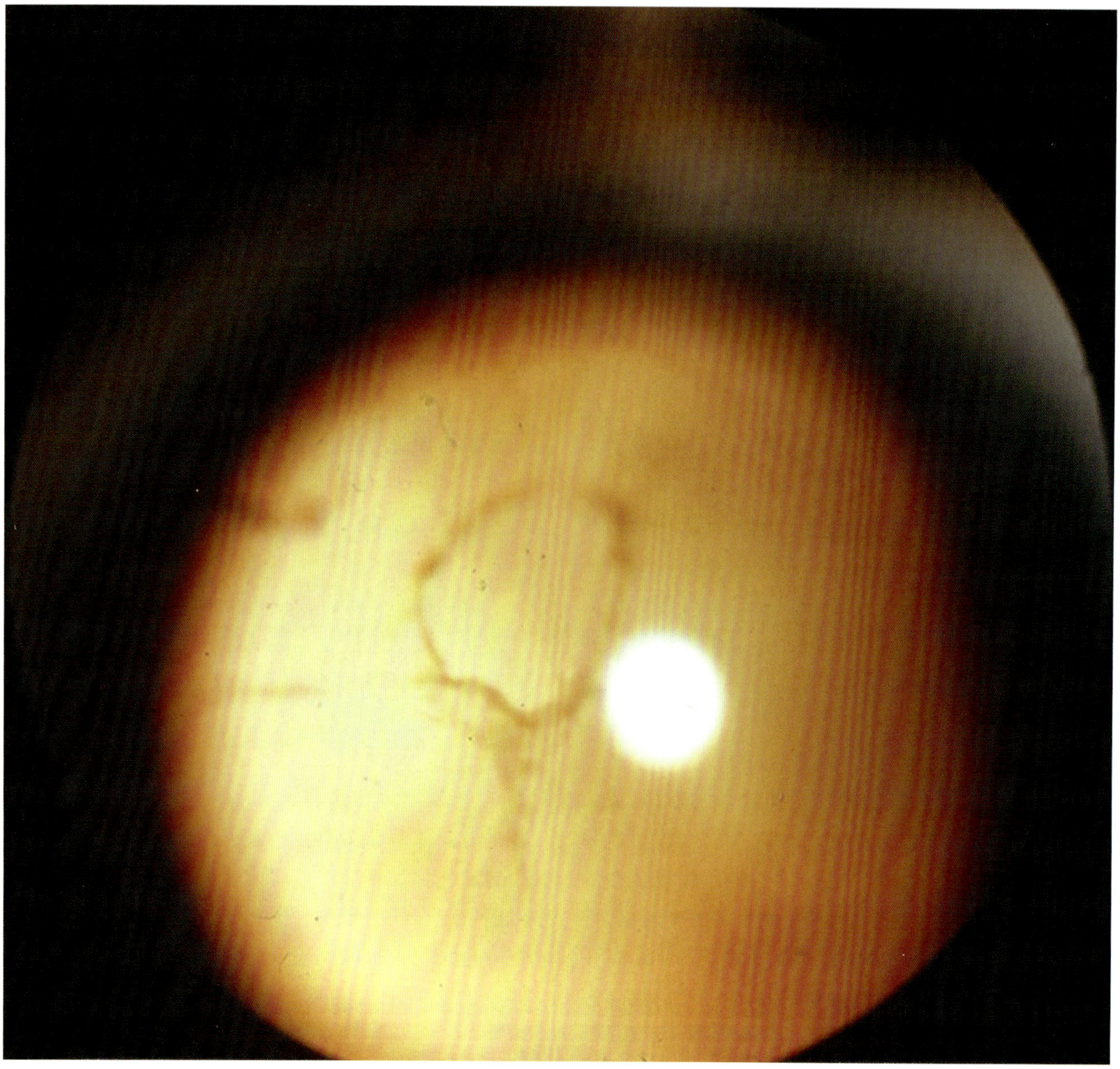

图 9.3 裂隙灯下观察发生玻璃体后脱离后,在玻璃体后皮质可见 Weiss 环。

玻璃体液化腔(图 9.5)。发生在这个特殊位置的原因目前仍然不清楚,目前有许多相关理论。其一是认为因黄斑区是光线照射聚集部位,可见光的照射释放的自由基[41]导致黄斑前玻璃体的裂解比其他部位更早[42,43]。另一个相似的理论也认为是由自由基引起的,但他们认为自由基是黄斑部高代谢的产物[44]。另外,推测这种现象同 Cloquet 管一样,其黏液囊是胚胎血管的残留物。

青少年时期,20%的玻璃体会发生液化[32],70 岁时这个比例上升至 50%[45]。重要的是,在 40 岁左右,液化的玻璃体能够通过裂隙灯观察到,裂隙灯下可以见到灰线样结构,同时可以见无光散射的口袋样液化玻璃体。暗视野裂隙显微镜照相显示了成年人玻璃体中的纤维及分布特征(图 9.6a)。透射电镜显示这些可见的纤维是玻璃体胶原纤维成束的聚集而成(图 9.6b)。实际上,关于玻璃体液化的各种理论都与胶原相关。尽管已经表明玻璃体各种胶原在整个生命过程中是交替转变的,但是单凭这种转变不足以引起玻璃体液化。以下有三种理论与玻璃体液化相关,分别是透明质酸与胶原的交联,异型性胶原纤维表面的Ⅸ型胶原纤维丢失,以及酶促胶原降解。

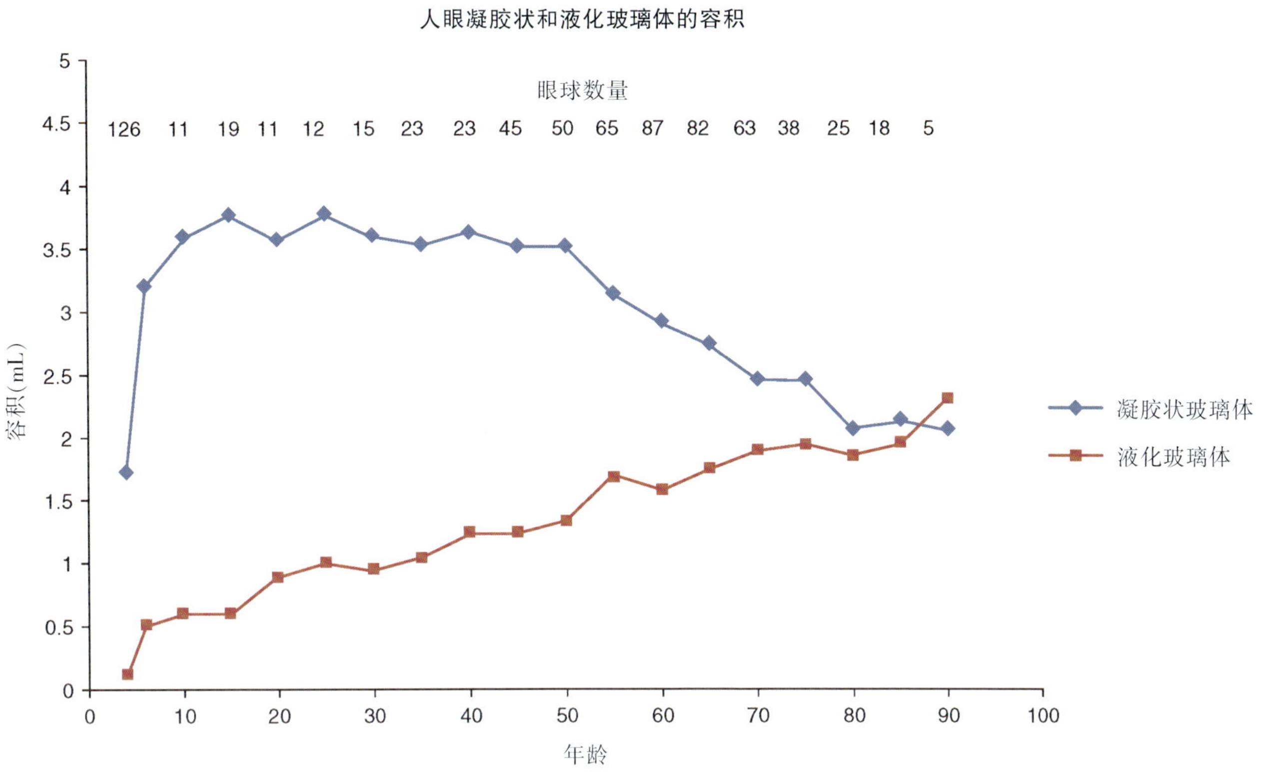


图 9.4 整个生命周期中,人眼凝胶状和液化玻璃体容积变化。在生命的前 5 年,虽然液化的玻璃体很少,但玻璃体液化已经发生。图片上方的数字代表纳入研究的眼球数量。

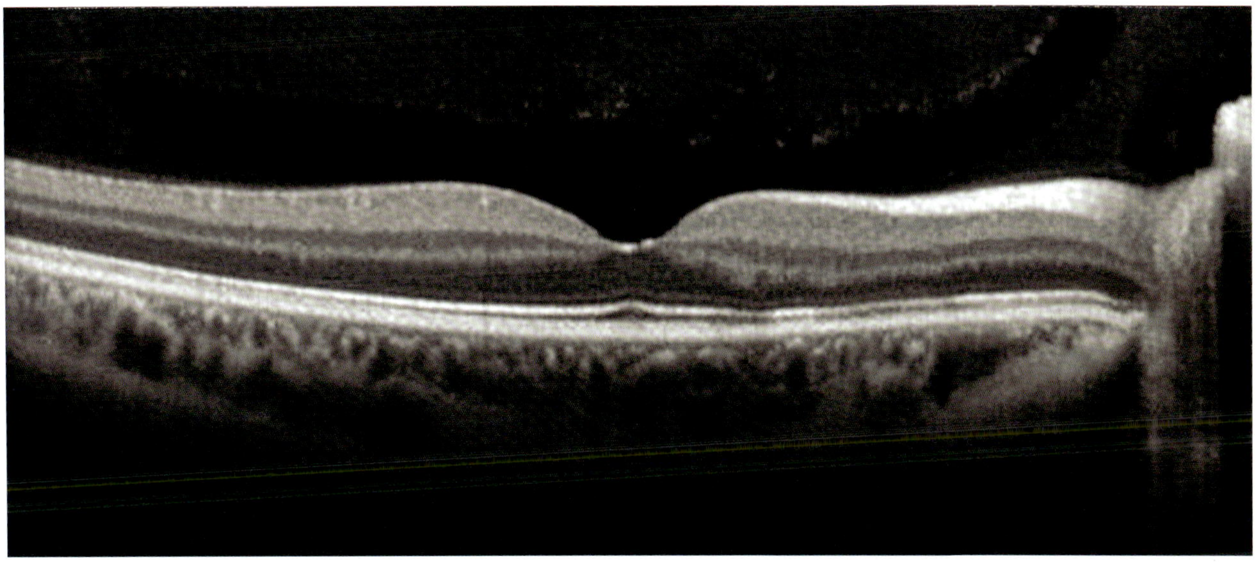

图 9.5 OCT 显示 22 岁女性后部玻璃体中可见黄斑前的液化腔隙。

目前主导的理论之一提出透明质酸与玻璃体液化密切相关。如上所述,透明质酸是高亲水性的葡糖胺聚糖,它对长距和短距胶原纤维起重要作用(见第 6 章"玻璃体生物化学与人工玻璃体")。胶原提供基质,透明质酸吸收水分,透明质酸通过其锁水功能有效地为基质提供结构支持[47,48]。理论上,透明质酸与胶原纤维相互作用改变,包括透明质酸的丢失或者其他机制,将会导致胶原基质的塌陷和玻璃体中出现口袋一样的液化玻璃体囊。如果透明质酸与胶原蛋白分离,将会导致胶原纤维相互接触,并横向融合到更大的聚合体中。残余玻璃体凝胶中增加了胶原成分的同时,在其他部位将会出现胶原成分减少并导致液化腔形成(图 9.6c)。玻璃体后脱离的眼中透明质酸的含量比正常玻璃体中减少的现象支持这一理论[11]。另外,随着透明质酸的减少,凝胶状的玻璃体随之减少也间接证明了这一理论[6]。另外,也可能出现由于透明质酸结构的改变导致其与胶原蛋白相互作用改变。研究表明,自由基能够改变透明质酸的平均分子量[49]。另外,在凝胶状玻璃体和液化的玻璃体中透明质酸的色谱洗脱图和光学性能是不同的[50],说明结构性的改变在玻璃体液化过程中起到重要的作用。此外,这似乎也能够解释为什么糖尿病患者比非糖尿病患者更早地发生玻璃体液化。因为糖尿病会导致玻璃体中葡萄糖的增加[51],胶原更加容易发生非酶糖基化反应[8,52],同时自由基对透明质酸造成损伤[49],都使得糖尿病患者更早地发生玻璃体液化(见第 5 章"糖尿病性玻璃体病变")。

然而,关于透明质酸的理论有一个问题,那就是在实验研究中即使完全去除玻璃体的透明质酸,玻璃体并不会发生液化。当 90%的透明质酸被透明质酸链霉素裂解剂解聚,尽管玻璃体的胶体量减少,但并没有发生广泛的胶体液化[6]。异型性胶原纤维表面的Ⅸ型胶原纤维丢失导致玻璃体液化的机制被提出[5,53]。Ⅸ型胶原纤维连接到异型性胶原纤维的Ⅱ型胶原上。未结合的Ⅱ型胶原能够与其他Ⅱ型胶原聚合成为胶原纤维,是保持空间构象的保证。研究表明Ⅸ型胶原纤维较其他胶原半衰期更短(大约 11 年)[53]。Ⅸ型胶原纤维的丢失将会加剧Ⅱ型胶原的聚集。采用 ABC 酶裂解Ⅸ型胶原纤维的 CS 链,能够观察到随后的胶原束状聚合,也证明了这一观点[53]。

虽然大多数关于玻璃体液化的流行理论都涉及胶原的聚集,但第三个理论从实际的角度提出,胶原的降解是主要原因。Los 等证明了随着年龄的增加胶原降解逐渐加剧[54]。进一步的研究表明,随着时间的推移,基质金属蛋白酶或其他酶所造成的酶促裂解作用会导致Ⅱ型胶原结构的破坏。

## 4.2 结构的改变

### 4.2.1 纤维聚集

当玻璃体发生液化,胶原纤维聚集成束(图9.6b),这种现象能够通过生物显微镜观察到(图 9.6a,c)。玻璃体液化并伴玻璃体视网膜界面分离将会造成液化玻璃体进入视网膜内界膜和玻璃体后皮质之间。从玻璃体内部到玻璃体和视网膜之间形成的空间位移导致玻璃体的塌陷(凝缩),这是玻璃体年龄性改变的重要特征。下面章节中会讨论,玻璃体液化所带来的流变改变除了是造成玻璃体后脱离关键步骤外,在眼生理学中也产生重要作用(见第 25 章"玻璃体生理学"),会造成核性白内障、原发性开角型青光眼,以及增生性糖尿病性视网膜病变等眼部病变。玻璃体液化引起这些疾病的重要原因是加速氧的弥散(见第 26 章"氧与玻璃体视网膜生理和病理")。研究表明,氧能够通过弥散从视网膜动脉进入玻璃体中[55]。然而,在凝胶状的玻璃体中,氧的弥散速度非常慢,它只能慢慢地弥散到玻璃体的其他部分。但是,一旦玻璃体已经发生液化,眼球运动所带来的液流将会加速氧在整个玻璃体的弥散,随之改变玻璃体中氧的浓度梯度[56]。另外,玻璃体液化后耗氧量比凝胶状玻璃体低[57]。这些都将导致玻璃体腔形成较高的氧浓度。玻璃体液化后氧的重新分布及耗氧量的减少,是与玻璃体液化相关的眼部病理变化的原因[55,57]。

### 4.2.2 玻璃体基底部迁移

玻璃体基底部如同中间部玻璃体和玻璃体视网膜界面一样,其结构会随着时间的变化而发生改变。最为显著的变化是玻璃体基底部的后界将会向后移动。在出生时,玻璃体基底部的后界常常是位于锯齿缘或者向后刚刚超过锯齿缘。然而,随着年龄增长,玻璃体基底部的后界进一步地向后进入视网膜的周边部[21]。这个过程也许是因为前部视网膜新合成的胶原迁移穿过内界膜,与已经存在的胶原相互作用相互缠绕形成[22]。有趣的是,这个过程在颞侧发生的程度比鼻侧的程度高。这也可以解释为什么视网膜裂孔颞侧比鼻侧高发。

### 4.2.3 玻璃体视网膜粘连减弱

如果凝胶状玻璃体液化和玻璃体塌陷同时伴随着玻璃体视网膜界面粘连减弱,通常造成的玻璃体后脱离是安全的。Foos 证明尽管玻璃体大部分在早期发生液化,但是在 60 岁以前,玻璃体后脱离较少发生,因为存在玻璃体视网膜黏附力[45]。然而随着

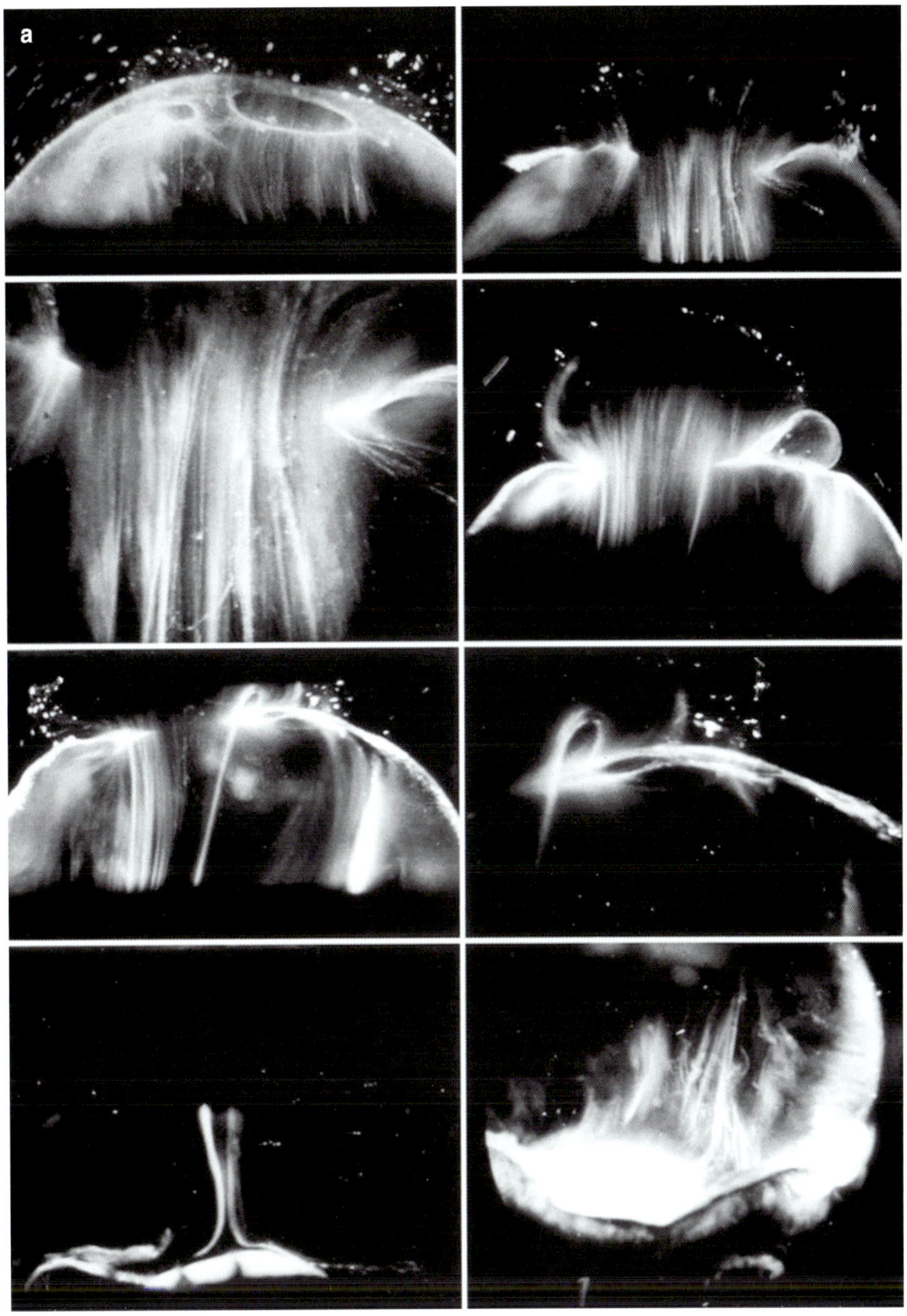


图 9.6　(a)暗视野裂隙显微镜下观察人类玻璃体结构。玻璃体从巩膜、脉络膜和视网膜分离，只保留与眼前节的附着。照明是通过裂隙灯从侧面照射，产生水平的光学切面。所有的照片都采用眼前节在下，眼后极在上的排列方式。第一排左图为 52 岁男性的玻璃体。玻璃体被玻璃体皮质环绕。在视盘前部的玻璃体皮质有一孔(小的，左侧)。玻璃体纤维朝向黄斑前的区域。第一排右图为 57 岁男性的后部玻璃体。大量的、束状的、突出的纤维随着黄斑前部的玻璃体皮质，呈前后方向进入皮质之后间隙。第二排左图为第一排右图的放大。第二排右图为 53 岁女性的右眼后部玻璃体。显示的是后部玻璃体通过前部视盘孔(右侧)及黄斑前部玻璃体皮质(向左侧明显膨出)大量膨出。纤维呈前后方向进入皮质之后的空间。第三排左图为第二排右图的同一标本的不同层次的水平光学截面。一束较大的纤维从玻璃体中央向后部插入黄斑前部的玻璃体皮质。第三排右图为第三排左图的放大。较大的纤维由于玻璃体挤压到皮质后空间，所产生的牵拉导致纤维呈现曲线形态。最后一排左图为 33 岁女性的前部和中间部玻璃体。Cloquet 管组成晶状体后的 Berger 间隙。最后一排右图为 57 岁男性的前部和周边玻璃体。标本是向前倾斜的，目的是能够更好地暴露晶状体后部和前部靠周边的玻璃体。在晶状体的右侧，玻璃体纤维呈前后方向插入玻璃体基底部。这些纤维呈扇形张开，分别在锯齿缘前后插入。(From Sebag[24])(待续)

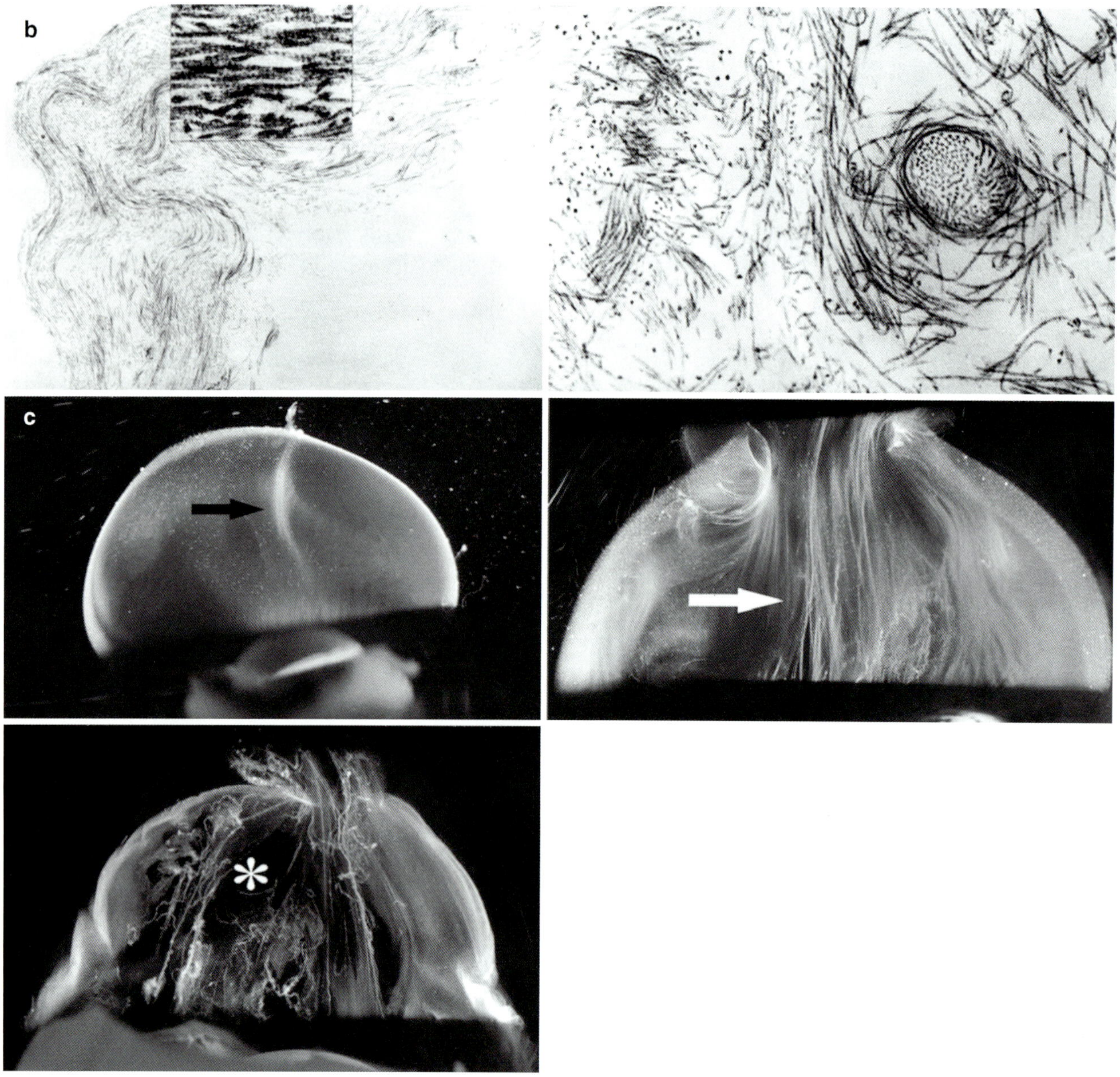


图 9.6(续) (b)透射电镜显示成束的胶原纤维,左侧为纵断面,右侧为横断面。左侧图片中的插图是高倍放大显示出的胶原性质纤维束[46]。(c)左上(中央)显示的是 33 孕周人类的均质凝胶状玻璃体。图中唯一有光散射的结构(黑色箭头所示)是残留的玻璃体动脉。右上显示是 59 岁老年人的中央玻璃体纤维组成(白色箭头所示)。左下显示的是 88 岁老年人的凝胶状玻璃体发生广泛变性,伴随着高密度的纤维聚合,邻近的凝胶状玻璃体液化,有时还会出现间隙(星号所示)。

玻璃体视网膜界面粘连减弱，甚至发生分离，但由于玻璃体基底部存在强大的机械性黏附，当其他部位发生完全性玻璃体后脱离时，玻璃体基底部仍然保持黏附状态。玻璃体视网膜之间黏附较强的部位还有视盘、黄斑，以及沿着视网膜血管的部位。但是重要的是要认识到，玻璃体并非局限于这些部位的局部粘连，而是以筋膜的方式附着在整个后极上（图 9.7a）。有时，黄斑前的玻璃体皮质成为增生性玻璃体视网膜病变增生膜形成的部位，也是玻璃体黄斑牵拉的部位(图 9.7b 中右侧较大的孔，以及视频9.1）。

目前关于玻璃体视网膜粘连减弱机制的理论有很多。其中一个理论认为 Müller 细胞起着重要的作用。Müller 细胞能够合成参与玻璃体视网膜界面形成的细胞外基质。Kloti 等证明 Müller 细胞的梗死形成，将会导致内界膜与玻璃体后皮质之间的分离，他们猜测这就是随着年龄增加玻璃体视网膜粘连减弱的原因[59]。相似的理论猜测，随着年龄增加内界膜增厚[60]，将会阻碍 Müller 细胞合成的细胞外基质蛋白进入玻璃体视网膜界面[58]。随着年龄增加，内界膜进行性增厚的现象，至少提供了一个玻璃体视网膜界面作用力减弱的可能的原因（见第 11 章“玻璃体视网膜界面与内界膜”）。

其他较为流行的理论是细胞外基质的胶原成分，尤其是 XⅧ型胶原[61,62]。如上所述，玻璃体视网膜的黏附依赖硫酸软骨素蛋白聚糖、胶原及旋光蛋白。XⅧ型胶原被认为是最为重要的胶原，因为它

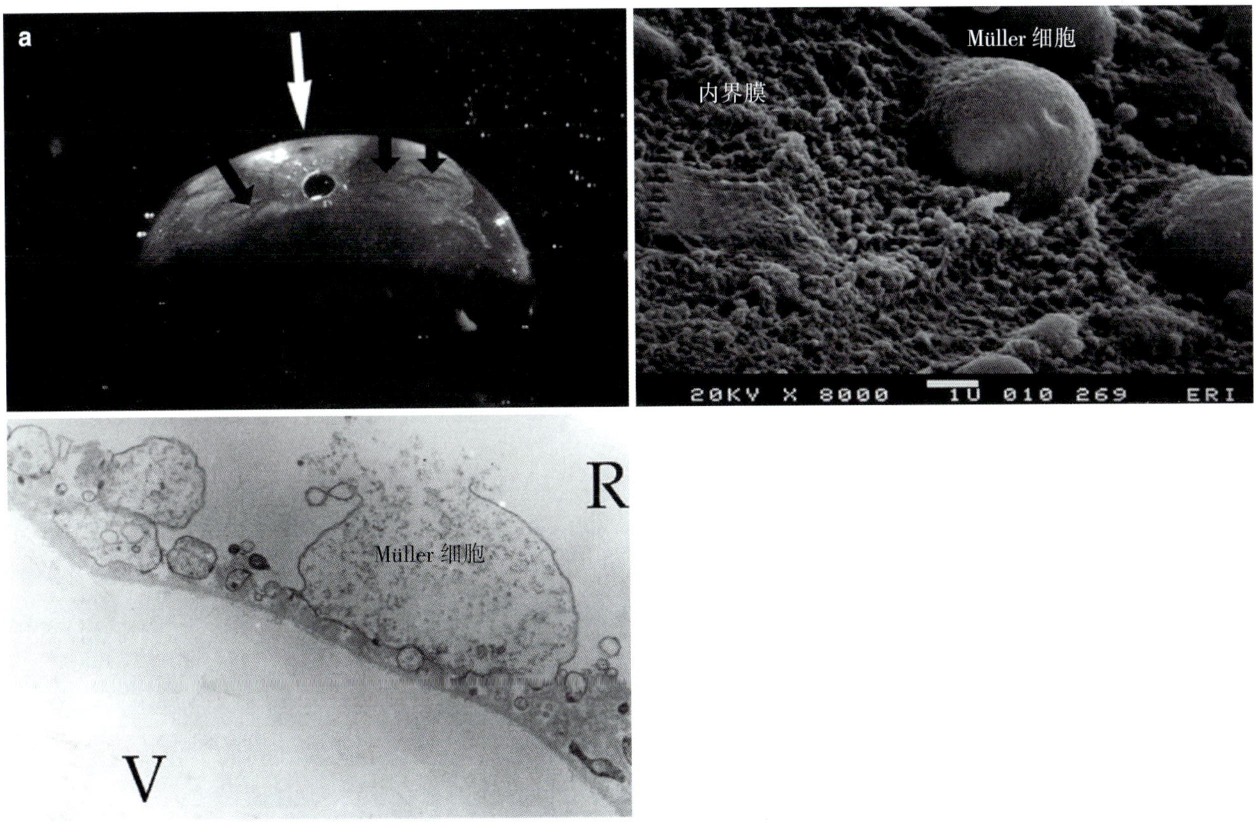


图 9.7 年龄相关的玻璃体视网膜界面的变化。玻璃体视网膜之间较强的黏附部位有视盘、黄斑及沿着视网膜血管的部位。另外，在这些部位，整个后极部强大的黏附方式采用的是筋膜方式，而不是局部的强黏附力。我们把视网膜从玻璃体的黏附中撕离，在年轻人(a)和中年人(b)的对比中，所呈现的不同结果证明了这一点。(a)显示的是年轻人玻璃体后部皮质。视网膜从玻璃体的黏附中撕离后，与中年人对比有不同的表现。暗视野裂隙灯显微照片显示，有一个附加的层状组织黏附在玻璃体后部皮质上（第一排左图）。该组织中有一个孔，它与视盘前玻璃体皮质联系组成线性分支样结构，此模式与视网膜血管相同（黑色箭头所示）。黑色箭头指示的是与黄斑相关的区域。这个组织通过扫描电镜显示（第一排右图）土丘样结构与内界膜相接触。透射电镜（第二排左图）显示这些土丘是黏附到内界膜的 Müller 细胞的内足板（R，视网膜；V，玻璃体）。因此，在年轻人玻璃体黏附到视网膜的力量比 Müller 细胞本身要强。这只发生在 20 岁以下的年轻人，另外，仅发生在后极部。（待续）

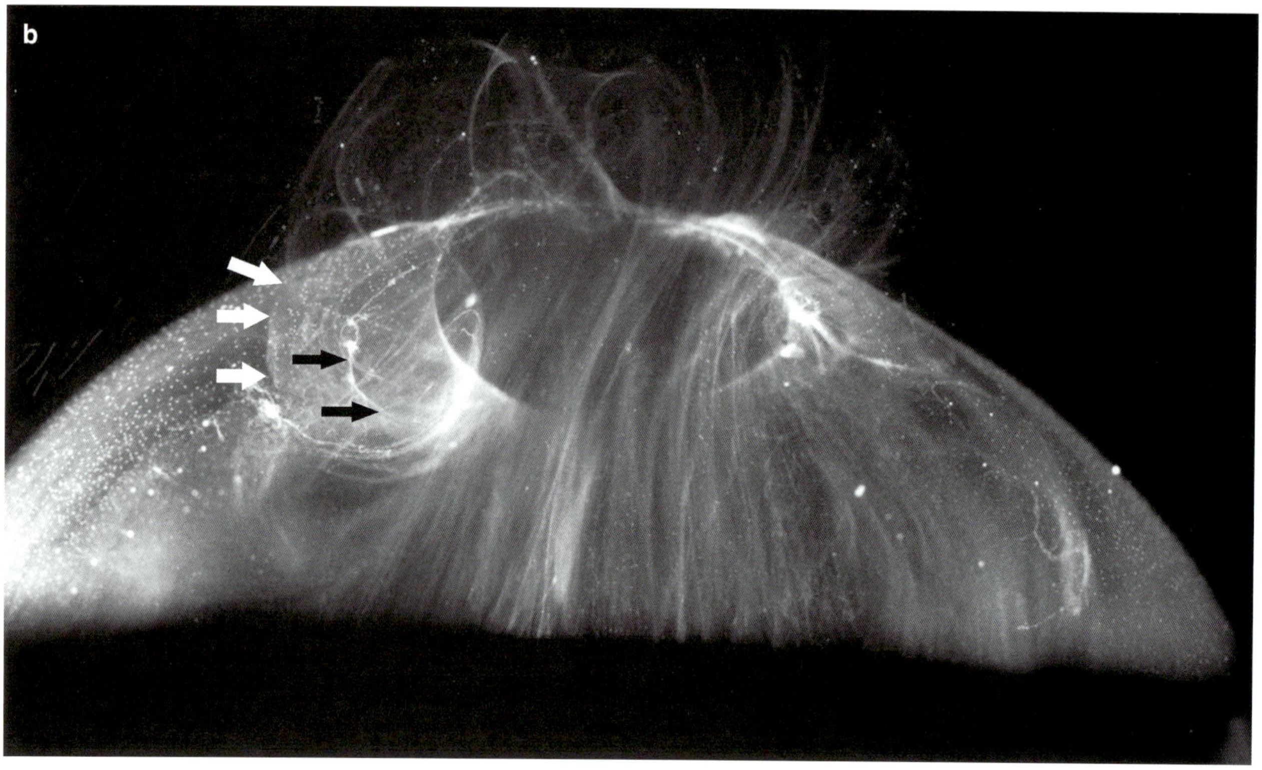


图 9.7(续) (b)暗视野裂隙灯显微镜下中年人的玻璃体后部皮质。显示的是视盘周边孔(左侧较小的孔,黑色箭头所示),以及伴随膨出的玻璃体(白色箭头所示),黄斑前孔(右侧较大的孔)及伴随膨出的玻璃体纤维。玻璃体细胞呈现亮点状结构嵌入周边和后部玻璃体皮质中。

介导硫酸软骨素蛋白聚糖与旋光蛋白的连接[2,13]。XⅧ型胶原敲除鼠将会加速玻璃体视网膜黏附的解离。然而旋光蛋白敲除鼠并没有加速玻璃体视网膜黏附的解离[62]。

## 5. 玻璃体后脱离

玻璃体后脱离(PVD)是玻璃体年龄性改变的最终过程。PVD 的定义是在从玻璃体后极部到基底部的所有与视网膜接触的部位与视网膜分离(图 9.8)。如果 PVD 发生时玻璃体已经发生充分的液化,同时静态力量或者眼球运动所引起的动态力量造成的玻璃体视网膜之间的分离,那么此时 PVD 将不会产生任何后遗症。尽管 PVD 是年龄相关的自然生理过程,但它经常也会导致多种玻璃体视网膜病理变化。研究表明,超过 24%有症状的 PVD 导致视网膜并发症[34,63,64](见第 14 章“异常玻璃体后脱离与玻璃体劈裂”)。因此,理解 PVD 的过程对于理解许多重要临床疾病的病理生理十分重要。

### 5.1 流行病学

PVD 是玻璃体最常发生的变化。尸体解剖研究显示在 70 岁的人群中 PVD 的发生率为 51%,而 80 岁时将会增加到 63%[45]。同样,临床研究也发现超过 65 岁的人群中 PVD 的发生率为 65%[65]。总的来说,发生 PVD 的平均年龄是 61 岁[34]。玻璃体液化的发生使 PVD 的发生明显增加,超过 60%的玻璃体液化患者较仅 50%的玻璃体液化患者,更易发生 PVD[45]。还有一些因素能够影响 PVD 的发生,其中性别是一个重要因素,女性更容易发生 PVD。女性发生PVD 的平均年龄比男性早[34,45,66]。这种性别差异的主要原因是女性在绝经期后雌激素的缺乏[63]。雌激素的减少导致透明质酸的合成降低,造成玻璃体液化的增加[11,45]。这个理论已经在动物实验被证明,动物暴露在较低的雌激素状态下,可导致透明质酸的降低[67]。另一种可能的机制是更年期影响雌激素分泌影响抗氧化剂和胰岛素依赖的糖代谢。Van Deemter

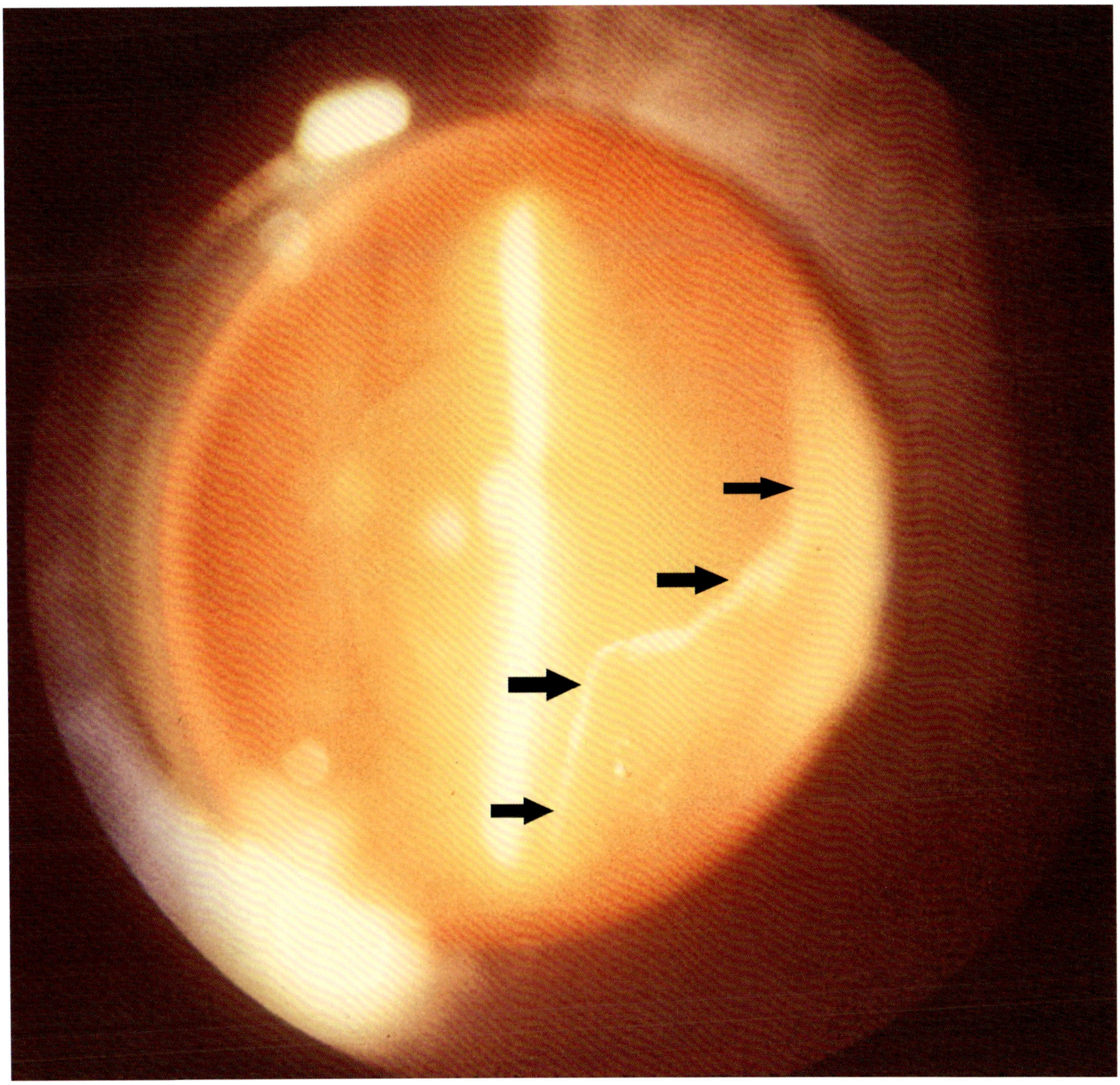

图 9.8 前置镜裂隙灯显微镜下显示玻璃体后脱离。玻璃体后皮质(黑色箭头所示)从视盘(左侧)、黄斑和视网膜血管(从视盘发出)上分离。临床普通超声能够观察到脱离的玻璃体后皮质呈现“S”样结构,这是因为当玻璃体离开视网膜后,上方玻璃体由于重力的作用向下沉降。(Courtesy of Clement Trempe, MD)

等证明女性的晚期糖基化终末产物(AGE)的聚集速度比男性快,绝经期后更加明显[7]。

另一个造成 PVD 提前发生的风险因素是近视[63]。Yonemoto 等发现近视屈光度每增加 1D,PVD 发生年龄会在平均 61 岁的基础上提前 0.91 岁[34]。该研究纳入了完全 PVD 或部分 PVD 的病例。近视人群容易发生 PVD 的原因可能与透明质酸的浓度下降有关[35]。其他理论认为,近视并不是简单地导致凝胶状玻璃体液化,而是液化玻璃体的合成增加[36,37]。

此外,许多胶原的代谢紊乱也会引起 PVD 的发生。前面已提到,马方综合征、Stickler 综合征、Ehlers–Danlos 综合征,以及其他的胶原异常会加速玻璃体的液化(见第 3 章“遗传性玻璃体视网膜疾病”)。这些患者的一个特征是玻璃体液化程度远远比玻璃体视网膜分离的程度严重。因此,胶原异常的患者尽管已经接近全部玻璃体液化,但是玻璃体视网膜的粘连依然存在，因此会发生无害的 PVD。引起玻璃体液化或 PVD 的其他因素包括：外伤、无晶状体眼、视网膜血管疾病和玻璃体积血[68]。

## 5.2 病理生理学

PVD 最为重要的病理生理学过程是凝胶状玻璃体液化及玻璃体视网膜分离。虽然这些都是必要因素，但它们还不足以引起 PVD，还要有其他因素共同作用才能发生完全的 PVD。一个重要的特征是液化的玻璃体必须进入玻璃体皮质后和视网膜前的间隙，即玻璃体视网膜边界的 Heegaard 区域[23]。玻璃体凝胶进入此区域的途径目前仍然不清楚。一个被广泛接受的途径是穿过后玻璃体皮质的头孔。组织学上证明前乳头孔存在，为玻璃体通过该途径进入玻璃体皮质后和视网膜前的间隙提供了一个较为合理的解释[24,45,69]。然而，Johnson[29]指出玻璃体与视盘的粘连直到 PVD 的最后阶段才会分开。因此，其他可能的路径是通过黄斑前的玻璃体皮质。在玻璃黄斑分离后，黄斑前的玻璃皮质层会发现这个“孔”（图 9.7b），这一观点在很久以前已经被Sebag 提出，并近期被 OCT 检查所证实存在着临床活体上不易发现的孔[29,70,71]。Jaffe 在 1968 年首先提出，在 PVD 的患者中，玻璃体会脱垂到该区域[72]。Kishi 在尸检中发现，36 个病例中有 10 例黄斑前玻璃体皮质有一个椭圆形的缺损，玻璃体通过此处突出，这个现象也证实了 Jaffe 的理论[33]。事实上，Gärtner 提出这种现象与椎间盘突出相似，并提出这两种疾病可能有关联 [73]。考虑到玻璃体和关节之间的生化相似性（见第 6 章“玻璃体生物化学与人工玻璃体”），这似乎是有道理的。即使这个孔不存在，但在玻璃体后皮质与内界膜平面上，由于玻璃体液化造成玻璃体皮质变薄，更容易出现微观缺陷，因此黄斑前的玻璃体皮质在玻璃体液化分离过程中起着重要的作用[68,74]。

一旦液化的玻璃体进入玻璃体皮质后与视网膜前的间隙，它将把玻璃体从视网膜平面上进行水性分离。粗略数学模型已用来探索眼球运动对玻璃体运动的作用。大多数早期的模型都没有考虑到眼睛的独特几何形状。例如，早期由 Lindner[75]提出和后期 Rosengren[76]提出利用一个圆柱形的腔室来模拟眼睛的复杂流体动力学。近期由 David 等提出把玻璃体设想为一个球形的模型[77]。虽然这个模型在许多地方是正确的，但未考虑到前部玻璃体与晶状体接触的扁平区域。即使如此，它还是呈现了一种有趣的思路，即玻璃体沿眼球的轴向长度的运动给视网膜带来的剪切力。最新的模型由 Abouali 提出，不仅考虑到晶状体的几何形态同时兼顾了玻璃体年龄性改变过程中黏性的变化。该模型表明，当玻璃体液化时，二次流动的强度与完全的凝胶状态相比增加了 500%。这表明玻璃体的运动，尤其是在其边界附近，随着玻璃体液化的增加而显著增加[78]。其他使用类似的解剖正常的模型研究表明，伴随固定频率的扫视眼球运动，增加幅度对于玻璃体液化的影响不大[79]。这些说明高频的小幅度运动在液化玻璃体的运动中起着最关键的作用。

水分离的过程通常有序进展，会受玻璃体与视网膜黏附较为牢固的区域影响。Johnson 把这个过程分为 5 个阶段(0~4 期；图 9.9)[68,80]。0 期时，玻璃体完整地与视网膜相贴附。1 期是指黄斑周围玻璃体后脱离，可能的原因是这个区域液化的玻璃体首先进入玻璃体皮质后和视网膜前间隙。尽管发生黄斑周围玻璃体后脱离，但玻璃体黄斑黏附在早期一直存在。如前所述，研究表明在直径为 500μm 的区域具有很强的玻璃体视网膜黏附力[25]。这种黏附直到 2 期才会发生完整的玻璃体和黄斑部分离。在 3 期，除了玻璃体与视盘的黏附，其他部位玻璃体全部后脱离。玻璃体视盘部的黏附是除了玻璃体基底部以外黏附力最强的地方，因此在其他地方发生玻璃体后脱离时，此处是最后保持黏附的区域。在 4 期，玻璃体与视盘分离，发生完全 PVD。这是 PVD 的最后阶段，此期是在临床上最易观察的阶段[29,68]。

## 5.3 临床表现

当对 PVD 的临床表现进行描述时，要区分哪些区域发生 PVD 是很重要的。除了早期阶段的并发症（见下文），直到发生最后的玻璃体视盘分离，PVD 大多是无症状的。本节中所描述的症状仅是由完全的 PVD 引起的，而不是由之前所有阶段引起的，以下将讨论这些症状。

PVD 最常见的症状是漂浮物（见第 45 章“玻璃体漂浮物与视力”）。漂浮物可以是 Weiss 环的遮挡、

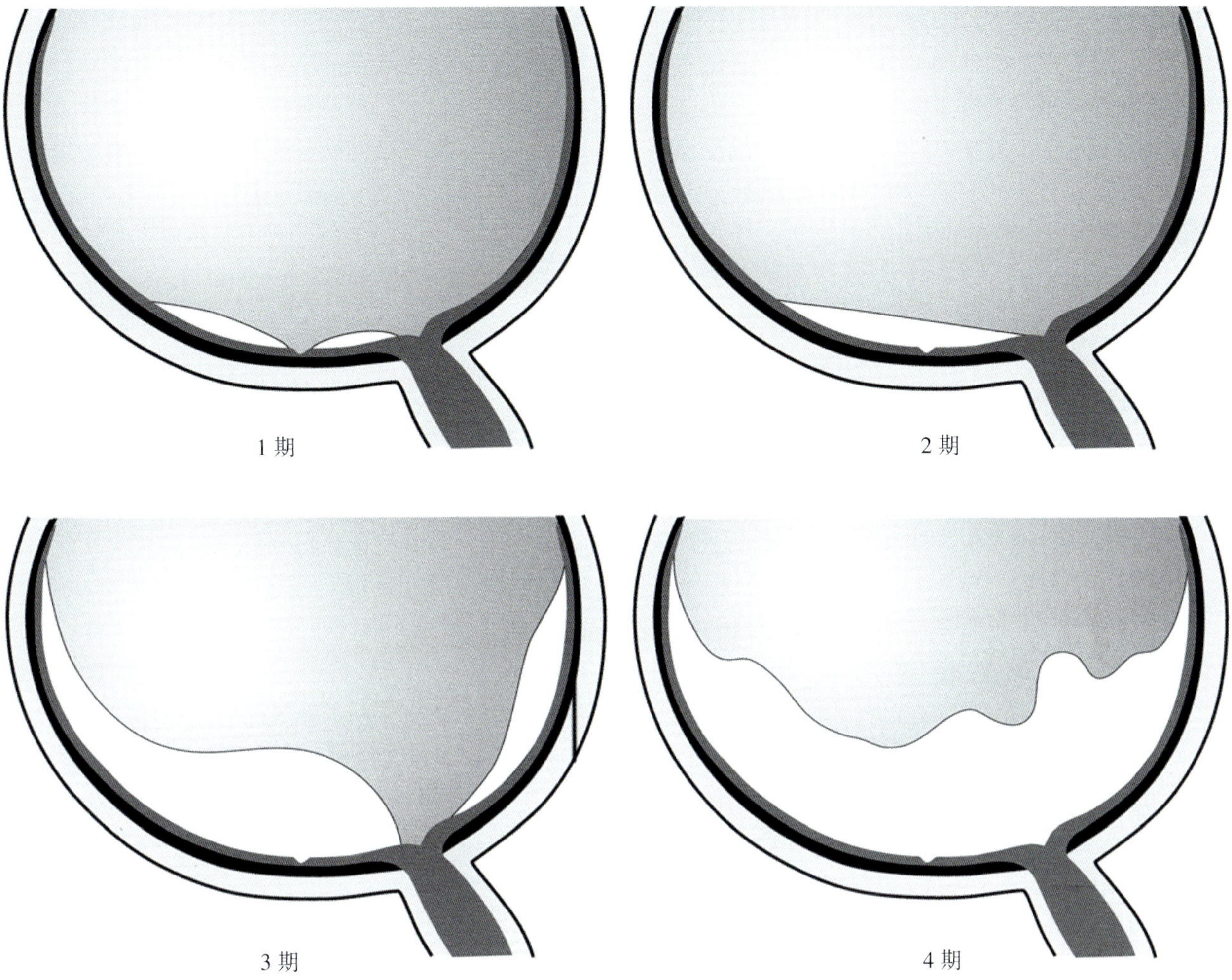


图 9.9　玻璃体后脱离的后 4 期的示意图(0 期未呈现)。(From Johnson[68])

玻璃体积血或是致密的玻璃体纤维造成的。在眼球运动的过程中，密集重叠运动引起患者明显的视觉异常。近期的研究表明，玻璃体漂浮物严重影响了患者的生活质量[81,82]。由于漂浮物与正常的凝胶状玻璃体相比有着不同的声学反射，它们能够被 B 超识别，典型特征为强回声。随着年龄的增加，B 超声影是增加的。此外，通过量化超声上斑点的运动，能够在活体中检测玻璃体的运动度和黏度[83](见第 12 章“玻璃体影像学检查”)。

PVD 的另一个常见的症状是闪光感，或称为 Moore 光闪烁。27%~42%的 PVD 病例发生有症状的闪光感[72]。这种现象被认为是由于玻璃体牵拉[84]或者碰撞[85]视网膜产生的，这也是视网膜发生裂孔的危险因素[72]。询问患者闪光感能否与头部运动或眼球扫视运动相关是非常必要的。如果对于闪光感的描述是 C 形的光弧，并一直延续到周边，说明患者存在玻璃体的牵拉，有发生视网膜裂孔的风险。有趣的是，通过玻璃体运动的数学模型我们发现眼球扫视运动过程中随着玻璃体运动，眼轴较长的眼其视网膜表面所受牵拉力较大。这也解释了为什么近视患者容易发生视网膜裂孔和视网膜脱离[77]。同样，在视网膜或视盘表面血管的牵拉会引起出血，21%的 PVD 患者伴随玻璃体积血[66]。

### 5.3.1 时段性

PVD 在较长的时间被认为是经历长期的凝胶状玻璃体液化和玻璃体视网膜黏附力减弱后相对急性发生的过程。然而这种理解仅仅只能正确地描述 PVD 的最后阶段，例如，玻璃体视盘分离时期。仅仅采用 B 超[70,87]对早期 PVD 进行高分辨率的检测是难以实现的[88,89]。随着 OCT 的应用(图 9.10),对早期 PVD 进行高分辨率的检测变为可能 [89]。由此发现 PVD 是经历很多年的缓慢发生的过程。在 30 岁以上的健康的无症状人群中,发现超过 62%的受试者处于 PVD 的 1~3 期[90],这说明 PVD 很常见。在患有各种玻璃体视网膜疾病的眼中,PVD 的发生率高达 90%[29]。纵向研究已经证明了 PVD 的进展非常缓慢。在超过 30 个月的时间里,10%的眼从 PVD 的 1~2 期进展到完全的 PVD[29]。29%的眼从 PVD 的 1 期进展到 PVD 的 2 期用了 24 个月[91]。尽管发生缓慢,但患者大部分双眼发生,同时双眼发生的程度较为同步。一只眼发生急性 PVD 后,另一只眼在 18 个月内完全 PVD 的发生率为 47%,在 36 个月内完全 PVD 的发生率为 90%[92]。

## 5.4 异常的玻璃体后脱离

尽管早期的 PVD 很难察觉,这些早期阶段 PVD 的临床意义已经被确定。一些研究者已经描述许多发生在完全 PVD 前的现象,以及其所能导致实质性的玻璃体视网膜病变。Sebag[10,93]将其描述为异常的 PVD(APVD)(见第 14 章“异常玻璃体后脱离与玻璃体劈裂”)。Sebag 的 APVD 理论基于液化玻璃体和凝胶状玻璃体分离所引起的病理改变。先天性Ⅱ型胶原代谢障碍、近视、糖尿病或其他存在的系统性疾病都可以导致病理性 PVD。因此,这里的“异常”并不是特指影响玻璃体液化的原因,如马方综合征或高度近视,而是泛指玻璃体液化和界面分离的存在。在 APVD 定义的框架内,APVD 确切的病理特征是由多因素决定的。其一,持久凝胶黏附的位置很重要。例如,发生在黄斑部的持续性黏附造成玻璃体黄斑牵拉综合征,在视盘和视网膜血管表面的持续性黏附将会导致玻璃体视盘牵拉或者视网膜出血。其二,玻璃体皮质的完整性。在PVD 发生早期,为使玻璃体后皮质能够黏附在视网膜表面,玻璃体后皮质所具有的层状结构能够分离(劈裂)(见第 14 章“异常玻璃体后脱离与玻璃体劈裂”)。

Johnson 进一步加深我们对早期 PVD 的认识,将早期 PVD 的表现按附着的解剖部位分组[29,68,80]。Kishi 描述玻璃体黄斑部黏附的范围为 500~1500μm[25],Johnson 基于此范围将其分为两类。对于小范围的黏附(≤500μm),牵拉力是非常局限的,这就导致了中央黄斑的一小块区域的高度紧张。这将会导致全层的黄斑裂孔、假膜、板层黄斑裂孔或者玻璃体黄斑牵拉综合征。黄斑部的微小裂孔和大多数的黄斑中心红色斑点综合征是由于更小的黏附范围(50~150μm),这将导致单位面积牵拉力更大。相反,在更大的黏附区域(通常≥1500μm)能够将牵拉力分散到更大的区域。这种力量虽然不足以产生黄斑裂孔,但是能够造成玻璃体黄斑牵拉综合征,牵拉性糖尿病黄斑水肿,另外可以加剧近视性牵拉性黄斑病变[94],以及引起新生血管性年龄相关性黄斑变性[95]。黄斑前膜很可能是由视网膜表面的玻璃体残留物形成的,一旦玻璃体与视网膜分离,黄斑前膜就开始形成,因此可能有或没有残余的视网膜黄斑粘连[68]。Johnson 的模型也探讨了持续玻璃体视网膜黏附的牵拉力。他认为无论是静态或是动态的力量都很重要。静态的牵拉来自正在脱离的玻璃体后皮质的固有弹性,以及来自部分已经分离的玻璃体的重力作用。动态的牵拉力来自眼球的扫视运动。动态的牵拉力是牵拉视网膜的最重要的力量[29,68,80]。

这两个模型有许多共同点。二者都对比了生理状态的单纯的 PVD 及玻璃体视网膜病变所造成的复杂 PVD。Sebag 和 Johnson 将玻璃体的病理归因于与年龄有关的玻璃变性和玻璃体视网膜局部黏附部位的分离。他们都认为黄斑和视盘周边都是最常见的黏附部位,一旦黏附的范围和力量发生轻微的变化,都可能会导致视网膜病变。Johnson 的模型主要强调 PVD 早期的演变和并发症,Sebag 主要强调玻璃体劈裂的重要性,及其与黄斑皱褶(见第 18 章“玻璃体与黄斑皱褶”)和黄斑裂孔(见第 14 章“异常玻璃体后脱离与玻璃体劈裂”)发病机制的相关性。两个模型都认为 PVD 的晚期并发症(如视网膜裂孔、视网膜脱离及玻璃体积血)发生在玻璃体视盘分离后,这使得玻璃体后脱离范围和牵拉力更大[68]。其他晚期的 PVD 并发症,如白内障的形成,都被认为是与玻璃体腔含氧量的变化相关[57]。总之,两种理论都强调了早期 PVD 在许多严重玻璃体视网膜病变的发生中所起的致病作用。

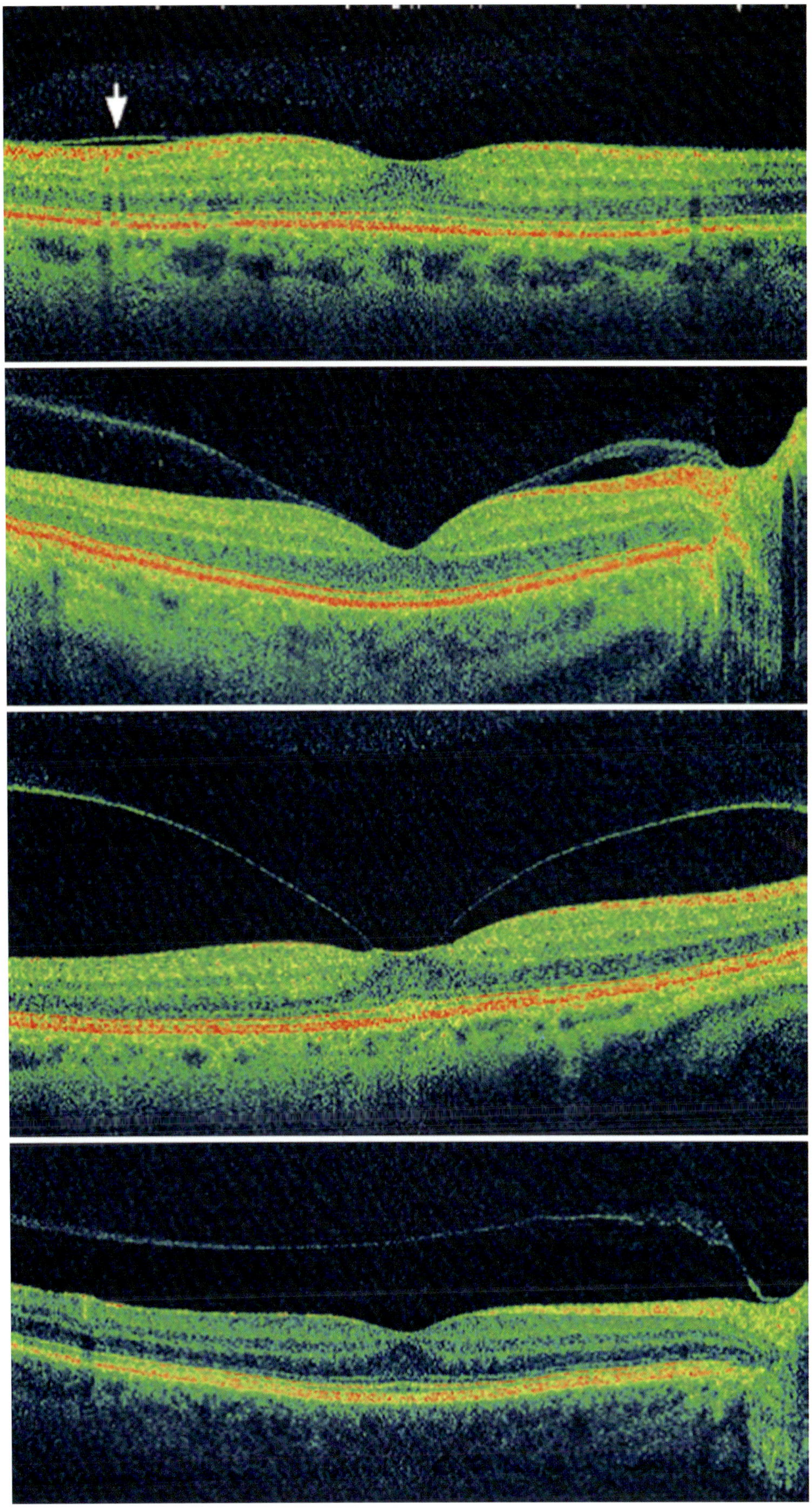

图 9.10　OCT 显示早期玻璃体后脱离。OCT 出现以前，许多早期的 PVD 是无法检测的（见第 12 章“玻璃体影像学检查”）。最上面的图显示的是玻璃体后皮质（箭头所示）与视网膜内界膜略微分离。第三幅图显示的是异常的 PVD 伴随玻璃体后部牵拉，2013 年的 IVTS 分级中将 PVD 定义为持续性玻璃体黄斑黏附伴随视网膜结构改变，在这个病例中有轻度的黄斑隆起。最后一幅图显示的是 PVD 伴随视盘的持续黏附[68]。

**缩略语**

| | |
|---|---|
| AGE | 晚期糖基化终末产物 |
| APVD | 异常玻璃体后脱离 |
| CS | 硫酸软骨素 |
| ECM | 细胞外基质 |
| GAG | 糖胺聚糖 |
| HA | 透明质酸 |
| HS | 硫酸肝素 |
| ILM | 内界膜 |
| PVC | 玻璃体后皮质 |
| PVD | 玻璃体后脱离 |

## 参考文献


1. Bishop P, Crossman M, McLeod D, Ayad S. Extraction and characterization of the tissue forms of collagen types II and IX from bovine vitreous. Biochem J. 1994;299(Pt 2):497.
2. Le Goff M, Bishop P. Adult vitreous structure and postnatal changes. Eye. 2008;22(10):1214–22.
3. Richards AJ, Martin S, Yates JRW, Scott JD, Baguley DM, Pope FM, et al. COL2A1 exon 2 mutations: relevance to the Stickler and Wagner syndromes. Br J Ophthalmol. 2000;84(4): 364–71.
4. Bishop P, McLeod D, Ayad S. Extraction and characterisation of the intact form of bovine vitreous type IX collagen. Biochem Biophys Res Commun. 1992;185(1):392–7.
5. Bos K, Holmes D, Meadows R, Kadler K, McLeod D, Bishop P. Collagen fibril organisation in mammalian vitreous by freeze etch/rotary shadowing electron microscopy. Micron. 2001;32(3): 301–6.
6. Bishop PN, McLeod D, Reardon A. Effects of hyaluronan lyase, hyaluronidase, and chondroitin ABC lyase on mammalian vitreous gel. Invest Ophthalmol Vis Sci. 1999;40(10):2173–8.
7. Van Deemter M, Ponsioen T, Bank R, Snabel J, Van der Worp R, Hooymans J, et al. Pentosidine accumulates in the aging vitreous body: a gender effect. Exp Eye Res. 2009;88(6):1043–50.
8. Sebag J, Buckingham B, Charles MA, Reiser K. Biochemical abnormalities in vitreous of humans with proliferative diabetic retinopathy. Arch Ophthalmol. 1992;110(10):1472.
9. Sebag J, Nie S, Reiser K, Charles MA, Yu NT. Raman spectroscopy of human vitreous in proliferative diabetic retinopathy. Invest Ophthalmol Vis Sci. 1994;35(7):2976–80.
10. Sebag J. Vitreous – from biochemistry to clinical relevance. In: Tasman W, Jaeger E, editors. Duane's foundations of clinical ophthalmology. Philadelphia: Lippincott Williams & Wilkins; 1998. p. 1–34.
11. Larsson L, Österlin S. Posterior vitreous detachment. Graefes Arch Clin Exp Ophthalmol. 1985;223(2):92–5.
12. Russell SR. What we know (and do not know) about vitreoretinal adhesion. Retina. 2012;32:S181–6.
13. Hindson VJ, Gallagher JT, Halfter W, Bishop PN. Opticin binds to heparan and chondroitin sulfate proteoglycans. Invest Ophthalmol Vis Sci. 2005;46(12):4417–23.
14. Bishop PN. Structural macromolecules and supramolecular organisation of the vitreous gel. Prog Retin Eye Res. 2000;19(3): 323–44.
15. Foos RY. Vitreoretinal juncture; topographical variations. Invest Ophthalmol Vis Sci. 1972;11(10):801–8.
16. Balazs E. Molecular morphology of the vitreous body. The structure of the eye. New York: Academic Press; 1961. p. 295.
17. Theopold H, Faulborn J. Scanning electron microscopy of the vitreous body. Graefes Arch Clin Exp Ophthalmol. 1979;211(3): 259–64.
18. Sebag J. Anatomy and pathology of the vitreo-retinal interface. Eye. 1992;6(6):541–52.
19. Balazs EA. Fine structure of the developing vitreous. Int Ophthalmol Clin. 1975;15(1):53.
20. Gupta P, Yee KMP, Garcia P, Rosen RB, Parikh J, Hageman GS, et al. Vitreoschisis in macular diseases. Br J Ophthalmol. 2011;95(3): 376–80.
21. Teng C, Chi H. Vitreous changes and the mechanism of retinal detachment. Am J Ophthalmol. 1957;44(3):335.
22. Wang J, McLeod D, Henson DB, Bishop PN. Age-dependent changes in the basal retinovitreous adhesion. Invest Ophthalmol Vis Sci. 2003;44(5):1793–800.
23. Heegaard S. Morphology of the vitreoretinal border region. Acta Ophthalmol Scand Suppl. 1997;222:1.
24. Sebag J. The vitreous: structure, function, and pathobiology. New York: Springer; 1989.
25. Kishi S, Demaria C, Shimizu K. Vitreous cortex remnants at the fovea after spontaneous vitreous detachment. Int Ophthalmol. 1986;9(4):253–60.
26. Hageman GS, Johnson LV. Biochemical characterization of the major peanut agglutinin binding glycoproteins in vertebrate retinae. J Comp Neurol. 1986;249(4):499–510.
27. Hageman G, Russell S. Chondroitinase-mediated disinsertion of the primate vitreous body. Invest Ophthalmol Vis Sci. 1994;35(4):1260.

monkey optic disc (Macacca mulatta). Graefes Arch Clin Exp Ophthalmol. 1988;226(4):377–83.

29. Johnson MW. Perifoveal vitreous detachment and its macular complications. Trans Am Ophthalmol Soc. 2005;103:537.
30. Foos RY, Roth A. Surface structure of the optic nerve head. 2. Vitreopapillary attachments and posterior vitreous detachment. Am J Ophthalmol. 1973;76(5):662.
31. Kroll P, Wiegand W, Schmidt J. Vitreopapillary traction in proliferative diabetic vitreoretinopathy. Br J Ophthalmol. 1999;83(3): 261–4.
32. Balazs EA, Denlinger J. Aging changes in the vitreous. Aging and human visual function. New York: Alan R Liss; 1982. p. 45–7.
33. Kishi S, Shimizu K. Posterior precortical vitreous pocket. Arch Ophthalmol. 1990;108(7):979–82.
34. Yonemoto J, Ideta H, Sasaki K, Tanaka S, Hirose A, Oka C. The age of onset of posterior vitreous detachment. Graefes Arch Clin Exp Ophthalmol. 1994;232(2):67–70.
35. Berman E, Michaelson I. The chemical composition of the human vitreous body as related to age and myopia. Exp Eye Res. 1964;3(1): 9–15.
36. Balazs EA, Toth LZ, Jutheden GM, Collins B-A. Cytological and biochemical studies on the developing chicken vitreous. Exp Eye Res. 1965;4(3):237–IN26.
37. Pickett-Seltner R, Doughty M, Pasternak J, Sivak J. Proteins of the vitreous humor during experimentally induced myopia. Invest Ophthalmol Vis Sci. 1992;33(12):3424–9.
38. Maumenee IH. Vitreoretinal degeneration as a sign of generalized connective tissue diseases. Am J Ophthalmol. 1979;88(3 Pt 1):432.
39. Knobloch WH. Inherited hyaloideoretinopathy and skeletal dysplasia. Trans Am Ophthalmol Soc. 1975;73:417.
40. Worst J. Cisternal systems of the fully developed vitreous body in the young adult. Trans Ophthalmol Soc U K. 1977;97(4):550.
41. Ueno N, Sebag J, Hirokawa H, Chakrabarti B. Effects of visible-light irradiation on vitreous structure in the presence of a photosensitizer. Exp Eye Res. 1987;44(6):863–70.
42. Akiba J, Ueno N, Chakrabarti B. Mechanisms of photo-induced vitreous liquefaction. Curr Eye Res. 1994;13(7):505–12.
43. Kakehashi A, Ueno N, Chakrabarti B. Molecular mechanisms of photochemically induced posterior vitreous detachment. Ophthalmic Res. 1994;26(1):51–9.
44. Sebag J. Ageing of the vitreous. Eye. 1987;1(2):254–62.

45. Foos R, Wheeler N. Vitreoretinal juncture. Synchysis senilis and posterior vitreous detachment. Ophthalmology. 1982;89(12): 1502–12.
46. Sebag J, Balazs E. Morphology and ultrastructure of human vitreous fibers. Invest Ophthalmol Vis Sci. 1989;30(8):1867–71.
47. Comper W, Laurent TC. Physiological functions of connective tissue polysaccharides. Physiol Rev. 1978;58:255.
48. Scott JE. The chemical morphology of the vitreous. Eye. 1992; 6(6):553–5.
49. Deguine V, Menasche M, Ferrari P, Fraisse L, Pouliquen Y, Robert L. Free radical depolymerization of hyaluronan by Maillard reaction products: role in liquefaction of aging vitreous. Int J Biol Macromol. 1998;22(1):17–22.
50. Armand G, Chakrabarti B. Conformational differences between hyaluronates of gel and liquid human vitreous: fractionation and circular dichroism studies. Curr Eye Res. 1987;6(3):445–50.
51. Lundquist O, Österlin S. Glucose concentration in the vitreous of nondiabetic and diabetic human eyes. Graefes Arch Clin Exp Ophthalmol. 1994;232(2):71–4.
52. Stitt AW, Moore JE, Sharkey JA, Murphy G, Simpson D, Bucala R, et al. Advanced glycation end products in vitreous: structural and functional implications for diabetic vitreopathy. Invest Ophthalmol Vis Sci. 1998;39(13):2517–23.
53. Bishop PN, Holmes DF, Kadler KE, McLeod D, Bos KJ. Age-related changes on the surface of vitreous collagen fibrils. Invest Ophthalmol Vis Sci. 2004;45(4):1041–6.
54. Los LI, van der Worp RJ, van Luyn MJA, Hooymans JMM. Age-related liquefaction of the human vitreous body: LM and TEM evaluation of the role of proteoglycans and collagen. Invest Ophthalmol Vis Sci. 2003;44(7):2828–33.
55. Beebe DC, Holekamp NM, Siegfried C, Shui Y-B. Vitreoretinal influences on lens function and cataract. Philos Trans Roy Soc B: Biol Sci. 2011;366(1568):1293–300.
56. Stocchino A, Repetto R, Siggers JH. Mixing processes in the vitreous chamber induced by eye rotations. Phys Med Biol. 2010;55(2):453.
57. Holekamp NM. The vitreous gel: more than meets the eye. Am J Ophthalmol. 2010;149(1):32–6.e1.
58. Sebag J. Age-related differences in the human vitreoretinal interface. Arch Ophthalmol. 1991;109:966–71.
59. Klöti R. Experimental occlusion of retinal and ciliary vessels in owl monkeys: I. Technique and clinical observations of selective embolism of the central retinal artery system. Exp Eye Res. 1967;6(4): 393–IN28.
60. Kohno T, Sorgente N, Ishibashi T, Goodnight R, Ryan SJ. Immunofluorescent studies of fibronectin and laminin in the human eye. Invest Ophthalmol Vis Sci. 1987;28(3):506–14.
61. Ponsioen TL, Hooymans JMM, Los LI. Remodelling of the human vitreous and vitreoretinal interface – a dynamic process. Prog Retin Eye Res. 2010;29(6):580–95.
62. Fukai N, Eklund L, Marneros AG, Oh SP, Keene DR, Tamarkin L, et al. Lack of collagen XVIII/endostatin results in eye abnormalities. EMBO J. 2002;21(7):1535–44.
63. Chuo JY, Lee TY, Hollands H, Morris AH, Reyes RC, Rossiter JD, et al. Risk factors for posterior vitreous detachment: a case–control study. Am J Ophthalmol. 2006;142(6):931–7.e1.
64. Hikichi T, Trempe CL. Relationship between floaters, light flashes, or both, and complications of posterior vitreous detachment. Am J Ophthalmol. 1994;117(5):593.
65. Favre M, Goldmann H. Zur Genese der hinteren Glaskörperabhebung. Ophthalmologica. 1956;132(2):87–97.
66. Novak M, Welch R. Complications of acute symptomatic posterior vitreous detachment. Am J Ophthalmol. 1984;97(3):308–14.
67. Larsen G. The hyaluronic acid in the rabbit vitreous body: variations following hormonal treatment. Arch Ophthalmol. 1958; 60(5):815.
68. Johnson MW. Posterior vitreous detachment: evolution and complications of its early stages. Am J Ophthalmol. 2010;149(3): 371–82.
69. Sebag J. Age-related changes in human vitreous structure. Graefes Arch Clin Exp Ophthalmol. 1987;225(2):89–93.
70. Johnson MW, Van Newkirk MR, Meyer KA. Perifoveal vitreous detachment is the primary pathogenic event in idiopathic macular hole formation. Arch Ophthalmol. 2001;119(2):215.
71. Tanner V, Chauhan D, Jackson T, Williamson T. Optical coherence tomography of the vitreoretinal interface in macular hole formation. Br J Ophthalmol. 2001;85(9):1092–7.
72. Jaffe NS. Complications of acute posterior vitreous detachment. Arch Ophthalmol. 1968;79(5):568–71.
73. Gärtner J. Photoelastic and ultrasonic studies on the structure and senile changes of the intervertebral disc and of the vitreous body. Bibl Ophthalmol. 1969;79:136.
74. Kishi S, Hagimura N, Shimizu K. The role of the premacular liquefied pocket and premacular vitreous cortex in idiopathic macular hole development. Am J Ophthalmol. 1996;122(5):622–8.
75. Lindner K. Uber die Herstellung von Modellen zu Modellversuchen der Netzhautabhebung. Klin Monatsbl Augenheilkd. 1933;90: 289–300.
76. Rosengren B, Österlin S. Hydrodynamic events in the vitreous space accompanying eye movements. Ophthalmologica. 1976; 173(6):513–24.
77. David T, Smye S, Dabbs T, James T. A model for the fluid motion of vitreous humour of the human eye during saccadic movement. Phys Med Biol. 1998;43(6):1385.
78. Abouali O, Modareszadeh A, Ghaffariyeh A, Tu J. Numerical simulation of the fluid dynamics in vitreous cavity due to saccadic eye movement. Med Eng Phys. 2012;34(6):681–92.
79. Repetto R, Stocchino A, Cafferata C. Experimental investigation of vitreous humour motion within a human eye model. Phys Med Biol. 2005;50(19):4729.
80. Johnson MW. Posterior vitreous detachment: evolution and role in macular disease. Retina. 2012;32:S174–8.
81. Wagle AM, Lim W-Y, Yap T-P, Neelam K, Au Eong K-G. Utility values associated with vitreous floaters. Am J Ophthalmol. 2011; 152(1):60–5.e1.
82. Sebag J. Floaters and the quality of life. Am J Ophthalmol. 2011;152(1):3–4.e1.
83. Walton KA, Meyer CH, Harkrider CJ, Cox TA, Toth CA. Age-related changes in vitreous mobility as measured by video B scan ultrasound. Exp Eye Res. 2002;74(2):173–80.
84. Wise G. Relationship of idiopathic preretinal macular fibrosis to posterior vitreous detachment. Am J Ophthalmol. 1975;79(3):358–62.
85. Verhoeff F. Are Moore's lightning streaks of serious portent? Am J Ophthalmol. 1956;41(5):837.
86. Lindner B. Acute posterior vitreous detachment and its retinal complications. Acta Ophthalmol. 1966;87:1–108.
87. Van Newkirk M, Gass J, Callanan D, Byrne S, Hughes JR. Follow-up and ultrasonographic examination of patients with macular pseudo-operculum. Am J Ophthalmol. 1994;117(1):13–8.
88. Sebag J. Imaging vitreous. Eye. 2002;16(4):429–39.
89. Mirza RG, Johnson MW, Jampol LM. Optical coherence tomography use in evaluation of the vitreoretinal interface: a review. Surv Ophthalmol. 2007;52(4):397–421.
90. Uchino E, Uemura A, Ohba N. Initial stages of posterior vitreous detachment in healthy eyes of older persons evaluated by optical coherence tomography. Arch Ophthalmol. 2001;119(10):1475.
91. Niwa H, Terasaki H, Ito Y, Miyake Y. Macular hole development in fellow eyes of patients with unilateral macular hole. Am J Ophthalmol. 2005;140(3):370–5.
92. Hikichi T. Time course of posterior vitreous detachment in the second eye. Curr Opin Ophthalmol. 2007;18(3):224–7.
93. Sebag J. Anomalous posterior vitreous detachment: a unifying concept in vitreo-retinal disease. Graefes Arch Clin Exp Ophthalmol. 2004;242(8):690–8.
94. VanderBeek BL, Johnson MW. The diversity of traction mechanisms in myopic traction maculopathy. Am J Ophthalmol. 2012; 153(1):93–102.
95. Krebs I, Brannath W, Glittenberg C, Zeiler F, Sebag J, Binder S. Posterior vitreomacular adhesion: a potential risk factor for exudative age-related macular degeneration? Am J Ophthalmol. 2007; 144(5):741–6.e1.

# 第 10 章 玻璃体细胞与玻璃体视网膜生理和病理

Takeshi Kita, Taiji Sakamoto, Tatsuro Ishibashi

## 本章要点




**关键词**

玻璃体；玻璃体细胞；α-平滑肌肌动蛋白（α-SMA）；瘢痕性收缩；巨噬细胞；成纤维细胞；Rho激酶；转化生长因子-β（TGF-β）；玻璃体腔相关性免疫偏离（VCAID）；玻璃体切割术


**核心概念**

1. 玻璃体细胞位于与视网膜内表面毗邻的玻璃体后皮质，生理条件下对于维持玻璃体的透明性发挥着重要作用。
2. 玻璃体细胞在病理条件下可能参与多种玻璃体视网膜界面疾病的发生发展，如增生性糖尿病性视网膜病变、增生性玻璃体视网膜病变、黄斑皱褶及黄斑裂孔。
3. 玻璃体细胞可能成为一个新的靶点，促进手术和药物方法更好地治疗玻璃体视网膜界面疾病。


T.Kita, MD, PhD·T. Ishibashi, MD, PhD
Department of Ophthalmology,
Graduate School of Medical Sciences, Kyushu University,
3-1-1 <aodasjo, Jogasjo-Li, Filipla 812-8582, Japan
e-mail: kita@eye.med.kyushu-u.ac.jp;
ishi@eye.med.kyushu-u.ac.jp

T. Sakamoto, MD, PhD(✉)
Department of Ophthalmology,
Kagoshima University Graduate School
of Medical and Dental Sciences,
8-35-1 sakuragaoka, Kagoshima 890-8520, Japan
e-mail: taskamot@m2.kufm.kagoshima-u.ac.jp

# 1. 引言

近年来,尽管玻璃体视网膜手术、抗 VEGF 因子等药物治疗及基因治疗等临床眼科学方面取得了进展，但玻璃体视网膜界面疾病仍是视力丧失及视物变形的常见原因。玻璃体常被用作治疗靶位或平台，因此,需要更加详尽地了解玻璃体的生理环境。

在生理条件下,通常只有少量的玻璃体细胞[1-3]存在于玻璃体，主要位于与视网膜内表面毗邻的玻璃体后皮质。按以往文献报道，玻璃体细胞被认为是静止细胞,与眼内其他细胞[如视网膜色素上皮细胞(RPE)、神经胶质细胞及视网膜血管内皮细胞]相比,仍缺乏深入研究。然而,最近证实,玻璃体细胞在维持玻璃体的透明及无血管化状态上扮演着活跃而重要的角色[4-7]。此外,研究发现,在增生性的玻璃体视网膜疾病等病理条件下，如增生性糖尿病性视网膜病变(PDR)、增生性玻璃体视网膜病变(PVR)及黄斑皱褶等，玻璃体细胞在其中也起到重要的作用[5,7-9]。在此章节中,我们回顾在病理及生理条件下,玻璃体细胞的特征及其功能特性,有助于我们更好地理解玻璃体视网膜疾病的病理生理，促进新的治疗策略的发展。

# 2. 玻璃体细胞的特性

## 2.1 玻璃体细胞的存在与分布

玻璃体占据眼球容积的绝大部分。玻璃体是透明的，主要由水和透明质酸相关的纤细胶原构成的网状凝胶样组织。玻璃体不仅给眼内结构提供支持，而且帮助维持屈光间质的透明度。胚胎期玻璃体包含相对数量较多的细胞,随着发育,玻璃体内细胞数量逐渐减少,在正常生理状态下,成年人玻璃体只存在少量细胞。1840 年 Hannover 首次描述了存在于玻璃体内的细胞[10]。Balazs[11]引入“玻璃体细胞”一词，来定义存在于多种动物玻璃体皮质层的同一类群细胞。玻璃体细胞位于玻璃体皮质，距视网膜内表面平均为 50μm，在玻璃体皮质内一定数量的玻璃体细胞与胶原纤维交织在一起(图 10.1a~d)[12]。在人类玻璃体皮质及基底部内，玻璃体细胞平均为每平方毫米 150 个，在猪或牛的眼内大约为每平方毫米 100 个。研究发现玻璃体细胞可能沿视网膜血管分布,呈树枝状排列[6](图 10.2)。

### 2.1.1 玻璃体细胞的形态特征

使用光学及电子显微镜的形态学研究表明玻璃体细胞形状多样化,呈椭圆形、纺锤形或星形,具有溶酶体、线粒体、核糖体及细胞表面微绒毛的微胞饮小泡[2],提示玻璃体细胞在形态上非常接近巨噬细胞。因而,玻璃体细胞被认为属于单核/巨噬细胞系(图 10.1b),但是 Hogan 等[13]报道玻璃体细胞与巨噬细胞不同，它缺乏溶酶体。免疫细胞化学分析表明玻璃体细胞具有抗原决定簇,能与抗 CD45(白细胞抗原)抗体、CD64(Fc 受体Ⅰ)抗体、CD11a(白细胞功能抗原Ⅰ)抗体、主要组织相溶(MHC)抗原Ⅱ及 S100 蛋白发生直接反应[14]。CD45 可以被除成熟红细胞以外的造血细胞选择性表达,而 CD11a 表达于所有白细胞，强烈提示玻璃体细胞来源于白细胞系。此外,Fc 受体Ⅰ是一种特殊的 IgG 受体,只表达于单核细胞和组织巨噬细胞。虽然 MHC 抗原Ⅱ和 S100 蛋白不仅限表达于单核/巨噬细胞系，但也提示其细胞起源的一致性。

#### 2.1.1.1 玻璃体细胞表面抗原特性

尽管玻璃体细胞不与 CD11b、CD11c 或 CD14 等抗原反应，但这些抗原决定簇在组织巨噬细胞表达形式多样。几乎所有外周血中单核细胞和组织中巨噬细胞均高表达 CD68 抗原，免疫细胞化学法检测玻璃体细胞,却检测不到 CD68 抗原,这点与单核吞噬系统有所不同[14]。此外，与上皮细胞(细胞角蛋白和上皮膜抗原)、成纤维细胞(脯氨酰-4-羟化酶和波形蛋白)、内皮细胞（CD31 和血管性血友因子)、神经胶质细胞[胶质纤维酸性蛋白(GFAP)]、神经元细胞(神经元特异烯醇酶)及 RPE 细胞、Müller 细胞(胞内视黄醛结合蛋白)等相关的典型抗原与玻璃体细胞不发生反应。此外,ED2 抗体对组织巨噬细胞的膜抗原和胞浆抗原具有识别性，而免疫表型分析表明大多数(80%)玻璃体细胞对此抗体具有阳性反应。ED1 抗体具有识别单核细胞及游离或者固定巨噬细胞抗原性的能力,而只有少数(15%)玻璃体细胞对这种抗体反应阳性。只有 5%的玻璃体细

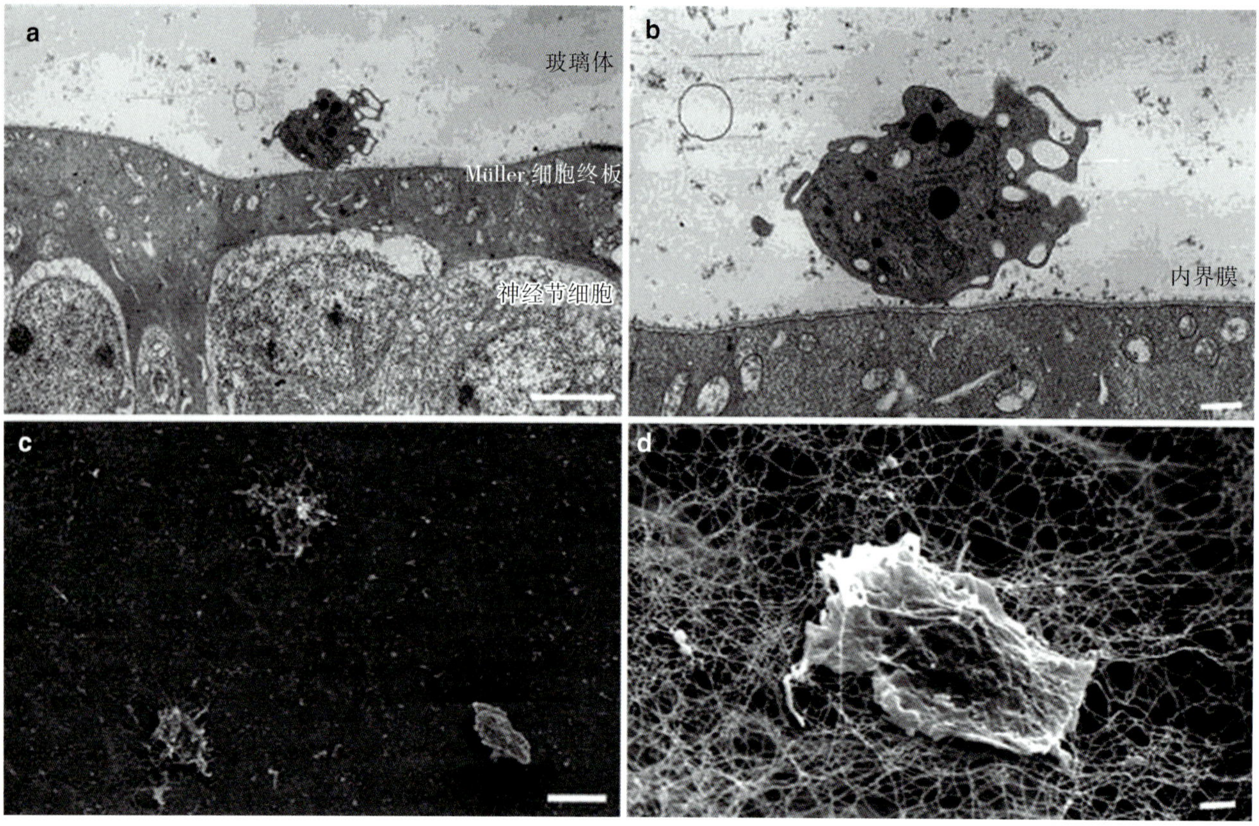


图 10.1 在玻璃体视网膜界面上的玻璃体细胞的形态特征和分布。(a)透射电子显微镜显示玻璃体细胞位于毗邻视网膜的玻璃体后皮质。(b)高倍镜下显示玻璃体细胞完全游离,但毗邻视网膜内界膜(ILM)。玻璃体细胞具有溶酶体样微粒、线粒体及微胞饮小泡,呈现巨噬细胞的特征。(c)扫描电镜显示玻璃体细胞位于非常靠近视网膜的玻璃体皮质,图像的背景为视网膜。(d)高倍镜下在玻璃体皮质中玻璃体细胞交织于胶原纤维网状结构中,在细胞表面可观察到许多突起。(放大倍数:**a** 为 62 600×,比例尺 5μm;**b** 为 66 000×,比例尺 1μm;**c** 为 61 100×,比例尺 10μm;**d** 为 64 300×,比例尺 1μm)[12]。(Ref.[12])

胞同时对 ED1 和 ED2 反应呈阳性。具有抗 ED1 的抗体,表明细胞具有巨噬细胞源性单核细胞的特点,但这种抗体只标记了一小部分的玻璃体细胞。多数玻璃体细胞标记了抗 ED2 抗体,表明玻璃体细胞具有组织巨噬细胞的表型特征。

### 2.1.2 玻璃体细胞的起源

关于玻璃体细胞起源有着多种学说, 包括起源于视网膜的神经胶质细胞学说, 视网膜脉管系统的间充质细胞学说或者玻璃体系统的细胞学说。然而,证据显示玻璃体细胞属于单核/巨噬细胞系; 因此,目前公认的观点认为玻璃体细胞来源于血单核细胞。为了证实玻璃体细胞的这个起源, 我们通过移植已增强绿色荧光蛋白(GFP)小鼠的骨髓,建立嵌合体小鼠[5,12]。骨髓移植即刻,这些嵌合体小鼠的玻璃体细胞 GFP 呈阴性。然而,在生理条件下,超过 60%的玻璃体细胞在 4 个月内转化为 GFP 阳性细胞,大约 90%的玻璃体细胞在 7 个月内转化为 GFP 阳性[15](图 10.3)。生理条件下,残余巨噬细胞水平可能不能通过自身增殖来维持, 但是可以从骨髓中产生,经过几个月后获得更新[12]。然而,van Meurs 等[16]通过观察吞噬 141-铈(γ-发射源)-标记微粒的玻璃体巨噬细胞, 发现玻璃体巨噬细胞的半衰期是 4.8 天。但在上述研究中,很难说观察的是同一种类型的玻璃体细胞,然而,也有可能玻璃体细胞来源于几种不同的细胞系。

相反,Gloor[17]认为玻璃体细胞在独立的组织层,在进行光凝治疗后, 玻璃体细胞的有丝分裂活性增强,细胞通过不断增殖而获得更新。Haddad 和 Andre 通过注射 3H-胸腺嘧啶核苷后, 检测到玻璃体

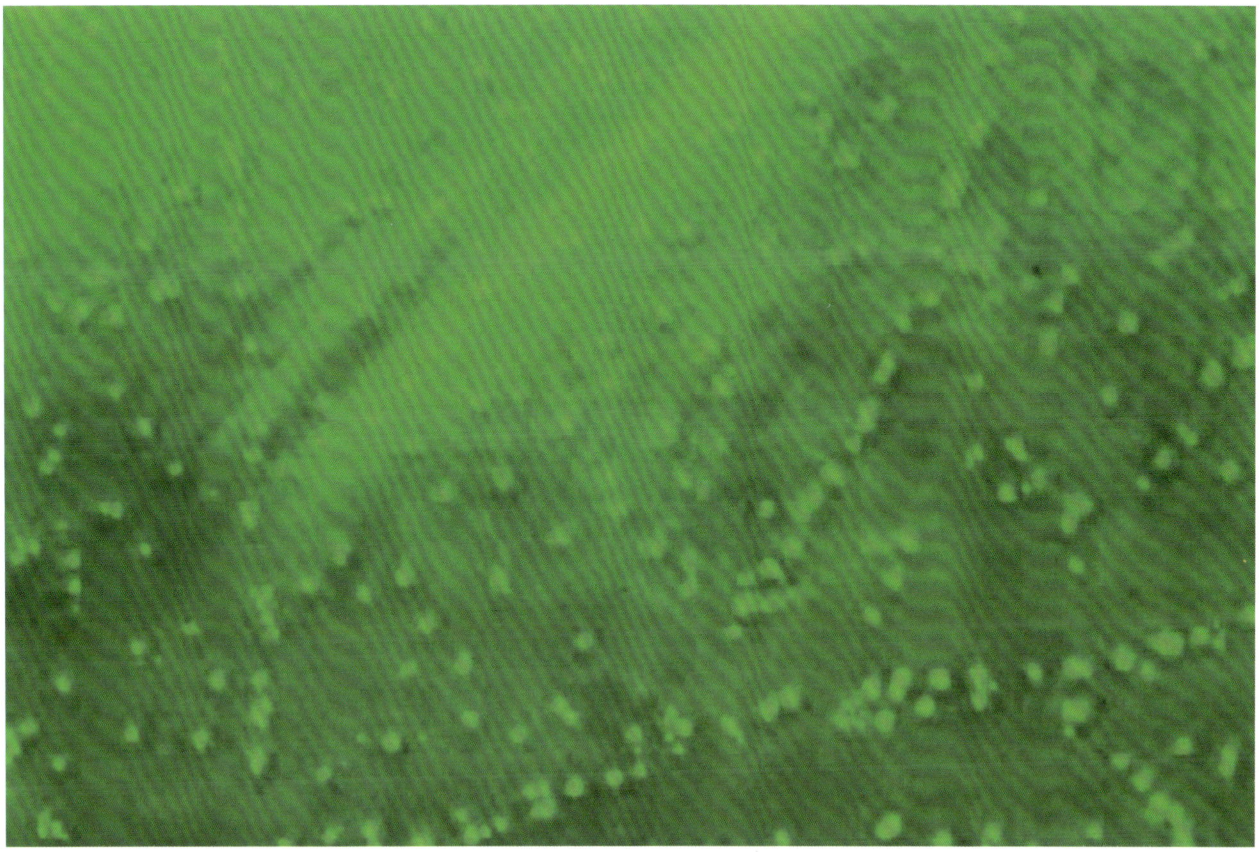

图 10.2　摘除玻璃体内的玻璃体细胞。玻璃体细胞主要位于玻璃体凝胶的表面，呈分支状排列，因而认为其沿着视网膜血管分布[6]。

皮质的玻璃体细胞内存在 3H-胸腺嘧啶核苷，认为眼内玻璃体细胞是自我更新的[18]。目前仍不清楚，玻璃体细胞是由不同来源的细胞组成，还是由相同来源的不同发育阶段的细胞组成。尽管仍需要更多的研究去解答这些问题，但是至少在生理条件下，玻璃体细胞大多来源于骨髓，这一点是非常明确的。

## 3. 玻璃体细胞的生理功能特性

### 3.1 在发育过程中玻璃体细胞的作用

在小鼠眼发育过程中有个非常有趣的组织退化的例子，玻璃体毛细血管网络结构(即玻璃体血管固有层)，在出生后 5~7 天从玻璃体内消失；另外分支(即晶状体血管膜）在出生后 7~21 天消失（见第 4 章“玻璃体细胞因子与胎儿玻璃体血管退化”)。组织学研究表明，胚胎期玻璃体包含相对数量较多的玻璃体细胞，这些玻璃体细胞与重塑期间或者之前的玻璃体血管密切相关。眼内有两个暂时性结构，即玻璃体血管和瞳孔膜，在发育过程中正常退化，但是研究发现，在敲除巨噬细胞的转基因小鼠体内这两个结构是持续存在的[19]。玻璃体细胞与毛细血管完整性的丢失、红细胞渗出进入玻璃体腔、凋亡内皮细胞的吞噬作用等相关。也有报道认为玻璃体细胞对系统里内皮细胞死亡起到直接作用[20]。此外，有研究证实玻璃体细胞分泌一些抗血管生长因子。这些研究证实了巨噬细胞在程序性组织重塑发育过程中发挥着积极的作用，并确认了眼内玻璃体血管和瞳孔膜作为巨噬细胞介导的组织结构重塑的靶点，提示在小鼠眼发育过程中，玻璃体细胞积极地诱导靶细胞死亡。

玻璃体细胞在玻璃体基质形成过程中也发挥了相应功能。在发育的后期，玻璃体细胞可能参与了胶原纤维和透明质酸的合成[21,22]，而在玻璃体发育

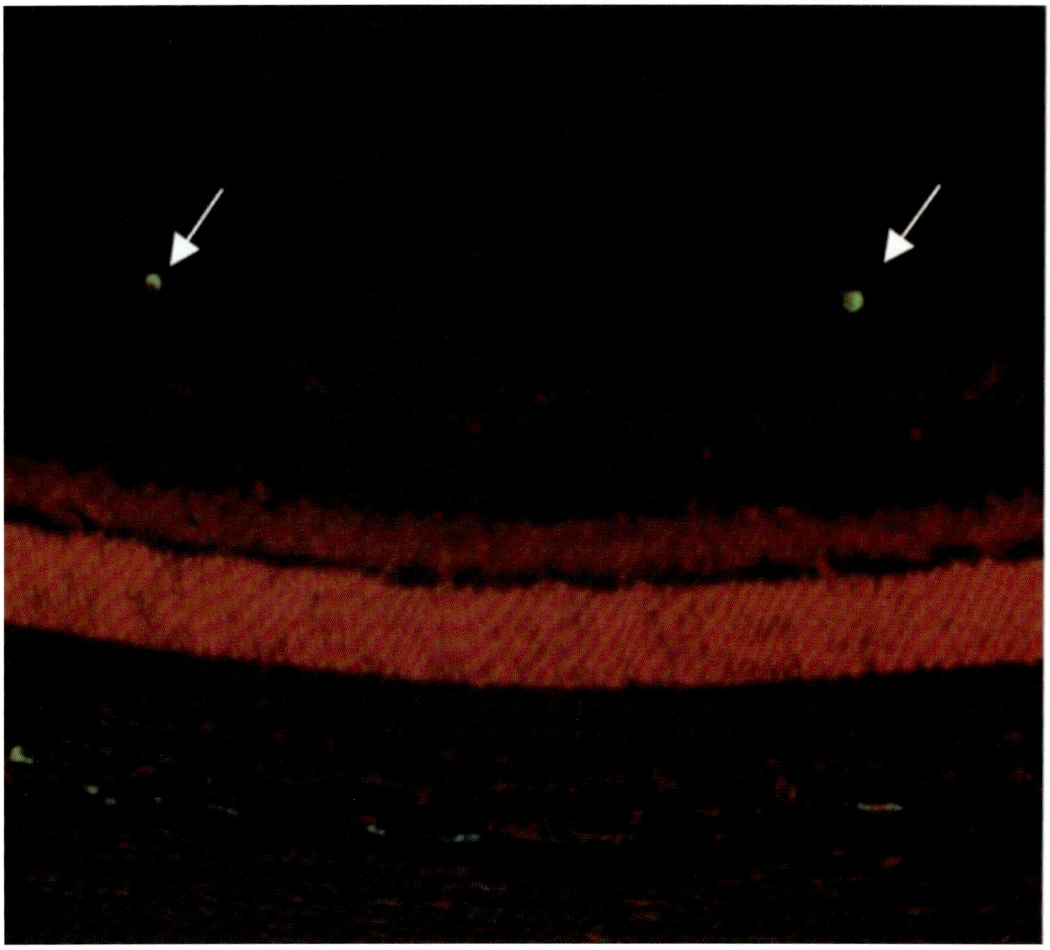


图 10.3 GFP 嵌合体小鼠的荧光显微镜照片。玻璃体细胞(箭头所示)呈 GFP 阳性,说明其来源于骨髓[15]。(放大倍数:340×)

的早期,玻璃体体积快速增长,神经视网膜是蛋白质的主要来源。最近,在培养的玻璃体细胞内更进一步证实,细胞因子如转化生长因子-β(TGF-β)或血小板衍生生长因子-BB(PDGF-BB)可以调节透明质酸的生成[3]。

## 3.2 玻璃体细胞的吞噬功能及纤维蛋白溶解活性

在生理条件下,玻璃体细胞具有玻璃体腔内宿主巨噬细胞的功能。通过注射外源性物质到玻璃体及玻璃体细胞体外培养等实验证实,具有 IgG 膜表面受体和补体的玻璃体细胞具有吞噬细胞的活性[24]。因此,玻璃体细胞在维持玻璃体为无血管化和透明组织方面发挥作用。

玻璃体细胞还表现出纤维蛋白溶解活性。PDGF通过玻璃体细胞增强尿激酶型纤维溶酶原激活物(uPA)的表达,促进 uPA-血纤维蛋白溶酶的活性。这种活性通过使用纤维蛋白谱分析显示涂层纤维蛋白被溶解的体外实验得以证实[6]。由于玻璃体的凝胶状结构,体液物质很少在玻璃体内循环,因而,玻璃体积血常常聚积在玻璃体腔内并很长时间不消散,这提示玻璃体细胞在玻璃体内可溶解纤维蛋白物质,具有维持玻璃体透明性的生理特性。

## 3.3 眼内免疫系统的调节剂:玻璃体腔相关性免疫偏离

眼睛是具有免疫豁免特性的器官,不但要维持视觉通路的透明,同时抵御病原体入侵[25]。首先,前房相关性免疫偏离(ACAID)是维持眼免疫豁免一个独特系统。注射抗原可诱导 ACAID,从而从维持对此抗原的外周免疫耐受[26]。已证实位于眼内虹膜及睫状体并且阳性表达 F4/80（成熟巨噬细胞的标记物）的骨髓来源抗原呈递细胞（APC），携带抗原特异性信号移行至脾脏，可诱导 ACAID[25,27]。我们通过注射卵清蛋白或同种异体脾细胞到小鼠玻璃体腔来减轻与玻璃体相关的眼内炎症，来评估其对迟发型超敏反应的作用。当抗原接种到玻璃体腔后，抗原特异性的迟发型超敏反应明显减轻，我们称之为玻璃体相关性免疫偏离（VCAID）[28]。负载抗原的巨噬细胞接种于玻璃体也可以诱导 VCAID。然而，无论是由自身免疫性葡萄膜炎引发的炎症眼，还是玻璃体腔内白细胞介素-6（IL-6）给药，或者缺乏自然杀伤T细胞的基因敲除小鼠的体内，VCAID 都不会发生[28]。在这个体系中，我们发现只有玻璃体细胞出现在玻璃体内，有趣的是，玻璃体细胞表达 F4/80，提示玻璃体细胞是介导 VCAID 的备选 APC [15,28]（图10.4）。这些研究发现提示玻璃体细胞在抑制非感染眼的眼内炎症起着重要的作用，有助于维持玻璃体的透明。

# 4. 玻璃体视网膜界面病变中玻璃体细胞的功能特性

## 4.1 增生性玻璃体视网膜病变

尽管玻璃体视网膜手术取得了引人注目的进展，但是增生性玻璃体视网膜疾病，如增生性糖尿病性视网膜病变（PDR）和增生性玻璃体视网膜病变（PVR）仍然是严重视力丧失的主要原因。在 PDR 和 PVR 病理过程中，由于伤口的过度愈合形成纤维收缩性的视网膜前膜，导致牵拉性视网膜脱离。以往的研究提示了多种眼内细胞，如 RPE 细胞，显著地促进 PVR 的发生发展，神经胶质细胞、血管内皮细胞、不明起源的肌成纤维细胞样细胞及玻璃体细胞，共同作用形成增生膜。特别在糖尿病患者眼内玻璃

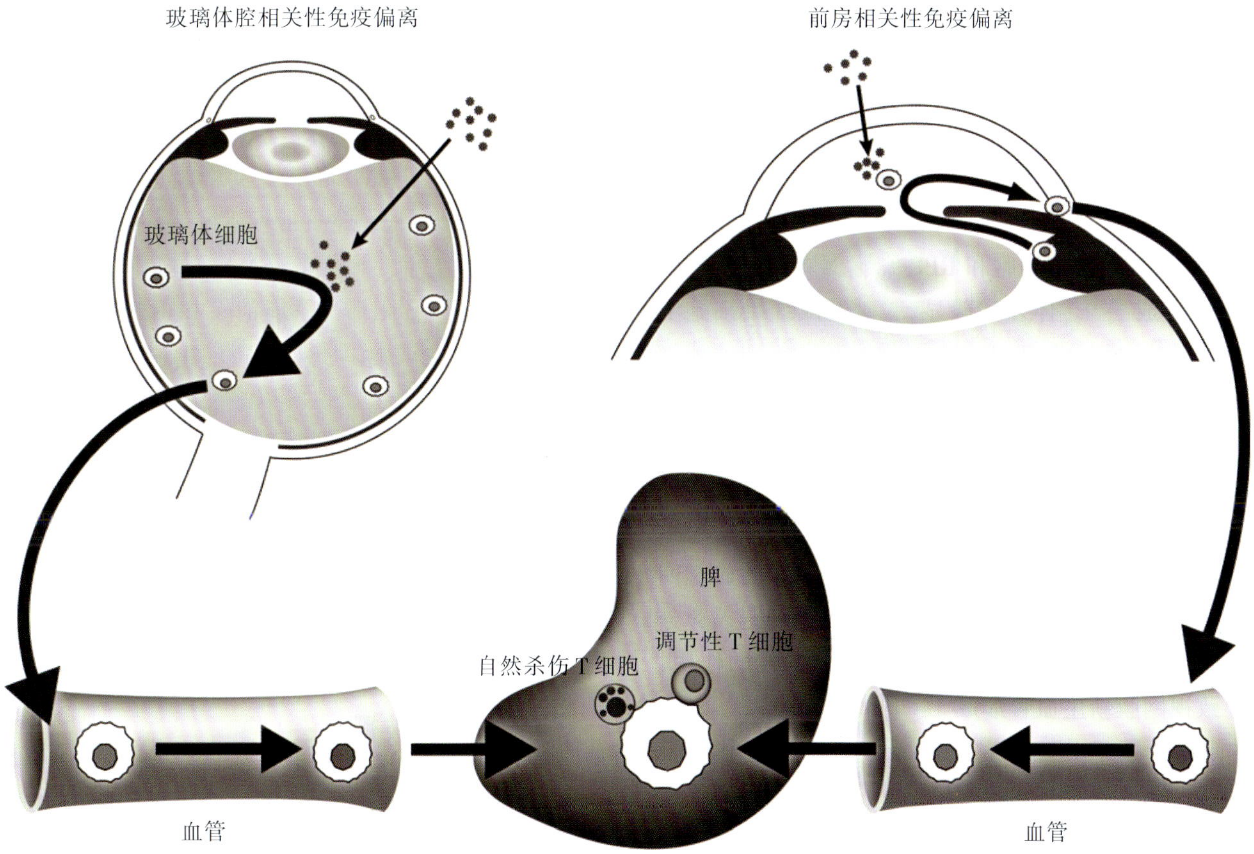


图 10.4 玻璃体腔相关性免疫偏离（VCAID）和前房相关性免疫偏离（ACAID）示意图。接种到玻璃体腔的抗原被宿主巨噬细胞性的玻璃体细胞捕获，随着血流输注到脾脏。VCAID 和 ACAID 需要眼源性抗原呈递细胞及 CD 1d-限制性自然杀伤 T 细胞诱导抗原特异性的调节性 T 细胞[15]。

图 10.5(续)

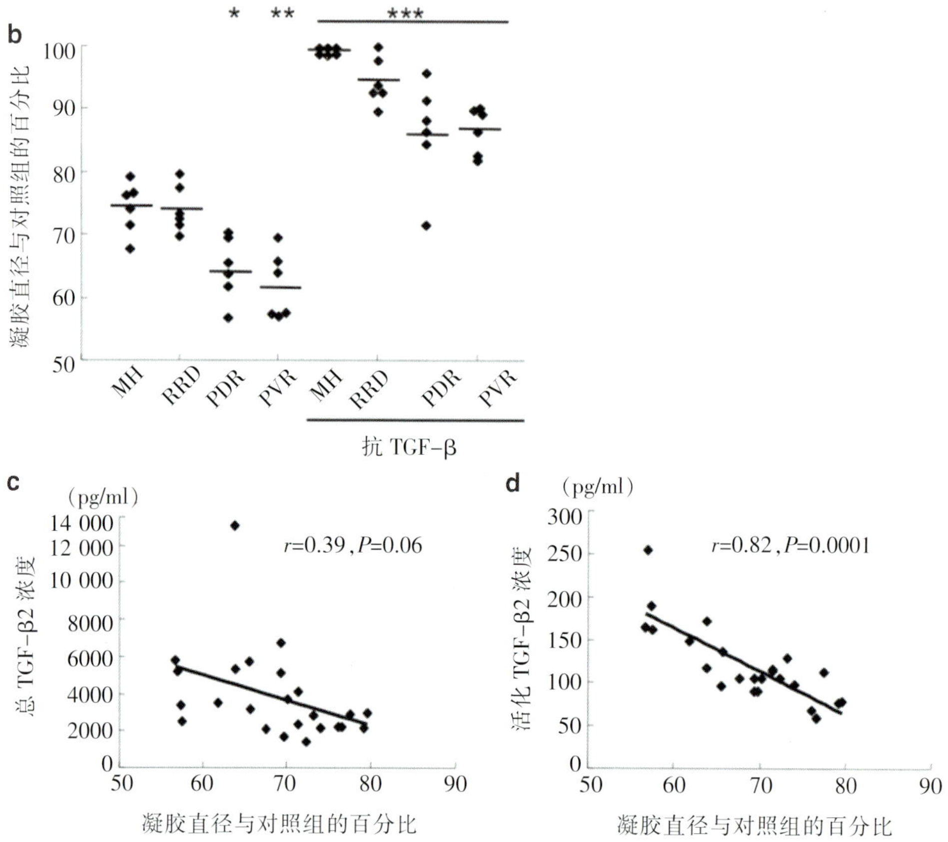


黄斑疾病的病理")。其中一些细胞很可能是玻璃体细胞[5](图 10.6)。

关于黄斑皱褶形成的发病机制，以往的研究假设玻璃体后脱离(PVD)导致内界膜裂隙和随后神经胶质细胞的移行，延伸到视网膜表面，促成 PMM。然而，这些假设从未被组织学得以证实。另一方面，不完全性 PVD 可能会有部分玻璃体后皮质与黄斑区粘连[41,42](见第 14 章"异常玻璃体后脱离与玻璃体劈裂")，即使没有 PVD，在成人眼内，由于年龄相关性的玻璃体液化，黄斑前液化的囊袋也经常存在，因而，玻璃体后皮质成为这些黄斑前液化的囊袋后壁[43]。黄斑前的玻璃体后皮质在黄斑前膜发生发展过程中起到重要作用。此外，研究提示不完全 PVD 导致玻璃体劈裂，促进黄斑前膜的形成[44,45]。

最近，一项免疫组织化学研究证实黄斑前膜中存在 GFAP 和 α-SMA 阳性细胞。α-SMA 阳性细胞主要位于这些膜收缩的核心。另一方面，GFAP 阳性细胞存在于 PMM 的周边。此外，未发现双阳性表达的细胞[46]。与以往的研究相一致，肌成纤维细胞样细胞被认为是促进膜收缩的主要细胞，类似于 PDR 和 PVR 中的作用。

体外研究证实，在 TGF-β2 或黄斑前膜患者玻璃体作用下，培养在含玻璃体细胞的胶原凝胶会导致培养基直径减小，α-SMA 表达增强，这些作用被抗 TGF-β2 抗体完全消除。相反，在体外培养的星形胶质细胞，在 TGF-β2 作用下，无明显胶原凝胶的收缩功能，TGF-β2 对人眼星形胶质细胞无诱导作用，不能促进其向肌成纤维细胞分化[46]。在黄斑前膜标本中，TGF-β2 呈一定水平的表达，因为玻璃体细胞大量存于玻璃体后皮质中，它们是收缩性膜中心的主要成分，在 TGF-β 作用下，玻璃体细胞向成纤维细胞分化，呈现其收缩的功能特性。因此，含有玻璃体细胞的黄斑前玻璃体皮质可能促进膜的形成，与异常 PVD 伴玻璃体劈裂的理论相一致。一旦黄斑前膜收缩，它可以造成内界膜裂隙，继而神经胶质细胞移行延伸至视网膜表面。这些理论可以解释为何神经胶质细胞仅存在于黄膜前膜周边部。

### 4.1.4 黄斑裂孔

尸眼黄斑裂孔的几项组织学研究表明黄斑前膜

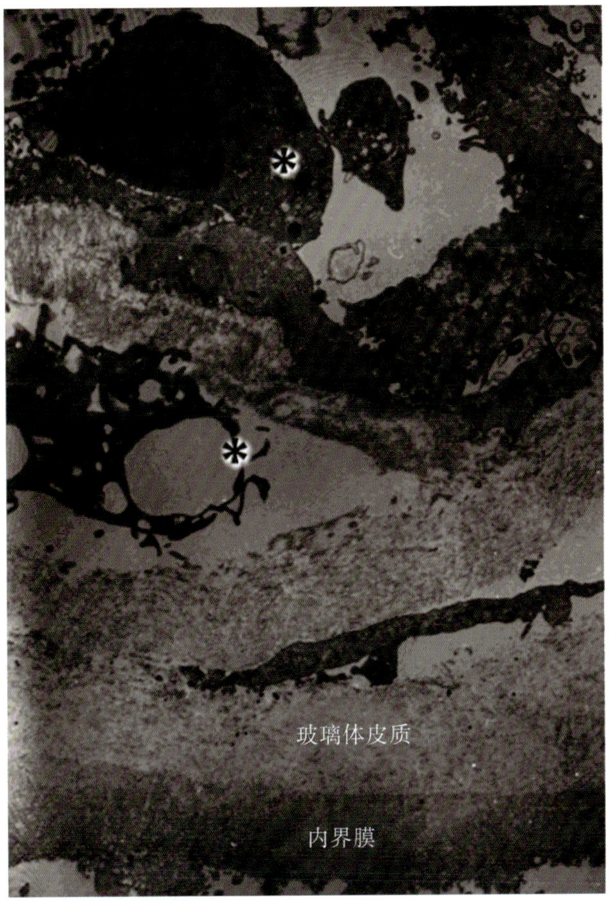


图 10.6 ERM 患眼术中取出的内界膜(ILM)的透射电镜图像。巨噬细胞样细胞(星号所示)存在于玻璃体皮质(VC)和 ILM。该细胞可能是玻璃体细胞[5]。(放大倍数:31 800×)

高发生率,组织中存在巨噬细胞、成纤维样细胞、神经胶质细胞及肌成纤维细胞样细胞,提示黄斑裂孔的组织学表现与黄斑前膜相似[47]。这些薄而纤细、细胞数量少的视网膜前膜常与板层和全层的黄斑裂孔相关,裂孔附近可能不含玻璃体细胞,尽管这些玻璃体细胞可能存在于膜的周边部,类似黄斑前膜中的研究发现。事实上,冠状面(en face)OCT 显示 40%的黄斑孔病例存在偏中心黄斑皱褶[48]。因此,认为黄斑前膜可能在黄斑裂孔形成病理过程中起到重要的作用,特别是存在持续的玻璃体-视盘粘连的情况下[49]。更进一步的研究发现,肌成纤维细胞样分化存在于特发性黄斑裂孔相关的黄斑前膜中,提示这些细胞的收缩至少部分参与了黄斑裂孔的形成和扩大。黄斑裂孔和黄斑皱褶中黄斑前膜的相似点提示这两种疾病有共同的发病机制。此外,由于细胞增殖、移行及肌成纤维细胞样分化导致膜收缩,与 PDR 和 PVR 有着许多共同的特征,因此也可以称这些疾病为“静止的 PVR”。

近年来的假说提出这些疾病可能要归于异常 PVD 这个统一的概念[41]。在玻璃体视网膜界面未充分分离的液化玻璃体塌陷可促进玻璃体劈裂,在玻璃体后皮质形成断裂,玻璃体后皮质最外面一层仍与黄斑部粘连。如果不完全 PVD 是黄斑裂孔和PMM 形成重要因素,肯定有其他因素来解释这两种病变不同的临床和形态表现特征。有研究认为,PMM 细胞数量多,而黄斑裂孔周围的组织中细胞成分较少[48]。Sebag 假说认为这些区别是由于在异常 PVD 中玻璃体劈裂的水平不同[41]。如果玻璃体劈裂发生在玻璃体细胞前部,那么残余的膜组织细胞数量多,但如果发生在玻璃体细胞后部,那么膜成分中细胞数量少,导致黄斑裂孔形成。

## 5. 治疗

### 5.1 手术治疗

治疗上述 PDR、PVR、黄斑皱褶及黄斑孔中增生膜形成的病理情况,目前主要是去除前面提及的膜和玻璃体后皮质,因为这些膜包含大量细胞包括玻璃体细胞。这项技术本身并不容易,复发也常见。玻璃体术中辅助使用曲安奈德对于安全有效地剥离膜组织是有益的[50,51]。尽管这个步骤在大多数病例中不是必要的,但在有些病例中可能会降低术后纤维性视网膜前膜并发症的发生率[51]。完全剥离视网膜前膜和内界膜(ILM)比不完全剥离的复发率低,可能是因为残留的玻璃体后皮质或膜组织能成为细胞增殖及细胞分泌 ECM 的支架[52]。如果残留的玻璃体后皮质或 ILM 无任何细胞,那么术后细胞再分泌 ECM 将不会发生。

### 5.2 药物治疗

最近的研究也认为药物将来可能会用于治疗这类病变。Rho 激酶(ROCK),一种 Rho 的靶蛋白,通过直接或灭活 MLC 磷酸酯酶调节 MLC 磷酸化作用。在体外研究中,fasudil(法舒地尔),一种潜在的选择性 ROCK 抑制剂，消除 PDR-/PVR-及重组 TGF-β2 诱导含玻璃体细胞的胶原凝胶的收缩。fasudil 几乎完全抑制玻璃体细胞中 MLC 的磷酸化，这些多种收缩生长因子包括 TGF-β、PDGF、IGF-1 和内皮素的下游调节因子。此外，虽然 PDR-/PVR-诱导玻璃体细胞 α-SMA 表达不受 fasudil 影响，但是调节肌成纤维样细胞收缩功能的 α-SMA 结构被有效地破坏[34]（图 10.7）。这些研究提示 fasudil 通过消除 MLC 磷酸化作用和影响 α-SMA 结构，以抑制增生性膜的收缩特性，这些膜至少部分由分化的玻璃体细胞构成。因此，ROCK 抑制剂可能成为治疗上述疾病的新药。

地塞米松可以抑制 TNF-α 诱导的玻璃体细胞的增殖[53]，也可以降低氧与 TNF-α 依赖性诱导的玻璃体细胞中 VEGF 的表达[33]。

然而，相反地，地塞米松进一步增强内嵌有玻璃体细胞的 TNF-α 诱导的胶原凝胶的收缩。这些结果提示，类固醇激素治疗在这类疾病早期，可抑制玻璃体细胞激活，但在疾病后期通过膜收缩可能有相反的作用，尽管这些可能对于 PDR 中血管生成有利。

## 6. 结论

虽然“玻璃体细胞”没有严格的定义，但是位于玻璃体外围的细胞都被称为玻璃体细胞。越来越多的研究证明，在生理条件下，玻璃体细胞通过其吞噬作用和纤维蛋白溶解的活性，通过 VCAID 抑制免疫反应，扮演着“朋友”的角色来维持玻璃体的透明。同时，病理条件下，玻璃体细胞也可能扮演“敌人”的角色，分泌细胞因子和 ECM，促进膜的瘢痕性收缩。

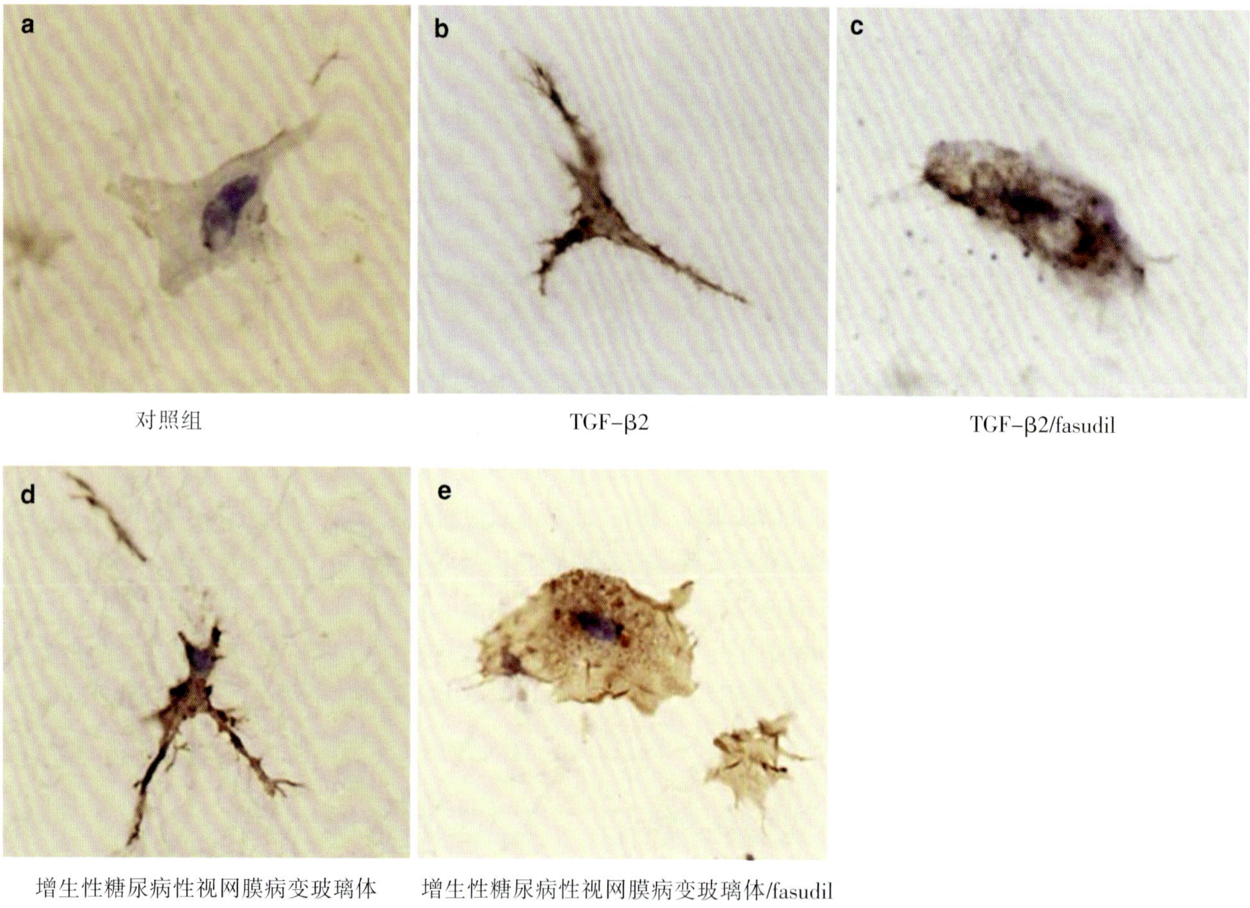


图 10.7 免疫细胞化学法分析嵌于胶原凝胶的玻璃体细胞内 α-SMA（棕色）的表达。具有代表性的显微照片，显示内含胶原凝胶的玻璃体细胞在（a）对照组、（b）重组 TGF-β2、（c）重组 TGF-β2 与 fasudil 组（20μM）、（d）PDR 玻璃体组及（e）PDR 玻璃体与 fasudil 组（20μM）。TGF-β2 和 PDR 玻璃体共同作用下提高 α-SMA 的表达。fasudil 破坏 α-SMA 结构，不影响其表达[34]。

遗憾的是，目前仍很难判断是什么让玻璃体细胞扮演“朋友”或“敌人”的角色[15]（图 10.8）。对此，进一步的研究将有助于更好地了解玻璃体的微环境，更好地通过手术或药物方法治疗眼内病变。

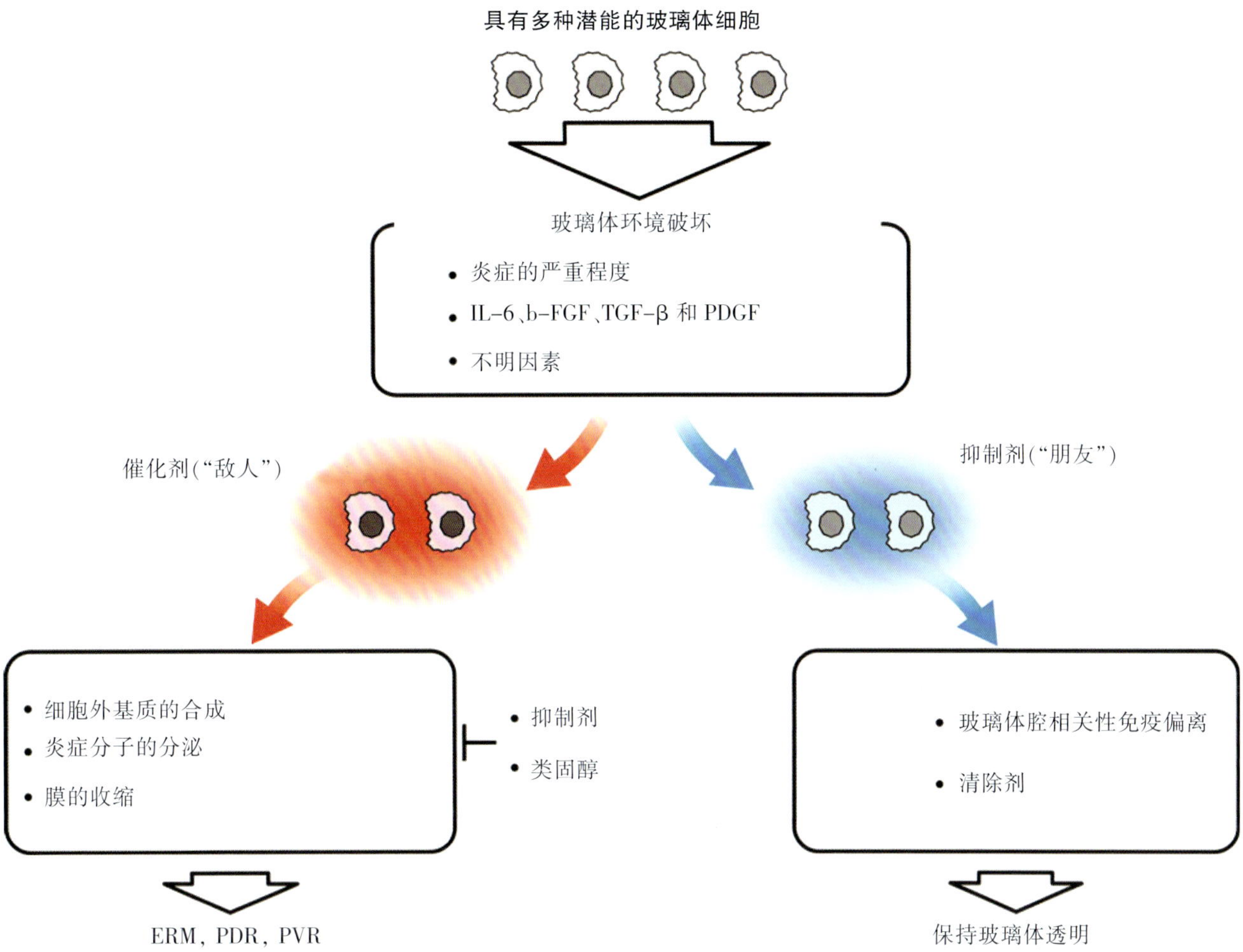


图 10.8　玻璃体细胞在眼内发病机制中可能作用的示意图。玻璃体细胞是具有许多潜能的玻璃体腔（VC）内宿主细胞。玻璃体细胞可能在扰乱玻璃体内环镜中扮演着催化剂或者抑制剂的角色，从而破坏玻璃体的透明性，但其机制尚不明确[15]。

**缩略语**

| | |
|---|---|
| α-SMA | α-平滑肌肌动蛋白 |
| ACAID | 前房相关性免疫偏离 |
| APC | 抗原呈递细胞 |
| b-FGF | 碱性成纤维细胞生长因子 |
| CTGF | 结缔组织生长因子 |
| ECM | 细胞外基质 |
| ERM | 视网膜前膜(实际上是黄斑前) |
| GFAP | 胶质纤维酸性蛋白 |
| GFP | 绿色荧光蛋白 |
| HGF | 肝细胞生长因子 |
| HIF-1 | 低氧诱导因子-1 |
| IGF-1 | 胰岛素样生长因子-1 |
| ILM | 内界膜 |
| MCP-1 | 单核细胞趋化蛋白-1 |
| MLC | 肌球蛋白轻链 |
| PDGF | 血小板衍生生长因子 |
| PDR | 增生性糖尿病性视网膜病变 |
| PMM | 黄斑前膜 |
| PVD | 玻璃体后脱离 |
| PVR | 增生性玻璃体视网膜病变 |
| RPE | 视网膜色素上皮 |
| TGF-β | 转化生长因子-β |
| TNF-α | 肿瘤坏死因子-α |
| uPA | 尿激酶型纤溶酶原激活物 |
| VCAID | 玻璃体腔相关性免疫偏离 |
| VEGF | 血管内皮生长因子 |

## 参考文献


1. Gloor BP. Development of the vitreous body and zonula. Graefes Arch Clin Exp Ophthalmol. 1973;187:21–44.
2. Salu P, et al. Light and electron microscopic studies of the rat hyalocyte after perfusion fixation. Ophthalmic Res. 1985;17:125–30.
3. Uehara M, et al. Morphological studies of the hyalocytes in the chicken eye: scanning electron microscopy and inflammatory response after the intravitreous injection of carbon particles. J Anat. 1996;188:661–9.
4. Zhu M, et al. The human hyaloid system: cellular phenotypes and inter-relationships. Exp Eye Res. 1999;68:553–63.
5. Sakamoto T. Cell biology of hyalocytes. Nippon Ganka Gakkai Zasshi. 2003;107:866–82.
6. Noda Y, et al. Functional properties of hyalocytes under PDGF-rich conditions. Invest Ophthalmol Vis Sci. 2004;45:2107–14.
7. Matsumoto H, et al. Triamcinolone acetonide-assisted pars plana vitrectomy improves residual posterior vitreous hyaloid removal: ultrastructural analysis of the inner limiting membrane. Retina. 2007;27:174–9.
8. Ueno A, et al. Long-term clinical outcomes and therapeutic benefits of triamcinolone-assisted pars plana vitrectomy for proliferative vitreoretinopathy: a case study. Eur J Ophthalmol. 2007;17:392–8.
9. Gandorfer A, et al. Pathology of the macular hole rim in flat-mounted internal limiting membrane specimens. Retina. 2009;29:1097–105.
10. Hannover A. Muller's Arch. 1840, cited in: Hamburg A: Some investigations on the cells on the vitreous body. Ophthalmologica. 1959;138:81–107.
11. Balazs EA. Molecular morphology of the vitreous body. In: Smelser GK, editor. Structure of the eye. New York: Academic; 1961. p. 293–310.
12. Qiao H, et al. The characterization of hyalocytes: the origin, phenotype, and turnover. Br J Ophthalmol. 2005;89:513–7.
13. Hogan MJ, et al. Histology of the human eye. Philadelphia: WB Sanders; 1971.
14. Lazarus HS, Hageman GS. In situ characterization of the human hyalocyte. Arch Ophthalmol. 1994;112:1356–62.
15. Sakamoto T, Ishibashi T. Hyalocytes: essential cells of the vitreous cavity in vitreoretinal pathophysiology? Retina. 2011;31:222–8.
16. van Meurs JC, et al. Clearance rate of macrophages from the vitreous in rabbits. Curr Eye Res. 1990;9:683–6.
17. Gloor BP. Mitotic activity in the cortical vitreous cells (hyalocytes) after photocoagulation. Invest Ophthalmol. 1969;8:633–46.
18. Haddad A, Andre JC. Hyalocyte-like cells are more numerous in the posterior chamber than they are in the vitreous of the rabbit eye. Exp Eye Res. 1998;66:709–18.
19. Lang RA, Bishop JM. Macrophages are required for cell death and tissue remodelling in the developing mouse eye. Cell. 1993;74:453–62.
20. Zhu M, et al. The human hyaloid system: cell death and vascular regression. Exp Eye Res. 2000;70:767–76.
21. Osterlin SE, Jacobson B. The synthesis of hyaluronic acid in vitreous. I. Soluble and particulate transferases in hyalocytes. Exp Eye Res. 1968;7:497–510.
22. Rittig M, et al. Hyaluronan synthase immunoreactivity in the anterior segment of the primate eye. Graefes Arch Clin Exp Ophthalmol. 1993;231:313–7.
23. Nishitsuka K, et al. Hyaluronan production regulation from porcine hyalocyte cell line by cytokines. Exp Eye Res. 2007;85:539–45.
24. Grabner G, et al. Macrophage-like properties of human hyalocytes. Invest Ophthalmol Vis Sci. 1980;19:333–40.
25. Stein-Streilein J. Immune regulation and the eye. Trends Immunol. 2008;29:548–54.
26. Streilein JW. Ocular immune privilege: therapeutic opportunities from an experiment of nature. Nat Rev Immunol. 2003;3:878–89.
27. Streilein JW, et al. Blood-borne signals that induce anterior chamber-associated immune deviation after intracameral injection of antigen. Invest Ophthalmol Vis Sci. 1997;38:2245–54.
28. Sonoda KH, et al. The analysis of systemic tolerance elicited by antigen inoculation into the vitreous cavity: vitreous cavity-associated immune deviation. Immunology. 2005;116:390–9.
29. Hirayama K, et al. The involvement of the rho-kinase pathway and its regulation in cytokine-induced collagen gel contraction by hyalocytes. Invest Ophthalmol Vis Sci. 2004;45:3896–903.
30. Kita T, et al. Functional characteristics of connective tissue growth factor on vitreoretinal cells. Diabetes. 2007;56:1421–8.
31. Kita T, et al. Transforming growth factor-β2 and connective tissue growth factor in proliferative vitreoretinal diseases: possible involvement of hyalocytes and therapeutic potential of Rho kinase inhibitor. Diabetes. 2007;56:231–8.
32. Sommer F, et al. Hyalocyte proliferation and ECM accumulation modulated by bFGF and TGF-beta1. Graefes Arch Clin Exp Ophthalmol. 2008;246:1275–84.
33. Hata Y, et al. Vascular endothelial growth factor expression by

hyalocytes and its regulation by glucocorticoid. Br J Ophthalmol. 2008;92:1540–4.
34. Kita T, et al. Role of TGF-βin proliferative vitreoretinal diseases and ROCK as a therapeutic target. Proc Natl Acad Sci U S A. 2008;105:17504–9.
35. Wiedemann P, Kohlmann H. Perioperative analysis of vitreous cell components by immunoimpression cytology. Graefes Arch Clin Exp Ophthalmol. 1996;123:463–6.
36. Gandorfer A, et al. Epiretinal pathology of diffuse diabetic macular edema associated with vitreomacular traction. Am J Ophthalmol. 2005;139:638–52.
37. Kampik A, et al. Epiretinal and vitreous membranes: comparative study of 56 cases. Arch Ophthalmol. 1981;99:1445–54.
38. Faulborn J, et al. Diabetic vitreopathy: findings using the celloidin embedding technique. Ophthalmologica. 1998;212:369–76.
39. Kishi S, et al. Structure of the inner retinal surface in simple diabetic retinopathy. Jpn J Ophthalmol. 1982;26:141–9.
40. Hisatomi T, et al. A new method for comprehensive bird's-eye analysis of the surgically excised internal limiting membrane. Am J Ophthalmol. 2005;139:1121–2.
41. Sebag J. Anomalous posterior vitreous detachment: a unifying concept in vitreo-retinal disease. Graefes Arch Clin Exp Ophthalmol. 2004;242:690–8.
42. Sebag J. Vitreous anatomy, aging, and anomalous posterior vitreous detachment. In: Dartt DA, Besharse JC, Dana R, editors. Encyclopedia of the eye, vol. 4. Oxford: Elsevier; 2010. p. 307–15.
43. Kishi S, Shimizu K. Oval defect in detached posterior hyaloid membrane in idiopathic preretinal macular fibrosis. Am J Ophthalmol. 1994;118:451–6.
44. Sebag J. Vitreoschisis. Graefes Arch Clin Exp Ophthalmol. 2008;246:329–32.
45. Gupta P, et al. Vitreoschisis in macular diseases. Br J Ophthalmol. 2011;95:376–80.
46. Kohno RI, et al. Possible contribution of hyalocytes to idiopathic epiretinal membrane formation and its contraction. Br J Ophthalmol. 2009;93:1020–6.
47. Messmer EM, et al. Ultrastructure of epiretinal membranes associated with macular holes. Graefes Arch Clin Exp Ophthalmol. 1998;236:248–54.
48. Sebag J, et al. Macular holes and macular pucker: the role of vitreoschisis as imaged by optical coherence tomography/scanning laser ophthalmoscopy. Trans Am Ophthalmol Soc. 2007;105:121–9.
49. Wang MY, Nguyen D, Hindoyan N, Sadun AA, Sebag J. Vitreo-papillary adhesion in macular hole and macular pucker. Retina. 2009;29:644–50.
50. Enaida H, et al. Possible benefits of triamcinolone-assisted pars plana vitrectomy for retinal diseases. Retina. 2003;23:764–70.
51. Sakamoto T, Ishibashi T. Visualizing vitreous in vitrectomy by triamcinolone. Graefes Arch Clin Exp Ophthalmol. 2009;247:1153–63.
52. Shimada H, et al. Double staining with brilliant blue G and double peeling for epiretinal membranes. Ophthalmology. 2009;116:1370–6.
53. Hata Y, et al. Role of tumour necrosis factor-α (TNFα) in the functional properties of hyalocytes. Br J Ophthalmol. 2011;95:261–5.

# 第 11 章
# 玻璃体视网膜界面与内界膜

Wili Halfter, J. Sebag, Emmett T. Cunningham Jr.

## 本章要点



W. Halfter, PhD
Department of Neurobiology, University of Pittsburgh,
200 Lothrop Street STE W1415, Pittsburgh, PA 15261, USA
e-mail: whalfter@pitt.edu

J. Sebag, MD, FACS, FRCOphth, FARVO(✉)
VMR Institute for Vitreous Macula Retina,
7677 Center avenue, Huntington Beach, CA 92647, USA
Doheny Eye Institute, Los Angeles, CA, USA
e-mail: jsebag@VMRinstitute.com

E.T. Cunningham Jr., MD, PhD
The Uveitis Service, West Coast Retina Medical Group,
Department of Ophthalmology, California Pacific Medical Center, Stanford University School of Medicine,
2340 Clay Street, Fifth Floor, San Francisco, CA 94115, USA
e-mail: emmett_cunningham@yahoo.com

**关键词**

玻璃体;玻璃体视网膜界面;内界膜;细胞外基质;生物化学超微结构;发育;老化;疾病

**核心概念**

1. 玻璃体视网膜界面有 3 种组成部分:内界膜、玻璃体后皮质和介导玻璃体视网膜粘连的细胞外基质。
2. 老龄化和病变这两个因素使玻璃体视网膜内界膜发生改变,并且在其牵拉性和增生性病变中起重要作用。
3. 玻璃体视网膜界面作为将来治疗视网膜病变的载体,影响氧合作用、营养吸收、药物传输和病毒入侵。

# 1. 引言

玻璃体视网膜界面是许多病理活动发生的场所，这些病理活动可导致视力丧失。分界面由一种复合物组成，包括：视网膜内层的薄膜，通常称为内界膜(ILM)；玻璃体后皮质；一种被认为与玻璃体视网膜粘连相关的细胞外基质(图 11.1)。当年龄增长和发生一些病变时，如近视和糖尿病，这 3 种成分中的每一种都将随之发生变化。这些衰老和病变导致的变化将造成多种玻璃体视网膜病变。玻璃体和视盘之间(见第 17 章“玻璃体视盘粘连与牵拉”)、玻璃体和可发生许多视网膜血管性病变的视网膜血管之间(见第 13 章“先天性玻璃体视网膜血管疾病”；第 23 章“玻璃体与视网膜血管性疾病及糖尿病性黄斑水肿”；第 37 章“视网膜血管性疾病的手术治疗”)有特殊的分界面。

# 2. 内界膜

多年来，关于视网膜内界膜(ILM)的存在有着不同的说法。一些人认为玻璃体的分界膜（玻璃体膜）就是视网膜的内界膜。另一些人认为确实存在内界膜，但那并不是位于玻璃体周边的分界膜。1912

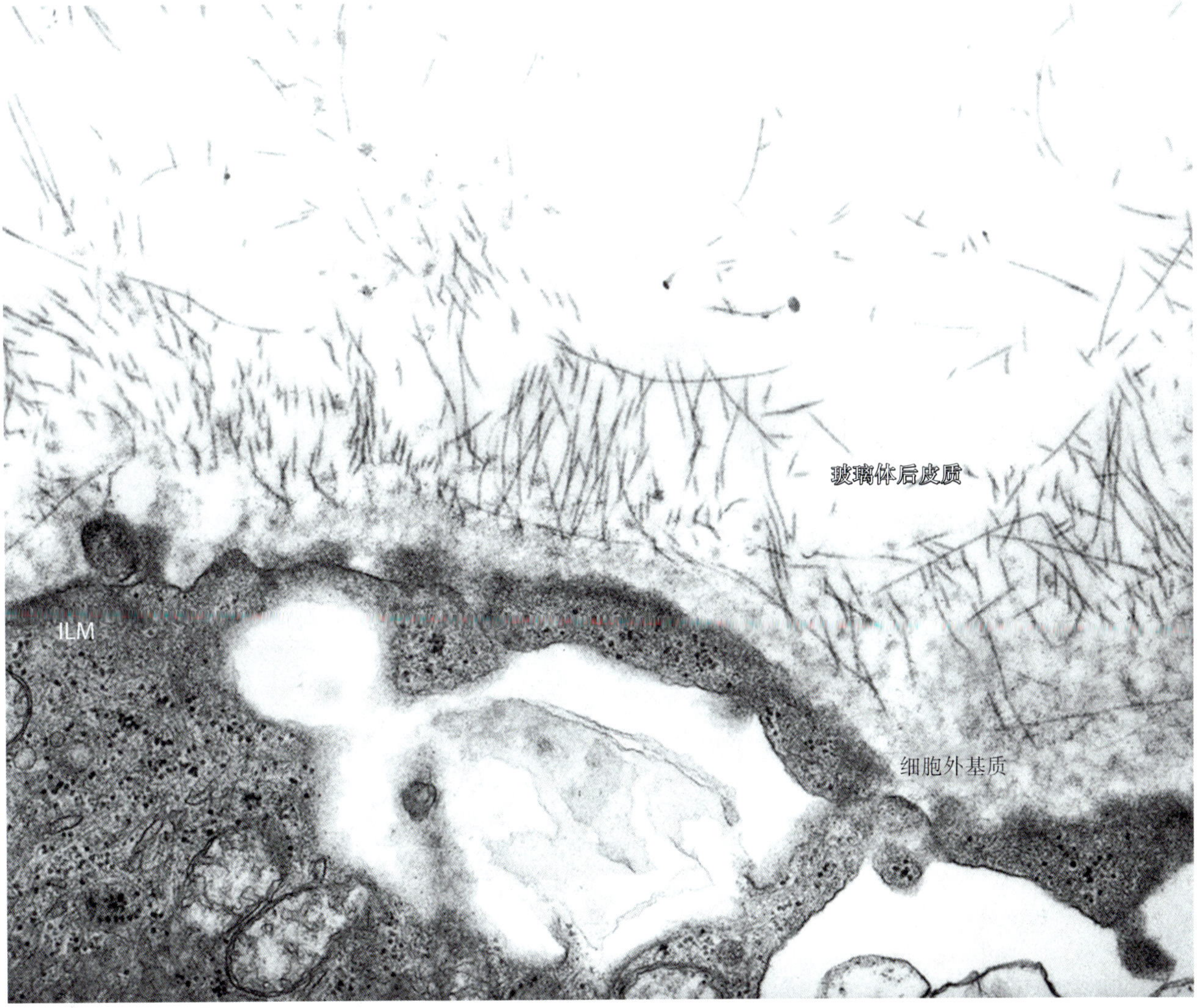


图 11.1　人玻璃体视网膜界面。在图片上方，玻璃体胶原纤维密集充满于一层叫作玻璃体后皮质(PVC)的结构中，PVC 覆盖于视网膜 ILM 之上。这两种结构之间是一种中间细胞外基质(ECM)，Heegaard 称之为“玻璃体视网膜分界区”。

年,Salzmann 提出了一个折中的说法:无论如何,我们必须承认这种膜与玻璃体和视网膜之间有着同等的关联,从其中一种观点理解,它就像视网膜的内玻璃状膜,从另一观点,它像玻璃体的外边界膜[1]。事实上,这两种概念都是正确的。视网膜和其毗邻的玻璃体之间确实有一种独特的"分界膜"以划分界限,尽管两者都不是经典组织学概念上的细胞膜,它们因此常常被称作"薄膜"。

视网膜的"分界膜"由连续的 Müller 细胞的基底膜组成。相反,玻璃体的"分界膜"由玻璃体后皮质组成,后者由致密的玻璃体胶原蛋白纤维组成[1]。这两者之间是相互交错的细胞外基质,其中两边的成分都有,Heegaard 称之为"玻璃体视网膜分界区"[2]。

## 2.1 解剖

### 2.1.1 结构

尽管事实上 ILM 并不是真正意义上的膜,因为一般观念上细胞膜是富于脂质的,但是 Salzmann[1] 首选术语"内部分界膜",主要是因为 ILM 是基底膜(BM),功能上类似于覆盖在睫状上皮内表面的 BM。在胚胎学上,ILM 和包被整个中枢神经系统的软脑膜有相似的发育史。在我们看来,眼部存在 6 种基底膜,ILM 是其中之一,包括:①晶状体囊膜,这是机体最厚的基底膜;②玻璃体和视网膜的透明血管基底膜;③角膜的两个基底膜;④ILM;⑤色素上皮的基底膜;⑥Bruch 膜下方的基底膜(图 11.2)。

和其他所有基底膜一样,ILM 是透明的,很薄,用传统的组织学方法难以定位。但是,可以借助免疫组织化学[利用针对 BM 蛋白的特异性抗体(图 11.2a,b)]或者透射电子显微镜(TEM;图 11.1 和图 11.2c,d)进行检测。胎儿眼球的高分辨率 TEM 显示的 ILM 是一细胞外基质薄层,厚度小于 100nm。胎儿 ILM 可以再分为:外透明层,朝向玻璃体视网膜分界区的 ECM;中央高电子密度的致密层;内透明层,朝向视网膜 Müller 神经胶质细胞的终端[2]。

胎儿 ILM 的厚度和形态与经典教科书上 BM 的超微结构相似。据 Heegaard 描述,人眼球赤道部和黄斑区的 ILM 的厚度在出生后的最初几个月/年显著增加。10 岁以后 ILM 的厚度保持稳定,且在今后的几十年中不发生变化。在所有经研究的成人眼

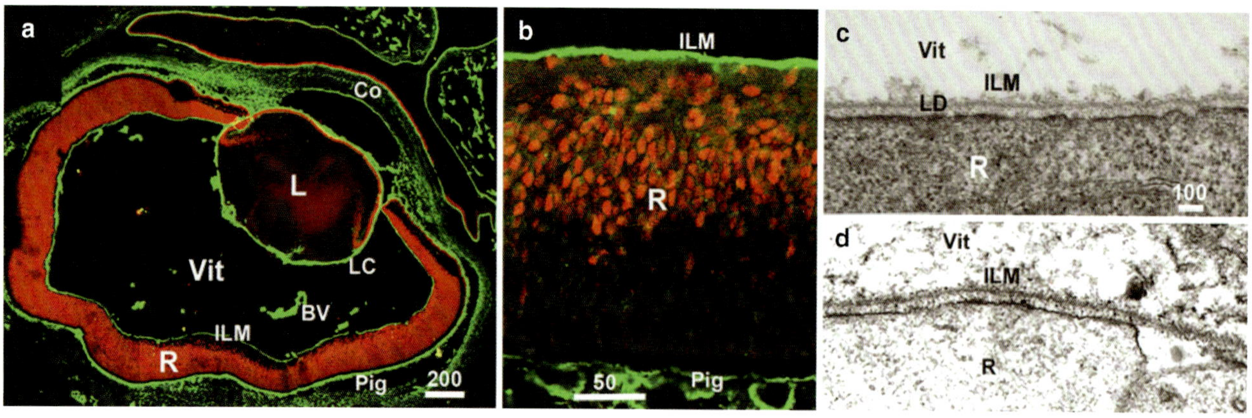


图 11.2 人胚胎 ILM 的定位和超微结构。荧光显微镜检查显示一个 10 周龄的人胚胎眼球的切面图。(a)对该切面进行Ⅳ型胶原蛋白染色(绿色),显示了 ILM、玻璃体血管(BV)的血管基底膜、角膜基底膜(Co)、色素上皮(Pig)在 Bruch 膜上的基底膜和晶状体囊膜(LC)的位置。该切面已用 Pax6 抗体复染,Pax6(红色)是一种存在于所有眼部细胞中的核转录因子。(b)高倍镜下胎儿视网膜的聚集蛋白染色,这是一种 BM 蛋白多糖(绿色),能显示出 ILM 和色素上皮(Pig)的基底膜。用 Islet 1 复染可以显示已分化的神经节细胞位于视网膜的近玻璃体面。(c) 透射电子显微镜图像显示胎儿视网膜近玻璃体侧的表面,ILM 看似一薄层的 ECM,位于玻璃体视网膜边界区,并带有一种独特的致密层(LD)。胎儿 ILM 的超微结构与经典教科书上典型 BM 的形态相似。(d)新生鼠 ILM 用于对照。鼠 ILM 在形态上与胎儿 ILM 非常相似(对比 c 和 d)。BM,基底膜;ILM,内界膜;R,视网膜;L,晶状体。(标尺:**a**,200μm;**b**,50μm;**c** 和 **d**,100 nm)

球中,黄斑区 ILM 是最厚的[2]。

但是,这些信息可能并不准确,比如习惯上用来测量 BM 和 ILM 厚度的 TEM 可能有人工误差。因为 TEM 需要化学固定和组织脱水,这可能导致样本变形和人为误差。近来,原子力显微镜(AFM)用于检测已分离和平铺的 BM 的形态和生物力学特性[3,4],包括 ILM 厚度的测量。AFM 利用可伸缩悬臂上的一种细小探头在样本的表面扫描。根据激光束记录的悬臂偏曲的程度,其作用包括:①使样本以原子级的分辨率成像;②测量样本的厚度;③评估其硬度[5-9]。因为可以扫描浸润在 PBS 中的样本,所以 AFM 能被用来检测未固定的和完全水化的 BM。

AFM 测量的鸡胚胎和成年人在原始状态下的 ILM 厚度是之前 TEM 测量的 2~4 倍[3,4]。AFM 测量的脱水 ILM 的厚度和 TEM 获得的厚度值非常相似,表明样本的制备,其中最重要的是脱水状态,导致了数值产生 50%的缩减[3]。一项独立性研究用共聚焦显微镜测量晶状体囊膜的厚度,同样在原始状态下,数值至少是 TEM 测量的 2 倍[10]。因此,TEM 测量时样本的准备可导致 BM 厚度大幅降低,甚至可能变形。

ILM 脱水后厚度大幅降低是因为水分的丧失,这与BM 中大量存在的蛋白聚糖的黏多糖有关。蛋白聚糖是一种高度糖基化的蛋白,它的黏多糖侧链带有大量的负电荷。蛋白聚糖中致密的负电荷导致软骨[11]和玻璃体[12]中大量固有的水滞留,提示其在 ILM 中有相似的功能。这一概念的实验论证来自酶去除 GAG 侧链后 ILM 厚度和硬度的测量,结果 ILM 厚度降低 50%,而硬度增加 1 倍[4,13]。依据 AFM 的数据,我们推测 ILM 中 50%是水,其与蛋白聚糖紧密结合,水是 ILM 中最丰富的组成部分。而且,水合状态决定着 ILM 的硬度。

### 2.1.2 形态变化

在整个眼底,ILM 的前部外观光滑(图 11.3)。但是,ILM 的后部在不同部位的结构有变化:在周边部(图 11.4b),ILM 的后部是平整的,与前部相似。而在后极部(图 11.4a),ILM 呈现不规则的"起伏"填充在视网膜胶质和神经纤维之间的间隙中。

在视盘的边缘(见第 17 章"玻璃体视盘粘连与牵拉"),视网膜 ILM 消失,但是基底膜作为"Elschnig 内界膜"继续存在[14]。基底膜厚 50nm,由视盘处的星形胶质细胞的基底层构成。在视盘的最中心处,基底膜变薄,到 20nm,位于其下方的视盘细胞不规则,仅由黏多糖组成,而没有胶原蛋白纤维[14]。这一结构就是"Kuhnt 中央半月板"。Balazs[12]提出 Müller 细胞基膜阻止细胞以及其他任何大于 15~20nm 的分子通过,认为后部玻璃体皮质和 ILM 复合物可以作为"分子筛"。因此,Kuhnt 中央半月板和 Elschnig 内界膜的厚度和化学组成可能是增生性糖尿病性视网膜病变和黄斑前膜形成中异常细胞增殖起源于视盘或者其附近的原因。

视盘中心凹处的 ILM 是独特的,非常薄。将ILM 整个铺片,对Ⅳ型胶原蛋白或层粘连蛋白行免疫染色后,可以检测到中心凹处的 ILM 呈明显的环形区。AFM 测量显示中心凹处的 ILM 厚度大约为 100nm,而中心凹旁 ILM 厚度多达 3μm(图 11.5)[15]。体外数据与之前 TEM 的结果相近[16](图 11.5b~e),ILM 在中心凹处很薄,而在中心凹旁的区域相对厚得多。菲薄的 ILM 总是位于视盘以及神经纤维层的大血管附近[17],提示这两处可能是视网膜细胞迁移、增殖并形成黄斑前膜的区域,也可能是大分子物质和病毒从玻璃体进入视网膜的区域。

## 2.2 内界膜(ILM)的生物化学成分

ILM 是一种基底膜(BM)。BM 是机体中位于所有上皮细胞之下的细胞外基质(ECM)层,它包裹着肌肉纤维和血管内皮。因此,ILM 和其他 BM 一样有着相似的分子组成。BM 组成蛋白的鉴定很复杂,因为分离大量的 BM 比较困难。而且,这些蛋白成分高度不溶于生埋盐水,这一事实阻碍着传统的生物化学方法有效地分析 BM 蛋白质。

两种小鼠卵黄囊肿瘤可以合成大量类似 ECM 的 BM[18-20],这一发现使我们能够分离出 BM 中的主要蛋白质,包括层粘连蛋白-111[21,22]、巢蛋白-1[23,24]、串珠素[25]和Ⅳ胶原蛋白 $\alpha_1/\alpha_2$[26]。与体内衍生的 BM 不同,鼠肿瘤基质是可溶性的,可以分离其成分,用传统的生物化学方法测量肽链序列[27]。此后,通过使用单克隆抗体和同源 cDNA 克隆,更多的 BM 蛋白质被发现[28,29]。资料显示,所有已知的主要 BM 蛋白质都属于一个大的蛋白质家族。这包括异三聚体

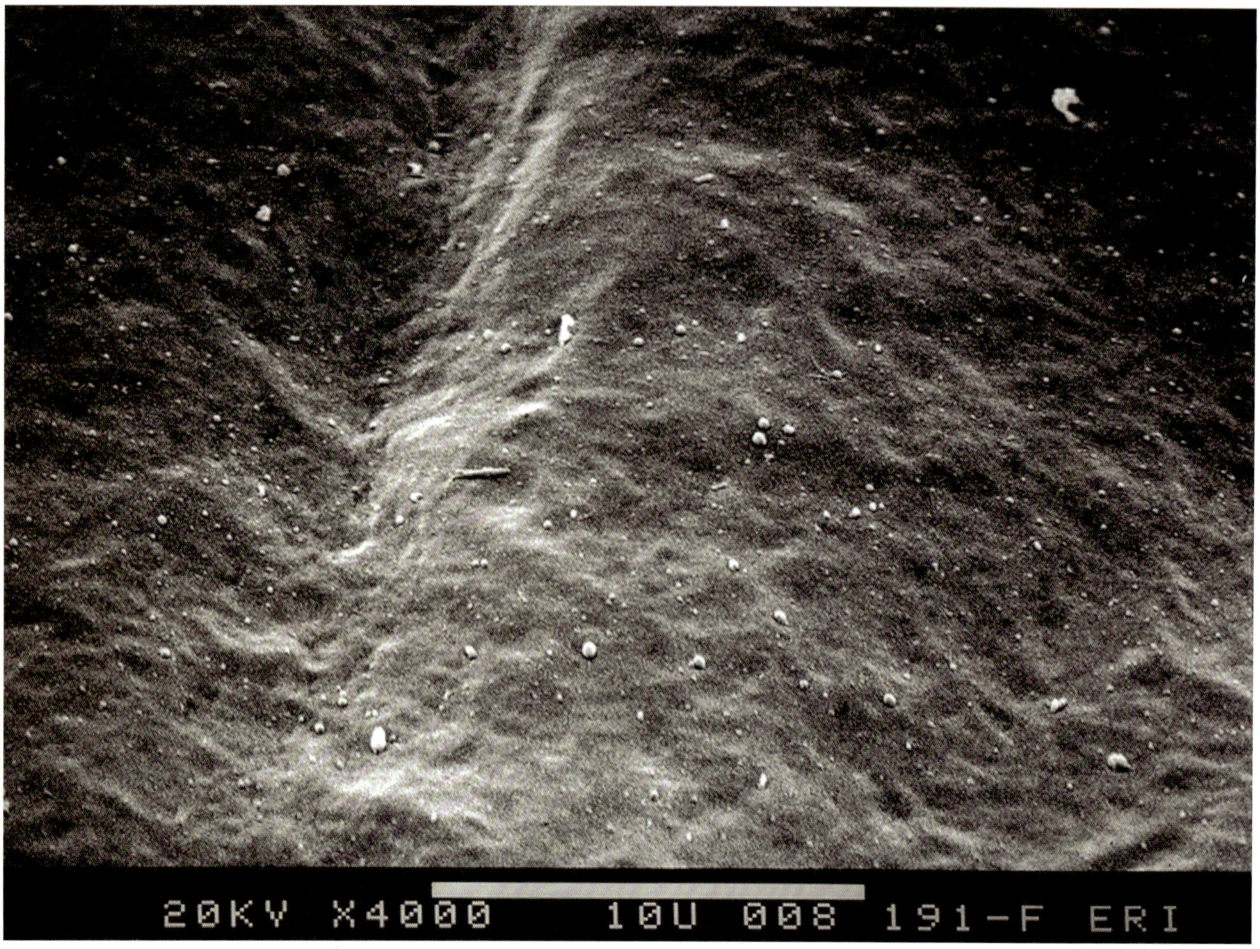


图 11.3 ILM 前部的扫描电子显微镜图，标本来自一成年人尸体解剖时从玻璃体上剥离的视网膜。ILM 的前部（近玻璃体面）是光滑的。（标尺：10μm）

层粘连蛋白，其具有 5 个不同的 α 链、3 个β 链和 3 个 γ 链，因此有超过 10 个三聚体成员[30,31]。异三聚体Ⅳ型胶原蛋白家族成员由 6 个遗传学上不同的 α 链组成，组成3 个稳定的Ⅳ型胶原蛋白聚体[32]。其他 BM 的组成成分有巢蛋白-1 和巢蛋白-2[33]，串珠素、聚集蛋白和ⅩⅧ型胶原蛋白是 3 种主要的与 BM 相关的蛋白聚糖[34]。所有 BM 蛋白质都是大分子量蛋白，至少有 150kDa。层粘连蛋白三聚体的分子量为 1000 kDa，Ⅳ型胶原蛋白的分子量超过 600 kDa，蛋白聚糖的分子量为 300~600 kDa。

传统上，BM 的原位蛋白质分析是用针对 BM 上通常存在的候选蛋白的抗体进行免疫染色[35,36]。最近，蛋白组学分析已经被用于更明确且深入地识别所有的 BM 蛋白质[13,37]。来自鸡胚胎和人 ILM、晶状体囊膜和 Descemet 膜的蛋白组学数据显示，所有这些 BM 由大约 20 种蛋白质组成，有多种层粘连蛋白、多种Ⅳ型胶原蛋白、巢蛋白-1 和巢蛋白-2，以及聚集蛋白、串珠素和ⅩⅧ型胶原蛋白。人 ILM 中的主要蛋白质为带有一条 $\alpha_3/\alpha_4/\alpha_5$ 链的Ⅳ型胶原蛋白。值得注意的是，人晶状体囊膜和视网膜血管 BM 仅有少量的Ⅳ胶原蛋白 $\alpha_3/\alpha_4/\alpha_5$，但含有丰富的Ⅳ胶原蛋白 $\alpha_1/\alpha_1/\alpha_2$[37]。ILM 中最主要的层粘连蛋白家族成员是层粘连蛋白 521，最主要的蛋白聚糖是串珠素，其次是聚集蛋白和ⅩⅧ型胶原蛋白[37]。蛋白聚糖决定了 ILM 及玻璃体的高含水量[12,38]。

## 2.3 ILM 的生物合成和组装

所有的 BM 蛋白都是多领域分子，相互聚合（层粘连蛋白、Ⅳ型胶原蛋白）、交叉连接（Ⅳ型胶原蛋

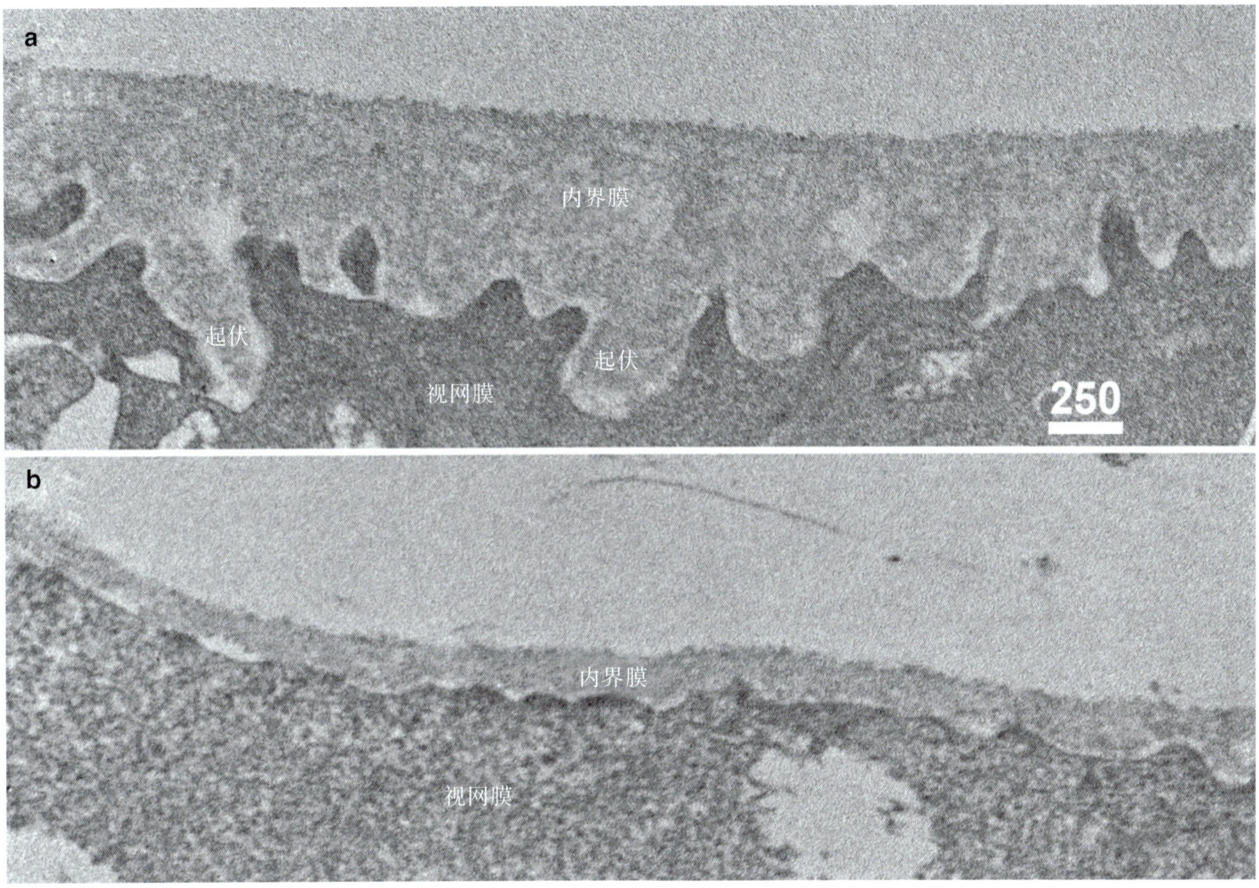


图 11.4　人 ILM 的形态变化。(a)27 岁成年人的后极部内界膜(ILM)的透射电子显微镜图,图像显示 ILM 的后部在下方的视网膜(R)细胞之间的间隙发生"起伏"(U)(标尺:250nm)。(b)同一只眼球的周边部 ILM 的透射电子显微镜图,图像显示周边部 ILM 与后极部相似,表面平滑连续,但仅有极小的起伏。(标尺:250nm)

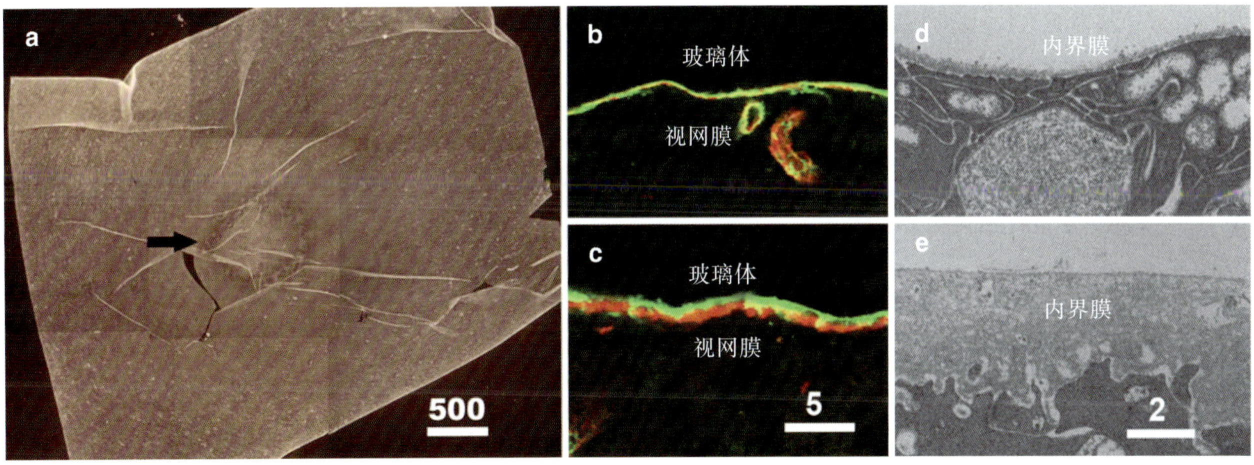


图 11.5　中心凹处的 ILM。(a)视网膜黄斑区 ILM 全铺片,行Ⅳ型胶原蛋白染色。在 ILM 标本中可检测到中心凹呈一明显的环形区(箭头所示)。(b)荧光显微镜图像显示同一人视网膜的中心凹和中心凹旁的切面图。(c)这一部分行层粘连蛋白(红色)和Ⅳ型胶原蛋白 7S $\alpha_3$(绿色)染色。中心凹 ILM 菲薄,层粘连蛋白和Ⅳ型胶原蛋白看似混合并重叠在一起。相反,中心凹旁 ILM(c)比较厚,可以清晰区分层粘连蛋白和Ⅳ型胶原蛋白。(d)人视网膜中心凹中央和旁中心凹区的 TEM 显微图。(e)中心凹 ILM 厚度大约有 100nm,但是中心凹旁 ILM 的厚度超过 2000nm。(标尺:**a**,500μm;**b** 和 **c**,5μm;**d** 和 **e**,2μm)

白)或者相互结合(层粘连蛋白、聚集蛋白、巢蛋白、串珠素、Ⅳ型胶原蛋白)。每个BM蛋白的聚合、相互结合及高分辨的TEM图像，使得BM结构模型形成,该模型虚拟一个二维的Ⅳ型胶原蛋白网络,并连接一层肩并肩聚合的层粘连蛋白。巢蛋白-1有层粘连蛋白和Ⅳ型胶原蛋白的结合位点，因此被认为可以连接这两种聚合物[39-43]。最近有研究与这一模型并不完全一致,尤其是发现BM在缺乏巢蛋白-1的条件下也能完好地组装[44,45]。

因为蛋白质的聚合倾向，过去认为在BM蛋白浓度足够高时,BM可自发组装[46]。后来发现BM组装需要细胞受体。所需要的细胞受体是整合素家族的成员和营养不良聚糖。证实细胞受体在BM组装中起主要作用的证据是鼠营养不良聚糖和整合素定向基因突变可以导致BM组装缺陷，这和关键BM蛋白基因突变时会造成BM分裂相似[47,48]。

ILM与Müller神经胶质细胞的终末端毗邻,这一现象提示视网膜,尤其是Müller细胞,是ILM蛋白质的主要来源。但是,除了聚集蛋白mRNA外,其他ILM蛋白质的mRNA并没有在神经视网膜中发现[49-52]。尽管ILM由分泌蛋白组成,但是理论上ILM蛋白质的来源可以是眼球内层的任何细胞。事实上，鼠胚胎和人眼的原位杂交研究发现，几乎所有的ILM蛋白质都是由晶状体上皮、未来的睫状体上皮和玻璃体血管的内皮细胞合成的(图11.6)[49,50,53,54]。

原位杂交研究提出一种假说，即ILM蛋白质由

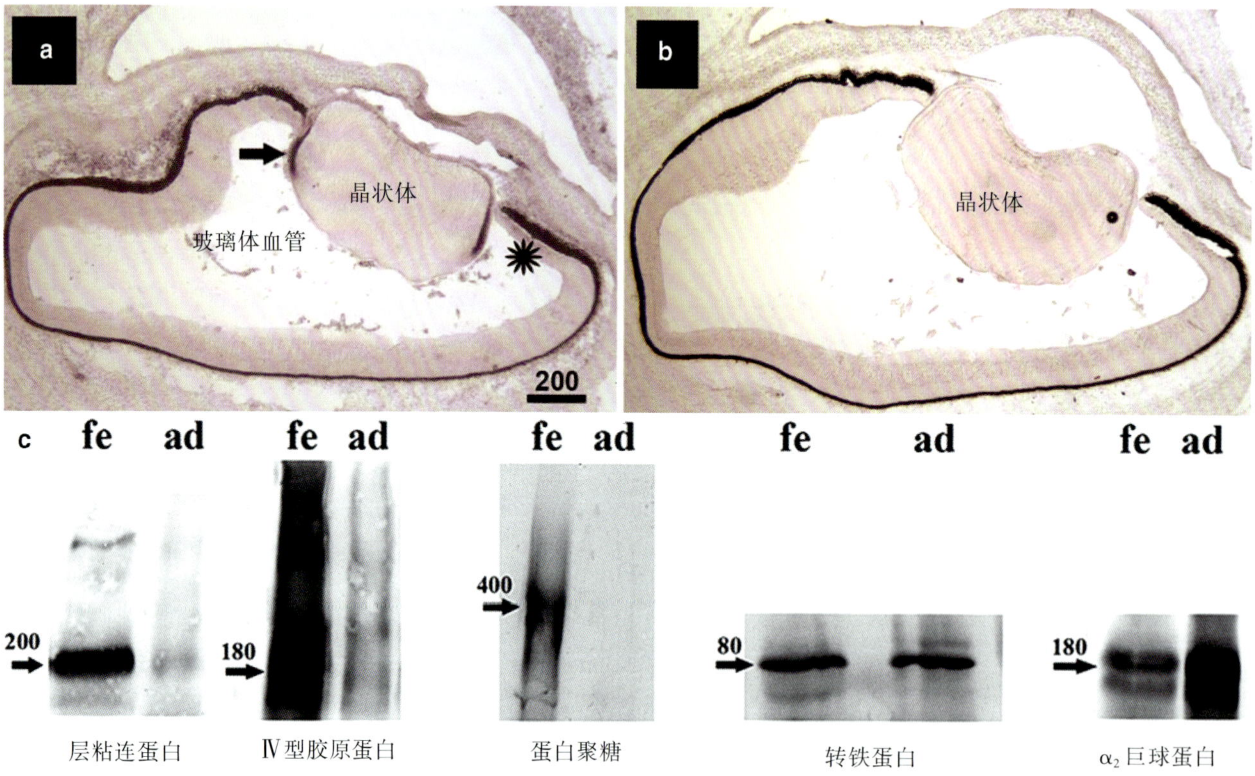


图11.6　人ILM的起源和生物合成。原位杂交实验。(a)10周龄人胎儿眼球的切面，与反义RNA杂交来检测巢蛋白-1的mRNA。巢蛋白-1是人ILM组成中的主要蛋白质。被标记的细胞表达巢蛋白mRNA,位于晶状体上皮(箭头所示)、睫状体(星号)和玻璃体血管的内皮(BV)。视网膜上没有检测到任何标记,说明ILM蛋白质的合成发生在视网膜外的组织,比如晶状体、睫状体和玻璃体血管。(b)相同胎儿眼球的对照,眼球标记有巢蛋白正义mRNA。数据显示,ILM蛋白质在胎儿玻璃体腔中应该是可检测到的。(c)胎儿(fe)和成人(ad)玻璃体的免疫印迹试验显示,BM蛋白质在人眼的胎儿阶段确实数量很多,当成年时则变得非常少。该试验也显示转铁蛋白,一种非ILM蛋白质,在成人眼球中没有下降;$\alpha_2$巨球蛋白,一种典型的血清蛋白,在成人眼玻璃体中的量比胎儿更多。综合数据提示,BM蛋白质的合成发生在眼球的非视网膜组织中。BM蛋白质的量在胎儿眼球中高,在成人眼球中选择性下调到非常低的水平。(标尺:**a**和**b**,200μm)

晶状体和睫状体分泌至玻璃体腔，然后扩散到视网膜表面,并在那里组装成 ILM。该假说进一步提出，视网膜的作用是为 ILM 的组装提供神经上皮细胞的表面受体。为了支持这一假说，研究者又在鸡胚胎、人胎儿和新生儿的玻璃体中发现大量层粘连蛋白、Ⅳ型胶原蛋白、巢蛋白、聚集蛋白和串珠素。玻璃体腔中 ILM 蛋白质浓度最高的时间与眼球快速生长过程中 ILM 组装最活跃的时间一致[53,54]。对玻璃体的分析也表明,ILM 蛋白质的浓度在成年时下降到非常低的水平,对小鸡的拓展研究发现 ILM 蛋白质合成在胚胎晚期/出生早期急剧减少[53,55]。目前的资料提示,ILM 主要在胚胎期、胎儿期和新生儿期组装,在成年时,这一活动大大地减少。但是,考虑到随着年龄增长,人 ILM 的厚度不断增加,可能的原因是在整个生命周期中始终有持续而低水平的 ILM 蛋白质合成。

目前,ILM 是否能再生还不可知。已知的是人玻璃体蛋白质的表达经历了与 ILM 蛋白质相似的年龄相关性的下调，并且玻璃体胶质在玻璃体切割术后不能再生，这提示完全的 ILM 再生是不存在的。与这一假设相一致的是兔的动物实验,实验表明,损伤的 ILM 不能再生[56]。另一方面,近期的研究发现,体外培养的 Müller 细胞可以合成 ILM 胶原蛋白[57]。而且,对猴子的研究发现,ILM 剥除后的几个月里有 ILM 的再合成[58]。

## 2.4 ILM 在眼球发育中的作用

值得注意的是,在眼胚胎的发育过程中,ILM 在视泡内陷过程中可以很容易地识别出来(图 11.7)。在视泡内陷完成之前，可以清楚地看出连续的 ILM 和 Bruch 膜。这提示尽管这两种 BM 界面被认为是分开的,是两种不同的物质,但是它们的起源可能由相同的基因编码,它们的组成可能是相同的,至少在生命的起源阶段相同。因此,老化、糖基化、细胞粘连、细胞迁移和细胞增殖等现象在这两个部位有着相同的路径,至少 BM 下方的底物相同,而这些活动都在此底物上方发生[59,60]。

ILM 对于眼球和视网膜的早期发育是必需的。其证据来源于一系列在鼠体内针对 BM 蛋白、酶和受体进行定向去除后视网膜表型的改变和人的一系列自发突变后的视网膜表型改变。定向突变发生在编码层粘连蛋白肽链[61-63]的基因或者层粘连蛋白 γ-1 与巢蛋白-1[53]、Ⅳ型胶原蛋白[64]相结合区的基因以及负责营养不良聚糖的糖基化的酶(如LARGE、fukutin、fukutin 相关蛋白、POMGnT1[65-67]、POMT1 和 POMT2)会造成 ILM 上出现大裂缝,导致视网膜异位。在发生这些突变的眼中,视网膜细胞从 ILM 上的裂孔迁移至玻璃体腔（图 11.8a~d)。此外，大约 50%的视网膜神经节细胞发生凋亡，导致视神经发育不全[53]。视网膜发育异常的潜在原因是突变造成 ILM 生物力学强度的削弱,同时,眼球发育过程中视网膜快速扩张,两者一起导致 ILM 上裂孔形成。ILM 上裂孔形成伴随神经上皮细胞的收缩，这也是神经节细胞死亡和视神经发育不全最可能的原因[53]。AFM 测量结果显示,这些发生突变的个体中 ILM 的硬度至少下降了 50%,这解释了 ILM 上与强度相关的裂孔(图 11.8e,f)。相似的视网膜表现在人自发突变引起的 Walker-Warburg 综合征,肌肉-眼-脑病和 Fukujama 肌肉萎缩症中也可以记录到[68-71]。

除了大量的眼部表现，基因突变也影响大脑发育,在许多病例中导致肌肉营养不良、眼球和大脑血管破裂[65,72-74]。视网膜、大脑皮质、血管和肌肉的改变充分说明 BM 的机械强度对于它们的发育是必要的。

ILM 剥除是闭合黄斑裂孔和治疗其他玻璃体黄斑病变的医疗手段。ILM 剥除需要确保去除异常的后极部玻璃体皮质和其他病变的膜。去除部分厚度的ILM 是可行的。而且,ILM,至少是部分 ILM,可能在手术后的几个月内通过 Müller 细胞再生。

## 2.5 ILM 的老化

和人体内的许多结缔组织一样，随着年龄的增长,ILM 的分子组成和结构会发生变化。从生物化学角度，从层粘连蛋白的相对浓度中可以看到年龄相关性改变,层粘连蛋白相对浓度在 ILM 组装的早期比晚期高，Ⅳ型胶原蛋白的相对浓度随年龄而增高[13,37]。这可能是人 ILM 最显著的年龄相关性改变的基础,即随着年龄增长,ILM 的厚度出现年龄依赖性增加。在胎儿期,ILM 的厚度小于 100nm,有经典的 BM3 层结构(11.2c)。随着年龄增长,ILM 变厚,原

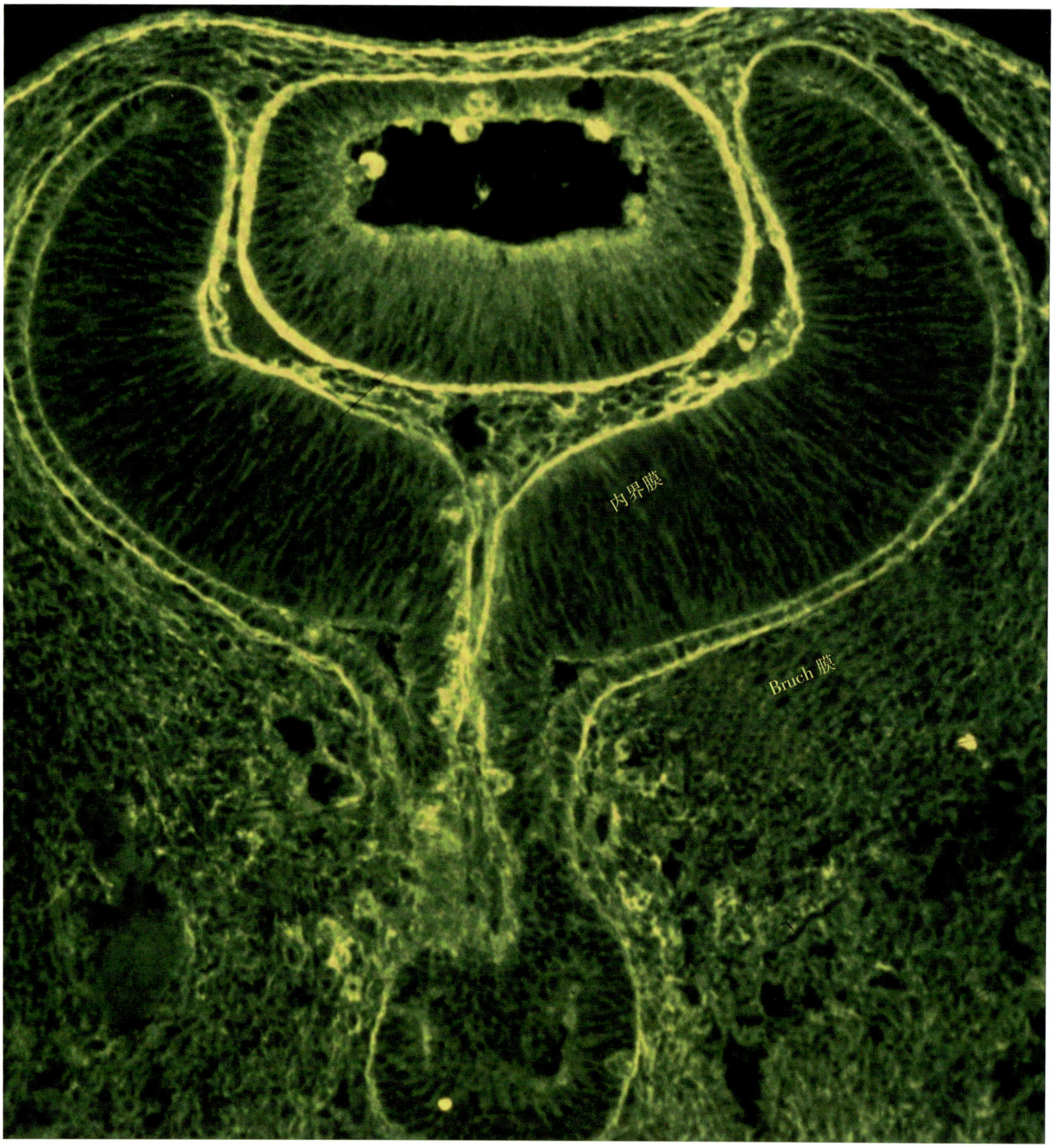


图 11.7 大约妊娠 8 周时视泡凹陷后的人胚眼的免疫荧光图。切片使用免疫荧光抗体着染双孢蘑菇(ABA),该抗体能有效地着染基底膜。标注“Bruch”的黄色线形结构是脉络膜视网膜界面,将发育成 Bruch 膜,而标注“ILM(内界膜)”的黄色线形结构是玻璃体视网膜界面,将发育成 ILM。要注意的是,这两种结构都是连续的,代表了折叠在视网膜内的同源性的膜。因此,这两种分界面中的病理性活动,比如细胞迁移和增殖,发生在相同的底物。(Courtesy of Dr. Greg Hageman)

先的 3 层结构消失而变得无形态(图 11.9)。而且,ILM 的视网膜侧发生凹陷,随着年龄的增长凹陷更加显著。对 20 多例患者的 ILM 进行系统分析(图 11.9f),结果显示,随着年龄增长,ILM 的厚度逐渐增加[4]。ILM 的厚度出现持续的年龄相关性增加,提示在整个生命周期中,成人眼球中都有 ILM 蛋白质的合成,但以较低的速率进行。因为 ILM 厚度的增加只在寿命长的人类和灵长类动物中观察到,没有在

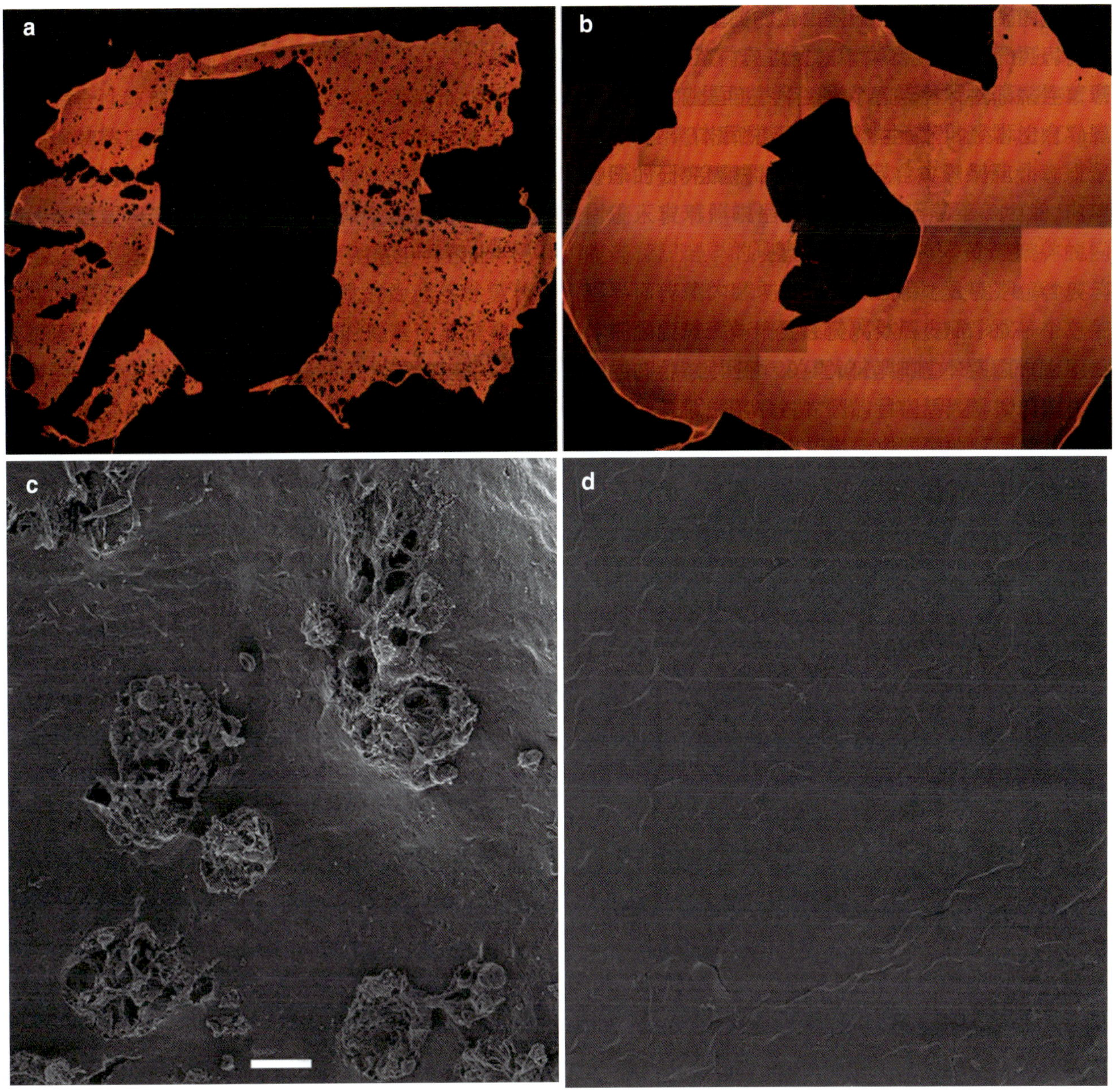


图 11.8(a~f) ILM 的生物力学性能和视网膜的发育。LARGE 或者 POMGnT1 发生突变的小鼠 BM 是易脆的。这两种突变都会影响对营养不良聚糖的糖基化至关重要的酶,而营养不良聚糖是 BM 组装过程中重要的层粘连蛋白受体之一。(a)两种酶之一发生纯合子突变的新生鼠的 ILM X 线片,因为 ILM 易碎,所以在眼球生长过程中出现许多裂孔和断裂。(b)来自杂合子对照鼠的完整的 ILM 图。(c)一发生突变的动物的玻璃体侧视网膜的 SEM 图像,图像显示 ILM 上的许多裂孔,从而导致视网膜细胞迁移至玻璃体腔。(d)对照组视网膜的 ILM 连续,表面光整。(待续)

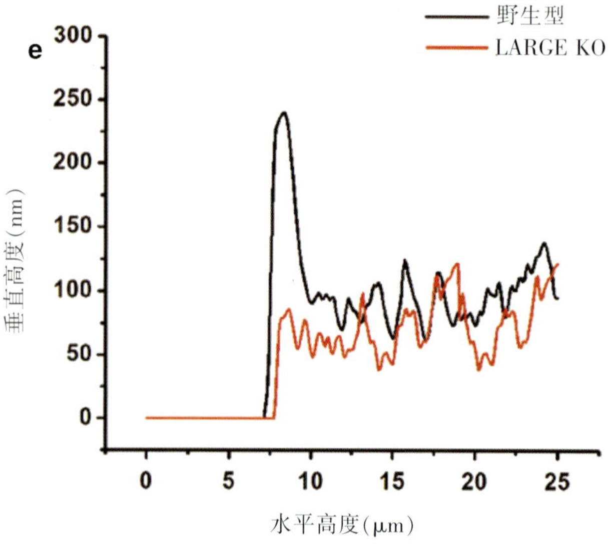


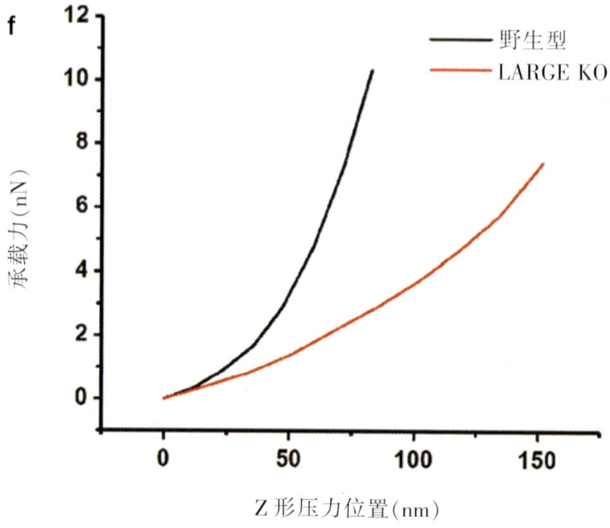


图 11.8(续) (e)AFM 厚度测量示突变的鼠 ILM 厚度有轻度变薄。(f)硬度测量显示,与对照组的鼠相比,突变的鼠 ILM 的硬度有显著降低。(标尺:**c** 和 **d**,10μm)

任何短寿的物种中计算,因此,很大程度上年龄的绝对数值很重要[75]。

随着年龄增加,ILM 除了厚度增加,硬度也在增加[4]。可想而知,蛋白质组成的持续性变化,即Ⅳ型胶原蛋白不断增加、层粘连蛋白不断减少,是 ILM 硬度出现年龄相关性改变的原因。

## 2.6 ILM 在疾病中的作用

### 2.6.1 ILM 与糖尿病

糖尿病通过蛋白质的非酶糖基化影响全身组织。它已经被证实可以改变玻璃体的分子[76,77]和结构[78],“糖尿病性玻璃体病变”这一术语已被提出描述这些影响[79](见第 5 章“糖尿病性玻璃体病变”)。假设 ILM 与蛋白质相似,那么高度糖基化的终末产物在此组织中积聚并且改变其生理功能。

已经明确的是,糖尿病病史较长的患者 BM 厚度会增加。ILM 同样如此[80-82]。有 1 型或者 2 型糖尿病患者的 ILM 厚度会增加(图 11.10)。但是,这种厚度的增加只有在发生糖尿病数年后才可能发现,在糖尿病鼠中不能发现[83]。与糖尿病性 BM 增厚相关的蛋白质的本质目前还不得而知。可能是正常 BM 蛋白质过度合成并加速进入 ILM 组装,或者一种新的糖尿病特异性蛋白质表达并组装,导致 ILM 中出现一种变异的糖尿病特异性的蛋白质成分。有一些发现可以支持后者的猜想:纤连蛋白,正常情况下不会出现在人 ILM 中,但是在糖尿病患者ILM 中可以检测到[35,82]。但是,一些研究也发现Ⅳ型胶原蛋白在糖尿病病史较长的患者中过度表达,这提示此时 ILM 蛋白质比正常情况下表达率高[84]。值得注意的是,在糖尿病鼠中发现 ILM 蛋白质组成的异常微乎其微,这表明对有长期糖尿病史患者的糖尿病相关病理发生改变的研究中,用鼠的模型是不准确的[83]。

### 2.6.2 ILM 与增生性疾病

玻璃体视网膜分界面的细胞增殖在增生性糖尿病性视网膜病变、增生性玻璃体视网膜病变(见第 22 章“玻璃体视网膜界面细胞增殖与 PVR 及相关疾病”)和黄斑皱褶形成(见第 18 章“玻璃体与黄斑皱褶”)中有着重要的作用。不同状态下的相关细胞和下方基质的相互作用可以影响疾病的进程。这对我们深入理解疾病中涉及细胞黏附、细胞迁移和细胞增殖的发病机制是至关重要的。

正常情况下,人视网膜近玻璃体面是没有细胞的(图11.11a,b)。但是,在许多与年龄或者疾病相关

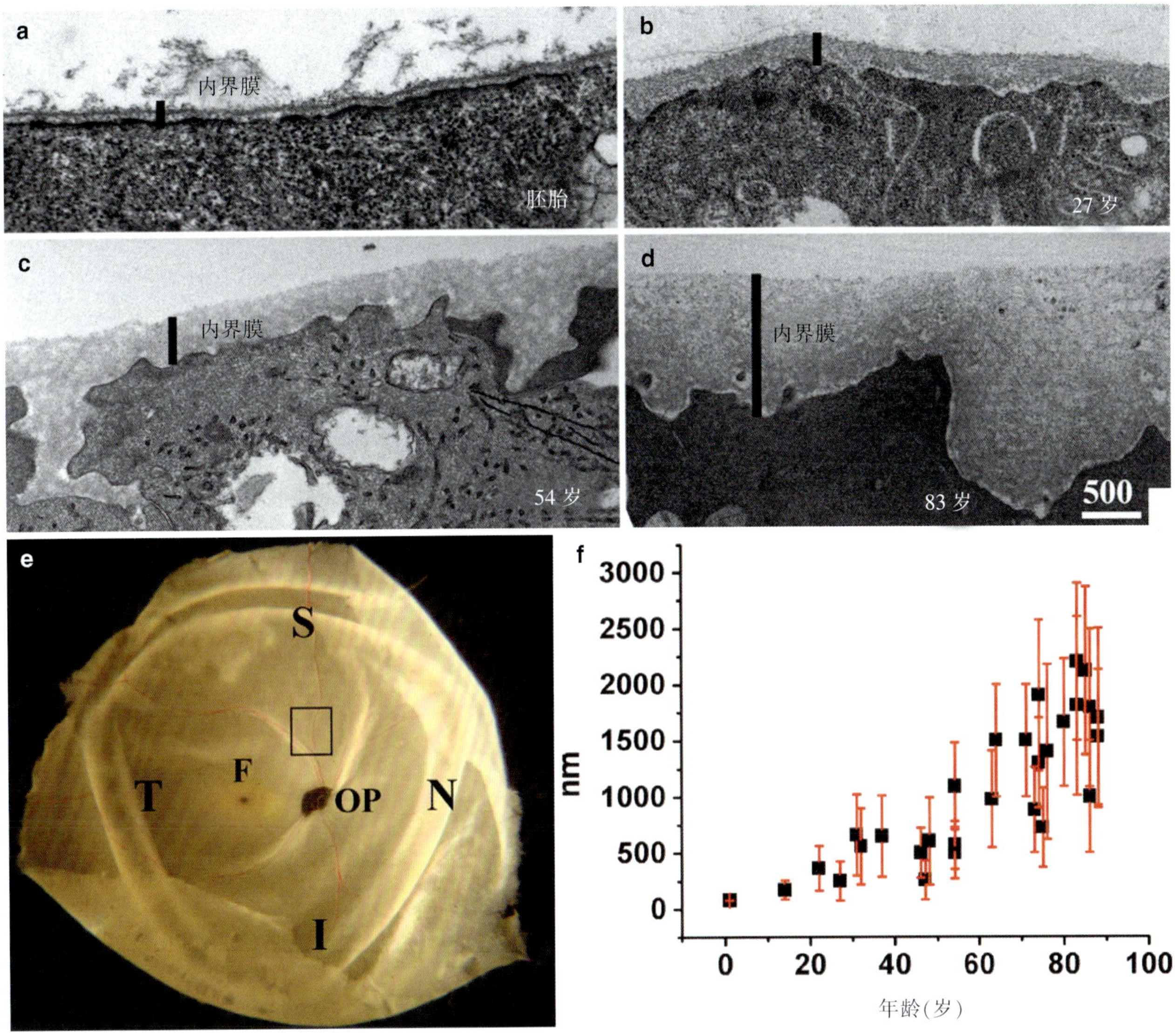


图 11.9 ILM 的厚度随着年龄的增加而增加。视网膜玻璃体面的 TEM 图像，分别来自 16 周胎龄的人眼(a)、27 岁、54 岁和 83 岁的成人眼(b~d)。来自胎儿眼的 ILM(a)有着 BM 典型的结构：70nm 厚，有典型的致密层和 3 层超微结构。在 22~83 岁的年龄段(b~d)，ILM 的厚度显著增加，在视网膜表面变得极不规律，其独特的致密层不复存在。图(a~d)中的黑线表示 ILM 的厚度。Panel(e)显示成人右眼的视网膜，其上方后极部(方框)视网膜被取样。Panel(f)图像显示 ILM 的厚度存在年龄依赖性的增加。每一数据代表了一例患者双眼的测量平均数值。F，黄斑中心凹；OP，视盘；S，上方；I，下方；T，颞侧；N，鼻侧。(标尺：**a~d**，500nm)

的情况下，视网膜表面将有膜形成。Foos[16,17]将它命名为视网膜前膜，但是这有些用词不当，因为“视网膜前”这一术语没有足够的针对性。视网膜下膜也是“视网膜前”的。我们这里所涉及的膜事实上都是“黄斑前”的(图 11.11c~e)。Foos 后来描述这些膜的起源是从视网膜迁移穿过 ILM 的细胞。在糖尿病性视网膜病变中这种猜想是成立的，因为糖尿病性视网膜病变中有来源于视网膜的血管内皮细胞的迁移和增殖；在增生性玻璃体视网膜病变中也成立，因为其中色素上皮细胞起了重要作用（尽管它们不穿过视网膜，而是通过视网膜裂孔进入玻璃体腔)[17]。

但是这种猜测不能正确地解释黄斑褶皱，而黄斑褶皱是黄斑前膜中最常见的影响视力的情况。产生黄斑褶皱的黄斑前膜大部分是由于伴有玻璃体劈裂[87-90]的异常玻璃体后脱离[85,86](见第 14 章“异常玻璃体后脱离与玻璃体劈裂”)。嵌于外后部玻璃体

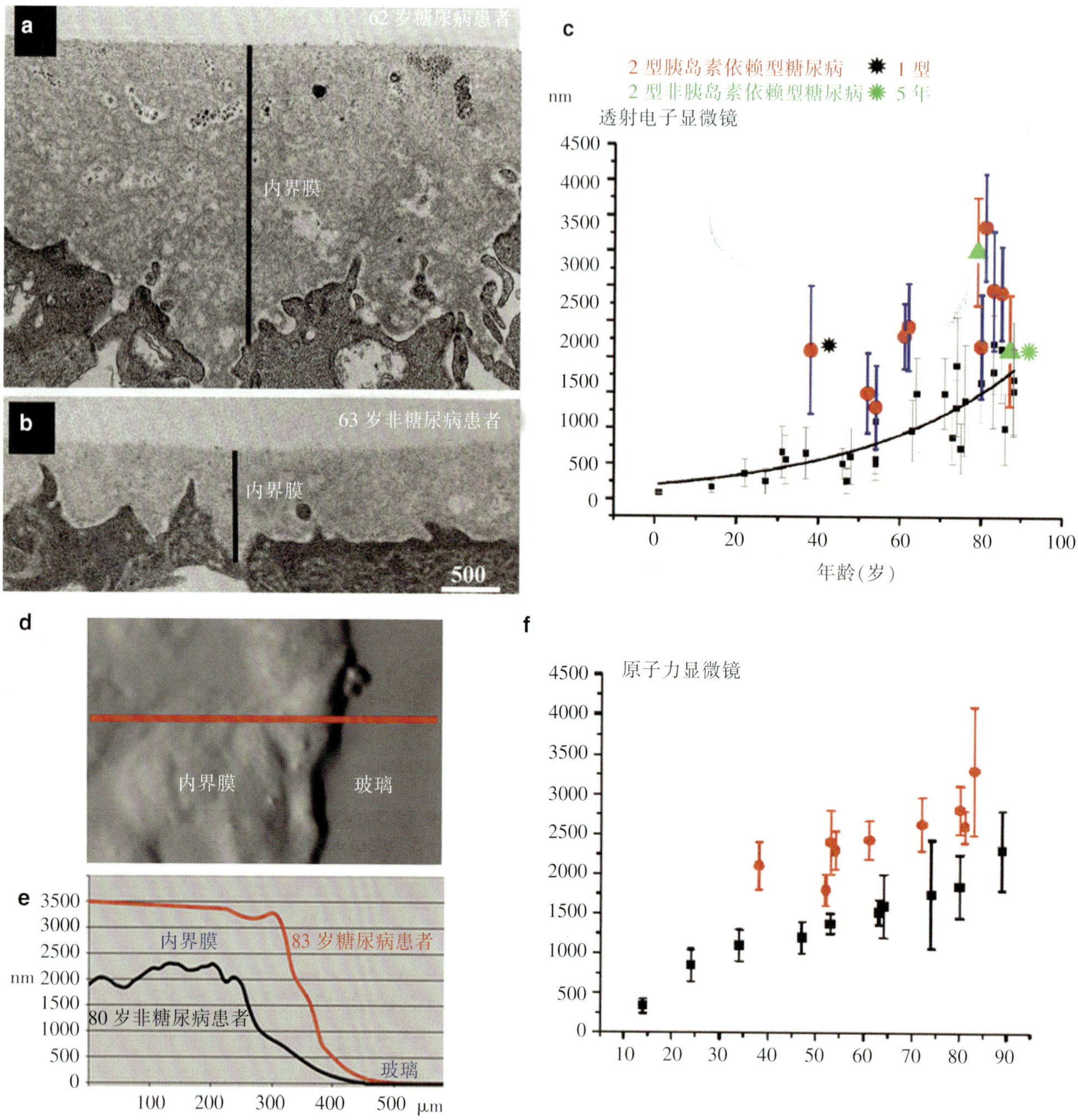


图 11.10 ILM 厚度出现糖尿病相关性增加。(a)一例 62 岁糖尿病患者 ILM 的 TEM 图像。(b)一例 63 岁非糖尿病患者 ILM 的 TEM 显微图像。(c)图像显示 ILM 的厚度随年龄增长而增加,但是糖尿病患者与年龄相近的非糖尿病患者相比,ILM 的厚度大约增加一倍。(d)通过原子力显微镜(AFM)探析 ILM 样本,发现糖尿病和非糖尿病者的 ILM 厚度有相似的差异。一例糖尿病患者 ILM 边界的 AFM 图像:ILM 平铺于载玻片上,玻璃体表面作为厚度测量的参照。红线显示 AFM 的探针的痕迹,用来测量样本的厚度。(e)糖尿病和非糖尿病者 ILM 各自的厚度轨迹定量地证明糖尿病患者 ILM 厚度增加。(f)糖尿病和非糖尿病者 ILM 的 AFM 厚度测量显示糖尿病患者 ILM(红色)厚度是年龄相近的非糖尿病患者厚度的平均两倍(标尺:**a** 和 **b**,500nm)。注意:对于图中分析每一例 ILM 样品,患者的病史、死后取眼球的时间和组织运送至实验室的时间都是可知的。除了用星号标记的样本,其余所有的样本都来自患有 2 型糖尿病的患者。糖尿病病史至少有 10 年,除了标记有绿色星号的 ILM(5 年病史)。IDDM,胰岛素依赖型糖尿病;NIDDM,非胰岛素依赖型糖尿病。

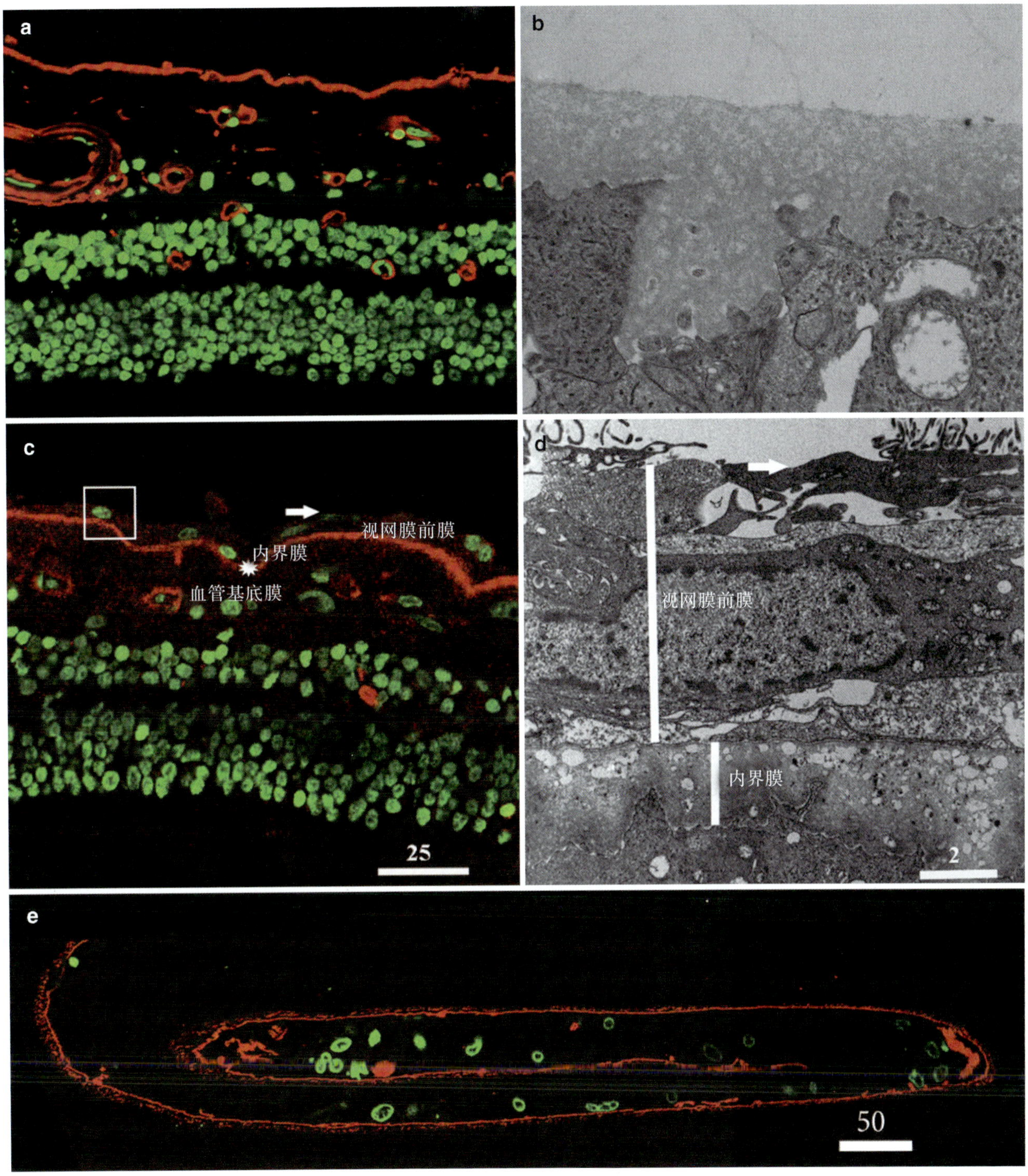


图 11.11 黄斑前（"视网膜前"）膜。正常人视网膜 ILM 的玻璃体面是没有细胞的，如图对Ⅳ型胶原蛋白的免疫染色（a；红色）和 TEM（b）所示。（c）通过着染样本的Ⅳ型胶原蛋白（红色）和细胞核（绿色）或者使用 TEM（d）可以在样本切面上发现黄斑前细胞层。（e）通过着染Ⅳ型胶原蛋白（红色）和细胞核（绿色），ILM 剥离后的手术样本显示剥除的 ILM 附有细胞。（标尺：**a** 和 **c**，25μm；**b** 和 **d**，2μm；**e**，50μm）

皮质的玻璃体细胞未脱离而黏附于视网膜上，引起视网膜血管中的单核细胞以及视网膜中的胶质细胞发生迁移形成黄斑前膜，并发生牵拉导致黄斑褶皱。引起褶皱形成的收缩力可能来源于玻璃体细胞（见第 10 章“玻璃体细胞与玻璃体视网膜生理和病理”）。

在玻璃体视网膜分界面发生的增生性病变中，ILM 通过多种途径起着重要作用。视网膜表面的细胞膜形成需要细胞迁移并黏附于基底，然后发生增殖。血管内皮细胞迁移穿过 ILM 对于糖尿病性视网膜病变很重要，胶质细胞从视网膜迁移穿过 ILM 同样重要。来源于血液循环的单核细胞在黄斑褶皱的形成中至关重要。目前尚不清楚正常 ILM 是否发生改变以允许细胞从视网膜血管迁移穿过，但是前面关于糖尿病和 ILM 的章节提示糖尿病患者的 ILM 是不正常的。在黄斑褶皱的病例中尚没有证据说明 ILM 是不正常的。

细胞黏附于正常或者病变的视网膜表面由层粘连蛋白介导[91]。在眼部，层粘连蛋白已经被证实在视网膜血管发育中发挥至关重要的作用[92]，因而认为其在病理性新生血管的形成过程中起着同样的作用似乎是一个合理的推断。因此，ILM 的属性及其对细胞黏附的影响是需要考虑的重要内容。研究[93]发现，人 ILM 的功能具有层面特定性，使用层粘连蛋白和Ⅳ型胶原蛋白的特异性抗体，通过由平铺 ILM 样本的表面特异性标记可以发现这种功能。层粘连蛋白在 ILM 的视网膜面分布最丰富，反之，结合Ⅳ $\alpha_3$ 型胶原蛋白的 7S 区的抗体标记的 ILM 玻璃体面最少（图 11.12a~c）。当解离的 MDCK、角膜或者视网膜细胞置于平铺或者褶皱的 ILM 上时，细胞倾向于粘连于 ILM 的视网膜面（图 11.12d）。这一发现提示增生性病变将发生改变，以促进细胞黏附于 ILM 的玻璃体面。或者，伴有玻璃体劈裂的异常 PVD 导致 ILM 上残留玻璃体后皮质，这为细胞黏附及其后的细胞增殖提供了基底。残留的玻璃体后皮质层随后对视网膜产生收缩作用，这层皮质是多细胞的，通过其中的 ECM 依然黏附于 ILM 上，Heergaard 称之为玻璃体视网膜分界区（见图 11.2）。

### 2.6.3 ILM 与牵拉性病变

ILM 是玻璃体视网膜分界面上发生病理性牵拉的部位。传统上，它被认为是轴向的、对视网膜产生前后方向的牵拉。Gass[94]首次提出在玻璃体视网膜分界面的切线向牵拉作用，通过扭曲（黄斑褶皱）、弱化（黄斑水肿）和（或）暗点（黄斑裂孔），也可以影响黄斑并导致视力下降。这些切线方向的力是否仅由玻璃体后皮质产生或者 ILM 在其中也起作用尚不清楚。因此，有必要研究 ILM 的生物病理学特性以阐明它的这一潜能。

#### 2.6.3.1 ILM 的生物物理学特性

生物物理学特性，比如弹性和硬度，是决定 ILM 在疾病中功能的重要因素。为了研究其弹性及硬度，必须先分离出清洁的 ILM 样本，即在清洁剂中分解视网膜组织[4,93,95-97]。这些 ILM 是透明的，在明视野照明下不可见，但是在暗视野照明下可以检测到（图 11.13a，左下角插图）。分离的 ILM 有着原位 ILM 的超微结构：平滑的近玻璃体面和锯齿状且不规整的近视网膜面（图 11.13a，b）。有趣的是，ILM 常常是卷曲的，使原来的贴视网膜的一面在外而贴玻璃体的一面在里（图 11.13a）。这种内皮细胞在外而结缔组织面在内的卷曲现象在晶状体囊膜和角膜 Descemet 膜中也可以发现，这提示 BM 有一种固有的特性[97]。AFM 显示 ILM 的近视网膜面的硬度至少是近玻璃体面的两倍[15,93]。

很重要的一点是，在任何联合 ILM 剥除的玻璃体手术中，这种卷曲作用只有在将全层 ILM 从视网膜剥离时才可以看到。幸运的是，这并不常见，因为绝大多数时候剥下的 ILM 仅仅是一部分厚度（不是全层），所以不发生卷曲。因此，ILM 发生劈裂时（也许在内透明层和致密层之间），只有内部（前部）ILM 被剥离。这解释了为什么内界膜剥除与手术结果的满意度和视力的恢复有关。内界膜剥除后术后视力可能不理想，因为损伤了其下的视网膜神经纤维层及 Müller 细胞。因此，当手术医生看到卷起的组织从视网膜剥除时，最好重新选择另一手术部位。

获取分离好且清洁的 ILM 才能收集关于其生物力学的数据。通过使用 AFM 的力压痕模型，先分离后平铺的鼠、鸡和人 ILM 可以在高 kPA 和低 MPa 阈值间记录[3,4]。这对应着透明软骨的硬度，突出ILM 和其他 BM 作为结缔组织的特征。值得注意的是，细胞层的硬度在低 kPA 阈值范围内[98]，因此，BM，包括 ILM，比细胞层稳定数百倍，所以当 BM 或者 BM 组合受体有缺陷时，细胞层将不复存在[67]。

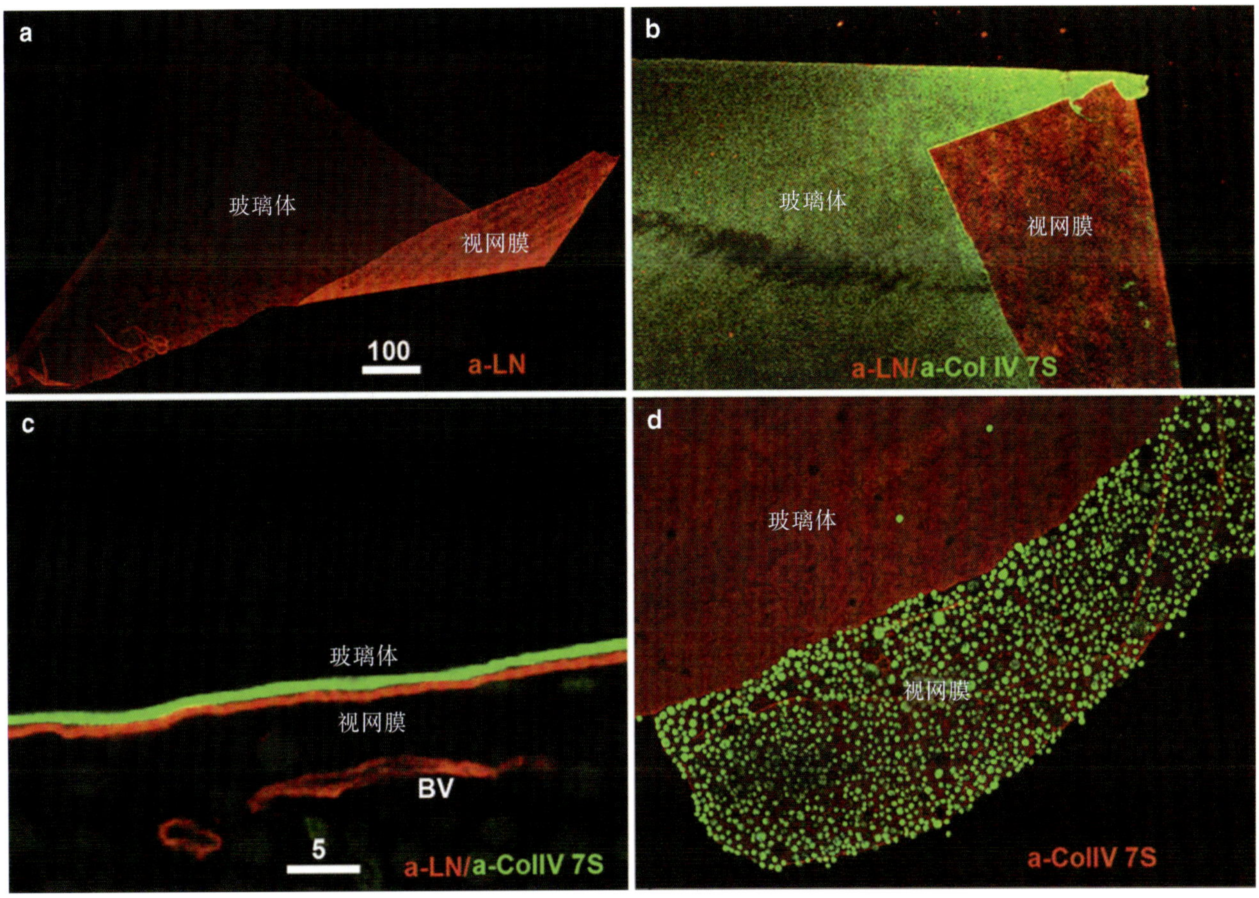


图 11.12　细胞黏附于 ILM。人 ILM 的功能具有层面特定性，使用层粘连蛋白(a,b)和Ⅳ型胶原蛋白(b,c)的特异性抗体，通过由平铺 ILM 样本的表面特异性标记可以发现这种功能。层粘连蛋白在 ILM 的视网膜面分布最丰富(a,b)，反之，结合Ⅳ $\alpha_3$ 型胶原蛋白的 7S 区的抗体标记的 ILM 玻璃体面最少(b,c，绿色)。位于 ILM 视网膜或者玻璃体面的这两种蛋白的量可以用双标记准确地鉴定(b,c)。当解离的 MDCK、角膜或者视网膜细胞置于平铺或者褶皱的 ILM 上时，细胞倾向于粘连于 ILM 的视网膜面(d)。样本的玻璃体面用Ⅳ $\alpha_3$ 型胶原蛋白的 7S 区的抗体标记(红色)。黏附的细胞用绿色标记。

### 2.6.4 葡萄膜炎

葡萄膜炎患者发生玻璃体视网膜界面异常比较常见，包括玻璃体后脱离、视网膜前膜形成、视网膜新生血管和伴或不伴黄斑囊样水肿的玻璃体黄斑牵拉[99,100]。部分和全层黄斑裂孔虽然在葡萄膜炎患者中并不常见，但是已有记录，其原因为前后向和切线向牵拉力增加[101]。文献描述的近 60 例葡萄膜炎合并黄斑裂孔的患者中，有超过一半的人发生 Behcet 综合征。然而，至今仍未知的是，葡萄膜炎患者在发生 Behcet 时黄斑裂孔进一步发展是否说明其对黄斑裂孔的形成有一定的易感倾向[102]，而这种倾向可能与 ILM 固有的异常有关。Sullu 等近期描述了一个病例，其中玻璃体视网膜广泛牵拉，累及黄斑、视盘和主要视网膜血管，荧光素血管造影中也产生弥散渗漏，看似葡萄膜炎性的视网膜血管炎[103](图11.14)。这可能是由于玻璃体后皮质和视网膜血管处的 ILM 间有着特殊的结构界面(见下文)。

## 3. 玻璃体后皮质

### 3.1 结构

玻璃体后皮质厚 100~110μm[104,105]，由致密填充的胶原纤维组成[104-106](图 11.15)。术语“后部玻璃状膜”常常用来指这一结构，但是“玻璃状膜”更适合用来指胚胎形成期出现的玻璃体动脉，“面” 用于指代玻璃体的前部，不是后部，因为脸是在头部的前面而

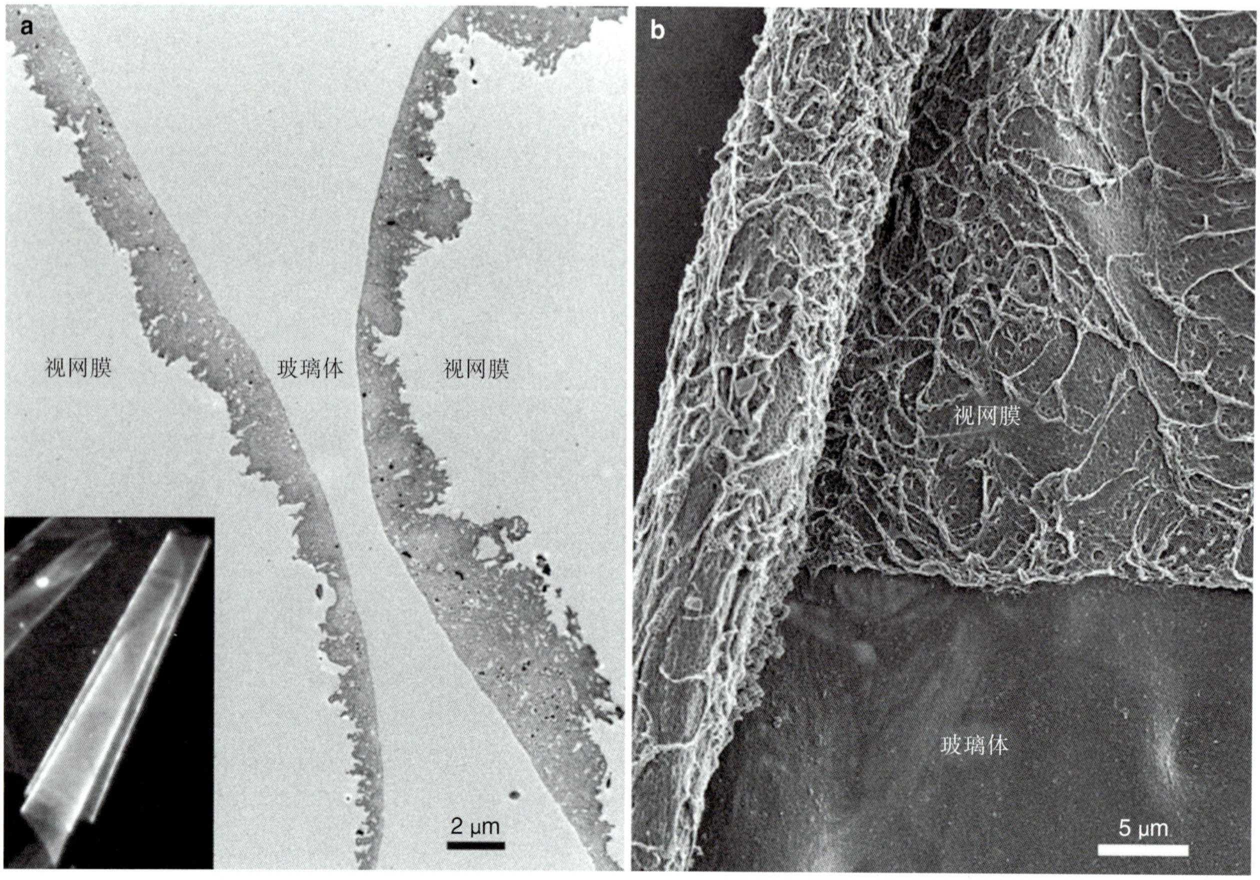


图 11.13 分离的人 ILM。通过在去垢剂中溶解视网膜细胞,可以将 ILM 从人视网膜上分离。BM 在去垢剂中不可溶,在暗视野照明的立体显微镜下可以收集到(a,插图)。分离的 ILM 可见原来的近视网膜的一面在外而近玻璃体的一面在里。分离 ILM 的 TEM(a)和 SEM(b)图像显示其近视网膜面(Ret)极度不规则,但是近玻璃体面(Vit)平坦而光滑。图像同时也说明 ILM 样本是清洁的,没有被细胞碎片和非 BM 的 ECM 所污染。(标尺:**a**,2μm;**b**,5μm)

不是后面。因此,前部玻璃体面是存在的,而后部玻璃体面不存在。

这些胶原纤维的层状组织导致玻璃体后皮质在免疫组织化学中呈片状的外观(图 11.16)。这些潜在的分裂面非常重要,不但因为这是玻璃体后脱离时组织分离的位置(见第 14 章"异常玻璃体后脱离与玻璃体劈裂"),而且也是手术剥膜时潜在的分离面。因为玻璃体发生劈裂,许多经验丰富的手术医生在剥除他认为的全层玻璃体后皮质膜后,却发现仍有膜黏附在黄斑上。

在视盘上没有玻璃体后皮质,而且因为胶原蛋白纤维比较稀疏,黄斑区皮质比较稀薄。这使得玻璃体被挤压而看似两个裂孔。在玻璃体后部的黄斑前裂孔有时候称作黄斑前囊。

临床上玻璃体后部从视网膜上脱离时,有时可以看到玻璃体皮质中围绕视盘的裂孔。如果视盘周围的胶质组织在 PVD 发生时被撕开,并仍然黏附在玻璃体皮质中围绕视盘的裂孔上,这称作 Vogt 环或者 Weiss 环。玻璃体可以从玻璃体皮质中的视盘裂孔中挤出(图 11.17),但是这比通过黄斑前玻璃体皮质的程度小得多。

## 3.2 玻璃体后皮质细胞

### 3.2.1 玻璃体细胞

Reeser 和 Aaberg[109]认为,由于存在玻璃体细胞,玻璃体皮质成为玻璃体的"代谢中心"。1845 年,这些细胞最先被 Hannover 描述。Schwalbe[110]依据其形态、分布和行为,把这些细胞归于"Wanderzellen"

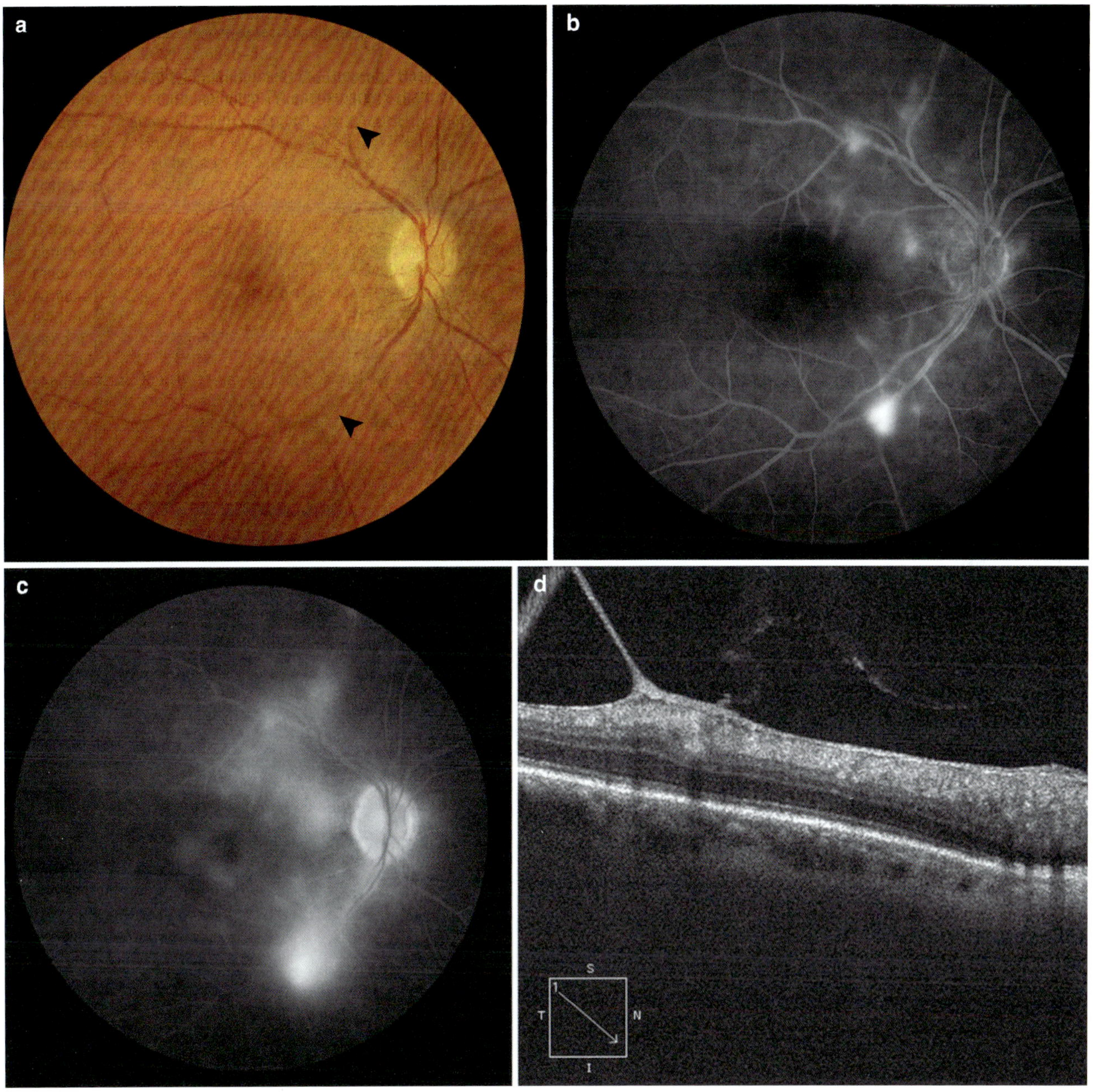


图 11.14 一例 63 岁女性的彩色眼底图像(a)、早期(b)和晚期(c)荧光素眼底血管造影图像,频域光学相干断层扫描(SD-OCT,d),玻璃体视网膜牵拉遍及整个后极部视网膜,并产生视网膜新生血管(箭头所示)和弥散性视网膜血管渗漏,看似血管炎。SD-OCT 图拍摄自颞上血管弓。图中未发现任何玻璃体细胞,为查找葡萄膜炎或者血管炎病因而行的检查也没有发现阳性结果。该患者没有放射线照射史,没有糖尿病的表现。另一只眼也有相似的发现。

组(游走细胞,如白细胞或者巨噬细胞)。后来他将这些细胞命名为“亚玻璃体”[111]。Balazs[112]改变了这一术语,把这些细胞命名为“玻璃体细胞”。玻璃体细胞的来源还不清楚,但是 Balazs 认为它们是胚胎发育早期玻璃体腔内填充的玻璃体状血管的动脉外膜的残留物。近期的研究发现啮齿动物玻璃体细胞中有巨噬细胞表面标志物,这些细胞来源于骨髓,它们每 7 个月更新一次(见第 10 章“玻璃体细胞与玻璃体视网膜生理和病理”)。

玻璃体细胞被包埋在玻璃体后皮质中(图 11.18 和图 11.19),广泛分散成单层,距离后部视网膜内界膜、平坦部和玻璃体基底部睫状上皮的基底膜 20~50μm 处。

对牛[113]和兔[114]玻璃体中玻璃体细胞密度的定

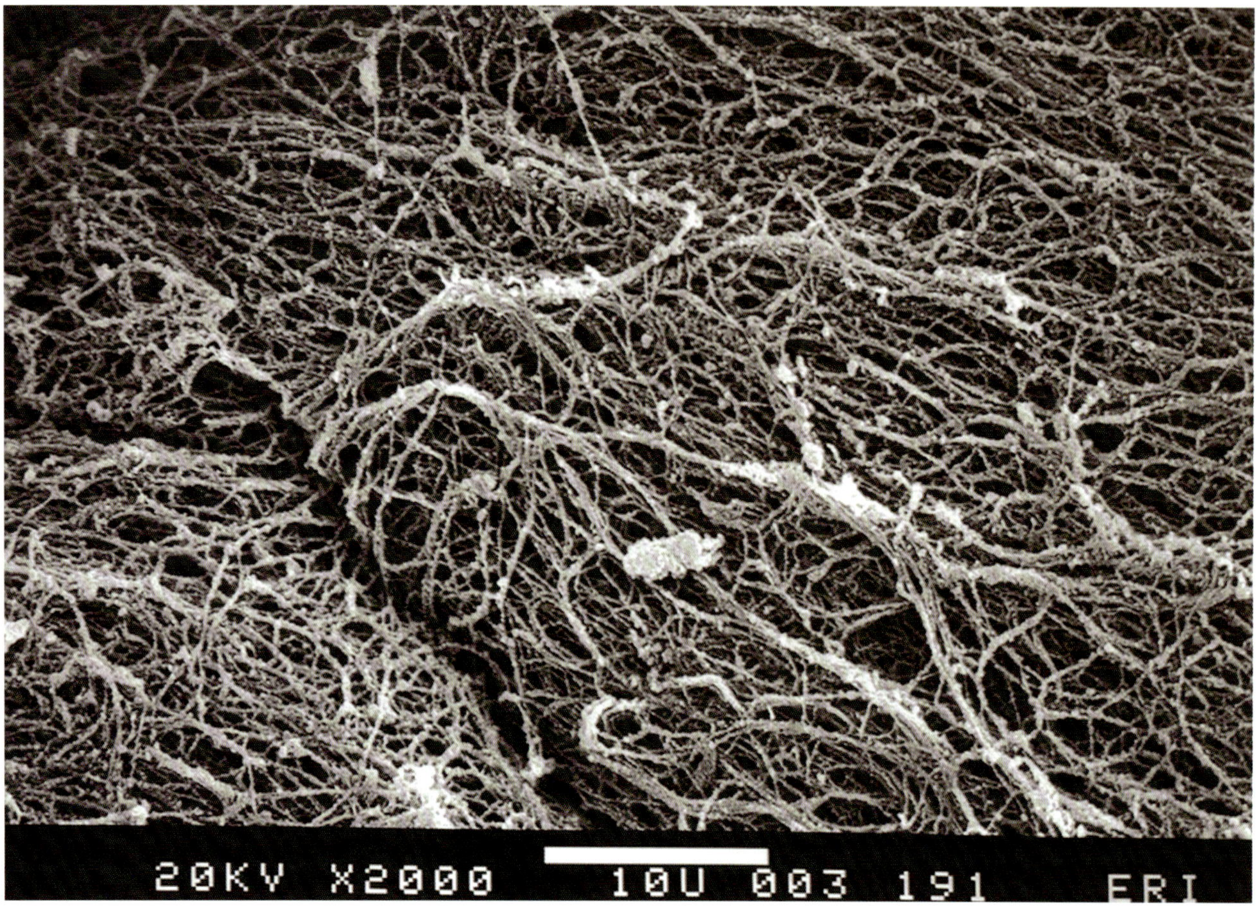

图 11.15 人玻璃体后皮质后面的扫描电镜图。该图证明玻璃体皮质中是胶原蛋白的致密填充。在一定程度上，制作扫描电子显微镜样本中的脱水过程会造成这一结构的夸大(标尺：10μm)[107]。

量研究发现，细胞密度最高的是玻璃体基底部，其次是后极部，密度最低的是赤道部。如图 11.19 所示，玻璃体细胞呈椭圆形或者纺锤状，直径为 10~15μm，包含一个分叶核、一个高度发育的高尔基体复合物、光滑和粗面内质网和许多大的周期性酸-希夫-阳性的溶酶体颗粒和吞噬体[104,115]。据 Hogan 等描述，后部的玻璃体细胞是扁平的，呈纺锤形。但是，前部的玻璃体细胞更大、更圆，有时候呈星形。Saga 等曾报道，眼球玻璃体细胞中的不同个体可以有不同的超微结构特征。这是否与细胞来源不同或者与细胞代谢和活动的状态不同有关目前尚不清楚。

Balazs[118,119]指出，玻璃体细胞位于 HA 浓度最高的区域，说明这些细胞与玻璃体 HA 的合成有关。为了支持这一猜想，需要在玻璃体细胞中发现 HA 合成所必需的酶[120]。Osterlin[121]证实标记的中间物将被 HA 吸收，然后一起被玻璃体细胞吸收和内化。一些体内[122,123]和体外[123,124]的研究发现玻璃体细胞可以合成大量的 HA。Bleckmann[125]发现与体内的新陈代谢相反，体外培养的玻璃体细胞 HA 合成减少以利于合成更多的藻酸双酯钠。他提出，当这些培养的细胞再次植入玻璃体腔时，玻璃体细胞黏多糖合成一定会再次转变为正常状态，因为在这些实验状态下玻璃体的透明度维持良好[126]。但是，Swann 表示并没有证据证实玻璃体细胞可以合成玻璃体 HA。没有证据提示玻璃体细胞可以维持玻璃体腔内持续的合成和新陈代谢。此后，Rhodes 等利用放射自显影法证实有活性的海藻糖团块可以进入兔玻璃体糖蛋白。另一研究在小牛玻璃体细胞中发现唾液酸化转移酶和半乳糖基转移酶的活动，提示这些细胞可以合成玻璃体糖蛋白。但是，另一假说提出玻璃体糖蛋白的来源是睫状上皮内层的分泌产物[129,130](见第 6 章“玻璃体生物化学与人工玻璃体”)。

Newsom 等首次证实玻璃体细胞可以合成胶原

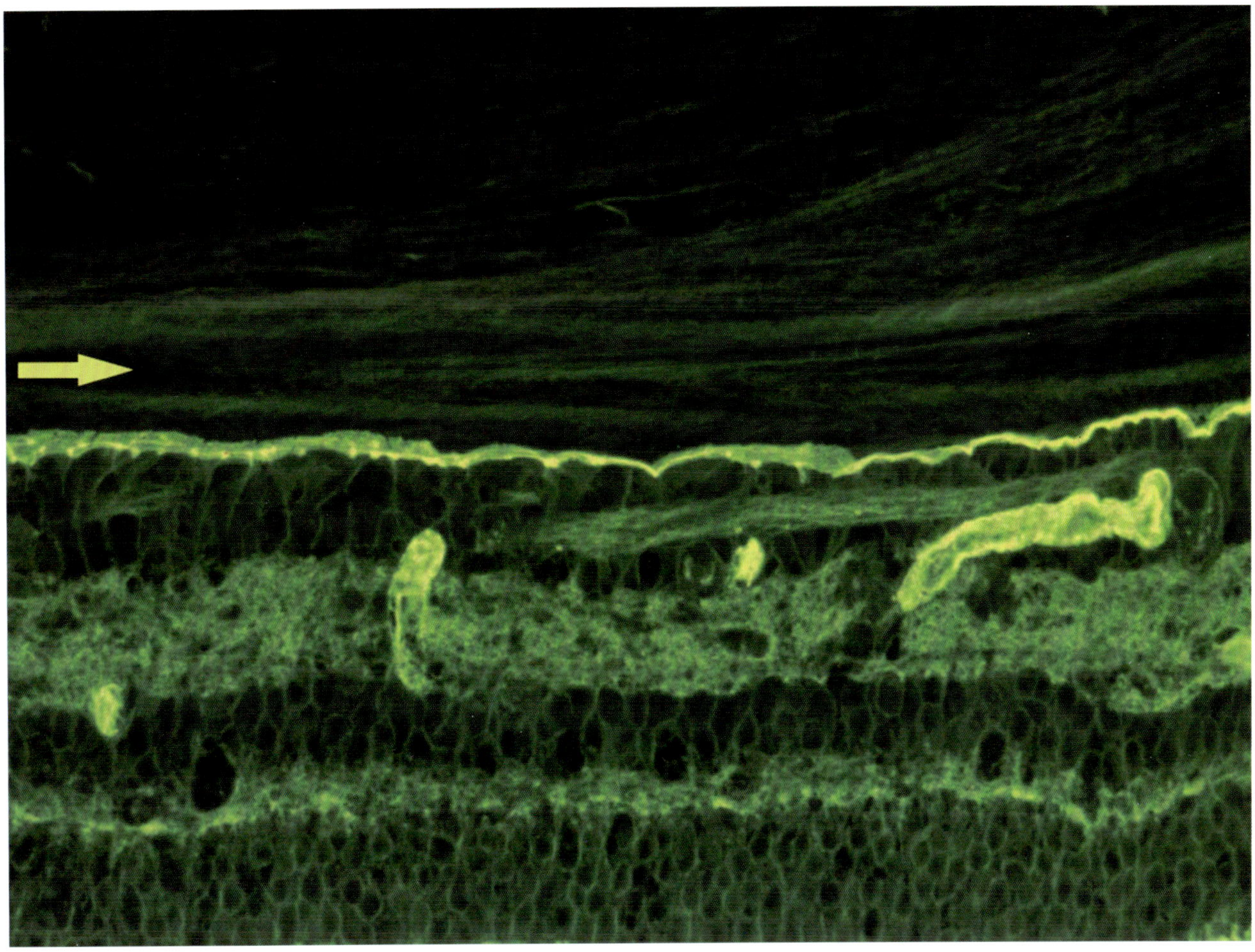

图 11.16 猴玻璃体后皮质的层状组织。用抗 ABA 凝集素抗体的免疫组织化学方法标记猴玻璃体视网膜界面，结构证实玻璃体后皮质的片状结构(箭头所示)就位于视网膜 ILM 的上方(强染色的黄线)。在发生伴有玻璃体劈裂的异常玻璃体后脱离时，这些片状结构可成为潜在的分裂平面。(Courtesy of Greg Hageman, PhD; Reprinted with Permission[90])

蛋白[131]。Ayad 和 Weiss 的研究发现玻璃体细胞附近存在 CPS-1 和 CPS-2 胶原蛋白。研究人员总结后提出，与软骨细胞新陈代谢的方式相同，玻璃体细胞合成了这些胶原蛋白。Hoffman 等也提出玻璃体腔有高分子物质分布，包括酶，这提示玻璃体细胞有合成功能。

玻璃体细胞的吞噬功能已在体内实验中描述[134]，并在体外实验中被证实[113,126]。这一行为与泡饮囊泡和吞噬体[114,135]以及结合 IgG 和补体的表面受体[136]的出现相一致。有趣的是，HA 可能对吞噬功能有调节作用[137,138]。Balazs[12]提出玻璃体细胞在静止状态时合成基质黏多糖和糖蛋白，而且细胞可以通过胞饮作用把这些大分子物质内化和再利用。在这样的状态下，与 RPE 细胞和血管内皮细胞一样，玻璃体细胞可能阻断细胞迁移和增殖。但是，当应对诱导刺激和炎症反应时，玻璃体细胞变得具有噬菌作用，刺激单核细胞从血循环中聚集过来发生作用，启动与炎症反应和损伤修复相关的级联反应。这种类型的转变可能是 Saga 等报道的基础[117]，他们发现同一眼球中不同的玻璃体细胞个体可以有不同的外观。同样值得考虑的是，玻璃体细胞以及固有的成纤维细胞是首先暴露于任何迁移或者促有丝分裂刺激的细胞。因此，在给所有发生在玻璃体视网膜分界面的增殖性病变，尤其是 PVR 和黄斑前(“视网膜前”)膜的形成下病理生理学定义时，一定要考虑到这些细胞的反应。

### 3.2.2 成纤维细胞

在玻璃体皮质中有第二种细胞，很多情况下可能被误认为是玻璃体细胞。一些研究[113,139,140]已经证

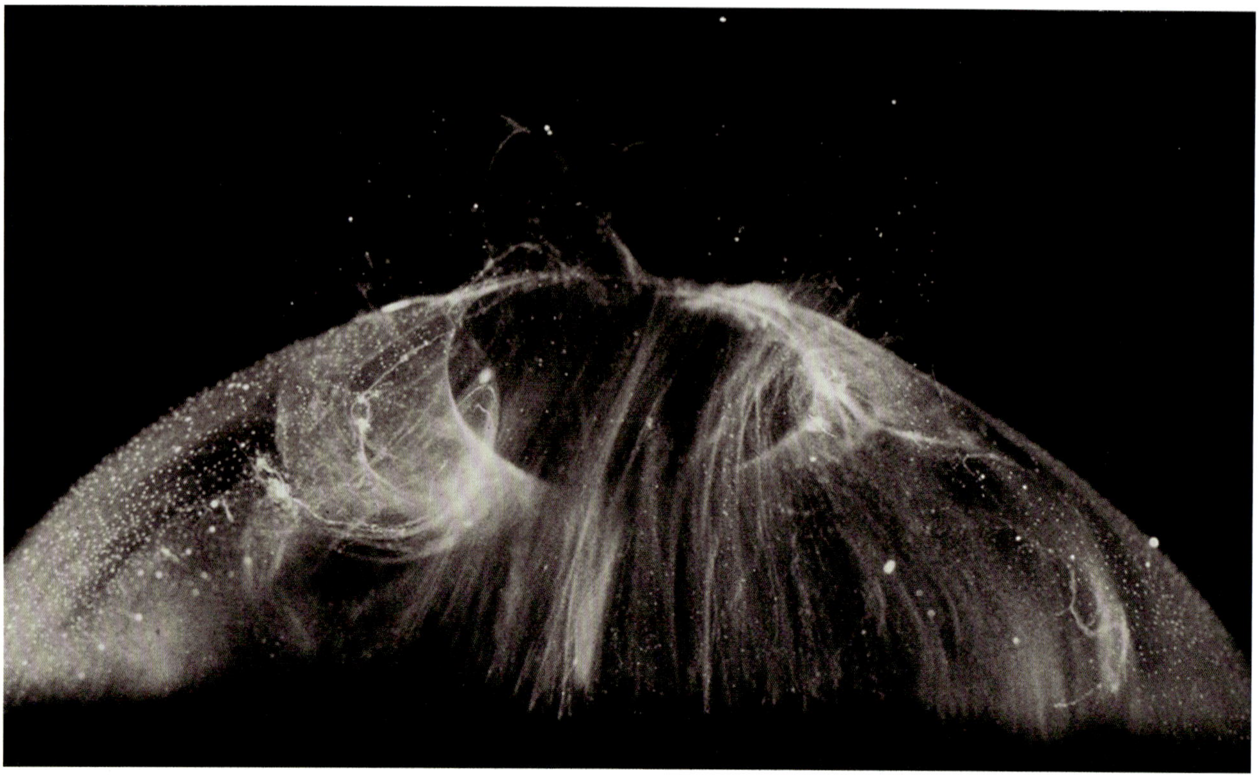

图 11.17 人玻璃体后皮质。一例 59 岁男性左眼的后部玻璃体。玻璃体皮质封闭了玻璃体,包含能够强烈散射光的多个小点,这是一种单核细胞,是已知的体细胞。在玻璃体后皮质的视盘处有一个"裂孔",玻璃体皮质就从这一裂孔延伸到皮质后的空间。更多的玻璃体通过黄斑前玻璃体皮质和纤维通道从玻璃体中央延伸到皮质后的空间[108]。

实玻璃体皮质中存在成纤维细胞。这些细胞占比少于玻璃体中细胞总数的 10%,位于玻璃体的基底部内,与睫状突和视盘毗邻。这些细胞可能参与玻璃体胶原蛋白的合成,尤其是病理状态下。关于成纤维细胞在正常玻璃体胶原蛋白合成中是否起作用的争论大多是通过类似于肌腱中原纤维生成研究,其中,研究人员发现,在分泌性成纤维细胞的内陷中,分泌型胶原蛋白分子组合成原纤维。成纤维细胞在前部周边玻璃体(玻璃体基底部和近睫状突)和后部玻璃体的位置可能可以解释玻璃体纤维为什么是一种连续的结构,能跨越不同位置之间的距离。Balazs 等[113]发现,在靠近睫状体平坦部睫状肌的部位,玻璃体成纤维细胞的数量随年龄的增长而减少。Gartner[139]也曾提出,这些细胞的变化是玻璃体基底部胶原蛋白网发生年龄相关性改变的原因。

## 4. 玻璃体血管界面

尽管视网膜血管内及周围的玻璃体视网膜界面的本质仍不清楚,但是玻璃体与血管之间特殊的结构和相互关系确实存在[142]。Kuwabara 和 Cogan[143]描述道,在周边部视网膜存在"蜘蛛样物体",它盘绕着血管,并与 ILM 相连接。Pedler[144]发现视网膜血管处的 ILM 比较薄,因而假设这是因为 Müller 细胞内部的活动(图 11.20)。Wolter[145]注意到在沿血管的 ILM 上有小孔出现,而玻璃体纤维插入小孔所在的位置。Mutlu 和 Leopold[146]描述这些纤维是通过 ILM 延伸出分支,以所谓的"玻璃体–视网膜–血管环"的方式围绕着血管。这些结构或许可以解释玻璃体和视网膜血管间强大的黏附力以及玻璃体牵拉与视网膜血管渗漏、视网膜新生血管和出血有联系的倾向。

Foos[147]提出了视网膜血管相关的牵拉发展过程中的一系列活动,其最先始于 ILM 变薄,然后其下方的视网膜退化,最后,巨噬细胞发生迁移。ILM 上出现小的缺损时,玻璃体嵌顿或者单纯黄斑前膜形成可以使其变得复杂,然后可以触发玻璃体血管界面之间更复杂的增生性损伤。沿着视网膜血管发生的囊样变性出现在神经纤维层,在该部位玻璃体

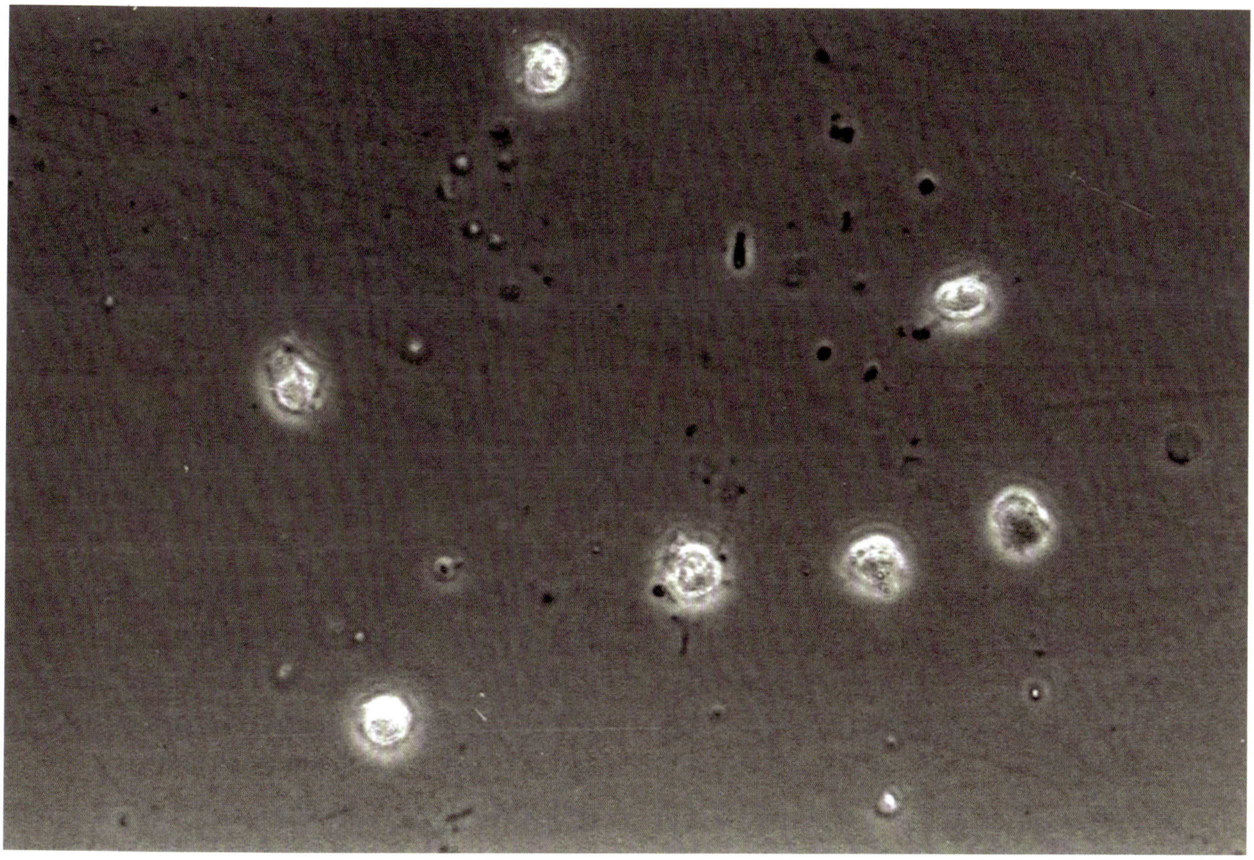

图 11.18　原位人玻璃体细胞。眼球来自一例 11 岁女孩的尸体解剖，取玻璃体皮质中玻璃体细胞原位样本行相差显微镜检查。制备过程中没有出现任何污染和染色。在一些细胞中可以看到伪足。（放大倍数：290×。Specimen courtesy of the New England Eye Bank）

脱离前就可以被发现，称为血管旁稀疏区[147-150]（见第 20 章“周边部玻璃体视网膜病变”）。在一项眼部研究中，对 126 例死亡年龄不小于 21 岁的尸体行连续解剖，Spencer 和 Foos[148]观察到视网膜血管旁稀疏区占 30%。这一进程在 83%的受累病例中是双眼发生，在所研究的 252 只眼球中受累比例是 25%。这些血管旁囊肿被认为是血管旁视网膜板层孔（也称作视网膜小凹），和许多视网膜全层孔的常见的先兆表现[148,149]。不规则玻璃体血管粘连、血管旁囊肿形成和局部视网膜裂孔发展之间的关系在高度近视眼中已被明确证明[151,152]。

Polk 等[153]描述了一种新发现的视网膜营养不良——遗传性内界膜营养不良的临床病理特征。囊腔出现在 ILM 之下，位于内核层。可以见到许多 ILM 区域从视网膜上分离。在这些区域中可以见到一种丝状物质。内皮细胞肿胀、部分变性、周细胞变性和视网膜毛细血管基底膜增厚提示这种情况主要是视网膜血管的问题，同时伴有 Müller 细胞的慢性水肿、肿胀和变性、ILM 分离。

当异常新生血管复合物长入玻璃体后皮质时，出血的风险特别大，正如 Falbourn 及 Bowald[154]的报道。但是，即使没有新生血管出现，玻璃体对视网膜血管的牵拉也可以诱发玻璃体积血。这可以发生在正常或者异常的玻璃体后脱离（PVD）中。事实上，研究发现，非糖尿病患者出现眼底模糊出血时，67%由于视网膜裂孔，39%合并视网膜脱离[155]。在没有新生血管形成的情况下，牵拉导致的视网膜静脉和（或）动脉撕裂被认为是导致玻璃体积血的重要原因（见第 20 章“周边部玻璃体视网膜病变”）。

玻璃体血管黏附的区域经常是不规则的，或者发生缺损，这似乎相当于神经纤维层的囊样变性，也称作血管旁稀疏区[147-149]。这些血管旁囊肿被认为是血管旁视网膜板层孔（也称作视网膜小凹），和许多视网膜全层孔的常见的先兆表现[147-149]。不规则玻璃

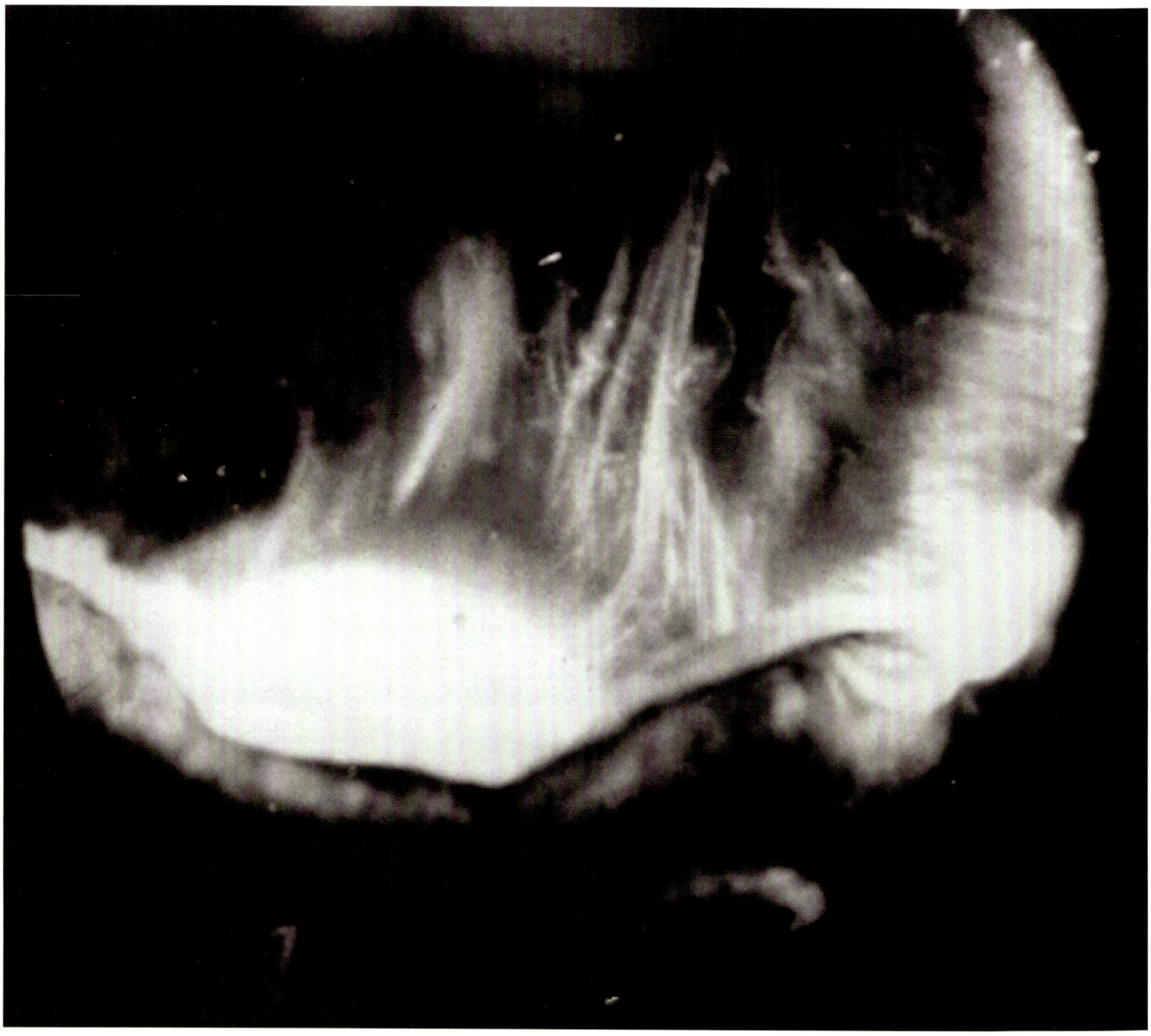

图 12.6 暗视野裂隙灯显微镜下死亡后玻璃体基底部的形态学图像。57 岁男性中央和周边的玻璃体结构。在下部可以看到晶状体的后间隙。在玻璃体中央垂直走行的纤维插入锯齿缘前后玻璃体基底部。(Sebag[9])

水平的。通过巩膜顶压可以减少间接检眼镜这种限制,但更多地用于周边眼底检查,而不是玻璃体检查。

### 3.1.3 裂隙灯显微镜检查

裂隙灯无须前置镜或接触镜就能方便地检查前部玻璃体。在没有透明晶状体或人工晶状体时,玻璃体脱入前房甚至与角膜接触,有引起角膜内皮细胞功能障碍的风险[19]。玻璃体嵌顿于白内障手术切口或虹膜,可能在术后黄斑水肿的发病中有重要作用[20]。裂隙灯检查发现前部玻璃体微粒状的混浊,可以作为眼后节病变的可能证据,比如视网膜色素变性[21]。裂隙灯检查发现玻璃体有细胞,可以作为视网膜感染、炎症、撕裂和(或)脱离的体征。Lacqua 和 Machemer[22]的研究表明,无论是在术前还是术后,视网膜脱离患者的玻璃体中,色素细胞的增多和增大都预示增生性玻璃体视网膜病变的发展。前部玻璃体中有红细胞提示出血。各种肿瘤性疾病,如内生性视网膜母细胞瘤、脉络膜黑色素瘤、网状细胞肉瘤等均可导致前玻璃体出现细胞。当裂隙灯检查发现前部玻璃体结构,如 Mittendorf 点(胎儿透明血管退化不全的残留物)时,检查者须警惕该眼有其他异常,如永存原始玻璃体增生症[23](见第 13 章“先天性

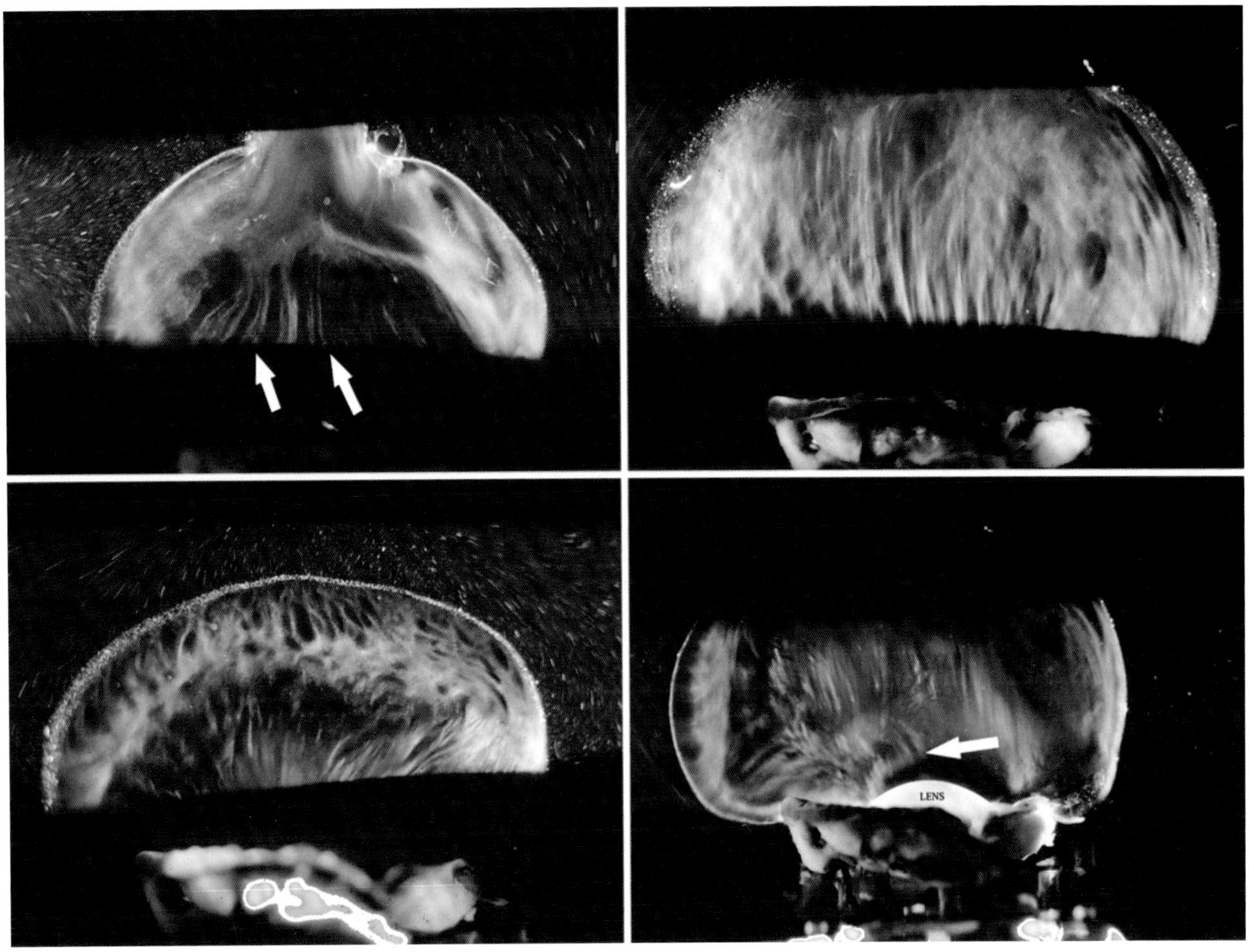


图 12.7 死亡后暗视野裂隙灯显微镜下体外的糖尿病玻璃体病变的图像。左上方：有 5 年 1 型糖尿病史的 9 岁女孩的右眼，没有证据表明糖尿病玻璃体病变会使中央玻璃体被挤压通过后极部玻璃体皮质进入（视网膜前）后方区域。皮层下的玻璃体非常密集，产生很强烈的玻璃体光散射。在中心，有垂直方向走行的纤维（箭头所示）并且相邻区域是液态的。右上方：同一个人左眼的中央玻璃体出现类似于无糖尿病成人的有形纤维。左下方：同一个人左眼的周边玻璃体显示纤维进入了附近集中的液态玻璃体皮质。右下方：同一个人的前节玻璃体显示纤维插入玻璃体基底部晶状体周围（箭头所示）。(Reprinted with permission from Sebag[89])

玻璃体视网膜血管疾病”）。

有效地使用裂隙灯显微镜克服玻璃体的透明性有助于最大化丁达尔效应。虽然这可以在体外实现，如前面所描述的（针对前玻璃体），但在临床检查中部和后部玻璃体时，照明/观察角度是受限制的。当存在瞳孔缩小、角膜或晶状体混浊、患者欠合作时，观察无疑更加困难。为了获得足够的丁达尔效应，患者需要将瞳孔散到最大，因为照明平面和观察平面角度越大（最大 90°角），丁达尔效应越明显，检查者做好暗适应也更容易观察丁达尔效应。一些检查者称绿光可以增强丁达尔效应，但尚未经过科学地解释或试验。

#### 3.1.3.1 前置镜

该方法通过增大可获得的照明/观察角度，进行体内玻璃体动态检查，并提供实时记录结果的能力[24]。最初广泛使用的是 Hruby 透镜，目前采用手持式+90.00D[25]透镜配合裂隙灯使用，这项技术可采用平凹透镜（如-55.00~-58.60D 的 Hruby 透镜）或多种凸透镜（如+32.00、+58.60、+60.00 或+90.00D）。平凹透镜能生成高度放大、窄范围的垂直图像，使后极部可视化，不过较难获得足够大的照明/观察角度来检查整个后部玻璃体。周边部检查只能通过改变眼球注视点的位置来实现，这种方法会引起视觉失真，从而降低图像质量。El-Bayadi[26]首次提出使用+

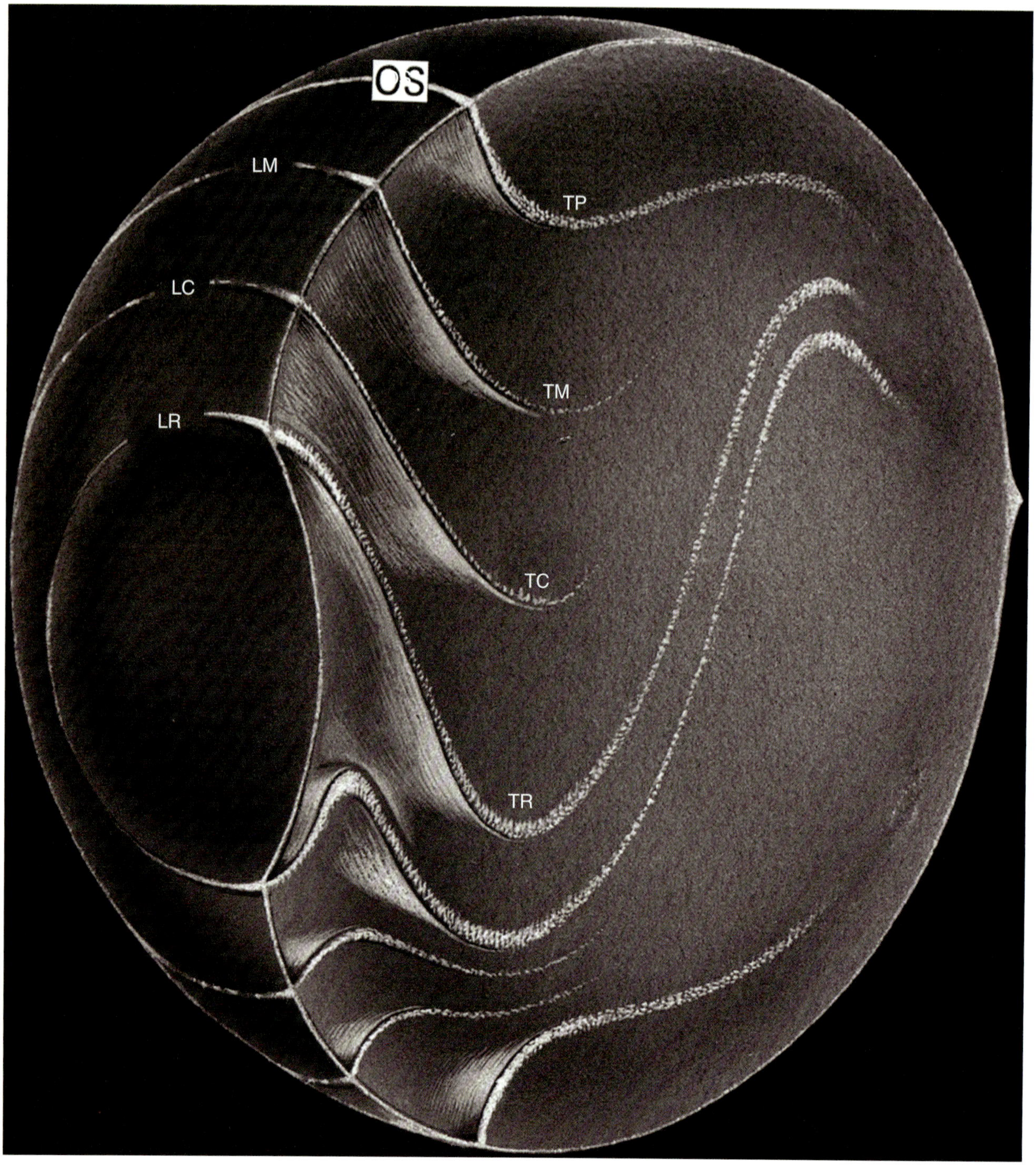


图 12.8 玻璃体结构(d'après Eisner)。由 Georg Eisner 描述的微膜系统原理图。这些由前向后线性插入位点的线条称为韧带(LR,LC,LM)或者锯状缘(OS)。每个微膜称为束(TR,晶状体后束;TC,冠状束;TM,中间束;TP,视网膜前束)。(Eisner[95])

55.00D 前置镜,同时建议保证至少 10°照明/观察角度。生成的图像是倒置的,可以进行拍照。这种后部玻璃体检查方法的优点在于不采用接触镜而是借助"上升/下降"检查技术[27],即眼球的运动来代替玻璃体的运动。这有助于观察玻璃体后孔或 Vogt (或 Weiss)环等结构,后者在 PVD 伴玻璃体凝缩时会沉在下方[28]。由于这种特性,使得采用该方法检查后部玻璃体时优于接触镜系统[29]。+90.00D 双非球面

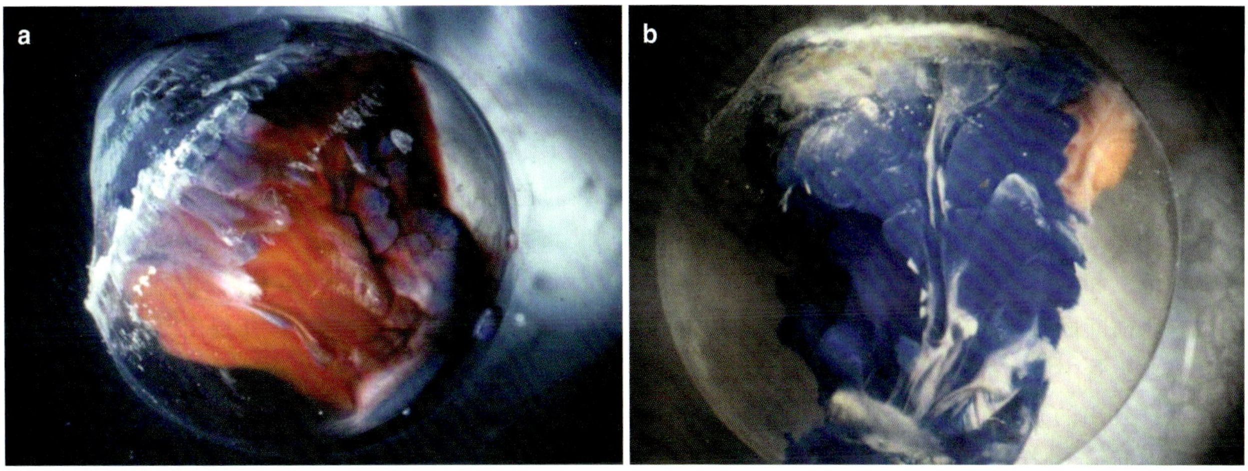


图 12.9　死亡后的玻璃体结构(d'après Worst)。注入印度墨汁以显示区分池状系统。(a)黄斑周围 Worst 囊(红)。(b)Cloquet 池系统(蓝色)。(Courtesy of Professor Jan Worst)

透镜同样可以按照前置镜使用，同时也具备摄影的能力[30]。为了检查周边玻璃体,Schepens[27]建议减小照射/观察角度，旋转裂隙臂至观察到的子午线,同时减小裂隙灯目镜瞳距,使立体觉的损失最小化。

#### 3.1.3.2 接触镜

检查周边部玻璃体通常采用 Goldmann 多面透镜。Schepens[27]和 Jaffe[31]都为周边部玻璃体检查提供了完善详尽的操作报告。描述了摆动技术的使用,通过摇动裂隙灯操纵杆，交替使用直接照明法和后照法,使周边玻璃体中的微粒和不透明细胞可视化。Schepens[27]进一步描述了通过倾斜的裂隙灯光束加强周边玻璃体的可视化。Eisner[3]设计了一个与 Goldmann 三面镜配套的锥形仪器,在裂隙灯接触镜检查时，能够顶压周边巩膜。双目间接检眼镜配合巩膜顶压可以获得类似的检查结果。最近多种视野大小的反向接触镜的发展，极大地增强了对玻璃体和眼底的立体化检查，目前已常规用于眼底激光光凝治疗。Mainster 视网膜激光镜[32]是+61.00D 的非球凸面接触镜，能够生成一个后极部视网膜 45°角范围高度立体化的实像。全检眼镜是+85.00D 的凸球面镜,有较小的放大倍率和图像清晰度,但能提供广角的视野。倾斜 15°角时可用于周边 60°~70°角的检查。

## 3.2 临床成像技术

### 3.2.1 光学成像

#### 3.2.1.1 激光扫描检眼镜

激光扫描检眼镜(SLO)是由波士顿斯格本斯眼科研究院发明的,目前陈列在华盛顿的 Smithsonian 学院里。该仪器具有极大的景深，并且能对结果实时记录。纯绿光以及一些其他波长的光都可以用作光源[33]。然而发展至今,SLO 仅仅提高了其对视盘前部玻璃体的成像能力，比如观察 Weiss 环。遗憾的是,尽管 SLO 能够实现极大的景深,但可能是受限于分辨率的原因，它并不能对玻璃体以及附着的玻璃体后皮质进行充分成像。此外，临床上进行玻璃体成像时所考虑的最常见的诊断 PVD,并不能通过 SLO 可靠地确定。事实上,玻璃体手术医生们逐渐意识到,依靠现有的技术对完全性 PVD 进行诊断是远远不够的。这种观点的产生是因为玻璃体手术后的临床评估结果往往和术前评估矛盾。希望 SLO 成像和光学相干断层成像技术的结合[34-36]能更好地实现玻璃体以及玻璃体视网膜界面的可视化。

#### 3.2.1.2 光学相干断层扫描

1991 年,Science 上刊登了由 Huang、Fujimoto等发表的一篇文章，首次介绍了视网膜的光学相干断层成像[37]。在文章中他们展示了体外视网膜的高分

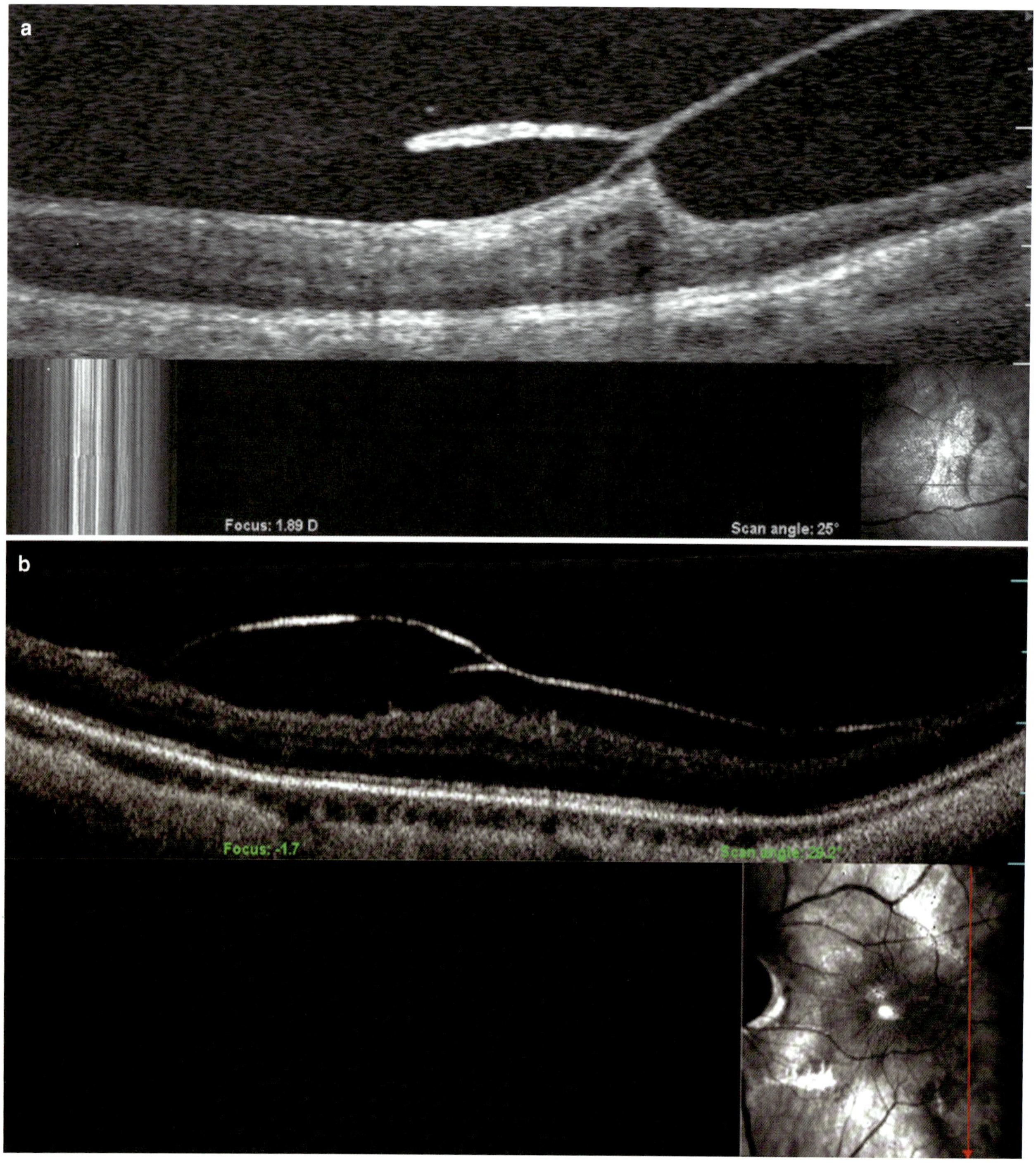


图 12.15 活体后部玻璃体劈裂的联合 OCT/SLO 成像图。(a)OCT/SLO 纵向成像显示了后部玻璃体皮质的劈裂,内层(前层)和外层(后层)会合形成"人"字征,此处玻璃体全层用力牵拉起内层视网膜。(Courtesy of VMR Institute©)。(b)黄斑褶皱区视网膜劈裂的 OCT/SLO 成像显示出"人"字征,它由后部玻璃体皮质劈裂形成的两个界面或两层重新会合形成。(Reproduced with Permission from Sebag et al.[35])

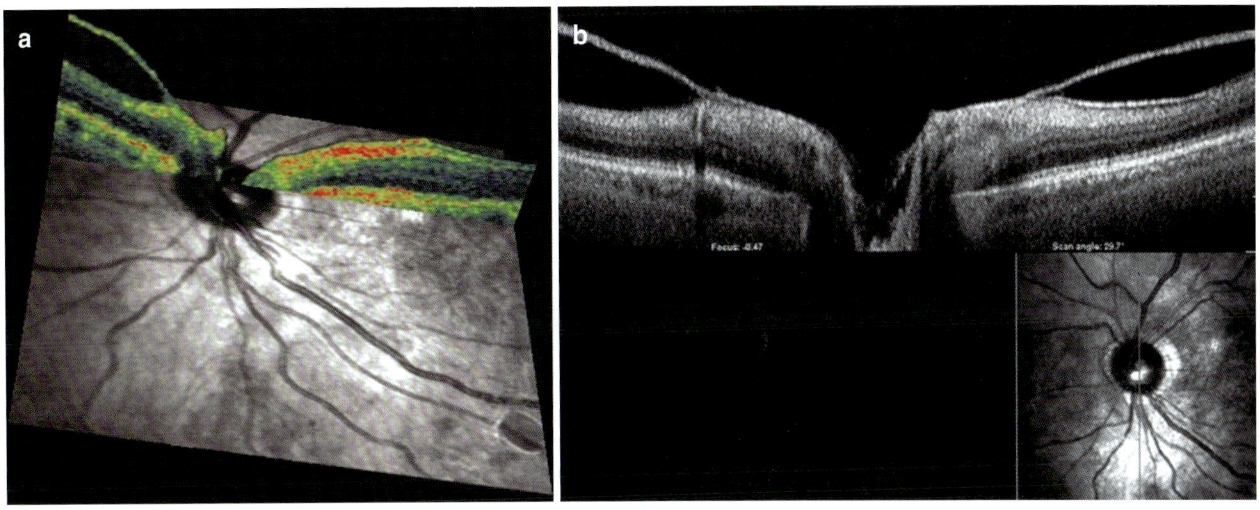


图 12.16　体内玻璃体视盘粘连的 OCT/SLO 成像。(a)OCT 图像(彩色)和 SLO 图像(灰度)横纵相交,显示了玻璃体后皮质在视盘边缘附着并伴有异常 PVD 的图像(Courtesy of VMR Institute©)。(b)玻璃体视盘粘连的纵向 OCT 图像显示了玻璃体在视盘两侧均有附着。注意图中视盘右侧玻璃体后皮质存在劈裂,为玻璃体劈裂。(Courtesy of VMR Institute©)

视化。高分辨率超声,通常称为超声生物显微镜(UBM),主要是 19 世纪 90 年代早期 Pavlin,Sherar 和 Foster 等研究的成果[65]。UBM 系统在 35~50MHz 的频率范围工作,但是声衰减(它随频率增加呈指数增长)限制了这套系统仅能用于眼前节的观察。

超声的物理基础是超声波经过声阻抗异质结构或交界面时的反射或散射。声阻抗是声速和密度的产物,这和OCT 中折射率变化引起光线散射或反射的原理相似,因而 US 和 OCT 成像之间有着性质上的相似之处。然而,US 波长 (10MHz 时为 150μm,50MHz 时为 30μm)比光的波长(通常为微米级别)长得多,因此分辨率大大降低。US 与 OCT 相比主要的优势在于其穿透性。尽管有虹膜和巩膜的存在,US 可以轻易地全面观察晶状体和玻璃体。就时间分辨率而言,典型的眼科超声仪器每秒大约产生 10 张图像,比 OCT 慢得多,但比 MRI 快得多。相较 OCT 而言,超声的缺点是它需要某种形式的声学偶合,例如浸泡水浴或接触检查中的凝胶。和 OCT 不同的是,超声检查是在没有摄像的情况下对被扫描区域进行观察,这使记录变得更加困难。然而,超声能够实时对隐匿的光学结构进行成像,使其在眼科成像中具有不可替代的作用。

超声检查中,玻璃体后皮质贴附在视网膜表面时是无法被检测到的。但当从视网膜表面充分脱离时,其表现为一个清晰的、光滑的界面。因为这个界面通常是光滑的,它表现为超声束和最佳反射率面之间的特定反射面,是一种正常表现。图 12.17 是一例典型的玻璃体脱离的表现。之前在图 12.10 表现的是由 SD-OCT 拍摄到的一例更浅的脱离,它的超声检查表现见图 12.18。在此例中,因为最多不超过 200μm,它与视网膜之间的脱离几乎不能分辨。然而,US 使玻璃体能作为一个整体被成像,在这例患者中,在下方近赤道部玻璃体皮质内的条索声影提示存在玻璃体视网膜牵拉。

US 和 OCT 一样,也有着有限的景深。一个典型的 10MHz 的转换器拥有大约 10mm 的景深,可以同时评估前节和视网膜的问题。UBM 通常有大约 1mm 的景深。同 OCT 技术一样,扩展眼科 US 景深的方法也被提出。Ketterling 等发明了由同心的压电元件组成的可单独发射和接收超声波的环形阵列探头[66]。Silverman 等报道,分别用 20MHz 和 40MHz 的探头进行眼球和前节的成像[67,68]。通过将每个组件接收的回波信号进行后处理,合成聚焦[69],使景深提高 6 倍,使得在 20MHz 时,能对整个眼球成像,在 40MHz 时能对角膜到晶状体后的全部前节成像。图 12.19 和图 12.20 显示了 20MHz 和 40MHz 的环形阵列合成聚焦图像。这种技术的另一种增强是通过“chirp”激励换能器进行脉冲编码[70],可以在敏感性方面获

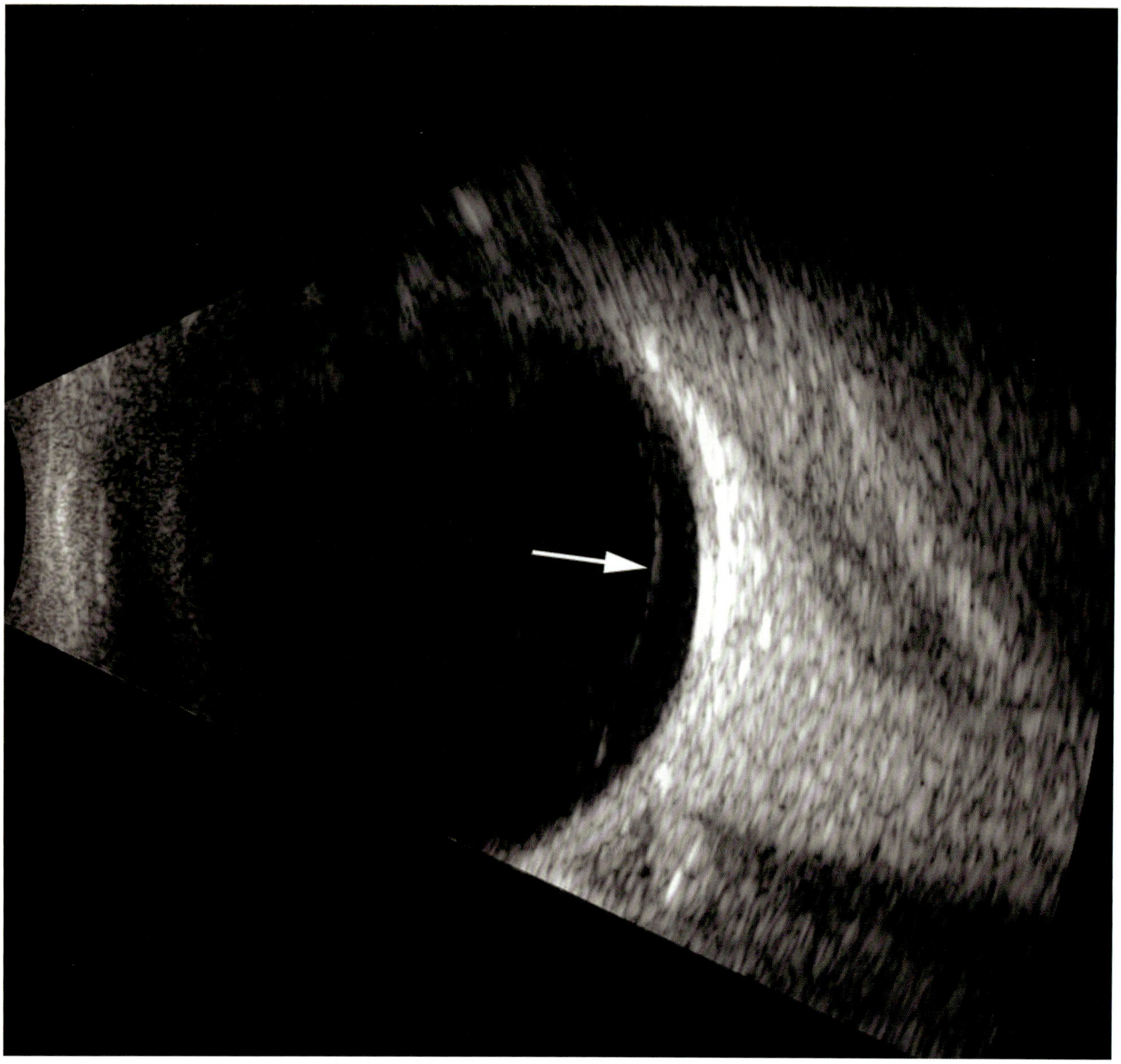

图 12.17 玻璃体 10MHz 的 B 型超声显示一例 60 岁女性右眼的玻璃体后脱离，箭头显示脱离的玻璃体后皮质。

得大的改进。Chirp 是在传感器的有效带宽范围内的一种频率扫描波形。和传统的脉冲激励相比，chirp 有较长的持续时间，因此可以获得更高的敏感性，在傅里叶域采用压缩滤波器回收后处理回波数据实现高分辨率。Silverman 等[71]描述过应用脉冲编码20MHz 环形阵列对玻璃体进行成像。脉冲编码环形阵列成像的实例见图 12.21。

超声成像的临床应用源于不同密度及声速的连接媒介间声学界面产生的强回声，两种媒介间密度差异越大，所形成的声学界面回声越显著。因此，超声检查可以检测到玻璃体的老年性或病理阶段性的改变。19 世纪 50 年代晚期至 19 世纪 60 年代早期，率先应用 B 型超声检查来成像玻璃体的众多学者中，Oksala[72]在 1978 年总结了他在年龄改变方面的发现。在他所报道的 444 个"正常"标本中，他把玻璃体内出现声学界面定义为玻璃体老化的证据，并确定在 21~40 岁的人群这种界面的发生率为 5%，在 60 岁以上人群的发生率为 80%。然而，在临床实践中，只有较大的物质如星状玻璃体病变、玻璃体积血和玻璃体内异物(如果足够大)可通过超声检查成

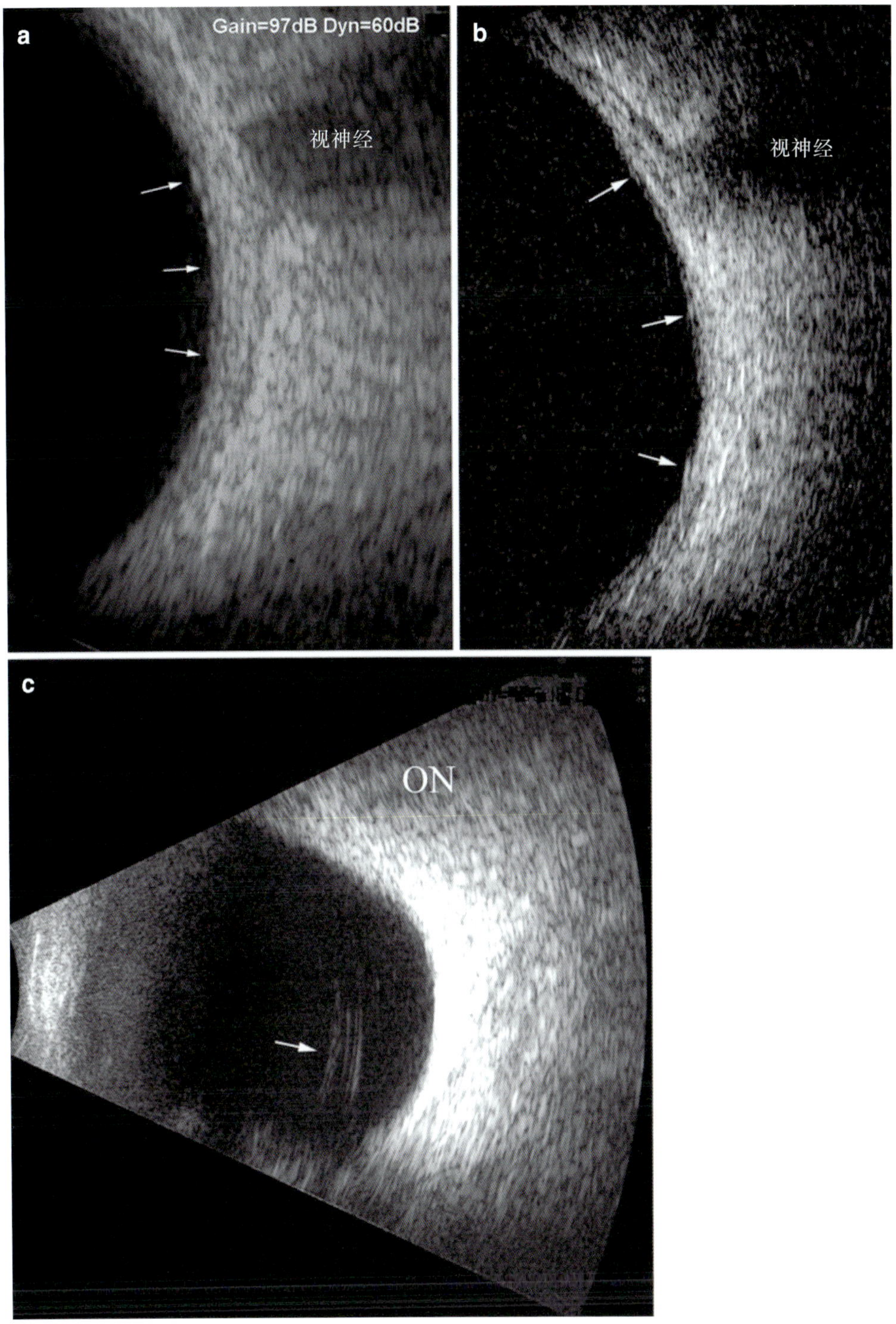


图 12.18　图 12.10 所示的相同眼的超声成像。(a)虽然视网膜表面的分离（估计比 OCT 小 200μm）没有被分辨出来，但是穿过视神经和黄斑区域的10MHz超声水平扫描仍然显示了非同寻常的玻璃体视网膜界面。(b) 相同层面的 20MHz 图像，图(a)更清晰地描述了视网膜表面的玻璃体脱离。(c)相同眼睛垂直平面的高增益 B 超图像显示眼睛的下方部分。注意图中的条索状影，提示周边的玻璃体视网膜牵拉。

像。在玻璃体视网膜界面，通常在 B 扫描的基础上怀疑 PVD 的存在，但是并不能定义玻璃体皮质的结构，因为分辨率水平不足以可靠地对最厚部分仅 100μm 多一点儿的玻璃体后皮质进行成像。然而，最近的研究成功地运用这项技术，在增生性糖尿病性视网膜病变患者中，确定了玻璃体后皮质分裂的存在，称为玻璃体劈裂[73]。能成功地运用超声来确定这一病理类型的主要原因可能是在晚期的病例中，玻璃体胶原纤维和其他蛋白质的非酶糖基化[74]使玻璃体后皮质组织显著增厚。未来的研究应确定玻璃体劈裂是否可以在其他情况下被超声检查发现，特别是黄斑部视网膜前膜和黄斑裂孔。然而，研

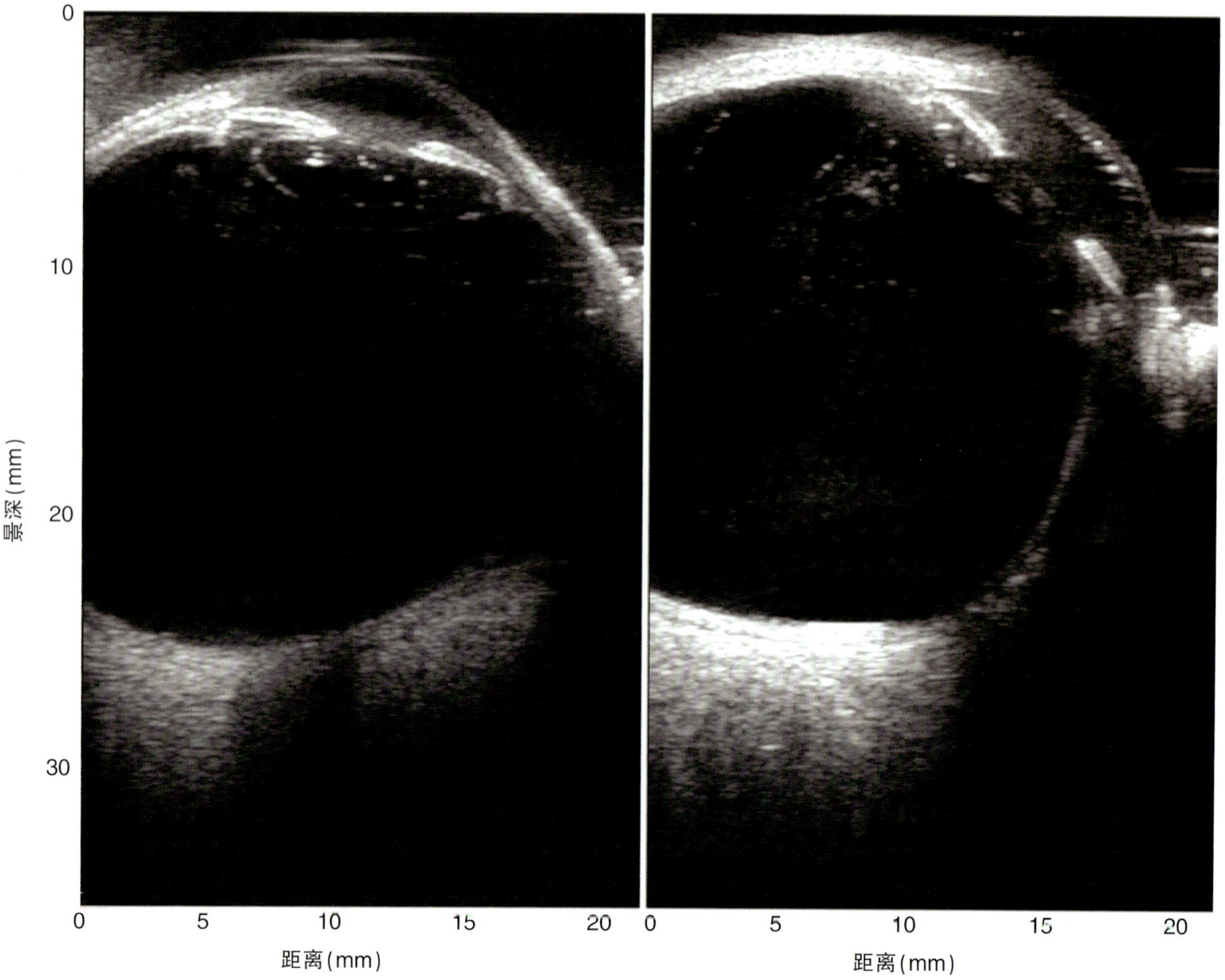


图 12.19 在眼球浸泡检查中获得的一例 65 岁男性左眼 20MHz 环形阵列图像。左侧图像显示一个有明显临床表现的白内障晶状体的全轮廓。为了避免衰减和折射透镜的不均匀性，右侧图像利用动态检测考察前部玻璃体的不均一性。鉴于出色的景深，从角膜到视盘全部结构都被分辨出来。

究可能会发现这些组织平面的厚度低于目前超声所能达到的分辨率水平。当玻璃体后皮质充分向前移位时，完全 PVD 的诊断可以通过超声可靠地获得。

扫描时玻璃体的固体和流体成分显示出复杂的运动，超声成像允许实时观察这种运动，包括玻璃体黄斑牵拉存在的区域。Rossi 等最近提出了将这种运动定量的方法[75]。在扫视过程中，玻璃体较巩膜滞后零点几秒，在巩膜停止后玻璃体仍继续运动、牵拉视网膜。能量从球壁到玻璃体的传输遵循两个基本机制：玻璃体分离的部位，黏性决定了存在一个平行于视网膜的剪切流力。当不完全 PVD 存在时，附着部分的玻璃体能在较长的时间里保持动能，在视网膜粘连处起到牵拉作用[75]。图 12.22 显示应用扫视诱导玻璃体运动的计算机分析图像。

近期研究利用超声检查来量化玻璃体回声密度以更好地进行诊断和临床决策。定量超声的一项应用是评估有玻璃体漂浮物困扰的患者玻璃体的回声密度(见第 45 章“玻璃体漂浮物与视力”)。研究已经确定，和年龄匹配对照组相比，玻璃体漂浮物可降低 67%的对比敏感性，从而影响视力[76]。另一项研究显示[77]，和虽有玻璃体漂浮物困扰、但不需要进行玻璃体切割术的对照组患者相比，玻璃体漂浮物严重到需要进行玻璃体切割术的患者对比敏感性要低 43%。在这些受试者中，不同玻璃体区域的 B 超后向

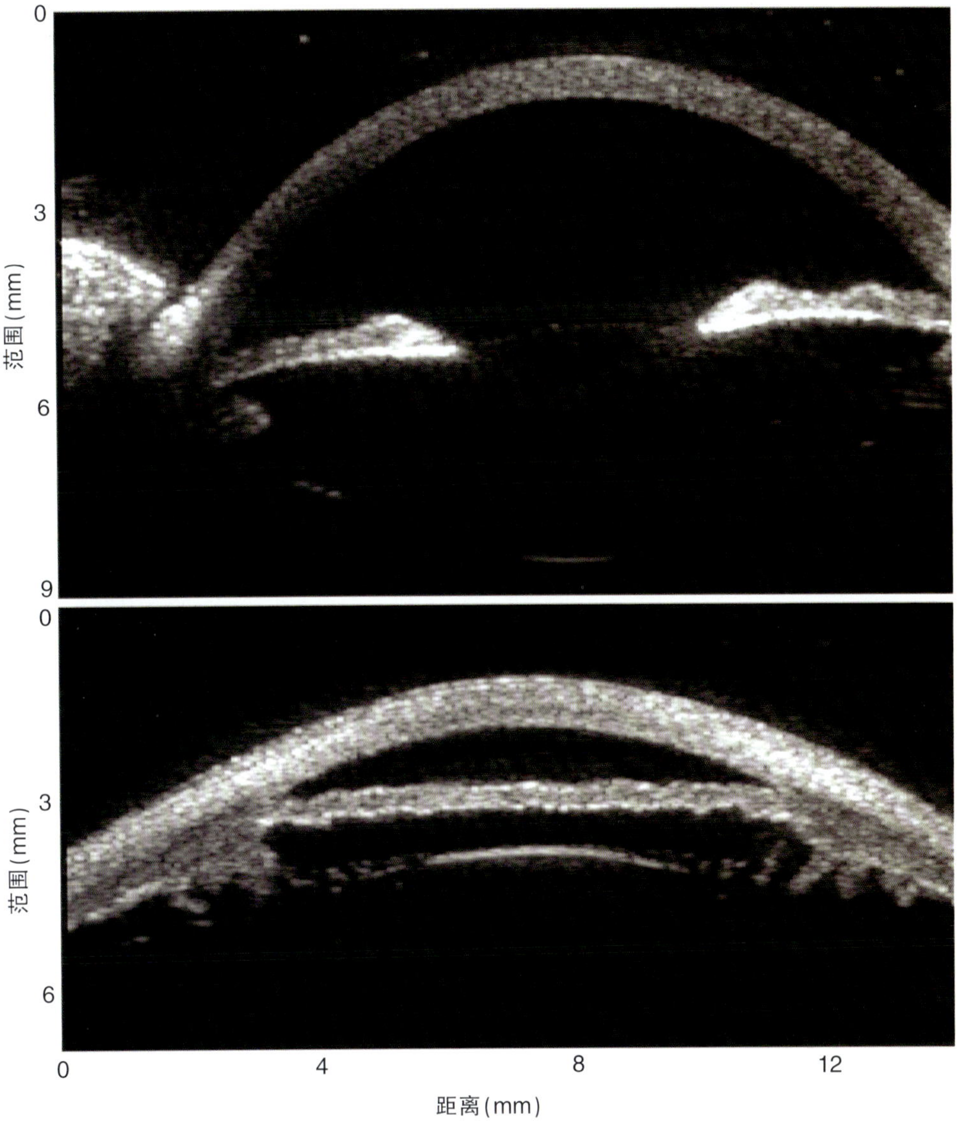


图 12.20　40 岁女性右眼正常前节的 40MHz 环形阵列图像。上图是通过瞳孔平面的从角膜到晶状体后囊的图像，由于合成聚焦的原因，分辨率较高。图像左边因为眼睑的原因产生了一些睫状体的阴影。下图获得了瞳孔下方水平的图像，极好地显示了睫状体。

散射数据被量化。回声振幅、能量和分类与对比敏感性相呼应。QUS 参数均与对比敏感性密切相关，不同参数与后向散射能量的相关系数为 0.64~0.78（$P<0.0001$），提示这种方法提供有用的结构异常指数，它决定了玻璃体漂浮物所导致的基础功能缺陷。

### 3.2.3 磁共振波谱成像

磁共振成像是以带有磁场和无线电波的氢核（质子）相互作用来产生影像学图像。为了获得一张磁共振图像，需要将身体放置在一个静磁场中。一个位于所研究区域附近的发射线圈产生的第二瞬变场把自转的质子翻转对齐。当这个区域中断作用后，在静磁场中，恢复稳定自转的原子核在构成磁共振图像的接收线圈上生成磁共振信号。磁共振图像的振幅与特定核的空间浓度和弛豫时间有关。以眼球为例，房水和玻璃体的含水量都比较高，所以与固体成分比如巩膜相比，在质子密度或弛豫时间加权图像上会形成明显的对比。尽管分辨率相对较低，但是磁共振与 US 和 OCT 及相比还是更为先进，因为光的吸收、散射、折射或反射，或者是角膜、巩膜、虹膜和晶状体等眼部组织的超声波都不会对它有所影响[78]。

当位于磁场中时，带有磁性的原子核如水质子往往会沿着磁场的方向来定向磁矢量。此方向的时间常数，即纵向弛豫时间 T1，反映了质子在它们的分子环境中热的相互作用。横向弛豫时间 T2 计量的是先前被诱导出、位于同相的磁性变量经历失相

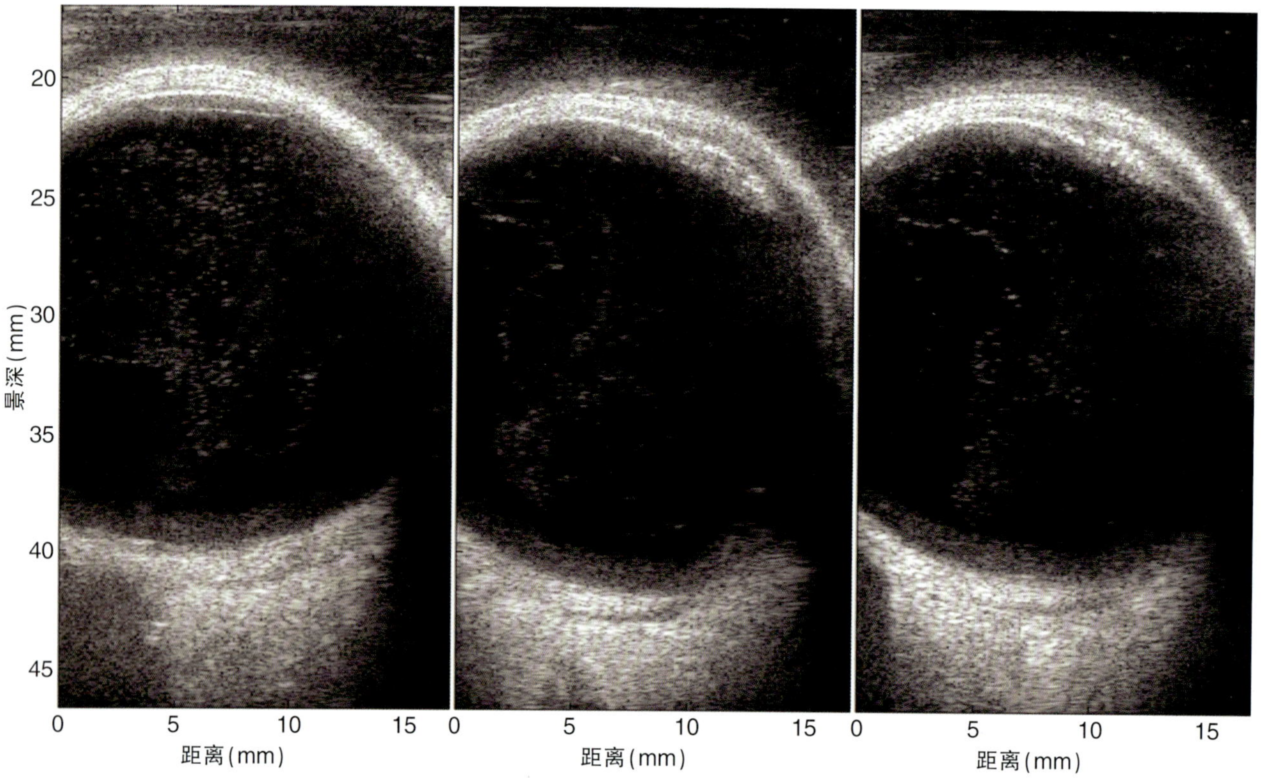


图 12.21 一例 59 岁男性,不完全玻璃体后脱离后 3 个月的超声图像。图像为仰卧位浸泡检查、使用 20MHz 环形阵列换能器进行 chirp 脉冲编码获得。合成聚焦提供了一个扩展的景深,而 chirp 激励提供更高的敏感性,这使得传统的 10MHz 探头无法探测到的、微弱的不均匀性玻璃体造成的反射可被可视化。

弛豫的过程。横向弛豫时间 T2 反映了质子分布的不均匀性。由磁场定向的质子通过吸收适当频率的无线电波来产生定向间的转换。这种无线电波的吸收是用于标记弛豫时间的磁共振信号的基础。生物组织的弛豫时间可以随着组织内水的浓度和流动性而变化。因为后者是受组织中水分子与大分子间的相互作用所影响，所以这种无创的检查方法可以评估老化[79]和疾病状态下玻璃体中出现的胶体转换为液体的情况,比如糖尿病性玻璃体病变[80]。这些因素使得 Aguayo 等[81]用磁共振技术来研究药物性玻璃体溶解术[82]对于牛和人的玻璃体样本以及体外的完整牛眼的影响。胶原酶引起的玻璃体液化比透明质酸酶更为显著。因此，这种无创的方法可以用来评估年龄和疾病相关的玻璃体的液化情况，但是这项技术是否能充分评估玻璃体视网膜交界处的情况还不十分清楚。奇怪的是，近年来磁共振光谱学在玻璃体相关的科研或临床中运用得很少。

磁共振可以利用玻璃体在 T2 加权像中高信号的特征来制成一个 3D 的玻璃体模型。对于高度近视的患者，这样的模型可以显现出巩膜葡萄肿的病理形态,如图 12.23 所示。因为 T1 弛豫时间随着顺磁性氧气浓度的提升而缩短，所以正如 Berlcowitz 等证实的，血氧饱和度可以从眼球的磁共振成像中确定,Berlcowitz 使用 T1 加权磁共振成像来反映和测量当呼吸室内空气或纯氧时，视网膜前氧分压的变化[83]。Simpson 等最近利用这种方法来展示玻切术后玻璃体腔中氧饱和度的变化[84]。

## 4. 未来成像技术

### 4.1 拉曼光谱

这种形式的光谱学最先由印度的 C.V. 拉曼在 1928 年所发现。拉曼光谱学是一种非弹性光散射技术,其中,研究样本中的分子在震荡模式时吸收入射

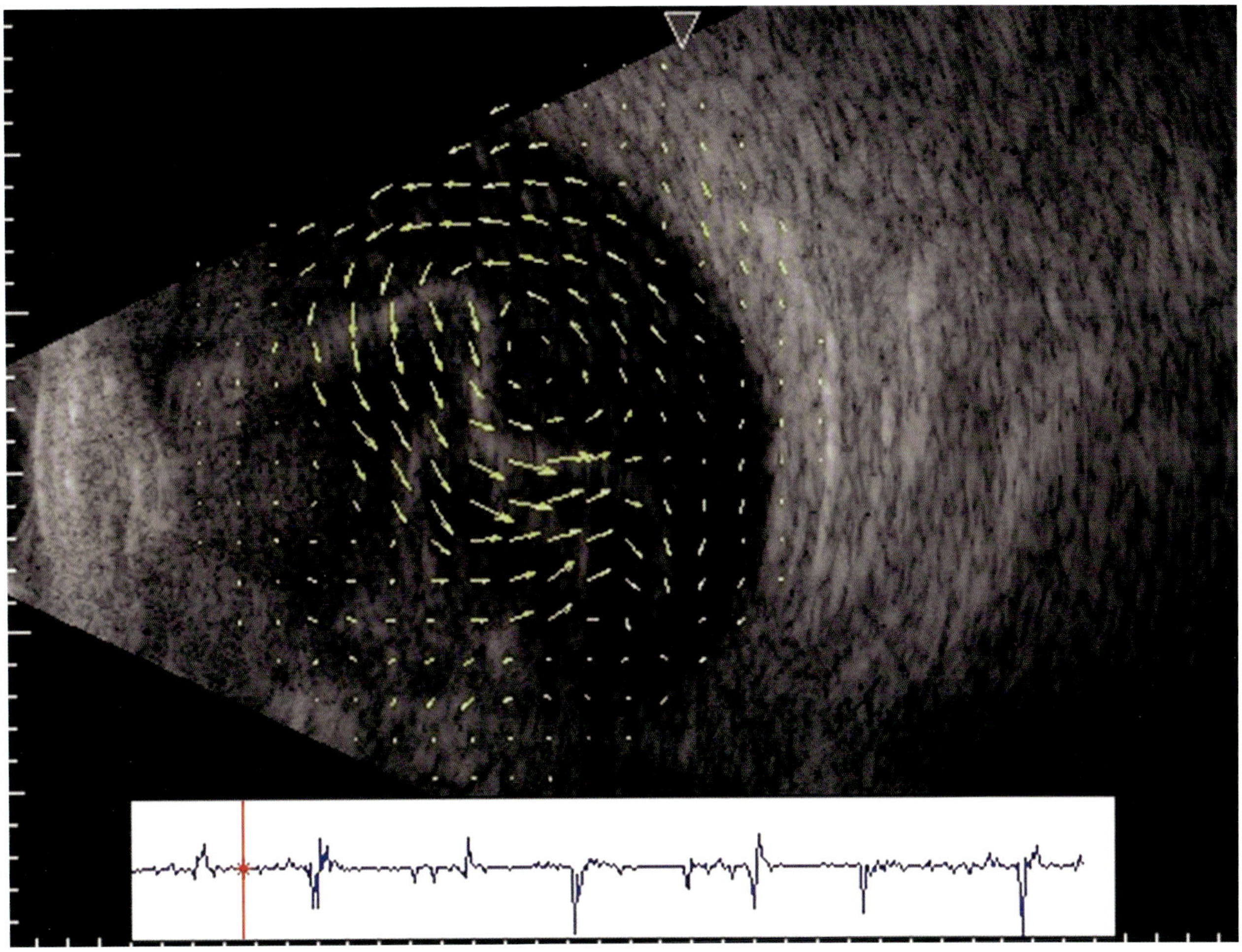

图 12.22 64 岁男性玻璃体积血伴玻璃体不完全后脱离的粒子流速图。当仰卧的患者从一边向另一边看,可以从一个实时(20 帧/秒)的序列得到一个单一的 20MHz 的超声帧图像。黄色箭头显示速度矢量,其长度与线性速度成正比。底部的图像表示成像序列随着时间的推移产生的整体动能,正负值分别代表扫视运动左右两个不同方向的能量。红线表示显示帧的时间位置。注意到扫视时玻璃体后皮质的快速运动使得液化玻璃体出现一个漩涡。同时值得注意的是,玻璃体内的运动速率要比外面的巩膜快,由于玻璃体的弹性以及玻璃体基底部紧密的玻璃体视网膜粘连,以致玻璃体得到一个增大的动能。(Image courtesy of Giorgio Querzoki PhD and Tommaso Rossi MD)

光子的能量从而发生一个向下的位移,叫作拉曼位移。由于信号相对较弱,现代技术使用激光刺激的方法,随着刺激激光波长的不断增加,可以发现增强的拉曼信号的点像山峰一样叠加在宽的荧光背景上。不同的化学键都有特定的波峰值,比如脂肪族的碳氢键(2939cm$^{-1}$)、水分子的 O–H 键(3350cm$^{-1}$)以及在 π 共轭芳香族分子中伸长振动的 C–C 和 C–H 键(1604cm$^{-1}$ 和 3507cm$^{-1}$)。迄今为止,这项技术在眼科方面的应用大多是分析晶状体的结构和病理。在晶状体中运用近红外激发波长最有效,因为这些波长有更好的穿透性,可以穿透白内障。

曾有人研究[85]手术切割下来的玻璃体样本,采用的是由直径 0.1mm、功率 300mW 的二极管泵浦钕:钇铝石榴石(neodymium:yttrium–aluminumgarnet,Nd:YAG)连续激光器发射的 1064nm 长的近红外激光。通过反向散射光学透镜来收集散射光,这些光透过一个过滤瑞利散射光的光栅进入分光光度计。这些结果显示在糖尿病患者的玻璃体中可以检测出在1604cm$^{-1}$ 和 3057cm$^{-1}$ 处的波峰,但在正常对照组中没有出现。人们需要进一步的研究和开发来正确解释这些结果并完善。尽管这项技术在晶状体中的应用已经明确,但是否可以用于玻璃体不是十

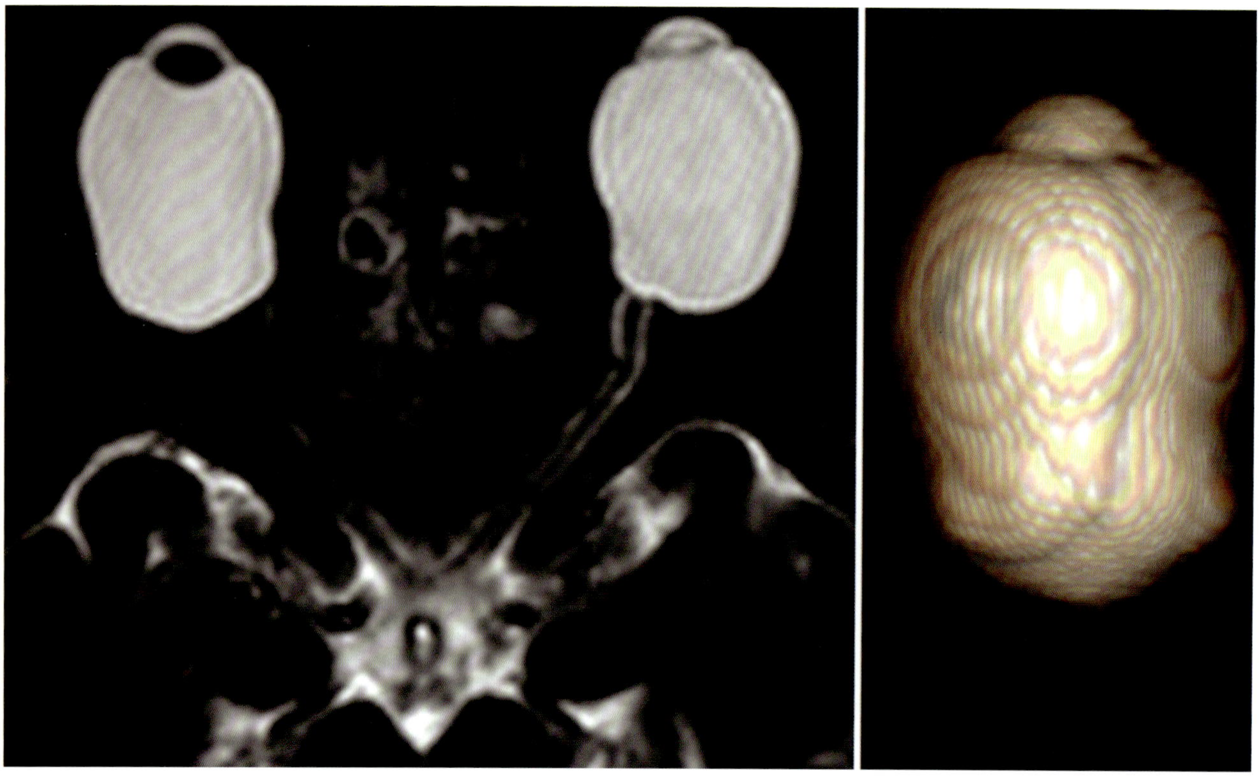

图 12.23 人体内的玻璃体的磁共振成像。由于其非球面性以及时长出现的不对称性，对高度近视眼的后葡萄膜肿进行成像比较困难。磁共振可以利用玻璃体在 T2 加权像上高信号的特点来创建一个三维的变现形式。我们扫描了一例有-31D 近视的 59 岁女性（右眼眼轴 37.0mm，左眼眼轴 35.5mm），双眼伴有后极部葡萄膜肿以及广泛的萎缩。左侧：使用标准 T2 加权磁共振扫描参数来横向扫描显示一个高信号的玻璃体，同时周围组织的信号相对较弱。右侧：同一磁共振扫描创建的玻璃体容积模型。(Images courtesy of Quan V. Hoang, MD, PhD, Columbia University)。

分清楚。

## 4.2 动态光散射

动态光散射（dynamic light scattering, DLS）是一项成熟的实验室检测方法，用来测量小至 3nm 直径的微小颗粒的平均大小，这些颗粒悬浮在流质中进行随意的布朗运动。激光束穿过这样的一个分散物产生的散射光强度的波动与微粒的布朗运动成比例。因为微粒的大小会影响它们的布朗运动，所以通过对散射光强度的分析可以得出悬浮微粒的大小分布。功率 50mW 的激光二极管产生的可见光束被聚焦在样品（切下来的晶状体或玻璃体，解剖的或者活体的眼球）内部的一个小的散射体内。被检测到的信号经过数字相关器的处理产生一个时间自相关函数（TCF）。对于球形颗粒构成的稀色散，时间自相关函数（TCF）的斜率可以为微粒的平移扩散系数提供一个快速、精确的测量，假设悬液的黏度、温度以及折射率已知，可以通过爱因斯坦方程求微粒的大小。对于晶状体和玻璃体，常常使用 0.8904 厘泊的黏度、1.333 的折射率以及体外试验 25℃、体内实验 37℃的温度来测量高分子的大小。

研究晶状体和玻璃体使用的动态光散射（DLS）仪器是由 Rafat Ansari 博士在美国航天航空局（NASA）发明的[86-89]，是为了在航天飞机和太空站轨道飞行器上进行流体物理实验。用 50μW 功率的半导体激光器发射 670nm 波长的光束投射到样品中，由 DLS 探头采集散射信号并持续 10 秒时间。然后用雪崩光电二极管探测系统检测信号。利用数字相关器卡建立时间自相关函数（TCF）。时间自相关函数的斜率可以测定一个选定测量点（体积=50μm³）里的微粒大小。值得注意的是，在晶状体的研究[87]中发现，动态光散射技术和 Scheimpflug 成像相比可以更敏感地检测晶状体的早期变化。当动态散射探针用来测量整个玻璃体腔时，会结合微定位装置来进行扫描，这种装置可以控制在 X、Y 和 Z 平面的探测方位。这样牛眼玻璃体里有足够数量的点位、可以产生半自动测量值、生成一个玻璃体大分子的三维平均直径分布图，如图 12.23。此外，在人眼球的解剖研究[88]中发现，动态光散射可以检测到糖尿病性玻璃体病变[90]导致的结构变化[89]。

最近的研究使用 DLS 评估玻璃体在各种情况下的生物物理特性。在使用奥克纤溶酶(ocriplasmin)进行玻璃体溶解术[82]后，动态光散射可以发现体外的猪玻璃体的扩散系数有一个显著的提高[91]。动态光散射越来越频繁地用来研究玻璃体的生物特性[92,93]，在未来的日常临床工作中我们可能会看到这台仪器用来诊断“不可见”的玻璃体疾病(图12.24)。

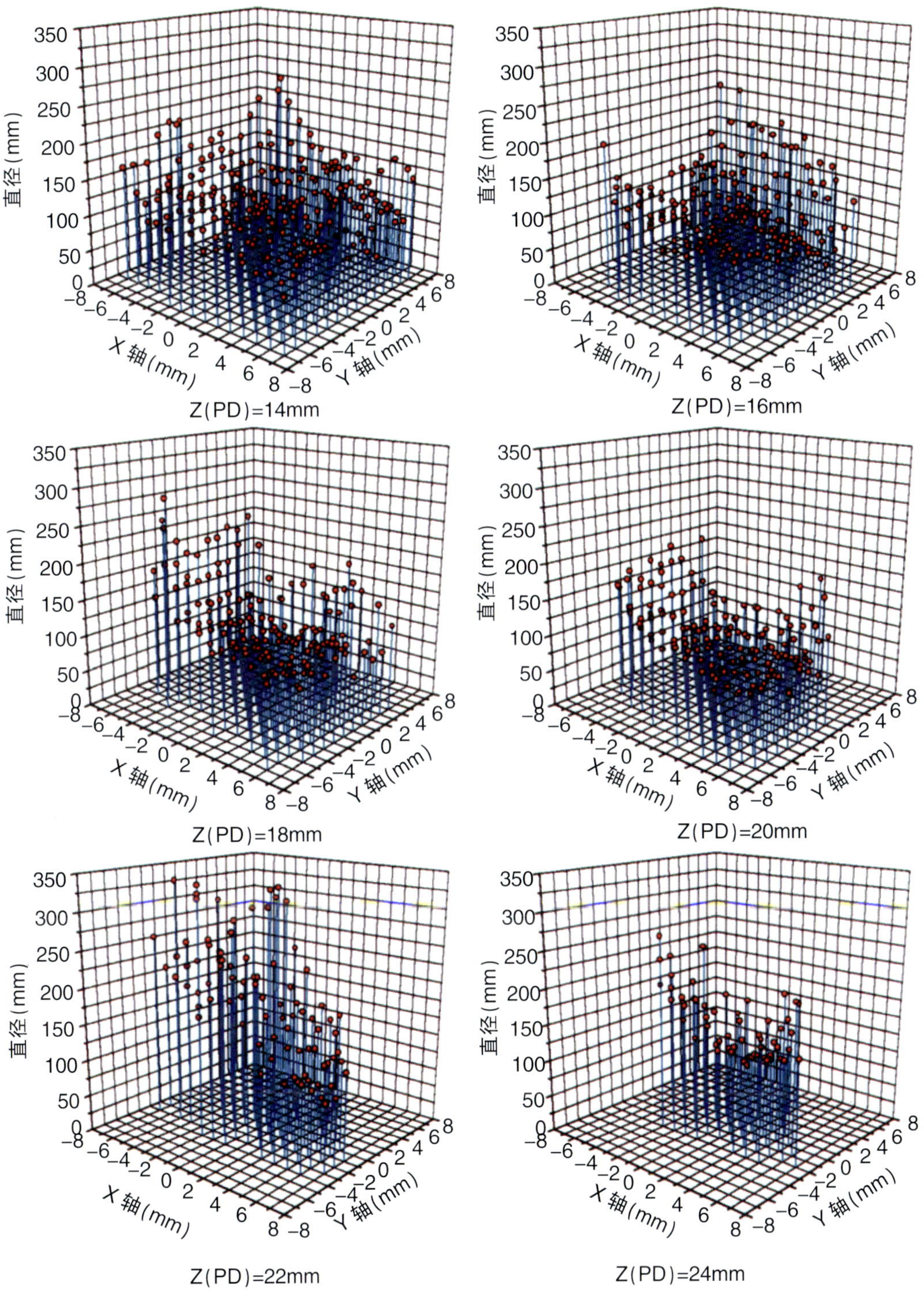


图 12.24 体外玻璃体的动态光散射分析。对离体的牛眼玻璃体从晶状体前表面沿着眼轴的方向测量不同的深度，得到平均微粒直径的三维图。这些三维图从左往右从上往下分别是在 14mm、16mm、18mm、20mm、22mm 和24mm 处测得。(Courtesy of Jim King and Dr. Rafat Ansari, NASA Glenn Research Center, Cleveland, Ohio; Reprinted with permission from: Ansari et al.[86])。

缩略语

| | |
|---|---|
| A | 角度 |
| AC | 前房 |
| AMD | 年龄相关性黄斑变性 |
| C | 碳 |
| °C | 摄氏度 |
| CCD | 电荷偶合器件 |
| cm | 厘米 |
| CW | 连续波 |
| D | 屈光度 |
| DLS | 动态光散射 |
| H | 氢 |
| I | 虹膜 |
| IR | 红外线 |
| L | 晶状体 |
| MHz | 兆赫 |
| MRI | 磁共振成像 |
| N | 鼻侧 |
| Nd | 参钕钇铝石榴石 |
| nm | 纳米 |
| MR | 磁共振 |
| O | 氧 |
| OCT | 光学相干断层扫描 |
| PPVP | 后部玻璃体皮质囊袋 |
| PVD | 玻璃体后脱离 |
| QUS | 定量超声 |
| SD | 光谱域 |
| SLO | 激光扫描检眼镜(检查) |
| SS | 扫频 |
| T | 颞侧 |
| TCF | 时间相关函数 |
| UBM | 超声生物显微镜 |
| μm | 微米 |
| μW | 微瓦 |
| US | 超声检查 |
| VPA | 玻璃体视盘粘连 |
| 3D | 三维 |

# 参考文献


1. Duke-Elder W. The nature of the vitreous body. Br J Opthalmol. 1930;14:6.
2. Redslob E. Le corps vitre. Paris: Masson; 1932.
3. Eisner G. Biomicroscopy of the peripheral fundus. New York: Springer; 1973.
4. Worst J. Cisternal systems of the fully developed vitreous body in the young adult. Trans Opthalmol Soc U K. 1977;97:550–4.
5. Sebag J, Balazs E. Morphology and ultrastructure of human vitreous fibers. Invest Opthalmol Vis Sci. 1989;30:1867–71.
6. Kishi S, Shimizu K. Posterior precortical vitreous pocket. Arch Opthalmol. 1990;108:979–82.
7. Sebag J. Letter to the editor. Arch Opthalmol. 1991;190:1059.
8. Foulds W. Is your vitreous really necessary? The role of the vitreous in the eye with particular reference to retinal attachment, detachment and the mode of action of vitreous substitutes. Eye. 1987;1:641–64.
9. Sebag J. The Vitreous: Structure, Function and Pathobiology. New York: Springer; 1989.
10. Ayad S, Weiss J. A new look at vitreous humour collagen. Biochem J. 1984;218:835–40.
11. Rest MV. Type IX collagen. Structure and Function of Collagen Types. New York: Academic; 1987. p. 195–221.
12. Schmut O, Mallinger R, Paschke E. Studies on a distinct fraction of bovine vitreous body collagen. Graefes Arch Clin Exp Ophthalmol. 1984;221:286–9.
13. Eyre D, Apon S, Wu J, et al. Collagen type IX: Evidence for covalent linkages to type II collagen in cartilage. Fed Eur Biochem Soc. 1987;220:337–41.
14. Wright D, Mayne R. Vitreous humor of chicken contains two fibrillar systems: An analysis of their structure. J Ultrastr Mol Struct Res. 1988;100:224–34.
15. Stitt AW, Moore JE, Sharkey JA, et al. Advanced glycation end products in vitreous: Structural and functional implications for diabetic vitreopathy. Invest Ophthalmol Vis Sci. 1998;39(13):2517–23.
16. Sebag J. Classifying posterior vitreous detachment: A new way to look at the invisible. Br J Ophthalmol. 1997;81:521.
17. Packer A, Newsome D. Practical guidelines for posterior segment biomicroscopy. In: Retinal Dystrophies and Degenerations. New York: Raven; 1988. p. 1–4.
18. Jalkh A, Trempe C. Clinical methods of vitreous examination. In: The Vitreous and Vitreoretinal Interface. New York: Springer; 1987. p. 73–83.
19. Boruchoff S. Corneo-vitreal contact. Trans Ophthalmol Soc U K. 1975;95:417–21.
20. Jaffe N. The Vitreous in Clinical Ophthalmology. St Louis: Mosby; 1968.
21. Pruett R. Retinitis pigmentosa: Clinical observations and correlations. Trans Am Ophthalmol Soc. 1983;81:693–735.
22. Lacqua H, Machemer R. Clinical-pathologic correlation in massive preretinal proliferation. Am J Ophthalmol. 1975;80:913–29.
23. Awan K, Thurmayan M. Changes in the contralateral eye in uncomplicated persistent hyperplastic primary vitreous. Am J Ophthalmol. 1985;99:122–4.
24. Schepens C, Trempe C, Takahashi M. Atlas of Vitreous Biomicroscopy. Boston: Butterworth-Heineman; 1999.
25. Newsome D, Linsemayer T, Trelstad R. Vitreous body collagen – evidence for a dual origin from the neural retina and hyalocytes. J Cell Biol. 1976;71:59–67.
26. El-Bayadi G. A new method of slit-lamp micro-ophthalmoscopy. Br J Ophthalmol. 1953;37:625–8.
27. Schepens C. Methods of Examination in Retinal Detachment and Allied Diseases. Philadelphia: WB Saunders; 1983.
28. Sebag J. Vitreous pathobiology. Clinical Ophthalmology. Philadelphia: JB Lippincott Co; 1992.
29. Buzney S, Welter J, Furukawa H, et al. Examination of the vitreous.

A comparison of biomicroscopy using the Goldmann and El-Bayadi-Kajiura lenses. Ophthalmology. 1985;92(12):1745–8.
30. Kakehashi A, Akiba J, Trempe C. Vitreous photography with a +90 diopter double aspheric preset lens vs the El Bayadi-Kajiura preset lens. Arch Ophthalmol. 1991;109:962–5.
31. Jaffe N. Methods of examination of the vitreous and fundus. In: The Vitreous in Clinical Ophthalmology. St Louis: Mosby; 1968. p. 75–82.
32. Mainster M, Grossman J, Erickson P, et al. Retinal laser lenses: Magnification, spot size, and field of view. Br J Ophthalmol. 1990; 74:177–9.
33. Mainster M, Timberlake G, Webb R, Hughes G. Scanning laser ophthalmology. Clinical applications. Ophthalmology. 1982;89: 852–7.
34. Sebag J. Vitreous: The resplendent enigma. Br J Ophthalmol. 2009;93(8):989–91.
35. Sebag J, Gupta P, Rosen R, et al. Macular holes and macular pucker: The role of vitreoschisis as imaged by optical coherence tomography/scanning laser ophthalmology. Trans Am Ophthalmol Soc. 2007;105:121–31.
36. Sebag J, Wang M, Nguyen D, Sadun A. Vitreopapillary adhesion in macular diseases. Trans Am Ophthalmol Soc. 2009;107:35–44.
37. Huang D, Swanson E, Lin C, et al. Optical coherence tomography. Science. 1991;254(5035):1178–81.
38. Fercher AF, Hitzenberger CK, Drexler W, et al. In vivo optical coherence tomography. Am J Ophthalmol. 1993;116:113–4.
39. Swanson EA, Izatt JA, Hee MR, et al. In vivo retinal imaging by optical coherence tomography. Opt Lett. 1993;18:1864–6.
40. Izatt JA, Hee MR, Owen GM, Swanson EA, Fujimoto JG. Optical coherence microscopy in scattering media. Opt Lett. 1994;19: 590–2.
41. Hee MR, Izatt JA, Swanson EA, et al. Optical coherence tomography of the human retina. Arch Ophthalmol. 1995;113:325–32.
42. Schuman JS, Hee MR, Puliafito CA, et al. Quantification of nerve fiber layer thickness in normal and glaucomatous eyes using optical coherence tomography. Arch Ophthalmol. 1995;113:586–96.
43. Izatt JA, Hee MR, Swanson EA, et al. Micrometer-scale resolution imaging of the anterior eye in vivo with optical coherence tomography. Arch Ophthalmol. 1994;11:1584–9.
44. Fercher AF, Hitzenberger CK, Kamp G, El-Zaiat SY. Measurement of intraocular distances by backscattering spectral interferometry. Optics Commun. 1995;117:43–8.
45. Wojtkowski M, Leitgeb R, Kowalczyk A, Bajraszewski T, Fercher AF. In vivo human retinal imaging by Fourier domain optical coherence tomography. J Biomed Opt. 2002;7(3):457–63.
46. Chinn SR, Swanson EA, Fujimoto JG. Optical coherence tomography using a frequency-tunable optical source. Opt Lett. 1997;22(5): 340–2.
47. Potsaid B, Baumann B, Huang D, et al. Ultrahigh speed 1050 nm swept source/Fourier domain OCT retinal and anterior segment imaging at 100,000 to 400,000 axial scans per second. Opt Expr. 2010;8(19):20029–48.
48. Lim H, Mujat M, Kerbage C, et al. High speed imaging of human retina *in vivo* with swept-source optical coherence tomography. Opt Expr. 2006;14(26):12902–8.
49. Srinivasan VJ, Adler DC, Chen Y, et al. Ultrahigh-speed optical coherence tomography for three-dimensional and en face imaging of the retina and optic nerve head. Invest Ophthalmol Vis Sci. 2008;49(11):5103–10.
50. Itakura H, Kishi S, Li D, Akiyama H. Observation of posterior precortical vitreous pocket using swept source optical coherence tomography. Invest Ophthalmol Vis Sci. 2013;54:3102–7.
51. Kishi S, Shimizu K. Posterior precortical vitreous pocket. Arch Ophthalmol. 1990;108(7):979–82.
52. Itakura H, Kishi S. Aging changes of vitreomacular interface. Retina. 2011;31:1400–4.
53. Grulkowski I, Liu JJ, Zhang JY. Reproducibility of a long-range swept-source optical coherence tomography ocular biometry system and comparison with clinical biometers. Ophthalmology. 2013;120:2184–90.
54. Gupta P, Sadun A, Sebag J. Multifocal retinal contraction in macular pucker analyzed by combined optical coherence tomography/scanning laser ophthalmoscopy. Retina. 2008;28:447–52.
55. Krebs I, Brannath W, Glittenberg C, et al. Posterior vitreomacular adhesion: A potential risk factor for exudative age-related macular degeneration? Am J Ophthalmol. 2007;144:741–6.
56. Robison C, Krebs I, Binder S, et al. Vitreo-macular adhesion in active and end-stage age-related macular degeneration. Am J Ophthalmol. 2009;148:79–82.
57. Sebag J. Vitreoschisis. Graefes Arch Clin Exp Ophthalmol. 2008;246: 329–32.
58. Wang M, Nguyen D, Hindoyan N, et al. Vitreo-papillary adhesion in macular hole and macular pucker. Retina. 2009;29:644–50.
59. Charles S. Vitreous Microsurgery. Baltimore: Williams & Wilkins; 1981.
60. Mundt G, Hughes W. Ultrasonics in ocular diagnostics. Am J Ophthalmol. 1956;41:488–98.
61. Baum G, Greenwood I. The application of ultrasonic locating techniques to ophthalmology, Part I: Reflective properties. Am J Ophthalmol. 1958;46:319–29.
62. Coleman D, Carlin B. A new system for visual axis measurements in the human eye using ultrasound. Arch Ophthalmol. 1967;77: 124–7.
63. Coleman D, Konig W, Katz L. A hand-operated ultrasound scan system for ophthalmic evaluation. Am J Ophthalmol. 1969;68: 256–63.
64. Bronson NR, Turner FT. A simple B-scan ultrasonoscope. Arch Ophthalmol. 1973;90:237–8.
65. Pavlin C, Sherar M, Foster F. Subsurface ultrasound microscopic imaging of the intact eye. Ophthalmology. 1990;97:244–50.
66. Ketterling J, Lizzi F, Aristizabal O, Turnbull D. Design and fabrication of a 40-MHz annular array transducer. IEEE Trans Ultrason Ferroelectr Freq Control. 2005;52(4):672–81.
67. Silverman R, Ketterling J, Coleman D. High-frequency ultrasonic imaging of the anterior segment using an annular array transducer. Ophthalmology. 2007;114(4):816–22.
68. Silverman R, Ketterling J, Mamou J, Coleman D. Improved high-resolution ultrasonic imaging of the eye. Arch Ophthalmol. 2008; 126(1):94–7.
69. Ketterling J, Filoux E. Synthetic-focusing strategies for real-time annular-array imaging. IEEE Trans Ultrason Ferroelectr Freq Control. 2012;59(8):1830–9.
70. Mamou J, Ketterling J, Silverman R. Chirp-coded excitation with a high-frequency ultrasound annular array. IEEE Trans Ultrason Ferroelectr Freq Control. 2008;55(2):508–13.
71. Silverman R, Ketterling J, Mamou J, Lloyd H, Filoux E, Coleman D. Pulse-encoded ultrasound imaging of the vitreous with an annular array. Ophthalmic Surg Lasers Imag. 2012;43(1):82–6.
72. Oksala A. Ultrasonic findings in the vitreous body at various ages. Graefes Arch Clin Exp Ophthalmol. 1978;207:275–80.
73. Chu T, Lopez P, Cano M, et al. Posterior vitreoschisis. An echographic finding in proliferative diabetic retinopathy. Ophthalmology. 1996;103:315–22.
74. Sebag J, Buckingham B, Charles M, Reiser K. Biochemical abnormalities in vitreous of humans with proliferative diabetic retinopathy. Arch Ophthalmol. 1992;110:1472–6.
75. Rossi T, Querzoli G, Pasqualitto G, et al. Ultrasound imaging velocimetry of the human vitreous. Exp Eye Res. 2012;99:98–104.
76. Sebag J, Yee K, Huang L, Wa C, Sadun A. Vitrectomy for floaters – prospective efficacy analyses and retrospective safety profile. Retina. 2014;34(6):1062–8.
77. Mamou J, Yee KMP, Wa CA. Quantitative ultrasonography of vitreous correlates with contrast sensitivity in patients with floaters. Invest Ophthalmol Vis Sci. Submitted for publication.
78. Fanea L, Fanan A. Review: Magnetic resonance imaging techniques in ophthalmology. Molec Vis. 2012;18:2538–60.
79. Sebag J. Age-related changes in human vitreous structure. Graefes Arch Clin Exp Ophthalmol. 1987;225:89–93.
80. Sebag J. Ageing of the vitreous. Eye. 1987;1:254–62.
81. Aguayo J, Glaser B, Mildyan A, et al. Study of vitreous liquefaction by NMR spectroscopy and imaging. Invest Ophthalmol Vis Sci. 1985;26:692–7.
82. Sebag J. Pharmacologic vitreolysis. Retina. 1998;18:1–3.
83. Berkowitz BA, McDonald C, Ito Y, et al. Measuring the human reti-

nal oxygenation response to a hyperoxic challenge using MRI: eliminating blinking artifacts and demonstrating proof of concept. Magn Reson Med. 2001;46:412–6.
84. Simpson AR, Dowell NG, Jackson TL, Tofts PS, Hughes EH. Measuring the effect of pars plana vitrectomy on vitreous oxygenation using magnetic resonance imaging. Invest Ophthalmol Vis Sci. 2013;54(3):2028–34.
85. Sebag J, Nie S, Reiser K, et al. Raman spectroscopy of human vitreous in proliferative diabetic retinopathy. Invest Ophthalmol Vis Sci. 1994;35:2976–80.
86. Ansari R, Dunker S, Suh K, et al. Quantitative molecular characterization of bovine vitreous and lens with non-invasive dynamic light scattering. Exp Eye Res. 2001;73:859–66.
87. Datiles MB 3rd, Ansari RR, Suh KI, Vitale S, Reed GF, Zigler JS Jr, Ferris FL 3rd. Clinical detection of precataractous lens protein changes using dynamic light scattering. Arch Ophthalmol. 2008;126(12):1687–93.
88. Sebag J, Ansari R, Dunker S, Suh K. Dynamic light scattering of diabetic vitreopathy. Diabetes Technol Ther. 1999;1:169–76.
89. Sebag J. Abnormalities of human vitreous structure in diabetes. Graefes Arch Clin Exp Ophthalmol. 1993;231:257–60.
90. Sebag J. Diabetic vitreopathy. Ophthalmology. 1996;103:205–6.
91. Sebag J, Ansari R, Suh K. Pharmacologic vitreolysis with microplasmin increases vitreous diffusion coefficients. Graefes Arch Clin Exp Ophthalmol. 2007;245:576–80.
92. Matsuura T, Hara Y, Taketani F, et al. Volume phase transition of bovine vitreous body in vitro and determination of its dynamics. Biomacromolecules. 2004;5:1296–302.
93. Annaka M, Okamoto M, Matsuura T, et al. Dynamic light scattering study of salt effect on phase behavior of pig vitreous body and its microscopic implication. J Phys Chem B. 2007;111:8411–8.
94. Sebag J, Balazs EA. Pathogenesis of cystoid macular edema: Anatomic consideration of vitreoretinal adhesions. Surv Ophthalmol. 1984;28(Suppl):493.
95. Eisner G. Zur anatomie des glaskorpers. Alb v Graefes Arch Klin Exp Ophthalmol. 1975;93:33–56.

# 第 3 部分

# 玻璃体病理与病理生理学

J. Sebag

# 第 13 章 先天性玻璃体视网膜血管疾病

Ronald Paul Hobbs, Mary Elizabeth Hartnett

## 本章要点



R.P. Hobbs, MD
Vitreoretinal Fellow, University of Utah, John A Moran Eye Center, 65 Mario Capecchi Drive, Salt Lake City, UT 84132, USA
e-mail: ronald.hobbs@hsc.utah.edu

M.E. Hartnett, MD(✉)
Director of Pediatric Retina, Vitreoretinal Service and Surgery, Retinal Angiogenesis Laboratory, University of Utah, John A. Moran Eye Center, 65 Mario Capecchi Drive, Salt Lake City, UT 84132, USA
e-mail: me.hartnett@hsc.utah.edu

**关键词**
早产儿视网膜病变;新生血管形成;血管新生;血管生成;贝伐珠单抗;药物性玻璃体溶解术;永存胎儿血管症(PFV);玻璃体血管系统;家族性渗出性玻璃体视网膜病变(FEVR);视网膜脱离

**核心概念**

1. 早产儿视网膜病变(ROP)在发达国家持续引起严重的后果，且近年来在发展中国家的数量也急剧增加。我们对ROP病因学认识上的提高,得以形成一个有效的分类体系,也使得一些未来具有前景的治疗方法同目前行之有效的方法共同用于ROP的治疗。
2. 永存胎儿血管症是由于胎儿玻璃体循环系统包括玻璃体动脉血管固有层没有正常退化所致。由此产生的病理变化有不同的临床表现、遗传相关性和治疗选择。
3. 家族性渗出性玻璃体视网膜病变于1969年首次被描述,其临床表现、疾病进程、甚至遗传模式有很大的变异性。严重的FEVR可以是一种终生的视网膜血管疾病，具有多变的静止期。

# 1. 引言

先天性玻璃体视网膜病变在儿童或成人中以多种方式呈现，并造成不同程度的视力丧失。这些疾病可以受环境因素影响，如早产儿视网膜病变(ROP),或者与遗传有关,包括常染色体显性、常染色体隐性、X连锁或散发性,如家族性渗出性玻璃体视网膜病变(FEVR)。随着对基因相关性研究的深入,复杂的基因相互作用可能也在疾病的病理生理过程中发挥了作用。鉴于这类疾病的罕见性及表现的多样性，以及在儿童人群中获得纵向临床信息的困难性,正确的诊断和治疗是相当具有挑战性的。

本章节的目的是阐述ROP、永存胎儿血管症(PFV)及家族性渗出性玻璃体视网膜病变(FEVR)的临床表现和分类，将有助于患儿的护理人员认识这些疾病。为此，我们也将回顾有助于区分不同类型玻璃体视网膜疾病的辅助检查。此外,讨论最新的治疗方案。已为ROP提供治疗建议的历史治疗方案和研究也将在本章阐述。虽然PFV和FEVR类似的研究较少，但我们将回顾现有的文献和治疗建议。最后，对这些疾病的遗传学知识进展及全身系统相关性分析进行综述。

# 2. 早产儿视网膜病变

早产儿视网膜病变(ROP)在1942年由Terry首次描述,病例为最严重的阶段即ROP 5期,当时称作晶状体后纤维增生。ROP的病理过程是与早期生理性视网膜血管发育延迟和后期进入玻璃体的纤维血管增生相关的早产儿发育性异常血管生成，最终导致视网膜全脱离和失明。据估计,仅在美国,每年就有1.4万~1.6万例婴儿受到某种程度ROP的影响,其中有1100~1500例需要接受治疗,400~600例成为盲人[1]。

Patz[2]和Kinsey[3]分别在1952年和1956年的研究中表明，出生时的高氧浓度和ROP的发展有关。建议40%的氧流量限制,可降低ROP的致盲率。但是，早产儿氧浓度的降低又将增加早产儿的死亡率以及存活者中脑瘫的发生率[4]。如今,人们都知道出生低体重和胎龄过小与ROP发生的高风险密切相关[5]。然而,在美国和其他发达国家,ROP仍然是儿童致盲的第二大常见原因,仅次于皮质盲[6]。来自中等收入国家和低收入国家的最新数据显示，全球范围内严重的ROP出现了爆炸式增长。事实上据估计,全球5万例因ROP致盲的儿童中,有2/3生活在拉丁美洲[5]。这在很大程度上被认为是由于早产婴儿的存活率增加所致;然而,由于经济和人力资源的不足,氧气调节、筛查程序、产前护理和治疗都会受到限制。本节将回顾当前ROP的分类、我们对其发病机制的不同认识以及当前和具有前景的治疗方法。

## 2.1 分类

早产儿视网膜病变的国际分类(ICROP)为记录ROP的程度和严重性提供了标准。使用了4个参数:分区、分期、程度以及是否存在“附加”病变。由于视网膜血管的发育是从视神经往外向边缘延伸至锯齿缘，所以视神经被认为是视网膜划分区域的中心。该区域被认为是在任何钟点发生血管化的核心。

- Ⅰ区以视盘为中心,视盘至黄斑中心凹距离的两倍为半径画圆。

• Ⅱ区以视盘为中心，视盘至鼻侧锯齿缘为半径画圆，除去Ⅰ区之后的环状区域。

• Ⅲ区为Ⅰ区和Ⅱ区以外剩余的颞侧新月形视网膜部分。

ROP 血管分期(1~3 期)是根据视网膜无血管区和有血管区交界部位的表现来划分的。分期基于表现的严重程度，与区域无关。

• 1 期以在视网膜有血管区和无血管区之间出现扁平白色分界线为特征。

• 2 期视网膜有血管区和无血管区的分界线隆起呈嵴样。视网膜有血管区可见小簇状新生血管，出现晚于嵴样隆起(图 13.1)。

• 3 期嵴样病变上出现视网膜新生血管增生并突破玻璃体腔，可引起玻璃体积血(图 13.2)。

• 4 期纤维血管进一步增殖，牵拉视网膜，同时，进展型 4 期 ROP 可导致部分视网膜脱离。4 期 ROP 以视网膜脱离是否累及黄斑分为 4A 期和 4B 期，4A 期未累及黄斑，4B 期累及黄斑(图 13.3)。

• 5 期为全视网膜脱离，有时在前部存在周边槽状粘连。通常视网膜脱离呈漏斗状，根据漏斗的形态可以进一步分为开放漏斗或闭合漏斗。

附加病变(plus disease)指视网膜动脉和静脉血管的扩张、迂曲。正如发表在 ROP 冷冻疗法研究(cryotherapy for retinopathy of prematurity，CRYO－ROP)中的标准图片所示(图 13.4)。近期，“前附加病变”及“侵袭性后部 ROP(APROP)”也被归为此类。前附加病变是指后极部视网膜动脉和静脉血管的扩张迂曲程度不足以诊断为附加病变。侵袭性后极部 ROP 是指位于后极部Ⅰ区或Ⅱ区严重的附加病变，与同阶段病变进展不符的是，该病变以侵袭性的方式迅速进展，并且发展为全视网膜脱离的可能性更高。“阈值 ROP”在 CRYO-ROP 研究中被定义为Ⅰ区和Ⅱ区的 3 期附加病变，相邻病变连续至少达 5 个钟点或累计达 8 个钟点。“阈值前 ROP”是以发生阈值 ROP 的风险进行定义和分类。在早产儿视网膜病变早期治疗研究(early treatment for retinopathy of prematurity，ETROP)中将其细分为高风险型(Ⅰ型)和低风险型(Ⅱ型)。高风险型(Ⅰ型)无法治愈的可能大于 15%，而低风险型(Ⅱ型)小于 15%。

Ⅰ型 ROP——(高风险)阈值前 ROP，包括：

• Ⅰ区，伴有附加病变的任意一期病变。

• Ⅰ区，伴有或不伴有附加病变的 3 期病变。

• Ⅱ区，伴有附加病变的 2 期或 3 期病变。

Ⅱ型 ROP——(低风险)阈值前 ROP，包括：

• Ⅰ区，不伴有附加病变的 1 期或 2 期病变。

• Ⅱ区，不伴有附加病变的 3 期病变。

ETROP 研究建议对Ⅰ型 ROP 视网膜全部无血管区进行周边激光治疗，对Ⅱ型 ROP 进行每周 1 次或每两周 1 次的观察。6 年的随访研究表明，与传统治疗相比，早期治疗极少引起组织结构不良，可以在很大程度上降低对视力的损害[7,8]。

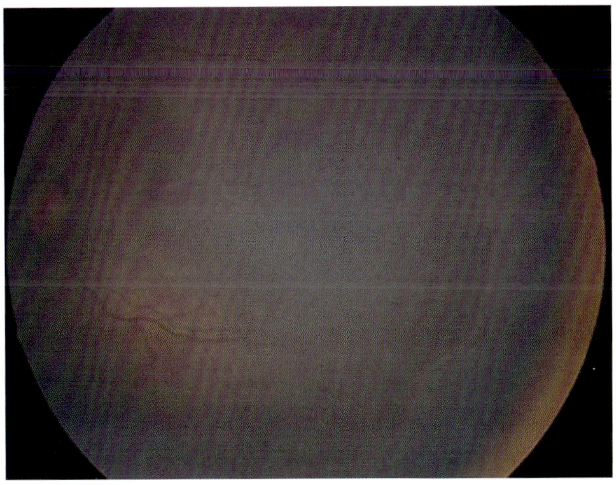

图 13.1 早产儿左眼 ROP 2 期。(RetCam image，Clarity)

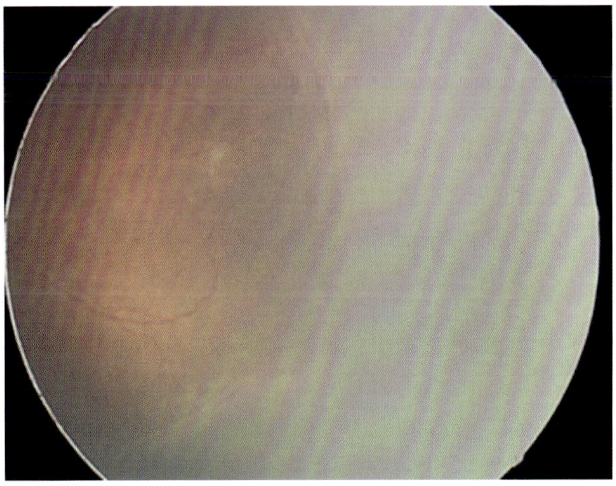

图 13.2 早产儿左眼 ROP 3 期：少量出血且沿嵴样隆起，可见显著的新生血管。(RetCam image，Clarity)

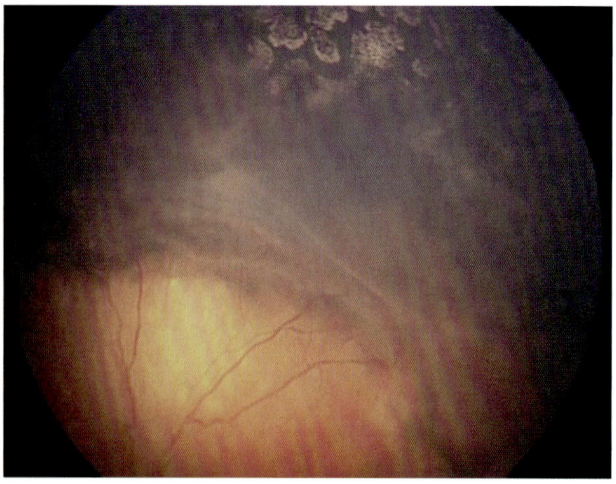

图 13.3 早产儿左眼 ROP 4A 期:表现为未累及黄斑区的周边视网膜脱离。注意周边无血管区曾行激光治疗。(RetCam image, Clarity)

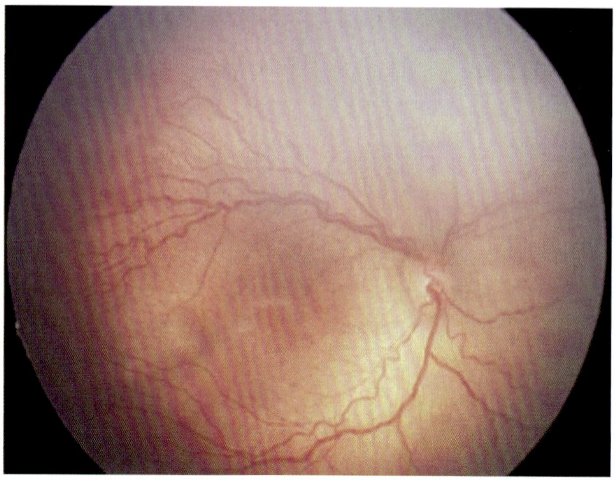

图 13.4 ROP 附加病变。(RetCam image, Clarity)

## 2.2 病理生理学

在子宫内，视网膜的发育处于一个相对缺氧的环境,其中动脉氧分压水平($PaO_2$)大约 30mmHg,氧饱和度大约 70%[9]。这种生理缺氧被认为可以诱导生成生长因子促进血管发育[10]。玻璃体动脉是眼内首先发育的血管，大约于妊娠第 6 周出现。视网膜大约于妊娠 16 周开始发生血管化,从后极部向锯齿缘延伸,并于妊娠 40 周或出生时完成[11]。最初,视网膜血管的形成被认为是由视网膜深层起源的血管内皮前体细胞或成血管细胞发育而来[12]。成血管细胞存在于视网膜后极部至少持续 22 孕周,接下来在人体发生了什么,目前对此知之甚少。因此,研究是基于其他物种的。视网膜血管化被认为是血管生成后的进一步发展。例如，来自血管的血管内皮细胞增殖并朝向血管内皮生长因子 (vascular endothelial growth factor,VEGF)浓度梯度方向迁移[13]。其他细胞因子和生长因子,如胰岛素样生长因子-1(IGF-1)和促红细胞生成素,可以与 VEGF 相互影响并发挥作用[13-15]。

从人类观察和动物研究来看,ROP 的发生被认为有两个阶段。第一个阶段，即生理性视网膜血管发育延迟。早产儿的视网膜尚未完全血管化，因此早产婴儿出生后，视网膜存在周边无血管区。早产儿血氧水平的波动可能改变视网膜组织的氧状态和低氧诱导因子-调节生长因子的浓度，包括血管内皮生长因子(VEGF)。此外,其他血管生成因子,如色素上皮衍生生长因子,在高氧时上调,缺氧时下调。氧浓度的波动增加了 VEGF 的表达，触发与活性氧氧化应激信号相关的信号通路,减缓了血管发育[16-18]。随着婴儿发育的成熟，外源氧供应减少和透明样血管系统的退化，导致视网膜无血管区的缺氧。与 VEGF 受体 2(KDR 或 Flk-1)有关的 VEGF 信号增加,影响了下游信号通路,延缓了生理性视网膜血管的发育[19],导致在 ROP 的第二阶段,妊娠 32~37 周,无序生长的血管进入玻璃体而不是进入视网膜。异常血管和随后的纤维血管瘢痕将牵拉视网膜组织，从而引起视网膜脱离。

### 2.2.1 视网膜脱离的机制

与 ROP 相关的视网膜脱离分为 4a 期、4b 期和 5 期。也有人用“以渗出为主”或“以牵拉为主”进一步将视网膜脱离分类[20]。以渗出性脱离为主的视网膜朝向晶状体凸出，液体向晶状体后嵴样隆起的边缘和黄斑区延伸。这种脱离被认为是血管渗漏液体积聚于视网膜下腔所致。采用激光治疗的术后复发率低于冷冻疗法。以牵拉为主的视网膜脱离，顶峰的视网膜褶皱把整个视网膜组织拉向眼球中心部位。通常,若伴有后极部玻璃体动脉消退,中心花瓣样或轮辐样牵拉会向后极部延伸；若合并晶状体血管膜退化延迟，则会向前延伸。这两种情况均可见(图13.5)。此外，ROP 眼内过量的生长因子与透明质酸的增多和玻璃体过度液化有关，从而导致内填充减少，使视网膜被推挤(渗出)或被牵拉而离开脉络膜。Hartnett 等[21]的一项回顾性分析报告显示，在接受阈值 ROP 治疗的患者眼中，眼嵴的抬高、附加病变的复发或持续存在或玻璃体混浊和晶状体前玻璃体机化的出现，能够预测 4 期 ROP 的进展。此外，Coats 研究发现玻璃体机化和玻璃体积血与 4 期 ROP 的进展有关[22]。

玻璃体液化在 ROP 的 1 期和 2 期往往很难被识别[23]，这可能与周边视网膜产生的活性氧[24]和不充分合成有关，周边视网膜处的未成熟 Müller 细胞不能支持胶状玻璃体合成，可能在 ROP4 期手术中会发生玻璃体水槽样外观。分子成分的破坏将会限制玻璃体固有的抑制细胞侵袭的能力[25-27]，导致 ROP3 期病变[28,29]中新生血管在后极部胶状玻璃体和前部周边液态玻璃体之间滋生[29](图 13.6)。凝胶状玻璃体和液化玻璃体之间的界面不稳定，使周边玻璃体在嵴处局部塌陷，牵拉下方的嵴，导致牵拉性视网膜脱离。

## 2.3 危险因素

早产儿出生时尚无氧调节能力，高氧治疗被认为是引起 ROP 的一个原因[2]。现在，其他的氧气条件包括氧合作用的波动、缺氧、高氧(见下文)以及其他压力因素均与 ROP 有关[30]。引起 ROP 进展最重要的危险因素是较小的胎龄和低出生体重。然而，

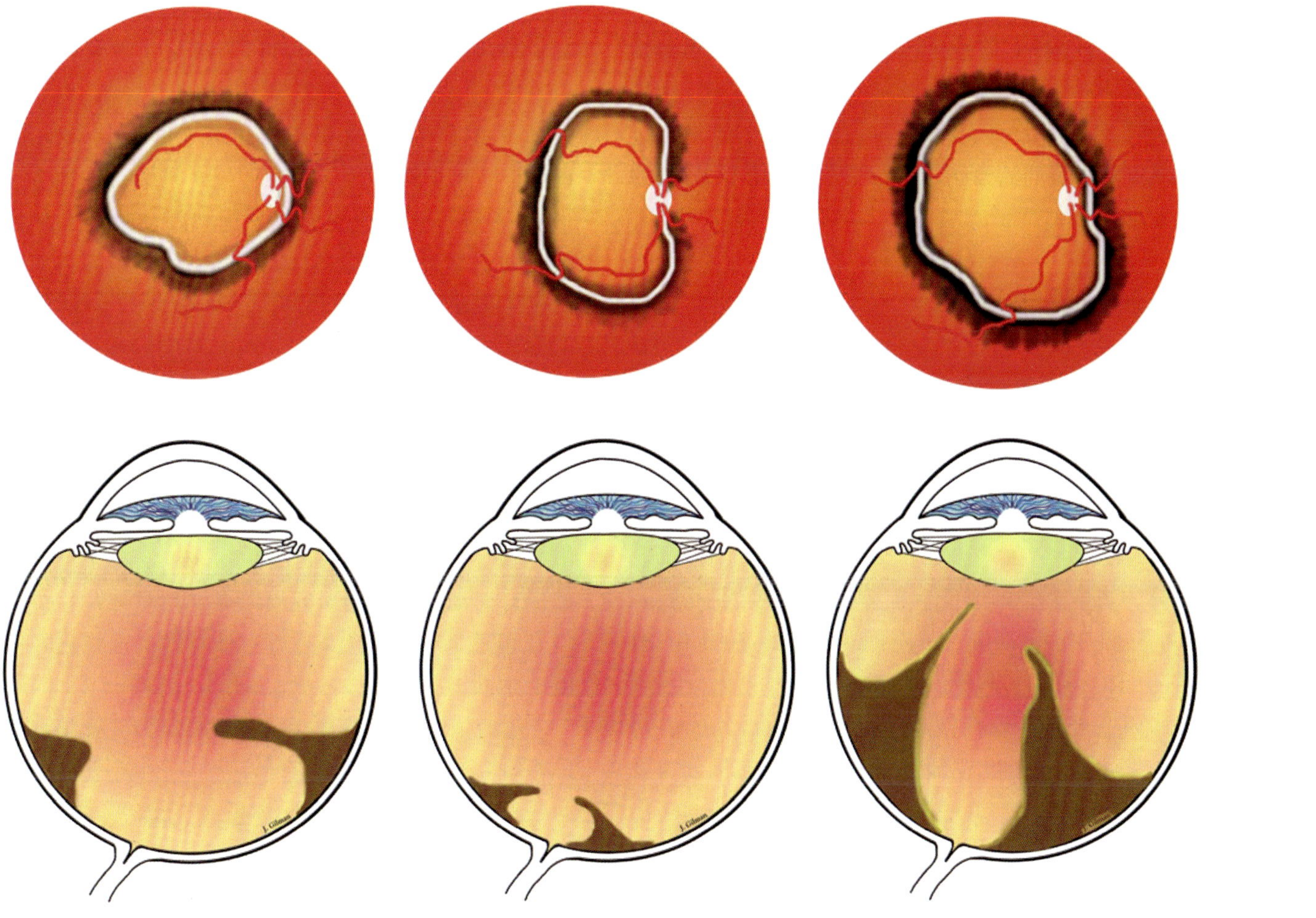

图 13.5 早产儿视网膜病变引起的牵拉性视网膜脱离的示意图。左：与透明样血管系统后部相关的不对称牵拉。中央：后部透明样血管系统的对称牵拉。右：牵拉继发于前部透明样血管系统，如晶状体血管膜。上排表现可通过间接检眼镜观察到。(Adapted from[20])

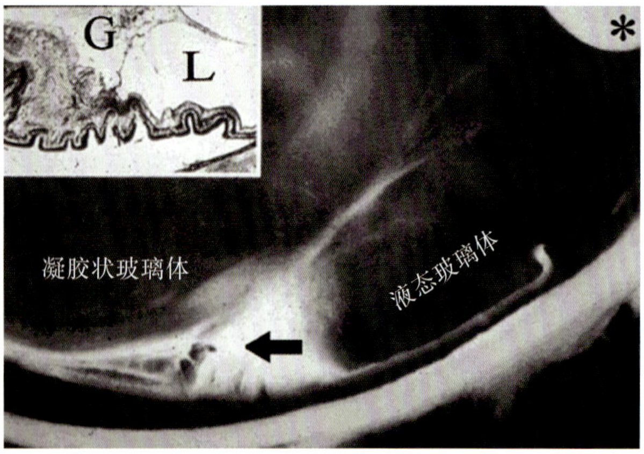


图 13.6 早产儿视网膜病变周边眼底的显微照片。晶状体位于右上角(*)。下方的纤维血管膜位于后部凝胶状玻璃体和周边液化玻璃体的交界处。嵴样隆起可见(箭头所示)。插图(左上)组织病理学图片清楚地区分了凝胶(G)和液化(L)玻璃体。(Courtesy of Mautrice Landers, MD; reprinted with permission from: Sebag and Nguyen[132])

有超过 50 个独立的危险因素被确认。多因素分析显示低出生体重、较小胎龄、生后体重增长缓慢、胰岛素样生长因子-1 低水平、高血糖、人工通气超过 7 天、输血、表面活性剂治疗、系统感染均与 ROP 的高发独立相关[31]。

## 2.4 预防

为控制 ROP 的发生或发展,已有许多干预措施研究出来。通过良好的产前保健延长孕周[32]、减少青少年怀孕[33]以及避免使用非法药物[34],可以降低与早产有关的疾病发生率。

在 20 世纪 90 年代,人们开始致力于治疗低氧诱导的新生血管形成。一项多中心临床试验(Supplemental Therapeutic Oxygen for Prethreshold ROP, STOP-ROP)通过对阈值前 ROP 进行补充治疗性氧气来研究补充氧气在使进展期 ROP 减退到阈值期中的作用[35]。将 649 例阈值前 ROP 患者随机分为氧饱和度 96%~99% 组(补充组)和 89%~94% 组(常规组)。这两组进展到阈值并没有显著的统计学意义(分别为 41%和 48%),但补充组更频繁地出现了肺部问题。另一方面,近年来的几项研究显示,对氧饱和度的精细调节对疾病是有益的。Chow 等[36]的一项研究,通过严格的氧气管理,将小于 32 孕周的婴儿的氧饱和度限制在 85%~93%,发现 3 期和 4 期 ROP 的发生率由 12.5 %下降到 2.5%,同时减少了对激光治疗的需求(4.5%~0)。2006 年,Vander Veen 等[37]的研究发现,在将氧气水平从 87%~97%降低到 85%~93%后,出生体重小于 1250g 的早产儿至少一只眼的阈值前 ROP 发病率从 17.5%降至 5.6%。Britt 和 Sandoval[38]研究发现,使 30 周以下胎龄的早产儿氧饱和度保持在 85%~93%,3 期甚至更严重的 ROP 的发病率从 49%下降到 15%,激光治疗的需求从 38%下降到 15%。

最近的一系列临床试验[39],如美国关于表面活性剂气管正压脉搏血氧仪随机试验 (the Surfactant Positive Airway Pressure Pulse Oximetry Randomized Trial,SUPPORT),澳大利亚、英国和新西兰针对氧饱和度目标的Ⅱ期研究 (Benefits of Oxygen Saturation Targeting Study Ⅱ,BOOST Ⅱ),以及加拿大、美国、阿根廷、芬兰、德国和以色列的加拿大氧气实验(Canadian Oxygen Trial,COT),对比了血氧饱和度目标值在 85%~89%与高氧饱和度目标值 (91%~95%)时的作用,以及和 ROP 的相关性。其中 SUPPORT 和 BOOST Ⅱ研究发现,与高目标血氧饱和度(91%~95%)相比,低目标血氧饱和度(85%~89%)的婴儿死亡率有所增加,但在幸存者中,低目标血氧饱和度组发生 ROP 的数量减少。在 COT 研究中,ROP 的发生率及早产儿的生存率均未受到影响。

目前,对氧浓度的建议仍不明确。一般来说,低出生体重的婴儿保持通气设置时氧饱和度在 80%~90%的水平,避免饱和度波动带来氧气浓度的频繁变化[39]。研究需确定最适宜的氧气水平以降低严重 ROP 发生的风险,并使其他器官逐步发育完善。此外,有关动物模型的研究可以提供与早产儿相关的信号通路变化的信息,进行有针对性的治疗,降低 ROP 的风险。

也有人对维生素 E-和 D-青霉素等抗氧化疗法进行研究,但研究结果仍有争议[40-45]。在哺乳模型中的研究显示早期的结果比较乐观,其中包括一种 5α-还原酶抑制剂、曲安西龙[46]和 17α-雌二醇[47],但远期效果仍需进一步研究。

### 2.4.1 筛查

ROP 有效的预防性治疗基于及时筛查。评价包括扩瞳和巩膜顶压下全面眼底检查。眼部操作和扩瞳滴眼液的使用可以导致呼吸暂停或心动过缓,因此在整个检查过程中对婴儿的实时监控至关重要。美国儿科学会(The American Academy of Pediatrics, AAP)和美国眼科学会(The American Academy of Ophthalmology, AAO)对 ROP 筛查有联合建议[48]。他们建议筛查所有出生体重≤1500g,或体重在 1500~2000g、胎龄(GA)≤30 周,或 GA 超过 30 周但临床表现有发生 ROP 高风险的婴儿。据估计,接受筛查的婴儿中只有不到 10%需要接受治疗[49]。已有研究模型组合了 GA、出生体重、出生后体重增加和血清胰岛素样生长因子-1 等水平来预测 ROP 的发生风险[50-55]。研究表明,这些模型具有潜力,但是在筛查建议变更之前需要进一步验证。

首次检查需在生后 4~6 周或 31 周胎龄(postmenstrual age, PMA)前进行,以较迟者为准。矫正胎龄 30 周前的常规筛查很难做到, 因为角膜模糊不清[56]。AAP/AAO 建议根据疾病的严重程度每隔 1~3 周进行一次随访检查。检查需持续进行, 直至达到可以终止的标准。

## 2.5 治疗

当前的治疗建议源于Ⅰ型 ROP 的治疗[48]。这项建议基于 ROP 的早期治疗研究(ETROP)[57],结果显示, 接受早期治疗的患儿在 9 个月矫正年龄时视力不良结果从 19.5%降至 14.5%, 视网膜结构不良结果从 15.6%降至 9.1%。但是,早期治疗组的婴儿有可能更多地发生呼吸暂停和心动过缓以及需要更频繁地插管治疗。6 岁时,早期治疗眼视网膜结构的不良结果依然较低(8.9%对 15.2%),且相对保留注意周边视力[58]。6 岁时,早期治疗组的视力结果不再具有统计学意义的优势(24.6%对 29.0%,无统计学意义);然而,亚组分析显示,早期治疗组"高风险"Ⅰ区阈值病变患者的视力有提高。此外,Alme 等[59]在 2008 年进行的一项大型回顾性研究发现,随着治疗策略的改变, 视网膜脱离的发生率从 10.3%降至 1.9%, 而且该项研究的对象平均出生体重较轻,平均年龄更小。

接下来将详细讨论的治疗方案包括激光光凝术、冷冻疗法或眼内注射抗血管内皮生长因子(VEGF)治疗Ⅰ区病变。一般来说,激光疗法仍是世界范围内眼科医生的首选。

### 2.5.1 冷冻治疗

冷冻疗法作为 ROP 的主要治疗手段已沿袭多年,但是近来已逐渐被激光光凝疗法所替代[60]。大型多中心 CRYO-ROP 临床试验已验证了冷冻疗法治疗 ROP 的益处。该项研究中,将患有 ROP 阈值病变的 291 例体重低于 1251g 的新生儿随机分为观察组和冷冻治疗组,治疗均在明确诊断后的 72 小时内进行。结果发现 3 个月后冷冻疗法能够显著降低不良预后的发生率(治疗组 31%对观察组 51%),如视网膜后极部脱离、视网膜后极部褶皱或影响后极部视线的晶状体后混浊。在 15 年的随访中,254 例幸存者继续受益,与观察组相比,治疗组中眼球结构不佳、新生视网膜褶皱、视网膜脱离和影响后极部观察的发生仍然较少(治疗组 30%对观察组 52%)[61]。治疗组低视力 (≤20/200) 的发生率也较低 (治疗组 45%对观察组 64%)。由于激光光凝治疗在间接检眼镜下即可完成,因此现在比冷冻疗法更常用。

### 2.5.2 视网膜激光光凝治疗

在过去的 20 年,针对 ROP 患者,利用二极管激光或绿激光并借助间接检眼镜的激光光凝疗法几乎取代了冷冻疗法。通常, 患者对激光疗法的耐受性要好于冷冻疗法,术后结膜水肿、炎症、疼痛,术中呼吸暂停和心动过缓的发生率明显减少。从视网膜锯齿缘起,激光光凝 360°应用于全部视网膜周边无血管区域, 灰色或灰白色的激光斑相互间隔 1/2 光斑直径[62]。但须注意避免"跳越区"的产生。从眼球结构和视力改善的结果上看, 激光光凝疗法都优于冷冻疗法[63]。Paysse 等[63]回顾性分析比较了在同所医疗机构中的 70 例接受激光光凝治疗和 63 例接受冷冻治疗的患者,发现激光治疗组中 ROP 的缓解率为 88%,冷冻治疗组为 56%。1 年后随访,患者睫状肌麻痹后屈光结果未见显著统计学差异。激光治疗组的患者视力要优于冷冻治疗组(20/49 对 20/103)。由 Ng 等[64,65]进行的一项针对 25 例患者共 44 眼的长达 10 年的随访研究结果表明,相对于冷冻治疗组,激光治疗后患者的最佳矫正视力明显提高(20/66 对 20/182),发生视网膜牵拉的概率降低了 7 倍,近视发展度也较低(-4.48D 对-7.65D)。这些结果已经被如Cochrane 系统性分析等多项研究所证实[66]。

### 2.5.3 药物治疗

#### 2.5.3.1 贝伐珠单抗

最近的研究测试了贝伐珠单抗作为抗 VEGF 的单克隆抗体药物在很多新生血管性眼病治疗中的应用情况。其在 ROP 中的潜在优势包括易注射、起效快等特点,以及在角膜、晶状体和玻璃体混浊等激光禁忌情况下也可用于治疗。但是其使用剂量和安全性的研究并未得到证实,眼内注射贝伐珠单抗后药物可进入体循环,单次注射后对体循环中 VEGF 的抑制作用可长达两周以上[67]。对肾脏、肺、脑组织发育的潜在影响尚且未知,但是抗 VEGF 药物可能对早产儿体内功能发育不良的器官造成进一步损伤。

由 Mintz-Hitter 及研究人员[68]进行的一项包括 150 例诊断为Ⅰ区或Ⅱ区后极部 ROP 3+期患儿的多中心临床试验,比较了贝伐珠单抗治疗(0.625mg/0.025mL 溶液)和传统激光治疗组的疗效。随访 1 年后发现,贝伐珠单抗治疗组患儿复发率(4%对 22%)和眼球发育异常(黄斑牵拉和视网膜脱离)明显降低。尤其是在Ⅰ区病变(常规激光治疗后失败率最高)的婴儿中,玻璃体内注射贝伐珠单抗治疗组中的复发率为 6%,激光治疗组的复发率为 42%。但在后极部Ⅱ区病变的婴儿中预后差异并不明显。并未发现全身性或局部药物毒性反应;然而,这项研究样本量太小,且随访时间只有 54 周,因而无法充分评估其对眼睛局部和全身的安全性。Hu 等[69]最近进行的一项单中心临床试验研究表明,贝伐珠单抗治疗后晚期并发严重 ROP 的复发时间平均晚于激光治疗组,其中 1 例患儿在治疗 1 年后复发。研究者认为,尽管玻璃体内贝伐珠单抗治疗能够有效地抑制 ROP 进展,但其作用可能是短暂的。此外,在实验模型中使用抗 VEGF 导致体重增加减少、玻璃体内新生血管复发及血管生成通路的激活,这些通路不仅包括 VEGF,还有非依赖 VEGF 的促红细胞生成素信号通路,表明对于复发性新生血管性眼病,抗 VEGF 药物治疗可能疗效欠佳[70]。

AAP/AAO 指南[48]目前指出,只有经过全面的病情分析后,才可以考虑对Ⅰ区、3+期以上 ROP 的患儿进行玻璃体腔内注射贝伐珠单抗,然而,目前涉及的药物剂量、用药时间、用药安全性、视力预后及其他远期影响等问题尚未明确。FDA 尚未批准贝伐珠单抗用于治疗 ROP。指南还建议针对注射贝伐珠单抗的患儿,应每周监测病情发展直至其视网膜血管网发育完成。因为单次玻璃体腔内注射贝伐珠单抗后可降低早产儿体内的 VEGF 水平至少 2 周[73],而雷珠单抗体片段在猴子血清中的半衰期更短[71](3.5 天对贝伐珠单抗的 12.3 天)[72],因而可以成为治疗 ROP 的替代药物。一项针对成人的研究显示,雷珠单抗未降低血清 VEGF 水平,而玻璃体内注射贝伐珠单抗却导致血清 VEGF 水平下降[74]。然而,在血容量较少的早产儿中,一份病例报告显示,在玻璃体内注射雷珠单抗后体内 VEGF 水平显著降低[75],因此还需要更多研究来证实。

#### 2.5.3.2 药物性玻璃体溶解术

药物性玻璃体溶解术[76,77]是一种新的治疗方法,在大分子水平改变玻璃体以诱导胶体液化玻璃体与视网膜分离(见第 47 章“药物性玻璃体溶解术”)。有些学者建议使用纤维蛋白溶酶(例如,奥克纤溶酶)切割纤连蛋白以减少 3 期 ROP 玻璃体内新生血管的形成或者 4 期 ROP 的血管增生。然而,对 3 期 ROP 患儿使用纤溶酶并不能完全安全地减少玻璃体内新生血管的形成,同时不影响其生理性视网膜血管的发育,因为纤连蛋白和其他的细胞外基质成分,如层粘连蛋白,都会被纤溶酶降解,这些成分在正常的视网膜血管发育中是非常重要的[78]。在氧诱导视网膜病变大鼠模型中,纤溶酶活性的抑制可减少玻璃体内新生血管的形成,而对生理视网膜血管发育并无影响[79]。因此,使用纤溶酶来分离玻璃体视网膜交界不仅不能抑制玻璃体内新生血管形成,反而会影响视网膜血管的发育。针对 4 或 5 期 ROP 行玻璃体切割术治疗的患儿术后出现视网膜裂孔和复发性视网膜脱离,使用奥克纤溶酶有利于促进视网膜复位[80]。因此,奥克纤溶酶可考虑应用于小儿视网膜脱离等眼底疾病的治疗[81](见第 52 章“奥克纤溶酶玻璃体溶解术的基础研究”;第 53 章“奥克纤溶酶玻璃体溶解术的临床研究”)。

### 2.5.4 视网膜脱离治疗

在大多数病例中,激光治疗视网膜无血管区能够有效地降低血管活性及随后视网膜脱离的发生;

然而，一项大型研究报告表明，激光治疗后 6~12 周有14%的患眼发生视网膜脱离[82]。当 ROP 进展到部分或全视网膜脱离时，须手术干预以促进后极部视网膜再复位，减少视物变形并保留视力。

巩膜扣带术(scleral buckling，SB)和玻璃体切割术已成功地应用于治疗 ROP 导致的视网膜脱离。一项关于此方法的临床研究表明，72%的患眼术后可保留光感或更好的视力，15%可以达到 20/300 或更好的视力[83]。术后疗效不佳的患者多在术前合并附加病变、玻璃体混浊或持续性新生血管形成等。因此，在进行玻璃体切割术之前，建议降低病变区视网膜血管的活动性。巩膜扣带术是将硅胶带环扎于眼球赤道部，有时可同时进行视网膜下引流。术后高度近视，屈光参差和弱视的发生均与巩膜扣带术有关[85]。巩膜扣带术是孔源性视网膜脱离及位于赤道附近或之前的局限性视网膜牵拉病例的首选治疗。巩膜扣带术后 6~9 个月需再次手术取出扣带以利于眼球的继续发育。

联合或不联合巩膜扣带术的玻璃体切割术可应用于视网膜后极部病变尤其是并发牵拉性视网膜脱离的患者。保留晶状体的玻璃体切割术(lens-sparing vitrectomy，LSV)术中去除玻璃体和牵拉膜，从而使视网膜复位。因术中保留了晶状体，术后视力恢复更佳(图 13.7)。将 4 期 ROP 发生视网膜脱离的患儿行玻璃体切割术与巩膜扣带术术后疗效进行比较发现，首次 LSV 治疗后的视网膜复位率为 73%，而首次巩膜扣带术为 31%[86]。LSV 相关的并发症包括视网膜撕裂、白内障和青光眼。LSV 后的白内障发生率在 5%~15%[87,88]。

## 3. 永存胎儿血管症

透明样血管系统包括玻璃体固有血管、晶状体血管膜和瞳孔膜。透明样血管的发生和消退机制十分复杂(见第 7 章“玻璃体发育与发育性疾病”)。这一过程出现问题可导致多种眼部病变，统称为永存胎儿血管症(persistent fetal vasculature，PFV)。玻璃体固有血管来自玻璃体动脉，后者通过视盘进入眼

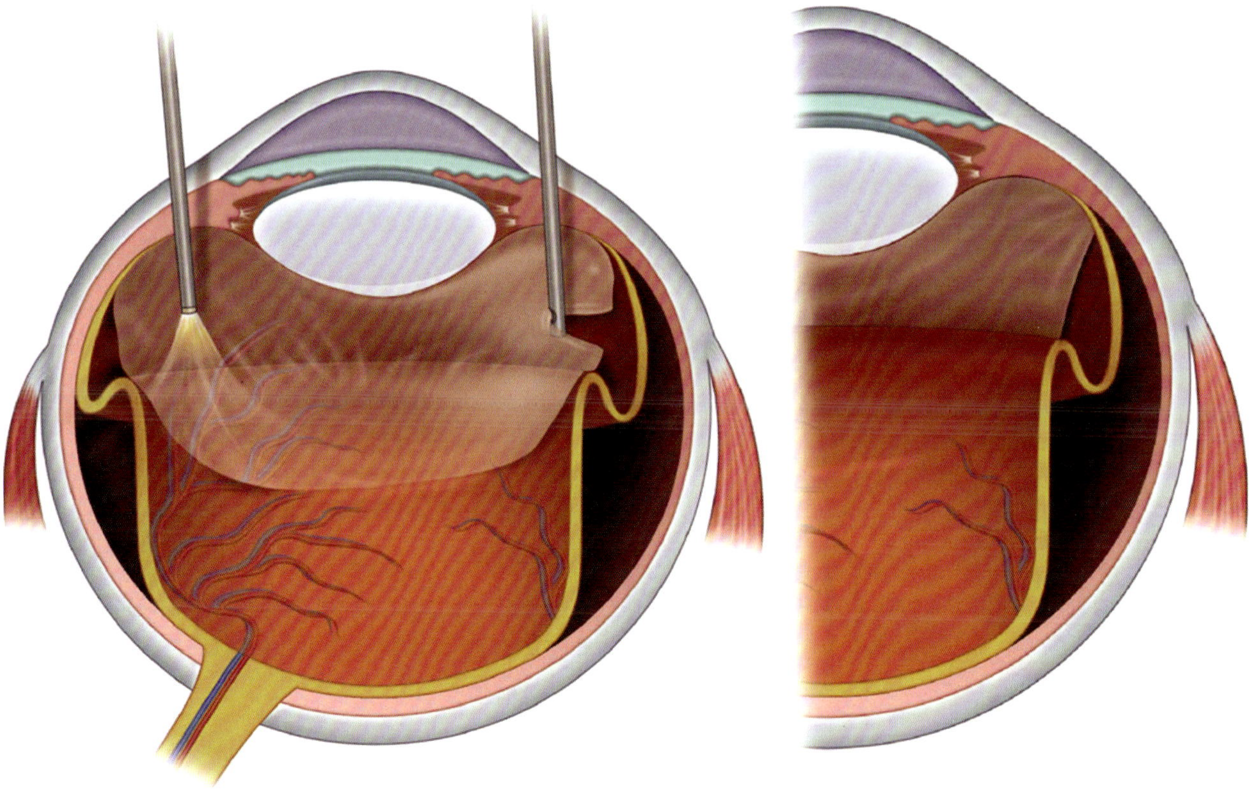

图 13.7　左图显示保留晶状体的玻璃体切割术术中切口的位置。右图更加明确地显示了导致视网膜脱离的牵拉组织。去除牵拉是视网膜成功复位的关键。

内，血管前端分支、穿过玻璃体延伸至晶状体。晶状体血管膜是指包绕发育中的晶状体后极部的毛细血管网，其在晶状体赤道部与覆盖晶状体前囊膜的瞳孔膜相连接(图 13.8)。玻璃体动脉最早在妊娠第 4 周出现，约在妊娠第 9 周达到高峰[89]。在眼球发育早期，视网膜和视神经缺乏血管营养支持，其氧合作用是由脉络膜和玻璃体血管提供的[90-92]。

随着眼球的发育和视网膜血管的发生，玻璃体血管系统开始发生退化[93,94]。首先是玻璃体固有血管发生消退，其次是晶状体血管膜和瞳孔膜，最后是玻璃体动脉主干。大约在妊娠第 7 个月时出现了玻璃体动脉血流中断，约妊娠 36 周时全部玻璃体血管系统复合体消退达到顶峰[89,95]。随着血管结构的退化，原始玻璃体皱缩，由胶原纤维、胶原蛋白、纤连蛋白、层粘连蛋白等其他细胞外基质（而不是透明质酸）组成了次级玻璃体(见第 7 章“玻璃体发育与发育性疾病”)。在妊娠的第 6 个月，眼后节主要由次级玻璃体组成，原始玻璃体减少至眼后节中央的一小部分，连接视盘和晶状体后极部表面，形成 Cloquet 管(图 13.9)。

PFV 是指由于原始玻璃体和胚胎期血管退化失败引起的一系列病理改变导致的相关眼前节或后节疾病(见第 4 章“玻璃体细胞因子与胚胎玻璃体血管退化”；第 7 章“玻璃体发育与发育性疾病”)。轻微的 PFV 可导致眼部病变，然而功能性并发症罕见。既往研究表明，约 3%的足月儿可发生不同程度的 PFV[96]，妊娠小于 36 周出生的早产儿，90%以上出现胚胎玻璃体血管的不完全退化[97]。最近，某美国医疗机构对视力障碍人群进行调查，发现4.8%的失明患者患有 PFV[98]。胎儿血管可与眼内其他成分共存；然而，解剖学上血管残留的特异性标志物也可单独存在。在足月儿眼内，胎儿血管的持续存在并不影响正常眼球的功能和视力。然而，严重的 PFV 可引起继发功能异常而导致生理发育缺陷和视力的下降。辅助检查如超声、荧光素血管造影(FA)、OCT、计算机断层扫描(CT)、磁共振成像(MRI)、视网膜电图(ERG)和视觉诱发电位(VEP)对于评估 PFV 都是有帮助的。

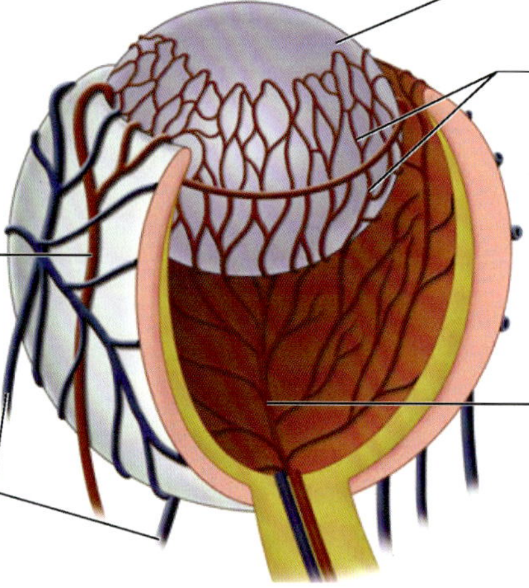


图 13.8 胎儿血管系统的广泛血管吻合。[Redrawn based on Goldberg MF. Persistent fetal vasculature (PFV): an integrated interpretation of signs and symptoms associated with persistent primary vitreous(PHPV). LIV Edward Jackson Memorial Lecture[107]]

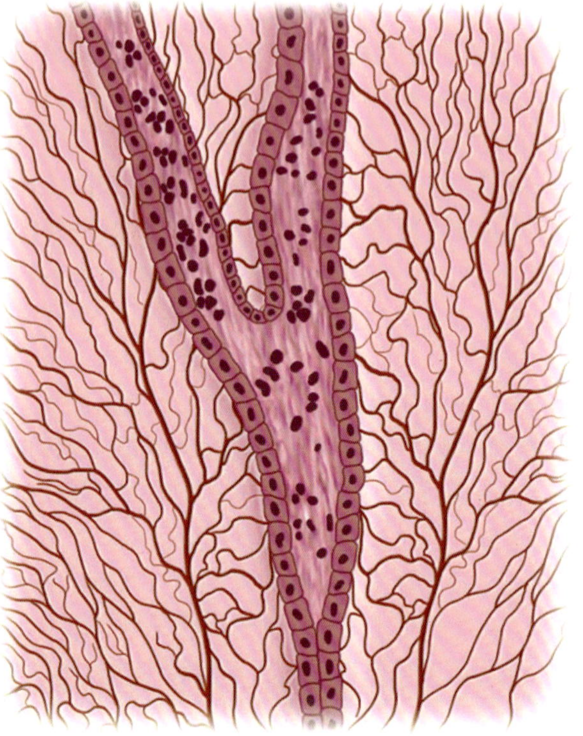

图 13.9 Cloquet 管的纵向剖面示意图，其内包含玻璃体动脉。原始和次级玻璃体之间的物质浓缩后形成了 Cloquet 管的外壁。(Adapted from Ida Mann[89], p. 174–Figure 147)

PFV 根据累及眼球病变的范围可分为前部 PFV 和后部 PFV。最常见的并发症发生于前部，多与晶状体血管膜的退化异常有关。常见的临床表现包括白内障晶状体膨胀，具有诱发闭角型青光眼的风险。虹膜血管扩张、眼痛和小眼球综合征也存在。后部 PFV 多与玻璃体固有血管退化的异常有关,但不常见。临床表现为牵拉性视网膜脱离,由残留血管形成黏附性视网膜前膜进而牵拉视网膜。伴发视网膜发育不良和视神经发育异常。前部 PFV 可伴有小眼球症和白瞳症。

## 3.1 前部永存胎儿血管症

### 3.1.1 永存瞳孔膜

在大约 95%的健康新生儿中可发现,持续的瞳孔膜是由沿瞳孔边缘生长的细小血管组成。这些血管并非为病理性,往往在出生后不久即可消失[99]。若并发白内障或晶状体后膜增生,则应考虑 PFV 并排查其他可能的相关病变。

### 3.1.2 虹膜透明样血管

虹膜玻璃体血管可连接后部晶状体血管膜和瞳孔膜血管。正常血管退化对于晶状体赤道部悬韧带的发育是必需的[100]。虹膜玻璃体血管表现为瞳孔括约肌的微小凹痕[101]或突出于表面的虹膜血管。严重者表现为晶状体异位嵌顿于瞳孔区[102]。

### 3.1.3 Mittendorf 点

Mittendorf 点是玻璃体动脉与晶状体血管膜连接部位的原始玻璃体残留,通常位于晶状体后囊的下方和鼻侧。一般无临床症状,在人群中发生率为 0.7%~2%[103](图 13.10)。

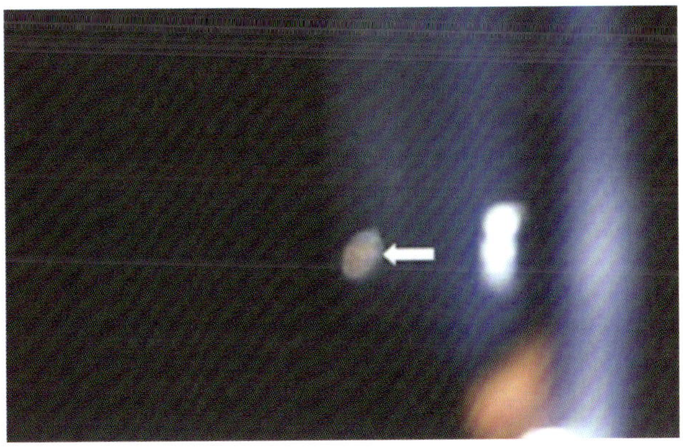

图 13.10 Mittendorf 点位于晶状体后囊原晶状体血管膜和玻璃体血管相吻合处。通常位于鼻下方,而不影响视功能。(Courtesy of Dr Parag Shah)

### 3.1.4 玻璃体漂浮物

玻璃体漂浮物的拉丁语翻译为"flying flies",是玻璃体固有血管退化的残留物(见第 4 章"玻璃体细胞因子与胚胎玻璃体血管退化")。通常在前节玻璃体发现漂浮物。有时可在晶状体后囊发现黏附的细小螺旋状残留物。眼前漂浮物是唯一的临床症状,很少发生与视力相关的症状(见第 45 章"玻璃体漂浮物与视力")。

### 3.1.5 晶状体后膜

晶状体后膜的发生与后部晶状体血管膜的持续性存在有关,这些膜表现多样,范围可从 1.0mm 延伸至覆盖整个晶状体后表面[104]。它们起源于与睫状突相黏附的纤维血管组织,并向瞳孔中央区牵拉睫状突。在荧光素血管造影检查中清晰可见相对应的放射状排列的血管,这可与 Coats 病、视网膜母细胞瘤或 5 期 ROP 相鉴别。通常也伴随晶状体发育异常(图 13.11)。

## 3.2 后部永存胎儿血管症

### 3.2.1 Bergmeister 视盘

最初由奥地利眼科医生 O. Bergmeister 描述,

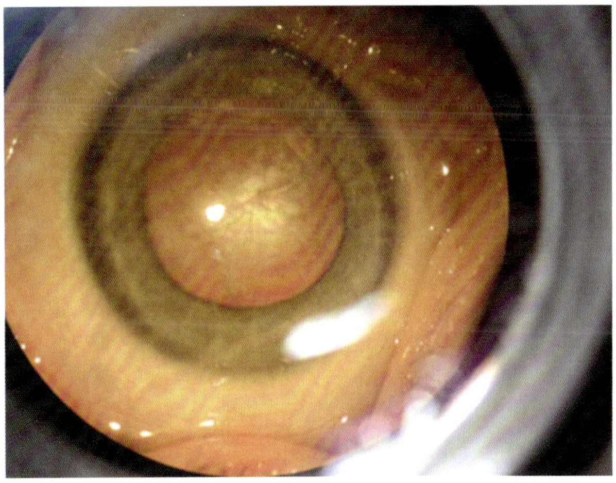

图 13.11 虹膜玻璃体血管导致显著的晶状体后膜,使可见部位晶状体后囊完全混浊。(Courtesy of David Dries, Moran Eye Center)

Bergmeister 视盘起源于视盘的中心并且由一小簇纤维组织包绕玻璃体动脉形成。

### 3.2.2 永存玻璃体动脉

最常见的是血管残留物黏附于晶状体后极部，这种情况常发生在玻璃体动脉不完全退化的情况下。通常玻璃体血管的退化由中间开始断裂，两端收缩直至最后完全退化[105](见第 7 章“玻璃体发育与发育性疾病”)。完整的玻璃体动脉由视神经延伸到晶状体后囊持续存在或玻璃体血管的分支进入前节玻璃体是很罕见的。极少情况下，永存玻璃体动脉伴有玻璃体积血。

### 3.2.3 先天性视网膜未贴附和视网膜脱离

在 56%的 PFV 患者中发现了视网膜脱离的存在[106]。有两种不同的机制被认为导致视网膜脱离的发生。第一个机制，原始玻璃体及其血管组织与视杯存在部分黏附、阻止了视网膜和原始玻璃体之间次级玻璃体的形成[107]。当眼球增大时，导致了视网膜的牵拉和脱离。第二个机制，连续的玻璃体血管组织束由视盘处延伸至晶状体后极部或睫状体。组织茎的皱缩和眼球的增大导致了牵拉性视网膜脱离的发生。在此情况下，视网膜可能会黏附于睫状体，被向中央或向前牵拉突出于视盘周围。

### 3.2.4 眼球畸形

小眼球和小角膜是由 PFV 引起的两种常见的眼部畸形。但是，眼球、角膜和晶状体的大小和形状是多样的。在白瞳症的患者中若合并小眼球或小角膜对于诊断 PFV 是有帮助的。

### 3.2.5 黄斑异常

细微的黄斑病变常常与后部 PFV 有关。牵拉是最常见的结果，可见中心凹发育不良、视网膜层不规则。这些改变可通过光学相干断层成像(OCT)观察到。

### 3.2.6 视盘异常

视盘发育不全和异常被认为是由与 PFV 相关的异常牵拉所引起的。

## 3.3 遗传学

大多数 PFV 是偶发的，但目前已存在关于 PFV 常染色体隐性遗传和家族性常染色体显性遗传模式的报道。已有研究证实，单眼或双眼发病的 PFV 可能与 NDP 和 FZD4 基因的缺陷有关。这些基因也与家族性渗出性玻璃体视网膜病变(见下文)和Norrie病有关。这些基因与 Wnt 信号通路相关，实验性数据也已证实 Wnt 信号通路在 PFV 病程发展中发挥了重要作用[108]。此外，小鼠如存在与视网膜神经节细胞起源有关的基因 *Atoh7* 和 *Lama1* 的缺陷，也高发与 PFV 相似的表型[109,110]。而且，缺乏肿瘤抑制因子 *arf*[111]、*p53*[112]、*frizzled-5*[113]或者过表达 *vegf-a188*[114]的转基因小鼠也同样出现了类似于人类 PFV 的表型。最后，据报道，PFV 与13、15 和 18 号染色体三体有关。一旦怀疑 PFV 双侧发病，则须排除 Norrie 病和 13 号染色体三体。一般来讲，出现单侧 PFV 且无其他发育异常的婴儿除非出现其他症状，否则不建议进行其他情况的检测。

## 3.4 永存胎儿血管症的治疗

手术干预对于清除混浊的屈光间质、松解牵拉或者初步保护眼球防止 PFV 病程进展具有一定意义。对于眼部视觉而言，视觉重建相当重要，所以必须向患儿父母告知此病需要密切随访。研究表明，眼前节病变相较于后节更有机会恢复视力。后部 PFV、小眼球症、青光眼和弱视等，即使进行早期干预也难以恢复理想视力。根据我们的经验，PFV 血管组织束对晶状体和视网膜的牵拉通常可以通过手术切除来缓解。松解牵拉，使视网膜平伏，这对于发育过程中逐渐增长的眼球尤为重要。至于白内障，在玻切手术中采用角膜缘切口的手术径路去除晶状体是优先选择的，因为睫状冠/睫状体平坦部是异常的，并且当直视时，屈光间质过于混浊，有可能造成周边视网膜的裂孔。此外，周边视网膜可能被向前牵拉进入晶状体后膜。在晶状体透明的情况下，在仔细检查锯齿缘避免损伤视网膜后可以采用睫状冠/睫状体平坦部切口的手术径路。松解组织束的牵拉就足够了，不需要完全去除，因为完全去除既无益于视网膜重新附着,也不安全,因为视盘周边视网膜也会被牵拉进入血管束。完全去除血管束可能导致视网膜损伤或者无法进行手术治疗的视网膜脱离。这些病例往往比较复杂，常需要专业的和规范化的培训。

# 4. 家族性渗出性玻璃体视网膜病变

家族性渗出性玻璃体视网膜病变(FEVR)是首次由 Criswick 和 Schepens 于 1969 年提出的一种玻璃体视网膜病变[115]。他们发现这种发生在儿童和青少年的视网膜病变类似于早产儿视网膜病变(ROP),但并无 ROP 的危险因素。他们指出,FEVR 双眼受累通常是不对称的，伴有厚的纤维血管膜的周边视网膜新生血管,常引起视网膜牵拉、黄斑和视盘形态扭曲。他们同时还观察到与渗出性和牵拉性视网膜脱离相关的视网膜下渗出。从那时起，很多研究相继证实了 FEVR 在临床表现、病程甚至遗传模式上的巨大变异性。严重时,FEVR 可成为一种伴随终身的视网膜血管性疾病,具有多变的静止期。

## 4.1 临床表现

由于 FVER 的罕见性和临床表现多样性，其诊断具有一定的挑战性。FVER 可发生于所有人种，Ranchodetal[116]最近的综述中指出,只有 41/145 或者 28%的 FEVR 患者能在转诊之前被正确诊断。很多患者都会被误诊为不明原因的视网膜脱离、PFV、ROP、视网膜褶皱或 Coats 病。值得注意的是,患者的平均发病年龄约为 6 岁。患有 FEVR 的年轻患者常被误诊为白血病、视力不良、晶状体后混浊、正 Kappe 角的斜视、白内障，甚至是有前膜的黄斑皱褶。FEVR 鉴别诊断中尚未提及但应该考虑到的其他疾病包括 Norrie 病、视网膜母细胞瘤、色素失禁症、镰状细胞病和弓蛔虫病。

PEFR 可以表现为黄斑牵拉、放射状视网膜褶皱、视网膜新生血管、视网膜前玻璃体机化、玻璃体积血、牵拉性视网膜脱离和视网膜下渗出等多种症状[117](图 13.12)。其最突出的特征是周边视网膜血管的突然中断，通常位于颞侧赤道部，但可扩展至 360°[118]。这些呈扇形的血管在荧光素血管造影中常被描述为“毛刷状边缘”,并且在视网膜血管区和无血管区交界处出现血管芽；同时出现大量类似于 Coats 病的视网膜下渗出。也可见由于渗出和纤维血管增生牵拉导致的局部或全视网膜脱离。Miyakubo 等[119]及 van Nouhuys[120]指出,约 20%的 FEVR 患者最终会发生视网膜脱离，多数在 10 岁之前出现。Benson[117]认为在 3 岁之前发病的患儿预后更差。Trese[121]通过对 FEVR 患者的回顾分析,发现 1 岁之前发病的婴儿预后很差。患者双眼发病也有利于 FEVR 的诊断。Pendergast[122]报告说,FEVR 患者约 85%双眼发病,只有 15%单眼发病。

## 4.2 临床分型

有不同的系统用于对 FEVR 进行分类。目前最推荐的是与国际早产儿视网膜病变(ICROP)分类指南平行的分类系统，包括从无血管期到全视网膜脱离期 5 个阶段。

1 期:周边无血管。

2 期:视网膜新生血管。

2A:无渗出。

2B:有渗出。

3 期:黄斑区外视网膜脱离。

3A:无渗出。

3B:有渗出。

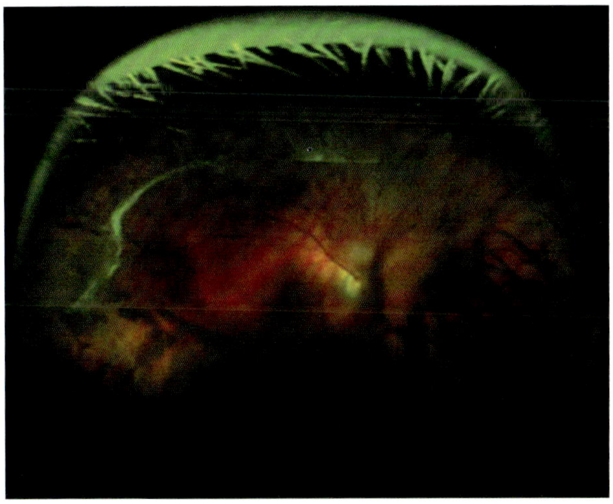

图 13.12　一例 10 岁的女性患儿玻璃体积血。清除玻血后，可见视网膜纤维血管牵拉及视网膜前出血。

4 期：累及黄斑区的视网膜脱离，不完全。

4A：无渗出。

4B：有渗出。

5 期：完全性视网膜脱离。

## 4.3 遗传学

FEVR 最常见的遗传方式是常染色体显性遗传，但许多常染色体显性的 FEVR 患者由于外显率降低而无症状。此外，还有一些已知的 X 性连锁和常染色体隐性遗传等遗传方式。Ranchod 等[116]在其综述中指出，约 18%的患者在转诊时具有 FEVR 家族史，而 37%的患者有符合 FEVR 的家族史但尚未被确诊。已知 FZD4、LRP5 和 TSPAN12 三种基因突变被认为与 FEVR 常染色体显性遗传有关。FZD4 基因编码卷曲蛋白-4、LRP5 编码低密度脂蛋白受体相关蛋白-5、TSPAN12 编码跨膜四蛋白-12 与近 50%的常染色体显性遗传性 FEVR 的发病相关。另一个基因 EVR3 也被描述，但目前尚未知。对 FZD4、LRP5 和 TSPAN12 基因突变的基因分子检测可以在本文中找到。但是，多半伴有临床特征的 FEVR 患者并不能检测到已知基因的突变。NDP 编码的 Norrie 病相关蛋白与 X 染色体遗传相关，而 LRP5 则与常染色体隐性遗传有关[123]。遗传咨询对于预测疾病的发生很有帮助，因为常染色体显性的 FEVR 患者后代将有 50%的风险发生遗传变异，目前可以通过产前检查知晓。分子基因检测应从 FZD4 序列开始分析，若未识别出病理性突变，则接下来对 LRP5 和 TAPAN12 序列进行分析。与常染色体显性遗传 FEVR 相关的基因尚未全部被发现，因此不存在上述基因的突变并不能排除 FEVR 的诊断。

### 4.3.1 辅助检查

在无早产或者其他 ROP 风险的情况下，FEVR 的诊断需要基于典型的临床表现。阳性家族史有助于诊断。处于 1 期或者 2 期的无症状阶段的可疑病例，对于其父母、兄弟姐妹的检查有助其诊断。Shukla 等[124]在研究中指出 41%的 FEVR 患者有轻度视力异常，仅有一部分患者的周边视网膜存在无血管区。广角荧光素血管造影有助于识别易被忽略的视网膜无血管区和血管的异常。根据患者的配合度，这项检查在患者的清醒或麻醉状态下均可进行。荧光素血管造影可以清晰地显示周边视网膜的有血管区和无血管区，可识别外周血管"毛刷状边缘"这一特征性改变。荧光素血管造影技术对于发现有血管与无血管的交界处、毛细血管渗漏是非常有帮助的(图 13.13)。ERG 检查中，FEVR 患者除了出现 b 波振幅的轻微降低则无其他改变。

### 4.3.2 全身系统表现

常染色体显性遗传的 FEVR 患者和 LRP5 基因突变的患者均存在骨量减少[125]。这一现象在其他类型的 FEVR 中并不存在。只有通过双重 X 线吸收法检查才可以发现患者体内骨量的减少，而骨量的减少使患者的骨折风险增加。

## 4.4 治疗

如其他玻璃体视网膜病变一样，早期干预将会帮助患者获得较好的视力预后。对已知患病的家族成员进行广角荧光素血管造影筛查是非常重要的，同时需要强调的是，FEVR 病程发展可好可坏，对其进行终身随访是很关键的。目前，我们主张对 2 期 FEVR 甚至更严重者的视网膜周边无血管区分支进行激光治疗，不管其目前有无渗出(图 13.14)。随着 FEVR 的进展，可能有新的毛细血管受累导致后期视网膜无血管区形成。因此，患者需要终身进行定

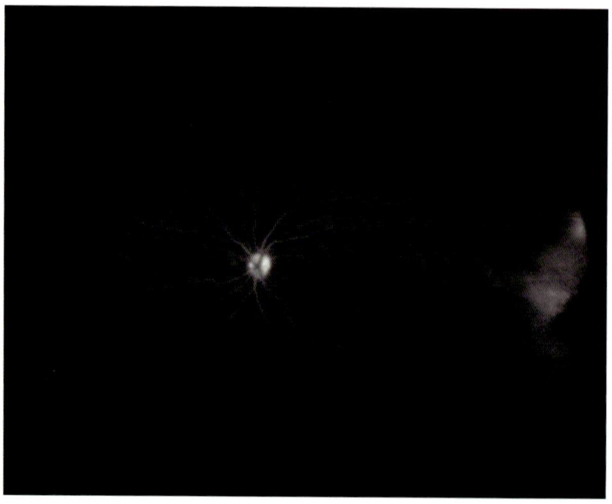

图 13.13 图 13.12 中同一患者的左眼。可见视网膜血管与无血管连接处毛细血管渗漏。

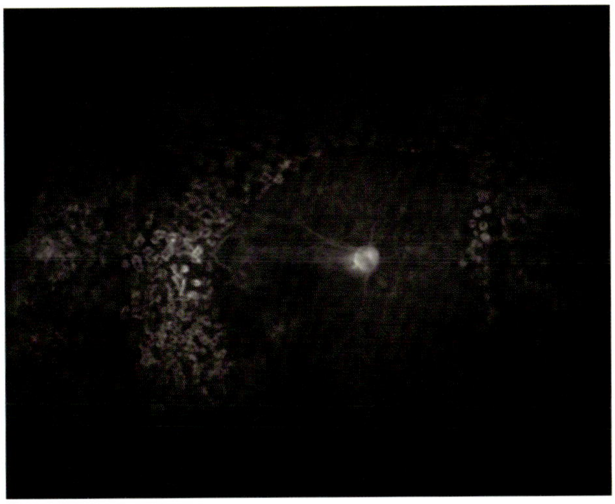

图 13.14　与图 13.12 同一眼在玻璃体切割和广泛多疗程激光治疗复发性玻璃体积血后的荧光素眼底血管造影图。持续性视网膜无血管区延伸至中心凹。

期检查直至了解更多病情。

玻璃体在 FEVR 的发病机制中发挥了重要的作用,可导致视网膜褶皱的形成,也可因玻璃体后皮质牢固黏附于视网膜而引起牵拉性视网膜脱离。考虑到这一点,对于严重的 FEVR,玻璃体切割是非常有用的[118,122,126,127]。Ikeda 等[126]通过对其病例进行分析发现，术后 28 只患眼中有 22 只出现周边粘连覆盖视网膜无血管区而引起术中医源性裂孔。在所有的病例中，均需要通过双手操作使用剪刀和镊子来剥离视网膜表面的玻璃体后皮质。通过玻璃体切割术联合晶状体切除及巩膜扣带术，解除残余玻璃体对视网膜的牵拉。利用这些技术,86%患者视网膜复位成功,71%视力改善。也有其他类似的利用双手操作成功手术的报道，但其针对视网膜裂孔保留了巩膜扣带术[122,128]。但是,年轻人的玻璃体与视网膜黏合较紧密,术中必须注意避免造成视网膜损伤。

目前有报道主张通过自体纤溶酶来协助药物性玻璃体溶解术[129,130](见第 50 章“血纤维蛋白溶酶玻璃体溶解术的基础研究”;第 51 章“血纤维蛋白溶酶玻璃体溶解术的临床研究”)。Wu 等[130]指出降低吸力和提高切割速率可以去除视网膜上的玻璃体,但仅通过机械性剥离几乎不可能形成完全干净的视网膜表面。他们提出用纤溶酶去除视网膜表面的玻璃体,玻璃体腔硅油长期填充可以稳定眼内环境,减少血管渗漏的刺激。如前所述，目前通过眼内注射抗血管内皮生长因子(抗-VEGF)来减少异常血管新生来治疗某些类型 ROP,发现了有意义的结果。有报道使用抗 VEGF 药物用来治疗合并玻璃体积血和新生血管的 FEVR 患者[131]。但是,据我们的经验,初发虹膜新生血管可发生于抗 VEGF 治疗后(个体病例观察,MEH01/13)(图 13.15)。因此,在广泛推崇抗 VEGF 药物治疗之前还需要进行更多的研究。

### 4.4.1 治疗效果

FEVR 的手术是否成功难以准确评估,因为该病具有逐渐进展的特征和或好或差的阶段。视网膜复位成功率为 96%~63%[118,122,126-128]。一些学者认为硅油可以降低此病复发的概率，可以考虑应用于已经接受过玻璃体切割术但仍有活动性表现的患者[121]。

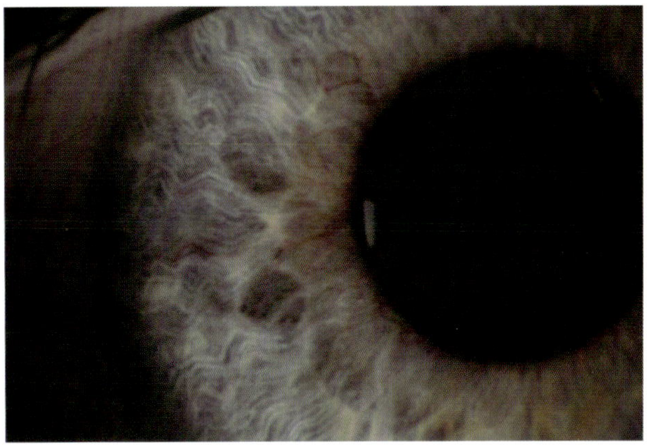

图 13.15　在 FEVR 患儿的玻璃体内注射抗 VEGF 药物后约 6 周发生的虹膜新生血管的病例，其之前进行了保留晶状体的玻璃体切割术和周边视网膜无血管区的广泛清除。

**缩略语**

| | |
|---|---|
| AAO | 美国眼科学会 |
| AAP | 美国儿科学会 |
| AD | 常染色体显性 |
| APROP | 进展性后极部早产儿视网膜病变 |
| CRYO-ROP | 冷冻治疗早产儿视网膜病变 |
| CT | 计算机断层扫描 |
| ERG | 视网膜电图 |
| ETROP | 早产儿视网膜病的早期治疗 |
| FA | 荧光素眼底血管造影 |
| FEVR | 家族性渗出性玻璃体视网膜病变 |

| | |
|---|---|
| GA | 胎龄 |
| ICROP | 国际早产儿视网膜病变分类 |
| GF-1 | 胰岛素样生长因子-1 |
| LSV | 保留晶状体的玻璃体切割术 |
| MRI | 磁共振成像 |
| OCT | 光学相干断层扫描 |
| PFV | 永存胎儿血管症 |
| PMA | 绝经年龄 |
| ROP | 早产儿视网膜病变 |
| SB | 巩膜扣带术 |
| STOP-ROP | 早产儿视网膜病变阈值前病变的吸氧治疗 |
| VEGF | 血管内皮生长因子 |
| VEP | 视觉诱发电位 |

## 参考文献


1. NEI press release. http://www.nei.nih.gov/health/rop/rop.asp. October 2009.
2. Patz A, Hoeck LE, DeLaCruz E. Studies on the effect of high oxygen administration in retrolental fibroplasias. I. Nursery observations. Am J Ophthalmol. 1952;35:1248–53.
3. Kinsey VE. Cooperative study of retrolental fibroplasia and the use of oxygen. Arch Ophthalmol. 1956;56:481–543.
4. Crosse VM, Evans PJ. Prevention of retrolental fibroplasias. AMA Arch Ophthalmol. 1952;48(1):83–7.
5. Gilbert C, Fielder A, Gordillo L, Quinn G, Semiglia R, Visintin P, et al. Characteristics of infants with severe retinopathy of prematurity in countries with low, moderate, and high levels of development: implication for screening programs. Pediatrics. 2005;115: e510–25.
6. Schaffer DB, Palmer EA, Plotsky DF, Metz HS, Flynn JT, Tung B, et al. Prognostic factors in the natural course of retinopathy of prematurity. The Cryotherapy for Retinopathy of Prematurity Cooperative Group. Ophthalmology. 1993;100:230–7.
7. Early Treatment for Retinopathy of Prematurity Cooperative Group, Good WV, Hardy RJ, et al. Final visual acuity results in the early treatment for retinopathy of prematurity study. Arch Ophthalmol. 2010;128:663–71.
8. Early Treatment for Retinopathy of Prematurity Cooperative Group, Dobson V, Quinn GE, et al. Grating visual acuity results in the early treatment for retinopathy of prematurity study. Arch Ophthalmol. 2011;129:840–6.
9. Chen J, Smith LE. Retinopathy of prematurity. Angiogenesis. 2007;10(2):133–40.
10. Chan-Ling T, Gock B, Stone J. Supplemental oxygen therapy: basis for noninvasive treatment of retinopathy of prematurity. Invest Ophthalmol Vis Sci. 1995;36:1215–30.
11. Ashton N. Retinal angiogenesis in the human embryo. Br Med Bull. 1970;26:103–6.
12. Hasegawa T, McLeod DS, Prow T, Merges C, Grebe R, Lutty GA. Vascular precursors in developing human retina. Invest Ophthalmol Vis Sci. 2008;49:2178–92.
13. Chan-Ling T, Gock B, Stone J. The effect of oxygen on vasoformative cell division: evidence that 'physiological hypoxia' is the stimulus for normal retinal vasculogenesis. Invest Ophthalmol Vis Sci. 1995;36:1201–14.
14. Hellstrom A, Carlsson B, Niklassen A, et al. IGF-1 is critical for normal vascularization of the human retina. J Clin Endocrinol Metab. 2002;87:3413–6.
15. Smith LE. IGF-1 and retinopathy of prematurity in the preterm infant. Biol Neonate. 2005;88:237–44.
16. Hartmann JS, Thompson H, Wang H, Kanekar S, Huang W, Budd SJ, Hartnett ME. Expression of vascular endothelial growth factor and pigment epithelial-derived factor in a rat model of retinopathy of prematurity. Mol Vis. 2011;17:1577–87.
17. Hartnett ME. Studies on the pathogenesis of avascular retina and neovascularization into the vitreous in peripheral severe retinopathy of prematurity (an american ophthalmological society thesis). Trans Am Ophthalmol Soc. 2010;108:96–119.
18. Hartnett ME, Penn JS. Mechanisms and management of retinopathy of prematurity. N Engl J Med. 2012;367(26):2515–26.
19. Wang H, Byfield G, Jiang Y, Smith GW, McCloskey M, Hartnett ME. VEGF-mediated STAT3 activation inhibits retinal vascularization by down-regulating local erythropoietin expression. Am J Pathol. 2012;180(3):1243–53.
20. Evolution of Stage 4 Retinopathy of Prematuirty Capone A and Trese MT in Pediatric Retina, volume 2 Lippincott Wolters Kluwer. Chapter 44, 2013;568–573.
21. Hartnett ME, McColm JR. Retinal features predictive of progression to stage 4 ROP. Retina. 2004;24:237–41.
22. Coats DK. Retinopathy of prematurity: involution, factors predisposing to retinal detachment, and expected utility of preemptive surgical reintervention. Trans Am Ophthalmol Soc. 2005; 103:281–312.
23. Sebag J. Imaging vitreous. Eye. 2002;16(4):429–39.
24. Ueno N, Sebag J, Hirokawa H, Chakrabarti B. Effects of visible-light irradiation on vitreous structure in the presence of a photosensitizer. Exp Eye Res. 1987;44(6).863–70.
25. Raymond L, Jacobson B. Isolation and identification of stimulatory and inhibitory cell growth factors in bovine vitreous. Exp Eye Res. 1982;34(2):267.
26. Lutty GA, Mello RJ, Chandler C, Fait C, Bennett A, Patz A. Regulation of cell growth by vitreous humour. J Cell Sci. 1985;76(1):53–65.
27. Jacobson B, Dorfman T, Basu P, Hasany S. Inhibition of vascular endothelial cell growth and trypsin activity by vitreous. Exp Eye Res. 1985;41(5):581–95.
28. Machemer R. Description and pathogenesis of late stages of retinopathy of prematurity. Ophthalmology. 1985;92(8):1000.
29. Foos R. Chronic retinopathy of prematurity. Ophthalmology. 1985;92(4):563–74.
30. Cunningham S, Fleck BW, Elton RA, et al. Transcutaneous oxygen levels in retinopathy of prematurity. Lancet. 1995;346: 1464–5.
31. Seiberth V, Linderkamp O. Risk factors in retinopathy of prematurity. A multivariate statistical analysis. Ophthalmologica. 2000;214:131–5.
32. Vintzileos AM, Ananth CV, Smulian JC, et al. The impact of prenatal care in the United States on preterm births in the presence and absence of antenatal high-risk conditions. Am J Obstet Gynecol. 2002;187:1254–7.
33. Akinbami LJ, Schoendorf KC, Kiely JL. Risk of preterm birth in multiparous teenagers. Arch Pediatr Adolesc Med. 2000;154: 1101–7.
34. Datta-Bhutada S, Johnson HL, Rosen TS. Intrauterine cocaine and crack exposure: neonatal outcome. J Perinatol. 1998;18:183–8.
35. The STOP-ROP Multicenter Study Group. Supplemental therapeutic oxygen for prethreshold retinopathy of prematurity (STOP-ROP), a randomized, controlled trial. I: Primary outcomes. Pediatrics. 2000;105:295–310.
36. Chow LC, Wright KW, CSMC Oxygen Administration Study Group. Can changes in clinical practice decrease the incidence of severe retinopathy of prematurity in very low birth weight infants? Pediatrics. 2003;111(2):339–45.

37. VanderVeen DK, Mansfield TA, Eichenwald EC. Lower oxygen saturation alarm limits decrease the severity of retinopathy of prematurity. J AAPOS. 2006;10(5):445–8.
38. Britt MT, Sandoval M, Siegel LM. Decreased incidence of laser surgery for severe retinopathy of prematurity with supplemental oxygen protocol. J AAPOS. 2005;9(1):89.
39. Lane RH, Hartnett ME. Effects of oxygen on the development and severity of retinopathy of prematurity. J AAPOS. 2013;17(3):229–34.
40. Raju TNK, Langenberg P, Bhutani V, et al. Vitamin E prophylaxis to reduce retinopathy of prematurity: a reappraisal of published trials. J Pediatr. 1997;131:844–50.
41. Johnson L, Bowen Jr FW, Abbasi S, et al. Relationship of prolonged pharmacologic serum levels of Vitamin E to incidence of sepsis and incidence of necrotizing enterocolitis in infants with birth weight 1500 grams or less. Pediatrics. 1985;75:619–38.
42. Phelps DL, Lakatos L, Watts JL. D-Penicillamine for preventing retinopathy of prematurity in preterm infants. Cochrane Database Syst Rev. 2001;(1):CD001073.
43. Christensen RD, Alder SC, Richard SC, et al. D-Penicillamine administration and the incidence of retinopathy of prematurity. J Perinatol. 2007;27(2):103–11.
44. Tandon M, Dutta S, Dogra MR, Gupta A. Oral D-Penicillamine for the prevention of retinopathy of prematurity in very low birth weight infants: a randomized, placebo controlled trial. Acta Paediatr. 2010;99(9):1324–8.
45. Siatkowksi RM, Yanovitch TL, Ash JD, Moreau A. The effects of D-penicillamine on a murine model of oxygen-induced retinopathy. J AAPOS. 2001;15(4):370–3.
46. May CA. The influence of triamcinolone on endostatin-like proteins in oxygen-induced retinopathy of prematurity. Exp Eye Res. 2012;100:86–7.
47. Zhang HB, Sun NX, Liang HC, et al. 17-Alpha-estradiol ameliorating oxygen induced retinopathy in a murine model. Jpn J Ophthalmol. 2012;56(4):407–15.
48. American Academy of Pediatrics Section on Ophthalmology, American Academy of Ophthalmology, American Association for Pediatric Ophthalmology and Strabismus, American Association of Certified Orthoptists. Screening examination of premature infants for retinopathy of prematurity. Pediatrics. 2013;131:189–95.
49. Early Treatment For Retinopathy Of Prematurity Cooperative Group. Revised indications for the treatment of retinopathy of prematurity: results for the early treatment of retinopathy of prematurity randomized trial. Arch Ophthalmol. 2003;121:1684–94.
50. Lofqvist C, Hansen-Pupp I, Anderssen E, et al. Validation of a new retinopathy of prematurity screening method monitoring longitudinal postnatal weight and insulin-like growth factor I. Arch Ophthalmol. 2009;127:622–7.
51. Hellstrom A, Hard AL, Engstrom E, et al. Early weight gain predicts retinopathy in preterm infants: new, simple, efficient approach to screening. Pediatrics. 2009;123:e638–45.
52. Wu C, Lofqvist C, Smith LE, et al. Importance of early postnatal weight gain for normal retinal angiogenesis in very preterm infants: a multicenter study analyzing weight velocity deviations for the prediction of retinopathy of prematurity. Arch Ophthalmol. 2012;130:992–9.
53. Wu C, Vanderveen DK, Hellstrom A, et al. Longitudinal postnatal weight gain measurements for the prediction of retinopathy of prematurity. Arch Ophthalmol. 2010;128:443–7.
54. Binenbaum G, Ying GS, Quinn GE, et al. The CHOP postnatal weight gain, birth weight, and gestational age retinopathy of prematurity risk model. Arch Ophthalmol. 2012;130:1560–5.
55. Binenbaum G, Ying GS, Quinn GE, et al. A clinical prediction model to stratify retinopathy of prematurity using postnatal weight gain. Pediatrics. 2011;127:e607–14.
56. O'Keefe M, Kirwan C. Screening for retinopathy of prematurity. Early Hum Dev. 2008;84:89–94.
57. Good WV, Hardy RJ, Dobson V, et al. Early Treatment for Retinopathy of Prematurity Cooperative Group. Final visual acuity results in the early treatment for retinopathy of prematurity study. Arch Ophthalmol. 2010;128(6):663–71.
58. Quinn GE, Dobson V, Hardy R, et al. Visual field extent at 6 years of age in children who had high-risk prethreshold retinopathy of prematurity. Arch Ophthalmol. 2011;129:127–32.
59. Alme AM, Mulhern ML, Hejkal TW, et al. Outcome of retinopathy of prematurity patients following adoption of revised indications for treatment. BMC Ophthalmol. 2008;8(1):23.
60. Simpson JL, Melia M, Yang MB, et al. Current role of cryotherapy in retinopathy of prematurity: a report by the American Academy of Ophthalmology. Ophthalmology. 2012;119:873–7.
61. Palmer EA, Hardy RJ, Dobson V, et al. 15 year outcomes following threshold retinopathy of prematurity: final results from the multicenter trial of cryotherapy for retinopathy of prematurity. Arch Ophthalmol. 2005;123:311–8.
62. Banach MJ, Ferrone PJ, Trese MT. A comparison of dense versus less dense diode laser photocoagulation patterns for threshold retinopathy of prematurity. Ophthalmology. 2000;107:324–8.
63. Paysse EA, Lindsey JL, Coats DK, et al. Therapeutic outcomes of cryotherapy versus transpupillary diode laser photocoagulation for threshold retinopathy of prematurity. J AAPOS. 1999;3(4):234–40.
64. Ng EY, Connolly BP, McNamara JA, et al. A comparison of laser photocoagulation with cryotherapy for threshold retinopathy of prematurity at 10 years: part 1. Visual function and structural outcome. Ophthalmology. 2002;109(5):928–34.
65. Connolly BP, Ng EY, McNamara JA, et al. A comparison of laser photocoagulation with cryotherapy for threshold retinopathy of prematurity at 10 years: part 2. Refractive outcome. Ophthalmology. 2002;109(5):936–41.
66. Andersen CC, Phelps DL. Peripheral retinal ablation for threshold retinopathy of prematurity in preterm infants. Cochrane Database Syst Rev. 2000;(2): CD001693.
67. Matsuyama K, Ogata N, Matsuoka M, Wada M, Takahashi K, Nishimura T. Plasma levels of vascular endothelial growth factor and pigment epithelium-derived factor before and after intravitreal injection of bevacizumab. Br J Ophthalmol. 2010;94:1215–8.
68. Mintz-Hittner HA, Kennedy KA, Chuang AZ, BEAT-ROP Cooperative Group. Efficacy of intravitreal bevacizumab for stage 3+ retinopathy of prematurity. N Engl J Med. 2011;364:603–15.
69. Hu J, Blair MP, Shapiro MJ, et al. Reactivation of retinopathy of prematurity after bevacizumab injection. Arch Ophthalmol. 2012;130:1000–6.
70. McCloskey M, Wang H, Jiang Y, Smith GW, Strange J, Hartnett ME. Anti-VEGF antibody leads to later atypical intravitreous neovascularization and activation of angiogenic pathways in a rat model of retinopathy of prematurity. Invest Ophthalmol Vis Sci. 2013;54(3):2020–6.
71. Gaudreault J, Fei D, Rusit J, Suboc P, Shiu V. Preclinical pharmacokinetics of ranibizumab (rhuFabV2) after a single intravitreal administration. Invest Opthalmol Vis Sci. 2005;46:726–33.
72. Miyake T, Sawada O, Kakinoki M, Sawada T, Kawamura H, Ogasawara K, et al. Pharmacokinetics of bevacizumab and its effect on vascular endothelial growth factor after intravitreal injection of bevacizumab in macaque eyes. Invest Ophthalmol Vis Sci. 2010;51:1606–8.
73. Sato T, Wada K, Arahori H, et al. Serum concentrations of bevacizumab (avastin) and vascular endothelial growth factor in infants with retinopathy of prematurity. Am J Ophthalmol. 2012;153(2):327–33.
74. Zehetner C, Kirchmair R, Huber S, et al. Plasma levels of vascular endothelial growth factor before and after intravitreal injection of bevacizumab, ranibizumab and pegaptanib in patients with age-related macular degeneration, and in patients with diabetic macular oedema. Br J Ophthalmol. 2013;97(4):454–9.
75. Hoerster R, Muether P, Dahlke C, et al. Serum concentrations of vascular endothelial growth factor in an infant treated with ranibizumab for retinopathy of prematurity. Acta Ophthalmol. 2013;91(1):e74–5.
76. Sebag J. Pharmacologic vitreolysis. Retina. 1998;18(1):1–3.
77. Sebag J. Pharmacologic vitreolysis – premise and promise of the first decade. Retina. 2009;29(7):871–4.

78. Stenzel D, Lundkvist A, Sauvaget D, et al. Integrin-dependent and -independent functions of astrocytic fibronectin in retinal angiogenesis. Development. 2011;138:4451–63.
79. Pepper MS. Role of the matrix metalloproteinase and plasminogen activator-plasmin systems in angiogenesis. Arterioscler Thromb Vasc Biol. 2001;21:1104–17.
80. Wu W-C, Drenser KA, Lai M, Capone A, Trese MT. Plasmin enzyme-assisted vitrectomy for primary and reoperated eyes with stage 5 retinopathy of prematurity. Retina. 2008;28:S75–80. doi:10.1097/IAE.0b013e318158ea0e.
81. Wong SCC, Jr A. Microplasmin (ocriplasmin) in pediatric vitreoretinal surgery: update and review. Retina. 2013;33:339–48.
82. Coats DK, Miller AM, Hussein MA, et al. Involution of retinopathy of prematurity after laser treatment: factors associated with development of retinal detachment. Am J Ophthalmol. 2005;140:214–22.
83. Trese MT, Droste PJ. Long-term postoperative results of a consecutive series of stages 4 and 5 retinopathy of prematurity. Ophthalmology. 1998;105:992–7.
84. Hartnett ME. Features associated with surgical outcome in patients with stages 4 and 5 retinopathy of prematurity. Retina. 2003;23(3):322–9.
85. Clark D, Mandal K. Treatment of retinopathy of prematurity. Early Hum Dev. 2008;84:95–9.
86. Hartnett ME, Maguluri S, Thompson HW, McColm JR. Comparison of retinal outcomes after scleral buckle or lens-sparing vitrectomy for stage 4 retinopathy of prematurity. Retina. 2004;24:753–7.
87. Ferrone PJ, Harrison C, Trese MT. Lens clarity after lens-sparing vitrectomy in a pediatric population. Ophthalmology. 1997; 104:273–8.
88. Lakhanpal RR, Davis GH, Sun RL, et al. Lens clarity after three port lens-sparing vitrectomy in stage 4A and 4B retinal detachments secondary to retinopathy of prematurity. Arch Ophthalmol. 2006;124(1):20–3.
89. Mann I. The development of the human eye. New York: Grune& Stratton Inc.; 1950.
90. Hamming NA, et al. Ultrastructure of the hyaloid vasculature in primates. Invest Ophthalmol Vis Sci. 1977;16:408–15.
91. Gergely K, Gerinec A. A consonant construction of the hyaloids and retinal vascular systems by the angiogenic process. Bratisl Lek Listy. 2011;112(3):143–51.
92. Alvarez Y, et al. Genetic determinants of hyaloid and retinal vasculature in zebrafish. BMC Dev Biol. 2007;7:114.
93. Jack RL. Regression of the hyaloid artery system: an ultrastructural analysis. Am J Ophthalmol. 1972;74:261–72.
94. Latker CH, Kuwabara T. Regression of the tunica vasculosalentis in the postnatal rat. Invest Ophthalmol Vis Sci. 1981;21:689–99.
95. Duke-Elder S. System of ophthalmology. Vol. 3. Normal and abnormal development. Part 1: embryology. St. Louis: The C.V. Mosby Company, 1964. In: Hamming NA, Apple DJ, Gieser DK, Vygantas CM. Ultrastructure of the hyaloid vasculature in primates. Invest Ophthalmol Vis Sci. 1977;16:408–15.
96. Delaney WV. Prepapillary hemorrhage and persistent hyaloid artery. Am J Ophthalmol. 1980;90:419–21.
97. Renz B, Vygantas C. Hyaloid vascular remnants in human neonates. Ann Ophthalmol. 1977;9:179–84.
98. Mets MB. Childhood blindness and visual loss: an assessment at two institutions including a "new" cause. Trans Am Ophthalmol Soc. 1999;97:653–96.
99. Gans B. The pupillary membrane in premature infants. Arch Dis Child. 1959;34:292–7.
100. Hollenberg MJ, Dickson DH. Scanning electron microscopy of the tunica vasculosa lentis of the rat. Can J Ophthalmol. 1971;6:301–10.
101. Meisels H, Goldberg MF. Vascular anastomoses between the iris and persistent hyperplastic primary vitreous. Am J Ophthalmol. 1979;88:179–85.
102. Goldberg MF. Clinical manifestations of ectopia lentis et pupillae in 16 patients. Ophthalmology. 1988;95:1080–7.
103. Gifford SR, Latta JS. Pseudoglioma and remains of the tunica vasculosalentis. Am J Ophthalmol. 1923;6:565–71.
104. Sellheyer K, Spitznas M. Ultrastructure of the human posterior tunica vasculosalentis during early gestation. Graefes Arch Clin Exp Ophthalmol. 1987;225:377–83.
105. Hittner HM, Hirsch NJ, Rudolph HJ. Assessment of gestational age by examination of the anterior vascular capsule of the lens. J Pediatr. 1977;91:455–8.
106. Pollard ZF. Persistent hyperplastic primary vitreous, diagnosis, treatment, and results. Am Ophthalmol Soc. 1997;95:487–549.
107. Goldberg MF. Persistent fetal vasculature (PFV): an integrated interpretation of signs and symptoms associated with persistent hyperplastic primary vitreous (PHPV) LIV Edward Jackson Memorial Lecture. Am J Ophthalmol. 1997;124:587–626.
108. Xu O, Wang YS, Dabdoub A, et al. Vascular development in the retina and inner ear: control by norrin and frizzled 4, a high affinity ligand receptor pair. Cell. 2004;116:883–95.
109. Prasov L, et al. ATOH7 mutations cause autosomal recessive persistent hyperplasia of the primary vitreous. Hum Mol Genet. 2012;21(16):3681–94.
110. Edward MM, Mcleon DS, Grebe R, Heng C, Lefebvre O, Lutty GA. Lama1 mutations lead to vitreoretinal blood vessel formation, persistence of fetal vasculature, and epiretinal membrane formation in mice. BMC Dev Biol. 2011;11:60.
111. Martin AC, Thornton JD, Liu J, et al. Pathogenesis of persistent hyperplastic primary vitreous in mice lacking the arf tumor suppressor gene. Invest Ophathlmol Vis Sci. 2004;45:3387–96.
112. Reichel MB, Ali RR, D'Esposito F, et al. High frequency of persistent hyperplastic primary vitreous and cataracts in p-53 deficient mice. Cell Death Differ. 1998;5:156–62.
113. Zhang J, Fuhrmann S, Vetter ML. A nonautonomous role for retinal frizzled-5 in regulating hyaloids vitreous vasculature development. Invest Ophathlmol Vis Sci. 2008;49:5561–7.
114. Rutland CS, Mitchell CA, Nasir M, Konerding MA, Drexler HC. Microphthalmia, persistent hyperplastic hyaloid vasculature and lens anomalies following overexpression of VEGF-A188 from the alpha A-crystallin promoter. Mol Vis. 2007;13:47–56.
115. Criswick VG, Schepens CL. Familial exudative vitreoretinopathy. Am J Ophthalmol. 1969;68:578–94.
116. Ranchod TM, Ho LY, Drenser KA, Capone Jr A, Trese MT. Clinical presentation of familial exudative vitreoretinopathy. Ophathalmology. 2011;118:2070–5.
117. Benson WE. Familial exudative vitreoretinopathy. Trans Am Ophthalmol Soc. 1995;93:473–521.
118. Tasman W, Augsburger JJ, Shields JA, et al. Familial exudative vitreoretinopathy. Trans Am Ophthalmol Soc. 1981;79:211–26.
119. Miyakubo H, Inohara N, Hashimot K. Retinal involvement in familial exudative vitreoretinopathy. Ophthalmologica. 1982;185:125–35.
120. Van Nouhuys CE. Dominant exudative vitreoretinopathy and other vascular developmental disorders of the peripheral retina [thesis]. Doc Opahthalol. 1982;54:1–415.
121. Trese MT, Capone Jr A. Familial exudative vitreoretinopathy. In: Pediatric retina. Philadelphia: Lippincott Williams & Wilkins; 2005. p. 425–8.
122. Pendergast SD, Trese MT. Familial exudative vitreoretinopathy: results of surgical management. Ophathalmology. 1998;105:1015–23.
123. Toomes C, Downey L. Familial exudative vitreoretinopathy: autosomal dominant. GeneReviews. Available at www.genetests.org. Accessed Mar 2013.
124. Shukla D, Singh J, Sudheer G, et al. Familial exudative vitreoretinopathy (FEVR). Clinical profile and management. Indian J Ophthalmol. 2003;51:323–8.
125. Toomes C, Bottomley HM, Jackson RM, et al. Mutations in LRP5 or FZD4 underlie the common familial exudative vitreoretinopathy locus on chromosome 11q. Am J Hum Genet. 2004;74:721–30.
126. Ikeda T, Tano Y, Tsujikawa K, et al. Vitrectomy for rhegmatogenous or tractional retinal detachment with familial exudative vitreoretinopathy. Ophthalmology. 1999;106:1081–5.
127. Glazer LC, Maguir A, Blumenkranz MS, et al. Improved surgical treatment of familial exudative vitreoretinopathy in children. Am

J Ophthalmol. 1995;120:471–9.
128. Chen SN, Hwang JF, Lin CJ. Clinical characteristics and surgical management of familial exudative vitreoretinopathy-associated rhegmatogenous retinal detachment. Retina. 2012;32(2):220–5.
129. Williams JG, Trese MT, Williams GA, et al. Autologous plasmin enzyme in the surgical management of diabetic retinopathy. Ophthalmology. 2001;108:1902–5.
130. Wu WC, Drenser KA, Trese MT, et al. Pediatric traumatic macular hole: results of autologous plasmin enzyme-assisted vitrectomy. Am J Ophthalmol. 2007;144(5):668–72.
131. Tagami M, Kusuhara S, Honda S, et al. Rapid regression of retinal hemorrhage and neovascularization in a case of familial exudative vitreoretinopathy treated with intravitreal bevacizumab. Graefes Arch Clin Exp Ophthalmol. 2008;246(12):1787–9.
132. Sebag J, Nguyen N. Vitreous embryology and vitreo-retinal developmental disorders. In: Hartnett ME et al., editors. Pediatric retina. Philadelphia: Lippincott; 2005. p. 13–28.

# 第 14 章

# 异常玻璃体后脱离与玻璃体劈裂

J. Sebag, Moritz Niemeyer, Michael J. Koss

## 本章要点




**关键词**

玻璃体;玻璃体视网膜界面;玻璃体细胞;老化;液化;玻璃体视网膜分离;玻璃体后脱离(PVD);异常 PVD;玻璃体黄斑牵拉;玻璃体视盘粘连;玻璃体劈裂;黄斑裂孔;黄斑皱褶


---

电子补充材料：补充材料可在本章的在线版本 10.1007/978-1-4939-1086-1_14 中获得。也可以在 http:/www.springerimages.com/videos/978-1-4939-1085-4 上查看相关视频。


J. Sebag, MD, FACS, FRCOphth, FARVO(✉)
M. Niemeyer, MD
VMR Institute for Vitreous Macula Retina,
7677 Center Avenue, suite 400,
Huntigton Beach, CA 92647, USA
Doheny Eye Institute, Los Angeles, CA, USA
e-mail: jsebag@VMRinstitute.com; moritz.niemeyer@googlemail.com

M.J. Koss, MD, FEBO
Department of Ophthalmology, Rupprecht Karls University,
Heidelberg, Germany
Doheny eye Institute, Los Angeles, CA, USA
e-mail: michael.koss@me.com

**核心概念**

1. 无玻璃体视网膜分离的玻璃体胶体液化会导致对玻璃体及视网膜均产生不良影响的异常 PVD。
2. 周边部视网膜与玻璃体分离，而后极部玻璃体与视网膜持续性粘连，对黄斑造成牵拉，由此可导致多种黄斑病变。此外，黄斑玻璃体粘连与渗出性 AMD、糖尿病性黄斑水肿有密切的关系，而玻璃体视盘粘连与黄斑囊样水肿及黄斑裂孔相关。
3. 当不规则 PVD 撕裂玻璃体后皮质时会产生玻璃体劈裂，而玻璃体劈裂会通过向心切线收缩导致视网膜皱褶(向内朝向中心凹)或向外离心切线收缩导致黄斑裂孔。

## 1. 引言

随着年龄的增长，人类玻璃体的分子成分、组织和结构会不可避免地发生变化。完全无害的玻璃体后脱离是玻璃体老化的最常见结果(见第 9 章“玻璃体老化与玻璃体后脱离”)，但经常会有异常现象来扰乱这个本就复杂的过程。玻璃体视网膜界面的不完全分离、胶原组织的过度液化或两者同时存在，均会导致异常 PVD(APVD)，有时，异常 PVD 与玻璃体后皮质的层间裂开又称玻璃体劈裂(VS)有关。APVD 和 VS 都与多种临床病理相关。详细分析有关玻璃体 APVD 和 VS 的病理生理学，会使我们更好理解玻璃体视网膜疾病的发病机制，提高诊断的准确性，提供新的诊疗思路，并最终得到有效的疾病预防策略。

## 2. 玻璃体生化

玻璃体含有大量的水，但玻璃体的黏稠度主要取决于大分子组织胶原蛋白(见第 1 章“玻璃体蛋白组成”)和透明质酸(见第 6 章“玻璃体生物化学与人工玻璃体”)。细胞外基质成分以及不同种类的复合物也促成了玻璃体的形态，尤其在玻璃体视网膜界面(见第 11 章“玻璃体视网膜界面与内界膜”)。

胶原是主要的结构蛋白，人类玻璃体的胶原成分中大部分是Ⅱ型胶原[1]。Ⅱ型胶原与Ⅸ型、Ⅴ/Ⅺ型胶原结合形成纤维。我们认为透明质酸通过与Ⅸ型胶原的硫酸软骨素链相互作用将胶原纤维分隔[2]。其他的蛋白多糖和其他可能成分(如旋光蛋白)进一步稳定了这种大分子网状结构，而这种大分子网状结构构成了玻璃体的胶质。随着老龄化，硫酸软骨素、旋光蛋白和(或)其他成分的丢失或者发生改变，都可以促进玻璃体胶原纤维聚集转变为可见的纤维束，这些纤维束在活体可通过裂隙灯显微镜或离体时可通过暗视野显微镜观察到。这个过程由前向后，与眼球壁呈同心圆的方式，自玻璃体基底部向后极部玻璃体皮质发展(如图 14.1)。

这些粗大纤维的邻近区域，胶原纤维的密度很低，有大量的透明质酸和水分[3]，这减少了光线的散射。老龄化会加速这一过程，透明质酸-胶原分子进一步解离，导致玻璃体的重度液化和玻璃体的最终破坏[3]。液化的玻璃体驱动了这个过程，并将玻璃体后皮质与视网膜内界膜之间分离出一个平面。如果在这个界面没有任何异常的粘连，就会导致无害的 PVD(见第 9 章“玻璃体老化与玻璃体后脱离”)。而玻璃体液化无玻璃体视网膜界面的分离就会导致异常 PVD。本章将阐述目前对异常 PVD 作为玻璃体视网膜疾病中的一个统一概念的理解。

## 3. 老化

人一生中，玻璃体的分子组成和结构的改变，对玻璃体结构的改变以及可能对玻璃体的生理功能的改变起着重要的作用。这些变化包括玻璃体的改变即由胶体变成液体，以及玻璃体视网膜界面的改变(玻璃体老化的生化特征见第 1 章 “玻璃体蛋白组成”；第 6 章“玻璃体生物化学与人工玻璃体”；第 9 章“玻璃体老化与玻璃体后脱离”)。

### 3.1 玻璃体老化

40 岁以后玻璃体中的凝胶容积显著减少，同时伴有液体玻璃体容积的增加，尤其是中央部[1,2](如图 14.2)。

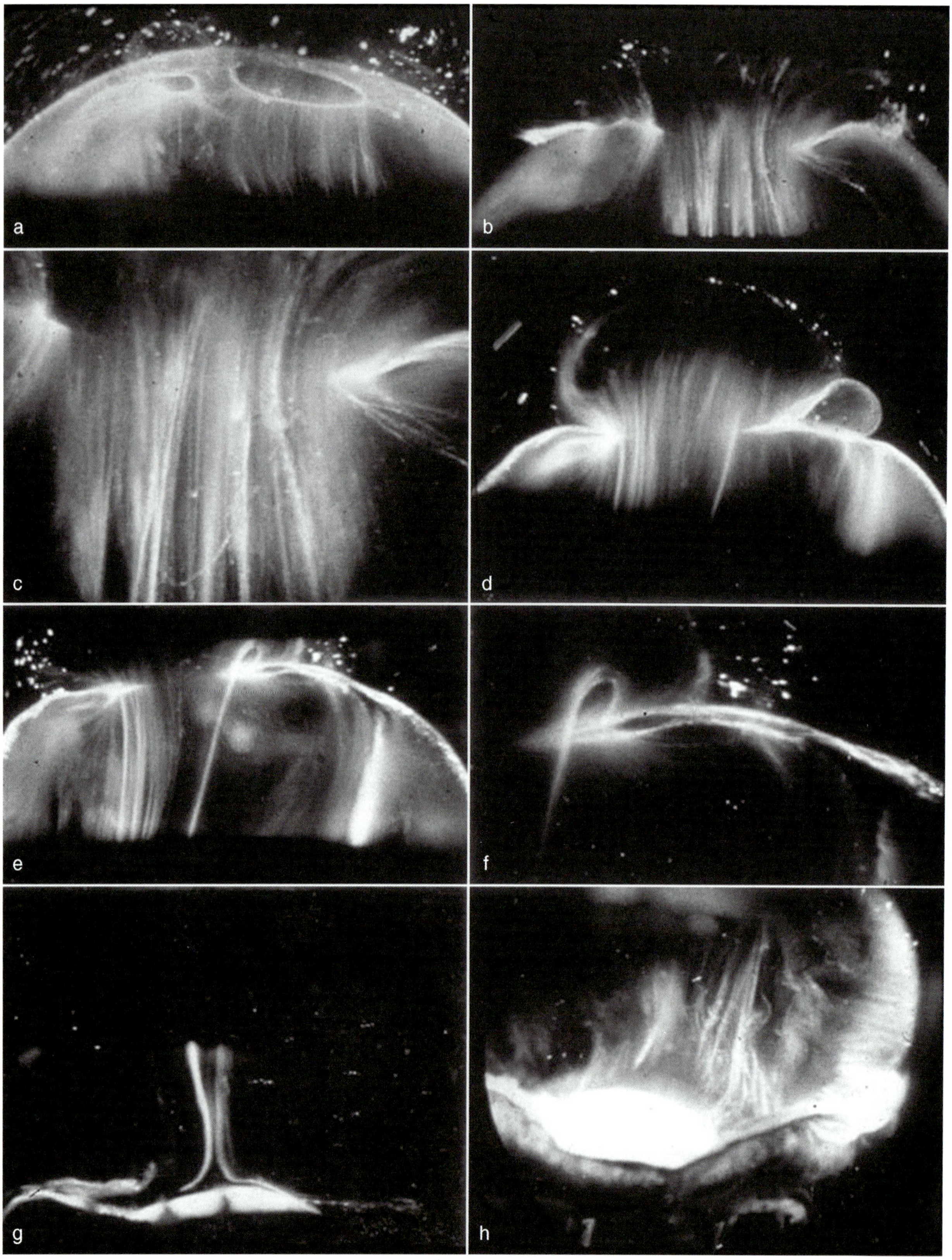


图 14.1　玻璃体结构。在暗视野显微镜下，中年人玻璃体在视盘前后玻璃体皮质上有一个小裂孔（a 图中左侧一个小环形）和黄斑前玻璃体后皮质解离（b），玻璃体纤维穿过裂孔突出到皮质后（视网膜前）区域（c,d）。成人的玻璃体结构以肉眼可见的前后向排列的纤维结构为特点（c,e），这些纤维由前向后插入玻璃体后皮质（e,f）和玻璃体基底部（h）。（g）图片中可见 Cloquet 管，这是一例 32 岁女性（注意晶状体在图片底部）。（Reprinted with permission from Sebag[25]）

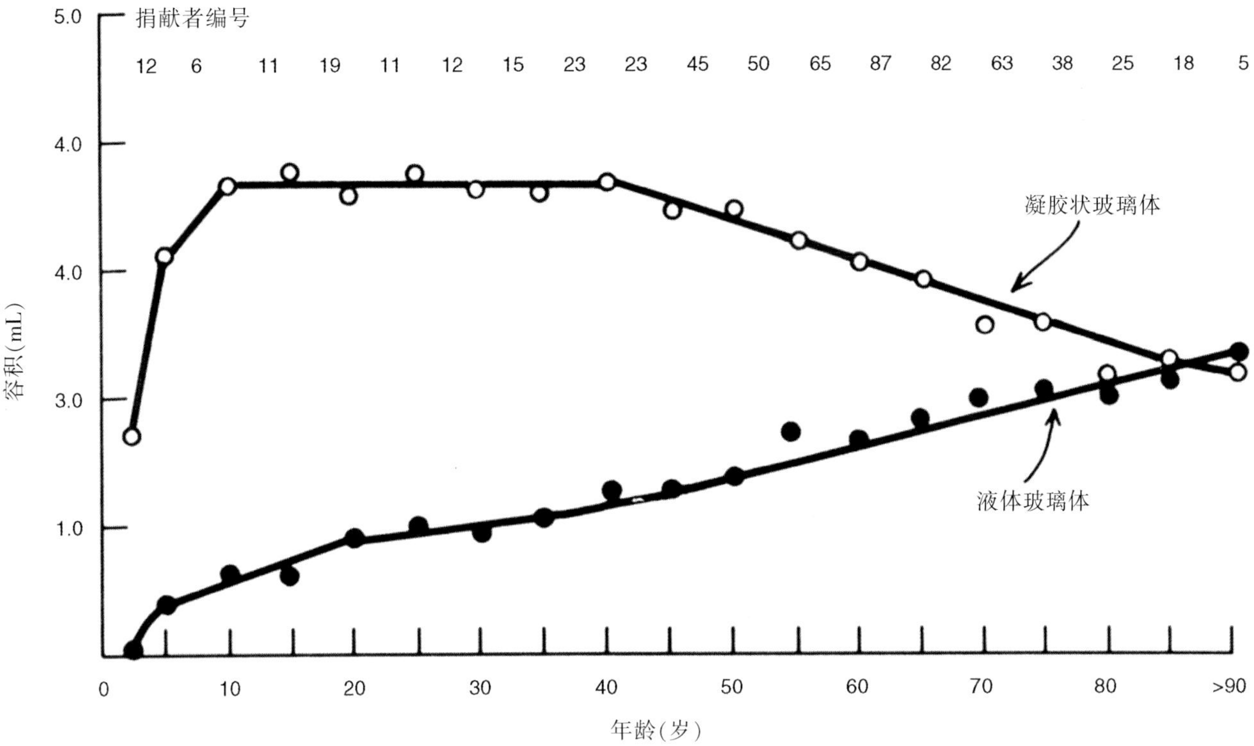


图 14.2　人玻璃体的年龄相关性流变学改变。在生长发育期，胶状玻璃体容积增加，在年轻时维持稳定，然后在老年时显著减少。液性玻璃体的容量似乎在一生中稳步增长。(Reprinted with permission from Balazs and Denlinger[27])

玻璃体内的这些变化最终形成了液化玻璃体囊袋，称为腔隙。以往认为后极部玻璃体腔隙仅仅是年龄相关性玻璃体液化的表现，然而，最近的研究[4,5]认为黄斑前区域的低胶原密度（主要是透明质酸和水，因此很少有光散射）很可能与 Worst 黄斑前囊[6]有关，很可能在很多病理及生理过程中起重要作用(如图 14.3)。

### 3.1.1 玻璃体液化的发病机制

玻璃体的凝胶状态是玻璃体胶原纤维和透明质酸的相互作用的结果。透明质酸与胶原的相互作用会发生变化，这或者是胶原结构、透明质酸构成和(或)玻璃体的其他成分如黏多糖和硫酸软骨素外形改变的结果[7]，又或者是代谢和(或)光刺激产生的活性氧作用的结果。这些因素促进了透明质酸与胶原的分离[8-11]，随后促进了相互交错的胶原纤维聚集成束，这些纤维束在裂隙灯及暗视野显微镜下可见(如图 14.4a)。超微结构研究已经证实了这些纤维结构的胶原本性(如图 14.4b)。同时，透明质酸具有吸水性，吸取集存液体形成液性玻璃体[12,13]，在暗视野显微镜下观察，呈暗色空腔或者腔隙。

### 3.1.2 结构改变

玻璃体液化和凝缩(脱水收缩)是玻璃体老化的主要形态改变。一方面是液化空间的进展性增加，另一方面是可见致密区域的增加。这导致了玻璃体从年轻时的清亮胶质向成年时的纤维结构的转变(如图 14.4)。在老年时，玻璃体的进一步液化及玻璃体纤维的增粗和扭曲与玻璃体的脱水收缩相伴而行。尸检发现，80 多岁的老人中 70%有玻璃体的脱水收缩[14,15]。脱水收缩在近视眼中发生得更早，也更广泛，炎症、外伤、关节炎眼病会加速这一过程[14-16](见第 3 章“遗传性玻璃体视网膜疾病”)。

## 3.2 玻璃体视网膜界面的老化

玻璃体后皮质的胶原纤维呈片状或层状排列(如图14.5)。年轻时，玻璃体后皮质与视网膜的内界

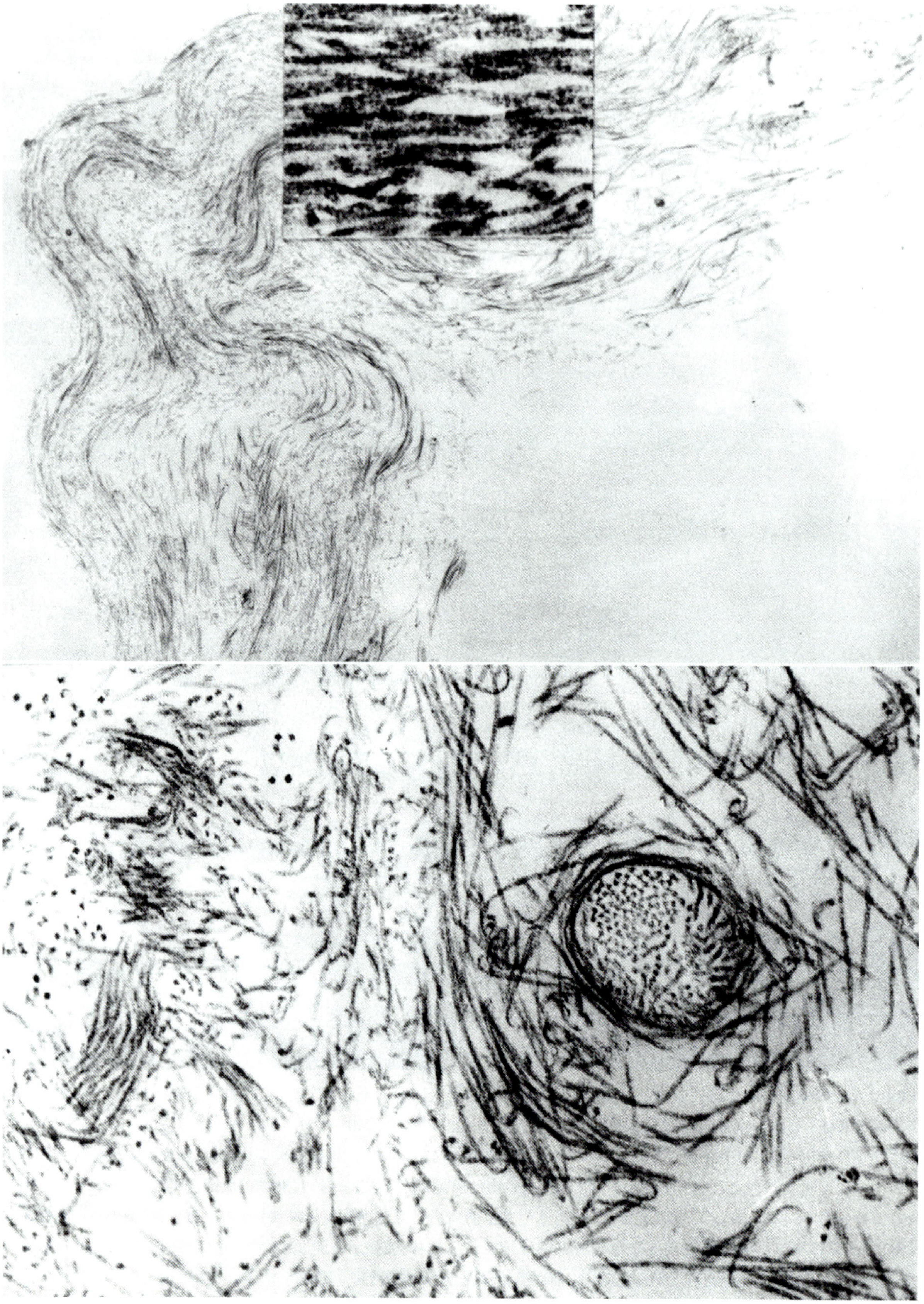

图 14.4(续) 人玻璃体纤维的超微结构。上图为透射电子显微镜检测到人胶原纤维束的纵向结构,下图显示其横断面结构。上图中的插图为高倍放大率下胶原纤维束的图像,显示了它们的胶原本性。(From Sebag and Balazs[126])

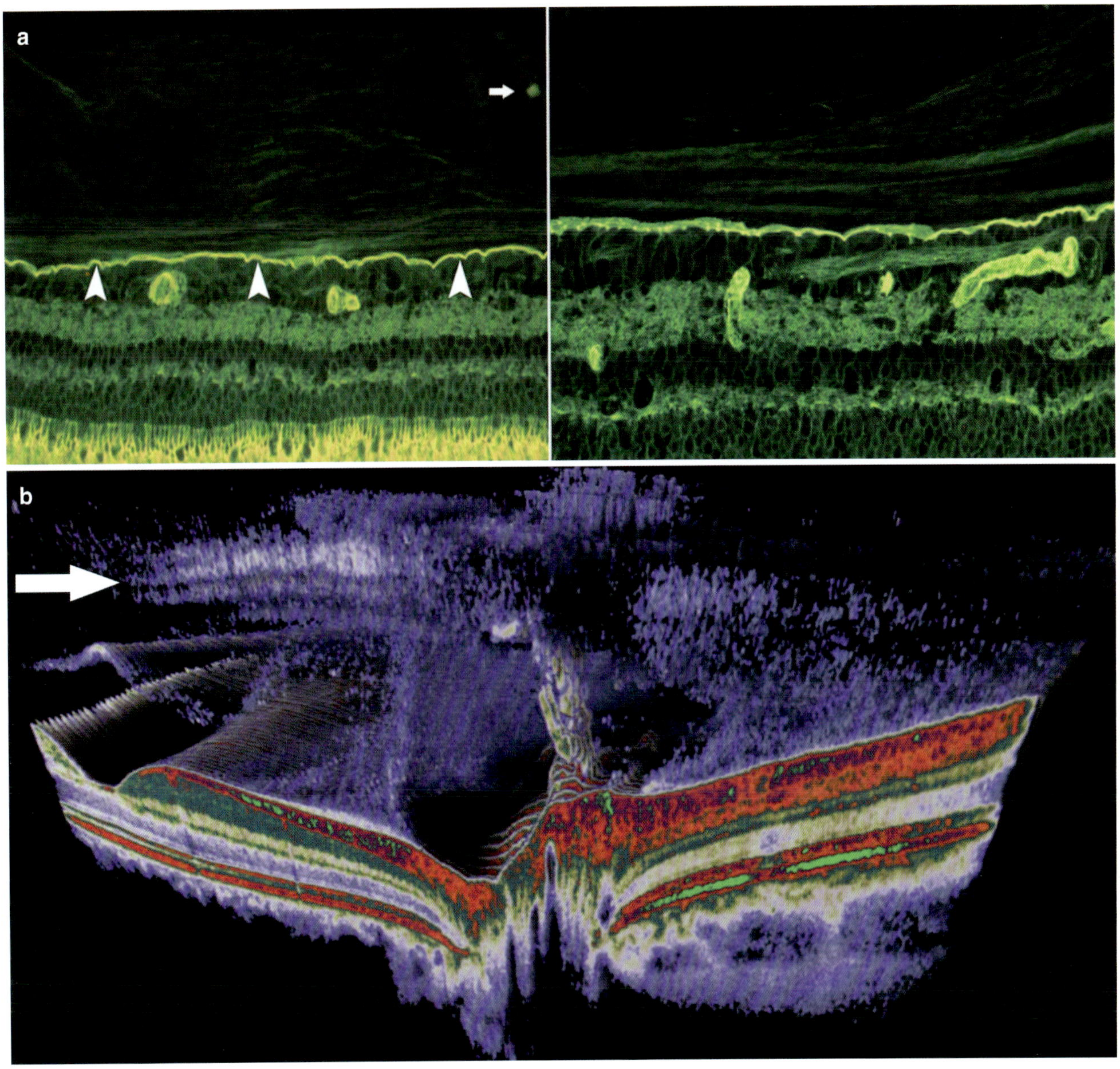


图 14.5　(a)图像显示成年猴眼用共轭荧光素 ABA 凝集素染料染色后板层玻璃体后皮质结构。玻璃体视网膜界面以玻璃体在上、视网膜在下的形式显示。内界膜(三角箭头所示)呈致密的穿过图像的高亮水平线。内界膜上是玻璃体后皮质,它的板层结构在高放大倍率下非常明显(右图所示)。这些潜在的分离界面在不规则 PVD 或玻璃体手术中剥膜时会发生分离,并且每种情况都会残留一层玻璃体与黄斑粘连。箭头显示嵌于玻璃体后皮质的玻璃体细胞。(Courtesy of Greg Hageman, PhD; original magnification=400×)(b)为 3D OCT 图像,显示了一例正常成年人的玻璃体视网膜界面的多层结构。这张图像中至少可以分辨出玻璃体后皮质中的三层结构(大白箭头所示)。在异常 PVD 过程中,这些层间会发生分裂,残留大部分外层结构附着于视网膜上。手术过程中也可发生这种现象,与部分手术的失败有关。(Courtesy of Carl Glittenberg, MD, and Professor Susanne Binder of Vienna, Austria)

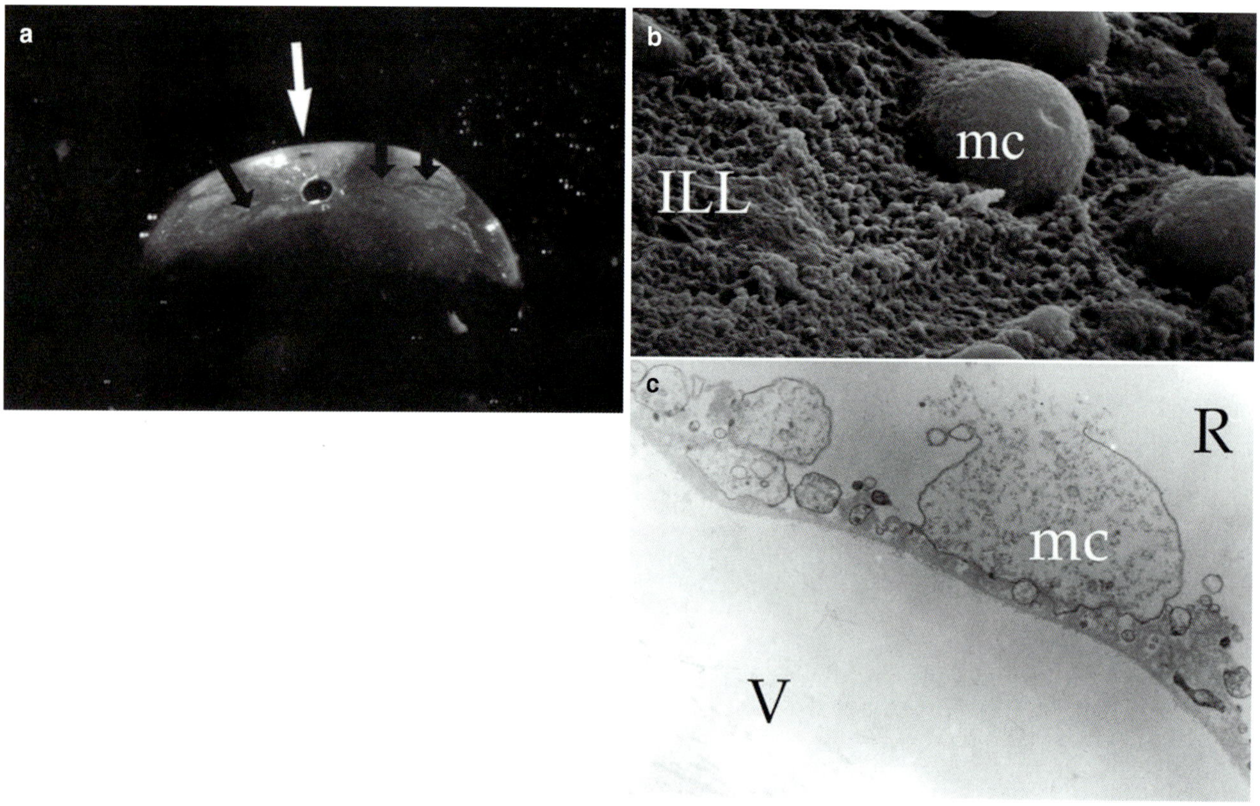


图 14.6 年轻人的玻璃体视网膜界面。(a)为暗视野显微镜下一例 14 岁男孩的去除巩膜、脉络膜及视网膜的玻璃体。玻璃体上黏附着一个组织盖,其中有一裂孔对应着视盘,线形结构类似于视网膜血管(黑色箭头所示)、黄斑(白色箭头所示)。(b)为(a)图组织的扫描电镜结构。Müller 细胞(MC)的末端插入视网膜的内界膜(这里标注为 ILL)。(c)透射电镜证实了该组织为视网膜(R)的内界膜,附着于玻璃体后皮质(V),伴有黏附于内界膜后面的 MC 细胞的内段。(Courtesy of the Eye Research Institute of Retina Foundation, Boston MASS: reprinted with permission from Sebag[17])

体后皮质的图像很容易通过超声获得(图 14.7),但当两者黏附时就很难测到。Oksala 应用超声在 444 只人眼中探测到了胶体-液体界面[37]。他证实了年轻人的玻璃体是同质的,但随着年龄增长会出现各种不同。超声也对检测由年龄相关性玻璃体液化而产生的腔囊非常有帮助[38]。玻璃体液化和由此导致的 PVD 会影响眼内的生物力学,因此改变了由后玻璃体皮质对视网膜施加的牵拉力。Walton 等通过动态 B 超检查量化了这些效应,即将密集斑点(玻璃体腔的高回声区域)相对于眼球角度的运动设定等级[39]。Zimmerman 用超声评估玻璃体的流变状态,认为重力效应在头部运动的弹性扭转力中占主要地位。

除了传统的 B 超,高频率超声补充了活体人眼的图像信息采集。它有更高的分辨率,其不足之处是由于波长短导致测量的深度缩短。最近的发展有脉冲编码超声[41]。Silverman 等阐述了用多元探头和合成聚焦装置(脉冲编码超声)可以改进玻璃体移动的特征检测。它具有更高的敏感性和分辨率,可以为观察玻璃体的形成和流体成分[36,42]提供更好的可视化。

### 4.1.2 光学相干断层扫描(OCT)

OCT 成像提供了很好的视网膜细节,但很少有玻璃体视网膜界面的细节,玻璃体的细节更少。

#### 4.1.2.1 玻璃体视网膜界面的 OCT 观察

传统的时域 OCT 可以观察玻璃体黄斑的粘连,但分辨率相对较低[43-46]。结合 OCT-SLO(激光扫描检眼镜)、谱域 OCT(SD-OCT)的多层次扫描或使用广谱光源可以将玻璃体后皮质和内界膜显示出清晰的轮廓[47,48]。在 OCT 上,玻璃体视网膜界面显示为高反射线,将视网膜神经纤维层与玻璃体分隔开来。

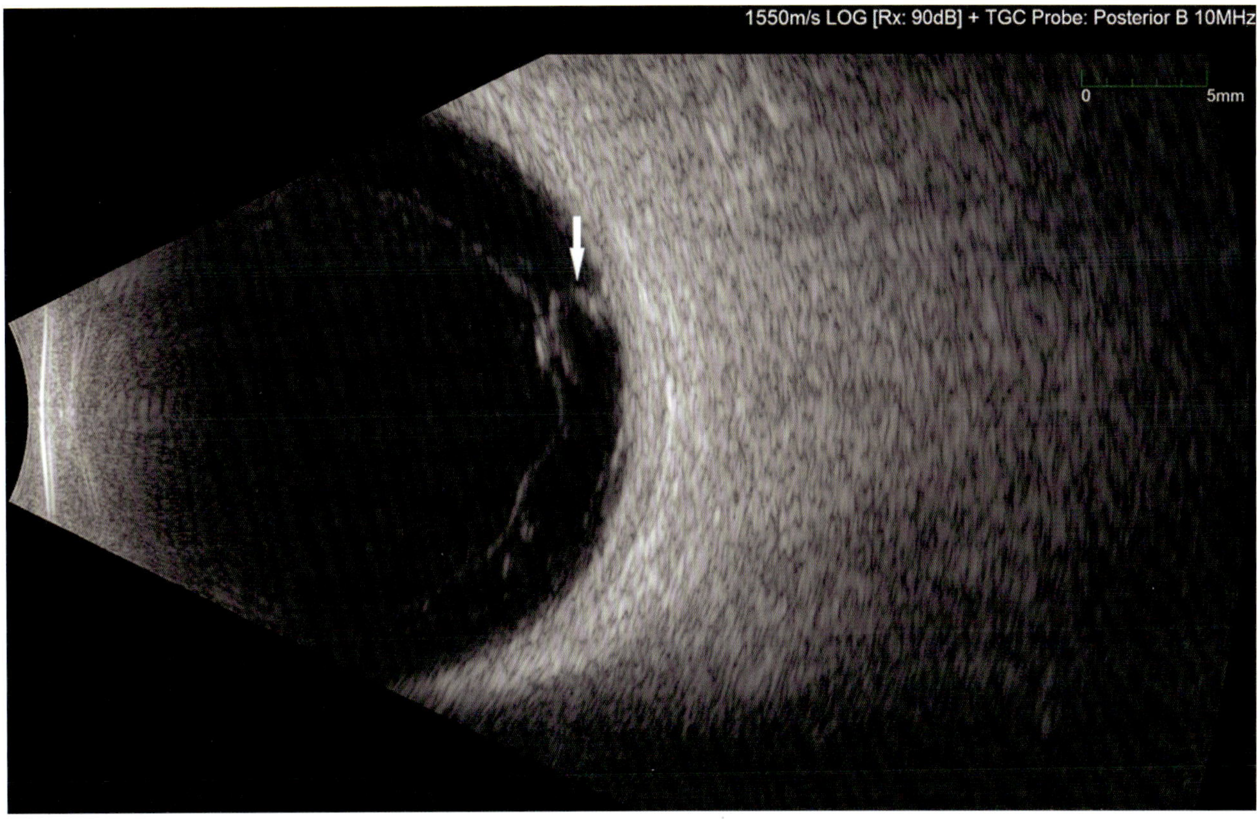


图 14.7 异常 PVD 伴轴向玻璃体黄斑牵拉(白色箭头所示)的 B 超图像。

时域与 SD-OCT 都有一个有用的特征就是 en face 图像，这能够得到视网膜表面的地形图。通过三维重建和根据眼后极部的凹度观察视网膜表面来得到玻璃体视网膜关系改变的地形图特征[49]，而不仅仅提供单一纵向扫描图像。以黄斑皱褶为例，这种类型的图像被认为是多方向的视网膜收缩，而这种收缩与疾病的严重性相关[47]。而且，这种地形的和结构的特征以及其他形式的图像可以帮助我们通过检测和描绘异常 PVD，更好地理解黄斑裂孔(MH)和黄斑皱褶(MP)的发病机制(见第 18 章“玻璃体与黄斑皱褶”)。通过联合 OCT-SLO，Sebag 等发现，他们观察的黄斑皱褶及黄斑裂孔患者有一半伴有玻璃体劈裂，这可能与玻璃体后皮质有潜在的多层结构有关[50]。

4.1.2.2 玻璃体的 OCT 观察

在玻璃体内，Itakura 等用 SD-OCT 在玻璃体后皮质前探测并描述一个大囊腔[4]，称为后部玻璃体囊袋(posterior vitreous pocket，PVP)。他们依据囊袋的后壁将 PVD 分级。囊袋先是围绕黄斑旁区域，然后向旁中心凹延伸，导致一个旁中心凹 PVD。一旦玻璃体从视盘脱离，就可以看到完整的玻璃体后脱离[51,52]。Mojana 等用 SD-OCT 结合激光扫描检眼镜对伴有 PVD 症状的患者进行观察[53]。他们证实完全 PVD 在临床检查和 OCT 上密切相关，而部分 PVD 往往 OCT 更容易检出。此外，他们可以在一个小的样本中，证明超声和 OCT 具有高度一致性。

SS-OCT 代表了玻璃体影像的最新进展。因为它有长的相干长度和可调的频率扫描范围，它可以使多种眼科检查(如多普勒 OCT 血管成像)集成在一个仪器设备上。除了广角视网膜和玻璃体视网膜界面的划分，它也提供了一个整个眼球和玻璃体综合的容量数据。此外，它也提高了联合前后节 OCT [通常需要不同的波长(1310nm 和 840nm)]的图像质量。使用 1060nm 的光源，可以减少玻璃体的吸收[54,55]。SS-OCT 具有高分辨率和能提供细致的玻璃体视网膜界面图像的功能，可能是检查玻璃体状态的很有前景的仪器[4](如图 14.3 和图 14.8)。

## 4.2 PVD 的诱发因素

### 4.2.1 白内障手术

晶状体摘除后，玻璃体就失去了 3 个附着点中的一个，玻璃体基底部和视盘是另外两个附着点。结果,任何特定的运动,都会让所有生理性和病理性的玻璃体视网膜粘连区域经受巨大的扭曲力。附着于 Egger 线的玻璃体环的丢失会加重其余玻璃体视网膜附着处的负担[56,57]。前部玻璃体界面的破坏、晶状体及其后囊膜的缺失[58,59],会导致透明质酸向前房内扩散，这是已知晶状体摘除术后玻璃体透明质酸浓度的降低[58]的原因。伴随着透明质酸丢失而来的是分子水平上玻璃体稳定性的降低，导致了黏滞性[60]及减震能力的降低;玻璃体松弛延后,伴随玻璃体涌流增大，扫视时传送到其他玻璃体视网膜附着处的作用力加大。完整的晶状体后囊是阻止透明质酸扩散到前房的屏障，从而阻止了透明质酸的丢失[58]。猫头鹰和猴试验研究表明,晶状体囊内摘除与囊外摘除玻璃体透明质酸的浓度有显著的差异，ICCE 术后透明质酸浓度降低 90%,而有完整后囊的 ECCE 术后,透明质酸浓度几乎不变[58]。Osterlin 深入分析了无晶状体眼的玻璃体，发现囊内手术后透明质酸的浓度降低了 63%,而有完整后囊的囊外手术后透明质酸的浓度只降低了 16%[61]。临床上,晶状体的摘除会导致极高的完全 PVD 的发生率[62,63]。连续对 201 例尸体中的无晶状体及人工晶状体眼研究完整后囊膜的功能[64]。ICCE 后 84%的眼球有PVD,ECCE 联合手术撕囊后 76%的眼球有 PVD,但是只有 40%行 ECCE 的眼球有完整的后囊膜。临床研究已表明,无晶状体眼发生 PVD 的概率为 66%~100%[65,66];然而,尸检研究表明虽然无晶状体眼发生 PVD 的概率明显增高，但是临床上有过度诊断 PVD 的情况，部分原因是眼球中央的囊腔被误诊为 PVD[67]。

### 4.2.2 近视

PVD 更常发生在有轴性近视的个体[68-70](见第 14 章“异常玻璃体后脱离与玻璃体劈裂”)。2004 年，Hayreh 和 Jonas 在一项基于医院的研究显示在 2962 只眼中，与近视相关的完全性 PVD 有很高的发生率,并得出结论,在一生中,完全性玻璃体后脱离会随着近视度数的增加而较早发生[71]。这项研究没有使用 OCT,因此并不是所有的完全 PVD 都被检查到,对 PVD 进行分级也不可能。尽管北京眼科研究是由不同设计(以人类研究为基础)和人类统计学因素(中国人对白种人)组成,他们对 3468 只眼检查 PVD,并通过 OCT 检查进行分级,结果似乎验证了 Hayreh 的发现[72]。有趣的是,他们得出结论,不完全 PVD 的发生与远视有关，但是不完全 PVD 的 OCT 分级与近视有关[72,73]。

### 4.2.3 外伤

#### 4.2.3.1 钝挫伤

钝挫伤会以“直接损伤/间接损伤”形式传导到视网膜上,在直接损伤阶段,产生震荡力,导致视网膜震荡伤,在间接损伤阶段,会产生一系列的裂孔性

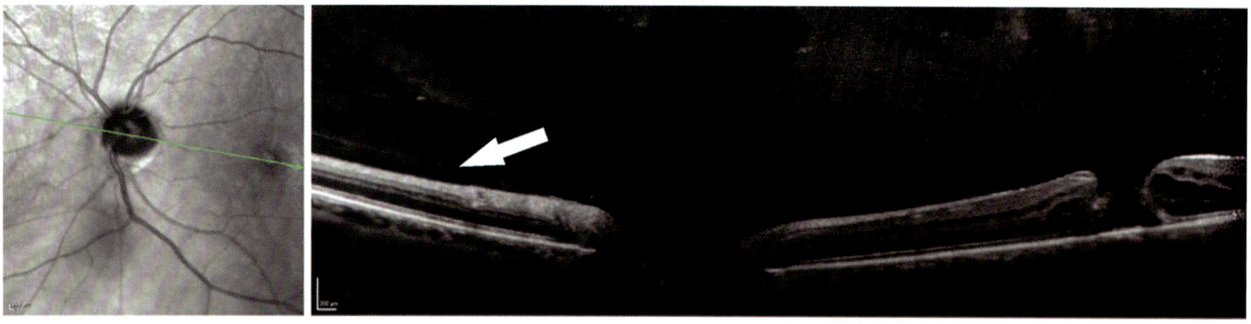

图 14.8 全层黄斑裂孔眼后极部的 SS-OCT 图像。这种成像方式可使前部视神经和黄斑同时成像。可很好地观察后极部玻璃体结构,包括后玻璃体皮质的板层结构(白色箭头所示)。(Courtesy of Dr. Michael Engelbert, New York, NY)

后遗症[74]。位于玻璃体基底部前界的锯齿缘离断主要发生在鼻下象限。玻璃体基底部的撕裂和位于玻璃体基底部后界的锯齿缘截离比较少见。环形黄斑皱褶伴含有浆液性物质的内界膜下劈裂腔[75],以及位于整个眼底的连同内界膜的玻璃体后脱离，尤其在玻璃体基底部以及视盘周围出血是摇晃婴儿综合征的典型表现。

4.2.3.2 穿通伤

穿通口处的伤口愈合使纤维细胞增殖进入眼内，导致了牵拉性视网膜脱离。组织病理学研究证实了睫状体部和视网膜周边的增生膜[76]。眼内增生开始于外伤后 2~4 日[77],PVD 发生在伤后 1~2 周[78],牵拉性视网膜脱离发生在伤后 7~11 周。玻璃体切割术可以阻止增生[79],考虑到 PVD 的发生,所以伤后 2 周行玻璃体手术风险性较低[80,81],如果 PVD 发生完全就会更有利[82]。然而,Miller 等[83]的研究发现玻璃体在视网膜伤口愈合中起一定的作用。

# 5. 异常玻璃体后脱离(APVD)

当胶体液化超过玻璃体视网膜粘连弱化的程度,APVD 就会发生,在这个交界面上就会存在牵引。APVD 可能导致多种后果，这取决于哪一部分胶原液化严重，哪一部分玻璃体后皮质与视网膜粘连更紧密(如图 14.9)。

## 5.1 APVD 的病因

前面提到的老龄化改变是胶体液化最常见的原因,还有近视、糖尿病和其他比较少见的原因。如果玻璃体视网膜分离到足够允许脱水皱缩(塌陷)的程度，那么玻璃体从视网膜表面脱离将没有严重后遗症。在没有充分的玻璃体视网膜分离的情况下,不稳定的液化玻璃体不能脱离干净,就会导致 APVD。这个过程可发生在全层 APVD，即全层玻璃体后皮质粘连在视网膜某个区域；或者发生在板层厚度的 APVD,即在玻璃体后皮质发生分裂,称为玻璃体劈裂(VS)。伴有 VS 的 APVD 残留外层玻璃体后皮质附着在视网膜上。

有很多原因导致了胶体液化程度与玻璃体视网膜黏附力弱化的不平衡。胶原代谢的先天异常,如 Marfan 综合征、Ehlers-Danlos 综合征、Stickler 综合征[84]导致了早年最大限度的胶体液化并伴有玻璃体视网膜的持续粘连(见第 3 章“遗传性玻璃体视网膜疾病”)。全身情况如糖尿病使玻璃体的生化[85]和结构[86]发生改变,结果导致了糖尿病性视网膜病变[87],这也是病理学上促成增生性糖尿病性视网膜病变和糖尿病性黄斑水肿的重要因素(见第 5 章“糖尿病性玻璃体病变”)。近视相关性改变可以类似地被看作近视性视网膜病变，伴有相对于玻璃体视网膜粘连程度而言过量的玻璃体液化,导致了 APVD 和对玻璃体视网膜界面的过度牵拉。

## 5.2 APVD 对视网膜的影响

对玻璃体视网膜界面的异常牵拉，会对视网膜和玻璃体产生有害的影响。根据持续性玻璃体视网膜粘连的部位，在眼底的很多部位会产生许多病理改变[26,88]。

### 5.2.1 APVD 对周边视网膜的影响

尸检研究发现,14.3%的 PVD 病例与视网膜裂孔有关。13%~19%伴有 PVD 的病例伴有一定程度的玻璃体积血,而当患者出现严重玻璃体积血,检眼镜检查窥不见眼底，会有较高的视网膜裂孔发生率(67%)和视网膜脱离的发生率(39%)[85]。Foos 等在 2334 例尸检病例中发现了 326 例(13.9%)与 PVD 无关的视网膜裂孔[89]。视网膜裂孔也可由玻璃体液的运动导致[90]。当玻璃体附着于视网膜瓣后缘时,可能会发生撕裂,遗留下一个圆形或椭圆形裂孔,而视网膜瓣仍附着于脱离玻璃体皮质的后表面，形成一个盖子。大的脱离的瓣膜会形成囊状结构(见第 20 章“周边部玻璃体视网膜病变”)。

临床上视网膜裂孔[91]的发生率为 5.8%[92]~7.2%[93],最高 13.75%[94],最低 0.59%[19]。尸检的发生率为 3.9%[20]、8.6%[95]、4.7%[96]、8.8%[97]、3.7%[89]和 7.3%[89]。尽管视网膜裂孔在引起视网膜脱离中的作用是毋庸置疑的,裂孔的处理却是有争议的(见第 41 章“孔源性视网膜脱离的预防与治疗”)。Byer[98]认为对无症状的有晶状体眼的视网膜裂孔进行预防性治疗是不正确的。然而，对 166 有视网膜裂孔的患眼的自然病史的研究中,Rutnin[94]观察到有 31 眼(18%)发展

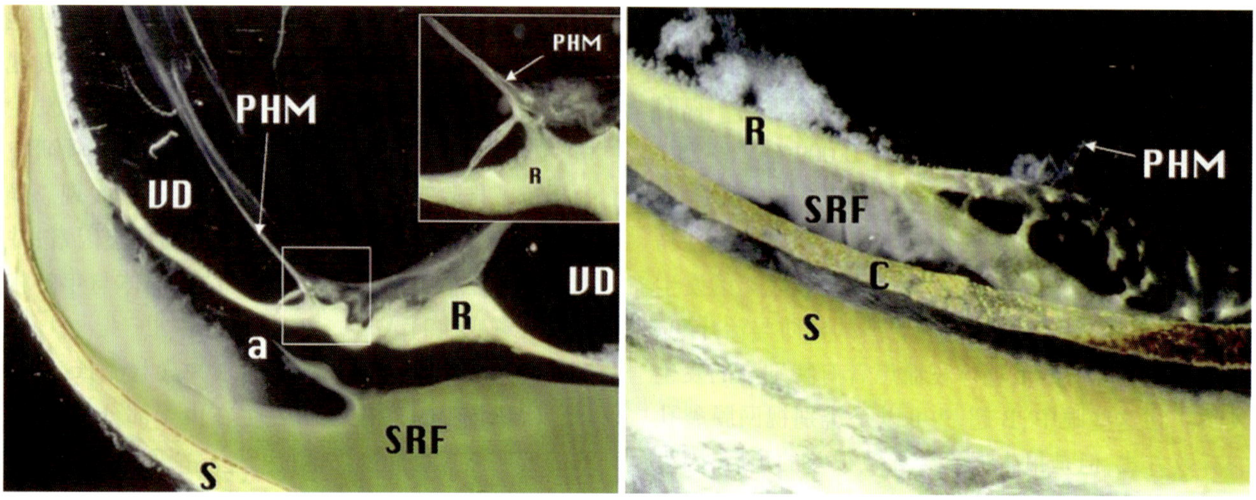


图 14.10 已大部分脱离的脱水皱缩的玻璃体病理改变。异常 PVD 伴玻璃体后皮质与视网膜的持续粘连，导致了在相同位置玻璃体视网膜牵拉的两种表现——伴视网膜下液（SRF）的牵拉性视网膜脱离和牵拉性视网膜劈裂（如右图所示）。在脱离视网膜下及视网膜劈裂区均可见到渗出物。高倍放大率（右图）显示了视网膜由在位到抬高隆起的转变，也显示了一些小区域的牵拉性视网膜劈裂。（VD，玻璃体脱离；R，视网膜；C，脉络膜；S，巩膜）（Reprinted with permission from Faulborn and Ardjomand[127]）

确。此外，黄斑区玻璃体劈裂和视网膜前膜形成具有临床相关性；所以，“premacular menbrane（黄斑前膜）”或者“PMM”比“epiretinal membrane（视网膜前膜）”或“ERM”更准确。术语“黄斑前膜（macular pucker）”应当指异常黄斑前增生膜的一种（但不是唯一）的临床表现，例如，黄斑扭曲或皱褶。此外，术语“特发性 ERM”不再合适，因为我们现在知道了这种情况不再是特发的，玻璃体是发病原因。

在临床检查中，当分离的玻璃体皮质后层仍与视网膜的 ILM 粘连时，玻璃体劈裂的内壁临床上经常与 PVD 混淆。有时超声检查法能够根据分层的层厚探测到玻璃体劈裂的裂开层次（如图 14.11）。20% 增生性糖尿病性视网膜病变的患眼可用超声探测到玻璃体劈裂[115]，OCT 能在大约一半有黄斑皱褶和黄斑裂孔的患眼中检出玻璃体劈裂[118]，但其他玻璃体黄斑病变也存在玻璃体劈裂（如图 14.12）。

（1）前部及后部劈裂

根据劈裂的程度和是否存在持续性玻璃体视盘粘连（见第 17 章“玻璃体视盘粘连与牵拉”），不同厚度的玻璃体劈裂可对玻璃体视网膜界面产生不同的影响（如图 14.13）。据前所述，由于玻璃体皮质有很多层组成，因此玻璃体劈裂可发生在玻璃体皮质的多种不同层次。回顾一下，玻璃体后皮质含有单核细胞，称为玻璃体细胞，嵌在视网膜内界膜前 50~75μm 的单层皮质内（见第 10 章“玻璃体细胞与玻璃体视网膜生理和病理”）。如果玻璃体劈裂发生在玻璃体细胞水平之前，就会留下相对厚的细胞性的膜附着在黄斑，该膜向心性（朝向中心凹）收缩会导致黄斑皱褶。如果玻璃体劈裂发生在玻璃体细胞水平之后，就会留下相对薄的低细胞含量的黄斑前膜，该膜离心切线方向收缩会导致黄斑裂孔，尤其在伴有玻璃体视盘粘连时，88.2% 的病例出现了这种现象[119]。

（2）黄斑皱褶

伴随着 APVD 的玻璃体劈裂，黄斑前膜收缩，导致显著的视力损害和视物变形，有时需要手术干预（如图 14.14）。对剥除的前膜组织的研究表明有星形胶质细胞和视网膜色素上皮细胞（RPE）的存在，但也可能有其他有相似外形的细胞存在——如玻璃体细胞（见第 10 章“玻璃体细胞与玻璃体视网膜生理和病理”）。Zhao 等对从 79 只伴有黄斑皱褶或玻璃体黄斑牵拉综合征的患眼取得的内界膜组织标本进行检查，发现玻璃体细胞是黄斑前细胞增殖的主要细胞类型[120]。曾有假设认为，当玻璃体劈裂撕裂玻璃体皮质位于玻璃体细胞之前，遗留下的附着于黄斑区的带有细胞成分的厚膜，是导致黄斑皱褶的原因。此外，最近研究表明[47]已经证实，几乎一半伴有黄斑皱褶的患者有超过一处视网膜收缩点。随着视网膜收缩点的增加，会有较高的视网膜内囊

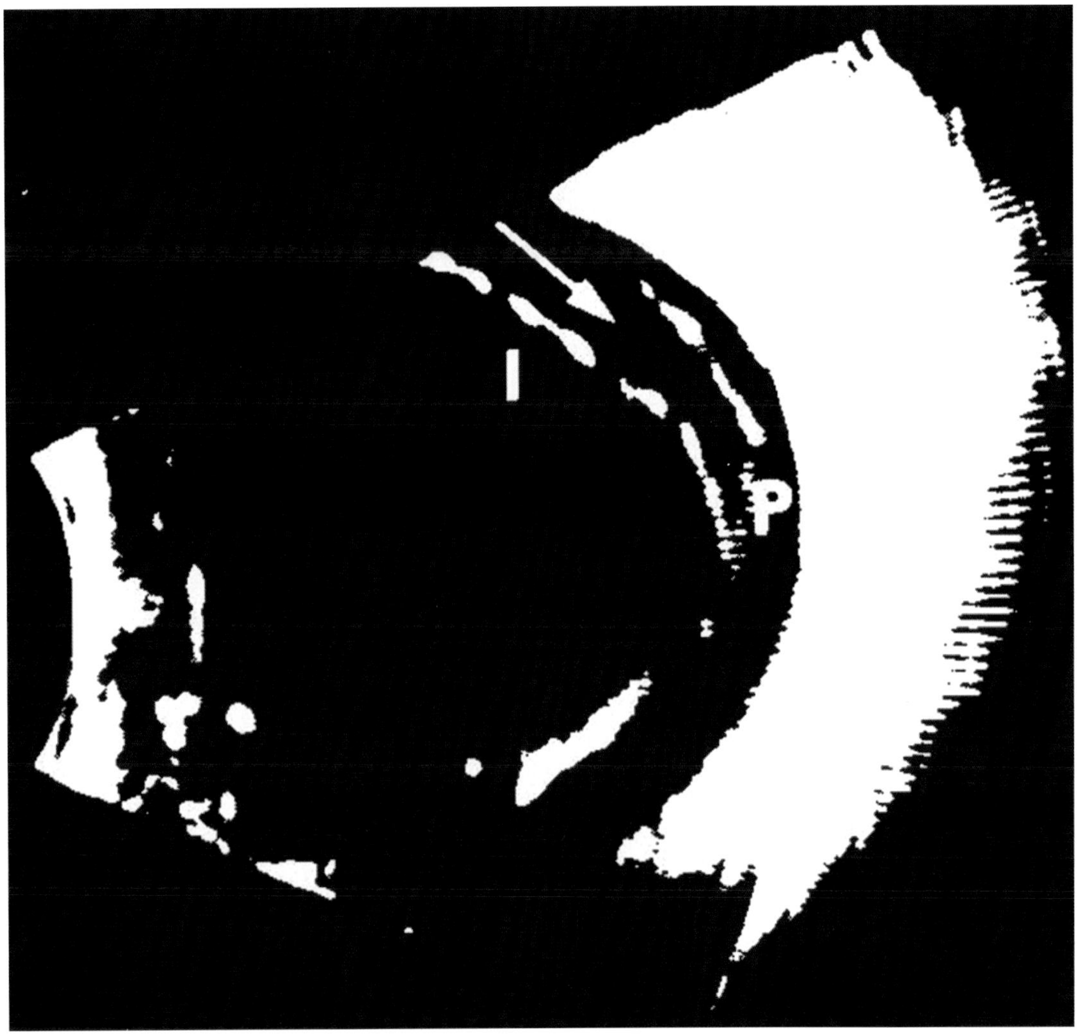


图 14.11 玻璃体劈裂的超声图像。B 型超声对人眼玻璃体劈裂进行扫描，可观察到玻璃体后皮质劈裂的内(I)、外(P)层。箭头显示劈裂产生的空间。(Courtesy of Ron Green, MD; Reprinted with permission from Sebag[25])

肿的发生率和黄斑显著增厚[47]。

(3)黄斑裂孔

全层黄斑裂孔(FTMH)定义为伴有自内界膜至视网膜色素上皮层视网膜全层中断的中心凹损伤，通常用 OCT 进行检查。关于 FTMH 的发病机制有多种理论，如原发性(玻璃体牵拉)和继发性(外伤、黄斑变性、高度近视、渗出性 AMD 和 PVD 导致的退化变薄)原因。最近国际玻璃体黄斑牵拉研究小组根据直径(小孔：≤250μm；中等大小孔：250~400μm；大孔：≥400μm)，玻璃体状态(伴或不伴玻璃体黄斑牵拉)和相关条件(原发或继发)将 FTMH 进行分型[106]。这种分类方式非常重要，因为孔径大小和有无玻璃体黄斑牵拉可以预测药物或手术治疗黄斑裂孔的解剖及功能成功率[107]。

目前的手术经验清楚表明 APVD 是 FTMH 的病因[121]。Johnson 和 Gass[122]提出了切线牵拉理论，认为中心凹旁玻璃体的收缩从 4 个阶段诱发了 FTMH 的发生。在过去 Gass 的分级被广泛使用，近 20 年来 OCT 获得的数据为我们对 FTMH 的发病机制和进展提供了更多的资料。因此，基于 OCT 的 IVTS 分级系统，目前是常规使用的标准体系(见第 16 章“玻璃体黄斑粘连/牵拉与黄斑裂孔”)。关于玻璃体切线牵拉有 3 种可能机制：液性玻璃体的运动和反流；玻璃体皮质的细胞重塑；玻璃体劈裂后凝缩的玻璃体皮质上细胞膜的收缩[26,123,124]。OCT-SLO 图像发现 MH 眼中有一半病例存在玻璃体劈裂[50]。在

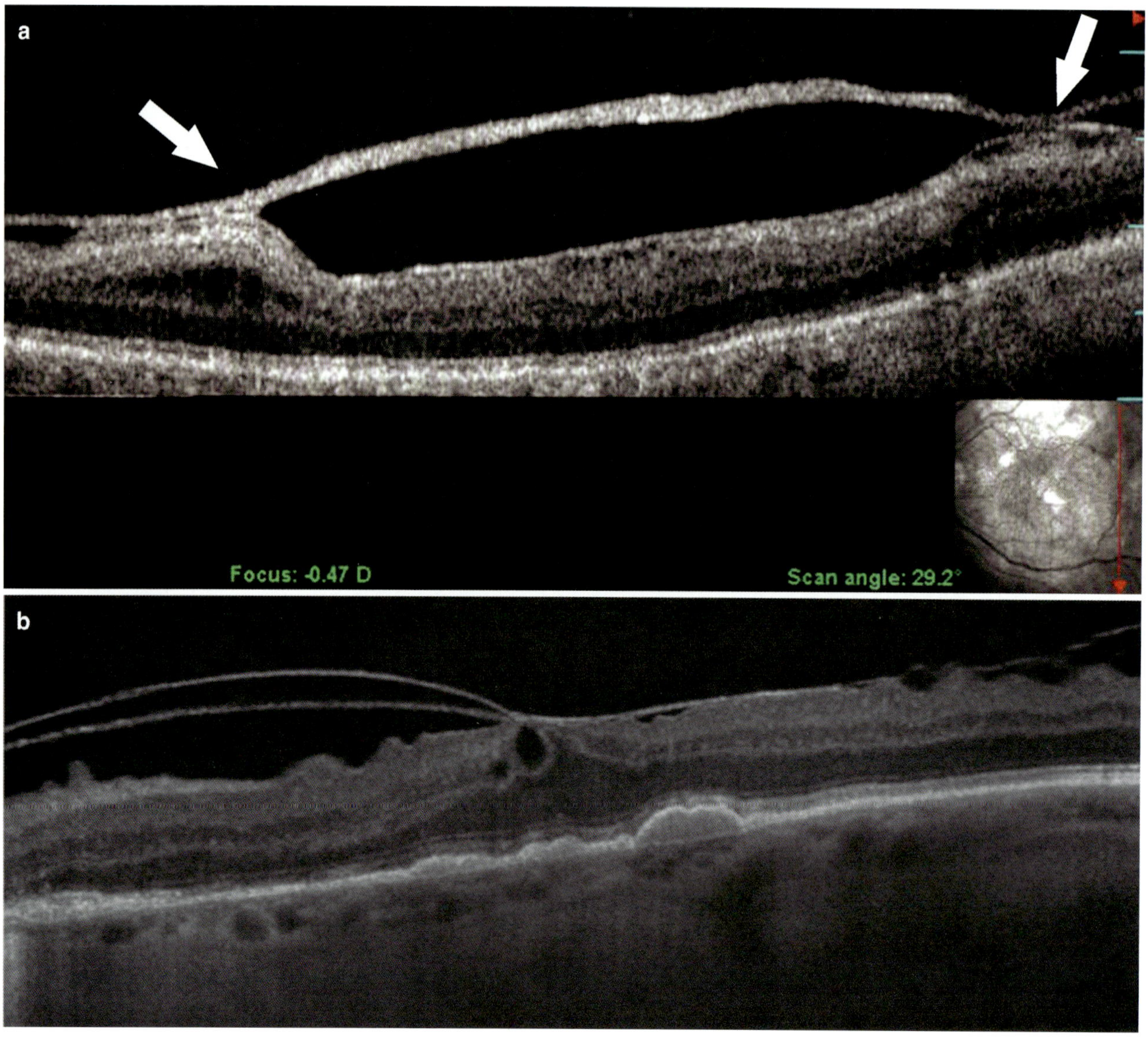


图 14.12 玻璃体劈裂。(a)SD-OCT/SLO 显示玻璃体后皮质的分裂,为玻璃体劈裂。玻璃体劈裂腔的内外壁在两个位置重新结合成全层玻璃体后皮质(箭头所示)。在这两个部位,有相当大的力量施加在视网膜上,足够在一边牵拉起视网膜(向左侧),造成牵拉性视网膜劈裂。(b)玻璃体劈裂的 OCT 图像显示在玻璃体劈裂内外层重新结合成全层玻璃体后皮质的部位产生的牵拉力足够强大,可产生下方的中心凹腔囊。需注意的是,这个患者也有年龄相关性黄斑变性。(Courtesy of Jay S. Duker, MD)(待续)

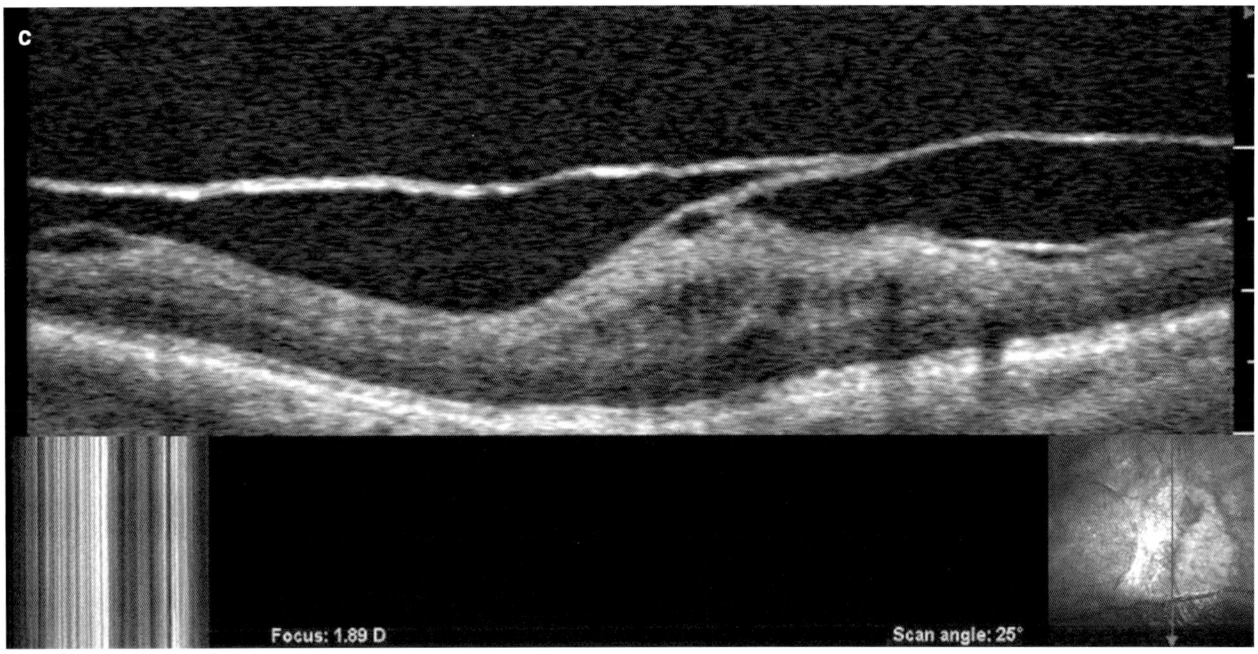


图 14.12(续)　(c)SD-OCT 结合 SLO 显示玻璃体劈裂可以有多个层次，因为玻璃体后皮质由多个板层结构组成。在本病例中，2~3 层玻璃体劈裂层重新结合的部位，对视网膜的牵拉是非常明显的。

剩下的一半病例中，很可能有全层玻璃体从周边部视网膜分离，伴有全层玻璃体后皮质的粘连，持续对黄斑牵拉。在对玻璃体手术中取出的黄斑前膜组织进行超微结构研究时，Smiddy 等[125]在所有病例中发现了玻璃体皮质。

玻璃体视盘粘连（vitreo-papillary adhesion，VPA；见第 17 章“玻璃体视盘粘连与牵拉”）可能对 MH 发病起着重要作用，因为在 88.2%黄斑裂孔的患者中发现了玻璃体视盘粘连（如图 14.15）。VPA 在板层黄斑裂孔和黄斑皱褶中有视网膜内囊样间隙的患眼中很常见[119]。这些囊腔不是渗出的结果，而是切线牵拉的结果；因此它们是“囊腔”而不是“囊肿”。VPA 反映了作用于黄斑上切线方向力量的矢量，并产生向外的牵拉力，打开了中央的裂隙。黄斑皱褶中，往往没有 VPA，切线牵拉矢量是向心的，导致了黄斑皱褶。如图 14.9 所示，这些可能是不包括玻璃体劈裂的 FTMH 的病例。虽然如此，这些病例很可能伴有玻璃体视盘粘连，影响了异常 PVD 发展过程中牵拉矢量的方向。

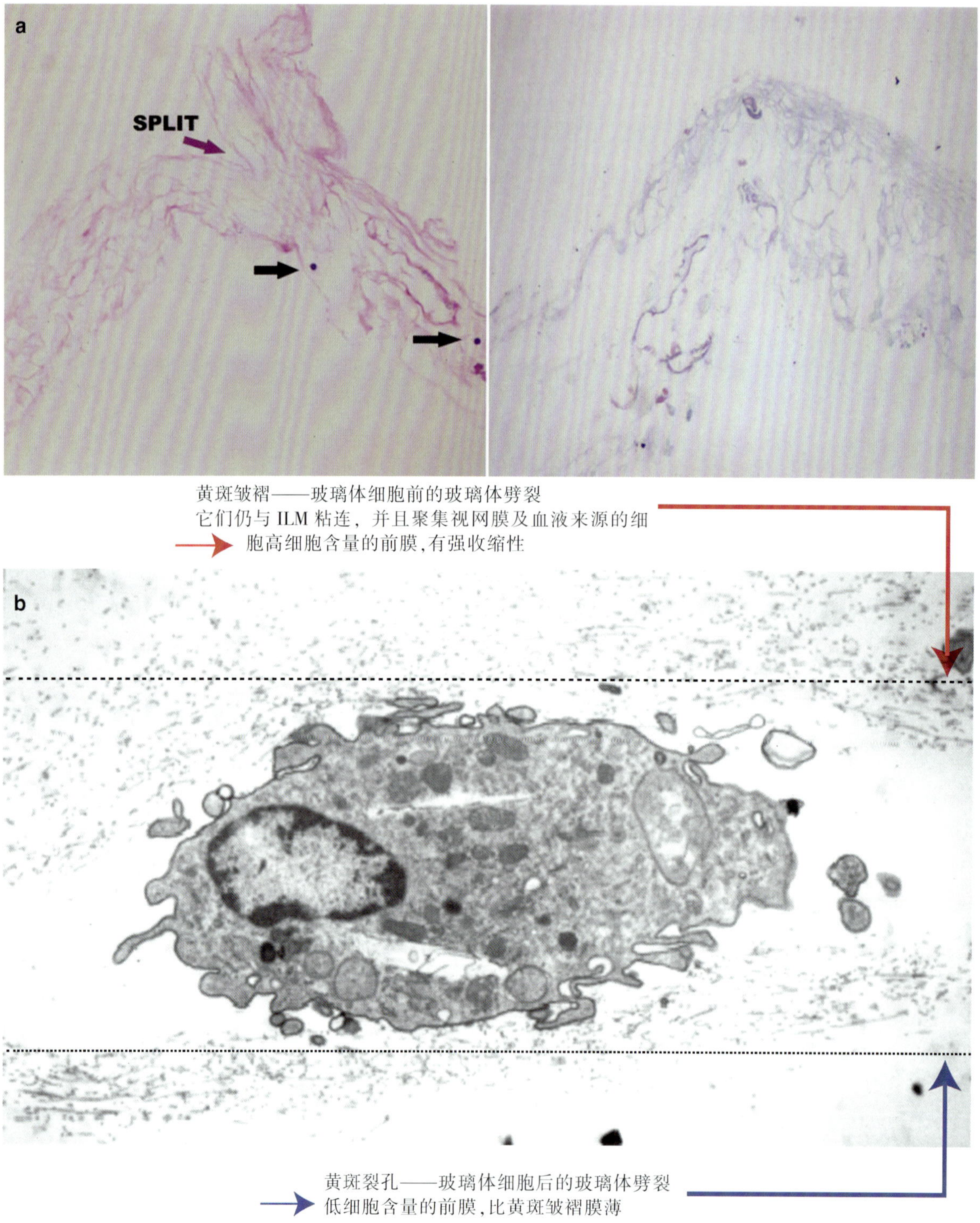


图 14.13 玻璃体劈裂。(a)玻璃体劈裂的病理组织学。伴有玻璃体劈裂和黄斑皱褶的手术标本的病理组织学。上排左图是用高碘酸-希夫染色，显示了手术中剥除的黄斑前膜中的劈裂处(紫色箭头所示)。在这个组织中有两个玻璃体细胞(黑色箭头所示)，这与这种组织是玻璃体后皮质的观点一致。(Courtesy of N Rao, MD; 放大倍数：225×)上排右图显示相同个体的前膜组织显示了阿利新蓝染色阳性，证实了它等同于玻璃体后皮质。(Courtesy of N Rao, MD; 放大倍数：300×)(From Gupta et al[118])(b)玻璃体劈裂的超微结构。透射电镜检查显示了一个玻璃体细胞嵌于玻璃体后皮质的致密胶原基质里(original magnification, 放大倍数：11 670×)。上面是玻璃体皮质的前部，下面是玻璃体皮质的后部。根据玻璃体劈裂发生的层次，如果劈裂发生在玻璃体细胞前(红色箭头下的大虚线)，那么在不规则 PVD 过程中，黄斑区就会有一个细胞含量多且厚的膜；如果劈裂发生在单层玻璃体细胞之后(蓝色箭头上的虚线箭头)，那么黄斑区黏附的就是一个细胞含量少且薄的膜。(Modified from Sebag[25])

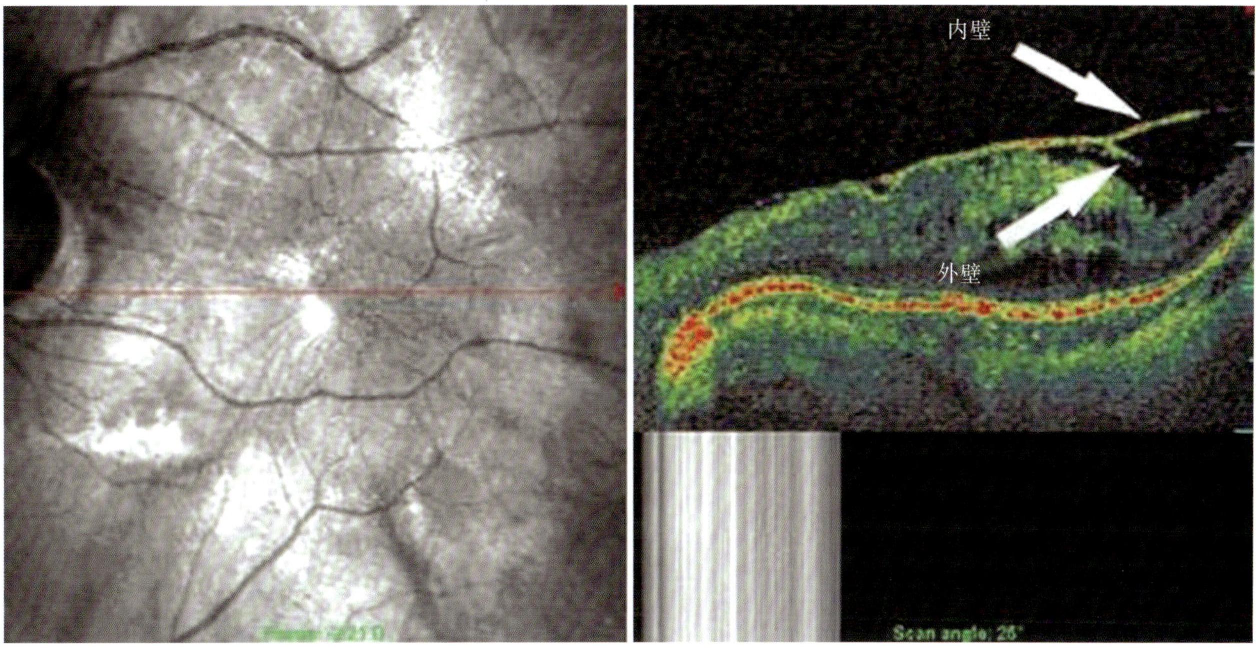


图 14.14 SLO(左图)和玻璃体视网膜界面的 OCT 图像显示了在黄斑皱褶中玻璃体劈裂的两个壁(内侧壁在前,朝向照片的顶部;外侧壁在后部,朝向底部)。(From Gupta et al[118])

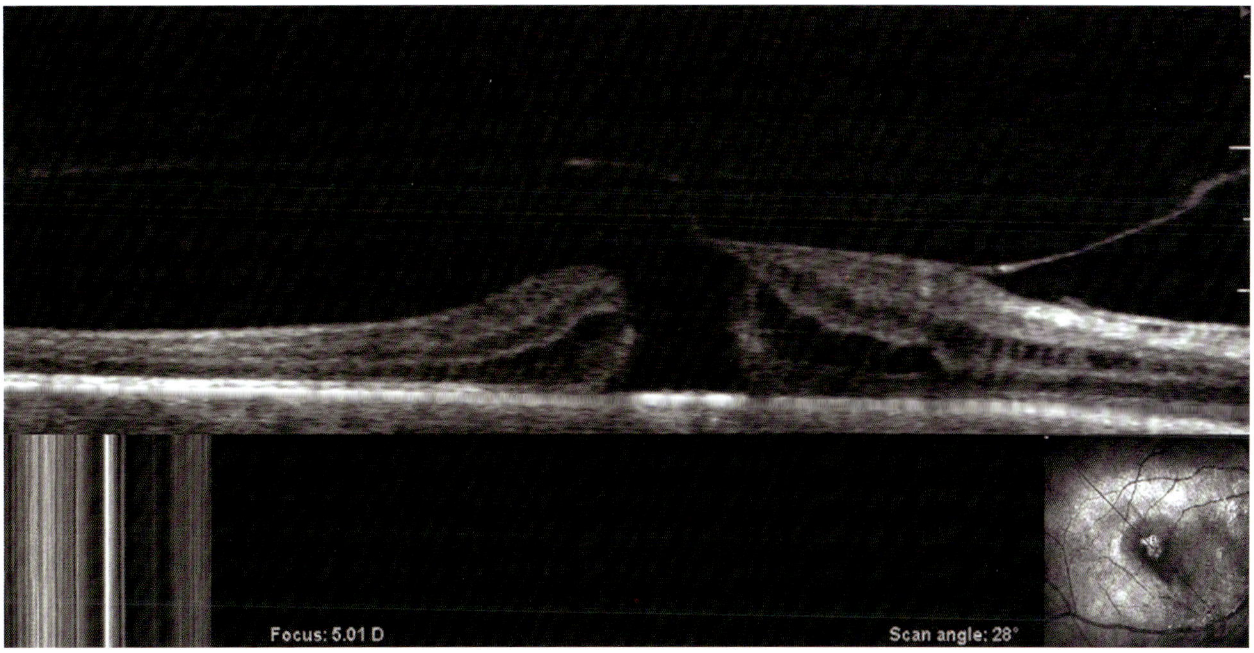


图 14.15 中心凹区域的 OCT-SLO 图像显示了伴有玻璃体切线方向牵拉的全层黄斑裂孔。全层玻璃体后皮质的持续黏附对黄斑产生牵拉力。在图像右侧可见非常明显的玻璃体劈裂。

**缩略词**

| | |
|---|---|
| AMD | 年龄相关性黄斑变性 |
| APVD | 异常玻璃体后脱离 |
| CME | 黄斑囊样水肿 |
| DME | 糖尿病性黄斑水肿 |
| PDR | 增生性糖尿病性视网膜病变 |
| ECCE | 白内障囊外摘除术 |
| FTMH | 全层黄斑裂孔 |
| HA | 透明质酸 |
| ICCE | 白内障囊内摘除术 |
| ILM | 内界膜 |
| MH | 黄斑裂孔 |
| MP | 黄斑皱褶 |
| OCT | 光学相干断层扫描 |
| PVD | 玻璃体后脱离 |
| PVP | 后部玻璃体囊袋 |
| SD-OCT | 谱域光学相干断层扫描 |
| OCT-SLO | 光学相干断层扫描联合激光扫描检眼镜 |
| SS-OCT | 扫频光学相干断层扫描 |
| VMTS | 玻璃体黄斑牵拉综合征 |
| VPA | 玻璃体视盘粘连 |

## 参考文献


1. Schmut O, Mallinger R, Paschke E. Studies on a distinct fraction of bovine vitreous body collagen. Graefes Arch Clin Exp Ophthalmol. 1984;221(6):286–9.
2. Scott JE, Chen Y, Brass A. Secondary and tertiary structures involving chondroitin and chondroitin sulphates in solution, investigated by rotary shadowing/electron microscopy and computer simulation. Eur J Biochem. 1992;209(2):675–80.
3. Sebag J. Vitreous anatomy, aging, and anomalous posterior vitreous detachment. In: Dartt DA, editor. Encyclopedia of the eye. Oxford: Academic Press; 2010. p. 307–15.
4. Itakura H, Kishi S, Li D, Akiyama H. Observation of posterior precortical vitreous pocket using swept-source optical coherence tomography. Invest Ophthalmol Vis Sci. 2013;54(5):3102–7.
5. Shimada H, Hirose T, Yamamoto A, Nakashizuka H, Hattori T, Yuzawa M. Depiction of the vitreous pocket by optical coherence tomography. Int Ophthalmol. 2011;31(1):51–3.
6. Kakehashi A, Kado M, Akiba J, Hirokawa H. Biomicroscopic findings of premacular posterior vitreous. Nihon Ganka Gakkai Zasshi. 1995;99(3):323–8.
7. Kamei A, Totani A. Isolation and characterization of minor glycosaminoglycans in the rabbit vitreous body. Biochem Biophys Res Commun. 1982;109(3):881–7.
8. Akiba J, Ueno N, Chakrabarti B. Age-related changes in the molecular properties of vitreous collagen. Curr Eye Res. 1993;12(10):951–4.
9. Brown D, Hamdi H, Bahri S, Kenney MC. Characterization of an endogenous metalloproteinase in human vitreous. Curr Eye Res. 1994;13(9):639–47.
10. Brown DJ, Bishop P, Hamdi H, Kenney MC. Cleavage of structural components of mammalian vitreous by endogenous matrix metalloproteinase-2. Curr Eye Res. 1996;15(4):439–45.
11. Los LI, van der Worp RJ, van Luyn MJ, Hooymans JM. Age-related liquefaction of the human vitreous body: LM and TEM evaluation of the role of proteoglycans and collagen. Invest Ophthalmol Vis Sci. 2003;44(7):2828–33.
12. Aguayo J, Glaser B, Mildvan A, Cheng HM, Gonzalez RG, Brady T. Study of vitreous liquefaction by NMR spectroscopy and imaging. Invest Ophthalmol Vis Sci. 1985;26(5):692–7.
13. Snowden JM. The stabilization of in vivo assembled collagen fibrils by proteoglycans/glycosaminoglycans. Biochim Biophys Acta. 1982;703(1):21–5.
14. Takahashi M, Jalkh A, Hoskins J, Trempe CL, Schepens CL. Biomicroscopic evaluation and photography of liquefied vitreous in some vitreoretinal disorders. Arch Ophthalmol. 1981;99(9):1555–9.
15. Goldmann H. Senile changes of the lens and the vitreous. The Arthur J. Bedell lecture. Am J Ophthalmol. 1964;57:1–13.
16. Sebag J. Age-related changes in human vitreous structure. Graefes Arch Clin Exp Ophthalmol. 1987;225(2):89–93.
17. Sebag J. Age-related differences in the human vitreoretinal interface. Arch Ophthalmol. 1991;109(7):966–71.
18. Sebag J. Anatomy and pathology of the vitreo-retinal interface. Eye (Lond). 1992;6(Pt 6):541–52.
19. Smith RE, Ganley JP. Ophthalmic survey of a community. 1. Abnormalities of the ocular fundus. Am J Ophthalmol. 1972;74(6):1126–30.
20. Teng CC, Katzin HM. An anatomic study of the periphery of the retina. I. Nonpigmented epithelial cell proliferation and hole formation. Am J Ophthalmol. 1951;34(9):1237–48.
21. Wang J, McLeod D, Henson DB, Bishop PN. Age-dependent changes in the basal retinovitreous adhesion. Invest Ophthalmol Vis Sci. 2003;44(5):1793–800.
22. Sebag J. Vitreous base. The vitreous: structure, function, and pathobiology. New York: Springer; 1989. p. 39–40.
23. Sebag J, Hageman GS. Interfaces. Eur J Ophthalmol. 2000;10(1):1–3.
24. Gartner J. Electron microscopic observations on the cilio-zonular border area of the human eye with particular reference to the aging changes. Z Anat Entwicklungsgesch. 1970;131(3):263–73.
25. Sebag J. The vitreous – structure, function, and pathobiology. New York: Springer; 1989
26. Sebag J. Anomalous posterior vitreous detachment: a unifying concept in vitreo-retinal disease. Graefes Arch Clin Exp Ophthalmol. 2004;242(8):690–8.
27. Balazs EA, Denlinger JL. Aging changes in the vitreous. In: Sekuler R, Kline D, Dismukes K, editors. Aging and human visual function. New York: Liss; 1982. p. 45–57.
28. Eisner G. Posterior vitreous detachment. Klin Monbl Augenheilkd. 1989;194(5):389–92.
29. Foos RY, Wheeler NC. Vitreoretinal juncture. Synchysis senilis and posterior vitreous detachment. Ophthalmology. 1982;89(12):1502–12.
30. Kishi S, Hagimura N, Shimizu K. The role of the premacular liquefied pocket and premacular vitreous cortex in idiopathic macular hole development. Am J Ophthalmol. 1996;122(5):622–8.
31. Larsson L, Osterlin S. Posterior vitreous detachment. A combined clinical and physiochemical study. Graefes Arch Clin Exp Ophthalmol. 1985;223(2):92–5.
32. Johnson MW. Posterior vitreous detachment: evolution and complications of its early stages. Am J Ophthalmol. 2010;149(3):371–82 e1.
33. Kishi S, Demaria C, Shimizu K. Vitreous cortex remnants at the fovea after spontaneous vitreous detachment. Int Ophthalmol. 1986;9(4):253–60.

34. Arzabe CW, Akiba J, Jalkh AE, Quiroz MA, Trempe CL, McMeel JW, et al. Comparative study of vitreoretinal relationships using biomicroscopy and ultrasound. Graefes Arch Clin Exp Ophthalmol. 1991;229(1):66–8.
35. Kicova N, Bertelmann T, Irle S, Sekundo W, Mennel S. Evaluation of a posterior vitreous detachment: a comparison of biomicroscopy, B-scan ultrasonography and optical coherence tomography to surgical findings with chromodissection. Acta Ophthalmol. 2012;90(4):e264–8.
36. Mamou J, Aristizabal O, Silverman RH, Ketterling JA, Turnbull DH. High-frequency chirp ultrasound imaging with an annular array for ophthalmologic and small-animal imaging. Ultrasound Med Biol. 2009;35(7):1198–208.
37. Oksala A. Ultrasonic findings in the vitreous body at various ages. Albrecht Von Graefes Arch Klin Exp Ophthalmol. 1978;207(4):275–80.
38. Spaide RF. Measurement of the posterior precortical vitreous pocket in fellow eyes with posterior vitreous detachment and macular holes. Retina. 2003;23(4):481–5.
39. Walton KA, Meyer CH, Harkrider CJ, Cox TA, Toth CA. Age-related changes in vitreous mobility as measured by video B scan ultrasound. Exp Eye Res. 2002;74(2):173–80.
40. Zimmerman RL. In vivo measurements of the viscoelasticity of the human vitreous humor. Biophys J. 1980;29(3):539–44.
41. Silverman RH, Ketterling JA, Mamou J, Coleman DJ. Improved high-resolution ultrasonic imaging of the eye. Arch Ophthalmol. 2008;126(1):94–7.
42. Silverman RH, Ketterling JA, Mamou J, Lloyd HO, Filoux E, Coleman DJ. Pulse-encoded ultrasound imaging of the vitreous with an annular array. Ophthalmic Surg Lasers Imaging. 2012;43(1):82–6.
43. Barak Y, Ihnen MA, Schaal S. Spectral domain optical coherence tomography in the diagnosis and management of vitreoretinal interface pathologies. J Ophthalmol. 2012;2012:876472.
44. Folgar FA, Toth CA, DeCroos FC, Girach A, Pakola S, Jaffe GJ. Assessment of retinal morphology with spectral and time domain OCT in the phase III trials of enzymatic vitreolysis. Invest Ophthalmol Vis Sci. 2012;53(11):7395–401.
45. Gallemore RP, Jumper JM, McCuen 2nd BW, Jaffe GJ, Postel EA, Toth CA. Diagnosis of vitreoretinal adhesions in macular disease with optical coherence tomography. Retina. 2000;20(2):115–20.
46. Hillenkamp J, Kraus J, Framme C, Jackson TL, Roider J, Gabel VP, et al. Retreatment of full-thickness macular hole: predictive value of optical coherence tomography. Br J Ophthalmol. 2007;91(11):1445–9.
47. Gupta P, Sadun AA, Sebag J. Multifocal retinal contraction in macular pucker analyzed by combined optical coherence tomography/scanning laser ophthalmoscopy. Retina. 2008;28(3):447–52.
48. Koizumi H, Spaide RF, Fisher YL, Freund KB, Klancnik Jr JM, Yannuzzi LA. Three-dimensional evaluation of vitreomacular traction and epiretinal membrane using spectral-domain optical coherence tomography. Am J Ophthalmol. 2008;145(3):509–17.
49. Le Rouic JF, Rispoli M. Vitreomacular interface alteration: a new semiology with en face optical coherence tomography. In: Lumbroso B, Huang D, Romano A, Rispoli M, Coscas G, editors. Clinical enface OCT atlas. New York: Jaypee Brothers; 2013. p. 355–65.
50. Sebag J, Gupta P, Rosen RR, Garcia P, Sadun AA. Macular holes and macular pucker: the role of vitreoschisis as imaged by optical coherence tomography/scanning laser ophthalmoscopy. Trans Am Ophthalmol Soc. 2007;105:121–9. discussion 9–31.
51. Itakura H, Kishi S. Aging changes of vitreomacular interface. Retina. 2011;31(7):1400–4.
52. Itakura H, Kishi S. Evolution of vitreomacular detachment in healthy subjects. JAMA Ophthalmol. 2013;131:1348–52.
53. Mojana F, Kozak I, Oster SF, Cheng L, Bartsch DU, Brar M, et al. Observations by spectral-domain optical coherence tomography combined with simultaneous scanning laser ophthalmoscopy: imaging of the vitreous. Am J Ophthalmol. 2010;149(4):641–50.
54. Grulkowski I, Liu JJ, Potsaid B, Jayaraman V, Lu CD, Jiang J, et al. Retinal, anterior segment and full eye imaging using ultrahigh speed swept source OCT with vertical-cavity surface emitting lasers. Biomed Opt Express. 2012;3(11):2733–51.
55. Liu JJ, Grulkowski I, Kraus MF, Potsaid B, Lu CD, Baumann B, et al. In vivo imaging of the rodent eye with swept source/Fourier domain OCT. Biomed Opt Express. 2013;4(2):351–63.
56. Hilding AC. Normal vitreous, its attachments and dynamics during ocular movement. AMA Arch Ophthalmol. 1954;52(4):497–514.
57. Hilding AC. Alterations in the form, movement, and structure of the vitreous body in aphakic eyes. AMA Arch Ophthalmol. 1954;52(5):699–709.
58. Osterlin S. Macromolecular composition of the vitreous in the aphakic owl monkey eye. Exp Eye Res. 1978;26(1):77–84.
59. Osterlin S. Changes in the molecular morphology of the vitreous after intraocular surgery. Acta Ophthalmol. 1970;48(4):829.
60. Kawano SI, Honda Y, Negi A. Effects of biological stimuli on the viscosity of the vitreous. Acta Ophthalmol. 1982;60(6):977–91.
61. Osterlin S. Changes in the vitreous with age. Trans Ophthalmol Soc U K. 1975;95(3):372–7.
62. Gregor Z, Ryan SJ. Combined posterior contusion and penetrating injury in the pig eye. II. Histological features. Br J Ophthalmol. 1982;66(12):799–804.
63. Heller MD, Straatsma BR, Foos RY. Detachment of the posterior vitreous in phakic and aphakic eyes. Mod Probl Ophthalmol. 1972;10:23–36.
64. McDonnell PJ, Patel A, Green WR. Comparison of intracapsular and extracapsular cataract surgery. Histopathologic study of eyes obtained postmortem. Ophthalmology. 1985;92(9):1208–25.
65. Hauer Y, Barkay S. Vitreous detachment in aphakic eyes. Br J Ophthalmol. 1964;48:341–3.
66. Jaffe NS, Light DS. Vitreous changes produced by cataract surgery. A study of 1,058 aphakic eyes. Arch Ophthalmol. 1966;76(4):541–53.
67. Foos RY. Posterior vitreous detachment. Trans Am Acad Ophthalmol Otolaryngol. 1972;76(2):480–97.
68. Akiba J. Prevalence of posterior vitreous detachment in high myopia. Ophthalmology. 1993;100(9):1384–8.
69. Weber-Krause B, Eckardt C. Incidence of posterior vitreous detachment in the elderly. Ophthalmologe. 1997;94(9):619–23.
70. Kobayashi H, Ogino N. Incidence of posterior detachment in healthy eyes with age, sex and refraction as variables. Rinsho Ganka. 1985;39:514–5.
71. Hayreh SS, Jonas JB. Posterior vitreous detachment: clinical correlations. Ophthalmologica. 2004;218(5):333–43.
72. Shao L, Xu L, You QS, Wang YX, Chen CX, Yang H, et al. Prevalence and associations of incomplete posterior vitreous detachment in adult Chinese: the Beijing Eye study. PLoS One. 2013;8(3):e58498.
73. You QS, Peng XY, Xu L, Chen CX, Wang YX, Jonas JB. Myopic maculopathy imaged by optical coherence tomography: the Beijing Eye study. Ophthalmology. 2013;16.
74. Cox MS, Schepens CL, Freeman HM. Retinal detachment due to ocular contusion. Arch Ophthalmol. 1966;76(5):678–85.
75. Massicotte SJ, Folberg R, Torczynski E, Gilliland MG, Luckenbach MW. Vitreoretinal traction and perimacular retinal folds in the eyes of deliberately traumatized children. Ophthalmology. 1991;98(7):1124–7.
76. Winthrop SR, Cleary PE, Minckler DS, Ryan SJ. Penetrating eye injuries: a histopathological review. Br J Ophthalmol. 1980;64(11):809–17.
77. Faulborn J, Topping TM. Proliferations in the vitreous cavity after perforating injuries. A histopathological study. Albrecht Von Graefes Arch Klin Exp Ophthalmol. 1978;205(3):157–66.
78. Cleary PE, Ryan SJ. Histology of wound, vitreous, and retina in experimental posterior penetrating eye injury in the rhesus monkey. Am J Ophthalmol. 1979;88(2):221–31.
79. Abrams GW, Topping TM, Machemer R. Vitrectomy for injury: the effect on intraocular proliferation following perforation of the posterior segment of the rabbit eye. Arch Ophthalmol. 1979;97(4):743–8.
80. Cleary PE, Ryan SJ. Vitrectomy in penetrating eye injury. Results of a controlled trial of vitrectomy in an experimental posterior penetrating eye injury in the rhesus monkey. Arch Ophthalmol. 1981;99(2):287–92.
81. Spalding SC, Sternberg Jr P. Controversies in the management of

posterior segment ocular trauma. Retina. 1990;10 Suppl 1:S76–82.
82. Gregor Z, Ryan SJ. Complete and core vitrectomies in the treatment of experimental posterior penetrating eye injury in the rhesus monkey. II. Histologic features. Arch Ophthalmol. 1983;101(3):446–50.
83. Miller B, Miller H, Patterson R, Ryan SJ. Effect of the vitreous on retinal wound-healing. Graefes Arch Clin Exp Ophthalmol. 1986;224(6):576–9.
84. Snead MP, Yates JR. Clinical and molecular genetics of Stickler syndrome. J Med Genet. 1999;36(5):353–9.
85. Sebag J, Buckingham B, Charles MA, Reiser K. Biochemical abnormalities in vitreous of humans with proliferative diabetic retinopathy. Arch Ophthalmol. 1992;110(10):1472–6.
86. Sebag J. Abnormalities of human vitreous structure in diabetes. Graefes Arch Clin Exp Ophthalmol. 1993;231(5):257–60.
87. Sebag J. Diabetic vitreopathy. Ophthalmology. 1996;103(2):205–6.
88. Streeten BA. Disorders of the vitreous. In: Garner A, Klintworth GK, editors. Pathobiology of the ocular disease – a dynamic approach. New York/Basel: Marcel Dekker; 1982. p. 1381–419.
89. Foos RY. Tears of the peripheral retina; pathogenesis, incidence and classification in autopsy eyes. Mod Probl Ophthalmol. 1975;15:68–81.
90. Machemer R. The importance of fluid absorption, traction, intraocular currents, and chorioretinal scars in the therapy of rhegmatogenous retinal detachments. XLI Edward Jackson memorial lecture. Am J Ophthalmol. 1984;98(6):681–93.
91. Sigelman J. Vitreous base classification of retinal tears: clinical application. Surv Ophthalmol. 1980;25(2):59–70.
92. Halpern JI. Routine screening of the retinal periphery. Am J Ophthalmol. 1966;62(1):99–102.
93. Byer NE. Clinical study of retinal breaks. Trans Am Acad Ophthalmol Otolaryngol. 1967;71(3):461–73.
94. Rutnin U, Schepens CL. Fundus appearance in normal eyes. II. The standard peripheral fundus and developmental variations. Am J Ophthalmol. 1967;64(5):840–52.
95. Boniuk M, Butler FC. An autopsy study of lattice degeneration, retinal breaks, and retinal pits. In: McPherson A, editor. New and controversial aspects of retinal detachment. New York: Hoeber; 1968.
96. Spencer LM, Foos RY. Paravascular vitreoretinal attachments. Role in retinal tears. Arch Ophthalmol. 1970;84(5):557–64.
97. Barishak YR, Stein R. Retinal breaks without retinal detachment in autopsy eyes. Acta Ophthalmol. 1972;50(2):147–59.
98. Byer NE. The natural history of asymptomatic retinal breaks. Ophthalmology. 1982;89(9):1033–9.
99. Neumann E, Hyams S. Conservative management of retinal breaks. A follow-up study of subsequent retinal detachment. Br J Ophthalmol. 1972;56(6):482–6.
100. Haimann MH, Burton TC, Brown CK. Epidemiology of retinal detachment. Arch Ophthalmol. 1982;100(2):289–92.
101. Bohringer HR. Statistics on the frequency and risks on retinal detachment. Ophthalmologica. 1956;131(4–5):331–4.
102. Kramer SG, Benson WE. Prophylactic therapy of retinal breaks. Surv Ophthalmol. 1977;22(1):41–7.
103. Combs JL, Welch RB. Retinal breaks without detachment: natural history, management and long term follow-up. Trans Am Ophthalmol Soc. 1982;80:64–97.
104. DiBernardo C, Blodi B, Byrne SF. Echographic evaluation of retinal tears in patients with spontaneous vitreous hemorrhage. Arch Ophthalmol. 1992;110(4):511–4.
105. Sarrafizadeh R, Hassan TS, Ruby AJ, Williams GA, Garretson BR, Capone Jr A, et al. Incidence of retinal detachment and visual outcome in eyes presenting with posterior vitreous separation and dense fundus-obscuring vitreous hemorrhage. Ophthalmology. 2001;108(12):2273–8.
106. Duker JS, Kaiser PK, Binder S, de Smet MD, Gaudric A, Reichel E, Sadda SR, Sebag J, Spaide RF, Stalmans P. The International Vitreomacular Traction Study Group classification of vitreomacular adhesion, traction, and macular hole. Ophthalmology. 2013;17.
107. Stalmans P, Duker JS, Kaiser PK, Heier JS, Dugel PU, Gandorfer A, Sebag J, Haller JA. OCT-based interpretation of the vitreomacular interface and indications for pharmacologic vitreolysis. Retina. 2013;33(10):2003–11.
108. Krebs I, Brannath W, Glittenberg C, Zeiler F, Sebag J, Binder S. Posterior vitreomacular adhesion: a potential risk factor for exudative age-related macular degeneration? Am J Ophthalmol. 2007;144(5):741–6.
109. Robison CD, Krebs I, Binder S, Barbazetto IA, Kotsolis AI, Yannuzzi LA, Sadun AA, Sebag J. Vitreomacular adhesion in active and end-stage age-related macular degeneration. Am J Ophthalmol. 2009;148(1):79–82 e2.
110. Mayr-Sponer U, Waldstein SM, Kundi M, Ritter M, Golbaz I, Heiling U, et al. Influence of the vitreomacular interface on outcomes of Ranibizumab therapy in neovascular age-related macular degeneration. Ophthalmology. 2013;120(12):2620–9.
111. Uney GO, Unlu N, Acar MA, Hazirolan D, Altiparmak UE, Yalniz-Akkaya Z, et al. Role of posterior vitreous detachment on outcome of anti-vascular endothelial growth factor treatment in age-related macular degeneration. Retina. 2014;34:32–7.
112. Bottos J, Elizalde J, Arevalo JF, Rodrigues EB, Maia M. Vitreomacular traction syndrome. J Ophthalmic Vis Res. 2012;7(2):148–61.
113. Wang MY, Nguyen D, Hindoyan N, Sadun AA, Sebag J. Vitreopapillary adhesion in macular hole and macular pucker. Retina. 2009;29(5):644–50.
114. Haouchine B, Massin P, Gaudric A. Foveal pseudocyst as the first step in macular hole formation: a prospective study by optical coherence tomography. Ophthalmology. 2001;108(1):15–22.
115. Chu TG, Lopez PF, Cano MR, Freeman WR, Lean JS, Liggett PE, et al. Posterior vitreoschisis. An echographic finding in proliferative diabetic retinopathy. Ophthalmology. 1996;103(2):315–22.
116. Schwatz SD, Alexander R, Hiscott P, Gregor ZJ. Recognition of vitreoschisis in proliferative diabetic retinopathy. A useful landmark in vitrectomy for diabetic traction retinal detachment. Ophthalmology. 1996;103(2):323–8.
117. Sebag J. Vitreoschisis in diabetic macular edema. Invest Ophthalmol Vis Sci. 2011;52(11):8455–6. author reply 6–7.
118. Gupta P, Yee KM, Garcia P, Rosen RB, Parikh J, Hageman GS, Sadun AA, Sebag J. Vitreoschisis in macular diseases. Br J Ophthalmol. 2011;95(3):376–80.
119. Sebag J, Wang MY, Nguyen D, Sadun AA. Vitreopapillary adhesion in macular diseases. Trans Am Ophthalmol Soc. 2009;107:35–44.
120. Zhao F, Gandorfer A, Haritoglou C, Scheler R, Schaumberger MM, Kampik A, et al. Epiretinal cell proliferation in macular pucker and vitreomacular traction syndrome: analysis of flat-mounted internal limiting membrane specimens. Retina. 2013;33(1):77–88.
121. Haritoglou C, Reiniger IW, Schaumberger M, Gass CA, Priglinger SG, Kampik A. Five-year follow-up of macular hole surgery with peeling of the internal limiting membrane: update of a prospective study. Retina. 2006;26(6):618–22.
122. Johnson RN, Gass JD. Idiopathic macular holes. Observations, stages of formation, and implications for surgical intervention. Ophthalmology. 1988;95(7):917–24.
123. Gartner J. Electron-microscopic study on the fibrillar network and fibrocyte–collagen interactions in the vitreous cortex at the ora serrata of human eyes with special regard to the role of disintegrating cells. Exp Eye Res. 1986;42(1):21–33.
124. Sebag J. Vitreous: the resplendent enigma. Br J Ophthalmol. 2009;93(8):989–91.
125. Smiddy WE, Green WR, Michels RG, de la Cruz Z. Ultrastructural studies of vitreomacular traction syndrome. Am J Ophthalmol. 1989;107(2):177–85.
126. Sebag J, Balazs EA. Morphology and ultrastructure of human vitreous fibers. Invest Ophthalmol Vis Sci. 1989;30:1867–71.
127. Faulborn J, Ardjomand N. Tractional retinoschisis in proliferative diabetic retinopathy: a histopathologic study. Graefes Arch Clin Exp Ophthalmol. 2000;238:40–4.

# 第 15 章 玻璃体黄斑疾病的病理

Arnd Gandorfer, Ricarda G. Schumann, Christos Haritoglou, Anselm Kampik

## 本章要点



A.Gandorfer, MD(✉)
Department of Ophthalmology,
MVZ Memmingen and Ludwig Maximilian University,
Munich, Germany Department of Oppthalmology,
University Eye Hospital, Ludwig-Maximilians-University,
Mathildenstr 8, Munich 80336, Germany
e-mail: arnd.gandorfer@me.com

R.G. Schumann, MD·A. Kampik, MD
Department of Ophthalmology, Ludwig-Maximilians-University,
Munich, Germany
Department of Opthalmology,
University Eye Hospital, Ludwig-Maximilians-University,
Mathildenstr 8, Munich 80336, Germany
e-mail: ricarda.schumann@med.uni-muenchen.de;
anselm.kampik@med.uni-muenchen.de

C. Haritoglou, MD
Department of Ophthalmology, Duke Carl Theodor Eye Clinic,
Ludwig Maximilian University, Munich, Germany
Department of Ophthalmology, University Eye Hospital,
Ludwig-Maximilians-University, Mathildenstr 8,
80336 Munich, Germany
e-mail: christos.haritoglou@med.uni-muenchen.de

**关键词**

玻璃体;玻璃体后皮质;内界膜;异常玻璃体后脱离;玻璃体劈裂;玻璃体黄斑疾病;组织病理学;玻璃体细胞;肌成纤维细胞 α-SMA 介导收缩

**核心概念**

1. 伴有玻璃体劈裂的异常 PVD 对于内界膜上的细胞增殖和由于玻璃体劈裂玻璃体皮质胶原残留起主要作用。这些细胞经历肌成纤维细胞的转分化形成可以收缩的细胞膜。
2. 尽管胶质细胞可以穿过内界膜并且在内界膜玻璃体面形成细胞增殖,但这些不会造成视网膜变形,因此在病理学中不是主要因素。相反,玻璃体细胞嵌入玻璃体皮质并且在 PVD 之后残留于其中,这是造成视物干扰的黄斑前膜的主要细胞成分。
3. 玻璃体黄斑牵拉由 α-SMA 介导的胶质细胞转分化收缩产生,尤其是玻璃体细胞。

## 1. 引言

玻璃体黄斑疾病的特点是作用在黄斑上的牵拉。这种牵拉由玻璃体,特别是玻璃体后皮质和视网膜的内界膜之间的张力产生。理论上,来自玻璃体黄斑粘连的牵拉力或者与视网膜表面呈切线方向或者呈垂直方向。事实上,两种病变经常联合存在,形成具有典型病理特点的临床疾病,如黄斑褶皱、黄斑裂孔和玻璃体黄斑牵拉综合征。

玻璃体和黄斑的黏附在病理标本中很少发现。由于基本上不会有症状,因此很少诊治,也没有手术标本可用。在摘除的眼球中,病变经常明显改变,包括玻璃体视网膜表面。观察者通常会关注其他病理改变,如肿瘤或眼球痨的改变。然而,这不意味着玻璃体黄斑粘连罕见。现代影像学技术,如OCT,可以显示这些单凭生物显微镜无法发现的玻璃体黄斑粘连。不同的是,残留的玻璃体皮质能够经常在标本中发现。考虑到它们的透明度和菲薄的厚度,它们通常不会在光镜下可见。然而,它们能够在扫描电子显微镜下被观察到(图15.1)。

文献中常见"视网膜前膜(epiretinal membrane,ERM)"一词。这个术语是不准确的,原因有两个:术语中,"epi"表示紧贴一个结构或在一个结构旁边的位置,这个结构在这里指视网膜。因此,"epiretinal"一词代表视网膜下或视网膜前的位置。在所有讨论的情况中,膜的位置是在视网膜前;因此,前缀"pre"更准确,并且将被使用,而不是"epi"。此外,所有讨论的情况是黄斑疾病,不是视网膜疾病。

因此,黄斑前膜(premacular membrane,PMM)为更准确的术语,在这里用以指曾被描述为视网膜表面膜(ERM)的情况。黄斑褶皱表示异常黄斑前膜的一种临床结果。此外,"特发性"视网膜表面膜不再是一个适当的关于黄斑褶皱的描述,因为我们知道玻璃体是导致这种情况的原因,如下讨论(见第18

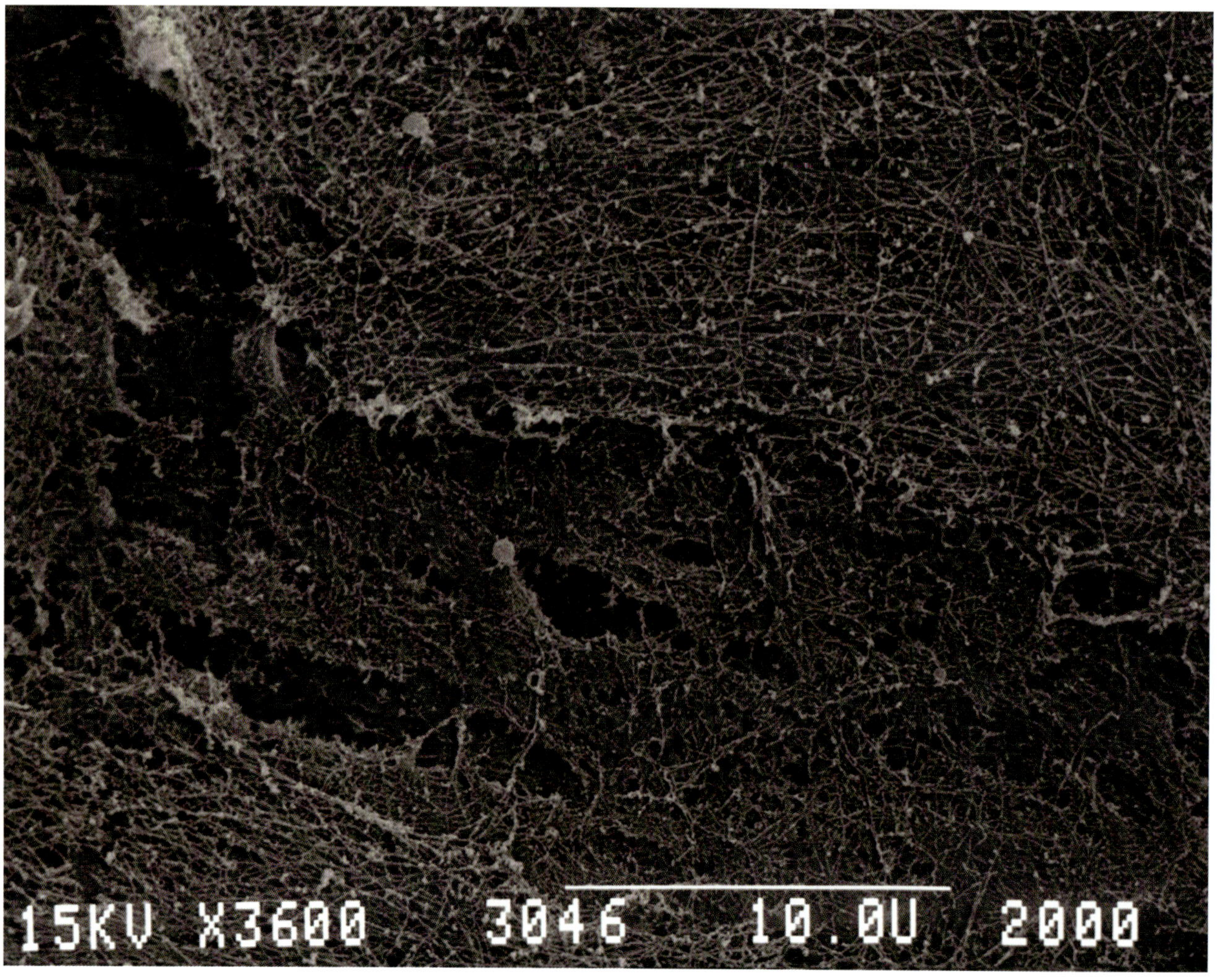


图15.1 内界膜上玻璃体皮质的残留物。扫描电镜显示胶原纤维形成的致密网状结构。放大倍数:3600×(With permission from Gandorfer et al[1])

章“玻璃体与黄斑皱褶”)。

## 2. 玻璃体黄斑牵拉综合征

如果玻璃体黄斑粘连牵拉在黄斑部持续较长时间,黄斑功能将被扰乱,并且患者会出现症状。许多学者对手术标本进行组织病理学和超微结构研究,探讨玻璃体黄斑牵拉综合征的病理。重要的是区分黄斑前膜标本是局部剥除还是全部剥除。第一种情况,当黄斑前膜被剥除时,要注意非计划剥除的内界膜区域玻璃体皮质、黄斑前部细胞和视网膜内界膜之间的关系。黄斑前膜全部剥除时,可以通过连续切片研究标本,并且可以可靠地反映出玻璃体、黄斑前部细胞和内界膜的相互作用。在玻璃体黄斑牵拉综合征,全部剥除的标本显示玻璃体皮质附着于ILM。超微结构分析表明,天然的玻璃体胶原有特征性的直径 8~15nm 规律排列的原纤维。根据我们的经验,这些玻璃体黄斑的粘连是不完全玻璃体后脱离的结果,Sebag 将其描述为异常的玻璃体后脱离[2],通常伴有玻璃体皮质的劈裂,之前有关于它的临床[3]及组织病理学的描述[4](第 14 章“异常玻璃体后脱离与玻璃体劈裂”)。

细胞增殖是玻璃体黄斑牵拉综合征的常见表现,由此形成的黄斑前膜并不是总能在生物显微镜下见到(图 15.2)。这些细胞薄膜通常沿着玻璃体黄斑部粘连处从视网膜表面向脱离的玻璃体后皮质后表面生长。如果有天然的玻璃体胶原层夹在黄斑前膜和内界膜之间,这些细胞将在玻璃体劈裂间隙的内表面生长。在这两种情况下,细胞薄膜都会在玻璃体和视网膜间形成一个牢固的连接,并且通过细胞增殖加固玻璃体黄斑部的粘连。

2002 年,我们对玻璃体黄斑牵拉综合征患者的全部剥除的手术标本进行了系列研究[5]。借助这些技术,这是第一个系统性的关于细胞增殖、玻璃体皮质和内界膜原位排列的研究(图 15.3)。有半数的眼表现出单个细胞或细胞单层覆盖于内界膜的玻璃体表面,以致在生物显微镜下检测不到黄斑前增殖或玻璃体黄斑界面褶皱。另有半数眼显示为黄斑前的纤维细胞组织,被一层天然的玻璃体胶原从内界膜分开(图 15.4),就像有完全玻璃体后脱离的黄斑前膜中的黄斑褶皱的临床特点。

## 3. 黄斑褶皱

玻璃体切割术获得的第一个手术标本是来自黄斑褶皱的黄斑前膜[7]。经历手术的眼睛表现出显著的黄斑前部细胞增殖的晚期病理表现,伴有黄斑变形和视力损失。这些研究目的在于描述这些细胞在视网膜前增殖的作用[8,9]。简而言之,这些细胞在数量上的不同取决于潜在的疾病,在性质上,黄斑褶皱眼的黄斑前膜表现出一致的显微结构特点。分析 56 例患有不同疾病的玻璃体手术眼中取得的黄斑前膜和玻璃体膜,有 5 种形态上可区别的细胞类型:①视网膜色素上皮细胞(RPE),只在合并视网膜脱离时明显;②巨噬细胞;③纤维细胞;④纤维星形胶质细胞,所有疾病组都有;⑤肌成纤维细胞,主要是纤维细胞,偶尔有 RPE 或者纤维星形胶质细胞。在不同类型的黄斑前膜中细胞类型的组合不同,但是胶原的形成和肌成纤维细胞的增长是其共同特点,似乎是各种细胞的内在能力。这两个共性似乎是黄斑前膜和玻璃体膜收缩功能的基础[8,9]。以后,黄斑前膜细胞根据它们的超显微结构特点而分类。

### 3.1 细胞类型

(1)纤维星形胶质细胞:以胞浆内大量中间型 10nm 微丝黏附性联结复合物和基底膜产物的极化为特征。

(2)肌成纤维细胞:特征为含粗面内质网、梭形胞核和胞体,缺乏胞浆内中间类型 10nm 微丝和基底膜,但质膜下聚集有 5~7nm 的含梭形密度物的胞质细丝。

(3)纤维细胞:特征为有丰富的粗面内质网和高尔基复合体、梭形的细胞体和细胞核,缺乏胞浆内微丝和基底膜。

(4)玻璃体细胞:与巨噬细胞相似,通常有分叶核、高度发达的高尔基复合体,粗面和光面内质网,许多大型溶酶体颗粒和吞噬体。它们位于距离后部视网膜内界膜 20~50nm 的玻璃体皮质内,属于单核细胞/巨噬细胞系统,并且由骨髓衍生[10]。

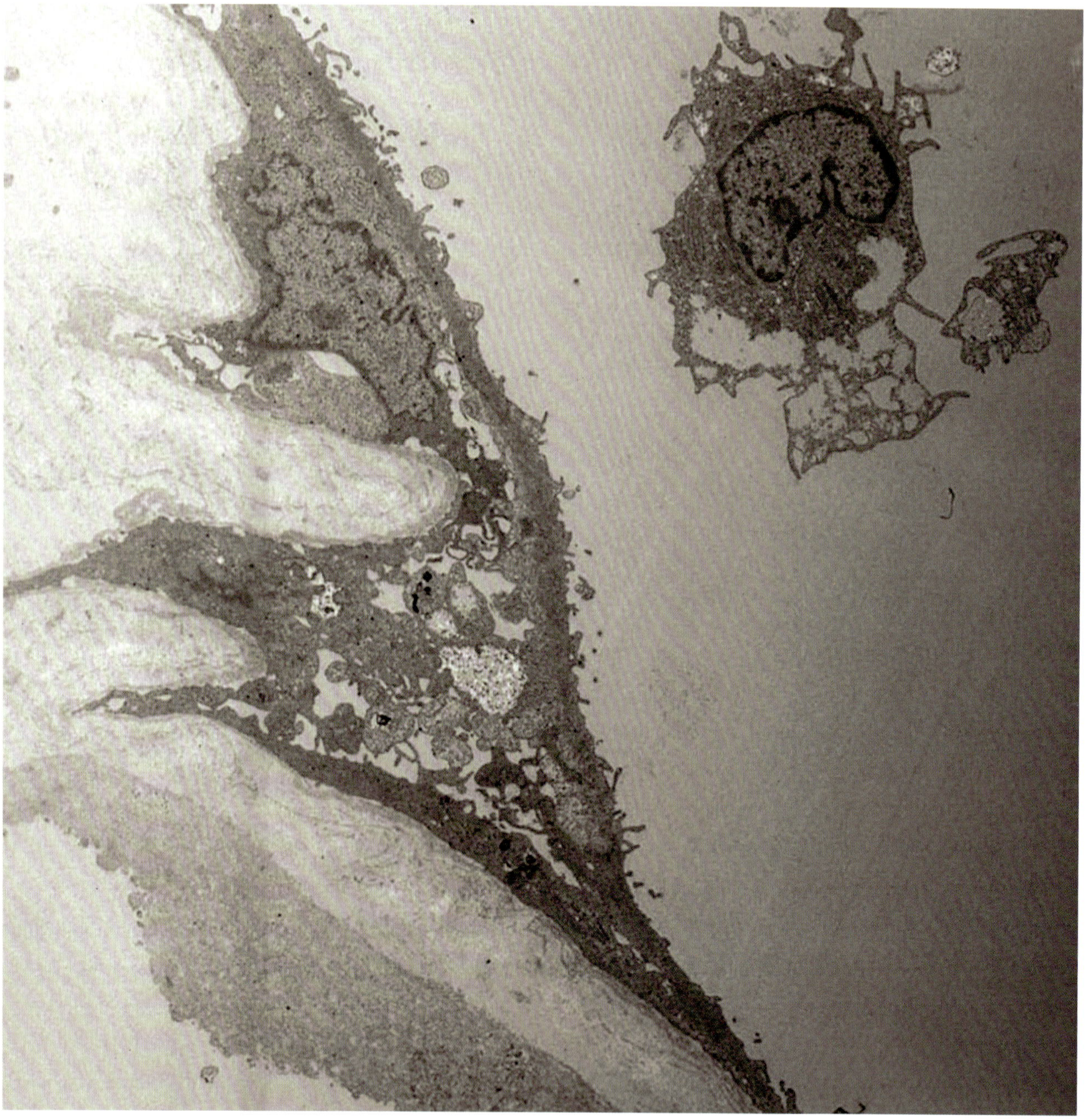

图 15.2 玻璃体黄斑牵拉综合征。细胞多分子层位于覆盖在玻璃体皮质的内界膜上，沿着玻璃体条索生长。放大倍数：1800×。(With permission from Gandorfer et al.[5])

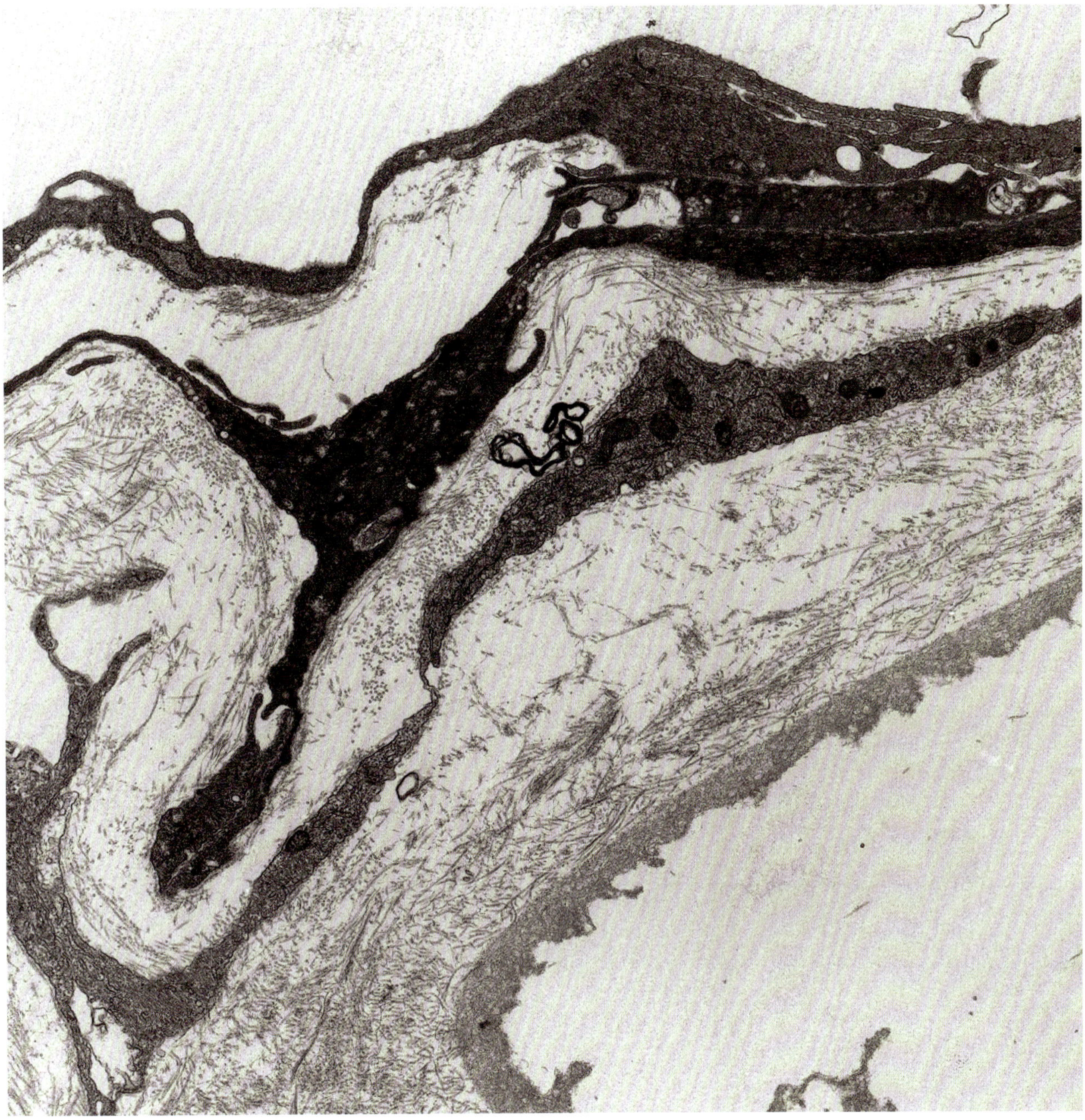

图 15.3　在原生玻璃体胶原上的黄斑前膜。放大倍数:4800×。(With permission from Gandorfer et al.[6])

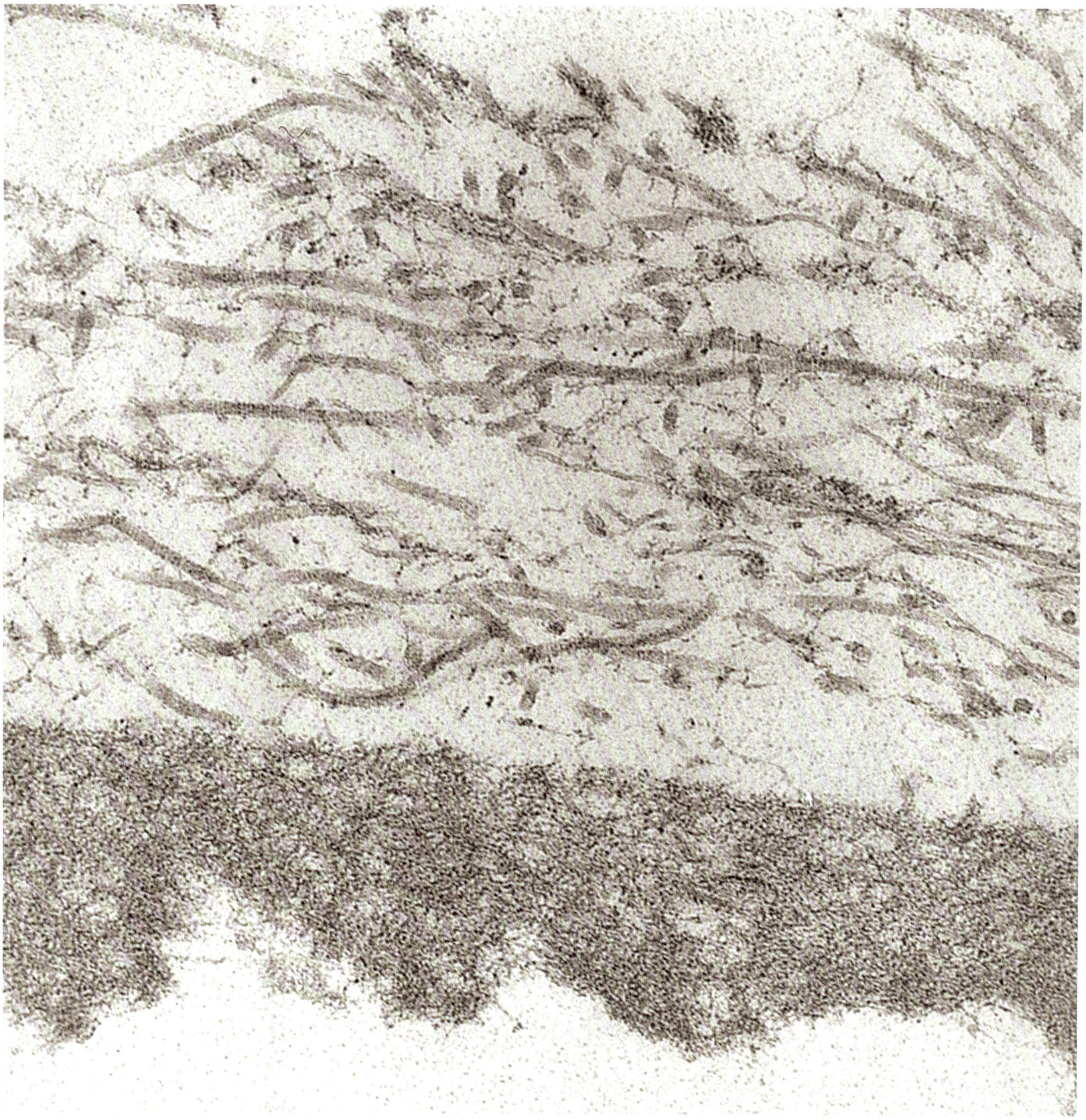

图 15.4 内界膜上的原生玻璃体胶原。为图 15.3 的更高放大倍率。有典型的玻璃体皮质胶原的规律排列。放大倍数：40 000×。(With permission from Gandorfer et al.[6])

### 3.2 细胞定位

在早期的研究中，细胞增殖显著是因为疾病发展的慢性过程，超过半数病例的内界膜被非计划剥除了，这不是由于剥除过度，而是由于严重的黄斑前增殖导致内界膜内折。然而，这些标本让我们更好理解细胞排列和视网膜的内界膜的关系。在很多例子中，有一层玻璃体胶原夹在细胞和内界膜中。这被后来黄斑前膜和内界膜被刻意地完全剥除的研究证明[11]。如前所述，玻璃体和黄斑前膜的关系在早年的研究未被录入，因为缺乏先进的成像技术，而且在黄斑前膜剥除之前玻璃体就被切除了。另外，没有染色剂可用于着染玻璃体黄斑界面的不同结构。染色辅助的黄斑手术，称为染色剥除技术(见第 34 章“玻璃体视网膜手术中的化学染色技术”)[12]。让我们在手术中见我所见，即剥除染色处，来研究黄斑前组织，如玻璃体皮质、黄斑前增殖和内界膜，我们将再次在超微结构下评估[13,14]。这样可以明确剥离的组织并提供单独研究黄斑前组织和内界膜的可能。与手术标本的干扰和相差显微镜检查相结合，可得出在内界膜处被移除和剩余的细胞数量。

2012 年，我们发表了关于黄斑前膜剥除和剥除标本病理特征的文章[15](图 15.5)。在大概 1/3 的病例中，黄斑前膜和内界膜一同被剥除。在这些标本中，可直接看到细胞在内界膜上增殖。然而，在剩下 2/3 的病例中，在剥除后，内界膜仍在黄斑上，其中细胞数量为未剥除内界膜中的 20%。

在大多数眼中，剥除黄斑前膜导致玻璃体皮质裂开以及随后的玻璃体劈裂，遗留一些细胞和胶原附着于黄斑。留下的细胞主要是胶质细胞和玻璃体细胞。这些研究在两个方面很有趣：①如果是伴有玻璃体劈裂的异常玻璃体后脱离，黄斑前膜在玻璃体胶原层上生长，如果是完全玻璃体后脱离，黄斑前膜则直接在内界膜上生长；②这两种类型在起源细胞、黄斑前膜的组成物以及对黄斑功能的影响方面均不同。正如 Foos 和其他学者[16]之前提到的，这类似于没有视觉障碍的“简单”的黄斑前膜与有视觉功能损害的黄斑前膜的区别(图 15.6)。

### 3.3 细胞来源

导致黄斑前细胞增殖的来源细胞仍有争论。只有视网膜色素上皮细胞是明确的，但它们只在视网膜脱离及增生性玻璃体视网膜病变(PVR)或者合并视网膜裂孔的牵拉性黄斑病变中起作用(见第 22 章“玻璃体视网膜界面细胞增殖与 PVR 及相关疾病”)。然而，大多数行黄斑手术的手术标本中没有见到 RPE 细胞。

玻璃体细胞是骨髓分化的玻璃体皮质细胞。他们是通过血管系统还是通过睫状体到达玻璃体的不是完全明确(见第 10 章“玻璃体细胞与玻璃体视网膜生理和病理”)。

纤维神经胶质细胞从视网膜神经胶质分化而来。它们是没有视网膜变形的“单纯”黄斑前膜的起源[17]。增殖的神经胶质细胞被发现于患有黄斑变性的患者剥除的内界膜视网膜面[18]。之前提出，纤维星形胶质细胞通过内界膜裂孔进入玻璃体，虽然这真会发生，但它们在黄斑前膜造成视觉障碍起多大作用还不清楚[17]。我们通过系统的方式观察黄斑裂孔眼的内界膜小孔的研究支持了这个假说（图 15.8)。这个研究分析了 112 个术后黄斑裂孔眼内界膜标本并且做了一系列切片去检测内界膜小孔[19]，只发现了 3 个小孔。虽然胶质细胞确实可以穿过内界膜，但是不足以假定它们是造成视觉障碍的黄斑前膜大量细胞的原因。

玻璃体细胞是黄斑前增殖的更好解释，免疫组织化学结果见下文。

## 4. 黄斑裂孔

从 20 世纪 90 年代内界膜剥除技术的出现，我们常规地将黄斑裂孔眼的内界膜剥除并且做标本的超微结构分析[20]。早期的研究致力于证实内界膜剥除的可行性，直到 2000 年没有染色剥离，后来使用 ICG、锥虫蓝或者亮蓝 G 染色。这些研究表明，剥除的确是内界膜，在黄斑裂孔的眼睛经常会存在黄斑前细胞增殖[21,22]。大多数的标本显示有单层或多层纤维星形胶质细胞，伴有单一的巨噬细胞或成纤维细胞。玻璃体和新生成的胶质占据内界膜和这些细

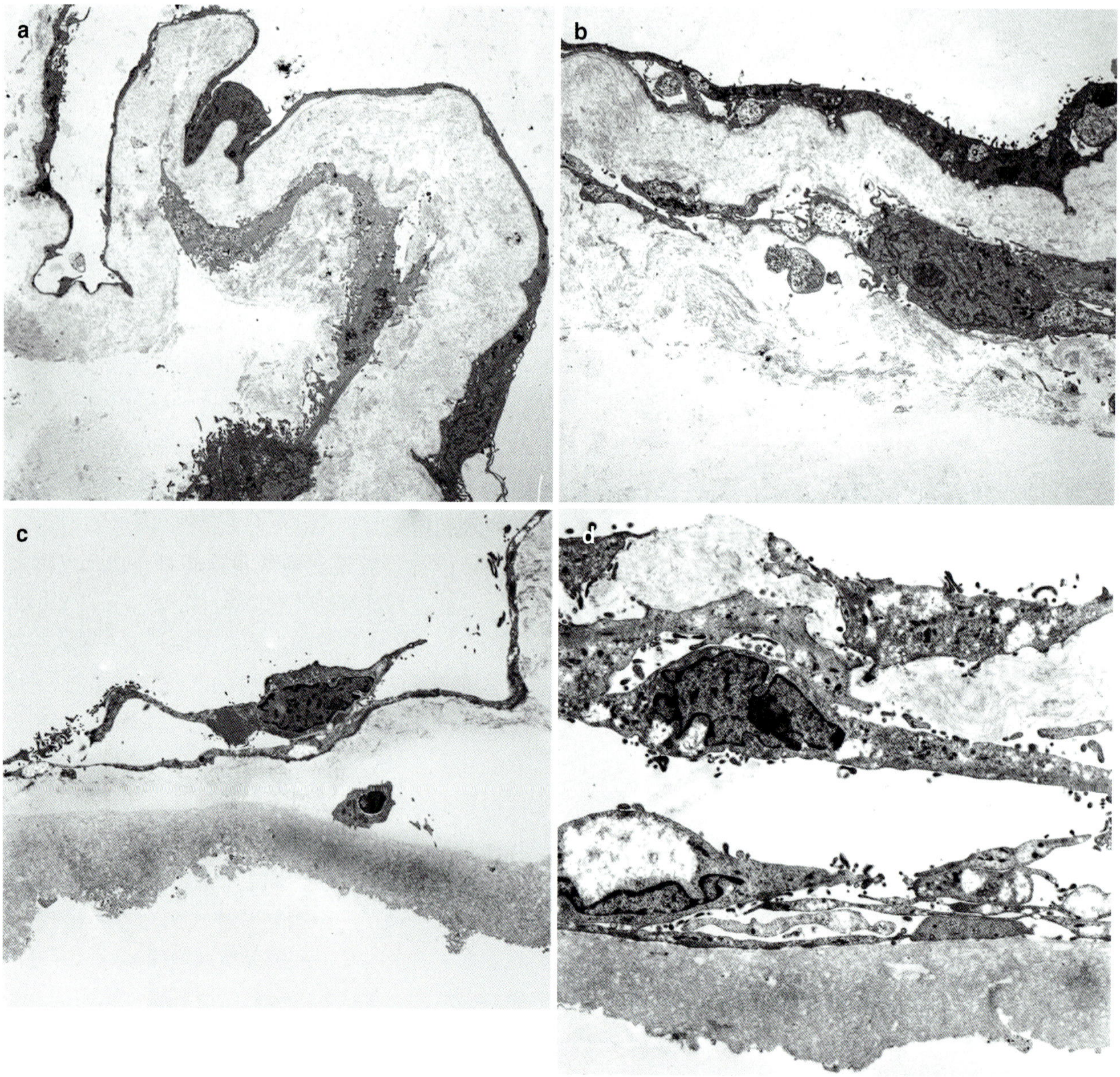


图 15.5 视网膜前膜和内界膜标本的透射电子显微镜检查。(a,b)来自连续剥除组。(a)图 15.6 的黄斑前膜标本。胶原层上有连续的细胞增殖。(b)高放大倍数下,显示细胞和胶原组成的多层膜。注意没有内界膜。(c,d)来自完全剥除组。(c)内界膜和薄层胶原一同剥除,在顶部可见细胞增殖。一个单独的细胞出现在内界膜旁边。(d)一多层细胞膜直接和内界膜接触。注意,没有胶原在细胞与内界膜之间。放大倍数:(a)31 000×;(b)31 600×;(c)31 800×;(d)33 000×。(With permission from Gandorfer et al.[15])

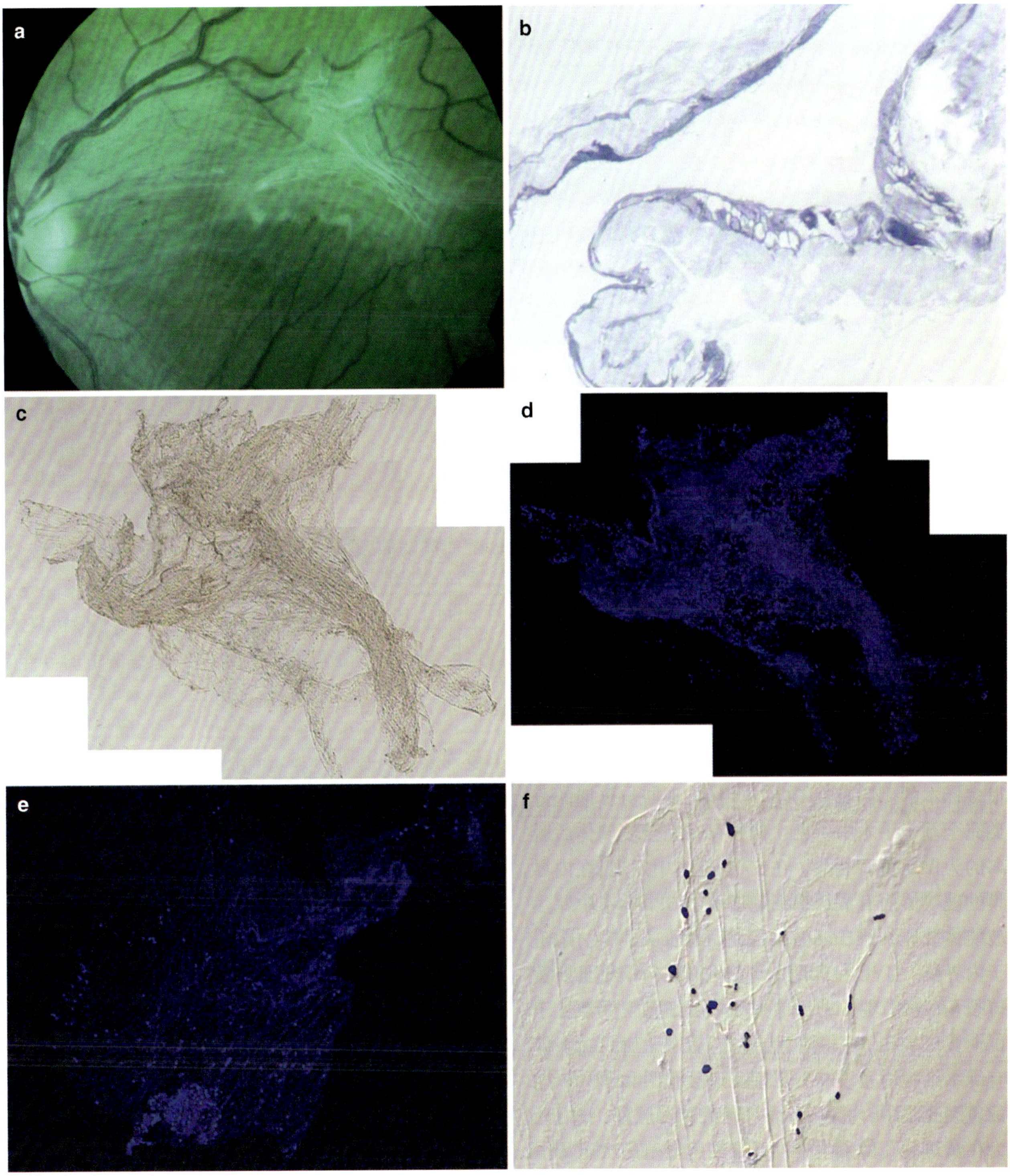


图 15.6 连续黄斑前膜剥除。(a)48 岁患黄斑前膜患者的眼底像。(b)黄斑前膜去除后,胶原蛋白层上的黄斑前细胞膜分离。(c)膜完整固定后可原位显示黄斑前膜。(d)4',6-Diamidino-2-phenylindole 染色显示 6000 个细胞,对应每平方毫米 1040 个细胞的细胞密度。(e)内界膜连续剥除。黄斑前膜剥除后将玻璃体黄斑界面完整固定,显示 500 个剩余细胞(8%总细胞数)。(f)干涉显微镜检显示细胞突起及相互连接,形成细胞簇。放大倍数:(**b**)3400×;(**c~e**)350×;(**f**)3200×。(With permission from Gandorfer et al.[15])

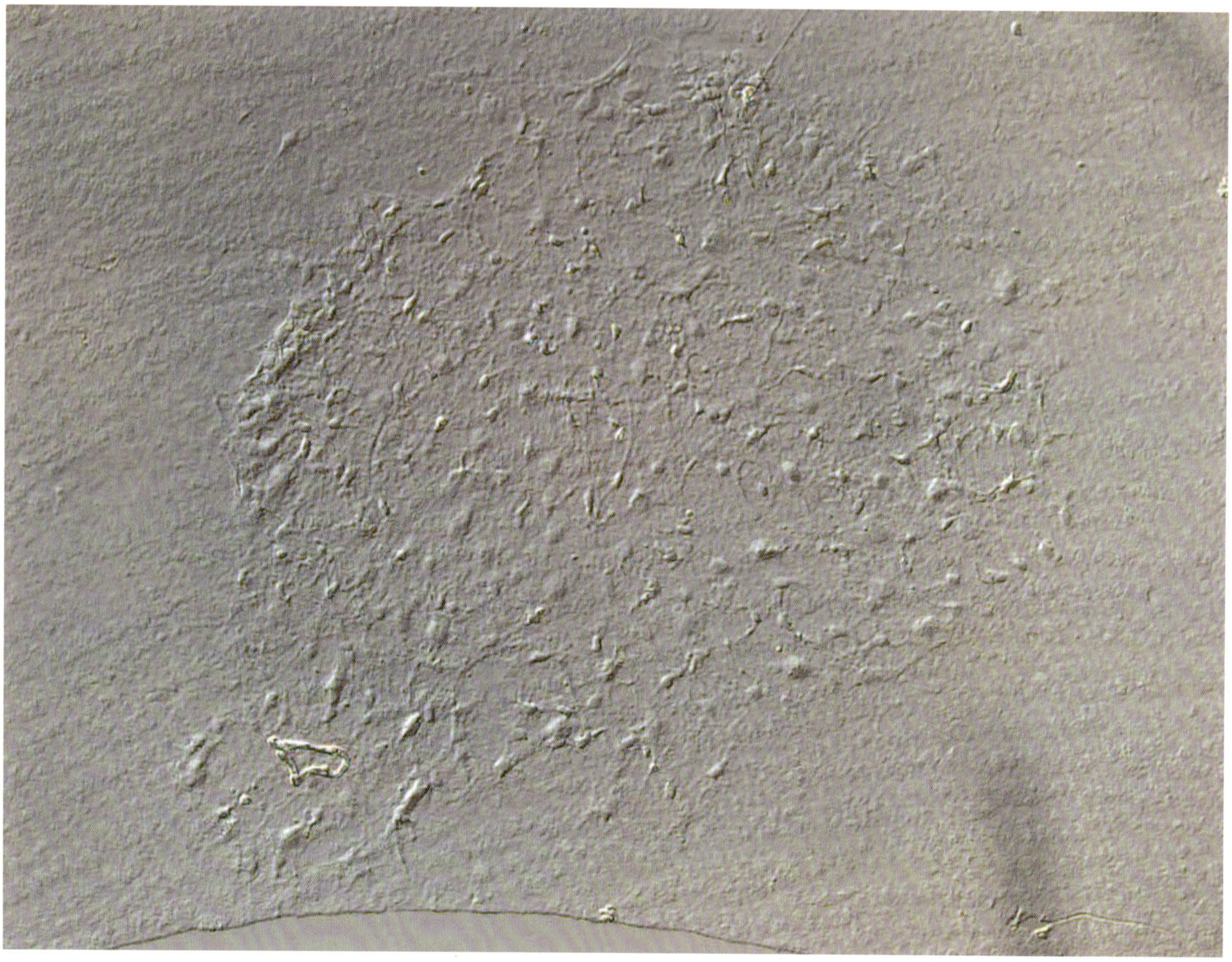

图 15.9 细胞增殖的病灶。铺片后在干涉光显微镜下的一组内界膜上细胞。放大倍数：100×。

细胞转分化有表型和抗原表达的改变，使细胞类型和细胞源的分化方向复杂化(图 15.13)。玻璃体细胞和胶原细胞都有肌成纤维细胞转分化，和α-SMA 表达阳性[29]。超微结构检查为扫描电子显微镜下显示有多层胶质细胞融合，透射电子显微镜下黄斑前细胞呈肌成纤维细胞的表现。

此外，我们发现α-SMA 阳性细胞通常与 GFAP 和玻璃体细胞标记如 CD45 和 CD64 直接接触，但是很少共定位。这与其他报道中的α-SMA 反应增强而 GFAP 缺失的研究一致。因为我们发现，在所有黄斑裂孔分期中均存在α-SMA 免疫反应性，转分化似乎发生在疾病早期。基于我们对胶质细胞和玻璃体细胞作为黄斑裂孔的主导细胞的发现，我们相信胶质细胞和玻璃体细胞都是肌成纤维细胞转分化的因素(图 15.14)。

最近关于黄斑前膜的研究中，我们发现有抗-α-SMA 与玻璃体抗-CD163 标记的共定位[30]。抗-CD163/α-SMA 共定位进一步表明玻璃体细胞能够转分化为肌成纤维细胞(图 15.15)。其实，在黄斑前膜和黄斑裂孔眼中，α-SMA 表达阳性的肌成纤维样细胞转分化在胶质细胞和玻璃体细胞中都可见。

对α-SMA 有免疫反应性的肌成纤维细胞是黄斑前组织的收缩成分，是细胞转分化的结果。最近一项关于黄斑前膜的研究，针对各种类型的玻璃体后脱离，包含异常的玻璃体后脱离和玻璃体黄斑牵拉综合征(VMTS)，α-SMA-阳性细胞在 VMTS 和异常玻璃体后脱离的黄斑褶皱中比完全性玻璃体后脱离的黄斑褶皱中更常见[30]。这强调了玻璃体黄斑牵拉的发展中异常玻璃体后脱离的作用，并且表明玻璃体黄斑分离的完整性调节黄斑前膜的细胞组成，它们通过收缩纤维的表达发挥牵拉作用(图15.16 和图 15.17)。

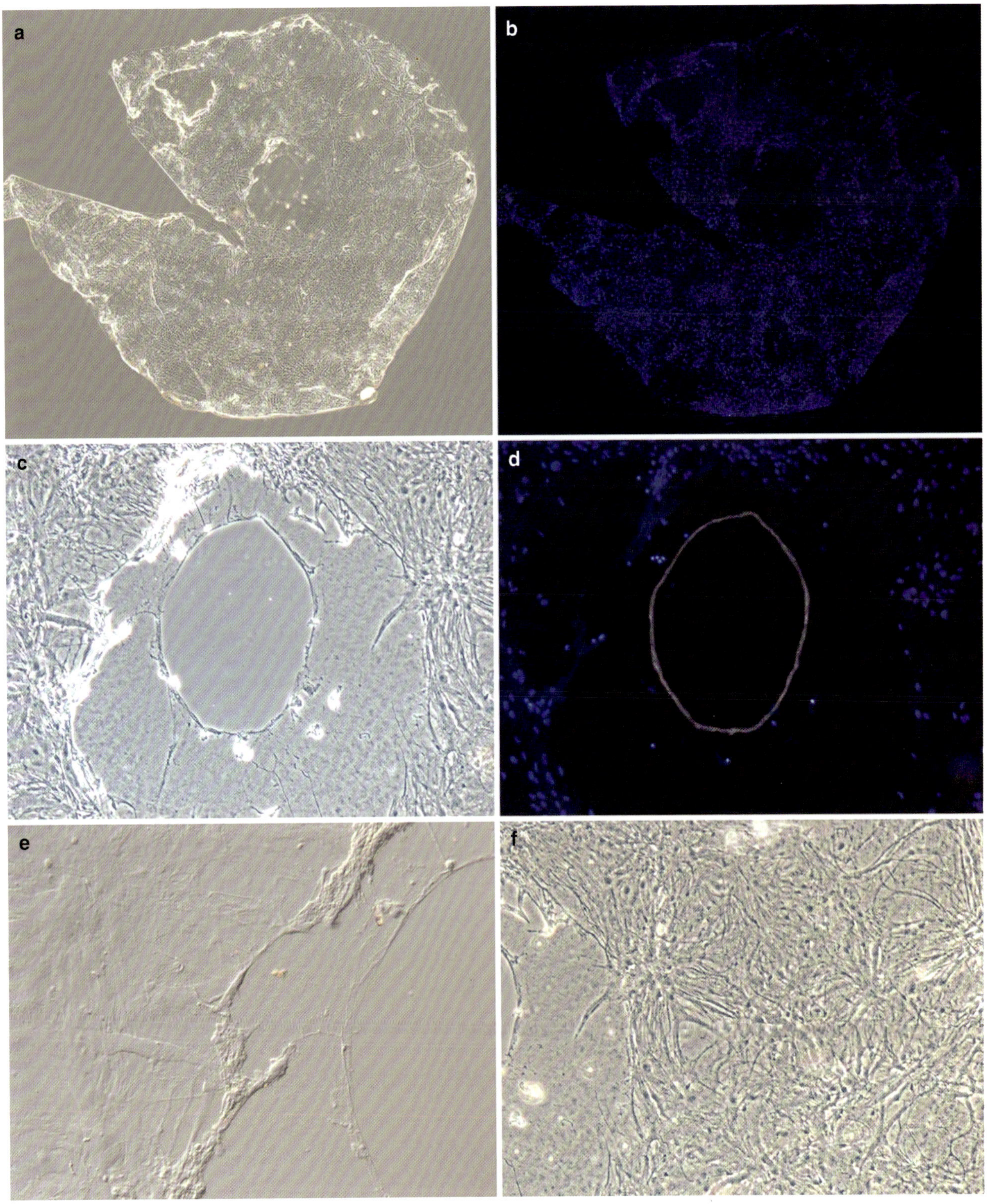


图 15.10 黄斑孔边缘的标本铺片。(a)69 岁女性患者Ⅳ期黄斑裂孔的内界膜的平铺标本,内界膜剥除面积为 16.62mm$^2$。(b)DAPI 细胞核染色展现了 6729 个细胞贴附于内界膜。(c)相差显微镜下黄斑裂孔边缘,黄斑裂孔孔径为 380μm。(d)包绕黄斑裂孔边缘的细胞核 DAPI 染色,黄斑裂孔边缘用灰色线标记出来,只有少量细胞接近黄斑边缘($n$=13)。(e)黄斑裂孔边缘区域相差显微镜检查,黄斑裂孔边缘是只含少量细胞的扁平内界膜,增殖与黄斑裂孔边缘有一定距离,黄斑裂孔边缘与增殖区之间距离为 80~370μm。(f) 相差显微镜显示为连续的细胞网状结构。放大倍数:(a,b)10×;(c,d 和 f)200×;(e)400×。(With permission from Gandorfer et al.[25])

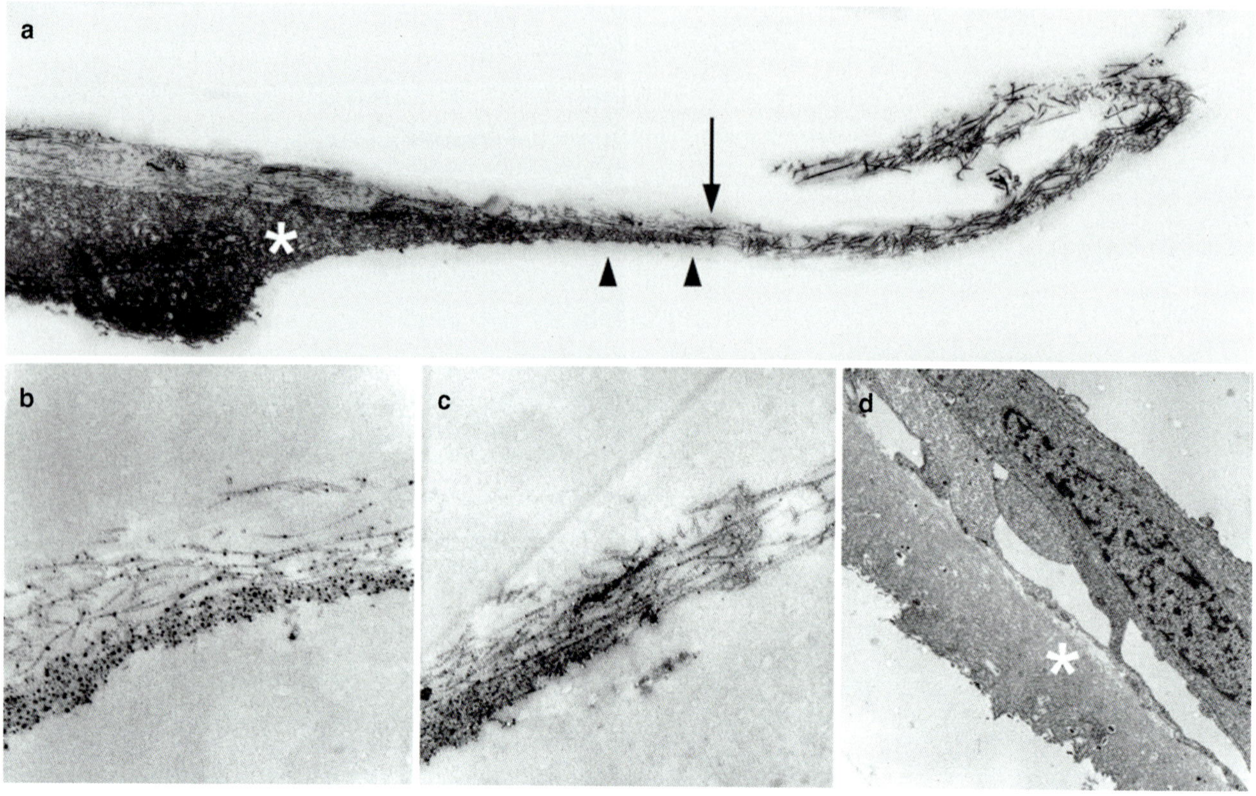


图 15.11 黄斑裂孔边缘的透射电子显微镜检查。(a)接近黄斑中心凹的内界膜变薄(星号所示),中心凹处内界膜只有几纳米的厚度(三角箭头所示)。胶原纤维覆盖在标本的视网膜面,并且延伸至内界膜外(箭头所示)。(b)胶原纤维直径为 16nm 并且规则排列,提示为原生玻璃体胶原纤维。(c)中心凹内界膜边界代表黄斑孔边界。原生玻璃体胶原纤维直接插入内界膜的胶原纤维网。(d)多层的黄斑前膜位置与黄斑孔有一定距离,星号表示内界膜。放大倍数:(a,d)4800×;(b,c)28 000×。(With permission from Gandorfer et al.[25])

CD68 在 VEMTS 和不完全玻璃体后脱离的黄斑褶皱中表达。CD68 未在完全性玻璃体后脱离的黄斑前膜的标本中被发现[30]。还没有细胞特异性标记来区分玻璃体衍生的巨噬细胞和视网膜小神经胶质细胞。但是完全性玻璃体后脱离眼和不完全玻璃体后脱离眼,在免疫细胞化学中有一个明显的区别,即异常 PVD 支持玻璃体细胞增殖和转分化成 α-SMA 阳性的肌成纤维细胞,后者在玻璃体黄斑界面发挥牵拉作用(图 15.18)。图 15.19 对这些发现和解释进行了归纳总结。

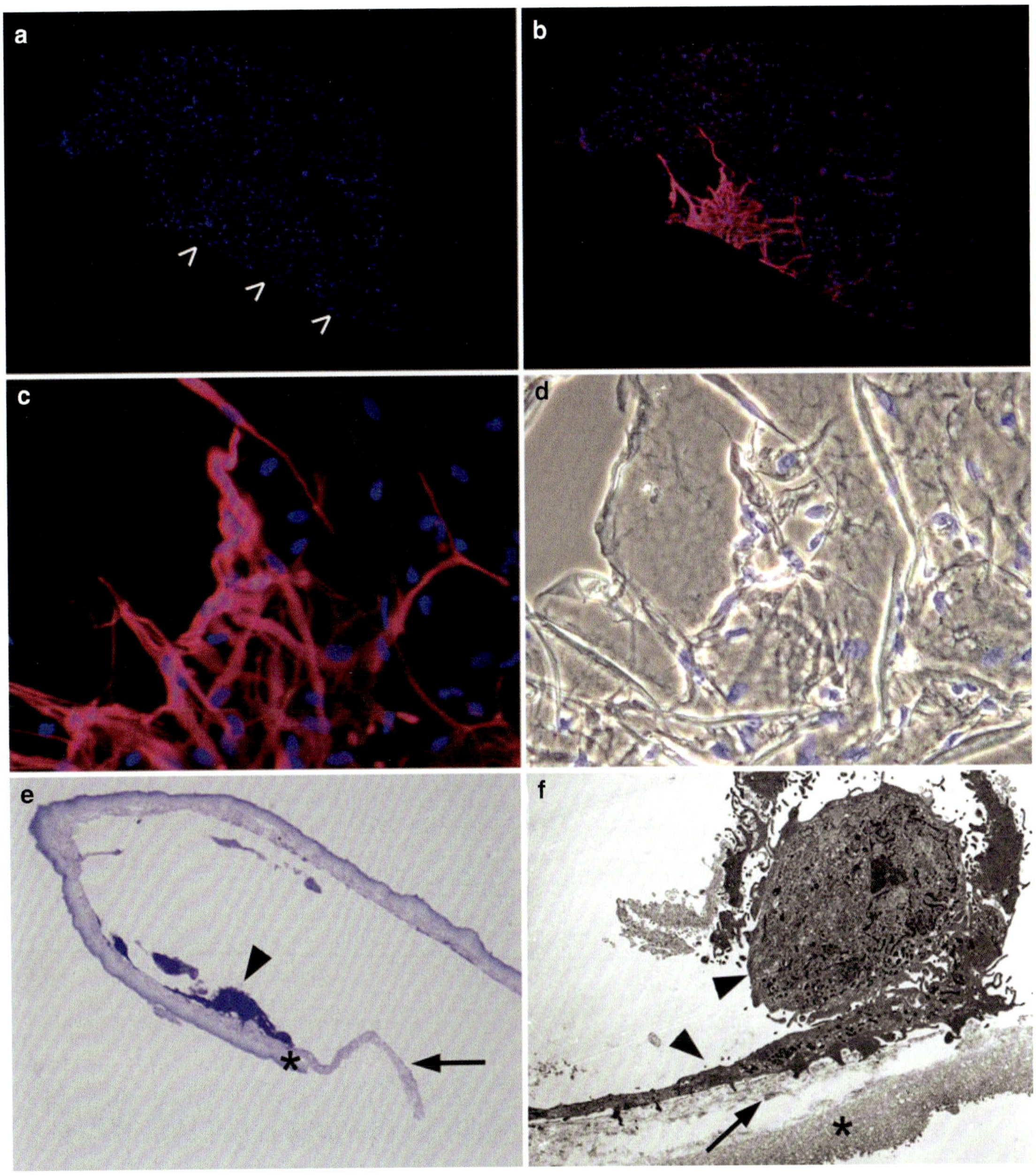


图 15.12 黄斑裂孔细胞免疫化学检查。平铺与连续切片制备程序的相关研究。一例Ⅲ期黄斑裂孔患者的内界膜标本。(a~d)对一半标本进行相差显微镜、干涉光显微镜及细胞免疫化学检查。(e~h)另一半标本包埋后行传统的光学显微镜和透射电子显微镜检查。(a)细胞核 DAPI 染色下,内界膜上大量均质分布的细胞。箭标:切线。(b)只有小细胞群被免疫细胞化学阳性着染。(c)有一细胞簇呈抗-GFAP 和抗-CD45 共着染,但是抗-CK8 未着染。这一细胞簇之外的细胞没有被着染。(d)相差显微镜联合 DAPI 检查显示与图(c)相同的细节。(e)光镜下连续切片的内界膜展现了有视网膜前细胞增殖(三角箭头所示)的内界膜(星号所示)和插入的胶原束(箭头所示)。(f)透射电子显微镜下显示内界膜的玻璃体面(星号所示)有原生玻璃体胶原(箭头所示)和细胞增殖(三角箭头所示)。(待续)

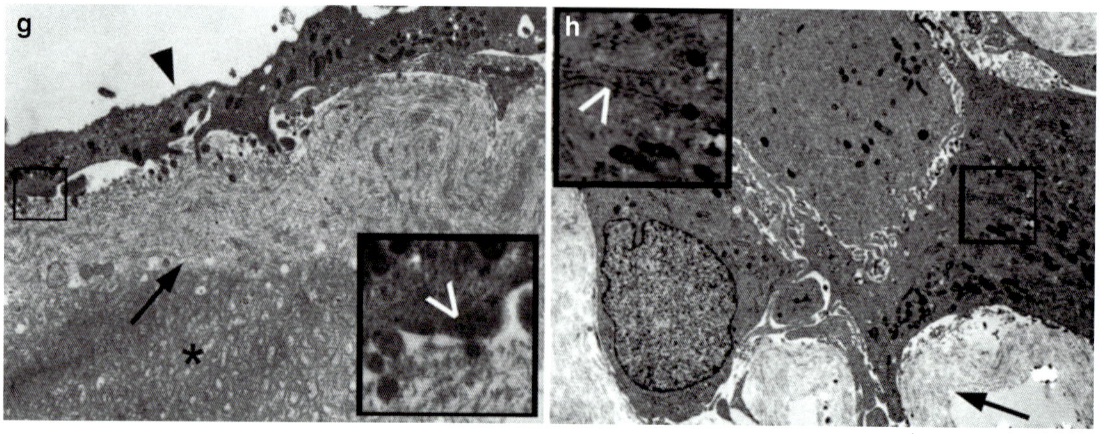


图 15.12(续) (g)视网膜前细胞多分子层主要由以质膜下胞质纤维聚合物(白色箭标所示,高放大倍数插图)为特点的肌成纤维细胞(三角箭标所示)组成。(h)胶原束(箭头所示)上的多层细胞增殖主要是成纤维细胞样细胞(含丰富的粗面内质网和线粒体,无胞浆内细丝)。高放大倍数插图(白色箭标所示):粗面内质网。原始放大倍数:(a,b)50×;(c,d)400×;(e)1000×;(f)1800×;(g,h)4800×。(With permission from Schumann et al.[29])

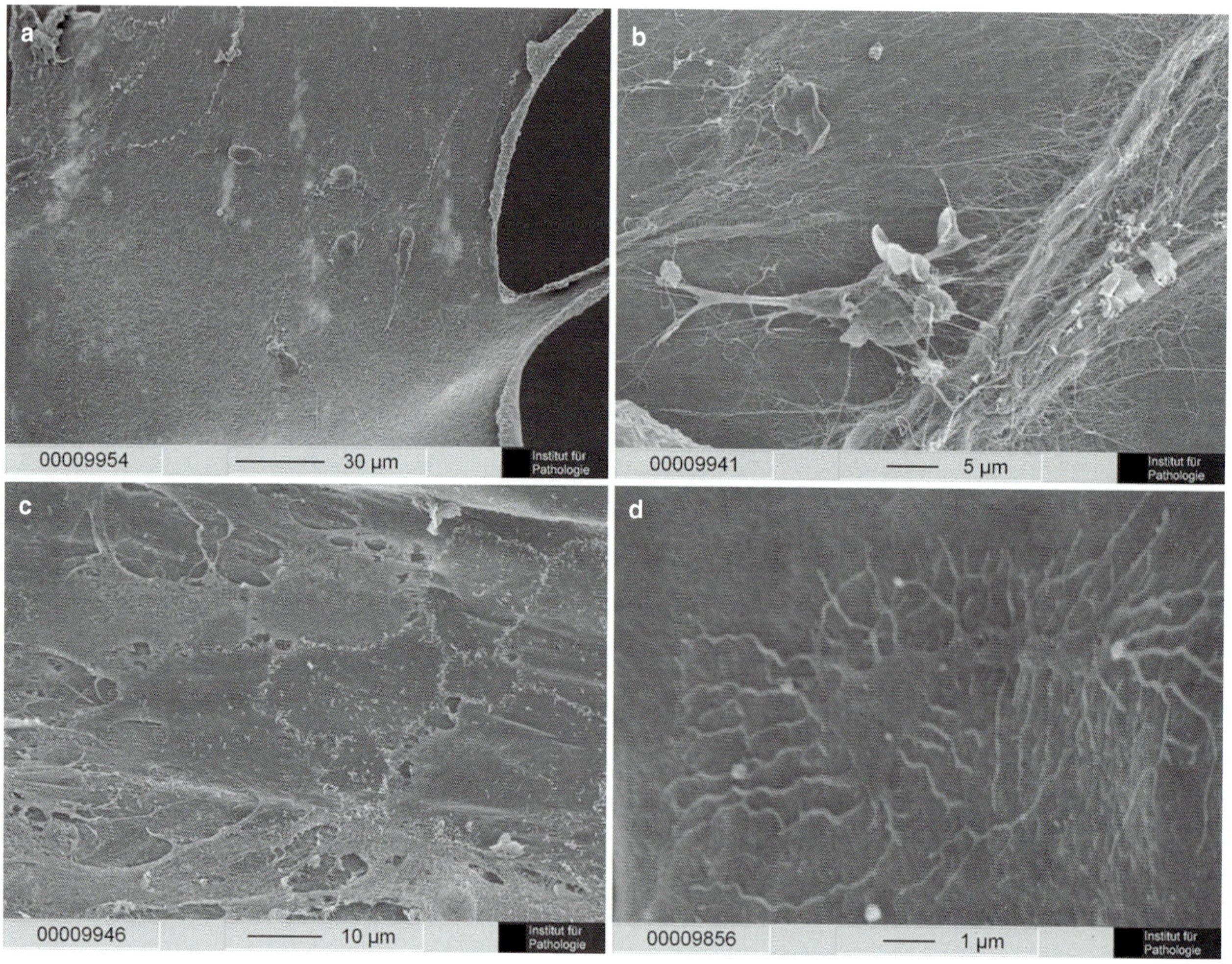


图 15.13 扫描电子显微镜下多种细胞形态学的超微结构观察。(a)内界膜玻璃体面分布的稀疏的单个圆形的细胞。(b)黄斑前单个细胞有不规则短突起,旁边呈束样的细胞突起嵌入玻璃体皮质胶原纤维。(c)黄斑前的多层扁平多边形的细胞,有宽的指状突起和一些微绒毛。(d)内界膜的玻璃体面见单个拉伸的不规则形状的细胞。放大倍数:(a)600×;(b)2000×;(c)1500×;(d)10 000×。(With permission from Schumann et al.[29])

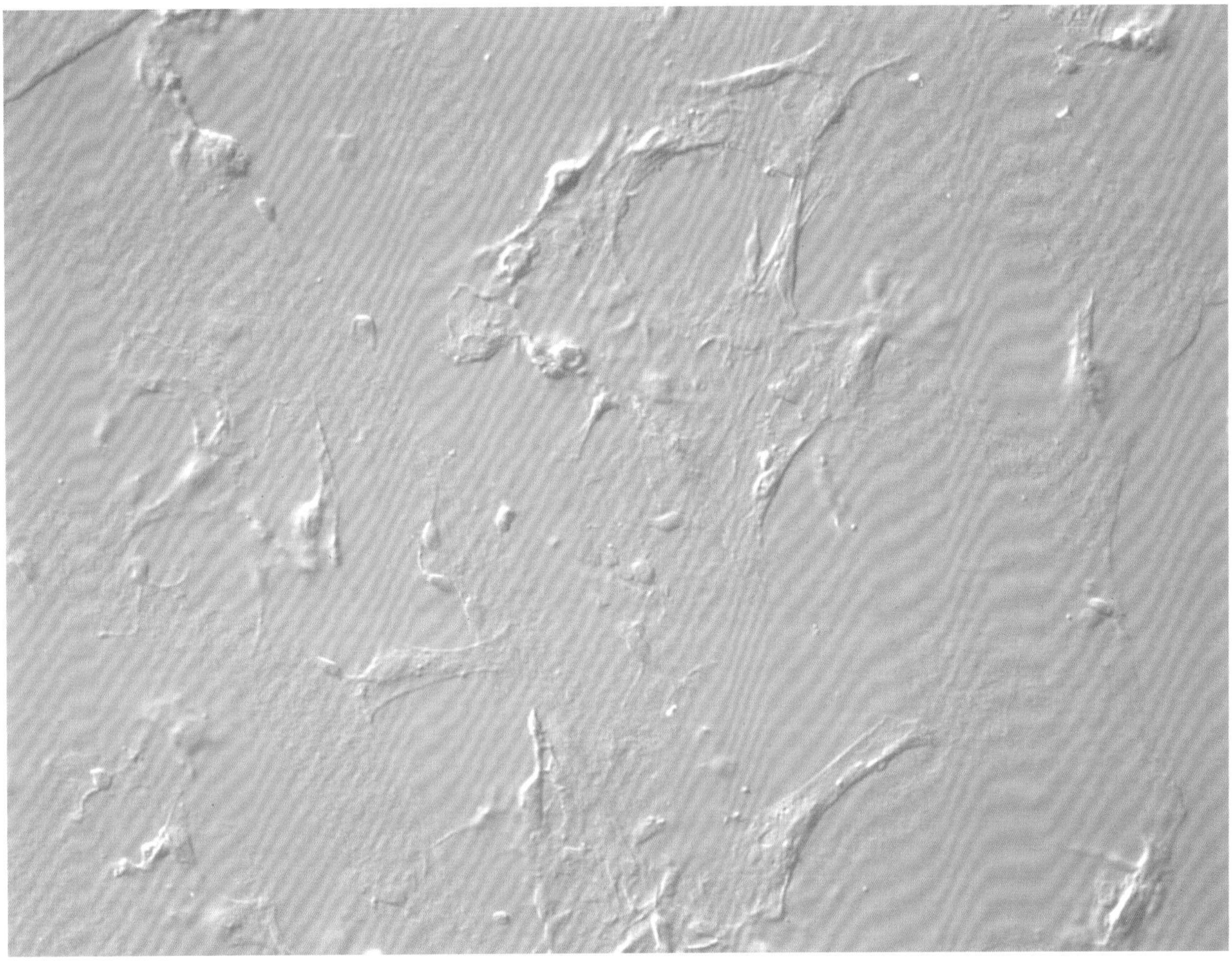

图 15.14　干涉显微镜下有指状突起的多边形细胞在内界膜上形成细胞簇。放大倍数：200×。(With permission from Gandorfer et al.[15])

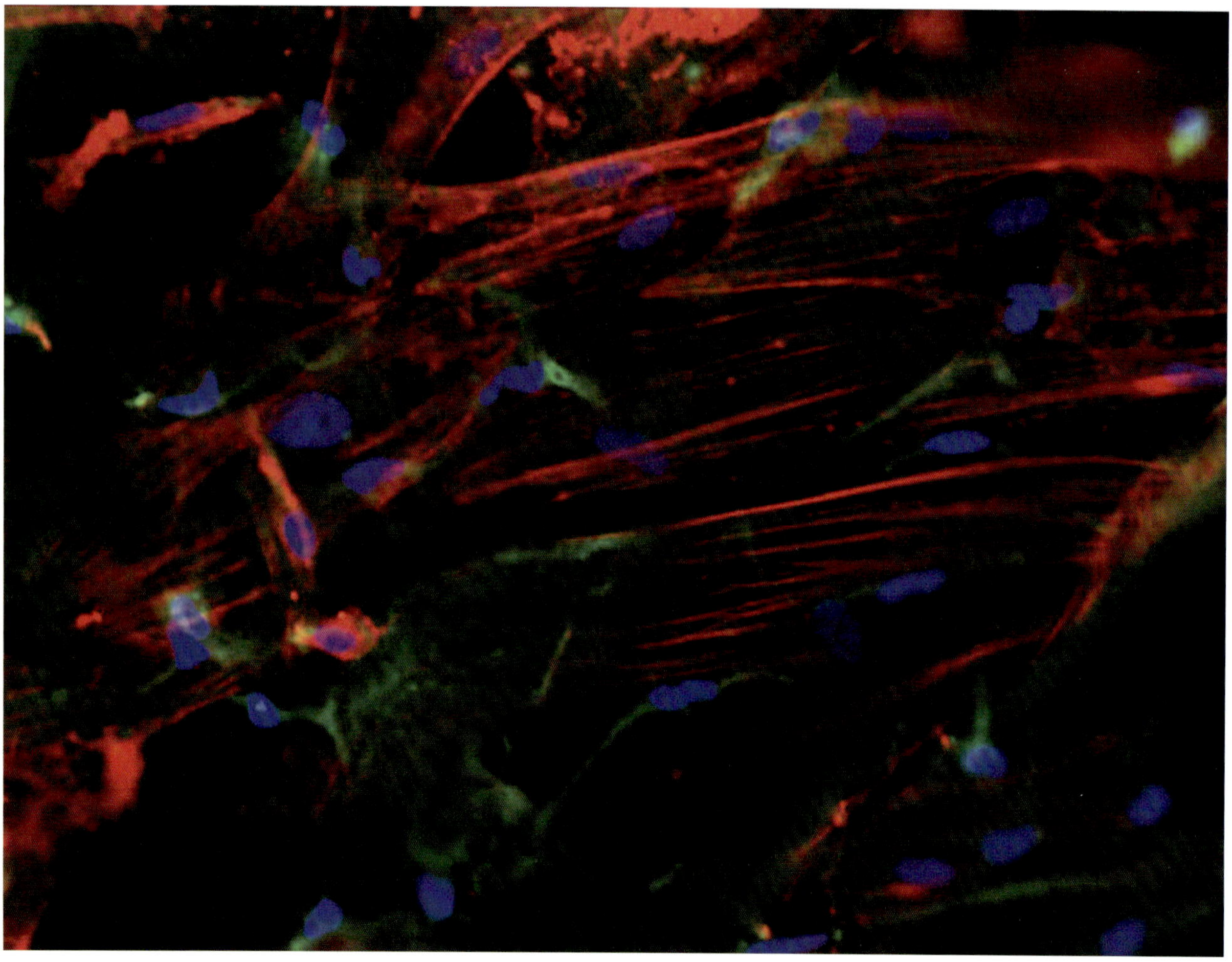

图 15.15 α-SMA 阳性(红色)与图 15.14 和 15.13c 中的细胞有相似的形状及形态学表现。它们通过肌成纤维转分化并能产生牵拉力。放大倍数:400×。

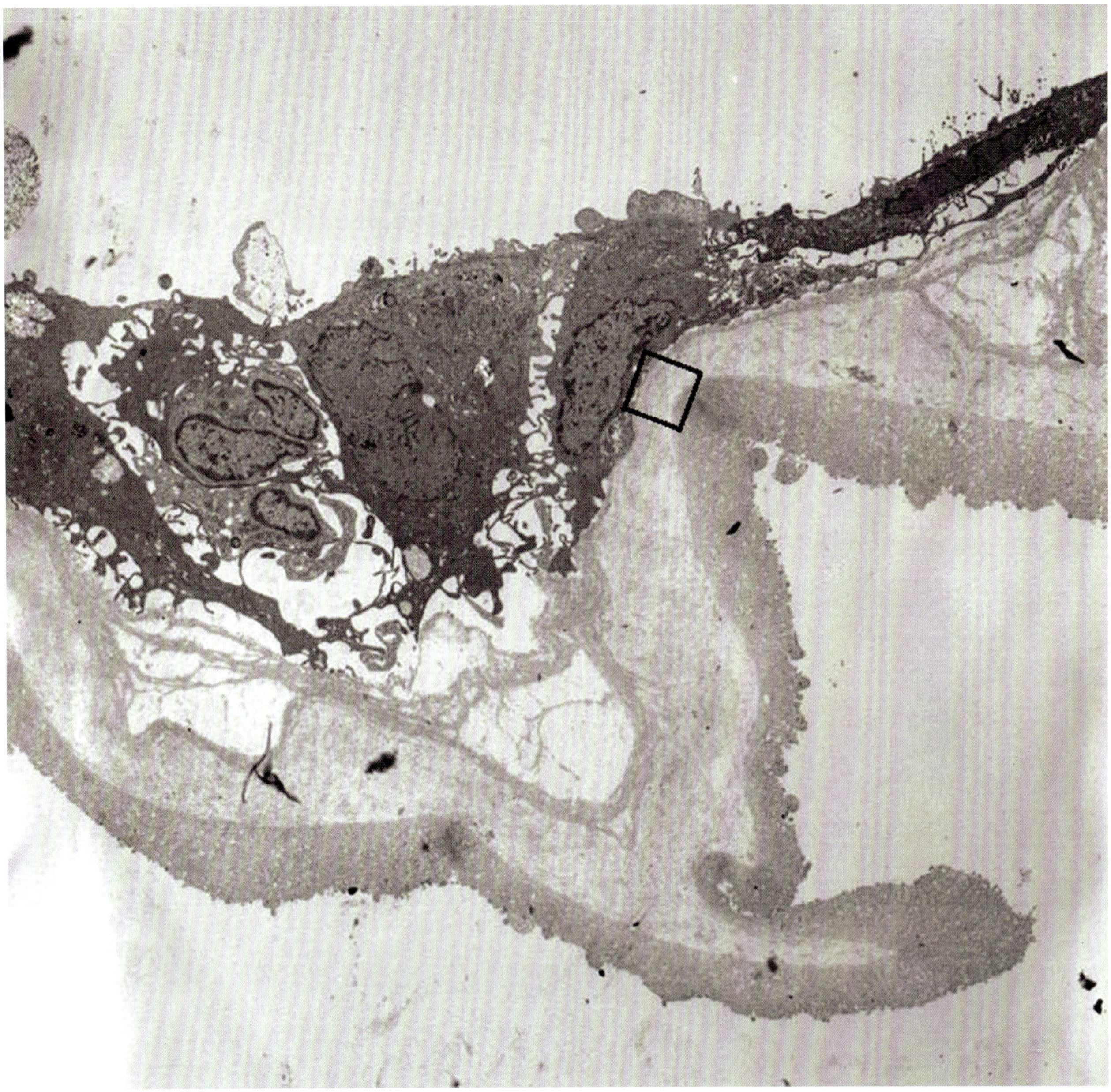

图 15.16　玻璃体劈裂后，黄斑前膜对玻璃体视网膜界面的牵拉造成内界膜形成内折和外折。放大倍数：1800×。（With permission from Gandorfer et al.[5]）

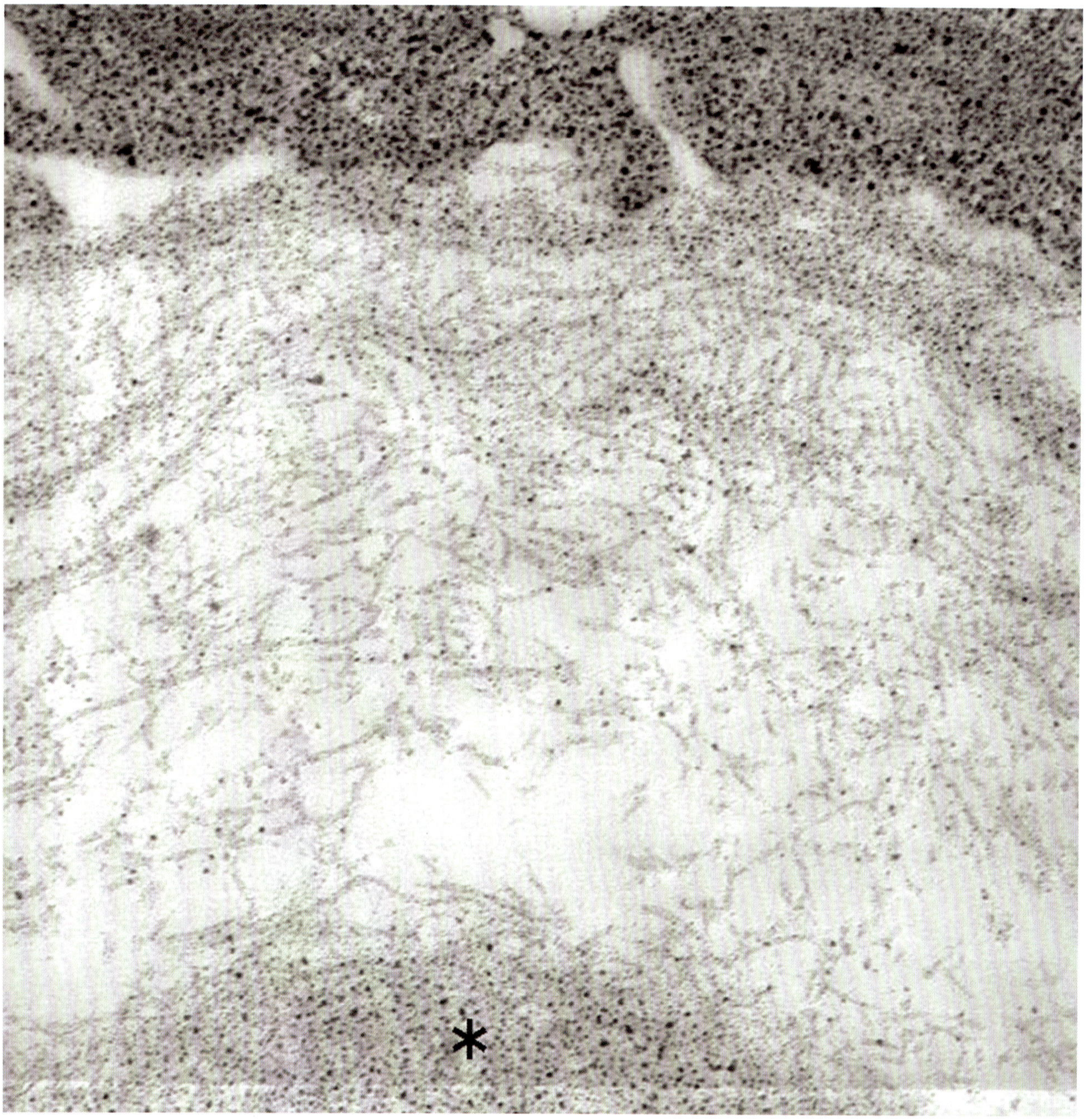


图 15.17 在玻璃体皮质劈裂后,原生玻璃体胶原形成玻璃体劈裂的基础,见图 15.16 方框部分。放大倍数:28 000×。星号示内界膜。(With permission from Gandorfer et al.[5])

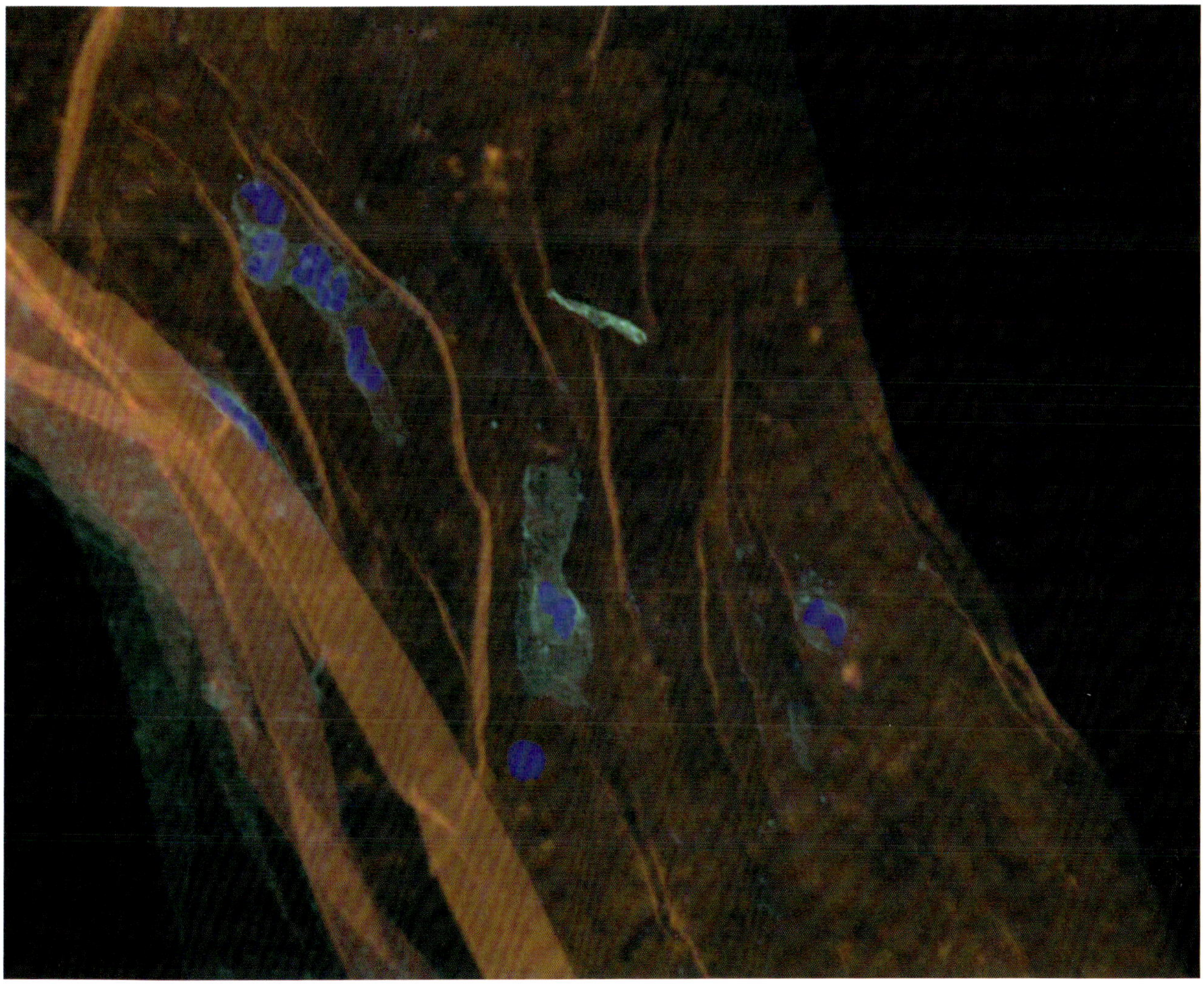

图 15.18　玻璃体劈裂的细胞免疫化学检测。平铺标本显示内界膜用抗-Ⅳ型胶原(绿色)染色,顶端是一层连续的玻璃体Ⅱ型胶原纤维(橙色)。一些细胞嵌入玻璃体皮质,它们的细胞核被 DAPI 染成蓝色。放大倍数:400×。

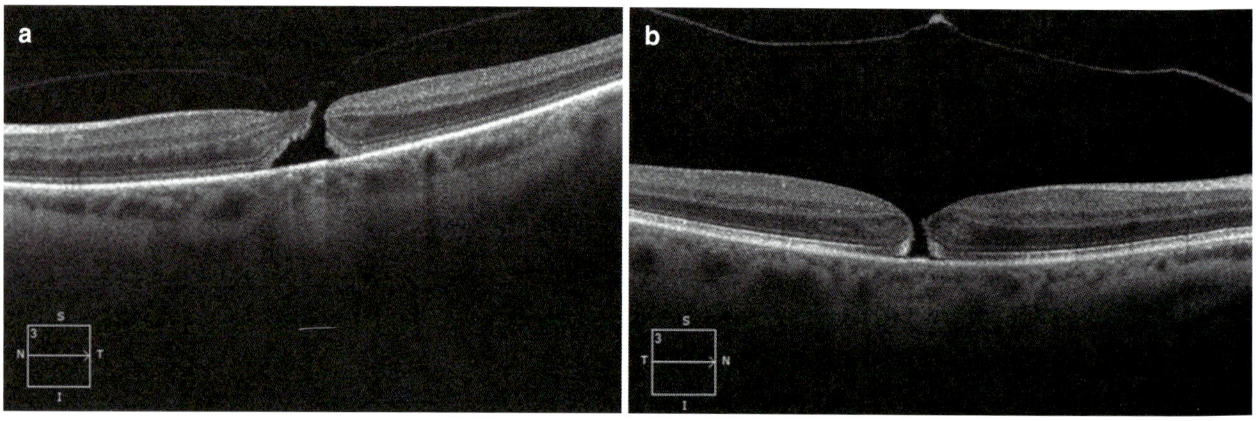


图 16.6 (a)OCT:小 FTMH(<250μm),裂孔边缘有牵拉。(b)OCT:小 FTMH(<250μm),不合并牵拉。

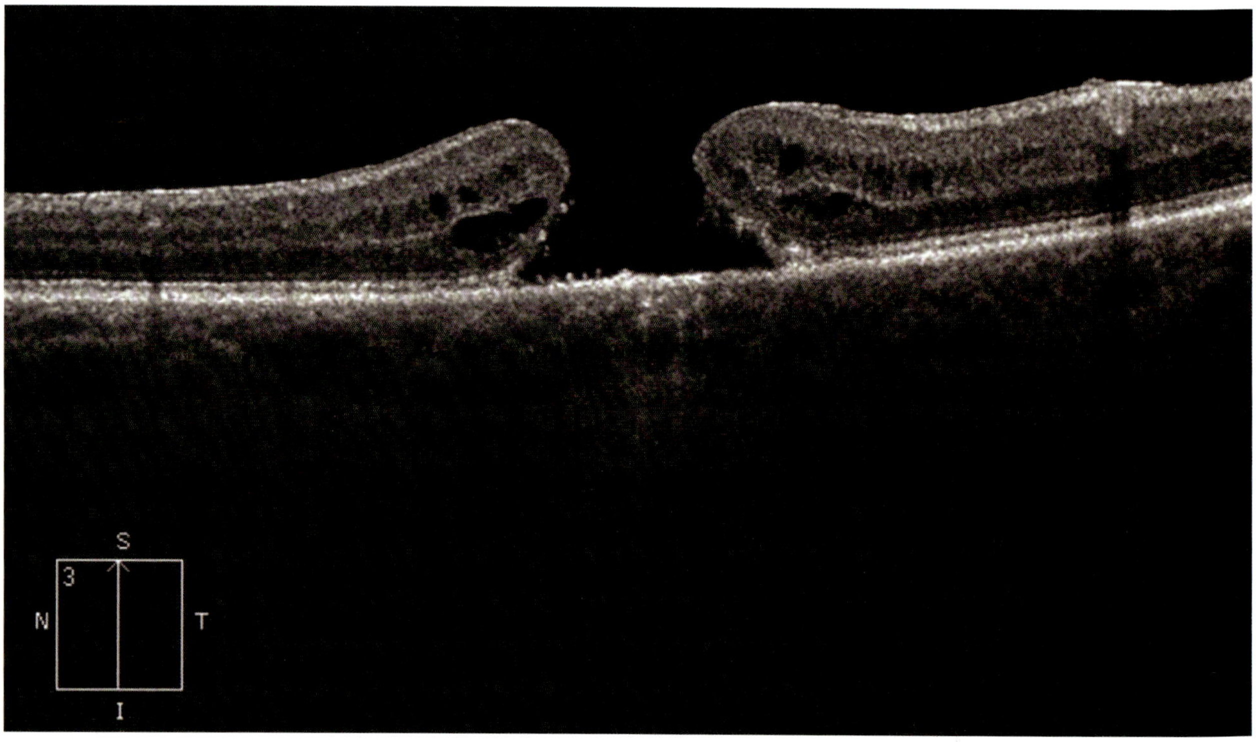


图 16.7 OCT:大 FTMH(>400μm)。

继发性 FTMH 是由不同于所谓的 VMT 的机制所导致的。继发性 FTMH 原因包括钝挫伤、黄斑囊样水肿、孔源性视网膜脱离、意外激光损伤、白塞病、伴后葡萄肿的高度近视、光损伤、高血压性视网膜病变、增生性糖尿病性视网膜病变、黄斑劈裂、2 型黄斑毛细血管扩张症、视网膜大动脉瘤和手术创伤[39-46]。此外,FTMH 可伴有黄斑水肿,这与各种视网膜疾病有关,包括 DME、AMD、视网膜血管阻塞和葡萄膜炎[47-49]。如果 VMT 在其中起作用,这些疾病中的一部分应该是原发性的。

## 结论

玻璃体脱离过程的异常可致异常 PVD 引起后续的玻璃体黄斑界面(VMI)疾病导致黄斑病理状态,如 VMT、黄斑褶皱、板层孔和 FTMH。VMA、VMT

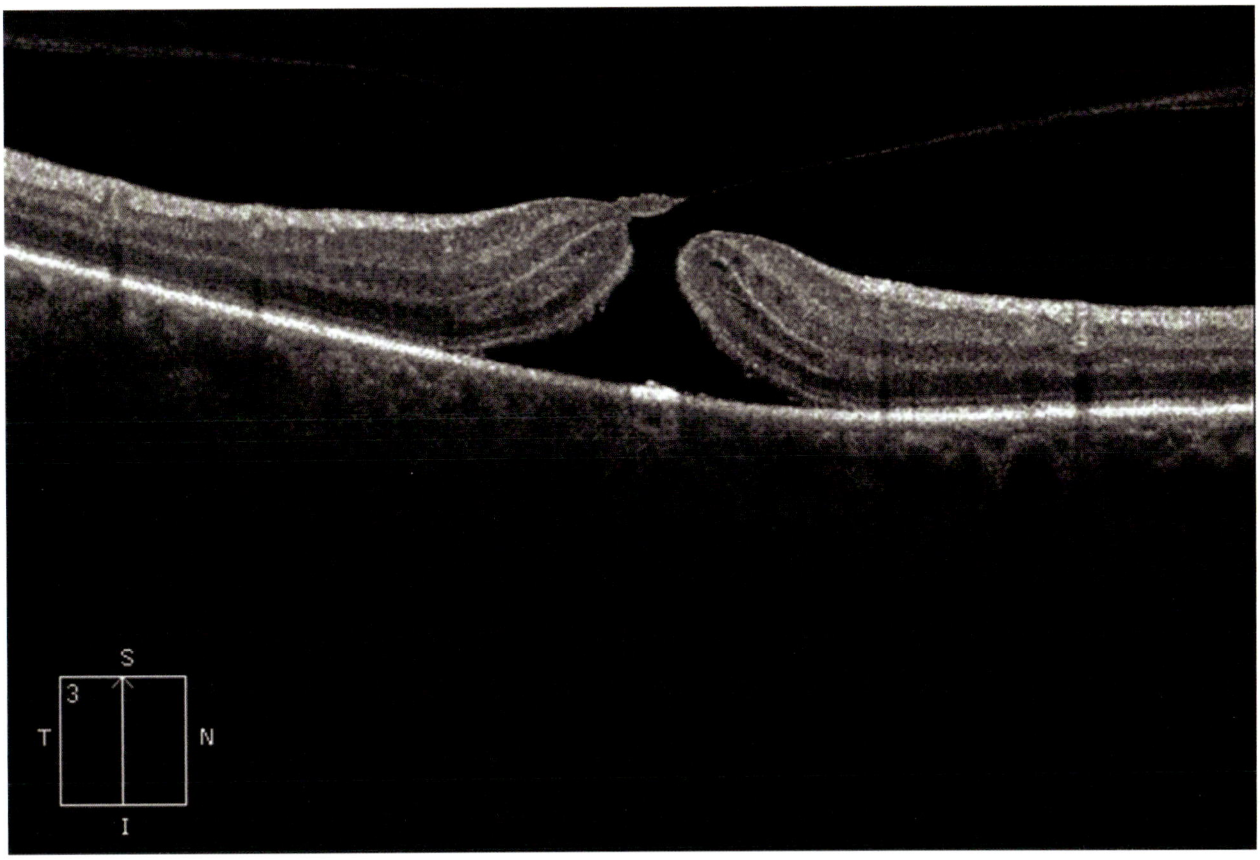

图 16.8　合并牵拉的小 FTMH 的 OCT。

和 FTMH 现在可以根据 OCT 上的表现来进行解剖学定义，并且根据接触或损伤面积的大小以及是否存在视网膜或玻璃体视网膜异常来分类（表 16.1）。此分类只基于解剖学，而不考虑症状和视敏度。新的分类方法[50]使得 VMI 疾病的诊断和治疗标准化。

表 16.1 玻璃体黄斑病变的 IVTS 分类

| | |
|---|---|
| 玻璃体黄斑粘连 | **定义**<br>中心凹周围玻璃体皮质从视网膜表面分离<br>中心凹 3mm 半径范围内玻璃体皮质黏附于黄斑<br>无中心凹形状或下方视网膜组织的改变<br>**分类**<br>依据粘连区域大小<br>局部(≤1500μm)<br>广泛(>1500μm,平行于 RPE 并且可能包括裂开的区域)<br>依据并发的视网膜症状的出现<br>孤立性的<br>并发性的 |
| 玻璃体黄斑牵拉 | **定义**<br>中心凹周围玻璃体从视网膜表面脱离<br>中心凹 3mm 半径玻璃体皮质黄斑黏附<br>粘连的汇集,伴随中心凹表面变形、视网膜内结构改变和(或)RPE 上中心凹隆起,但没有视网膜全层中断<br>**分类**<br>依据粘连区域大小<br>局部(≤1500μm)<br>广泛(>1500μm,平行于 RPE 并且可能包括裂开的区域)<br>依据并发的视网膜症状的出现<br>孤立性的<br>并发性的 |
| 板层黄斑裂孔 | **定义**<br>不规则的中心凹轮廓<br>中心凹内缺损(可能没有组织缺失)<br>在外丛状层和外核层处视网膜内裂开(劈裂)<br>保留完整的光感受器层 |
| 假性黄斑裂孔 | **定义**<br>凹陷的或饱满的中心凹边缘<br>伴随中央开放的黄斑前或视网膜前膜<br>有接近正常黄斑中心厚度的陡峭的黄斑轮廓<br>没有组织的缺失 |
| 全层黄斑裂孔 | **定义**<br>从 ILM 到 RPE 的黄斑全层的全层中心凹中断<br>**分类**<br>大小(贯穿裂孔的最窄的水平宽度,不是 ILM)<br>小孔(<250μm)<br>中等孔(250~400μm)<br>大孔(>400μm)<br>VMT 有或无<br>**病因**<br>特发(由 VMT 发起)<br>继发(直接由相关疾病或创伤造成黄斑孔,之前不存在 VMT) |

Adapted/Modified from: Duker et al.[50]

**缩略语**

| | |
|---|---|
| AMD | 年龄相关性黄斑变性 |
| CME | 黄斑囊性水肿 |
| DME | 糖尿病性黄斑水肿 |
| FTMH | 全层黄斑裂孔 |
| ILM | 内界膜 |
| IVTS | 国际玻璃体牵拉研究 |
| MH | 黄斑裂孔 |
| MP | 黄斑皱褶 |
| OCT | 光学相干断层扫描 |
| ONL | 外核层 |
| OPL | 外丛状层 |
| PMM | 黄斑前膜 |
| PVD | 玻璃体后脱离 |
| RPE | 视网膜色素上皮 |
| RVO | 视网膜静脉阻塞 |
| VMA | 玻璃体黄斑粘连 |
| VMI | 玻璃体黄斑界面 |
| VMT | 玻璃体黄斑牵拉 |
| VPA | 玻璃体视盘粘连 |

# 参考文献


1. Bishop PN. Structural macromolecules and supramolecular organisation of the vitreous gel. Prog Retin Eye Res. 2000;19(3):323–44.
2. Sebag J. Macromolecular structure of the corpus vitreous. Prog Polym Sci. 1998;23(3):415–46.
3. Bhutto IA, Kim SY, McLeod DS, Merges C, Fukai N, Olsen BR, et al. Localization of collagen XVIII and the endostatin portion of collagen XVIII in aged human control eyes and eyes with age-related macular degeneration. Invest Ophthalmol Vis Sci. 2004;45(5):1544–52.
4. Sebag J. Age-related changes in human vitreous structure. Graefes Arch Clin Exp Ophthalmol. 1987;225(2):89–93.
5. Russell SR, Shepherd JD, Hageman GS. Distribution of glycoconjugates in the human retinal internal limiting membrane. Invest Ophthalmol Vis Sci. 1991;32(7):1986–95.
6. Reardon A, Heinegård D, McLeod D, Sheehan JK, Bishop PN. The large chondroitin sulphate proteoglycan versican in mammalian vitreous. Matrix Biol. 1998;17(5):325–33.
7. Theocharis DA, Skandalis SS, Noulas AV, Papageorgakopoulou N, Theocharis AD, Karamanos NK. Hyaluronan and chondroitin sulfate proteoglycans in the supramolecular organization of the mammalian vitreous body. Connect Tissue Res. 2008;49(3):124–8.
8. Johnson MW. Perifoveal vitreous detachment and its macular complications. Trans Am Ophthalmol Soc. 2005;103:537–67.
9. Gaudric A, Haouchine B, Massin P, Paques M, Blain P, Erginay A. Macular hole formation: new data provided by optical coherence tomography. Arch Ophthalmol. 1999;117(6):744–51.
10. Uchino E, Uemura A, Ohba N. Initial stages of posterior vitreous detachment in healthy eyes of older persons evaluated by optical coherence tomography. Arch Ophthalmol. 2001;119(10):1475–9.
11. Johnson MW. Posterior vitreous detachment: evolution and complications of its early stages. Am J Ophthalmol. 2010;149(3):371–82.
12. DeCroos FC, Toth CA, Folgar FA, Pakola S, Stinnett SS, Heydary CS, et al. Characterization of vitreoretinal interface disorders using OCT in the interventional phase 3 trials of ocriplasmin. Invest Ophthalmol Vis Sci. 2012;53(10):6504–11.
13. Koizumi H, Spaide RF, Fisher YL, Freund KB, Klancnik Jr JM, Yannuzzi LA. Three-dimensional evaluation of vitreomacular traction and epiretinal membrane using spectral-domain optical coherence tomography. Am J Ophthalmol. 2008;145(3):509–17.
14. John VJ, Flynn Jr HW, Smiddy WE, Carver A, Leonard R, Tabandeh H, Boyer DS. Clinical course of vitreomacular adhesion managed by initial observation. Retina. 2014;34(3):442–6.
15. Sebag J. Vitreoschisis. Graefes Arch Clin Exp Ophthalmol. 2008;246(3):329–32.
16. Haouchine B, Massin P, Gaudric A. Foveal pseudocyst as the first step in macular hole formation: a prospective study by optical coherence tomography. Ophthalmology. 2001;108(1):15–22.
17. Sebag J, Gupta P, Rosen R, Garcia P, Sadun AA. Macular holes and macular pucker: the role of vitreoschisis as imaged by optical coherence tomography/scanning laser ophthalmoscopy. Trans Am Ophthalmol Soc. 2007;105:121–31.
18. Gupta P, Yee KMP, Garcia P, Rosen RB, Parikh J, Hageman GS, Sadun AA, Sebag J. Vitreoschisis in macular diseases. Br J Ophthalmol. 2011;95(3):376–80.
19. Gass JD. Lamellar macular hole: a complication of cystoid macular edema after cataract extraction: a clinicopathologic case report. Trans Am Ophthalmol Soc. 1975;73:230–50.
20. Tanner V, Chauhan DS, Jackson TL, Williamson TH. Optical coherence tomography of the vitreoretinal interface in macular hole formation. Br J Ophthalmol. 2001;85:1092–7.
21. Haouchine B, Massin P, Tadayoni R, et al. Diagnosis of macular pseudoholes and lamellar macular holes by optical coherence tomography. Am J Ophthalmol. 2004;138:732–9.
22. Gass JD. Idiopathic senile macular hole. Its early stages and pathogenesis. Arch Ophthalmol. 1988;106:629–39.
23. Gass JD. Reappraisal of biomicroscopic classification of stages of development of a macular hole. Am J Ophthalmol. 1995;119:752–9.
24. Smiddy WE, Gass JD. Masquerades of macular holes. Ophthalmic Surg. 1995;26:16–24.
25. Gass JD. Stereoscopic atlas of macular diseases: diagnosis and treatment. 4. 1. St. Louis: Mosby; 1997. p. 1–18.
26. Wang MY, Nguyen D, Hindoyan N, Sadun AA, Sebag J. Vitreo-papillary adhesion in macular hole and macular pucker. Retina. 2009;29:644–50.
27. Sebag J, Wang MY, Nguyen D, Sadun AA. Vitreopapillary adhesion in macular diseases. Trans Am Ophthalmol Soc. 2009;107:35–44.
28. Aaberg TM. Macular holes: a review. Surv Ophthalmol. 1970;15:139–62.
29. Brown GC. Macular hole following rhegmatogenous retinal detachment repair. Arch Ophthalmol. 1988;106:765–6.
30. Cohen SM, Gass JDM. Macular hole following severe hypertensive retinopathy. Arch Ophthalmol. 1994;112:878–9.
31. Flynn HW. Macular hole surgery in patients with proliferative diabetic retinopathy. Arch Ophthalmol. 1994;112:877–8.
32. Johnson RN, Gass JDM. Idiopathic macular holes: observations, stages of formation, and implications for surgical intervention. Ophthalmology. 1988;95:917–24.
33. Ip MS, Baker BJ, Duker JS, Reichel E, Baumal CR, Gangnon R, et al. Anatomical outcomes of surgery for idiopathic macular hole as determined by optical coherence tomography. Arch Ophthalmol. 2002;120(1):29–35.
34. Pieramici DJ, Boyer DS. The phase III MIVI-TRUST clinical trial data: subgroup responder analysis of a single intravitreal injection of ocriplasmin in patients with full thickness macular hole. Presented at: 2012 annual meeting of the association for research in vision and ophthalmology. Fort Lauderdale; 6–9 May 2012.
35. Stalmans P, Benz MS, Gandorfer A, Kampik A, Girach A, Pakola S, et al. Enzymatic vitreolysis with ocriplasmin for vitreomacular

traction and macular holes. N Engl J Med. 2012;367(7):606–15.
36. Trese MT, Williams GA, Hartzer MK. A new approach to stage 3 macular holes. Ophthalmology. 2000;107(8):1607–11.
37. Ullrich S, Haritoglou C, Gass C, Schaumberger M, Ulbig MW, Kampik A. Macular hole size as a prognostic factor in macular hole surgery. Br J Ophthalmol. 2002;86(4):390–3.
38. Chang S. Controversies regarding internal limiting membrane peeling in idiopathic epiretinal membrane and macular hole. Retina. 2012;32 Suppl 2:S200–3; discussion S203–4.
39. Shukla D, Naresh KB, Rajendran A, Kim R. Macular hole secondary to X-linked retinoschisis. Eye (Lond). 2006;20(12):1459–61.
40. Shukla D. Evolution and management of macular hole secondary to type 2 idiopathic macular telangiectasia. Eye (Lond). 2011; 25(4):532–3.
41. Chaudhry NA, Tabandeh H, Flynn HWJ, Konjara V, Liggett PE. Spontaneous development and closure of full thickness macular hole during intravitreal anti-VEGF therapy for neovascular age-related macular degeneration. Presented at: 2012 annual meeting of the association for research in vision and ophthalmology. Fort Lauderdale; 6–9 May 2012.
42. Sagara N, Kawaji T, Koshiyama Y, Inomata Y, Fukushima M, Tanihara H. Macular hole formation after macular haemorrhage associated with rupture of retinal arterial macroaneurysm. Br J Ophthalmol. 2009;93(10):1337–40.
43. Sato R, Yasukawa T, Hirano Y, Ogura Y. Early-onset macular holes following ruptured retinal arterial macroaneurysms. Graefes Arch Clin Exp Ophthalmol. 2008;246(12):1779–82.
44. Tashimo A, Mitamura Y, Ohtsuka K, Okushiba U, Imaizumi H, Takeda M. Macular hole formation following ruptured retinal arterial macroaneurysm. Am J Ophthalmol. 2003;135(4):487–92.
45. Fabian ID, Moisseiev E, Moisseiev J, Moroz I, Barak A, Alhalel A. Macular hole after vitrectomy for primary rhegmatogenous retinal detachment. Retina. 2012;32(3):511–9.
46. Garcia-Arumi J, Boixadera A, Martinez-Castillo V, Zapata MA, Fonollosa A, Corcostegui B. Macular holes after rhegmatogenous retinal detachment repair: surgical management and functional outcome. Retina. 2011;31(9):1777–82.
47. Sivaprasad S, Ikeji F, Xing W, Lightman S. Tomographic assessment of therapeutic response to uveitic macular oedema. Clin Experiment Ophthalmol. 2007;35(8):719–23.
48. Taylor SR, Lightman SL, Sugar EA, Jaffe GJ, Freeman WR, Altaweel MM, et al. The impact of macular edema on visual function in intermediate, posterior, and panuveitis. Ocul Immunol Inflamm. 2012;20(3):171–81.
49. Tsukada K, Tsujikawa A, Murakami T, Ogino K, Yoshimura N. Lamellar macular hole formation in chronic cystoid macular edema associated with retinal vein occlusion. Jpn J Ophthalmol. 2011;55(5):506–13.
50. Duker JS, Kaiser PK, Binder S, de Smet MD, Gaudric A, Reichel E, Sadda SR, Sebag J, Spaide RF, Stalmans P. The International Vitreomacular Traction Study Group classification of vitreomacular adhesion, traction, and macular hole. Ophthalmology. 2013; 120(12):2611–9.

# 第 17 章 玻璃体视盘粘连与牵拉

Michelle Y. Wang, Alfredo A. Sadun, J. Sebag

## 本章要点




**关键词**

玻璃体；玻璃体视盘界面；玻璃体视盘粘连；玻璃体视盘牵拉；凝视诱发的黑蒙；视网膜内囊腔；黄斑裂孔；黄斑皱褶；非动脉炎性前部缺血性视神经病变；视盘小凹


**核心概念**

1. 玻璃体视盘界面不同于玻璃体视网膜界面，因为在视盘处没有内界膜和玻璃体后皮质，但是在视盘边缘有玻璃体后皮质紧密粘连。
2. 玻璃体视盘粘连通过对玻璃体黄斑界面切线力矢量的改变可能导致许多黄斑病变，包括视网膜内的囊样腔隙和板层甚至全层黄斑裂孔。
3. 异常的玻璃体后脱离伴发玻璃体视盘牵拉可能扰乱视盘的细胞构成，从而通过Elschnig膜和(或)病理性的附着导致或促进视神经病变。


M.Y. Wang, MD·J. Sebag, MD, FACS, FRCOphth, RARVO(✉)
VMR Institute for Vitreous Macula Retina,
7677 Center Avenue, suite 400, Huntington Beach,
CA 92647, USA
Doheny Eye Institute, Los Angeles, CA USA
e-mail: michellewusc@gmail.com; jsebag@VMRinstitute.com

A.A. Sadun, MD, PhD, FARVO
Doheny Eye Institute/UCLA, Los Angeles, CA USA
e-mail: alfredo.sadun@gmail.com


## 1. 引言

玻璃体视盘粘连(VPA)作为异常玻璃体后脱离(PVD)的一个直接后果，是以紧密的玻璃体后皮质和视盘的粘连为特征的(见第 14 章“异常玻璃体后脱离与玻璃体劈裂”)。在医学文献中，这种病理现象的重要性获得了越来越多的关注，因为粘连部位的牵拉依据牵拉力矢量的方向可能导致多种病理现象的发生。结果，玻璃体视盘牵拉已经在黄斑裂孔和黄斑皱褶、视网膜内囊腔，血管性疾病包括视盘旁/视网膜下，视盘内出血、增生性糖尿病性玻璃体视网膜病变、视网膜中央静脉阻塞、凝视性黑蒙和视盘小凹中起作用。OCT 可以显示玻璃体视盘界面的直接影像，从而使我们更好地理解玻璃体视盘粘连和牵拉的病理生理学机制。

# 2. 解剖

## 2.1 玻璃体视网膜界面

玻璃体视网膜界面是由玻璃体后皮质、视网膜内界膜(ILM)以及由纤连蛋白、层粘连蛋白和其他成分组成的细胞外基质共同组成的。玻璃体后皮质和视网膜曾经被认为是直接接触的。然而，更多的新近研究支持在玻璃体和视网膜之间细胞外基质的存在，导致整面的粘连而非点样连接[1-3](见第 11 章“玻璃体视网膜界面与内界膜”)。在年轻人中，这种玻璃体与视网膜和视盘间的整面粘连是紧密的，事实上比Müller 细胞间连接得更加紧密(图 17.1)。

玻璃体后脱离是由于玻璃体后皮质与内界膜之间的连接变弱以及玻璃体的液化而导致的，使得玻璃体后皮质从内界膜分离(见第 9 章“玻璃体老化与玻璃体后脱离”)。然而，当玻璃体液化的程度超过玻璃体视网膜裂开的程度时，将会发生异常的 PVD。这种不平衡将会导致在玻璃体视网膜界面的异常牵拉，根据最强的粘连部位的不同，导致一系列的疾病(见第 14 章“异常玻璃体后脱离与玻璃体劈裂”)[4-5]。

## 2.2 玻璃体视盘界面

视盘上不存在视网膜的内界膜，但内界膜环绕着视盘边缘；基底膜却以 Elschnig 膜相连[6](图17.2)。这层膜被认为是来源于视盘星形胶质细胞的基底膜，厚度为 50nm。膜的中央，通常称为 Kuhn 中心半月板，由黏多糖而不是胶原组成，只有 20nm 厚。内界膜的功能在于阻止细胞通过[7]。因此，内界膜的缺失和 Kuhn 中心半月板的变薄可以解释视盘或其周围细胞增殖的频繁发生。

# 3. 病理学改变

## 3.1 玻璃体视盘粘连与牵拉

玻璃体与视盘的连接可能被视盘上的膜所加强[8]，这层膜的形成是由于前面提到的抑制细胞迁移和增殖作用的相对缺乏，这种连接在其他部位发生玻璃体后脱离后仍然存在[9]。发生玻璃体后脱离后，视盘旁的组织从视网膜/视盘接合处撕开，而仍然与视盘前孔相连，通过检眼镜可观察到 Vogt/Weiss 环(图 17.3)。玻璃体视盘粘连本身通常不能通过这种方式被观察到，但是可以通过超声或 OCT 显示(图 17.4a)。由于缺乏眼内测量牵拉力的方法，事实上，牵拉只能通过图像上的显示来估计（图 17.4b)。

玻璃体黄斑牵拉综合征已有很多研究报道，但玻璃体视盘牵拉却很少被研究。在 1954 年，Schepens 描述了“假性视盘水肿”伴发视盘上的不完全玻璃体后脱离和玻璃体视盘牵拉的组织病理学改变[10]。这种状况主要表现为一个可收缩的纤维细胞向后玻璃体膜(起源于玻璃体后皮质)对视盘产生牵拉力。玻璃体后脱离合并视盘的紧密粘连，称为玻璃体视盘粘连(VPA)，表现为异常的玻璃体后脱离，可以促进一系列疾病的发生，如黄斑裂孔[11]、伴发黄斑区视网膜内囊腔[12]、出血[13]、增生性糖尿病性玻璃体视网膜病变中新生血管加剧[14]、非缺血性前部视神经病变[15]和凝视诱发的视觉障碍[16]。玻璃体视盘牵拉似乎在视盘病变、视网膜病变和一些玻璃体黄斑病变中起作用。在儿童和年轻人中，后极部的玻璃体粘连紧密，而且包含黄斑和视盘周围在内分布成弥散的、片层的结构[17](图 17.1)。这个包含玻璃体视盘粘连的紧密界面，增加了个体患玻璃体视盘牵拉性病变的易感性(图 17.4b)。与玻璃体视网膜界面相似，玻璃体视盘粘连随着年龄增长而变弱。

## 3.2 视网膜疾病

### 3.2.1 黄斑疾病

玻璃体视盘粘连在全层黄斑裂孔(MH)中较板

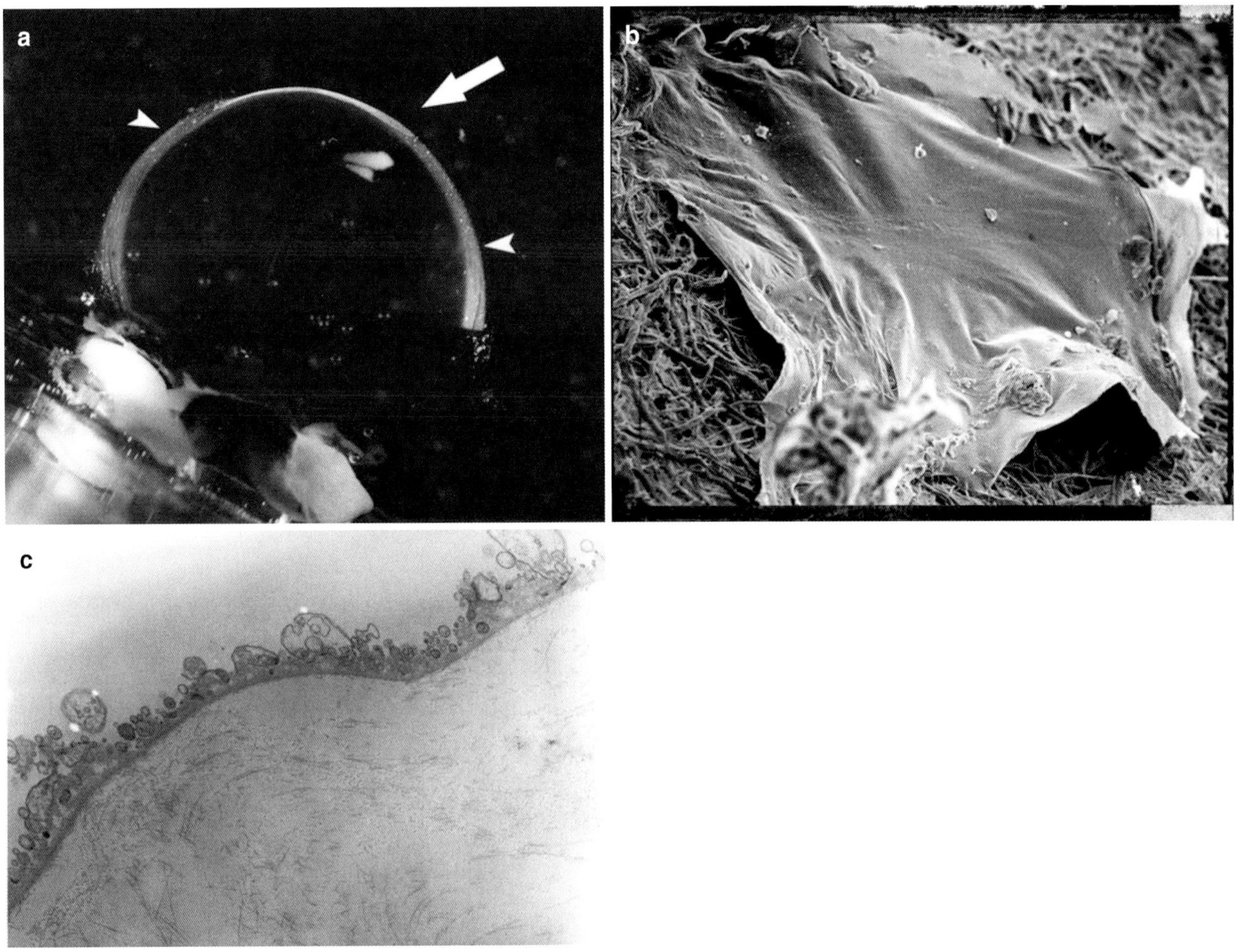


图 17.1　人玻璃体视网膜界面。玻璃体与视网膜的粘连是通过一种细胞外基质“胶”在后极部形成紧密的整面连接和在视盘部形成的局部粘连。早期的研究[80]通过撕除玻璃体上的视网膜来研究玻璃体视网膜界面的解剖。在所有的成年人，玻璃体与视网膜之间的分离发生在视网膜的内界膜和玻璃体后皮质之间。在 40%年龄小于 20 岁的年轻患者中，由于玻璃体与视网膜间的紧密粘连，会出现一个不同的裂开面。(a)在暗视野裂隙灯显微镜下尸检一个 4 岁患儿的玻璃体，显示在中周部眼底典型的玻璃体后皮质中埋藏着玻璃体细胞(三角箭头所示)。然而，在后极部，显示存在一个额外的组织帽(箭头所示)。(b)扫描电子显微镜检查显示一层组织结构黏附在后玻璃体。(c)透射电镜揭示这层组织是视网膜的内界膜，伴随 Müller 细胞的内节段仍然黏附在内界膜的后表面(图 c 的上方)，这层组织与玻璃体后皮质紧密相连(下方)。注意玻璃体后皮质上的高密度的胶原纤维基质。

层黄斑裂孔(LH)和黄斑皱褶(MP)中更常见[11,12](图 17.5)。其原因可能与在残余组织中的顽固的 VPA 与黄斑的连接有关。异常的 PVD 可能是 MH 和 MP 首先出现的病理生理学改变[18-20]。如果异常 PVD 导致了玻璃体劈裂，劈裂的玻璃体后皮质的外层将会与黄斑相连。在没有 VPA 的情况下，由于玻璃体后皮质劈裂所形成的外层组织的向内(朝向中心凹向心的)切线方向的力量使得其下面的视网膜产生皱褶，导致了 MP 的发生。然而，如果玻璃体仍然与视盘相连，这个力量的矢量就会不同，导致了向外(离心的) 切线方向的力量，引起中心视网膜的劈裂和 MH 的形成。图 17.6 显示玻璃体劈裂发生在玻璃体视盘界面旁。

视盘-中心凹牵拉以往也被认为在 MH 的发病机制之一[21]。因此，异常 PVD 可能起主要作用，存在或不存在 VPA 可能影响后续的疾病进程和收缩力的矢量。没有 VPA，MP 更有可能发生。存在 VPA，MH 更容易发生，LH 可能表现为中期病变。以往的研究[19]已经提示，LH 是 MH 形成过程中的“流产”形式[22]，伴随部分 PVD 的中心凹假性囊腔如果基底膜存在将发展为 LH，如果外层的视网膜被破坏，将发展为全层的 MH[23]。然而，许多有板层黄斑裂孔的患

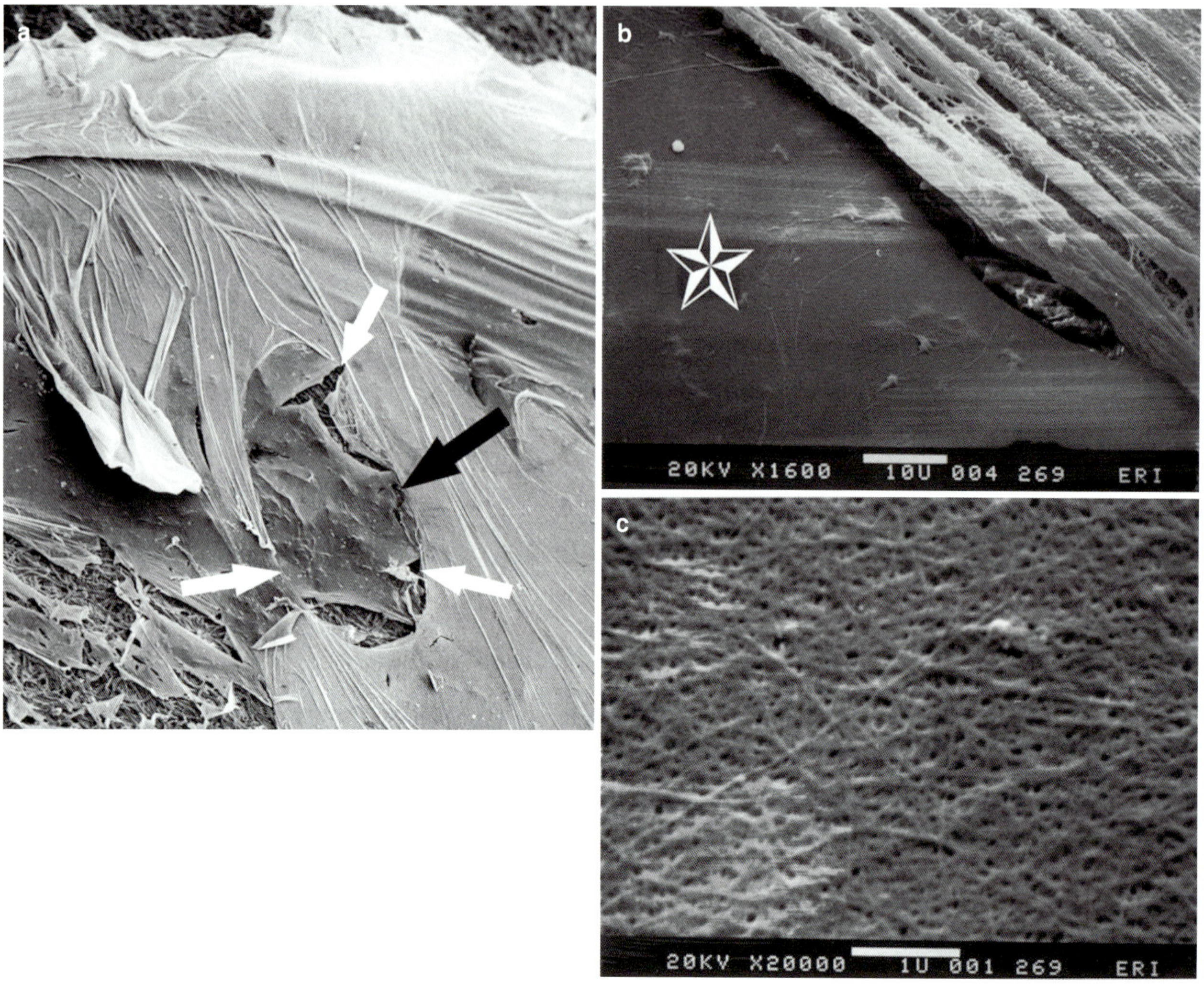


图 17.2 人的玻璃体视盘界面。(a)扫描电镜显示人内界膜上一个椭圆形的结构,对应于玻璃体视盘界面(白色箭头所示)。可以看到这个区域并不是一个缺乏组织的孔洞,而是有一个薄膜结构,称为 Elschnig 膜(图 c)。这个组织标本是将视网膜和视盘从后部玻璃体撕开,包埋处理后用于研究视盘旁的视网膜/视盘复合体结构。大的黑色箭头提示在图 b 中高倍镜下观察的区域。在视盘边缘的玻璃体视网膜界面有一个厚的纤维结构,通常在玻璃体后脱离过程中被撕开,从而使得 Weiss 环可见。星号示在图 c 高倍镜观察的区域。(c)扫描电镜高倍镜下显示在玻璃体视盘界面的中心,称为 Elschnig 膜和 Kuhnt 新月形结构。

者许多年后并未发展为全层黄斑裂孔。

3 年后,Wang 等首先描述了 VPA 在 MH、LH 和 MP 中的作用。Romano 等评估了 VPA 在 LH 和假性黄斑裂孔中的作用,认为 VPA 在 LH 中的发生率(37%)较之在假性黄斑裂孔中的发生率(27%)高,而且 VPA 的存在与更差的视功能以及外界膜和内外节段的连接的完整性相关[24]。作者推测,在玻璃体劈裂存在的情况下,玻璃体与视盘的粘连影响了黄斑部的切线收缩力,伴随着随后发生的视网膜外层的损伤,导致了视网膜外层假孔和 LH 的发生,类似于前面描述的 MH 和 MP 的发生机制。不仅如此,在 VPA 存在的情况下,手术去除视网膜前和视盘前的组织将会产生更好的视觉预后。

### 3.2.2 视网膜内囊腔

中心凹囊腔被认为是 MH 和 LH 的前体[19,23,25]。合并 VPA 的 MH 被认为与中心凹周围的视网膜囊腔紧密相关,比 LH 的相关性更强[11],其次是 MP(图 17.7)。相较于 MP,MH 和 LH 可能存在更多的视网膜内囊腔,因为视网膜内层被严重破坏。尽管如此,合并 VPA 的 MP 比没有 VPA 的 MP 有更高的囊腔发生率(80%对 4.3%)。这些囊性空间可能与渗出性

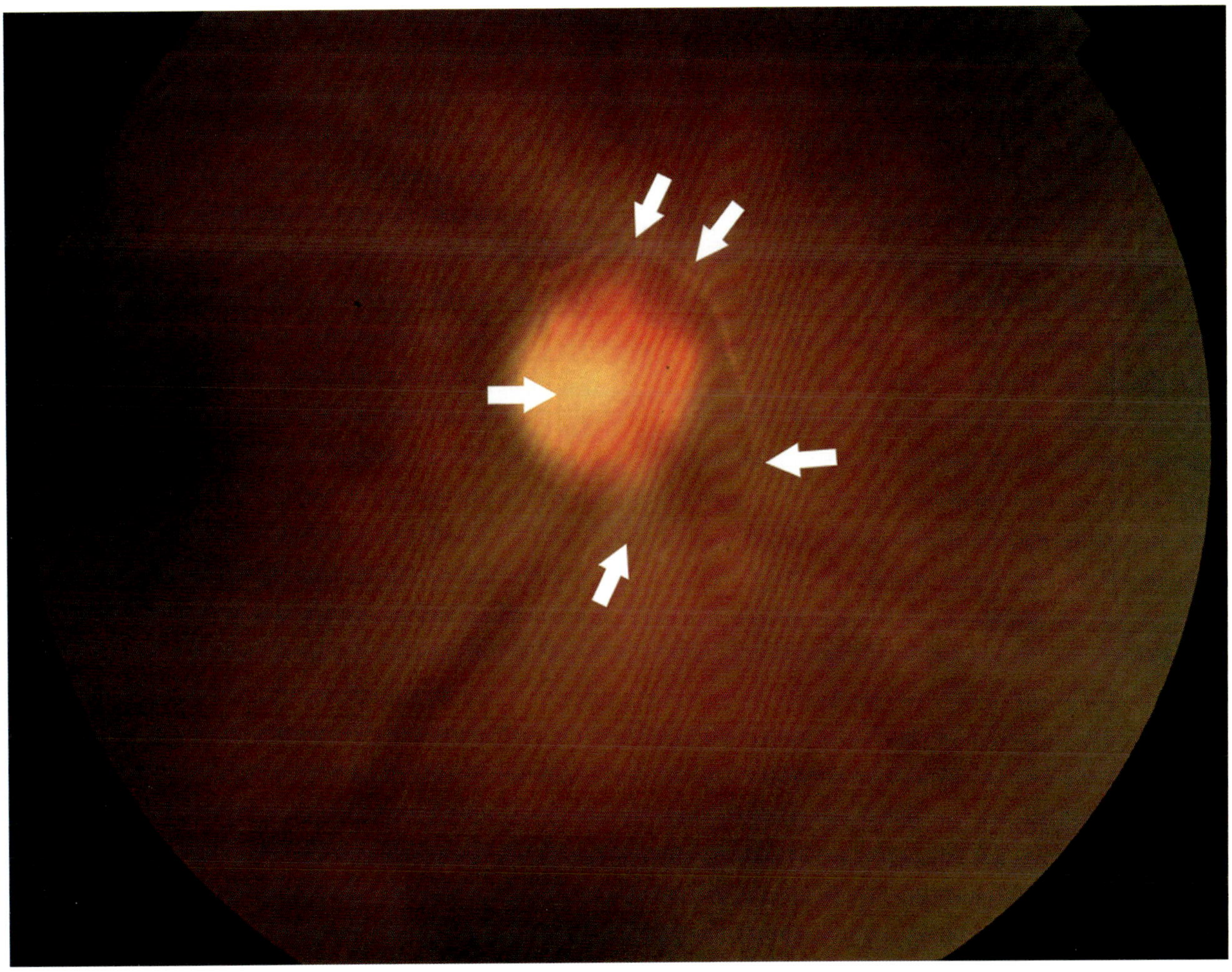

图 17.3　Weiss 环。眼底照像显示 Weiss 环(箭头所示),PVD 导致的视盘旁的纤维组织被撕开后使得 Weiss 环可见。

黄斑病变（湿性老年黄斑变性，糖尿病性黄斑水肿等）中的视网膜内囊腔形成不同，由液体形成的空间，尽管在有囊腔的 MP 中两种机制可能共同起作用。当然,在 VPA 存在的黄斑疾病中,这些囊腔不是空的而是含有液体的,因此,这些液体的聚集是在病理性切线牵拉后发生的，而在渗出性黄斑病变中液体聚集是主要的原因。

当特殊的玻璃体黄斑病变和存在/不存在视网膜内囊样空间被一起考虑时,VPA 在 MH 中更常见(87.5%)，合并囊腔的 MP（80%），合并囊腔的 LH(50%),不合并囊腔的 LH(20%),不合并囊腔的 MP(4.3%)(图 17.8)。

### 3.2.3 血管性疾病

#### 3.2.3.1 视盘旁、视网膜下和视盘内出血

研究报道显示：视盘旁出血可发生于视盘玻璃膜疣[26-29]、视盘水肿[30-32]、视盘旁视网膜下新生血管膜[33,34]以及出血易感体质[35]的患者。Cibis 等首先提出了利用生物显微镜检查，在中等程度的近视健康患者中,PVD 与视网膜出血之间的因果关系[13]。这一结果被另一项研究所证实,在存在不完全 PVD 的年轻近视眼中，视盘内以及邻近视盘旁的视网膜下出血更常见[36]。出血通常自发吸收并不伴有后遗症。Katz 和 Hoyt 推测,在年轻近视眼中发现的轻度视盘发育不良可能存在异常的玻璃体粘连，它们更容易发生未成熟的玻璃体分离，除非在视盘上有很强的粘连[36]。玻璃体视盘牵拉可能损伤视盘血管,导致视盘和盘周的出血。这种剪切力可能撕裂视盘上的表层血管,导致视盘内出血,当将这种力量穿过视网膜,可能导致视盘周围视网膜下出血。

VPA 也被假设为出血的刺激因素，在近视眼中,倾斜的视盘鼻侧盘缘的抬高,从而导致筛板前血

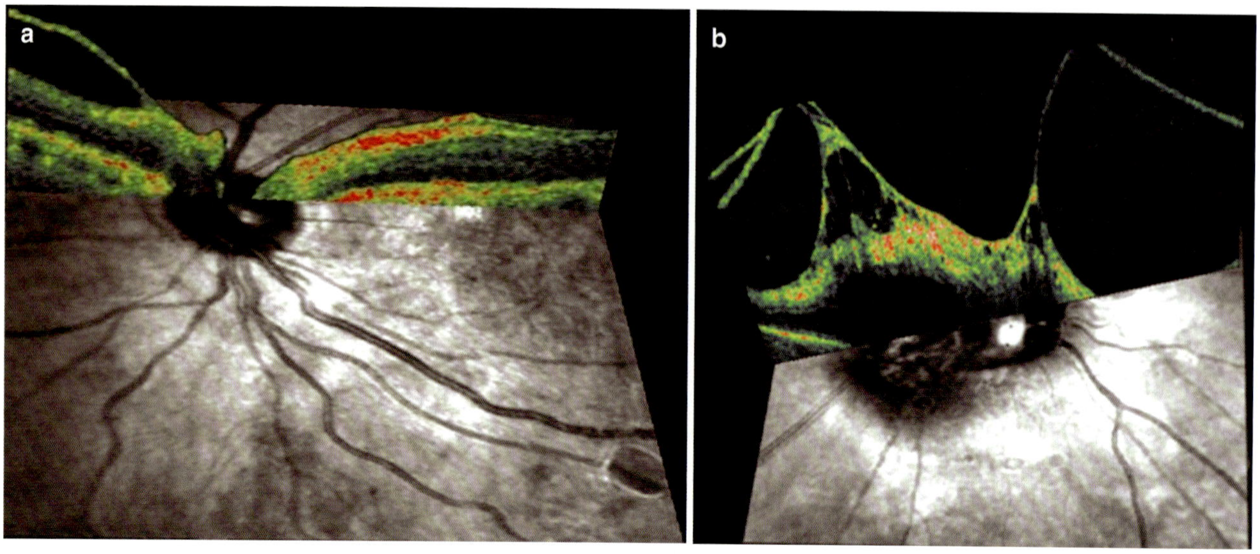


图 17.4 玻璃体视盘粘连(VPA)。(a)一个视盘的复合(截平面)纵向 OCT 图像(彩色)和激光扫描检眼镜图像(灰阶图)显示在异常玻璃体后脱离以后出现的顽固的 VPA。(b)一个视盘的复合(截平面)纵向 OCT 图像(彩色)和激光扫描检眼镜图像(灰阶图)显示严重的玻璃体视盘牵拉使得视盘向前隆起，这是一例 58 岁的女性患者，同时合并玻璃体黄斑牵拉，都归因于异常 PVD。注意在图像左边的玻璃体劈裂。

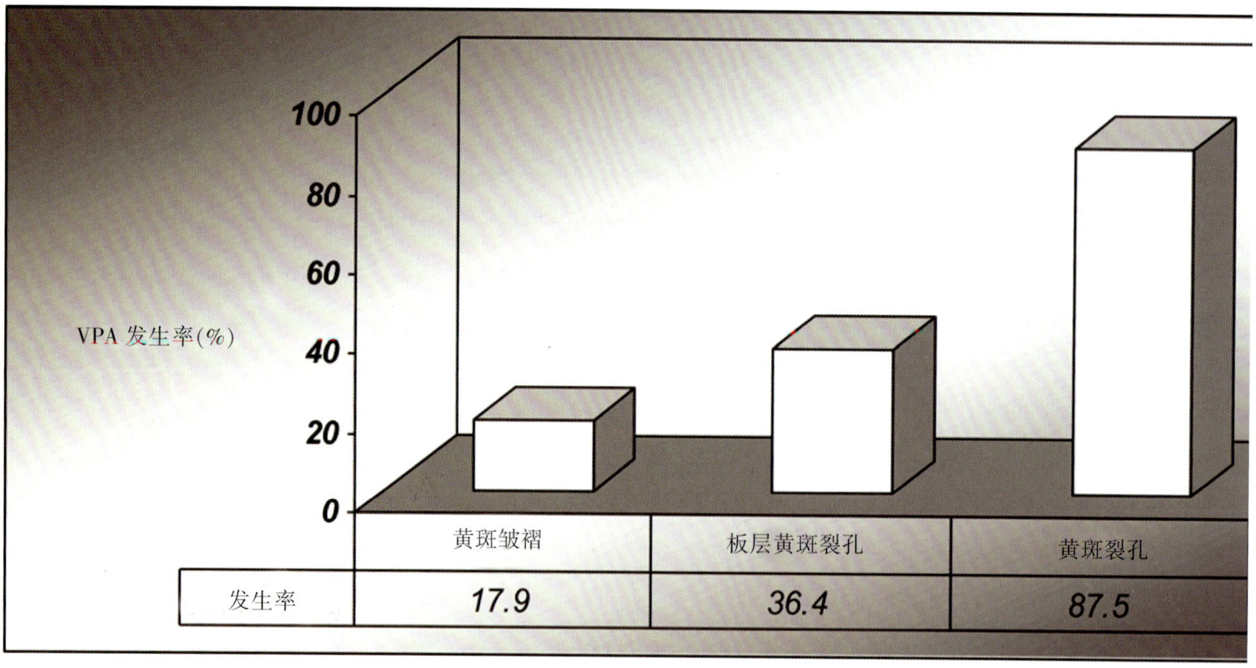


图 17.5 玻璃体视盘粘连(VPA)的发生率在全层黄斑裂孔中最高(MH:87.5%)，其次为板层黄斑裂孔(LH:36.4%)，在黄斑皱褶中最低(MP:17.9%)。(Reprinted with permission from Wang et al.[11])

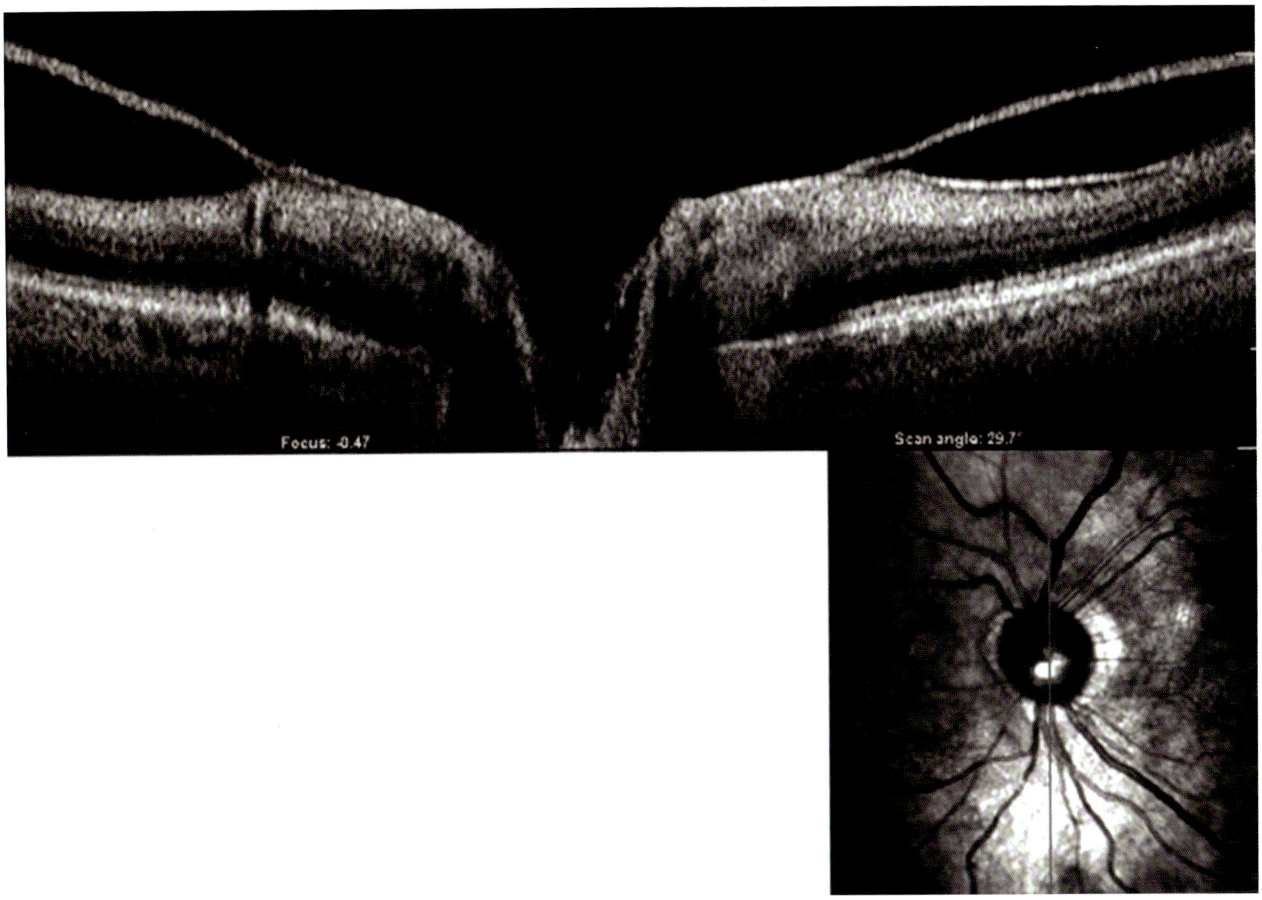


图 17.6　玻璃体视盘粘连和玻璃体劈裂。结合 OCT-SLO 显示在视盘两边的玻璃体视盘粘连。在图像右边显示玻璃体劈裂。

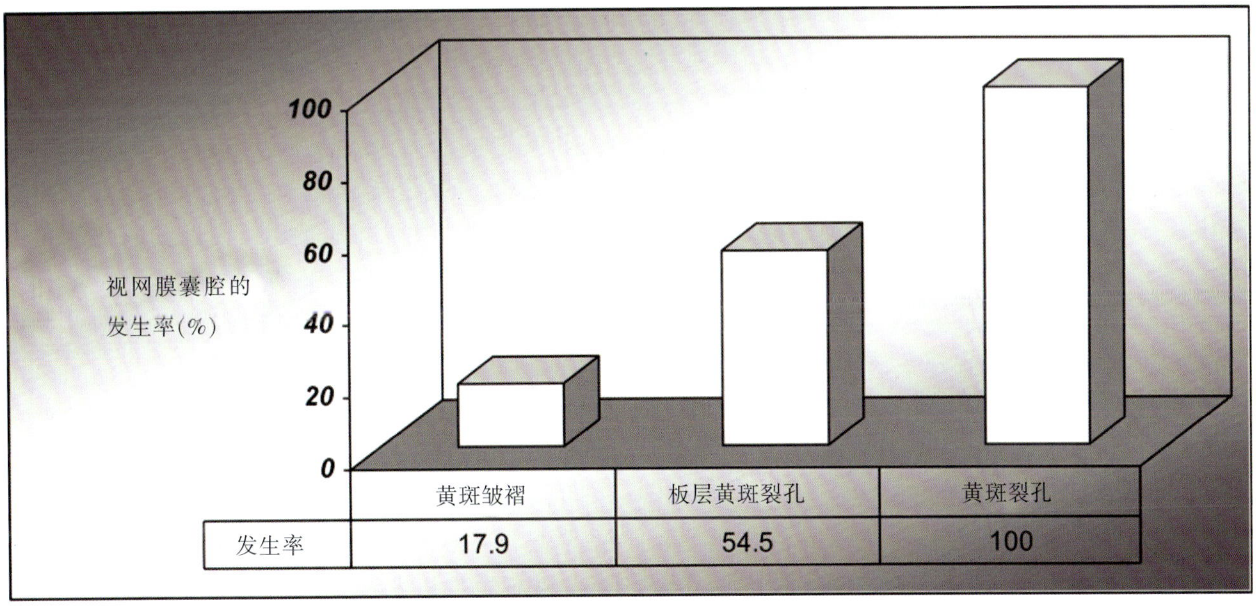


图 17.7　视网膜囊腔的发生率在全层黄斑裂孔中最高（MH：100%），其次为板层黄斑裂孔（LH：54.5%）和黄斑皱褶（MP：17.9%）。(Reprinted with permission from Wang et al.[11])

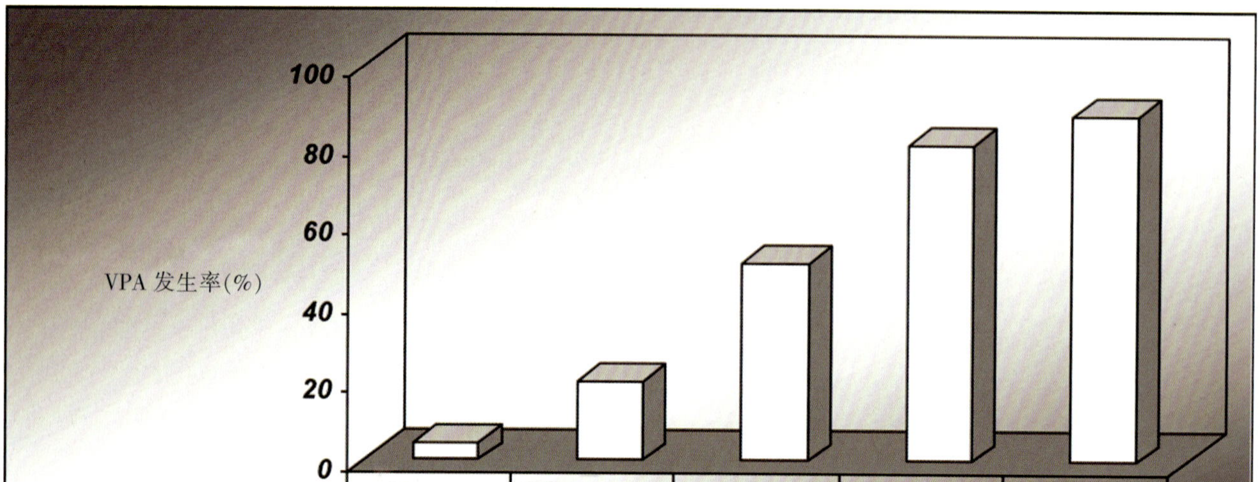


| | 不合并囊腔的黄斑皱褶 | 不合并囊腔的板层黄斑裂孔 | 合并囊腔的黄斑板层裂孔 | 合并囊腔的黄斑皱褶 | 合并囊腔的黄斑裂孔 |
|---|---|---|---|---|---|
| 发生率 | 4.3 | 20 | 50 | 80 | 87.5 |

图 17.8 玻璃体视盘粘连(VPA)的发生率在全层黄斑裂孔中最高(MH:87.5%),其次为合并有囊腔的黄斑皱褶(MP:80%)、合并有囊腔的板层黄斑裂孔(LH:50%)、无囊腔的 LH(20%),在无囊腔的黄斑皱褶中最低(4.3%)。(Reprinted with permission from Wang et al.[11])

管的解剖易损性[37]。原因可能是多方面的,小的拥挤的视盘使血管更易受损,来自视盘旁毛细血管层的血管、供应筛板前视神经的脉络膜血管分支和视盘鼻侧穿过 Elschnig 边缘组织的后睫状动脉分支,在拥挤的视盘上更倾向于牵拉、扭结和压缩[38]。作用在拥挤倾斜的视盘上的玻璃体牵拉力,由眼球运动而产生的外部力量以及变薄的巩膜,各因素之间的相互作用共同影响了视盘周围的出血。近视的出现、视盘鼻侧的出血、拥挤且倾斜的视盘、不完全的 PVD 以及视力的保留说明这是一个良性病变。

**3.2.3.2 糖尿病性玻璃体视网膜病变**

糖尿病通过对玻璃体生物化学和结构的效应,影响玻璃体液化和不稳定性[39],从而导致糖尿病性玻璃体视网膜病变(见第 5 章“糖尿病性玻璃体病变”)。这一过程可能促进视盘上的细胞迁移和增殖形成新生血管复合体[40]。在玻璃体视盘界面产生玻璃体液化,但玻璃体与视盘粘连并不减弱。糖尿病玻璃体病变可以导致视盘上病理性牵拉的发生。通过研究 VPA 在合并或不合并糖尿病性视网膜病变的眼发现 VAP 可能是糖尿病性视网膜病变自然病程中的一部分[36,41-44]。一些研究提示,VPA 通过减少轴浆流(神经源学说)和(或)机械性地减少后睫状动脉的灌注(血源学说)从而对前部视神经造成损伤,通过手术去除 VPA,产生可逆性的改变,这一结论可通过视力的提升、视觉诱发电位的改变得以证实[14]。然而,不可逆的视神经萎缩可能导致永久性病变。在增生性糖尿病玻璃体视网膜病变中,VPA 最常见于视盘的鼻侧。视盘上的收缩力可能拉长神经纤维,导致正常解剖结构的扭曲,干扰轴浆流运输,导致视力和 VEP 的损伤。异常的神经纤维轮廓可能减小血管的直径,导致视盘缺血。早期的玻璃体切割术可能有助于增生性糖尿病玻璃体视网膜病变引起的 VPA 的治疗。

弥漫性黄斑水肿对于激光治疗没有反应,可见于增生性或非增生性糖尿病性玻璃体视网膜病变合并VPA 的患眼[45]。弥漫性黄斑水肿有两种形式:一种是在邻近隆起视盘最大限度的 VPA 增厚;另一种是在黄斑中心凹。玻璃体后皮质的收缩被认为是视盘隆起和牵拉的原因。视盘隆起可能导致神经节细胞轴突的牵拉和纽结,降低筛板前的血流,导致视盘旁的脱离或弥漫性视盘水肿。通常认为玻璃体后脱离开始于黄斑上方,而后向鼻侧延续,朝向视盘[46]。OCT 显示了年龄相关的 PVD 开始于中心凹周围某个象限局部脱离,而中心凹和视盘玻璃体紧密附着[47]。

玻璃体后脱离的过程缓慢发生历经数年，玻璃体视盘粘连是最后被分离的部位。玻璃体切割术被发现在一些糖尿病黄斑水肿而没有黄斑牵拉的病例中有效[48]，提示可能有其他的影响因素，如VPA 在 DME 病理生理学过程中发挥作用。玻璃体切割术在视盘上需要格外小心，避免因为损伤轴突而导致视力或视野的永久损伤[49]。

3.2.3.3 视网膜中央静脉阻塞

VPA 曾被报道发生于缺血性的视网膜中央静脉阻塞(CRVO)，导致累及黄斑的继发性浆液性视网膜脱离[50]。增厚的视盘旁组织可能是由于发生 CRVO 出血后视盘旁纤维组织的生长。视网膜下注射组织纤溶酶原激活物溶解玻璃体视盘粘连和视盘上的粘连，或玻璃体切割术，或视盘周围光凝，在 CRVO 的病例中可以提高视力[43]。松解 VPA 可能对于反复发生 CRVO 病例有效。玻璃体切割联合放射状视神经切开已经发展为 CRVO 的一种治疗手段(见第 37 章“视网膜血管性疾病的手术治疗”)。

## 3.3 视神经病变

### 3.3.1 非动脉炎性前部缺血性视神经病变

非动脉炎性前部缺血性视神经病变(NAION)是以急性的视力丧失和相对性传入性瞳孔障碍、高位视野缺损和视盘水肿为特征的病变[51-53]。“高危视盘”是以小的杯盘比为显著特征[54-56]。心血管疾病可能降低视盘部的灌注压或增加对血流的阻力，例如高血压和糖尿病，是主要的危险因素。急性系统性的低血压、睡眠呼吸暂停综合征、偏头痛、视盘玻璃膜疣、血管炎、先天性血管闭塞性疾病、远视、吸烟、缓解勃起功能障碍性药物和高脂血症已经被认为是潜在的危险因素[57-63]。经过最初的阶段，约 1/3 的病例可有中度自发性的视力提高(Snellen 视力表提高 3 行)[52]。6 周后，视盘开始萎缩。

在一例出现常见的传入性瞳孔障碍伴随视盘边缘模糊的视盘隆起、下方高位缺损 NAION 的病例中，合并了 VPA[64]。VPA 的存在被 3D 的频域 OCT 所证实。具有小的拥挤视盘的眼睛可能更容易受到玻璃体牵拉所造成的扭曲力量的影响视盘的隆起，可能在一开始没有症状，而且如果玻璃体后部从视盘分离，症状将会缓解。然而，如果 VPA 持续存在，毛细血管血液循环和(或)轴浆流阻断可能导致视神经的水肿和功能下降，导致临床所见的 NAION。这一学说最早由 Hoyt 等提出并认为是 NAION 的一个重要原因[36]。Modarres 等曾经在缺血性视神经病变病例临床试验中对玻璃体视盘牵拉合并 NAION 的 16 例患者行玻璃体切割术，有 56%的患者有超过 3 行的视力提高，而在未手术的缺血性视神经减压患者中只有 39.5%提高 3 行以上[15]，证实了 VPA 可能是一些 NAION 病例中的病因，解除 VPA 可能对这类病例有效。

### 3.3.2 注视性黑蒙

注视性黑蒙(GEA)是一种罕见病，表现为偏中心注视时或注视后发生一过性视力障碍[65-69]。GEA 通常是由于眶内占位性病变，例如视神经鞘瘤和海绵状血管瘤，也可见于眼眶外的病变对于眼眶和视神经产生压力。最常见的病因为对于视网膜中央动脉或视神经微循环的阻断导致视网膜或视神经的循环障碍[70]。尽管组织学上 GEA 与眶内占位相关，但也偶尔与非眶内占位相关，例如特发性颅内压增高(IIH)[71,72]。在 IIH 中，眼球的偏位可引起紧张且扩张的视神经鞘压力增加，产生黑蒙。GEA 也与不完全性 PVD 和玻璃体视盘牵拉相关[16]。Katz 等报道，4 例注视性黑蒙患者都存在 VPA 相关的视盘水肿。作者推测一开始不完全性 PVD 合并顽固的视盘附近的粘连，使得视盘受到牵拉从而发生视盘隆起。这可能是缓慢进展的玻璃体后脱离的一个阶段，一过性的 VPA 对视盘周围视网膜、视盘及神经纤维的牵拉。患者眼球运动而致的光幻视可能是由于牵拉力量从玻璃体传递到视盘上的神经纤维。进而言之，由于后部玻璃体引起的惯性牵拉可能导致视神经纤维的变形和干扰轴突在顺行或逆行方向上的电位传输。这可能导致短暂的感觉神经视网膜信号的阻断和一过性的 GEA[73]。所有表现为 GEA 的患者都需要仔细评估眼眶内的病变。尽管 VPA 是一个少见的原因，但是患者存在其他无法解释的 GEA 也需要进行玻璃体视网膜界面的检查。

VPA 可以导致视盘的隆起，这可以导致视盘边界模糊、视盘旁出血、造影时视盘荧光渗漏，疑似视盘水肿或视盘水肿[74]，使诊断困难。在这种情况下，

OCT可以帮助做出正确诊断而避免昂贵和有创性的检查,如对比神经影像和腰椎穿刺[75,76]。

Meyer等曾报道了一例由于VPA引起的慢性视觉损伤[77]。作者称手术松解VPA后视功能立即提高,推测由于牵拉和视网膜神经纤维层的变薄而导致的视盘形态改变,降低了轴浆流。他们认为这导致了视觉传导的阻断并通过视觉诱发电位证实了这一点。对于中央视网膜血管的机械性的限制可能也减少了浅层的血流。该报道及相似的报道均主张对合并VPA的这类病例玻璃体切割是可行的治疗方法。

### 3.3.3 视盘小凹

视盘小凹是一种罕见病,常发生于视盘颞下象限,常常合并浆液性视网膜脱离或视网膜囊样水肿。大多数学者认为视盘小凹是视盘缺损的一种变异,是由于在发育过程中视裂闭合不完全所导致。然而,视盘小凹的病理生理学依然存在争议,原因在于它通常是单侧、散发的,而且缺乏系统性的联系。Lincoff等在1988年利用立体透明度试验研究了15例视盘小凹眼的自然病程[78]。最初,来自小凹的液体导致视神经纤维隆起,在视网膜内层形成了劈裂样的分离。在内层下形成了外层的黄斑裂孔,最终由于液体的流动,导致在黄斑裂孔周围的外层视网膜的脱离。后来,外层脱离范围扩大,形成了类似浆液性的视网膜脱离。除非累及黄斑部,视盘小凹通常没有症状。

没有针对视盘小凹的统一治疗标准。最近,解除玻璃体牵拉已经成为治疗这些患者的一个重要的方法(见第46章“罕见病的玻璃体手术”)。Hirakata等观察了8例与视盘小凹相关的单侧黄斑脱离的患者,分析了通过平坦部的单纯玻切不联合气体填充和激光光凝的治疗效果[79]。8例中有7例视网膜完全复位,并且没有复发。术后OCT显示邻近视盘的视网膜隆起度下降,内层视网膜劈裂样分离减轻,随后缓慢但是完全的黄斑脱离消失。因此,VPA产生的牵拉本身在视盘小凹黄斑病变中是一个重要的病因。OCT分析提示,VPA可能为液体进入视网膜提供了一个通道,导致了在视盘小凹黄斑病变中出现的劈裂分离[80]。玻切手术通过解除通道入口处的牵拉,可能成为治疗视盘小凹黄斑病变的一个有效措施。

# 结论

玻璃体视网膜界面及其在视网膜疾病中的作用已受到了广泛的关注。然而,VPA以及它在疾病中的作用机制还没有被充分认识。对于临床医生来说,认识到玻璃体视盘界面包含许多复杂的细胞构架,以及异常的PVD合并顽固的VPA可能导致细胞结构的变形,这一点非常重要。视网膜神经纤维层的牵拉和变薄、轴浆流降低以及视盘旁微血管供应的异常,都将导致视力的损伤。OCT作为观察玻璃体视盘界面以及发现VPA的一个重要工具,使我们能够以一种非侵入的方式观察我们之前观察不到的疾病。玻璃体视盘界面的可视化帮助我们阐明一系列以VPA为特征的疾病的病理机制,使得更强有力的治疗手段的应用成为可能。

**缩略语**

| | |
|---|---|
| CRVO | 视网膜中央静脉阻塞 |
| GEA | 注视性黑蒙 |
| IIH | 特发性颅内压增高 |
| ILM | 内界膜 |
| LH | 板层裂孔 |
| MH | 黄斑裂孔 |
| MP | 黄斑皱褶 |
| NAION | 非动脉炎性前部缺血性视神经病变 |
| OCT | 光学相干断层扫描 |
| PVD | 玻璃体后脱离 |
| VEP | 视觉诱发电位 |
| VPA | 玻璃体视盘粘连 |

# 参考文献


1. Russell SR, Shepherd JD, Hageman GS, et al. Distribution of glycoconjugates in the human internal limiting membrane. Invest Ophthalmol Vis Sci. 1991;32:1986.
2. Nishitsuka K, Kashiwagi Y, Tojo N, et al. Hyaluronan production regulation from porcine hyalocyte cell line by cytokines. Exp Eye Res. 2007;85:539–45.
3. Kita T, Hata Y, Kano K, et al. Transforming growth factor-beta2 and connective tissue growth factor in proliferative vitreoretinal diseases: possible involvement of hyalocytes and therapeutic potential of Rho kinase inhibitor. Diabetes. 2007;56:231–8.
4. Sebag J. Anomalous posterior vitreous detachment: a unifying con-

cept in vitreo-retinal disease. Graefes Arch Clin Exp Ophthalmol. 2004;242:690–8.
5. Sebag J. Classifying posterior vitreous detachment: a new way to look at the invisible. Br J Ophthalmol. 1997;81:521.
6. Heegaard S, Jensen OA, Prause JU, et al. Structure of the vitreal face of the monkey optic disc (Macaca mulatta): SEM on frozen resin-cracked optic nerve heads supplemented by TEM and immunohistochemistry. Graefes Arch Clin Exp Ophthalmol. 1988;226:377.
7. Grabner G, Baltz G, Forster O, et al. Macrophage-like properties of human hyalocytes. Invest Ophthalmol Vis Sci. 1980;19:333.
8. Roth AM, Foos RY. Surface structure of the optic nerve head. I. Epipapillary membranes. Am J Ophthalmol. 1972;74:977–85.
9. Foos RY, Roth AM. Surface structure of the optic nerve head. II. Vitreopapillary attachments and posterior vitreous detachment. Am J Ophthalmol. 1973;76:662–71.
10. Schepens CL. Clinical aspects of pathologic changes in the vitreous body. Am J Ophthalmol. 1954;38:8–21.
11. Wang MY, Nguyen D, Hindoyan N, et al. Vitreo-papillary adhesion in macular hole and macular pucker. Retina. 2009;29:644–50.
12. Sebag J, Wang M, Nguyen D, et al. Vitreopapillary adhesion in macular diseases. Trans Am Ophthalmol Soc. 2009;107:35–44.
13. Cibis GW, Watzke RC, Chua J, et al. Retinal hemorrhages in posterior vitreous detachment. Am J Ophthalmol. 1975;80:1043–6.
14. Kroll P, Wiegand W, Schmidt J, et al. Vitreopapillary traction in proliferative diabetic vitreoretinopathy. Br J Ophthalmol. 1999;83:261–4.
15. Modarres M, Sanjari MS, Falavarjani KG. Vitrectomy and release of presumed epipapillary vitreous traction for treatment of nonarteritic anterior ischemic optic neuropathy associated with partial posterior vitreous detachment. Ophthalmology. 2007;114:340–4.
16. Katz B, Hoyt C. Gaze-evoked amaurosis from vitreopapillary traction. Am J Ophthalmol. 2005;139:631–7.
17. Sebag J. Anatomy and pathology of the vitreo-retinal interface. Eye (Lond). 1992;6:541–52.
18. Sebag J, Gupta P, Rosen R, Garcia P, Sadun AA. Macular holes and macular pucker: the role of vitreoschisis as imaged by optical coherence tomography/scanning laser ophthalmoscopy. Trans Am Ophthalmol Soc. 2007;105:121–31.
19. Gaudric A, Haouchine B, Massin P, Paques M, Blain P, Erginay A. Macular hole formation: new data provided by optical coherence tomography. Arch Ophthalmol. 1999;117:744–51.
20. Tanner V, Chauhan DS, Jackson TL, Williamson TH. Optical coherence tomography of the vitreoretinal interface in macular hole formation. Br J Ophthalmol. 2001;85:1092–7.
21. Chauhan DS, Antcliff RJ, Rai PA, Williamson TH, Marshall J. Papillofoveal traction in macular hole formation: the role of optical coherence tomography. Arch Ophthalmol. 2000;118:32–8.
22. Haouchine B, Massin P, Tadayoni R, Erginay A, Gaudric A. Diagnosis of macular pseudoholes and lamellar macular holes by optical coherence tomography. Am J Ophthalmol. 2004;138:732–9.
23. Haouchine B, Massin P, Gaudric A. Foveal pseudocyst as the first step in macular hole formation: a prospective study by optical coherence tomography. Ophthalmology. 2001;108:15–22.
24. Romano MR, Vallejo-Garcia JL, Camesasca FI, Vinciguerra P, Costagliola C. Vitreopapillary adhesion as a prognostic factor in pseudo- and lamellar macular holes. Eye (Lond). 2012;26:810–5.
25. Jaffe GJ, Caprioli J. Optical coherence tomography to detect and manage retinal disease and glaucoma. Am J Ophthalmol. 2004;137:156–69.
26. Harris MJ, Fine SL, Owens SL. Hemorrhagic complications of optic nerve drusen. Am J Ophthalmol. 1981;92:70–6.
27. Hitchings RA, Corbett JJ, Winkleman J, et al. Hemorrhages with optic nerve drusen: a differentiation from early papilledema. Arch Neurol. 1976;33:675–7.
28. Sanders TE, Gay AJ, Newman M. Hemorrhagic complications of drusen of the optic disk. Am J Ophthalmol. 1971;71:204–17.
29. Sanders TE, Gay AJ, Newman M. Drusen of the optic disk hemorrhagic complications. Trans Am Ophthalmol Soc. 1970;68:186–218.
30. Orcutt JC, Page NG, Sanders MD. Factors affecting visual loss in benign intracranial hypertension. Ophthalmology. 1984;91:1303–12.
31. Castellarin AA, Sugino IK, Nasir M, et al. Clinicopathological correlation of an excised choroidal neovascular membrane in pseudotumour cerebri. Br J Ophthalmol. 1997;81:994–1000.
32. Suzuki N, Takeda M, Takeda M, et al. Preretinal and retinal hemorrhage due to chronic subdural hematoma. Ann Ophthalmol. 1985;17:494–7.
33. Browning DJ, Fraser CM. Ocular conditions associated with peripapillary subretinal neovascularization, their relative frequencies, and associated outcomes. Ophthalmology. 2005;112:1054–61.
34. Meredith TA, Aaberg TM. Hemorrhagic peripapillary lesions in presumed ocular histoplasmosis. Am J Ophthalmol. 1977;84:160–8.
35. Shiono T, Abe S, Watabe T, et al. Vitreous, retinal and subretinal hemorrhages associated with von Willebrand's syndrome. Graefes Arch Clin Exp Ophthalmol. 1992;230:496–7.
36. Katz B, Hoyt WF. Intrapapillary and peripapillary hemorrhage in young patients with incomplete posterior vitreous detachment: signs of vitreopapillary traction. Ophthalmology. 1995;102:349–54.
37. Kokame GT, Yamamoto I, Kishi S, et al. Intrapapillary hemorrhage with adjacent peripapillary subretinal hemorrhage. Ophthalmology. 2004;111:926–30.
38. Sibony P, Fourman S, Honkanen R, El Baba F. Asymptomatic peripapillary subretinal hemorrhage: a study of 10 cases. J Neuroophthalmol. 2008;28:114–9.
39. Sebag J, Buckingham B, Charles MA, Reiser K. Biochemical abnormalities in vitreous of humans with proliferative diabetic retinopathy. Arch Ophthalmol. 1992;110:1472–9.
40. Sebag J. Diabetic vitreopathy [editorial]. Ophthalmology. 1996;103:205–6.
41. de Bustros S, Thompson JT, Michels RG, Rice TA. Vitrectomy for progressive proliferative diabetic retinopathy. Arch Ophthalmol. 1987;105:196–9.
42. Kroll P, Wiegand W, Schmidt J. Traction vitreoretinal opticopathy in proliferative diabetic vitreoretinopathy. Ophthalmologe. 1995;92:687–91.
43. Lam HD, Blumenkranz MS. Treatment of central retinal vein occlusion by vitrectomy with lysis of vitreopapillary and epipapillary adhesions, subretinal peripapillary tissue plasminogen activator injection and photocoagulation. Am J Ophthalmol. 2002;134:609–11.
44. Wisotsky BJ, Magat-Gordon CB, Puklin JE. Vitreopapillary traction as a cause of elevated optic nerve head. Am J Ophthalmol. 1998;126:137–8.
45. Karatas M, Ramirez JA, Ophir A. Diabetic vitreopapillary traction and macular oedema. Eye (Lond). 2005;19:676–82.
46. Foos RY. Posterior vitreous detachment. Trans Am Acad Ophthalmol Otolaryngol. 1972;76:480–97.
47. Uchino E, Uemura A, Ohba N. Initial stages of posterior vitreous detachment in healthy eyes of older persons evaluated by optical coherence tomography. Arch Ophthalmol. 2001;119:1475–9.
48. La Heij EC, Hendrikse F, Kessels AG, Derhaag PJ. Vitrectomy results in diabetic macular edema without evident vitreomacular traction. Graefes Arch Clin Exp Ophthalmol. 2001;239:264–70.
49. Pendergast SD, Martin DF, Proia AD, Jaffe GJ, McCuen II BW. Removal of optic disc stalks during diabetic vitrectomy. Retina. 1995;15:25–8.
50. Rumelt S, Karatas M, Pikkel J, Majlin M, Ophir A. Optic disc traction syndrome associated with central retinal vein occlusion. Arch Ophthalmol. 2003;121:1093–7.
51. Hayreh SS, Zimmerman MB. Nonarteritic anterior ischemic optic neuropathy: natural history of visual outcome. Ophthalmology. 2008;115:298–305.e2.
52. Hayreh SS. Ischemic optic neuropathy. Prog Retin Eye Res. 2009;28:34–62.
53. Hayreh SS. Anterior ischemic optic neuropathy. VIII. Clinical features and pathogenesis of post-hemorrhagic amaurosis. Ophthalmology. 1987;94:1488–502.
54. Arnold AC. Pathogenesis of nonarteritic anterior ischemic optic neuropathy. J Neuroophthalmol. 2003;23:157–63.
55. Hayreh SS. Risk factors in AION. Ophthalmology. 2001;108:1717–8.
56. Burde RM. Optic disk risk factors for nonarteritic anterior ischemic optic neuropathy. Am J Ophthalmol. 1993;116:759–64.
57. Hayreh SS, Zimmerman MB, Podhajsky P, Alward WL. Nonarteritic

anterior ischemic optic neuropathy: role of nocturnal arterial hypotension. Arch Ophthalmol. 1997;115:942–5.
58. Hayreh SS. Erectile dysfunction drugs and non-arteritic anterior ischemic optic neuropathy: is there a cause and effect relationship? J Neuroophthalmol. 2005;25:295–8.
59. Hayreh SS, Jonas JB, Zimmerman MB. Nonarteritic anterior ischemic optic neuropathy and tobacco smoking. Ophthalmology. 2007;114:804–9.
60. Hayreh SS, Joos KM, Podhajsky PA, Long CR. Systemic diseases associated with nonarteritic anterior ischemic optic neuropathy. Am J Ophthalmol. 1994;118:766–80.
61. Hayreh SS. Postcataract extraction ischemic optic neuropathy. Arch Ophthalmol. 1982;100:1853–4.
62. Bilgin G, Koban Y, Arnold AC. Nonarteritic anterior ischemic optic neuropathy and obstructive sleep apnea. J Neuroophthalmol. 2013; 33:232–4.
63. Fraunfelder FW, Pomeranz HD, Egan RA. Nonarteritic anterior ischemic optic neuropathy and sildenafil. Arch Ophthalmol. 2006; 124:733–4.
64. Nomura Y, Tamaki Y, Yanagi Y. Vitreopapillary traction diagnosed by spectral domain optical coherence tomography. Ophthalmic Surg Lasers Imaging. 2010;41(Suppl):S74–6.
65. Otto C, Coppit G, Mazzoli R, et al. Gaze-evoked amaurosis : a report of five cases. Ophthalmology. 2003;110:322–6.
66. Hampton G, Krohel G. Gaze-evoked blindness. Ann Ophthalmol. 1983;15:74–6.
67. Brown G, Shields J. Amaurosis fugax secondary to presumed cavernous hemangioma of the orbit. Ann Ophthalmol. 1981;13:1205–9.
68. Orcutt J, Tucker W, Mills R, Smith C. Gaze-evoked amaurosis. Ophthalmology. 1987;94:213–8.
69. Knapp ME, Flaharty P, Sergott R, Savino P, Mazzoli R, Flanagan J. Gaze-induced amaurosis from central retinal artery compression. Ophthalmology. 1992;99:238–40.
70. Manor RS, Yassur Y, Hoyt WF. Reading-evoked visual dimming. Am J Ophthalmol. 1996;121:212–4.
71. O'Duffy D, James B, Elston J. Idiopathic intracranial hypertension presenting with gaze-evoked amaurosis. Acta Ophthalmol Scand. 1998;76:119–20.
72. Pascual J, Combarros O, Berciano J. Gaze-evoked amaurosis in pseudotumor cerebri. Neurology. 1988;38:1654–5.
73. Nebel B. The phosphenes of quick eye motion. Arch Ophthalmol. 1957;58:235.
74. Houle E, Miller NR. Bilateral vitreopapillary traction demonstrated by optical coherence tomography mistaken for papilledema. Case Rep Ophthalmol Med. 2012;2012:682659.
75. Cabrera S, Katz A, Margalit E. Vitreopapillary traction: cost-effective diagnosis by optical coherence tomography. Can J Ophthalmol. 2006;41:763–5.
76. Hedges 3rd TR, Flattem NL, Bagga A. Vitreopapillary traction confirmed by optical coherence tomography. Arch Ophthalmol. 2006; 124:279–81.
77. Meyer CH, Schmidt JC, Mennel S, Kroll P. Functional and anatomical results of vitreopapillary traction after vitrectomy. Acta Ophthalmol Scand. 2007;85:221–2.
78. Lincoff H, Lopez R, Kreissig I, Yannuzzi L, Cox M, Burton T. Retinoschisis associated with optic nerve pits. Arch Ophthalmol. 1988;106:61–7.
79. Hirakata A, Inoue M, Hiraoka T, McCuen 2nd BW. Vitrectomy without laser treatment or gas tamponade for macular detachment associated with an optic disc pit. Ophthalmology. 2012;119:810–8.
80. Sebag J. Age-related differences in the human vitreo-retinal interface. Arch Ophthalmol. 1991;109:966–71.

# 第 18 章
# 玻璃体与黄斑皱褶

Kevin Tozer, J. Sebag

## 本章要点



电子补充材料：补充材料可在本章的在线版本 10.1007/978-1-4939-1086-1_18 中获得。也可以在 http://www.springerimages.com/videos/978-1-4939-1085-4 上查看相关视频。

K. Tozer, MD
VMR Institute for Vitreous Macula Retina,
7677 Center Avenue, suite 400, Huntington Beach,
CA 93647, USA
Doheny Eye Institute, Los Angeles, CA USA
Department of Ophthalmology and Visual Sciences,
Kellogg Eye Center, University of Michigan,
1000 Wall Street, Ann Arbor, MI 48105, USA
e-mail: ktozer@med.umich.edu

J. Sebag, MD, FACS, FRCOphth, FARVO(✉)
VMR Institute for Vitreous Macula Retina,
7677 Center Avenue, suite 400, Huntington Beach,
CA 93647, USA
Doheny Eye Institute, Los Angeles, CA USA
e-mail: jsebag@VMRinstitute.com

**关键词**

玻璃体;异常玻璃体后脱离;玻璃体劈裂;黄斑前膜;玻璃体细胞;黄斑皱褶;玻璃体黄斑牵拉;玻璃体黄斑牵拉综合征;IS/OS 连接;变形;内界膜

**核心概念**

1. 黄斑皱褶的产生开始于异常的玻璃体后脱离和玻璃体劈裂，导致玻璃体后皮质的外层黏附在黄斑上，形成了一个相对较厚的黄斑前膜。
2. 玻璃体劈裂发生在玻璃体细胞层的前面，当其他的玻璃体后皮质从黄斑和视盘分离时，留下这些细胞黏附在视网膜上。玻璃体细胞募集循环和视网膜中的细胞在切线平面上形成一个富含细胞的具有收缩性的膜。
3. 黄斑皱褶引起的视觉损伤可以归因为其对视网膜多层结构的破坏。对于变形的定量检测将会对疾病严重程度的临床评估以及对治疗措施的效果评价都有帮助。

## 1. 引言

视网膜皱褶自从 1865 年由 Iwanoff 首先报道后[1]，已经通过以下一系列的名称被深入地研究，包括玻璃纸黄斑病变、视网膜表面膜、视网膜前纤维增生、视网膜表面纤维化和视网膜表面皱褶疾病[2,3]。黄斑皱褶可以定义为在黄斑前的、无血管的、在内层视网膜存在皱褶和条纹，同时扰乱了外层视网膜细胞结构的一个纤维细胞膜结构[4,5]。“视网膜表面膜(ERM)”被广泛应用,尽管它没有“黄斑前膜(PMM)”准确。PMM更加准确的一个原因是,这个膜总是在视网膜的前面,而“epiretinal”是指邻近视网膜,也可以表示在视网膜下的膜。此外，当这层膜黏附在黄斑上时才有临床意义。因此，我们更倾向于使用的命名“黄斑前膜(PMM)”指的是病理膜本身,而“黄斑皱褶(MP)”指的是膜对黄斑的作用。这一章节我们将回顾黄斑皱褶产生的视力损伤的病理生理学机制相关理论学说。

## 2. 流行病学

黄斑皱褶是非常普遍的。单在美国大约有3000万人受累，是最为常见的玻璃体视网膜疾病之一。成人总人群中，黄斑皱褶的整体发病率在6%~11.8%[6-8]。其在70岁以上的人群中发病率高达15.1%[8]。在超过50岁的健康人群中,5年内黄斑皱褶的患病率高达5.3%[3]。

发生黄斑皱褶的危险因素包括确定和非确定的两个方面。最大的危险因素是衰老，大部分黄斑皱褶的病例都是在50岁以上[9,10]。然而,也有报道黄斑皱褶也发生在年龄小于30岁的人群中[11,12]。其他报道的危险因素包括高胆固醇、糖尿病(尽管没有并发视网膜病变)、吸烟、近期眼部手术尤其是巩膜扣带术[2,6,13]。在成人中并没有发现性别的易感性[6,8],但是在儿童病例中,男孩更易感[13]。关于种族,亚裔(尤其是中国人)相较于高加索人、美国非裔或西班牙裔具有更高的发病率[2]。

## 3. 解剖

由于是身体的病变，黄斑皱褶的外观与其下方的解剖结构相关,包括玻璃体和黄斑两部分。图18.1呈现了玻璃体的解剖示意图，但是更详尽的玻璃体视网膜界面的解剖可以参阅其他章节（见第11章“玻璃体视网膜界面与内界膜”)。

### 3.1 玻璃体视网膜界面

要想充分理解黄斑皱褶的病理生理学，需要对玻璃体视网膜界面的解剖有所认知，它包含3个部分:内界膜(ILM)、玻璃体后皮质(PVC)和介于中间的细胞外基质(ECM)(见第11章“玻璃体视网膜界面与内界膜”)。

内界膜是视网膜的最内层。它的胚胎学来源是在视泡内陷过程中进入眼睛的神经外胚层。本质上,它是视网膜与玻璃体之间界面的基底膜[14]。结构上,它主要由Ⅳ型胶原和相关的糖蛋白组成。它含有一层透明板直接与视网膜内的Müller细胞相邻,它厚度为0.03~0.06μm,在基底部是均匀一致的。这层透明板的前面是致密板，它的边界是玻璃体后皮质。在一些区域它可以厚达3.2μm，但是在中心凹部位最薄(只有0.01~0.02μm)。了解内界膜的相对厚度是很重要的,因为许多研究已经表明,在内界膜最薄处玻璃体与视网膜粘连最紧密,例如,在中心凹周围区域[15,16]。内界膜的后表面因为有相互错杂的神经胶质细胞而不规则,但是前表面是平滑的[17](图18.2)。内界膜终止于视盘边缘，在视盘表面星形胶质细胞的基底膜形成了Elschnig膜[18](见第17章“玻璃体视盘粘连与牵拉”)。

玻璃体后皮质(PVC)从玻璃体基底的后边界向后延伸，主要由玻璃体胶原纤维和透明质酸组成。玻璃体后皮质的厚度基本上恒定在100~110μm,但在黄斑部明显变薄。在PVC中埋藏的是许多玻璃体细胞,距离内界膜20~50μm(图18.3)。玻璃体细胞是椭圆形的单核吞噬细胞，是网状内皮系统的成员[19]。它们在玻璃体中的一个主要功能是通过吞噬作用和抗迁移/增殖活性来保持玻璃体的透明性。同样重要的还有它们作为前哨细胞的作用。这些细胞位于玻璃体视网膜界面，是首先暴露于任何有害刺激的细胞，通过趋化循环中的单核细胞来到这一区域而做出反应。这可以导致发生在玻璃体视网膜界面的一系列细胞增殖性疾病的发生。另外，在黄斑皱褶中玻璃体细胞很可能在黄斑前膜形成与收缩的过程中起到关键作用[20-22](见第10章“玻璃体细胞与玻璃体视网膜生理和病理”)。

在内界膜和玻璃体后皮质之间是细胞外基质

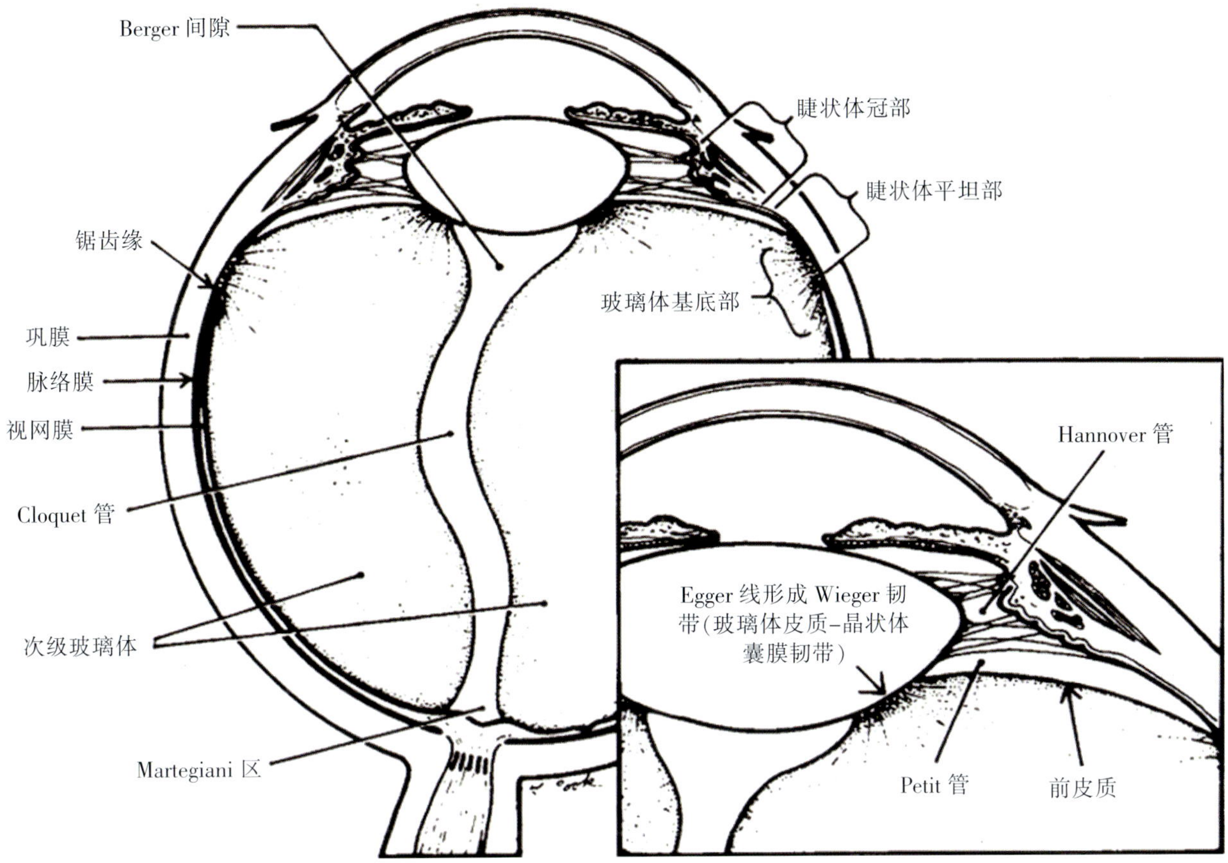


图 18.1　玻璃体解剖示意图[40]。

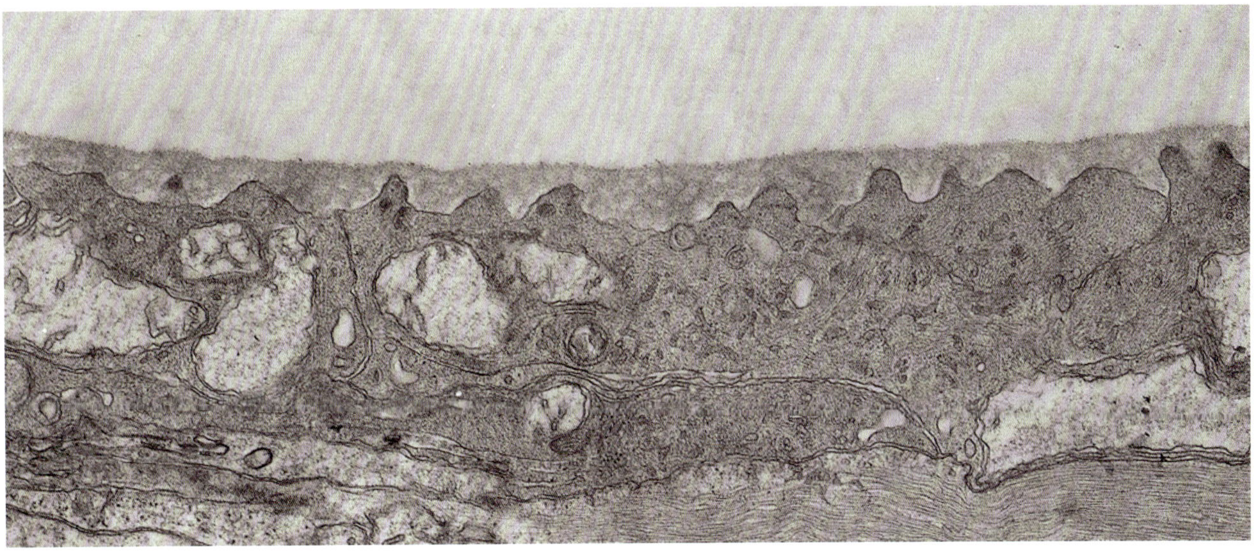

图 18.2　透射电镜显示人内界膜(ILM)光滑的前表面和不规则的、波浪状的后表面。这种结构仅见于后极部内界膜。在赤道部，内界膜的前后表面都是光滑的，没有波浪状起伏。

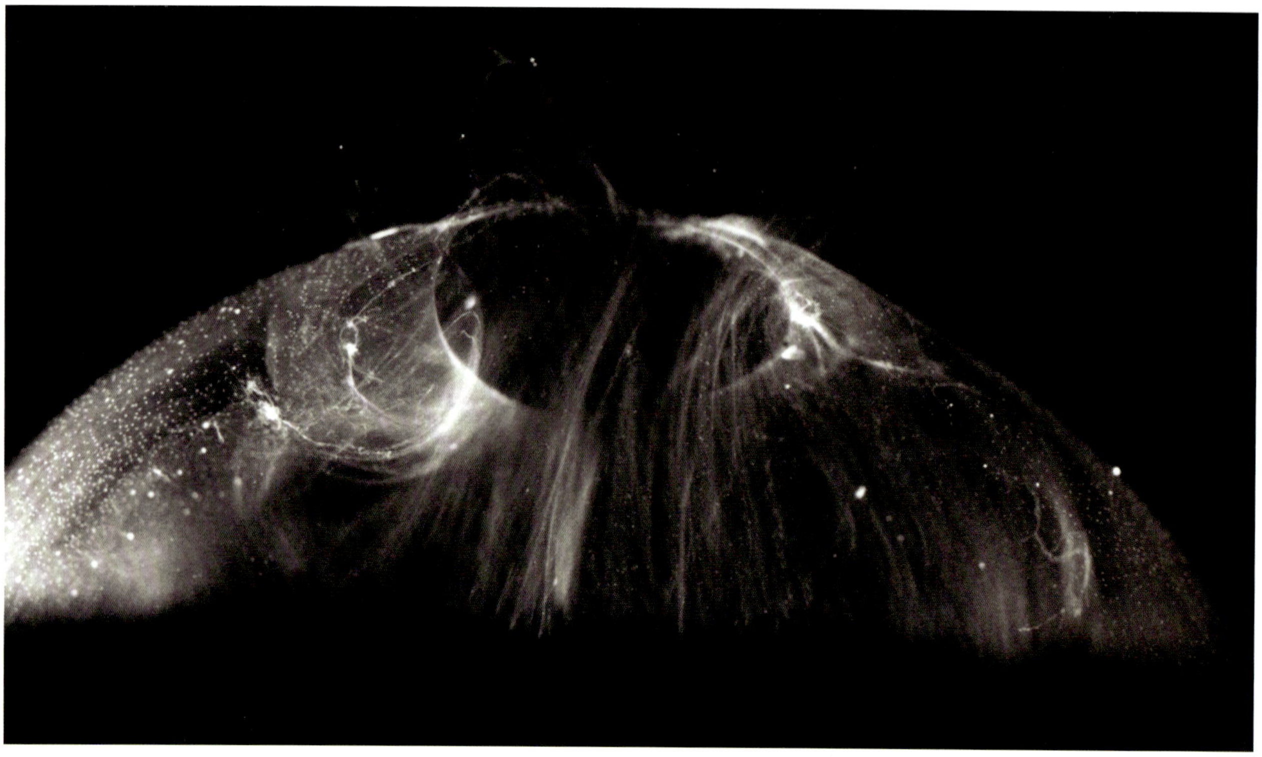

图 18.3 在尸检暗视野裂隙显微镜下观察一例 59 岁男性的完整玻璃体及玻璃体细胞。玻璃体细胞为位于玻璃体后皮质的小白点。大的圆点为组织碎片。

(ECM),它相当于“胶”的作用,是玻璃体锚定在内界膜及视网膜上。细胞外基质的成分包括纤连蛋白、层粘连蛋白、硫酸软骨素、硫酸肝素和 Opticin[22,23]。进一步确定这些细胞外基质的特征是至关重要的,因为它们是一种新型治疗方法的治疗靶点,称为药物性玻璃体溶解术[24-30],这种方法试图将玻璃体液化和松解玻璃体视网膜粘连(见第 47 章“药物性玻璃体溶解术”)。

## 4. 病理学

由于前面提到的黄斑皱褶的高发病率,以及频繁和逐渐增长的手术治疗率,使得研究黄斑皱褶的组织病理学机会大大增加,无论是利用尸检标本还是手术中撕除的膜组织。

### 4.1 黄斑皱褶膜的结构与组成

最早开展造成黄斑皱褶的黄斑前膜的超微结构的研究是由 Foos[4,31]在 20 世纪 70 年代初开始的。他研究发现,黄斑前膜几乎都是由星形胶质细胞和扁长的足突组成。单个神经胶质细胞可以覆盖达 300μm 长的视网膜。另外,神经胶质细胞可以垂直地数个细胞叠加或在某些位置仅有两个细胞那么薄。他还发现玻璃体纤维仅仅偶尔与神经胶质细胞混杂。相反,玻璃体仅仅是单纯地与黄斑前膜接近,而不是混杂于其中[31]。不同于视盘前膜的是,玻璃体是经常混杂于其中的[32],可能与玻璃体与视盘及视盘周围视网膜之间的粘连紧密有关。Foos 总结,这些细胞是来源于视网膜中辅助的胶质细胞,它们通过视网膜上微小裂隙迁移,尽管这些裂隙在研究的标本中极少发现[4,31]。这个小组进一步的研究描述了更复杂的黄斑前膜的本质特征。“复合体”用于描述一个新的基底膜的形成,以及其下的视网膜皱褶[33]。Snead 等[34]已经提出“层细胞”用于描述构成黄斑前膜的主要细胞成分。免疫组织化学检测显示胶质纤维酸性蛋白(GFAP)阳性,证实了它的神经胶质细胞来源(图 18.4)。层细胞也是细胞角蛋白标记物 AE1/AE3 阳性,表明其上皮细胞来源,但也是广泛的反应性和非特异性的。事实上,组织学表明层

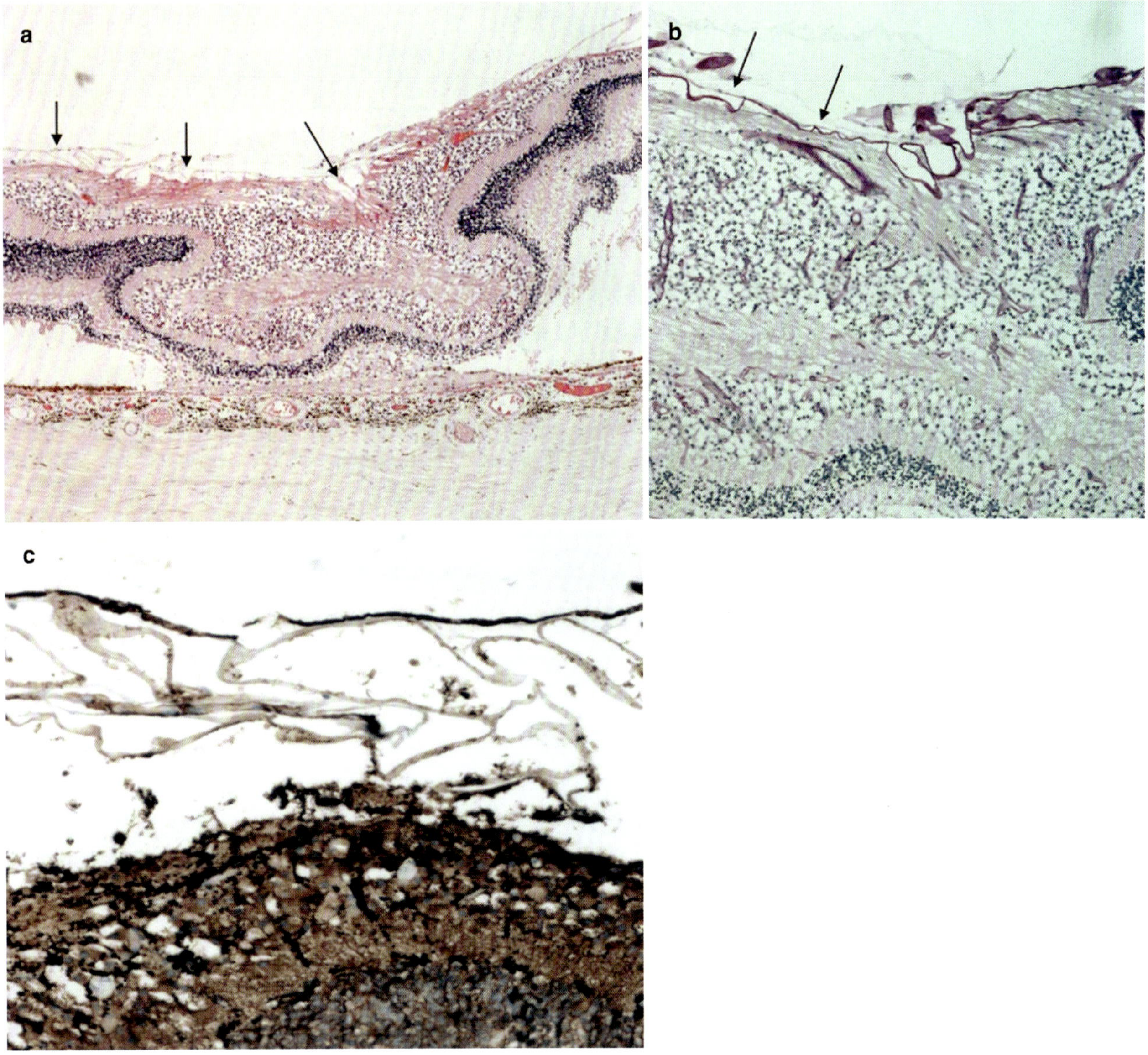


图 18.4　一个有黄斑皱褶的病例尸检标本。视网膜苏木精和伊红(HE)染色(a)和 DPAS 染色(b)显示内界膜的高度卷曲(箭头所示)。GFAP 染色阳性(c),证实了这些细胞的神经胶质细胞来源。放大倍数:(**a**)100×;(**b**)200×;(**c**)400×[34]。

细胞与 Foos 所描述的星形胶质细胞[35]是相同的细胞,因此,"层细胞"这个名称并没有被广泛地接受和使用[36],在本文也没使用。

尽管早期的研究并没有提示玻璃体在黄斑前膜发生中的作用，其他一些研究表明了玻璃体与黄斑前膜中的高度相关性[37]。事实上,由 Snead 等所做的免疫荧光研究表明在细胞内Ⅱ型胶原纤维的染色阳性[34,35]。相似的结果在研究黄斑裂孔中的黄斑前膜时被发现[38]。最近关于黄斑前膜的研究发现了其他一些重要的细胞。玻璃体细胞被认为位于玻璃体后皮质[39,40],已经证实在黄斑皱褶的早期阶段发挥重要作用[41-44]。这些细胞具有多种已知的合成功能,与在简单的黄斑前膜(视网膜前)细胞理论上的功能相一致[21,45]。另外,研究表明,玻璃体细胞在相应的条件下具有转化为肌成纤维细胞的潜能，这就解释了黄斑前膜具有收缩特性的原因[41]。而且,作为网状内皮系统的成员，玻璃体细胞可以募集循环中的单核细胞以及视网膜内的神经胶质细胞进入黄斑前膜。

最后,Hiscott 等描述了黄斑前膜进展的结构变化。他们将手术获取的膜标本分成两类：确诊 4 个月内的膜和超过 4 个月的膜。病程短的标本含有更多的细胞成分而非胶原。病程长的标本含有更多的胶原和凋亡细胞。他们将这些发现比作皮肤伤口瘢痕愈合的过程[5]。

## 5. 病理生理学

黄斑皱褶的病理生理学机制是一个有争议的话题。提出的理论从外伤[46]到眼内血管痉挛[47]。早期的理论将焦点集中在视网膜，而忽略了玻璃体的重要性。目前有两种理论，神经胶质细胞通过视网膜裂隙迁移理论和异常的玻璃体后脱离理论，两者在解释黄斑皱褶的黄斑前膜形成时都强调了玻璃体的重要性。两个理论的共同点是强调了玻璃体后脱离的至关重要作用(见第 9 章“玻璃体老化与玻璃体后脱离”)。

玻璃体后脱离可以定义为玻璃体从视网膜上的脱离，分离平面位于玻璃体后皮质和内界膜之间的细胞外基质的平面。像第 15 章描述的一样，玻璃体后脱离可以是完全的或部分的、无害的或者是异常的。由于在玻璃体基底部部分紧密连接，甚至在完全和无害的玻璃体后脱离，玻璃体仍然与周边的眼底相连。PVD 在黄斑皱褶中的重要作用的第一个证据是它出现在记录的 80%~95%的黄斑皱褶病例中[9,16,48–51]。这显著高于 PVD 在 50 岁以上人群中53%的发病率以及 70 岁人群中 63%的发病率[52,53]。

玻璃体后脱离是由于在老化过程中玻璃体的液化和玻璃体视网膜粘连的减弱而导致的。在年轻人，玻璃体是一个凝胶样的结构，含有 98%的水，其余主要由胶原和透明质酸组成。胶原纤维主要是用亲水性的透明质酸形成的格子样的结构而稳定[19,54]。尽管早在 4 岁时玻璃体液化就开始发生[55]，但是在 80 岁可能只有约 50%以上的玻璃体液化[52]。先天性的Ⅱ型胶原蛋白代谢异常，例如马方综合征、Ehlers–Danlos 综合征、Stickler 综合征，可以导致早期的玻璃体液化(见第 3 章“遗传性玻璃体视网膜疾病”)。随着年龄的进展，玻璃体液化腔或者“裂隙”形成。在形成 PVD 过程中的第二个重要的因素是玻璃体视网膜粘连的减弱。因为粘连的确切成分不清楚，所以很难解释是什么导致了粘连的减弱。在玻璃体视网膜界面进展性的减弱使液化了的玻璃体流出，进入视网膜前间隙。这经常开始于视盘前的孔洞或者通过中心凹旁的玻璃体皮质。中心凹旁的玻璃体皮质是一个可能的位点，因为玻璃体最薄而且连接在这个部位最弱(如上面提到的，在黄斑中心凹连接最紧密)[19,55–58]。液化的玻璃体分离尚粘连的玻璃体视网膜界面，使部分 PVD 发展为完全 PVD。

关于视网膜牵拉中心在黄斑皱褶的第一个流行理论基于如下观点：由于 PVD(或损伤)所形成的视网膜上微裂孔，形成了一个视网膜内层的神经胶质细胞可以迁移的孔洞。当神经胶质细胞找到通往视网膜前的通道，它们将在视网膜表面移行和增殖。这一理论的主要依据是膜中细胞主要是神经胶质细胞，在结构上[31]和免疫荧光染色上[34]都获得证实。反对这一理论的证据是组织学检查并没有经常发现这些视网膜裂孔。

第二个关于黄斑皱褶的黄斑前膜来源理论更多地直接指向玻璃体。最初由 Jaffe 和 Tanenbaum[59–62]在 20 世纪 60 年代提出，随后被 Sebag 完善[43,54]，这一理论涉及异常 PVD(APVD)的概念，即玻璃体液化同时缺乏足够一致的玻璃体视网膜界面的分离从而允许玻璃体从视网膜上分离。当这种情况发生时，部分玻璃体仍然黏附在视网膜上，而其他部位的玻璃体已经分开。根据这一理论，确切部位的变化和异常 PVD 的自然特征，可以帮助我们解释不单单是黄斑皱褶，还包括黄斑裂孔、玻璃体黄斑牵拉综合征及其他许多玻璃体视网膜疾病[63](见第 14 章“异常玻璃体后脱离与玻璃体劈裂”)。

异常玻璃体后脱离的一种表现形式就是玻璃体劈裂。最早由 Balazs 提出[64]，随后 Schepens 等[65]证实了这一点。玻璃体劈裂是指玻璃体后皮质内发生层内分离。玻璃体后皮质有一个板层样的结构已经很好地得到显示(图 18.5)。皮质的各层沿着视网膜切线方向排列，最外层玻璃体皮质和内界膜之间通过整面方式与细胞外基质相连。手术或活体的研究显示，玻璃体可以沿着任何一层分裂开，在 APVD 过程中留下一部分玻璃体[42,66]。实际上，OCT 显示 53%的黄斑裂孔、42%的黄斑皱褶中有玻璃体劈裂存在[67]。另外，80%的黄斑皱褶眼在手术中发现有玻璃体劈裂存在[66]。在 APVD 理论显示在 APVD 过程中的黄斑劈裂留下玻璃体后皮质的最外层与黄斑相黏附，这是黄斑皱褶中黄斑前膜形成具有重要意义的“事件”。

部分玻璃体后皮质作为黄斑皱褶中黄斑前膜结

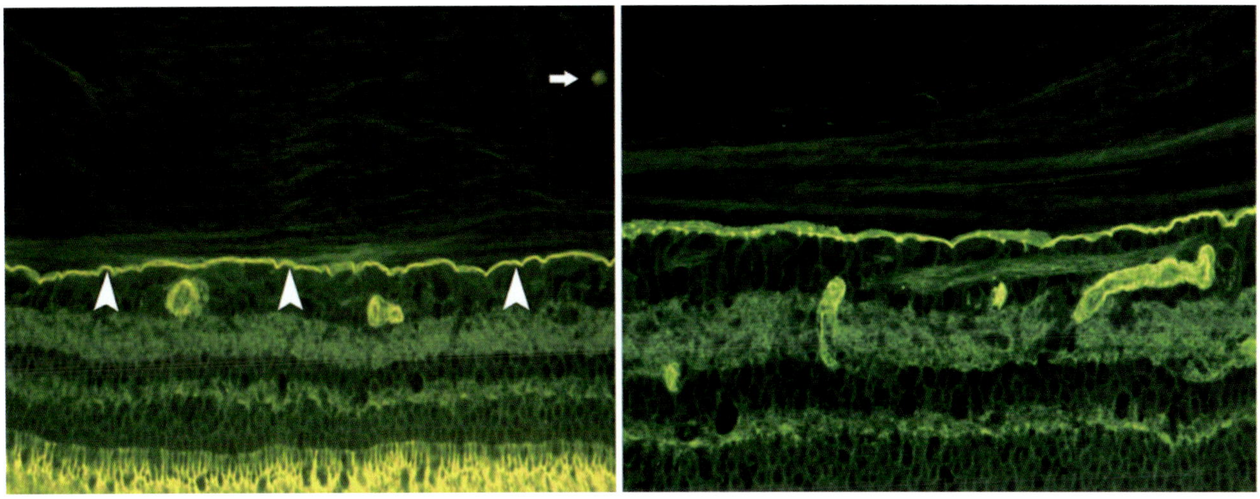

图 18.5　哺乳动物的玻璃体后皮质的层样结构通过一只成年猴子眼睛的荧光素结合的 ABA 外源凝集素染色被证实。玻璃体视网膜界面显示为玻璃体在上、视网膜在下。内界膜(三角箭头所示)在图像上显示为一条高亮度的水平线。在内界膜的上方，玻璃体后皮质的层样结构在高倍视野下被清晰地显示出来(右图)。这些潜在平面在异常 PVD 或玻切手术剥膜过程中分离，或多或少都会留下一层玻璃体黏附在黄斑上。箭头显示埋藏在玻璃体后皮质中的一个玻璃体细胞。(Courtesy of Greg Hageman, PhD; 放大倍数:400×)

构成分的观点已经被组织学研究所证实。Messmer 和 Heilskov 报道了位于黄斑前膜和视网膜之间的天然的玻璃体胶原蛋白[38,68]。而且，Kishi 在多项研究中证明玻璃体广泛地分布在黄斑前膜内[49,69]。APVD 理论进一步指出，埋藏在玻璃体后皮质中的玻璃体细胞是导致黄斑前膜富含细胞的原因。如前面所描述的，玻璃体细胞出现在玻璃体后皮质内，既有吞噬细胞功能，又有转分化潜能。玻璃体细胞被认为不仅能分泌在黄斑前膜中所含有的胶原，也可以转化为肌成纤维细胞[44,70]。Kohno 等[41]所完成的研究通过将玻璃体细胞暴露于转化生长因子-$\beta_2$(TGF-$\beta_2$)证实了这一独特的潜能。在 TGF-$\beta_2$ 存在时，玻璃体细胞收缩而且在免疫荧光染色中成为 $\alpha$-平滑肌肌动蛋白($\alpha$-SMA)阳性、GFAP 阴性的细胞，说明它已经转化为肌成纤维细胞。其他培养的星形胶质细胞没有表现出这样的能力。另外，手术剥除的黄斑前膜的免疫荧光检测显示，GFAP 阳性染色细胞出现在非收缩区域，而 $\alpha$-SMA 阳性细胞出现在收缩区域。他们提出假设，TGF-$\beta_2$ 可以由玻璃体所分泌，进而导致玻璃体细胞转化为肌成纤维细胞[41](图 18.6)。

Kita 等[71]提出了一个关于玻璃体细胞转化为肌成纤维细胞进而导致膜收缩的一个可能解释。TGF-$\beta_2$ 在转化过程中至关重要，并且能诱导玻璃体细胞分泌结缔组织生长因子(CTGF)。CTGF 在其他纤维疾病中的作用已经被广泛接受，可以引起纤维化和胶原收缩，如肝硬化、硬皮病等。CTGF 在增生性玻璃体视网膜病变中的玻璃体中浓度较高[71]。其他研究显示，血小板衍生生长因子(PDGF)和 TGF-$\beta_2$ 一起通过 rho 激酶使得肌球蛋白的轻链磷酸化。肌球蛋白轻链在肌纤维和非肌肉细胞收缩中都很重要[72]。有趣的是，通过集中研究玻璃体细胞的功能，一些研究者已经开始研发治疗黄斑皱褶的独特的药物。例如，阻断 rho 和 rho 激酶(ROCK)通路，可能对肌球蛋白的收缩产生影响。因此，以 ROC 为靶点的抑制剂可以改变或可能阻止玻璃体细胞介导的膜收缩[44]。

由 Sebag 提出的 APVD 理论有另外一个重要的原则。其指出玻璃体劈裂所发生的确切的玻璃体层，影响最终的病理改变[42]。如前面所提及的(“玻璃体视网膜界面解剖”)，玻璃体细胞埋藏在玻璃体后皮质中，在内界膜的前方 20~50μm。如果玻璃体劈裂发生在玻璃体后皮质的玻璃体细胞前，它们仍然在黄斑前膜上与黄斑相连，并且开始形成黄斑皱褶。一旦启动，玻璃体细胞从循环中募集单核细胞，还可能从视网膜中募集神经胶质细胞。这些细胞通过上述机制导致膜的收缩，而且在视网膜上形成了一个向内或向心的切线力。正是这一作用力导致了视网

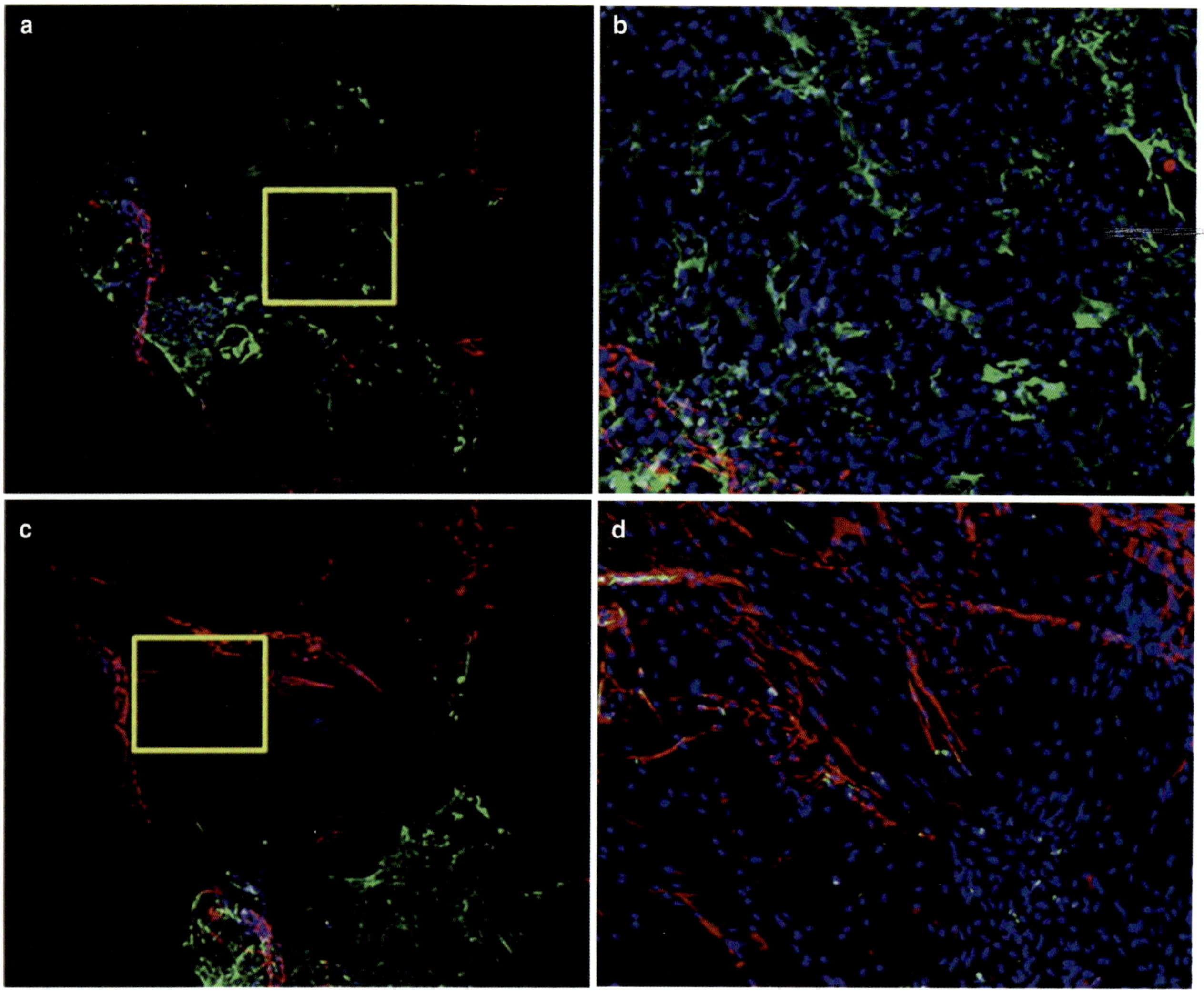


图 18.6 (a 和 c)从一个有黄斑皱褶的病例中获得的黄斑前膜的全组织标本铺片,同时显示神经胶质纤维酸性蛋白(GFAP)红色和 α-平滑肌肌动蛋白(α-SMA)绿色。右边黄色框为高倍镜图像。(b)高倍镜检查显示厚的 α-SMA 细胞与 GFAP 阳性的瘦长细胞相比含有大量的细胞胞浆。所有的组织切片中都没有出现双染的细胞[41]。

膜的不规则轮廓,最典型的就是黄斑皱褶。

尽管 APVD/玻璃体劈裂理论顺利进展,其他的许多研究也报道了黄斑前膜的许多成分,但是这一理论并没有被广泛接受。问题之一是该理论提出黄斑裂孔的膜与黄斑皱褶的膜最初在结构上是不同的,将原因归结为玻璃体劈裂过程中分裂位置的不同。然而,研究表明,在疾病自然进程的后期,黄斑裂孔和黄斑皱褶的膜在超微结构上非常相似[38]。另一个问题是,这些研究并没有发现 PVD 后残留玻璃体皮质的位置与黄斑前膜形成的位置的关联性。Chen 等研究发现,7 个病例 PVD 后发生了黄斑前膜,但在膜形成区域均未见残留的玻璃体皮质[73]。无论是视网膜破裂发生胶质细胞的迁移理论,还是玻璃体细胞介导的膜收缩理论,这两种理论都强调了玻璃体在黄斑皱褶发病机制中的重要性。显然,无论是异常玻璃体后脱离还是生理性玻璃体后脱离,都是引发玻璃体视网膜疾病和影响视力的重要事件。

## 5.1 黄斑皱褶损伤视力的病理生理学机制

表面上,视网膜皱褶表现为仅是视网膜内层的疾病,导致视物变形和视力模糊,真正的视觉受损的机制可能更加复杂。显然，黄斑前膜的牵拉以及随后视网膜内层的皱褶足够引起视力受损。甚至最早的研究者就发现仅仅是一个简单的膜，不对视网膜施加任何的力量就不会产生症状。然而，更为困难的问题是这些皱褶是如何影响视力的。

一个最早期的也是最流行的理论认为，视力变化的原因是视网膜水肿。研究表明，黄斑前膜常常引起中心视网膜厚度的增加，甚至视网膜内的囊腔形成[74,75](图 18.7)。20 世纪 90 年代 OCT 出现,研究者可以准确地测量这些变化。早期的研究确实显示了中央视网膜厚度与视敏度的相关性[74]。然而,最近的研究显示,视网膜厚度本身尽管与视敏度相关,但似乎不能解释整个过程[76,77]。

另一个关于视觉改变的病理生理学的普遍理论是感光细胞的内外节段(IS/OS)的连接受到了影响。IS/OS 连接在 OCT 上显示为视网膜色素上皮细胞前一个高反射的条带。OCT 上这一条带的破坏,与感光细胞解剖结构的变化相关(图 18.8)。IS/OS 连接完整性改变从而导致视力受损的这一理论首先是由 Niwa 的研究提出的,他的研究显示在黄斑前膜的患者，在视网膜电生理中主要表现为 a-波振幅的改变。因为 a-波代表了感光细胞和 off 双极细胞的活动,所以损伤在视网膜内层被提出[77]。随后的研究,使用 OCT,证实了 IS/OS 连接受损,与视觉和视物变形存在着强相关性。Oster 等指出,IS/OS 连接是一个具有统计学意义的视敏度损伤的指标。在他们的研究中，有 IS/OS 连接受损的患者与没有 IS/OS 连接受损的患者相比，有几乎 7 倍的可能性会有 20/50 或更差的视力[78]。类似的结果也被其他的一些研究所证实[76]。

IS/OS 连接可以作为检测手术效果的指标。一

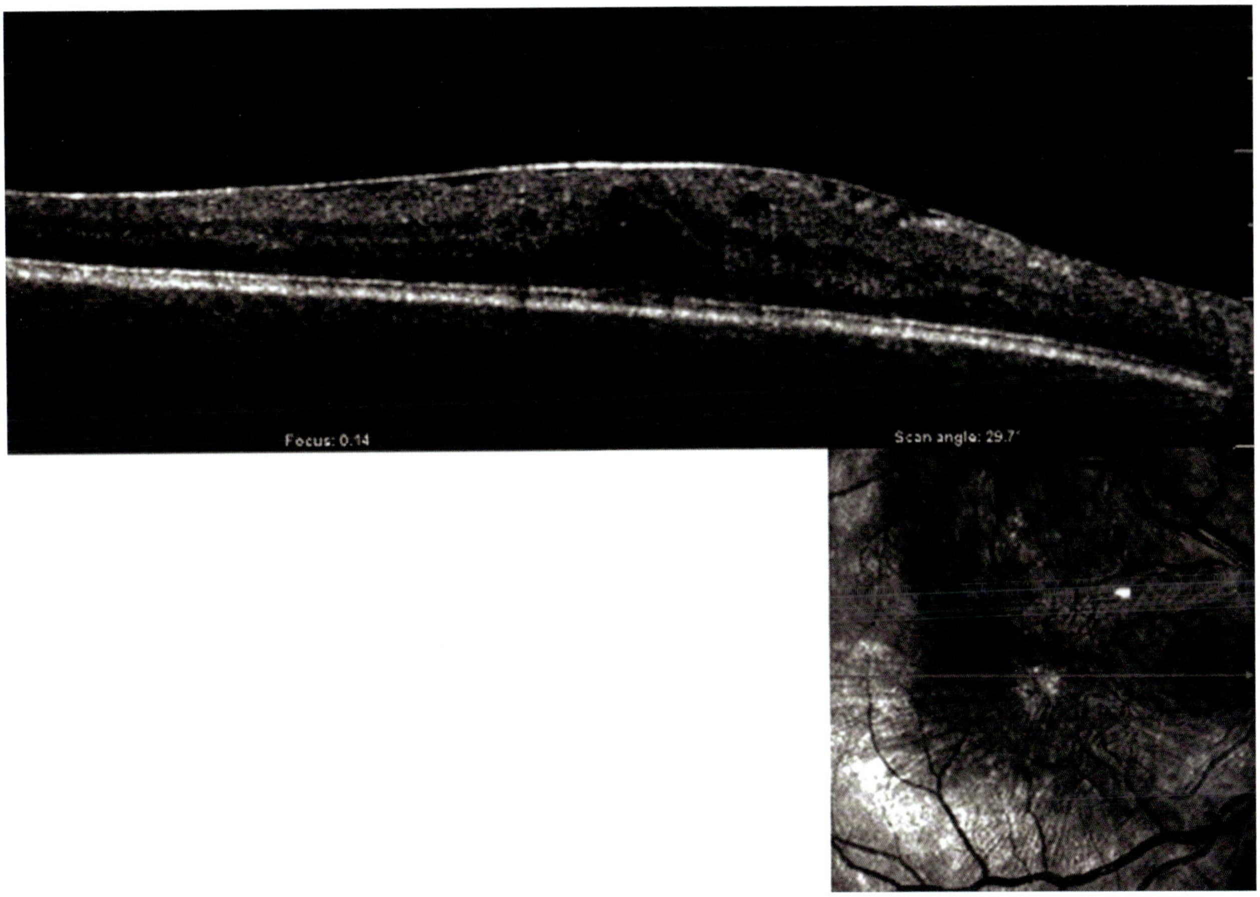


图 18.7　频域 OCT 和激光扫描检眼镜检查显示黄斑皱褶患者视网膜显著增厚合并多个视网膜内囊腔,可能是切线牵拉力的作用,但有时可能由于扭曲的视网膜血管的渗漏。

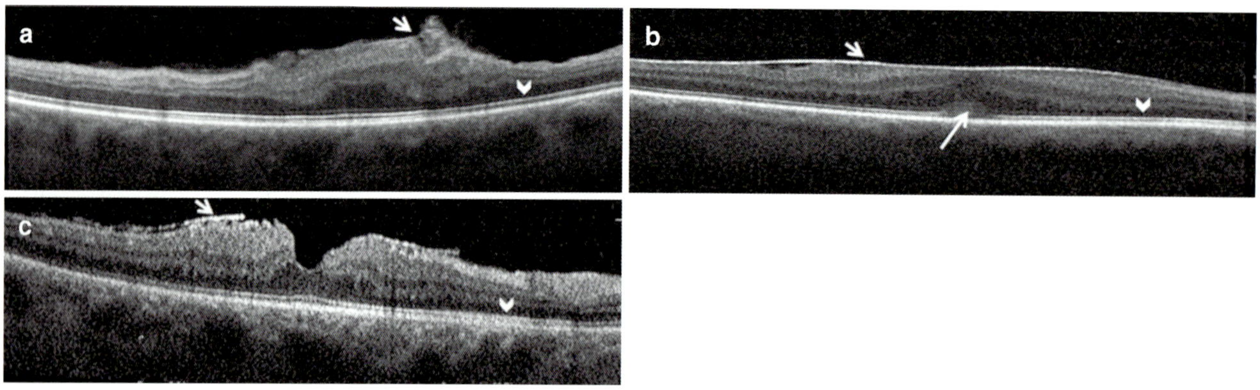


图 18.8 黄斑皱褶频域 OCT 图像。(a)图像显示黄斑前膜(短箭头所示)和整个黄斑部完整的内外节连接(IS/OS)(三角箭头所示)。(b)图像显示黄斑部的 IS/OS 连接的明显破坏(长箭头所示)。(c)另一例黄斑前膜(短箭头所示)和整个黄斑部完整的内外节连接(IS/OS)(三角箭头所示)。

项包含 120 例具有先天性黄斑前膜的研究表明,手术前有 IS/OS 连接受损的患者相较于有完整 IS/OS 连接的患者,术后视力明显差。另外,这项研究表明术前有 IS/OS 连接受损的患者术后极少有完整的 IS/OS 连接。这表明,IS/OS 连接受损不仅对于视力受损的病理生理学很重要,而且如果处理不当,视力受损将很可能无法逆转[79]。

其他的一些研究通过附加的 OCT 检查参数来评估黄斑皱褶的临床严重性。视网膜血管的移位已经被认为可能是评估疾病严重性的指标。一项研究表明,如果黄斑前膜下的视网膜血管发生大范围的切线方向的移位,这些眼睛视力会更差[80]。同样,视网膜整体收缩与视物变形程度具有相关性[81]。其他影响视力与视物变形严重度的因素包括内核层的厚度以及外层视网膜的整体厚度[76,82]。

尽管黄斑前膜被认为是黄斑皱褶的主要原因,被认为只有在黄斑表面时才有临床意义,事实上,它产生的作用贯穿于黄斑全层。实际上,黄斑皱褶是玻璃体视网膜界面的病理改变影响多个视网膜层面导致一系列动态疾病的一个主要的例证(见第 9 章“玻璃体老化与玻璃体后脱离”)。

## 6. 临床表现

黄斑皱褶临床表现不一,从完全没有症状到致盲。最早期形式的黄斑皱褶,有时候被称为玻璃纸样黄斑病变,常常无症状[2,3,7,83]。一开始,膜很薄、透明,轻微收缩。在这个早期阶段,视网膜表层的血管在膜上投射一层阴影,使得在检查上表现为一个不规则的反射区,被描述为“玻璃纸样的黄斑反光”[7,51]。随着病情的进展,膜开始变厚并收缩,出现明显的临床症状。更晚形式的黄斑前膜形成被认为是视网膜前的黄斑纤维化[7,10,51],常常以视网膜条纹为特征(图 18.9)。最常见的临床主诉是视物变形和视力下降,有时也可以出现视物变小和单眼复视[84]。然而,就诊时小于 15%的病例视力低于 20/70[85]。尽管许多病例在就诊时是单眼发病,但是 5 年内约 13.5%的患者将会发展为双眼[3]。总之,双眼发病率为 19.5%[3]~31%[7]。

黄斑皱褶的分级标准应用最为广泛的是 Gass 分级。0 级是指单纯的透明膜,没有任何视网膜的皱褶。1 级是指膜在内层视网膜产生不规则的皱褶。2 级是最严重的阶段,是指不透明的膜上有血管和(或)视网膜全层扭曲[83]。总的来说,Gass 分级越高,黄斑中心视网膜厚度越厚,视力越差[86]。尽管这些标准在临床工作中用处有限,但是它们在临床研究中获得了一定的认可度[87,88]。其他的一些分级标准利用更高级的图像分级,但是都没有像 Gass 标准一样获得广泛的接受[89]。

另外一个要考虑的问题是膜是原发性的(之前称为“特发性”)还是继发于其他疾病的。“特发性”可能不再合适,因为这些病例都是由于玻璃体后脱离伴发玻璃体劈裂而产生,因此“原发性”(primary)是一个更好的名称。原发性黄斑前膜常发生于有一

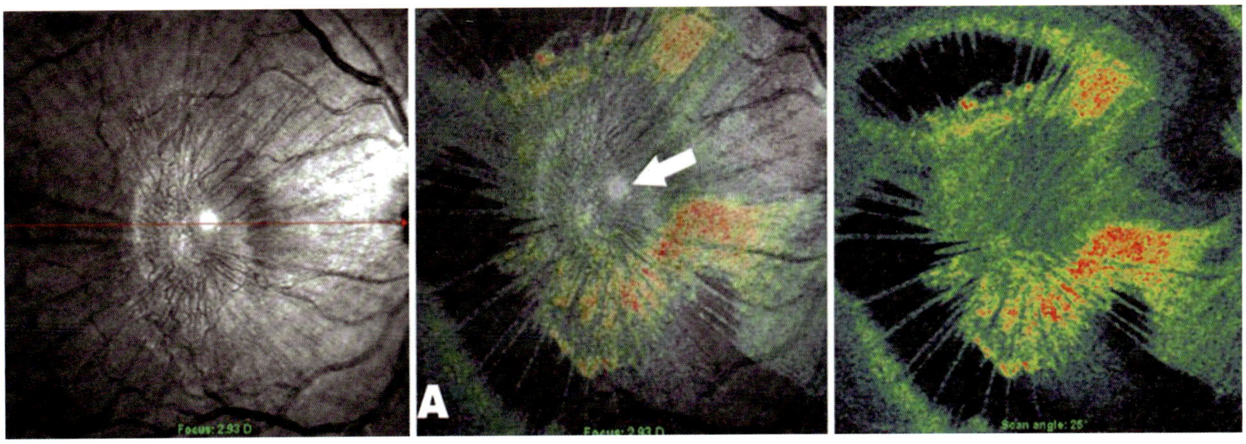


图 18.9 冠状面图显示黄斑皱褶的地形特征。灰阶的激光扫描检眼镜(SLO)图像(左图)显示了一例患者的右眼,单灶的黄斑皱褶和显著地从中心凹发出的放射状的视网膜条纹。右图是这个视网膜收缩中心和放射状视网膜条纹的冠状 OCT 图像。位于中间的是一个叠加图像,通过点对点对应将冠状 OCT 图像(彩色)叠加到灰阶的 SLO 图像。箭头显示这个单灶黄斑皱褶病例视网膜牵拉的中心。(courtesy VRM Institute)

定视力的年长人群[86],也可能与其他的一些玻璃体视网膜疾病有关,尤其是黄斑裂孔。大约 40%的黄斑裂孔与异常的黄斑皱褶有关,但是并不直接影响黄斑中心凹视力。这些病例,视网膜牵拉的范围通常比原发性黄斑皱褶小并没有产生黄斑裂孔[42]。值得一提的是,这些病例中无论黄斑裂孔还是黄斑皱褶,它们都继发于异常的 PVD。

继发性黄斑前膜的原因主要包括糖尿病、视网膜静脉阻塞、视网膜脱离、内眼手术后(尤其是白内障摘除、巩膜扣带、不完全的玻璃体切割)、视网膜激光光凝后和镰状细胞贫血[3,86,90-93]。在儿童中,外伤是导致继发性黄斑皱褶的主要原因[13]。总的来说,继发性的黄斑皱褶与原发性黄斑皱褶相比,黄斑中心视网膜更厚,视力更差。另外,仅有 6%的原发性膜合并黄斑囊性水肿,而继发性膜中有 42%合并囊样水肿[86]。而且,继发性膜更有可能有局部粘连区域,而原发膜更倾向于整体的和更多整面方式的连接[94]。这一发现与原发性黄斑皱褶主要是玻璃体后皮质的外层发生异常 PVD 伴玻璃体劈裂后仍然与黄斑黏附的概念相一致。

大样本前瞻性临床病例研究已经发现了黄斑皱褶的一些不同的进展率。蓝山眼科研究追踪了一个 3654 人的样本 5 年。在这一样本中,基线资料为 7%存在黄斑皱褶(要么是玻璃纸样的黄斑病变,要么是黄斑前视网膜纤维化),28.6%的患者进展为黄斑受累,38.8%的患者保持稳定,25.7%的患者病情改善。然而,病例中一开始就存在严重的视网膜前纤维化的人,仅有 16.1%病情进展。就视力而言,对于一开始就有视网膜前纤维化的眼睛视力并没有改变,但是这一研究还不足以证实这种变化[3]。其他的一些研究表明,在随访 2~4 年期间,13%~29%的病例视力减退[50,85]。总之,不超过 5%的病例视力将进展为 20/200 或更差[51]。另外一个研究观察了年龄小于 20 岁的人群样本,那些视力在基线水平高于 20/50 的病例,在平均为 3.7 年的随访期间只有 30%的病例减退[13]。然而,少数病例黄斑皱褶进展迅速。这常常与视网膜撕裂和膜具有较高的收缩能力有关[95]。

临床检查如前述的玻璃体黄斑界面反射增强(玻璃纸样),对诊断是非常重要的,但 OCT 在全面观察玻璃体黄斑形态学特征上非常有价值[96]。除了能够观察黄斑前膜本身,尤其是玻璃体劈裂,经典的 OCT 检查发现视网膜厚度的变化,可以从轻度增厚到显著增厚[86,97]。另外一个重要的发现是多灶性的视网膜牵拉灶,将近一半病例中都会出现的体征(图 18.10)。大约 36%病例会发生视网膜内囊腔,如果有 3 个或以上的牵拉中心,其发生率将高于66%。另外,随着牵拉中心数目的增加,中心视网膜的厚度也会增加,两者具有统计学相关性。因此,识别多中心视网膜牵拉非常重要,因为它可能是发生更严重的视网膜损伤的一个预测因子[48]。另外的一些研究[75,98]

发现，玻璃体视盘粘连的黄斑皱褶病例将有更高的囊腔发生率，提示牵拉收缩产生的牵拉力的方向和力量在囊腔形成过程中非常重要。OCT 可以发现超过 50%的黄斑皱褶病例中存在玻璃体劈裂或玻璃体脱离[42,67]。玻璃体劈裂形态常常被形容为希腊字母“λ”,玻璃体分离所形成的两层膜合在一起是“Y”的形状(图 18.11)。OCT 检查最终还要观察内外节(IS/OS)连接的破坏。代表感光细胞层的这一高反射线的变化在黄斑皱褶中[30,76,78,97]很常见,而且有临床意义。

## 6.1 黄斑皱褶与玻璃体黄斑牵拉综合征的区别

最近的研究(见第 53 章“奥克纤溶酶玻璃体溶解术的临床研究”)表明,黄斑前膜(“视网膜前膜”)的存在是奥克纤溶酶药物性玻璃体溶解术效果差的一个预测指标，奥克纤溶酶通常适用于有症状的玻璃体黄斑粘连、玻璃体黄斑牵拉(玻璃体黄斑牵拉综合征或玻璃体中心凹牵拉综合征)。玻璃体中心凹牵拉综合征通常由于黏附面太小而不引起黄斑的明显隆起,却能在中心凹形成一个中心囊腔[43]。因此,区别黄斑皱褶和 VMTS 非常重要。

VMTS 首先由 Reese 于 1966 年提出[99],VMTS 与黄斑皱褶的相似之处在于，它们的黄斑前面的膜都起源于玻璃体。VMTS 中的膜在黄斑施加一个轴向的力量(例如,前后方向),而不像在黄斑皱褶中的切线力(图 18.12)。这归因于在 VMTS 中玻璃体后脱离的一个重要的不同特征。在黄斑皱褶中，不单单有玻璃体后皮质的顽固粘连，还存在玻璃体劈裂。由于玻璃体劈裂，在黄斑皱褶中只有部分厚度的玻璃体后皮质黏附在黄斑上，其余的玻璃体被拉开。根据前面提到的在黄斑皱褶中细胞的迁移和增殖，Gass 首先提出,这些细胞所产生的收缩力的矢量与视网膜平面是成切线角度的。相反,VMTS 导致了顽固的全层玻璃体后皮质与黄斑的黏附而不伴发玻璃体劈裂。在这种情况下，视网膜上的收缩力是轴向的,而不是切线的。在 VMTS 膜上,细胞确实也是可以迁移和增殖的，但是它们可能不是产生轴向收缩力的主要来源,这是 VMTS 的标志(图 18.12;视频 18.1)。然而,这些细胞有什么作用呢?它们可以增强玻璃体视网膜间的粘连。中心凹旁的区域通常被认为是 PVC 和 ILM 之间连接最紧密的区域。在 VMTS 中,与部分脱离的 PVC 之间的这一紧密的连接似乎被来自视网膜表面的纤维细胞增殖进一步加强。这种与中心凹旁黏附力的增强使得自发的分离可能性更小[100]。膜的来源并不清楚,但是超微结构分析显示,在一些病例,它与黄斑皱褶中的膜非常相似,尽管 VMTS 中的膜与黄斑皱褶中的膜相比似乎含有更高的肌成纤维细胞比例[101]和更少的视网膜色素上皮细胞[99]。

## 6.2 评估黄斑皱褶对视力的影响

过去评价黄斑皱褶对于视力影响的定量方法只有 Snellen 视力表。然而,这对于患者主诉视物扭曲的反应是不够的。不仅如此，临床医生常常对于由黄斑前膜引起黄斑皱褶视力却相对较好的患者进行治疗决策时感到非常棘手。因此，利用其他的方式评估视力在这种情况下将会很有帮助。

研究表明，视物扭曲可以使用定量的 3D 阈值 Amsler 表格(3D-TAG)进行检测[102,103]。这种检测方法在鉴别渗出性年龄相关性黄斑病变(AMD)引起的黄斑水肿和糖尿病黄斑水肿中很有价值[104]。不仅如此，使用 3D-TAG 检测可以区分干性 AMD 和湿性 AMD 患者[105]。3D-TAG 也被应用于黄斑皱褶,定量观察视物扭曲程度和玻切剥膜术后视功能的改善[106]。在一研究中,对比敏感性也已经被应用于评估玻璃体漂浮物对视力的影响[107](见第 45 章“玻璃体漂浮物与视力”),术前对比敏感性下降,但在术后显著改善。

# 结论

视网膜皱褶是常见而复杂的。因为它的病理生理学机制与玻璃体的变化紧密相关，视网膜皱褶强调玻璃体与视网膜间的紧密联系。当黄斑皱褶中黄斑前膜的来源和自然特征被更多地发现时，进一步的研究将帮助我们更加清晰地认识一直存在的问题。希望随着我们知识面的拓宽，我们治疗及预防这一常见的玻璃体视网膜疾病的能力也会随之提高。

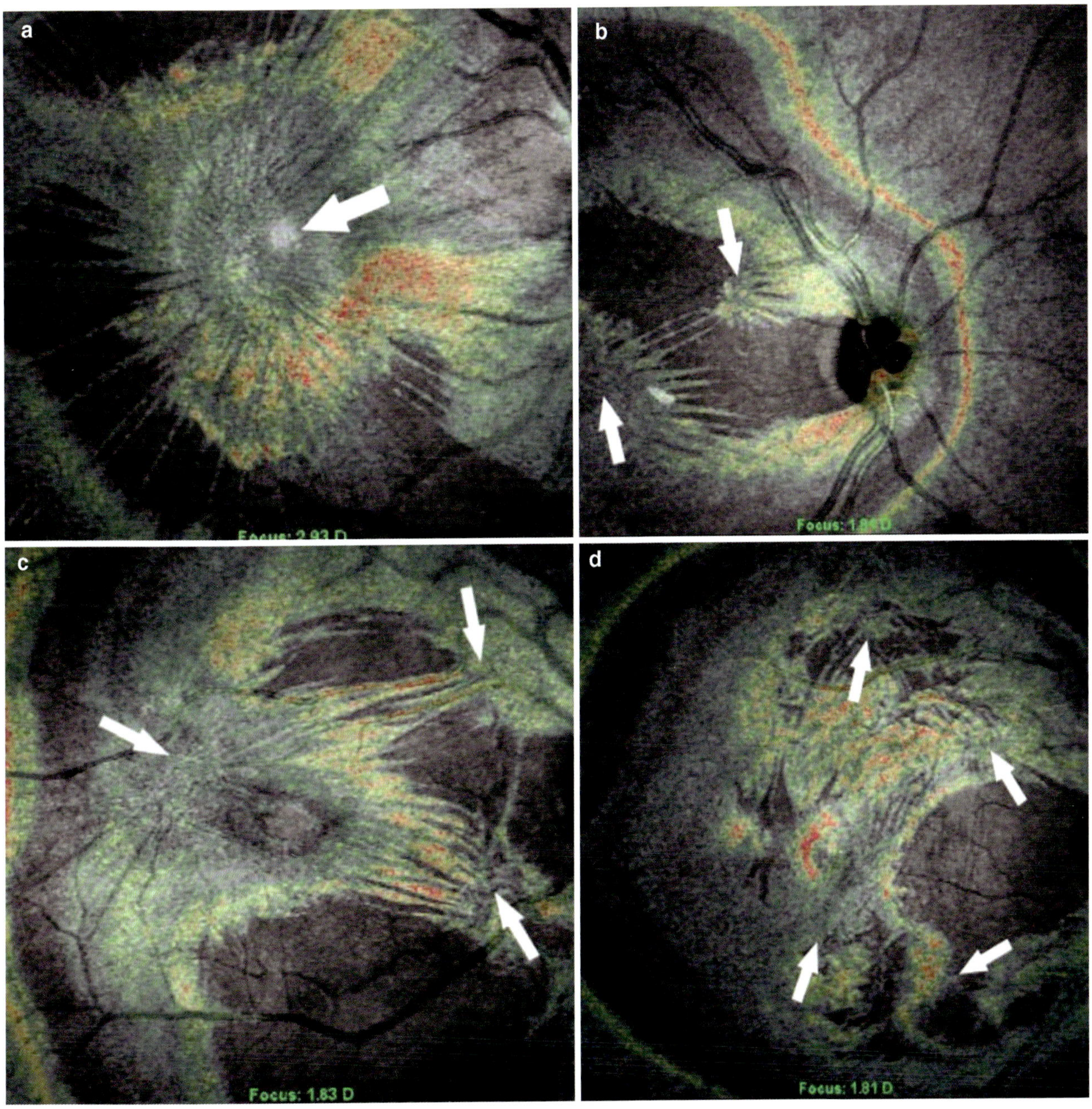


图 18.10　黄斑皱褶在联合 OCT-SLO 中的冠状面成像。这种图像可以显示多灶视网膜收缩，特别是通过点对点对应将冠状 OCT 图像(彩色)叠加到灰阶的 SLO 图像上。(a)单中心的黄斑牵拉位于黄斑中心(箭头所示)。这是主要的表现形式，54.5%的病例表现为这种形式[48]。(b)两个不同中心的视网膜牵拉(箭头所示)合并放射状的视网膜条纹。25%的病例表现为这种形式[48]。(c)3 个中心的视网膜牵拉(箭头所示)合并明显的相互连接的视网膜条纹。11.4%的病例表现为这种形式[48]。(d)4 个中心的视网膜牵拉(箭头所示)，这是最少见的形式，仅见于 9.1%的病例[48]。当存在 3~4 个视网膜牵拉中心和黄斑增厚时，出现视网膜囊腔的概率显著增高。这提示多个视网膜牵拉中心黄斑皱褶比 1~2 个视网膜牵拉中心病情更严重[48]。

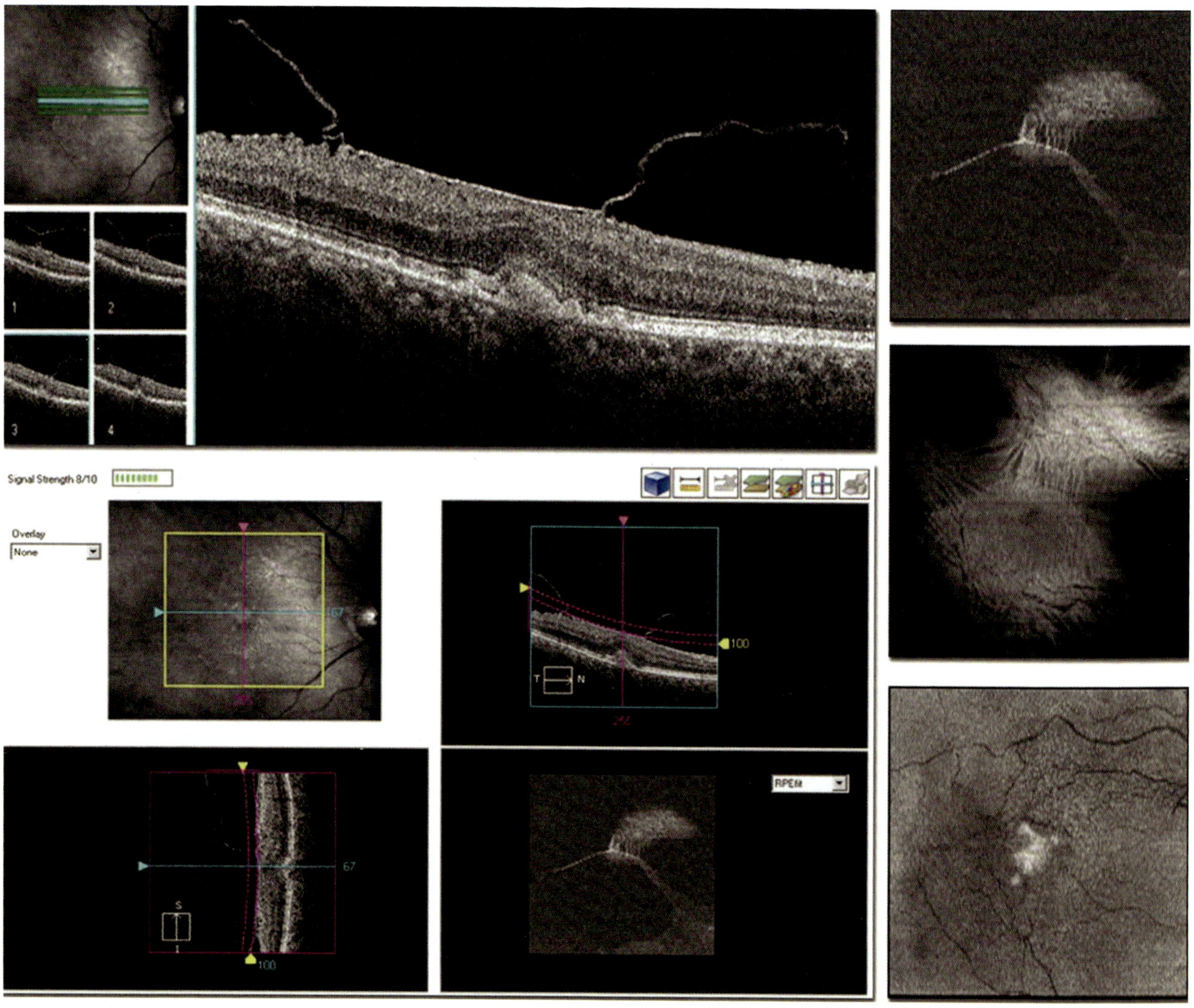


图 19.3 在 OCT 设备上进行回放。在 OCT 设备上直接查看数据(Carl Zeiss Meditec ® HD-OCT™)。左上:B 模式扫描回放。底侧及右侧:Vittual C 模式扫描回放:通过 RPE-fit 设置单位厚度为 10μm,缓慢从顶到底显示局部的 3D 结构及玻璃体-视网膜牵拉和脉络膜新生血管的关系。

机的 8 核。如果两个图形芯片同时运行,传输的核增加到 2048,这样计算机运行速度指数级增加。这种增加的传输速度使得实时保真图像传输得以实现,甚至可以自由组合多种光源,HDRI(high dynamic range image,高动态排列图像)的光源和 DOF(automatic depth of field,自动景深)也是可以实现的。实时绘制图像和完全控制光源及明暗度使得在玻璃体视网膜界面的细小结构都得以被观察到。

这两种方法在实验中非常有用,但是在临床中却难以处理。这两种方法的程序后数据处理互换需要自动化。为了增强计算机的运行速度,Z 队列、噪声降低装置和粒子云设置均需从 CPU 中移除。随着计算机技术的提高,这种数据成像系统对于了解玻璃体和年龄相关性黄斑变性的 3D 关系越来越重要。视频显示了本书中的不同成像方法和不同的临床案例。

## 3.2 玻璃体黄斑粘连

时域 OCT 也能检查出后极部玻璃体和前视网膜之间的局部粘连及旁边的玻璃体浅脱离。再往后是新生血管性 AMD 导致的后极部形态改变,如视网膜色素上皮/脉络膜毛细血管的梭形增厚带、视网膜色素上皮层浅脱离和视网膜内或下积液。因此,

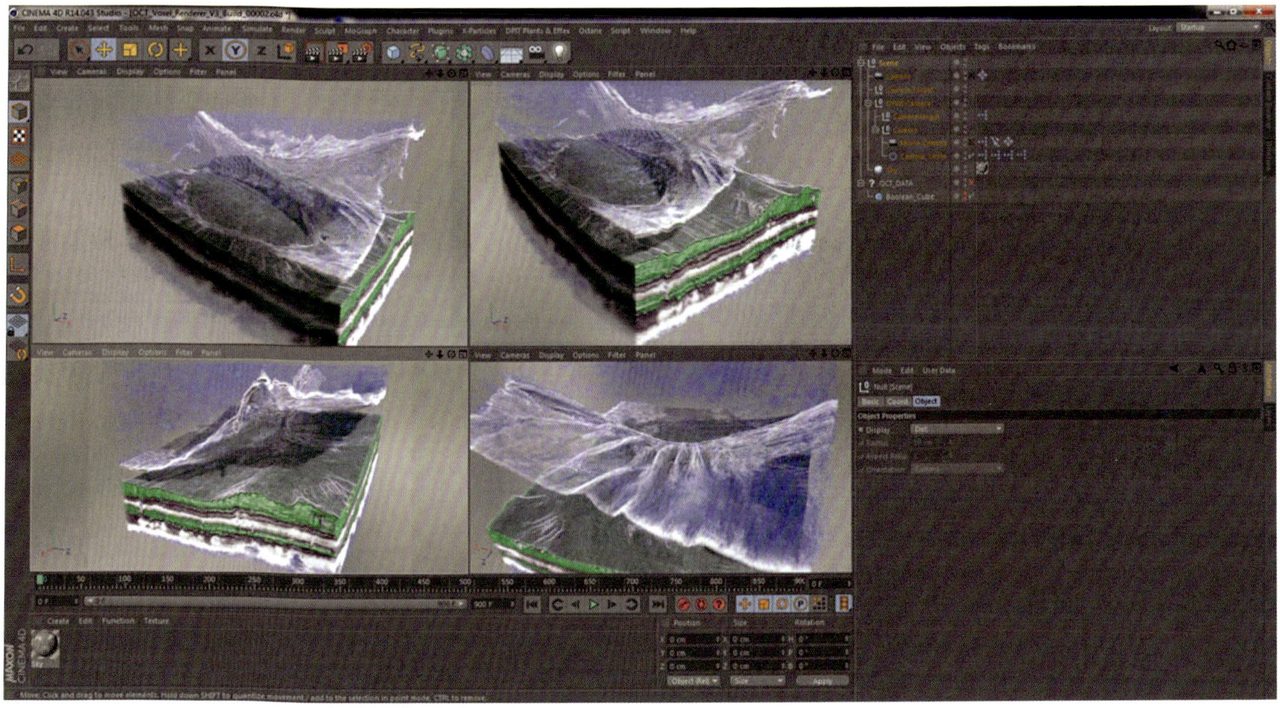

图 19.4 基于像素的 OCT 3D 图像。通过使用 Maxon® Cinema 4D™ 自定义插件，实现基于像素的 OCT 数据 3D 可视化效果。实时的画面显示通过光线追踪获得更高的对比度，反过来也提高了玻璃体牵拉力量的可视度。

粘连和新生血管复合物之间的关系被确认。Cirrus OCT（在 Stratus OCT，图像被记录在检查结束时）或更准确的 Spectralis OCT（因为有追踪）可以实时记录图像，获得后极部视网膜表面和视网膜色素上皮内的病变的精准位置。图 19.7 显示了在 SD-OCT 的帮助下粘连位置和新生血管复合物的关系被 100% 证实[8]。在合并玻璃体黄斑粘连的 CNV 病变中，43.3%的粘连位于黄斑小凹，56.7%位于近黄斑小凹处，这种近黄斑小凹粘连的高发病率与视网膜血管增生（占黄斑旁病损的 88%）有关。这种血管增生一般始于近黄斑小凹或远离黄斑小凹处。这种血管是由视网膜毛细管增生还是脉络膜毛细血管穿透 Bruch 膜和色素上皮仍需要讨论[9-11]。在 RAP 这种近黄斑小凹区玻璃体黄斑粘连进一步证实了新生血管的起源和后极部玻璃体皮质粘连的关系。这一关系在早期病变时能够被很好地证实，尤其是通过3D 动画（视频 19.1，视频 19.3 至 19.5，视频 19.7）。100μm 厚度的视网膜层面很好地展示了粘连的区域以及相应的深层新生血管。随着疾病的进展，粘连区域的大小通常小于全部病变区域，Mojana 等报道了新生血管中央与粘连中央的距离的对应关系[12]。图 19.8 显示了玻璃体黄斑粘连随时间的表现。

### 3.2.1 粘连/牵拉

最初通过时域（Stratus）OCT 的研究[《AMD 中的 PVD 研究》（见上文）及其他]能够发现玻璃体黄斑粘连。然而，尽管大家认为这些案例中牵拉占有较高的比例，粘连和牵拉的区别并不好鉴别。只有通过谱域 OCT 能够检测到牵拉导致的后极部玻璃体皮质在粘连处的锐角或局部视网膜的变形。在存在玻璃体黄斑粘连的新生血管 AMD 中发生玻璃体黄斑牵拉的概率为 73.3%[8]。借助 3D 动画能够看到直接对着新生血管的牵拉线。在疾病早期新生血管膜较小时，能更清晰地看到牵拉力直接朝向新生血管膜的起源。我们的研究和实验结果也被 Mojana 等证实，他们发现 60%的玻璃体黄斑粘连病例中有牵拉[12]。

## 3.3 玻璃体视盘粘连/牵拉

玻璃体视盘粘连（vitero-papillary adhesion，VPA）

## 4. 异常 PVD 的作用

玻璃体后脱离(PVD)的定义为后极部玻璃体皮质从视网膜 ILM 完全剥离而对两者均无损伤。异常的 PVD 是由于胶质玻璃体液化而无并发的玻璃体视网膜界面裂开(见第 14 章“异常玻璃体后脱离与玻璃体劈裂”)。发生玻璃体漂浮物或漂浮性质的改变可能是 PVD 的一个重要临床特征,有时可能对玻璃体和视网膜均有异常影响。一项 589 例伴漂浮物患者的玻璃体研究[74]发现:弥散点,许多玻璃体细胞及玻璃体积血都是产生视网膜撕裂的高危因素。Boldrey[74]观察到 176 例有一个或多个以上危险因素的眼中,93 只眼(52.8%)有视网膜撕裂。自发性玻璃体积血可能是后极部玻璃体脱离和视网膜撕裂孔的结果[75-77]。标准的超声技术可能是一种证实发生自发性玻璃体积血眼中视网膜撕裂的有效手段[78]。

对于 100 例有闪光、漂浮物或两种症状均有的患者,同一只眼科主治医师检查发现,10 例(10%)中有玻璃体牵拉导致的视网膜撕裂孔[79]。Murakami 等[80]用 El Bayadi-Kajiura 非球面镜头检查 148 只突然出现漂浮物的患眼,发现 123 只(83%)患眼漂浮物是由急性 PVD 导致的,其中绝大多数是由脱离的视盘旁胶质组织和少量出血所致。无 PVD 的 25 只眼(17%)都有中央玻璃体变性伴纤维样混浊。对于超过 50 岁的患者,95%有急性 PVD。漂浮物可行微创玻璃体切割术安全治愈(见第 45 章“玻璃体漂浮物与视力”)。

Novak 和 Welch[81]报道了 155 例患者的 172 只眼 3 个月内因急性 PVD 导致的漂浮物的结果(平均年龄60 岁, 从 22 岁到 82 岁不等), 共随访超过 10 年。172 只眼中的 118 只眼(69%)无玻璃体或视网膜并发症。172 只眼中的 14 只眼(8%)有局部(2 只)或全层(12 只)视网膜撕裂孔,36 只(21%)有视网膜和(或)玻璃体积血。各有两眼可见视网膜血管撕裂和视网膜附着物凝结,一眼见黄斑囊样水肿。155 例患者中的 17 只眼(11%)对侧眼发生急性有症状性的 PVD——17 例患者中有 15 例是两年内发生的。对侧眼的并发症与第一只眼表现相似。

### 4.1 玻璃体对周边视网膜的牵拉

PVD 发生于任何周边视网膜玻璃体与视网膜发生紧密连接处。已知牢固的玻璃体视网膜粘连发生于周边视网膜、黄斑、视网膜大血管走行处,玻璃体基底部、完整的边缘凹陷、视网膜嵴及变性重建处。发生于这些部位的牵拉可能导致视网膜附着物、视网膜折叠、囊样变性、视网膜劈裂、牵拉性视网膜脱离、视网膜小凹(板层视网膜撕裂)、视网膜血管撕裂和视网膜撕裂。

#### 4.1.1 视网膜附着

在玻璃体对视网膜牵拉的早期, 视网膜内层可被拉起小的点, 形成标签样的视网膜附着物 (图 20.14)。相应的视网膜处可有 ILM 撕裂。在玻璃体基底部可有多发性的附着物呈环绕状位于玻璃体脱离的后部边界。Foos 和 Allen[16]观察到 169 例尸检病例中有 20 例(11.8%)和 312 只眼中的 21 只眼(6.7%)有视网膜附着。其中 8 只眼有单一视网膜附着,3 只眼有 5~20 个附着物。

#### 4.1.2 视网膜皱襞

与玻璃体牵拉有关的视网膜皱襞并不常见,当出现玻璃体嵌顿于角膜创口并有后部玻璃体脱离时, 形成环形牢固的视网膜粘连。当纤维组织增生进入嵌顿的玻璃体并凝集,会向后部传递牵拉,导致视网膜皱襞。Wolter[82]描述了一例少见的视网膜皱

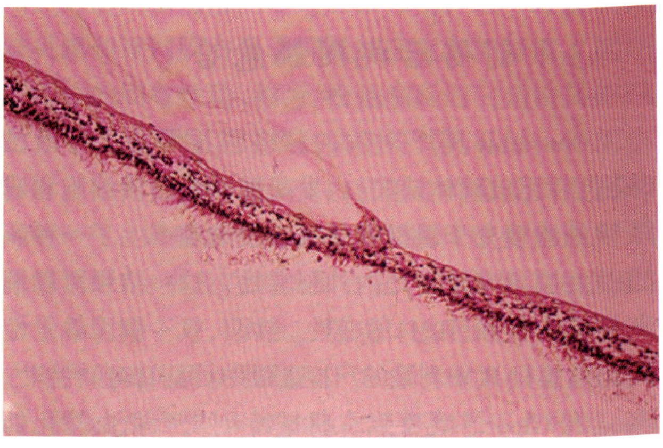

图 20.14 视网膜标签样附着。伴随着视网膜牵拉的玻璃体后脱离(HE 染色;放大倍数:300×)。

襞,发生视网膜撕裂和纤维细胞增生的眼,伴有增厚的玻璃体膜。

### 4.1.3 囊样变性和视网膜劈裂

牵拉性视网膜劈裂(图 20.15)和牵拉性视网膜脱离都可由任一点持续粘连的玻璃体牵拉产生。较牢固的玻璃体视网膜粘连显然常发生于视网膜大血管旁,这既是常见的牵拉性改变的原因也是其结果,这些常见的牵拉性改变包括囊样变性、视网膜小凹(板层视网膜撕裂)、全层视网膜撕裂和视网膜血管撕裂(均于下文描述)。血管旁玻璃体视网膜粘连的确切性质尚未知(见第 17 章"玻璃体视盘粘连与牵拉")。如先前提及的,在覆盖主要大血管的 ILM 处可有缺损。Foos[83]预测了与视网膜血管有关的牵拉发展的一系列事件顺序,开始是 ILM 变薄,视网膜表面下变性,巨噬细胞通过 ILM 的小的缺损处迁移。当伴有玻璃体嵌顿时,小的视网膜周边膜形成导致了牢固的粘连。

视网膜血管旁的囊样变性发生于神经纤维层,在该区域的玻璃体脱离发生前就可见,称为血管旁变薄[71]。Spencer 和 Foos[71]对 126 例连续性尸眼进行研究,被研究者死亡时的年龄均大于 21 岁,结果观察到 30%有血管旁变薄,受累病例中的 83%累及双眼,研究的 252 只眼中的 25%可见。

### 4.1.4 视网膜小凹(板层视网膜撕裂)

沿血管旁分布。作为 PVD 和牵拉的结果,不连续的病变区出现视网膜内层的撕裂(图 20.16)。Meyer 和 Kurz[84]对两例病例的研究发现其与动脉硬化有联系。Spencer 和 Foos[71]观察到 126 例连续尸检病例

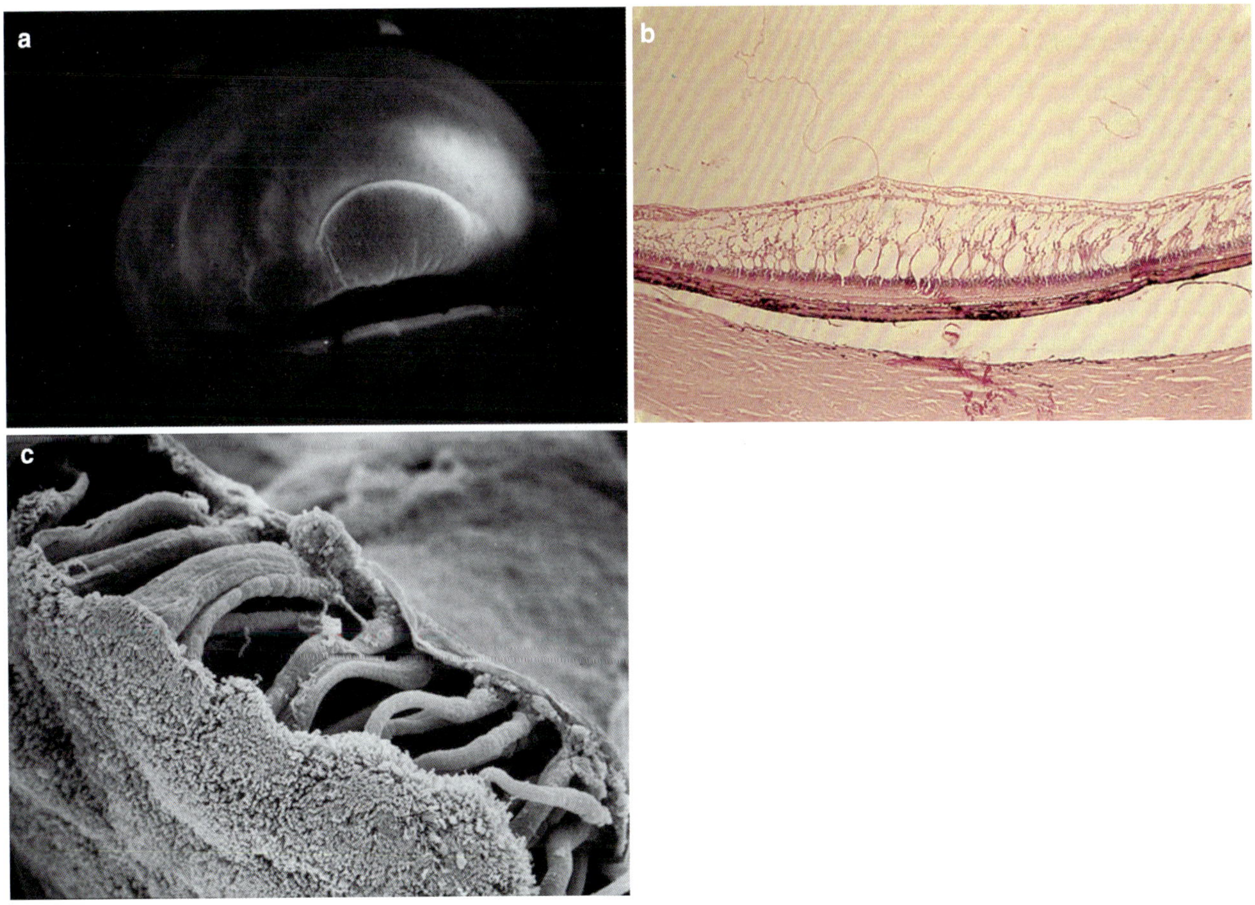

图 20.15 周边视网膜劈裂。(a)在剥除巩膜和脉络膜后的人眼透照标本,可见周边视网膜劈裂的大体表现(Specimen courtesy of the New England Eye Bank)。(b)和玻璃体牵拉有关的囊样变性(HE 染色;放大倍数:75×)。(From Green[183])(c)图 a 中相同标本的电子显微镜扫描证实圆柱状结构为周边视网膜劈裂的特征。

中17%有血管旁板层撕裂(视网膜小凹),其中27%为双眼。252只受检眼中11%被检查到。在相同的252只尸检眼中,Spencer和Foos观察到96只眼(38%)有PVD;其中,28只眼(29%)有视网膜小凹,12例(13%)有一个或更多全层孔。在96只有PVD的眼中,有44只眼(46%)观察到板层或全层撕裂孔。Spencer和Foos[71]注意到视网膜小凹与视网膜动脉及静脉均有联系,故视网膜血管硬化的意义尚难确定。

### 4.1.5 视网膜撕裂孔

视网膜撕裂孔发生于玻璃体后脱离并累及玻璃体视网膜有牢固粘连处[85,86]。牵拉也可由相对于残留玻璃体的液体运动引起,从而可能导致视网膜破裂[87](图20.17)。这样的破裂孔一般呈马蹄形,其开口指向前。残留玻璃体粘连于视网膜瓣的后缘。进一步的牵拉作用使得视网膜组织盖可被撕裂,留下一个圆形或卵圆形裂孔。脱离的视网膜瓣向脱离的玻璃体后表面粘连,大量的脱离瓣可形成一个囊样结构(图20.18)。撕裂也可发生于任何位置并有多种形态。例如,Bensen和Tasman[88]观察到3例伴后部视网膜脱离的玻璃体牵拉导致的血管旁视网膜撕裂,眼底类似于中浆病变。

临床报道急性的症状性PVD发生视网膜撕裂的概率为8%~15%,最高达46%[88]。研究者们[89]并未完全区分是由玻璃体牵拉导致的视网膜撕裂孔,还是与PVD和玻璃体牵拉无关的视网膜裂孔[90]。有关视网膜撕裂临床发病率的报道如下:

Halpern[91](1966):250例中18例(7.2%)。

Byer[92](1967):1700例中98例(5.8%)。

Rutnin和Schepens[93](1967):102例正常患者中13.75例(7.8%)。

Smith和Ganley[94](1972):842例中5例(0.59%)。

似乎在Rutnin和Schepens[93]的研究中观察到的102例患者中14例的16只眼共有18个视网膜裂孔,其中15个与PVD无关。

尽管视网膜撕裂孔在视网膜脱离发病机制中的作用已无争论,但对患者进行视网膜裂孔预防性治疗的意义并未完全清楚,有一些信息可供参考。Colyear和Pischel[95]报道了26例视网膜撕裂患者中的5例(20%)发展成了视网膜脱离。Byer[92]观察到1700例貌似正常的患者中98例(5.8%)有无症状的视网膜裂孔,并得出了对视网膜裂孔的预防治疗只见于人工晶状体眼的有症状者[96,97]。在对166例有视网膜裂孔但无视网膜脱离眼的自然病程研究中,Davis[49]观察到了31只眼(18%)发展成视网膜脱离。危险因素包括有症状的PVD、马蹄形的撕裂、亚临床孔源性视网膜脱离和无晶状体眼。视网膜撕裂明显较视网膜脱离更加常见;视网膜脱离的发病率在每年0.009%[98-101]~0.02%[102],Byer[92]描述了视网膜裂孔和视网膜脱离的比例为83:1。

Benson[103]回顾了对视网膜裂孔进行预防治疗的优点和缺点,指出对有视网膜脱离高风险者进行宣教在保存视力方面可能与冷冻[47]和光凝治疗有同等价值。Combs和Welch[104]回顾了对视网膜撕裂预防性治疗的文献,并报道了有视网膜裂孔的248例患者的277只眼的临床特征和随访数据。其中171例患者的193只眼接受了预防治疗,77例患者的84只眼未接受治疗,Combs和Welch[104]得出了对于伴持续玻璃体牵拉的急性马蹄形裂孔,预防治疗具有显著降低潜在的视网膜脱离风险的结论。Robertson和Norton[105]及Smiddy等[106]均报道了对视网膜撕裂进行预防性治疗的结果和并发症(见第41章“孔源性视网膜脱离的预防与治疗”)。

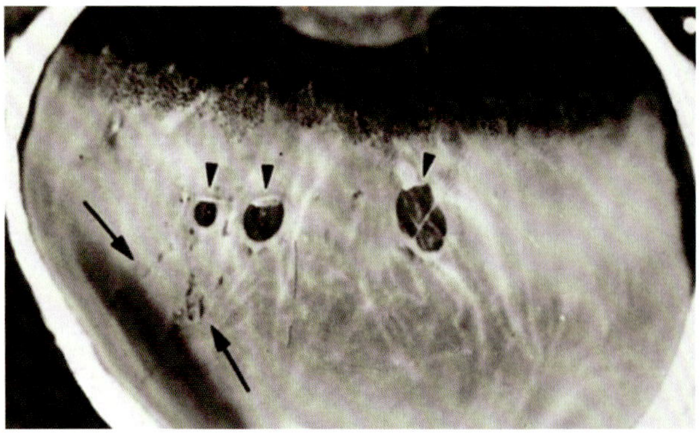

图20.16 视网膜小凹和撕裂。玻璃体后脱离眼的大体表现,沿血管的一串视网膜小凹(箭头所示)及3个马蹄孔(三角箭头所示)。(From Green[183])

## 5. 周边眼底的血管病变

直接检眼镜并不能观察到周边眼底。20世纪

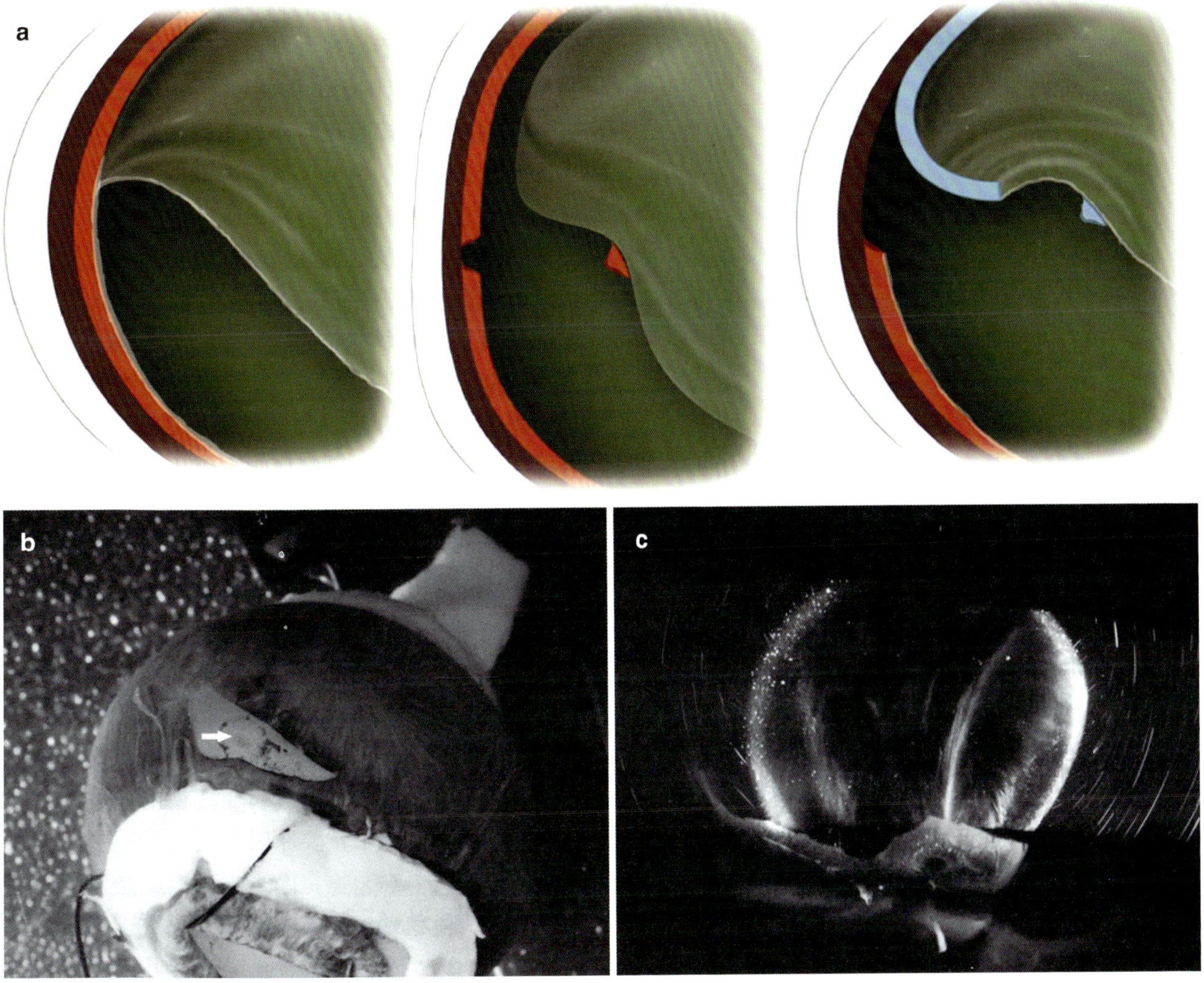


图 20.17 周边视网膜裂孔。(a)伴 PVD 的视网膜裂孔形成机制。玻璃体视网膜粘连紧密处的视网膜牵拉导致视网膜隆起(左图)。进一步的牵拉引起裂孔出现,但无邻近的玻璃体视网膜牵拉,并无视网膜脱离(RD)(中图)。伴随着持续牵拉,可见一个孔盖形成并有圆形或卵圆形裂孔,但无 RD(中图)。牵拉导致 RD(右图)。(Modified from Okun[184])(b)周边视网膜裂孔的大体表现(除视盘周围和周边部,巩膜均被剥除)周边眼底剥除一个三角形的脉络膜区域。可见一环状色素丛围绕的视网膜裂孔(箭头所示)。(c)暗视野下裂隙灯显微镜见同(b)中活检标本相同的围绕视网膜裂孔的环样色素边界(视网膜剥离至此位置)。可见朝向视网膜裂孔内的突出纤维。纤维样牵拉使孔盖脱离周边视网膜。(Courtesy VMR Instiute)

50 年代,由 Schepens 引入的间接检眼镜改革了眼底检查,由于可以进行巩膜压迫,使得检查者可以充分观察到周边眼底。对周边眼底和病理结构的高倍率检查可通过 Goldmann 接触三面镜获得。对于屈光间质混浊者(例如,玻璃体积血),超声可用于检查视网膜脱离或玻璃体膜导致的牵拉。对于周边眼底的光影像记录依赖于广角接触镜,其中一些还可同时进行荧光素钠造影。

## 5.1 视网膜血管的牵拉撕裂

伴视网膜血管撕裂的玻璃体牵拉被认为是玻璃体积血的一个重要病因[107,108]。Robertson 等[109]展示了 15 例玻璃体积血患者,与其相关的圆形视网膜裂孔和撕裂性视网膜血管粘连于孔盖。他们认为这些特定的临床特征可预测一系列事件,包括与持续性玻璃体-血管粘连有关的间断性的玻璃体积血。在

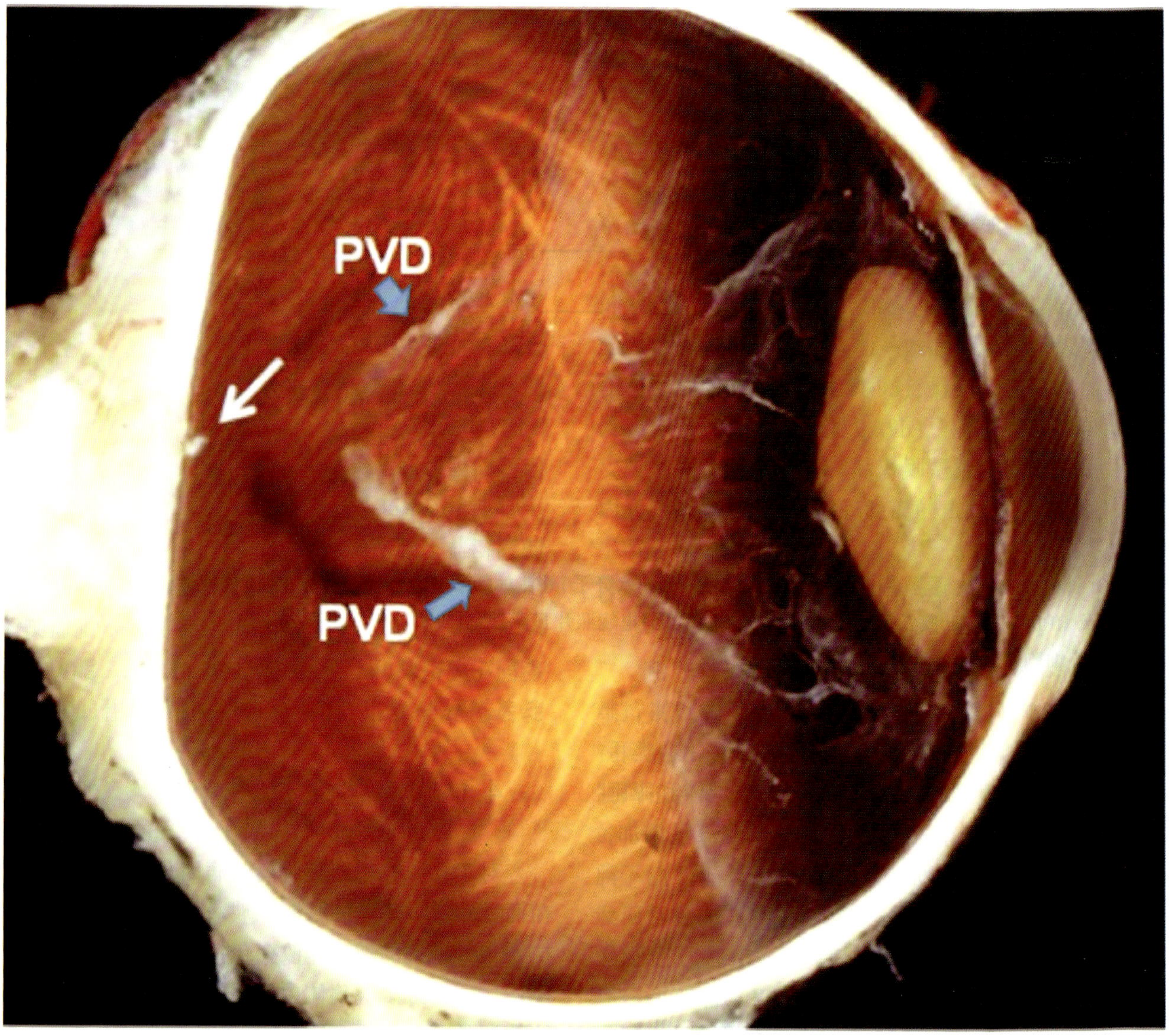


图 21.10 老年患者眼内玻璃体的脱水收缩作用。通常不可见的胶原纤维聚集在一起形成大量可见的玻璃体混浊物。图像显示大面积玻璃体后脱离(PVD 蓝色箭头所示),但是脱离的玻璃体和视盘仍黏附在一起(白色箭头所示)。

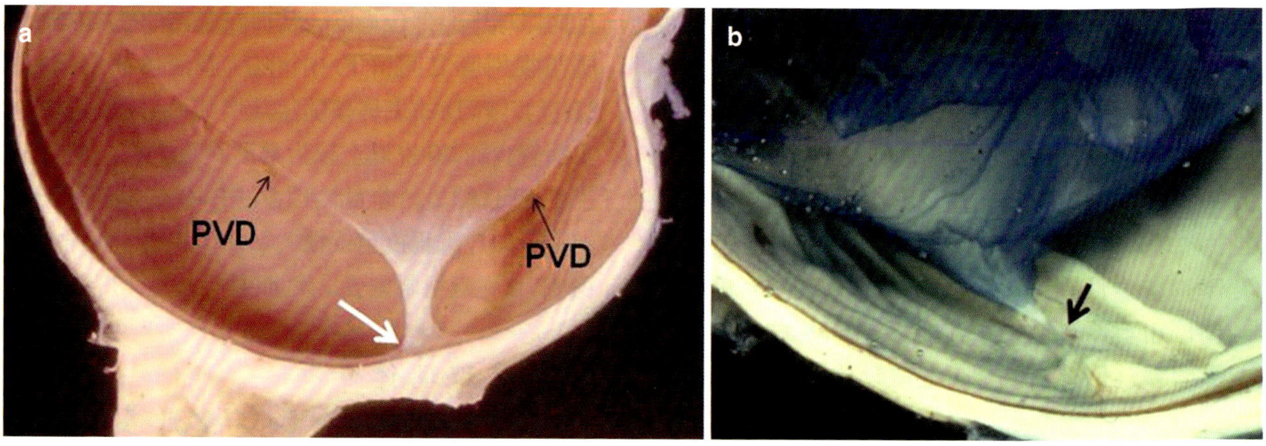


图 21.11 (a)在 PVD 眼中(黑色箭头所示),玻璃体后段皮层和黄斑之间有明显的附着(白色箭头所示)。(b)在另一只 PVD 眼中,脱离的玻璃体中的透明质酸被染成蓝色。有细小的玻璃体附着于中心凹处(箭头所示),每个病例应该都存在有症状的玻璃体视网膜牵拉。

21.11a,b)黏附最紧密,因此玻璃体的塌陷可能在这两处造成更多的牵拉，从而导致前者出现玻璃体黄斑牵拉综合征[81-83],后者出现假性视盘水肿[84]。反过来，玻璃体黄斑牵拉是黄斑裂孔的一个重要致病因素[85,86]。玻璃体对黄斑部的牵拉同样是牵拉部位血管通透性不断增加、黄斑囊样水肿和局部的视网膜隆起的一个常见原因[87-89](图 21.12)。偶尔,玻璃体从附着的视网膜上自发的分离可能减轻玻璃体视网膜的牵拉状况[90,91]。

针对视网膜脱离的治疗，视网膜脱离的减容手术(环扎术或垫压术)或者玻璃体切割术都可以减轻玻璃体视网膜牵拉，并且得到良好的手术效果。此外，减容手术还可以在玻璃体腔内重组脱离的玻璃体,使之与更多的视网膜表面相接触[19],填补之前检测或者未检测到的视网膜裂孔，治愈视网膜脱离或者防止复发。该手术还有另外一个好处，就是可以除去一些玻璃体液(见下文),从而减轻视网膜下液体的累积导致的风险。

### 4.2.1 黄斑裂孔

长期以来,黄斑裂孔的病因一直成谜,因为玻璃体仍具有光学清晰度，并且在黄斑裂孔周围没有出现明显的异常。OCT 的出现,特别是 OCT 能提供高清图像的功能，彻底改变了我们对黄斑裂孔形成原因的认识，并且确定了玻璃体在这个过程中的关键作用[92-94]。一直以来,玻璃体前后向的牵拉被认为是黄斑裂孔形成过程中重要的致病因素,直到 Gass[95] 不但提出了基于黄斑裂孔病情日益恶化程度的分类方法,而且引进了切向牵拉力这个概念,以及附着的玻璃体皮质纤维的收缩和黄斑表面膜的形成在黄斑孔发展中的作用。而高清晰 OCT 的开发和使用又重新确定了玻璃体前后向的牵拉在黄斑孔发病中的作用。视网膜内界膜剥除术能够缓解切向牵拉力,而玻璃体切割术或药物性玻璃体溶解术[96]能够缓解玻璃体前后向的牵拉力，这些都改革了对黄斑裂孔的治疗(见第 47 章“药物性玻璃体溶解术”;第 53 章“奥克纤溶酶玻璃体溶解术的临床研究”)。

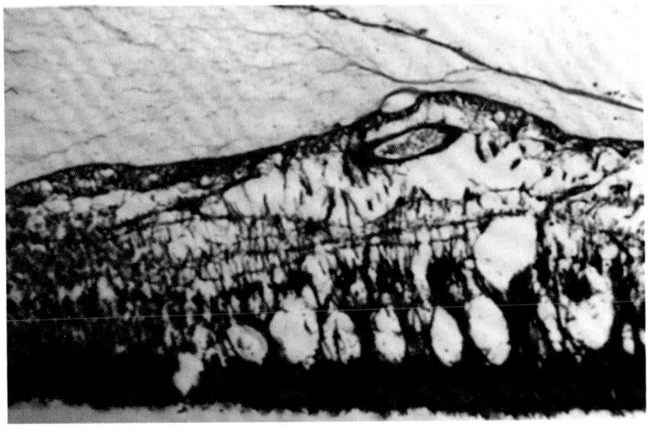

图 21.12 玻璃体视网膜牵拉能够造成明显的囊样水肿。

### 4.2.2 视网膜裂孔

不伴有视网膜脱离的视网膜裂孔在死后尸检中很常见[97,98]。维持视网膜在原位的积极作用可以解释为什么在这些眼睛中不出现视网膜脱离。但是,由于大部分视网膜裂孔位于那些成形的玻璃体相连接的视网膜周围，由成形的玻璃体填塞可能是另外一个防止视网膜脱离的原因[19,99]。发生玻璃体后脱离的时候，脱落的玻璃体还经常维持着与赤道部之前视网膜的接触。前节已脱离的玻璃体和后段正在脱离的玻璃体交界处的牵拉力通常导致视网膜在该位置的断裂[78]。不伴有活跃的玻璃体牵拉的视网膜裂孔,包括被撕开孔盖的圆形裂孔,很少引起视网膜脱离[100],然而持续牵拉是脱离的危险因素[100]。

在视网膜大血管附近,玻璃体视网膜附着较强,在这个部位的牵拉可以导致不同形状的视网膜裂孔。由于玻璃体牵拉导致的视网膜裂孔经常伴有某种程度的视网膜和玻璃体积血，有时对大血管的牵拉会导致其撕裂和严重的玻璃体积血[101]。偶尔撕裂的血管横跨在玻璃体牵拉导致的视网膜裂孔上并保持完整。

增生性视网膜病变中，对视网膜的牵拉非常严重,会导致广泛或者全部视网膜脱离,并且不伴有视网膜裂孔，这种情况是对治疗的一种挑战。在这些患者中,继发性视网膜裂孔非常普遍,增加了治疗的难度。

## 4.3 玻璃体液化、凝缩和流动

老年性玻璃体退行性变，包括玻璃体凝胶的液化[77,78],称为“玻璃体液化”(部分或完全流体状态的胶体的溶解)。液化可以是局部的，能形成陷窝,也可以更广泛。玻璃体液化是视网膜脱离非常重要的病因,值得重视。正常玻璃体具有黏弹性,能够吸收能量,并且保护视网膜不受外界的损伤[102]。这种黏弹性还可以在短期内阻止玻璃体体积的改变[19]。此外,如果没有这种积极的保护作用,在旋转眼球运动或剧烈的头部运动时,液化的玻璃体会在玻璃体腔内快速流动[103]。

玻璃体腔内的液体流动被认为是视网膜脱离的重要病因,早在1993年,Linder就发明了简单的试验来检验该假说[104]。Linder在烧瓶的内表面覆盖上胶体素的连续膜层,然后装满液体,他发现无论用多么大的力摇晃烧瓶,胶体素薄层仍旧附着于瓶壁。在薄层上制造一个小孔,并且抬高孔缘,这时任何能导致旋转水流的烧瓶转动都会使液体流进入小孔,并且迅速使胶体素薄层从烧瓶壁上脱落下来。玻璃体流在孔源性视网膜脱离中的重要性现在已经被广泛认可[19,105]。一旦视网膜上出现裂孔而没有脱离,在流经裂孔周围的视网膜上的水向外运动的黏附力,会维持视网膜色素上皮细胞黏附在视网膜上,尽管这时裂孔处水的运动也增加。如果没有玻璃体牵拉,不会发生视网膜脱离[19](图21.13a,b)。

在有盖的裂孔和收缩的视网膜前膜上,玻璃体的牵拉还可以引起视网膜裂孔边缘的抬高,玻璃体液流联合抬高的视网膜裂孔缘会不可避免地导致视网膜脱离(图21.14a),对于上方视网膜裂孔,即使没有玻璃体牵拉,重力的作用足以抬高视网膜裂孔边缘,使玻璃体液流入引起视网膜脱离的发生(图21.14b)。

# 5. 发育异常

基因突变导致的玻璃体发育异常虽然比较罕见,却对视力具有不可逆的破坏性影响,极大地增加了视网膜脱离的风险,治疗也困难重重。在出生之前,胎儿的玻璃体血管系统经历了短暂的退化(见第4章"玻璃体细胞因子与胎儿玻璃体血管退化";第7章"玻璃体发育与发育性疾病"),早产儿的玻璃体中常常残存皮质,正常的眼睛中也会出现残存Bergmeister盘,其中的神经胶质可延伸到Cloquet管中。PHPV患者可能会出现血管系统退化的失败伴随细

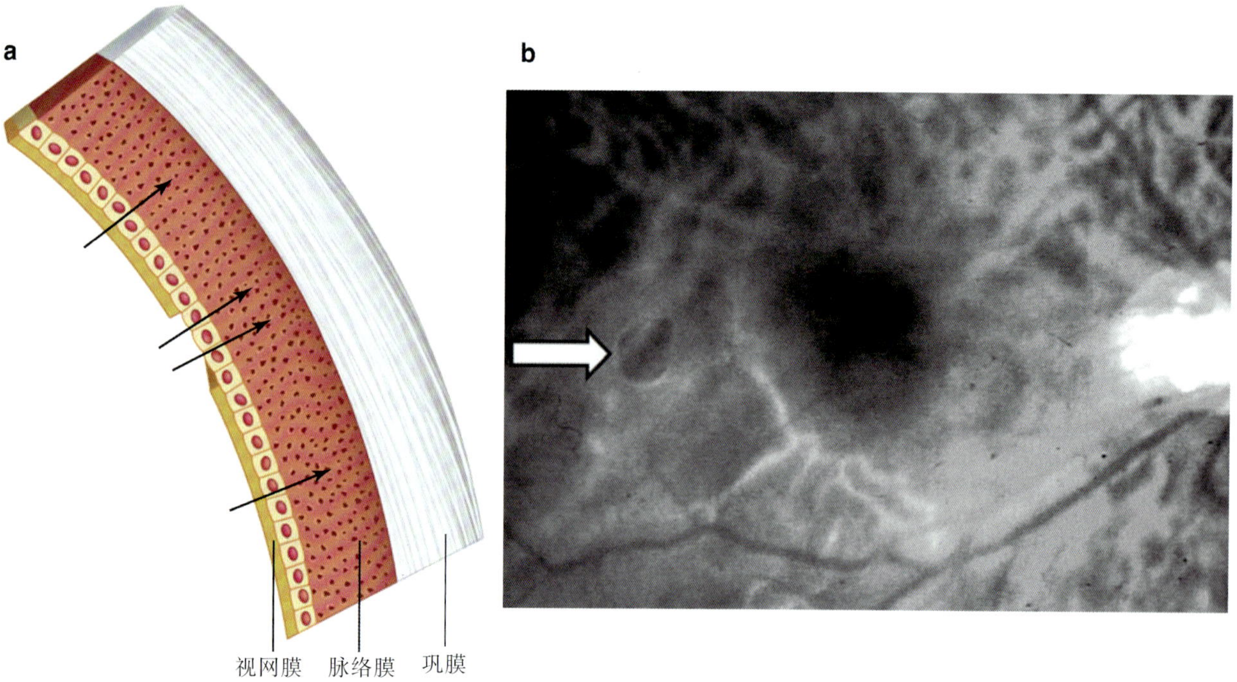


图 21.13 (a)表示没有玻璃体对视网膜的牵拉作用,视网膜上的全层孔不会导致视网膜脱离。裂孔周围的水运动保证了视网膜神经上皮层与色素上皮层的黏着(黑色箭头所示)。(b)在有全层裂孔、同时伴有少量色素缺失且可透见脉络膜的眼中,只要对视网膜没有牵拉作用,就不会造成视网膜脱离(白色箭头所示)。

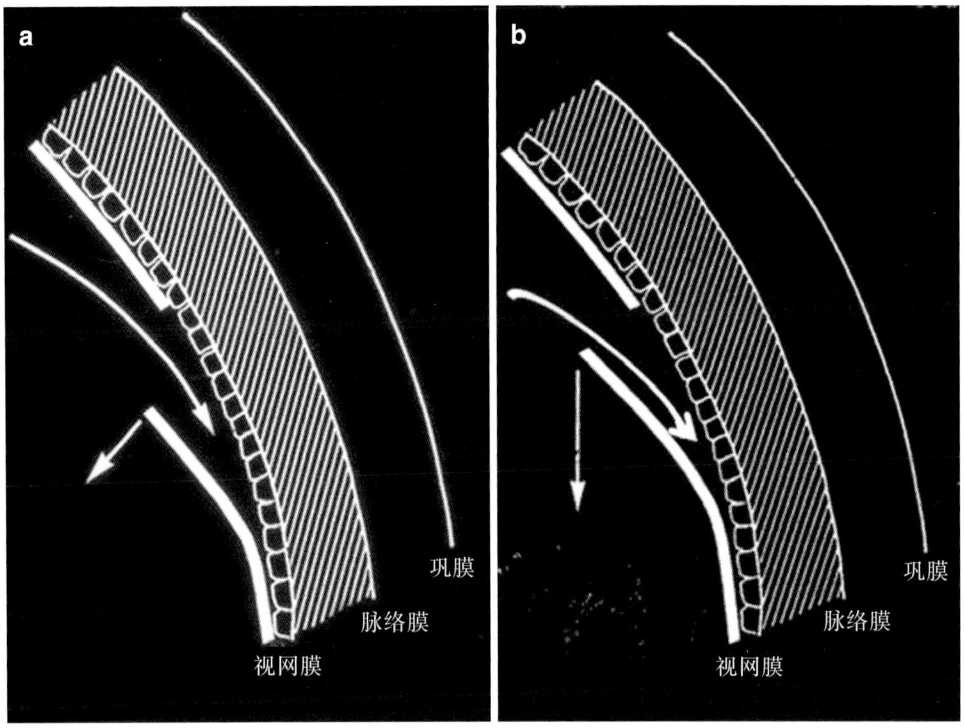


图 21.14　(a)当存在玻璃体牵拉(短箭头所示)时，视网膜裂孔边缘抬起，玻璃体液(长箭头所示)流入导致视网膜脱离。(b)对于上方视网膜裂孔，重力作用(短箭头所示)足以将裂孔周围抬起，一旦存在玻璃体液流(长弯曲箭头所示)，会导致视网膜脱离。

胞增殖（见第 13 章“先天性玻璃体视网膜血管疾病”），大量增殖的间充质血管组织聚积在晶状体后面造成白内障，往往单眼受累，但是在一些如 13-三体综合征等系统异常疾病中双眼发病[106]，受累眼表现为小眼球，纤维组织的收缩牵拉导致完全性、不可治疗的视网膜脱离。

遗传性玻璃体视网膜病变已有大量报道（见第 3 章“遗传性玻璃体视网膜疾病”），大多是显性遗传，导致周边视网膜受累，对玻璃体的影响不一，有的是在发育早期出现严重异常，有的是在发育晚期继发性玻璃体退化时出现异常。这类患者往往因为伴随周边网膜薄弱、玻璃体牵拉、玻璃体退化甚至高度近视，视网膜脱离的风险很高。另外，Stickler 综合征，一种显性遗传的结缔组织紊乱，影响透明质酸和Ⅱ型胶原蛋白的合成，也会增加遗传性的玻璃体视网膜病变患者视网膜脱离的风险[107,108]。眼部表现有玻璃体脱水收缩、玻璃体膜、高度近视、玻璃体牵拉、网膜撕裂及巨大裂孔、高发的视网膜脱离（玻璃体异常起到重要作用），也存在胶原合成缺陷的全身表现[108]。

Wagner 病和侵袭性玻璃体视网膜病便均为显性遗传[109]，受累基因相同[110]，眼部表现与 Stickler 综合征相似（但不合并全身系统异常），出现玻璃体脱水收缩、玻璃体条带、玻璃体视网膜牵拉导致的视网膜裂孔（包括巨大的视网膜撕裂）以及高发的孔源性视网膜脱离。

家族性渗出性玻璃体视网膜病变（FEVR）[111,112]是周边视网膜血管形成障碍，玻璃体和异常视网膜之间存在异常强烈的粘连。玻璃体视网膜牵拉是青少年视网膜脱离的重要原因，不过在多数病例，这一情况是不发展的。

格子样变性（称为视网膜格子更恰当，因为这更有可能是一种营养不良而不是变性）增加视网膜脱离的风险，在病变部位以及边缘黏附的玻璃体上形成异常的局部液化[113]。然而，一些研究表明，并没有发现玻璃体异常和视网膜脱离之间存在联系[114]。最近 Cochrane 的综述未发现目前采用的预防干预措施是有益的[115]。

## 6. 视网膜脱离对玻璃体及其他眼内组织的影响

玻璃体视网膜的相互作用参与了视网膜脱离的发病过程，那么视网膜脱离对玻璃体会产生哪些影响值得考虑。视网膜脱离后发生的病理变化包括视网膜本身进展性的退行性变和 RPE 显著异常。视网膜长期脱离、神经元的逐渐丢失先是影响外层视网膜，最终对所有视网膜层都会产生影响[116]。在视网膜脱离实验中短期的视网膜脱离，RPE 层仍然保留正常的外观，有完整的顶端绒毛和六角形排列的 RPE 细胞(图 21.15a)。但是很快，RPE 细胞开始肿胀(图 21.15b)、移动(图 21.15c)，与周围细胞的连接松散，一些细胞开始增殖，另外一些细胞的核染色质固缩、凋亡[117]，接着，RPE 细胞顶端绒毛丢失，细胞呈现多种形态[118](图 21.15d)。在兔的视网膜脱离实验中，视网膜脱离后，顶端 RPE 细胞形态急剧改变[119]。人类(图 21.16a)和兔子(图 21.16b)长期视网膜脱离显示，RPE 出现明显异常，可能是这类患者预后不良的原因。伴随着这一过程，视网膜ERG 和 EOG 的振幅逐渐减小，直至消失[120,121]。

在视网膜脱离模型的视网膜下液中，多种细胞发生形态改变，同一种细胞往往具有不同的起源，如神经胶质细胞来源于发生形态变化的星形胶质细胞和 Müller 细胞[122]，但是由 RPE 细胞[123]转变成的巨噬细胞和成纤维细胞最多(见第 22 章“玻璃体视网膜界面细胞增殖与 PVR 及相关疾病”)。这些细胞不仅停留在视网膜下液的纤维膜上[124]，还可以诱导视网膜纤维化，或者通过使视网膜破裂、侵入视网膜或进入玻璃体腔[74]。在玻璃体腔内，它们可形成视网膜前膜，沿着脱离的玻璃体增殖形成 PVR。视网膜

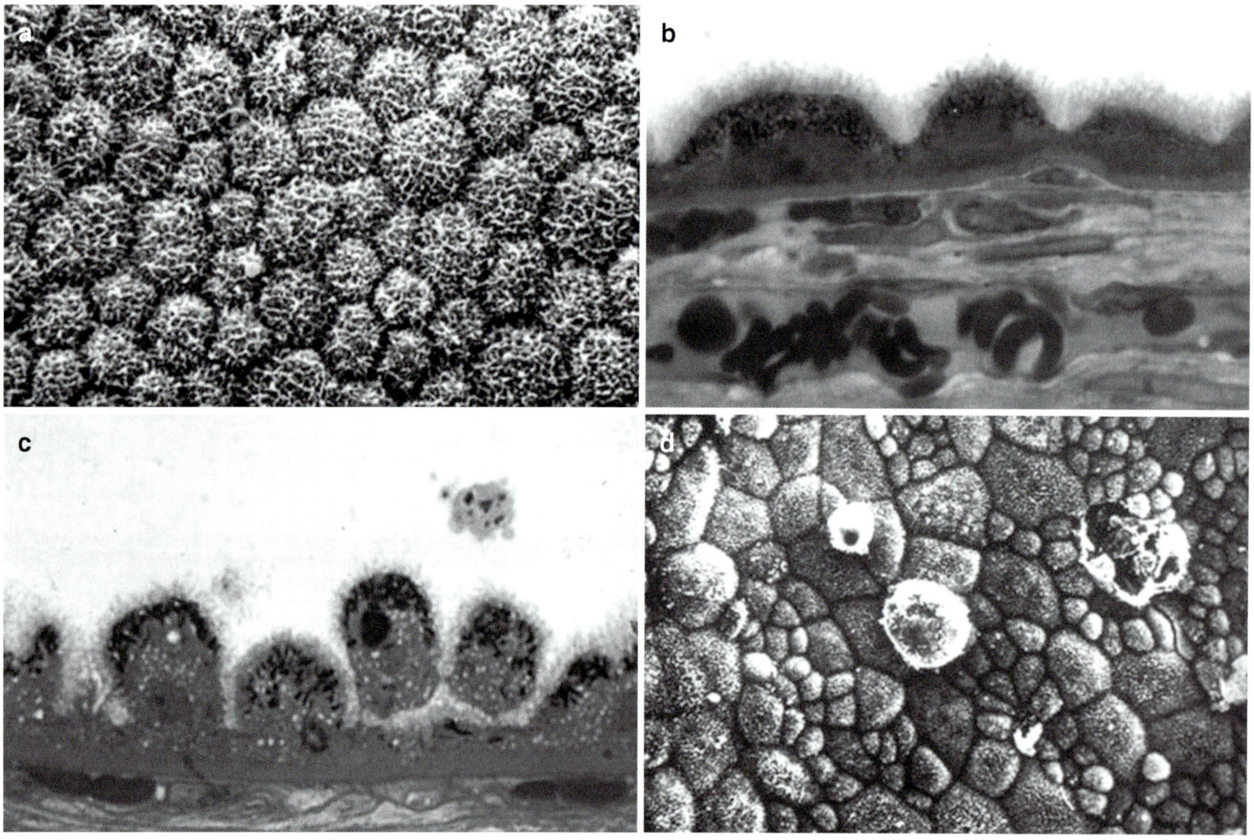


图 21.15 (a)兔视网膜脱离实验(脱离后 4 小时)，RPE 外观正常，保留大小均等的六角形细胞及顶端绒毛。(b)横切面图显示 RPE 细胞肿胀，但是顶端绒毛仍然存在。(c)长达 4 周的视网膜脱离实验显示，RPE 细胞聚集、移行，与 Bruch 膜分离。这些细胞会引起增生性玻璃体视网膜病变(PVR)。(d)持续 4 周的视网膜脱离实验显示 RPE 层细胞出现多种形态。

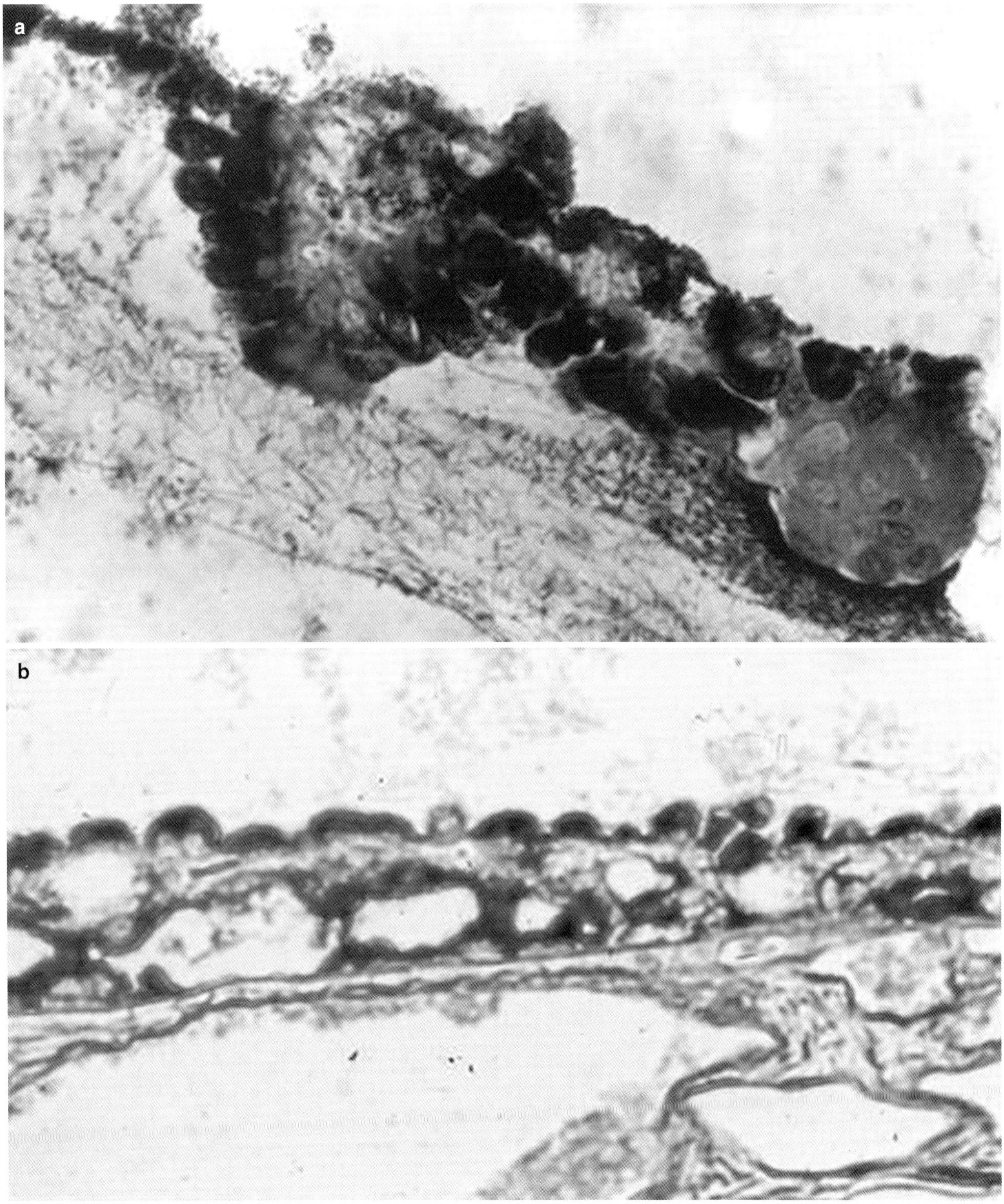


图 21.16　在人眼(a)和兔眼(b)长期(1 年以上)视网膜脱离显示,RPE 已经失去了正常的形态,(b)没有 ERG 和 EOG 信号,叠氮化钠刺激后,EOG 的信号仍然很弱。RPE 层可能在帮助维持视网膜贴附方面发挥了一定的作用,RPE 层不可逆地丢失,致使视网膜重新复位手术的预后很差。

下、视网膜内、视网膜表面及玻璃体腔内的纤维组织收缩形成晚期无法治疗的漏斗状视网膜脱离。

**缩略语**

| | |
|---|---|
| $^3H_2O$ | 氚化水 |
| $Cl^-$ | 氯离子 |
| $CO_2$ | 二氧化碳 |
| FEVR | 家族性渗出性玻璃体视网膜病变 |
| $HCO_3$ | 碳酸氢钠 |
| $H_2O$ | 水 |
| ILM | 内界膜 |
| IPM | 光感受器间基质 |
| $K^+$ | 钾离子 |
| min | 分钟 |
| $Na^+$ | 钠离子 |
| OS | 外段(感光体) |
| PDR | 增生性糖尿病性视网膜病变 |
| pH | 酸碱度 |
| PVD | 玻璃体后脱离 |
| PVR | 增生性玻璃体视网膜病变 |
| ROP | 早产儿视网膜病变 |
| RPE | 视网膜色素上皮 |
| Xe | 氙 |

## 参考文献


1. Foulds WS. Factors influencing visual recovery in retinal detachment surgery. Trans Ophthalmol Soc U K. 1980;100:72–7.
2. Hollyfield JG, Varner HH, Rayborn ME, Osterfeld AM. Retinal attachment to the pigment epithelium. Linkage through an extracellular sheath surrounding cone photoreceptors. Retina. 1989;9:59–68.
3. Hageman GS, Marmor MF, Yao XY, Johnson LV. The interphotoreceptor matrix mediates primate retinal adhesion. Arch Ophthalmol. 1995;113:655–60.
4. Sameshima M, Uehara F, Ohba N. Specialization of the interphotoreceptor matrices around cone and rod photoreceptor cells in the monkey retina, as revealed by lectin cytochemistry. Exp Eye Res. 1987;45:845–63.
5. Fariss RN, Anderson DH, Fisher SK. Comparison of photoreceptor specific matrix domains in the cat and monkey retinas. Exp Eye Res. 1990;51:473–85.
6. Tien ME, Raybirn ME, Holliefield JG. Characterization of the interphotoreceptor matrix surrounding rod photoreceptors in the human retina. Exp Eye Res. 1992;55:287–305.
7. Yao XY, Hageman GS, Marmor ME. Retinal adhesiveness is weakened by enzymatic modification of interphotoreceptor matrix in vivo. Invest Ophthalmol Vis Sci. 1990;31:2051–8.
8. Koide H, Suganuma T, Murata F, Ohba N. Ultrastructural localization of lectin receptors in the monkey retinal photoreceptors and pigment epithelium: application of lectin-gold complexes on thin sections. Exp Eye Res. 1986;43:343–54.
9. Keegan WA, McKechnie NM, Converse CA, Foulds WS. D-(H)-Galactose incorporation in the bovine retina: specific uptake and transport of the radiolabel in cones. Exp Eye Res. 1985;40:619–28.
10. Gregory CY, Converse CA, Foulds WS. Effect of glycoconjugates on rod outer segment phagocytosis by retinal pigment epithelial explants in vitro assessed by a specific double radioimmunoassay procedure. Curr Eye Res. 1990;9:65.
11. Chiang RK, Yao XY, Takeuchi A, et al. Cytochalasin D reversibly weakens retinal adhesiveness. Curr Eye Res. 1995;14:1109–13.
12. Nandrot EF, Emeline F, Anand M, Sircar M, Finnemann SC. Novel role for αvβ5-integrin in retinal adhesion and its diurnal peak. Am J Physiol Cell Physiol. 2006;290:C1256–62.
13. Marmor MF, Maacka T. Local environmental factors and retinal adhesion in the rabbit. Exp Eye Res. 1982;34:727–33.
14. Owczarek FR, Marak GE, Pilkerton AR. Retinal adhesion in light- and dark-adapted rabbits. Invest Ophthalmol. 1975;14:353–5.
15. Balazs EA. Molecular morphology of the vitreous body. In: Smelser GK, editor. Structure of the eye. New York: Academic Press Inc; 1961. p. 293–310.
16. Ogsten AG, Sherman TF. Effects of hyaluronic acid upon diffusion of solutes and flow of solutes. J Physiol. 1961;156:67–74.
17. Moseley H, Foulds WS, Allan D, Kyle PM. Routes of clearance of radioactive water from the rabbit vitreous. Br J Ophthalmol. 1984;68:145–51.
18. Foulds WS, Allan D, Moseley H, Kyle PM. Effect of intravitreal hyaluronidase on the clearance of tritiated water from the vitreous to choroid. Br J Ophthalmol. 1985;69:529–32.
19. Foulds WS. Is your vitreous really necessary? The role of the vitreous in the eye with particular reference to retinal attachment Detachment and the mode of action of vitreous substitutes. Eye. 1987;1:641–64.
20. Moseley H, Foulds WS. The movement of Xenon-133 from the vitreous to the choroid. Exp Eye Res. 1982;34:169–79.
21. Foulds WS. Clinical significance of transscleral fluid transfer. Trans Ophthal Soc U K. 1976;96:290–308.
22. Bill A. Some aspects of tissue fluid dynamics in the eye. In: Cant JS, editor. Vision and circulation. London: Henry Kimpton; 1976. p. 333–8.
23. Maurice DM, Salmon J, Zauberman H. Subretinal pressure and retinal adhesion. Exp Eye Res. 1971;12:212–7.
24. Bill A. A method to determine osmotically effective albumin and gammaglobulin concentrations in tissue fluids, its application to the uvea and a note on the effects of capillary "leaks" on tissue fluid dynamics. Acta Physiol Scand. 1968;73:511–22.
25. Marmor MF. Barriers to flourescein and protein movement. Jpn J Ophthalmol. 1985;20:131–8.
26. Blair NP, Zeimer RC, Rusin MM, Cuhna-Vaz JC. Outward transport of fluorescein from the vitreous in normal human subjects. Acta Ophthalmol. 1983;101:1117–21.
27. Mizuno K. Histochemical tracing of fluorescein in retina. Eye Ear Nose Throat Mon. 1973;52:15–8.
28. Marmor MF, Negi A, Maurice DM. Kinetics of macromolecules injected into the subretinal space. Exp Eye Res. 1985;40:687–96.
29. Negi A, Marmor MF. Mechanisms of subretinal fluid resorption in the cat eye. Invest Ophthalmol Vis Sci. 1986;27:1560–3.
30. Negi A, Marmor MF. Effects of subretinal and systemic osmolarity on the rate of subretinal fluid absorption. Invest Ophthalmol Vis Sci. 1984;25:616–20.
31. Marmor MF. Retinal detachment from hyperosmotic intravitreal injection. Invest Ophthalmol Vis Sci. 1979;18:1237–44.
32. Marmor MF, Martin LJ, Tharpe S. Osmotically induced retinal detachment in the rabbit and primate. Electron microscopy of the pigment epithelium. Invest Ophthalmol Vis Sci. 1980;19:1016–29.
33. Kita M, Marmor MF. Retinal adhesive force in living rabbit, cat, and monkey eyes. Normative data and enhancement by mannitol and acetazolamide. Invest Ophthalmol Vis Sci. 1992;33:1879–82.
34. Peterson PA. Demonstration in serum of two physiological forms of

the human retinol binding protein. Eur J Clin Invest. 1971; 1:437–44.
35. Toris CB, Pederson JE, Tsuboi Gregerson DS. Extravascular albumin concentration of the uvea. Invest Ophthalmol Vis Sci. 1990;31:43–53.
36. Moseley H. Mathematical model of diffusion in the vitreous humour of the eye. Clin Phys Physiol Meas. 1981;2:175–82.
37. Kristjansdottir JV, Hardarson SH, Harvey AR, Olafsdottir OB, et al. Choroidal oximetry with a spectrophotometric Oximeter. Invest Ophthalmol Vis Sci. 2013;54:3234–9.
38. Cioffi GA, Granstam E, Alm A. Ocular circulation. In: Adlers physiology of the eye. 10th ed. St Louis: Mosby; 2003. p. 747–84.
39. Kaur C, Foulds WS, Ling EA. Blood-retinal barrier in hypoxic-ischemic conditions: basic concepts, clinical features and management. Prog Retin Eye Res. 2008;27:622–47.
40. Jackson TL, Antcliffe RJ, Hillenkamp J, Marshall J. Human retinal molecular weight exclusion limit and estimate of species variation. Invest Ophthalmol Vis Sci. 2003;44:2141–6.
41. Marmor MF. Mechanisms of fluid accumulation in retinal edema. Doc Ophthalmol. 1999;97:239–49.
42. Asayama K. In vivo study on the absorption of subretinal fluid.2. Studies of tracers (1125 human serum albumin, lanthanum nitrate) injected between the sensory retina and the pigment epithelium layer. Nihon Ganka Gakkai Zasshi. 1976;80:598–607.
43. Kita M, Negi A, Kawano S, Honda Y, Maegawa S. Measurement of retinal adhesive force in the in vivo rabbit eye. Invest Ophthalmol Vis Sci. 1990;31:624–8.
44. Endo EG, Yao X-Y, Marmor MF. Pigment adherence as a measure of retinal adhesion: dependence on temperature. Invest Ophthalmol Vis Sci. 1988;29:1390–6.
45. Marmor MF, Yao XY, Hageman GS. Retinal adhesiveness in surgically enucleated human eyes. Retina. 1994;14:181–6.
46. Yao XY, Hageman GS, Marmor NF. Retinal adhesiveness in the monkey. Invest Ophthalmol Vis Sci. 1994;35:744–8.
47. Kim RY, Yao X-Y, Marmor MF. Oxygen dependency of retinal adhesion. Invest Ophthalmol Vis Sci. 1993;34:2074–8.
48. Marmor MF, Yao XY. The metabolic dependency of retinal adhesion in rabbit and primate. Arch Ophthalmol. 1995;113:232–8.
49. Yao XY, Endo EG, Marmor MF. Reversibility of retinal adhesion in the rabbit. Invest Ophthalmol Vis Sci. 1989;30:220–4.
50. Kita M, Negi A, Marmor MF. Lowering the calcium concentration in the subretinal space in vivo loosens retinal adhesion. Invest Ophthalmol Vis Sci. 1992;33:23–9.
51. Fang XY, Hayashi A, Cekic O, et al. Effect of Ca(2+)-free and Mg(2+)-free BSS Plus solution on the retinal pigment epithelium and retina in rabbits. Am J Ophthalmol. 2001;131:481–8.
52. Kita M, Marmor MF. Effects on retinal adhesive force in vivo of metabolically active agents in the subretinal space. Invest Ophthalmol Vis Sci. 1992;33:1883–7.
53. Wilson TM, Strang R, MacKenzie ET. The response of the choroidal and cerebral circulations to changing arterial PCO2 and acetazolamide in the baboon. Invest Ophthalmol Vis Sci. 1977;16:576–80.
54. Strang R, Wilson TM, Johnson NF. The effect of alterations in arterial carbon dioxide tensions on choroidal blood flow in rabbits. Exp Eye Res. 1974;18:153–6.
55. Marmor M, Maack T. Enhancement of retinal adhesion and subretinal fluid resorption by acetazolamide. Invest Ophthalmol Vis Sci. 1982;23:121–4.
56. Moldow B, Sander B, Larsen M, Lund-Andersen H. Effects of acetazolamide on passive and active transport of fluorescein across the normal BRB. Invest Ophthalmol Vis Sci. 1999;40:1770–5.
57. Sparrow JR, Hicks D, Hamel CP. The retinal pigment epithelium in health and disease. Curr Mol Med. 2010;10:802–23.
58. Strauss O. The retinal pigment epithelium. In: Kolb H, Nelson R, Fernandez E, Jones B, editors. The organization of the retina and visual system, Univ Utah, Webvision, WordPress 2011.
59. Miller SS, Edelman J. Active transport pathways in the bovine retinal pigment epithelium. J Physiol. 1990;424:283–300.
60. Marmor MF. Retinal pigment epithelium. In: Ophthalmology, chapter 100. Free Medical Textbook, medtextfree. WordPress, 2010.
61. Li J-d, Gallemore RP, Dmitriev A, Steinberg RH. Light-dependent hydration of the space surrounding photoreceptors in chick retina. Invest Ophthalmol Vis Sci. 1994;35:2700–11.
62. Negi A, Marmor MF. Quantitative estimation of metabolic transport of subretinal fluid. Invest Ophthalmol Vis Sci. 1986;27: 1546–68.
63. Yoon YH, Marmor MF. Retinal- pigment epithelium adhesion to Bruch's membrane is weakened by hemicholinium-3 and sodium iodate. Ophthalmic Res. 1993;25:386–92.
64. Negi A, Marmor MF. The resorption of subretinal fluid after diffuse damage to the retinal pigment epithelium. Invest Ophthalmol Vis Sci. 1983;24:1475–9.
65. Gurkov TD, Kralchevsky PA. Surface tension and surface energy of curved interfaces and membranes. Colloids Surf. 1990;41: 45–68.
66. Scott JE. Supramolecular organization of extracellular matrix glycosaminoglycans, in vitro and in the tissues. FASEB J. 1992; 6:2639–45.
67. Zhao M, Chwlmers L, Vieira AC, et al. Electrical signaling in control of ocular cell behaviors. Prog Retin Eye Res. 2012;31:65–88.
68. Fatt I, Shantinath K. Flow conductivity of retina and its role in retinal adhesion. Exp Eye Res. 1971;12:219–26.
69. Takeuchi A, Kricorian G, Wolfensberger TJ, Marmor MF. The source of fluid and protein in serous retinal detachments. Curr Eye Res. 1996;15:764–7.
70. Forrester JV, Liversidge J, Dua HS, et al. Comparison of clinical and experimental uveitis. Curr Eye Res. 1990;9:75–8470.
71. Elagouz M, Stanescu-Segall D, Jackson TL. Uveal effusion syndrome. Surv Ophthalmol. 2010;55:134–45.
72. Marmor MF. New hypotheses on the pathogenesis and treatment of serous retinal detachment. Graefes Arch Clin Exp Ophthalmol. 1988;226:548–52, Ophthalmol 2010;55:134–45.
73. Heath H, Beck T, Foulds WS. Chemical composition of subretinal fluid. Br J Ophthalmol. 1962;45:385–96.
74. Foulds WS. Pathogenesis of retinal detachment. Thesis for the degree of MD, University of Glasgow. 1964.
75. Chignell AH, Carruthers M, Rahi AHS. Clinical, biochemical and immunoelectrophoretic study of subretinal fluid. Br J Ophthalmol. 1975;55:525–32.
76. Foulds WS. Do we need a retinal pigment epithelium (or choroid) for the maintenance of retinal apposition? Br J Ophthalmol. 1985;69:237–9.
77. Sebag J. Age-related changes in human vitreous structure. Graefes Arch Clin Exp Ophthalmol. 1987;225:89–93.
78. Le Goff MM, Bishop PN. Adult vitreous structure and postnatal changes. Eye. 2008;22:1214–22.
79. Akiba J. Prevalence of posterior vitreous detachment in high myopia. Ophthalmology. 1883;100:1384–8.
80. Yonemoto J, Ideta H, Sasaki K, et al. The age of onset of posterior vitreous detachment. Graefes Arch Clin Exp Ophthalmol. 1884;232:67–70.
81. Reese AB, Jones IR, Cooper WC. Macular changes secondary to vitreous traction. Am J Ophthalmol. 1967;51:544–9.
82. Reese AB, Jones IR, Cooper WC. Vitreomacular traction syndrome confirmed histologically. Am J Ophthalmol. 1970;69: 975–7.
83. Shechtman DL, Dunbar MT. The expanding spectrum of vitreomacular traction. Optometry. 2009;80:681–7.
84. Wisotsky BJ, Magat-Gordon CB, Puklin HE. Vitreopapillary traction as a cause of elevated optic nerve head. Am J Ophthalmol. 1998;126:137–8.
85. Smiddy WE, Flynn Jr BW. Pathogenesis of macular holes and therapeutic implications. Am J Ophthalmol. 2004;137:525–37.
86. Bainbridge J, Herbert E, Gregor Z. Macular holes : vitreoretinal relationships and surgical approaches. Eye. 2008;22:1301–9.
87. Sebag J, Balazs EAC. Pathogenesis of cystoid macular edema: an anatomic consideration of vitreoretinal adhesions. Surv Ophthalmol. 1984;28:495–8.
88. Gass JDM. Vitreous traction maculopathy in stereoscopic atlas of macular diseases. St Louis: Mosby; 1987. p. 678–83.
89. Johnson MW. Tractional cystoid macular edema: a subtle variant of the vitreomacular traction syndrome. Am J Ophthalmol.

2005;140:184–92.
90. Levy J, Klemperer I, Belfair N, et al. Rapid spontaneous resolution of vitreomacular traction syndrome documented by optical coherence tomography. Int Ophthalmol. 2004;25:247–51.
91. Rodriguez A, Infabte R, Rodriguez FJ, Valencia M. Spontaneous separation in idiopathic vitreomacular traction syndrome associated with contralateral full-thickness macular hole. Eur J Ophthalmol. 2006;16:733–40.
92. Gallemore RP, Jumper JM, McCuen 2nd BW, et al. Diagnosis of vitreoretinal adhesions in macular disease with optical coherence tomography. Retina. 2000;20:115–20.
93. Koizumi N, Apaide RF, Fisher YL, et al. Three-dimensional evaluation of vitreomacular traction and epiretinal membrane using spectral domain optical coherence tomography. Am J Ophthalmol. 2008;145:509–17.
94. Bottos JM, Ezialde J, Rodrigues EB, Maia M. Current concepts in vitreomacular traction syndrome. Curr Opin Ophthalmol. 2012;23:195–201.
95. Gass JDM. Idiopathic senile macular hole: its early stages and pathogenesis. Arch Ophthalmol. 1988;106:629–39.
96. Stalmans P, Benz MS, Gandorfer A, et al. Enzymatic Vitreolysis with Ocriplasmin for Vitreomacular Traction and Macular Holes. N Engl J Med. 2012;367:606–15.
97. Adams ST. Retinal breaks in eye bank eyes. Arch Ophthalmol. 1956;55:254–60.
98. Barshak YR, Stein R. Retinal breaks without retinal detachment in autopsy eyes. Acta Ophthalmol. 1972;50:147–59.
99. Foulds WS. The vitreous in retinal detachment. Trans Ophthalmol Soc U K. 1975;95:412–6.
100. Combs JL, Welch RB. Retinal breaks without detachment: natural history, management and long term follow up. Trans Am Ophthalmol Soc. 1982;80:64–97.
101. Vote B, Polkinghome P. Avulsed retinal vessel with operculated retinal break. Arch Ophthalmol. 2002;120:1594–5.
102. Sharif-Kashani P, Hubschman J-P, Sassoon D, Kavehpour HP. Rheology of the vitreous gel: Effects of macromolecule organization on the viscoelastic properties. J Biomech. 2011;44: 419–23.
103. David T, Smye S, Dabbs T, James T. A model for the fluid motion of vitreous humour of the human eye during saccadic movement. Phys Med Biol. 1998;43:1385–99.
104. Lindner K. Uber die Herstellungvon mpdellen zu Modellversuchen der netzhaut abhebung. Mlb Augenheilk. 1933;90:289–300.
105. Machemer R. The importance of fluid absorption, traction, intraocular currents, and chorioretinal scars in the therapy of rhegmatogenous retinal detachments. Am J Ophthalmol. 1984;98: 681–93.
106. Kaste SC, Jenkins JJ, Meyer D, Fontanesi J. Persistent hyperplastic primary vitreous of the eye: Imaging findings with pathologic correlation. AJR Am J Roentgenol. 1994;162:437–40.
107. Francomano CA, Liberfarb RM, Hirose T, et al. The Stickler syndrome: evidence for close linkage to the structural gene for type II collagen. Genomics. 1987;1:293–6.
108. Weingeist TA, Hermsen V, Hanson JVV, et al. Ocular and systemic manifestations of Stickler's syndrome. In: Cotlier E, Maumenee IH, Berman ER, editors. Genetic eye diseases: retinitis pigmentosa and other inherited eye disorders; proceedings of the International Symposium on Genetics. New York: Alan R Liss; 1982. p. 539–60.
109. Brown DM, Kimura AK, Weingeist TM, Stone EM. Erosive vitreoretinopathy - a new clinical entity. Ophthalmology. 1994; 101:694–704.
110. Brown DM, Graemiger RA, Hergersberg M, et al. Genetic linkage of Wagner disease and erosive vitreoretinopathy to chromosome 5q13-14. Arch Ophthalmol. 1995;113:671–5.
111. Criswick VB, Schepens CH. Familial exudative vitreoretinopathy. Am J Ophthalmol. 1969;68:578–94.
112. Gow J, Oliver GL. Familial exudative vitreoretinopathy. An expanded view. Arch Ophthalmol. 1971;86:150–5.
113. Straatsma BR, Zeegan PD, Foos RY, et al. Lattice degeneration of the retina. XXX Edward Jackson Memorial Lecture. Am J Ophthalmol. 1974;77:619–49.
114. Foos RY, Simons KB. Vitreous in lattice degeneration of retina. Ophthalmology. 1984;91:452–7.
115. Wilkinson CP. Interventions for asymptomatic retinal breaks and lattice degeneration for preventing retinal detachment. Cochrane Database Syst Rev. 2012;3, CD003170.
116. Foulds WS. Histology and electrophysiology of induced retinal detachment in rabbits. Mod Probl Ophthalmol. 1965;5:249–51.
117. Johnson NF, Foulds WS. Observations on the retinal pigment epithelium and retinal macrophages in experimental detachment. Br J Ophthalmol. 1977;61:564–72.
118. Foulds WS. Blood ocular barriers. In: Ryan SJ, Dawson AK, Little HL, editors. Retinal diseases. Orlando Fla: Grune and Stratton Inc; 1985. p. 49–52.
119. Immel J, Negi A, Marmor MF. Acute changes in RPE apical morphology after retinal detachment in rabbit. Invest Ophthalmol. 1986;27:1770–6.
120. Foulds WS, Ikeda H. Changes in the electrical activity and structure of the retina of rabbit after separation of the pars optica retinae from the pigment epithelium. J Physiol. 1964;172:35–7.
121. Foulds WS, Ikeda H. The effects of detachment of the retina on the induced and resting ocular potentials in the rabbit. Invest Ophthalmol Vis Sci. 1966;5:93–108.
122. Charteris DG. Proliferative vitreoretinopathy: pathobiology, surgical management, and adjunctive management. Br J Ophthalmol. 1995;79:953–60.
123. Machemer R, Laqua H. Pigment epithelial proliferation in retinal detachment (massive periretinal proliferation). Am J Ophthalmol. 1975;80:1–23.
124. Hiscott P, Grierson I. Subretinal membranes of proliferative vitreoretinopathy. Br J Ophthalmol. 1881;75:53.

# 第 22 章

# 玻璃体视网膜界面细胞增殖与 PVR 及相关疾病

Sonia Mehta, Rui Zhang, Hans E. Grossniklaus

## 本章要点




**关键词**

玻璃体;孔源性视网膜脱离;增生性玻璃体视网膜病变;视网膜前 PVR 膜;视网膜下纤维化;牵拉性视网膜脱离;组织病理学;病理生理学;损伤修复;细胞因子


**核心概念**

1. 孔源性视网膜脱离发生后,玻璃体和视网膜表面的视网膜色素上皮细胞、玻璃体细胞及神经胶质细胞在玻璃体视网膜交界处和视网膜内外表面形成纤维收缩膜, 这种 PVR 病变是不被希望形成的。
2. 当视网膜裂孔形成时,视网膜色素上皮细胞连同成纤维细胞、神经胶质细胞、巨噬细胞和玻璃体细胞被释放并迁移到玻璃体和视网膜表面。视网膜色素上皮细胞释放的转化生长因子 β 刺激胶原蛋白和纤维连接蛋白的产生,从而进一步刺激细胞迁移及增殖,形成恶性循环。


S. Mehta, MD(✉)
Vitreoretinal Diseases and Surgery,
Wills Eye Hospital/Mid-Atlantic Retina,
840 Walnut Street, Suite 1020, Philadephia, PA 19107, USA
e-mail: soniamehtamd@gmail.com

R. Zhang. MD
Department of Ophthalmology, Case Western Reserve University, 2085 Adelbert Road, Cleveland, OH 44106, USA
e-mail: rxz49@case.edu

H.E. Grossniklaus, MD, MBA(✉)
Department of Ophthalmology, Emory Eye Center,
Emory University School of Medicine,
1365 Clifton Road, Atlanta, GA 30322, USA
e-mail: ophtheg@emory.edu

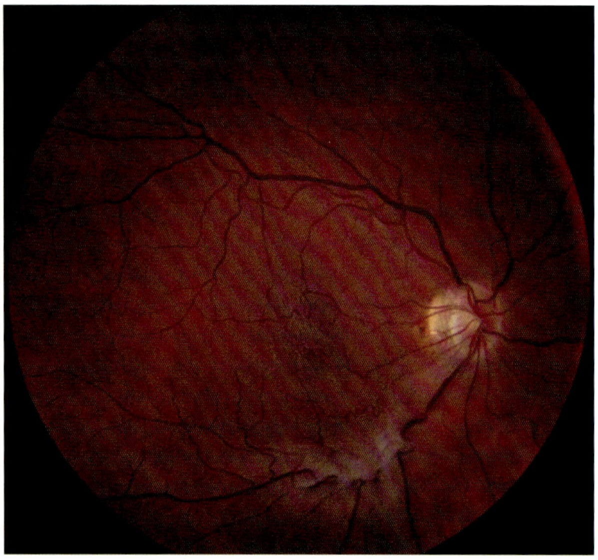

图 22.2 由 PVR 形成的视网膜前膜所造成的黄斑皱褶。

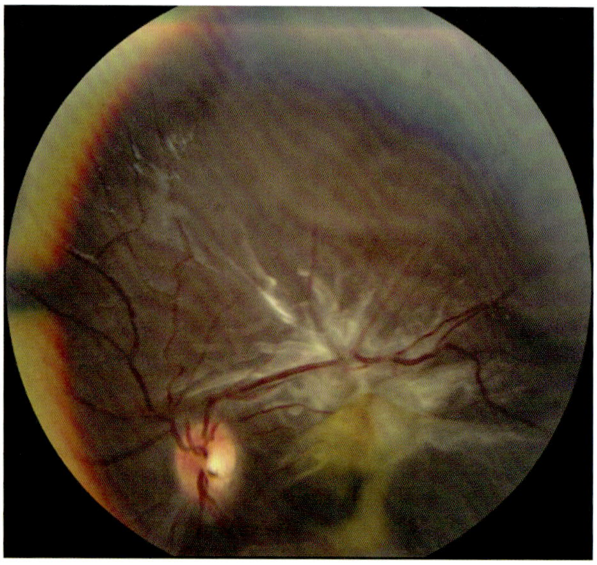

图 22.3 6 岁男孩，左眼外斜数月，诊断为孔源性视网膜脱离伴 PVR，明显可见视网膜星状皱襞及黄斑皱褶。

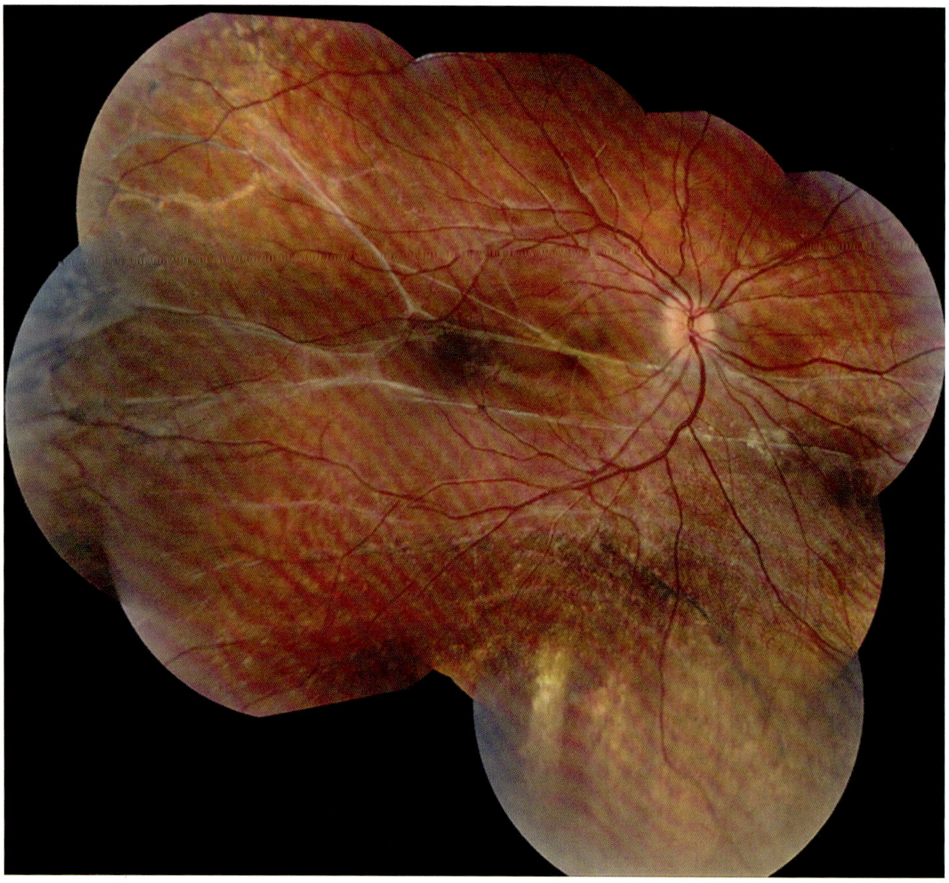

图 22.4 11 岁男孩，在学校视力筛查中发现眼部病变，诊断为孔源性视网膜脱离合并 PVR。眼底检查显示下方孔源性视网膜脱离伴广泛的视网膜下纤维条索。

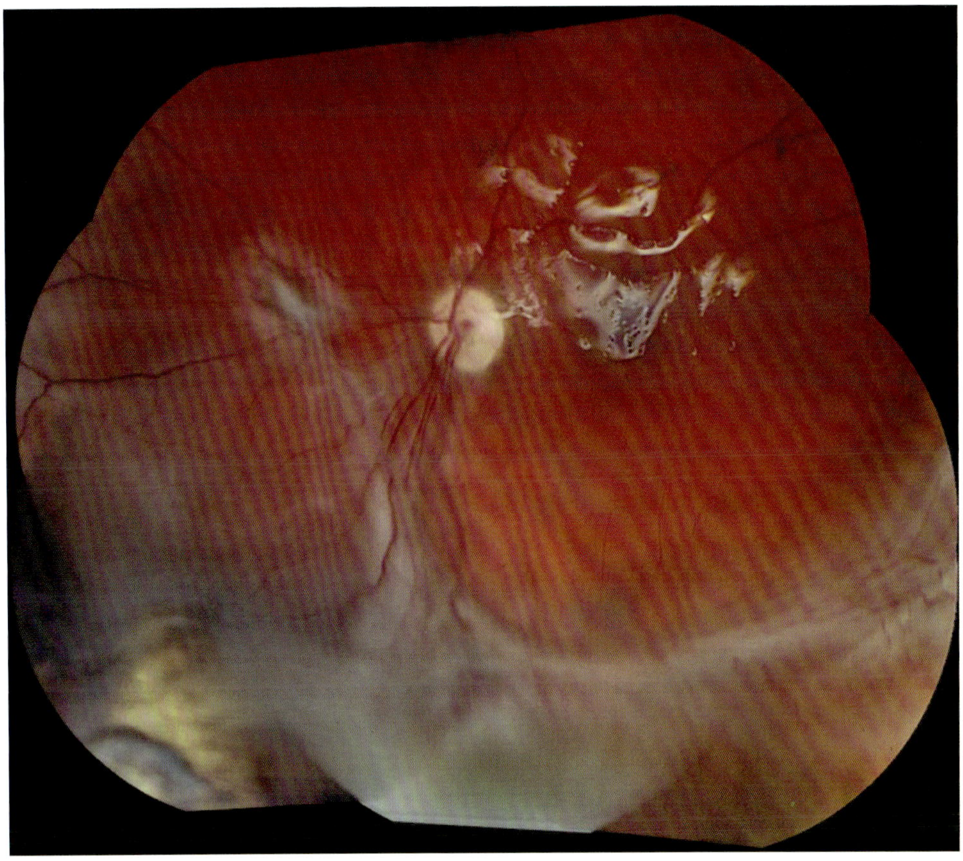

图 22.5 男,26 岁,既往孔源性视网膜脱离合并 PVR 病史,经巩膜扣带术、玻璃体切割术、晶状体切除术及硅油注入术治疗后 4 个月，可见下方 PVR，在硅油填充的情况下下方视网膜脱离复发。

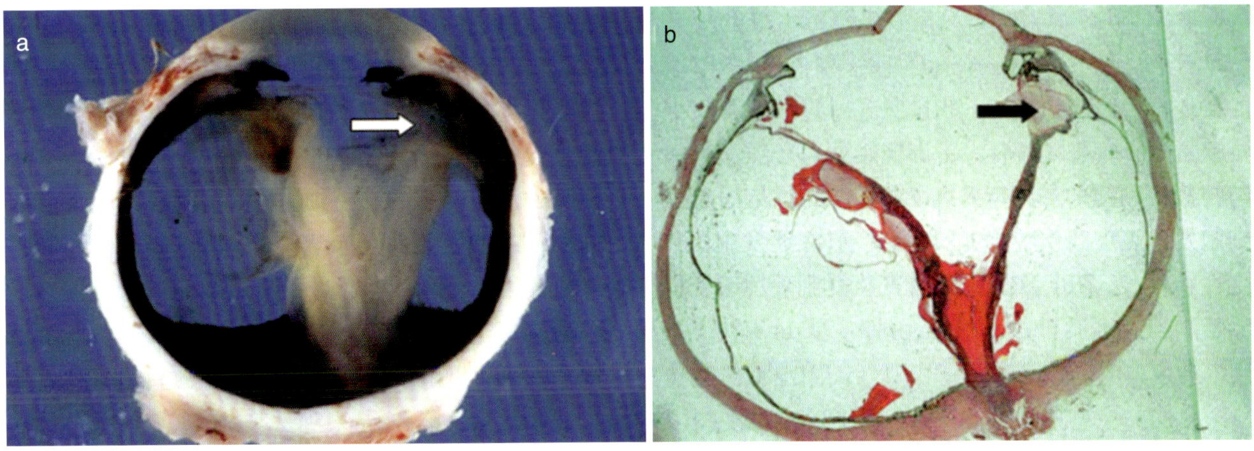


图 22.6 前部 PVR 发生在收缩的玻璃体基底部,箭头显示大体标本和显微镜下切片区域,基底部玻璃体可以将周边视网膜以及睫状体牵拉到一起而后增殖,最终导致低眼压和眼球痨(**b.**HE 染色;放大倍数:2×)。

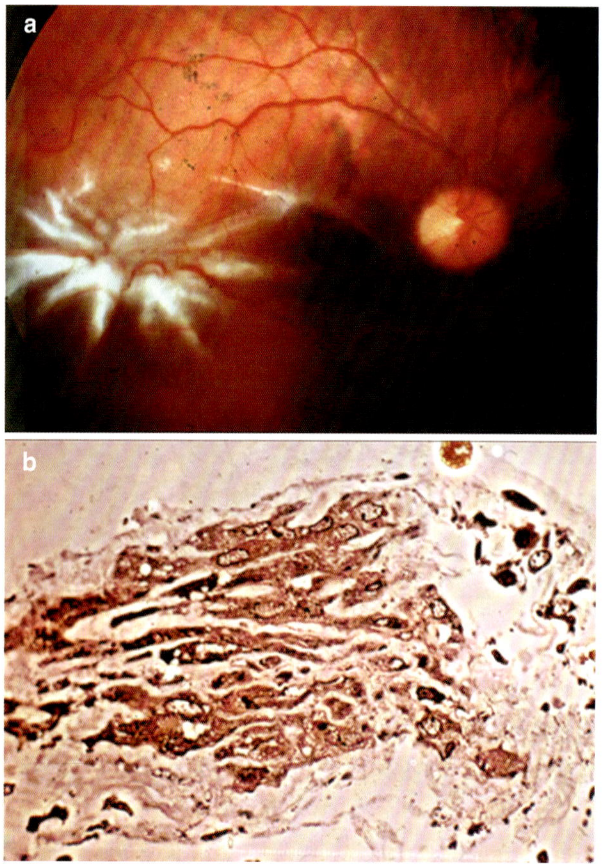


图 22.9 (a)PVR 的临床表现为引起视网膜褶皱、星状褶皱以及牵拉性的视网膜脱离。(b)a 图中患者的 PVR 膜显示细胞呈弦样增殖，在此区域形成腺样结构(HE 染色；放大倍数：100×)。

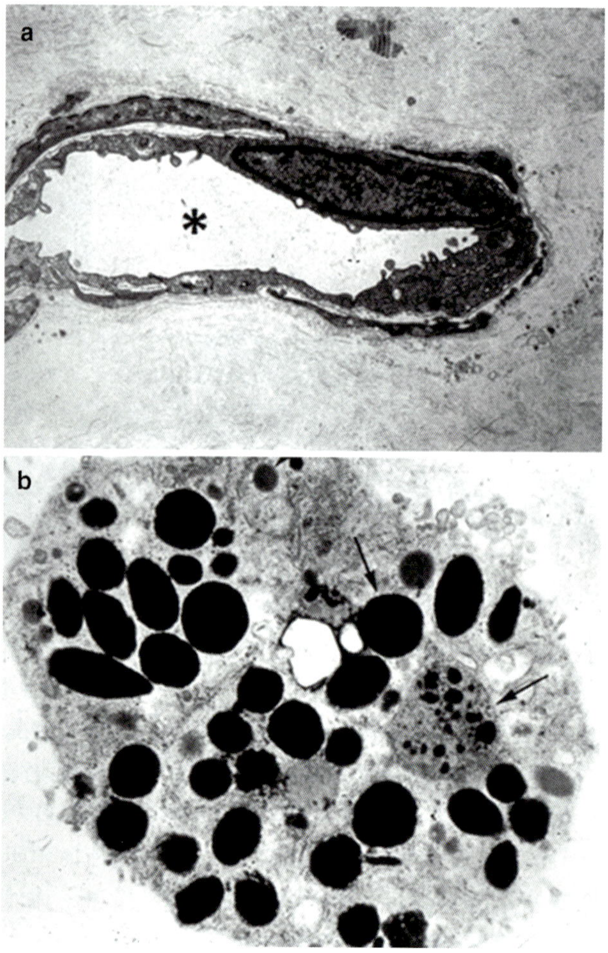


图 22.11 (a)在 PVR 中可能发现围绕着中心腔(* 所示)的内皮血管通道，有时被周细胞环绕。(b)巨噬细胞也可能出现在 PVR 中。巨噬细胞胞质内含有不同电子密度的内容物(箭头所示)(乙酸双氧铀-柠檬酸铅染色；放大倍数：2000×)。

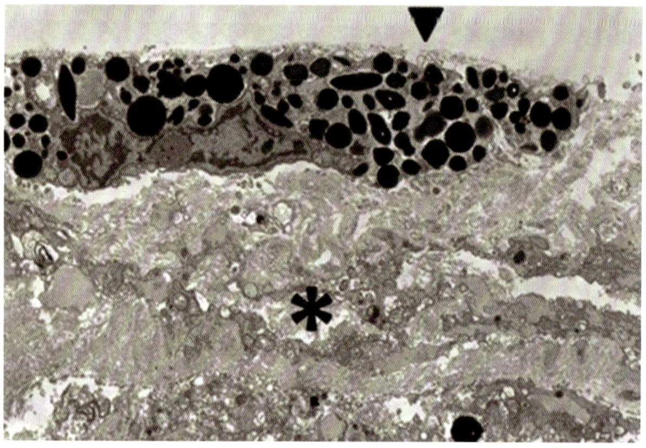

图 22.10 视网膜色素上皮（RPE）出现于 PVR 膜的表面。RPE 胞质内含有柳叶刀形状的黑色素颗粒并具有细胞表面微绒毛(黑色三角箭头所示)。RPE 下组织(* 所示)中含有纤维细胞和胶原（乙酸双氧铀-柠檬酸铅染色；放大倍数：2000×)。

其水平是正常值的 3 倍。包括睫状体细胞、巨噬细胞、发生迁移的 RPE 细胞以及 Müller 细胞在内的多种细胞分泌 TGF-$\beta_2$ 到玻璃体中[26]。TGF-$\beta_2$ 促进 RPE 细胞向成纤维细胞的表皮间质转化过程，并且在转化的 RPE 细胞中诱导胶原蛋白的合成。此外，其能够增加 RPE 介导的收缩，从而促进纤维化[15]。像先前讨论的那样，在引发纤维化及玻璃体视网膜内增生膜的形成过程中 TGF-$\beta_2$ 发挥了极其重要的作用，同时 TGF-$\beta_2$ 诱导 RPE 细胞产生成纤维细胞特性，从而诱导纤维化。

#### 2.4.2.3 血小板衍生生长因子受体 α(PDGFR-α)

由于 PDGFR-α 是一种眼外伤引发的关键细胞因子，其在此领域备受瞩目。作为一类趋化因子和促细胞分裂素，PDGFR-α 介导了 RPE 细胞的收缩。PDGFR-α 存在 4 种亚型，其中 PDGFR-αC 是最主要的一种[27]。PDGFR-α 可以被 PDGF 所激活，另外也可以被包括胰岛素、表皮生长因子(EGF)以及肝细胞生长因子(HGF)在内的非 PDGF 因子所激活。此受体激活后可以抑制 p53，一个关键的抑癌基因，同时促进细胞增殖以及膜的形成、收缩和存留。研究显示在家兔 PVR 模型中 PDGFR-α 大量存在，并且 RPE 和 Müller 细胞间的相互作用导致 PDGFR-α 水平进一步升高，同时增加了 Müller 细胞的致病性[28]。除此之外，最近的研究发现，在家兔模型中抑制 PDGFR-α 阻止了 PVR 的形成[29]。所以，在未来，靶向抑制 PDGFR-α 可能促进潜在治疗药物的开发。

2.4.2.4 其他细胞因子

在增殖和炎症过程中，其他各种细胞因子也发挥着重要作用。活化的 RPE 细胞表达肝细胞生长因子(HGF)，其可以刺激 RPE 细胞的迁移[30]。在 PVR 中，骨桥蛋白、高迁移率族蛋白 $B_1$(high-mobility group box $B_1$, $HMGB_1$)以及结缔组织生长因子(CTGF)的水平显著升高[31]。CTGF 被发现是一种促进玻璃体细胞活化的强力刺激因子，特别是诱导膜收缩（见第 10 章“玻璃体细胞与玻璃体视网膜生理和病理”）。$HMGB_1$ 显示出具有促血管新生和促纤维增生的作用。体外实验显示 $HMGB_1$ 能够刺激成纤维细胞的增殖和迁移[32,33]。CTGF 是 TGF-β 的下游介导因子，也是一种促细胞分裂素，其可以刺激细胞外基质的形成。靶向治疗这一细胞因子的潜在药物也已经被发现[34,35]。相较于非 PVR 患者，PVR 患者的玻璃体中色素上皮衍生生长因子(PEDF)水平升高[31]。PEDF 抑制内皮细胞的迁移，这可能导致了PVR 膜的无血管特性[31]，这一现象在玻璃体血管退化时的人类胎儿玻璃体中被观察到(见第 4 章“玻璃体细胞因子与胎儿玻璃体血管退化”)。

相较于非 PVR，PVR 患者中单核细胞趋化蛋白-1(MCP-1)水平升高[36,38]。实验性的视网膜脱离促进了 Müller 细胞中 MCP-1 的表达，并且增加了脱离视网膜中巨噬细胞和小胶质细胞的数量[39]。在体外实验中，MCP-1 也能够刺激 RPE 细胞的迁移[40]。在带有 MCP-1 基因缺陷或接受 MCP-1 抗体阻断的小鼠中，视网膜脱离后，巨噬细胞和小胶质细胞反应以及光感受器凋亡都显著下降[39]。

# 3. PVR 的治疗

## 3.1 手术治疗 PVR

目前手术治疗仍是针对源于 PVR 的视网膜脱离的主要方法(见第 42 章“增生性玻璃体视网膜病变的处理”)。尽管在所有病例中 60%~80%实现了成功复位，但再次脱离的情况依然时有发生[41]。治疗源于 PVR 的反复性视网膜脱离的主要原则包括封闭视网膜裂孔、解除视网膜牵拉、复位视网膜以及防止再次牵拉。多种方式例如膜剥离、巩膜扣带术、玻璃体基底部加压、松解性视网膜切开术(见第 43 章“难治性视网膜脱离的视网膜切除术”）以及内部填充术都能够有效减弱对视网膜的牵拉作用。通常情况下，成功的视网膜复位需要将上述方法联合应用(见第 42 章“增生性玻璃体视网膜病变的处理”)。

## 3.2 药物治疗 PVR

为了明确 PVR 的高危因素从而加以预防，多项研究正在进行。生物学标志物目前被用于研究多种疾病过程。研究发现有一组生物学标志物具有预测 PVR 的潜在能力并且取得了良好的效果[42]。趋化因子簇位点 22(CCL22)、IL-3 以及 MIF 标志物组能够有效识别预后较差的 PVR 高危患者[42]。鉴定高危人群是非常重要的，因为对于高危患者而言尽早使用下述药物能够阻止 PVR 的进展，最终也能够避免多次手术和视力损害。

为了减轻反复视网膜牵拉，研究者们探索了多种药物(见第 30 章“增生性玻璃体视网膜病变的药物治疗”)。目前的研究主要针对炎症通路中的潜在靶标，另外多种不同药物正在进行动物和小规模的临床试验。靶向 PDGFR 通路的抗体在家兔模型中被应用，然而结果显示，PDGFR 受到了抑制但 PVR 并没有被抑制[43]。然而，N-乙酰半胱氨酸(NAC)，一种针对氧自由基的抗氧化剂，在家兔模型中抑制了 PDGFR 的激活并且降低了前 PVR 期整体的炎症反应[1]。总的来说，结果显示 NAC 抑制了 PDGFR 的激活以及视网膜脱离，使其成为潜在的药物治疗选择。

人们也研究了已有药物在预防和减轻 PVR 中

# 第23章 玻璃体与视网膜血管性疾病及糖尿病性黄斑水肿

Gabriele E. Lang

## 本章要点



G.E. Lang, MD
Department of Ophthalmology, University Eye Hospital Ulm, Prittwitzstr, 43, Ulm, D-89075, Germany
e-mail: gabriele.lang@uniklinik-ulm.de

**关键词**
玻璃体；糖尿病；高血压；糖尿病性视网膜病变；糖尿病性玻璃体病变；视网膜静脉阻塞；黄斑水肿；糖尿病性黄斑水肿；细胞因子；玻璃体劈裂

**核心概念**

1. 玻璃体中包含多种生长因子和细胞因子，这些因子参与视网膜静脉阻塞和糖尿病性视网膜病变中黄斑水肿的发展。促炎因子参与血-视网膜屏障的破坏。在视网膜静脉阻塞和糖尿病性视网膜病变导致的黄斑水肿患者玻璃体中，这些生长因子和细胞因子水平升高。
2. 玻璃体结构参与糖尿病性视网膜病变和视网膜静脉阻塞黄斑水肿的发展机制。有证据表明，与年龄匹配的对照组相比，玻璃体黄斑粘连在这些疾病中更为常见。黄斑水肿在玻璃体黄斑粘连的患眼中的发病率更高。
3. 在糖尿病性玻璃体病变中，糖基化终末产物引起胶原交联，从而增加了玻璃体后皮质与内界膜的黏附，这些病变与神经血管损伤相关，并促进糖尿病性黄斑水肿的发生。

# 1. 引言

## 1.1 视网膜静脉阻塞

视网膜静脉阻塞(RVO)是继糖尿病性视网膜病变后引起视力下降最主要的视网膜血管性疾病。

### 1.1.1 定义

由于视网膜静脉的阻塞和静脉回流受阻，阻塞部位上游的血管组织受损，导致视网膜水肿、出血和缺血。根据阻塞部位，我们将 RVO 分为视网膜中央静脉阻塞(CRVO)(图 23.1a)、半侧视网膜静脉阻塞(HRVO)和视网膜分支静脉阻塞(BRVO)。视网膜中央静脉阻塞病变范围累及视网膜 4 个象限，通常还会累及视盘；而视网膜分支静脉阻塞往往由于分支静脉的阻塞而只累及部分视网膜静脉回流。RVO 典型的临床表现是血管阻塞部位的视网膜出血、黄斑水肿(图 23.1b)和视盘水肿。

### 1.1.2 流行病学

据估计，全球范围内约有 250 万视网膜中央静

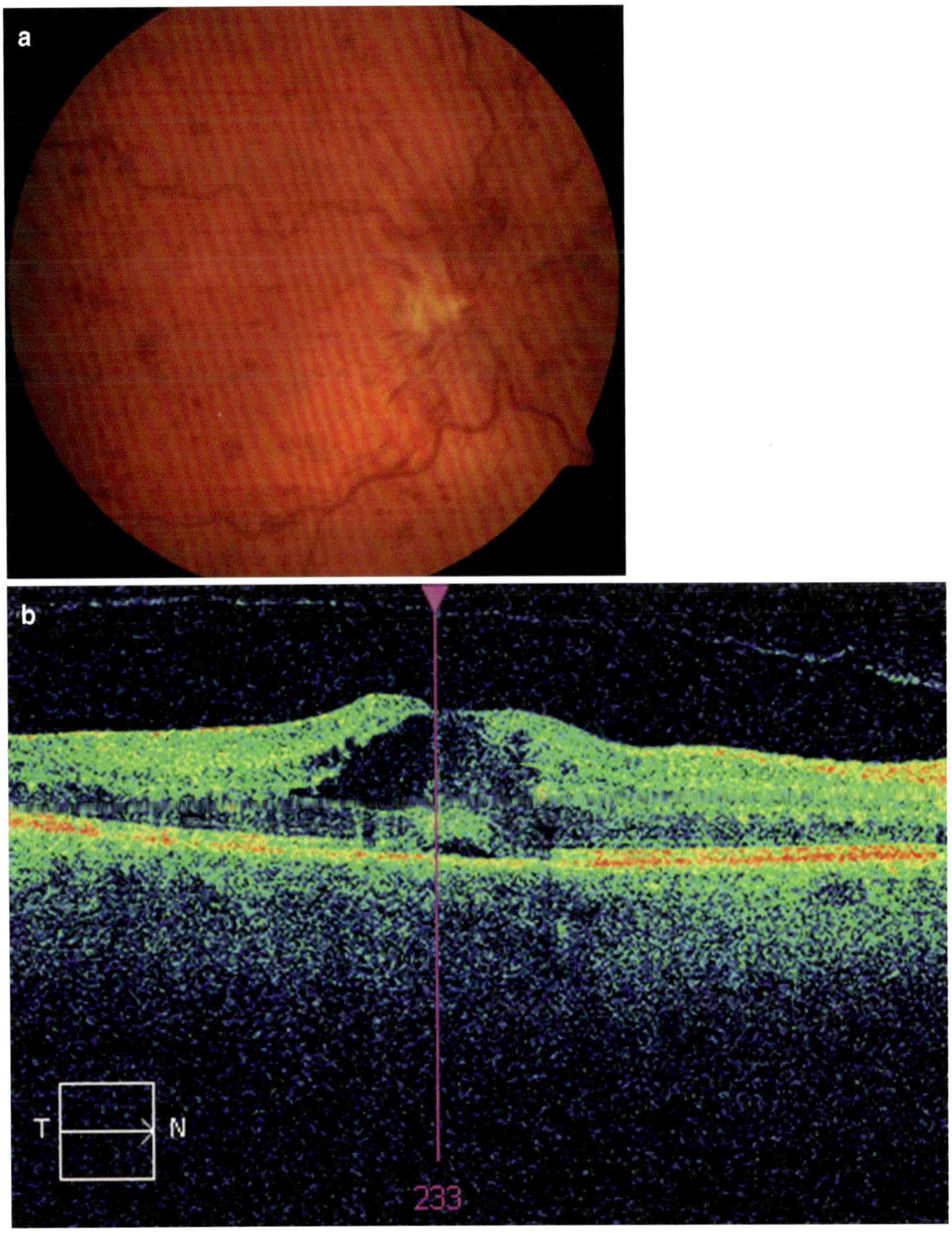


图 23.1　(a)视网膜中央静脉阻塞合并视网膜内出血和黄斑囊样水肿。(b)OCT 显示黄斑囊样水肿合并玻璃体后脱离。

脉阻塞患者、1390 万视网膜分支静脉阻塞患者[1]。视网膜中央静脉阻塞和视网膜分支静脉阻塞均好发于中老年人群。视网膜中央静脉阻塞发病的平均年龄在 60~70 岁,男女患病率相等。RVO 在 40 岁以上人群中的患病率为 0.3%~2.1%,而在 80 岁以上人群中的患病率高达 5%[2],视网膜分支静脉阻塞的总体患病率为 0.5%~1.2%[3]。

### 1.1.3 发病机制和危险因素

RVO 的主要机制是动脉硬化压迫静脉、血管壁退行性变、胶质细胞增生和血液的异常。目前已知 RVO 是一种多因素参与的疾病,如动脉高血压、心血管疾病、糖尿病、高脂血症、血液高凝状态,血栓形成和炎症性疾病等许多潜在的疾病与 RVO 的发生发展相关。诱发 RVO 的系统性危险因素与动脉粥样硬化独立相关[3,4]。

RVO 早期病变通常是静脉血栓形成,血栓一般由动脉硬化对静脉的压迫、退行性或炎症性变,或者血流动力学障碍所引起。静脉压力的升高导致血液成分渗漏。同时,继发的炎症反应以及过表达的细胞因子在 RVO 的发生发展过程中也起到了重要的作用。

### 1.1.4 临床分型

根据血管造影将静脉阻塞分为两型,即灌注(非缺血)型和无灌注(缺血)型。在 CRVO 中,视网膜无灌注区面积小于 10 个视盘面积称为灌注型,而对于 BRVO,视网膜无灌注区面积不超过 5 个视盘面积称为灌注型。而根据视网膜中央静脉阻塞研究[5]和视网膜分支静脉阻塞研究[6],如果无灌注区面积分别大于 10 个和 5 个视盘面积,则为无灌注型。

### 1.1.5 症状

视网膜静脉阻塞最常见的临床症状是黄斑水肿引起的视物模糊(图 23.1b)。CRVO 和 BRVO 的基线视力平均从 20/40 到小于 20/200。最近的一项研究发现,缺血型 BRVO 的平均视力为 20/50,非缺血型为 20/60[3]。

### 1.1.6 并发症

RVO 导致视力下降的最常见的并发症是黄斑水肿(图 23.1b)和新生血管形成。黄斑水肿是造成 BRVO 视力丧失的最常见原因[3],其次是新生血管形成、新生血管性青光眼、玻璃体积血和牵拉性视网膜脱离。

## 1.2 糖尿病性黄斑水肿

糖尿病性黄斑水肿(DME)是糖尿病的常见并发症。这是一种导致视力下降的慢性进行性变 (图 23.2a,b)。

### 1.2.1 定义

由于血-视网膜屏障的破坏,造成液体积聚在黄斑区的视网膜神经感觉层内及神经感觉层下方而引起糖尿病性黄斑水肿 (图 23.2b)。细胞外液的积聚可导致黄斑囊样改变(图 23.2b),特别是在慢性进展的糖尿病性黄斑水肿患者中更为常见。

### 1.2.2 流行病学

据估计,多达 24%的糖尿病患者合并糖尿病性黄斑水肿。根据威斯康星糖尿病性视网膜病变流行病学研究结果[7],1 型糖尿病患者 DME 25 年累计发生率为 29%。Petrella 等[8]通过一项加拿大队列研究发现 DME 患病率为 15.7%,DME 导致的视力下降发生率为 2.56%。糖尿病性视网膜病变的总发病率为 34.6%,其中,增生性糖尿病性视网膜病变为6.96%,DME 为 6.81%,导致视力下降的糖尿病性视网膜病变发病率为 10.2%。与 2 型糖尿病相比,1 型糖尿病发生以上并发症概率较高[9]。

### 1.2.3 发病机制和危险因素

糖尿病性黄斑水肿的发病机制相当复杂。多个由高血糖介导的细胞途径的激活,导致视网膜微循环的损伤。这些细胞通路的激活主要促进晚期糖基化终产物的形成,活化多元醇途径和蛋白激酶 C,以及增加氨基己糖途径。氧化应激和炎症反应同样促进糖尿病性视网膜病变的进展。

### 1.2.4 临床分类

糖尿病性黄斑水肿最常见的分类是局灶性和弥散性;然而,这些术语的用法不尽相同[10]。国际上最

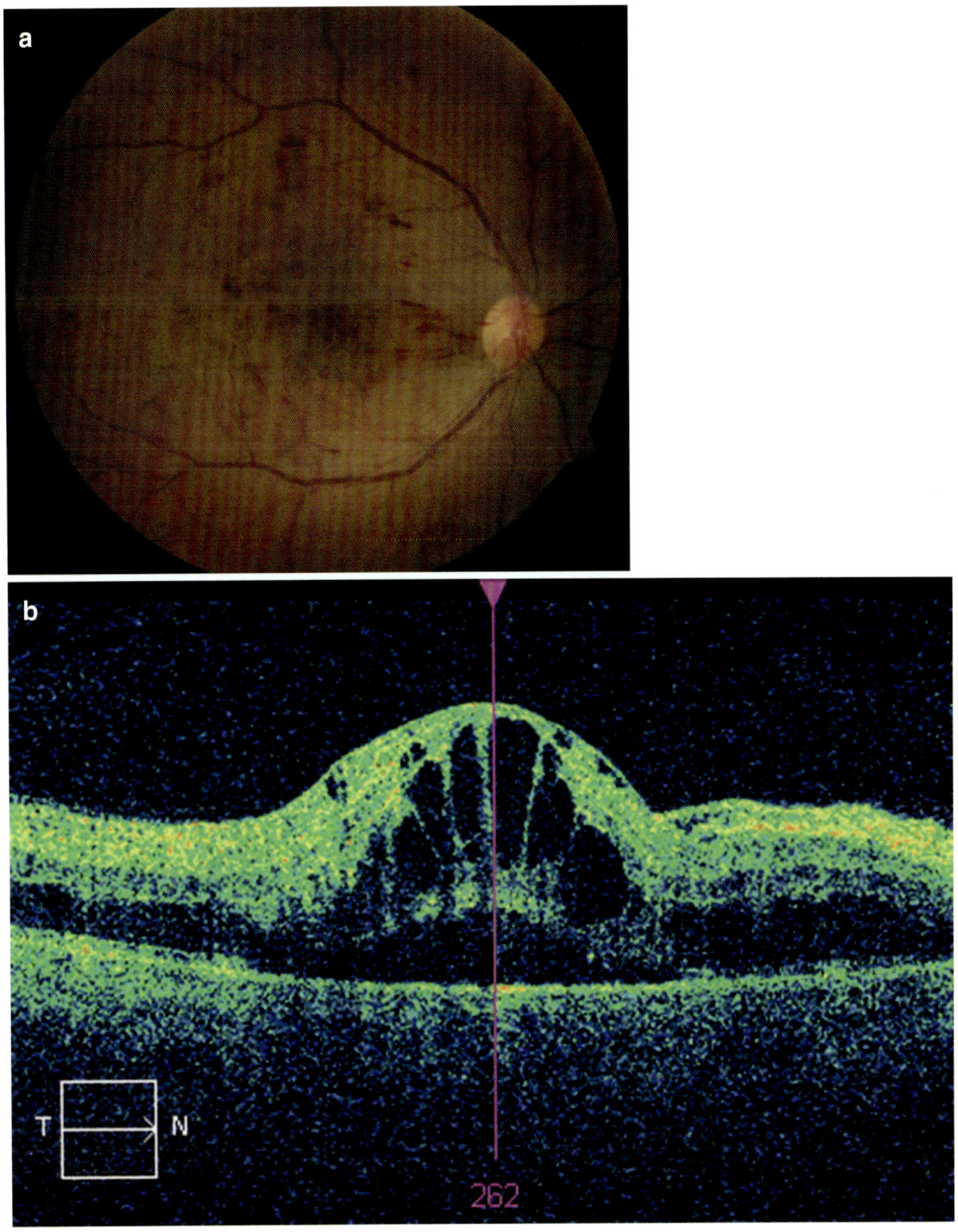


图 23.2　(a)糖尿病性视网膜病变合并黄斑囊样水肿。(b)OCT 显示黄斑囊样水肿、视网膜下积液、玻璃体后粘连以及黄斑前膜。

常用的术语是根据荧光素渗漏情况定义的。在 ETDRS 中，当≥67%的荧光素渗漏与微动脉瘤相关时称为局灶性 DME，渗漏与微动脉瘤的相关性在 33%~66%时称为混合性 DME，而对于渗漏与微动脉瘤的相关性<33%时称为弥漫性 DME[10]。通常，DME 有着难以明确区分两种类型的临床表现。局灶性 DME 视力相对较好，这与黄斑增厚较轻以及糖尿病性视网膜病变程度相对较轻有关[10]。至于糖尿病性黄斑水肿对治疗的应答情况，在激光或抗 VEGF 治疗的亚组分析中弥漫性或局灶性糖尿病性黄斑水肿之间没有差异。

不同学组根据眼科检查、眼底照片、荧光素眼底血管造影和光学相干断层扫描的结果提出其他不同的分类方法；然而，目前对这些分类还未达成共识。未来伴随着新的治疗策略的出现，可能需要根据其他标准提出新的分类方法。视网膜增厚(由于视网膜内和视网膜下液体积聚以及囊样病变造成)的程度和位置似乎比荧光素眼底血管造影的发现更有意义。另一个重要因素是导致视功能损伤的黄斑中心凹病变。玻璃体视网膜间的相互作用在糖尿病性黄斑水肿的发生发展中也起到了重要的作用，特别是玻璃体后脱离（图 23.2b）、玻璃体黄斑牵拉或黄斑前膜（图 23.3a~d）。

### 1.2.5 症状

病变不累及黄斑中心凹的糖尿病性黄斑水肿通常无症状。如果患者中央视网膜增厚或出现视网膜下积液(图 23.2a，b)就会出现症状，典型的症状是视物模糊、视物变形，甚至出现中心暗点。严重的糖尿病性黄斑水肿视力下降也可能是由缺血性黄斑病变导致的。如果存在大量弥漫性糖尿病性黄斑水肿，黄斑区纤维化以及瘢痕形成可导致永久性视力丧失。

## 2. 玻璃体在视网膜静脉阻塞和糖尿病性黄斑水肿中的作用

玻璃体在视网膜静脉阻塞和糖尿病性黄斑水肿的发病过程以及视网膜血管疾病并发症发生中的作

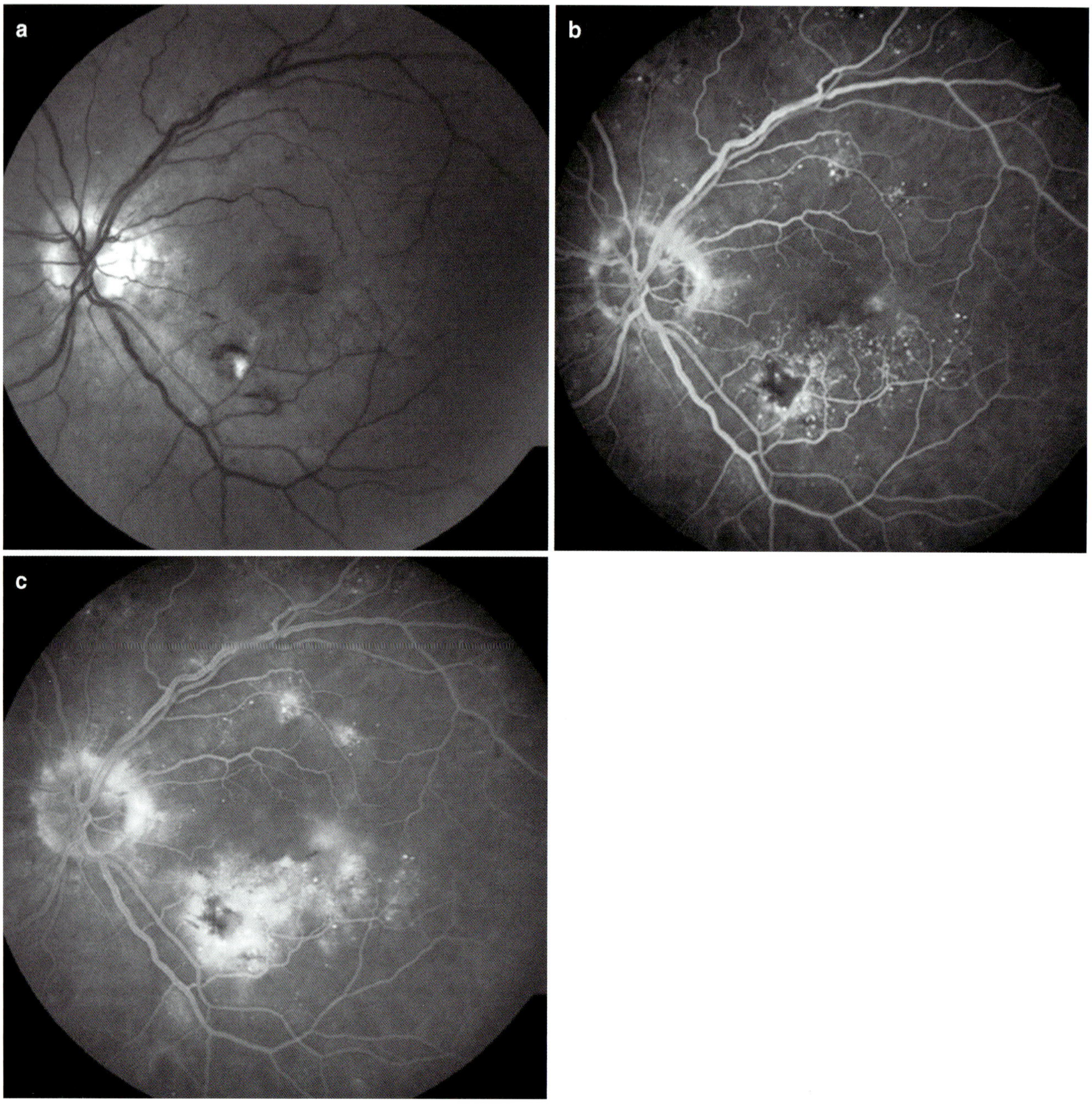


图 23.3 (a)糖尿病性视网膜病变合并黄斑囊样水肿。(b)糖尿病性视网膜病变早期荧光素眼底血管造影表现。(c)糖尿病性视网膜病变晚期荧光素眼底血管造影表现，可见荧光渗漏。(待续)

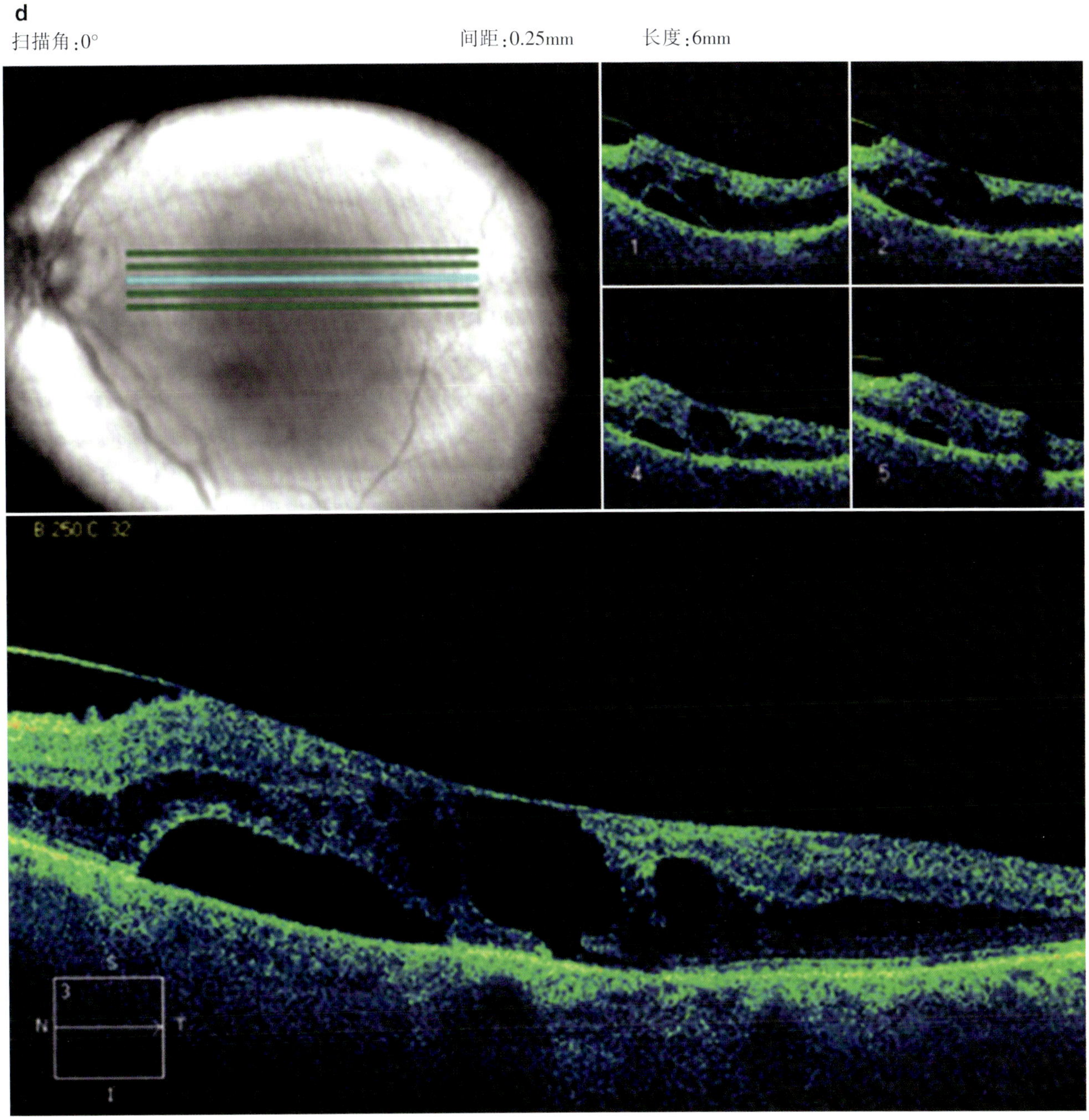


图 23.3 （续）(d)黄斑前膜造成的玻璃体黄斑牵拉。

用正逐渐受到关注。

## 2.1 玻璃体的生物化学作用

玻璃体是多种生长因子和细胞因子聚集的容器。这点对于了解玻璃体在视网膜静脉阻塞以及糖尿病性黄斑水肿中黄斑水肿的发病机制以及以此探索新的治疗策略是很重要的。例如，在玻璃体中有许多由 Müller 细胞及视网膜色素上皮细胞等视网膜细胞所分泌产生的促炎性细胞因子，这些促炎因子的上调参与了白细胞-内皮之间的相互作用，并参与血-视网膜屏障的破坏。

### 2.1.1 玻璃体内的炎症蛋白和血管生成蛋白

视网膜动脉支配供应的视网膜内层组织对缺氧

过酶解玻璃体诱导 CRVO 患者玻璃体后脱离的选择。特别是玻璃体黄斑粘连在视网膜血管疾病中更为常见，并可能参与黄斑水肿的发展，这就使这种能够酶解玻璃体诱导玻璃体后脱离的药物更能吸引研究人员的目光。

### 2.1.2 缺血-再灌注损伤后玻璃体中晶状体蛋白

晶状体蛋白是玻璃体中的主要蛋白质。视网膜的缺血-再灌注损伤导致细胞凋亡，急性缺氧应激引起氧自由基的增加，而晶状体蛋白具有抗细胞凋亡的作用。缺血-再灌注损伤是眼部炎症和 RVO 患者中导致血-视网膜屏障破坏常见的致病机制。Hong 和 Yang 等[22]应用夹闭视神经 30 分钟后再松开的造模方式研究了 Sprague-Dawley 大鼠的缺血-再灌注损伤，研究了缺血-再灌注损伤大鼠和对照大鼠在损伤 24 小时、48 小时和 72 小时后的玻璃体，结果发现，作为一种热休克蛋白，αA 和 αB 晶状体蛋白以及磷酸化的 αB 晶状体蛋白，在缺血-再灌注损伤 48 小时后均显著增加，可能是由于其介导了促炎症和抗炎反应。ERK1/2 的磷酸化在 48 小时降低幅度最大，然后逐渐恢复。研究同时发现，视网膜神经节细胞层在缺血-再灌注 48 小时后损伤也是最严重的，并在随后 72 小时恢复。结果表明，在缺血和氧化应激过程中，αB 晶状体蛋白的磷酸化抑制肾素-血管紧张素系统（RAS），导致细胞外调节激酶 1 和 2（ERK1/2）的失活，这可能与缺血-再灌注损伤时玻璃体的炎症抑制相关，并且可能参与视网膜静脉阻塞发生发展。

## 2.2 玻璃体结构作用

### 2.2.1 视网膜静脉阻塞中玻璃体黏附

Jackson 等[23]研究了玻璃体黏附在视网膜疾病中的作用。玻璃体后脱离患病率在 CRVO 患者中为 30%，在 BRVO 患者中为 31%，而在正常对照患者中为 25%。观察性研究表明，在视网膜血管性疾病的患者中，玻璃体黄斑粘连的发生比相同年龄的对照组患者更为常见。

Takahasi 等[24]发现了 BRVO 相关的黄斑水肿与玻璃体之间的关系。他们回顾性研究了 58 例接受玻璃体检查的患者，在 39 只眼（67%）中发现合并黄斑水肿，他们将所有的患眼分为玻璃体黄斑粘连（VMA）或玻璃体黄斑分离（VMS），并根据患者的平均年龄分为两组：1 组平均年龄为 1~64 岁，2 组年龄>65 岁，结果发现，1 组中 VMA 的患病率为 81%（27 只眼中有 22 只眼）而 2 组中 VMA 的患病率为 45%（31 只眼中有 14 只眼）。尽管没有发现玻璃体黄斑之间的相互关系与黄斑水肿的发生存在显著的相关性，他们仍然发现 1 组中 77%（17/22）的 VMA 患者合并有黄斑水肿，1 组中 VMA 患眼合并有黄斑水肿的概率（93%，13/14）显著高于 2 组中 VMS 患眼合并黄斑水肿的概率（41%，7/17，$P$=0.009）。这些结果提示 VMA 可能会影响 BRVO 相关的黄斑水肿的发生。Hikichi 等[25]回顾性研究了玻璃体在视网膜中央静脉阻塞发生中的作用，特别是与新生血管形成和黄斑水肿的发生有关。他们分析了 150 例（150 只眼）CRVO 患眼的玻璃体情况，根据荧光素血管造影结果和彩色照片，将 CRVO 分为缺血型或非缺血型。在缺血型 CRVO 病例中，14 只完全无玻璃体后脱离的眼中有 8 只发生视网膜或视盘新生血管（57%），新生血管形成的发生率明显高于玻璃体完全脱离的患眼（0%，0/43）（$P$<0.01）。在非缺血型病例中，合并有黄斑水肿的患眼中，无玻璃体后脱离或只有部分玻璃体后脱离发生率（76%，28/37）要显著没有黄斑水肿的患眼（23%，13/56）（$P$<0.01）。完全性玻璃体后脱离在严重的视网膜中央静脉阻塞发生时可以防止视网膜或视盘新生血管的形成。玻璃体黄斑粘连可造成轻度视网膜中央静脉阻塞患者发生持续性的黄斑水肿。

Ascaso 等[26]进行了一项病例对照研究，应用 SD-OCT 研究了玻璃体血管牵拉在 BRVO 中的作用。由于 BRVO 阻塞部位通常在动静脉交叉处，因此，他们采用前瞻性研究方法纳入了连续的 32 例患者，以研究玻璃体视网膜牵拉在阻塞部位的作用。结果发现，25%的 BRVO 患者在血管阻塞处存在牵拉力。研究发现存在玻璃体后皮质的粘连但无牵拉的比例为 44%，而 31%的眼无玻璃体后皮质的粘连或牵拉，而在对侧眼相应的视网膜血管部位并没有发现玻璃体血管牵拉，也仅有 37.5%的眼发现存在玻璃体视网膜粘连。因此，血管阻塞部位的玻璃体血管牵拉与 BRVO 的发生显著相关。此外,与正常眼相比,B 超显示玻璃体后皮质的黏附在 BRVO 患眼中更常见。因此,玻璃体血管牵拉和黏附的玻璃体后皮质在 BRVO 的发病机制中可能起到一定的作用。

# 3. 玻璃体在糖尿病性黄斑水肿中的作用

## 3.1 结构

### 3.1.1 糖尿病性黄斑水肿中的玻璃体后脱离和玻璃体劈裂

玻璃体后脱离(PVD)是一种与年龄相关的生理过程,通常始于眼底后极部(黄斑),逐渐发展到视盘,并在后期逐渐向前延伸到玻璃体基底(见第 9 章"玻璃体老化与玻璃体后脱离")。PVD 发生前玻璃体逐渐液化,玻璃体与视网膜黏附力减弱。当玻璃体凝胶的液化速度加快时,如果没有同时出现相对应的玻璃体视网膜黏附力下降,则会发生异常的 PVD,这可能会造成异常粘连处的玻璃体承受玻璃体后脱离过程中产生的牵拉力,而导致多层的玻璃体后皮质分层分裂引起玻璃体劈裂(见第 14 章"异常玻璃体后脱离与玻璃体劈裂")。同时,异常的PVD也会导致黄斑前膜的发生[27],这在 DME 患者中可能导致由于渗出和玻璃体劈裂膜的牵拉而导致囊腔形成(图 23.3a~d)。

在正常尸体眼中,在包括临床认为有完全玻璃体后脱离的自发性玻璃体后脱离患者中,依然有44%的眼发现有玻璃体后脱离的残留物(Kishi 等[28])。Sebag 等[29]在黄斑皱襞患眼中发现 42%的患眼存在玻璃体劈裂。在糖尿病患者中,玻璃体劈裂是糖尿病性玻璃体病变的一种表现,造成黄斑区异常牵拉力的玻璃体视盘黏附,在糖尿病患者中非常常见,并且可能参与糖尿病性黄斑水肿的发展[30]。Gaucher 等[31]研究了 60 岁以上患者伴或不伴DME 的 49 只眼,结果发现玻璃体完全粘连的患病率分别为38.8%和 69.4%,而不完全玻璃体后脱离率分别为 55.0%和 22.4%,两组总体的玻璃体后脱离率为 6.2%[31]。

### 3.1.2 糖尿病性黄斑水肿中的玻璃体视网膜界面

有证据表明,玻璃体视网膜界面的异常以及玻璃体的改变可能参与 DME 的发病。黄斑区的内界膜作为 Müller 细胞的基底膜,和玻璃体具有最紧密的黏附性(见第 11 章"玻璃体视网膜界面与内界膜")。血-视网膜屏障的破坏在 DME 的发病机制中起重要作用[32]。然而,玻璃体视网膜界面的变化也可能促进 DME 的发展,这可能是由于细胞因子在黄斑前的玻璃体腔内积聚引起。

由于玻璃体后皮质中神经胶质细胞,炎性细胞的渗透使得皮质增厚。糖尿病患者的黄斑区表面可能出现反光且具有张力的前膜,这些膜是由黏附在黄斑中心凹表面的浓缩增厚的玻璃体后皮质组成,并对黄斑区造成水平方向的或垂直方向的牵拉力。在荧光素血管造影的晚期可以发现糖尿病性黄斑水肿的弥漫性荧光渗漏。浓缩增厚的玻璃体后皮质可能黏附在糖尿病患眼的内界膜上,导致牵拉和黄斑增厚。由于微血管的损伤,所以,糖尿病患者视网膜可能更容易受到牵拉而导致渗出增加。

患有玻璃体后粘连患者的 DME 患病率显著升高。有报道称,自发性 PVD 后 DME 能有所改善,然而在 PVD 之前,玻璃体后皮质已经导致了玻璃体黄斑牵拉。如果存在玻璃体劈裂,PVD 后残留玻璃体皮质可能持续存在[33]。在 PVD 之后,可能出现黄斑前膜,从而导致玻璃体黄斑牵拉(图 23.3d)。由于牵拉力的存在,DME 可能恶化(图 23.3a~d)。蛋白激酶 C(PKC)途径可增强玻璃体凝胶的收缩[32]。

在弥漫性糖尿病性黄斑水肿患者中,应用电镜观察手术切除的玻璃体后皮质,可以发现在黄斑前区域的玻璃体后皮质中存在有免疫细胞化学染色细胞角蛋白和胶质纤维酸性蛋白[34]。在视网膜色素上皮细胞中可以发现细胞角蛋白,而在星形胶质细胞和 Müller 细胞中可以发现胶质纤维酸性蛋白。此外,在玻璃体皮质中同样也发现有透明细胞和巨噬细胞的存在。

## 3.2 糖尿病性黄斑水肿中玻璃体的生物化学作用

细胞因子和趋化因子在 DME 的发展中起到了重要的作用。VEGF、成纤维细胞生长因子-2 和 PKC 途径促进玻璃体后皮质中透明细胞和星形胶质细胞的增殖。

### 3.2.1 糖尿病性黄斑水肿中的糖基化终末产物

自发的 PVD(图 23.4)是由玻璃体凝胶的液化和玻璃体视网膜界面脱离引起的。在糖尿病患者中,玻璃体中糖基化终末产物(AGE)的积累导致玻璃体后皮质、视网膜内界膜和细胞外基质中的胶原蛋白以及其他蛋白质的交联增加。这不仅增加了玻璃体对内界膜的黏附,而且会促进玻璃体黄斑粘连(图 23.4)。然而,玻璃体皮质对视网膜的持续黏附,导致玻璃体黄斑牵拉以及 DME 的发生和发展[32]。

高血糖也可能会导致玻璃体的不稳定和液化(见第 5 章"糖尿病性玻璃体病变")。由于不完全的 PVD,颞侧血管弓范围内会出现玻璃体后皮质前的一个水囊结构(图 23.5),其后壁由紧密黏附于黄斑的薄层玻璃体皮质组成。在糖尿病患者中,这种水囊结构对由玻璃体黄斑交界面的牵拉力形成的 DME 以及牵拉性视网膜脱离的发生起到了重要的作用。

玻璃体和玻璃体视网膜界面中糖基化终产物的积累与糖尿病性视网膜病变中的神经血管损伤有关。实际上,糖尿病患者玻璃体中 AGE 的水平比对照组高 10~20 倍[35]。玻璃体切割术去除玻璃体和相关的 AGE 有助于改善缺血,并降低血管通透性[36]。

### 3.2.2 糖尿病性黄斑水肿玻璃体内的炎症因子

有大量证据表明,促炎因子有助于 DME 的发展。玻璃体病变为糖尿病性视网膜病变和 DME 发展提供了关键的病理生理分子基础。糖尿病引起炎症反应,在糖尿病患者的视网膜和玻璃体中都发现了以炎症分子增加为表现的炎症反应[37]。炎症涉及多种介质,如细胞因子、趋化因子和黏附分子,这些

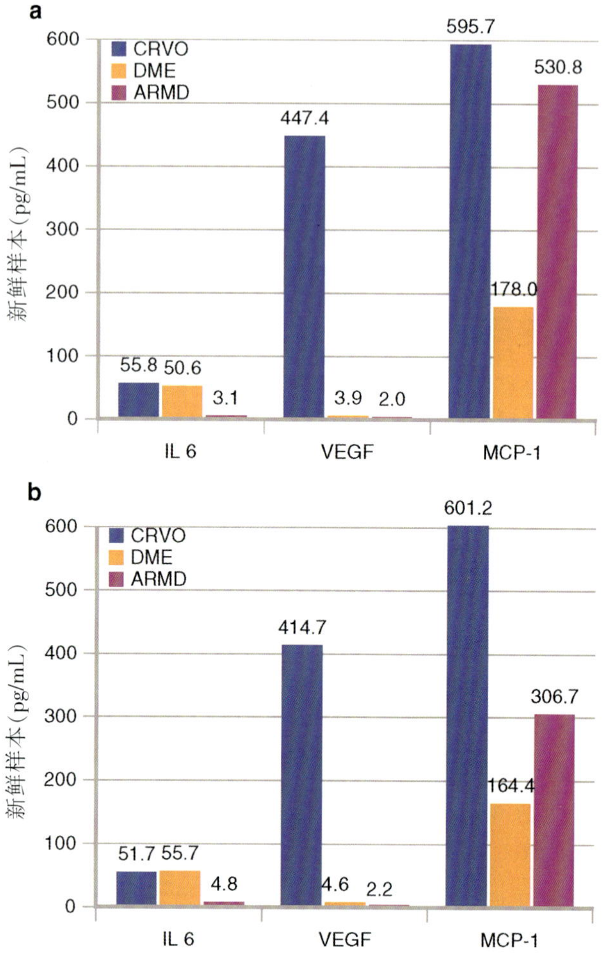


图 23.4 年龄相关性黄斑变性(ARMD)患者、糖尿病性黄斑水肿(DME)和视网膜中央静脉阻塞(CRVO)患者玻璃体中的细胞因子水平。(a)显示新鲜玻璃体样本的检测结果,(b)显示冷冻玻璃体样本的检测结果。

介质引发白细胞与内皮细胞的相互作用[37]。糖尿病性视网膜病变与促炎细胞因子和趋化因子的增加有关:IL-1β、caspase-1 和趋化因子在玻璃体中显著增加,而在视网膜血管中,中性粒细胞的数量显著增加,并造成毛细血管闭塞。在啮齿类动物的糖尿病模型中,随着糖尿病性视网膜病变的进展,越来越多的白细胞黏附到视网膜血管系统,这可能是由于内皮细胞中大量的 ICAM-1 和整合素造成白细胞在内皮细胞附近聚集并造成白细胞停滞。有证据表明,轻度的慢性炎症导致玻璃体内炎症分子的增加,是糖尿病性黄斑水肿发病机制的一部分[37]。

分泌到玻璃体中的细胞因子与病理过程相关,为潜在的生物学机制提供了依据,表明常规的细胞

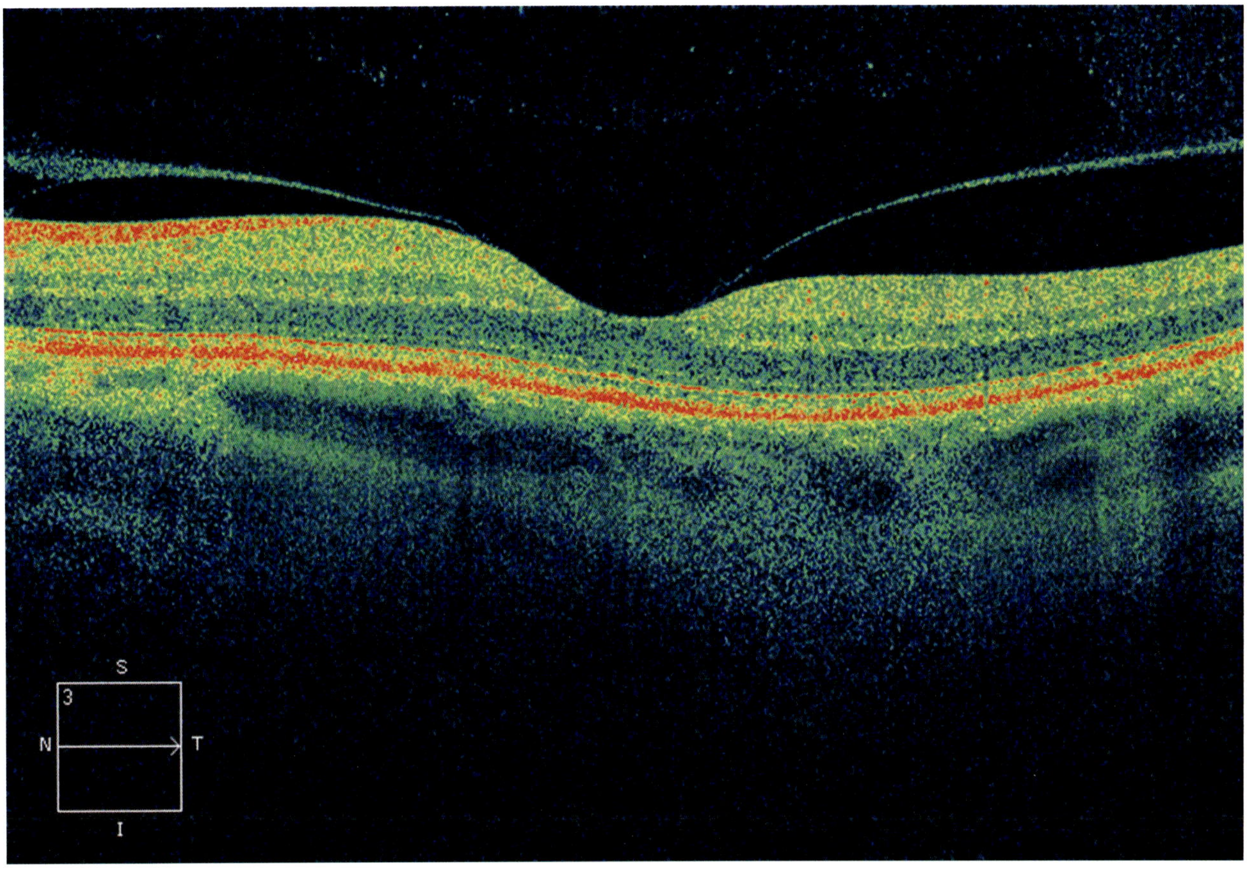


图 23.5　合并玻璃体粘连的部分玻璃体后脱离和黄斑前的玻璃体囊样结构/腔隙。

途径可以由不同的疾病激活。DME 会造成局部的反应性炎症，在这个过程中，多种因素特别是细胞因子会被分泌到玻璃体中。Yoshimura 等[16]研究了 92 例 DME 患者玻璃体中的炎症免疫介质，他们通过多重珠粒分析检测出玻璃体中含有 20 种可溶性因子，包含 9 种细胞因子、6 种趋化因子和 5 种生长因子。IL-6、IL-8 和 MCP-1 在 DME 中显著升高，彼此相关。与对照组相比，VEGF 在 DME 中并不升高，但在增生性糖尿病性视网膜病变中高于对照组。多功能细胞因子 IL-6 可以诱导 VEGF 的表达，也可以直接增加内皮细胞的通透性。在缺血的视网膜组织中，胶质细胞和内皮细胞产生 IL-8。MCP-1 上调可刺激炎症细胞的浸润。缺氧时 VEGF 上调[16]。与非糖尿病患者相比，糖尿病患者的玻璃体中 IL-1β 水平更高。IL-6 可以增加体外培养的内皮细胞的通透性。DME 患者玻璃体中基质细胞衍生因子 1(SDF-1)的浓度增加，表明 SDF-1 也在糖尿病性黄斑水肿中发挥作用。同样，TNF-α 在 DME 玻璃体中的表达也增加，并且目前已知其会增加视网膜内皮细胞的通透性[38]。

糖尿病性视网膜病变患者血清、玻璃体和房水中的炎性细胞因子表达均上调[39]，由于血-视网膜屏障的破坏增加了内皮黏附分子如 ICAM1、VCAM1、血小板内皮细胞黏附分子 1(PECAM-1)和 P-选择蛋白的表达，这些细胞因子是 DME 发展的关键炎症分子。其他因素如白细胞与内皮的黏附、白细胞浸润到视网膜神经上皮中、炎症细胞因子和趋化因子的释放以及视网膜内皮细胞的紧密连接蛋白[40]的改变均参与了糖尿病性视网膜病变的发展。

## 缩略语

| | |
|---|---|
| AGE | 糖基化终末产物 |
| ARMD | 年龄相关性黄斑变性 |
| BRVO | 视网膜分支静脉阻塞 |
| CBA | 细胞计数珠阵列 |
| CRVO | 视网膜中央静脉阻塞 |
| DME | 糖尿病性黄斑水肿 |
| ELISA | 酶联免疫吸附测定 |
| ERK1/2 | 细胞外调节激酶 1,2 |
| ETDRS | 早期糖尿病性视网膜病变治疗研究 |
| HRVO | 半侧性视网膜静脉阻塞 |
| Hz | 赫兹 |
| ICAM-1 | 细胞间黏附分子-1 |
| IL-6/8 | 白细胞介素 6,8 |
| MCP-1 | 单核细胞趋化蛋白-1 |
| MIG | 干扰素 γ 诱导的单核因子 |
| ms | 毫秒 |
| PECAM-1 | 血小板内皮细胞黏附分子-1 |
| PEDF | 色素上皮衍生生长因子 |
| PKC | 蛋白激酶 C |
| PTX-3 | 五聚蛋白 3 |
| PVD | 玻璃体后脱离 |
| RAS | 肾素-血管紧张素系统 |
| RVO | 视网膜静脉阻塞 |
| SDF-1 | 基质细胞衍生因子-1 |
| SD-OCT | 谱域光学相干断层扫描 |
| sICAM-1 | 可溶性细胞间黏附分子-1 |
| sVEGFR-2 | 可溶性 VEGF 受体-2 |
| TNFα | 肿瘤坏死因子-α |
| VEGF | 血管内皮生长因子 |
| VMA | 玻璃体黄斑粘连 |
| VMS | 玻璃体黄斑分离 |

## 参考文献


1. Laouri M, Chen E, Looman M, Gallagher M. The burden of disease of retinal vein occlusion: review of the literature. Eye. 2011;25:981–8.
2. Rogers S, McIntosh M, Cheung N, Lim L, Wang JJ, Mitchel P, Kowalski JW, Nquyen H, Wong TY. The international eye disease consortium: the prevalence of retinal vein occlusion: pooled data from population studies from the United States, Europe, Asia, and Australia. Ophthalmology. 2010;117:313–9.
3. Jaulim A, Ahmed B, Khanam T, Chatziralli IP. Branch retinal vein occlusion: epidemiology, pathogenesis, risk factors, clinical features, diagnosis and complications. An update of the literature. Retina. 2013;33:901–10.
4. Stern MS, Talwar N, Comer GM, Stein JD. A longitudinal analysis of risk factors associated with central retinal vein occlusion. Ophthalmology. 2013;120:362–70.
5. The Central Vein Occlusion Study Group: baseline and early natural history report. Arch Ophthalmol. 1993;111:1087–95.
6. The Branch Vein Occlusion Study Group. Argon laser photocoagulation for macular edema in branch vein occlusion. Am J Ophthalmol. 1984;98:271–82.
7. Klein R, Knudtson K, Lee KA, Gangnon R, Klein BE. The Wisconsin epidemiologic study of diabetic retinopathy XXIII: the 25-year incidence of macular edema in persons with type 1 diabetes. Ophthalmology. 2009;116:497–503.
8. Petrella RJ, Blouin J, Davies B, Barbeau M. Prevalence, demographics, and treatment characteristics of visual impairment due to diabetic macular edema in a representative Canadian cohort. J Ophthalmol. 2012;2012:159–67.
9. Yau JW, Rogers SL, Kawasaki R, et al. Global prevalence and major risk factors of diabetic retinopathy. Diabetes Care. 2012;35:556–64.
10. Browning DJ, Altawee MM, Bressler NM, Bressler SB, Scott IU. DRCR network: diabetic macular edema: what is focal and what is diffuse? Am J Ophthalmol. 2008;46:649–55.
11. Dell'Omo R, Semeraro F, Bamonte G, Cirariello F, Romano MR, Costagliola C. Vitreous mediators in retinal hypoxic diseases. Mediators Inflamm. 2013;2013:935301.
12. Koss MJ, Pfister M, Koch FH. Inflammatory and angiogenic protein detection in the human vitreous: cytometric bead assay. J Ophthalmol. 2011;2011:459251.
13. Noma H, Mimura T, Eguchi S. Association of inflammatory factors with macular edema in branch retinal vein occlusion. JAMA Ophthalmol. 2013;131:160–5.
14. Noma H, Funatsa H, Mimura T, Eguchi S. Vitreous inflammatory factors and serous retinal detachment in central retinal vein occlusion: a case control series. J Inflamm. 2011;8:38.
15. Koss MJ, Pfister M, Rothweiler F, Michaelis M, Cinatl J, Schubert R, Koch FH. Comparison of cytokine levels from undiluted vitreous of untreated patients with retinal vein occlusion. Acta Ophthalmol. 2012;90:e98–103.
16. Yoshimura T, Sonoda K-H, Sufahara M, Mochizuki Y, Enaida H, Oshima Y, Ueno A, Hata Y, Yoshida H, Ishibashi T. Comprehensive analysis of inflammatory immune mediators in vitreoretinal diseases. PLoS One. 2009;4:e8158.
17. Noma H, Funatsu H, Mimura T. Association of electroretinographic parameters and inflammatory factors in branch retinal vein occlusion with macular oedema. Br J Ophthalmol. 2012;96:1489–93.
18. Okunuki Y, Usui J, Katai N, Kezuka T, Takeuchi M, Goto H, Wakabayashi Y. Relation of intraocular concentrations of inflammatory factors and improvement of macular edema after vitrectomy in branch retinal vein occlusion. Am J Ophthalmol. 2011;151:610–6.
19. Noma H, Mimura T, Masahara H, Shimada K. Pentraxin 3 an other inflammatory factors in central retinal vein occlusion and macular edema. Retina. 2014;34:352–9.
20. Pfister M, Rothweiler F, Michaelis M, Cinatl Jr J, Schubert R, Koch FH, Koss MJ. Correlation of inflammatory and proangiogenic cytokines from undiluted vitreous samples with spectral domain OCT scans, in untreated branch retinal vein occlusion. Clin Ophthalmol. 2013;7:1061–7.
21. Bertelmann T, Mennel S, Sekundo W, Strodthoff S, Witteborn MC, Stief T, Nguyen N, Koss MJ. Intravitreal functional plasminogen is elevated in central retinal vein occlusion. Ophthalmic Res. 2013;50:151–9.
22. Hong SM, Yang YS. A potential role of crystalline in the vitreous bodies of rats after ischemia-reperfusion injury. Korean J Ophthalmol. 2012;26:248–54.

23. Jackson TL, Nicod E, Angelis A, Grimaccia F, Prevost AT, Simpson AR, Kanavos P. Vitreous attachment in age-related macular degeneration, diabetic macular edema, and retinal vein occlusion: a systematic review. Retina. 2013;33:1099–108.
24. Takahashi MK, Hikichi T, Akiba J, Yoshida A, Trempe CL. Role of the vitreous and macular edema in branch retinal vein occlusion. Ophthalmic Surg Lasers. 1997;28(4):294–9.
25. Hikichi T, Yoshida A, Konno S, Trempe CL. Role of the vitreous in central retinal vein occlusion. Nihon Ganka Gakkai Zasshi. 1996;100(1):63–8.
26. Ascaso FJ, Huerva V. Vitreoretinal traction in impending branch retinal vein occlusion: a pathogenetic role? Thromb Haemost. 2012;108(2):208–9. doi: 10.1160/TH12-03-0190.
27. Ophir A, Martinez MR. Epiretinal membranes and incomplete posterior vitreous detachment in diabetic macular edema, detected by spectral-domain optical coherence tomography. Invest Ophthalmol Vis Sci. 2011;52:6416–20.
28. Kishi S, Demaia C, Shimizu K. Vitreous cortex remnants at the fovea after spontaneous vitreous detachment. Int Ophthalmol. 1986;9:253–60.
29. Sebag J, Gupta P, Rosen R, Garcia P, Sadun AA. Macular holes and macular pucker: the role of vitreoschisis as imaged by optical coherence tomography/scanning laser ophthalmoscopy. Trans Am Ophthalmol Soc. 2007;105:121–31.
30. Sebag J. Vitreoschisis in diabetic macular edema. Invest Ophthalmol Vis Sci. 2011;52:8455–6.
31. Gaucher D, Tadayoni R, Erginay A, Haouchine B, Gaudric A, Massin P. Optical coherence tomography assessment of the vitreo-retinal relationship in diabetic macular edema. Am J Ophthalmol. 2005;139:807–13.
32. Bhagat N, Grigorian RA, Tutela A, Zarbin MA. Diabetic macular edema: pathogenesis and treatment. Surv Ophthalmol. 2009;54:1–32.
33. Romero-Aroca P. Managing diabetic macular edema: the leading cause of diabetes blindness. World J Diabetes. 2011;2:98–104.
34. Jumper JM, Embasi SN, Toth CA, Mc Cuen II BW, Hatchell DL. Electron immunocytochemical analysis of posterior hyaloids associated with diabetic macular edema. Retina. 2000;20:63–8.
35. Sebag J, Buckingham B, Charles MA, Reiser K. Biochemical abnormalities in vitreous of humans with proliferative diabetic retinopathy. Arch Ophthalmol. 1992;110:1472–6.
36. Nguyen QD, Shah SM, Van Anden E, et al. Supplemental oxygen improved diabetic macular edema: a pilot study. Invest Ophthalmol Vis Sci. 2004;45:617–24.
37. Zhang W, Liu H, Al-Shabraway M, Caldwell RW, Caldwell RB. Inflammation and diabetic retinal microvascular complications. J Cardiovasc Dis Res. 2011;2:96–103.
38. Simó-Servat O, Hernández C, Simó R. Usefulness of the vitreous fluid analysis in the translational research of diabetic retinopathy. Mediators Inflamm. 2012;2012:872978.
39. Rangasamy S, McGuire PG, DAS A. Diabetic retinopathy and inflammation: novel therapeutic targets. Middle East Afr J Ophthalmol. 2012;19:52–9.
40. Deissler H, Deissler H, Lang S, Lang GE. VEGF-induced effects on proliferation, migration and tight junctions are restored by ranibizumab (Lucentis®) in microvascular retinal endothelial cells. Br J Ophthalmol. 2008;92:839–43.

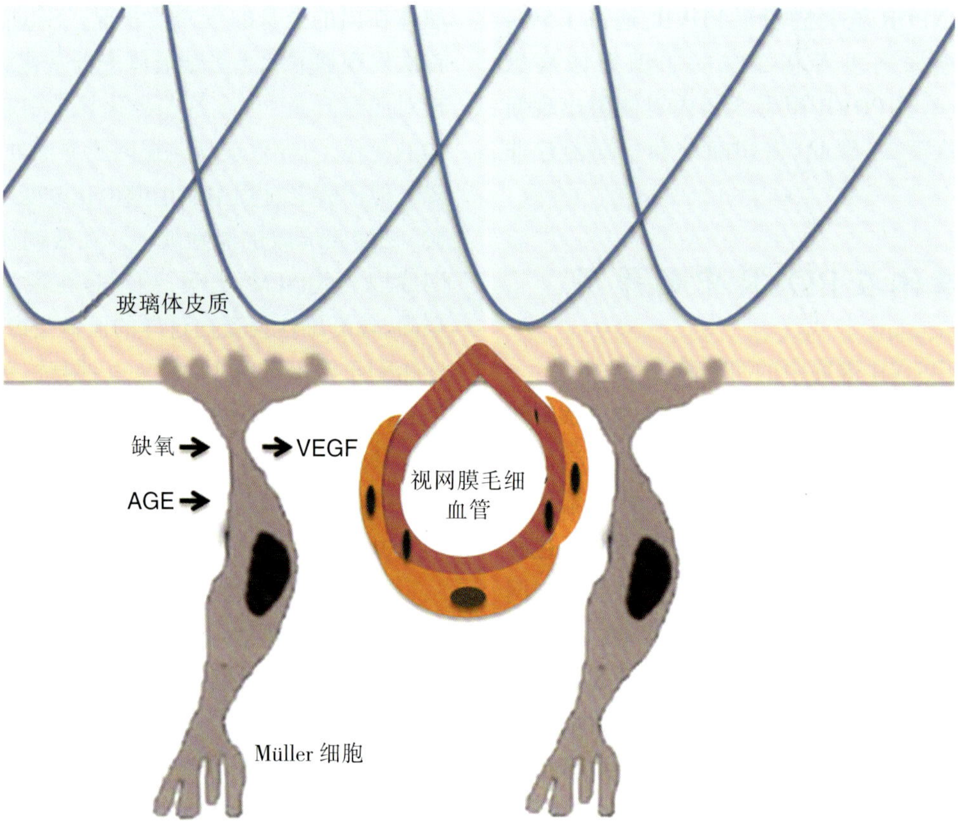


图 24.3 穿过两层基底膜的血管内皮。

一步通过玻璃体视网膜界面进入玻璃体后皮质。参与此过程的还有许多其他细胞因子，如一些生长因子，包括血管内皮生长因子(VEGF)[32,33]、转化生长因子(TGF-β)、血小板衍生生长因子(PDGF)、内皮生长因子(EGF)、白细胞介素 1(IL-1)、血管紧张素Ⅱ或生长抑素（见第 27 章“玻璃体与虹膜新生血管”)。已经证实，Müller 细胞在缺血区域中释放大量的 VEGF[68]，同时伴随糖基化终末产物的存在[12,13,43]。这时在生物显微镜中可以观察到浓缩增厚的玻璃体后皮质在视盘周围和沿着颞侧血管弓的区域[70]形成了视网膜前膜。这为 PDVR 过程中的血管增殖提供了支架[10]。

PDVR 发展的第二步是增厚的玻璃体后皮质的收缩，这可能是通过胶原纤维的交联来实现的。Akiba 等[2]提出造血系统因子ⅩⅢ(转谷氨酰胺酶)可能引发这种胶原交联的假设。玻璃体视网膜界面的增厚和收缩决定着糖尿病患眼可能的进展：玻璃体浓缩引起增殖的视网膜血管牵拉，引起严重的玻璃体积血。此外，玻璃体浓缩的同时伴随紧密的玻璃体视网膜粘连时，玻璃体收缩牵拉会造成严重的牵拉性视网膜脱离，玻璃体毛细血管牵拉[25,34]以及视网膜缩短引起视网膜出现增生性玻璃体视网膜病变(PVR)样改变。紧密的玻璃体牵拉以及 PVR 可能导致视网膜撕裂孔和严重的牵拉性孔源性视网膜脱离。

为了预防 NPDR 进展至 PDVR，可以进行全视网膜激光光凝(PRP)。激光的其中一种治疗作用是破坏视网膜缺氧区域内的视网膜细胞，特别是引起 VEGF 上调的 Müller 细胞[57-59]。激光的另一种治疗作用是诱导玻璃体后脱离(PVD)：临床研究[41]显示 PRP 后 PVD 的发生率更高。PRP 后 3~6 个月可以观察到 PVD 的进展[28]。PRP 的这些疗效进一步支持了玻璃体在严重 NPDR 到 PDVR 进展中的作用。以下几种情况 NPDR 不会进展为 PDVR：

- 高度近视患眼(屈光度>-10D)很少发展为 PDVR[70]，因为在老年 2 型糖尿病患者中，糖尿病性视网膜病变发生之前 PVD 往往已经形成。
- 以往曾有孔源性视网膜脱离的患眼，通常由于 PVD 的存在，一般不发展为 PDVR。相反，NPDR 的糖尿病患者也很少发生孔源性视网膜脱离，因为玻璃体后皮质与视网膜的附着紧密。

- 糖尿病患眼玻璃体切割术后很少发展为 PDVR。

## 2.1 PDVR 的临床分期

### 2.1.1 Airlie House 分期

在 20 世纪 60 年代后期，出现了首个糖尿病性视网膜病变分期，Airlie House 分期[35]。由于当时玻璃体切割术尚未开展，所以只能通过这种分期来评估激光光凝治疗的效果。Airlie House 分期、Sevin 分期[54]以及糖尿病性视网膜病变研究组[7]改良的 Airlie House 分期仅适用于视网膜内或视网膜外血管变化糖尿病患眼。所有这些分类系统被用于 20 世纪 70 年代和 80 年代的多中心研究，以评估视网膜激光光凝的益处，特别是糖尿病性视网膜病变研究（DRS）和早期治疗糖尿病性视网膜病变研究（ETDRS）。然而，这些分期系统没有考虑玻璃体异常。引进玻璃体切割术后，当糖尿病性视网膜病变玻璃体切割术研究（DRVS）和 ETDRS 研究等一系列研究评估了玻璃体切割术[3]的积极作用后，人们才逐渐考虑到了玻璃体在疾病发展中的作用。然而，两个研究组，特别是 ETDRS 组，根据 Airlie House 分期标准，仅仅将 DR 的增殖形式仅分类为早期、高危和严重的增生性糖尿病性视网膜病变。该分类方法考虑了不同形式的视网膜脱离，包括牵拉性或孔源性视网膜脱离。ETDRS 研究小组将所有合并视网膜脱离、视网膜牵拉、虹膜新生血管形成或眼底朦胧的严重的病例统称为“晚期 PDR”，而不进行进一步分类。1983 年，Shea 提出了对糖尿病性视网膜病变患者行“早期玻璃体切割术”的方法，以改善手术效果，保存有用视力，但他并没有指出手术干预的准确时机[8]。

### 2.1.2 国际临床糖尿病性视网膜病变严重度分期

在世纪之交，Wilkinson 等在 2003 年的研讨会上建立了另一个分期标准，称为“国际临床糖尿病性视网膜病变严重程度（ICDRS）分级”[67]。这个分级标准来自 2000 年美国糖尿病眼科学会提出的倡议，该分级方法系统定义了轻度、中度和重度非增生性糖尿病性视网膜病变（见表 24.1）。还提出了“无视网膜病变”阶段，并对“增生性糖尿病性视网膜病变”进行分级。许多研究使用 ICDRS 分级来比较不同研究中心的结果。Zehetner 等[71]评估了该分类的可靠性，并将糖尿病性视网膜病变的严重程度与血浆样本中糖基化血红蛋白（HbA1c）和 VEGF 水平的浓度进行相关性分析。他们认为，血糖控制不佳与 2 型糖尿病患者血浆中 VEGF 水平升高呈正相关。在严重的增生性糖尿病性视网膜病变患者血浆中测出了最高的 VEGF 水平。Quellec 等[38]使用改良的自动 ICDRS 量表，发现使用该分期方法，年轻医生和有经验的临床医生对糖尿病性视网膜病变分期具有高度的一致性（$\kappa$=0.769），充分说明该分期方法的可靠性和可行性。然而，这种分期方法仍未考虑糖尿病性玻璃体病变，所以还没能提出增生性糖尿病性视网膜病变的进一步分期。

### 2.1.3 Kroll 分期

1987 年，Kroll 首先根据增生性玻璃体视网膜病变（PVR）分期，提出了对增生性糖尿病性视网膜病变进一步细分的分期系统。2007 年对该分期方法进行了详细界定（图 24.4a~c）。这种分期易于理解，方便了与患者及其亲属的交流，也方便了视网膜专家之间沟通病情。它还有助于确定治疗干预的时机等，如是否仍然可行激光治疗，还是应行玻璃体切割术，特别是早期是否行玻璃体切割术。此外，这个分类方法还可以判断手术预后，并为临床研究提供了有效的循证医学方法[15]。

由于增厚的玻璃体后皮质在增生性糖尿病性视网膜病变发病过程中起重要作用，因此将“增生性糖尿病性视网膜病变”修改为更准确的“增生性糖尿病性玻璃体视网膜病变（PDVR）”[24,26,47]。我们将 PDVR 分为 4 个阶段：

A 期（图 24.5a，b）表示视网膜完全附着，伴随玻璃体后皮质增厚。这个阶段的特征是增生的血管从视网膜侵入玻璃体后皮质，特别是在视盘附近直到后极部的鼻侧[26]，以及颞侧视网膜血管弓的上下方区域。

B 期（图 24.6a~c）的特征是玻璃体皮质的浓缩，

表 24.1 非增生性和增生性糖尿病性视网膜病变的分期比较以及关于各个阶段入选标准的重要研究

<table>
<tr><th colspan="7">美国眼科学会提出的糖尿病性视网膜病变分级</th></tr>
<tr><td>无</td><td>轻度<br>NPDR</td><td>中度<br>NPDR</td><td>重度<br>NPDR</td><td colspan="3">PDR</td></tr>
<tr><th colspan="7">ETDRS 标准制定糖尿病性视网膜病变严重度分级</th></tr>
<tr><td>无</td><td>轻度<br>NPDR</td><td>中度<br>NPDR</td><td>重度<br>NPDR</td><td>早期<br>PDR</td><td>高危<br>PDR</td><td>重度<br>PDR</td></tr>
<tr><th colspan="7">PDVR 严重度 Koll 分级</th></tr>
<tr><td>无</td><td>轻度<br>NPDR</td><td>中度<br>NPDR</td><td>重度<br>NPDR</td><td>PDCR A</td><td>PDVR Bt<br>PDVR Bn</td><td>PDVR<br>C1~4</td></tr>
<tr><td>DDCT<br>UKPDS</td><td>1 型 DM<br>2 型 DM</td><td></td><td colspan="3">DRS</td><td></td></tr>
<tr><td></td><td colspan="4">ETDRS</td><td colspan="2">DRVS</td></tr>
</table>

PDVR,增生性糖尿病性玻璃体视网膜病变;DM,糖尿病。

表的上半部分显示了糖尿病性视网膜病变的 3 种分期系统。下半部分列出了糖尿病性视网膜病变分期的重要研究。所有研究都有 1b 的循证医学证据。糖尿病控制和比较试验(DCCT)和英国前瞻性糖尿病研究(UKPDS)研究了轻度和中度非增生性糖尿病性视网膜病变(NPDR);糖尿病性视网膜病变研究(DRS)研究了严重的 NPDR 到高危增生性糖尿病性视网膜病变(PDR)。另外,早期治疗糖尿病性视网膜病变研究(ETDRS)研究了轻度、中度和重度 NPDR 病例及早期 PDR 病例。最后,对高危和严重 PDR 的患者进行糖尿病性视网膜病变玻璃体切割术研究(DRVS)。

形成鼻侧(阶段 Bn)、颞侧(阶段 Bt)、颞侧血管弓或视盘周围的牵拉性视网膜脱离。这个阶段对功能预后非常重要,由于此时黄斑仍未受影响,视力可能还是正常的。

C 期(图 24.7a~e):玻璃体收缩逐渐增强,引起强烈牵拉,导致牵拉性视网膜脱离。随着疾病的进一步进展,病变逐渐累及黄斑。对应于眼底的 4 个象限,该阶段可以分为 4 个亚组:牵拉 RD 累及一个象限为 $C_1$;两个象限出现牵拉性 RD 为 $C_2$;牵拉 RD 累及 3 个象限为 $C_3$;4 个象限均发生牵拉性 RD 为 $C_4$。在此期间,由于病变累及黄斑导致视力急剧下降。在 PDVR 发生发展的所有阶段,由于玻璃体牵拉可能导致增生的血管破裂,因此可能并发出血。

## 3. 治疗注意事项

在一项纳入 563 例患者的回顾性研究中,Hesse 等[15]评估了 Kroll 分期在玻璃体视网膜手术后对视力预后判断的价值。563 只患眼中有 179 只患眼(31.7%)需要行第二次玻璃体切割术(包括硅油取出术),而有 51 只患眼(9.1%)需要行两次以上手术。在分期为 A 期的 253 只患眼中有 22 只患眼(8.7%)术中需要行硅油填充,这个比例在 B 期 201 只眼中为 27 例(13.4%),而在 C 期 78 只眼中为 17 例 (21.8%)。A 期玻璃体视网膜手术后平均的术后视力明显好于 C 期($P$<0.01)。与 A 期相比,B 期($P$<0.014)和 C 期($P$<0.039)患眼术后视力增加 3 行以上的明显减少。由此,作者得出结论,PDVR 的 Kroll 分期对术后视力以及手术风险评估具有很高的价值。

所有临床观察和实验研究都指出,玻璃体在 PVDR 发展中起关键作用[6]。因此,治疗目标应当是防止糖尿病性玻璃体病变或消除玻璃体视网膜的异常黏附。只要玻璃体没有完全后脱离,那么如果能形成PVD,则 PRP 治疗有效。然而,PDVR 的自然病程中常常不能在疾病早期及时施行 PRP,另外一些情况下,由于存在玻璃体对视网膜的紧密黏附和强有力的牵拉,PRP 根本无效。在玻璃体积血和牵拉性视网膜脱离情况下,只能通过玻璃体切割术解除牵拉才能挽救糖尿病患眼。近年来,已经有药物可以通过液化玻璃体来诱导 PVD 的发生[48,49,51,56,61,64](见第 47 章“药物性玻璃体溶解术”)。近期也有一篇综述概述了如何使用药物来液化玻璃体进行糖尿

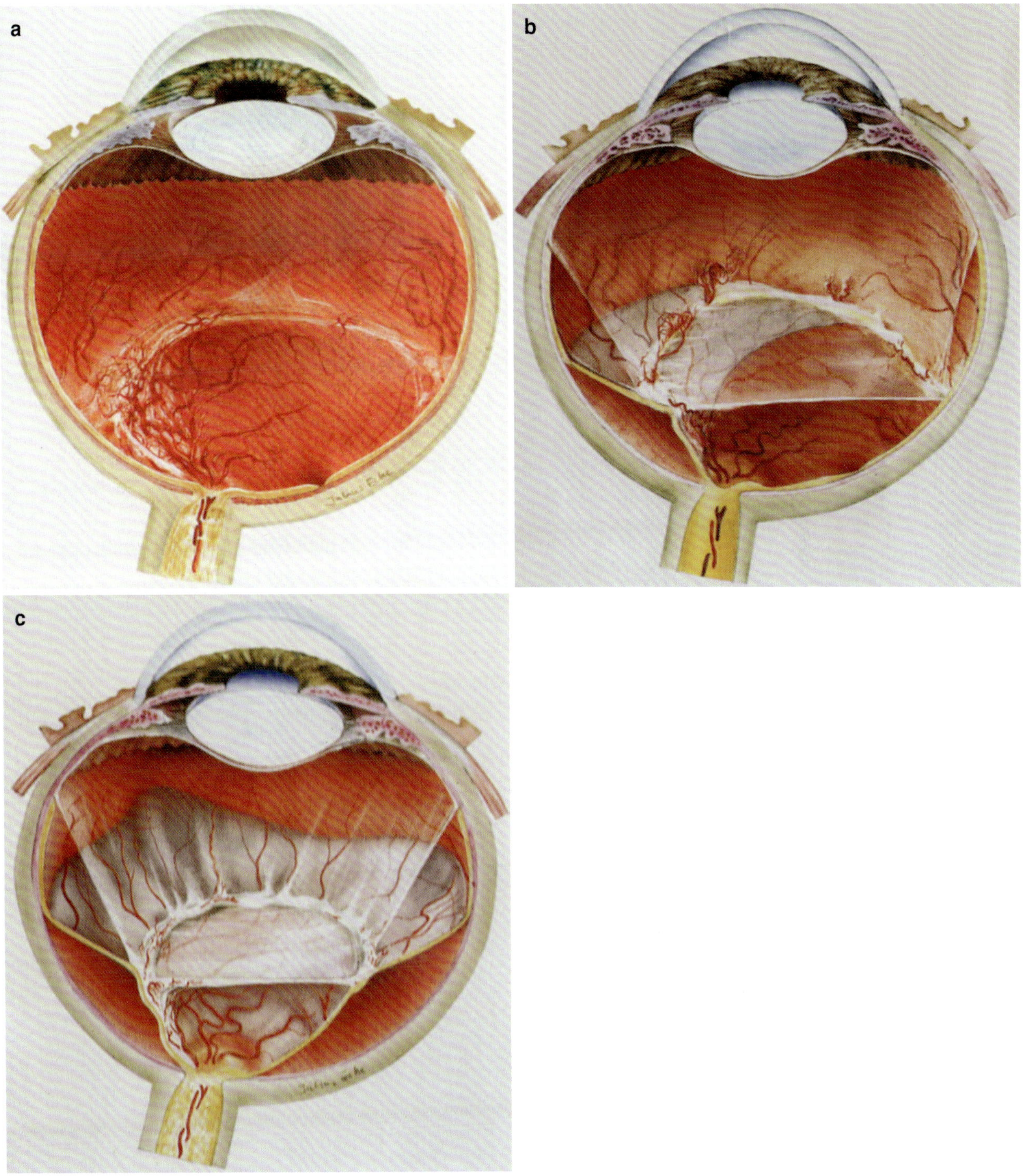


图 24.4(a~c)　A、B、C 期。

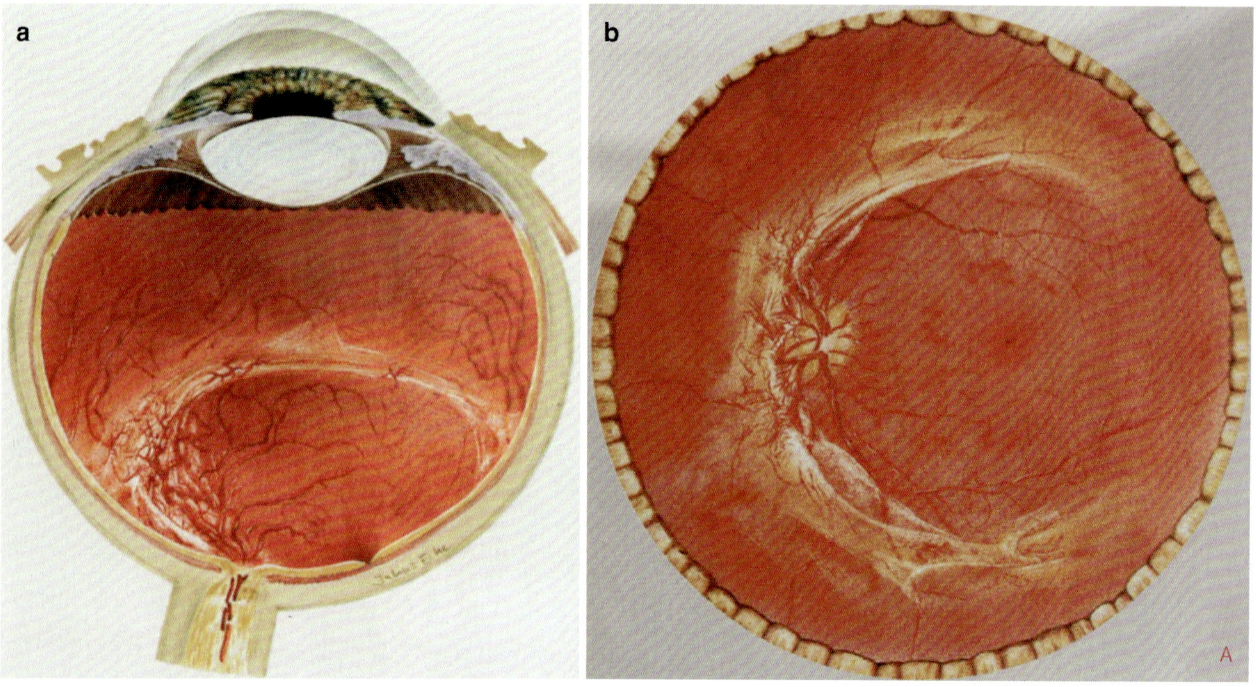


图 24.5 (a,b)A 期图 24.2。A 期 PDVR:该期特征是玻璃体和视网膜的增生病变,特别是在视盘周围和玻璃体后皮质中。此时视网膜仍然在位。

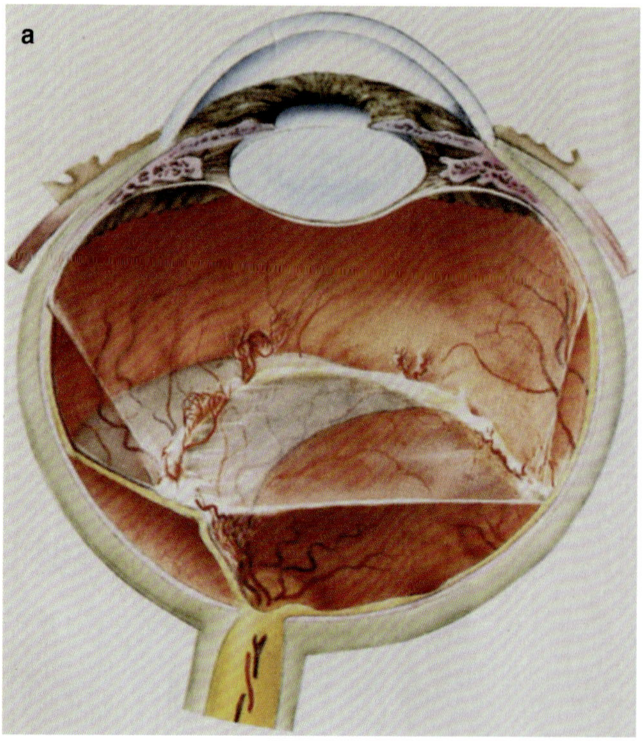


图 24.6 B 期 PDVR:此期(a)的特征是玻璃体后皮质的收缩。在玻璃体视网膜粘连处,存在视网膜脱离。(待续)

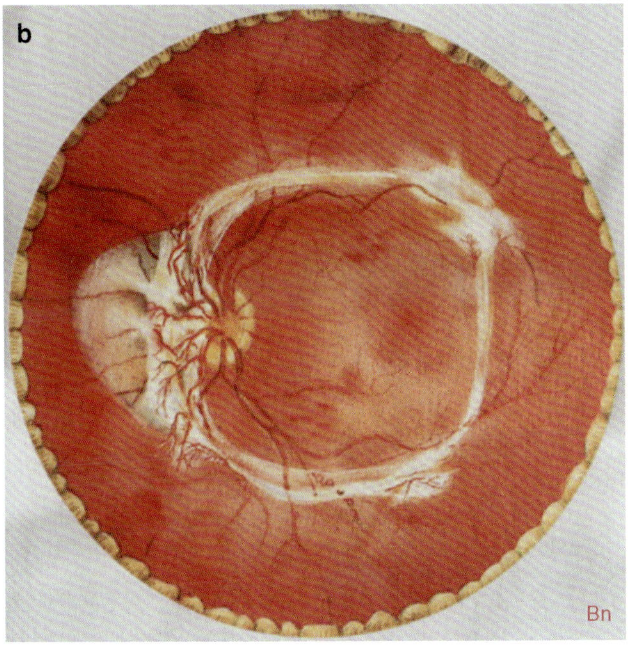


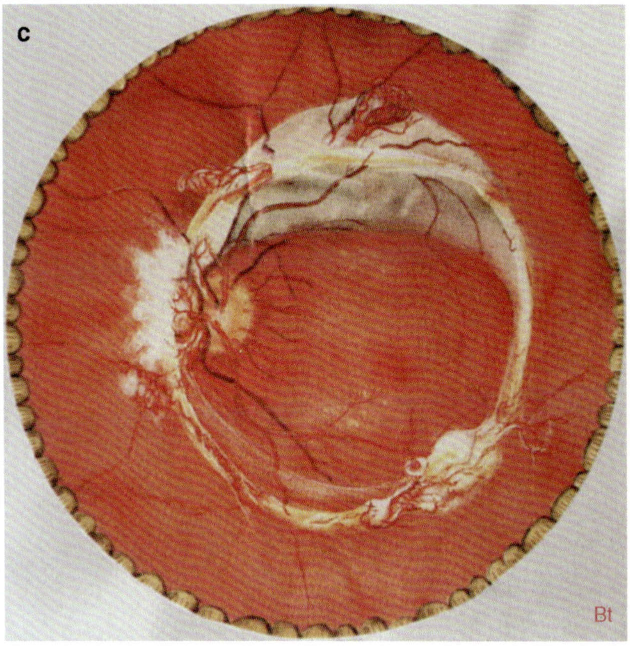


图 24.6(续)　(b)如果牵拉脱离是在视盘鼻侧,称为 Bn 期。(c)增生性的病变和牵拉脱离的范围在颞侧上下血管弓区域,随后往往会出现黄斑区的视网膜脱离,称为 Bt 期。

病性视网膜病变的治疗[6]。

## 4. 结论

NPDR 的发病机制可能由视网膜血管的管腔内外因素,各种生长因子的生物化学成分,特别是糖基化终末产物等多种因素造成,PDVR 似乎反映了不同的病因学。玻璃体视网膜界面,特别是玻璃体后皮质,在 PDVR 的发病机制中起了关键的作用。玻璃体视网膜界面增厚 10 倍,成为阻挡在视网膜和玻璃体之间的屏障,导致 Müller 细胞产生的 VEGF 聚集,导致了病理性新生血管从视网膜增生长入玻璃体后皮质。随着 PDVR 的进展,玻璃体后皮质与视网膜紧密粘连,收缩导致牵拉性视网膜脱离。2003 年确定的国际临床糖尿病性视网膜病变严重度分级证实了 1981 年 ETDRS 确定的 NPDR 分期[7],但这些分期并没有考虑到糖尿病性玻璃体病变(见第 5 章“糖尿病性玻璃体病变”)在糖尿病性视网膜病变增殖中的作用以及对玻璃体视网膜界面在疾病发展过程中的影响[16]。因此,我们将视网膜病变的严重程度与糖尿病性玻璃体病变的程度相结合,建立了糖尿病性视网膜病变的形态学分类。同时,我们建议使用更精确的术语 PDVR 来代替以往常用的术语 PDR。该分类系统适用于:

(1)记录 PDVR 眼底的形态学改变。

(2)PDVR 的严重度分级。

(3)便于眼科医生和患者之间的沟通。

(4)指导治疗:视网膜粘连时应用激光治疗;应用经睫状体平坦部玻璃体切割术去除玻璃体牵拉,玻璃体积血以及玻璃体视网膜粘连;在不久的将来可能可以应用药物进行玻璃体液化的治疗。

(5)预测治疗成功率。

(6)预测糖尿病眼底病变的进展。

(7)评估糖尿病性视网膜病变疗效的回顾性和前瞻性研究。

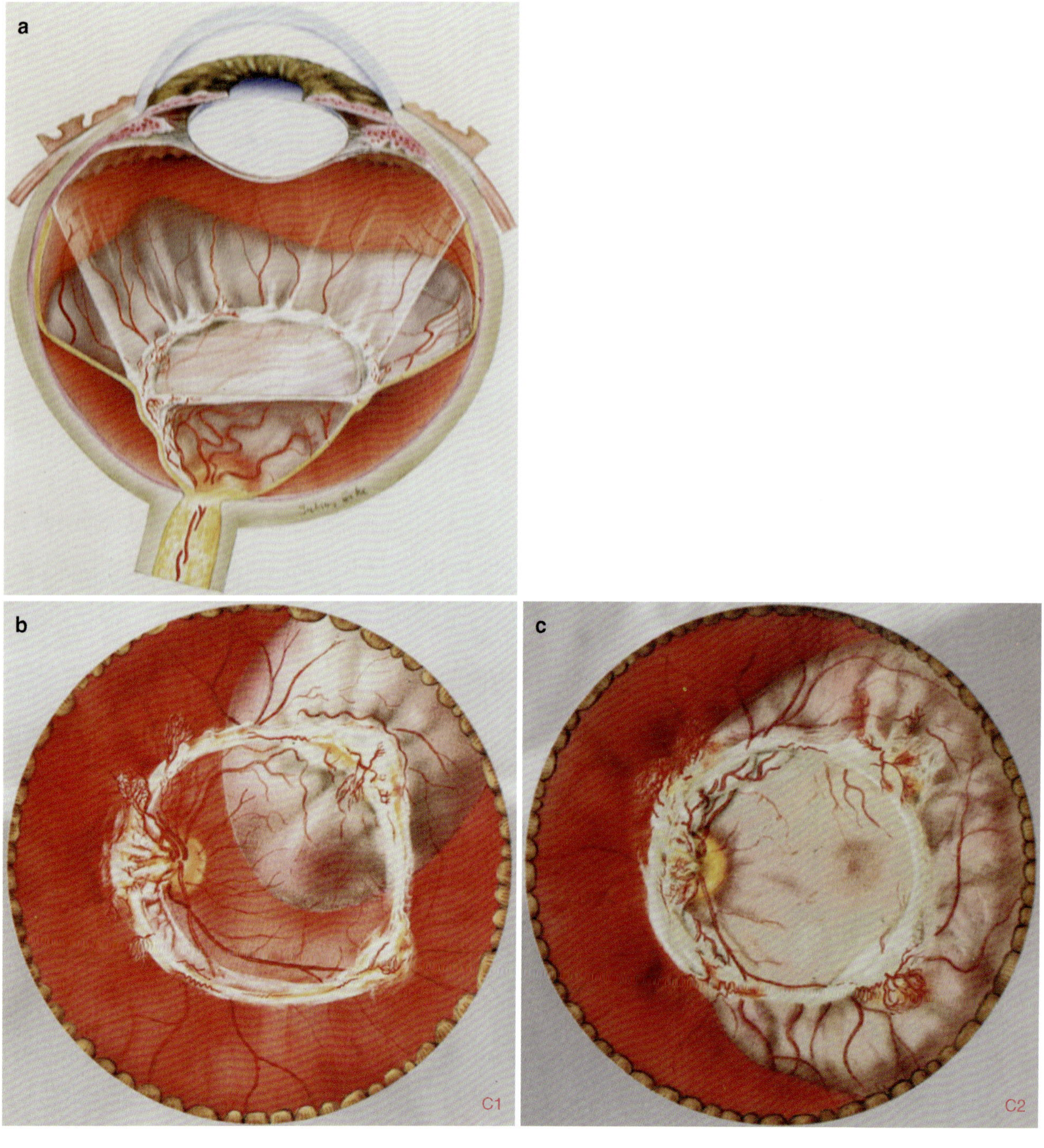


图 24.7 (a~e)C 期 PDVR。C 期的分类与 PVR 分类相似，特征是累及黄斑区的牵拉性视网膜脱离。根据病变累及的象限数，C 期 PDVR 可以细分为 $C_1$~$C_4$。(待续)

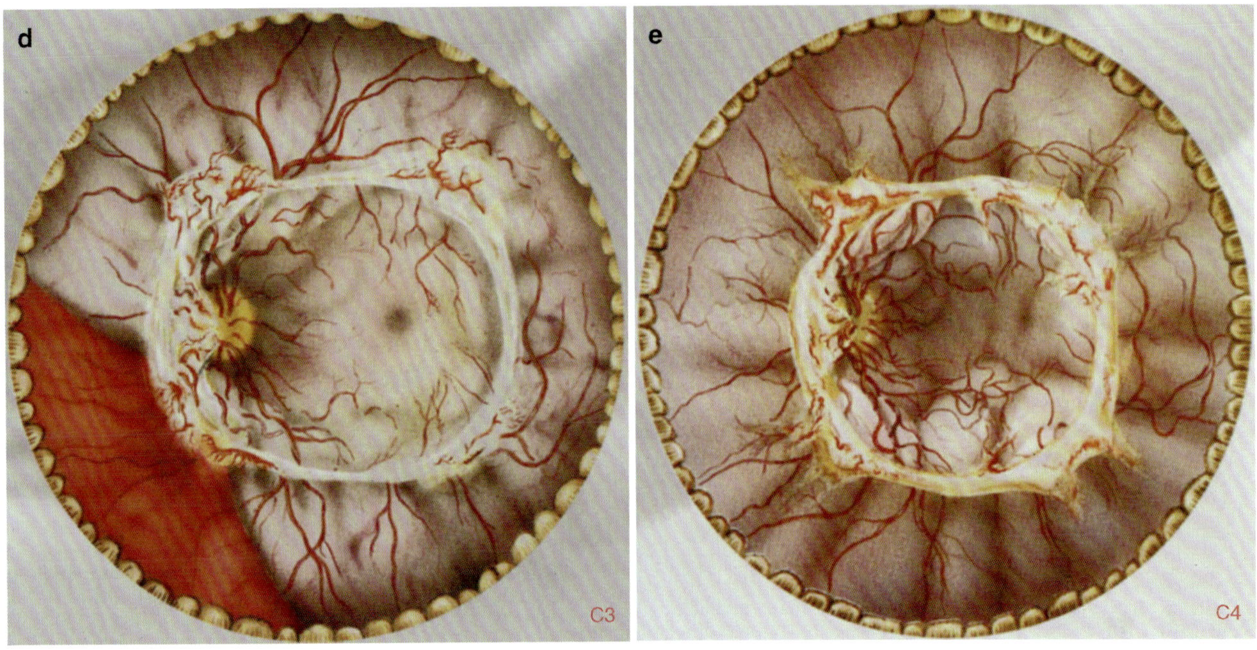


图 24.7(续)

**缩略语**

| | |
|---|---|
| AAO | 美国眼科学会 |
| DCCT | 糖尿病控制和并发症试验 |
| DM | 糖尿病 |
| DR | 糖尿病性视网膜病变 |
| DRVS | 糖尿病性视网膜病变玻璃体切割术研究 |
| EGF | 内皮生长因子 |
| ETDRS | 早期治疗糖尿病性视网膜病变研究 |
| ICDRS | 国际临床糖尿病性视网膜病变严重程度 |
| ILM | 内界膜 |
| IRMA | 视网膜内微血管异常 |
| NPDR | 非增生性糖尿病性视网膜病变 |
| PDGF | 血小板衍生生长因子 |
| PDR | 增生性糖尿病性视网膜病变 |
| PDVR | 增生性记录糖尿病玻璃体视网膜病变 |
| PRP | 全视网膜光凝 |
| PVD | 玻璃体后脱离 |
| PVR | 增生性玻璃体视网膜病变 |
| RD | 视网膜脱离 |
| TGF | 转化生长因子 |
| IL-1 | 白细胞介素-1 |
| UKPDS | 英国前瞻性糖尿病研究 |
| VEGF | 血管内皮生长因子 |
| WESDR | 威斯康星糖尿病性视网膜病变的流行病学研究 |

# 参考文献


1. Akiba J, Ueno N, Chakrabarti B. Molecular mechanisms of posterior vitreous detachment. Graefes Arch Clin Exp Ophthalmol. 1993;231:408–12.
2. Akiba J, Kakehashi A, Ueno N, Tano Y, Chakrabati B. Serum-induced collagen gel contraction. Graefes Arch Clin Exp Ophthalmol. 1995;233:430–4.
3. Blankenship GW, Machemer R. Long-term diabetic vitrectomy results. Report of 10 year follow-up. Ophthalmology. 1985;92:503–6.
4. Casaroli Marano RP, Vilaró S. The role of fibronectin, laminin, vitronectin and their receptors on cellular adhesion in proliferative vitreoretinopathy. Invest Ophthalmol Vis Sci. 1994;35:2791–803.
5. Chantelau E, Kohner EM, Seppel T, Schonau E, Althaus C. Elevation of serum IGF-1 precedes proliferative diabetic retinopathy in Mauriac's syndrome. Br J Ophthalmol. 1997;81:169–70.
6. Costa Ede P, Rodrigues EB, Farah ME, Sebag J, Meyer CH. Novel vitreous modulators for pharmacologic vitreolysis in the treatment of diabetic retinopathy. Curr Pharm Biotechnol. 2011;12:410–22.
7. Diabetic Retinopathy Study Research Group. Report 7: a modification of the Airlie-House-classification of diabetic retinopathy. Invest Ophthalmol Vis Sci. 1981;21:210–26.
8. Diabetic Retinopathy Vitrectomy Study Research Group. Early vitrectomy for severe vitreous hemorrhage in diabetic retinopathy: two-year results of a randomized trial. Diabetic Retinopathy Vitrectomy Study report 2. Arch Ophthalmol. 1985;103:1644–52.
9. Early Treatment Diabetic Retinopathy Study Research Group. Grading diabetic retinopathy from stereoscopic color fundus photographs-an extension of the modified Airlie-House-classification. ETDRS report No 10. Ophthalmology. 1991;98:786–806.
10. Faulborn J, Bowald S. Microproliferations in proliferative diabetic retinopathy and their relationship to vitreous: corresponding light and electron microscopic studies. Graefes Arch Clin Exp Ophthalmol. 1985;223:130–8.
11. Gentile RC, Milman T, Eliott D, Romero JM, McCormick SA. Taut internal limiting membrane causing diffuse diabetic macular edema after vitrectomy: clinicopathological correlation. Ophthalmologica. 2011;226:64–70.
12. Hammes HP, Alt A, Niwa T, Clausen JT, Bretzel RG, Brownlee M, Schleicher ED. Differential accumulation of advanced glycation end products in the course of diabetic retinopathy. Diabetologia. 1999;42:728–36.
13. Hammes HP, Kerner W, Hofer S, Kordonouri O, Raile K, Holl RW, DPV-Wiss Study Group. Diabetic retinopathy in type 1 diabetes-a contemporary analysis of 8,784 patients. Diabetologia. 2011;54:1977–84.
14. Harbour JW, Smiddy WE, Flynn Jr HW, Rubsamen PE. Vitrectomy for diabetic macular edema associated with a thickened and taut posterior hyaloid membrane. Am J Ophthalmol. 1996;121:405–13.
15. Hesse L, Heller G, Kraushaar N, Wesp A, Schroeder B, Kroll P. The predictive value of a classification for proliferative diabetic vitreoretinopathy. Klin Monatsbl Augenheilkd. 2002;219:46–9.
16. Hörle S, Kroll P. Evidence-based therapy of diabetic retinopathy. Ophthalmologica. 2007;221:132–41.
17. Hwang JC, Sharma AG, Eliott D. Fellow eye vitrectomy for proliferative diabetic retinopathy in an inner city population. Br J Ophthalmol. 2013;97:297–301.
18. Jain A, Saxena S, Khanna VK, Shukla RK, Meyer CH. Status of serum VEGF and ICAM-1 and its association with external limiting membrane and inner segment-outer segment junction disruption in type 2 diabetes mellitus. Mol Vis. 2013;19:1760–8.
19. Khono T, Sorgente N, Ishibashi T, Goodnight R, Ryan SJ. Immunofluorescent studies of fibrinogen and laminin in the human eye. Invest Ophthalmol Vis Sci. 1987;28:506–14.
20. Khono T, Sorgente N, Goodnight R, Ryan SJ. Alterations in the distribution of fibrinoctin and laminin in diabetic human eye. Invest Ophthalmol Vis Sci. 1987;28:515–21.
21. Klein R, Klein BEK, Moss SE, et al. The Wisconsin Epidemiological Study of Diabetic Retinopathy. IX. Four-year incidence and progression of diabetic retinopathy when age of diagnosis is less than 30 years. Arch Ophthalmol. 1989;107:237–43.
22. Klein R, Myers CE, Lee KE, Klein BE. 15-year cumulative incidence and associated risk factors for retinopathy in nondiabetic persons. Arch Ophthalmol. 2010;128:1568–75.
23. Klein R, Lee KE, Gangnon RE, Klein BE. The 25-year incidence of visual impairment in type 1 diabetes mellitus the wisconsin epidemiologic study of diabetic retinopathy. Ophthalmology. 2010;117:63–70.
24. Kroll P, Meyer-Rüsenberg HW, Busse H. Recommendation for staging of proliferative diabetic retinopathy. Fortschr Ophthalmol. 1987;84:360–3.
25. Kroll P, Wiegand W, Schmid J. Vitreopapilary traction in proliferative diabetic vitreoretinopathy. Br J Ophthalmol. 1999;83:261–4.
26. Kroll P, Rodrigues EB, Hörle S. Pathogenesis and classification of proliferative diabetic vitreoretinopathy. Ophthalmologica. 2007;221:78–94.
27. Lecaire TJ, Palta M, Klein R, Klein BE, Cruickshanks KJ. Assessing progress in retinopathy outcomes in type 1 diabetes: comparing findings from the Wisconsin Diabetes Registry Study and the Wisconsin Epidemiologic Study of Diabetic Retinopathy. Diabetes Care. 2013;36:631–7.
28. Leuenberger S, Faulborn J, Gülecek O. Histologische Untersuchungen über die Auswirkung der Lichtkoagulation der Netzhaut auf den Glaskörper. Klin Mbl Augenheilk. 1985;186:272–4.
29. Lewis H, Abrams GW, Blumenkranz MS, Campo RV. Vitrectomy for diabetic macular traction and edema associated with posterior hyaloidal traction. Ophthalmology. 1992;99:753–9.
30. Meyer CH, Zaki NV, Mennel S, Hörle S, Schmidt JC, Kroll P. Verlauf der diabetischen Retinopathie bei einem Zwillingspaar 5 Jahre nach Pankreas-Transplantation. Spektrum der Augenheilkunde. 2005;19:183–7.
31. Meyer CH, Kroll P, Hammes HP. Does insulin glargin (lantus) lead to a progression in diabetic retinopathy? Klin Monbl Augenheilkd. 2005;222:353–4.
32. Meyer CH. Current treatment approaches in diabetic macular edema. Ophthalmologica. 2007;221:118–31.
33. Meyer CH, Rodrigues EB, Maia M, Farah ME, Penha FM, Holz FG. Emerging pharmacotherapies for diabetic macular edema. Expert Opin Emerg Drugs. 2007;12:591–603.
34. Meyer CH, Schmidt JC, Mennel S, Kroll P. Functional and anatomical results of vitreopapillary traction after vitrectomy. Acta Ophthalmol Scand. 2007;85:221–2.
35. Norton EWD, Davis MD, Fine SL. The Airlie classification of diabetic retinopathy, in Goldberg MF, Fine SL (eds): Symposium on the Treatment of Diabetic Retinopathy, publication 1890. Federal Security Agency, Public Health Service, 1968, pp 7–22.
36. Olafsdottir E, Andersson DK, Dedorsson I, Stefánsson E. The prevalence of retinopathy in subjects with and without type 2 diabetes mellitus. Acta Ophthalmol. 2013 Mar;4.
37. Pendergast SD, Hassan TS, Williams GA, Cox MS, Margherio RR, Ferrone PJ, Garretson BR, Trese MT. Vitrectomy for diffuse diabetic macular edema associated with a taut premacular posterior hyaloid. Am J Ophthalmol. 2000;130:178–86.
38. Quellec G, Lamard M, Cazuguel G, Bekri L, Daccache W, Roux C, Cochener B. Automated assessment of diabetic retinopathy severity using content-based image retrieval in multimodal fundus photographs. Invest Ophthalmol Vis Sci. 2011;52:8342–8.
39. Sato Y, Lee Z. The subclassification and longterm prognosis of preproliferative diabetic retinopathy. Jpn J Ophthalmol. 2002;46:323–9.
40. Schlingemann RO, Van Noorden CJ, Diekman MJ, Tiller A, Meijers JC, Koolwijk P, Wiersinga WM. VEGF Levels in plasma in relation to platelet activation, glycemic control, and microvascular complications in type 1 diabetes mellitus. Diabetes Care. 2013;36:1629–34.
41. Sebag J, Buzney SM, Belyea DA, et al. Posterior vitreous detachment following panretinal laser photocoagulation. Graefes Arch Clin Exp Ophthalmol. 1990;228:5–8.
42. Sebag J. Age-related differences in the human vitreo-retinal inter-

face. Arch Ophthalmol. 1991;109:966–71.
43. Sebag J, Buckingham B, Charles MA, Reiser K. Biochemical abnormalities in vitreous of humans with proliferative diabetic retinopathy. Arch Ophthalmol. 1992;110:1472–6.
44. Sebag J. Abnormalities of human vitreous structure in diabetes. Graefes Arch Clin Exp Ophthalmol. 1993;231:257–60.
45. Sebag J, Nie S, Reiser KA, Charles MA, Yu NT. Raman spectroscopy of human vitreous in proliferative diabetic retinopathy. Invest Ophthalmol Vis Sci. 1994;35:2976–80.
46. Sebag J. Diabetic vitreopathy. Ophthalmology. 1996;103:205–6.
47. Sebag J, Hageman GS. Interfaces. Eur J Ophthalmol. 2000;10:1–3.
48. Sebag J. Is pharmacologic vitreolysis brewing? Retina. 2002;22:1–3.
49. Sebag J. Molecular biology of pharmacologic vitreolysis. Trans Am Ophthalmol Soc. 2005;103:473–94.
50. Sebag J. Vitreoschisis. Graefes Arch Clin Exp Ophthalmol. 2008;246:329–32.
51. Sebag J. Pharmacologic vitreolysis – premise and promise of the first decade. Retina. 2009;29:871–4.
52. Sebag J. Vitreoschisis in diabetic macular edema. Invest Ophthalmol Vis Sci. 2011;52:8455–6.
53. Sebag J, Green WR. Vitreous and the vitreo-retinal interface. In: Ryan SJ, editor. Retina. St. Louis: Mosby; 2012.
54. Sévin R, Cuendet JF. Diabetic retinopathy and capillary resistance. Comparative study of various treatments. Bibl Ophthalmol. 1968;76:139–45.
55. Shea M. Early vitrectomy in proliferative diabetic retinopathy. Arch Ophthalmol. 1983;101:1204–5.
56. Stalmans P, Benz MS, Gandorfer A, Kampik A, Girach A, Pakola S, Haller J. Enzymatic vitreolysis with ocriplasmin for vitreomacular traction and macular hole. N Engl J Med. 2012;367(7):606–15.
57. Stefansson E, Landers III MB, Wolbarsht ML. Increased retinal oxygen supply following Pan-retinal photocoagulation and vitrectomy and lensectomy. Trans Am Ophthalmol Soc. 1981;79:307–34.
58. Stefánsson E, Machemer R, de Juan Jr E, McCuen 2nd BW, Peterson J. Retinal oxygenation and laser treatment in patients with diabetic retinopathy. Am J Ophthalmol. 1992;113:36–8.
59. Stefánsson E. Microplasmin-induced posterior vitreous detachment affects vitreous oxygen levels. Retina. 2008;28:1175–6.
60. The Diabetes Control and Complications Trial Research Group. The effect of intensive treatment of diabetes on the development and progression of long-term complications in insulin-dependent diabetes mellitus. N Engl J Med. 1993;32:977–86.
61. Tozer K, Fink W, Sadun AA, Sebag J. Prospective three-dimensional analysis of structure and function in macular hole treated by pharmacologic vitreolysis. Retin Cases Brief Rep. 2013;7:57–61.
62. UK Prospective Diabetes Study (UKPDS) Group. Intensive blood-glucose control with sulphonylurease or insulin compared with conventional treatment and risk of complications in patients with type 2 diabetes (UKPDS 33). Lancet. 1998;352:837–53.
63. UK Prospective Diabetes Study Group. Tight blood pressure control and risk of macrovascular complications in type 2 diabetes: UKPDS 38. BMJ. 1998;317:703–13.
64. Verstraeten TC, Chapman C, Hartzer M, Winkler BS, Trese MT, Williams GA. Pharmacologic induction of posterior vitreous detachment in the rabbit. Arch Ophthalmol. 1993;111:849–54.
65. Vésteinsdóttir E, Björnsdóttir S, Hreidarsson AB, Stefánsson E. Risk of retinal neovascularization in the second eye in patients with proliferative diabetic retinopathy. Acta Ophthalmol. 2010;88:449–52.
66. Vlodavsky I, Bar-Shavit R, Ishai-Michaeli R, Bashkin P, Fuks Z. Extracellular sequestration and release of fibroblast growth factor: a regulatory mechanism. Trends Biochem Sci. 1991;16:268–71.
67. Wilkinson CP, Ferries 3rd FL, Klein RE, Lee PP, Agardh CD, Davis M, Dills D, Kampik A, Pararajasegaram R, Verdaguer JT, Global Diabetic Retinopathy Project Group. Proposed international clinical diabetic retinopathy and macular edema disease severity scales. Ophthalmology. 2003;110:1677–81.
68. Yang XM, Yafai Y, Wiedemann P, Kuhrt H, Wang YS, Reichenbach A, Eichler W. Hypoxia-induced upregulation of pigment epithelium-derived factor by retinal glial (Müller) cells. J Neurosci Res. 2012;90:257–66.
69. Yoshida S, Nakama T, Ishikawa K, Arima M, Tachibana T, Nakao S, Sassa Y, Yasuda M, Enaida H, Oshima Y, Kono T, Ishibashi T. Antiangiogenic shift in vitreous after vitrectomy in patients with proliferative diabetic retinopathy. Invest Ophthalmol Vis Sci. 2012;53:6997–7003.
70. Zhang ZY, Zhang XR. Effect of axial length on diabetic retinopathy. Ophthalmology. 2013;120:876–7.
71. Zehetner C, Kirchmair R, Kralinger M, Kieselbach G. Correlation of vascular endothelial growth factor plasma levels and glycemic control in patients with diabetic retinopathy. Acta Ophthalmol. 2013;91:e470–3.

# 第 4 部分

# 玻璃体生理与药物治疗

Einar Stefánsson

# 第 25 章

# 玻璃体生理学

Einar Stefánsson

## 本章要点




**关键词**

玻璃体;生理学;对流电流;黏滞性;弥散;转运;氧;玻璃体后脱离;玻璃体切割术;白内障;新生血管;药物性玻璃体溶解术


**核心概念**

1. 玻璃体凝胶调节分子在玻璃体腔中的运输。玻璃体的高黏度降低了对流和扩散造成的分子运输。随着年龄、手术或药物性玻璃体溶解,玻璃体黏度降低,各种分子的运输速度增加。这种生理变化带来各种临床后果，利弊兼而有之。
2. 氧气是研究玻璃体生理学和治疗效果的主要分子。氧代谢的变化解释了许多临床问题,并且与缺血性视网膜病变中的激光和其他治疗方式的效果良好相关。
3. 玻璃体切割术和药物性玻璃体溶解术刺激核性白内障形成。玻璃体后脱离和玻璃体切割术可以防止糖尿病和其他缺血性视网膜病变，以及年龄相关性黄斑变性造成的黄斑水肿和新生血管的形成。


E. Stefánsson, MD, PhD
Department of Ophthalmology,
National University Hospital, University of Iceland,
Eiriksgata 37, 3.h., Reykjavik 101, Iceland
e-mail: einarste@landspitali.is

# 1. 引言

进入 20 世纪,大多数眼科医生认为玻璃体是神圣不能触及的，任何对玻璃体的干扰都会对眼造成严重后果。然而,一些具有开拓精神的研究人员[1-7]改变了这个认识:到 20 世纪末,玻璃体视网膜外科医生几乎将玻璃体看作一种无作用的物质，他们认为由于除了光学和结构作用外，玻璃体几乎无其他任何作用，因此是可以进行任意操作、去除和替换的。同时,玻璃体几乎是看不见的,裂隙灯生物显微镜检查玻璃体脱离是不可靠的，但超声和光学相干断层扫描(OCT)显著提高了玻璃体疾病的诊断水平(见第 12 章“玻璃体影像学检查”)。

玻璃体手术,包括玻璃体切割和置换(玻璃体腔填充物)对眼有生理和临床上的影响,这些影响有利有弊。几十年来，学者们逐渐认识到术后的临床影响，尽管 20 世纪 80 年代早期就已经出现了一些关于其生理机制的报道,然而直到最近,玻璃体视网膜外科医生才开始关注玻璃体视网膜手术对于眼部的生理影响。

本章介绍玻璃体手术的生理影响，其中有些可以通过经典的物理学和生理学定律来预测。理解这些生理机制可以更有效地处理玻璃体手术，并能将玻璃体手术与激光治疗、药物注射结合起来。对于玻璃体生理学的研究和认识逐渐将玻璃体的重要性提高到了一个眼科比较核心的地位，而不仅仅是眼内一个可有可无的结构。

# 2. 生理学

## 2.1 玻璃体的分子运输

通过物理学的经典理论，人们可以预测玻璃体去除、液化或被替代后的生理影响,并且预测玻璃体切割术对玻璃体腔内和眼内分子运输的影响。玻璃体内的分子运输主要通过弥散和对流两种形式来实现。弥散可以用 Fick 和 Stokes-Einstein 定律来描述,而对流用 Hagen-Poiseuille[8]的定律描述。Fick 定律描述了根据扩散系数 D、分子浓度梯度 dC/dx 得出扩散通量 J:

$$J= D\ dC/dx$$

Stokes-Einstein 定律根据摩尔气体常数 R、温度以开尔文度为单位 T、介质黏滞度 η、弥散分子半径 r 和 Avogadro 数 N 得出弥散系数 D:

$$D=RT/6\pi\eta rN$$

弥散系数 D 与介质黏滞度 η 成反比,因此弥散率也与介质的黏滞度成反比。

Hagen-Poiseuille 定律根据压力差 ΔP、通道的长度 L、直径 d、介质的黏滞度 η,得出液体流 J。

$$J =\pi d^4\Delta P/8L\eta$$

注意,液体流 J 与介质黏滞度 η 呈负相关。

注意到弥散和对流都与介质的黏滞度成反比这一点非常重要。很显然，扩散和流体流动在高黏度介质中比在黏滞度较低的介质中要慢。由于玻璃体切割术涉及术后会有不同黏度的物质替代玻璃体，这将影响术后玻璃体腔内分子的转运。我们需要记住,这一原则适用于所有有益和有害可弥散性分子,包括氧和其他营养物质、药物、生长因子和其他细胞因子。

### 2.1.1 玻璃体的黏性

有经验的眼科医生都知道，玻璃体比术中替代它的平衡盐溶液以及最终填充眼的房水更为黏稠，而填充玻璃体腔的硅油比玻璃体和水都具有更高的黏度。事实上，外科医生的这些临床经验已经被科学证实[9-11]。尽管由于不同的物种和测量技术,玻璃体的黏度并不是一成不变的,但它的黏度仍是水、平衡盐溶液或房水的多倍。Lee 等[12]发现,人玻璃体凝胶的黏度为 300~2000 cP,而水的黏度为 1 cP。Gisladottir 等[13]使用动力黏度计测量发现猪的玻璃体的黏度呈双峰:较薄相约为 5 cP 的黏度而厚相约为 180 cP(图 25.1)。而且,地塞米松在盐水中的扩散大约是在玻璃体中的 5 倍(图 25.1)。Sebag 等[14]也有类似的发现,在体外研究中,应用奥克纤溶酶溶解玻璃体后增加了玻璃体的弥散系数。这可能是由于玻璃体溶解分解了玻璃体中大分子并降低了玻璃体的黏度，导致弥散系数增加。玻璃体视网膜手术中使用的硅油有几种不同的黏度，但所有硅油的黏度都比玻璃体黏度大得多[15]。

玻璃体相对的高黏度通过调节玻璃体内分子的运输并将转运速率保持在相对较低的水平，这对玻

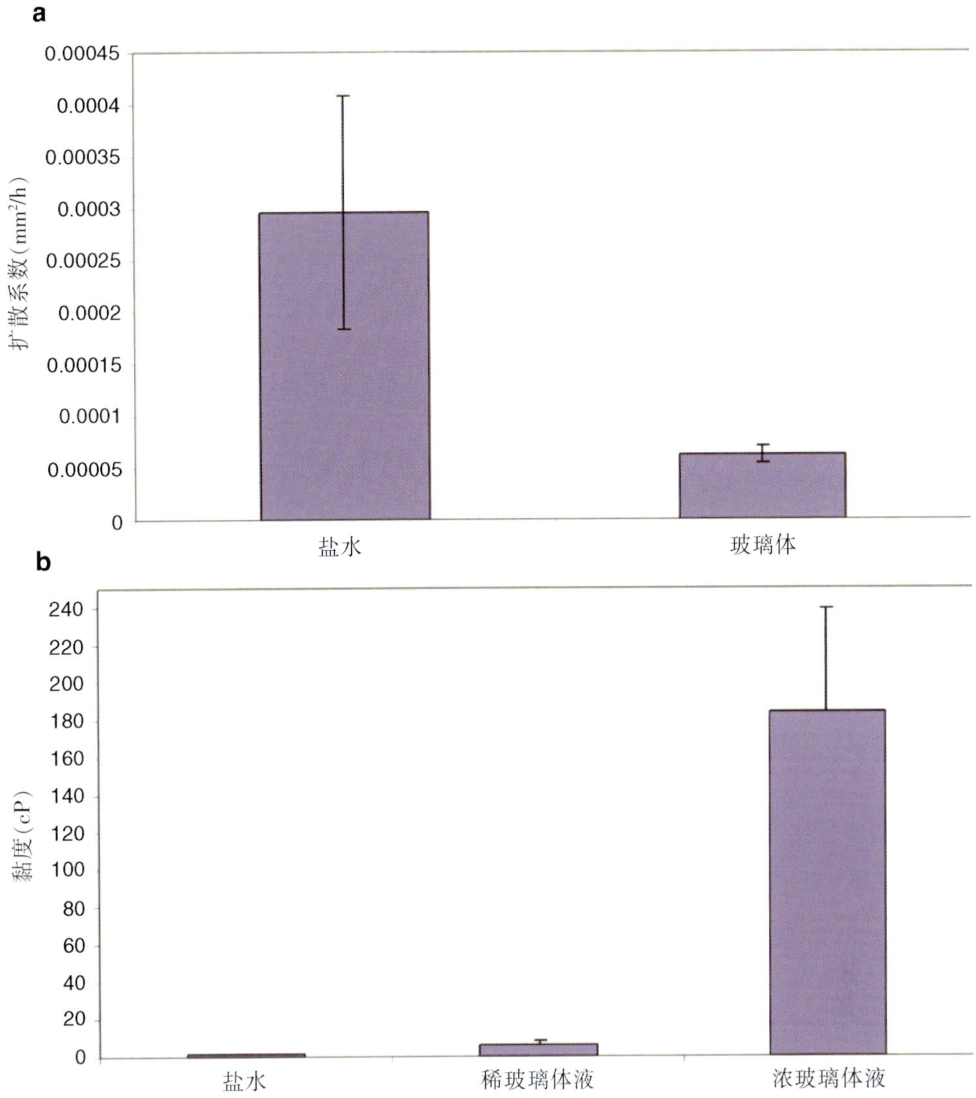


图 25.1　(a)地塞米松在玻璃体凝胶中的扩散。(b)比较盐水与猪的玻璃体液（稀）以及玻璃体凝胶（浓）的黏度。(From Gisladottir et al.[13])

璃体周围的组织很重要。随着年龄的增长，黏度变化伴随着转运特性的改变，这在晶状体和视网膜衰老性疾病的发生发展过程中起到了重要作用。

## 2.2 氧的生理学

关于早期的玻璃体生理学研究是在研究视网膜中氧的生理特性时意外发现的。1972 年，Alm 和 Bill[16] 发现，猫玻璃体中的氧分压从视网膜表面向前逐渐降低，直到晶状体后方时最小。首次关于玻璃体手术的生理学研究发表于 20 世纪 80 年代初。Stefansson 等[17,18]通过手术去除了猫的玻璃体和晶状体，结果发现，与未手术眼相比，玻璃体切割–晶状体摘除后，氧在眼前节和眼后节之间的转运增加(图 25.2)。氧气以更快的速度从眼前节转运，导致房水中 $PO_2$ 显著降低。如果由于血管闭塞造成视网膜缺血缺氧，眼前节的氧分压会下降得更严重(图 25.2)。

De Juan 等[19]发现硅油是个例外：如果使用比玻璃体更黏稠的硅油来代替玻璃体凝胶，术后玻璃体腔充满硅油，可以防止玻璃体切割 – 晶状体摘除眼中的前房缺氧（图 25.3）。硅油是高度黏稠的，与玻璃体切割术后玻璃体腔内房水填充的情况相比，注入硅油减缓氧的转运，并重新建立扩散屏障。

到了 20 世纪 80 年代后期，Stefansson 等[20]建立了猫双侧视网膜静脉阻塞（BRVO）的模型，其中一只眼接受玻璃体切割术，另一只眼睛未接受玻璃体

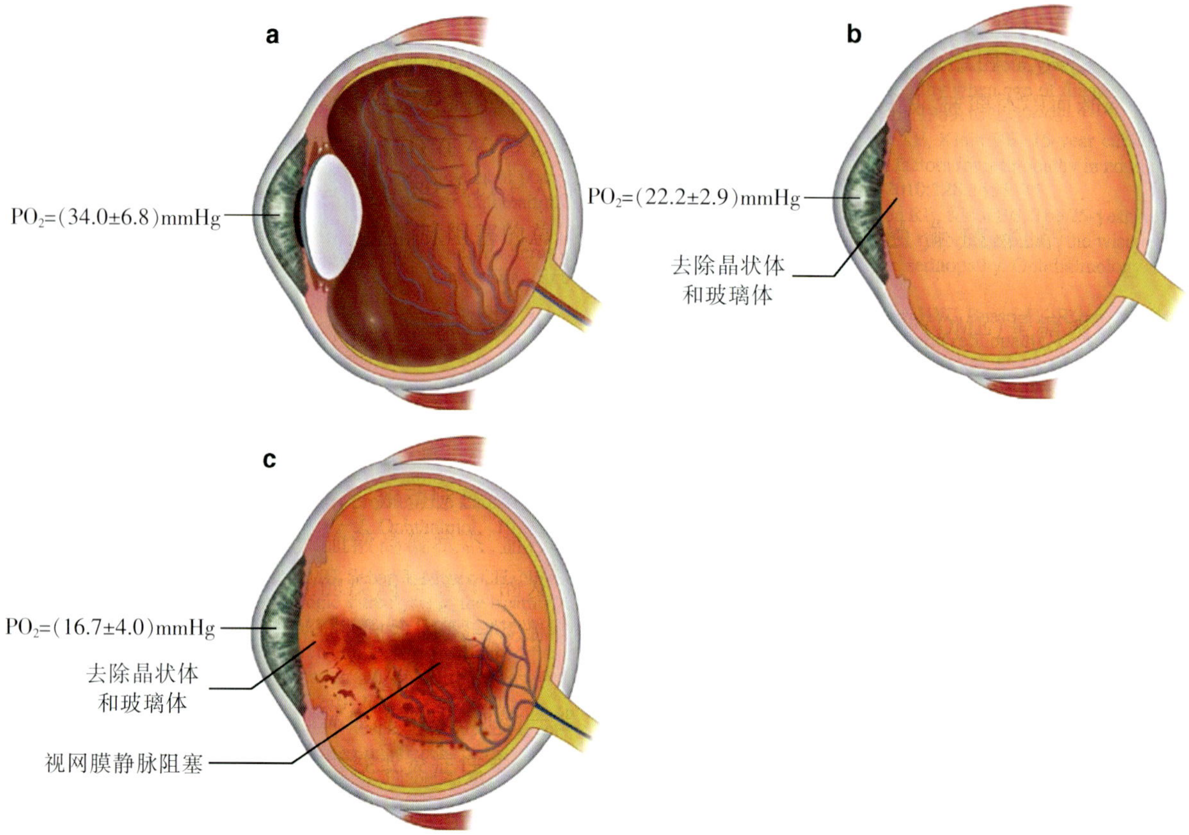


图 25.2 Stefánsson 等(1981)报道了猫眼前房中的氧分压。(a)完整眼中平均前房氧分压为 34 mmHg,玻璃体切割术和晶状体摘除术后为 22 mmHg(b),与猫正常视网膜氧气张力相似。(c)而视网膜静脉阻塞后玻璃体切割联合晶状体摘除术后眼中前房氧气张力降至 17mmHg。(Published with permission from the American Ophthalmological Society)

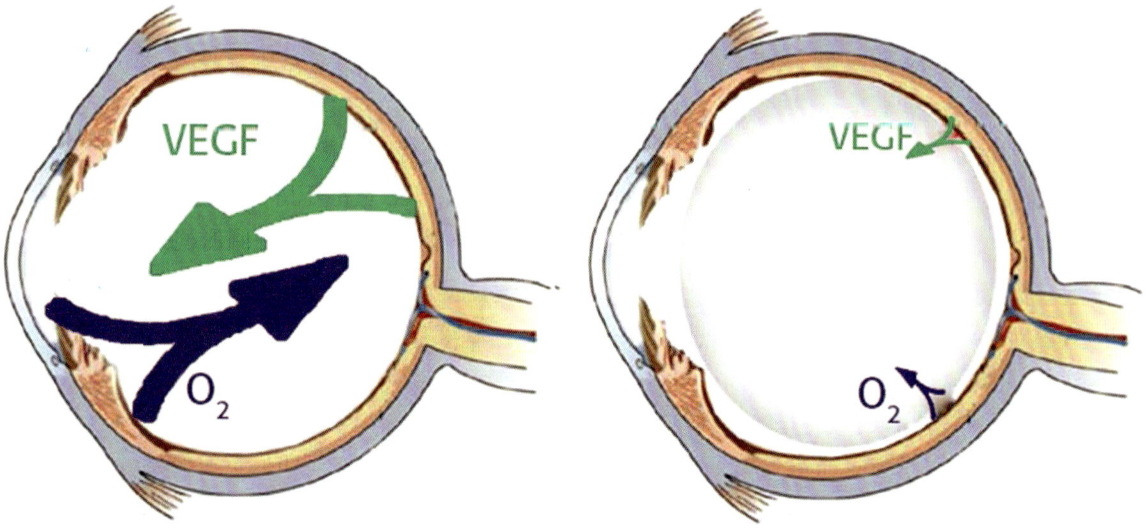


图 25.3 左图显示氧和血管内皮生长因子(VEGF)在玻璃体切割联合晶状体摘除术后理论上的对流情况。右图显示氧和血管内皮生长因子(VEGF)在玻璃体切割联合晶状体摘除联合硅油填充眼的玻璃体腔中的对流情况。与未行手术眼相比,玻璃体切割术眼中液体的低黏度增加了扩散和对流,氧可以从眼前节和灌注良好的视网膜区域运输到缺血的视网膜区域,VEGF 则通过扩散和对流更快地从缺血的视网膜区域清除。视网膜恢复氧供、VEGF 清除后,视网膜新生血管形成的风险降低。同时,虹膜的氧供会减少并接受从视网膜中转运过来的 VEGF,由此造成虹膜新生血管形成的风险增加。硅油比玻璃体黏稠,所有分子的运输也相应减慢。它重新建立前节和后节之间的扩散屏障,并降低虹膜新生血管形成的风险。

切除术。BRVO 未行玻璃体切割术眼中发生非常严重的局部视网膜缺氧，而玻璃体切割术可以减少或预防缺血性视网膜中的缺氧(图 25.4)。这些研究非常清楚地明确了玻璃体手术在增加氧转运中的生理作用(图 25.5)。

Blair 等[21,22]通过动物实验在猫的视网膜中证实，视网膜可能通过“玻璃体腔灌注”从玻璃体中获得氧。Maeda 和 Tano[23]通过检测玻璃体切割术前后人玻璃体腔内的氧分压变化,认为“对糖尿病患者进行成功的玻璃体切割术可以降低新生血管组织的活性,并使玻璃体中氧合水平保持平衡”。Holekamp 和 Bebeeet 等[24]在人眼中证实玻璃体切割有利于氧的扩散。在玻璃体切割后的眼中，氧张力梯度比正常眼更平坦，并且从视网膜到晶状体的氧流动增加。

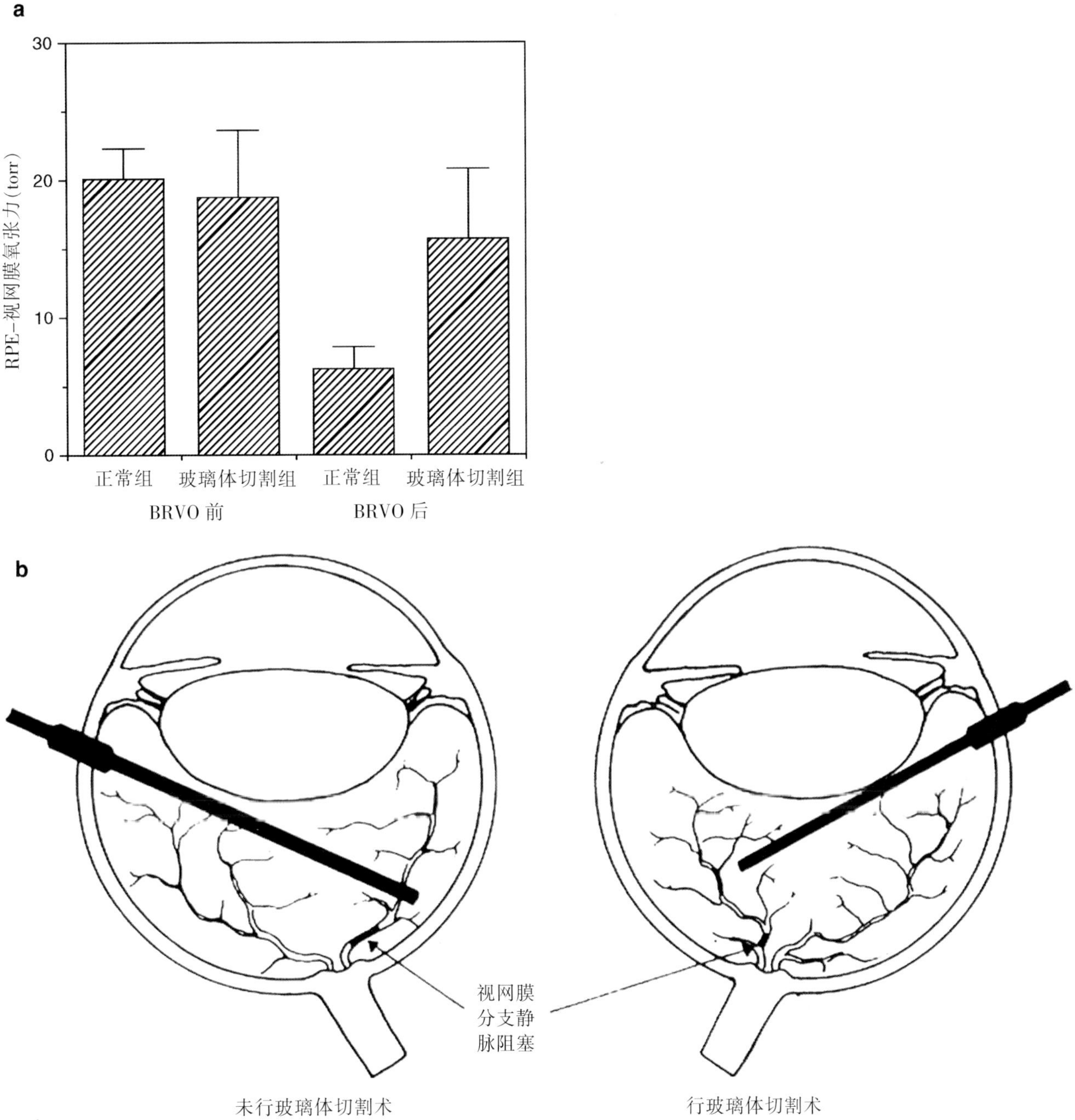


图 25.4 Stefánsson 等[20]报道视网膜前氧分压在发生视网膜分支静脉阻塞(BRVO)的未手术眼睛中降低,玻璃体切割术可以预防视网膜的缺氧。(a)显示氧气张力测量值。(b)玻璃体切割术后。(Reprinted with permission from IOVS)

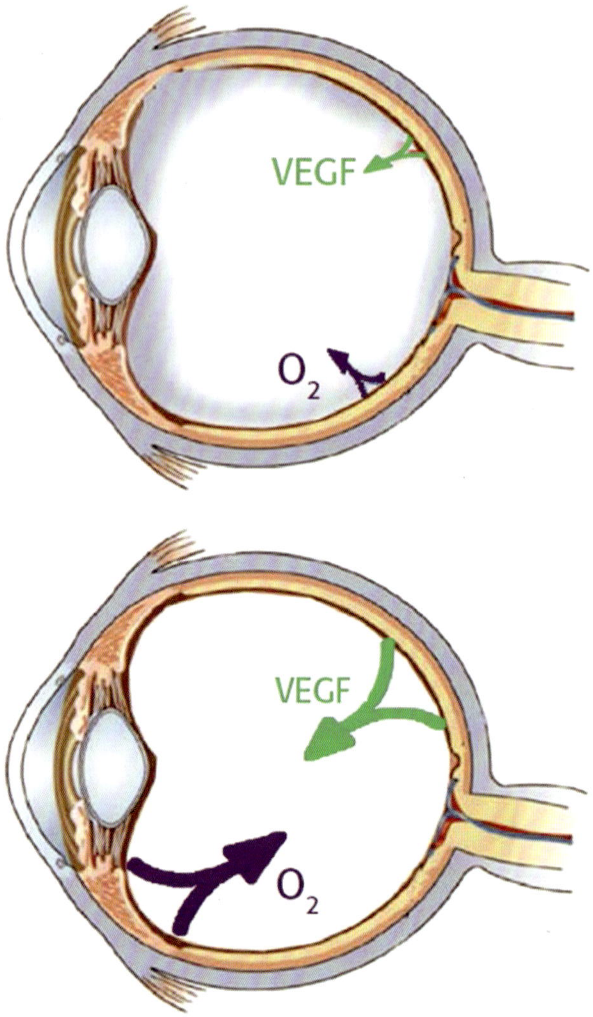


图 25.5 示意图显示未手术眼(上图)和玻璃体切割眼(下图)中氧和 VEGF(以及其他分子)的扩散和对流情况。未手术眼中,所有分子通过黏性玻璃体中的运输相对较慢,当用低黏度盐水或水溶液代替时,分子在黏度较低眼中运输得更快。在玻璃体切割眼中,氧可以从良好灌注区域弥散到缺血的视网膜区域,从而减轻缺氧并减少 VEGF 的产生。同时,VEGF 以更快的速度从视网膜清除。两种机制结合起来降低视网膜中的 VEGF 水平,并抑制新血管形成和水肿。

他们还提出,玻璃体凝胶中抗坏血酸造成的氧耗可能增加玻璃体切割术后氧的供应[25](见第 26 章"氧与玻璃体视网膜生理和病理")。研究人员[26-30]同样观察到通过玻璃体向视网膜转运氧的过程。

药物性玻璃体溶解[31,32]同样改善了玻璃体内分子转运的生理状态。Sebag 等[14,31]发现,奥克纤溶酶可能通过分解玻璃体内的大分子物质,剂量依赖性的增加玻璃体的弥散系数。Quiram 等[33]也发现,药物性的玻璃体溶解加速了玻璃体内的氧弥散(图 25.6)。

最近,Petropoulos 等[34]发现在玻璃体切割术前后,猪眼中的氧分压梯度相似,因此认为玻璃体切割术不会改变氧的弥散。他们提出,玻璃体切割术后氧的转运变化主要是由于对流在低黏度液体中更大,因此对流可能比扩散更有效。在实验中,由于眼是设定好完全静止的,可以防止对流。而在活体眼中,对流很大,并受到黏滞度的影响,从而影响玻璃体内分子的转运。

Simpson 等[35]使用磁共振成像(MRI)来检测经平坦部玻璃体切割术前后玻璃体腔内的氧分压(图 25.7)。他们证实,玻璃体切割术后眼玻璃体中央部的氧分压明显高于正常眼。该研究证实了以往在动物和人体内进行的侵入性研究所得到的结果。

Sín 等[36]使用非侵入性视网膜血氧饱和度测定法(图 25.8)检测玻璃体切割术前后视网膜血管中的氧饱和度,发现玻璃体切割术后视网膜小静脉的氧饱和度比术前高(图 25.9)。这表明玻璃体切割术影响了视网膜的氧合作用。

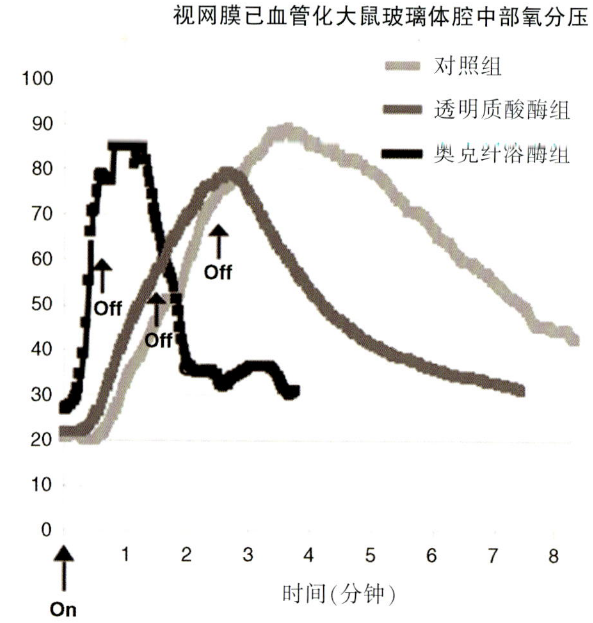


图 25.6 暴露于 100% 氧气后,随着时间的推移,对照组、奥克纤溶酶和透明质酸酶处理的大鼠眼玻璃体中的氧含量。箭头显示 100% 氧气呼吸的开始和结束时间。(Reprinted with permission Quiram et al.[33])

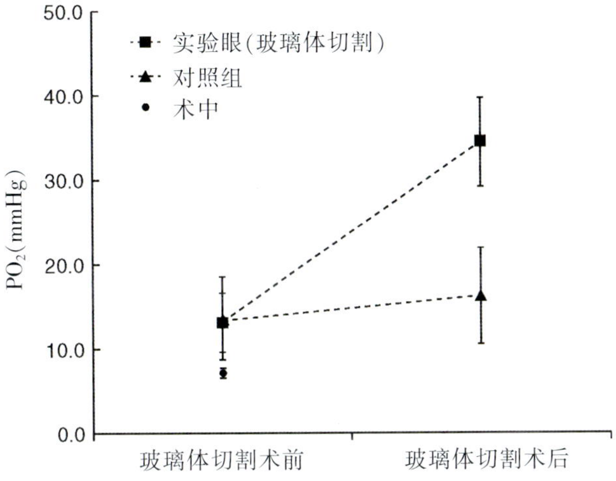


图 25.7 通过磁共振成像测量经睫状体平坦部玻璃体切割术(PPV)对玻璃体氧合的影响。数值以平均值标示,SD 为标准差。(Reprinted with permission Simpson et al.[35])

# 3. 病理学

刚开始应用玻璃体切割术，主要是基于解剖结构方面的考虑：切除积血的和混浊的玻璃体仅仅是为了恢复屈光介质的透明以改善患者的视力，比如玻璃体积血的增生性糖尿病性视网膜病变患眼。长期的代谢异常造成了一系列有利或不利的结果,随后,人们逐渐认识到衰老和其他一系列疾病,包括代谢性疾病所造成的代谢的改变需要多种不同类型的治疗干预。

## 3.1 玻璃体老化

玻璃体黏度的变化往往是由自然退变引起的

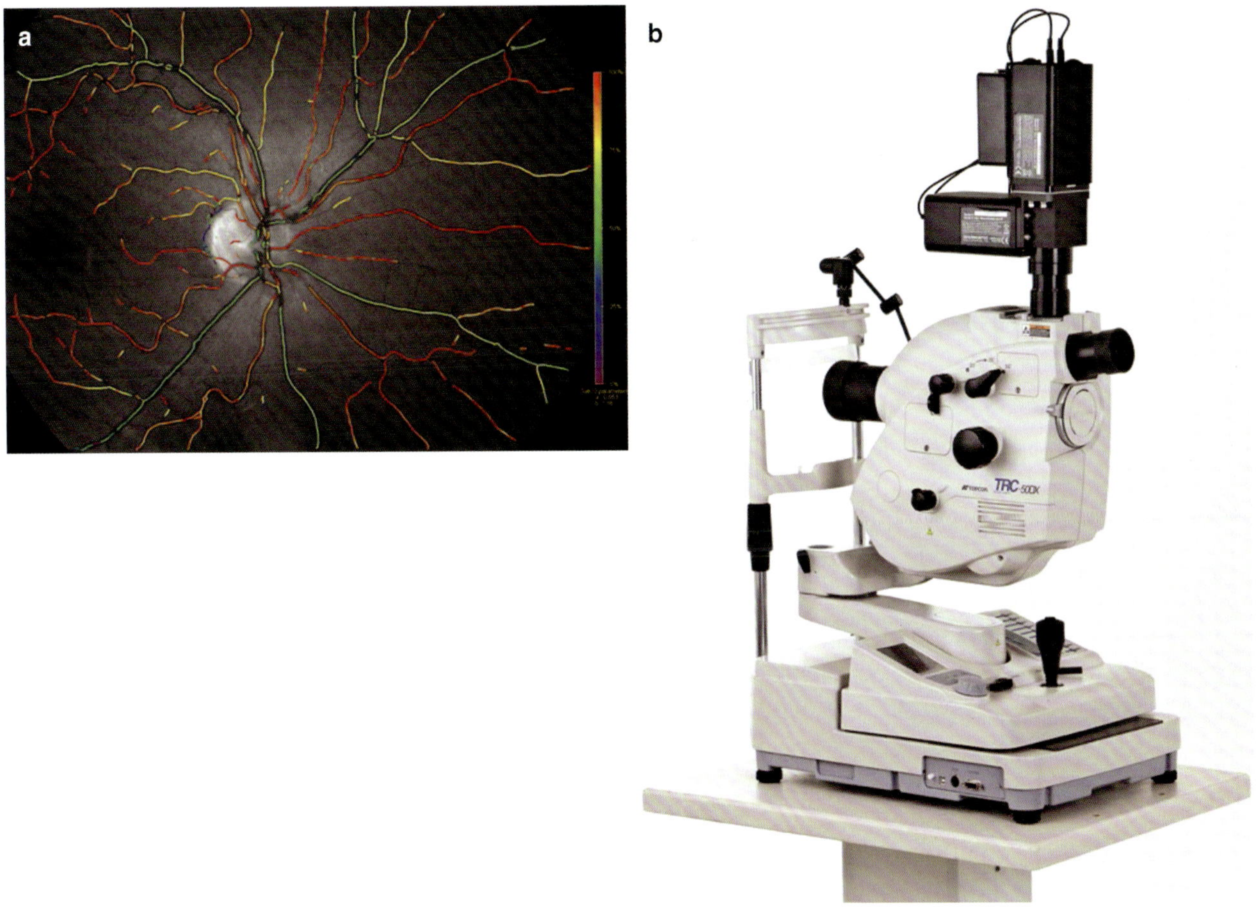


图 25.8 伪彩视网膜血氧饱和度(a)和分光光度视网膜血氧计(b)。血氧饱和度图显示视网膜血管中的氧饱和度。伪色标度表示氧饱和度:红色为 100%饱和度,紫色为 0%。

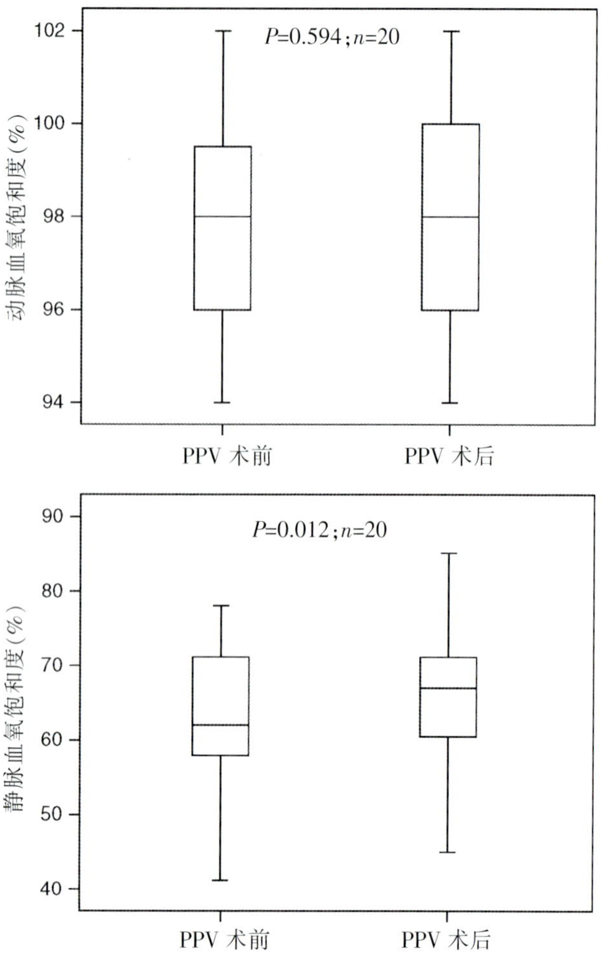


图 25.9 箱式图显示通过自动视网膜血氧定量法测量经睫状体平坦部玻璃体切割术(PPV)前和 PPV 术后 45 天的平均动脉和静脉饱和度。箱式图显示四分位数之间的距离,中间标记为一条直线,须状线显示最大值和最小值。统计学分析采用配对 t 检验。(Reprinted with permission Sin et al.[26])

(见第 9 章“玻璃体老化与玻璃体后脱离”)。Sebag 等[37]描述了一系列随着玻璃体液化和玻璃体后脱离发展的不同程度[37]而形成的不同条件的玻璃体:从年轻健康眼中完全没有后脱离的均匀一致的玻璃体,到部分玻璃体切割术后的患眼玻璃体,再到药物性玻璃体液化后的玻璃体,最后是完全的玻璃体切割术后的玻璃体[38]。在年龄相关的玻璃体液化和玻璃体后脱离眼中可以看到玻璃体切割术的临床效果。中年时期玻璃体后脱离的发生确实可以降低老年人发生衰老相关的视网膜疾病的风险,包括渗出性年龄相关性黄斑变性和糖尿病性视网膜病变,但同时也增加了其他风险,如周边视网膜撕裂孔的形成、核性白内障。我们将对这些改变从生理学角度进行考虑。

### 3.1.1 玻璃体分子的清除

介质黏度的降低加快了物质转运这一原理适用于所有分子。其同样适用于玻璃体切割术后由平衡盐溶液替代的玻璃体、药物性玻璃体溶解后的液化玻璃体、玻璃体凝胶的生理性退变后和后脱离后的玻璃体。这意味着玻璃体切割术、玻璃体溶解术或玻璃体后脱离后,玻璃体腔内往返于视网膜的所有分子转运均增加(图 25.3 和图 25.5)。像血管内皮生长因子(VEGF)这样的在视网膜中产生的分子,可以在玻璃体切割术或玻璃体后脱离之后以更快的速率被清除到玻璃体腔的液体中,这将能够降低视网膜中的 VEGF 浓度(图 25.5),从而可能改善某些疾病的预后。显然,VEGF 和其他细胞因子的清除有助于预防像糖尿病性视网膜病变和视网膜静脉阻塞这样的缺血性视网膜病变中的黄斑水肿的发生和视网膜新生血管的形成。我们将在以后讨论这一现象在年龄相关性黄斑变性和糖尿病性黄斑水肿患眼中的作用。在多种眼病中,我们需要进一步研究以探讨玻璃体切割术、玻璃体溶解术或玻璃体后脱离后,清除从视网膜溢出进入玻璃体腔的分子的积极作用或消极作用。

玻璃体腔中 VEGF 的清除可能与玻璃体中存在 VEGF 抗体有相似的作用。在视网膜中产生的 VEGF 从视网膜扩散到玻璃体中,如果 VEGF 通过扩散、对流、与抗体结合或通过其他机制不断地被清除,则视网膜中 VEGF 的清除将增加,造成视网膜中(或视网膜下)的 VEGF 浓度降低。

## 3.2 虹膜新生血管

玻璃体切割术发明后不久,外科医生注意到糖尿病性视网膜病变患眼行玻璃体切割术后虹膜新生血管形成的风险增加,特别是联合晶状体摘除的患眼[39,40]。根据之前描述的玻璃体生理学,这一点很容易理解(见第 27 章“玻璃体与虹膜新生血管”)。玻璃体切割后的患眼中,特别是在玻璃体切割-晶状体摘除后的患眼中,氧气和各种生长因子[24]/细胞因子都在玻璃体腔内更快地转运(图 25.2 和图 25.3)。

氧通过扩散和对流从前房（前房中的氧分压通常高于视网膜）很快转运到后节，导致眼前节和虹膜的缺氧（图 25.2 和图 25.3）。同时，诸如血管内皮生长因子（VEGF）等生长因子更快地从视网膜转运到虹膜。来自视网膜的前节缺氧和额外来自视网膜的 VEGF 将刺激虹膜新生血管的形成。在动物实验中，我们也可以通过玻璃体切割术和晶状体摘除术或者制造引起视网膜缺血的视网膜脱离，在健康的猫眼中诱导虹膜新生血管的形成（图 25.10）[41]。

玻璃体手术时行视网膜激光治疗有助于减少虹膜新生血管形成，这是因为光凝可以改善视网膜缺氧[42,17,43-51]，并减少 VEGF 的产生，降低了眼前后节之间的氧和 VEGF 浓度梯度，从而减少了两者在眼内的转运。Wakabayashi 等[52]发现糖尿病患者行玻璃体切割术后新生血管性青光眼的发生与玻璃体中 VEGF 水平之间存在显著的相关性。对于玻璃体切割术后的玻璃体积血也是如此。

高黏滞度的硅油降低氧气和生长因子在眼前后节之间的转运，降低了玻璃体切割术后眼虹膜新生血管形成的风险（图 25.3）。1986 年，de Juan 等[19]认为玻璃体腔内硅油的填充重建了眼前后段之间的扩散屏障，从而减少了氧和 VEGF 在眼前后节之间的交换。同时，硅油填充还降低了玻璃体切割术后虹膜新生血管形成的风险。

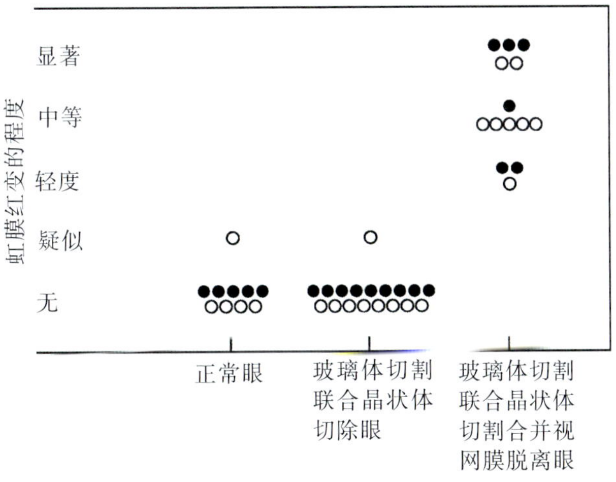


图 25.10 玻璃体切割术、晶状体摘除后制造视网膜脱离在猫眼中产生虹膜新生血管。空心圆圈显示实验开始 6~12 个月后在裂隙灯下进行的临床诊断。实心圆圈显示实验开始 6~12 个月后通过光学显微镜对手术眼进行的组织学诊断。不管是在临床还是组织学评估中，都出现了任意范围“无疑—有疑义—轻度—中度—显著”的虹膜红变。Reprinted with permission Stefánsson et al.[41]

## 3.3 视网膜新生血管

Machemer 和 Blankenship[53]观察到，进行玻璃体切割术后的糖尿病性视网膜病变患眼并没有出现视网膜新生血管的复发，这同样可以应用上述玻璃体生理来解释。玻璃体切割后的眼中，氧可以更快地从灌注良好的区域转运到缺血区[20,24]，从而减轻局部缺氧，减少 VEGF 产生（图 25.5）。另外，VEGF 和其他细胞因子能够以比之前更快的速度从缺血的视网膜中清除。因此，玻璃体腔内的 VEGF 水平由于生成的减少和清除的增加而显著降低（图 25.5）。视网膜激光光凝有助于进一步减轻残存区域视网膜细胞的缺氧情况，从而减少 VEGF 的产生[17,23,42-51]。视网膜生理学为激光和玻璃体切割术联合治疗提供了合理的理论基础，因为它们对缺血视网膜的治疗具有协同和相似的作用（图 25.11）。血管内皮生长因子（VEGF）是刺激视网膜新生血管形成的重要（但不是唯一的）因素。VEGF 的产生主要由氧分压控制，因此，视网膜激光光凝、玻璃体切割术、玻璃体溶解术、有氧呼吸均可以减少 VEGF 的产生。在玻璃体切割眼或玻璃体后脱离眼中，VEGF 可以从视网膜被清除到低黏度的玻璃体腔内介质中，而 VEGF 抗体同样也能从玻璃体液中去除 VEGF（图 25.11）。最近，Li 等应用大鼠动物实验研究验证了这一结果[54]，他们发现玻璃体溶解增加了玻璃体中的氧浓度，降低了 HIF-1α 和 VEGF 的表达，从而减轻糖尿病性视网膜病变的进展。同样的，Lange 等[55]发现在增生性视网膜病变的患眼中存在玻璃体的缺氧，并且在缺氧的玻璃体中，包括 VEGF 在内的很多细胞因子表达水平很高。

## 3.4 黄斑水肿

水肿是由于液体的异常积聚所引起的软组织肿胀。按照来源的不同，水肿可分为细胞毒性因素或血管因素。细胞毒性或缺血性水肿中，异常液体的积聚和水肿发生在细胞内[56]，而血管性水肿中，液体

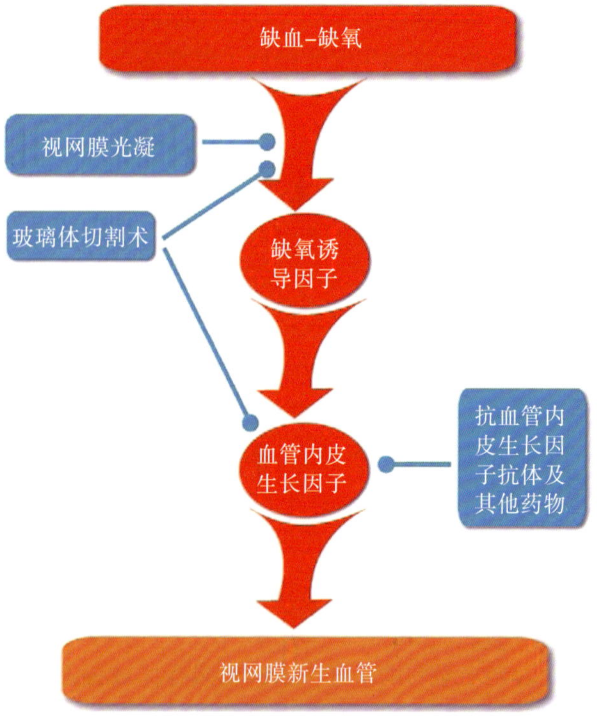


图 25.11 血管内皮生长因子(VEGF)是视网膜新血管形成的主要刺激因素。VEGF 的生成由氧分压控制,因此视网膜光凝、玻璃体切割术和吸氧可以减少 VEGF 的产生。在玻璃体切割术后或玻璃体后脱离眼中,VEGF 可以从视网膜清除到低黏度的玻璃体液中。玻璃体中的 VEGF 抗体也可以从溶液中除去 VEGF,将其从视网膜上清除。低氧诱导因子(HIF)可使细胞对缺氧状态产生反应。

积聚在细胞之间的间隙中。虽然视网膜水肿可能是细胞毒性或血管性的,但 Starling 定律适用于血管性水肿,这种水肿是血管性视网膜病变中最常见且最重要的形式。液体成分在视网膜内异常的积累造成组织体积增加、视网膜增厚。增厚的视网膜可以通过光学相干断层扫描(OCT)进行测量[57]。

### 3.4.1 黄斑水肿的机制

为了充分了解玻璃体对视网膜水肿的影响,我们必须理解遵循 Starling 定律的水肿发生的病理生理学[58]。这一定律由欧内斯特·亨利·斯塔林(Ernest Henry Starling,1866—1927)在 19 世纪提出,其解释了身体任何组织水肿的形成和消退的原理。1896 年,Starling 描述了微循环和组织之间的流体运输,包括水肿的形成:"毛细血管的静水压力和周围液体的渗透压之间必然有一个平衡。毛细血管压力决定渗出,血浆蛋白质的渗透压决定了吸收。"换句话说,迫使液体从血管进入组织的静水压力必须与毛细血管中的胶体蛋白溶液所产生的迫使液体从组织中被吸收的渗透压相平衡[59]。Starling 定律中,调节血管和组织间液体转运的 4 个力是:

- 毛细血管中的静水压力($P_c$)。
- 组织间质静脉压($P_i$)。
- 血浆蛋白在毛细血管中产生的渗透压力($Q_c$)。
- 蛋白质在间质液中产生的渗透压($Q_i$)。

通过这些力的平衡关系可以计算滤过驱动力:

$$驱动力=(P_c-P_i)-(Q_c-Q_c)$$

静水压来自心脏,在血管中比在组织中更高,静水压将驱动水从血管进入组织。流体静水压梯度 $\Delta P$ 必须通过渗透压梯度 $\Delta Q$ 进行平衡,在血液中的渗透压高于组织间液,并将水吸回血管。如果静水压力梯度和渗透压梯度相等,则不会发生水的转运,水肿既不形成也不消除。Starling 定律经常采用如下形式表达:

$$\Delta P-\Delta Q=0$$

其描述了静水压力梯度 $\Delta P$ 和渗透压力梯度 $\Delta Q$ 的稳态[59]。

作为解释体内血管性水肿形成和消失的基本规则,一个多世纪来,医学和生理学领域普遍接受了 Starling 定律。其实,眼组织遵循与身体其他部位相同的一般生理学和物理学规律[8,60,61]。根据 Starling 定律,如果血管和组织之间的静水压力梯度增加或渗透压梯度降低,则会形成水肿。如果微循环中的血压升高或组织压力降低,则静水梯度增加;而如果蛋白质积聚在间质中,会造成组织中的渗透压升高,或血液中的渗透压降低,则渗透压梯度降低。由于血管渗漏增加造成的视网膜渗透压变化,使大分子从血浆中渗漏到组织间隙。VEGF 是造成血管渗漏的主要原因之一。

#### 3.4.1.1 静水压梯度增加

微循环、毛细血管和小静脉中的静水压是心脏、动脉血压、小动脉的阻力和压力下降共同作用的结果。动脉压力的增加往往会增加毛细血管内的静水压,是糖尿病性黄斑水肿的一个众所周知的危险因素[62,63]。如果能够成功缓解动脉高压,糖尿病性黄斑水肿就能改善[64]。视网膜小动脉的直径和小动脉阻力存在一定的关系，因此，管径的变化会造成小动脉压的变化。液体流动阻力由 Hagen-Poiseuille 定律描述，其中阻力与血管管径的四次方成反比[59]。如果小动脉扩张，就像在缺氧中一样，小动脉阻力降低，毛细血管床的静水压力上升[8,17,65]。这也常见于糖尿病性视网膜病变患者，在糖尿病性黄斑水肿发展过程中能够观察到视网膜血管的进行性扩张[41,66]。

微循环和眼内压之间的静水压梯度与血管和组织之间的静水压梯度是有差异的。根据 Starling 定律，低眼压会造成静水压梯度增加。低眼压与视网膜水肿有关，如果眼压升高，视网膜水肿可能会改善[67-69]。根据牛顿第三定律(图 25.12)，如果存在玻璃体视网膜牵拉，组织中的静水压也将降低。减轻这样的牵拉力将使组织压力恢复正常并降低血管和组织之间的静水压梯度。

#### 3.4.1.2 渗透压梯度降低

最常见的血液渗透压降低是低白蛋白血症，可见于肾病综合征或饥饿造成的严重全身性水肿。血管和组织之间渗透压梯度降低的更常见原因是毛细血管渗漏，其中，血浆蛋白从毛细血管和小静脉渗漏到组织中。组织中血浆蛋白的积累使组织中的渗透压增加，从而降低了血管和组织间的渗透压差。渗透压梯度的降低减少了水从组织转移回血管，从而导致水肿形成[8]。VEGF 会刺激毛细血管渗漏[71]，Funatsu 等[70]也证实了黄斑水肿与 VEGF 之间密切的相关性。继发于糖尿病性视网膜病变和视网膜分支静脉阻塞的视网膜水肿，与视网膜毛细血管渗漏高度相关[60,72,73]。荧光素血管造影和荧光光度测量是临床上最常用的评估视网膜水肿方法[74-79]，它们显示视网膜和黄斑水肿的形成与荧光素渗漏密切相关。血浆蛋白质的渗漏很关键，因为它可以影响渗透压。当然，荧光素本身的渗漏不参与水肿的病理生理学，但是毛细血管是可以渗漏水分的。重要的是要认识到，Starling 定律考虑了渗透压梯度和静水压梯度，两者之间的平衡决定水的转运方向，决定着水肿的形成和消失。

### 3.4.2 糖尿病性视网膜水肿

玻璃体生理学在糖尿病性黄斑水肿的发展中起重要作用(见第 23 章“玻璃体与视网膜血管性疾病及糖尿病性黄斑水肿”)。对糖尿病性黄斑水肿病理生理学的充分了解也需要之前介绍的 Starling 定律。Nasrallah 等[80]报道，玻璃体后粘连在糖尿病性视网膜病变黄斑水肿的发展中起主要作用。我们可能推断，玻璃体后脱离预防糖尿病性黄斑水肿与玻璃体切割术的原理相似(图 25.13)。同样，Sivaprasad 等[81]提出玻璃体内药物注射后造成的玻璃体后脱离可以减轻糖尿病性黄斑水肿。

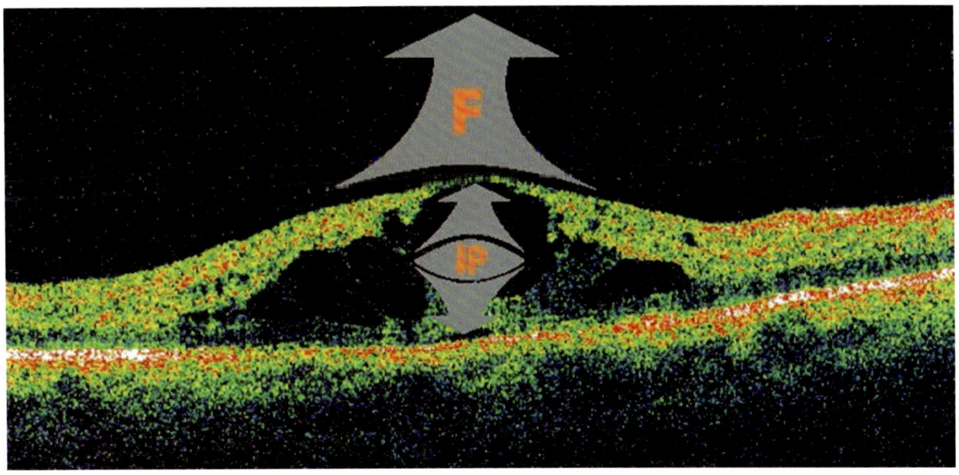


图 25.12 大的灰色箭头显示轴向玻璃体视网膜牵拉力(F)。在视网膜组织内，根据牛顿第三定律，两个较小的箭头显示牵拉力本身的力和反作用力。反作用力导致组织静水压力降低，由 P 表示。根据 Starling 定律，组织压力的降低将增加血管和组织间的压力梯度，并刺激液体从血管流向组织内，从而导致水肿形成。F，力；P，压力。

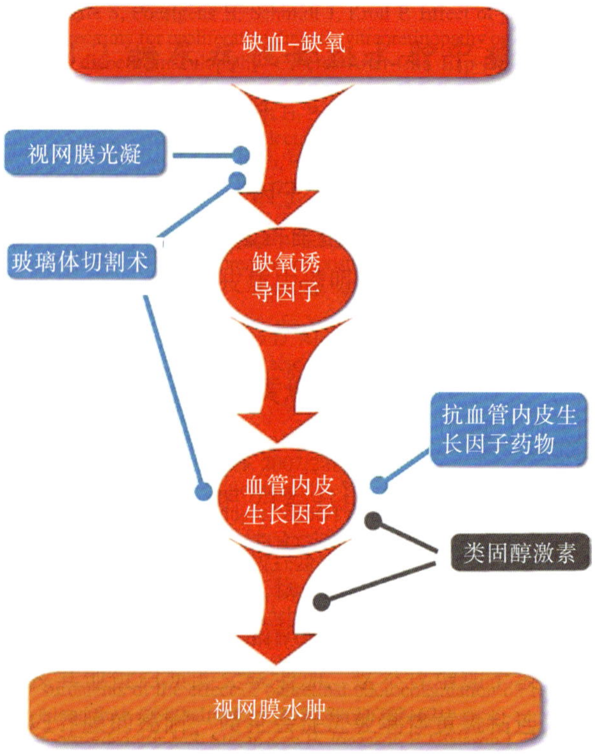


图 25.13 缺血导致缺氧。细胞通过缺氧诱导因子 HIF 感知缺氧。激光治疗减少视网膜缺氧(通过减少消耗),玻璃体切割术也可以改善缺氧区域的视网膜氧供。HIF 激活促进血管内皮生长因子(VEGF)形成,其增加血管通透性并诱导水肿。玻璃体切割术和玻璃体后脱离使得 VEGF 从视网膜清除进入玻璃体腔,VEGF 抗体具有相似的作用。皮质类固醇减少 VEGF 的形成,也能降低其致渗漏作用。

Lewis 等[82,83]首先注意到,玻璃体切割术对糖尿病性黄斑水肿有益。因此,对于玻璃体视网膜牵拉导致黄斑水肿的患眼,他们提倡使用玻璃体切割术和剥膜术(见第 36 章"糖尿病性玻璃体视网膜病变及糖尿病性黄斑水肿的手术治疗")。尽管这个问题仍然存在争议,但其他专家已经报道,玻璃体切割术也可以在没有玻璃体视网膜牵拉的情况下成功地减轻黄斑水肿[71,84-89]。糖尿病性黄斑水肿伴或不伴有玻璃体视网膜牵拉的生理学都可以用上述原理解释(图 25.3)。玻璃体切割术后眼或玻璃体后脱离眼中,氧可以从充分灌注的区域运输到缺血性视网膜区域,以减少缺氧和 VEGF 的产生(图 25.4、图 25.5、图 25.11 和图 25.13)[20,24]。同时,VEGF 和其他细胞因子将被更快地转运,以远离缺氧区域(图 25.5)。增加氧合作用,降低的 VEGF 浓度将减少黄斑水肿形成的刺激因素(图 25.4、图 25.11 和图 25.13)。

根据 Starling 定律,VEGF 和其他细胞因子的运输是由渗透力和水动力的相互作用控制的[8](见第 26 章"氧与玻璃体视网膜生理和病理")。

Hoerle 等[90]报道了在增生性糖尿病性视网膜病变患者中玻璃体切割术对糖尿病性黄斑水肿的治疗效果。Terasaki 等[91]发现,糖尿病性黄斑水肿患者行玻璃体切割术后,黄斑水肿减轻,视网膜厚度降低,同时,视力和视网膜电生理活动均有所改善。Yamamoto 等[92]提出,通过玻璃体手术改善糖尿病性黄斑水肿的过程中,玻璃体后脱离至关重要。在所有报道中,玻璃体切割术后黄斑水肿的结构均得以改善,但视力改善存在差异,在某些情况下视力改善微乎其微,有些情况下视力的好转是短暂的[71,93,94]。很显然,玻璃体切割术可以改善糖尿病性视网膜水肿,但在许多情况下,由于病情治疗不及时,即使视网膜厚度和水肿好转,组织永久性损伤也会影响视力的改善(图 25.13)。

视网膜光凝也可以改善糖尿病性黄斑水肿[95],并且在某种程度上与玻璃体切割术有相似的生理作用。光凝作用改善视网膜氧合[17,42-51]、减少 VEGF 生成并收缩视网膜小动脉影响渗透力和流体动力[72,96-99]。

### 3.4.3 视网膜静脉阻塞性黄斑水肿

Hikichi 等[100]报道部分玻璃体后粘连促进视网膜中央静脉阻塞患者黄斑水肿的发展,而完全性玻璃体后脱离可以防止黄斑水肿。根据物理定律,玻璃体后脱离有助于预防所有静脉阻塞造成的黄斑水肿和视网膜新生血管的形成。实际上,在视网膜分支静脉阻塞[101]中的确有类似的报道,存在玻璃体黄斑粘连(93%)眼黄斑水肿的发生率明显高于玻璃体后脱离眼(41%,$P$=0.009)。

Charbonnel 等[102]提出玻璃体切割术联合玻璃体后脱离形成和动静脉鞘膜剥除术(见第 37 章"视网膜血管性疾病的手术治疗")有助于减少视网膜分支静脉阻塞中黄斑水肿的发生,其中可能有实际治疗效果的是玻璃体后脱离,而不是动静脉鞘膜的剥除。事实上,Kumagai 等[103]就认为玻璃体切割术对于视网膜分支静脉阻塞的治疗至关重要,而动静脉鞘膜剥除术可能不具有其他作用。Hvarfner 和Larsson[104]观察到,玻璃体切割术减轻了视网膜中央静脉阻塞中的黄斑水肿。所有这些观察结果与玻璃体后脱离在改善氧运输和细胞因子清除率方面的生理效应一致(图 25.13)。

### 3.4.4 玻璃体视网膜牵拉与黄斑水肿

玻璃体视网膜牵拉与糖尿病性视网膜病变黄斑水肿(图 25.12 和图 25.14)[84,83,82]和白内障术后黄斑水肿(Irvine－Gass 综合征)有关。研究人员发现,通过玻璃体视网膜手术解除玻璃体视网膜牵拉对于减轻黄斑水肿是有效的。根据牛顿第三定律，可以很容易理解牵拉对视网膜水肿的影响[105]:对于任何力(作用力),总有与之相等的相反的力(反作用力)。换句话说,作用力总是伴随着与之相反的、大小相等的反作用力。玻璃体视网膜牵拉的力伴随着视网膜上等量且相反的力,而这个力将使视网膜组织分开。这导致视网膜组织间压力降低(图 25.14),降低的组织间压力增加了血管和组织静水压之间的压力差,根据 Starling 定律,这将造成水肿的形成[8,58]。解除该牵拉力可以增加组织间压力，降低血管和组织间静水压梯度，从而减少水分从血管流入视网膜组织中,避免水肿的形成(见前文的 Starling 定律)。

### 3.4.5 黄斑水肿的治疗

从前面的讨论我们知道:根据 Starling 定律,可以通过降低血管和组织之间的静水压力梯度或通过增加/恢复血管和组织之间的渗透压梯度来治疗视网膜水肿(图 25.13)。

#### 3.4.5.1 降低静水压梯度

改善动脉高压是治疗糖尿病性黄斑水肿的常规方法，这种方法在某些情况下确实是有效的[64,106]。另一种降低微循环中静水压力的方法是收缩小动脉,这可以简单地通过吸氧来完成,这种方法已被证实可以收缩视网膜血管并减轻糖尿病性黄斑水肿[107-110]。

视网膜激光光凝通过破坏一部分视网膜，降低其耗氧量,从而起到改善视网膜氧供的目的[17]。同时,视网膜激光治疗会破坏一些光感受器,使氧从脉络膜通过激光斑弥散进入内层视网膜，从而增加内层视网膜的氧分压[17,23,42-47,49-51,111-113],造成视网膜血管的收缩[96-99]。有趣的是,已有研究发现玻璃体内注射贝伐珠单抗[114]和曲安奈德[115]可以收缩视网膜血

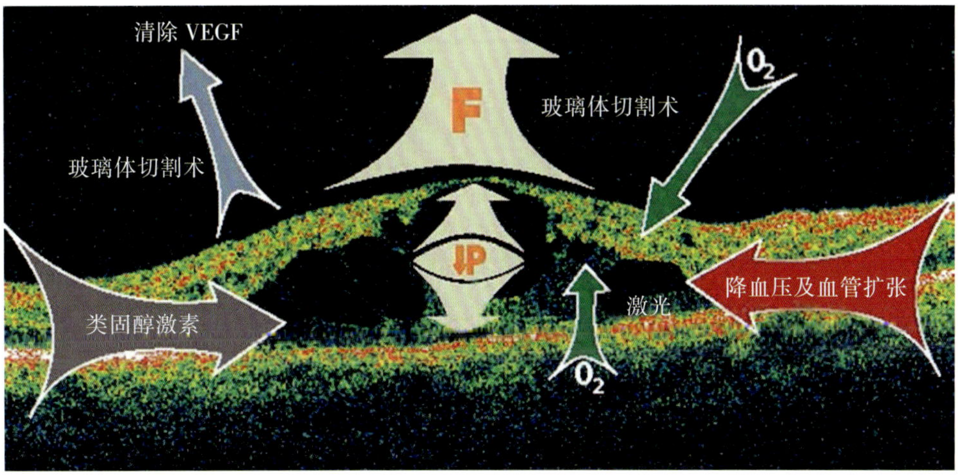


图 25.14　该图显示了几种治疗黄斑水肿的方法。解除玻璃体视网膜牵拉力(F)将增加组织压力(P),降低血管和组织之间的静水压力梯度,根据 Starling 定律可以减轻水肿。玻璃体切割术(或玻璃体后脱离)增加氧输送到视网膜,并减轻缺氧和减少 VEGF 生成(右上角绿色箭头所示)。玻璃体切割术(或玻璃体后脱离)后,由于增加扩散和对流(左上方蓝色箭头所示),从视网膜中清除 VEGF 和其他细胞因子增加,同时,玻璃体中的 VEGF 抗体将增加视网膜中 VEGF 的清除。视网膜光凝会减少视网膜外层氧消耗,增加内层视网膜的氧输送,并减少缺氧和 VEGF 的产生(绿色下箭头所示)。类固醇降低视网膜血管的通透性,减少蛋白质渗透到组织中,有助于恢复血液和组织之间的渗透梯度,从而减轻水肿(左侧灰色水平箭头所示)。降低动脉血压或减轻视网膜小动脉的收缩(氧气、光凝、玻璃体切割术)将降低微循环中的静水压力,降低血管和组织间的静水压力梯度,根据 Starling 定律,这也将减轻水肿的形成(右侧红色水平箭头所示)。F,力;P,压力。

管,表明这些药物除了降低 VEGF 引发的渗漏外,还可能具有血流动力学作用。这可能与 VEGF 在炎症反应中的作用有关,抗 VEGF 药物可以通过减轻炎症反应起到收缩视网膜血管的作用。

视网膜静脉阻塞是由于视网膜中央静脉或分支静脉阻塞引起静水压升高的典型。根据 Laplace 定律[41,116-118],小静脉的扩张和迂曲反映静水压力升高,透壁压差增加。有研究表明,激光可以降低视网膜分支静脉阻塞的血管管径,同时缓解黄斑水肿[96-98]。这可能与治疗降低了血管内静水压力有关。据此我们可以推测,其他可以缓解动脉高压的方法,例如血液分流术或应用动静脉鞘膜剥除术解决血管阻塞,可能具有相同的作用[119-123](见第 37 章“视网膜血管性疾病的手术治疗”)。

由于静水压梯度是微循环中的血压与眼内压之间的差,因此眼压下降时静水压梯度升高,这可能与前面提到的视网膜水肿的形成有关[69]。这种水肿可以简单地通过提高眼压来治疗[124]。当眼压在正常范围内时,眼压的变化是否对眼内组织有影响,以及在眼压正常或高眼压的患者中是否应该考虑眼压在黄斑水肿中的作用尚不清楚。如前所述,玻璃体视网膜牵拉降低组织静水压(图 25.12),并增加血液和组织之间的静水压差,这使得水从血管流入组织形成水肿,水肿的视网膜减轻了玻璃体视网膜的牵拉,从而减少水流向组织,减轻了视网膜水肿,最后视网膜水肿处于一个动态的平衡之中。

#### 3.4.5.2 增加渗透压梯度

视网膜毛细血管和小静脉的渗漏与视网膜黄斑水肿密切相关[74-76,78]。荧光素的渗漏可以用于黄斑水肿的诊断。渗漏的血管使血浆中的蛋白质成分从血液中渗入组织间隙,从而降低了组织和血管之间的渗透压梯度。目前已知血管内皮生长因子是引起毛细血管渗漏作用最强的因子之一,应用药物降低血管内皮生长因子可以减轻蛋白的渗漏[125,126]。

毫无疑问,通过视网膜激光光凝或玻璃体切割术可以减轻组织缺氧,从而减少 VEGF 的生成(图 25.13)。皮质类固醇如曲安奈德和地塞米松也能通过稳定毛细血管来减轻毛细血管渗漏[127-130]。这些治疗方式都可以减少蛋白渗透到组织间质中,恢复血液和组织之间的渗透压梯度,从而缓解水肿的形成[131-133](图 25.13)。

#### 3.4.5.3 氧的重要作用

根据 Starling 方程,氧在影响静水压和渗透压方面起着重要的作用。一方面,氧可以控制视网膜小动脉的管径,从而控制微循环中的静水压;另一方面,氧是血管内皮生长因子和其他缺氧诱导的生长因子产生的主要调节因子,从而控制毛细血管的渗漏。血管内皮生长因子是在缺氧环境中产生的,因而氧是天然的抗 VEGF 因子[134]。吸氧可以改善视网膜氧合,视网膜激光光凝以及玻璃体手术也可以改善视网膜氧合[17,72],从而影响缺氧造成的血流动力学异常以及缺氧诱导的 VEGF 的产生。如果这些治疗措施都不能改善缺氧,我们可以使用抗 VEGF 药物抑制 VEGF 活性,或应用皮质类固醇降低 VEGF 对毛细血管通透性的影响,从而降低缺氧造成的影响。所有这些变化依照 Starling 定律都很容易理解,因而我们需要牢记这些流体动力学和渗透定律(图25.15)(见第 26 章“氧与玻璃体视网膜生理和病理”)。

## 3.5 年龄相关性黄斑变性(AMD)

根据黄斑手术中对 AMD 的观察,Krebs 等[135]提出玻璃体视网膜黏附可能与渗出性 AMD 的发生有关(见第 19 章“玻璃体与年龄相关性黄斑变性”)。上述生理学特点表明,玻璃体视网膜黏附可能是促进渗出性 AMD 发生的机制。VEGF 和其他细胞因子在渗出性 AMD 的发展中同样是重要的,并且玻璃体后脱离或玻璃体切割术后,由于这些细胞因子的清除,可以有效地抑制渗出性 AMD 的发展[136](图 25.16)。玻璃体黄斑黏附使得 VEGF 和其他细胞因子不易被清除到玻璃体中(图 25.14 和图 25.17)。随着玻璃体后脱离的发生或行玻璃体切割术,细胞因子的清除增加,黄斑的 VEGF 含量下降,氧合的改善还可以减少 VEGF 的产生。Krebs 等[135] 使用 OCT 发现玻璃体视网膜黏附与 AMD 的脉络膜新生血管形成密切相关。许多经验丰富的玻璃体视网膜外科医生都发现,玻璃体切割术后很少发生渗出性 AMD。尽管这种临床观察的结果尚未得到系统研究的证实,但生理学观察表明这种机制的存在是可能的。玻璃体切割术或玻璃体后脱离所引起的视网膜生长因子的清除以及氧合作用的改善可能有助于预防渗出性 AMD 的发生。这里,渗出性 AMD 黄斑转位术

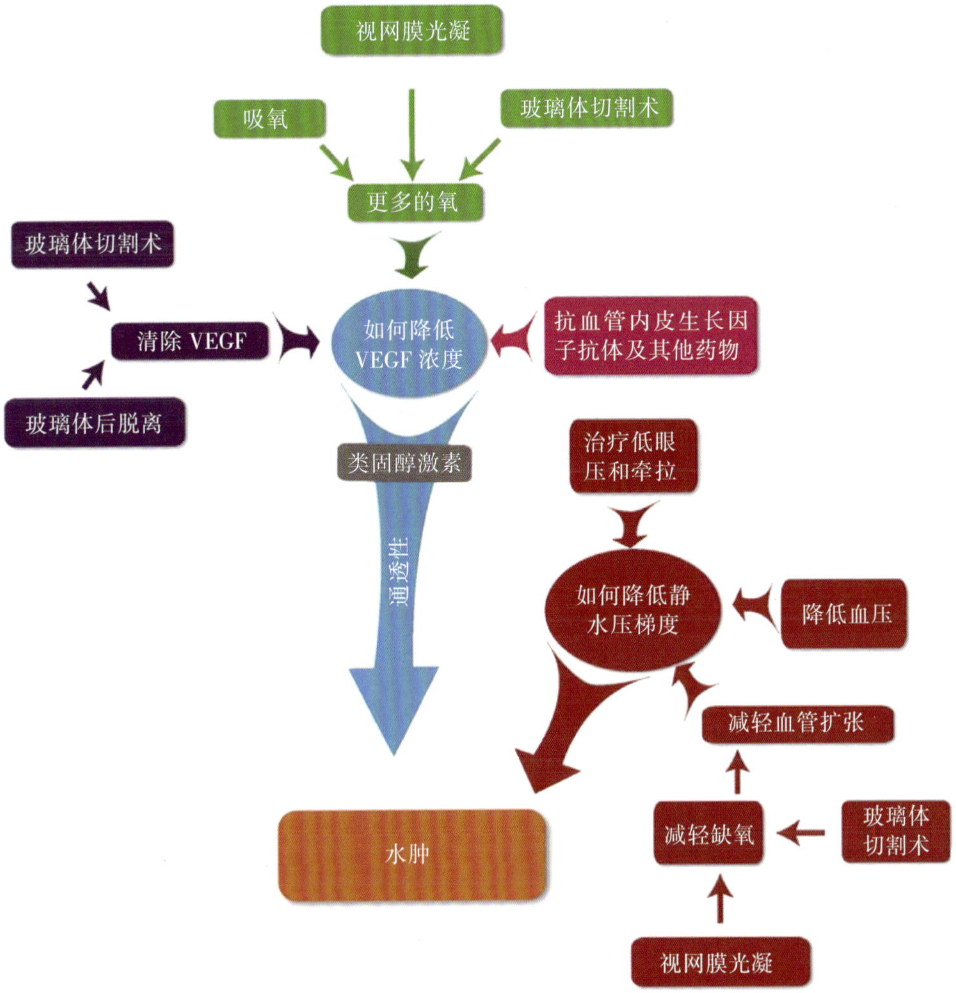


图 25.15　各种治疗方式的生理原理，包括玻璃体切割术治疗糖尿病性黄斑水肿和其他如静脉阻塞等缺血性视网膜病变造成的黄斑水肿。根据微循环和组织之间的渗透压和静水压梯度，Starling 定律解释了血管源性水肿的形成原因。渗透压梯度受血管内皮生长因子(VEGF)的影响，血管内皮生长因子(VEGF)控制活性蛋白质渗透到组织中(蓝色气球)。VEGF 由氧分压控制，激光治疗、玻璃体切割术和吸氧可以增加视网膜氧分压，从而减少 VEGF 的产生(绿色箭头所示)。玻璃体切割术和玻璃体后脱离(紫色)增加玻璃体腔中的扩散和对流，并增加 VEGF(和其他细胞因子)从视网膜中清除，从而降低视网膜中的 VEGF 浓度。玻璃体中的 VEGF 抗体还从视网膜表面清除 VEGF，降低视网膜中的 VEGF 浓度(红色箭头所示)。通过使用类固醇(灰棒)可以降低 VEGF 的致渗漏作用。Starling 定律的静水压由深红色箭头表示。如下几种机制可以减少微循环和组织之间的静水压力梯度：解除玻璃体视网膜牵引力将增加组织中的静水压，降低血管和组织之间的静水压力梯度，从而减轻水肿。通过提高眼压来治疗低眼压也会减轻水肿。降低动脉血压将降低微循环中的静水压力，降低血管和组织之间的静水压力梯度，从而减轻水肿。最后，通过激光治疗或玻璃体切割术改善视网膜氧供防止视网膜小动脉扩张，增加其抵抗力，并降低微循环中的静水压力，降低血管与组织之间的静水压梯度从而减轻水肿。

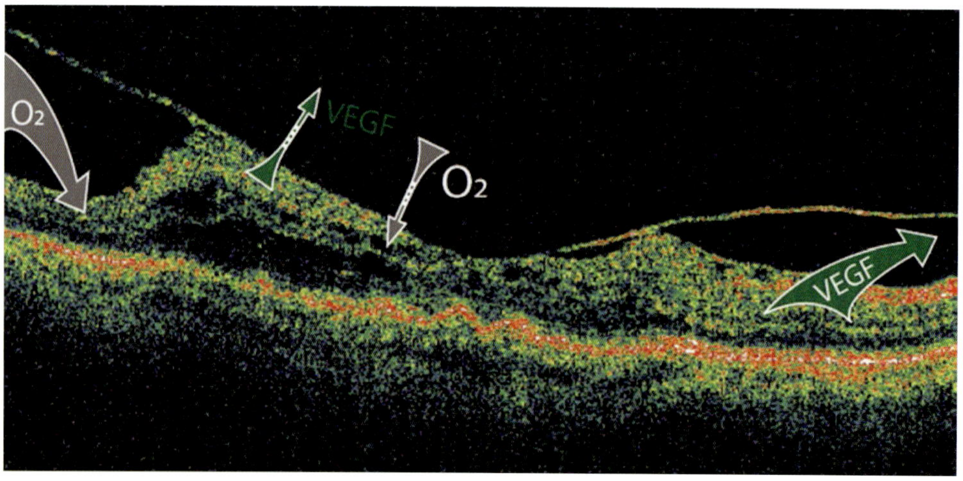


图 25.16 OCT 显示，在玻璃体后皮质附着的地方，来自玻璃体的氧传递缓慢，VEGF 不易被清除。相反，在玻璃体后皮质脱离的位置，缺氧视网膜可以得到氧供，并且 VEGF 和其他细胞因子可以被清除到玻璃体腔。

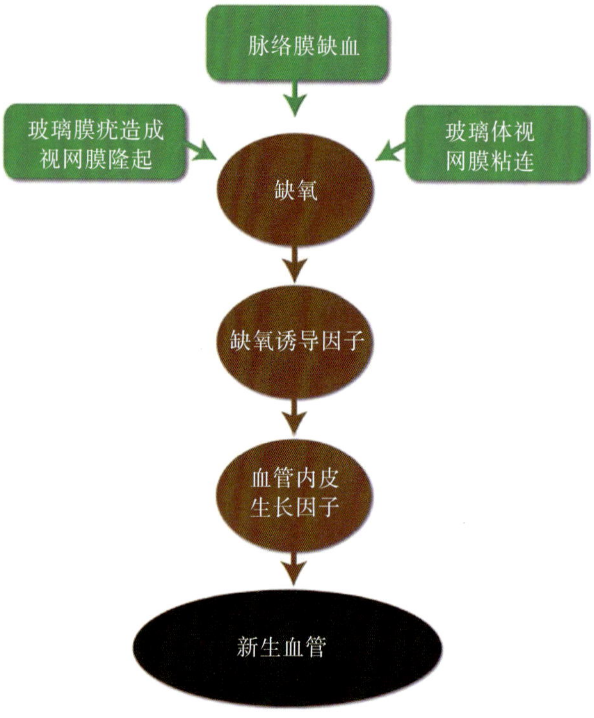


图 25.17 该示意图显示脉络膜缺血、玻璃膜疣、玻璃体视网膜粘连是如何促进视网膜缺氧、导致 VEGF 积聚和新生血管形成的。(See Stefánsson et al.[136])

后新生血管复发(见第 32 章“年龄相关性黄斑变性的手术治疗”)是一个例外，这可能是手术造成的严重的愈合反应，因而该手术并不能作为未出现新生血管 AMD 的预防性治疗方式。Schulze 等回顾了玻璃体在 AMD 中的作用，并提出“不完全或异常的玻璃体后脱离可能在不同形式的年龄相关性黄斑变性的发病机制中发挥关键作用”。他们回顾了几项研究，发现玻璃体视网膜黏附存在于 AMD 患者中。Schulze 等[137]继续研究接受单侧玻璃体切割术患者，在 21 例玻璃体切割眼中，0 例有 AMD 早期征兆，而 21 例未进行玻璃体切割术眼中，5 例有 AMD 早期征兆(24%)，在血管造影和裂隙灯检查中也同样发现有 AMD 样改变。

一些研究[138,139]发现 AMD 患者玻璃体后粘连率较高，其他一些研究[140]发现 AMD 发生视网膜下新生血管而接受玻璃体切割术的患者中，80%患者伴有玻璃体视网膜粘连。Schmidt 等[141]报道了在复发的视网膜新生血管患眼中，玻璃体视网膜牵拉的发生率高，表明完全性玻璃体后脱离（或玻璃体切割术）对 AMD 有保护作用。Schmidt 等[141]以及 Meyer 和 Toth[142]认为玻璃体牵引可能在色素上皮脱离发展中发挥作用，而 Gross-Jendroska 等[143]报道了玻璃体腔注气后色素上皮脱离平伏。

总之，随着玻璃体后脱离或行玻璃体切割术，细胞因子从视网膜的清除率增加，视网膜的氧合作用得到改善(图 25.11 至图 25.15)。这两种机制将降低视网膜中和视网膜下的 VEGF 和其他细胞因子的浓度，减少新生血管形成和水肿的发展。此外，牵拉会降低视网膜中的组织压力(图 25.12 和图 25.14)，可能还会引起色素上皮脱离，从而促进水肿形成和液体积聚。如在色素上皮脱离中，解除这种牵拉可以减轻水肿，减少液体的积聚。

## 3.6 玻璃体切割术与白内障

玻璃体对白内障形成的影响是研究的一大热点。Liang 等[144]报道，玻璃体切割术可能增加兔眼中向晶状体的氧的输送。Holekamp 等[24,145]发现玻璃体切割术后，人眼中氧通过玻璃体腔输送至晶状体的量显著增加，晶状体氧分压的增加促进了核硬化性白内障的形成（图 25.18）。玻璃体后脱离同样也增加 $PO_2$ 的水平（见第 26 章“氧与玻璃体视网膜生理和病理”）。另一个因素是玻璃体内含有抗氧化物质，作为一种自由基清除剂，可以减轻氧含量升高带来的不利影响。因此，有研究发现人眼中采用微创玻璃体切割术且手术过程中不诱导 PVD，术后白内障发生率明显降低（见第 45 章“玻璃体漂浮物与视力”）。这一研究结果与上述物理和生理原理相符合，且与早期动物研究中的结论相符（图 25.2 至图 25.5）[17,20]。青光眼小梁切除手术后常常并发核硬化性白内障可能具有相似的原理[146]。青光眼滤过术后房水流出增加很可能增加晶状体的氧浓度，从而导致核硬化性白内障的形成[147-153]。

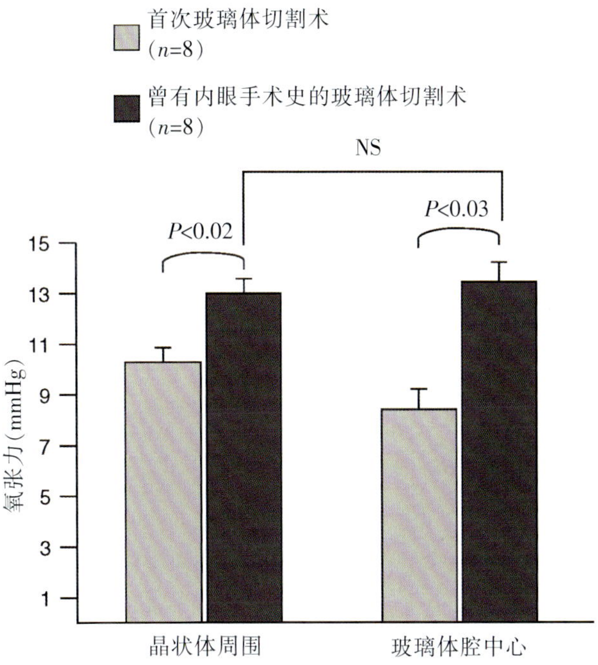


图 25.18 首次玻璃体切割术之前和以往曾有内眼手术史的患者进行玻璃体切割术之前进行的氧分压测量。与首次玻璃体切割术前比较，以往曾有内眼手术史的患者术眼晶状体周围与玻璃体腔中心氧张力值显著升高[24]。

## 3.7 玻璃体切割术与青光眼

研究表明[154]，玻璃体切割术后发生开角型青光眼的风险增加，特别是术中联合晶状体摘除，其发病机制可能与小梁网的氧化应激反应有关。Koreen 等[155]观察 285 例玻璃体切割术后的患眼，12%发展为开角型青光眼，而在无晶状体眼中发生率上升到 15%。然而，这些临床研究结果存在争议。Yu 等[156]研究玻璃体切割术后的 441 只患眼，随访时间长达 7 年，发现只有 4%并发青光眼及眼压升高，与对照组相比并无统计学差异（两组均 3%），也没有发现晶状体摘除术增加青光眼的发病率。另一项研究中，Lalezary 等[157]观察了玻璃体切割术后的 101 只眼，也没有发现青光眼发病风险增加，因此认为玻璃体切割术并不增加青光眼的发病风险。另一方面，Siegfried 等[158]用光纤探针测量中央角膜下方、前房中央及前房角内氧分布情况，他们发现，在行玻璃体切割术或白内障手术眼中，后房、IOL 前方和前房角氧分压明显高于未行玻璃体切割术眼，因此认为，玻璃体切割术和白内障手术增加前房角的氧分压，从而损伤小梁细胞。这一结果与早前在猫眼中的测量结果不同[17,43]，猫眼玻璃体切割术和晶状体摘除后，测量发现前房氧分压较低（图 25.2）。因此，玻璃体切割术导致青光眼发生风险增加的假说在临床和实验方面仍然存在一些争议，值得我们进一步去研究，其他一些在玻璃体切割术后从视网膜可以自由转移到小梁网的分子也同样值得我们去研究。

缩略语

| | |
|---|---|
| AMD | 年龄相关性黄斑变性 |
| BRVO | 视网膜分支静脉阻塞 |
| HIF | 缺氧诱导因子 |
| OCT | 光学相干断层扫描 |
| Pc | 毛细血管中的静水压力 |
| Pi | 组织间液静水压力 |

| | |
|---|---|
| $PO_2$ | 动脉血氧分压 |
| PPV | 平坦部玻璃体切割术 |
| PVD | 玻璃体后脱离 |
| Qc | 血浆蛋白在毛细血管中施加的渗透(肿胀)压力 |
| Qi | 组织间液中蛋白质产生的渗透压 |
| VEGF | 血管内皮生长因子 |

# 参考文献


1. Dodo T, Okuzawa Y, Baba N. Trans-pupillary resection of vitreous body opacity. Ganka. 1969;11(1):38–44.
2. Kasner D, Miller GR, Taylor WH, Sever RJ, Norton EW. Surgical treatment of amyloidosis of the vitreous. Trans Am Acad Ophthalmol Otolaryngol. 1968;72(3):410–8.
3. Klöti R. Vitrectomy. I. A new instrument for posterior vitrectomy. Albrecht Von Graefes Arch Klin Exp Ophthalmol. 1973;187(2):161–70.
4. Klöti R. Pars plana vitrectomy with the vitreous stripper. Mod Probl Ophthalmol. 1975;15:246–52.
5. Machemer R, Buettner H, Norton EW, Parel JM. Vitrectomy: a pars plana approach. Trans Am Acad Ophthalmol Otolaryngol. 1971;75(4):813–20.
6. Machemer R, Parel JM, Norton EW. Vitrectomy: a pars plana approach. Technical improvements and further results. Trans Am Acad Ophthalmol Otolaryngol. 1972;76(2):462–6.
7. Machemer R. Pars plana vitrectomy. Summary. Trans Sect Ophthalmol Am Acad Ophthalmol Otolaryngol. 1976;81(3 Pt 1):431.
8. Stefansson E, Loftsson T. The Stokes-Einstein equation and the physiological effects of vitreous surgery. Acta Ophthalmol Scand. 2006;84(6):718–9.
9. Boruchoff SA, Wooddin AM. Viscosity and composition of solutions derived from rabbit vitreous humour. Br J Ophthalmol. 1956;40(2):113–8.
10. Madinaveitia J, Quibell TH. Studies on diffusing factors: the action of testicular extracts on the viscosity of vitreous humour preparations. Biochem J. 1940;34(4):625–31.
11. Madinaveitia J, Quibell TH. Studies on diffusing factors: the reduction of the viscosity of vitreous humour preparations by ascorbic acid and some diazo compounds. Biochem J. 1941;35(4): 453–5.
12. Lee B, Litt M, Buchsbaum G. Rheology of the vitreous body. Part I: viscoelasticity of human vitreous. Biorheology. 1992; 29(5–6):521–33.
13. Gisladottir S, Loftsson T, Stefansson E. Diffusion characteristics of vitreous humour and saline solution follow the Stokes Einstein equation. Graefes Arch Clin Exp Ophthalmol. 2009;247(12):1677–84.
14. Sebag J, Ansari RR, Suh KI. Pharmacologic vitreolysis with microplasmin increases vitreous diffusion coefficients. Graefes Arch Clin Exp Ophthalmol. 2007;245(4):576–80.
15. Soman N, Banerjee R. Artificial vitreous replacements. Biomed Mater Eng. 2003;13(1):59–74.
16. Alm A, Bill A. The oxygen supply to the retina. I. Effects of changes in intraocular and arterial blood pressures, and in arterial P O2 and P CO2 on the oxygen tension in the vitreous body of the cat. Acta Physiol Scand. 1972;84(2):261–74.
17. Stefansson E, Landers MB, Wolbarsht ML. Increased retinal oxygen supply following pan-retinal photocoagulation and vitrectomy and lensectomy. Trans Am Ophthalmol Soc. 1981;79:307–34.
18. Stefansson E, Landers MB, Wolbarsht ML. Vitrectomy, lensectomy, and ocular oxygenation. Retina. 1982;2(3):159–66.
19. de Juan E, Hardy M, Hatchell DL, Hatchell MC. The effect of intraocular silicone oil on anterior chamber oxygen pressure in cats. Arch Ophthalmol. 1986;104(7):1063–4.
20. Stefansson E, Novack RL, Hatchell DL. Vitrectomy prevents retinal hypoxia in branch retinal vein occlusion. Invest Ophthalmol Vis Sci. 1990;31(2):284–9.
21. Blair NP, Baker DS, Rhode JP, Solomon M. Vitreoperfusion. A new approach to ocular ischemia. Arch Ophthalmol. 1989;107(3):417–23.
22. Blair NP. Ocular oxygen consumption during vitreoperfusion in the cat. Trans Am Ophthalmol Soc. 2000;98:305–29.
23. Maeda N, Tano Y. Intraocular oxygen tension in eyes with proliferative diabetic retinopathy with and without vitreous. Graefes Arch Clin Exp Ophthalmol. 1996;234 Suppl 1:S66–9.
24. Holekamp NM, Shui YB, Beebe DC. Vitrectomy surgery increases oxygen exposure to the lens: a possible mechanism for nuclear cataract formation. Am J Ophthalmol. 2005;139(2):302–10.
25. Shui YB, Fu JJ, Garcia C, Dattilo LK, Rajagopal R, McMillan S, et al. Oxygen distribution in the rabbit eye and oxygen consumption by the lens. Invest Ophthalmol Vis Sci. 2006;47(4):1571–80.
26. Jampol LM. Oxygen therapy and intraocular oxygenation. Trans Am Ophthalmol Soc. 1987;85:407–37.
27. Ben-Nun J, Alder VA, Cringle SJ, Constable IJ. A new method for oxygen supply to acute ischemic retina. Invest Ophthalmol Vis Sci. 1988;29(2):298–304.
28. Wilson CA, Benner JD, Berkowitz BA, Chapman CB, Peshock RM. Transcorneal oxygenation of the preretinal vitreous. Arch Ophthalmol. 1994;112(6):839–45.
29. Wilson CA, Berkowitz BA, Srebro R. Perfluorinated organic liquid as an intraocular oxygen reservoir for the ischemic retina. Invest Ophthalmol Vis Sci. 1995;36(1):131–41.
30. Cringle SJ, Yu DY, Alder VA, Su EN. Intravitreal perfluorocarbon and oxygen delivery in induced retinal ischaemia. Adv Exp Med Biol. 1994;361:303–11.
31. Sebag J. Molecular biology of pharmacologic vitreolysis. Trans Am Ophthalmol Soc. 2005;103:473–94.
32. Gandorfer A. Experimental evaluation of microplasmin - an alternative to vital dyes. Dev Ophthalmol. 2008;42:153–9.
33. Quiram PA, Leverenz VR, Baker RM, Dang L, Giblin FJ, Trese MT. Microplasmin-induced posterior vitreous detachment affects vitreous oxygen levels. Retina. 2007;27(8):1090–6.
34. Petropoulos IK, Pournaras JA, Stangos AN, Pournaras CJ. Preretinal partial pressure of oxygen gradients before and after experimental pars plana vitrectomy. Retina. 2013;33(1):170–8.
35. Simpson AR, Dowell NG, Jackson TL, Tofts PS, Hughes EH. Measuring the effect of pars plana vitrectomy on vitreous oxygenation using magnetic resonance imaging. Invest Ophthalmol Vis Sci. 2013;54(3):2028–34.
36. Sín M, Sínová I, Chrapek O, Prachařová Z, Karhanová M, Langová K, et al. The effect of pars plan vitrectomy on oxygen saturation in retinal vessels - a pilot study. Acta Ophthalmol. 2014;92(4):328–31. doi: 10.1111/aos.12238. Epub 2013 Jul 15
37. Sebag J. Age-related changes in human vitreous structure. Graefes Arch Clin Exp Ophthalmol. 1987;225(2):89–93.
38. Sebag J. Anomalous posterior vitreous detachment: a unifying concept in vitreo-retinal disease. Graefes Arch Clin Exp Ophthalmol. 2004;242(8):690–8.
39. Laqua H. Rubeosis iridis following pars plana vitrectomy (author's transl). Klin Monbl Augenheilkd. 1980;177(1):24–30.
40. Rice TA, Michels RG, Maguire MG, Rice EF. The effect of lensectomy on the incidence of iris neovascularization and neovascular glaucoma after vitrectomy for diabetic retinopathy. Am J Ophthalmol. 1983;95(1):1–11.
41. Stefansson E, Landers MB, Wolbarsht ML. Oxygenation and vasodilatation in relation to diabetic and other proliferative retinopathies. Ophthalmic Surg. 1983;14(3):209–26.
42. Diddie KR, Ernest JT. The effect of photocoagulation on the choroidal vasculature and retinal oxygen tension. Am J Ophthalmol. 1977;84(1):62–6.
43. Landers MB, Stefansson E, Wolbarsht ML. Panretinal photocoagu-

lation and retinal oxygenation. Retina. 1982;2(3):167–75.
44. Molnar I, Poitry S, Tsacopoulos M, Gilodi N, Leuenberger PM. Effect of laser photocoagulation on oxygenation of the retina in miniature pigs. Invest Ophthalmol Vis Sci. 1985;26(10):1410–4.
45. Pournaras CJ, Ilic J, Gilodi N, Tsacopoulos M, Leuenberger MP. Experimental venous thrombosis: preretinal PO2 before and after photocoagulation. Klin Monbl Augenheilkd. 1985;186(6):500–1.
46. Alder VA, Cringle SJ, Brown M. The effect of regional retinal photocoagulation on vitreal oxygen tension. Invest Ophthalmol Vis Sci. 1987;28(7):1078–85.
47. Novack RL, Stefánsson E, Hatchell DL. The effect of photocoagulation on the oxygenation and ultrastructure of avascular retina. Exp Eye Res. 1990;50(3):289–96.
48. Stefansson E, Machemer R, de Juan E, McCuen BW, Peterson J. Retinal oxygenation and laser treatment in patients with diabetic retinopathy. Am J Ophthalmol. 1992;113(1):36–8.
49. Funatsu H, Wilson CA, Berkowitz BA, Sonkin PL. A comparative study of the effects of argon and diode laser photocoagulation on retinal oxygenation. Graefes Arch Clin Exp Ophthalmol. 1997;235(3):168–75.
50. Yu DY, Cringle SJ, Su E, Yu PK, Humayun MS, Dorin G. Laser-induced changes in intraretinal oxygen distribution in pigmented rabbits. Invest Ophthalmol Vis Sci. 2005;46(3):988–99.
51. Budzynski E, Smith JH, Bryar P, Birol G, Linsenmeier RA. Effects of photocoagulation on intraretinal PO2 in cat. Invest Ophthalmol Vis Sci. 2008;49(1):380–9.
52. Wakabayashi Y, Usui Y, Okunuki Y, Ueda S, Kimura K, Muramatsu D, et al. Intraocular VEGF level as a risk factor for postoperative complications after vitrectomy for proliferative diabetic retinopathy. Invest Ophthalmol Vis Sci. 2012;53(10):6403–10.
53. Blankenship GW, Machemer R. Long-term diabetic vitrectomy results. Report of 10 year follow-up. Ophthalmology. 1985;92(4):503–6.
54. Li Q, Yan H, Ding TB, Han J, Shui YB, Beebe DC. Oxidative responses induced by pharmacologic vitreolysis and/or long-term hyperoxia treatment in rat lenses. Curr Eye Res. 2013;38(6):639–48.
55. Lange CA, Stavrakas P, Luhmann UF, de Silva DJ, Ali RR, Gregor ZJ, et al. Intraocular oxygen distribution in advanced proliferative diabetic retinopathy. Am J Ophthalmol. 2011;152(3):406–12.e3.
56. Bringmann A, Uckermann O, Pannicke T, Iandiev I, Reichenbach A, Wiedemann P. Neuronal versus glial cell swelling in the ischaemic retina. Acta Ophthalmol Scand. 2005;83(5):528–38.
57. Massin P, Girach A, Erginay A, Gaudric A. Optical coherence tomography: a key to the future management of patients with diabetic macular oedema. Acta Ophthalmol Scand. 2006;84(4):466–74.
58. Stefansson E. Physiology of vitreous surgery. Graefes Arch Clin Exp Ophthalmol. 2009;247(2):147–63.
59. Pocock G, Richards CD. Human physiology: the basis of medicine. 2nd ed. Oxford: Oxford University Press; 2004.
60. Cunha-Vaz J. The blood-ocular barriers. Surv Ophthalmol. 1979;23(5):279–96.
61. Cunha-Vaz JG, Travassos A. Breakdown of the blood-retinal barriers and cystoid macular edema. Surv Ophthalmol. 1984;28(Suppl):485–92.
62. Klein R, Klein BE, Moss SE, Cruickshanks KJ. The Wisconsin epidemiologic study of diabetic retinopathy. XV. The long-term incidence of macular edema. Ophthalmology. 1995;102(1):7–16.
63. Lopes de Faria JM, Jalkh AE, Trempe CL, McMeel JW. Diabetic macular edema: risk factors and concomitants. Acta Ophthalmol Scand. 1999;77(2):170–5.
64. Matthews DR, Stratton IM, Aldington SJ, Holman RR, Kohner EM, Group UPDS. Risks of progression of retinopathy and vision loss related to tight blood pressure control in type 2 diabetes mellitus: UKPDS 69. Arch Ophthalmol. 2004;122(11):1631–40.
65. Stefansson E. The therapeutic effects of retinal laser treatment and vitrectomy. A theory based on oxygen and vascular physiology. Acta Ophthalmol Scand. 2001;79(5):435–40.
66. Kristinsson JK, Gottfredsdóttir MS, Stefansson E. Retinal vessel dilatation and elongation precedes diabetic macular oedema. Br J Ophthalmol. 1997;81(4):274–8.
67. Kokame GT, de Leon MD, Tanji T. Serous retinal detachment and cystoid macular edema in hypotony maculopathy. Am J Ophthalmol. 2001;131(3):384–6.
68. Schubert HD. Postsurgical hypotony: relationship to fistulization, inflammation, chorioretinal lesions, and the vitreous. Surv Ophthalmol. 1996;41(2):97–125.
69. Stefansson E. Ocular hypotony: what is the mechanism of effusion and oedema? Acta Ophthalmol Scand. 2007;85(6):584–5.
70. Funatsu H, Yamashita H, Nakamura S, Mimura T, Eguchi S, Noma H, et al. Vitreous levels of pigment epithelium-derived factor and vascular endothelial growth factor are related to diabetic macular edema. Ophthalmology. 2006;113(2):294–301.
71. Patel JI, Tombran-Tink J, Hykin PG, Gregor ZJ, Cree IA. Vitreous and aqueous concentrations of proangiogenic, antiangiogenic factors and other cytokines in diabetic retinopathy patients with macular edema: Implications for structural differences in macular profiles. Exp Eye Res. 2006;82(5):798–806.
72. Stefansson E. Ocular oxygenation and the treatment of diabetic retinopathy. Surv Ophthalmol. 2006;51(4):364–80.
73. Knudsen ST, Bek T, Poulsen PL, Hove MN, Rehling M, Mogensen CE. Macular edema reflects generalized vascular hyperpermeability in type 2 diabetic patients with retinopathy. Diabetes Care. 2002;25(12):2328–34.
74. Cunha-Vaz JG. Vitreous fluorophotometry recordings in posterior segment disease. Graefes Arch Clin Exp Ophthalmol. 1985;222(4–5):241–7.
75. Krogsaa B, Lund-Andersen H, Mehlsen J, Sestoft L. Blood-retinal barrier permeability versus diabetes duration and retinal morphology in insulin dependent diabetic patients. Acta Ophthalmol (Copenh). 1987;65(6):686–92.
76. Phillips RP, Ross PG, Sharp PF, Forrester JV. Use of temporal information to quantify vascular leakage in fluorescein angiography of the retina. Clin Phys Physiol Meas. 1990;11(Suppl A):81–5.
77. Ring K, Larsen M, Dalgaard P, Andersen HL. Fluorophotometric evaluation of ocular barriers and of the vitreous body in the aphakic eye. Acta Ophthalmol Suppl. 1987;182:160–2.
78. Sander B, Larsen M, Moldow B, Lund-Andersen H. Diabetic macular edema: passive and active transport of fluorescein through the blood-retina barrier. Invest Ophthalmol Vis Sci. 2001;42(2):433–8.
79. Smith RT, Lee CM, Charles HC, Farber M, Cunha-Vaz JG. Quantification of diabetic macular edema. Arch Ophthalmol. 1987;105(2):218–22.
80. Nasrallah FP, Jalkh AE, Van Coppenolle F, Kado M, Trempe CL, McMeel JW, et al. The role of the vitreous in diabetic macular edema. Ophthalmology. 1988;95(10):1335–9.
81. Sivaprasad S, Ockrim Z, Massaoutis P, Ikeji F, Hykin PG, Gregor ZJ. Posterior hyaloid changes following intravitreal triamcinolone and macular laser for diffuse diabetic macular edema. Retina. 2008;28(10):1435–42.
82. Lewis H, Abrams GW, Blumenkranz MS, Campo RV. Vitrectomy for diabetic macular traction and edema associated with posterior hyaloidal traction. Ophthalmology. 1992;99(5):753–9.
83. Lewis H. The role of vitrectomy in the treatment of diabetic macular edema. Am J Ophthalmol. 2001;131(1):123–5.
84. Kaiser PK, Riemann CD, Sears JE, Lewis H. Macular traction detachment and diabetic macular edema associated with posterior hyaloidal traction. Am J Ophthalmol. 2001;131(1):44–9.
85. Figueroa MS, Contreras I, Noval S. Surgical and anatomical outcomes of pars plana vitrectomy for diffuse nontractional diabetic macular edema. Retina. 2008;28(3):420–6.
86. Hartley KL, Smiddy WE, Flynn HW, Murray TG. Pars plana vitrectomy with internal limiting membrane peeling for diabetic macular edema. Retina. 2008;28(3):410–9.
87. Shimonagano Y, Makiuchi R, Miyazaki M, Doi N, Uemura A, Sakamoto T. Results of visual acuity and foveal thickness in diabetic macular edema after vitrectomy. Jpn J Ophthalmol. 2007;51(3):204–9.
88. Yamamoto T, Takeuchi S, Sato Y, Yamashita H. Long-term follow-up results of pars plana vitrectomy for diabetic macular edema. Jpn J Ophthalmol. 2007;51(4):285–91.
89. Yanyali A, Horozoglu F, Celik E, Nohutcu AF. Long-term outcomes of pars plana vitrectomy with internal limiting membrane removal in diabetic macular edema. Retina. 2007;27(5):557–66.

90. Hoerle S, Poestgens H, Schmidt J, Kroll P. Effect of pars plana vitrectomy for proliferative diabetic vitreoretinopathy on preexisting diabetic maculopathy. Graefes Arch Clin Exp Ophthalmol. 2002;240(3):197–201.
91. Terasaki H, Kojima T, Niwa H, Piao CH, Ueno S, Kondo M, et al. Changes in focal macular electroretinograms and foveal thickness after vitrectomy for diabetic macular edema. Invest Ophthalmol Vis Sci. 2003;44(10):4465–72.
92. Yamamoto S, Yamamoto T, Ogata K, Hoshino A, Sato E, Mizunoya S. Morphological and functional changes of the macula after vitrectomy and creation of posterior vitreous detachment in eyes with diabetic macular edema. Doc Ophthalmol. 2004;109(3):249–53.
93. Shah SP, Patel M, Thomas D, Aldington S, Laidlaw DA. Factors predicting outcome of vitrectomy for diabetic macular oedema: results of a prospective study. Br J Ophthalmol. 2006; 90(1):33–6.
94. Meyer CH. Current treatment approaches in diabetic macular edema. Ophthalmologica. 2007;221(2):118–31.
95. Soliman W, Sander B, Soliman KA, Yehya S, Rahamn MS, Larsen M. The predictive value of optical coherence tomography after grid laser photocoagulation for diffuse diabetic macular oedema. Acta Ophthalmol. 2008;86(3):284–91.
96. Arnarsson A, Stefansson E. Laser treatment and the mechanism of edema reduction in branch retinal vein occlusion. Invest Ophthalmol Vis Sci. 2000;41(3):877–9.
97. Feke GT, Green GJ, Goger DG, McMeel JW. Laser Doppler measurements of the effect of panretinal photocoagulation on retinal blood flow. Ophthalmology. 1982;89(7):757–62.
98. Gottfredsdóttir MS, Stefansson E, Jónasson F, Gíslason I. Retinal vasoconstriction after laser treatment for diabetic macular edema. Am J Ophthalmol. 1993;115(1):64–7.
99. Wilson CA, Stefansson E, Klombers L, Hubbard LD, Kaufman SC, Ferris FL. Optic disk neovascularization and retinal vessel diameter in diabetic retinopathy. Am J Ophthalmol. 1988; 106(2):131–4.
100. Hikichi T, Yoshida A, Konno S, Trempe CL. Role of the vitreous in central retinal vein occlusion. Nihon Ganka Gakkai Zasshi. 1996;100(1):63–8.
101. Takahashi MK, Hikichi T, Akiba J, Yoshida A, Trempe CL. Role of the vitreous and macular edema in branch retinal vein occlusion. Ophthalmic Surg Lasers. 1997;28(4):294–9.
102. Charbonnel J, Glacet-Bernard A, Korobelnik JF, Nyouma-Moune E, Pournaras CJ, Colin J, et al. Management of branch retinal vein occlusion with vitrectomy and arteriovenous adventitial sheathotomy, the possible role of surgical posterior vitreous detachment. Graefes Arch Clin Exp Ophthalmol. 2004;242(3):223–8.
103. Kumagai K, Furukawa M, Ogino N, Uemura A, Larson E. Long-term outcomes of vitrectomy with or without arteriovenous sheathotomy in branch retinal vein occlusion. Retina. 2007;27(1):49–54.
104. Hvarfner C, Larsson J. Vitrectomy for non-ischaemic macular oedema in retinal vein occlusion. Acta Ophthalmol Scand. 2006;84(6):812–4.
105. Newton IS, Cohen IB, Cohen IBGtNsP, Whitman AM. The Principia: mathematical principles of natural philosophy. Berkeley/London: University of California Press; 1999.
106. Stratton IM, Kohner EM, Aldington SJ, Turner RC, Holman RR, Manley SE, et al. UKPDS 50: risk factors for incidence and progression of retinopathy in Type II diabetes over 6 years from diagnosis. Diabetologia. 2001;44(2):156–63.
107. Averous K, Erginay A, Timsit J, Haouchine B, Gaudric A, Massin P. Resolution of diabetic macular oedema following high altitude exercise. Acta Ophthalmol Scand. 2006;84(6):830–1.

PA. Supplemental oxygen improves diabetic macular edema: a pilot study. Invest Ophthalmol Vis Sci. 2004;45(2):617–24.
109. Kiryu J, Ogura Y. Hyperbaric oxygen treatment for macular edema in retinal vein occlusion: relation to severity of retinal leakage. Ophthalmologica. 1996;210(3):168–70.
110. Roy M, Bartow W, Ambrus J, Fauci A, Collier B, Titus J. Retinal leakage in retinal vein occlusion: reduction after hyperbaric oxygen. Ophthalmologica. 1989;198(2):78–83.
111. Stefansson E, Hatchell DL, Fisher BL, Sutherland FS, Machemer R. Panretinal photocoagulation and retinal oxygenation in normal and diabetic cats. Am J Ophthalmol. 1986;101(6):657–64.
112. Pournaras CJ, Tsacopoulos M, Strommer K, Gilodi N, Leuenberger PM. Scatter photocoagulation restores tissue hypoxia in experimental vasoproliferative microangiopathy in miniature pigs. Ophthalmology. 1990;97(10):1329–33.
113. Jacobi KW, Kluge K. Measuring of oxygen partial pressure before the retina following photocoagulation. Ber Zusammenkunft Dtsch Ophthalmol Ges. 1972;71:397–401.
114. Soliman W, Vinten M, Sander B, Soliman KA, Yehya S, Rahman MS, et al. Optical coherence tomography and vessel diameter changes after intravitreal bevacizumab in diabetic macular oedema. Acta Ophthalmol. 2008;86(4):365–71.
115. Vinten M, Larsen M, Lund-Andersen H, Sander B, La Cour M. Short-term effects of intravitreal triamcinolone on retinal vascular leakage and trunk vessel diameters in diabetic macular oedema. Acta Ophthalmol Scand. 2007;85(1):21–6.
116. Christoffersen N, Larsen M. Unilateral diabetic macular oedema secondary to central retinal vein congestion. Acta Ophthalmol Scand. 2004;82(5):591–5.
117. Kylstra JA, Wierzbicki T, Wolbarsht ML, Landers MB, Stefansson E. The relationship between retinal vessel tortuosity, diameter, and transmural pressure. Graefes Arch Clin Exp Ophthalmol. 1986;224(5):477–80.
118. Larsen M. Unilateral macular oedema secondary to retinal venous congestion without occlusion in patients with diabetes mellitus. Acta Ophthalmol Scand. 2005;83(4):428–35.
119. Sohn JH, Song SJ. Arteriovenous sheathotomy for persistent macular edema in branch retinal vein occlusion. Korean J Ophthalmol. 2006;20(4):210–4.
120. Wrigstad A, Algvere P. Arteriovenous adventitial sheathotomy for branch retinal vein occlusion: report of a case with long term follow-up. Acta Ophthalmol Scand. 2006;84(5):699–702.
121. Crafoord S, Karlsson N, la Cour M. Sheathotomy in complicated cases of branch retinal vein occlusion. Acta Ophthalmol. 2008;86(2):146–50.
122. Mandelcorn MS, Mandelcorn E, Guan K, Adatia FA. Surgical macular decompression for macular edema in retinal vein occlusion. Can J Ophthalmol. 2007;42(1):116–22.
123. Shimura M, Nakazawa T, Yasuda K, Kunikata H, Shiono T, Nishida K. Visual prognosis and vitreous cytokine levels after arteriovenous sheathotomy in branch retinal vein occlusion associated with macular oedema. Acta Ophthalmol. 2008;86(4):377–84.
124. Karasheva G, Goebel W, Klink T, Haigis W, Grehn F. Changes in macular thickness and depth of anterior chamber in patients after filtration surgery. Graefes Arch Clin Exp Ophthalmol. 2003;241(3):170–5.
125. Iturralde D, Spaide RF, Meyerle CB, Klancnik JM, Yannuzzi LA, Fisher YL, et al. Intravitreal bevacizumab (Avastin) treatment of macular edema in central retinal vein occlusion: a short-term study. Retina. 2006;26(3):279–84.
126. Mason JO, Albert MA, Vail R. Intravitreal bevacizumab (Avastin) for refractory pseudophakic cystoid macular edema. Retina. 2006;26(3):356–7.
127. Audren F, Erginay A, Haouchine B, Benosman R, Conrath J, Bergmann JF, et al. Intravitreal triamcinolone acetonide for diffuse diabetic macular oedema: 6-month results of a prospective controlled trial. Acta Ophthalmol Scand. 2006;84(5):624–30.
128. Edelman JL, Lutz D, Castro MR. Corticosteroids inhibit VEGF-induced vascular leakage in a rabbit model of blood-retinal and blood-aqueous barrier breakdown. Exp Eye Res. 2005;80(2):249–58.
129. Jonas JB. Intravitreal triamcinolone acetonide for treatment of intraocular oedematous and neovascular diseases. Acta Ophthalmol Scand. 2005;83(6):645–63.
130. Sørensen TL, Haamann P, Villumsen J, Larsen M. Intravitreal triamcinolone for macular oedema: efficacy in relation to aetiology. Acta Ophthalmol Scand. 2005;83(1):67–70.
131. Margolis R, Singh RP, Bhatnagar P, Kaiser PK. Intravitreal triamcinolone as adjunctive treatment to laser panretinal photocoagulation for concomitant proliferative diabetic retinopathy and clinically significant macular oedema. Acta Ophthalmol.

2008;86(1):105–10.
132. Sivaprasad S, McCluskey P, Lightman S. Intravitreal steroids in the management of macular oedema. Acta Ophthalmol Scand. 2006;84(6):722–33.
133. Wang L, Song H. Effects of repeated injection of intravitreal triamcinolone on macular oedema in central retinal vein occlusion. Acta Ophthalmol. 2009;87(3):285–9.
134. Vinores SA, Xiao WH, Aslam S, Shen J, Oshima Y, Nambu H, et al. Implication of the hypoxia response element of the Vegf promoter in mouse models of retinal and choroidal neovascularization, but not retinal vascular development. J Cell Physiol. 2006;206(3):749–58.
135. Krebs I, Brannath W, Glittenberg C, Zeiler F, Sebag J, Binder S. Posterior vitreomacular adhesion: a potential risk factor for exudative age-related macular degeneration? Am J Ophthalmol. 2007;144(5):741–6.
136. Stefansson E, Geirsdóttir A, Sigurdsson H. Metabolic physiology in age related macular degeneration. Prog Retin Eye Res. 2011;30(1):72–80.
137. Schulze S, Hoerle S, Mennel S, Kroll P. Vitreomacular traction and exudative age-related macular degeneration. Acta Ophthalmol. 2008;86(5):470–81.
138. Weber-Krause B, Eckardt U. Incidence of posterior vitreous detachment in eyes with and without age-related macular degeneration. An ultrasonic study. Ophthalmologe. 1996;93(6):660–5.
139. Hayreh SS, Jonas JB. Posterior vitreous detachment: clinical correlations. Ophthalmologica. 2004;218(5):333–43.
140. Lambert HM, Lopez PF. Surgical excision of subfoveal choroidal neovascular membranes. Curr Opin Ophthalmol. 1993;4(3):19–24.
141. Schmidt JC, Mennel S, Hörle S, Meyer CH. High incidence of vitreomacular traction in recurrent choroidal neovascularisation after repeated photodynamic therapy. Br J Ophthalmol. 2006;90(11):1361–2.
142. Meyer CH, Toth CA. Retinal pigment epithelial tear with vitreomacular attachment: a novel pathogenic feature. Graefes Arch Clin Exp Ophthalmol. 2001;239(5):325–33.
143. Gross-Jendroska M, Flaxel CJ, Schwartz SD, Holz FG, Fitzke FW, Gabel VP, et al. Treatment of pigment epithelial detachments due to age-related macular degeneration with intra-ocular C3F8 injection. Aust N Z J Ophthalmol. 1998;26(4):311–7.
144. Liang J, Zheng L, Yi C, Barbazetto I, Dillon J. Affection on oxygen tension of the lens after vitrectomy. Yan Ke Xue Bao. 2002;18(2):67–70.
145. Holekamp NM, Shui YB, Beebe D. Lower intraocular oxygen tension in diabetic patients: possible contribution to decreased incidence of nuclear sclerotic cataract. Am J Ophthalmol. 2006;141(6):1027–32.
146. Mathew RG, Murdoch IE. The silent enemy: a review of cataract in relation to glaucoma and trabeculectomy surgery. Br J Ophthalmol. 2011;95(10):1350–4.
147. Chauvaud D, Clay-Fressinet C, Pouliquen Y, Offret G. Opacification of the crystalline lens after trabeculectomy. Study of 95 cases. Arch Ophtalmol (Paris). 1976;36(5):379–86.
148. Daugeliene L, Yamamoto T, Kitazawa Y. Cataract development after trabeculectomy with mitomycin C: a 1-year study. Jpn J Ophthalmol. 2000;44(1):52–7.
149. Popovic V, Sjöstrand J. Long-term outcome following trabeculectomy: I retrospective analysis of intraocular pressure regulation and cataract formation. Acta Ophthalmol (Copenh). 1991;69(3):299–304.
150. Quigley HA, Buhrmann RR, West SK, Isseme I, Scudder M, Oliva MS. Long term results of glaucoma surgery among participants in an east African population survey. Br J Ophthalmol. 2000;84(8):860–4.
151. Razzak A, al Samarrai A, Sunba MS. Incidence of posttrabeculectomy cataract among Arabs in Kuwait. Ophthalmic Res. 1991;23(1):21–3.
152. Sihota R, Gupta V, Agarwal HC. Long-term evaluation of trabeculectomy in primary open angle glaucoma and chronic primary angle closure glaucoma in an Asian population. Clin Experiment Ophthalmol. 2004;32(1):23–8.
153. Vesti E. Development of cataract after trabeculectomy. Acta Ophthalmol (Copenh). 1993;71(6):777–81.
154. Chang S. LXII Edward Jackson lecture: open angle glaucoma after vitrectomy. Am J Ophthalmol. 2006;141(6):1033–43.
155. Koreen L, Yoshida N, Escariao P, Niziol LM, Koreen IV, Musch DC, et al. Incidence of, risk factors for, and combined mechanism of late-onset open-angle glaucoma after vitrectomy. Retina. 2012;32(1):160–7.
156. Yu AL, Brummeisl W, Schaumberger M, Kampik A, Welge-Lussen U. Vitrectomy does not increase the risk of open-angle glaucoma or ocular hypertension - a 5-year follow-up. Graefes Arch Clin Exp Ophthalmol. 2010;248(10):1407–14.
157. Lalezary M, Kim SJ, Jiramongkolchai K, Recchia FM, Agarwal A, Sternberg P. Long-term trends in intraocular pressure after pars plana vitrectomy. Retina. 2011;31(4):679–85.
158. Siegfried CJ, Shui YB, Holekamp NM, Bai F, Beebe DC. Oxygen distribution in the human eye: relevance to the etiology of open-angle glaucoma after vitrectomy. Invest Ophthalmol Vis Sci. 2010;51(11):5731–8.

# 第 26 章 氧与玻璃体视网膜生理和病理

Nancy M. Holekamp, David C. Beebe, Ying-Bo Shui

## 本章要点




**关键词**

玻璃体凝胶;生理学;玻璃体退行性变;氧;抗坏血酸盐;玻璃体切割术;核硬化性白内障;玻璃体切割术后青光眼;糖尿病性视网膜病变;玻璃体后脱离


**核心概念**

1. 完整的玻璃体凝胶和玻璃体内高浓度的抗坏血酸盐可保护晶状体,免于受到暴露于视网膜血管内溢出的过量的氧的损伤。
2. 玻璃体凝胶在年龄相关退行性变或遭到破坏(玻璃体切割术)时,晶状体后囊暴露于更高浓度的氧中,导致核硬化性白内障。
3. 降低玻璃体腔内氧或恢复玻璃体凝胶的结构能够阻止玻璃体切割术后核硬化性白内障的发生,同时也能降低玻璃体切割术后开角型青光眼发生的风险。


N.M. Holekamp, MD(✉)
Department of Ophthalmology and Visual Sciences, Washington University, St. Louis, MO 63110, USA
e-mail: nholekamp@gmail.com

D.C. Beebe, PhD·Y-B. Shui, MD, PhD
Department of Ophthalmology and Visual Sciences, Washington University, St. Louis, MO, USA
e-mail: Beebe@wustl.edu; Shui@vision.wustl.edu

# 1. 引言

就在 20 年前，教科书告诉眼科的学生，玻璃体凝胶在成人眼内除了填充玻璃体腔、作为透明的屈光介质外，并无实质性功能。实际上，在 1994 年出版的一本类似的教科书上称，“不考虑玻璃体在眼球发育中的作用，玻璃体没有明确证实的功能，因此，眼内缺乏玻璃体凝胶对眼球并没有不良的影响”[1]。然而，在 2005 年发表的关于人玻璃体切割术前及术后氧分压测量的报告[2]和 2009 年最终发表的关于人玻璃体凝胶以抗坏血酸依赖的方式消耗氧的报告表明，一种全新的对于玻璃体凝胶的理解及其在玻璃体视网膜生理和病理学中的作用都逐渐浮现出来。

## 1.1 氧假说

“氧假说”挑战了传统的观点。该假说称，眼内处于低氧状态，低氧状态对于维持眼内多种组织健康具有重要的作用，因为低氧能够有效阻止氧诱导的多种眼部疾病，如核性白内障、某些类型的原发性开角型青光眼。玻璃体凝胶是调节眼内氧分压并维持眼内低氧分压状态的基础（与其他眼内组织相比）。玻璃体凝胶能够通过生物化学作用消除来自眼内血管系统的大量氧分子。凝胶状玻璃体的生物物理特性也是至关重要的。而在玻璃体液化或玻璃体切割术后，玻璃体凝胶的这种消耗氧的能力消失，因此这也是脊椎动物玻璃体进化形成凝胶状的原因。具有完整的结构和功能的玻璃体凝胶能够保护眼内结构免于暴露在过多的氧之中，从而对保护人眼的健康起到了至关重要的作用。年龄相关性玻璃体凝胶的液化，以及随之而来的玻璃体凝胶的生物化学和生物物理学特性的丧失，可能是某些氧化诱导眼内疾病的起始病变阶段，比如核硬化性白内障、某些类型的原发性开角型青光眼。

# 2. 眼内氧分压

## 2.1 实验检测

### 2.1.1 玻璃体

1991 年，Eaton 提出人类的晶状体处于低氧状态的假设，并认为这种低氧状态是维持晶状体透明的必要条件[4]。在一篇名为《晶状体是密封的吗？》的文章中，Eaton 认为晶状体存在于一个无菌、低氧的环境，就像密封的蔬菜或水果罐头一样使其避免受到氧化损伤。目前，实验数据进一步明确了眼内接近晶状体部位的氧气含量低于 1%，处于低氧状态。图 26.1 显示了一项前瞻性的研究，该研究纳入了连续的 69 只患眼，所有患眼均接受玻璃体切割术，并使用光学氧传感器测量眼内氧含量。在手术中选取眼内两个位置分别测量玻璃体切割前、后的氧含量：这两个位置分别是邻近晶状体处和玻璃体腔中央处。在玻璃体切割术之前，玻璃体腔内氧分压低，靠近晶状体部位为 (8.7±0.6)mmHg，玻璃体腔中央为 (7.1±0.5mm)Hg[2]。由于大气中或人体吸入的氧分压大约为 21%或者 156mmHg，因而 1%的氧含量大约为 7.6mmHg，与玻璃体中的氧分压接近。因此，根据以上数据推测，在健康正常眼，晶状体和其他眼内结构处于低氧环境，这也能保护眼内组织结构免于受到氧化应激或氧化诱导的损伤。

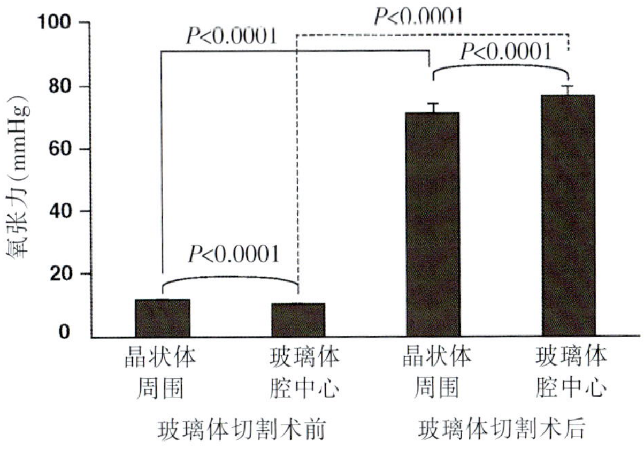


图 26.1 人眼玻璃体切割术前后两个部位测量的氧分压(mmHg)。

### 2.1.2 晶状体

当 Eaton 提出晶状体存在于低氧状态的假说时，人体实验仅允许体内测量眼部透明液体中的氧含量(例如,氧气探针无法在玻璃体切割术时置于人晶状体内进行测量)。然而,到了 2004 年,Barbazetto 等对玻璃体切割前后家兔晶状体内氧分压进行了开创性的观察[5]。图 26.2 显示了连续的 26 只接受玻璃体切割术的兔眼中的数据。使用光学氧气传感器测量玻璃体切割术前及术后包括晶状体内部在内的眼内多个部位的氧分压。在玻璃体切割术之前,玻璃体腔及晶状体内氧分压均维持在低水平。因此，在玻璃体和晶状体之间没有氧气弥散的屏障。2006 年,Shui 等证实家兔吸入不同量的氧气形成缺氧或高氧症时,眼内氧分压发生相应的变化[6]。因此,兔眼内玻璃体和晶状体的氧气分压能反映其吸入氧气的量。Holekamp 等在人体中进一步明确这一观点，他们分别对进行玻璃体切割术局部麻醉下患者吸入 21%的氧气和全身麻醉下吸入 100%氧气的患者比较了玻璃体凝胶氧分压[2]。吸入的氧通过脉管系统进入眼，玻璃体内氧的水平直接反映了吸入氧气的水平,而玻璃体内的氧通过后节弥散进入晶状体。

### 2.1.3 小梁网组织

在 2006 年美国眼科学术会进行前的杰克逊纪念演讲中,Stanley Chang 回顾分析了 453 例玻璃体切割术患者的资料后发现，术眼眼压升高或发展成为开角型青光眼的风险增加[7]。其中玻璃体切割术前有白内障手术史的患者较玻璃体切割术后行白内障手术的患者，青光眼的发病率加快了两年以上。另一个随访时间更久的研究进一步证实了以上这些结论[8],但也有一些研究存有争议(见第 25 章“玻璃体生理学”)。基于这些观察结果,Chang 认为损伤滤过组织的可能是氧代谢产物。为了研究玻璃体切割及白内障手术后青光眼发生率增加的相关生理机制,Siegfried 等使用光学氧传感器对一系列相继接受白内障及青光眼手术的患者术眼前房和后房中氧分压进行了检测[9]。如图 26.3 所示,眼内前房角氧分压为 12mmHg,低于 2%,处于低氧状态。单纯玻璃体切割或白内障手术无明显的前房氧分压变化。然而，玻璃体切割术联合白内障手术后前房角平均氧分压翻倍至 25mmHg，这表明滤过组织的氧化损伤可能是玻璃体切割术联合白内障手术后患者青光眼的发生风险增加的原因。

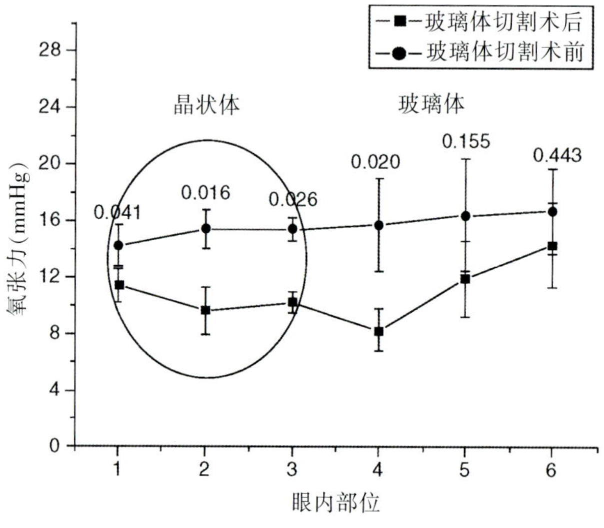


图 26.2 玻璃体切割术前、术后兔眼整个晶状体和玻璃体的氧分压(mmHg)。(With permission from Barbazetto et al.[5])

## 3. 眼内氧分压调节

目前大量的实验证据表明，人眼内液中的氧分压相对较低[2,3,9-11]。值得注意的是,这一结果是基于对数百个“正常”人眼得出的恒定而一致的测量结果。因此，这也是到目前为止研究者公认的眼重要的生理特征。研究者用兔眼进行严格的科学实验后发现，眼内低氧分压现象在哺乳动物物种里是普遍存在的[5,6]。Shui 等对兔眼进行了详尽的研究后发现:眼内氧分压在靠近视网膜血管、虹膜血管和中央角膜内表面的区域是最高的。与邻近区域相比，睫状体睫状冠和前房角附近房水中的氧分压降低；距离晶状体越近,氧分压越低。通过这些发现,研究者们认为,兔眼内氧主要来源于视网膜和虹膜血管,并通过角膜扩散，新鲜分泌的房水和前房角的房水处于相对低氧状态[6]。眼内氧分压经过严格调节而处于较低水平，对人眼的类似研究也证实了这一结论。在兔和人眼中氧分布的主要差异在于，氧含量在人眼的后房和晶状体前表面更低。因此，人眼后房氧含量几乎与虹膜血管无关，且人眼晶状体存在于比兔眼氧含量更低的环境中。

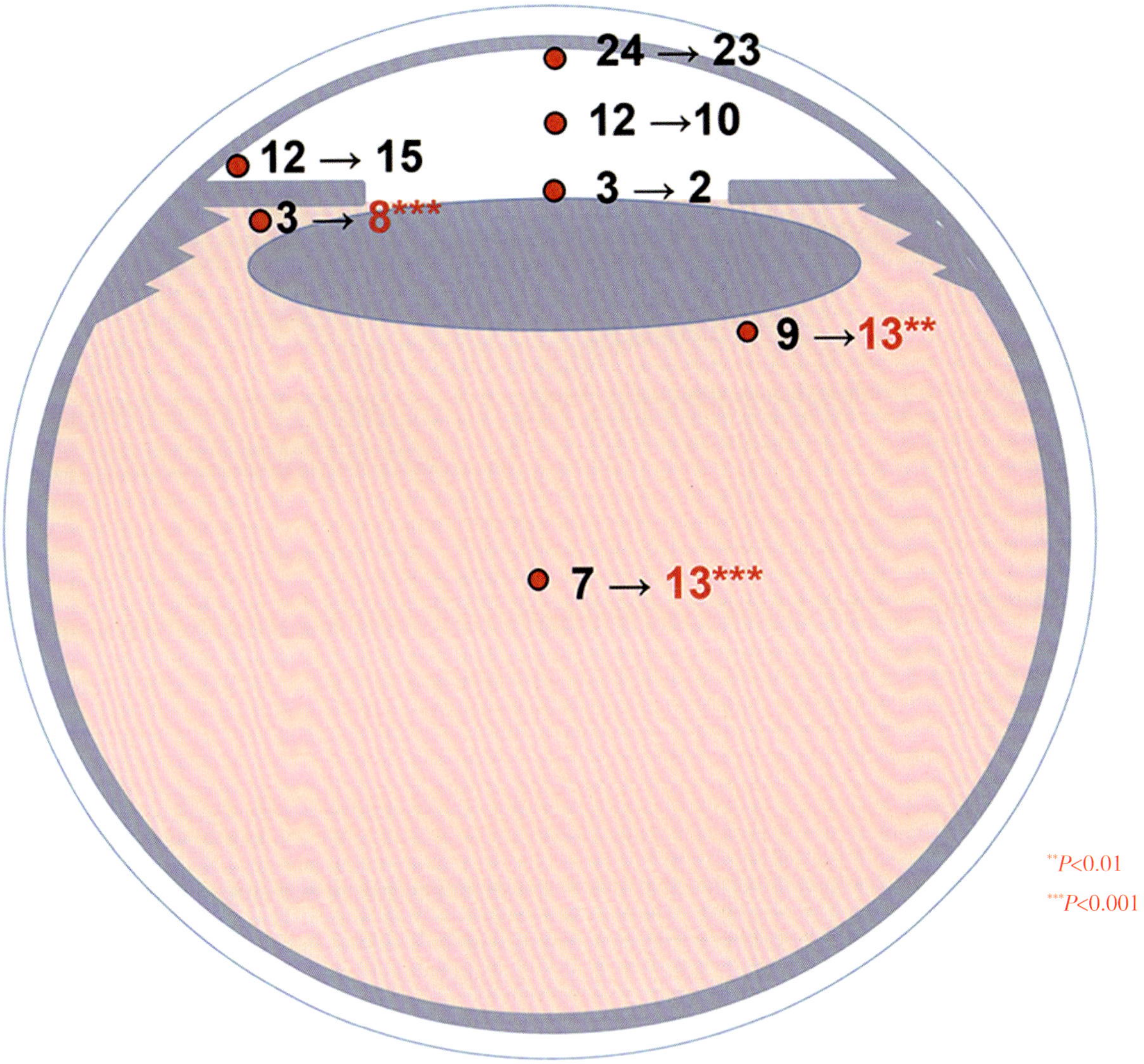


图 26.3　玻璃体手术前后人眼氧分压(mmHg)的测定。箭头的左边是玻璃体切割术前的数据。箭头的右边是玻璃体切割术后的数据。红色标记的是在玻璃体切割术后明显增高的数据。

## 3.1 眼内氧梯度

眼内组织需要消耗氧，仔细观察图 26.1 至图 26.4，在不同条件下对眼前后房氧含量的测量可以发现，眼内存在氧分压的梯度变化。如图 26.1 中，玻璃体切割术前氧分压在晶状体附近为 8.7mmHg，而在玻璃体中心为 7.1mmHg。晶状体附近氧分压的测量结果与睫状体平坦部相似，这里较高的氧分压表明氧来源于此处或邻近的视网膜。然而，更重要且微妙是两处氧分压的差异是显著的($P<0.003$)，氧梯度的存在表明玻璃体消耗氧。从图 26.2 可以看出这种氧梯度在兔眼中同样存在，说明兔眼玻璃体同样消耗氧。

图 26.2 显示了晶状体内的氧分压梯度。Barbazetto 等发现正常兔眼中晶状体核内的氧分压最低[(10.4±3.0)mmHg]，晶状体中氧分压梯度的存在表明晶状体也消耗氧[9]。事实上，Shui 等对兔眼的测量结果发现，常氧条件下晶状体后半部分的耗氧量为0.2~0.4μL/h，且其耗氧量随供氧量的增加而增加[6]。McNulty 等的研究进一步证实了 Shui 等的结果，他们发现牛晶状体以 0.000 03cm²/s 的速度消耗氧，此外，他们还发现晶状体内存在一个明显的氧分压梯度，致使晶状体核心部位的氧分压小于 2mmHg，

图 26.4 人眼在术前（左上）和内眼手术后（右上和下边两图）氧分压（mmHg）。

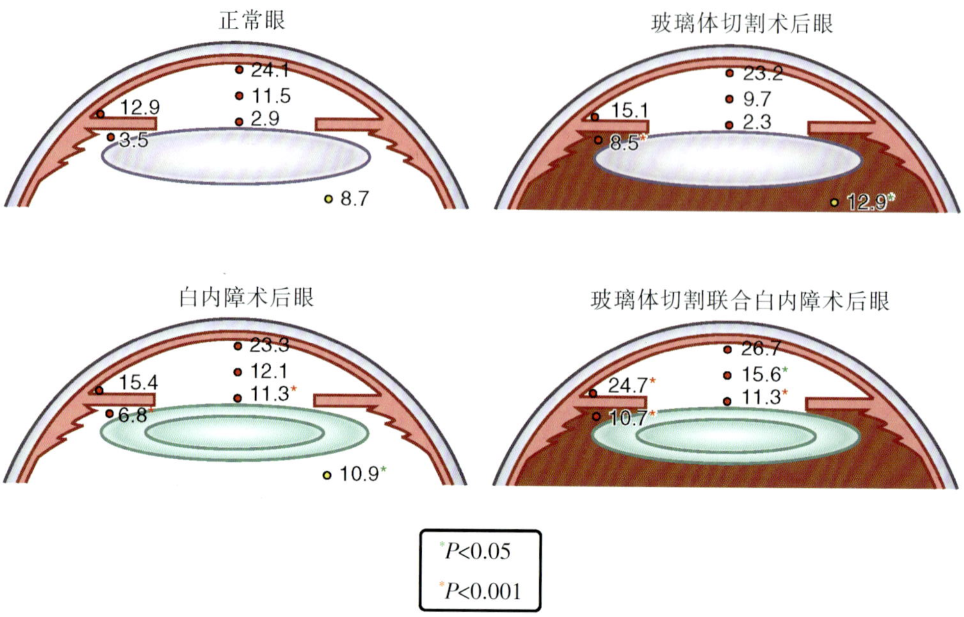


并且含有线粒体的晶状体纤维细胞的氧耗量仅占牛晶状体总耗氧量的 12%，表明尚存在其他机制以维持晶状体核心的低氧水平[12]。

前房中也存在同样氧分压梯度。图 26.3 和图 26.4 表明，正常条件下眼前房中角膜内皮细胞下的氧分压最高，为 24.1mmHg；而晶状体前表面的氧分压最低，为 2.9mmHg。由于空气中的氧分压约为 156mmHg，故氧气能通过角膜扩散而进入前房[9]。角膜内皮细胞含有丰富的线粒体，从而消耗弥散入眼的氧。如在发生 Fuchs 角膜内皮营养不良等角膜内皮功能障碍的疾病时，不仅导致角膜薄翳的出现，同时也升高了前房氧分压（Andrew Hwang，MD PhD，个人交流）。前房中存在的氧浓度梯度表明房水也消耗氧，但在这种情况下，可能是晶状体导致了氧分压梯度的产生。如图 26.4 所示，白内障手术后，由于晶状体的缺失，晶状体植入物前氧分压增加到了 11.3mmHg，并且前房中的氧梯度也基本消失了。

图 26.5 是消耗氧的眼组织示意图（标记为绿色），包括角膜内皮细胞、睫状上皮细胞、晶状体和玻璃体凝胶。由于玻璃体体积较大且处于眼球的中心位置，其对调节眼内氧分压非常重要。在眼组织中，线粒体的含量是耗氧多少的关键。如上所述，正常的角膜内皮细胞含有丰富的线粒体，睫状体上皮细胞也含有较高浓度的线粒体。因此，尽管睫状体间质有丰富的脉管系统，但兔眼睫状体附近的后房中的氧分压仍出乎意料的低[6,9]。房水的产生需要消耗氧。

## 3.2 玻璃体调节眼内氧

通过测量玻璃体切割后的眼可以很好地说明玻璃体在维持眼内低氧分压方面的重要性。如图 26.1 所示，玻璃体切割术后，当时由于含氧量高的液体注入玻璃体腔替代了玻璃体凝胶，眼内氧分压出现明显的升高。然而，几个月甚至几年以后，玻璃体切割术后的眼内氧分压仍显著高于非玻璃体切割术后的眼内氧分压。Holekamp 等发现，在玻璃体切割术患者中，术眼内氧分压较以往行玻璃体切割术的患者明显升高（靠近晶状体的位置处 $P<0.02$，玻璃体中部处 $P<0.003$）[2]，更重要的是，晶状体附近和玻璃体中央之间的氧梯度消失了。图 26.3 显示，玻璃体切割术数月及数年后，晶状体附近和玻璃体中央任一位置的氧分压均为 13mmHg，这相对于玻璃体切割术前 7mmHg 和 9mmHg 的氧分压而言，术后的氧分压显著升高了，且玻璃体内的氧含量梯度也消失了。玻璃体的切割和眼内液体（主要是眼内水）的填充导致眼内氧分压升高，眼内氧分压调节丧失。

### 3.2.1 玻璃体氧代谢

2009 年，Shui 等发现，人眼玻璃体通过抗坏血酸依赖途径参与了氧的代谢[3]。他们收集了连续的

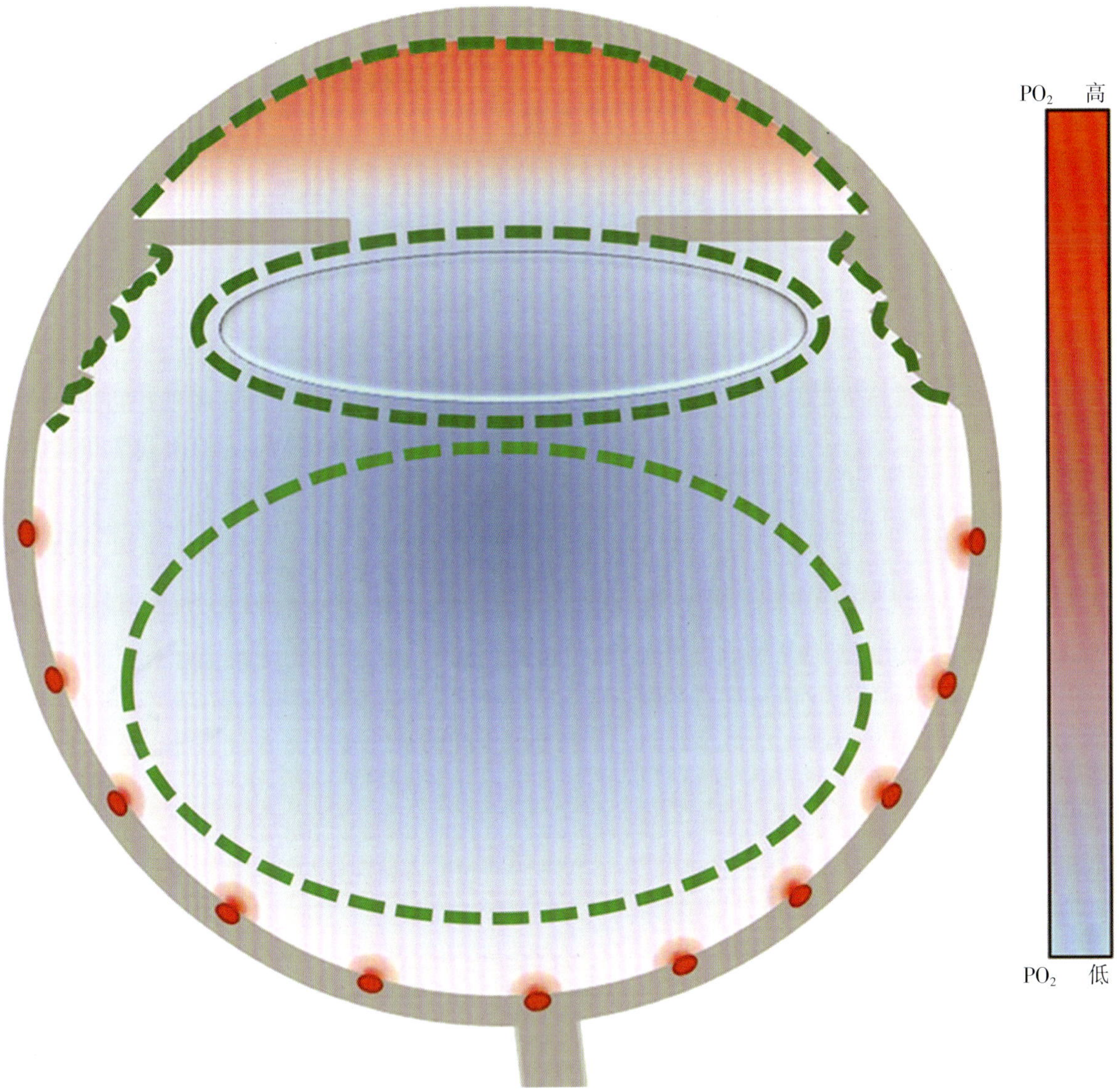


图 26.5　人眼氧分布示意图。绿色的结构代表消耗氧的组织。

62 例行玻璃体切割术患者术中未经稀释的玻璃体凝胶样品,使用微量呼吸器测量耗氧量。图 26.6 显示含有人眼玻璃体凝胶氧代谢的典型结果。由于在收集过程中玻璃体暴露于大气氧环境中，因而氧分压刚开始时非常高。一般在 2 小时内，氧分压会降至零。该研究结果令人确信：玻璃体参与了眼内氧的代谢。进一步的实验室研究发现，玻璃体的这一过程不需要细胞参与,而是依赖抗坏血酸,并且煮沸的玻璃体依然保留了耗氧的能力。而由于暴露在有氧环境而耗尽了抗坏血酸的玻璃体则失去了耗氧的能力，重新添加抗坏血酸可以恢复这种耗氧能力。因此，抗坏血酸在这个过程中充当催化剂的角色。抗坏血酸在纯水中并不消耗氧气,因此,玻璃体是一个必不可少的组成部分(图 26.7a)。随后从取自尸体标本的实验结果显示，玻璃体耗氧率与抗坏血酸的量具有直接的相关性(图 26.7b)。

抗坏血酸在人玻璃体中的浓度非常高，一个完整的玻璃体凝胶抗坏血酸的平均浓度约为 2mmol/L。而在血液中的水平只有 50~60mol/L,两者相差 33~40 倍[13]。玻璃体中高水平的抗坏血酸是依靠睫状上皮细胞色素层的钠依赖抗坏血酸转运泵(SLC23A2)来维持的[14]。富含如此多的抗坏血酸在人玻璃体中的生理作用在过去的实验研究和推测得到了解,但到目前为止仍然没有充分的阐明。Shui 等提出了如

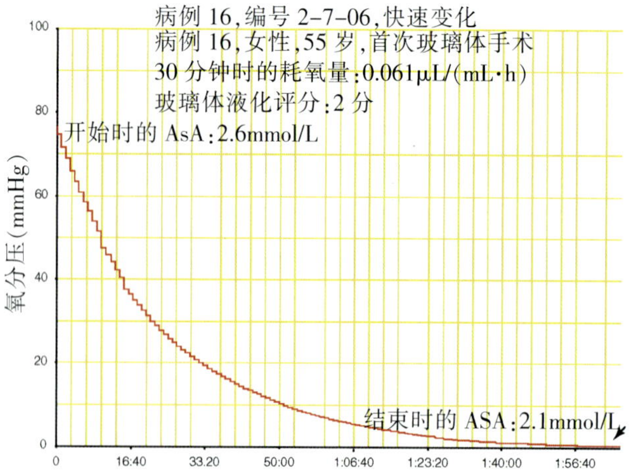


图 26.6 典型的玻璃体切割术中玻璃体吸收氧耗曲线。注意氧和抗坏血酸都会随着时间消耗。

图26.8 所示的玻璃体代谢氧生化反应机制。抗坏血酸(AsA)与分子氧($O_2$)在玻璃体的反应最终产生脱氢抗坏血酸(dAsA;氧化型抗坏血酸)、水以及初始量一半的 $O_2$。随着这个反应周期,氧(和抗坏血酸)逐渐被耗尽。第二反应的催化剂是过氧化氢酶。第一反应的催化剂尚未确定，但在玻璃体中已查及。值得注意的是,在对非人类动物的研究中发现,抗坏血酸水平在房水中和在玻璃体体液中均匀一致的高;而在人眼中,玻璃体中抗坏血酸含量更高。正如本章后面将要讨论的，这种差异可能部分地解释为什么难以建立好的核硬化性白内障动物模型。此外,动物研究还发现:所有抗坏血酸都先进入房水[15],然后再从房水扩散到玻璃体。最新人类研究的证据表明,抗坏血酸还可以穿过 RPE 进入玻璃体(数据未发表,Ying-Bo Shui，MD PhD)。

### 3.2.2 凝胶状玻璃体较液化玻璃体消耗更多氧

图 26.9 显示从一例经历 2 次视网膜脱离玻璃体切割术后的 78 岁女性患者取出的玻璃体液中的氧耗情况。在曾行玻璃体手术的眼中，眼后段残留的玻璃体凝胶很少。玻璃体腔实质上由房水填充[16]。相比较图 26.6 显示成形的玻璃体凝胶的耗氧,图 26.9 显示液化的玻璃体耗氧水平最低。在图 26.6 需要注意的是,抗坏血酸浓度高,且抗坏血酸和氧在反应中都被代谢消耗。图 26.9 显示抗坏血酸浓度很低,此时代谢抗坏血酸和氧的反应非常缓慢,消耗的抗坏血酸或氧也是极少量的。

玻璃体液化没有客观的尺度或测量方法。因此,Shui 等创建了分级为 1~5 级的主观量表,用来对被测试的玻璃体样品的玻璃液化程度进行分级。1 级表示完全凝胶状玻璃体,5 级代表完全液化的玻璃体。图26.6 玻璃体液化评分为 2 级;而图 26.9 显示玻璃体液化评分 5 级。值得注意的是，应用这种分级方式大量样本研究结果显示凝胶状玻璃体比液化的玻璃体消耗氧更快。这一结果同样在图 26.10a 也可观察到。并且从图 26.10b 中我们毫不意外地发现凝胶状玻璃中具有更高浓度的抗坏血酸。

### 3.2.3 凝胶状玻璃体生理学特性

Shui 等发现,总体上凝胶状的玻璃体比液化的玻璃体（包括年龄相关性玻璃体液化或玻璃体切割术后）具有较更高浓度的抗坏血酸和更快的耗氧速

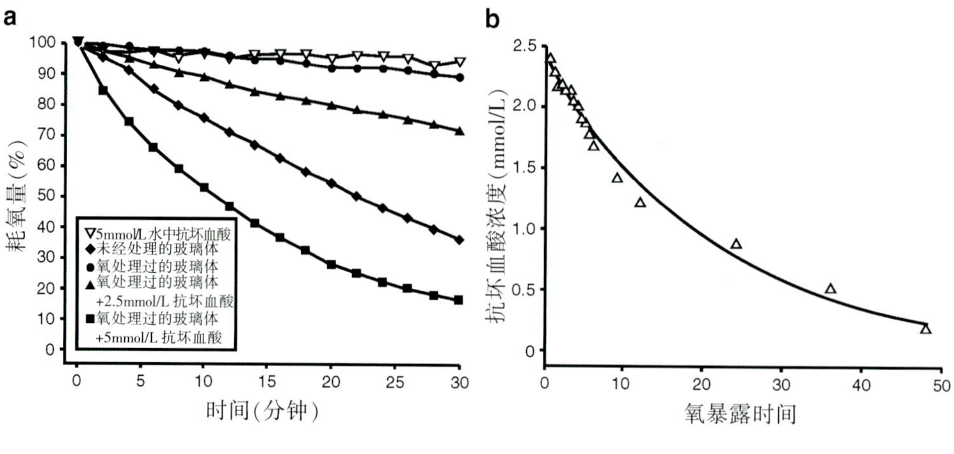


图 26.7 (a)尸体玻璃的耗氧实验。(b)产生的抗坏血酸消耗与耗氧量成比例。

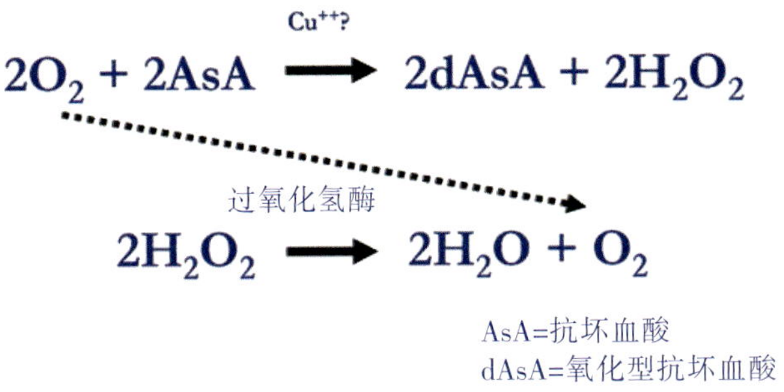


图 26.8　氧气在玻璃体内代谢的生化反应。在第一步中的金属离子催化剂是未知的,但在玻璃体中发现。注意氧和抗坏血酸在反应中都被消耗掉了。AsA,抗坏血酸;dAsA,脱氢抗坏血酸。

度[3],因而玻璃体的凝胶状态是至关重要的。包括氧在内的小分子通过多种转运机制通过玻璃体，包括弥散、静水压、渗透压、对流运动以及周围组织的主动运输等。Barton 等最近已经证明,小分子通过玻璃体凝胶的扩散速率与通过液体的速率相同[17]。凝胶和液体中氧运动的关键区别在于眼内的对流趋势或“混合状态”。正如实验动物中的氧微电极研究所示，当大部分玻璃体处于凝胶状态时，从视网膜血管中扩散到凝胶中的氧仅在视网膜组织附近升高[18]。然而,当玻璃体发生液化后,头部或眼部的运动产生的液体流动可以使来自视网膜血管的氧从视网膜分布到整个眼球[19,20]。氧与玻璃体液体混合越充分,其与抗坏血酸反应的机会越多,在这个反应中,抗坏血酸和氧都被消耗掉。如果抗坏血酸主动运输至眼内的量是恒定的，增加与氧混合的净效应可以降低玻璃液中抗坏血酸的浓度,减少氧的消耗,提高眼内氧分压。最近发表的一篇文章提出了一种在人眼中氧分布的元素模型[21]。该模型基于氧分布的测量以及玻璃体凝胶和玻璃体抗坏血酸在调节眼内氧分布中的作用，它能够准确地预测在玻璃体切割术前及术后眼内氧的分布(图 26.11),同时,它还提供了一种方法来确定玻璃体保留手术的效果，并可能有助于预测保存玻璃体的有效性。

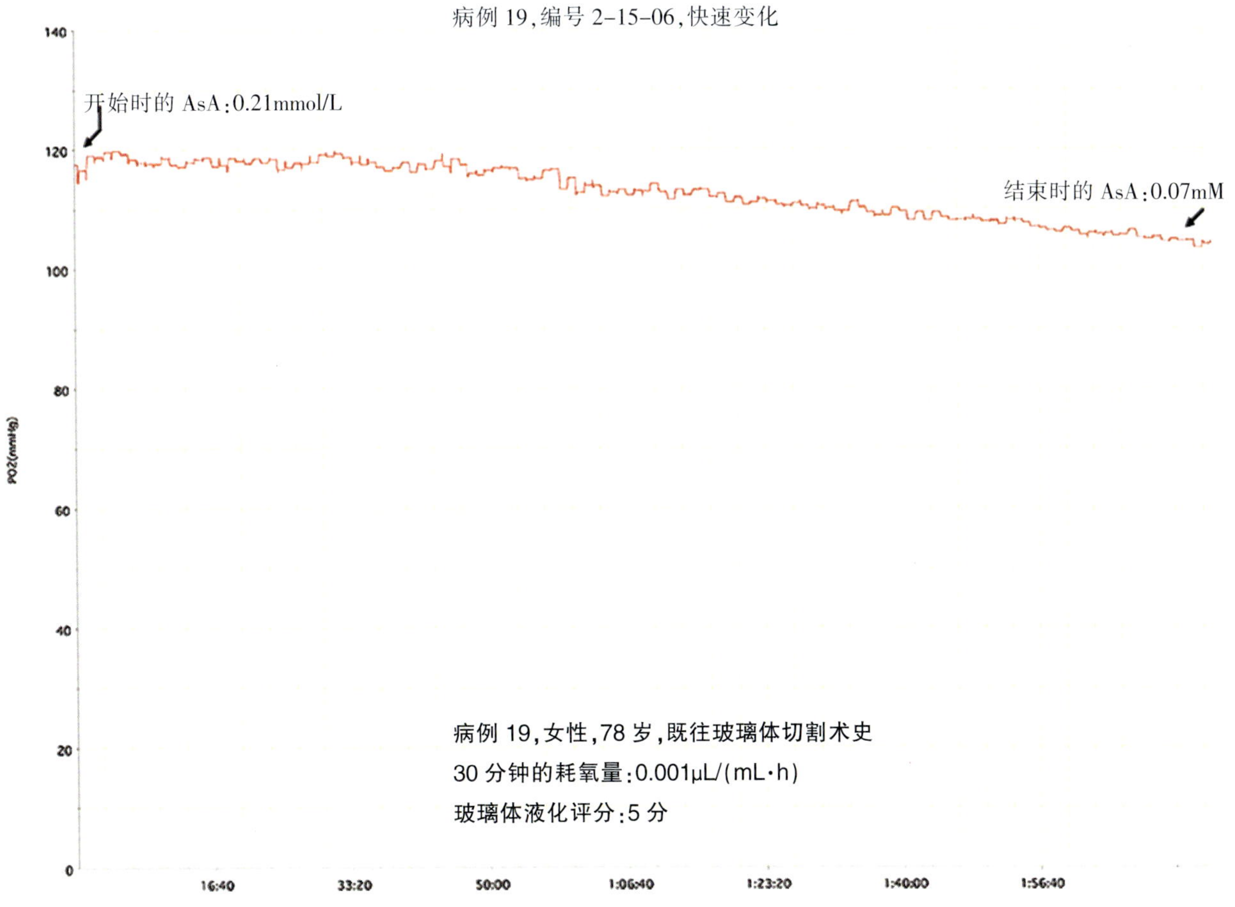


图 26.9　第二次或第三次玻璃体切割术中玻璃体典型的耗氧曲线。注意,抗坏血酸在基线浓度很低。

## 4. 玻璃体液化或玻璃体切割后氧含量增加

图 26.3 显示了玻璃体切割术后眼内氧分压升高。人类玻璃体的液化大约从 4 岁就开始发生，并在一生中缓慢进展。为了更好地理解“氧假说”，有必要把玻璃体切割理解为瞬间的玻璃体溶解：玻璃体被通过手术去除并被替换成平衡盐溶液，接着迅速被房水替代，玻璃体切割术后的眼球在临床上基本上可以反映玻璃体液化的眼球。由于玻璃体切割术后发生核性白内障的风险更高[22-25]，因而，Stickler 综合征就包括早产儿的玻璃体液化和核性白内障。最近研究发现，作为一种与早期玻璃体液化相关的状态，轴性近视与正视对照眼相比，更早发生核性白内障[26]。而且，在那些快速进展的玻璃体切割术后核性白内障患者中，晶状体的混浊程度、特性、颜色、硬度和 Stickler 综合征、高度近视眼、典型的年龄相关性核性白内障患者的相同(图 26.12)。年龄相关性白内障和玻璃体切割术后的核性白内障只有在氧化程度上有所区别，因此，玻璃体切割术后白内障似乎是年龄相关性核性白内障的加速形式。出于研究目的，玻璃体切割术后核性白内障是年龄相关性核性白内障完美的研究模型。

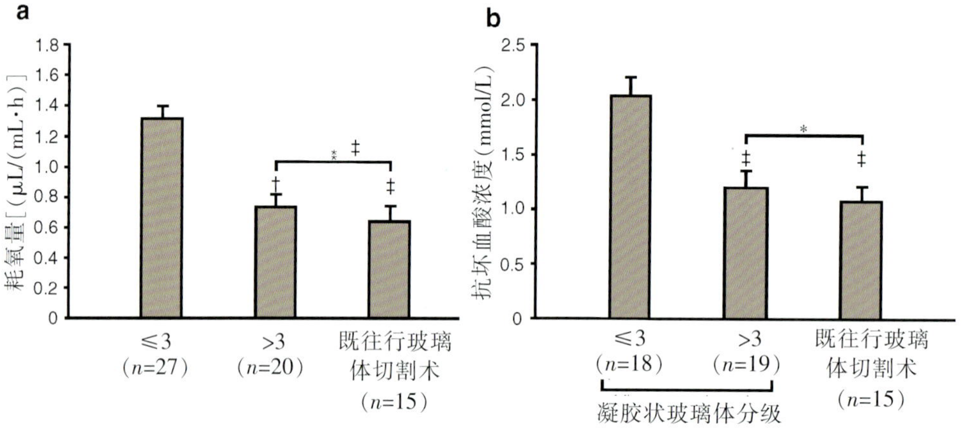


图 26.10 (a)耗氧比例与玻璃体液化程度相关，1~3 级璃体呈胶样，3 级以上玻璃体呈液态。既往行玻璃体切割术后的玻璃体完全呈液体。(b)同样，抗坏血酸浓度随玻璃体液化程度而变化。

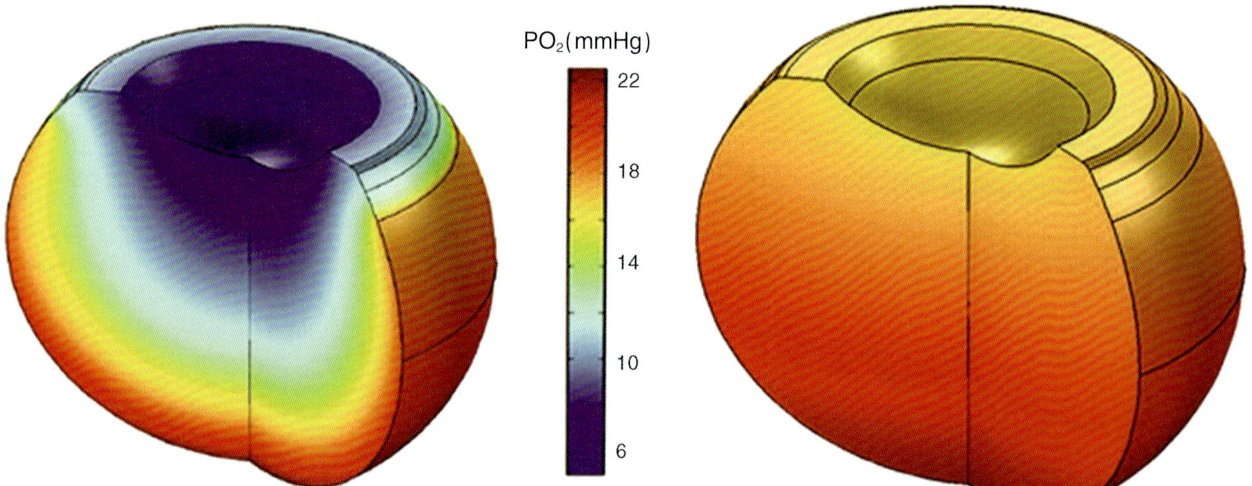


图 26.11 预测人眼氧分布的模型。

重要的是认识到眼内氧分压的升高和玻璃体切割术带来的核性白内障是由于玻璃体去除所造成的,而不是与外科手术相关的损伤。Sawa 和 Saito 等通过眼前节成像发现，术中不使用高氧合平衡盐溶液灌注下进行玻璃体切割术，术后即便是经过 5 年的随访，也没有造成玻璃体切割术后核性白内障的明显进展[27-29]。因此,使用高氧合灌注液和(或)玻璃体切割可能与玻璃体切割术后核性白内障的发生发展有关。Almony 等发现,在微创玻璃体切割术中减轻手术创伤和减少灌注液的使用并不能预防玻璃体切割术后核性白内障的发生[33]。所有发生玻璃体切割术后核性白内障的患眼都有玻璃体的手术移除。有趣的是，患有年龄相关性核性白内障的患眼往往表现出更多的玻璃体液化。

通过这些观察,“氧假说” 预示了眼内氧分压随着年龄相关玻璃体液化的进展而缓慢增加，类似于手术切除玻璃体后眼内氧分压的迅速上升。更明确地说,“氧假说”认为,随着人的每一次呼吸,都会有很少量的氧通过视网膜血管和玻璃体到达晶状体，这个过程会持续一生。在老年人中，这一过程被年龄相关的玻璃体液化所增强，这是由于液化的玻璃体代谢从视网膜血管弥散而来的氧的能力下降,因此，只有老年人表现出年龄相关的核性白内障。然而,在那些玻璃体切割术后的眼中,氧能自由地从视网膜到达晶状体,增加了核性白内障的形成。因此,“氧假说”可能是一个统一的理论,同时解释了年龄相关性核性白内障和玻璃体切割术后核性白内障。

## 5. 眼内氧增加的病理学效应

本节将阐述一些证据证明玻璃体液化和(或)手术切割后氧分压上升与两种氧化诱导的眼部疾病的联系:核硬化性白内障和某些原发性开角型青光眼。

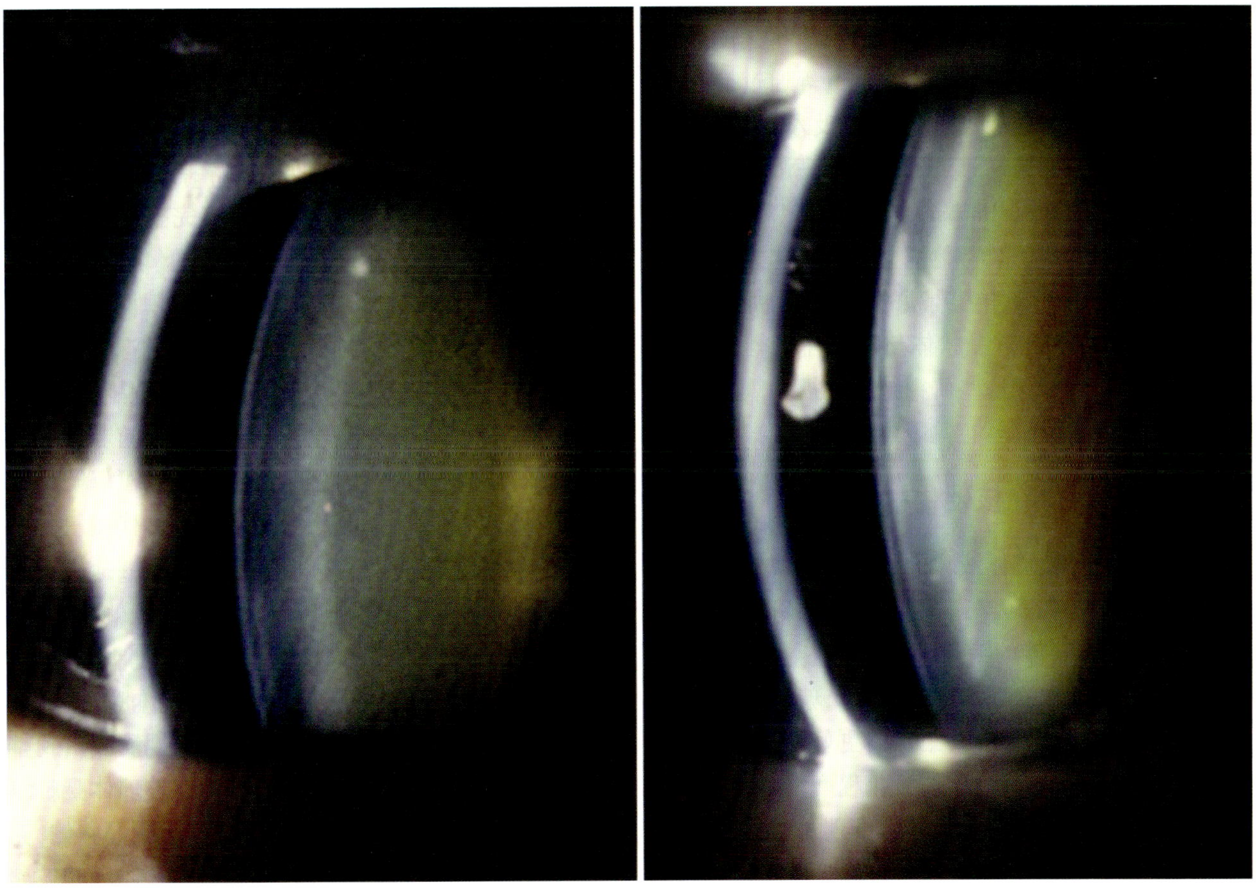

图 26.12 (左)75 岁女性正常表现的年龄相关性核硬化者。(右)同一患者左眼玻璃体切割术后 1 年,晶状体核硬化迅速进展。

纳入的101只眼中有8只眼(7.9%)在玻璃体切割术后发生开角型青光眼[45]。随着随访时间的延长，这一比例似乎还会增长。有趣的是，同样有研究发现晶状体的存在具有保护性作用，因为部分POAG被推迟到玻璃体切割术后核性白内障被摘除后才发生。据此，Chang提出了玻璃体切割术后，氧代谢产物例如超氧化物阴离子、过氧化氢可能对房水流出通道的组织造成损伤，导致青光眼发生的危险性升高[7]。由于晶状体的存在降低了发生青光眼的危险，因此，他提出晶状体保护了眼前节组织免受氧及其代谢产物的影响。2010年，Siegfried等的实验数据确认了Chang的假说，即氧在未手术眼前节水平相对较低，而在玻璃体切割术和白内障手术后升高[9]。

图26.4显示了正常眼接受白内障手术时前房角的氧分压为12.9mmHg，低于2%的氧含量，处于一个低氧的状态。在玻璃体切割术后，前房角氧分压上升到15.1mmHg，这并不是一个显著的升高，在白内障手术后，房角氧分压上升到15.4mmHg，这同样不是一个显著的升高。但是在联合玻璃体切割术和白内障手术后，前房角氧分压上升到24.7mmHg，氧分压几乎提升了100%。如果小梁网细胞适应了13mmHg的氧分压，那当氧分压提高到25mmHg时会发生氧损伤，使细胞外基质堆积的改变，凋亡增加，房水排出性能下降，这种氧诱导的改变可能导致眼压升高、青光眼发生的危险性上升。Siegfried等的研究支持了Chang的假说，氧浓度升高及其代谢产物增多可能会导致开角型青光眼。

#### 5.2.3 POAG的“氧假说”

实验和临床观察发现完整的玻璃体结构以及自身晶状体均有代谢氧分子的强大能力，从而预防原发性开角型青光眼的发生。“氧假说”提出，如果玻璃体和晶状体都被手术切除，会导致前房角氧分压升高，对小梁网产生氧化损伤，最终引起POAG。图26.14显示Siegfried等对POAG“氧假说”的解释如下：(a)在未手术眼，来自视网膜血管的氧通过玻璃体，来自睫状体血管的氧通过睫状上皮，顺着角膜进入前房。氧被玻璃体、晶状体、睫状体上皮所消耗，只有少部分氧通过睫状体和虹膜基质弥散到前房(红色弯曲箭头)；(b)玻璃体切割术后，更多的氧进入后房，这为睫状体上皮房水侧提供了更多的氧，减少睫状体上皮从血液中转运的氧，并轻微地增加了通过睫状体基质进入前房角的氧；(c)白内障手术降低了晶状体对氧的消耗，增加了晶状体前和后房的氧分压，同样为睫状体上皮房水侧提供了更多的氧，减少睫状体上皮从血液中转运的氧，并轻微地增加了通过睫状体基质部进入前房角的氧；(d)在玻璃体切割术以及白内障手术后，睫状体上皮房水侧的氧，造成睫状体上皮从血液中转运的氧显著降低，从而增加了从睫状体基质部通过虹膜基底部进入前房角的氧，使房水流出道的组织暴露在更高浓度的氧和(或)氧的代谢产物下。

## 6. 氧改善VEGF介导的视网膜病变

关于“氧假说”有一个有趣的推论是玻璃体液化或手术移除玻璃体导致的眼内氧分压上升可能对缺血性视网膜病变有益。

### 6.1 年龄相关性黄斑变性(AMD)

血管内皮生长因子(VEGF)已经成为包括AMD引起脉络膜新生血管等许多视网膜疾病主要的相关因子。由于氧分子能降低VEGF的表达，因而是潜在的抗VEGF物质。Quiram等应用动物实验发现在血管化视网膜中应用酶诱导的PVD会升高玻璃体的氧分压[46]。因此，PVD可能通过提高氧分压提供一个持久的抗VEGF环境。Krebs等进行的一项回顾性研究在AMD患者中证实了这一假说(见第19章“玻璃体与年龄相关性黄斑变性”)，他们发现完全PVD的眼较无PVD眼发生湿性AMD的概率更低[47]。“氧假说”提出，PVD后玻璃体和来自视网膜血管的氧可以充分混合，降低了VEGF的水平，继而阻止了VEGF诱导的湿性AMD的发生。反过来也可能成立，异常PVD后，玻璃体皮质与黄斑粘连（见第14章“异常玻璃体后脱离与玻璃体劈裂”)，造成玻璃体腔内的低氧分压，VEGF水平不受控制，从而促进新生血管发生。其他支持完全PVD能够防止AMD造成CNV的证据可参考(第19章“玻璃体与年龄相关性黄斑变性”)和“黄斑下手术研究报告No.11”。在该研究中，切除CNV前进行了彻底的玻璃体切割术并

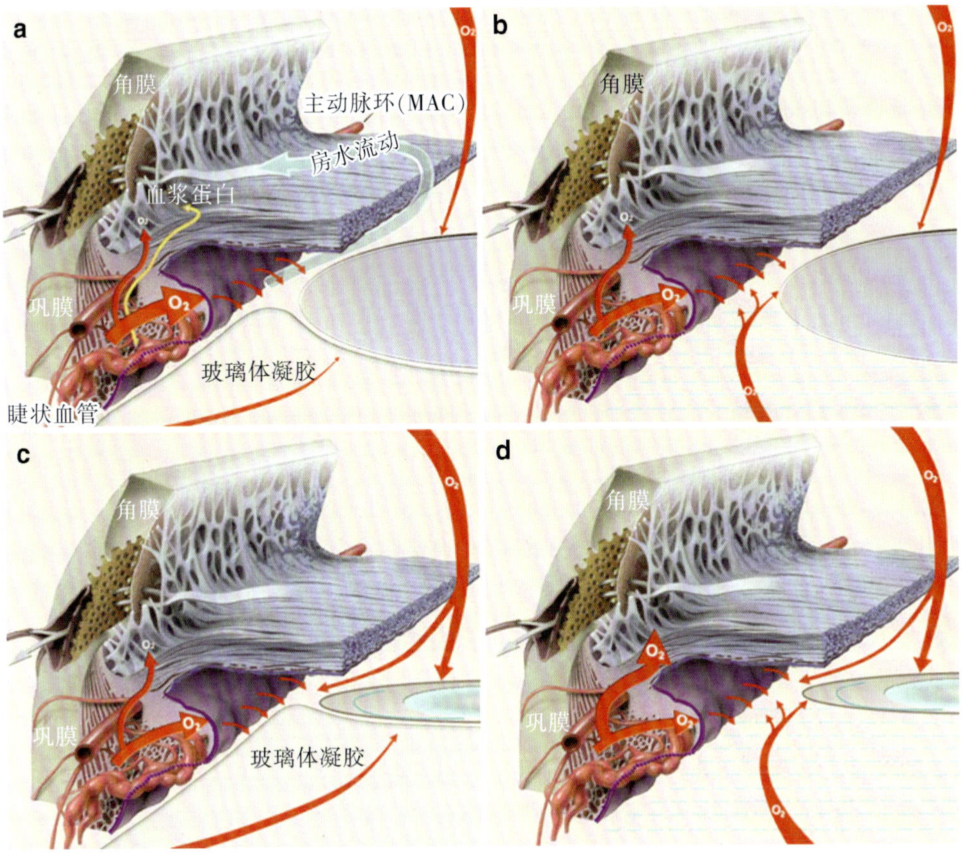


图 26.14　原发性开角型青光眼的“氧假说”。(a)在未行手术眼中，来自视网膜血管的氧通过玻璃体，跨过富含睫状体血管的睫状体上皮进入前房。由于玻璃体、晶状体和睫状体上皮都消耗了氧，只有少量的氧通过睫状体和虹膜基质的弥散来到前房角(弯曲的红色箭头所示)。(b)玻璃体切割术后，更多的氧进入后房，这为睫状体上皮的房水侧提供了更多的氧，从而减少了睫状体上皮从血液中清除的氧的量，增加了从睫状体基质进入前房角的氧的含量。(c)白内障手术减少了晶状体的耗氧，因而增加了晶状体前和后房的氧分压，同时，睫状体上皮的房水侧更多的氧减少了睫状体上皮从血液中清除的氧的量，也增加了从睫状体基质进入前房角的氧的含量。(d)玻璃体切割联合白内障摘除手术后，更多的氧可以弥散到睫状体上皮的房水侧，导致其清除由血管而来的氧的能力显著降低，增加了弥散到睫状体基质的氧含量，从而使得更多的氧跨过虹膜基质进入前房角，使得眼内液的外流系统暴露在大量氧和氧的代谢产物下，造成前房角结构的氧化损伤。(With permission from Siegfried et al.[9])

制作了完全的 PVD，在术后 2 年的随访中，CNV 的复发率惊人地降低至 23%，而在未行手术的对照观察患者中，持续性或复发性 CNV 的发生率为 66%[48]。唯一可以解释玻璃体切割术后低复发率的理由就是术后眼内上升的氧分压可能降低 VEGF 的水平，继而抑制病理性新生血管的形成。

## 6.2 糖尿病性视网膜病变

玻璃体皮质和凝胶同时也在增生性糖尿病性视网膜病变(PDR)中发挥致病作用，视盘或其他部位发生的新生血管是由 VEGF 介导的，并且只出现在有玻璃体皮质黏附的部位(第 27 章“玻璃体与虹膜新生血管”)。附着的玻璃体皮质意味着凝胶状的玻璃体氧分压低，使得 VEGF 水平升高。观察发现，新生血管不会在玻璃体后脱离之后发生，这是否由于新生血管的生长必须依赖玻璃体皮质提供的支架？“氧假说”提示了 PVD 通过增加氧分压抑制 VEGF 的产生，从而预防新生血管的发生。因此，一些学者认为对重度增生前期的糖尿病性视网膜病变患者来说，诱导 PVD 是预防 PDR 发生的一种方法[47,49](见第 47 章“药物性玻璃体溶解术”)。

Holekamp 等发现，与没有糖尿病的患者或有糖尿病但无缺血性视网膜病变的患者相比，存在缺血性糖尿病性视网膜病变的患者和眼内低氧分压的患者玻璃体切割术后核性白内障发生得更少[11]。因此，不是伴有外层视网膜缺血的糖尿病，而是缺血性糖尿病性视网膜病变，预防了玻璃体切割术后核性白内障的发生。眼内低氧分压更少会发生玻璃体切割术后核性白内障。这些观察支持了氧与核性白内障有关的假说，也支持了眼内的氧来源于眼部血管的理论，因此，缺血性糖尿病患者眼内的氧含量降低。

### 6.3 视网膜静脉阻塞

玻璃体后脱离及随后的眼内氧分压升高还可能对视网膜静脉阻塞有益（见第23章"玻璃体与视网膜血管性疾病及糖尿病性黄斑水肿"）。Murakami等应用玻璃体腔注射tPA治疗视网膜中央静脉阻塞引起的黄斑水肿，发现各种因素中注射是否引起PVD是唯一有统计学差异的预测因素[50]（见第49章"组织纤溶酶原激活物玻璃体溶解术"）。PVD升高眼内氧分压，是一个潜在的局部抗VEGF因子。玻璃体切割术在术中迅速诱导了PVD，使得缺血性视网膜静脉阻塞患者术后表现出病情的稳定和好转。近10年来，许多学者报道了玻璃体切割术合并其他各种操作，如视网膜分支静脉血管鞘膜剥离术、放射状视神经切开术、视网膜血管腔插管术等，发现这些手术操作对视网膜分支静脉阻塞或视网膜中央静脉阻塞均有益[51-53]（见第37章"视网膜血管性疾病的手术治疗"）。所有眼都接受了玻璃体切割术，一项可以长期提高眼内氧分压并且可能具有临床意义的持续性抗VEGF作用。这些研究的结论提示了单纯进行玻璃体切割术可能对缺血性视网膜疾病有益。

## 7. 展望

玻璃体液化在老年人中是不可避免的，相关的机制目前尚不清楚。和人类不同，几乎没有哺乳类动物在玻璃体切割术后发生核性白内障，这使得利用动物模型研究玻璃体切割术后核性白内障的发生机制很困难[16]。某些犬的品系可以有早期玻璃体变性，但是其发病机制以及是否和之后的核性白内障的形成有关目前尚未研究[54]。还没有研究发现可以在包括人类在内的多种物种身上预防玻璃体液化的方法，并且其发生的原因也不明。作为一种选择，研究者开始探索一种长期的、人工的玻璃体替代品[55,56]（见第6章"玻璃体生物化学与人工玻璃体"）。重要的是，未来任何的玻璃体替代品将包含许多我们认识的关于玻璃体的生物化学和生物物理特性，任何玻璃体替代品将会再现天然玻璃体的特性并与视网膜表面有密切关联，与高水平抗坏血酸盐高度相容，从而具有可以有效地代谢氧和调节眼内氧分压的作用。作为最后的选择，研究者开始寻找各种方法还原玻璃体凝胶的结构（私人交流，David Beebe，PhD）。同时，一个可控的方面是玻璃体切割术的方式，前期研究发现应用微创25G玻璃体切割术在术中保留晶状体后玻璃体（包含内源性抗氧化剂），手术制造了PVD，并且术后严重程度达到需要手术的核性白内障的发生率显著降低[57]（见第45章"玻璃体漂浮物与视力"）。

## 8. 结论

完整的玻璃体结构对于人眼的健康非常重要，玻璃体凝胶有着重要的生物化学和生物物理学特性来消耗氧、调控和分配眼内氧分压。这使得在保持眼内高度血管化的结构例如视网膜、脉络膜、睫状体维持高氧合度的同时，保持眼内其他对氧化损伤较为敏感的结构例如晶状体、小梁网处于低氧状态下。玻璃体的这些功能会随着年龄相关性玻璃体液化而逐渐降低。"氧假说"认为，玻璃体液化可能是一些诸如核性白内障、某些POAG等氧化介导的眼病的最初病理改变。因此，我们需要致力于预防玻璃体液化和玻璃体后脱离的相关研究，以维持一个健康、完整的玻璃体结构。

**缩略词**

| | |
|---|---|
| AMD | 年龄相关性黄斑变性 |
| AsA | 抗坏血酸 |
| CNV | 脉络膜新生血管 |
| dAsA | 脱氢抗坏血酸 |
| mmHg | 毫米汞柱 |
| $O_2$ | 氧气 |
| $PO_2$ | 动脉血氧分压 |

| | |
|---|---|
| POAG | 原发性开角型青光眼 |
| PVD | 玻璃体后脱离 |
| tPA | 组织纤溶酶原激活物 |
| VEGF | 血管内皮生长因子 |

# 参考文献


1. David M. Vitreous and vitreoretinal disorders. In: Spalton DJ, Hitchings RA, Hunter PA, editors. Atlas of clinical ophthalmology. 2nd ed. Philadelphia: Mosby-Year Book Europe Limited; 1994. Chapter 12. p. 122.
2. Holekamp NM, Shui YB, Beebe DC. Vitrectomy surgery increases oxygen exposure to the lens: a possible mechanism for nuclear cataract formation. Am J Ophthalmol. 2005;139(2):302–10.
3. Shui YB, Holekamp NM, Kramer BC, Crowley JR, Wilkins MA, Chu F, Malone PE, Mangers SJ, Hou JH, Siegfried CJ, Beebe DC. The gel state of the vitreous and ascorbate-dependent oxygen consumption: relationship to the etiology of nuclear cataract. Arch Ophthalmol. 2009;127(4):475–82.
4. Eaton JW. Is the lens canned? Free Radic Biol Med. 1991;11(2):207–13.
5. Barbazetto IA, Liang J, Chang S, Zheng L, Spector A, Dillon JP. Oxygen tension in the rabbit lens and vitreous before and after vitrectomy. Exp Eye Res. 2004;78(5):917–24.
6. Shui YB, Fu JJ, Garcia C, Dattilo LK, Rajagopal R, McMillan S, Mak G, Holekamp NM, Lewis A, Beebe DC. Oxygen distribution in the rabbit eye and oxygen consumption by the lens. Invest Ophthalmol Vis Sci. 2006;47(4):1571–80.
7. Chang S. LXII Edward Jackson Lecture: open angle glaucoma after vitrectomy. Am J Ophthalmol. 2006;141(6):1033.
8. Koreen L, Yoshida N, Escariao P, Niziol LM, Koreen IV, Musch DC, Chang S. Incidence of, risk factors for, and combined mechanism of late-onset open-angle glaucoma after vitrectomy. Retina. 2012;32(1):160–7.
9. Siegfried CJ, Shui YB, Holekamp NM, Bai F, Beebe DC. Oxygen distribution in the human eye: relevance to the etiology of open angle glaucoma after vitrectomy. IOVS. 2010;2010(51):5731–8.
10. Lange CA, Stavrakas P, Luhmann UF, de Silva DJ, Ali RR, Gregor ZJ, Bainbridge JW. Intraocular oxygen distribution in advanced proliferative diabetic retinopathy. Am J Ophthalmol. 2011;152(3):406–412.e3.
11. Holekamp NH, Shui YB, Beebe DC. Lower intraocular oxygen tension in diabetics: possible contribution to decreased incidence of nuclear sclerotic cataract. Am J Ophthalmol. 2006;141(6):1027–32.
12. McNulty R, Wang H, Mathias RT, Ortwerth BJ, Truscott RJ, Bassnett S. Regulation of tissue oxygen levels in the mammalian lens. J Physiol. 2004;559(Pt 3):883–98.
13. Truscott RJW. Age-related nuclear cataract–oxidation is the key. Exp Eye Res. 2004;80(5):709–25.
14. Palmquist BM, Philipson B, Barr PO. Nuclear cataract and myopia during hyperbaric oxygen therapy. Br J Ophthalmol. 1984;68(2):113–7.
15. Tsukaguchi H, et al. A family of mammalian Na+-dependent L-ascorbic acid transporters. Nature. 1999;399(6731):70–5.
16. Sebag, J. The vitreous in Adler's physiology of the eye. Hart WM (editor). 9th edition. St. Louis: Mosby. p. 268–347. 1992.
17. Barton KA, Shui YB, Petrash JM, Beebe DC. Comment on: the Stokes-Einstein equation and the physiological effects of vitreous surgery. Acta Ophthalmol Scand. 2007;85:339–40.
18. Buerk DG, Shonat RD, Riva CE, Cranstoun SD. O2 gradients and countercurrent exchange in the cat vitreous humor near retinal arterioles and venules. Microvasc Res. 1993;45:134–48.
19. Harocopos GJ, Shui Y-B, McKinnon M, Holekamp NM, Gordon MO, Beebe DC. Importance of vitreous liquefaction in age-related cataract. Invest Ophthalmol Vis Sci. 2004;45:77–85.
20. Stefansson E, Novack RL, Hatchell DL. Vitrectomy prevents retinal hypoxia in branch retinal vein occlusion. Invest Ophthalmol Vis Sci. 1990;31:284–9.
21. Filas BA, Shui Y, Beebe DC. Computational model for oxygen transport and consumption in human vitreous. Invest Ophthalmol Vis Sci. 2013;54(10):6549–59.
22. Cherfan GM, Michels RG, de Bustros S, Enger C, Glaser BM. Nuclear sclerotic cataract after vitrectomy for idiopathic epiretinal membranes causing macular pucker. Am J Ophthalmol. 1991;111:434–8.
23. de Bustros S, Thompson JT, Michels RG, Enger C, Rice TA, Glaser BM. Nuclear sclerosis after vitrectomy for idiopathic epiretinal membranes. Am J Ophthalmol. 1988;105:160–4.
24. Melberg NS, Thomas MA. Nuclear sclerotic cataract after vitrectomy in patients younger than 50 years of age. Ophthalmology. 1995;102:1466–71.
25. Thompson JT, Glaser BM, Sjaarda RN, Murphy RP. Progression of nuclear sclerosis and long-term visual results of vitrectomy with transforming growth factor beta-2 for macular holes. Am J Ophthalmol. 1995;119:48–54.
26. Kubo E, Kumamoto Y, Tsuzuki S, Akagi Y. Axial length, myopia, and the severity of lens opacity at the time of cataract surgery. Arch Ophthalmol. 2006;124:1586–90.
27. Sawa M, et al. Nonvitrectomizing vitreous surgery for epiretinal membrane: long-term follow-up. Ophthalmology. 2005;112(8):1402–8.
28. Sawa M, et al. Assessment of nuclear sclerosis after nonvitrectomizing vitreous surgery. Am J Ophthalmol. 2001;132(3):356–62.
29. Saito Y, et al. Nonvitrectomizing vitreous surgery: a strategy to prevent postoperative nuclear sclerosis. Ophthalmology. 1999;106(8):1541–5.
30. Truscott RJ, Augusteyn RC. Oxidative changes in human lens proteins during senile nuclear cataract formation. Biochim Biophys Acta. 1977;492(1):43–52.
31. Onoo A, et al. Development of myopia as a hazard for workers in pneumatic caissons. Br J Ophthalmol. 2002;86(11):1274–7.
32. Giblin FJ, et al. Enzyme-induced posterior vitreous detachment in the rat produces increased lens nuclear pO(2) levels. Exp Eye Res. 2008;88(2):286–92.
33. Almony A, Holekamp NM, Bai F, Shui YB, Beebe DC. Small-gauge vitrectomy does not protect against nuclear sclerotic cataract. Retina. 2012;32(3):499–505.
34. Gabelt BAT, Kaufman PL. Changes in aqueous humor dynamics with age and glaucoma. Prog Retin Eye Res. 2005;24:612–37.
35. Izzotti A, Bagnis A, Sacca SC. The role of oxidative stress in glaucoma. Mutat Res. 2006;612:105–14.
36. Izzotti A, Sacca SC, Cartiglia C, De Flora S. Oxidative deoxyribonucleic acid damage in the eyes of glaucoma patients. Am J Med. 2003;114:638–46.
37. Izzotti A, Sacca SC, Longobardi M, Cartiglia C. Sensitivity of ocular anterior-chamber tissues to oxidative damage and its relevance to glaucoma pathogenesis. Invest Ophthalmol Vis Sci. 2009;50(11):5251–8.
38. Kumar DM, Agarwal N. Oxidative stress in glaucoma: a burden of evidence. J Glaucoma. 2007;16:334–43.
39. Saccà SC, Izzotti A. Oxidative stress and glaucoma: injury in the anterior segment of the eye. In: Carlo Nucci LCNNO, Giacinto B, editors. Progress in brain research. Amsterdam/New York: Elsevier; 2008. p. 385–407.
40. Sacca SC, Pascotto A, Camicione P, Capris P, Izzotti A. Oxidative DNA damage in the human trabecular meshwork: clinical correlation in patients with primary open-angle glaucoma. Arch Ophthalmol. 2005;123:458–63.
41. Ferreira SM, Lerner SF, Brunzini R, Evelson PA, Llesuy SF. Oxidative stress markers in aqueous humor of glaucoma patients. Am J Ophthalmol. 2004;137:62–9.
42. Abu-Amero KK, Morales J, Bosley TM. Mitochondrial abnormalities in patients with primary open-angle glaucoma 0.1167/iovs.05-1639. Invest Ophthalmol Vis Sci. 2006;47:2533–41.
43. Sharma TK, Nessim M, Kyprianou I, Kumar V, Shah P, O'Neil E. Vitreous loss during phacoemulsification in glaucoma patients:

long-term intraocular pressure control. J Cataract Refract Surg. 2008;34:831–4.
44. Kuhli-Hattenbach C, Luchtenberg M, Kohnen T, Hattenbach LO. Risk factors for complications after congenital cataract surgery without intraocular lens implantation in the first 18 months of life. Am J Ophthalmol. 2008;146:1–7.
45. Luk FO, Kwok AK, Lai TY, Lam DS. Presence of crystalline lens as a protective factor for the late development of open angle glaucoma after vitrectomy. Retina. 2009;29:218–24.
46. Quiram PA, Leverenz VR, Baker RM, Dang L, Giblin FJ, Trese MT. Microplasmin-induced posterior vitreous detachment affects vitreous oxygen levels. Retina. 2007;27:1090–6.
47. Krebs I, Brannath W, Glittenberg C, Zeiler F, Sebag J, Binder S. Posterior vitreomacular adhesion: a potential risk factor for exudative age-related macular degeneration? Am J Ophthalmol. 2007;144:741–6.
48. Submacular Surgery Trials Research Group. Surgery for subfoveal choroidal neovascularization in age-related macular degeneration: ophthalmic findings: SST report No. 11. Ophthalmology. 2004;111(11):1967–80.
49. Sebag J. Anomalous posterior vitreous detachment: a unifying concept in vitreo-retinal disease. Graefes Arch Clin Exp Ophthalmol. 2004;242(8):690–8.
50. Murakami T, Takagi H, Ohashi H, et al. Role of posterior vitreous detachment induced by intravitreal tissue plasminogen activator in macular edema with central retinal vein occlusion. Retina. 2007;27:1031–7.
51. Opremcak EM, Bruce RA. Surgical decompression of branch retinal vein occlusion via arteriovenous crossing sheathotomy: a prospective review of 15 cases. Retina. 1999;19:1–5.
52. Opremcak EM, Rehmar AJ, Ridenour CD, Kurz DE. Radial optic neurotomy for central retinal vein occlusion: 117 consecutive cases. Retina. 2006;26:297–305.
53. Weiss JN, Bynoe LA. Injection of tissue plasminogen activator into a branch retinal vein in eyes with central retinal vein occlusion. Ophthalmology. 2001;108:2249–57.
54. Labruyère JJ, Hartley C, Rogers K, Wetherill G, McConnell JF, Dennis R. Ultrasonographic evaluation of vitreous degeneration in normal dogs. Vet Radiol Ultrasound. 2008;49(2):165–71.
55. Soman N, Banerjee R. Artificial vitreous replacements. Biomed Mater Eng. 2003;13:59–74.
56. Ravi N, Swindle-Reilly KE, Shah M, Hamilton PD, Eskin TA, Kaushal S. Rabbit study of an in situ forming hydrogel vitreous substitute. Invest Ophthalmol Vis Sci. 2009;50(10):4840–6.
57. Sebag J, Yee KMP, Huang L, Wa C, Sadun AA. Vitrectomy for floaters – prospective efficacy analyses and retrospective safety profile. Retina. 2014;34(6):1062–8. PMID: 24296397.

# 第 27 章 玻璃体与虹膜新生血管

David McLeod

## 本章要点



D. Mcleod, MD
Manchester Royal Eye Hospital, University of Manchester,
Oxford Road, Manchester M13 9WL, England, UK
e-mail: david.mcleod@nhs.et, mcleodonlineatlast@hotmail.com

**关键词**

玻璃体;虹膜;玻璃体新生血管;虹膜新生血管;脉络膜循环;眼内氧化;增生性糖尿病性视网膜病变;视网膜静脉阻塞;激光治疗;玻璃体切割术

**核心概念**

1. 玻璃体和虹膜新生血管形成的主要驱动因素是脉络膜循环，因为脉络膜循环是内层视网膜缺乏视网膜灌注时组织供氧的主要来源。造成从视网膜静脉发出新生血管芽并扩张的主要介质为可溶性的缺氧诱导生化因子，新生血管通过整合素与玻璃体细胞外基质中的胶原成分相连接。
2. 玻璃体后脱离使得内皮细胞与玻璃体后皮质的细胞外基质间的连接得以解除，由于缺少内源性的细胞外基质成分，后极部视网膜前新生血管出芽生长受到抑制。
3. 在糖尿病性牵拉性视网膜脱离的患者中，促血管生成的主要蛋白质并不是来源于严重缺氧的内层视网膜组织(暗区边缘)，而是来自包括与动静脉吻合相关的全层视网膜组织。作为视盘新生血管和视网膜表面新生血管的来源，视网膜静脉因此成为视网膜光感受器(已经与视网膜色素上皮分离)重要的供氧来源，成为进一步诱发玻璃体及虹膜新生血管的驱动因子。

# 1. 引言

直到 20 世纪 40 年代，人们都认为新生血管长入玻璃体是玻璃体积血造成的，而不是玻璃体积血的病因。该过程与“组织”病理过程相似(即巨噬细胞、毛细血管和成纤维细胞侵入血肿形成“肉芽组织”)，最终形成纤维性瘢痕。然而，对于“迷网”样(新生血管网)和“增殖性视网膜炎”(纤维血管膜)的患眼检查结果显示，除了受严重的外伤，细胞外基质的新生血管生长总是先于玻璃体积血的发生(图 27.1)[1]。本文将按照时间顺序和第一手的观察角度来探讨玻璃体和虹膜新生血管形成理论的演变。

# 2. 玻璃体新生血管病理学基础

在一项针对从退化的玻璃体血管系统而来的胚胎视网膜血管化研究后，一个富有启发性的假说将玻璃体新生血管(VNV)与潜在视网膜疾病联系起来。这与早期的脉络膜不能满足快速生长的视网膜的氧需求的观念相吻合。

## 2.1 生化介质假说

格拉斯哥 Tennent 眼科研究所的 Isaac Michaelson 通过心脏或颈动脉注射印度墨汁(India ink)研

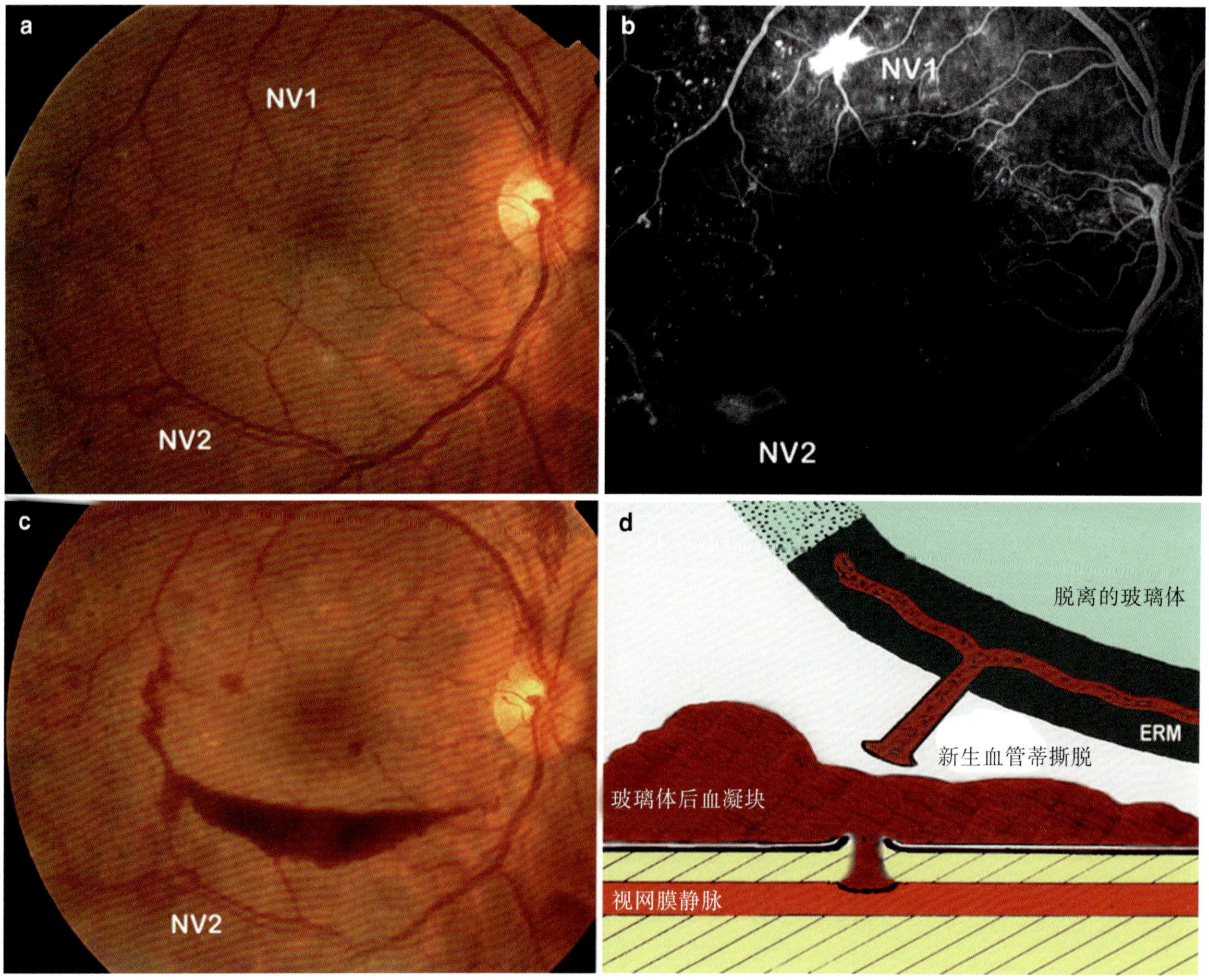


图 27.1　糖尿病性玻璃体积血。(a)两处局限性纤维血管增生(NV1 和 NV2)。(b)在荧光素眼底血管造影静脉期来自 NV1 和 NV2 的荧光渗漏，伴毛细血管闭塞。(c)2 周后黄斑前玻璃体(玻璃体后皮质后部)部分解离，出血逐步消失，NV1 消失。(d)玻璃体积血机制示意图：玻璃体后脱离时，新生血管蒂从动脉化视网膜静脉撕脱；纤维血管化的视网膜前膜(ERM)成为在玻璃体后皮质脱离时的潜在威胁。

究猫和人发育中视网膜的血管供应，他应用血管注入碳粒子显示了视网膜神经纤维层的血管化模式，并被这种模式深深震撼。在视网膜上这个距脉络膜最远的地方，神经纤维层的静脉而非动脉的内皮细胞出芽生长的新生血管(新生血管复合体)逐渐扩张而形成浅表毛细血管丛，而且这种血管的出芽仅发生在远离动脉的静脉的一侧，而不在动静脉交叉处[2]。Michaelson 推测这一毛细血管发育模式反映了当局部组织氧分压($PO_2$)降低时,可扩散的生化物质分泌所发生的重新分布以适应氧的消耗超出供应的情况。然而，一旦毛细血管渗透到缺氧组织使得氧分压升高,"促血管生长因子"的浓度就会下降,促血管生成的过程将停止。尽管如此，由于视网膜的持续增长和代谢，中层视网膜组织由于接受脉络膜的供氧会被逐渐边缘化，由浅层毛细血管丛继发形成深层毛细血管丛，从而加强对于中层视网膜组织的供养。

虽然 Michaelson 并未报告任何关于伴随视网膜血管疾病的成人眼中的墨水注入研究，但是他仍然将他的生化介质假说用以解释在成熟视网膜、玻璃体内新生血管与视网膜内的循环障碍相关。早些时候他表明,在增生性糖尿病性视网膜病变(PDR)中,视网膜前新生血管芽来自视网膜静脉，他认为,"正如胚胎视网膜组织的新陈代谢需要更接近毛细血管一样,当某些视网膜疾病的代谢发生紊乱时,就需要血管进入灌注不足区或无灌注区的视网膜层间,视网膜前或玻璃体内"[2]。他还认为,促血管生长因子从缺氧的视网膜组织中释放出来并蓄积于玻璃体中，周围的视网膜静脉感受到浓度梯度的变化后出现血管出芽反应，随即发生新生血管的生长。1948年,Michaelson 发表了一篇具有里程碑意义的论文，在这篇论文的讨论部分，他推测随着玻璃体内促血管生长因子积累到一定程度,当其扩散到前房时,会刺激虹膜新生血管(NVI)的生成[2]。

## 2.2 视网膜缺氧的临床病理

在伦敦新成立的眼科研究所工作的 Norman Ashton 肩负了证明玻璃体新生血管和(或)虹膜新生血管的形成是视网膜血管病变本质的任务。Ashton 将印度墨汁直接注入尸眼的视网膜中央动脉,他发现在长期糖尿病患者视网膜组织，起源于血管循环的动脉端出现"毛细血管闭塞"区域,并伴随着动静脉吻合,最终导致"灾难性的画面——视网膜毛细血管血供完全消失"[3]。但是在 1953 年,人们并未能将毛细血管闭塞与玻璃体新生血管从概念上直接联系起来。发生毛细血管闭塞并不一定发生玻璃体新生血管,因此,小动脉的变化被认为"仅仅代表了视网膜疾病发展到了晚期的一种表现形式"[3]。值得注意的是，尽管胰蛋白酶消化及电子显微镜后来证明了血管闭塞过程中存在毛细血管内皮细胞和周细胞的丢失,并伴随神经胶质细胞填充血管管腔,在组织学中依然没有毛细血管闭塞的报道。

## 2.3 实验性视网膜缺氧与玻璃体新生血管形成

Ashton 对"早产儿视网膜病变"(ROP)这一新兴的临床问题也很感兴趣,在该疾病的发生中,氧被认为起着关键作用。他通过给母猫和猫窝的小猫供以高浓度氧(60%~80%环境水平)设计出一种建立新生猫视网膜不完全血管化的实验[4]。该实验可以造成幼猫整个视网膜组织的血管剧烈收缩并发生毛细血管闭塞,或仅影响周边视网膜(这取决于注入血管的印度墨汁)。相比之下，和母猫视网膜组织一样，幼猫玻璃体血管和脉络膜血管未受影响。这种 ROP 的"血管闭塞期"模型是脉络膜循环对内层视网膜给予的高浓度的氧合作用的结果(Ashton 称之为"脉络膜营养范围的增加")；毛细血管无灌注区的视网膜神经节细胞形态正常。此外,在另一项单独的实验中,通过抽吸玻璃体来分离视网膜可以防止高氧血症造成的血管闭塞性反应，这显然是因为脉络膜视网膜的分离减弱了脉络膜对内层视网膜的氧化作用[5]。

将幼猫放回正常氧分压房间导致毛细血管无灌注区视网膜发生快速而杂乱无章的血管重建，伴随着类似"肾小球簇"样血管和大片新生血管网长入玻璃体(ROP 模型的"血管增生期")[4]。将玻璃体从视网膜完全剥离后，在玻璃体内的新生血管注入印度墨汁，就可以看到玻璃体新生血管的正面影像。显然，来源于内层视网膜新生血管的玻璃体新生血管可以很轻易地从其连接点断开。后来人们应用电子显微镜发现新生血管常伴随胶质细胞和巨噬细胞穿过内界膜(ILM),并与玻璃体细胞外基质中的胶原纤维密切关联。Ashton认为,幼猫回到正常氧分压的环境导致了已经由于高氧环境而增加的脉络膜营养范围的立即撤回,但尚未造成内层视网膜缺氧。大部分实质细胞在组织学上的持续健康状态证实了这一结论。因此,脉络膜供养的内层视网膜边缘组织必须确保其持续生长能力和分泌促血管生长因子的能力。在恢复正常氧分压环境后,由于原本在高氧条件下给大片内层视网膜的无灌注区的氧供(后期来源于脉络膜)突然停止,导致发育中的视网膜和玻璃体出现异常的新生血管过度地无序生长。脉络膜循环毛细血管对视网膜血管重建和玻璃体新生血管形成的支持作用表明氧扩散跨过未成熟的感光细胞层,该层后来成为重要的“氧代谢屏障”(由于成熟的视杆细胞和视锥细胞巨大的能量消耗和耗氧量),并且介于脉络膜和内层视网膜之间。

## 3. 临床玻璃体新生血管

Michaelson将视网膜静脉及其毛细血管扩张部分(静脉-毛细血管单位)和视网膜动脉(他称之为“超毛细血管”)的发育进行区别。他建议,在成熟的视网膜中,将增生性糖尿病性视网膜病变和Eales血管炎归入静脉-毛细血管单位的疾病,因为这些疾病均存在内层视网膜的缺氧,从而引起促血管生长因子的分泌[2]。

### 3.1 视网膜血管阻塞

来自纽约的George Wise同样认为,组织中“相对缺氧”条件的产生会刺激促血管生长因子(或“X因子”)的产生,并造成“毛细血管或静脉几乎完全阻塞”[6]。视网膜中央静脉阻塞(CRVO)或视网膜分支静脉阻塞(BRVO)的共同点为持续但有限的内层视网膜循环。Ashton也有类似的观点,他指出,除了组织低氧分压会分泌促血管生长因子外,静脉回流障碍会加重这类因子的积聚。

然而,在这个关键时刻,大多数研究者(包括Michaelson、Ashton和Wise)一致认为,由于内层视网膜完全坏死而导致其不能分泌促血管生长因子,故玻璃体新生血管和虹膜新生血管均不是急性视网膜中央动脉阻塞(CRAO)的后遗症。的确,Wise认为近端动脉闭塞引起的渐进性视网膜低灌注有利于促血管生长因子的分泌,如颈动脉狭窄引起的眼缺血,但这种情况是罕见的。因此,“视网膜血流受损的严重程度处于一个临界状态”发挥了刺激新生血管增殖的作用[6],而并无证据显示不可逆的毛细血管闭塞和动脉阻塞刺激了眼内新生血管的增殖。但在1959年,来自华盛顿的Lorenz Zimmerman认为,从病理学的角度来看,眼部新生血管确实是急性视网膜中央动脉阻塞一个潜在的并发症。他回顾了26例先前报道的视网膜中央动脉阻塞后并发新生血管性青光眼,并从军队病理研究所的档案中增加了6个新病例[7]。临床研究表明,无论是否发生玻璃体新生血管,15%~20%的视网膜中央动脉阻塞患者将发展为新生血管性青光眼[8,9]。直到今天,关于“单纯的”视网膜中央动脉栓塞(即视网膜中央动脉阻塞不合并视网膜中央静脉栓塞或颈动脉狭窄)并发玻璃体新生血管或虹膜新生血管形成的科学依据仍存在争论[9]。发生视网膜中央动脉阻塞的大多数眼在阻塞开始后几小时或几天内会自发发生视网膜中央动脉血管的再通。虽然再灌注的微循环较正常有所减弱,但可完全满足在视网膜中央动脉阻塞后残存的内层视网膜组织的代谢需求。视网膜中央动脉阻塞后发生的虹膜红变表示少部分眼在动脉阻塞后血管再通(或睫状-视网膜侧支形成)失败[8,10]。

### 3.2 眼内新生血管的空间特征

1963年,艾什顿认为在糖尿病性视网膜病变的患眼中,“毛细血管闭塞区域刺激新生血管网的形成”(图27.2a)[11]。然而,即使在荧光素血管造影(可以在活体显示毛细血管无灌注区的情况)问世后很长时间内,临床医生也未能将玻璃体内新生血管和虹膜新生血管的形成与毛细血管无灌注区联系在一起。最终,在发生视网膜静脉阻塞的眼明确证实了两者之间的关系。1976年,来自伦敦Moorfields的Eva Kohner证实,首先,发生视网膜静脉阻塞的患眼如果存在血管扩张和血管染色时间延长,则发生玻璃体新生血管的可能性最低,然而,当视网膜分支静脉阻塞伴随广泛的视网膜毛细血管闭塞,玻璃体新生血管的发生率较高[12]。因此,毛细血管灌注减少及

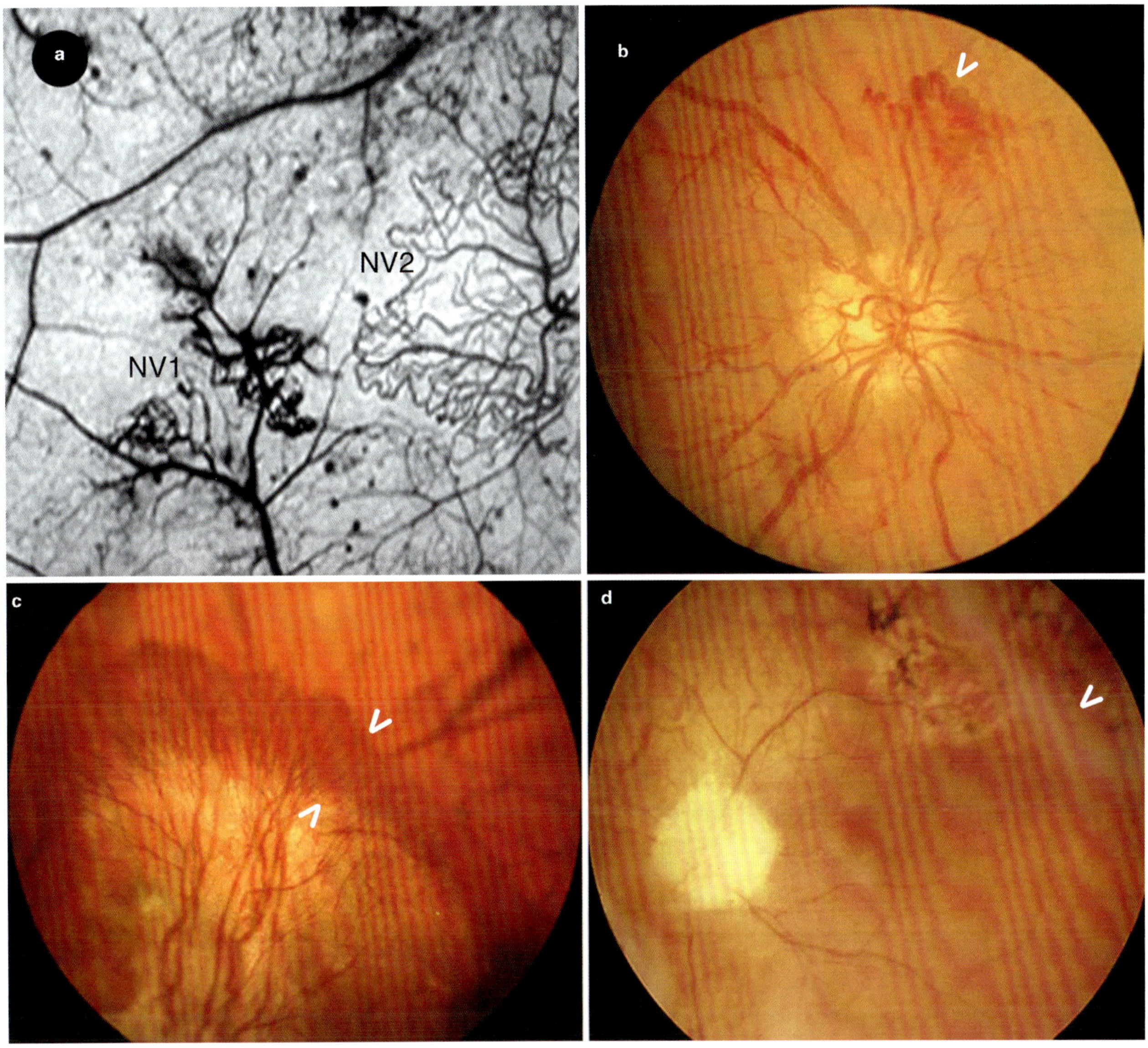


图 27.2 糖尿病性玻璃体新生血管。(a)印度墨水注入尸眼标本后显示两个"扁平"的视网膜前新生血管网 NV1 和 NV2;深层的视网膜微动脉瘤和毛细管闭塞区域(Courtesy of N Ashton)。(b)视盘新生血管延伸越过视盘周围视网膜;微动脉瘤和出血位于新生血管的顶端(箭标所示)。(c)视网膜前纤维血管膜引起的牵拉性视网膜脱离(图片左下部分)。图片右上半部视网膜未脱离部分未对焦;活跃的新生血管丛(箭标之间)从膜中长出,在脱离的玻璃体皮质内向前生长。(d)视网膜病变的自发退化及苍白的视神经;随时间延长颞上方的色素沉着区被膜(箭标所示)覆盖表明视网膜再复位。注意:该眼未进行激光治疗。

毛细血管闭塞区域的增加有效刺激了玻璃体新生血管的增殖。事实上，在发生视网膜分支静脉阻塞的患眼,玻璃体新生血管与毛细血管闭塞范围(比例)之间存在"累积"的或定量的关系,但虹膜新生血管往往出现在视网膜中央静脉阻塞后，而在视网膜分支静脉阻塞后并不常见。这表明受毛细血管闭塞面积的限制，玻璃体内的促血管生长因子浓度阈值未能达到刺激虹膜新生血管生成的程度。玻璃体新生血管通常起源于视网膜分支静脉阻塞("邻近效应")后血管闭塞区域边缘的小静脉，并继续向闭塞区域进展("方向性")。这种新生血管网的扩张与促血管生长因子的积累和扩散梯度一致，玻璃体皮质内水平方向胶原纤维似乎有助于加速促血管生长因子的反应。

Kohner 同样阐明了视网膜中央静脉阻塞后虹膜新生血管的形成与视网膜中央静脉阻塞发病 3 个

月内应用荧光素血管造影检查所显示的广泛的毛细血管闭塞区之间的关系[13]。特别是这些毛细血管闭塞区域位于视网膜周边及中央位置时，尽管并未发生血管扩张、染料渗漏和染色循环时间增加，仍然有很大可能发生虹膜新生血管。然而，视网膜中央静脉阻塞发生后，来自视网膜或视盘的玻璃体新生血管比虹膜新生血管的发生率低得多，并且比视网膜分支静脉阻塞后玻璃体新生血管的发生率要低。这些结果提示玻璃体内促血管生长因子的积累并不是玻璃体新生血管形成的唯一决定因素。以毛细血管闭塞程度，作为“缺血型”视网膜中央静脉阻塞的原因，并以此区别于“非缺血型”的视网膜中央静脉阻塞的观点一直备受争议。Hayreh 认为，引发新生血管性青光眼发生的毛细血管最小闭塞范围是 30 个视盘直径，并将超过 75 个视盘直径的毛细血管闭塞范围定义为高危眼。20%视网膜中央静脉阻塞眼可发展为缺血型视网膜中央静脉阻塞，其中又有 45%的患眼发生新生血管性青光眼[14]。随着广角眼底照相机的最终引进，增生性糖尿病性视网膜病变中，毛细血管闭塞与玻璃体新生血管的关系得以阐明。1981 年，来自 Maebashi 的 Koichi Shimizu 利用组合广角照片发现，广泛的黄斑部外(或“中周”部)毛细血管闭塞是增生性糖尿病性视网膜病变典型的眼底改变[15]。发生视盘新生血管的患眼往往比仅发生视网膜前新生血管的患眼毛细血管闭塞更严重，并且只有毛细血管闭塞严重的患眼才会形成“远距离”的虹膜新生血管，这再次证实了促血管生长因子的积累及其向前房扩散对虹膜新生血管形成的影响（同视网膜中央静脉阻塞）。

尽管传统上认为视盘新生血管代表“远端”的玻璃体新生血管，但在视盘新生血管的患眼中，人们在视盘附近发现了毛细血管闭塞区域[15]。这些血管往往沿视网膜经线方向延伸越过视盘周围视网膜（通常避开黄斑区域），与视网膜深层血管无任何联系。这些血管的顶端有时呈微动脉瘤样扩张，也许是这类血管缺乏内部结构支持所致(图 27.2b)。Shimizu 同样证实在无灌注的视网膜上有恒定的动静脉短路血管存在，并证实玻璃体新生血管在视网膜静脉形成的部位通常位于动静脉交叉处或附近[16]，这与以往的报道结果相一致。这些结果表明，增生性糖尿病性视网膜病变的新生血管的发生有生物力学的参与，可能是剪切力的作用结果。

荧光素眼底血管造影中玻璃体新生血管所造成的大量的荧光素渗漏，使得人们的关注焦点从视网膜前静脉吻合处血循环减慢等其他因素中移开。与此相反，荧光素快速通过视网膜动静脉分流处，并且渗漏有限。在增生性糖尿病性视网膜病变患眼中，这种短路有助于视网膜大静脉(“静脉动脉化”)得到相对较高的静水压和较高血氧饱和度[17]。从某种意义上来说，玻璃体新生血管具有相对矛盾的特性，如相对于静脉的高血氧浓度。

## 3.3 眼内新生血管的时域特征

从无灌注区毛细血管发展为明显玻璃体新生血管或虹膜新生血管的时间间隔并不恒定，这反映了内层视网膜分泌的促血管生长因子的数量及其在玻璃体内的积累速度。不同于胚胎视网膜血管化，玻璃体新生血管是无效血管，因为它不能向分泌促血管生长因子的组织恢复供氧。然而，在幼猫的 ROP 模型中发现，视网膜血管的重建在血管闭塞后 2~3 周完成，但是一旦视网膜完全再灌注，玻璃体新生血管即发生消退。除了 ROP，临床上最早观察到发生玻璃体新生血管或虹膜新生血管是视网膜中央动脉阻塞后 4~8 周的间隔时间，虹膜发生红变[7]。在并发视网膜中央静脉阻塞的眼，间隔时间明显延长，部分原因是由非缺血型 CRVO 向缺血型 CRVO 转化需要时间，即便如此，缺血型 CRVO 有可能最终“自我熄灭”[14]。有趣的是，非缺血型 CRVO 合并广泛的睫状视网膜血管阻塞的患眼在较短的时间间隔内发生虹膜新生血管。相比之下，在分支视网膜静脉阻塞的患眼，玻璃体新生血管的发生就算没有一年，最少也需要数月才能形成。

在增生性糖尿病性视网膜病变中，由于毛细血管闭塞的发生部位不同，也无症状，所以很难估计发生明显的玻璃体新生血管或虹膜新生血管的时间。然而，玻璃体新生血管的活性(图 27.2c)迅速增加和(或)虹膜新生血管加剧有时也预示着牵拉性视网膜脱离的发生[18]。最终，一些发生玻璃体新生血管，甚至有牵拉性视网膜脱离的患眼，会发生自发性新生血管消退和视网膜复位(图 27.2d)。这可能反映了由于糖尿病脉络膜病变和动静脉短路关闭，内层视网膜边缘组织氧化作用出现停止[17]。

## 4. 脉络膜在眼内新生血管形成中的作用

视网膜中央静脉阻塞后出现不可逆视网膜毛细血管闭塞和中央视网膜动脉持久闭塞同样能够造成内层视网膜的严重缺氧，刺激血管生成，并将玻璃体新生血管和(或)虹膜新生血管的出现作为眼内新生血管出现的判断标准。这有助于强调在任何原因引起的内层视网膜灌注不足的情况下，脉络膜氧化作用都是玻璃体新生血管形成的重要驱动因素。也就是说，除非边缘视网膜组织有来自脉络膜血液循环的氧供，否则内层视网膜不可避免地会发生缺血缺氧。

### 4.1 渐进性的氧代谢屏障

脉络膜对内层视网膜的氧化作用依赖于：①脉络膜循环中的“氧最大压力”（或“最大氧分压”)；②氧在组织中的扩散距离（部分取决于视网膜厚度）；③介入组织中的耗氧量(反映视杆细胞内节椭圆体线粒体的聚集和单位面积的视杆细胞数)[10,19]。由于在正常氧分压的解剖学基础上要整个脉络膜保持最高氧分压值（例如，动脉供应和静脉回流的眼外分离)及其血管生理学(即高氧流量和低氧提取分数)，因此脉络膜作为一个整体具有大动脉的氧生理特点。可以通过提高呼吸氧浓度或高压氧治疗进一步提高最大氧分压值[20]。相比之下，光感受器细胞的密度随着距中心凹距离的改变而显著改变（图 27.3)。在“视杆环”10°~ 20°偏心范围外，视杆密度下降很快，大约在 50°的范围内减少了 50%[21]。在正常环境的氧浓度下，由于光感受器细胞形成了完整的“氧代谢屏障”，因而后极部无灌注的内层视网膜无法从脉络膜获得氧供（会因缺血缺氧而发生坏死）。然而，尽管视网膜毛细血管灌注不足，周边内层视网膜仍然能得到足够的氧供(来自脉络膜）；在这个位置的视杆细胞所组成的氧代谢屏障相对薄弱，内层视网膜也相应变薄(图 27.3)。由于在后极部和周边视网膜之间存在脉络膜循环的边缘氧化作用，导致出现环形或“带状”的严重内层视网膜缺氧[10]。

尽管有理论认为，视网膜“相对缺氧”或严重缺氧的发生反映了视网膜中央动脉循环的组织灌注逐渐减少[6]，但这种情况比较少见。氧跨过逐渐增加的氧代谢屏障时损耗逐渐增加，造成中周部内层视网膜无灌注区逐渐出现临界于缺氧的状态（图 27.3)。缺氧与临界缺氧的氧分压阈值之间的变化范围较窄，但由于缺氧细胞的耗氧量减少，缺氧区域内氧扩散距离较宽[19]。

### 4.2 额外的氧来源

在增生性糖尿病性视网膜病变中，脉络膜对内层视网膜的氧化作用被动静脉短路血管的氧化作用所覆盖，这种短路血管具有类似脉络膜血管高流量低氧萃取的特性[17]。视网膜中央动脉阻塞后，视盘周围和动脉周围组织的氧化作用可能来源于通过视网膜中央动脉的残存血循环[10]。在增生性糖尿病性视网膜病变和视网膜中央动脉阻塞中，组织学显示围绕视网膜血管周围的残存活组织形成的“地幔”结构。糖尿病病变中，动静脉吻合周围的“地幔”结构仅略微缩小，而在视网膜中央动脉阻塞后，当氧提取率达到 100%时，动脉周围的“地幔”结构迅速变细。

视网膜中央动脉阻塞后内层视网膜组织的发展情况与大脑中动脉阻塞后脑组织变化相似。严重缺氧病变区域——“缺血半暗区”——围绕着梗死的“核心”，尽管最初位于缺血半暗区的组织也迅速进展至梗死核心区。即使在缺血半暗区进展为完全梗死前，缺氧组织通过大脑软脑膜(或者“软”覆盖物)的动脉-动脉之间的吻合形成侧支循环以获得营养支持以耐受缺氧。脉络膜血管是等效于蛛网膜和软脑膜血管的眼内血管，无灌注的内层视网膜伴随严重缺氧半暗区组织反映了相应侧支循环的边缘组织供氧的作用(图 27.3)。然而，不同于大脑皮层的是，内层视网膜的缺血暗区可以持续存在（因而导致促血管生长因子的分泌)[10]。由于缺少体内缺氧标志物，无法在视网膜中央动脉阻塞和增生性糖尿病性视网膜病变发生后，在中周部视网膜精确的定位缺血暗区；所以，这个与脉络膜相关的内层视网膜病变组织称为“半影暗箱”。

是与 50 年前应用激光直接光凝治疗玻璃体新生血管的方法相似。

在胚胎发育过程中，生理性缺氧诱导神经胶质细胞分泌 VEGF 因子,从而诱导视网膜血管化。在增生性糖尿病性视网膜病变患眼中，缺氧的神经元分泌VEGF 并诱导玻璃体新生血管。在有活动的玻璃体新生血管的眼内,VEGF 的浓度较高,而在有退行性玻璃体新生血管的眼内 VEGF 的浓度是下降的(如 PRP 术后)[37]。迄今为止,在玻璃体的细胞外基质中确定 VEGF 的梯度是十分困难的，尽管在有晶状体眼的玻璃体腔中,VEGF 的浓度已经证实比房水中的浓度要高。进一步的实验中，在增生性糖尿病性视网膜病变患眼中对 VEGF 蛋白的免疫组化研究发现，其主要表达于视网膜静脉以及玻璃体新生血管而不累及视网膜动脉,这与“静脉出芽”即玻璃体新生血管来自静脉这一理论相一致，但是对于该种蛋白的来源尚不清楚。对 VEGFR-1 (图 27.6)和 VEGFR-2 的染色表明两者有同样的空间构型[38]。炎症因子(如白介素-1)同样有促进新生血管形成的作用(与缺氧诱导不同)[39],同时炎症因子还在巨噬细胞参与的伤口愈合及肉芽组织的形成发挥着作用。

玻璃体新生血管的激活及退化取决于正负内皮细胞调节因子之间的平衡。同时,根据 Michaelson 生长因子下调的理念，一种新生血管退化和抑制的机制包括：①VEGF-A 的剪接产生产生抗新生血管的分子如 $VEGF_{165b}$；②通过对 VEGF 的 mRNA 的剪接产生内源性可溶性受体,如 VEGFR-1,充当一种诱饵以抑制配体与信号受体的结合；③作用于周细胞(与 VEGF 作用相反)以稳定新生血管。除 VEGF 外,其他具有促进新生血管作用(祖细胞的募集、血管重塑和Ⅰ型胶原蛋白的分泌）的诸多蛋白包括胎盘生长因子、血管生成素和结缔组织生长因子[39]。

## 6.2 伴随新生血管网扩张的细胞外基质

玻璃体新生血管生成取决于血管内皮细胞表面表达的整合蛋白(特异性的 $\alpha_1\beta_1$ 和 $\alpha_2\beta_1$)与玻璃体细胞外基质的Ⅱ型胶原纤维的黏附反应。如果细胞与细胞外基质接触,调节细胞生长、增殖和分化的细胞内信号通路将被促血管生成的蛋白如 VEGF 所激活。整合素也将定位于金属蛋白酶等酶类以便于侵入玻璃体细胞外基质。玻璃体的抑制血管生成因子包括内皮抑素、色素上皮衍生生长因子、血小板反应蛋白-1 和 opticin 蛋白[40](见第 4 章“玻璃体细胞因子与胎儿玻璃体血管退化”)。Opticin 蛋白通过与玻璃体Ⅱ型胶原蛋白结合而发挥抑制新生血管的作用。opticin 蛋白可以通过改变胶原蛋白的表面特征使胶原纤维不能支持内皮细胞连接，从而抑制新生血管网扩张[41]。此外,玻璃体胶原不仅仅是新生血管形成的物理基质。通过 PVD 抑制新生血管网的扩张，以及解除血管耦联这一不完善的新生血管的特征也证明了整合素作为抗新生血管生成的潜在价值[42]。作为胶原蛋白促血管生成基质的一种替代,纤维蛋白在肉芽组织内及硅油与缺血视网膜之间的间隙与内皮细胞 $\alpha_v\beta_3$ 和 $\alpha_5\beta_1$ 整合素相互作用而促进新生血管的生成。

## 6.3 Michaelson 提出的生化介质的来源

通过对新鲜固定的组织中 VEGF mRNA 的原位杂交方法,可以识别视网膜中 VEGF 产生的部位。这项技术已被应用于临床样本(摘除的继发于 CRVO 或 PDR 的虹膜新生血管眼球)[43] 及实验动物模型中缺血的视网膜组织（猪和灵长类动物的视网膜分支静脉阻塞模型[44]及啮齿类动物氧诱导的视网膜病变模型[45]）。后者不同于 Ashton 的猫 ROP 模型在于其可重复性好，特别是在视盘周围的血管闭塞以及恢复正常氧后的新生血管快速生长方面。所有的这些资料显示在视网膜内核层及神经节细胞层有相同的 VEGF 原位杂交的表达。在氧诱导的视网膜病变模型中，恢复正常氧环境 24 小时后,VEGF 增加与血管闭塞区密切相关，表明来自脉络膜的氧分子可以穿过不成熟的光感受器细胞，进入视网膜内层[45]。在增生性糖尿病性视网膜病变及视网膜中央静脉阻塞中,VEGF 原位杂交的表达被认为细胞位于低灌注区[43],但原位杂交的表达与成熟的光感受器细胞的氧代谢屏障梯度相一致，容许来自脉络膜的氧进入中周部视网膜。目前为止，还没有关于继发于CRAO 的新生血管性青光眼摘除眼的 VEGF 原位杂交的报道。

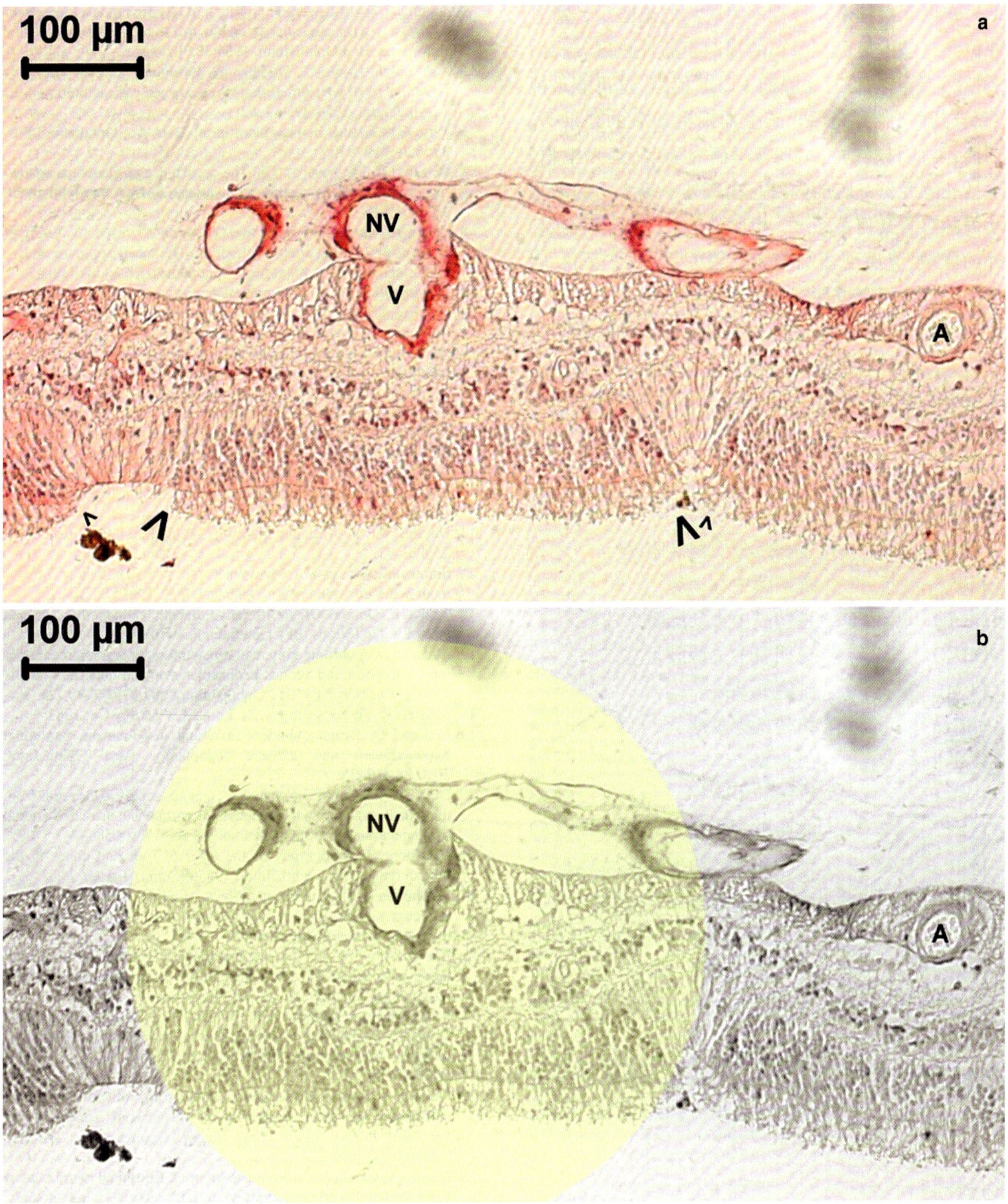


图 27.6　由动静脉吻合支供氧的周边光感受器细胞。(a)组织切片的光镜显示 PDR 脱离视网膜上的血管内皮生长因子-1 受体免疫组化染色。视网膜静脉(V)及与其相连的视网膜前的新生血管(NV)显著染色(红色信号),而视网膜动脉(A)无明显染色。在两个大的黑色箭标之间,在外界膜外层可见完整的光感受器内节,而外界膜内层可见光感受器的细胞核,光感受器的外节基本已经脱落;小箭标指向与视网膜动脉相关的圆柱体的边界,在圆柱体之间,外核层是缺乏的,并且外界膜也是裸露的。(b)与(a)图相同的灰度图片,被视网膜静脉(V)供氧的组织用黄色高亮显示,在圆柱体范围内或者接近这个范围的光感受器内节能够获得来自静脉的氧的弥散。

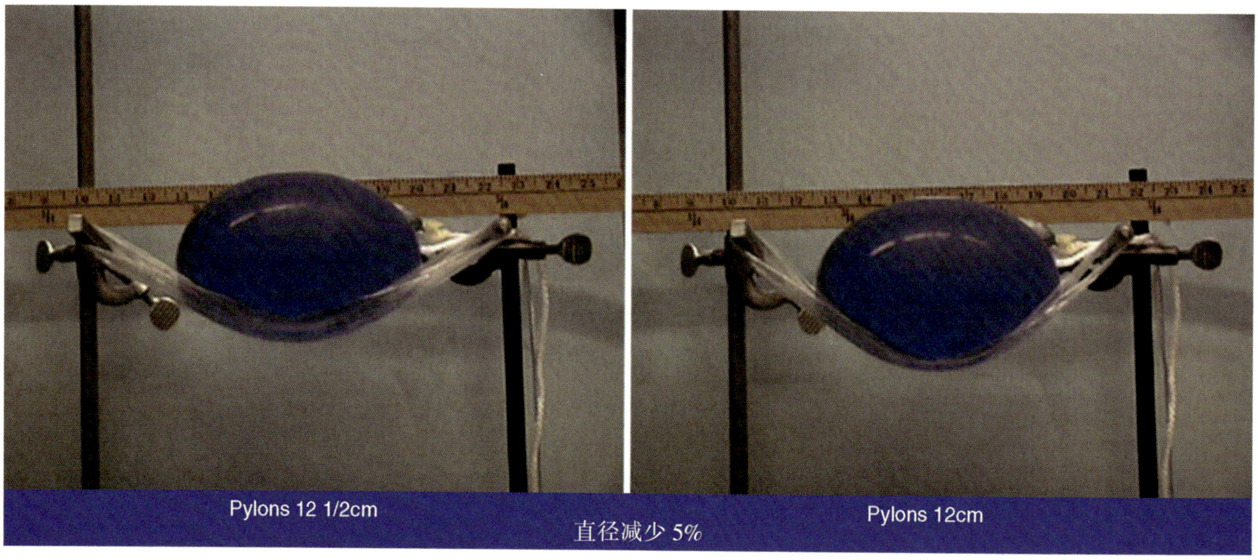


图 28.8 睫状体环形肌直径减少 5%产生了悬浮动力学的巨大变化，以便在这个抛物面的 Catenary 模型的中央部产生更陡峭的曲率半径。这种 Catenary 晶状体形状是一种非球面透镜，有助于解释人眼的景深。

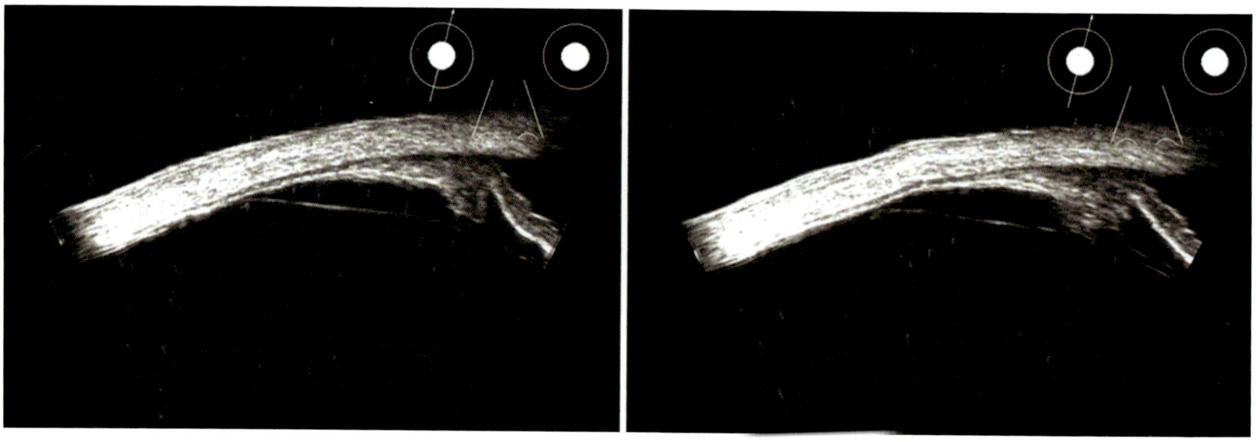

图 28.9 超声图像显示前部玻璃体中平行的悬韧带附件支持前部玻璃-悬韧带-晶状体复合体。

(9)睫状肌的收缩会对脉络膜产生牵拉力。

## 5. 结论

综上所述，如果接受在调节时玻璃体对晶状体的支撑这一理论，那么将晶状体变平(调节松弛)的过程是由睫状肌孔径的扩张和晶状体向后水平运动产生的。调节紧张是由睫状肌收缩产生的，使睫状体环直径下降，晶状体向前的水平移动使晶状体前表面的曲率半径变陡峭（悬链线）(图 28.7 和图 28.8)。晶状体前表面抛物面[55,56]或悬链线[51]是可立即重复的。前房房水的再分配使得赤道部晶状体的直径进一步减小[54]。此外，正如 Armaly 和 Burian 所指出的那样，增加水的流出将有助于利用更少的能量[57]维持调节的状态。

如果有人不接受玻璃体支持理论，那么①调节必须归因于睫状肌收缩导致悬韧带张力的降低和晶状体赤道部的松弛，使得晶状体如同滚轴一样向前移动，并且②晶状体的形状变化完全是由于晶状体囊袋的弹性，囊袋的厚度差异决定曲率差异。晶状体形状的改变不需要玻璃体支撑和参与。悬韧带附着睫状体的强度一直存在争议(图 28.3 和图28.10)。

支持囊袋理论的科学家常用的一个观点是，“玻璃切割术后的眼仍然可以调节”。但这一结果是可以预期的，因为在保留晶状体的玻璃体切割术中，前部玻璃体没有被切割，而是留下了完整的前部玻璃体隔膜。Martin 和 Guthoff 等[58]发表了一篇应用简洁的有限元件进行分析的论文，比较了“Helmholtz”和“Coleman”模型，并发现与 Coleman 模型相比，在 Helmboltz 模型中，晶状体前曲率的变化更大。不幸的是，他们都用水平的悬韧带张力在两种模型中进行计算，使得比较所得出的观察价值有限。即便如此，他们确实证明了按照这两种理论，前部晶状体形状的改变都是有可能的。科尔曼模型需要一个向后

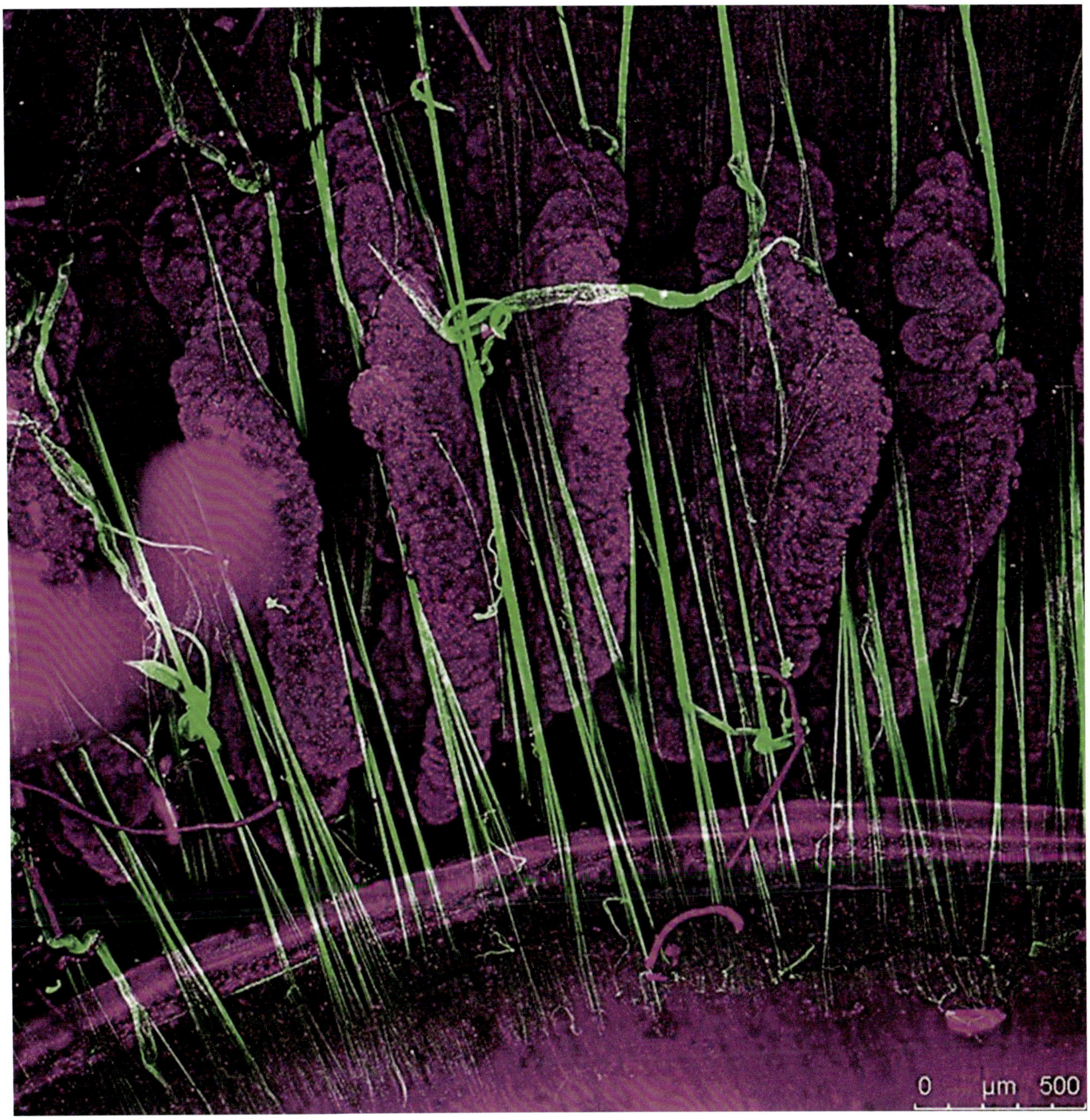


图 28.10 使用共聚焦显微镜观察悬韧带与睫状突的黏附及其走行情况。这张图片来自 2013 年 Vision 和 Ophthalmology 研究协会年会的壁报展示，由迈阿密大学医学院 Heather Durkee，Steven Bassnett，Yanrong Shi，Esdras Arrieta，Sonia Yoo 和 Jean-Marie Parel 提供。(Courtesy of Jean Marie Parel，PhD)

导向的悬韧带牵引力。一段视频(视频 28.1)应用超声完美地展示了悬链架与晶状体前囊的一致性,进一步证实了玻璃体支撑晶状体的形状，这与所有的光学和超声成像一致。高分辨率的超声成像同时也记录了悬韧带的方向和位置,以及前玻璃体(图28.9)的悬韧带附件。Parel[59]和 Lutjen-Drecoll 等[21]已经证明了后部悬韧带与前玻璃皮质相结合，并用简洁清晰的图像展示了悬韧带通过睫状突回到脉络膜上腔的过程（图 28.10)。睫状体附着的强度是晶状体扁平的必要条件,却很难证实。在前部玻璃体中,这种和其他悬韧带附件的超声成像进一步证明了在囊袋模型中需要水平的晶状体囊袋支撑，并证实了玻璃体支撑这一概念。事实上,大量的观察结果表明,调节过程中玻璃体对晶状体的支撑是能够维持晶状体的形态的。毫无疑问，进一步的观察将使有关睫状体、晶状体玻璃体单元的机械相互作用的进一步明确，并了解脉络膜张力和运动到调节过程中的关系，但支持前玻璃体晶状体单元的人体证据正在逐渐增加并已经引人注目。例如，在睫状体收缩和调节过程中，晶状体和悬韧带尺寸的测量是非常重要的。高频超声和其他成像技术不仅能显示晶状体的形状，也能显示睫状体的关键尺寸及其与悬韧带的关系。整个玻璃体的体积和变化也将是可测量的,以进一步阐明我们对眼的调节和生理功能的理解。

一个世纪以来，调节过程的本质一直受到检验和猜测,各种理论和争论也没有减少。分辨率、景深、速度和敏感性等方面的快速进展，替代了在成像技术如磁共振、超声和 OCT(见第 11 章“玻璃体视网膜界面与内界膜”) 为我们提供了这样一种前景:在不久的将来,调节的神秘面纱将会被揭开,人们将会对此有更好的理解,并且各种意见将得到统一。

## 参考文献


1. Bill A, Hellsing K. Production and drainage of aqueous humor in the cynomolgus money (Macaca irus). Invest Ophthalmol Vis Sci. 1965;4:920–6.
2. Bill A. Conventional and uveo-scleral drainage of aqueous humour in the cynomolgus monkey (Macaca irus) at normal and high intraocular pressures. Exp Eye Res. 1966;5:45–54.
3. Bill A. The routes for bulk drainage of aqueous humour in the vervet monkey (Cercopithecus ethiops). Exp Eye Res. 1966;5:55–7.
4. Wilmer HA, Scammon RE. Growth of the components of the human eyeball; I. Diagrams, calculations, computation and reference tables. Arch Ophthalmol. 1950;43(4):599–619.
5. Scammon RE, Wilmer HA. Growth of the components of the human eyeball; II. Comparison of the calculated volumes of the eyes of the newborn and of adults, and their components. Arch Ophthalmol. 1950;43(4):620–37.
6. Oppel O. About some special aspects of the development of the human visual apparatus and its visual functions. Klin Monbl Augenheilkd. 1966;48(3):321–40.
7. Ruby AJ, Williams GA, Blumenkranz MS. Vitreous humor. In: Tasman W, Jaeger E, editors. Duane's foundations of clinical ophthalmology. Philadelphia: Lippincott Williams & Wilkins; 2000.
8. Sebag J. Anomalous posterior vitreous detachment: a unifying concept in vitreo-retinal disease. Graefes Arch Clin Exp Ophthalmol. 2004;242:690–8.
9. Coleman DJ, Trokel S. Direct-recorded intraocular pressure variations in a human subject. Arch Ophthalmol. 1969;85(2):637–40.
10. Coleman DJ. On the hydraulic suspension theory of accommodation. Trans Am Ophthalmol Soc. 1986;84:846–68.
11. Duke-Elder S. System of ophthalmology. Ophthalmic optics and refraction. St Louis: Mosby; 1970.
12. von Helmholtz H. Über die akkommodation des augues. Albrecht Von Graefes Arch Klin Exp Ophthalmol. 1855;1:1–89.
13. Cramer A. Tijdschrift der maatshappij vor geneeskunde, Nederlandisch. Lancet. 1851;1:529–41.
14. Tscherning M. Physiologic optics, dioptrics of the eye, functions of the retina, ocular movements and binocular vision. Philadelphia: C. Weiland; 1904.
15. von Pflugk A. Neve wege zur erforschung der lehre von der akkommodation, der glaskorper im akkommodierenden auge. Albrecht Von Graefes Arch Klin Exp Ophthalmol. 1935;133:454–571.
16. Coleman DJ. Unified model for accommodative mechanism. Am J Ophthalmol. 1970;69:1063–79.
17. Graves B. Changes of tension on the lens capsule during accommodation and under the influence of various drugs. Br Med J. 1926;9:46–50.
18. Schachar RA. Zonular function: a new hypothesis with clinical implications. Ann Ophthalmol. 1994;26:36–8.
19. Rohen JW. Experimental studies on the trabecular meshwork in primates. Arch Ophthalmol. 1963;69:335–49.
20. Fincham EF. The accommodation reflex and its stimulus. Br J Ophthalmol. 1951;35(7):381–93.
21. Lutjen-Drecoll E, Kaufman P, Wasielewski R, Lin TL, Croft MA. Morphology and accommodative function of the vitreous zonule in human and monkey eyes. Invest Ophthalmol Vis Sci. 2010;51(3):1554–64.
22. Croft MA, Nork TM, McDonald JP, Katz A, Luetjen-Drecoll E, Kaufman PL. Accommodative movements of the vitreous membrane, choroid, and sclera in young and presbyopic human and nonhuman primate eyes. Invest Ophthalmol Vis Sci. 2013;54(7):5049–58.
23. van Alphen GW. On emmetropia and ametropia. Ophthalmologica. 1961;142(S1):1–92.
24. Lossing LA, Sinnott LT, Kao CY, Richdale K, Bailey MD. Measuring changes in ciliary muscle thickness with accommodation in young adults. Optom Vis Sci. 2012;89:719–26.
25. Sheppard AL, Davies LN. In vivo analysis of ciliary muscle morphologic changes with accommodation and axial ametropia. Invest Ophthalmol Vis Sci. 2010;51:6882–9.
26. Baikoff G. Measurement of accommodation. Anterior segment optical coherence tomography. Thorofare: Slack; 2008.
27. Malyugin BE, Shpak AA, Pokrovskiy DF. Accommodative changes in anterior chamber depth in patients with high myopia. J Cataract Refract Surg. 2012;38:1403–7.
28. Shen M, Wang MR, Yuan Y, et al. SD-OCT with prolonged scan depth for imaging the anterior segment of the eye. Ophthalmic Surg Lasers Imaging. 2010;41:S65–9.
29. Du C, Shen M, Li M, Zhu D, Wang MR, Wang J. Anterior segment biometry during accommodation imaged with ultralong scan depth optical coherence tomography. Ophthalmology. 2012;119:2479–85.
30. Yuan Y, Chen F, Shen M, Lu F, Wang J. Repeated measurements of the anterior segment during accommodation using long depth optical coherence tomography. Eye Contact Lens. 2012;38:102–8.
31. Kim E, Ehrmann K, Uhlhorn S, Borja D, Arrieta-Quintero E, Parel

JM. Semiautomated analysis of optical coherence tomography crystalline lens images under simulated accommodation. J Biomed Opt. 2011;16(5):056003-1-11.
32. Itakura H, Kishi S, Li D, Akiyama H. Observation of posterior precortical vitreous pocket using swept source optical coherence tomography. Invest Ophthalmol Vis Sci. 2013;54(5):3102–7.
33. Coleman DJ, Silverman RS, Lizzi FL, Rondeau MJ, Reinstein DZ, Lloys H, Daly SW. Ultrasonography of the eye and orbit. Philadelphia: Lippincott Williams & Wilkins; 2006.
34. Glasser A, Kaufman PL. The mechanism of accommodation in primates. Ophthalmology. 1999;106:863–72.
35. Schachar RA, Kamangar F. Computer image analysis of ultrasound biomicroscopy of primate accommodation. Eye. 2006;20:226–33.
36. Croft MA, McDonald JP, Nadkarni NV, Lin TL, Kaufman PL. Age-related changes in centripetal ciliary body movement relative to centripetal lens movement in monkeys. Exp Eye Res. 2009;89:824–32.
37. Adam RS, Pavlin CJ, Ulanski LJ. Ultrasound biomicroscopic analysis of iris profile changes with accommodation in pigmentary glaucoma and relationship to age. Am J Ophthalmol. 2004;138(4):652–4.
38. Jeon S, Lee WK, Lee K, Moon NJ. Diminished ciliary muscle movement on accommodation in myopia. Exp Eye Res. 2012;105:9–14.
39. Stachs O, Martin H, Behrend D, Schnitz KP, Guthoff R. Three-dimensional ultrasound biomicroscopy, environmental and conventional scanning electron microscopy investigations of the human zonula ciliaris for numerical modelling of accommodation. Graefes Arch Clin Exp Ophthalmol. 2006;244:836–44.
40. Stachs O, Martin H, Kirchhoff A, Stave J, Terwee T, Guthoff R. Monitoring accommodative ciliary muscle function using three-dimensional ultrasound. Graefes Arch Clin Exp Ophthalmol. 2002;240:906–12.
41. Park KA, Yun JH, Kee C. The effect of cataract extraction on the contractility of ciliary muscle. Am J Ophthalmol. 2008;146:8–14.
42. Modesti M, Pasqualitto G, Appolloni R, Pecorella I, Sourdille P. Preoperative and postoperative size and movements of the lens capsular bag: ultrasound biomicroscopy analysis. J Cataract Refract Surg. 2011;37:1755–84.
43. Ludwig K, Wegscheider E, Hoops JP, Kampik A. In vivo imaging of the human zonular apparatus with high-resolution ultrasound biomicroscopy. Graefes Arch Clin Exp Ophthalmol. 1999;237:361–71.
44. Wasilewski R, McDonald JP, Heatley G, Lutjen-Drecoll E, Kaufman PL, Croft MA. Surgical intervention and accommodative responses, II: forward ciliary body accommodative movement is facilitated by zonular attachments to the lens capsule. Invest Ophthalmol Vis Sci. 2008;49:5495–502.
45. Kasthurirangan S, Markwell EL, Atchison DA, Pope JM. In vivo study of changes in refractive index distribution in the human crystalline lens with age and accommodation. Invest Ophthalmol Vis Sci. 2008;49:2531–40.
46. Jones CE, Atchison DA, Pope JM. Changes in lens dimensions and refractive index with age and accommodation. Optom Vis Sci. 2007;84(10):990–5.
47. Strenk SA, Strenk LM, Guo S. Magnetic resonance imaging of aging, accommodating, phakic and pseudophakic ciliary muscle diameters. J Cataract Refract Surg. 2006;32:1792–8.
48. Strenk SA, Strenk LM, Semmlow JL, DeMarco JK. Magnetic resonance imaging study of the effects of age and accommodation on the human lens cross-sectional area. Invest Ophthalmol Vis Sci. 2004;45(2):539–45.
49. Richdale K, Wassenaar P, Bluestein KT, et al. 7 Tesla MR imaging of the human eye in vivo. J Magn Reson Imaging. 2009;30:924–32.
50. Koretz JF, Cook CA, Kaufman PL. Accommodation and presbyopia in the human eye: changes in the anterior segment and crystalline lens with focus. Invest Ophthalmol Vis Sci. 1997;38(3):569–78.
51. Coleman DJ, Fish SK. Presbyopia, accommodation, and the mature catenary. Ophthalmology. 2001;108(9):1544–51.
52. Fincham EF. The function of the lens capsule in the accommodation of the eye. Trans Opt Soc. 1928;30:101–37.
53. van Alphen GW, Graebel WP. Elasticity of tissues involved in accommodation. Vision Res. 1961;31(7/8):1417–38.
54. Croft MA, Glasser A, Kaufman PL. Accommodation and presbyopia. Int Ophthalmol Clin. 2001;41:33–46.
55. Koretz JF, Handelman GH. Modeling age-related accommodative loss in the human eye. Math Model. 1986;7:1003–14.
56. Koretz JF, Handelman GH. Model of accommodative mechanism in the human eye. Vision Res. 1982;22:917–27.
57. Armaly MF, Burian HM. Changes in the tonogram during accommodation. Arch Ophthalmol. 1958;60(1):60–9.
58. Martin H, Guthoff R, Terwee T, Schmitz KP. Comparison of the accommodation theories of Coleman and of Helmholtz by finite element simulations. Vision Res. 2005;45(22):2910–5.
59. Nankivil D, Manns F, Arrieta-Quintero E, et al. Effect of anterior zonule transection on the change in lens diameter and power in cynomolgus monkeys during simulated accommodation. Invest Ophthalmol Vis Sci. 2009;50(8):4017–21.
60. Strenk SA, Strenk LM, Koretz JF. The mechanism of presbyopia. Prog Retin Eye Res. 2005;24:379–93.

# 第 29 章

# 玻璃体腔给药原则与实践

Phoebe Lin, Shivali Menda, Eugene de Juan Jr

## 本章要点




P. Lin, MD, PhD(✉)
Division of Retina and Vitreous Diseases/Surgery,
Ocular Inflammation, Casey Eye Institute,
Oregon Heath and Science University, Portland, OR, USA
e-mail: linp@ohsu.edu

S. Menda, MD
Department of Ophthalmology, USCF School of Medicine,
San Francisco, CA, USA

E. de Juan Jr., MD
ForSight Labs, Menlo Park, CA, USA



**关键词**

玻璃体;玻璃体腔注射;给药方式;药物缓慢释放;药物释放植入物;微球;纳米粒子;葡萄膜炎;年龄相关性黄斑变性;黄斑囊样水肿


**核心概念**

1. 玻璃体腔注射给药对于视网膜和脉络膜提供了更强的药物效力,但通常是短效的,因此强调了持续给药方法的必要性。
2. 生物可降解和不可生物降解的持续给药装置有其优点和缺点。
3. 新的药理学靶点和持续给药方法可能改变许多视网膜和脉络膜疾病的治疗方法。玻璃体结构的改变可以影响药代动力学,因而必须考虑到新的给药系统在不同年龄和不同疾病状态下是有效的。

# 1. 引言

在过去的 10 年里，抗血管内皮生长因子(VEGF)药物，成功地用于治疗新生血管性年龄相关性黄斑变性(AMD)，使得玻璃体腔内注射抗 VEGF 药物治疗成为眼后节疾病的常规治疗手段。无论是直接玻璃体腔内注射还是用可持续释放装置进行缓释放，目前抗 VEGF 药物在玻璃体中的应用是许多临床研究的焦点，用于治疗许多慢视网膜和脉络膜疾病。这种方法的优点是，局部治疗可以避免药物全身应用的副作用，并能更直接地控制药物送到目标部位的剂量和持续时间。此外，随着对玻璃体黄斑牵拉综合征和糖尿病性视网膜病变等疾病的病理生理过程的了解越来越多，新的药物治疗手段也已经出现，从而有可能替代手术进行治疗，或者至少能够使手术更简单、更安全（见第 47 章“药物性玻璃体溶解术”）。毫无疑问，随着技术的进步和我们对疾病过程认识的发展，这些治疗无论是在它们的给药方式还是在药理学目标的特异性上，都将变得更加精准。本章回顾了玻璃体腔短效药物和释放药物的一些应用原则。

# 2. 玻璃体腔给药的基本原则

治疗眼后节疾病的挑战在于药物在试图达到视网膜和脉络膜的治疗浓度时所遇到的障碍。局部应用滴眼液给药不会立即进入体循环(90%~95%通过鼻和结膜血管消耗进入体循环)，而是通过角膜吸收进入前房，在前房内通过小梁网清除。Tenon 囊内给药可以穿过透渗透性更强的巩膜，以达到更高的视网膜和脉络膜的药物浓度。尽管亲脂性的分子可能穿透视网膜色素上皮(RPE)间的紧密连接进入视网膜，但是由于这个屏障的存在以及脉络膜丰富的血流量，都限制了药物更好地进入视网膜。全身用药（静脉注射或口服药物）是一种回避这些障碍的途径，特别是如果药物是亲脂性的话，那就能够更好地穿过血-视网膜屏障。然而，为达到眼内治疗效果而需要提高药物剂量所带来的全身副作用，却限制了许多药物的应用[1,2]。另一种方法是，玻璃体腔直接注射药物可以达到足够高的局部浓度，用以治疗视网膜疾病。玻璃体腔给药后，药物既可通过前路途径由小梁网流出，也可以通过后路穿过血-视网膜屏障，进入体循环[1,3]。

理想的玻璃体腔注射药物有许多限制条件。首先，这种药物应该有足够长的半衰期，以避免反复的注射所带来的并发症的风险。正是由于抗 VEGF 药物半衰期短并且是一阶动力学，因此需要多次注射(图 29.1a，c)[4,5]。像曲安奈德这种玻璃体腔注射的类固醇药物，是一种双相的类固醇，或者说是一种有着双室模型的代谢指数下降的药物，在应用 1 个月后才符合一级动力学(图 29.1a，b)[6]。一些更新的可持续释放类固醇装置可以演示零阶动力学(图 29.1a 中所显示的平行线)，因此植入后可以持续释放出固定剂量的治疗水平的类固醇(图 29.1d)[7]。其次，理想的玻璃体腔内注射药物应该是透明的，以免其干扰视力。这是对微球和纳米球技术的一个重要考虑，因为更大或更多的颗粒会影响视觉。理想的玻璃体腔注射药物的第三个必要条件是，它的治疗剂量应该不会引起毒性反应，也不会影响细胞的正常活动[3]。通过应用维持时间长的药物（零阶）以降低给药浓度，而不是加大快速消耗的药物(一阶)的剂量，并采用可持续装置来提供没有那么多局部和系统毒性的药物是最理想的。

图 29.2 显示目前可用的或正在研究的持续释放设备。它们可以通过固定在巩膜上、注射入脉络膜上腔或进入玻璃腔成为一个自由漂浮的装置，或放置在结膜下或巩膜层间，以此来达到向玻璃体腔内持续给药的目的。

# 3. 玻璃体腔药物注射的实践

## 3.1 玻璃体腔注药技术

丙美卡因表面麻醉后在注射部位通常使用的是由 4%利多卡因浸透入棉签或结膜下注射 2%利多卡因。注射部位通常选择在颞下象限，以避免药物因重力作用而沉积在视觉轴上，或者选择在颞上象限以避免在下穹隆的泪湖中细菌聚集在注射部位附近。开睑器撑开眼睑可以让眼睫毛远离注射部位。5%聚维酮碘溶液消毒眼睛后冲洗。在角膜缘后 3.5~4mm 用一个空的结核菌素注射器或标尺在扁平部

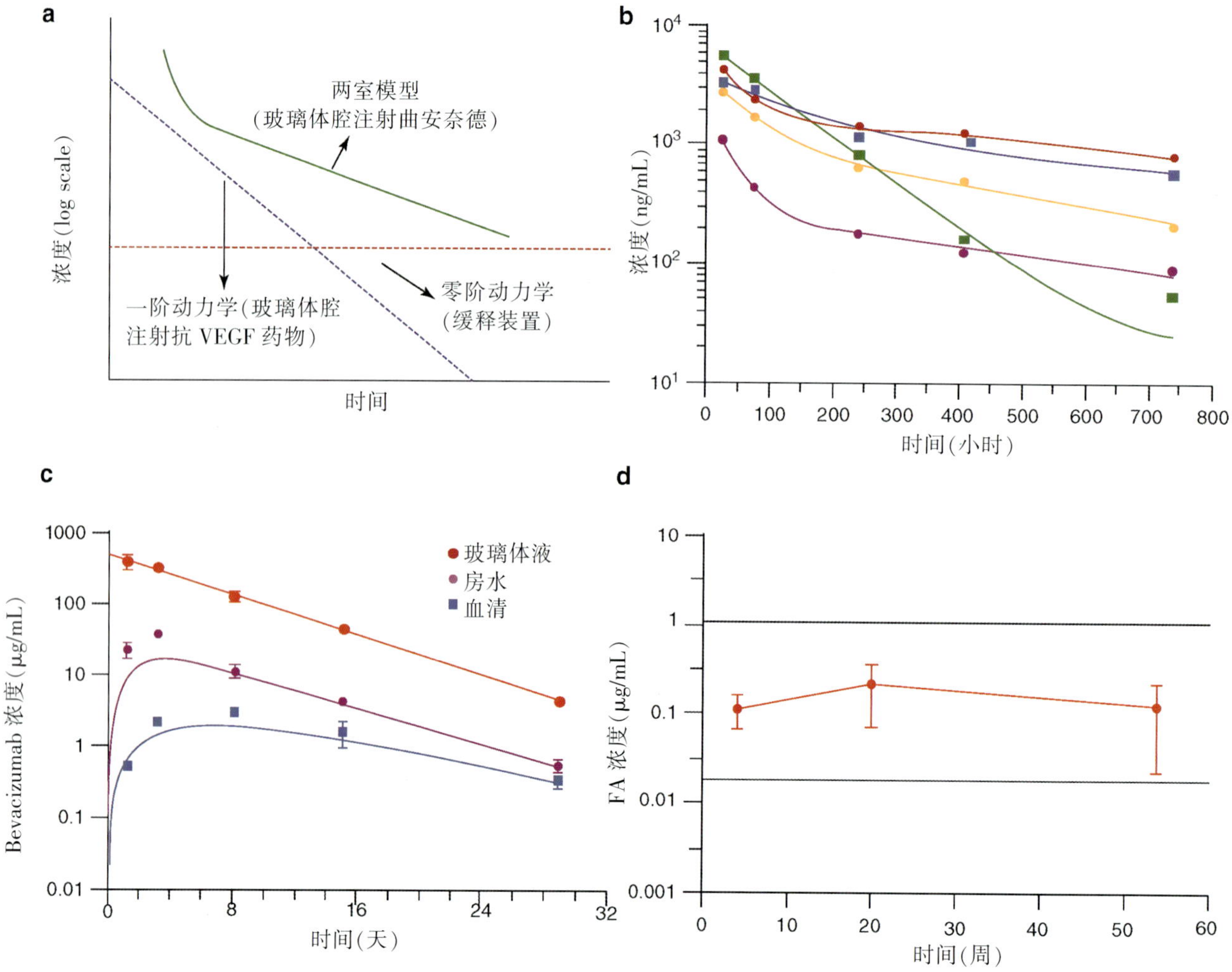


图 29.1 (a)一阶（蓝色虚线）、零阶（红色虚线）和两室模型（绿线）的消除动力学在对数尺度中所示。(b)不同患者的两室模型曲安西龙眼内注射在玻璃腔药物动力学。(c)贝伐珠单抗眼内注射后一阶动力学。(d)图像显示氟轻松缓释给药装置（Retisert[4,5]）的零阶动力学。（Jaffe et al.[7]）

做标记，然后用一个 0.5in 30G 或 32G 的针头安装在含有 0.5~0.1mL 药物的结核菌素注射器上，按照标记的位置穿刺到中部玻璃腔。拔出针头时，用一个无菌棉签按压注射部位来防止药物反流。注射后无须使用抗生素滴眼液。

## 3.2 婴幼儿特殊注意事项

随着婴幼儿的发育，扁平部的位置会产生变化，早产儿在角膜缘后 1~1.5mm 的距离，但是在足月的婴儿中是角膜缘后 2~3.5mm。这影响了在玻璃体腔注射时进针的位置[8]。相应的，婴儿的玻璃体体积是成人的 2/3~3/4，因此需要调整用药量，以避免增加眼压升高的风险，避免药物对视网膜造成毒性。

## 3.3 并发症

玻璃体腔注射的并发症包括疼痛、玻璃体积血、结膜下出血、一过性眼内压升高、感染性眼内炎、葡萄膜炎或无菌性眼内炎。据报道，在玻璃体腔注射后，感染性内眼炎的发生率为 0.1%~0.16%，而使用标准的无菌操作流程包括使用聚维酮碘和开睑器[9]将使发生率降到最低（见上文）。据报道，无菌性眼内炎出现在 1%~2%接受玻璃体腔内注射含防腐剂的曲安奈德患者中，同样也可以出现在接受 Avastin 治疗的患者中[10]。在一项联邦医疗保险索赔数据库病例对照研究中，每次抗 VEGF 治疗后眼内炎(0.09%)、玻璃体积血(0.23%)和葡萄膜炎(0.11%)的发生率

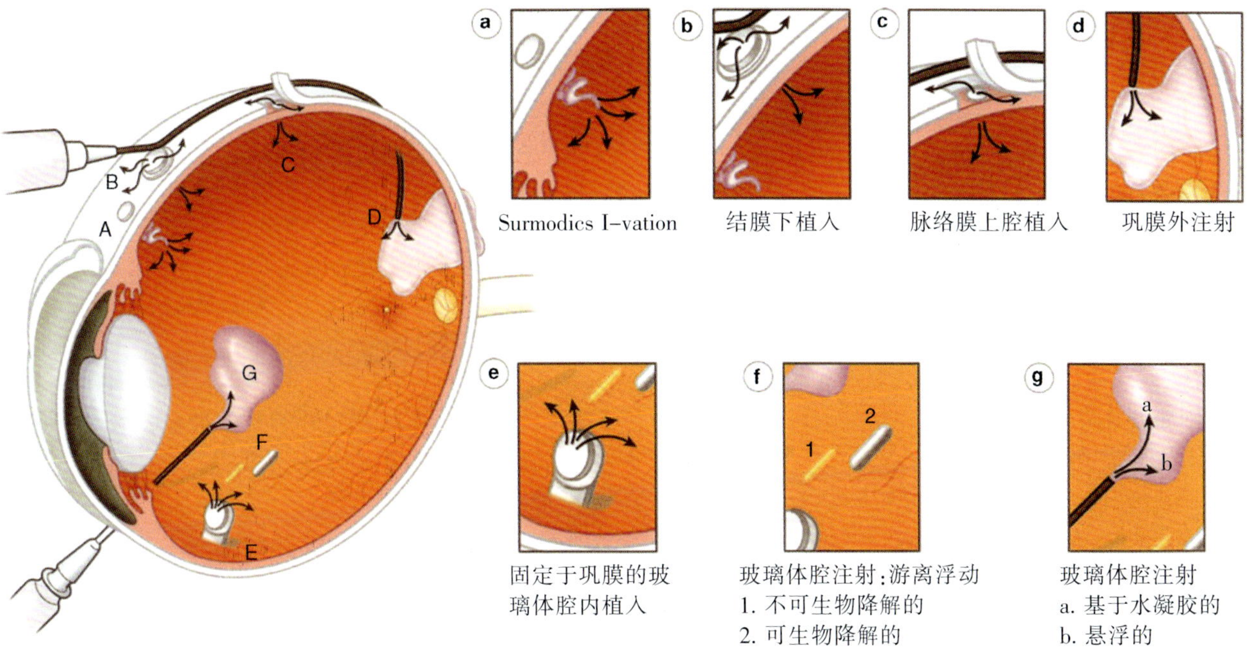


图 29.2　给药系统及其解剖位置。(Adapted from Lee and Robinson[93]; Spaeth GL et al.[95])

均高于对照组。而与年龄匹配的对照组患者相比，接受静脉内抗 VEGF 药物治疗患者的视网膜脱离和视网膜裂孔的发生率似乎并没有明显提高[11]。此外，有几份报告显示，多次接受玻璃体腔内注射抗VEGF药物治疗的易感患者会出现持续高眼压[12-15]。在一项雷珠单抗与贝伐珠单抗的头对头对照实验中，为期两年的数据显示总体的系统性不良反应较低，在与之前的抗 VEGF 治疗所获取的不良事件中，虽然动脉栓塞的不良事件发生率没有差别，但接受贝伐珠单抗治疗的患者整体系统性不良事件患病率略高[16]。从那以后，对这一问题进行 Meta 分析一直无法确定这些药物的相对安全性，因为大多数头对头对照研究都没有充分监测系统性不良事件[17]。

# 4. 玻璃体腔药物治疗

## 4.1 短期治疗

### 4.1.1 抗细菌药物

对细菌性眼内炎经验性治疗的主要方法是使用头孢他啶，作为第三代头孢菌素，头孢他啶有较强的抗革兰阴性菌的活性，而万古霉素(一种用于治疗耐甲氧西林的药物) 则用于对金黄色葡萄球菌和其他革兰阳性菌的治疗[18]。左氧氟沙星是第三代氟喹诺酮，有很好的抗革兰阳性和革兰阴性菌的活性。应用家兔作为实验动物的研究显示：1.5%的左氧氟沙星对表皮葡萄球菌、金黄色葡萄球菌和铜绿假单胞菌的抗菌活性，与标准的玻璃体腔内万古霉素和头孢他啶注射类似[19]。最近的研究证实了在眼前节手术后前房注射莫西沙星的安全性，很有可能在玻璃体腔中使用也是安全的(表 29.1)。

### 4.1.2 抗真菌药物

真菌性眼内炎最常见的治疗方法是玻璃体腔内注射两性霉素 B，它对大多数念珠菌、曲霉菌、根霉菌属和青霉菌属都有效。尽管有报道称注射太接近视网膜时可造成视网膜坏死[20]，但 10μg 的剂量已被证明是无毒的。在动物模型中可看出对两性霉素 B 的脂质体制剂对视网膜的毒性更小。Koc 等报告了一例病例，他们将脂质体两性霉素 B 在玻璃体切割术后用于念珠菌眼内炎的治疗中，没有造成任何已知的眼毒性[21]。在新一代的三唑类(伏立康唑、拉夫康唑、泊沙康唑)中具有相对较低毒性的广泛的抗

表 29.1 玻璃体腔注射抗生素的剂量和半衰期

| 药物 | 眼内注射剂量 | 玻璃体腔内半衰期(h) | 抗菌谱 |
|---|---|---|---|
| 抗菌药物 | | | |
| 万古霉素 | 1mg | 30 | 革兰阳性,MRSA |
| 头孢他啶 | 2.25mg | 16 | 革兰阳性,革兰阴性,厌氧菌 |
| 阿米卡星 | 0.4mg | 24 | 革兰阳性,革兰阴性 |
| 庆大霉素 | 0.2mg | 12~35 | 革兰阳性,革兰阴性 |
| 加替沙星 | 0.4mg[a] | | 革兰阳性,革兰阴性,假单胞菌,厌氧菌 |
| 莫西沙星 | 0.05~0.16mg[a] | 1.72 | 与上类似 |
| 抗真菌药 | | | |
| 两性霉素 B | 5~10μg | 6.9~15.1 | 念珠菌,曲霉菌,青霉菌,根霉菌属 |
| 氟康唑 | 100μg | 3.1 | 念珠菌,曲霉菌,荚膜菌属,镰刀菌属 |
| 伊曲康唑 | 10μg | | 与上类似 |
| 伏立康唑 | 50~100μg | 2.5 | 与上类似 |
| 抗病毒药 | | | |
| 阿昔洛韦 | 240μg | | HSV,VZV |
| 更昔洛韦 | 2~5mg | 7~8 | HSV,VZV,CMV |
| 膦甲酸钠 | 1~2.4mg | 77 | HSV,VZV,CMV |
| 西多福韦 | 20~100μg | 24.4 | HSV,VZV,CMV |

[a] 从动物实验推算所得。

MRSA,耐甲氧西林金黄色葡萄球菌;HSV,单纯疱疹病毒;VZV,水痘带状疱疹病毒;CMV,巨细胞病毒。

真菌覆盖，只有伏立康唑用于人体的玻璃体腔内注射。伏立康唑的短半衰期使得对频繁重复的注射(表 29.1)后续要进行密切的观察。Sen 等在他们的病例系列研究中显示，有 5 例对氟康唑和两性霉素 B 耐药的真菌性眼内炎[22]患者对伏立康唑的治疗有效。虽然棘白菌素卡泊芬净在全身给药时并不能达到玻璃体的治疗水平，但是这种药物显示了作为对念珠菌和曲霉菌治疗的一种玻璃体腔注射剂。Kusbeci 等在家兔身上证明了其抗白色念珠菌眼内炎的效力[23,24]。当全身给药时,沃罗康唑能够达到局部的治疗浓度,值得注意的是,全身应用泊沙康唑和棘白菌素无法达到局部的有效治疗浓度,因此,在治疗真菌病原性眼炎[25]的全身给药途径中应用有限[25]。

### 4.1.3 抗病毒药物

阿昔洛韦是一种抗病毒药物，对疱疹病毒家族有效。它通过病毒编码的酶激活病毒感染的细胞，因此对未受感染的细胞是无毒的。更昔洛韦与阿昔洛韦是一种核苷同源的抗病毒药物，其抗巨细胞病毒(CMV)的活性增加了 10~100 倍。玻璃体腔注射更昔洛韦可安全使用,剂量为每周使用 2~5mg,诱导治疗后每周使用少量更昔洛韦(1.0mg/0.02mL)可替代缓释植入治疗 CMV 相关性视网膜炎[26]。磷钾酸对单纯疱疹病毒、水痘带状疱疹病毒和巨细胞病毒有效。2.4mg 磷钾酸的玻璃体腔注射不会引起毒性反应(表 29.1)。西多福韦是一种核苷类似物,由于与更昔洛韦或磷钾酸相比,它的清除较慢,因而作用时间更长。然而,它会导致葡萄膜炎(26%)和低眼压的高发生率，尽管这些并发症可以通过丙磺舒和局部类固醇激素应用进行预防性治疗[27,28]。

### 4.1.4 类固醇类药物

曲安奈德(TA)最初是由 Machemer 进行的玻璃体腔注射,目的是防止视网膜脱离复位术后的增生性玻璃体视网膜病变[29]。目前它有多种用途,包括治疗葡萄膜炎、糖尿病和视网膜静脉阻塞所继发的黄斑水肿,以及人工晶状体眼黄斑囊样水肿(CME)、辐射所致的黄斑病变和视网膜色素变性(表29.2)相关的 CME。治疗视网膜中央静脉阻塞后继发的黄斑水肿、玻璃体腔注射曲安奈德(分别为 1mg 组和 4mg 组)的患者与单纯观察不进行治疗的患者相比,一年后获得 15 个字母以上的视力提高的机会多了 5 倍以上[30,31]。然而,接受 4mg 玻璃体腔 TA 治疗的患者眼内压升高和白内障发生的概率更高[30,31]。几项研究还显示,玻璃体腔注射 2~4mg 的 TA 对葡萄膜炎 CME 的治疗效果很好,但单一注射的效果是短暂的,注射 4mg 可以持续 3~7 个月[32]。

### 4.1.5 抗感染/抗肿瘤药物

一项前瞻性的干预病例系列研究报道了使用玻璃体腔注射甲氨蝶呤治疗葡萄膜炎和葡萄膜炎黄斑囊样水肿[33]。他们发现,在超过 6 个月随访期里,15 例患者中有 10 例中间葡萄膜炎、全葡萄膜炎或葡萄膜炎黄斑囊样水肿的患者在应用 400μg/0.1mL 的甲氨蝶呤玻璃体腔内注射后视力有所提高,并且没有显著的毒性反应[33]。在玻璃体视网膜受累的原发性中枢神经系统淋巴瘤[34-36]的患者中,也使用了甲氨蝶呤进行玻璃体腔注射。其治疗的并发症包括白内障(73%)、角膜上皮病(58%)、黄斑病变(42%)、玻璃体积血(8%)、视神经萎缩(4%)以及无菌性眼内炎(4%)[37]。

英夫利昔单抗是一种抗肿瘤坏死因子(TNF)-α 的单克隆抗体,用于风湿性疾病和非传染性眼部炎症疾病的全身治疗。在治疗 AMD[38-41]时,已经应用 1~2mg 的剂量进行玻璃体腔注射。在动物模型中建立了一系列安全剂量后,Theodossiadis 等报告了 3 例玻璃体腔注射雷珠单抗无效后接受玻璃体腔注射英夫利昔单抗的患者。这 3 例患者治疗后通过光学相干断层扫描发现视网膜中心凹厚度均降低,同时视力得到了改善[40]。Farvardin 等发现,在 7 例有难治性的非感染性葡萄膜炎患者的 10 眼中,进行了 1 次 1.5mg/0.15mL 英夫利昔单抗的玻璃体腔内注射,术后患者黄斑中心凹厚度降低,视力提高,但效果是暂时的[42,43]。在注射了英夫利昔单抗后,出现如全葡萄膜炎和玻璃体混浊等并发症,仍然是需要关注的重要问题[42]。

阿达目单抗是一种针对可溶性和膜结合性的肿瘤坏死因子(TNF)的人源化的抗体,该因子已被用于葡萄膜炎黄斑囊样水肿患者的玻璃体腔内注射,但没有显示出在黄斑中心凹厚度或视力改善方面的效果[44]。利妥昔单抗是一种针对 CD20 B 淋巴细胞抗原、用于治疗 B 细胞淋巴瘤的人源化小鼠单克隆抗体,被认为能够穿透视网膜组织,并已被研究用于治疗眼内淋巴瘤的治疗[45-47]。参天制药公司正在研

表 29.2 玻璃体腔注射抗感染和抗 VEGF 药物的剂量和半衰期

| 药物 | 眼内注射剂量 | 玻璃体腔内半衰期 | 临床应用 |
|---|---|---|---|
| 抗感染药物 | | | |
| 曲安奈德 | 1~25mg | 每次 4mg 剂量:无玻璃体手术史 18.6 天;玻璃体手术后 3.2 天 | 葡萄膜炎、糖尿病、静脉阻塞、激光、色素性视网膜炎所致黄斑水肿,人工晶状体术后 CME |
| 甲氨蝶呤 | 400μg | 48 小时 | 葡萄膜炎,葡萄膜炎 CME,眼内淋巴瘤 |
| 英利西单抗 | 1~2mg | 6.5 天 | 新生血管性 AMD |
| 利妥昔单抗 | 1mg | 4.7 天 | 眼内淋巴瘤 |
| 西罗莫司 | 352μg | 未知 | 非感染性葡萄膜炎 |
| 抗 VEGF 药 | | | |
| 贝伐珠单抗 | 1.25mg | 4.3 天 | 新生血管性 AMD,非感染性葡萄膜炎,葡萄膜炎、糖尿病、静脉阻塞所致黄斑水肿 |
| 雷珠单抗 | 0.5mg | 2.8 天 | 同上 |
| 阿柏西普 | 0.05~4mg | 4~5 天 | 同上 |
| 玻璃体溶解药物 | | | |
| 奥克纤溶酶 | 125μg | NA | 玻璃体黄斑粘连±黄斑裂孔 |

CME,黄斑囊样水肿;AMD,年龄相关性黄斑变性;NA,未知(见第 52 章“奥克纤溶酶玻璃体溶解术的基础研究”)。

究注射西罗莫司的有效性和安全性，这是一种靶向细胞内蛋白 mTOR(哺乳动物雷帕霉素)的 T 细胞抑制剂，在Ⅲ期临床研究中用于治疗非感染性后部葡萄膜炎(表 29.2)。

#### 4.1.6 抗-VEGF 药物

用于治疗新生血管性 AMD 的抗 VEGF 药物已经革命性地用于眼后节疾病的玻璃体腔注射。其使用已经扩展到治疗由于糖尿病、视网膜静脉阻塞和葡萄膜炎继发的黄斑水肿。雷珠单抗是一种 Fab 抗体片段,可以与 VEGF 的所有异构体结合。两项大型前瞻性随机对照试验显示，雷珠单抗治疗新血管性 AMD 的疗效与安慰剂注射 (MARINA 试验) 以及 PDT 治疗(ANCHOR 试验)相比,治疗后患者[48,49]的视力得到了明显的改善。贝伐珠单抗(Avastin)是一种针对 VEGF 的全长度抗体，用于全身应用治疗转移性结直肠癌。它已被作为对新生血管性 AMD、视网膜静脉阻塞、糖尿病和葡萄膜炎引起的黄斑水肿的超适应证治疗用于玻璃体腔注射。CATT 和 IVAN 这两项大型临床试验证实,与雷珠单抗相比,贝伐珠单抗分别在治疗 24 个月和 12 个月时表现出非劣效性[50,51]。HORIZON 研究表明,长期的雷珠单抗治疗具有良好的耐受性[52]。人们一直担心,因为在给玻璃体腔注射的使用过程中药物的分针造成了污染,贝伐珠单抗的急性眼内炎症和感染性眼内炎的发病率较高[53,54]。正如并发症部分中提到的,一些研究也提出与雷珠单抗相比较,贝伐珠单抗全身性不良事件总趋势更高[16]。在为期 1 年的 BRAVO 和 CRUISE 试验中,雷珠单抗被用于视网膜静脉阻塞相关的 CME 的治疗,治疗以后患者的视力敏感性提高[55,56]。在视网膜静脉阻塞继发的黄斑囊样水肿的患者中是否需要长期反复地抗 VEGF 注射是一个需要进一步研究的课题。

阿柏西普是一种嵌合融合蛋白，包含一个与 VEGF 受体 1 和 2 的细胞外部分相连接的一个 Fc 片段，能够与各种形式的 VEGF 和胎盘生长因子相结合。View1 和 View2 研究显示,阿柏西普与雷珠单抗在每个月治疗 1 次,1 年后对视力的维持作用是等效的[57]。此外,2mg 阿柏西普在最初 3 针(每月注射 1 次,连续 3 次)以后,可以将注射间隔时间调整为 2 个月，从而减少观察和随访的间隔。阿柏西普和雷珠单抗的眼部和全身性不良事件相似[57]。阿柏西普是目前 FDA 批准用于 AMD 和 CRVO 相关 CME 的治疗,目前正在积极进行治疗糖尿病黄斑水肿的临床研究(www.clinicaltrials.gov)。

#### 4.1.7 药物性玻璃体溶解术

药物性玻璃体溶解术是一种新的治疗模式,可能在一些特定的疾病中作为取代玻璃体视网膜手术的药物治疗方法[58,59]。虽然有几个药物正在研制当中(参见参考文献),第一个接受 FDA 和欧洲批准的是 ocriplasmin(Jetrea®),一种重组非特异性蛋白酶(见第 52 章“奥克纤溶酶玻璃体溶解术的基础研究”; 第 53 章“奥克纤溶酶玻璃体溶解术的临床研究”)。Ⅲ期临床试验显示:一次剂量为 125μg 的松解玻璃体黄斑黏附并使黄斑裂孔的非手术闭合率为 40.6%，显著高于安慰剂注射的黄斑裂孔闭合率 10.6%[60]。并且,奥克纤溶酶注射组的最佳矫正视力改善 3 行或 3 行以上的比例(12.3%)显著高于安慰剂组(6.4%),$P$=0.02[60]。奥克纤溶酶组的副作用比对照组更常见(68.4%对 53.3%,$P$<0.001),最常见的副作用包括玻璃体漂浮物、闪光感、眼痛和结膜下出血[60]。由于发现玻璃体视网膜界面的病变在糖尿病性视网膜病变的发展中起到了重要的作用，因此这可能是一个可以通过药物性玻璃体溶解术来治疗的疾病，需要进一步的研究以确定这种方法的有效性(见第5 章“糖尿病性玻璃体病变”;第 47 章“药物性玻璃体溶解术”)。

对于玻璃体黄斑疾病的药物治疗的局限性在于缺乏能够注射到玻璃体黄斑交界面的病灶区域的可重复性药物(见第 11 章“玻璃体视网膜界面与内界膜”;第 16 章“玻璃体黄斑粘连/牵拉与黄斑裂孔”)。未来的发展应该包括改善药物性玻璃体溶解术的给药方法，也可能与多个药物联合应用于玻璃体溶解术治疗,以获得更好的结果[61]。

### 4.2 缓释给药途径

#### 4.2.1 植入

最近出现了一种从重复的眼内注射到可持续的植入型和注射型的眼内给药装置的转变。这些给药装置可分为可生物降解的和不可生物降解的植入物。美国食品药品管理局批准了一种非生物可降解的类固醇植入物，即氟轻松丙酮释放装置或称 Retisert(Bausch & Lomb,美国纽约州罗彻斯特),用于治疗慢性非感染性的后葡萄膜炎。通过在睫状体平坦部的巩膜切口处植入并使用 8-0 聚丙烯缝线缝合，它可以持续释放氟氢松丙酮约 30 个月（图 29.3a,d)。一项 3 年的临床试验研究了其治疗葡萄膜炎的功效,Callanan 等发现 Retisert 可以显著降低葡萄膜炎的复发率(从 62%到 4%),并且与未植入的眼相比显著地改善了视力($P$<0.01)[62]。MUST 试验报告显示，全身应用免疫抑制与氟轻松植入物之间在治疗 24 个月后的视力改善没有统计学差异,它成功控制了 88%的非感染性葡萄膜炎[63]。此外,全身应用免疫抑制的全身并发症发生率更高。另一方面，氟轻松植入后的眼部并发症如白内障（88%~93%)和需要手术的青光眼(21%~40%)[63,64]限制了它的普遍使用，研究人员主张在高危人群中需要联合行白内障和青光眼手术[65]。其他报告的副作用包括低眼压、视网膜脱离、眼内炎和巩膜变薄[62,63]。

其他可以通过眼内注射并在临床使用的缓释皮质醇缓释植入物包括一个可生物降解的地塞米松植入物(Ozurdex ®,Allergan)(图 29.3c) 和非生物降解的氟氢松丙酮植入物 (Iluvien ®,Alimera Sciences)(表 29.3)。可生物降解植入物的优点包括一旦药物洗脱,终止植入物不需要取出。然而,可生物降解的植入物的释放动力学通常不理想，在植入物最后的作用时间中可能会出现不受控制的药物释放。另一方面，不可生物降解的植入物可能需要植入才能完成,但通常会持续更长时间,并且具有更接近理想的药物释放动力学(如 Retisert 具有零级动力学,如图 29.1)。Ozurdex 和 Iluvien 都有应用系统,由于具有装置自我封闭、伤口小等特点(图 29.2,示意图)而可以进行门诊操作。一项Ⅲ期临床研究将地塞米松的两种剂量(0.7mg 和 0.35mg)与假治疗组进行比较，发现两种剂量都能有效地控制炎症和改善视力。然而,更大剂量的地塞米松有更长的作用时间,并已经成为可以在商业上使用的制剂,如 Ozurdex[66]。虽然白内障的发病率(26%)和眼压增高的情况较低,但长期使用的影响尚不清楚[66]。

Iluvien 是一种可注射的非生物可降解性内嵌

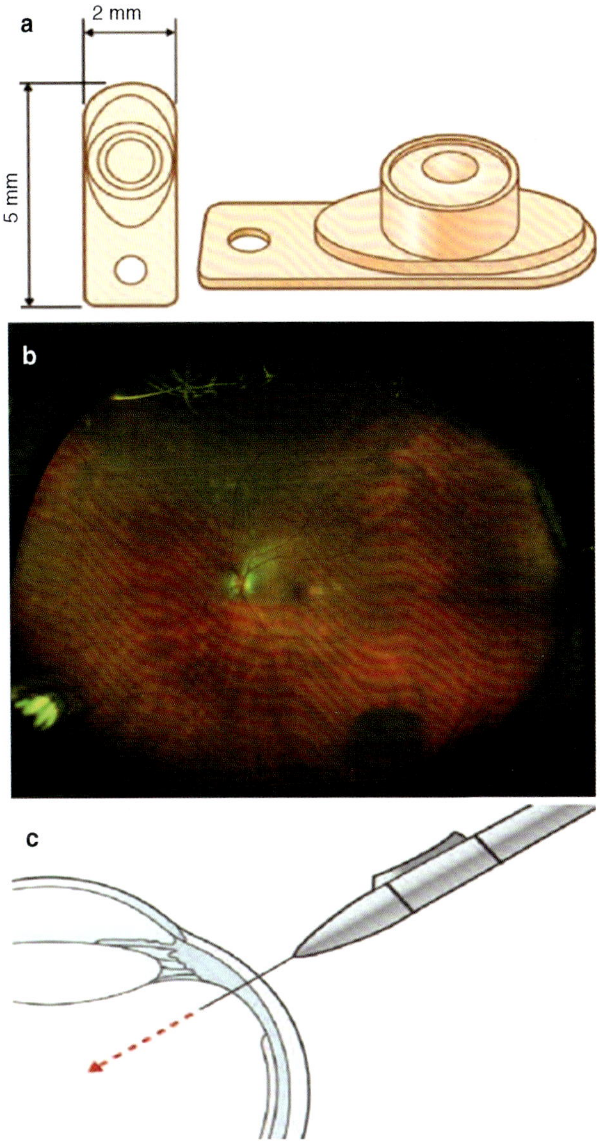


图 29.3 (a)Retisert ®(Bausch & Lomb)氟氢松醋酸酯,不可生物降解。(b)通过睫状体扁平部植入 Retisert 治疗鸟枪弹样脉络膜视网膜病变的患者。(c)Posurdex ®(Allergan),也就是现在我们所熟知的 Ozurdex,一种地塞米松缓释装置[93,94]。

插入物，它能以接近零阶的药代动力学，在 24~36 个月的时间内提供持续释放的氟轻松丙酮化合物。它是一个 3.5mm×0.37mm 的装置,可以通过 25G 针注射到需要放置的地方。FAME 研究检测了两种剂量的氟轻松醋酸酯(0.5μg/d 对 0.2μg/d)对于进行过一次黄斑区激光治疗的顽固性糖尿病黄斑水肿患者的疗效。1 个月后相比视力的改善显著好于对照组，而且这种改善效应持续 36 个月以上,分别有 28.7%(低剂量)和 27.8%(高剂量组)的患者经过治疗后最

表 29.3 眼内注射植入物

| 植入系统 | 眼内释放剂量 | 治疗持续时间 | 适应证 |
| --- | --- | --- | --- |
| 植入或者插入 | | | |
| Retisert®(氟氢松醋酸酯) | 0.5μg/d | 30 个月 | 慢性非感染性后段葡萄膜炎 |
| Iluvien®(氟氢松醋酸酯) | 0.2 或 0.5μg/d | 1.5 或 3 年 | 与上类似的疾病和 RVO，葡萄膜炎、糖尿病所致的黄斑水肿 |
| Ozurdex®(可生物降解的地塞米松) | 350 或 700μg | 6 个月 | 与上类似 |
| [a]Vitrasert®(更昔洛韦) | 1μg/h | 8 个月 | CMV,HSV,VZV |

RVO,视网膜静脉阻塞。

[a] 不再生产。

HSV,单纯疱疹病毒;VZV,水痘带状疱疹病毒;CMV,巨细胞病毒。

佳矫正视力大于 15 个字母以上[67,68]。然而,几乎所有接受激素治疗的患者都需要做白内障手术，并且高剂量组(8.1%对 4.8%)有更多的患者需要接受手术来治疗青光眼[67]。在欧洲,Illuvien 已被批准用于治疗糖尿病黄斑性水肿。氟氢松丙酮植入物(pSivida)类似于 Iluvien,一次玻璃体腔内注射后可以持续作用 3 年，目前正在进行Ⅰ期临床试验用于治疗非感染性葡萄膜炎(www.clinicaltrials.gov)。

Vitrasert®是一种聚合的(聚醋酸乙烯酯)非生物降解的植入物，能以 1μg/h 的速度持续释放更昔洛韦达 8 个月(表 29.3)。它于 20 世纪 90 年代引入,用于治疗艾滋病患者的巨细胞病毒性视网膜炎,但也有针对单纯疱疹病毒的活性。研究表明，用更昔洛韦进行植入物进行治疗后，发展成为巨细胞病毒性视网膜炎的平均时间为 205 天，比静脉注射更昔洛韦治疗延长了大约 3 倍[69,70]。目前 Vitrasert 已经不再生产,无法供临床使用。

### 4.2.2 封装细胞技术

应用封装细胞技术，我们可以将多种能够分泌治疗蛋白的人类细胞封在一个多孔植入物中，使得小分子可以从内向外弥散到靶组织，同时允许向内弥散的氧和营养物质来维持植入物内健康的活细胞。这项技术正在被研究用于治疗视网膜色素变性和年龄相关性黄斑变性中的地图样萎缩(GA)。NT-501Neurotech 植入物由一个半透性的外膜组成,外膜上有 15nm 大小的孔，生长因子和氧通过这些小孔可以到达分泌睫状神经营养因子(CNTF)的视网膜色素上皮细胞。RPE 细胞附着在植入物内的聚对苯二甲酸乙酯丝支架上。NT-501 植入物通过睫状体扁平部的一个 2mm 的切口进入眼。CNTF 是一种可以结合到神经胶质细胞,视杆、视锥光感受器细胞上受体的一种细胞因子[71]。它已被证实在视网膜色素变性的动物模型中可以延迟光感受器的退变[72]。使用 CNTF 植入物治疗地图样萎缩的Ⅱ期实验数据显示,伴随着视功能的稳定,视网膜的厚度呈现出剂量依赖性的改变：高剂量组（96.3%)，低剂量组(83.3%),对照组(75%)[73]。对于视网膜色素变性患者进行的Ⅰ期研究结果表明,在 7 只植入眼中,有 3 只眼可以追踪传统的阅读图标,并伴有 10~15 个字母的视力改善[74]。在 10 只植入眼中没有发生严重的并发症。Neurotech 还开发出了一种封装可以分泌 VEGF 受体 Fc 融合蛋白的细胞系的装置。这一装置在中和 VEGF 的能力上超过雷珠单抗 20 倍,并且在兔玻璃体中可以持续释放出融合蛋白长达 1 年时间。这一装置目前正在美国以外进行针对新生血管性AMD 的Ⅰ期临床试验(www.clinicaltrials.gov)。

### 4.2.3 微球

微球的概念是使用可生物降解的聚合物，如聚交酯和聚乳酸-羟基乙酸共聚物(PLGA),将药物悬浮成微粒子(1~1000μm)或纳米粒子(1~1000nm),从而控制药物的释放[1]。它们可以提供持续数周到几个月的药物释放。其优势在于，药物以可控的方式被释放，最大限度地减少了生物可降解植入物在其寿命结束时的“爆发”效应。微球是被注射到玻璃腔内的，因此它的缺点是存在与任何其他眼内注射相同的并发症的发生率，尽管这种给药方法需要注射的次数要少得多。另一个问题是，纳米颗粒可能会导致暂时的眼部屈光介质的混浊，而当微球大于 2μm 时则可以由于重力作用使其沉入玻璃腔底部而避免这个问题。然而，头部和身体的运动可能导致微球的向上移动从而影响视力。这项技术已经被用于将聚乙二醇化的抗 VEGF 肽类 pegaptanib 结合到一种载体上，应用跨巩膜技术可以释放药物长达 20 天，从而在人脐静脉内皮细胞中抑制 VEGF 诱导的细胞增殖[75]。Cardillo 等在他们的病例系列中显示，与常规制备的曲安奈德相比，在治疗糖尿病黄斑水肿的患者中，用一种微球制备的曲安奈德能更有效地降低黄斑中心凹的厚度并改善视力[76]。当然，微球的半衰期在玻璃体切割术后的眼中可能相对较短。

### 4.2.4 多孔硅粒子

从多孔硅颗粒中制成的微粒子光子晶状体是目前正在研究的一种眼内缓释的药物输送系统。这种药物是用化学方法附着在微粒子的内部微孔上，并随着基质溶解而释放出来。最近的一项共价装载道诺霉素的在体研究显示，道诺霉素作为一种在玻璃体半衰期短的抗增殖药物，在通过氧化多孔硅变化结构后用于治疗增生性玻璃体视网膜病变的过程中，在持续释放 6 个月的治疗时间内没有发现毒性，显示出了其良好的应用前景[77]。微粒的平均大小为 30μm×46μm×15μm，拥有 15nm 的浅红色细孔，可以减少基质的降解和道诺霉素的释放[77]。仍然需要长期的研究和人体试验以确定其有效性和安全性。

### 4.2.5 脂质体

脂质体是由直径为 25~10 000nm 的磷脂构成的脂质囊泡，可用于包裹亲水性（在核心）和亲脂性（生物膜之间）药物。它们通过视网膜色素上皮细胞进行的吞噬作用进行靶向细胞内的给药。该技术已被用于在动物模型中制造出较少毒性的两性霉素 B 和庆大霉素，虽然这两种药物在人类眼病中的应用是有限的[78,79]。释放血管活性肠肽的脂质体对于内毒素诱导大鼠葡萄膜炎具有抗炎效应[80]。尽管毒性研究尚未进行，但贝伐珠单抗被封装到脂质体中后，在注射 28 天和 42 天的兔玻璃体中，具有与可溶性贝伐珠单抗相比更高的浓度[81]。

### 4.2.6 脉络膜上腔显微注射与显微针头

在脉络膜上腔植入显微药物输送装置是一种很有前途的新技术，它可能直接将药物传递到黄斑、视神经和后极部视网膜[82]。该技术的优点包括靶组织更高的药物浓度，并减少非靶组织的意外接触，从而降低白内障和眼压升高的发生率。有一项研究中用显微针头将荧光素标记的右旋糖酐和大小为 20nm~10μm 的粒子注射到兔眼脉络膜上腔[83]。Patel 等发现，较小的分子在数小时内被清除，而纳米颗粒和微颗粒的悬浮液在几个月的时间内仍然停留在脉络膜上腔中[83]。需要进一步研究以改善进入脉络膜上腔空间的途径，并在人眼中开展该系统的研究。目前Ⅱ期临床试验正在进行应用显微针头装置向脉络膜上腔注入曲安奈德治疗影响后段的非感染性葡萄膜炎的研究。

## 5. 未来药物传送装置的途径与考量

### 5.1 离子渗透疗法

离子渗透疗法是一种非手术技术，它利用一种应用装置将微弱的电流传递到巩膜，使巩膜上的带离子电荷的药物分子通过巩膜进入脉络膜、视网膜和玻璃体[84,85]。这一技术显示了缓释给药装置的前景，即通过改变电流的强度来调节给药剂量。一项研究成功地将曲安奈德和雷珠单抗传递通过全层兔眼组织[86]。研究使用离子渗透疗法将地塞米松磷酸盐用于治疗前葡萄膜炎的Ⅱ期临床研究已经完成，而对非感染性非坏死性前巩膜炎治疗的研究正在进行中。

### 5.2 可重复使用运载系统

由 Genentech 公司为雷珠单抗给药提供的可再重复填装的端口传输系统（PDS，ForSight VISION4，Inc.）可能有助于减少对湿性 AMD 的重复注射率。通过手术应用无缝线技术将装载好雷珠单抗的 PDS 植入睫状体扁平部。2012 年 AAO 会议上提出的Ⅰ

期临床试验数据显示了应用 PDS 持续释放雷珠单抗的概念。在 12 个月的治疗时间里，大部分患者的视力从基线得到明显的提高，50%的患者视力提高 3 行或更多。在 12 个月时，按照每一项协议对装置进行的检查，并观察在患者身上放置 36 个月的装置，说明了该装置的完整性和耐受性。此外，微电子微机械系统（MEMS）传输装置是一种放置在结膜下的药物容器，可以通过插入眼前节或后节的管道来进行给药。

## 5.3 眼内缓释注射剂的进展

Tethadur（pSivida）是一种纳米结构的多孔硅微粒子，通过可持续性方式释放各种肽、化学分子、治疗抗体以及蛋白质。De Kozak 等使用聚乙二醇包被的氰基丙烯酸酯纳米颗粒来释放它莫昔芬，以减轻大鼠的葡萄膜炎模型中的炎症反应[87]。Verisome 系统（Icon Bioscience，Sunnyvale，CA）是一种可生物降解的、可以进行玻璃体腔内注射的液体或黏性凝胶，可用于释放小分子、多肽、蛋白质和单克隆抗体[87]。当通过 30G 针头注射入玻璃体腔时，它形成一个小的球形，可以通过直接观察来评估其作用的持续时间[87]。在Ⅱ期临床试验中，研究了一种可以释放曲安奈德和雷珠单抗的 Verisome 系统球体，用于治疗新生血管性 AMD 的效果。预计该药物的释放时间可达 1 年之久（www.clinicaltrials.gov）。Cortiject 乳状液（NOVAA63035，Novagali，Pharma）是一种玻璃体腔注射液，可以持续释放皮质类固醇达 6~9 个月。目前Ⅰ期临床试验正在研究其治疗糖尿病黄斑水肿的效果，但尚未在葡萄膜炎中进行试验。

## 5.4 局部给药的新兴方法

小干扰 RNA（siRNA）和 microRNA 技术可以用来抑制炎性细胞因子的表达。由于考虑到与雷珠单抗相比，siRNA 技术用于治疗 AMD 的效果可能更低，因此公司决定终止将其治疗 AMD 的Ⅱ期研究。其他一些策略，如设计病毒载体，以维持阻止炎症细胞因子释放的抗体的表达，虽然还没有完全取得进展，但可能代表了一种可替代的持续给药方法。此外，还可以设计非病毒基因转染技术来将治疗药物传递到眼内。Behar-Cohen 等开发了一种重组蛋白眼给药系统，利用电流转移可以编码可溶性受体嵌合的 TNFα 受体的质粒以直接作用到睫状肌。通过这项技术，可以在引入该系统后至少 3 个月得到持续产生局部蛋白，以抑制大鼠内毒素诱发的葡萄膜炎[88]。

## 5.5 玻璃体结构和玻璃体腔给药

重要的是，所有的玻璃体腔注射给药方法都要考虑到玻璃体不只是一个空腔，而是一个活体组织。因此，除了进行过玻璃体切割术的眼外，所有对玻璃体腔药物治疗的药物动力学的计算都必须建立在比一阶动力学更现实的方法基础上。由于玻璃体的分子组成随着年龄的变化而变化（见第 1 章“玻璃体蛋白组成”；第 6 章“玻璃体生物化学与人工玻璃体”；第 3 章“遗传性玻璃体视网膜疾病”），也随着屈光状态（见第 8 章“近视性玻璃体病变”），以及糖尿病等系统性疾病（见第 5 章“糖尿病性玻璃体病变”）的变化而变化，因此这个概念就更复杂了。在所有这些情况下，玻璃体注射后的药物分布是不可能完全相同的，而且还有更多这样的情况目前还没有得到足够的认识。此外，注射的特定部位会影响药物的药代动力学，因为除了很小的儿童，玻璃体结构在玻璃体中是变化多样的。玻璃体结构的多样性是随着年龄的增长[89,90]，以及不同的疾病状态，尤其是糖尿病而增加[91,92]。在不同位置注入玻璃体的药物可以有非常不同的药代动力学在本书的其他地方已有介绍（见第 47 章“药物性玻璃体溶解术”）。

**缩略语**

| | |
|---|---|
| AMD | 年龄相关性黄斑变性 |
| CME | 黄斑囊样水肿 |
| CMV | 巨细胞病毒 |
| CNS | 中枢神经系统 |
| CNTF | 睫状神经营养因子 |
| CRVO | 视网膜中央静脉阻塞 |
| FDA | 美国食品药品管理局 |
| GA | 地图状萎缩 |
| IOP | 眼内压 |
| IVTA | 玻璃体腔注射曲安奈德 |

| | |
|---|---|
| PDS | 端口传送系统 |
| PDT | 光动力疗法 |
| PLGA | 乳酸-乙醇酸共聚物 |
| RPE | 视网膜色素上皮 |
| TA | 曲安奈德 |
| TNF | 肿瘤坏死因子 |
| VEGF | 血管内皮生长因子 |

## 参考文献


1. Del Amo EM, Urtti A. Current and future ophthalmic drug delivery systems. A shift to the posterior segment. Drug Discov Today. 2008;13(3–4):135–43.
2. Gaudana R, Jwala J, Boddu SH, Mitra AK. Recent perspectives in ocular drug delivery. Pharm Res. 2009;26(5):1197–216.
3. Maurice D. Review: practical issues in intravitreal drug delivery. J Ocul Pharmacol Ther. 2001;17(4):393–401.
4. Bakri SJ, Snyder MR, Reid JM, et al. Pharmacokinetics of intravitreal ranibizumab (Lucentis). Ophthalmology. 2007;114(12):2179–82.
5. Bakri SJ, Snyder MR, Reid JM, et al. Pharmacokinetics of intravitreal bevacizumab (Avastin). Ophthalmology. 2007;114(5):855–9.
6. Beer PM, Bakri SJ, Singh RJ, et al. Intraocular concentration and pharmacokinetics of triamcinolone acetonide after a single intravitreal injection. Ophthalmology. 2003;110(4):681–6.
7. Jaffe GJ, Yang CH, Guo H, et al. Safety and pharmacokinetics of an intraocular fluocinolone acetonide sustained delivery device. Invest Ophthalmol Vis Sci. 2000;41(11):3569–75.
8. Aiello AL, Tran VT, Rao NA. Postnatal development of the ciliary body and pars plana. A morphometric study in childhood. Arch Ophthalmol. 1992;110(6):802–5.
9. Bhavsar AR, Googe Jr JM, Stockdale CR, et al. Risk of endophthalmitis after intravitreal drug injection when topical antibiotics are not required: the diabetic retinopathy clinical research network laser-ranibizumab-triamcinolone clinical trials. Arch Ophthalmol. 2009;127(12):1581–3.
10. Sato T, Emi K, Ikeda T, et al. Severe intraocular inflammation after intravitreal injection of bevacizumab. Ophthalmology. 2010;117(3):512–6, 6 e1-2.
11. Day S, Acquah K, Mruthyunjaya P, et al. Ocular complications after anti-vascular endothelial growth factor therapy in Medicare patients with age-related macular degeneration. Am J Ophthalmol. 2011;152(2):266–72.
12. Abedi G, Adelman RA, Salim S. Incidence and management of elevated intraocular pressure with antivascular endothelial growth factor agents. Semin Ophthalmol. 2013;28(3):126–30.
13. Adelman RA, Zheng Q, Mayer HR. Persistent ocular hypertension following intravitreal bevacizumab and ranibizumab injections. J Ocul Pharmacol Ther. 2010;26(1):105–10.
14. Good TJ, Kimura AE, Mandava N, Kahook MY. Sustained elevation of intraocular pressure after intravitreal injections of anti-VEGF agents. Br J Ophthalmol. 2011;95(8):1111–4.
15. Tseng JJ, Vance SK, Della Torre KE, et al. Sustained increased intraocular pressure related to intravitreal antivascular endothelial growth factor therapy for neovascular age-related macular degeneration. J Glaucoma. 2012;21(4):241–7.
16. Martin DF, Maguire MG, Fine SL, et al. Ranibizumab and bevacizumab for treatment of neovascular age-related macular degeneration: two-year results. Ophthalmology. 2012;119(7):1388–98.
17. Schmucker C, Ehlken C, Agostini HT, et al. A safety review and meta-analyses of bevacizumab and ranibizumab: off-label versus goldstandard. PLoS One. 2012;7(8):e42701.
18. Hegazy HM, Kivilcim M, Peyman GA, et al. Evaluation of toxicity of intravitreal ceftazidime, vancomycin, and ganciclovir in a silicone oil-filled eye. Retina. 1999;19(6):553–7.
19. Ferrer C, Rodriguez A, Abad JL, et al. Bactericidal effect of intravitreal levofloxacin in an experimental model of endophthalmitis. Br J Ophthalmol. 2008;92(5):678–82.
20. Gupta A, Srinivasan R, Kaliaperumal S, Saha I. Post-traumatic fungal endophthalmitis–a prospective study. Eye. 2008;22(1):13–7.
21. Koc A, Onal S, Yenice O, Kazokoglu H. Pars Plana Vitrectomy and Intravitreal Liposomal Amphotericin B in the Treatment of Candida Endophthalmitis. Ophthalmic Surg Lasers Imaging. 2010;1–3.
22. Sen P, Gopal L, Sen PR. Intravitreal voriconazole for drug-resistant fungal endophthalmitis: case series. Retina. 2006;26(8):935–9.
23. Goldblum D, Fausch K, Frueh BE, et al. Ocular penetration of caspofungin in a rabbit uveitis model. Graefes Arch Clin Exp Ophthalmol. 2007;245(6):825–33.
24. Kusbeci T, Avci B, Cetinkaya Z, et al. The effects of caspofungin and voriconazole in experimental Candida endophthalmitis. Curr Eye Res. 2007;32(1):57–64.
25. J R, Comer GM, Kauffman CA. Treatment of endogenous fungal endophthalmitis: focus on new antifungal agents. Clin Infect Dis. 2011;52(5):648–53.
26. Teoh SC, Ou X, Lim TH. Intravitreal ganciclovir maintenance injection for cytomegalovirus retinitis: efficacy of a low-volume, intermediate-dose regimen. Ophthalmology. 2012;119(3):588–95.
27. Chavez-de la Paz E, Arevalo JF, Kirsch LS, et al. Anterior nongranulomatous uveitis after intravitreal HPMPC (cidofovir) for the treatment of cytomegalovirus retinitis. Analysis and prevention. Ophthalmology. 1997;104(3):539–44.
28. Rahhal FM, Arevalo JF, Munguia D, et al. Intravitreal cidofovir for the maintenance treatment of cytomegalovirus retinitis. Ophthalmology. 1996;103(7):1078–83.
29. Machemer R, Sugita G, Tano Y. Treatment of intraocular proliferations with intravitreal steroids. Trans Am Ophthalmol Soc. 1979;77:171–80.
30. Ip MS, Scott IU, VanVeldhuisen PC, et al. A randomized trial comparing the efficacy and safety of intravitreal triamcinolone with observation to treat vision loss associated with macular edema secondary to central retinal vein occlusion: the Standard Care vs Corticosteroid for Retinal Vein Occlusion (SCORE) study report 5. Arch Ophthalmol. 2009;127(9):1101–14.
31. Scott IU, Ip MS, VanVeldhuisen PC, et al. A randomized trial comparing the efficacy and safety of intravitreal triamcinolone with standard care to treat vision loss associated with macular Edema secondary to branch retinal vein occlusion: the Standard Care vs Corticosteroid for Retinal Vein Occlusion (SCORE) study report 6. Arch Ophthalmol. 2009;127(9):1115–28.
32. Couch SM, Bakri SJ. Intravitreal triamcinolone for intraocular inflammation and associated macular edema. Clin Ophthalmol. 2009;3:41–7.
33. Taylor SR, Habot-Wilner Z, Pacheco P, Lightman SL. Intraocular methotrexate in the treatment of uveitis and uveitic cystoid macular edema. Ophthalmology. 2009;116(4):797–801.
34. Frenkel S, Hendler K, Siegal T, et al. Intravitreal methotrexate for treating vitreoretinal lymphoma: 10 years of experience. Br J Ophthalmol. 2008;92(3):383–8.
35. Hardwig PW, Pulido JS, Erie JC, et al. Intraocular methotrexate in ocular diseases other than primary central nervous system lymphoma. Am J Ophthalmol. 2006;142(5):883–5.
36. Velez G, Yuan P, Sung C, et al. Pharmacokinetics and toxicity of intravitreal chemotherapy for primary intraocular lymphoma. Arch Ophthalmol. 2001;119(10):1518–24.
37. Smith JR, Rosenbaum JT, Wilson DJ, et al. Role of intravitreal methotrexate in the management of primary central nervous system lymphoma with ocular involvement. Ophthalmology. 2002;109(9):1709–16.
38. Giansanti F, Ramazzotti M, Giuntoli M, et al. Intravitreal infliximab clearance in a rabbit model: different sampling methods and assay techniques. Invest Ophthalmol Vis Sci. 2009;50(11):5328–35.

39. Regatieri CV, Dreyfuss JL, Melo GB, et al. Dual role of intravitreous infliximab in experimental choroidal neovascularization. Effect on the expression of sulfated glycosaminoglycans. Invest Ophthalmol Vis Sci. 2009;50(11):5487–94.
40. Theodossiadis PG, Liarakos VS, Sfikakis PP, et al. Intravitreal administration of the anti-TNF monoclonal antibody infliximab in the rabbit. Graefes Arch Clin Exp Ophthalmol. 2009;247(2):273–81.
41. Theodossiadis PG, Liarakos VS, Sfikakis PP, et al. Intravitreal administration of the anti-tumor necrosis factor agent infliximab for neovascular age-related macular degeneration. Am J Ophthalmol. 2009;147(5):825–30, 30 e1.
42. Farvardin M, Afarid M, Mehryar M, Hosseini H. Intravitreal infliximab for the treatment of sight-threatening chronic noninfectious uveitis. Retina. 2010;30(9):1530–5.
43. Farvardin M, Afarid M, Shahrzad S. Long-term effects of intravitreal infliximab for treatment of sight-threatening chronic noninfectious uveitis. J Ocul Pharmacol Ther. 2012;28(6):628–31.
44. Androudi S, Tsironi E, Kalogeropoulos C, et al. Intravitreal adalimumab for refractory uveitis-related macular edema. Ophthalmology. 2010;117(8):1612–6.
45. Itty S, Pulido JS. Rituximab for intraocular lymphoma. Retina. 2009;29(2):129–32.
46. Kim H, Csaky KG, Chan CC, et al. The pharmacokinetics of rituximab following an intravitreal injection. Exp Eye Res. 2006;82(5):760–6.
47. Kitzmann AS, Pulido JS, Mohney BG, et al. Intraocular use of rituximab. Eye. 2007;21(12):1524–7.
48. Brown DM, Kaiser PK, Michels M, et al. Ranibizumab versus verteporfin for neovascular age-related macular degeneration. N Engl J Med. 2006;355(14):1432–44.
49. Rosenfeld PJ, Brown DM, Heier JS, et al. Ranibizumab for neovascular age-related macular degeneration. N Engl J Med. 2006;355(14):1419–31.
50. Chakravarthy U, Harding SP, Rogers CA, et al. Ranibizumab versus bevacizumab to treat neovascular age-related macular degeneration: one-year findings from the IVAN randomized trial. Ophthalmology. 2012;119(7):1399–411.
51. Martin DF, Maguire MG, Ying GS, et al. Ranibizumab and bevacizumab for neovascular age-related macular degeneration. N Engl J Med. 2011;364(20):1897–908.
52. Singer MA, Awh CC, Sadda S, et al. HORIZON: an open-label extension trial of ranibizumab for choroidal neovascularization secondary to age-related macular degeneration. Ophthalmology. 2012;119(6):1175–83.
53. Shah CP, Garg SJ, Vander JF, et al. Outcomes and risk factors associated with endophthalmitis after intravitreal injection of anti-vascular endothelial growth factor agents. Ophthalmology. 2011;118(10):2028–34.
54. Wickremasinghe SS, Michalova K, Gilhotra J, et al. Acute intraocular inflammation after intravitreous injections of bevacizumab for treatment of neovascular age-related macular degeneration. Ophthalmology. 2008;115(11):1911–5.
55. Brown DM, Campochiaro PA, Bhisitkul RB, et al. Sustained benefits from ranibizumab for macular edema following branch retinal vein occlusion: 12-month outcomes of a phase III study. Ophthalmology. 2011;118(8):1594–602.
56. Campochiaro PA, Brown DM, Awh CC, et al. Sustained benefits from ranibizumab for macular edema following central retinal vein occlusion: twelve-month outcomes of a phase III study. Ophthalmology. 2011;118(10):2041–9.
57. Heier JS, Brown DM, Chong V, et al. Intravitreal aflibercept (VEGF trap-eye) in wet age-related macular degeneration. Ophthalmology. 2012;119(12):2537–48.
58. Sebag J. Pharmacologic vitreolysis. Retina. 1998;18(1):1–3.
59. Sebag J. Pharmacologic vitreolysis–premise and promise of the first decade. Retina. 2009;29(7):871–4.
60. Stalmans P, Benz MS, Gandorfer A, et al. Enzymatic vitreolysis with ocriplasmin for vitreomacular traction and macular holes. N Engl J Med. 2012;367(7):606–15.
61. Sebag J. Is pharmacologic vitreolysis brewing? Retina. 2002;22(1):1–3.
62. Callanan DG, Jaffe GJ, Martin DF, et al. Treatment of posterior uveitis with a fluocinolone acetonide implant: three-year clinical trial results. Arch Ophthalmol. 2008;126(9):1191–201.
63. Kempen JH, Altaweel MM, Holbrook JT, et al. Randomized comparison of systemic anti-inflammatory therapy versus fluocinolone acetonide implant for intermediate, posterior, and panuveitis: the multicenter uveitis steroid treatment trial. Ophthalmology. 2011;118(10):1916–26.
64. Pavesio C, Zierhut M, Bairi K, et al. Evaluation of an intravitreal fluocinolone acetonide implant versus standard systemic therapy in noninfectious posterior uveitis. Ophthalmology. 2010;117(3):567–75, 75 e1.
65. Malone PE, Herndon LW, Muir KW, Jaffe GJ. Combined fluocinolone acetonide intravitreal insertion and glaucoma drainage device placement for chronic uveitis and glaucoma. Am J Ophthalmol. 2010;149(5):800–6 e1.
66. Lowder C, Belfort Jr R, Lightman S, et al. Dexamethasone intravitreal implant for noninfectious intermediate or posterior uveitis. Arch Ophthalmol. 2011;129(5):545–53.
67. Campochiaro PA, Brown DM, Pearson A, et al. Sustained delivery fluocinolone acetonide vitreous inserts provide benefit for at least 3 years in patients with diabetic macular edema. Ophthalmology. 2012;119(10):2125–32.
68. Campochiaro PA, Brown DM, Pearson A, et al. Long-term benefit of sustained-delivery fluocinolone acetonide vitreous inserts for diabetic macular edema. Ophthalmology. 2011;118(4):626–35 e2.
69. Martin DF, Parks DJ, Mellow SD, et al. Treatment of cytomegalovirus retinitis with an intraocular sustained-release ganciclovir implant. A randomized controlled clinical trial. Arch Ophthalmol. 1994;112(12):1531–9.
70. Musch DC, Martin DF, Gordon JF, et al. Treatment of cytomegalovirus retinitis with a sustained-release ganciclovir implant. The Ganciclovir Implant Study Group. N Engl J Med. 1997;337(2):83–90.
71. Beltran WA, Zhang Q, Kijas JW, et al. Cloning, mapping, and retinal expression of the canine ciliary neurotrophic factor receptor alpha (CNTFRalpha). Invest Ophthalmol Vis Sci. 2003;44(8):3642–9.
72. Tao W, Wen R, Goddard MB, et al. Encapsulated cell-based delivery of CNTF reduces photoreceptor degeneration in animal models of retinitis pigmentosa. Invest Ophthalmol Vis Sci. 2002;43(10):3292–8.
73. Zhang K, Hopkins JJ, Heier JS, et al. Ciliary neurotrophic factor delivered by encapsulated cell intraocular implants for treatment of geographic atrophy in age-related macular degeneration. Proc Natl Acad Sci U S A. 2011;108(15):6241–5.
74. Sieving PA, Caruso RC, Tao W, et al. Ciliary neurotrophic factor (CNTF) for human retinal degeneration: phase I trial of CNTF delivered by encapsulated cell intraocular implants. Proc Natl Acad Sci U S A. 2006;103(10):3896–901.
75. Carrasquillo KG, Ricker JA, Rigas IK, et al. Controlled delivery of the anti-VEGF aptamer EYE001 with poly(lactic-co-glycolic)acid microspheres. Invest Ophthalmol Vis Sci. 2003;44(1):290–9.
76. Cardillo JA, Souza-Filho AA, Oliveira AG. Intravitreal Bioerudivel sustained-release triamcinolone microspheres system (RETAAC). Preliminary report of its potential usefulnes for the treatment of diabetic macular edema. Arch Soc Esp Oftalmol. 2006;81(12):675–7, 9-81.
77. Hartmann KI, Nieto A, Wu EC, et al. Hydrosilylated porous silicon particles function as an intravitreal drug delivery system for daunorubicin. J Ocul Pharmacol Ther. 2013;29(5):493–500.
78. Fishman PH, Peyman GA, Lesar T. Intravitreal liposome-encapsulated gentamicin in a rabbit model. Prolonged therapeutic levels. Invest Ophthalmol Vis Sci. 1986;27(7):1103–6.
79. Tremblay C, Barza M, Szoka F, et al. Reduced toxicity of liposome-associated amphotericin B injected intravitreally in rabbits. Invest Ophthalmol Vis Sci. 1985;26(5):711–8.
80. Haghjou N, Soheilian M, Abdekhodaie MJ. Sustained release intraocular drug delivery devices for treatment of uveitis. J Ophthalmic Vis Res. 2011;6(4):317–29.
81. Abrishami M, Zarei-Ghanavati S, Soroush D, et al. Preparation, characterization, and in vivo evaluation of nanoliposomes-encapsulated bevacizumab (avastin) for intravitreal administration. Retina. 2009;29(5):699–703.
82. Olsen TW, Feng X, Wabner K, et al. Cannulation of the supracho-

roidal space: a novel drug delivery methodology to the posterior segment. Am J Ophthalmol. 2006;142(5):777–87.
83. Patel SR, Berezovsky DE, McCarey BE, et al. Targeted administration into the suprachoroidal space using a microneedle for drug delivery to the posterior segment of the eye. Invest Ophthalmol Vis Sci. 2012;53(8):4433–41.
84. Myles ME, Neumann DM, Hill JM. Recent progress in ocular drug delivery for posterior segment disease: emphasis on transscleral iontophoresis. Adv Drug Deliv Rev. 2005;57(14):2063–79.
85. Singh RP, Mathews ME, Kaufman M, Riga A. Transcleral delivery of triamcinolone acetonide and ranibizumab to retinal tissues using macroesis. Br J Ophthalmol. 2010;94(2):170–3.
86. Halhal M, Renard G, Courtois Y, et al. Iontophoresis: from the lab to the bed side. Exp Eye Res. 2004;78(3):751–7.
87. de Kozak Y, Andrieux K, Villarroya H, et al. Intraocular injection of tamoxifen-loaded nanoparticles: a new treatment of experimental autoimmune uveoretinitis. Eur J Immunol. 2004;34(12):3702–12.
88. Touchard E, Omri S, Naud MC, et al. A peptide inhibitor of c-Jun N-terminal kinase for the treatment of endotoxin-induced uveitis. Invest Ophthalmol Vis Sci. 2010;51(9):4683–93.
89. Sebag J. Age-related changes in human vitreous structure. Graefes Arch Clin Exp Ophthalmol. 1987;225:89–93.
90. Sebag J, Balazs EA. Morphology and ultrastructure of human vitreous fibers. Invest Ophthalmol Vis Sci. 1989;30:1867–71.
91. Sebag J. Abnormalities of human vitreous structure in diabetes. Graefes Arch Clin Exp Ophthalmol. 1993;231:257–60.
92. Sebag J. Diabetic vitreopathy. Ophthalmology. 1996;103:205–6.
93. Lee SS, Robinson MR. Novel drug delivery systems for retinal diseases. A review. Opthalmic Res. 2009;41:124–35.
94. Yasukawa T, Ogura Y. Medical devices for the treatment of eye diseases. Handb Exp Pharmacol. 2010;197:469–89.
95. Spaeth GL, Danesh-Meyer H, Goldberg I, et al. Ophthalmic surgery: principles and practice, 4th Edition, p 512; 2012.

# 第 30 章 增生性玻璃体视网膜病变的药物治疗

Philip J. Banerjee, David G. Charteris, David Wong

## 本章要点



P.J. Banerjee, MD·D.G. Charteris, MD
Vitreoretinal Department,
Moorfields Eye Hospital, London, England, UK

D. Wong, MD(✉)
Vitreoretinal Department, The Royal Liverpool University Hospital, Liverpool, England, UK
Department of Ophthalmology,
LKS Faculty of Mediciner, University of Hong Kong, Room 301, Level 3, Block B, Cyberport 4, Pokfulam, Hong Kong. China
e-mail: shdwong@hku.hk

**关键词**

增生性玻璃体视网膜病变；玻璃体视网膜瘢痕；辅助性药物；糖皮质激素；氟尿嘧啶；维生素 A 类；化疗；免疫毒素；肝素

**核心概念**

1. 尽管许多临床前的研究表明，在治疗增生性玻璃体视网膜病变(PVR)方面有一些潜在的药物可供选择，但几乎没有药物能够真正进入临床研究。
2. 由于在初次视网膜脱离复位手术时没有充分处理好视网膜脱离，造成术后出现 PVR，导致视网膜脱离复发。术前辅助性药物的使用可能有效地缓解玻璃体视网膜的瘢痕反应，但在存在未治疗或未充分治疗的视网膜裂孔的情况下，复发性视网膜脱离仍然可能发生。
3. 尽管到目前为止还没有相关的临床试验研究探索缓释制剂局部给药的新的方式，可以在玻璃体视网膜瘢痕反应的关键时期提供持续的治疗。

# 1. 引言

增生性玻璃体视网膜病变(PVR)是视网膜脱离手术后最常见的晚期解剖复位失败的原因，在所有孔源性视网膜脱离术中其发生率为 5%~11%[1]。PVR 被认为是一种在特殊组织中的过度的伤口愈合反应，导致视网膜和玻璃体后皮层表面形成复杂的纤维细胞增生膜。随后，这些膜的收缩会使正常的视网膜结构扭曲，从而不可避免地产生视功能的损害和(或)牵拉性视网膜脱离，使得原有视网膜裂孔重新开放或形成新的视网膜裂孔。在最初的病理学以玻璃体为中心的前提下，PVR 之前称为大范围的玻璃体收缩综合征(MVR)或大范围的视网膜前收缩综合征(MPR)。然而，随着人们认识到视网膜前膜的形成与视网膜色素上皮细胞增殖的作用，PVR 后来称为大范围视网膜前增殖(MPP)[2]。由视网膜协会的专业名词委员会[1]于 1983 年提出一种统一的分类方法，它是一种增生性玻璃体视网膜病变(PVR)。它在 1991 年被重新分类，更新为今天的临床广泛采用的分类方法[3]。

作为一种典型的医学手段，手术是 PVR 第一种治疗方法，这种方法沿用至今(见第 42 章“增生性玻璃体视网膜病变的处理”)。然而，随着人们对细胞相关的和细胞因子信号促进 PVR 发生的认识，通过药物针对病因细胞直接治疗 PVR，以及抑制基底部细胞迁移和玻璃体增殖，手术将被替代，或者至少是被部分取代(见第 47 章“药物性玻璃体溶解术”)。最终，在对 PVR 有了足够认识的基础上，我们可以通过药物治疗来预防 PVR，如下所述。

# 2. PVR 的临床分级

尽管当前分类系统为临床实践和研究提供了标准化的 PVR 术语，它仍然有其局限性。这种分类方法并没有考虑到视网膜裂孔的数量、位置和大小，许多临床医生认为，根据时钟钟点来分级 PVR 膜的范围，限制了在同一条子午线上对 PVR 的描述，例如这种分类方法无法区分视网膜下条索和成片融合的增生膜(表 30.1 和表 30.2)。

以下临床插图提供 PVR 和相应等级的例子(图 30.1 和图 30.2)。

依靠照片图像建立的 PVR 分级可能会受到曝光区域的限制；然而，以下是与 PVR C 级的视网膜

表 30.1 更新的增生性玻璃体视网膜病变分级[3]

| 分级 | 特征表现 |
|---|---|
| A | 玻璃体混浊，玻璃体色素颗粒，下方视网膜色素呈簇状 |
| B | 视网膜内表面皱褶，视网膜僵硬，血管迂曲，视网膜裂孔边缘不规则卷曲，玻璃体的流动性降低 |
| CP 1~12 | 发生在赤道后部的 PVR；局灶性、弥散性或全周的视网膜全层皱褶，视网膜下增生条索 |
| CA 1~12 | 发生在赤道前部的 PVR；局灶性、弥散性或全周的视网膜全层皱褶，视网膜下增生条索，视网膜前移位，玻璃体浓缩伴增生条索 |

表 30.2 更新的按照收缩类型的增生性玻璃体视网膜病变分级[3]

| 类型 | 位置(与赤道部的相互关系) | 特征表现 |
|---|---|---|
| 局部 | 后极部 | 玻璃体基底部以后的星状皱襞 |
| 弥散 | 后极部 | 玻璃体基底部以后的融合的星状皱褶,可能遮挡视盘 |
| 视网膜下 | 后极部/前部 | 视网膜下增生;视盘周围环形条索、线状条索;虫蚀样外观的增生膜 |
| 环形收缩 | 前部 | 沿玻璃体基底部后缘收缩伴视网膜向中心移位;周边部视网膜被拉长,后极部视网膜成放射状皱褶 |
| 前移位 | 前部 | 玻璃体基底部被增生组织向前牵拉,周边视网膜呈槽状;睫状突可被拉伸并被膜覆盖;或伴虹膜收缩 |

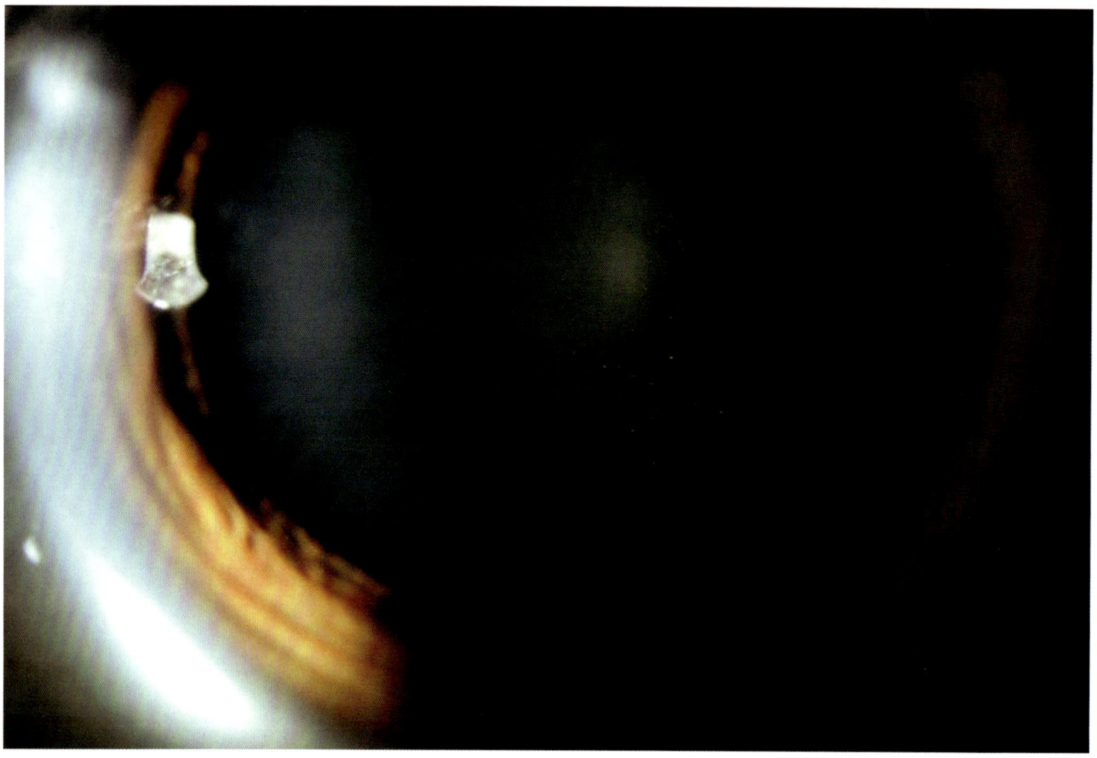

图 30.1 PVR A 级——色素颗粒出现在前部玻璃体。

脱离的例子(图 30.3)。

## 3. PVR 的病理生理学

PVR 的病理生理学是一系列复杂的事件,到现在为止仍然不能被完全理解。本章通过一个简化的概述,以帮助读者确定药物可以直接作用的潜在靶点。传统的观点认为视网膜脱离是 PVR 发展的起点。玻璃体视网膜的过度修复被认为是以下原因的结果:

- 血-视网膜屏障 (BRB)的破坏。
- 细胞聚积和增殖(见第 22 章“玻璃体视网膜界面细胞增殖与 PVR 及相关疾病”)。
- 细胞外基质(ECM) 产生和纤维蛋白沉积。
- 膜收缩。

### 3.1 血-视网膜屏障破坏

视网膜裂孔除了使玻璃体液体进入视网膜下,视网膜裂孔导致视网膜色素上皮细胞(RPE)播散进

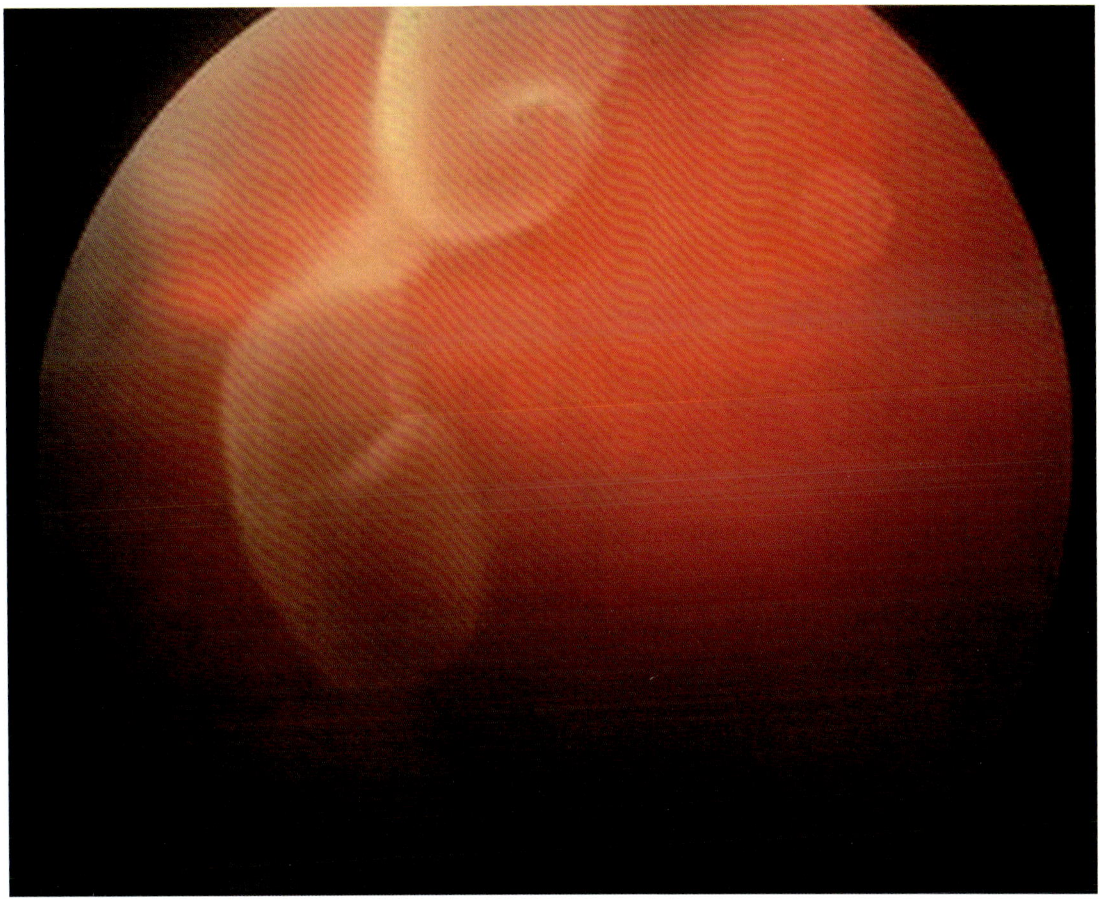

图 30.2　PVR B 级—— 一个卷边的视网膜巨大裂孔。(image reproduced courtesy of Lippincott, Williams and Wilkins)

入玻璃体腔。视网膜脱离后血-视网膜屏障(BRB)的破坏在促进 PVR 进一步发展的细胞和生长因子的播散过程中起着重要作用[4]。

## 3.2 细胞的积聚与增殖

通过对切除组织和动物模型的分析(见第 22 章"玻璃体视网膜界面细胞增殖与 PVR 及相关疾病"),已经确定了 PVR 膜的 4 类细胞如下:

- 视网膜色素上皮细胞(RPE)[5-14]。
- 神经胶质细胞[5,10-18]。
- 成纤维细胞[5-8,19-23]。
- 炎症细胞(巨噬细胞[7,9,21,22,24,25])和淋巴细胞[26-28])。

相关实验和临床研究已经发现了在局部生长因子/细胞因子作用下,RPE 细胞趋化、增殖和转分化为成纤维细胞形态的重要性。最近的研究显示,视网膜胶质细胞的活化和扩展形成视网膜表面膜的重要作用[29,30]。浸润的炎性细胞也被认为通过产生生长因子在膜的形成和收缩中起着重要作用。

## 3.3 细胞外基质(ECM)的产生和纤维蛋白沉积

来源于 RPE 和胶质细胞的胶原蛋白(主要是Ⅰ型和Ⅲ型)和纤维连接蛋白(一种细胞附着蛋白)是 PVR 膜形成的关键成分[9,10,31]。在血-视网膜屏障破坏的早期阶段,纤维蛋白的沉积也可能提供一个支架,使复杂的纤维细胞性 PVR 膜得以形成[32]。

## 3.4 膜收缩

视网膜增生膜和玻璃体膜的收缩是 PVR 的临床表现。膜的缩短可能是由内部纤维细胞介导的,

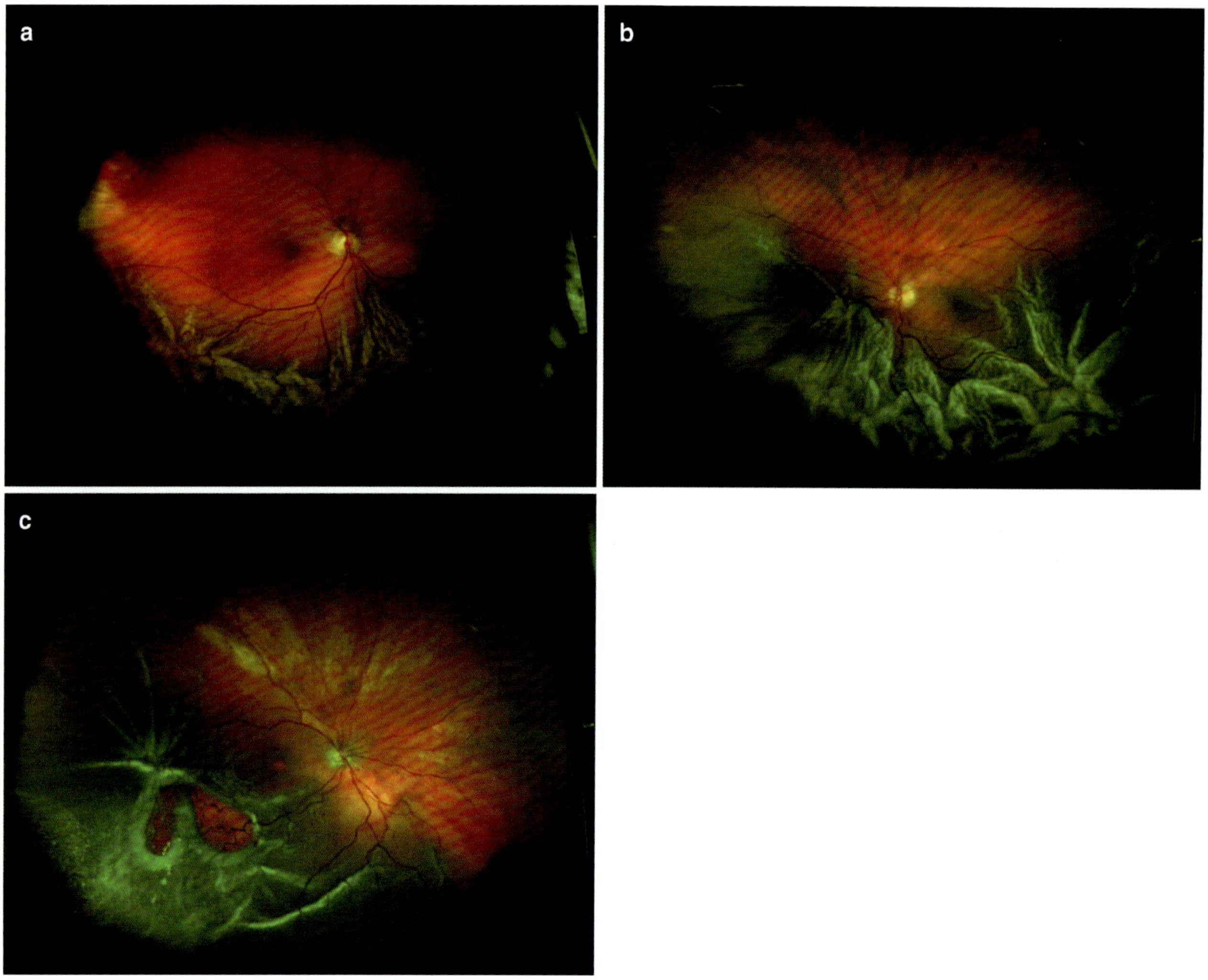


图 30.3 PVRC 级。(a)前部的环形视网膜收缩伴随向后延伸的弥散性星形皱襞。(b)在 3 点处赤道后有多个星形皱襞伴随颞侧的一个全层视网膜撕裂孔。(c)一个合并视网膜劈裂的视网膜脱离伴后部的星状皱褶和劈裂内层的撕裂孔。

其中一些纤维细胞已经被证明含有肌丝[6,8,20]。然而,对于膜收缩的另一种解释是通过纤维连接蛋白桥与 RPE 胶原的相互作用而产生[33]。

# 4. 辅助药物和治疗靶点

多种药物被认为可能作为改善瘢痕反应的辅助用药。药物的治疗目标可以作用于靶向通路的特定阶段或多个阶段,后者提供了单一疗法的优势,而前者则可能需要多种药物的联合应用。下面的章节旨在概述已通过实验测试的药物,并根据其主要的治疗目标来进行细分(表 30.3)。已在临床试验中进行测试的药物将在其相关部分中详细讨论(表 30.4)。

## 4.1 抗炎药物

### 4.1.1 糖皮质激素

糖皮质激素作为第一个辅助使用的药物制剂,主要作用是靶向抑制瘢痕反应。它们的抗炎特性和进一步减少血-眼屏障的破坏是靶向抑制 PVR 过程的主要作用。我们已经研究了多种糖皮质激素应用模式:全身(口服)、眼周和眼内(通过直接注射或穿刺注射)。

#### 4.1.1.1 临床前证据

1980 年,Tano 等首次报道玻璃体腔注射糖皮质

表 30.3　辅助治疗的目标

| 病理过程 | 治疗策略 |
|---|---|
| 血-视网膜屏障破坏 | 抗炎治疗 |
| 细胞活化 | 抗细胞增殖，生长因子控制 |
| 细胞增殖 | 抗细胞增殖-(a)细胞特异性(b)非特异性 |
| 纤维蛋白形成 | 减少生成/增加破坏 |
| 细胞外基质形成 | 抑制细胞活性，MMP/TIMP 控制 |
| 膜收缩 | 抑制收缩 |

激素可以大大降低实验兔眼 PVR 的发生。在单次注射 1mg 地塞米松或曲安奈德[34,35]后，兔牵拉性视网膜脱离(TRD)的发生率分别为从 57%降低到 24%和从 84%降低到 34%。后来，在一个改良的实验性兔 PVR 模型中，使用 2mg 的曲安奈德进行眼内注射，将 TRD 发生率从 90%降低到 56%，这也进一步证实了糖皮质激素的作用[36]。球周应用甲泼尼龙(10mg)的研究发现，其将实验性复杂视网膜脱离发生率从 87%降低到 14%，同时发现在玻璃体微环境中细胞增殖显著减少[37]。最近发现应用不含防腐剂的曲安奈德可以显著减轻人视网膜色素上皮细胞的增殖，并且证实这种抗增殖效应是剂量依赖性的[38]。

4.1.1.2 **临床证据**

Koerner 等于 1982 年首次报道了糖皮质类药物在玻璃体视网膜手术中的临床应用，并认为口服泼尼松对术后视网膜纤维化的系统性作用与实验室内玻璃体腔注射曲安奈德不相匹配[39]。一种含有地塞米松的注射药物显示了其降低 PVR 再增殖和低眼压发生的趋势，但没有统计学差异。据报道，在巩膜扣带术前 5~6 小时结膜下注射地塞米松(10mg)可以减少术后用激光光度法所测定的血-眼屏障的破坏，但并没有研究表明其可以在 PVR 患者中作为辅助用药[40]。

2000 年，Jonas 等打开了玻璃体腔注射曲安奈德的临床研究大门，他们认为曲安奈德是无毒的，并且可以通过减少术后眼内炎症带来了潜在的益处[41]，目前，曲安奈德已经成为临床研究最广泛的辅助性糖皮质激素。尽管曲安奈德的治疗益处还没有得到一致性的证实，但它的临床安全性已经得到证实。虽然这些研究要么是回顾性的，要么是非对照的，但已有报道显示，在已确定的 PVR 中，曲安奈德的应用可以降低血-眼屏障的破坏[42]并以此得到肯定的益处。在一项大型、多中心、前瞻性、准随机对照试验中，发现玻璃体腔内注射不同剂量的曲安奈德作为辅助工具，以辅助内眼手术时的玻璃体显影，术中并发症显著减少[47]，主要表现为医源性视网膜裂孔和术中视网膜脱离的发生率更低。然而，1 年的随访没有显示出视力或再手术率方面的统计差异[48]。由于它仅仅作为一种手术辅助工具而不是作为一种治疗性的注射来应用，因此无法解释其长期的积极作用，毕竟尽管它在手术结束后仍然保留着一定的皮质类固醇，但这种浓度基本可以忽略不计。到目前为止，只有一项前瞻性随机对照临床试验报道了通过睫状体扁平部玻璃体切割术并在术中联合硅油填充治疗明确为 PVR(C 级)的患眼，研究术中使用玻璃体腔注射曲安奈德的临床效果[49]。他们将 75 只眼分为两组，采用 1:1 的治疗分配比例进行研究，治疗组在手术结束时，将 4mg 曲安奈德注射到充满硅油的眼内，在 6 个月的主要解剖复位成功率上两组并没有统计学差异（在治疗组和对照组中分别为 84%和 78%）。研究的其他次要结果都没有统计学差异(包括视敏度、再手术率、PVR 复发率、黄斑皱褶发生率、高眼压率等)。作者考虑到一个阳性的治疗效果可能被对照组中高于预期的主要成功率和由此产生的研究效力较低所掩盖。

最近，Koerner 等[50]研究了口服泼尼松对 220 个连续的患眼接受巩膜扣带手术治疗原发性 RRD 后黄斑区玻璃纸样病变的功效。他们在报告显示类固醇治疗组玻璃纸样黄斑病变的发生显著降低：在 1、3 和 6 个月时，玻璃纸样黄斑病变的病例在类固醇组分别为 27%、24%和 20%，而对照组分别为 42%、47%和 39%。他们的结论是，口服皮质激素对PVR 的早期阶段有预防作用，但肯定需要进行更大的随机和对照试验，以确定这种效应是否对严重的 PVR

表 30.4　在临床试验研究的辅助药物的总结

| 辅助药物 | 用法 | 目标 | 研究人群 | 治疗分配 | 结果 |
| --- | --- | --- | --- | --- | --- |
| 曲安奈德[49] | 术毕前，向硅油充填眼注入 4mg | 血－视网膜屏障破坏，细胞增殖，生长因子 | 接受玻璃体切割联合硅油填充手术的 75 只 PVR 患眼 | 38 例患者接受辅助药物治疗，37 例患者为标准治疗 | 首次解剖复位、最终视力或者 PVR 复发无差别 |
| 泼尼松龙[50] | 术后连续 15 天口服，剂量从 100mg 逐步减量到 12.5mg | 血－视网膜屏障破坏，细胞增殖，生长因子 | 220 例连续的接受巩膜扣带手术的原发性视网膜脱离患者 | 110 例接受辅助药物治疗<br>110 例接受安慰剂治疗 | 糖皮质激素治疗组黄斑区玻璃纸样视网膜病变降低情况与对照组 1、3、6 个月时相比分别为（27%、24%、20%对 42%、47%、39%） |
| 5-FU 和低分子肝素[70] | 玻璃体切割术中的灌注液内含 20μg/mL 的 5-FU 和 5IU/mL 的 LMWH，灌注时间 1 小时 | 5-FU：细胞增殖<br>LMWH：纤维蛋白、纤连蛋白、细胞增殖，生长因子 | 174 例高危 PVR 患者 | 87 例接受辅助治疗<br>87 例接受安慰剂治疗 | 术后 PVR 减轻（治疗组 12.6%对对照组 26.4%） |
| 5-FU 和低分子肝素[71] | | | 接受玻璃体切割联合硅油手术的 157 例 PVR 患者 | 73 例接受辅助治疗<br>84 名接受安慰剂治疗 | 首次视网膜解剖复位无差异（治疗组 56%对对照组 51%）其他结果指标无差异 |
| 5-FU 和低分子肝素[72] | | | 641 例连续未经选择的接受玻璃体切除和气体填充的原发性视网膜脱离患者 | 342 例接受辅助治疗<br>299 例接受安慰剂治疗 | 6 个月时首次视网膜解剖复位率无差异（治疗组 82.3%对对照组 86.8%）治疗组视网膜脱离未累及黄斑的患者的最终视力更差 |
| 道诺霉素[88] | 玻璃体切割术中灌注液含 7.5μg/mL 的道诺霉素，在视网膜复位后灌注 10 分钟 | 细胞增殖和迁移 | 286 例接受玻璃体切割联合硅油填充手术的 PVR 患者 | 145 例接受辅助治疗<br>141 例接受标准治疗 | 6 个月时首次视网膜解剖复位无差异（治疗组 62.7%对对照组 54.1%），治疗组再手术率明显减少 |
| 13－顺式维 A 酸[100] | 术后连续 8 周口服 13－顺式维 A 酸 10mg | 细胞增殖 | 35 例接受玻璃体切割联合硅油填充手术的 PVR 患者 | 16 例接受辅助治疗<br>19 例接受标准治疗 | 1 年时视网膜最终复位率提高（治疗组 93.8%对对照组 63.2%）。黄斑皱褶率从 78.9%降低到 18.8%，行走视力从 10.5%增加到 56.3% |
| 秋水仙碱[116] | 口服秋水仙碱每日 0.6mg 持续 2 周，之后改为每日 1.2mg | 细胞增殖和收缩 | 22 例继发于外伤或者血管病的 PVR 患者 | 11 例接受辅助治疗<br>11 例接受标准治疗 | PVR 无明显减少 |

也有作用。然而,应该注意的是,局部皮质激素比全身使用更可取,因为它能显著提高眼内浓度[51],并避免全身应用的副作用。以前的临床研究有可能受到类固醇皮质激素作用持续时间的限制,而未来的成功可能由局部缓慢释放的皮质类固醇药物来实现,从而充分覆盖活动性 PVR 发生的整个周期,并同时避免全身应用的副作用。

### 4.1.2 非甾体类抗炎药物

与激素类似,非甾体类药物通过其抗炎的特性以及降低血-眼屏障的损伤在玻璃体视网膜瘢痕修复中具有治疗价值。由于它们的效力相对较低,因此它们的研究比皮质类固醇要少。

#### 4.1.2.1 临床前证据

甲氯芬酯和吲哚美辛在 1984 年首次在培养的细胞中被证明可以抑制细胞的增殖[52],但后来并没有作为单一的治疗药物进行研究,这大概是由于它们无法与皮质激素竞争作为现实的治疗选择。然而,应用缓释制剂与 5-FU 联合应用,在治疗家兔的创伤后 PVR 模型实验中显示出了显著的疗效。在联合药物制剂治疗的动物实验中,PVR 的产生和严重程度都显著降低[53]。

#### 4.1.2.2 临床证据

局部应用吲哚美辛联合常规的围术期皮质激素治疗,显著降低了白内障囊外摘除手术[54]患者的血-房水屏障的破坏,减轻了术后炎症[55]。然而,还没有临床试验去研究非甾体抗炎药对 PVR 的作用。

## 4.2 细胞增殖抑制剂

### 4.2.1 氟尿嘧啶

氟尿嘧啶是抗代谢药物家族的一员,它通过两种方式对蛋白质的合成进行修饰,从而抑制细胞增殖,如:①结合和抑制胸腺嘧啶合成酶;②嵌入 RNA 从而导致蛋白质翻译过程中的编码错误。在实体肿瘤,尤其是胃肠道肿瘤中,它们更常被用作化疗药物。

#### 4.2.1.1 临床前证据

1982 年,5-氟尿嘧啶(5-FU)首次被报道在兔实验中可以减少牵拉性视网膜脱离。在未行玻璃体切割术的眼中,在单次注射 5-FU 后,对照组动物的 TRD 率从 73.6%降低到 31.5%[56]。这种效果在玻切术后的眼里有同样的作用,但需要连续 7 天每天注射 0.5mg 的 5-FU[57],研究同时发现在这个剂量的5-FU[58]在治疗中是无毒的[59]。5-FU 可转化为 5-氟尿苷(5-FUR),后者具有抗收缩性[60]的优点,并具有更强的抗增殖效果[61,62]。然而,5-FUR 被发现对视网膜细胞毒性更大[63],将实验室工作转化为临床试验的研究也更倾向于 5-FU。研究者在一个实验性 PVR 动物模型中发现,使用含有 1mg 5-FU 的缓释装置可以将 TRD 的发生率从 89%降低至 11%[64]。据报道,在至少 14 天的时间内,玻璃体内 5-FU 的浓度持续在 1~13mg/L,并且 5-FU 浓度保持在0.3μg/mL 以上持续接近 21 天,并且没有发现毒性作用。联合药物制剂包括 5-FU 和地塞米松或曲安奈德,也已被证明可以降低未经玻璃体手术的兔眼中实验性 PVR 的严重程度和进展[65,66]。当一种含有 5-FU 和氟氢松的联合药物被注射进气体填充的眼时,与对照组相比,该药物的玻璃体腔内浓度未受影响[67]。

#### 4.2.1.2 临床证据

1984 年进行了一项前瞻性的非对照试验研究,纳入了 22 例接受手术治疗的 PVR 患者,他们在手术中同时使用了眼内和眼周 5-FU 的注射。6 个月时的最终复位率达到了 60%。该疗法被认为耐受性良好且无毒性,而且优于在当时标准的常规治疗[68]。这在一项在玻璃体切割术结束时应用 10mg 5-FU 进行玻璃体腔注射的前瞻性随机对照试验中也得到证实[69]。与对照组相比,治疗组有得到更好视力的趋势,但黄斑复位率相对较低(60%对 77%)。最近有 3 个前瞻性随机对照临床试验[70-72]研究了 5-FU 和低分子肝素联合应用的效果。这些试验结果将在下文进行详细讨论。

### 4.2.2 道诺霉素

道诺霉素或称为柔红霉素,是一种蒽环类药物家族的化疗药物,在联合治疗中最常用于治疗血液系统的恶性肿瘤。它通过抑制 DNA 复制来抑制细胞增殖。

#### 4.2.2.1 临床前证据

由于有研究显示道诺霉素可以减少皮肤纤维细胞的增生[73],于是 1983 年人们首次尝试在实验性 PVR 中进行道诺霉素玻璃体腔内注射的实验,在最初担心其狭窄的安全用药范围[74]之后，它后来显示出了潜在的无毒和辅助治疗作用[75-79]。通过可以降低道诺霉素毒性作用的药物输送系统，人们研究了道诺霉素的应用模式[80-83]；然而，这些制剂尚未经过临床试验。已经在实验性家兔中证实，在道诺霉素与玻璃体腔内注射曲安奈德共同应用可以显著减少TRD的发生率，从对照组的83.3%降低为联合用药组的8.3%。这种联合用药优于单一疗法，单独用道诺霉素或曲安奈德治疗的TRD发生率分别为33.3%和16.1%。通过P-糖蛋白诱导，人们已在剥除的黄斑前膜中发现人类耐多药细胞，因而在用道诺霉素治疗的眼中，将其进一步作为辅助用药的首选[84]。最近，人们发现与道诺霉素类似的阿霉素，除了具有抗增生性的特性外，还被证明可以减弱胶质细胞的反应，从而降低实验性PVR的严重程度[85]，这可能使阿霉素无论作为单一应用还是联合治疗，都成为未来研究的基础。

#### 4.2.2.2 临床证据

玻璃体腔注射道诺霉素第一次表现出了安全性和耐受性是在15只创伤性PVR患眼，在注射硅油之前，10分钟内注射了7.5μg/mL浓度的道诺霉素于玻璃体腔[86]。一项大型的非对照研究纳入了68只严重的PVR患眼，结果显示，在18个月时的解剖复位成功率为73%，其中89%的最终视力好于20/800[87]。一项多中心前瞻性随机对照临床试验研究了286只接受玻璃体切割术和硅油填充的PVR程度达到或超过C2级的患眼，患者被随机分为两组，一组术中注射道诺霉素10分钟(7.5μg/mL)，一组不注射，主要的结果检测指标是解剖复位的成功，治疗组的比率为62.7%，对照组为54.1%，两组之间的差异接近有统计学意义($P$=0.07)；然而，该试验确实显示试验组在1年内再次行玻璃体视网膜手术的次数显著减少($P$=0.005)[88]。进一步的小规模研究从那时起就提出了其优点[89]，但是道诺霉素和许多其他的辅助药物一样，没有得到临床的广泛接受。

### 4.2.3 维A酸

维A酸或维生素A类化合物，通过介导基因的转录，在调节体内多种细胞的增殖和分化方面具有重要作用。实验结果表明，它们可以抑制RPE细胞的增殖，同时也可以改变细胞外基质和细胞介导的收缩。

#### 4.2.3.1 临床前证据

1991年维A酸首次作为一种预防玻璃体瘢痕形成的药物制剂而出现。当生长在1μm的维A酸中时，人类RPE细胞增殖显著降低。此时细胞可以维持成熟的RPE细胞形态，而不是出现与PVR视网膜脱离相关的表型转变[90]。除了降低了细胞介导的收缩以外，这种对细胞增殖的抑制作用后来也得到证实[91]。包含全反式维A酸的持续给药系统在兔模型实验性PVR已被证明可以将PVR发生率从100%减少到36%[92]，但与之相关的异物反应也有报道。自那以后，605μg和1070μg的剂量被发现是有治疗效果并且是无毒的[93,94]。在使用硅油和重硅油的兔实验PVR模型中，浓度分别为15μg/mL和10μg/mL浓度的全反式维A酸都显著降低了牵拉性视网膜脱离的严重程度[95]。这后来被证实是13-顺式维A酸[96]。两种维A酸的异构体均可减少PVR膜来源的人RPE细胞的增殖[97]。这种反应是剂量依赖的，并且是无毒的。近年来，全反式维A酸已被证明可以显著抑制RPE细胞胞外基质生产(特别是层蛋白β-1)，从而减少细胞介导的胶原收缩性[98]。因此，它作为一种单独的治疗药物，可以有效地对抗PVR过程中的多个阶段。

#### 4.2.3.2 临床证据

一项小型的回顾性研究比较了10例接受手术治疗后额外接受13-顺式维A酸40mg口服一日2次、为期4周的PVR患者，并且设立10例患者作为对照组。结果发现，治疗组的患者的一个优势就是PVR再发生率得到了降低，在术后8个月时治疗组10例患者中有9例解剖复位，而在9个月时对照组($P$=0.061)中的10例患者中只有4例解剖复位[99]。一项纳入35例接受PVR手术患者的前瞻性随机对照临床试验比较了术后口服20mg 13-顺式维A酸一日2次、持续8周(16例患者)和没有接受额外的治疗患者(19例患者)[100]。解剖复位和视力疗效都是治疗组优于对照组，最终的解剖复位率分别为93.8%和63.2%($P$=0.047)。治疗组患者的动态视觉达到了56.3%，相比之下观察组患者只有10.5%($P$=0.009)。治疗组中发展为黄斑皱褶的患者(18.8%)较对照组(78.9%)显著降低($P$=0.001)。尽管有如此好的治疗效果，维A酸到目前为止还没有得到临床的普遍接受。这可能是由于人们除了会担心全身治疗的副作用以外，样本过小并且缺乏统计效力也是其中的原因之一。

### 4.2.4 免疫毒素

免疫毒素是一种嵌合蛋白，由一种经过修饰的抗体或抗体片段组成，这些片段可以结合到自然结合域被移除的生物毒素片段。抗体是细胞特异性的，因此，在与靶点结合后，允许毒素进入细胞内并产生细胞毒性作用。活跃分化 RPE 细胞已被证明有丰富的转铁蛋白受体表达，因此是抗增殖治疗的靶点[101,102]。

#### 4.2.4.1 临床前证据

转铁蛋白蓖麻毒素 a(Tfr-rRA)是一种免疫毒素，它由一种与 RPE 转铁蛋白受体的抗体组成，该受体与蓖麻毒素(一种强有力的毒素)A 链相连。它已被证明可以显著抑制 RPE 细胞[103-105]和成纤维细胞的增殖[105,106]。在兔实验性 PVR 模型中，在接受了 2000ng Tfr-rRA 玻璃体腔注射治疗后，只有 10%的眼发生了牵拉性视网膜脱离，而对照组则为 78%[107]。RPE 细胞表达的 VEGF 受体也被 VEGF165 和白喉毒素(DT390-VEGF165)所靶向。与此免疫毒素联合培养后 RPE 细胞存活率降低，并且该作用呈剂量依赖的[108]。到目前为止，还没有临床研究来指导使用免疫毒素作为 PVR 的治疗方法。

### 4.2.5 秋水仙碱

秋水仙碱是一种来源于秋番红花(秋水仙)的天然产品。它的使用可以追溯到古埃及，早在公元前 1500 年，它就被用来治疗风湿病。今天，尽管它狭窄的治疗窗口限制了它的使用，但它仍然是治疗痛风的替代治疗药物。秋水仙碱可以通过抑制微管聚合来阻止细胞增殖，从而抑制细胞有丝分裂。

#### 4.2.5.1 临床前证据

1985 年，在体外培养实验模型中秋水仙素首次被证明可以抑制成纤维细胞的生长[109]，后来被证明它也是 RPE 细胞趋化作用的强力抑制剂[110]。其抗增殖效应随后在动物模型中得到证实，其具有抑制星形胶质细胞、成纤维细胞及 RPE 细胞增殖和迁移的作用，并且在细胞系中所应用的浓度远低于眼内毒性水平[111]。在口服秋水仙碱治疗 5 周的兔实验中，牵拉性视网膜脱离的发生率从 74%减少到 29.6%[112]。除了对增殖的影响，使用 0.01~1μm 的秋水仙碱作用于人类 RPE 细胞可以降低 RPE 细胞胶原凝胶的收缩[113]。近年来，秋水仙碱与甲泼尼龙和双氯芬酸钠[114]或 5-FU[115]的联合治疗已分别显示可以显著降低实验性的 TRD 发生率，并发现对人类神经胶质细胞的增殖具有抑制作用。

#### 4.2.5.2 临床证据

对继发于创伤或增生性血管病变的 PVR 病变患者进行的一项小型前瞻性对照研究比较了口服秋水仙碱(每日 1.2mg)与对照组(每日维生素 C 250mg)的疗效。结果发现秋水仙碱的安全治疗剂量并不能抑制 PVR[116]。此后就没有再进一步的临床研究。

## 4.3 细胞外基质改良剂

在 PVR 膜中发现胶原蛋白(Ⅰ型和Ⅲ型)，纤维蛋白和沉积纤维蛋白共同组成了细胞外基质的主要成分。因此，影响其生产、黏附或收缩的药物可能会成为治疗玻璃体视网膜瘢痕的药物。

### 4.3.1 顺-羟脯氨酸

羟脯氨酸是胶原蛋白稳定的重要组成部分，其合成可以通过脯氨酸类似物，顺-4-羟脯氨酸来抑制。

#### 4.3.1.1 临床前证据

体外培养时，顺-羟基脯氨酸可以以药物剂量依赖性的方式抑制牛 RPE 细胞增殖、胶原合成、附着和迁移[117]。最近，在 PVR 的实验模型中使用了两种持续释放的巩膜植入物，在 1 个月时实验动物的 TRD 从对照组的 89%减少到 57%[118]。这种辅助药物还有待进一步的临床研究。

### 4.3.2 基质金属蛋白酶

细胞外基质的转换和重构是由一组蛋白水解酶所调控，包括基质金属蛋白酶(MMP)及其天然抑制剂，金属蛋白酶的组织抑制剂(TIMP)。MMP 1、2、3、9 和 TIMP 1、2、3 已被证明存在于 PVR 膜中[119,120]；因此，尝试调节这些因素是合理的。

#### 4.3.2.1 临床前证据

普马司他(AG3340)是一种 MMP 合成抑制剂，可以减轻兔模型[121]和创伤后兔眼中[122]的 PVR。它也被证实可以减轻大鼠眼前黄斑膜的形成[123]。在

PVR 的患者中，这种治疗还有待于临床研究。

### 4.3.3 肝素/低分子量肝素(LMWH)

肝素具有多种细胞效应，可能潜在地抑制 PVR 的发展。它通过与抗凝血酶结合使凝血酶失活，促进凝血酶-抗凝血酶复合物的形成。在临床前研究中，肝素已被证明可以减少纤维蛋白的形成，并通过结合纤维蛋白黏附物来干扰细胞底物的黏附。它也能结合成纤维细胞生长因子(FGF、EGF、PDGF)来抑制包括巩膜成纤维细胞和 RPE 细胞在内的细胞的增殖[124]。一个前瞻性随机对照试验显示了使用浓度为 10IU/mL 肝素对术后纤维蛋白形成具有很好的影响，但眼内出血倾向加重。低浓度对于减少纤维蛋白的形成是无效的[125]。联合注射肝素和地塞米松有降低患者术后 PVR 的趋势，但眼内出血率也更高[126]。

低分子肝素(LMWH)对凝血级联反应或血小板功能的影响较小，因此与肝素相比出血性并发症的风险低，但抗血栓作用类似[124]。在兔眼玻璃体切割术/晶状体切割术中使用 LMWH，可以明显减少眼内纤维蛋白的形成[127]。

#### 4.3.3.1 临床证据

在 3 项大型前瞻性临床试验中，发现 LMWH 与 5-FU 对行玻璃体切割术后眼 PVR 的发生存在潜在的协同效应[70-72]。在所有 3 项试验的治疗组中都使用了相同的辅助药物治疗方法。玻璃体切割术中 Hartmann 灌注液中含有浓度 200μg/mL 的 5-FU 和浓度为 5IU/mL 的 LMWH，连续使用 1 小时。对照组患者应用普通 Hartmann 灌注液作为安慰剂。3 项研究分别调查了以下情况：①接受玻璃体切割和气液交换的高危视网膜脱离患者[70]；②接受玻璃体切割术和硅油填充的已形成 PVR 的患者[71]；③接受玻璃体切割和气液交换的未分级的原发性视网膜脱离患者[72]。

(1)高危视网膜脱离

在 PVR 危险因素的基础上，使用先前发表的回归公式来确定高危病例[128]。对 174 例患者进行了研究，与对照组(26.4%)相比，治疗组的 PVR 复发率明显降低(12.6%)，再手术率也较低。在复发性 PVR 的患者中，视功能预后在治疗组也有明显改善。

(2)已确定的 PVR

接受玻璃体切割联合硅油填充手术的 157 例诊断为 PVR(C 级)患者，被随机按 1:1 的比例分为两组，一组为辅助治疗组，另一组为安慰剂组，在首次解剖复位成功率和其他结果测量（完全或后部视网膜复发性脱离、视力、低眼压、白内障、角膜病变)中都没有发现显著差异。

(3)未经筛选的原发性视网膜脱离

对 641 例未分类的接受玻璃体切割术的患者中，采用 1:1 的比例分为治疗组和对照组。在 6 个月的首次解剖复位成功率中，治疗组和对照组的比例分别为 82.3%和 86.8%，无统计学差异。在治疗组中，7.0%的患者由于 PVR 需要重新手术，而对照组该比例为 4.9%，两者之间并没有显著差异。然而，在术后 6 个月时，发现治疗组患有未累及黄斑的视网膜脱离患者的最终视力要更差，从而引起了人们对药物毒性的担忧。

**缩略语**

| | |
|---|---|
| 5-FU | 5-氟尿嘧啶 |
| 5-FUR | 5-氟尿苷 |
| BRB | 血-视网膜屏障 |
| DNA | 脱氧核糖核酸 |
| ECM | 细胞外基质 |
| EGF | 表皮生长因子 |
| FGF | 成纤维细胞生长因子 |
| IOP | 眼压 |
| LMWH | 低分子肝素 |
| MMP | 基质金属蛋白酶 |
| MPP | 严重的视网膜表面增生 |
| MPR | 严重的视网膜前收缩 |
| MVR | 严重的玻璃体收缩 |
| PDGF | 血小板衍生生长因子 |
| PVR | 增生性玻璃体视网膜病变 |
| RD | 视网膜脱离 |
| RNA | 核糖核酸 |
| RPE | 视网膜色素上皮 |
| RRD | 孔源性视网膜脱离 |
| TIMPS | 基质金属蛋白酶抑制剂 |
| TRD | 牵拉性视网膜脱离 |
| VEGF | 血管内皮生长因子 |

# 参考文献


1. The classification of retinal detachment with proliferative vitreoretinopathy. Ophthalmology. 1983;90(2):121–5. Epub 1983/02/01.
2. Machemer R. Massive periretinal proliferation (MPP) I. Pigment epithelium proliferation. Mod Probl Ophthalmol. 1975;15:227. Epub 1975/01/01.
3. Machemer R, Aaberg TM, Freeman HM, Irvine AR, Lean JS, Michels RM. An updated classification of retinal detachment with proliferative vitreoretinopathy. Am J Ophthalmol. 1991;112(2):159–65. Epub 1991/08/15.
4. Campochiaro PA, Bryan 3rd JA, Conway BP, Jaccoma EH. Intravitreal chemotactic and mitogenic activity. Implication of blood-retinal barrier breakdown. Arch Ophthalmol. 1986;104(11):1685–7. Epub 1986/11/01.
5. Clarkson JG, Green WR, Massof D. A histopathologic review of 168 cases of preretinal membrane. Am J Ophthalmol. 1977;84(1):1–17. Epub 1977/07/01.
6. Machemer R, van Horn D, Aaberg TM. Pigment epithelial proliferation in human retinal detachment with massive periretinal proliferation. Am J Ophthalmol. 1978;85(2):181–91. Epub 1978/02/01.
7. Kampik A, Kenyon KR, Michels RG, Green WR, de la Cruz ZC. Epiretinal and vitreous membranes. Comparative study of 56 cases. Arch Ophthalmol. 1981;99(8):1445–54.
8. Hiscott PS, Grierson I, McLeod D. Retinal pigment epithelial cells in epiretinal membranes: an immunohistochemical study. Br J Ophthalmol. 1984;68(10):708–15. Epub 1984/10/01.
9. Jerdan JA, Pepose JS, Michels RG, Hayashi H, de Bustros S, Sebag M, et al. Proliferative vitreoretinopathy membranes. An immunohistochemical study. Ophthalmology. 1989;96(6):801–10. Epub 1989/06/01.
10. Morino I, Hiscott P, McKechnie N, Grierson I. Variation in epiretinal membrane components with clinical duration of the proliferative tissue. Br J Ophthalmol. 1990;74(7):393–9. Epub 1990/07/01.
11. Wilkes SR, Mansour AM, Green WR. Proliferative vitreoretinopathy. Histopathology of retroretinal membranes. Retina. 1987;7(2):94–101. Epub 1987/01/01.
12. Trese MT, Chandler DB, Machemer R. Subretinal strands: ultrastructural features. Graefes Arch Clin Exp Ophthalmol. 1985;223(1):35–40. Epub 1985/01/01.
13. Schwartz D, de la Cruz ZC, Green WR, Michels RG. Proliferative vitreoretinopathy. Ultrastructural study of 20 retroretinal membranes removed by vitreous surgery. Retina. 1988;8(4):275–81.
14. Hiscott P, Morino I, Alexander R, Grierson I, Gregor Z. Cellular components of subretinal membranes in proliferative vitreoretinopathy. Eye (Lond). 1989;3(Pt 5):606–10. Epub 1989/01/01.
15. Rodrigues MM, Newsome DA, Machemer R. Further characterization of epiretinal membranes in human massive periretinal proliferation. Curr Eye Res. 1981;1(6):311–5. Epub 1981/01/01.
16. Van Horn DL, Aaberg TM, Machemer R, Fenzl R. Glial cell proliferation in human retinal detachment with massive periretinal proliferation. Am J Ophthalmol. 1977;84(3):383–93. Epub 1977/09/01.
17. Hiscott PS, Grierson I, Trombetta CJ, Rahi AH, Marshall J, McLeod D. Retinal and epiretinal glia–an immunohistochemical study. Br J Ophthalmol. 1984;68(10):698–707. Epub 1984/10/01.
18. Foos RY. Vitreoretinal juncture–simple epiretinal membranes. Albrecht Von Graefes Arch Klin Exp Ophthalmol. 1974;189(4):231–50. Epub 1974/01/28.
19. Machemer R, Laqua H. Pigment epithelium proliferation in retinal detachment (massive periretinal proliferation). Am J Ophthalmol. 1975;80(1):1–23. Epub 1975/07/01.
20. Walshe R, Esser P, Wiedemann P, Heimann K. Proliferative retinal diseases: myofibroblasts cause chronic vitreoretinal traction. Br J Ophthalmol. 1992;76(9):550–2. Epub 1992/09/01.
21. Hiscott PS, Grierson I, McLeod D. Natural history of fibrocellular epiretinal membranes: a quantitative, autoradiographic, and immunohistochemical study. Br J Ophthalmol. 1985;69(11):810–23. Epub 1985/11/01.
22. Vinores SA, Van Niel E, Kim HJ, Campochiaro PA. Simultaneous expression of keratin and glial fibrillary acidic protein by the same cells in epiretinal membranes. Invest Ophthalmol Vis Sci. 1992;33(12):3361–6. Epub 1992/11/01.
23. Vinores SA, Campochiaro PA, McGehee R, Orman W, Hackett SF, Hjelmeland LM. Ultrastructural and immunocytochemical changes in retinal pigment epithelium, retinal glia, and fibroblasts in vitreous culture. Invest Ophthalmol Vis Sci. 1990;31(12):2529–45. Epub 1990/12/01.
24. Baudouin C, Fredj-Reygrobellet D, Gordon WC, Baudouin F, Peyman G, Lapalus P, et al. Immunohistologic study of epiretinal membranes in proliferative vitreoretinopathy. Am J Ophthalmol. 1990;110(6):593–8. Epub 1990/12/15.
25. Esser P, Heimann K, Wiedemann P. Macrophages in proliferative vitreoretinopathy and proliferative diabetic retinopathy: differentiation of subpopulations. Br J Ophthalmol. 1993;77(11):731–3. Epub 1993/11/01.
26. Charteris DG, Hiscott P, Grierson I, Lightman SL. Proliferative vitreoretinopathy. Lymphocytes in epiretinal membranes. Ophthalmology. 1992;99(9):1364–7. Epub 1992/09/01.
27. Limb GA, Franks WA, Munasinghe KR, Chignell AH, Dumonde DC. Proliferative vitreoretinopathy: an examination of the involvement of lymphocytes, adhesion molecules and HLA-DR antigens. Graefes Arch Clin Exp Ophthalmol. 1993;231(6):331–6. Epub 1993/06/01.
28. Charteris DG, Hiscott P, Robey HL, Gregor ZJ, Lightman SL, Grierson I. Inflammatory cells in proliferative vitreoretinopathy subretinal membranes. Ophthalmology. 1993;100(1):43–6. Epub 1993/01/01.
29. Sethi CS, Lewis GP, Fisher SK, Leitner WP, Mann DL, Luthert PJ, et al. Glial remodeling and neural plasticity in human retinal detachment with proliferative vitreoretinopathy. Invest Ophthalmol Vis Sci. 2005;46(1):329–42. Epub 2004/12/30.
30. Charteris DG, Downie J, Aylward GW, Sethi C, Luthert P. Intraretinal and periretinal pathology in anterior proliferative vitreoretinopathy. Graefes Arch Clin Exp Ophthalmol. 2007;245(1):93–100. Epub 2006/04/14.
31. Scheiffarth OF, Kampik A, Gunther H, von der Mark K. Proteins of the extracellular matrix in vitreoretinal membranes. Graefes Arch Clin Exp Ophthalmol. 1988;226(4):357–61. Epub 1988/01/01.
32. Vidaurri-Leal JS, Glaser BM. Effect of fibrin on morphologic characteristics of retinal pigment epithelial cells. Arch Ophthalmol. 1984;102(9):1376–9. Epub 1984/09/01.
33. Glaser BM, Cardin A, Biscoe B. Proliferative vitreoretinopathy. The mechanism of development of vitreoretinal traction. Ophthalmology. 1987;94(4):327–32. Epub 1987/04/01.
34. Tano Y, Sugita G, Abrams G, Machemer R. Inhibition of intraocular proliferations with intravitreal corticosteroids. Am J Ophthalmol. 1980;89(1):131–6. Epub 1980/01/01.
35. Tano Y, Chandler D, Machemer R. Treatment of intraocular proliferation with intravitreal injection of triamcinolone acetonide. Am J Ophthalmol. 1980;90(6):810–6. Epub 1980/12/01.
36. Chandler DB, Rozakis G, de Juan Jr E, Machemer R. The effect of triamcinolone acetonide on a refined experimental model of proliferative vitreoretinopathy. Am J Ophthalmol. 1985;99(6):686–90. Epub 1985/06/15.
37. Rubsamen PE, Cousins SW. Therapeutic effect of periocular corticosteroids in experimental proliferative vitreoretinopathy. Retina. 1997;17(1):44–50. Epub 1997/01/01.
38. Kaczmarek R, Szurman P, Misiuk-Hojlo M, Grzybowski A. Antiproliferative effects of preservative-free triamcinolone acetonide on cultured human retinal pigment epithelial cells. Medical Science Monitor: international medical journal of experimental and clinical research. 2009;15(8):BR227–31. Epub 2009/08/01.
39. Koerner F, Merz A, Gloor B, Wagner E. Postoperative retinal fibrosis–a controlled clinical study of systemic steroid therapy. Graefes Arch Clin Exp Ophthalmol. 1982;219(6):268–71. Epub 1982/01/01.
40. Bali E, Feron EJ, Peperkamp E, Veckeneer M, Mulder PG, van Meurs JC. The effect of a preoperative subconjuntival injection of dexamethasone on blood-retinal barrier breakdown following scleral buckling retinal detachment surgery: a prospective randomized placebo-controlled double blind clinical trial. Graefes Arch

Clin Exp Ophthalmol. 2010;248(7):957–62. Epub 2010/02/26.
41. Jonas JB, Hayler JK, Panda-Jonas S. Intravitreal injection of crystalline cortisone as adjunctive treatment of proliferative vitreoretinopathy. Br J Ophthalmol. 2000;84(9):1064–7. Epub 2000/09/01.
42. Sakamoto T, Miyazaki M, Hisatomi T, Nakamura T, Ueno A, Itaya K, et al. Triamcinolone-assisted pars plana vitrectomy improves the surgical procedures and decreases the postoperative blood-ocular barrier breakdown. Graefes Arch Clin Exp Ophthalmol. 2002;240(6):423–9. Epub 2002/07/11.
43. Munir WM, Pulido JS, Sharma MC, Buerk BM. Intravitreal triamcinolone for treatment of complicated proliferative diabetic retinopathy and proliferative vitreoretinopathy. Canadian Journal of Ophthalmology Journal Canadien d'ophtalmologie. 2005;40(5):598–604. Epub 2006/01/05.
44. Cheema RA, Peyman GA, Fang T, Jones A, Lukaris AD, Lim K. Triamcinolone acetonide as an adjuvant in the surgical treatment of retinal detachment with proliferative vitreoretinopathy. Ophthalmic Surg Lasers Imaging. 2007;38(5):365–70. Epub 2007/10/25.
45. Acar N, Kapran Z, Altan T, Unver YB, Pasaoglu E. Pars plana vitrectomy with and without triamcinolone acetonide assistance in pseudophakic retinal detachment complicated with proliferative vitreoretinopathy. Jpn J Ophthalmol. 2010;54(4):331–7. Epub 2010/08/12.
46. Chen W, Chen H, Hou P, Fok A, Hu Y, Lam DS. Midterm results of low-dose intravitreal triamcinolone as adjunctive treatment for proliferative vitreoretinopathy. Retina. 2011;31(6):1137–42. Epub 2011/02/15.
47. Yamakiri K, Sakamoto T, Noda Y, Nakahara M, Ogino N, Kubota T, et al. Reduced incidence of intraoperative complications in a multicenter controlled clinical trial of triamcinolone in vitrectomy. Ophthalmology. 2007;114(2):289–96. Epub 2007/02/03.
48. Yamakiri K, Sakamoto T, Noda Y, Nakahara M, Ogino N, Kubota T, et al. One-year results of a multicenter controlled clinical trial of triamcinolone in pars plana vitrectomy. Graefes Arch Clin Exp Ophthalmol. 2008;246(7):959–66. Epub 2008/04/24.
49. Ahmadieh H, Feghhi M, Tabatabaei H, Shoeibi N, Ramezani A, Mohebbi MR. Triamcinolone acetonide in silicone-filled eyes as adjunctive treatment for proliferative vitreoretinopathy: a randomized clinical trial. Ophthalmology. 2008;115(11):1938–43. Epub 2008/07/01.
50. Koerner F, Koerner-Stiefbold U, Garweg JG. Systemic corticosteroids reduce the risk of cellophane membranes after retinal detachment surgery: a prospective randomized placebo-controlled double-blind clinical trial. Graefes Arch Clin Exp Ophthalmol. 2012;250(7):981–7. Epub 2012/01/25.
51. Weijtens O, Schoemaker RC, Lentjes EG, Romijn FP, Cohen AF, van Meurs JC. Dexamethasone concentration in the subretinal fluid after a subconjunctival injection, a peribulbar injection, or an oral dose. Ophthalmology. 2000;107(10):1932–8. Epub 2000/10/03.
52. Blumenkranz MS, Claflin A, Hajek AS. Selection of therapeutic agents for intraocular proliferative disease. Cell culture evaluation. Arch Ophthalmol. 1984;102(4):598–604. Epub 1984/04/01.
53. Cardillo JA, Farah ME, Mitre J, Morales PH, Costa RA, Melo LA, et al. An intravitreal biodegradable sustained release naproxen and 5-fluorouracil system for the treatment of experimental post-traumatic proliferative vitreoretinopathy. Br J Ophthalmol. 2004;88(9):1201–5. Epub 2004/08/20.
54. Sanders DR, Kraff MC, Lieberman HL, Peyman GA, Tarabishy S. Breakdown and reestablishment of blood-aqueous barrier with implant surgery. Arch Ophthalmol. 1982;100(4):588–90. Epub 1982/04/01.
55. Sanders DR, Kraff M. Steroidal and nonsteroidal anti-inflammatory agents. Effect on postsurgical inflammation and blood-aqueous humor barrier breakdown. Arch Ophthalmol. 1984;102(10):1453–6. Epub 1984/10/01.
56. Blumenkranz MS, Ophir A, Claflin AJ, Hajek A. Fluorouracil for the treatment of massive periretinal proliferation. Am J Ophthalmol. 1982;94(4):458–67. Epub 1982/10/01.
57. Stern WH, Lewis GP, Erickson PA, Guerin CJ, Anderson DH, Fisher SK, et al. Fluorouracil therapy for proliferative vitreoretinopathy after vitrectomy. Am J Ophthalmol. 1983;96(1):33–42. Epub 1983/07/01.
58. Stern WH, Guerin CJ, Erickson PA, Lewis GP, Anderson DH, Fisher SK. Ocular toxicity of fluorouracil after vitrectomy. Am J Ophthalmol. 1983;96(1):43–51. Epub 1983/07/01.
59. Nao-i N, Honda Y. Toxic effect of fluorouracil on the rabbit retina. Am J Ophthalmol. 1983;96(5):641–3. Epub 1983/11/01.
60. Hartzer MK, Blumenkranz MS, Hajek AS, Dailey WA, Cheng M, Margherio AR. Selection of therapeutic agents for intraocular proliferative disease 3. Effects of fluoropyrimidines on cell-mediated contraction of human fibroblasts. Exp Eye Res. 1989;48(3):321–8. Epub 1989/03/01.
61. Blumenkranz MS, Hartzer MK, Hajek AS. Selection of therapeutic agents for intraocular proliferative disease. II. Differing antiproliferative activity of the fluoropyrimidines. Arch Ophthalmol. 1987;105(3):396–9. Epub 1987/03/01.
62. Ward T, Hartzer M, Blumenkranz M, Lin LR. A comparison of 5-fluorouridine and 5-fluorouracil in an experimental model for the treatment of vitreoretinal scarring. Curr Eye Res. 1993;12(5):397–401. Epub 1993/05/01.
63. Leon JA, Britt JM, Hopp RH, Mills RP, Milam AH. Effects of fluorouracil and fluorouridine on protein synthesis in rabbit retina. Invest Ophthalmol Vis Sci. 1990;31(9):1709–16. Epub 1990/09/01.
64. Rubsamen PE, Davis PA, Hernandez E, O'Grady GE, Cousins SW. Prevention of experimental proliferative vitreoretinopathy with a biodegradable intravitreal implant for the sustained release of fluorouracil. Arch Ophthalmol. 1994;112(3):407–13. Epub 1994/03/01.
65. Berger AS, Cheng CK, Pearson PA, Ashton P, Crooks PA, Cynkowski T, et al. Intravitreal sustained release corticosteroid-5-fluoruracil conjugate in the treatment of experimental proliferative vitreoretinopathy. Invest Ophthalmol Vis Sci. 1996;37(11):2318–25. Epub 1996/10/01.
66. Yang CS, Khawly JA, Hainsworth DP, Chen SN, Ashton P, Guo H, et al. An intravitreal sustained-release triamcinolone and 5-fluorouracil codrug in the treatment of experimental proliferative vitreoretinopathy. Arch Ophthalmol. 1998;116(1):69–77. Epub 1998/01/28.
67. Perkins SL, Gallemore RP, Yang CH, Guo H, Ashton P, Jaffe GJ. Pharmacokinetics of the fluocinolone/5-fluorouracil codrug in the gas-filled eye. Retina. 2000;20(5):514–9. Epub 2000/10/20.
68. Blumenkranz M, Hernandez E, Ophir A, Norton EW. 5-fluorouracil: new applications in complicated retinal detachment for an established antimetabolite. Ophthalmology. 1984;91(2):122–30. Epub 1984/02/01.
69. Blankenship GW. Evaluation of a single intravitreal injection of 5-fluorouracil in vitrectomy cases. Graefes Arch Clin Exp Ophthalmol. 1989;227(6):565–8. Epub 1989/01/01.
70. Asaria RH, Kon CH, Bunce C, Charteris DG, Wong D, Khaw PT, et al. Adjuvant 5-fluorouracil and heparin prevents proliferative vitreoretinopathy : results from a randomized, double-blind, controlled clinical trial. Ophthalmology. 2001;108(7):1179–83. Epub 2001/06/27.
71. Charteris DG, Aylward GW, Wong D, Groenewald C, Asaria RH, Bunce C. A randomized controlled trial of combined 5-fluorouracil and low-molecular-weight heparin in management of established proliferative vitreoretinopathy. Ophthalmology. 2004;111(12):2240–5. Epub 2004/12/08.
72. Wickham L, Bunce C, Wong D, McGurn D, Charteris DG. Randomized controlled trial of combined 5-Fluorouracil and low-molecular-weight heparin in the management of unselected rhegmatogenous retinal detachments undergoing primary vitrectomy. Ophthalmology. 2007;114(4):698–704. Epub 2007/04/03.
73. Kirmani M, Santana M, Sorgente N, Wiedemann P, Ryan SJ. Antiproliferative drugs in the treatment of experimental proliferative vitreoretinopathy. Retina. 1983;3(4):269–72. Epub 1983/01/01.
74. Santana M, Wiedemann P, Kirmani M, Minckler DS, Patterson R, Sorgente N, et al. Daunomycin in the treatment of experimental proliferative vitreoretinopathy: retinal toxicity of intravitreal daunomycin in the rabbit. Graefes Arch Clin Exp Ophthalmol. 1984;221(5):210–3. Epub 1984/01/01.
75. Verdoorn C, Renardel de Lavalette VW, Dalma-Weizhausz J, Orr GM, Sorgente N, Ryan SJ. Cellular migration, proliferation, and contraction. An in vitro approach to a clinical problem–proliferative vitreoretinopathy. Arch Ophthalmol. 1986;104(8):1216–9.

76. Weller M, Heimann K, Wiedemann P. Cytotoxic effects of daunomycin on retinal pigment epithelium in vitro. Graefes Arch Clin Exp Ophthalmol. 1987;225(3):235–8. Epub 1987/01/01.
77. Khawly JA, Saloupis P, Hatchell DL, Machemer R. Daunorubicin treatment in a refined experimental model of proliferative vitreoretinopathy. Graefes Arch Clin Exp Ophthalmol. 1991;229(5):464–7. Epub 1991/01/01.
78. Kumar A, Tewari HK, Bathwal DP, Khosla PK. Experimental inhibition of proliferative vitreoretinopathy in retinal detachment using daunorubicin. Indian J Ophthalmol. 1994;42(1):31–5. Epub 1994/03/01.
79. Wiedemann P, Sorgente N, Bekhor C, Patterson R, Tran T, Ryan SJ. Daunomycin in the treatment of experimental proliferative vitreoretinopathy. Effective doses in vitro and in vivo. Invest Ophthalmol Vis Sci. 1985;26(5):719–25. Epub 1985/05/01.
80. Rahimy MH, Peyman GA, Fernandes ML, el-Sayed SH, Luo Q, Borhani H. Effects of an intravitreal daunomycin implant on experimental proliferative vitreoretinopathy: simultaneous pharmacokinetic and pharmacodynamic evaluations. J Ocul Pharmacol. 1994;10(3):561–70. Epub 1994/01/01.
81. Hashizoe M, Ogura Y, Takanashi T, Kunou N, Honda Y, Ikada Y. Implantable biodegradable polymeric device in the treatment of experimental proliferative vitreoretinopathy. Curr Eye Res. 1995;14(6):473–7. Epub 1995/06/01.
82. Shinohara K, Tanaka M, Sakuma T, Kobayashi Y. Efficacy of daunorubicin encapsulated in liposome for the treatment of proliferative vitreoretinopathy. Ophthalmic Surg Lasers Imaging. 2003;34(4):299–305. Epub 2003/07/24.
83. Hueber A, Luke M, Esser PJ, Kirchhof B, Sickel W, Luke C. Effects of daunorubicin and CD95L on retinal function in superfused vertebrate retina. J Ocul Pharmacol Ther. 2005;21(2):133–8. Epub 2005/04/29.
84. Esser P, Tervooren D, Heimann K, Kociok N, Bartz-Schmidt KU, Walter P, et al. Intravitreal daunomycin induces multidrug resistance in proliferative vitreoretinopathy. Invest Ophthalmol Vis Sci. 1998;39(1):164–70. Epub 1998/01/16.
85. Kuo HK, Chen YH, Wu PC, Wu YC, Huang F, Kuo CW, et al. Attenuated glial reaction in experimental proliferative vitreoretinopathy treated with liposomal doxorubicin. Invest Ophthalmol Vis Sci. 2012;53(6):3167–74. Epub 2012/04/12.
86. Wiedemann P, Lemmen K, Schmiedl R, Heimann K. Intraocular daunorubicin for the treatment and prophylaxis of traumatic proliferative vitreoretinopathy. Am J Ophthalmol. 1987;104(1):10–4. Epub 1987/07/15.
87. Wiedemann P, Leinung C, Hilgers RD, Heimann K. Daunomycin and silicone oil for the treatment of proliferative vitreoretinopathy. Graefes Arch Clin Exp Ophthalmol. 1991;229(2):150–2. Epub 1991/01/01.
88. Wiedemann P, Hilgers RD, Bauer P, Heimann K. Adjunctive daunorubicin in the treatment of proliferative vitreoretinopathy: results of a multicenter clinical trial. Daunomycin Study Group. Am J Ophthalmol. 1998;126(4):550–9. Epub 1998/10/21.
89. Raczynska K, Gebka A, Iwaszkiewicz-Bilikiewicz B, Ciechanowski C. Vitrectomy with daunorubicin. Klin Oczna. 2004;106(3 Suppl):481–4. Epub 2005/01/08. Witrektomia z daunorubicyna.
90. Campochiaro PA, Hackett SF, Conway BP. Retinoic acid promotes density-dependent growth arrest in human retinal pigment epithelial cells. Invest Ophthalmol Vis Sci. 1991;32(1):65–72. Epub 1991/01/01.
91. Verstraeten T, Hartzer M, Wilcox DK, Cheng M. Effects of vitamin A on retinal pigment epithelial cells in vitro. Invest Ophthalmol Vis Sci. 1992;33(10):2830–8. Epub 1992/09/01.
92. Giordano GG, Refojo MF, Arroyo MH. Sustained delivery of retinoic acid from microspheres of biodegradable polymer in PVR. Invest Ophthalmol Vis Sci. 1993;34(9):2743–51. Epub 1993/08/01.
93. Yan XR, Dong XG, Chen N, Wang W. Antiproliferative effect of sustained drug delivery system of all-trans retinoic acid implant into rabbit's vitreous cavity for treatment of proliferative vitreoretinopathy. [Zhonghua yan ke za zhi] Chinese Journal of Ophthalmology. 2003;39(10):621–5. Epub 2004/02/10.
94. Dong X, Chen N, Xie L, Wang S. Prevention of experimental proliferative vitreoretinopathy with a biodegradable intravitreal drug delivery system of all-trans retinoic acid. Retina. 2006;26(2):210–3. Epub 2006/02/10.
95. Nakagawa M, Refojo MF, Marin JF, Doi M, Tolentino FI. Retinoic acid in silicone and silicone-fluorosilicone copolymer oils in a rabbit model of proliferative vitreoretinopathy. Invest Ophthalmol Vis Sci. 1995;36(12):2388–95. Epub 1995/11/01.
96. Veloso Jr AA, Kadrmas EF, Larrosa JM, Sandberg MA, Tolentino FI, Refojo MF. 13-cis-retinoic acid in silicone-fluorosilicone copolymer oil in a rabbit model of proliferative vitreoretinopathy. Exp Eye Res. 1997;65(3):425–34. Epub 1997/09/01.
97. Wu WC, Hu DN, Mehta S, Chang YC. Effects of retinoic acid on retinal pigment epithelium from excised membranes from proliferative vitreoretinopathy. J Ocul Pharmacol Ther. 2005;21(1):44–54. Epub 2005/02/19.
98. Chang YC, Kao YH, Hu DN, Tsai LY, Wu WC. All-trans retinoic acid remodels extracellular matrix and suppresses laminin-enhanced contractility of cultured human retinal pigment epithelial cells. Exp Eye Res. 2009;88(5):900–9. Epub 2008/12/20.
99. Fekrat S, De Juan Jr E, Campochiaro PA. The effect of oral 13-cis-retinoic acid on retinal redetachment after surgical repair in eyes with proliferative vitreoretinopathy. Ophthalmology. 1995;102(3):412–8. Epub 1995/03/01.
100. Chang YC, Hu DN, Wu WC. Effect of oral 13-cis-retinoic acid treatment on postoperative clinical outcome of eyes with proliferative vitreoretinopathy. Am J Ophthalmol. 2008;146(3):440–6. Epub 2008/07/05.
101. Weller M, Heimann K, Wiedemann P. Immunohistochemical findings in proliferative retinal diseases–on the significance of fibronectin, macrophages and transferrin. Fortschr Ophthalmol. 1989;86(2):121–3. Epub 1989/01/01. Immunhistochemische Befunde bei proliferativen Netzhauterkrankungen – zur Bedeutung von Fibronektin, Makrophagen und Transferrin.
102. Baudouin C, Brignole F, Fredj-Reygrobellet D, Negre F, Bayle J, Gastaud P. Transferrin receptor expression by retinal pigment epithelial cells in proliferative vitreoretinopathy. Invest Ophthalmol Vis Sci. 1992;33(10):2822–9. Epub 1992/09/01.
103. Davis AA, Whidby DE, Privette T, Houston LL, Hunt RC. Selective inhibition of growing pigment epithelial cells by a receptor-directed immunotoxin. Invest Ophthalmol Vis Sci. 1990;31(12):2514–9. Epub 1990/12/01.
104. Jaffe GJ, Earnest K, Fulcher S, Lui GM, Houston LL. Antitransferrin receptor immunotoxin inhibits proliferating human retinal pigment epithelial cells. Arch Ophthalmol. 1990;108(8):1163–8. Epub 1990/08/01.
105. Handa JT, Houston LL, Jaffe GJ. The antiproliferative effect of a transferrin-toxin on human retinal pigment epithelial cells and rabbit fibroblasts. Invest Ophthalmol Vis Sci. 1993;34(12):3419–28. Epub 1993/11/01.
106. Hermsen VM, Fulcher SF, Spiekerman AM, Phinizy JL, Di Tullio NW. Long-term inhibition of cellular proliferation by immunotoxins. Arch Ophthalmol. 1990;108(7):1009–11. Epub 1990/07/01.
107. Handa JT, Keithahn MA, Jaffe GJ. Transferrin-ricin A chain toxin limits the development of experimental proliferative vitreoretinopathy. Exp Eye Res. 1996;62(6):689–96. Epub 1996/06/01.
108. Hoffmann S, Masood R, Zhang Y, He S, Ryan SJ, Gill P, et al. Selective killing of RPE with a vascular endothelial growth factor chimeric toxin. Invest Ophthalmol Vis Sci. 2000;41(8):2389–93. Epub 2000/07/13.
109. van Bockxmeer FM, Martin CE, Constable IJ. Models for assessing scar tissue inhibitors. Retina. 1985;5(1):47–60. Epub 1985/01/01.
110. Campochiaro PA, Glaser BM. Mechanisms involved in retinal pigment epithelial cell chemotaxis. Arch Ophthalmol. 1986;104(2):277–80. Epub 1986/02/01.
111. Lemor M, de Bustros S, Glaser BM. Low-dose colchicine inhibits astrocyte, fibroblast, and retinal pigment epithelial cell migration and proliferation. Arch Ophthalmol. 1986;104(8):1223–5. Epub 1986/08/01.
112. Lemor M, Yeo JH, Glaser BM. Oral colchicine for the treatment of experimental traction retinal detachment. Arch Ophthalmol. 1986;104(8):1226–9. Epub 1986/08/01.
113. Raymond MC, Thompson JT. RPE-mediated collagen gel contraction. Inhibition by colchicine and stimulation by TGF-beta.

Invest Ophthalmol Vis Sci. 1990;31(6):1079–86. Epub 1990/06/01.
114. Pastor JC, Rodriguez E, Marcos MA, Lopez MI. Combined pharmacologic therapy in a rabbit model of proliferative vitreoretinopathy (PVR). Ophthalmic Res. 2000;32(1):25–9. Epub 2000/02/05.
115. Cai J, Wei R, Ma X, Zhu H, Li Y. Cytotoxic effects of antiproliferative agents on human retinal glial cells in vitro. Int Ophthalmol. 2001;24(4):225–31. Epub 2003/04/08.
116. Berman DH, Gombos GM. Proliferative vitreoretinopathy: does oral low-dose colchicine have an inhibitory effect? A controlled study in humans. Ophthalmic Surg. 1989;20(4):268–72. Epub 1989/04/01.
117. Yoo JS, Sakamoto T, Spee C, Kimura H, Harris MS, Hinton DR, et al. cis-Hydroxyproline inhibits proliferation, collagen synthesis, attachment, and migration of cultured bovine retinal pigment epithelial cells. Invest Ophthalmol Vis Sci. 1997;38(2):520–8. Epub 1997/02/01.
118. Yasukawa T, Kimura H, Tabata Y, Miyamoto H, Honda Y, Ogura Y. Sustained release of cis-hydroxyproline in the treatment of experimental proliferative vitreoretinopathy in rabbits. Graefes Arch Clin Exp Ophthalmol. 2002;240(8):672–8. Epub 2002/08/23.
119. Kon CH, Occleston NL, Charteris D, Daniels J, Aylward GW, Khaw PT. A prospective study of matrix metalloproteinases in proliferative vitreoretinopathy. Invest Ophthalmol Vis Sci. 1998;39(8):1524–9. Epub 1998/07/11.
120. Salzmann J, Limb GA, Khaw PT, Gregor ZJ, Webster L, Chignell AH, et al. Matrix metalloproteinases and their natural inhibitors in fibrovascular membranes of proliferative diabetic retinopathy. Br J Ophthalmol. 2000;84(10):1091–6. Epub 2000/09/27.
121. Ozerdem U, Mach-Hofacre B, Cheng L, Chaidhawangul S, Keefe K, McDermott CD, et al. The effect of prinomastat (AG3340), a potent inhibitor of matrix metalloproteinases, on a subacute model of proliferative vitreoretinopathy. Curr Eye Res. 2000;20(6):447–53. Epub 2000/09/12.
122. Ozerdem U, Mach-Hofacre B, Keefe K, Pham T, Soules K, Appelt K, et al. The effect of prinomastat (AG3340), a synthetic inhibitor of matrix metalloproteinases, on posttraumatic proliferative vitreoretinopathy. Ophthalmic Res. 2001;33(1):20–3. Epub 2000/12/15.
123. El-Bradey MH, Cheng L, Bartsch DU, Niessman M, El-Musharaf A, Freeman WR. The effect of prinomastat (AG3340), a potent inhibitor of matrix metalloproteinase, on a new animal model of epiretinal membrane. Retina. 2004;24(5):783–9. Epub 2004/10/20.
124. Blumenkranz MS, Hartzer MK. Pharmacologic treatment of proliferative vitreoretinopathy: interrelationship with the coagulation cascade. In: Lewis HR, Ryan SJ, editors. Medical and surgical retina, advances, controversies and management. St Louis: Mosby; 1993. p. 172.
125. Johnson RN, Blankenship G. A prospective, randomized, clinical trial of heparin therapy for postoperative intraocular fibrin. Ophthalmology. 1988;95(3):312–7. Epub 1988/03/01.
126. Williams RG, Chang S, Comaratta MR, Simoni G. Does the presence of heparin and dexamethasone in the vitrectomy infusate reduce reproliferation in proliferative vitreoretinopathy? Graefes Arch Clin Exp Ophthalmol. 1996;234(8):496–503. Epub 1996/08/01.
127. Iverson DA, Katsura H, Hartzer MK, Blumenkranz MS. Inhibition of intraocular fibrin formation following infusion of low-molecular-weight heparin during vitrectomy. Arch Ophthalmol. 1991;109(3):405–9. Epub 1991/03/01.
128. Kon CH, Asaria RH, Occleston NL, Khaw PT, Aylward GW. Risk factors for proliferative vitreoretinopathy after primary vitrectomy: a prospective study. Br J Ophthalmol. 2000;84(5):506–11. Epub 2000/04/27.

# 第 31 章 玻璃体替代物的生理学

Ian Y. Wong, Ning Cheung, David Wong

## 本章要点




I.Y. Wong, MD
Department of Ophthalmology, University of Hong Kong, Hong Kong, China

N. Cheung, MD
Department of Ophthalmology, University of Hong Kong, Hong Kong, China
Singapore Eye Research Institute, Singapore National Eye Centre, Singapore

D. Wong, MD(✉)
Vitreo-Retinal Department, The Royal Liverpool University Hospital, Liverpool, England, UK
Department of Phthalmology, LKS Faculty of Medicine, University of Hong Kong, Room 301, Level 3, Block B, Cyberport 4, Pokfulam, Hong Kong, China
e-mail: shdwong@hku.hk



**关键词**
玻璃体切割术;视网膜脱离;手术;玻璃体替代物;眼内填充物;全氟丙烷;六氟化硫;全氟化碳液;硅油

# 第 32 章 年龄相关性黄斑变性的手术治疗

Susanne Binder, Lawrence P. Chong

## 本章要点



**关键词**
渗出性年龄相关性黄斑变性;玻璃体切除术;黄斑下手术;黄斑转位;移植;黄斑下血肿手术;组织纤溶酶原激活物

---

电子补充材料:补充材料可在本章的在线版本 10.1007/978-1-4939-1086.1_32.中获得。也可以在 http://www.springerimages. com/videos/978-1-4939-1085-4 上查看相关视频。

S. Binder, MD(✉)
Department of Ophthalmology,
Rudolph Foundation Hospital,
Vienna, Austria
The Ludwig Boltzmann Institute for Retinology and Biomicroscopic Laser Surgery,
Vienna, Austria
e-mail: susanne@susannebinder.com

L. P. Chong, MD
Department of Ophthalmology,
Doheny Eye Institute,
Los Angeles, CA, USA
VMR Institute for Vitreous Macula Retina,
7677 Center Avenue, suite 400,
Huntington Beach, CA 92647, USA
e-mail: lchong@usc.edu

**核心概念**

1. 在 20 世纪 90 年代初，作为中心凹下新生血管的创新治疗方法,引入了黄斑下手术。对于 AMD 导致的中心凹下新生血管,黄斑下手术没有任何益处,仅对 AMD 导致中心凹下 CNV 出血有一些益处。现在则很少使用这种技术。
2. 对于近期发作的大血肿，黄斑下手术对少数患者有明显效果。血肿复发是最常见的并发症。
3. 黄斑转位术是为了黄斑中心有更健康的色素上皮,以恢复或保持视力。现在前瞻性的随机实验中确实优于 PDT 治疗，效果非常好。抗 VEGF 治疗的引入限制了该手术的干预,仅限于对治疗无反应眼的二线治疗。
4. 视网膜色素上皮移植已被抗 VEGF 治疗取代,但未来可能因干细胞疗法、病毒或非病毒转染视网膜细胞提高生存率，而重新获得关注。因此,在早期实验中获得的专业知识可以带到未来的应用中。

# 1. 黄斑下手术

## 1.1 历史

### 1.1.1 外伤与 PVR

多年来，已经针对增生性玻璃体视网膜病变(PVR)和严重眼外伤导致的视网膜脱离,进行了视网膜下手术[1,2]。研究人员已经开创了一些技术,用于松解视网膜、防止硅油进入视网膜下或重水移位等并发症、视网膜扩大切开术处理黄斑部及脉络膜出血等。这种情况下如果使用常规玻璃体切割器械,就会使得去除视网膜下条索的操作变得相当危险,并且常常由于机械操作而扩大视网膜切开术的范围。因为担心大范围的视网膜切割术,所以仅在 20 世纪 80 年代后期使用较多，当时 Zivonovic 证明可以有目的地切除视网膜以去除视网膜下组织和松解视网膜[3]。随着 1986 年引入重水治疗巨大裂孔视网膜脱离,在 PVR 等手术中进行这些操作时才变得更加容易[4]。

### 1.1.2 AMD 中的脉络膜新生血管膜

首先由 Machemer 和 Steinhost[5]于 1988 年描述了切除脉络膜新生血管膜(CNV)和大量出血的情况,他们认为这是对无希望病例的最后一次尝试。1991 年,Thomas 和 Kaplan 成功地去除了炎性疾病,如眼部组织胞浆菌病综合征导致的视网膜下膜[6],视觉效果令人鼓舞,而且与当时其他治疗方式相比,复发率更低。近年来,视网膜下技术得到了改进,并为此设计了特殊的器械，这让视网膜下的操作造成的创伤更少,更安全。因此,黄斑下膜去除术,是为了向有中心凹下 CNV 的 AMD 患者提供观察或激光光凝以外的替代治疗。尽管如此,AMD 患者进行该手术的视觉结果常常令人失望。

## 1.2 用于黄斑下手术的器械

如前所述,视网膜下手术必须使用特殊器械,以最少的创伤方式进行。最重要的是由 Matthew Thomas 于 1991 年设计的一套 70°~90°器械[7],它具有较长的尖端,可以从中心凹外进入,牢固地抓住中心凹下膜。显微手术套装包括垂直和水平镊子,以及不同长度的垂直和水平剪刀及刮刀。带硅胶管的细笛针有助于伸到视网膜下方，主动或被动地吸出液体,如果需要抓取,硅胶管尖端还可以轻柔地在视网膜上进行操作。

## 1.3 黄斑下手术的适应证

目前视网膜下手术的指征是 AMD 导致的视网膜下大出血(见下文)和由于创伤和 PVR 导致的视网膜下增殖条索，但大多数需要大范围的视网膜切割,以便直接进入视网膜下,更好地观察和更完全切除病变(见第 43 章“难治性视网膜脱离的视网膜切除术”)。尽管小的中心凹外膜很容易去除，然而就视力和复发而言,抗 VEGF 治疗、激光和 PDT 则是不同病因引起的新血管形成的首选疗法，效果可能更好;手术是万不得已的选择。目前,视网膜下手术是一种扩大的玻璃体手术技术，可以进入视网膜下腔进行操作，去除瘢痕组织、各种类型的 CNV 和(或)大出血。对于近中心凹或近视盘的膜的视网膜下手术是否比抗 VEGF 治疗更成功，并未进行过比较。尽管如此，少数病例报道显示，如果新生血管膜尚未生长至中心凹下，则视网膜下的膜切除术有较好的结果。然而，由于在黄斑受累的眼中膜切除的视觉效果令人失望，现在这些患者优选抗 VEGF 治疗[8]。另一方面，该技术可能对于未来治疗视网膜退行性疾病非常有用，这些疾病适合行中心凹下移植细胞悬浮液、薄片或视网膜植入物。此外，在这些老年患者的黄斑 CNV 进行手术时，对于玻璃体与黄斑部的接触频率进行了重要的研究。这些研究表明玻璃体可能在渗出性 AMD 的病理生理学中发挥作用(见第 19 章“玻璃体与年龄相关性黄斑变性”)。

## 1.4 黄斑下手术技术

黄斑手术始于标准的经平坦部玻璃体切割术。选择巩膜切开的位置，方便外科医生更容易接触到黄斑下病变。小切口、套管针系统可用于玻璃体切割，但是为了引入成角度的视网膜下器械以进行黄斑下操作，至少需要拔除一个套管并扩大切口。核心玻璃体切割术后，如果不存在玻璃体后脱离，则需要吸起后玻璃体皮质被并切除。虽然 AMD 患者是老年患者，应该已发生了玻璃体后脱离，但在超过 80%的新生血管性 AMD 病例中，后玻璃体仍然附着[9]。这些病例必须完全切除玻璃体后皮质。

视网膜切开术部位尽可能选择远离中心凹的位置，但必须让外科医生用 90°的视网膜下器械能接触到膜。视网膜切开术最好通过使用 130°的钩来穿透视网膜神经上皮层。眼内电凝可以方便切开，还可以让小的视网膜切开术处在以后的操作中更加醒目。应尽可能避免视网膜下出血。如果发生这种情况，可以暂时升高眼压，或者在后部视网膜上注入小的重水泡止血。

*最重要的是，视网膜下操作是在相当柔软的眼中进行的，因而动作要慢，以避免组织嵌顿。*

—— Susanne Binder 教授(2013 年)

制造可控的视网膜脱离，作为视网膜下操作的空间。平衡盐溶液通过弯管从视网膜切开术处缓慢注入视网膜下腔。应该避免大疱样视网膜脱离，因为它会降低随后的视网膜下操作的可视性。套管还可用于轻柔地松解膜周围的结缔组织并测试粘连程度。如果膜下发生出血，可以用套管在膜上轻压一段时间来止血。如果存在中心凹外的视网膜血管增生与神经层的血管连接，则必须小心电凝，然后用视网膜下水平剪刀切开。必须完全分离膜与视网膜的粘连，以避免在移除过程中撕裂形成裂孔，并应松解其边缘以避免不必要地移除相邻的 RPE 组织。随后伸入视网膜下镊，抓住膜的边缘，在相对水平或斜行的方向上缓慢移除，而不是在垂直方向上。同样，如果在提取组织时发生出血，则升高眼内压，还可以使用重水。由于在从眼内取出组织后巩膜切口是打开的，可能发生较大的弥漫性出血，因此明智的做法是将膜保持在玻璃体腔中或让其在覆盖在视网膜上一段时间，直到出血停止。然后当后部视网膜覆盖有重水时，再次抓住膜并安全地从眼内取出。由于组织有很大的弹性，可以通过小的视网膜切开，缓慢地去除较大的膜。然而，如果需要用玻璃体切割头来去除较大的脉络膜新生血管纤维膜和血块组织复合物，则需要在切除前用电凝或切除后用激光重新固定视网膜，调整和封闭视网膜切开术的部位大小。再次清除玻璃体腔的血液和组织颗粒以减少术后炎症。检查周边视网膜，寻找可能的裂孔或组织嵌顿，这些在去除组织时易发在巩膜切口附近。吸除重水，气液交换完成手术。如果必须通过大的视网膜切除来去除大的纤维出血复合物，优选硅油填充。

在患有白内障的老年患者中，玻璃体切割术通常在晶状体超声乳化联合后房人工晶状体植入术之后进行。

### 1.4.1 黄斑下手术的并发症

与所有类型的玻璃体手术一样，眼内炎、视网膜脱离和视网膜裂孔发生的可能性很小，为 2%~5%。在有晶状体眼中，超过 80%的 50 岁以上患者会发生白内障。黄斑下手术和视网膜切开术相关的并发症是视网膜切开处闭合不充分，或较高的术后出血率，但出血可在 1~3 周内吸收。虽然小的视网膜切开术通常即使不经光凝也会闭合，但大的视网膜切开术需要仔细的光凝和充分的眼内填充才能永久闭合[10]。AMD 中膜去除手术中最常见的并发症是脉络膜新生血管的复发,发生率高达 32%[7]。

### 1.5 黄斑下手术的功能结果

在患有炎性新生血管的年轻患者中,CNV 通常是经典型,即局限性(局灶性)且位于 RPE 之前,而在 AMD 的老年患者中，这些膜可以和年轻患者一样是经典型,也可以是隐匿型,即弥漫性(非局灶性)并位于 RPE 后面。 Don Gass 在其关于中心凹下膜切除基本原理的报告中,将经典型称为 2 型膜,而隐匿型作为 1 型膜[11]。在 AMD 患者的膜切除大样本研究中,据报道 0~33%的患者视力有所提高[12-14]。这远低于年轻炎症性疾病患者的初步结果,其在 30%~40%的患者中术后视力达到 20/40[6]。这种差异的原因可以解释为两个因素:

- 位于视网膜色素上皮下的 1 型隐匿型膜的预后更差，因为切除膜的同时去除了上覆的色素上皮,留下更大的 RPE 缺损;而位于色素上皮之前的 2 型经典型膜,其膜被移除时对 RPE 的机械损伤相对较轻。
- 在像 AMD 这样的弥漫性疾病中，手术产生的色素上皮缺损区会随着时间的推移而增大；而在局灶性疾病和年轻患者中,由于细胞会从边缘迁移,以及拥有比老年患者更健康的 Bruch 膜和脉络膜毛细血管复合体,缺损区会保持稳定或变小[15-17]。

在一项回顾性 Meta 分析中，评估了 26 例不同的研究和总共 647 例接受视网膜下膜切除术的 AMD 患者,结果显示改善率约为 33%,但也有 27%发生恶化。此外,CNV 复发率为 25%(0~55%),增加了术后早期成功病例的视力丧失[18]。在一项前瞻性多中心研究中,比较了光凝与黄斑下手术,发现两种治疗方案效果相当。2 年后，激光治疗组 65%的病例——优于手术治疗组 50%的病例，获得视力提高,最差不低于基线视力[19]。虽然在 AMD 的黄斑下手术早期,小的经典型膜通过手术切除;但其后光动力疗法治疗小的经典型 CNV 成了标准治疗(后来被玻璃体内注射抗 VEGF 治疗取代)。手术仅针对预后最差的、大量出血的隐匿型膜[20]。

## 2. AMD 中的黄斑转位

黄斑转位的基本概念是将黄斑移位远离新生血管复合体,从而使黄斑能够从下方更健康的 RPE 和脉络膜中获得营养，从而改善中心凹下脉络膜新生血管患者的视力。为实现黄斑移位，需要形成部分或全部的医源性视网膜脱离，并且通过眼内填充重新附着视网膜。

### 2.1 历史

1983 年,Linsey 首次通过实验探索视网膜转位[21]。1985 年,Tiedemann 发表了关于视网膜转位的想法[22],而后 1993 年,Machemer 和 Steinhorst 发表了他们的第一例 AMD 患者手术病例的研究结果[23]。多年来，该手术经历了多次改进，其中主要包括 Eckardt、Toth 和 Tano 等[24-26]。

在 1996 年,部分视网膜的切开移位主要是为了减少 PVR 等手术并发症[27],而在 1998 年,de Juan 发明了一种有限转位技术，联合巩膜内折治疗较小的黄斑下膜[28]。

### 2.2 手术技术

#### 2.2.1 有限转位

有限转位的基本技术主要包括新月形部分巩膜切除术,随后被 4~6 对褥式缝合线进行巩膜折叠取代,以降低手术的难度[28]。一种改进的技术是用夹子进行巩膜外折叠来实现巩膜缩短[29]。

手术操作一般包括如下步骤:

- 经平坦部切除玻璃体后皮质。
- 医源性视网膜脱离。
- 巩膜缩短。
- 部分气液交换。

##### 2.2.1.1 巩膜内折叠

巩膜内折叠术,首先缝直肌牵引线,再从外直肌后 2mm 向上伸展到上直肌,在板层巩膜内预置 5~6 对褥式缝线。然后，进行标准的三通道经平坦部玻璃体切割术。用 39G 或 41G 针头将平衡盐溶液缓慢注入视网膜下腔，完成颞侧 180°、从视神经到锯齿缘的视网膜脱离。此后，结扎巩膜褥式缝线以缩短巩膜，部分气液交换，完成手术。术后患者中央视网膜重新定位，远离脉络膜新生血管膜。

#### 2.2.1.2 巩膜外折叠

在外折叠技术中，行经平坦部玻璃体切割术，并完成视网膜脱离。然后，使用钛夹夹住外直肌和上斜肌之间 2~2.5mm 宽和 10mm 长的巩膜。采用与上述内折叠技术类似的方式进行气液交换和定位[30]。

### 2.2.2 黄斑全转位(MTS 360)

在该手术中，有晶状体眼在手术开始时就进行白内障手术并植入后房型人工晶状体。完成经平坦部玻璃体切割术，包括去除玻璃体后皮质和巩膜顶压下的周边玻璃体清除后，通过周边视网膜切开术和视网膜下注射液体完成全视网膜脱离。视网膜切开的位置尽可能接近周边，后部注入的重水临时固定视网膜。然后在去除重水后反折视网膜，并小心地去除视网膜下的膜状复合物(如果存在)。然后用注入在后极部上的重水轻轻地移位视网膜（大部分向上)，用更健康视网膜覆盖中心凹。当达到足够的位移(35°~45°)时，再次注入重水让视网膜完全重新贴附，眼内光凝视网膜的边缘。直接用硅油替换重水。为了防止视物变形，需要在移位手术后[24]或数周后[25]再对患眼行眼外肌手术。

## 2.3 并发症

一项 153 例接受有限黄斑转位的大型队列研究显示，35%的病例至少有一项并发症[31]，包括视网膜裂孔、视网膜脱离、黄斑裂孔、累及中心凹的视网膜皱褶、注射部位新生血管、视网膜下和脉络膜出血。然而，这种手术的主要问题是移位量小，不足以应对较大的脉络膜新生血管膜，视网膜移位量无法预测且容易复发[32]。对于黄斑全转位，视网膜脱离是最常见的并发症之一，不同技术之间的对比研究显示，发生率从 Cynthia Toth 等报道的 7.8%[33] 到 Ohji 等报道的 42.8%[34]。新生血管复发是第二类最常见的并发症，发生率从德国研究的 90 个月的极长观察期后的 3.3%[35]，到日本研究观察时间为 36 个月的 27.8%[34]。其他并发症包括黄斑囊样水肿、视网膜下膜形成、黄斑裂孔或撕裂、低眼压和角膜病变[36]。正如复杂手术中常见的现象一样，因为学习曲线很长，早期手术病例报告的并发症发生率最高。

由于在黄斑全转位术中进行了大的旋转，双眼视觉通常无法恢复，需要进行眼外肌手术[37]。

## 2.4 功能结果

有限黄斑转位后的功能评估显示，6 个月后 48%的患者视力提高（视力表)2 行或更多，1 年时 40%的患者视力提高 2 行或更多，而 31%视力损失 2 行或更多[31,32]。对于黄斑全转位，远程视力改善的患者比例为 43%~66%[24,38]，超过 3 行改善的为 13%~36%。相比之下，手术后视力失去 3 行或更多的患者数量为 6.6%~56.2%[24,25]。然而，更有趣的是，据报道，在两项研究中阅读视力的改善结果大于远程视力[39]。与前瞻性随机试验中的 PDT 相比，显示黄斑转位在两年的观察期中产生了更好的视觉效果[40]。

# 3. RPE 移植

## 3.1 原理

RPE 的移植似乎是恢复 AMD 患者视力的合理方法。单纯膜去除术后令人失望的视力可以解释为去除膜的同时机械性地去除了 RPE，从而导致 RPE 的主要功能障碍。因此，恢复 RPE 成为一个目标。视网膜旋转技术(见上文)实际上为我们提供了原理的证据，即这种自体移植实际上可以恢复有效的视力，阅读视力可以从旁中心位置恢复。因此，通过移植重建中央 RPE 结构和功能成为首要问题。

按照成功实验性神经元移植的途径[41,42]，在过去的 20 年中，已经在动物和人眼中进行了视网膜细胞的移植。尽管有证据表明移植在有些动物模型中有效，但人类的有效性却被各种难题所困扰。实际上，成功的移植需要以下内容：

- 可靠的细胞来源。
- 安全的植入技术。
- 宿主体内移植细胞的存活率。
- 移植细胞未从正常 RPE 表型转分化（即理想地恢复视网膜色素上皮细胞单层)。

- 恢复正常的视网膜结构。
- 视力永久稳定或改善。

## 3.2 历史

渗出性 AMD 和中心凹下脉络膜新生血管患者的选择仅为：视网膜下膜切除、激光治疗或观察。随着针对经典型脉络膜新生血管的光动力疗法的引入，限制了的病变的发展，黄斑下手术仅适用于并发大范围出血或隐匿型为主的病变。随着抗 VEGF 治疗作为渗出性 AMD 的第一线治疗，视网膜细胞治疗几乎停止了。但根据近年来抗 VEGF 治疗经验，我们知道这种治疗只能延缓但不能阻止因视网膜萎缩导致的进一步视力丧失。因此，细胞移植将再度引起人们的兴趣。

### 3.2.1 眼组织移植

第一个详细描述移植神经组织行为的实验是在 1946 年由 Tansley 进行的，他将胚胎眼移植到大鼠脑中[43]。尽管先前已经报道了使用前房作为组织培养室来观察各种移植组织的行为和生长，但是在 1959 年，Royo 和 Quay 首次将胎儿视网膜移植到大鼠母体眼前房中[44]。20 多年来没有进一步的实验报告。

### 3.2.2 视网膜色素上皮移植

视网膜色素上皮（RPE）移植的概念是由 Flood 等在 1980 年从供体眼成功培养 RPE 发展而来的[45]。在 1984 年和 1985 年，培养的人眼视网膜细胞被移植到猴的眼睛中，最初用的是开天窗技术，其后 Gouras 等用的是闭合式的手术方法[46-48]。在皇家外科学院（RCS）大鼠模型中，通过水泡分离技术输入的放射性标记的 RPE 悬液，完全能够吞噬宿主远端膜盘，这才最终证明了 RPE 移植的治疗潜力[49,50]。因此，感光细胞外节的遗传性吞噬缺陷的RCS 大鼠，避免了在出生后 2 个月内视网膜萎缩的发生[51-53]。

已知 RPE 在体内和体外均可产生多种细胞因子[54]。除了在移植的 RPE 细胞区域上观察到的预期保护效应之外，电子显微镜还观察到了健康 RPE 细胞在移植区长距离延伸的过程。这提示移植物分泌的营养因子也可能与其上覆的视网膜的保护有关[49]。众所周知，实验性去除正常色素兔的 Bruch 膜，将导致其下的脉络膜毛细血管和其上的神经视网膜的萎缩[55,56]。有趣的是，在 RCS 大鼠中玻璃体内注入碱性成纤维细胞生长因子（bFGF），也会产生光感受器短暂的保护效应，可能支持这种营养因子的相互作用[57,58]。

### 3.2.3 人眼 RPE 移植

首先由 Peyman 等在 1991 年对 2 例晚期 AMD 患者实施了人眼 RPE 移植[59]。del Cerro 和 Das 两个团队试图对在视网膜色素变性患者进行光感受器移植[60,61]。Kaplan 和他的研究小组治疗了两名术前无光感的患者，进行成人尸体眼的外层视网膜片移植，未引发并发症；然而，没有报道视力改善[62]。1994 年，Algvere 和 Gouras 在膜切除手术后，将先前培养的人类胎儿 RPE 的细胞悬浮液的小片，移植到中心凹区[63]。由于视觉效果令人失望，对同源细胞的免疫反应被认为是所有上述实验失败的根本原因。

消除排斥反应的一个有趣策略是，使用虹膜色素上皮细胞（IPE）的自体移植物，来代替有缺陷的 RPE[64,65]。虹膜色素上皮细胞已被日本和德国的团队使用过[66,67]。这个想法的吸引力在于 IPE 易于获取。手术可以一步法或两步法进行，其中虹膜切除术与白内障手术一起进行，然后 IPE 在细胞培养中扩增或转染。一些研究者已经证明了 IPE 在体外具有吞噬远端膜盘的能力[68,69]。然而，与 RPE 相比，已证明 IPE 消化远端膜盘的速度更慢，在这方面不如 RPE[70]。因此，需要寻找一种安全的方法来收集自体 RPE 细胞，将其移植到黄斑中心凹长有新生血管的 AMD 患者的中心凹下[74]。

## 3.3 手术技术

### 3.3.1 细胞悬浮液

我们使用的技术是通过实验进行检验的（见视频 32.1）[72]，然后开展人类的预试验及随后的试验，比较有无 RPE 移植的膜切除手术[73,74]。过程如下：

- 经平坦部玻璃体切割术后，小心切除玻璃体后皮质，通过微小视网膜切开术于视盘鼻侧制作泡样视网膜脱离。
- 用特殊仪器轻轻把 RPE 收集于试管中，微量注射器中吸取 4~5 个视盘直径的区域。

- 当外科助手对这些细胞进行计数和离心分离时，医生通过第二次视网膜切开术切除中心凹下脉络膜新生血管膜，该次视网膜切开术应远离中心凹，使用视网膜下镊能接触到膜并抓住它（见上文）。
- 使用重水泡覆盖后极部防止出血。
- 接着，由助手制备的 RPE 细胞悬浮液，通过连接到结核菌素注射器的小套管，缓慢注射到视网膜下腔，这时重水仍然在位，以避免细胞反流进入玻璃体。
- 视网膜切开处采用眼内激光光凝封闭。
- 几分钟后细胞沉淀，吸出重水，清除玻璃体腔内细胞碎片。
- 仔细检查周边视网膜是否有视网膜裂孔或玻璃体嵌顿。
- 进行气液交换。
- 缝合巩膜切口。

术后，要求患者保持仰卧位 1 小时，以进一步使细胞在视网膜下腔着床，然后使患者改为俯卧位，直至第二天。细胞悬液移植术的并发症相当少，主要与玻璃体切割术有关。在一项预试验和一项试验中，我们报道了约 8.7%的视网膜脱离发生，但均可治疗[73,74]。观察 17 个月没有复发 CNV，但 2 年后复发率达到 5%~8%。

虽然细胞悬液技术具有容易操作且并发症较少（接近标准玻璃体切割术）的优点，但缺点是细胞不规则地分布在有缺陷或患病的 Bruch 膜上，这使得其难以生存。这个缺陷正在通过实验来解决：发明人造基底膜以提高细胞生存率，即用人造基底膜，而不是细胞悬浮液的方法，来改善患病细胞的生存环境。

### 3.3.2 RPE/Bruch 膜/脉络膜植片

使用自体材料的另一种策略是，使用同侧眼周边眼底取出的全厚 RPE-脉络膜植片或薄层，移植覆盖至中心凹缺损区。1998 年至 1999 年，Bill Awylard 首次对 9 名患者施行全厚 RPE 贴片移植，他从 CNV 邻近区域取材。不幸的是，观察 1~2 年后这些植片显示被孤立[75]，尽管微视野检测提示还残留一些功能[76]。与视网膜转位术一样，为了手术成功，应尽可能减少出血和炎症。

在随后的几年中，由于 Jan van Meurs、Pertile 和 Parolini[77-79]做出的巨大贡献，全厚植片移植技术已经有了一些改进。与视网膜全转位手术一样，有晶状体眼的患者在手术开始时先进行白内障和人工晶状体植入术。经典移植手术包括以下步骤：

- 完整的三通道经平坦部玻璃体切割术，包括前玻璃体切割术和去除玻璃体后皮质。
- 切开病变颞侧的视网膜，并且在重水下小心地去除纤维膜复合物。
- 植片取材的区域被确定为视盘的鼻侧或血管弓的下方。
- 电凝和（或）光凝植片的边缘，植片尽可能大一些，一般为 4mm×5mm。
- 使用水平剪刀将全厚植片切割 90%，覆盖视网膜的时间尽可能长，以防止损坏 RPE。如果在切割过程中脉络膜发生出血，必须立即进行电凝和短暂升高眼压；此外，所有操作都是在柔软的眼球中进行的。
- 现在将一些液体注入视网膜下腔，以便更容易植入植片。
- 完全游离植片并移除覆盖的视网膜后，小心地抓住植片边缘，并缓慢转移到中心凹的下腔。
- 切除前玻璃体，向玻璃体赤道前部内注满重水。
- 视网膜切开术处补充光凝。
- 直接进行重水-硅油交换，并关闭巩膜切口。

改进主要由 Pertile 博士等实施，具体如下：

- 玻璃体切割术后，在眼底的颞侧行 180°视网膜切开，脱离的视网膜向鼻侧折叠。
- 清除新生血管复合体和血液时，重水固定视网膜在位。
- 电凝出血血管。
- 用经典技术类似的方法在重水下制备植片，然后轻轻移位至中心凹缺损上。
- 采用“摇滚”重水技术来实现这一目标。轻轻地移除视网膜下重水并用新的重水展开视网膜。
- 光凝视网膜切开术的边缘。
- 直接进行重水-硅油交换。

该技术具有明显的优点，即其可使出血最小化，并且提供更好的处理新生血管病变的通路，这往往需要较大切口以便手术干预和制备植片。从未有单独评估过植片周围的重水残留膜是否会降低细胞

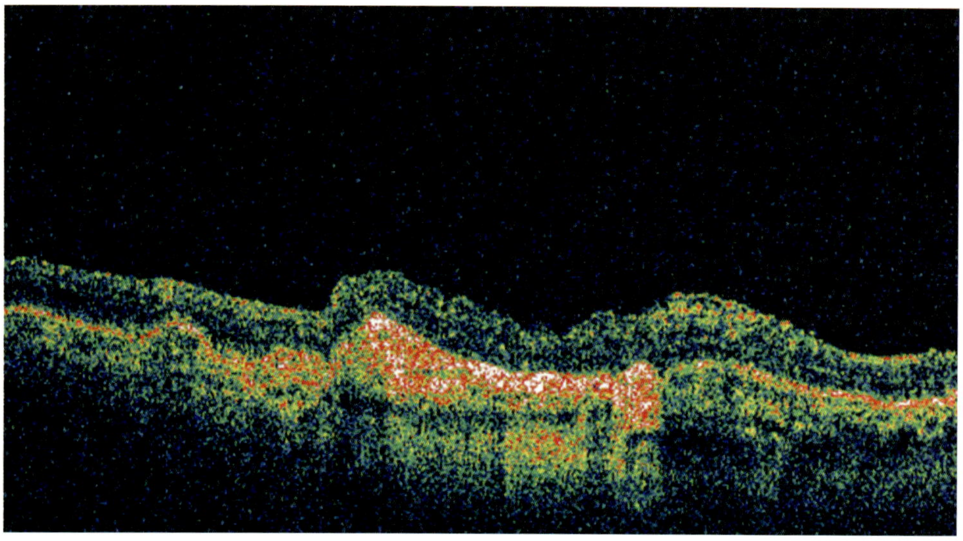

图 32.7 术后 12 个月。OCT 显示视网膜内结构消失伴纤维化。

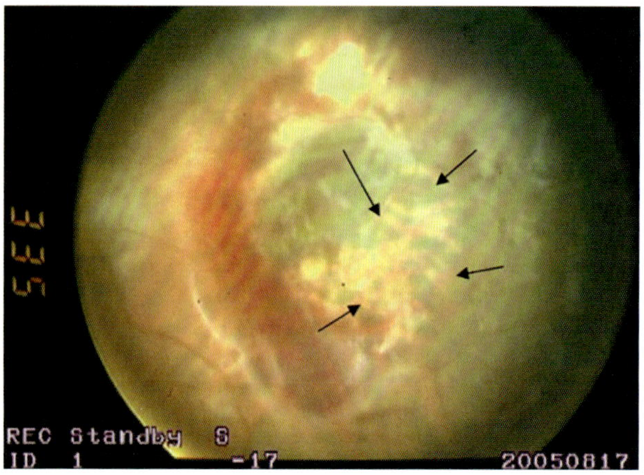


图 32.8 病例编号 2,71 岁的女性患者。病史:PDT 后出现大量出血。视力光感良好,对侧眼在儿童时期外伤后摘除。术后 1 个月,植片鼻侧残留出血。植片居中性良好,但周围出现萎缩边缘(黑色箭头所示)。

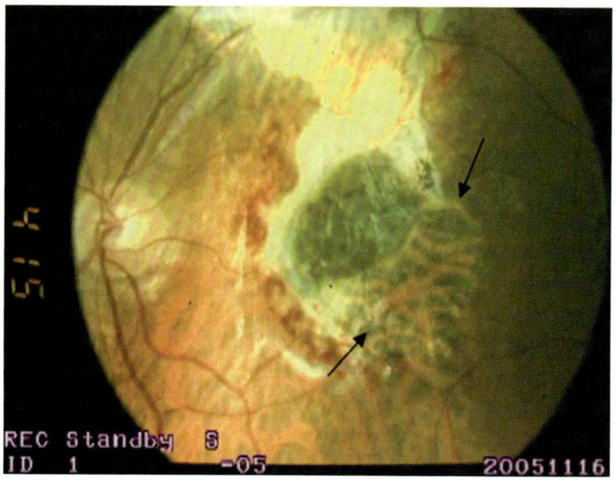


图 32.9 术后 6 个月。视力为 0.05(20/400)。可见健康色素上皮和植片之间的连接(黑色箭头所示)。

## 4.2 黄斑下血肿的手术

### 4.2.1 历史

1987 年,Hanscom 和 Diddie 在加利福尼亚州首次报道了两名患者(一例 AMD,一例大动脉瘤破裂)视网膜下出血 1 周后的清除状态[98]。1988 年,de Juan 和 Machemer 报道,在 4 例大面积黄斑下出血的 AMD 患者中,有 3 例患者在经平坦部玻璃体切割术和去除视网膜下血凝块后,视力有所提高。随后陆续有相关的报告[93,99,100]。在进行经平坦部玻璃体切割术之前,外科医生只能等待黄斑下出血溶解。在经平坦部玻璃体切割术后,切开视网膜,伸入眼内钳,抓住并取出血凝或灌洗液化的血液。有关干预时间有较大争议。过早干预可能会对光感受器产生物理剪切损伤。干预延迟可能导致视网膜感觉层不可逆转地受损。

### 4.2.2 组织纤溶酶原激活物

组织纤溶酶原激活物(tPA)是在内皮细胞上发现的丝氨酸蛋白酶。它是一种催化纤溶酶原转化为

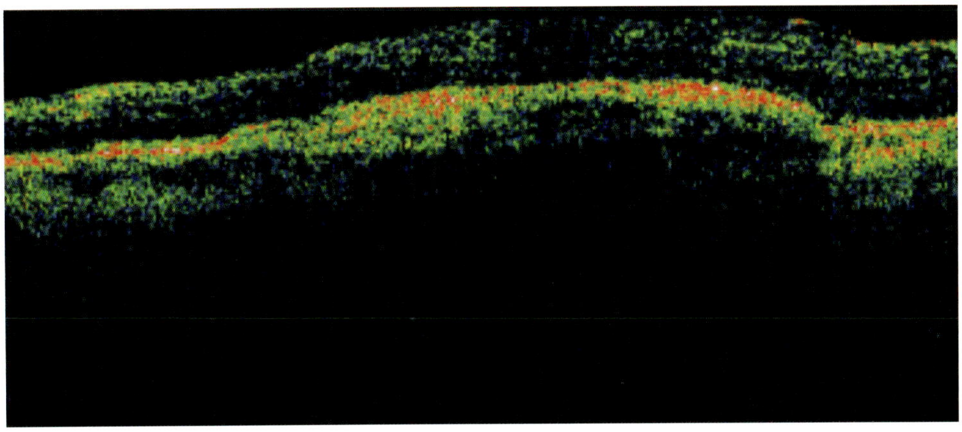

图 32.10 术后 6 个月。OCT 显示了植片良好的结构整合，以及与健康色素上皮之间的连接。

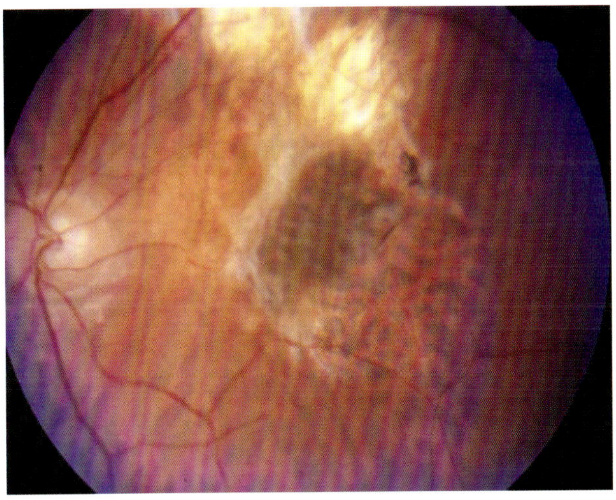

图 32.11 术后 28 个月。临床情况相同，视力改善至 0.1(20/200)Jaeger 7。

纤溶酶的酶，纤溶酶是造成溶血的主要酶[101]。它具有优于其他血栓溶解剂（如链激酶和尿激酶）的优点，因为其会伴随纤维蛋白凝块存在而活性增强，并且形成纤维蛋白、组织纤溶酶原激活物和纤溶酶原的复合物。这些特性使它针对特定的纤维蛋白和血凝块进行选择[102]。可用于临床的 tPA 使用重组生物技术制造，包括阿替普酶、瑞替普酶和替奈普酶。阿替普酶被FDA 批准用于治疗伴有 ST 段抬高、急性缺血性脑卒中、急性大面积肺栓塞和中心静脉通路装置的心肌梗死。瑞替普酶被 FDA 批准用于急性心肌梗死。替奈普酶适用于急性心肌梗死。

视网膜下注射 tPA，使黄斑下出血的即时外科手术成为可能。许多动物试验研究明确了玻璃体内注射 tPA 在兔眼[103,104]和猫眼[105-107]中的视网膜毒性特征。在兔眼中，在高达 50μg/0.1mL 的剂量下未观察到毒性。剂量超过 50μg/0.1mL，就会出现大的坏死性视网膜裂孔、大疱性视网膜脱离和明显的视网膜血管稀疏。在人眼中，4 名患者在玻璃体内注射 100μg tPA 后出现渗出性视网膜脱离，随后出现过度色素沉着[108]。tPA 的视网膜毒性归因于载体中的 L-精氨酸，其阻止了 tPA 的自身降解[106]。注射到玻璃体中的剂量低至 6μg(以 0.1mL 为单位递送)[109]，注射到视网膜下空间的剂量为 6μg/0.1mL[110]，临床上就已经观察到溶血作用。临床剂量为每 0.1mL 递送 5~50μg。

早期，由于担心 tPA 由于体积较大(分子量超过 70kD)而不能进入视网膜下空间，当在兔眼视网膜下无法检测到注射到玻璃体内被标记的 tPA 时，似乎已经证实了早期预测[111]。然而，兔眼玻璃体内注射 69kD 的白蛋白可以在 1 小时内通过视网膜扩散[112]；与兔眼[113]和猪眼内[114]的生理盐水注射相比，玻璃体内 tPA 使视网膜下凝块溶血。这些担心很快就被临床效果消除了。Kimura 等在行玻璃体切割术时发现，玻璃体腔注射 tPA 后 12~36 小时出现溶血[109]。最近，把 tPA 无法进入兔眼视网膜与其临床效果之间的差异归因于物种差异。第三代溶血栓剂，通过重组 DNA 技术产生的具有多点突变的天然 tPA 的变异，显示在玻璃体内注射后可以穿透猪眼视网膜的所有层[115]。在实验动物模型中，视网膜下注射tPA 可促进视网膜下出血的切除[104,107]或方便手术切除[116]，并保护视网膜外层。

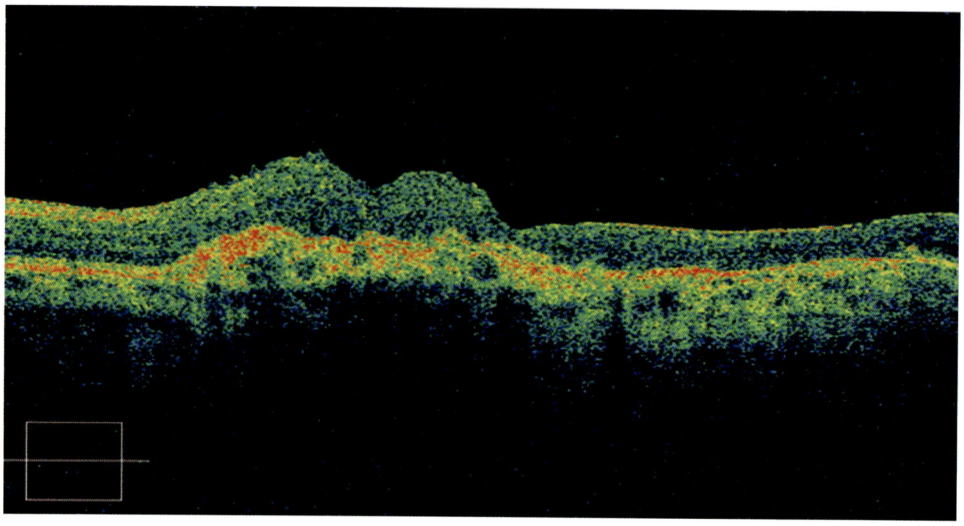

图 32.12 术后 28 个月。OCT 显示植片良好的结构整合和中心凹轮廓形成。

### 4.2.3 手术

视网膜下应用 tPA 使早期手术干预和更好的视力结果预后成为可能[110,117-119]。视网膜下注射 tPA 的小口径注射针已经被开发出来，用于切除中心凹下脉络膜新生血管膜和黄斑转位术（参见视频 32.2）。手术前一天玻璃体内注射 tPA，似乎也有助于在经平坦部玻璃体切割术中清除视网膜下出血[109]。重水可有助于液化血液挤压到玻璃体腔[110,120]。回顾迄今为止已发表的关于黄斑下出血手术干预的报告，患者出血量变化的随访研究相对较少。SST B 组试验随机分配了 336 例出血量相对较大的患者（中心凹下脉络膜新生血管病变超过 3.5 个视盘区域，由至少 50%的血液组成），但未能证明黄斑下手术有任何益处[121]。然而，仅有 38%的患眼使用 tPA，62%的患眼在中心凹下残留超过 4 个视盘区域的血液，但没有报告治疗前出血的持续时间。

在 1996 年的 Vail 玻璃体手术学术会议上，Heriot 通过玻璃体内注射 tPA、玻璃体内注射气体和面朝下体位，成功地驱离了黄斑中心凹区的出血[122]。随后亦有其他报告[108,123-125]。经平坦部注射 tPA 100μg/0.1mL；1 天后，将气体注入眼内；患者俯卧位，将气泡移至黄斑处以驱离溶解的血液。这引起了全世界视网膜外科医生的关注。注射 tPA 后需要等待多长时间再注入气体还有争议。即使没有tPA，黄斑下出血也可能被驱离[126]。外科医生很快就采用了 Heriot 关于驱离黄斑下出血的想法来解决这个问题[127]。通过这项技术，有 87%的患眼中心凹出血消失，59%的患眼有 2 行视力提高[128]。视网膜切开相关并发症的风险被避免了。将 tPA 直接注射到视网膜下腔似乎比玻璃体内注射 tPA 更有效且可预测。

#### 4.2.3.1 技术

作者（LPC）使用以下技术：

- 在药房中制备浓度为 25μg/0.1mL 的组织纤溶酶原激活物并将其送至手术室。将 tPA 吸至手术区域上的 3mL Luer-Lock 注射器。
- 用一小段静脉导管将 39G 或 41G 的视网膜下针连接到 3mL 注射器上。这就隔离了注射器的运动，以免在 tPA 注射时无意中移动位于视网膜下套管的尖端。小心地排出管道和套管中的所有空气。
- 经平坦部玻璃体切割术后，视网膜下套管针前进至视网膜表面，直至脉络膜局部发白。68D 全视野黄斑镜（Advanced Visual Instruments，Inc.，New York）的视角既提供了放大的细节，也有黄斑拱环之间的全视野。
- 手术助手推动注射器上的活塞，将 tPA 注入视网膜下腔。注射部位是在黄斑下出血的边界处，而不是在血凝块本身上进行的。直接在血凝块上注射可能导致视网膜切开术部位因血凝块收缩或由此导致的增殖而失败。
- 通常需要多次注射来清洗血凝块。视神经限制了视网膜下 tPA 扩散至鼻侧。
- 视网膜脱离应限于颞侧血管弓外的后极部。若视网膜脱离超过赤道部，会增加术后孔源性视网膜脱离的风险。

- 视网膜下 tPA 注射后，将小气泡注入视网膜下腔。这促进了中心凹下血液向外周的位移[129]。
- 在康复室中，患者仰卧 1 小时，然后将头部保持直立24 小时。

眼内气体不是驱离血液或填充由 39G 或 41G 视网膜下针管制成的小视网膜切开所必需的。因此，无须向眼内注入任何气体。如果注入气体，通常需要面朝下的体位。Stopa 等得出结论，头部直立位优先于俯卧位，因为这会使平行于视网膜下腔的重力最大化[130]。Foster 和 Chou 证明，当上部有气体且下部有液体时，那部分气泡对玻璃体腔顶部没有浮力作用[131]。这也有支持没有眼内气体时术后应即刻保持头部直立位。视网膜通常在 24 小时后完全附着。这意味着 24 小时后黄斑下出血被再次锁定，并且超过此时间的头部直立位是没有用的。黄斑下出血通常被驱赶到颞下动脉弓，这是注入视网膜下腔的 tPA 的作用(图 32.13 和图 32.14)。

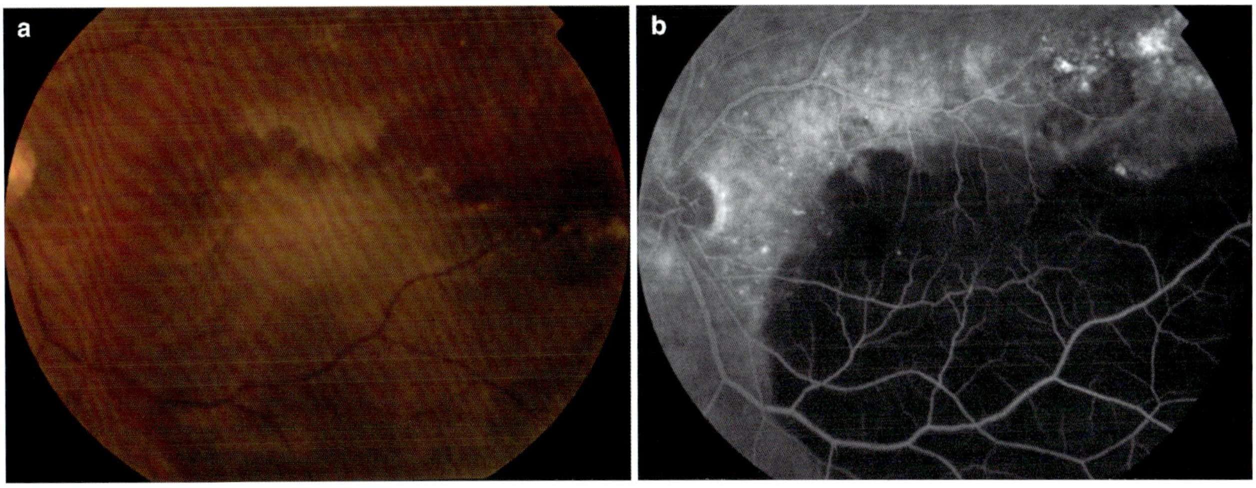


图 32.13　(a)一名患有渗出性年龄相关性黄斑变性和黄斑下出血的 77 岁男性的术前左眼照片，视力明显下降(Courtesy of J. Sebag, MD; VMR Institute for Vitreous Macula Retina)。(b)与(a)为同一例患眼，术前荧光素血管造影显示由黄斑下出血导致的明显遮蔽。(Courtesy of J. Sebag, MD; VMR Institute for Vitreous Macula Retina)

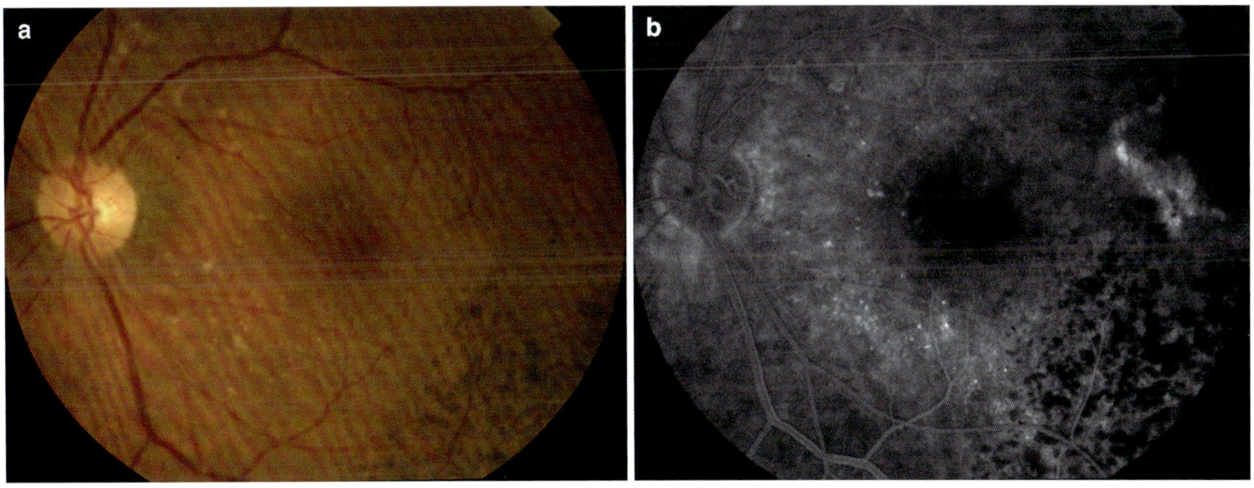


图 32.14　(a)图 32.13 患者的术后眼底照片，通过玻璃体切割术，黄斑下注射 tPA 和 C3F8 填充成功使黄斑下出血移位。鼻侧可见玻璃膜疣，颞下可见 RPE 的改变。视力提高至 20/30 (0.67)(Courtesy of J. Sebag, MD; VMR Institute for Vitreous Macula Retina)。(b)同一例患者的术后荧光素眼底血管造影图片，黄斑颞侧的脉络膜新生血管是黄斑下出血的原因。(Courtesy of J. Sebag, MD; VMR Institute for Vitreous Macula Retina)

4.2.3.2 并发症

并发症包括在注射 tPA 时，中心凹自发性破裂并释放出黄斑下积血，术后孔源性视网膜脱离，出血移位不足，以及黄斑出血破入玻璃体腔。中心凹是视网膜感觉层中最薄的位置，因此容易发生自发性破裂。即使发生了这种情况，视力预后仍然很好，因为这类似于黄斑裂孔的成功修复。如上所述，在赤道部以外完成视网膜脱离增加了孔源性视网膜脱离的风险。视网膜下血液可刺激增生性玻璃体视网膜病变的发展。出血移位不足可能需要重复手术来驱离残留的出血。继发于渗出性年龄相关性黄斑变性的黄斑下出血在被成功驱离后，黄斑下出血很少复发。荧光素血管造影术通常无法识别局限的脉络膜新生血管膜。

大量黄斑下出血驱离无效时，最好用视网膜下 tPA 和 360°视网膜切开术治疗。Machemer 和 Steinhorst 的开创性报告中记录了这些技术，并描述了 3 例严重和近期黄斑下出血的患眼的处理方法[23]（见第 2 节“AMD 中的黄斑转位”）。

**缩略语**

| | |
|---|---|
| AMD | 年龄相关性黄斑变性 |
| bFGF | 碱性成纤维细胞生长因子 |
| CNV | 脉络膜新生血管 |
| DNA | 脱氧核糖核酸 |
| ERG | 视网膜电图 |
| FDA | 美国食品药品管理局 |
| IPE | 虹膜色素上皮 |
| kD | 千道尔顿 |
| MTS | 黄斑全转位 |
| NLP | 无光感 |
| PDT | 光动力疗法 |
| PFCL | 全氟化碳液 |
| PVR | 增生性玻璃体视网膜病变 |
| RCS | 皇家外科学院 |
| RPE | 视网膜色素上皮 |
| SST | 小脑外科手术试验 |
| tPA | 组织纤溶酶原激活物 |
| VEGF | 血管内皮生长因子 |

## 参考文献

1. Machemer R. Surgical approaches to subretinal strands. Am J Ophthalmol. 1980;90:81–5.
2. Lewis H, Aarberg TM, Abrams GW. Subretinal membranes in proliferative vitreoretinopathy. Ophthalmology. 1989;96:1403–14.
3. Zivonovic R. Silicone oil in vitreoretinal surgery. Dordrecht, 1987, Martinus/Nijhoff/DW Junk.
4. Chang S, Lincoff G, Zimmerman NJ. Giant retinal tears: surgical technique and results using perfluorocarbon liquids. Arch Ophthalmol. 1989;107:761–6.
5. de Juan Jr E, Machemer R. Vitreous surgery for haemorrhagic and fibrous complications of age-related macular degeneration. Am J Ophthalmol. 1988;105:25–9.
6. Thomas MA, Kaplan HJ. Surgical removal of subfoveal neovascularisation in the presumed ocular histoplasmosis syndrome. Am J Ophthalmol. 1991;111:1–7.
7. Thomas MA, Grand MG, Williams DF. Surgical management of subfoveal choroidal neovascularisation. Ophthalmology. 1992;99:952–68.
8. Binder S. Surgical treatment of peripapillary choroidal neovascularisation. Br J Ophthalmol. 2007;91:990–1. Editorial.
9. Krebs I, Brannath W, Glittenberg C, Zeiler F, Sebag J, Binder S. Posterior vitreomacular adhesion: a potential risk factor for exudative age-related macular degeneration? Am J Ophthalmol. 2007;144(5):741–6.
10. Bressler NM, Bressler SB, Childs AL, et al. Surgery for hemorrhagic choroidal neovascular lesion of age-related macular degeneration: ophthalmic findings: sst report No 13. Ophthalmology. 2004;111(11):1993–2006.
11. Gass JDM. Biomicroscopic and histopathologic considerations regarding the feasibility of surgical excision of subretinal neovascular membranes. Am J Ophthalmol. 1994;118:285–98.
12. Lambert HM, Capone Jr A, Aaberg T. Surgical excision of subfoveal neovascular membranes in age-related macular degeneration. Am J Ophthalmol. 1992;113:257–62.
13. Berger AS, Kaplan HJ. Clinical experience with the surgical removal of subfoveal neovascular membranes: short term postoperative results. Ophthalmology. 1992;99:969–76.
14. Thomas MA, Dickinson JD, Melberg NS, et al. Visual results after surgical removal of subfoveal neovascular membranes. Ophthalmology. 1994;101:1384–96.
15. Scheider A, Gündisch O, Kampik A. Surgical extraction of subfoveal new vessels and submacular haemorrhage in AMD. Results of a prospective study. Graefes Arch Clin Exp Ophthalmol. 1998;237:10–5.
16. Nasir MA, Sugino I, Zarbin MA. Decreased choriocapillaris perfusion following surgical excision of choroidal neovascular membranes in age-related macular degeneration. Br J Ophthalmol. 1997;81:481–9.
17. Rabenlehner D, Stanzel BV, Krebs I, Binder S, Goll A. Reduction of iatrogenic RPE lesions in AMD patients: evidence for wound healing? Graefes Arch Clin Exp Ophthalmol. 2008;246(3):345–5.
18. Falkner CI, Leitich H, Frommelt F, Bauer P. Binder S The end of submacular surgery for age-related macular degeneration? A meta-analysis. Graefes Arch Clin Exp Ophthalmol. 2007;245(4):490–501.
19. Bressler NM, et al. Submacular Surgery Trials Pilot Study Investigators. Submacular surgery trials randomized pilot trial of laser photocoagulation versus surgery for recurrent choroidal neovascularisation secondary to age-related macular degeneration: I. Ophthalmic outcomes. Submacular surgery trials pilot study report NR 1. Am J Ophthalmol. 2000;130:387–409.
20. Schachat AP. Should we recommend vitreous surgery for patients with choroidal neovascularisation? Arch Ophthalmol. 1994;112:459–61.
21. Lindey P, Finkelstein D, D'anna S. Experimental retinal translocation. Invest Ophthalmol Vis Sci. 1983;24:5242.
22. Tiedeman JS, de Juan JE, Machemer R, et al. Surgical rotation of

the macula. Invest Ophthalmol Vis Sci. 1985;26:559.
23. Machemer R, Steinhorst UH. Retinal separation, retinotomy and macular relocation.II A surgical approach for age-related macular degeneration. Graefes Arch Clin Exp Ophthalmol. 1993;231:635–41.
24. Eckardt C, Eckardt U, Conrad HG. Macular rotation with and without counterrotation of the globe in patients with age-related macular degeneration. Graefes Arch Clin Exp Ophthalmol. 1999; 237:313–25.
25. Toths CA, Freedman SF. Macular translocation with 360 degree peripheral retinectomy impact of technique and surgical experience on visual outcomes. Retina. 2001;21:293–303.
26. Tano Y. Pathologic myopia. Where are we now? Am J Ophthalmol. 2002;134:645–60.
27. Ninimya Y, Lewis JM, Hasegawa T, et al. Retinotomy and foveal translocation for surgical management of subfoveal choroidal neovascular membranes. Am J Ophthalmol. 1996;122:613–21.
28. De Juan Jr E, Loewenstein A, Bressler NM, et al. Translocation of the retina for management of subfoveal choroidal neovascularisation. II: a preliminary report in humans. Am J Ophthalmol. 1998;128:635–46.
29. Lewis H. Macular translocation with chorioscleral outfolding: a pilot clinical study. Am J Ophthalmol. 2001;132:156–63.
30. Kamei M, Tano Y. Limited macular translocation. In: Alfaro V, Ligett P, Mieler WF, Qirioz Mercado H, Jager RD, Tano Y, editors. Age-related macular degeneration. A comprehensive textbook. Philadelphia: Lippincott Williams + Wilkins; 2006.
31. Fujii GY, Pieramici DJ, Humajun MS, et al. Complications associated with limited macular translocation. Am J Ophthalmol. 2000; 130:751–62.
32. Fujii GY, de Juan Jr E, Pieramici DJ. Inferior limited macular translocation for subfoveal choroidal neovascularisation secondary to age-related macular degeneration: 1 year visual outcome and recurrence report. Am J Ophthalmol. 2002;34:69–74.
33. Mruthyunjaja P, Stinnet SS, Toth CA. Change in visual function after macular translocation surgery with 360 degree peripheral retinectomy for neovascular age-related macular degeneration. Ophthalmology. 2004;111(9):1715–24.
34. Ohji M, Fujicado T, Kusaka S, et al. Comparison of three techniques of foveal translocation in patients with subfoveal choroidal neovascularisation resulting from age-related macular degeneration. Am J Ophthalmol. 2001;132:88–96.
35. Aisenbrey S, Lafout BA, Szurman P, et al. Macular translocation with 360 degree retinotomy for exudative age-related macular degeneration. Arch Ophthalmol. 2002;120:451–9.
36. Ehlers JP, Toth CA. Macular translocation. In: Retina. 5th ed. Ryan SJ. Wilkinson CP, Wiedemann P, editors. Surgical retina, vol. 3. 1996–2009.
37. Fricke J, Neugebauer A, Nobis H, et al. Counterrotation of the globe in macular translocation. Graefes Arch Clin Exp Ophthalmol. 2000;238:664–8.
38. Pertile G, Claes C. Macular translocation with 360 degree retinectomy for management of age-related macular degeneration. Am J Ophthalmol. 2002;134:560–5.
39. Lai JC, Lapolice DJ, Stinnett SS. Visual outcome following macular translocation with 360-degree peripheral retinectomy. Arch Ophthalmol. 2002;120:1317–24.
40. Luke M, Ziemsen F, Völker M, et al. Full macular translocation (FMT) versus photodynamic therapy (PDT) with verteporfin in the treatment of neovascular age-related macular degeneration: 2 year results of a prospective, controlled randomized pilot trial (FMT-PDT). Graefes Arch Clin Exp Ophthalmol. 2009;247: 745–54.
41. Björklund A, Stenevi U. Growth of central catecholamine neurons into smooth muscle grafts in the rat mesencephalon. Brain Res. 1971;31(1):1–20.
42. Widner H, Rhencrona S. Transplantation and surgical treatment of parkinsonian syndromes. Curr Opin Neurol Neurosurg. 1993;6: 344–9.
43. Tansley K. The development of the rat eye in graft. J Exp Biol. 1946;22:221–3.
44. Royo PE, Quay WB. Retinal transplantation from fetal to maternal mammalian eye. Growth. 1959;23:313–36.
45. Flood MT, Gouras P, Kjeldbye H. Growth characteristics and ultrastructure of human retinal pigment epithelium in vitro. Invest Ophthalmol Vis Sci. 1980;19(11):1309–20.
46. Gouras P, Flood MT, Kjeldbye H, et al. Transplantation of cultured human retinal pigment epithelium to Bruch's membrane of the owl monkeys eye. Curr Eye Res. 1985;4:253–65.
47. Lopez R, Gouras P, Brittis M, et al. Transplantation of cultured rabbit retinal epithelium to rabbit retina using a closed eye method. Invest Ophthalmol Vis Sci. 1987;28:1131–7.
48. Li LX, Turner JE. Inherited retinal dystrophy in the RSC rat prevention of photoreceptor degeneration by pigment epithelial cell transplantation. Exp Eye Res. 1988;47:911–7.
49. Gouras P. Transplantation of retinal pigment epithelium. In: Marmor M, Wolfensberger TH, editor. The retinal pigment epithelium, vol. 25. Oxford University Press, Oxford, England; 1998. p. 492–507.
50. Das SR, Bhardwaj N, Gouras P. Synthesis of retinoids by human retinal epithelium and transfer to rod outer segments. Biochem J. 1990;268:201–6.
51. Gouras P, Lopez R, Brittis M, et al. Transplantation of cultured retinal epithelium. In: Agarth E, Ehinger B, editors. Retinal signals system, degenerations and transplants. Amsterdam: Elsevier; 1986. p. 271–86.
52. Repucci V, Goluboff E, Wapner F, et al. Retinal pigment epithelium transplantation in the RCS rat. Invest Opthalmol Vis Sci. 1988;29 (ARVO) suppl 144.
53. Bourne M, Campell D, Tansley K. Hereditary degeneration of the rat retina. Br J Ophthalmol. 1938;22:613–23.
54. Mullen RJ, La Vail MM. Inherited retinal dystrophy: primary defect in retinal pigment epithelium determined with chimeric rats. Science. 1976;192:799–801.
55. Heron WL, et al. Retinal dystrophy in the rat. A pigment epithelial disease. Invest Ophthalmol Vis Sci. 1969;8:595–604.
56. Whiteley SJ, Lichfield TM, Tyers P, et al. Retinal pigment epithelium transplanted to the subretinal space improves the papillary light reflex in RCS rats. Invest Ophthalmol Vis Sci. 1995;36(4):212–9.
57. Factorovich EG, Steinberg RH, Tasumura D, et al. Photoreceptor degeneration in inherited retinal dystrophy delayed by basic fibroblast growth factor. Nature. 1990;347:83–6.
58. Perry J, Du J, Kieldbye H, et al. The effects of bFGF on RSC rat eyes. Curr Eye Res. 1995;14:585–92.
59. Peyman GA, Blinder KJ, Paris KJ, et al. A technique for retinal pigment epithelial transplantation for age related macular degeneration secondary to extensive subfoveal scarring. Ophthalmic Surg. 1991;22:102–8.
60. del Cerro M, Das T, Reddy VI, et al. Human fetal neural cell transplantation in retinitis pigmentosa. Vision Research. 1995;35, suppl 140 (abstract).
61. Das T, del Cerro M, Jalali S, et al. The transplantation of human fetal neuroretinal cells in advanced retinitis pigmentosa: results od a long term safety study. Exp Neurol. 1999;157:58–68.
62. Kaplan HJ, Tezel TH, Berger AS, et al. Human photoreceptor transplantation in retinitis pigmentosa; a safety study. Arch Opthalmol. 1997;115:1168–72.
63. Algvere PV, Berglin L, Gouras P, et al. Transplantation of fetal retinal pigment epithelium in age-related macular degeneration with subfoveal neovascularisation. Graefes Arch Clin Exp Ophthalmol. 1994;232:707–16.
64. Rezai KA, Kohen L, Wiedemann P, et al. Iris pigment epithelium transplantation. Graefes Arch Clin Exp Ophthalmol. 1997;235(9): 558–62.
65. Gelance M, Meneses P, Rosenfeld MR, et al. Long-term results of autologous transplantation of iris pigmented epithelial cells into the subretinal space. Invest Ophthalmol Vis Sci. 1997;38(4):334–42.
66. Tamai M, Abe T, Tomita H, et al. Autologous iris pigment transplantation in age related macular degeneration. In: Das T, editor. Retina. Current practice and future trends. Hyderabad: PARAS Publishing; 1999. p. 151–61.
67. Thumann G, Aisenbrey S, Schraemeyer U. Transplantation of autologous iris pigment epithelium after removal of choroidal neovascular membranes. Arch Ophthalmol. 2000;118(10):1350–5.
68. Thuman G, Heimann K, Schraemeyer U. Quantitative phagocytosis

# 第 33 章
# 玻璃体黄斑病变的手术治疗

Marta S. Figueroa, Inés Contreras

## 本章要点



**关键词**

玻璃体;黄斑;黄斑皱褶;假性黄斑裂孔;板层黄斑裂孔;全层黄斑裂孔;玻璃体黄斑牵拉;玻璃体切割术;染色分离术;黄斑前膜

**核心概念**

1. 黄斑皱褶的手术时机还不是很明确。如存在视力进行性下降、视物变形或频域 OCT 显示光感受器受损,则应考虑手术治疗。手术须切除中央及周边部玻璃体,行黄斑前膜及内界膜剥除以防复发。
2. 板层黄斑裂孔及假性黄斑裂孔进展缓慢,只有 OCT 显示光感受器受损及视力下降的患者才须考虑手术治疗。如进行手术,则黄斑前膜及内界膜都应被剥除并联合气体填充以保证黄斑裂孔封闭。

---

电子补充材料:补充材料可在本章的在线版本 10.1007/978-1-4939-1086.1_33.中获得。也可以在 http://www.springerimages. com/videos/978-1-4939-1085-4 上查看相关视频。

M.S. Figueroa, MD, PhD(✉)
Department of Ophthalmology, Hospital Universitario Ramón y Cajal, Instituto Ramón yCajal de Investigaciones Sanitarias (IRYCIS), Madrid, Spain
vissum Madrid, Madrid, spain
e-mail: figueroa! servicom2000.cm

I. Contreras, MD, PhD
Department of Ophthalmology, Hospital Universitario Pamón y Cajal, Instituto Ramón y Cajal de Investigaciones Sanitarias (IRYCIS), Madrid, Spain
Clínica Rementería, Madrid, Spain
e-mail: inescon3@yahoo.com

3. 2~4 期的全层黄斑裂孔应立即手术治疗，手术应行内界膜剥除联合气体填充以保证黄斑裂孔封闭。
4. 玻璃体黄斑牵拉的患者，如视力低于 20/40 或伴有严重的视物变形，可考虑玻璃体切割术治疗。如患者视力较好，但 OCT 上显示牵拉明显伴视力进行性下降者也可考虑手术治疗。术中行玻璃体后脱离须非常小心，因为玻璃体与黄斑粘连紧密，需要锐性分离。

## 1. 黄斑皱褶

黄斑皱褶是由黄斑前膜(premacular membrane)引起的，既往常称为视网膜前膜（epiretinal membrane)。然而“epi”意为邻近，会被误解为视网膜下，而因为这层膜位于黄斑区，所以“premacular”一词更为恰当。黄斑前膜是黄斑区内界膜上的纤维细胞增生所致(见第 18 章“玻璃体与黄斑皱褶”)。黄斑前膜的收缩牵拉致黄斑结构的进行性改变，导致视力下降及视物变形(图 33.1)。玻璃体切割联合前膜剥除可以松解黄斑区的牵拉，并可提高视力及改善视物变形。因为黄斑皱褶发病率高[1]且进展缓慢，手术时机目前还不十分明确。此外，有些患者虽然剥除黄斑前膜，视力预后却并不理想。最近几年，有些研究报道通过关注预后因素来帮助手术医生是否推荐患者选择手术。

频域光学相干断层扫描(SD-OCT)拥有高速扫描及 3μm 的分辨率，可分层显示视网膜，能发现视网膜微小病变。健康眼的 SD-OCT 图像可清晰显示

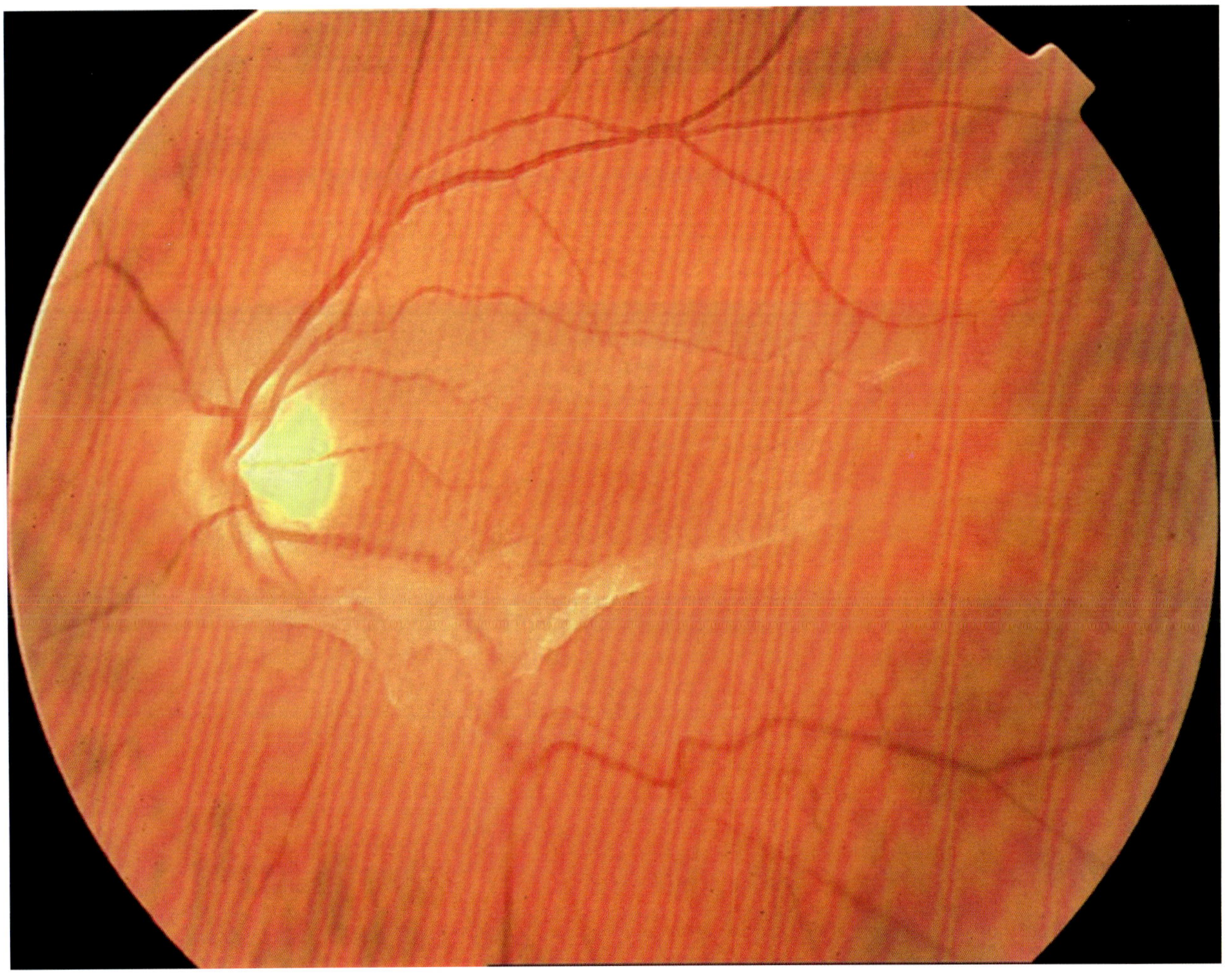

图 33.1 黄斑前膜眼底像。

出外层视网膜的4条高反射光带。目前，这4条高反射光带所反映的结构已达成共识，最外面的光带为视网膜色素上皮层(RPE)与Bruch膜复合体，最内层光带为外界膜(ELM)，为光感受器细胞内节与Müller细胞突触的连接带。ELM后方的光带既往被认为是光感受器内节与外节的交界区，目前认为是光感受器外节的椭圆体区，称为“椭圆体带”。椭圆体带与RPE之间的光带既往被称为COST层或Verhoeff膜，为光感受器细胞外节的顶端。目前则被认为是光感受器细胞外节与RPE相连接的突触，被称为嵌合体带。椭圆体带反映了光感受器外节的完整性：清晰连续的线条反映光感受器外节的膜盘排列规则。膜盘规则排列，光感受器功能才能正常，所以椭圆体带可以明确反映光感受器功能是否正常。

## 1.1 预后因素及手术指征

术后视力主要影响因素是病程长短和光感受器的完整性。如果病程较短，则结构更容易恢复。但很多患者并不清楚自己的发病时间，所以有些研究发现病程与术后视力显著相关[2]，而有些研究则没有显示相关性[3]。基线视力与光感受器完整性密切相关。许多研究表明椭圆体带及嵌合体带与视力预后高度相关[4-10](图33.2)。术后，受损的光感受器可能随时间慢慢修复(通常至少需要6个月才能完全恢复正常[7])，虽然并不常见[10](图33.3)。这说明及时手术有利于防止光感受器不可逆性损伤。然而必须认识到手术也可能造成光感受器损伤，导致术前完整的椭圆体带及嵌合体带在术后出现不连续的情况[10]。

如光感受器层完整，黄斑前膜收缩牵拉导致的黄斑区视网膜增厚也与视力相关[3,6]。术后黄斑中心凹形态的恢复与视功能改善相关[4](图33.4)。然而，中心凹形态未恢复，术后视力往往也能够提高（图33.5）。这些研究结果可以推测出黄斑前膜的牵拉可以改变黄斑区的结构及外层视网膜与RPE的交界区，且未损伤光感受器[9]。所以光感受器的完整性是影响视力预后的主要因素。

视物变形与术前视网膜增厚[3,11]及椭圆体带中断[11]相关。更具体地说，视物变形与内核层水肿有关[3,8,12]。术后仍有视物变形的患者通常发生在术前视物变形严重[3,6,11]和术前及术后椭圆体带中断严重的病例中[11]。

En face OCT图像显示的黄斑皱褶提示可能存在4个象限的视网膜收缩牵拉[13]。因此说明存在3

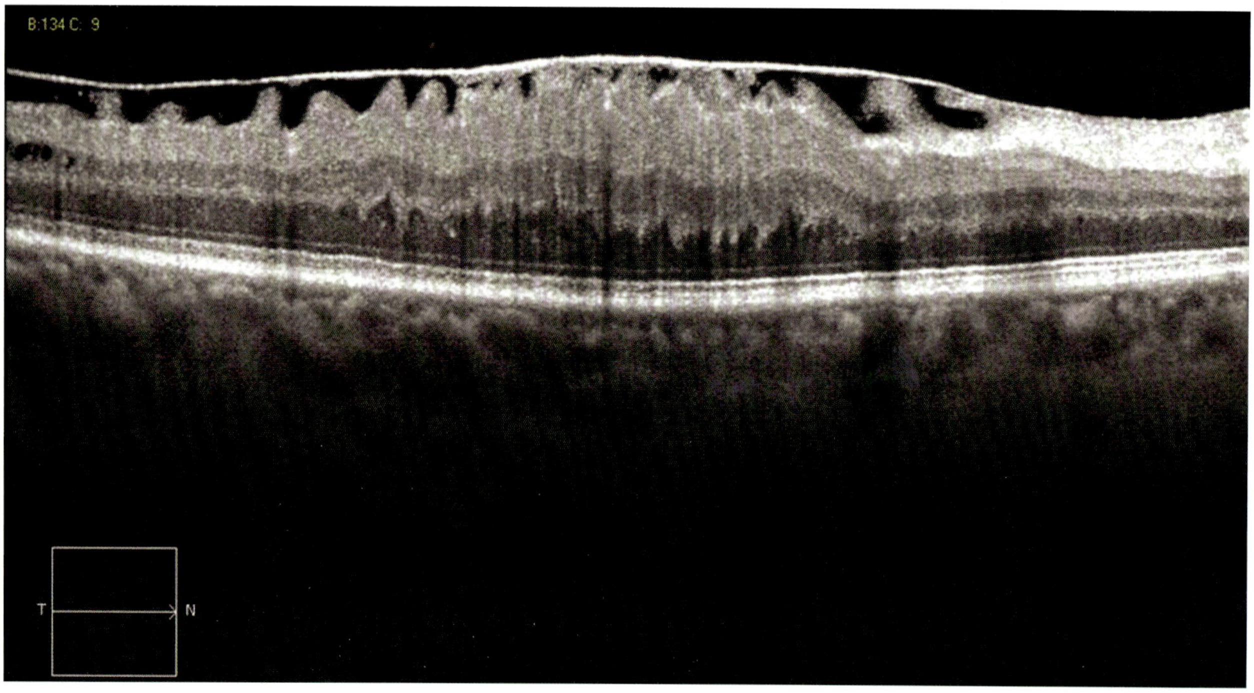


图33.2 黄斑前膜伴结构完整的椭圆体带及嵌合体带。

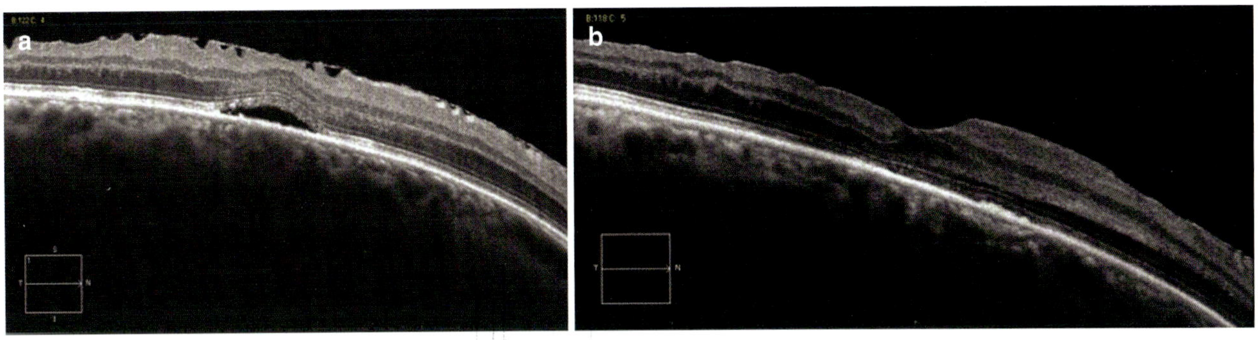

图 33.3　(a)黄斑前膜致黄斑中心凹视网膜脱离，光感受器受损；(b)术后受损的光感受器结构恢复。

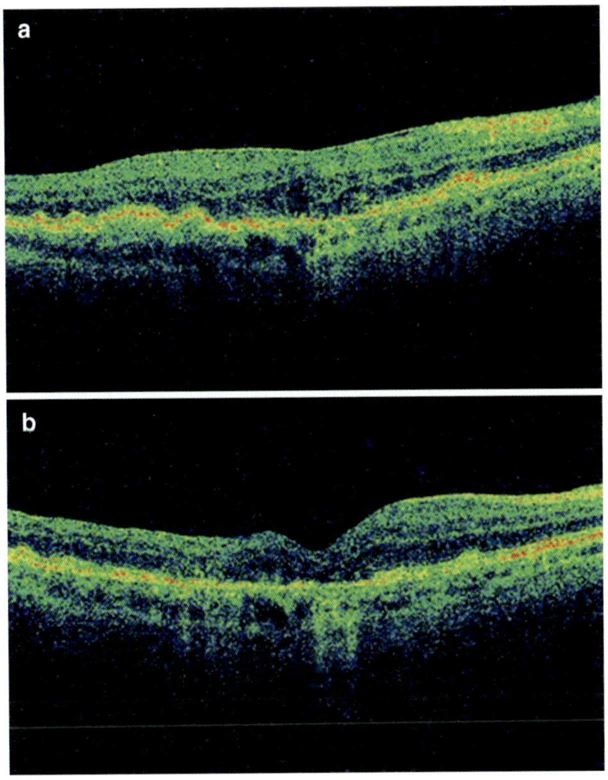

图 33.4　(a)黄斑前膜收缩致中央视网膜增厚；(b)术后黄斑中心凹形态恢复。

或 4 个皱褶比 1 或 2 个皱褶更容易出现视网膜内囊腔及视网膜增厚。多发的黄斑皱褶比单个或 2 个黄斑皱褶的术后效果更明显。在另一个采用 SD-OCT/激光扫描检眼镜(SLO)的研究中发现视网膜内囊腔在玻璃体视盘粘连的病例比完全性玻璃体后脱离(PVD)的发生率高[14]。幸运的是，完全性PVD 在黄斑皱褶患眼中非常常见(高达 90%)，可降低视网膜内囊腔发生率并有利于手术操作。

## 1.2 手术方式

黄斑皱褶手术常使用 25G、23G 或 27G 套管(视频 33.1)。使用棉签将结膜移位约 2mm，于角膜缘后 3.5mm，角度 20°~30°，套管针穿刺入巩膜。一旦进入套管针，套管朝眼球中心方向进入眼内。用镊子固定套管开口处，拔除套管针。手术结束时拔除套管，棉签推移结膜，按摩巩膜切口处儿秒钟以关闭切口。如存在渗漏，则采用 8-0 薇乔线经结膜缝合巩膜切口。线结采用活结，这样可以方便门诊随访时拆线。因为长时间的缝线可导致严重的结膜炎症，所以如有切口渗漏，则采用可拆除缝线缝合。如果通过结膜难以寻找到巩膜切口，则须剪开部分结膜以暴露出巩膜切口，之后予以常规缝合巩膜及结膜。

黄斑皱褶手术采用的是三通道玻璃体切割术(视频 33.1)。先行中央部玻璃体切割，再进行经巩膜外顶压行周边部玻璃体切割。这样可避免器械进出眼内时所致的玻璃体嵌顿，因为玻璃体牵拉可致医源性裂孔形成。如果需要，可在视盘周围使用玻切头吸引制造玻璃体后脱离。黄斑皱褶手术时黄斑前膜通常可以直接看到并通过镊子抓取剥除。黄斑前膜须运用牵拉视网膜切线方向的力小心剥除，避免前后拉力导致黄斑裂孔形成（视频 33.1 和视频 33.2)。手术结束前，巩膜外顶压下再次详细查看周边视网膜。如存在视网膜裂孔，予以激光封闭。

### 1.2.1 内界膜剥除联合或不联合内界膜染色

黄斑皱褶手术是否剥除 ILM 还存在争议。如行

ILM 剥除，笔者认为应先降低灌注，通过套管进入玻璃体腔，在后极部使用亮蓝染色 ILM。30 秒后，使用玻切头吸除染料。在血管弓附近使用 ILM 镊抓取 ILM 进行环形撕除，方法同撕囊（视频 33.2）。ILM 剥除的目的是去除肌成纤维细胞增生的界面从而减少黄斑皱褶的复发率。表 33.1 展示了黄斑皱褶手术联合 ILM 剥除与不剥除 ILM 的对照研究。这些研究显示 ILM 剥除可以减少或避免黄斑皱褶复发[15-17]。Shimada 等[17]开展了黄斑皱褶手术联合 ILM 剥除的前瞻性研究。组织病理检查发现一部分黄斑前膜残存于未剥除的 ILM，可能是由玻璃体劈裂导致的[18-20]。对 15 例 ILM 标本进行详细检查，发现 6 例（40%）残存黄斑前膜。6 例复发性黄斑皱褶再次手术时，行亮蓝染色后发现 2 例部分 ILM 残留，4 例完整 ILM 存留[17]。

有些研究报道行 ILM 剥除后存在视力下降及视野缺损[16,21]。然而，在某些病例，相比 ILM 剥除，吲哚菁绿（ICG）染色可能是这些不良事件的主要原因。确实，有研究对比了黄斑皱褶手术中剥除 ILM 时染色与不染色的术后视力。Haritoglou 等[22]发现视力预后差只发生在使用 ICG 染色的病例中。未使用 ICG 染色的病例未出现视野缺损[22]。在超过 200 例的前瞻性研究中，Shimada 等[17]并未发现使用亮蓝染色或不使用亮蓝存在视觉上显著差异。虽然所有染色剂均存在潜在的视网膜毒性[23,24]，但在我们所使用的浓度和时间上（见第 34 章“玻璃体视网膜手术中的化学染色技术”），亮蓝并不存在相应毒性。

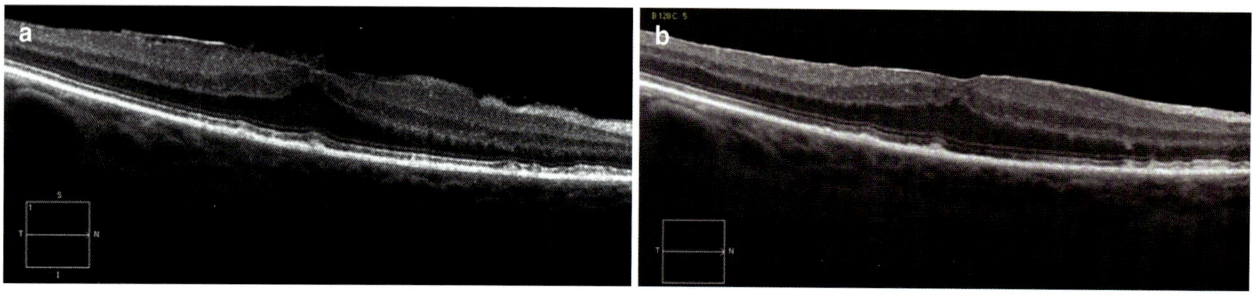


图 33.5 （a）黄斑前膜术前视力 20/40；（b）术后黄斑中心凹形态虽然未恢复，但视力提高到 20/25。

表 33.1 黄斑前膜手术 ILM 剥除与不剥除的对照研究结果

| 作者，年份及研究类型 | 随访时间 | ILM 是否剥除（染色） | 眼数 | 术前 BCVA | 术后 BCVA | *P* 值 | 并发症 | *P* 值 |
|---|---|---|---|---|---|---|---|---|
| Kwok（2005）[15] 回顾性研究 | 18 个月 | 剥除（ICG） | 25 只眼 | 0.77±0.50 | 0.46±0.37 | 0.048 | 1 例视网膜脱离<br>复发率 0 | 0.030 |
| | | 未剥除 | 18 只眼 | 0.96±0.18 | 0.65±0.32 | | 复发率 16.7%<br>1 例视网膜脱离 | |
| Park（2003）[16] 回顾性研究 | 3 个月 | 剥除 | 20 只眼 | — | 100%提高 | 0.01 | 复发率 0 | NR |
| | | 未剥除 | 24 只眼 | — | 79%提高或无变化 | | 复发率 21% | |
| Shimada(2009)[17] 前瞻性研究 | 12 个月 | 剥除（BBG） | 142 只眼 | | | 0.768 | 复发率 0 | <0.0001 |
| | | PMM 未染色 | 46 只眼 | 0.57±0.31 | 0.29±0.28 | | 复发率 0 | |
| | | PMM-TA 染色 | 42 只眼 | 0.56±0.31 | 0.28±0.30 | | 复发率 0 | |
| | | PMM-BBG 染色 | 54 只眼 | 0.59±0.36 | 0.23±0.26 | | 复发率 0 | |
| | | 未剥除 | 104 只眼 | 0.56±0.34 | 0.30±0.32 | | 复发率 16.3% | |

视力报告采用 LogMAR 视力量表；采用均数±标准差表示。

PMM，黄斑前膜；BBG，亮蓝；TA，曲安奈德；ILM，内界膜；ICG，吲哚菁绿；BCVA，最佳矫正视力；NR，未报道。

ILM 剥除可能导致不同程度的内层视网膜损伤引起了广泛关注(图 33.6)(见第 35 章"黄斑裂孔和黄斑皱褶的再手术")。这个问题将在全层黄斑裂孔治疗中详细讨论(下文)。

一些前瞻性研究显示 27G、25G 及 23G 微创玻璃体切割术较 20G 有更好的术后效果。在视网膜前膜手术中,相比 20G 玻璃体切割术,微创玻璃体切割术可以更快更好地恢复视力,并且术后炎症反应更轻微[25]。手术时间短,大多数病例无须缝线,对于患者及术者均有好处[26]。相比传统玻璃体切割术,微创玻璃体切割术的并发症的发生率与之相似或更少[25,26](见下文)。

### 1.3 手术结果

表 33.2 列出了部分近期黄斑皱褶术后效果的研究报道。48%~80%的患眼视力可以提高至少 2 行。视力下降的病例非常少见,为 5%~10%。术后黄斑区视网膜厚度显著下降。视力提高及视网膜厚度降低通常发生在黄斑前膜剥除术后 2 周内。在术后 1 个月,71.5%的病例最佳矫正视力得以提高,61.3%的病例黄斑区网膜厚度降低。并且仍有视力持续提高至术后 12 个月[11]。视物变形的改善比较缓慢,33%的病例完全恢复[11]。视物变形的改善程度一直持续到术后 12 个月[6]。同前文预后因素中所讨论的一样,更好的视力预后与术后光感受器的恢复高度相关,可在 SD-OCT 上显示出完整的椭圆体带及嵌合体带。

#### 1.3.1 手术并发症

黄斑皱褶微创玻璃体切割手术的并发症相对较少。最常见的并发症是术中或术后出现视网膜裂孔,发生率为 2.2%~8.4%。视网膜裂孔可能与诱导玻璃体后脱离有关[26]。手术结束后经巩膜外顶压详细检查周边视网膜可以发现裂孔并在术中处理,以预防术后视网膜脱离,其发生率为 0.5%~1.0%[25-27]。高眼压发生率为 2%~3.3%[25,26],通常局部药物可以控制。低眼压及术后切口渗漏发生率为 0.6%~22%[25-27]。主要发生在 25G 微创手术中;大多数低眼压在术后 1 周内恢复。术毕详细检查巩膜切口,缝合渗漏切口可以避免术后低眼压,术后低眼压可能导致脉络膜脱离。眼内炎发生率较低,为 0~1.6%[25-27]。全层黄斑裂孔的发生率也很低(1%[25])。黄斑前膜复发率波动较大(1%~20%[2,15-17]);发生率高的情况为上述 ILM 未剥除的研究。

## 2. 假性黄斑裂孔

假性黄斑裂孔是由黄斑前膜向心性收缩牵拉所致(图 33.7)。关于假性黄斑裂孔的报道较少,并且须仔细分辨。因为在 OCT 仪器出现前,有些假性黄斑裂孔与黄斑板层裂孔难以准确区别。García-Fernández 等[28]分析了 25 例假性黄斑裂孔形成的病例。随访 12~84 个月期间,在无白内障的病例中,视力无明显变化,平均视力为 0.18 LogMAR(0.00~0.7)[28]。

只有一篇文章报道了基于 OCT 的假性黄斑裂孔的术后效果[29]。这篇文章的作者将假性黄斑裂孔分为假性黄斑裂孔伴拉直的中心凹边缘与拉直的中心凹边缘伴内层和外层视网膜间的部分劈裂。我们认为只有前组为真正的假性黄斑裂孔,后面一组为板层黄斑裂孔。14 只眼行经平坦部玻璃体切割,黄斑前膜剥除及亮蓝染色 ILM 剥除术,术后效果较好,视力从平均 0.41LogMAR(0.2~0.7)提高到 0.23 LogMAR(0~0.6)。这组前瞻性研究中均无并发症发生[29]。所以我们认为假性黄斑裂孔只有在视力下降严重及视物变形的情况下才考虑手术,如行玻璃体切割手术,应剥除 ILM 以防复发(视频 33.3)。

## 3. 板层黄斑裂孔

### 3.1 手术预后及手术指征

只有很少的研究报道了板层黄斑裂孔的自然病程。Theodossiadis 等[30]在 3 年中随访了 41 例板层黄斑裂孔病例。其中 11 例(22%)视力有所下降;另外 30 例(78%)视力无明显改变。视力下降的最主要原因是黄斑囊样水肿、黄斑中心凹缺损直径变大或黄斑中心凹处视网膜变薄[30]。García-Fernández 等[28]分析了 83 例板层黄斑裂孔的病程。在 12~84 个月的随访期间,无白内障的病例其视力无明显改变,平均视力为 0.24 LogMAR(0.00~1.30)[28]。其他研究主要关注影响术后视力预后的因素。2009 年,Sebag 等

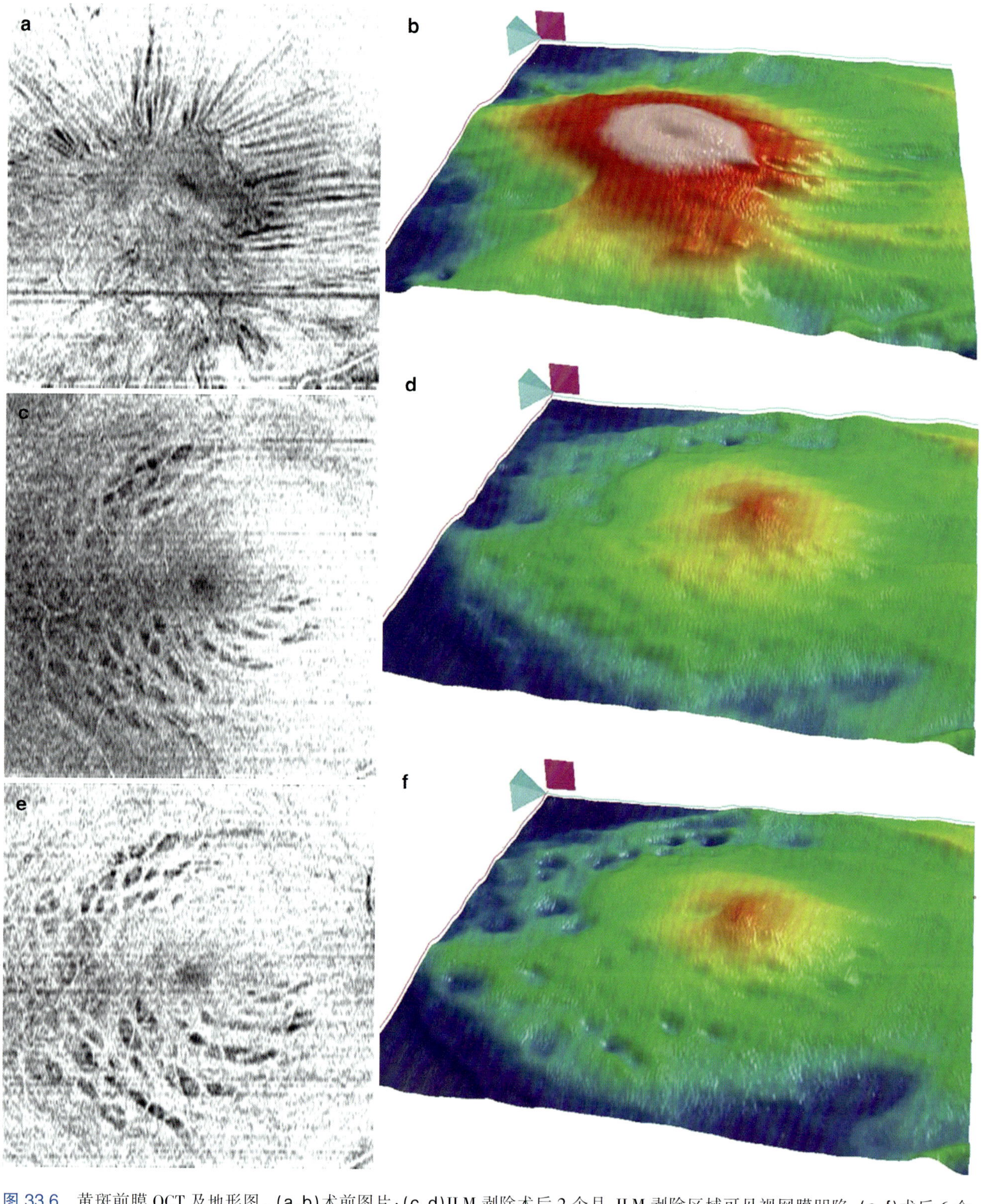


图 33.6 黄斑前膜 OCT 及地形图。(a,b)术前图片；(c,d)ILM 剥除术后 2 个月，ILM 剥除区域可见视网膜凹陷；(e,f)术后 6 个月视网膜凹陷明显增多。

表 33.2 黄斑前膜手术 ILM 剥除与不剥除的对照研究结果

| 作者,年份及研究类型 | 随访时间 | ILM 剥除眼数 | 染色 | 术前 BCVA | 术后 BCVA | 术前 CRT 或 CFT (μm) | 术后 CRT 或 CFT (μm) |
|---|---|---|---|---|---|---|---|
| Bae(2013)[11]<br>前瞻性研究 | 6 个月 | 26 只眼未剥除<br>3 只眼剥除 | TA 染色 PMM | 0.4±0.2 | 0.4±0.2 | CRT 435.6±86.3 | CRT 340.0±68.7 |
| Falkner-Radler(2010)[4]<br>前瞻性研究 | 3 个月 | 41 只眼剥除 | TB 染色 PMM,BBG 或 ICG 联合 TB 染色 ILM | 0.56±0.21 | 0.39±0.24<br>46%提高 2 行视力 | CRT 436±105 | CRT 380±76 |
| Shimozono(2012)[9]<br>回顾性研究 | 3 个月 | 43 只眼剥除<br>7 只眼未剥除 | ICG 染色 ILM | 0.28±0.25 | 0.10±0.22 | CFT 356±145 | CFT 303±92 |
| Suh(2009)[10]<br>前瞻性研究 | 3 个月 | 38 只眼剥除<br>63 只眼未剥除 | TA 或 ICG 染色 ILM | 中位数 0.54(范围 0.1~1.3) | 中位数 0.18(范围-0.1~1)<br>80.2%视力提高 2 行 | CRT 426.8±186.0 | CRT 327.4±94.1 |
| Kinoshita (2012)[6]<br>前瞻性研究 | 12 个月 | 49 只眼剥除 | TA 染色 ILM | 0.38±0.03 | 视力(0.09 6 0.03)<br>67.3%视力提高≥0.2 LogMAR | CFT 418.2±19.2 | |
| Kim(2012)[3]<br>前瞻性研究 | 6 个月 | ILM 剥除 | 未染色或使用 ICG 染色 ILM | 68.8±8.5 ETDRS | 76.0±7.2 | CFT 372.44±115.83 | |

视力报告采用 LogMAR 量表;采用均数±标准差表示。

PMM,黄斑前膜;BBG,亮蓝 G;TA,曲安奈德;ILM,内界膜;ICG,吲哚菁绿;BCVA,最佳矫正视力;CRT,中央视网膜厚度;CFT,黄斑中心凹厚度;ETDRS,糖尿病性视网膜病变早期治疗研究。

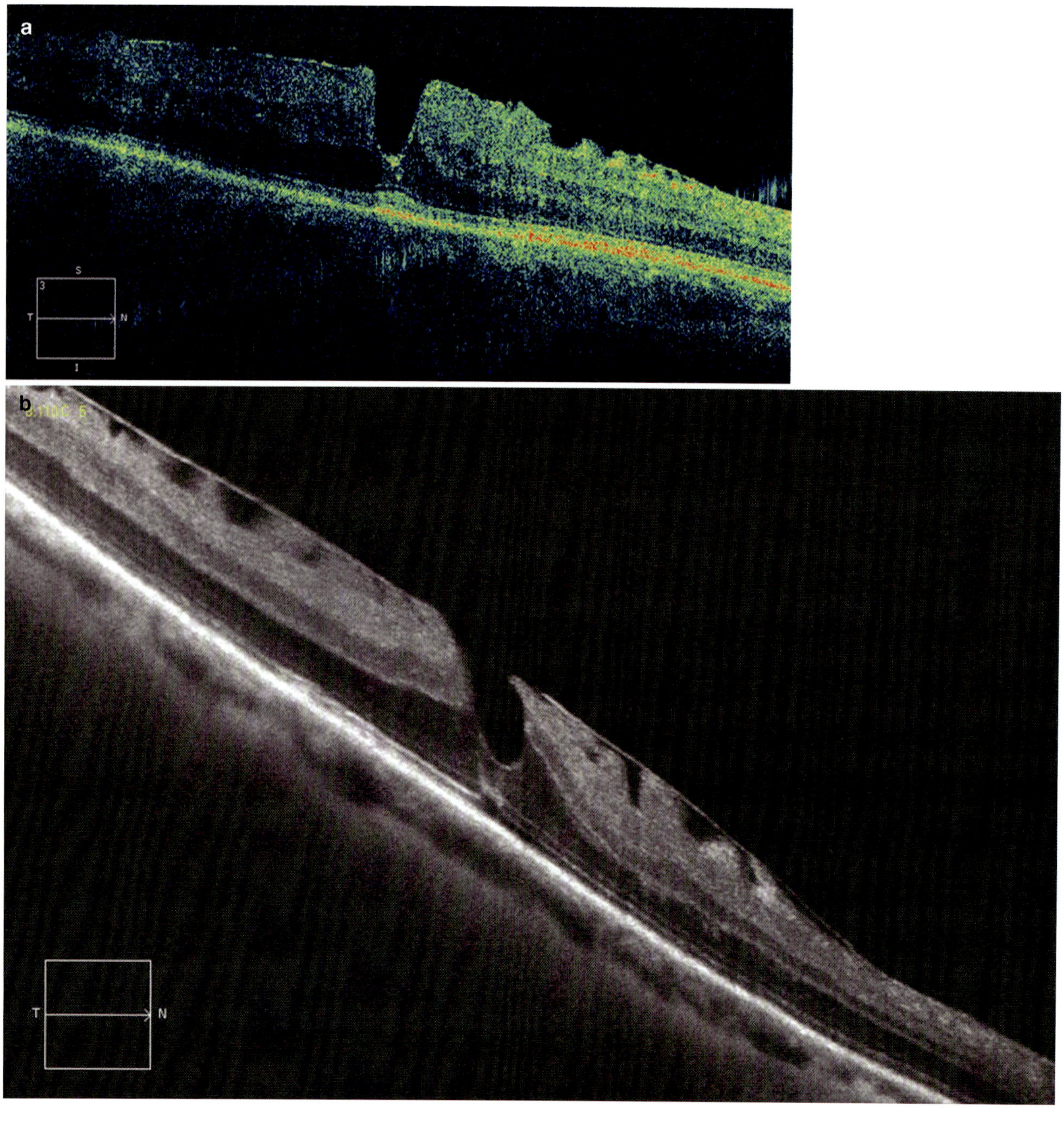


图 33.7　(a,b)假性黄斑裂孔 SD-OCT 图像显示黄斑中心凹边缘陡峭,黄斑中心凹呈圆柱形,黄斑前膜向心性收缩致黄斑中心凹形态陡峭。

报道板层黄斑裂孔患眼中视网膜内囊腔在玻璃体视盘粘连的病例中发生率为 75%，而在无玻璃体视盘粘连的病例中只有 43%[31]。Wang 等发现玻璃体视盘粘连合并视网膜内囊腔的病例板层黄斑裂孔发生率为 50%，而无视网膜内囊腔的为 20%[14]。3 年后，Romano 等[32]发现板层黄斑裂孔合并玻璃体视盘粘连的病例中，视网膜内囊腔发生率为 46%，而无玻璃体视盘粘连的为 9.6%。视网膜内囊腔与较差的视功能预后显著相关[32]。术后视力提高程度与术前视力相关[33,34]。未发现裂孔最大直径与术后视力预后相关，裂孔区黄斑中心凹视网膜变薄是否相关并不清楚[33,34]。椭圆体带中断的病例视力难以提高[34,35]。这些研究结果表明在视力进行性下降，存在视物变形或 OCT 上发现光感受器层存在中断的病例需须手术治疗。

## 3.2 手术方式

在一些病例研究中，OCT 及术中均发现存在黄斑前膜[34,36-38]（视频 33.4 和图 33.8）。有些板层裂孔合并黄斑前膜异常增厚，在高分辨率的 OCT 上显示中等反射[39]（图 33.9）。黄斑前膜向心性收缩牵拉内层视网膜致 OCT 上显示的视网膜水平劈裂（图 33.10）。这些劈裂通常发生在同一层次：位于外丛状层与外核层之间，可能是这一层次抗拉力较差。事实上，SD-OCT 显示视网膜内层与外层间水平劈裂腔中存在组织连接（图 33.11）。因为黄斑前膜收缩牵拉是板层黄斑裂孔形成的一个因素，所以剥除黄

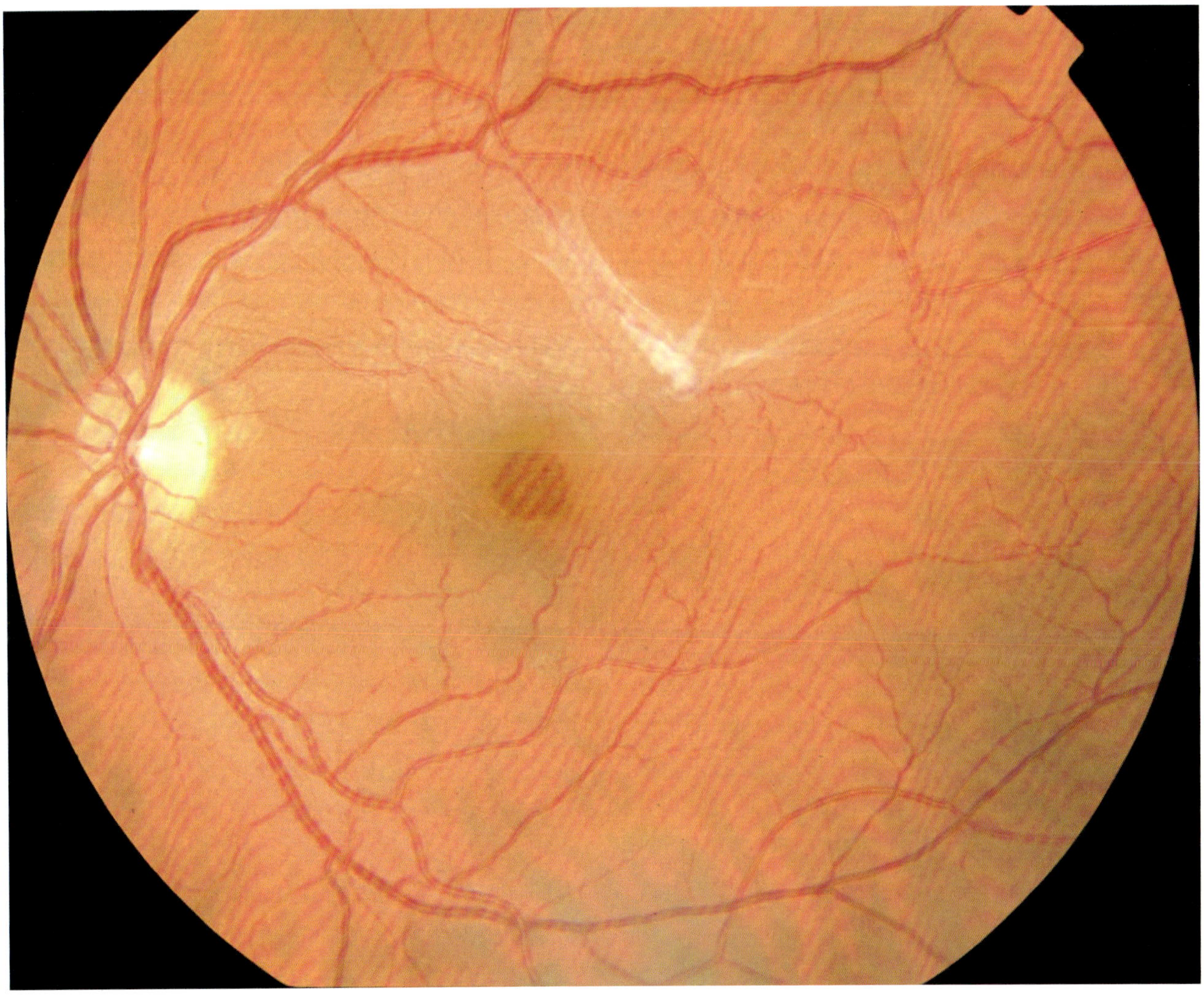

图 33.8 黄斑前膜致板层黄斑裂孔的眼底像。

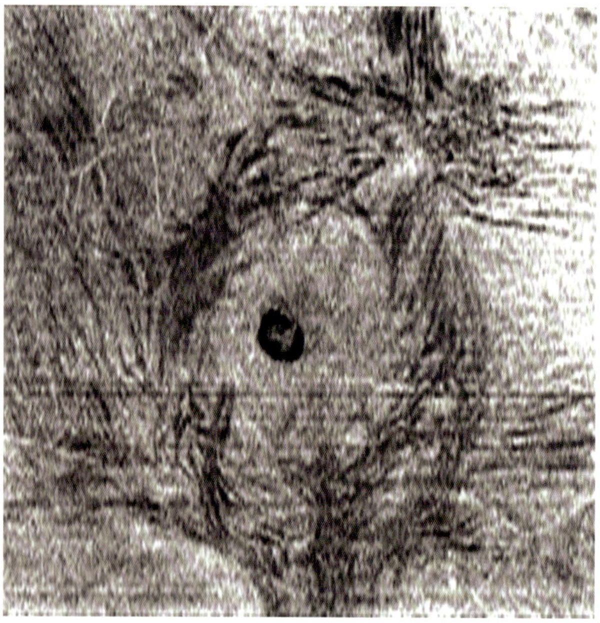

图 33.9 En face OCT 示板层黄斑裂孔和黄斑前膜伴不规则皱褶。

斑前膜是必要的，以提高术后效果(视频 33.5)。即使有些术后仍存在板层黄斑裂孔的病例，剥除黄斑前膜及 ILM 可以防止视网膜进一步拉伸及视力恶化，所以此类病例也可获益于手术。虽然有些术者不行玻璃体腔填充(见表 33.3)，笔者还是坚持采用气体填充，并要求患者保持俯卧位 1 周。因为裂孔边缘锐利，我们相信气体填充及俯卧位是必须的，可以让裂孔边缘复位以达到裂孔完全闭合的效果。

### 3.3 手术结果及并发症

表 33.3 展示了大部分已发表的板层黄斑裂孔术后效果的研究报道。Hirakawa[40]及 Kokame[41]的早期研究报道示在视力进行性下降的病例中行玻璃体切割联合 ILM 剥除可有非常好的结构及功能的预后。在一组大型前瞻性研究中，Michaelevska 等[42]报道了 50%的病例(13 只眼)黄斑中心凹形态完全恢复。27%(7 只眼)存在黄斑中心凹形态不规则。另外 4 只眼(15.3%)存在缺损，类似于假性黄斑裂孔，以及 2 只眼(7.7%)存在板层黄斑裂孔[42]。根据以往经验，我们发现板层黄斑裂孔术后视网膜愈合是由内层视网膜开始，再到外层视网膜。这就可以解释在术后随访中 SD-OCT 常能发现视网膜内假性囊腔。即使存在这些假性囊腔，视力仍可以提高，可能需要长达 10 个月的恢复(图 33.12)[36]。

并发症包括黄斑前膜剥除手术相关的并发症及全层黄斑裂孔的形成(表 33.3)。

## 4. 全层黄斑裂孔

### 4.1 手术预后

如前述的黄斑皱褶，术后视力恢复的主要影响因素是术前视力[43-45]。术前黄斑裂孔的病程与解剖复位无明显关联，可能是因为患者并不十分明确何时发病的[44]。近期有研究报道 OCT 检查所示的黄斑裂孔形态与术后效果有相关性。裂孔基底直径[44,46-48]，黄斑裂孔内口直径[48]，裂孔最小直径[44,46-48]与术后解剖复位和视力恢复有关（图 33.13）。虽然有些研究基于上述测量数据计算不同的指数，但在预测上无明显实际优势[48]。上述指标中，术前裂孔基底直径是最有用的，其与术后解剖复位及术后视力恢复高度相关，并且 OCT 可以很容易测量出。选择裂孔基底直径这项指标是明智的，因为该指标(在 RPE 层面上的裂孔）就代表裂孔治疗的部位。直径 500μm 以内的黄斑裂孔首次术后解剖复位率可达 100%[44]。术前反映光感受器损伤的椭圆体带缺损的程度可很好地预测术后黄斑敏感度[49]与术后视力[50]。

### 4.2 手术方式

近期有 2 组随机对照临床试验为黄斑裂孔手术提供了重要信息。全层黄斑裂孔与内界膜剥除研究(FILMS)是项务实的临床研究，其纳入 2 期或 3 期黄斑裂孔，共 127 只眼，随访 6 个月[51]。病例随机分组为玻璃体切割术联合或不联合锥虫蓝染色辅助的 ILM 剥除。在有晶状体眼的病例中，同时行白内障手术。1 个月随访时，ILM 剥除组中 56 只眼(84%)黄斑裂孔闭合，而未行 ILM 剥除的只有 31 只眼(48%)裂孔闭合，差异有统计学意义(比值比 6.23；$P<0.001$)。大部分(38%)最初未行 ILM 剥除的病例在 6 个月随访期间再次手术予以剥除。末次随访，2 组远视力无明显统计学差异，但是 ILM 剥除组有 5 个 ETDRS 字母数的优势。而且 ILM 剥除组黄斑裂孔闭合率

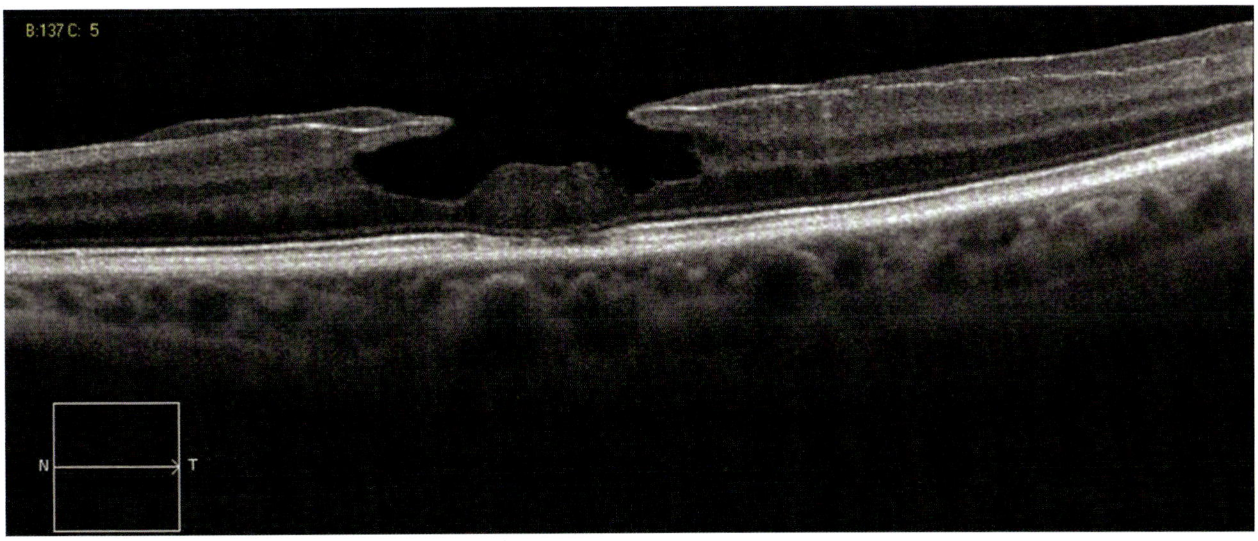


图 33.10　一例板层黄斑裂孔合并厚的黄斑前膜。

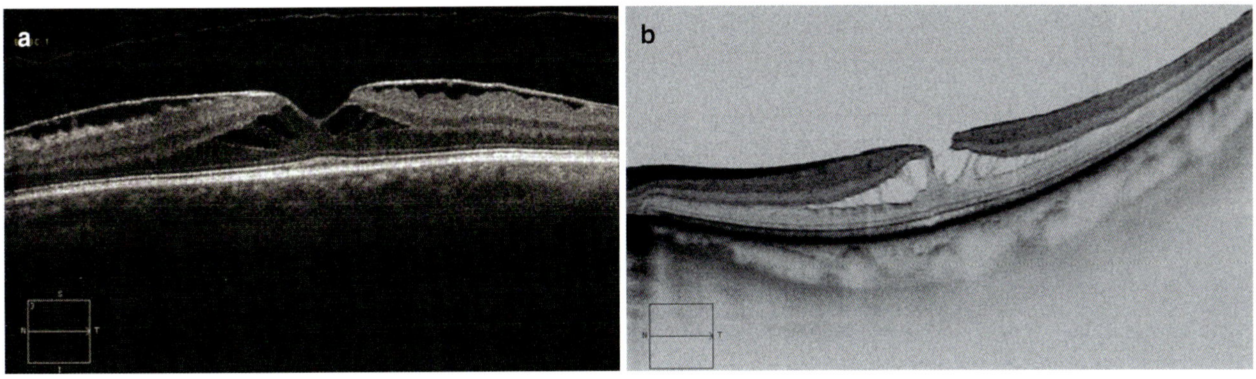


图 33.11　(a,b)板层黄斑裂孔。黄斑前膜离心性牵拉撕裂内层视网膜；HD-OCT 显示残存部分组织连接外层视网膜与内层视网膜。

高，再手术率低。所以对于 2~3 期黄斑裂孔，术中须行 ILM 剥除[51]（视频 33.6）。

### 4.2.1 内界膜染色分离技术

使用染色剂使 ILM 着染，被称为“染色分离术”（见第 34 章“玻璃体视网膜手术中的化学染色技术”）在黄斑裂孔手术中广泛应用[52]。Christensen 等将 78 例无明显黄斑前增生膜的黄斑裂孔随机分为 3 组：单纯玻璃体切割、玻璃体切割联合 ICG 染色 ILM 剥除及玻璃体切割联合锥虫蓝（TB）染色 ILM 剥除[53]。未行 ILM 剥除的 25 只眼中，11 只眼（44%）首次手术裂孔闭合，行 ICG 内界膜染色的 34 只眼中，32 只眼（94%）裂孔闭合，行 TB 内界膜染色的 18 只眼中，16 只眼（89%）裂孔闭合（$P<0.01$）。18 例裂孔未闭合中有 16 例行再次手术，予以 ICG 染色 ILM 剥除术，1 例（ICG 组）拒绝再次手术，1 例（TB 组）在术后 3~6 个月期间裂孔已闭合。尽管 ILM 未剥除组需要较多再次手术以达到裂孔闭合，但其术后视力 3 组无明显差异[53]。对于 2~3 期黄斑裂孔，术中须行 ILM 剥除以提高首次裂孔闭合率（视频 33.6）（图 33.14）。然而，2001 年 Tadayoni 等[54]发现 ILM 剥除后的解剖特征，并将其命名为视神经纤维层分离（DONFL）。指的是视网膜后极部沿神经纤维层分布，比周围视网膜略暗的众多弓形条纹。这个特征并无明显视功能改变，也不能预测更好视力[54]。ILM 剥除术后 12 个月，约42.9%的病例可发现黄斑区存在 DONFL[43,46]，但并不影响术后视力及中心 10°的视觉敏感度（采用30-2 的自动视野计检测）。

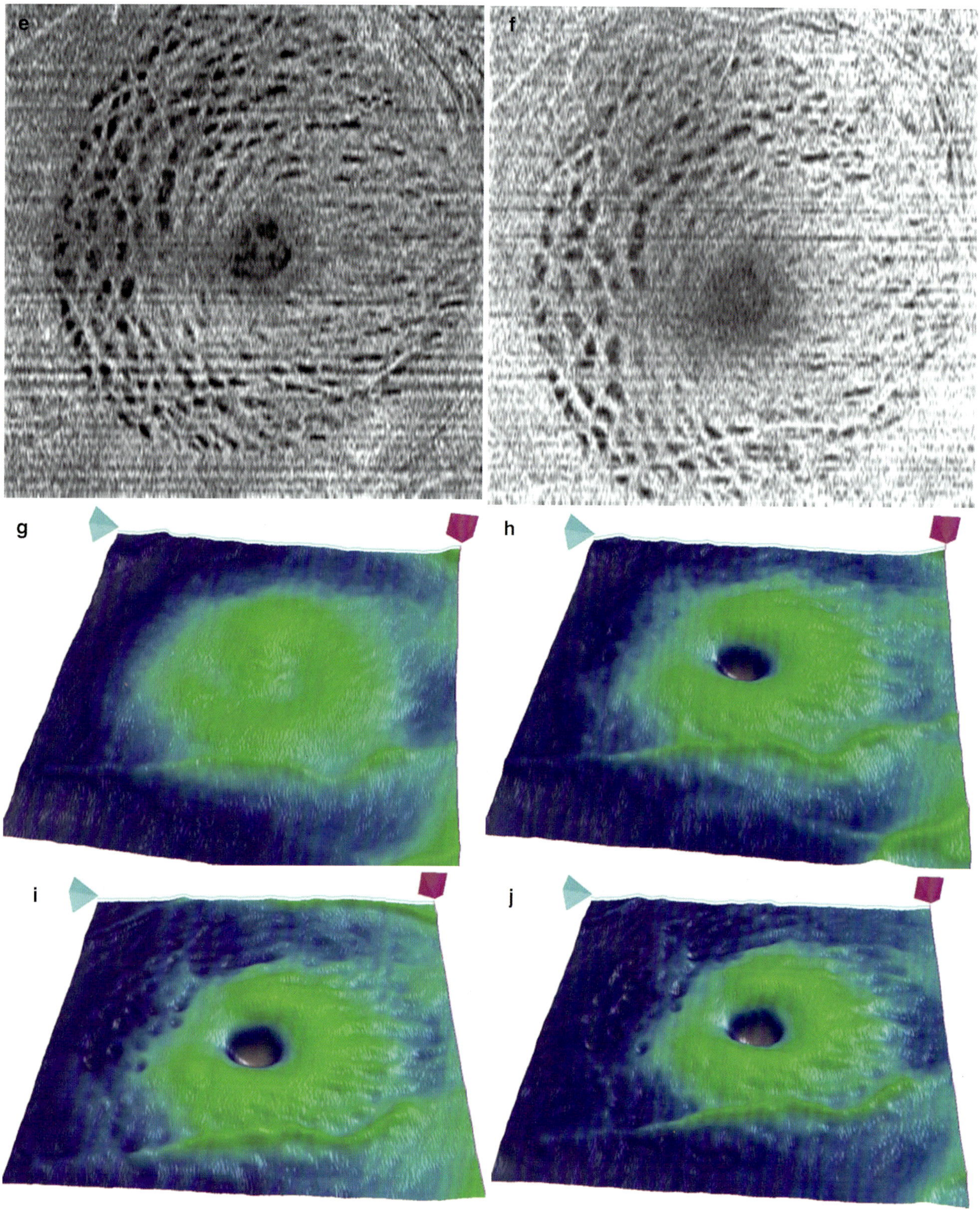


图 33.15(续)

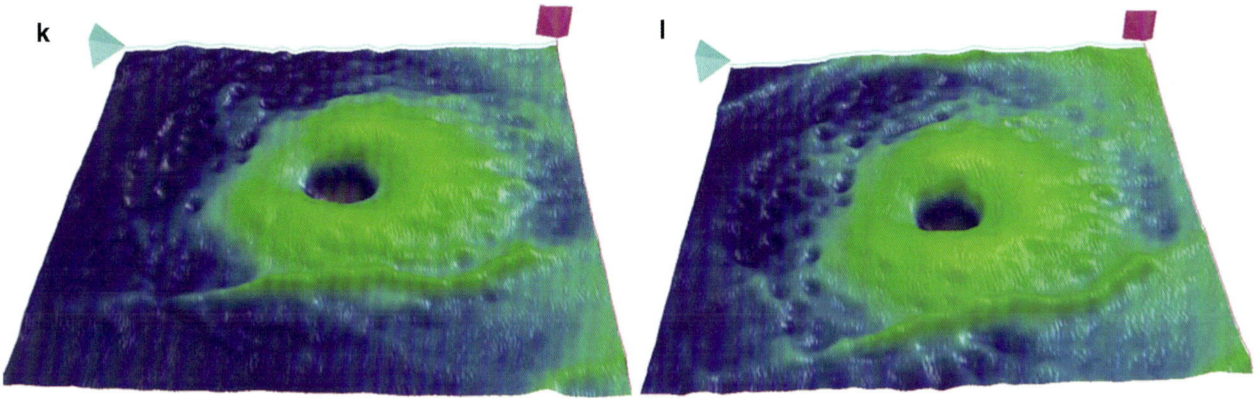


图 33.15(续)

95.1%($P$=0.045)[58]。近期一项 Meta 分析认为保持俯卧位 5~10 天较 24 小时或更少时间的裂孔闭合率高,但无统计学差异[59]。

### 4.2.3 联合白内障手术

另一个有争议的话题是在有晶状体眼的黄斑裂孔患者中行玻璃体切割术是否联合行白内障手术。联合手术有利于更彻底地切除玻璃体，并且可以允许更大的气泡填充眼内。因为促使黄斑裂孔封闭的气体充足,可以保持很久时间,体位可以不需要那么严格控制，并且不会出现后囊下白内障。联合手术的主要缺点是术后炎症反应加重，可能导致其他并发症,如虹膜后粘连。Christensen 等[53]报道了即使在玻璃体切割术前 1 个月行白内障手术的病例，虹膜后粘连的发生率也有 31.2%。对于晶状体透明度可以允许观察黄斑的病例，延期行白内障手术可以减轻这种炎症反应。此外，近期有些研究发现延期行白内障手术并不增加裂孔复发率[60]。一组对照研究发现玻璃体切割联合白内障手术与玻璃体切割手术延期行白内障手术其首次裂孔闭合率无明显差异(联合手术为 100%,分次手术为 96%),分次手术在完成白内障手术前，其术后视力恢复较联合手术效果差[61]。

通过循证证据总结,对于黄斑裂孔,我们采用微创玻璃体切割术联合亮蓝染色 ILM 剥除。对于 2 期黄斑裂孔,予以 16%的 $SF_6$ 填充玻璃体腔,并建议保持俯卧位休息至少 3 天。对于 3 期或 4 期的黄斑裂孔,予以 16%的 $SF_6$ 填充玻璃体腔,并建议保持俯卧位休息 1 周。对于晶状体透明度影响黄斑区手术的患者,建议行白内障摘除联合玻璃体切割术。

### 4.2.4 药物性玻璃体溶解术

近 10 年来，药物性玻璃体溶解术在不断发展[62,63,64]，可以为有症状的玻璃体黄斑粘连及玻璃体黄斑牵拉患者提供新的治疗方法[65],特别是黄斑裂孔患者[66]。近期 2 项使用奥克纤溶酶治疗黄斑裂孔的 3 期临床试验结果已发表[67](见第 53 章“奥克纤溶酶玻璃体溶解术的临床研究”)。对于直径小于 400μm 的黄斑裂孔,奥克纤溶酶玻璃体腔注射术后黄斑裂孔闭合率为 40.6%,而安慰剂组为 10.6%($P$<0.001)[67]。所以对于某些病例,奥克纤溶酶可能是手术治疗的替代疗法(见第 47 章“药物性玻璃体溶解术”)。

## 4.3 手术结果及并发症

术后解剖复位率在已发表的报道中差异很大(表 33.4)，原因可能是存在选择偏倚及倾向于报道良好病例。术后成功率为 84%~100%[44,58,68],有一些研究报道了较低的成功率[51,53]。关于术后视力,Jackson 等[69]检索了英联邦国家眼科数据库发现,在术后 52 周以提高 0.3 LogMAR 视力为标准，只有 58.3%的患眼(355 例中有 207 例有视力记录)达到视力恢复标准。术后 52 周时,有 8%(29 只眼)视力下降超过 0.3 LogMAR[69]。行 ILM 剥除眼较未剥除眼更容易获得视力恢复($P$=0.027)。Christensen 等[53]报

表 33.4 全层黄斑裂孔手术效果

| 作者及研究类型 | 手术方式 | 填充物及体位 | 眼数及随访时间 | FTMH 分期 | 术前 BCVA | 术后 BCVA | 首次裂孔闭合率 | 并发症 |
|---|---|---|---|---|---|---|---|---|
| Xirou[45] 前瞻性研究 | 20G BBG 染色 ILM 剥除术 | 20%$SF_6$;俯卧位 2 天 | 23 只眼;6 个月 | 2 期:82.6%<br>3 期:17.4% | 0.67±0.20 | 0.29±0.12<br>78%的患眼提高≥3 行 | 100% | 无 |
| | | 14%$C_3F_8$;俯卧位 2 天 | 23 只眼;6 个月 | 2 期:30.4%<br>3 期:52.2%<br>4 期:17.4% | 0.90±0.10 | 0.62±0.23<br>52%的患眼提高≥3 行 | 96% | 2 例术中视网膜裂孔 |
| Wakely[48] 回顾性研究 | 23G BBG 染色 ILM 剥除术 | 20%$SF_6$;无限制体位 | 50 只眼;3 个月 | 2 期:16%<br>3 期:76%<br>4 期:8% | 0.778±0.282 | 0.425±0.397<br>70%的患眼≥6/12 | 84% | |
| Almeida[84] 前瞻性研究 | 20 或 23G ICG、TA 或 TB 染色 ILM 剥除术 | 20%$SF_6$;俯卧位 3 天 | 50 只眼;1 个月 | 2 期:24%<br>3 期:76% | 0.939±0.462 | 0.668±0.497<br>38%的患眼≥6/12 | 98% | 1 例存在 CME<br>1 例人工晶状体瞳孔阻滞 |
| Salter[44] 回顾性研究 | 25G ILM 剥除术 | 14%$C_3F_8$;俯卧位 7 天 | 153 只眼;3 个月 | 2 期:8.5%<br>3 或 4 期:91.5% | — | — | 93.5% | 4 只眼复发 |
| Malik[68] 前瞻性研究 | MB 染色 ILM 剥除术 | 20%$C_2F_6$;俯卧位 1 天 | 14 只眼;6 个月 | 2 期:28.57%<br>3 期:50%<br>4 期:21.43% | 0.83(0.5~1.3) | 0.32(0.2~0.6) | 100% | |
| Rhaman[85] 回顾性及前瞻性研究 | 23G MB 染色 ILM 剥除术 | 16%$C_2F_6$ | 39 只眼;6 个月 | 2 期:13%<br>3 期:64%<br>4 期:23% | 0.81(0.3~1.9) | 0.44(0~0.78) | 89.7% | 4 例瞳孔阻滞 |
| | 23G BP 染色 ILM 剥除术 | 20%$SF_6$ | 39 只眼;4 个月 | 2 期:16%<br>3 期:74%<br>4 期:10% | 0.78(0.3~1.9) | 0.38(0~1) | 87.2% | 1 例牵拉性视网膜脱离 |

视力报告采用 LogMAR 量表;采用均数±标准差或范围表示。

G,Gauge;TB,锥虫蓝;BBG,亮蓝 G;BP,brilliant peel;MB,membrane blue;ILM,内界膜;ICG,吲哚菁绿;TA,曲安奈德;FTMH,全层黄斑裂孔;CME,黄斑囊样水肿;BCVA,最佳矫正视力。

道了 77 只眼中有 51 只眼(66.2%)视力恢复至≥20/40,60 只眼(77.9%) 在 ETDRS 视力表上提高 3 行或 3 行以上。视力恢复一直持续到术后 12 个月[53]。术后外界膜及椭圆体带的恢复与更好的视力有关[47,50,70]。黄斑中心凹外层视网膜厚度(为 RPE 层到外界膜之间的距离)是反应光感受器恢复的另一个指标,与术后视力也密切相关[47]。

黄斑裂孔术中主要的并发症是医源性视网膜裂孔(6.9%~32%)[51,53,69]、视网膜损伤(1.7%~13%)[51,69]和视网膜出血(0.6%~19%)[51,69],通常发生在诱导玻璃体后脱离及剥除 ILM 时。在有晶状体眼,术中存在触碰晶状体(1.1%)及后囊膜破裂(0.9%)[69]。

术后视网膜脱离发生率为 2.2%~5%[51,53]。RPE 改变 (黄斑区出现黄白色或淡红色病灶) 常有发生(11%~15%)[51,53],但并不影响术后视力。

## 5. 玻璃体黄斑牵拉

不同于上述疾病,玻璃体黄斑牵拉其病理机制是切向牵拉力,病理性 PVD(见第 14 章"异常玻璃体后脱离与玻璃体劈裂")可以对黄斑产生前后纵向牵拉以致产生玻璃体黄斑牵拉(见第 16 章"玻璃体黄斑粘连/牵拉与黄斑裂孔")。少数研究报道采用 OCT 评估 VMT 的自然病程及术后效果。Charalampidou 等[71]随访了 12 例(15 只眼)牵拉性黄斑囊样水肿患者,均保持较好的视力(Snellen 视力≥20/40)。平均随访 9.2(±7.4)个月,8 只眼(53%)自发出现完全玻璃体后脱离,牵拉性黄斑囊样水肿消退并且 6 只眼恢复正常的黄斑中心凹结构,2 只眼残留小的中心凹囊肿。在完全玻璃体后脱离后,视力可从 20/32 提高到 6/8。所以,部分 VMT 病例在数月后可能自发缓解。为什么有些病例发生完全玻璃体后脱离,而有些却出现VMT? 2004 年,Sebag 提出了病理性 PVD 的概念[72],将玻璃体劈裂作为其特征并做出详细阐述[18]。4 年后,Chang 等[73]对手术标本进行了组织病理学检查。他们发现 VMT 患者的玻璃体皮质内出现劈裂腔,导致黄斑中心凹表面残留部分玻璃体并作为细胞增殖的界面(视频 33.7)。这个玻璃体皮质劈裂腔形成了主体玻璃体后脱离的外表面,并作为细胞增殖的界面。这个增殖反应在 SD-OCT 上的表现为高反射的玻璃体后脱离皮质(图 33.16)。这些增殖的细胞及细胞外基质可能增强了对黄斑的玻璃体视网膜粘连,从而常规从黄斑表面完全分离的玻璃体难以完成分离。所以持续的玻璃体黄斑粘连可能是过度的创伤愈合反应[73]。

早期研究结果描述了不同类型的 VMT 可能有不同的视力转归。VMT 患眼中黄斑鼻颞侧玻璃体完全后脱离(V 型)的视力预后好于黄斑鼻侧玻璃体仍有附着的病例(J 型)[74-76](图 33.17 和图 33.18)。然而,玻璃体视网膜粘连直径可能是 VMT 发展成病态结构的主要原因。在局限性玻璃体黄斑牵拉的患眼(≤1500μm),在单位面积内对黄斑中心凹产生很强的牵拉力,可导致视网膜内囊腔形成,但荧光素血管造影检查无明显渗漏 (图 33.19)。如果牵拉力未解除,这个囊腔可能会演变成板层黄斑裂孔(图 33.20)或者缺损进展到外层视网膜可致全层黄斑裂孔(图 33.21)。局限性牵拉可能会导致黄斑区视网膜脱离,虽然发生率非常低 (图 33.22)。如果存在广泛性玻璃体黄斑牵拉(>1500μm),这个牵拉力可以分散到更大的范围,通常会引起弥漫性黄斑区网膜增厚,黄斑中心凹形态消失,以及偶发的弥漫性黄斑水肿和视网膜前膜 (图 33.23)。玻璃体黄斑牵拉的范围(>1500μm 或≤1500μm)可以作为奥克纤溶酶药物性玻璃体溶解术的效果预测[66],并且已纳入了 VMT 国际分类标准[77]。

Witkin 等[75]在其手术病例中发现黄斑中心凹板层分离或存在中心凹下积液的视力预后及解剖结构预后均差于囊样黄斑水肿或中心凹前牵拉的病例。他们建议对于 OCT 检查出现上述状态的 VMT 患者采用类似黄斑裂孔手术治疗方式,包括前膜剥除、ILM 剥除及气体填充[75]。另一研究发现术后最终视力与术前视力相关[78],与病程也有一定的相关性[74]。所以 VMT 患者如果视力低于 20/40 或存在严重的视物变形可考虑玻璃体切割术治疗。如患者视力较好,但 OCT 上显示牵拉明显伴视力进行性下降者也可考虑手术治疗。

### 5.1 手术方式及结果

对于 VMT 患者,我们采用微创玻璃体切割术。在进行玻璃体后脱离时需要格外小心,因为玻璃体与黄斑粘连紧密,需要锐性分离(视频 33.8)。如存

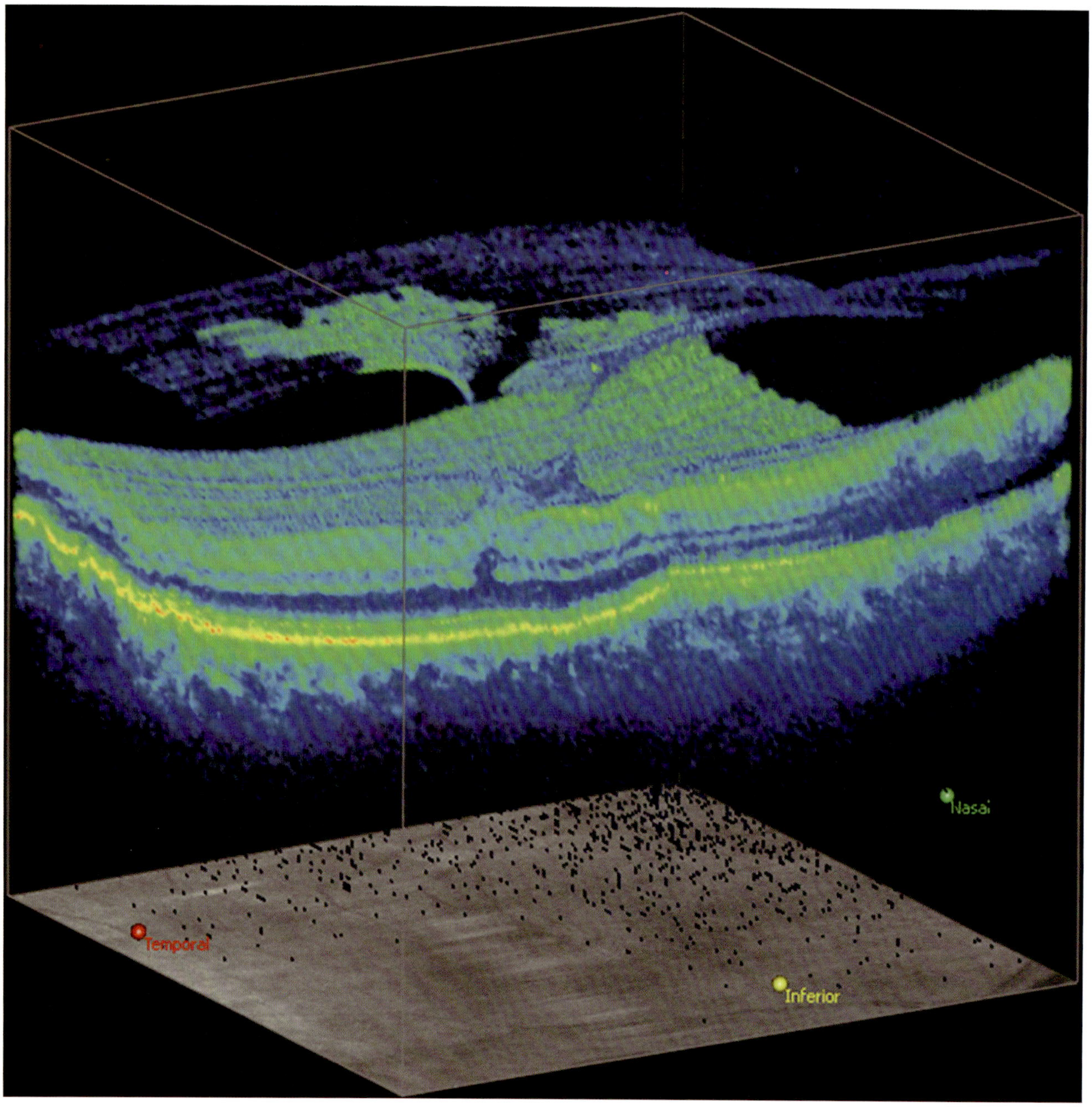


图 33.16 玻璃体黄斑牵拉的 3D OCT 图像。SD-OCT 上高反射光团为玻璃体后脱离皮质上的纤维胶质细胞增殖。

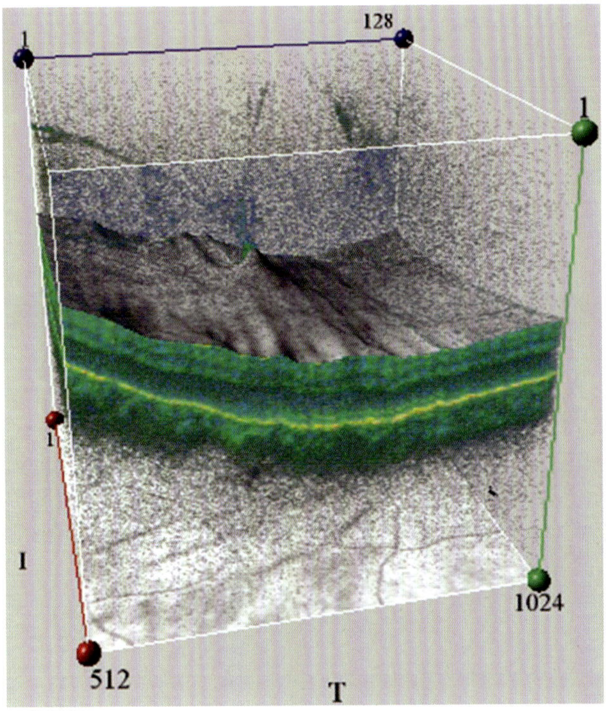


图 33.17 V 型玻璃体黄斑牵拉。

在黄斑前膜或黄斑裂孔，须行 ILM 剥除术。

关于术后效果的报道比较少(表 33.5)。术后视力提高 2 行或更多的比例为 45%~91%[74-81](图 33.24 和图 33.25)。报道不良预后的一般合并其他疾病。VMT 患者行玻璃体切割术主要的并发症为形成板层或全层黄斑裂孔，主要发生在广泛牵拉的病例中。

**缩略词**

| | |
|---|---|
| BBG | 亮蓝 |
| BCVA | 最佳矫正视力 |
| CFT | 中心凹厚度 |
| CME | 黄斑囊样水肿 |
| CRT | 视网膜中央厚度 |
| DONFL | 神经纤维层分离 |
| ELM | 外界膜 |
| ETDRS | 糖尿病性视网膜病变早期治疗研究 |
| FILMS | 全层黄斑裂孔与内界膜剥除研究 |
| FTMH | 全层黄斑裂孔 |
| ICG | 吲哚菁绿 |
| ILM | 内界膜 |
| LMH | 板层黄斑裂孔 |
| LogMAR | 最小分辨角对数视力 |
| NR | 未报道 |
| OCT | 光学相干断层扫描 |
| PMM | 黄斑前膜 |
| PVD | 玻璃体后脱离 |
| RPE | 视网膜色素上皮 |
| SD | 标准差 |
| SD-OCT | 频域光学相干断层扫描 |
| SLO | 激光扫描检眼镜 |
| TA | 曲安奈德 |
| TB | 锥虫蓝 |
| VA | 视力 |
| VMT | 玻璃体黄斑牵拉 |

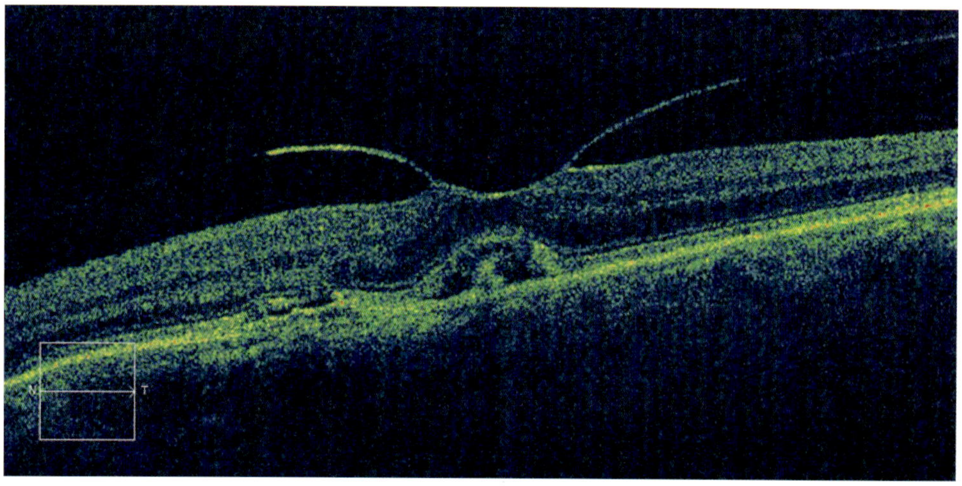

图 33.22 局部玻璃体黄斑牵拉致黄斑中心凹脱离。

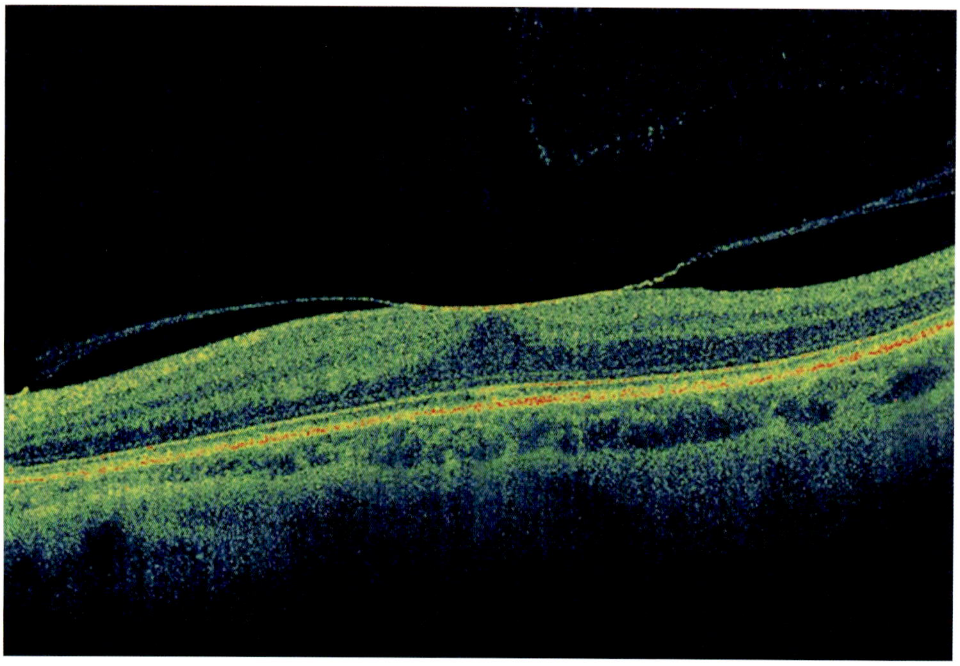

图 33.23 广泛玻璃体黄斑牵拉致黄斑中心凹形态缺失。

表 33.5　玻璃体黄斑牵拉手术效果

| 作者及研究类型 | 手术方式 | 填充物 | 眼数及随访时间 | 术前 BCVA | 术后 BCVA | 并发症 |
|---|---|---|---|---|---|---|
| Gandorfer[80]<br>前瞻性研究 | 分离后极部玻璃体皮质;ICG 染色 ILM 剥除(5 只眼) | 空气 | 14 只眼;8 个月 | 1.3~0.18 | 范围 1.3~0.0<br>57%的患者提高≥2 行 | 行 ICG 染色 ILM 后,5/6 眼无视力提高 |
| Chang[73]<br>回顾性研究 | 分离后极部玻璃体皮质 | 无 | 6 只眼;8 个月 | 0.59(1.0~0.4) | 0.43(0.18~0.7) | 1 例术中视网膜裂孔应用 $SF_6$ |
| Chung[79]<br>回顾性研究 | 分离后极部玻璃体皮质 | 无 | 6 只眼;1 个月 | 0.7 | 0.1 | |
| Larsson[78]<br>前瞻性研究 | 分离后极部玻璃体皮质 | 无 | 11 只眼;6 个月 | 0.7(1.4~0.4) | 0.4(1~0.1)<br>91%的患者提高≥2 行 | 4/9 的有晶状体眼 6 个月内行白内障手术 |
| Sonmez[74]<br>回顾性研究 | 分离后极部玻璃体皮质及 PMM 剥除 | 无 | 24 只眼;6 个月 | — | 54%的患者提高≥2 行 | 3 只眼(12%)未恢复中心凹形态 |
| Toklu[81]<br>回顾性研究 | 分离后极部玻璃体皮质 | 空气 | 13 只眼;6 个月 | 1.3±0.4 | 0.5±0.3 | 无 |
| Witkin[75]<br>回顾性研究 | 分离后极部玻璃体皮质及 PMM 剥除 | 6 只眼(30%)使用 $SF_6$<br>1 只眼(5%)使用空气 | 20 只眼;3 个月 | 0.784 | 0.532<br>45%的患者提高≥2 行 | 1 只眼(5%)发生 FTMH<br>3 只眼(15%)发生 LMH<br>5 只眼(25%)残留 PM |
| Yamada[76]<br>前瞻性研究 | 分离后极部玻璃体皮质;4 只眼行 ILM 剥除 | 3 只眼使用 $SF_6$<br>8 只眼使用空气 | 14 只眼;3 个月 | — | 64%的患者提高≥2 行 | 1 只眼 FTMH;<br>1 例黄斑裂孔未愈<br>1 例持续性 CME<br>1 例黄斑萎缩 |

视力报告采用 LogMAR 量表;采用均数±标准差或范围表示。

PMM,黄斑前膜;ILM,内界膜;ICG,吲哚菁绿;FTMH,全层黄斑裂孔;LMH,板层黄斑裂孔;CME,黄斑囊样水肿;BCVA,最佳矫正视力。

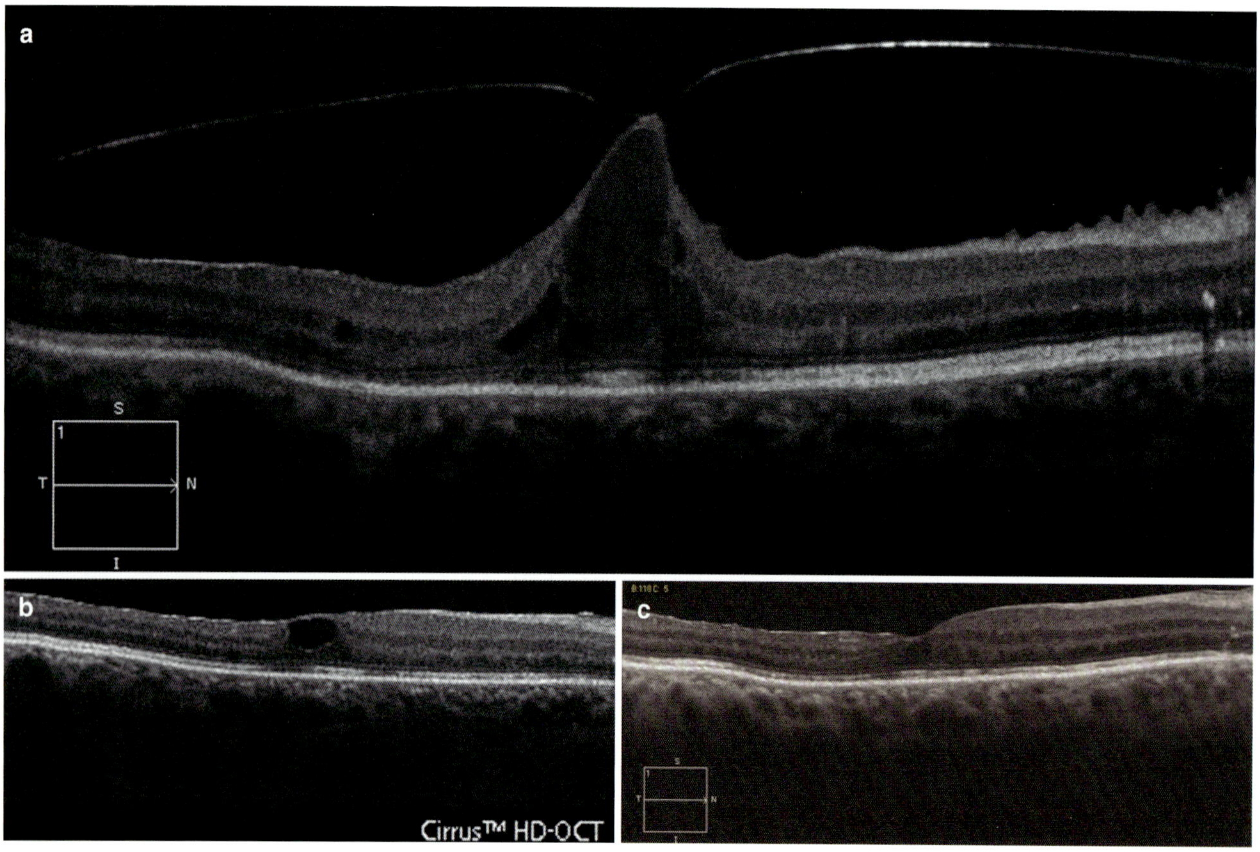


图 33.24 玻璃体黄斑牵拉。(a)术前 OCT 显示严重的视网膜内囊腔,视力为 20/50;(b)术后 1 个月 OCT 图像;(c)术后 3 个月视网膜内囊腔消失,视力恢复到 20/30。

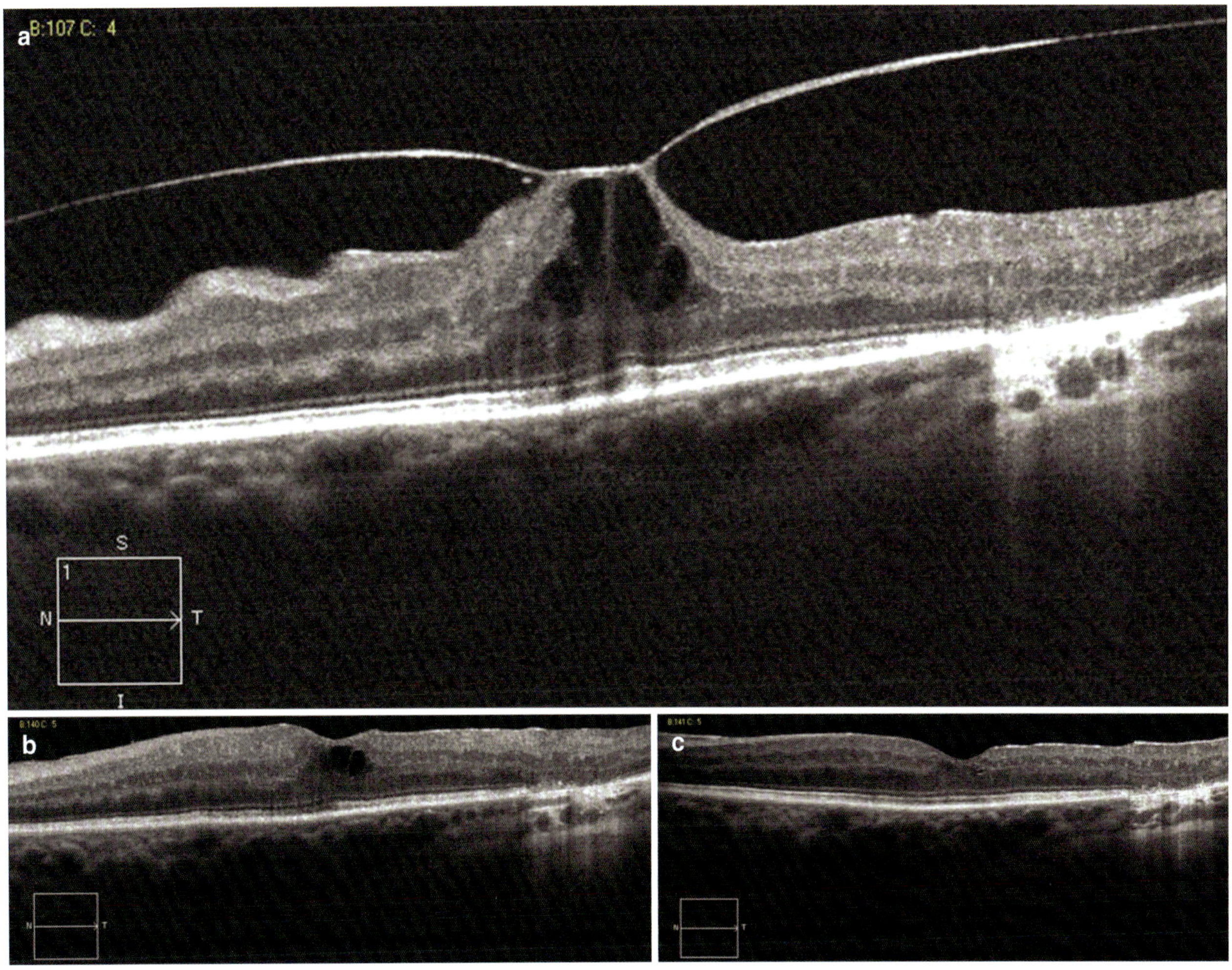


图 33.25 玻璃体黄斑牵拉。(a)一例视物变形严重,视力为 20/40 的患者术前 OCT 图像;(b)术后 15 天 OCT 图像;(c)术后 4 个月视力提高到 20/20 且视物变形症状消失。

# 参考文献


1. Contreras I, Noval S, Tejedor J. Use of optical coherence tomography to measure prevalence of epiretinal membranes in patients referred for cataract surgery. Arch Soc Esp Oftalmol. 2008;83:89–94.
2. Kim JH, Kim YM, Chung EJ, et al. Structural and functional predictors of visual outcome of epiretinal membrane surgery. Am J Ophthalmol. 2012;153:103–10.
3. Kim JH, Kang SW, Kong MG, Ha HS. Assessment of retinal layers and visual rehabilitation after epiretinal membrane removal. Graefes Arch Clin Exp Ophthalmol. 2013;251:1055–64.
4. Falkner-Radler CI, Glittenberg C, Hagen S, et al. Spectral-domain optical coherence tomography for monitoring epiretinal membrane surgery. Ophthalmology. 2010;117:798–805.
5. Inoue M, Morita S, Watanabe Y, et al. Inner segment/outer segment junction assessed by spectral-domain optical coherence tomography in patients with idiopathic epiretinal membrane. Am J Ophthalmol. 2010;150:834–9.
6. Kinoshita T, Imaizumi H, Okushiba U, et al. Time course of changes in metamorphopsia, visual acuity, and OCT parameters after successful epiretinal membrane surgery. Invest Ophthalmol Vis Sci. 2012;53:3592–7.
7. Mitamura Y, Hirano K, Baba T, Yamamoto S. Correlation of visual recovery with presence of photoreceptor inner/outer segment junction in optical coherence images after epiretinal membrane surgery. Br J Ophthalmol. 2009;93:171–5.
8. Okamoto F, Sugiura Y, Okamoto Y, et al. Associations between metamorphopsia and foveal microstructure in patients with epiretinal membrane. Invest Ophthalmol Vis Sci. 2012;53:6770–5.
9. Shimozono M, Oishi A, Hata M, et al. The significance of cone outer segment tips as a prognostic factor in epiretinal membrane surgery. Am J Ophthalmol. 2012;153:698–704, 704.
10. Suh MH, Seo JM, Park KH, Yu HG. Associations between macular findings by optical coherence tomography and visual outcomes after epiretinal membrane removal. Am J Ophthalmol. 2009;147:473–80.
11. Bae SH, Kim D, Park TK, et al. Preferential hyperacuity perimeter and prognostic factors for metamorphopsia after idiopathic epiretinal membrane surgery. Am J Ophthalmol. 2013;155:109–17.
12. Watanabe A, Arimoto S, Nishi O. Correlation between metamorphopsia and epiretinal membrane optical coherence tomography findings. Ophthalmology. 2009;116:1788–93.
13. Gupta P, Sadun AA, Sebag J. Multifocal retinal contraction in macular pucker analyzed by combined optical coherence tomography/scanning laser ophthalmoscopy. Retina. 2008;28:447–52.

14. Wang MY, Nguyen D, Hindoyan N, Sadun AA, Sebag J. Vitreo-papillary adhesion in macular hole and macular pucker. Retina. 2009;29:644–50.
15. Kwok AK, Lai TY, Yuen KS. Epiretinal membrane surgery with or without internal limiting membrane peeling. Clin Experiment Ophthalmol. 2005;33:379–85.
16. Park DW, Dugel PU, Garda J, et al. Macular pucker removal with and without internal limiting membrane peeling: pilot study. Ophthalmology. 2003;110:62–4.
17. Shimada H, Nakashizuka H, Hattori T, et al. Double staining with brilliant blue G and double peeling for epiretinal membranes. Ophthalmology. 2009;116:1370–6.
18. Sebag J, Gupta P, Rosen R, Garcia P, Sadun AA. Macular holes and macular pucker: The role of vitreoschisis as imaged by optical coherence tomography/scanning laser ophthalmoscopy. Trans Am Ophthalmol Soc. 2007;105:121–31.
19. Sebag J. Vitreoschisis. Graefes Arch Clin Exp Ophthalmol. 2008;246:329–32.
20. Gupta P, Yee KMP, Garcia P, et al. Vitreoschisis in macular diseases. Br J Ophthalmol. 2011;95:376–80.
21. Uemura A, Kanda S, Sakamoto Y, Kita H. Visual field defects after uneventful vitrectomy for epiretinal membrane with indocyanine green-assisted internal limiting membrane peeling. Am J Ophthalmol. 2003;136:252–7.
22. Haritoglou C, Gandorfer A, Gass CA, et al. The effect of indocyanine-green on functional outcome of macular pucker surgery. Am J Ophthalmol. 2003;135:328–37.
23. Farah ME, Maia M, Furlani B, et al. Current concepts of trypan blue in chromovitrectomy. Dev Ophthalmol. 2008;42:91–100.
24. Farah ME, Maia M, Rodrigues EB. Dyes in ocular surgery: principles for use in chromovitrectomy. Am J Ophthalmol. 2009;148:332–40.
25. Sayed KM, Naito T, Farouk MM, et al. Twenty five-gauge sutureless vitrectomy versus 20-gauge vitrectomy in epiretinal membrane surgery. J Med Invest. 2012;59:69–78.
26. Sandali O, El SM, Lecuen N, et al. 25-, 23-, and 20-gauge vitrectomy in epiretinal membrane surgery: a comparative study of 553 cases. Graefes Arch Clin Exp Ophthalmol. 2011;249:1811–9.
27. Haas A, Seidel G, Steinbrugger I, et al. Twenty-three-gauge and 20-gauge vitrectomy in epiretinal membrane surgery. Retina. 2010;30:112–6.
28. Garcia-Fernandez M, Navarro JC, Sanz AF, Castano CG. Long-term evolution of idiopathic lamellar macular holes and macular pseudoholes. Can J Ophthalmol. 2012;47:442–7.
29. Gaudric A, Aloulou Y, Tadayoni R, Massin P. Macular Pseudoholes with Lamellar Cleavage of Their Edge Remain Pseudoholes. Am J Ophthalmol. 2013;155:733–42.
30. Theodossiadis PG, Grigoropoulos VG, Emfietzoglou I, et al. Spontaneous closure of lamellar macular holes studied by optical coherence tomography. Acta Ophthalmol. 2012;90:96–8.
31. Sebag J, Wang M, Nguyen D, Sadun AA. Vitreo-papillary adhesion in macular diseases. Trans Am Ophthalmol Soc. 2009;107:35–46.
32. Romano MR, Vallejo-Garcia JL, Camesasca FI, et al. Vitreo-papillary adhesion as a prognostic factor in pseudo- and lamellar macular holes. Eye. 2012;26:810–5.
33. Casparis H, Bovey EH. Surgical treatment of lamellar macular hole associated with epimacular membrane. Retina. 2011;31:1783–90.
34. Lee CS, Koh HJ, Lim HT, et al. Prognostic factors in vitrectomy for lamellar macular hole assessed by spectral-domain optical coherence tomography. Acta Ophthalmol. 2012;90:e597–602.
35. Reibaldi M, Avitabile T, Uva MG, et al. Ten Years of Severe Vitreomacular Traction Syndrome without Functional Damage Demonstrated by Optical Coherence Tomography. Case Rep Ophthalmol Med. 2011;931038.
36. Figueroa MS, Noval S, Contreras I. Macular structure on optical coherence tomography after lamellar macular hole surgery and its correlation with visual outcome. Can J Ophthalmol. 2011;46:491–7.
37. Michalewska Z, Michalewski J, Odrobina D, Nawrocki J. Non-full-thickness macular holes reassessed with spectral domain optical coherence tomography. Retina. 2012;32:922–9.
38. Parolini B, Schumann RG, Cereda MG, et al. Lamellar macular hole: a clinicopathologic correlation of surgically excised epiretinal membranes. Invest Ophthalmol Vis Sci. 2011;52:9074–83.
39. Androudi S, Stangos A, Brazitikos PD. Lamellar macular holes: tomographic features and surgical outcome. Am J Ophthalmol. 2009;148:420–6.
40. Hirakawa M, Uemura A, Nakano T, Sakamoto T. Pars plana vitrectomy with gas tamponade for lamellar macular holes. Am J Ophthalmol. 2005;140:1154–5.
41. Kokame GT, Tokuhara KG. Surgical management of inner lamellar macular hole. Ophthalmic Surg Lasers Imaging. 2007;38:61–3.
42. Michalewska Z, Michalewski J, Cisiecki S, et al. Correlation between foveal structure and visual outcome following macular hole surgery: a spectral optical coherence tomography study. Graefes Arch Clin Exp Ophthalmol. 2008;246:823–30.
43. Christensen UC, Kroyer K, Sander B, et al. Macular morphology and visual acuity after macular hole surgery with or without internal limiting membrane peeling. Br J Ophthalmol. 2010;94:41–7.
44. Salter AB, Folgar FA, Weissbrot J, Wald KJ. Macular hole surgery prognostic success rates based on macular hole size. Ophthalmic Surg Lasers Imaging. 2012;43:184–9.
45. Xirou T, Theodossiadis PG, Apostolopoulos M, et al. Macular hole surgery with short-acting gas and short-duration face-down positioning. Clin Ophthalmol. 2012;6:1107–12.
46. Christensen UC. Value of internal limiting membrane peeling in surgery for idiopathic macular hole and the correlation between function and retinal morphology. Acta Ophthalmol. 2009;87 Thesis 2:1–23.
47. Shimozono M, Oishi A, Hata M, Kurimoto Y. Restoration of the photoreceptor outer segment and visual outcomes after macular hole closure: spectral-domain optical coherence tomography analysis. Graefes Arch Clin Exp Ophthalmol. 2011;249:1469–76.
48. Wakely L, Rahman R, Stephenson J. A comparison of several methods of macular hole measurement using optical coherence tomography, and their value in predicting anatomical and visual outcomes. Br J Ophthalmol. 2012;96:1003–7.
49. Chen WC, Wang Y, Li XX. Morphologic and functional evaluation before and after successful macular hole surgery using spectral-domain optical coherence tomography combined with microperimetry. Retina. 2012;32:1733–42.
50. Inoue M, Watanabe Y, Arakawa A, et al. Spectral-domain optical coherence tomography images of inner/outer segment junctions and macular hole surgery outcomes. Graefes Arch Clin Exp Ophthalmol. 2009;247:325–30.
51. Lois N, Burr J, Norrie J, et al. Internal limiting membrane peeling versus no peeling for idiopathic full-thickness macular hole: a pragmatic randomized controlled trial. Invest Ophthalmol Vis Sci. 2011;52:1586–92.
52. Haritoglou C, Sebag J: Indications and considerations for chromodissection. Retinal Physician 2014;11(5):34–39.
53. Christensen UC, Kroyer K, Sander B, et al. Value of internal limiting membrane peeling in surgery for idiopathic macular hole stage 2 and 3: a randomised clinical trial. Br J Ophthalmol. 2009;93:1005–15.
54. Tadayoni R, Paques M, Massin P, et al. Dissociated optic nerve fiber layer appearance of the fundus after idiopathic epiretinal membrane removal. Ophthalmology. 2001;108:2279–83.
55. Tadayoni R, Svorenova I, Erginay A, et al. Decreased retinal sensitivity after internal limiting membrane peeling for macular hole surgery. Br J Ophthalmol. 2012;96:1513–6.
56. Tadayoni R, Gaudric A, Haouchine B, Massin P. Relationship between macular hole size and the potential benefit of internal limiting membrane peeling. Br J Ophthalmol. 2006;90:1239–41.
57. Spaide RF. "Dissociated optic nerve fiber layer appearance" after internal limiting membrane removal is inner retinal dimpling. Retina. 2012;32:1719–26.
58. Guillaubey A, Malvitte L, Lafontaine PO, et al. Comparison of face-down and seated position after idiopathic macular hole surgery: a randomized clinical trial. Am J Ophthalmol. 2008;146:128–34.
59. Tatham A, Banerjee S. Face-down posturing after macular hole surgery: a meta-analysis. Br J Ophthalmol. 2010;94:626–31.
60. Meng Q, Zhang S, Ling Y, et al. Long-term anatomic and visual outcomes of initially closed macular holes. Am J Ophthalmol. 2011;151:896–900.

61. Muselier A, Dugas B, Burelle X, et al. Macular hole surgery and cataract extraction: combined vs consecutive surgery. Am J Ophthalmol. 2010;150:387–91.
62. Sebag J. Pharmacologic vitreolysis. Retina. 1998;18:1–3.
63. Sebag J. Is Pharmacologic Vitreolysis Brewing? Retina. 2002;22:1–3.
64. Sebag J. Pharmacologic vitreolysis– premise and promise of the first decade. Retina. 2009;29:871–4.
65. Sebag J. The emerging role of pharmacologic vitreolysis. Retinal Physician. 2010;7:52–6.
66. Tozer K, Fink W, Sadun AA, Sebag J. Prospective three-dimensional analysis of structure and function in macular hole treated by pharmacologic vitreolysis. Retin Cases Brief Rep. 2013;7:57–61.
67. Stalmans P, Benz MS, Gandorfer A, et al. Enzymatic vitreolysis with ocriplasmin for vitreomacular traction and macular holes. N Engl J Med. 2012;367:606–15.
68. Malik A, Dooley I, Mahmood U. Single night postoperative prone posturing in idiopathic macular hole surgery. Eur J Ophthalmol. 2012;22:456–60.
69. Jackson TL, Donachie PH, Sparrow JM, Johnston RL. United Kingdom National Ophthalmology Database Study of Vitreoretinal Surgery: Report 2, Macular Hole. Ophthalmology. 2012. doi:10.1016/j.ophtha.2012.09.003. pii: S0161-6420(12)00862-7. [Epub ahead of print].
70. Ruiz-Moreno JM, Staicu C, Pinero DP, et al. Optical coherence tomography predictive factors for macular hole surgery outcome. Br J Ophthalmol. 2008;92:640–4.
71. Charalampidou S, Nolan J, Beatty S. The natural history of tractional cystoid macular edema. Retina. 2012;32:2045–51.
72. Sebag J. Anomalous PVD, – a unifying concept in vitreo-retinal diseases. Graefes Arch Clin Exp Ophthalmol. 2004;242:690–8.
73. Chang LK, Fine HF, Spaide RF, et al. Ultrastructural correlation of spectral-domain optical coherence tomographic findings in vitreomacular traction syndrome. Am J Ophthalmol. 2008;146:121–7.
74. Sonmez K, Capone Jr A, Trese MT, Williams GA. Vitreomacular traction syndrome: impact of anatomical configuration on anatomical and visual outcomes. Retina. 2008;28:1207–14.
75. Witkin AJ, Patron ME, Castro LC, et al. Anatomic and visual outcomes of vitrectomy for vitreomacular traction syndrome. Ophthalmic Surg Lasers Imaging. 2010;41:425–31.
76. Yamada N, Kishi S. Tomographic features and surgical outcomes of vitreomacular traction syndrome. Am J Ophthalmol. 2005;139:112–7.
77. Duker JS, Kaiser PK, Binder S, et al. The International Vitreomacular Traction Study Group Classification of Vitreomacular Adhesion, Traction, and Macular Hole. Ophthalmology. 2013. doi:10.1016/j.ophtha.2013.07.042. pii: S0161-6420(13)00682-9. [Epub ahead of print].
78. Larsson J. Vitrectomy in vitreomacular traction syndrome evaluated by ocular coherence tomography (OCT) retinal mapping. Acta Ophthalmol Scand. 2004;82:691–4.
79. Chung EJ, Lew YJ, Lee H, Koh HJ. OCT-guided hyaloid release for vitreomacular traction syndrome. Korean J Ophthalmol. 2008;22:169–73.
80. Gandorfer A, Rohleder M, Kampik A. Epiretinal pathology of vitreomacular traction syndrome. Br J Ophthalmol. 2002;86:902–9.
81. Toklu Y, Demirel S, Sarac O, et al. Anatomic and functional outcome of triamcinolone-assisted 23-gauge vitrectomy in vitreomacular traction syndrome. Semin Ophthalmol. 2012;27:73–7.
82. Garretson BR, Pollack JS, Ruby AJ, et al. Vitrectomy for a symptomatic lamellar macular hole. Ophthalmology. 2008;115:884–6.
83. Witkin AJ, Castro LC, Reichel E, et al. Anatomic and visual outcomes of vitrectomy for lamellar macular holes. Ophthalmic Surg Lasers Imaging. 2010;41:418–24.
84. Almeida DR, Wong J, Belliveau M, et al. Anatomical and visual outcomes of macular hole surgery with short-duration 3-day face-down positioning. Retina. 2012;32:506–10.
85. Rahman R, Madgula I, Khan K. Outcomes of sulfur hexafluoride (SF6) versus perfluoroethane (C2F6) gas tamponade for non-posturing macular-hole surgery. Br J Ophthalmol. 2012;96:185–8.

批准，通过静脉注射后记录其稀释曲线可以用于测量心排血量或器官灌注量，也可以判断肝脏功能。ICG 吸收及荧光峰值均在近红外光区域，而人体组织对于近红外光是可穿透的，可以无创检测其吸收值或荧光图像。在眼科，静脉注射 ICG 已长期安全地用于脉络膜血管造影[3]。在行脉络膜造影或心脏检查等诊断时，静脉注射 ICG 的剂量为 0.1~0.3mg/kg（体重）。

除了静脉用药，ICG 也可作为活性染料局部用于供体的角膜内皮及成熟白内障的前囊膜的染色[4]。此外，ICG 可以使玻璃体皮质不同程度地着染，特别是前段玻璃体。最早使用 ICG 染色 ILM 的是 Vivian Kim，他于 1999 年在美国眼科年会（AAO）上首次发表了报告（壁报 349），紧接着 2000 年，Kadonosono 发表了 ICG 染色辅助下行 ILM 剥除术[5]（图 34.1）。ICG 只选择性着染 ILM，并且只有在完全清除玻璃体皮质及黄斑前增生组织后才能使 ILM 染色[6]。已有部分发表文章指出染色后使 ILM 可视化增加，极大地降低了 ILM 剥除的手术难度，并能更完整地剥除[7-9]。ICG 并未被批准用于眼内，属于超范围用药。其用于玻璃体腔的浓度为 0.05%~0.5%（视频 34.4）。

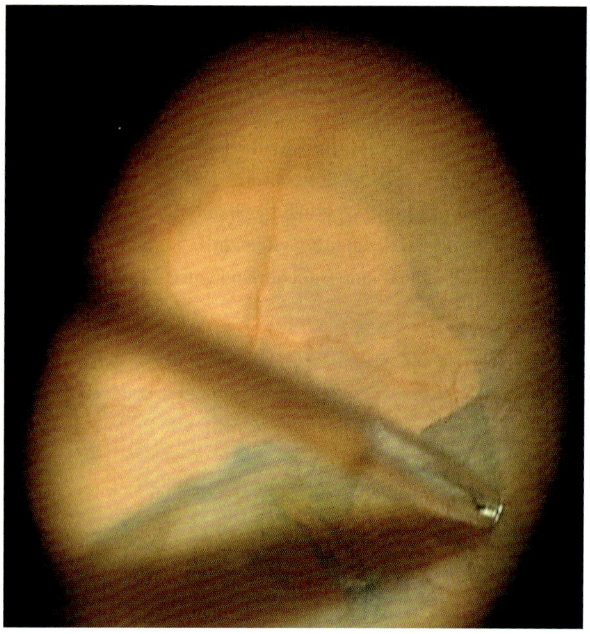

图 34.1 吲哚菁绿染色辅助 ILM 剥除。(Courtesy of Dr. Henrich, Basel)

### 2.1.2 锥虫蓝

锥虫蓝是一种高分子量水溶性四硫化物阴离子染料，含高分子芳香环及磺化萘基，中间含亲脂基。其最大吸收光波长在甲醇溶液中为 607nm，在水中为 588nm，与蛋白结合后其发射光为红色；在水中溶解度为 1%，在乙二醇中为 7.2%，微溶于乙醇，不溶于二甲苯[10]。锥虫蓝通常作为活性染料。锥虫蓝可以被活性细胞排出，被巨噬细胞及其他细胞吞噬，所以可以用于活性程度检测，如冷冻精子[11]主动脉肌细胞[12]。在胚胎研究中，这种染料用于细胞荧光标记[13]。与蛋白（主要为白蛋白）结合后，其复合物可以发出红色荧光，该特点被用于神经系统损伤研究中鉴别血管组织[14]。其他的应用包括评估动脉血管内皮屏障破坏[15]和测量肌酸激酶来评估肌细胞受损[16]。在肿瘤学，锥虫蓝作为肿瘤启动剂用于调节溶酶体膜的通透性[17]。

在眼科，常使用 0.0125%~0.1%浓度的锥虫蓝，用于成熟期白内障手术中染色前囊膜以方便撕囊和穿透性角膜移植手术时评估供体角膜内皮活性[18-21]。在眼后段，锥虫蓝主要用于黄斑前膜的染色（图 34.2）。ILM 染色效果比其他选择性着染 ILM 的染料效果更差[22]。玻璃体视网膜术后锥虫蓝的毒性问题并没有被提及，其长期的结果还没有相关报道，所以

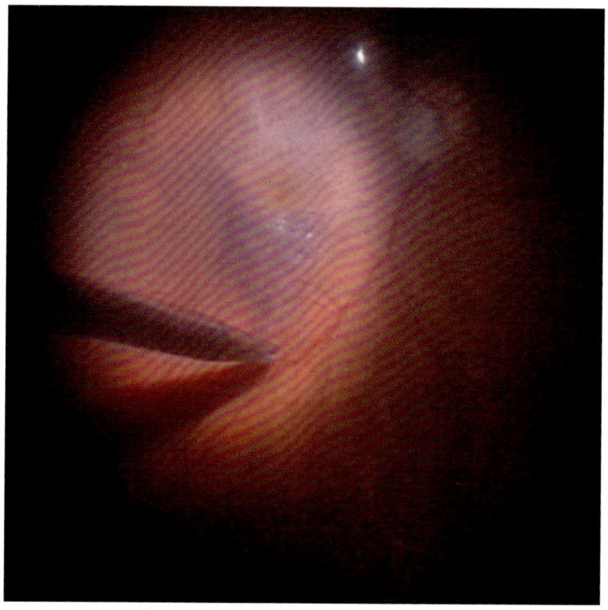

图 34.2 锥虫蓝染色剥除黄斑前膜。

使用时仍须谨慎。

### 2.1.3 亮蓝

亮蓝，又称酸性蓝或卡马斯亮蓝，一种氨基甲烷阴离子染料，有望成为新型的 ILM 染色剂。亮蓝染色 ILM（图 34.3）首先由 Enaida 等报道[23-25]。有些实验研究评价了亮蓝在细胞实验或动物实验（视网膜下注射后采用电生理检查）是否存在视网膜毒性[26,27]。他们发现，与吲哚菁绿和锥虫蓝相比，亮蓝有更好的生物相容性。将吲哚菁绿和锥虫蓝加入神经胶质细胞中，可通过激活 p38 MAPK 磷酸激酶级联反应通道诱发细胞凋亡，但是亮蓝并不引起细胞凋亡，所以可以认为它是安全的[28]。鉴于其安全性，其他同种类型的氨基甲烷阴离子染料，如亚甲蓝或苯胺蓝可能成为 ILM 剥除术的替代染料[29]。目前，用于ILM 染色的亮蓝已被欧洲国家批准，可用浓度为 0.025%。因为这种染料被用于液体填充的眼球内，所以须添加氧化氘或聚乙二醇单酯以增加其比重，使其重于水，有利于染料朝向视网膜表面而不会游离于玻璃体腔[30]，但未能增加其对比度[31]。如同吲哚菁绿，亮蓝可以作为 ILM 染色剂。亮蓝染色效果较吲哚菁绿更不明显，但并不影响 ILM 剥除[32]。

### 2.1.4 其他实验染料

染色分离技术是玻璃体视网膜手术的新兴领域，

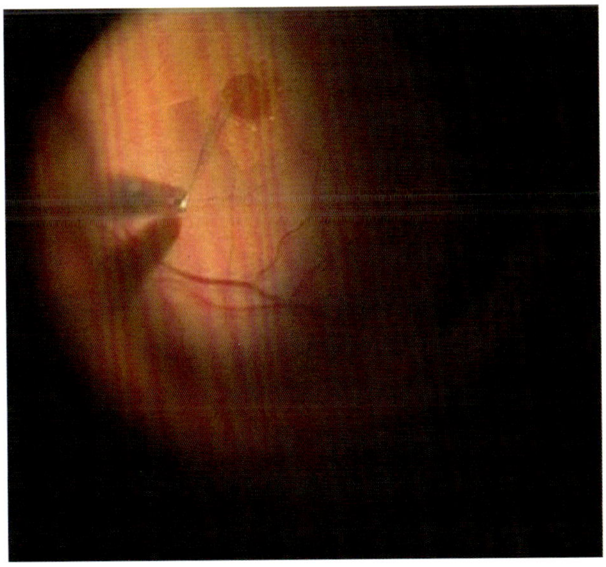

图 34.3　一例外伤性黄斑裂孔予以亮蓝染色辅助 ILM 剥除。

所以有很多其他染料在体内或体外研究过程中。包括龙胆紫、结晶紫、曙红、苏丹黑、亚甲蓝、甲苯胺蓝、靛蓝、固绿、刚果红、伊文思蓝、亮蓝和溴酚蓝[29,33-35]。对于已用于玻璃体视网膜手术的选择性 ILM 染色剂，吲哚菁绿染色更明显，而亮蓝更安全[25,26]，但不及吲哚菁绿染色明显[32]。ICG 存在潜在的药物毒性及有限的安全使用范围[36-39]，并且其最大的吸收波长为近红外线，超出了人眼的感受范围[40]（图 34.4），它可能并不是 ILM 最合适的染色剂。说明 ICG 吸收的大多数光在玻璃体视网膜手术时是无效的或作用非常弱，因为近红外光是看不到的，在可视范围之外。所以需要比较高的浓度以达到在玻璃体视网膜界面获得足够的对比度。并且，ICG 吸收的光谱覆盖了不同类型的光源，可能对视网膜产生潜在的光毒性[40-42]。所以理想的染料应具有 ICG 的高对比度和亮蓝良好的生物相容性（如吸收可见光谱，易于与组织结合，无毒性，在操作过程中可生理性降解）。可能可以通过改变 ICG 的分子结构以改变其吸收特性及结合特性（图 34.5），从而改善其吸收性能及发光性能。相比吲哚菁绿，这种染料可能会更加安全[43]，因为其在人眼视觉光谱范围内，与术中照明光源相匹配。并且这种染料吸收蓝色光，发出更强的紫色光以提高对比度。

## 2.2 手术技巧

目前，染色分离术中的染料一般注射入液体填充的玻璃体内。通过审批并商品化的亮蓝溶液中含其他溶质以增加其比重使其重于水，从而可以控制其方向，使其直接作用于目标部位。锥虫蓝可能需要在气液交换后再使用，虽然这一操作并不是必须的。选择何种染色剂取决于染色剂的特性（表 34.1）和治疗的疾病，特别是存在黄斑前细胞增生膜的情况。此外，还须考虑组织病理因素，从而使用更规范。并且，黄斑前膜通常会有数层，ILM 与细胞增生膜之间夹杂着玻璃体皮质，通常是由玻璃体劈裂引起的[44,45]。成功的手术必须完全剥除黄斑前膜和 ILM。而黄斑裂孔通常只须剥除 ILM，因为 ILM 是切线及纵向牵拉力形成的主要结构，并且剥除后可以限制黄斑前细胞增殖。在玻璃体视网膜手术中，可以先后使用选择性染色黄斑前膜的锥虫蓝及选择性染色

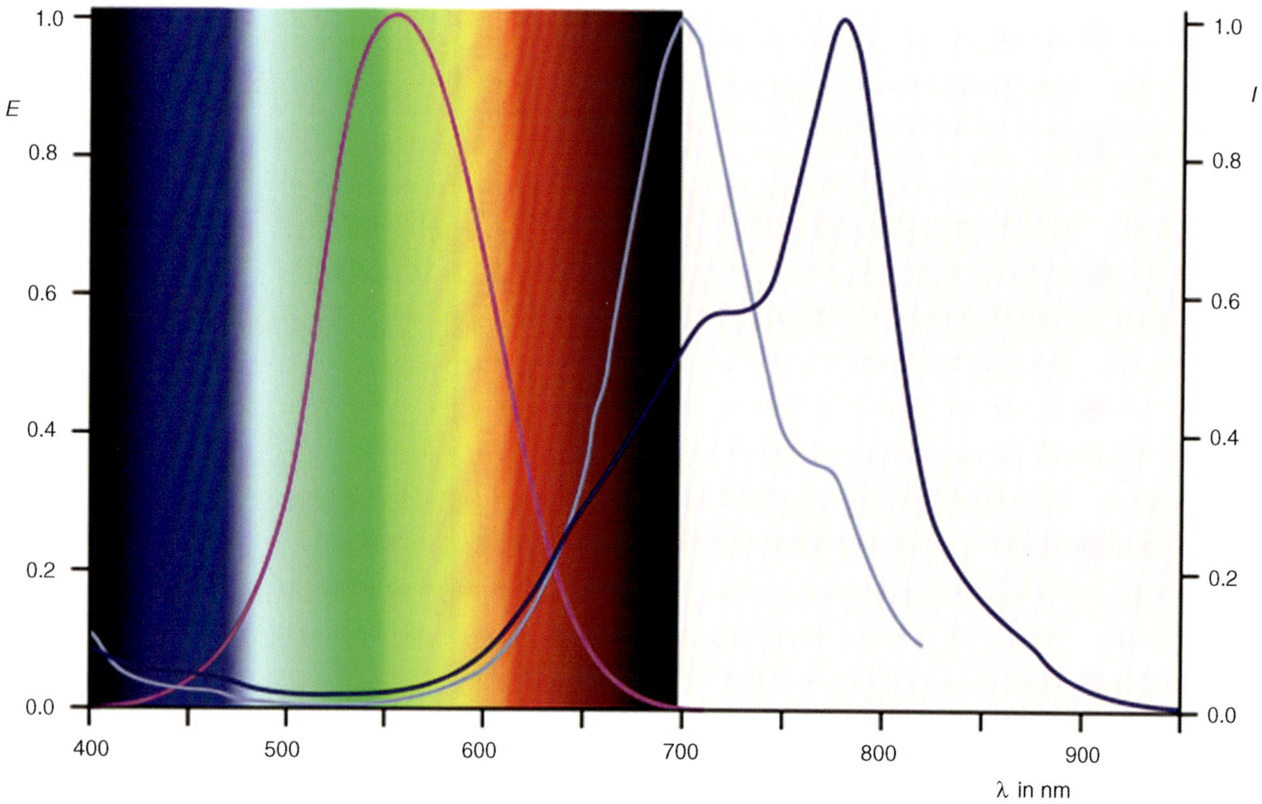


图 34.4 品红线示人眼可见光谱；亮蓝色线示 ICG 化合物的吸收光谱；暗蓝色线示溶液中的 ICG 吸收光谱。ICG 最大的吸收光波长为近红外线。

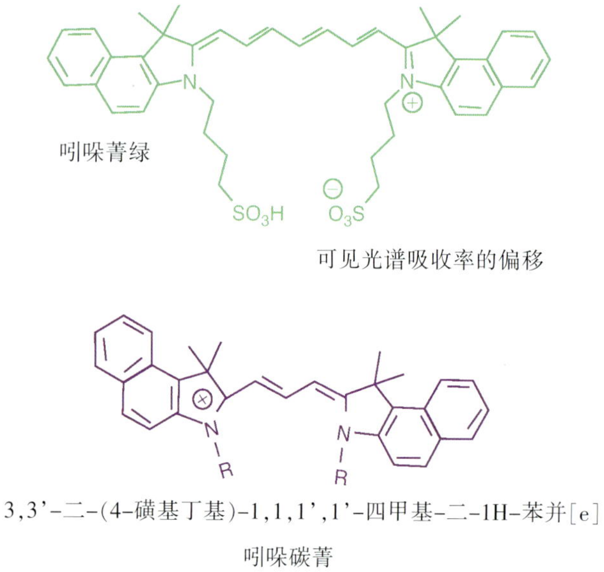


图 34.5 改变 ICG 分子结构以期改善其染色特性及安全性。

ILM 的亮蓝和吲哚菁绿来剥除玻璃体视网膜界面的组织。

### 2.2.1 单染色

对于黄斑前膜，可以使用锥虫蓝染色予以剥除。当使用选择性染色 ILM 的亮蓝和吲哚菁绿时，我们通常会发现黄斑前膜的存在阻碍了其下的 ILM 染色。因为黄斑前膜不会被这些染料染上颜色，所以在术中，黄斑前膜的边界可以被周围染上青绿色的 ILM 勾画出来(视频 34.3)。有些作者将这种黄斑前膜的染色方法称为“阴性染色”(图 34.6)。所以，对于黄斑前膜，术者可以选择先剥除黄斑前膜，再注射一种 ILM 的染色剂识别残留的 ILM(图 34.7)，剥除 ILM 可以防止黄斑前膜复发(视频 34.2)。ILM 是否连同黄斑前膜一起剥除也应该使用染料证实，以确定不需要进一步处理(图 34.8)。

或者，也可选择在剥除黄斑前膜之前进行染色。可以从染上色的 ILM 区域开始剥除，这样可能两层

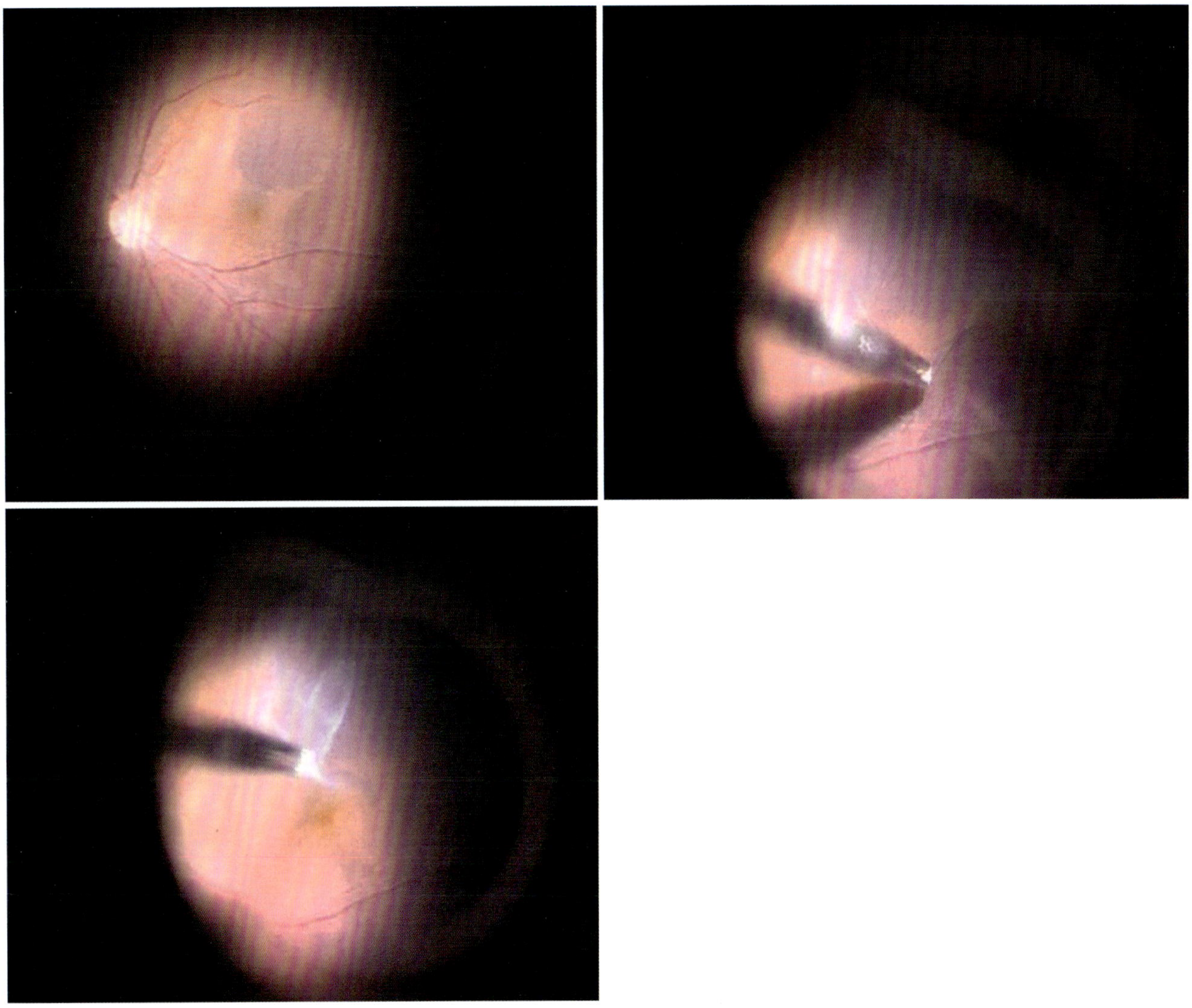

图 34.6　玻璃体腔注射亮蓝并吸除后，ILM 被染成蓝色后可以很好地被识别，周围黄斑前膜未被染色（“阴性染色”黄斑前膜）。镊子剥除未着染的这层膜（右上图和左下图）。

膜组织一起剥除或者先剥除“未着染”的黄斑前膜再剥除 ILM，可以通过在剥除的黄斑前膜区域青绿色边缘予以识别（视频 34.1）。

充分的 ILM 剥除是黄斑前膜手术成功的关键，虽然它是可以实现的，但以前的研究仍有剥除黄斑前膜时只剥除部分 ILM。残留的 ILM 与黄斑前膜复发有关，因为 ILM 朝向玻璃体的这个界面上存在一定数量的细胞和玻璃体皮质，可以作为细胞增殖的界面从而导致疾病复发。所以彻底剥除 ILM 是长期结构和功能恢复的关键[45–50]。

### 2.2.2 双染色

已有文献报道了先使用锥虫蓝染色黄斑前膜，予以剥除后再使用选择性 ILM 染色剂识别 ILM，这种技术被称为“双重染色技术”[51]。然而，大多数黄斑前膜可以很容易被识别，在无染色情况下也可常规予以剥除。所以有人会问黄斑皱褶手术是否有必要使用活性染料来染色和剥除黄斑前膜。尽量在无染色辅助下剥除黄斑前膜，以及合理使用染色剂染色 ILM 是有必要的。因为我们并不能完全预测术中各种染料之间的反应，染料与被着染组织及其下的视网膜神经组织之间是否有不良反应。鉴于其潜在毒性，我们应谨慎使用这些染色剂，尽量少使用这些染色剂。此外，目前玻璃体视网膜手术中如何使用染色剂还未制订标准，对于使用种类，作用时间，使用浓度都各不相同，这些都应仔细考虑。

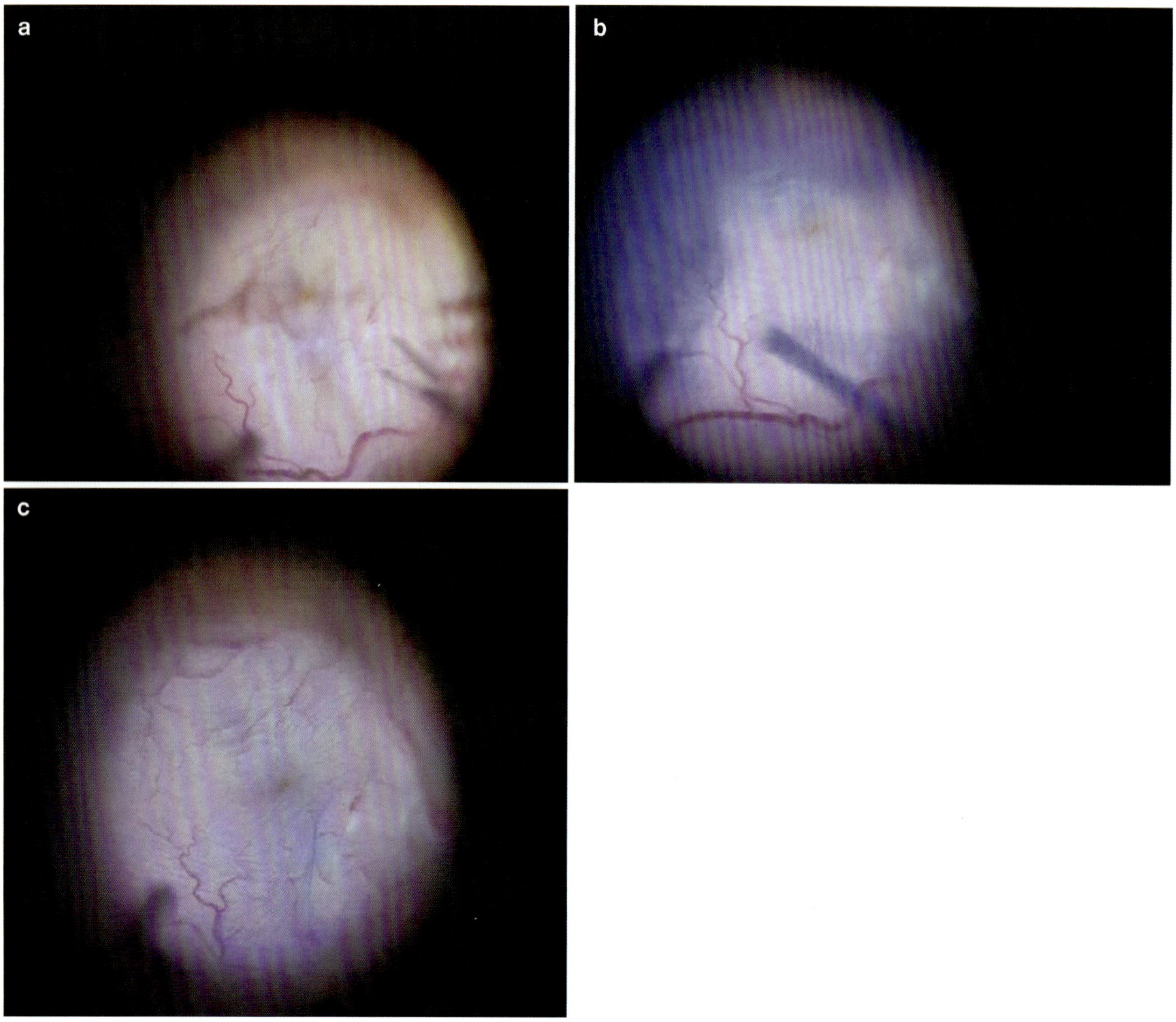


图 34.7 先剥除未染色的黄斑前膜(a),再向玻璃体腔注射亮蓝染色识别 ILM(b)。黄斑前膜剥除后 ILM 完整存留(c)。

## 3. 组织与染料之间的反应

ILM 是目前玻璃体黄斑手术最常涉及的结构(见第 11 章“玻璃体视网膜界面与内界膜”)。因为它有很强的韧度,只有 0.01~0.3μm 的透明薄组织[52]可以使用镊子予以剥除。Halfter 等已证实 ILM 的强度可以同关节软骨相近[53-55]。并且朝向视网膜面的ILM 硬度是朝向玻璃体面的 5 倍,这就可以解释为什么在剥除 ILM 时,ILM 总是卷曲朝向玻璃体[56,57]。有趣的是,染色后的 ILM 更容易剥除,并且与未染色的相比,可以更大片地撕除。这种情况在吲哚菁绿和亮蓝染色中都存在。所以除了染色之外还存在染色剂与组织之间的反应。采用原子力显微镜测量发现吲哚菁绿和亮蓝染色后的 ILM 硬度明显增强,吲哚菁绿作用更明显[57]。目前尚未明确这其中潜在的机制。以前的研究主要集中在吲哚菁绿,其光敏性可能是导致目前实验与临床过程中发生反应的原因[42,58]。Wollensak 等采用 ICG 染色及光照猪的ILM,发现其硬度明显增强,抗压缩力增强及抗牵拉力减弱[59,60]。ICG 的硬化效应可能与其光敏性有关,使 ICG 分子与氧化物形成三联体(Ⅰ型光致氧化反应)[59,61],然后对细胞产生光氧化损伤和使 ILM 的Ⅳ型胶原纤维发生胶原交联反应[59,60]。然而其他未知的原因也需要考虑,因为临床中无光敏特性的亮蓝和三芳基甲烷染料也可以增强 ILM 的硬度。

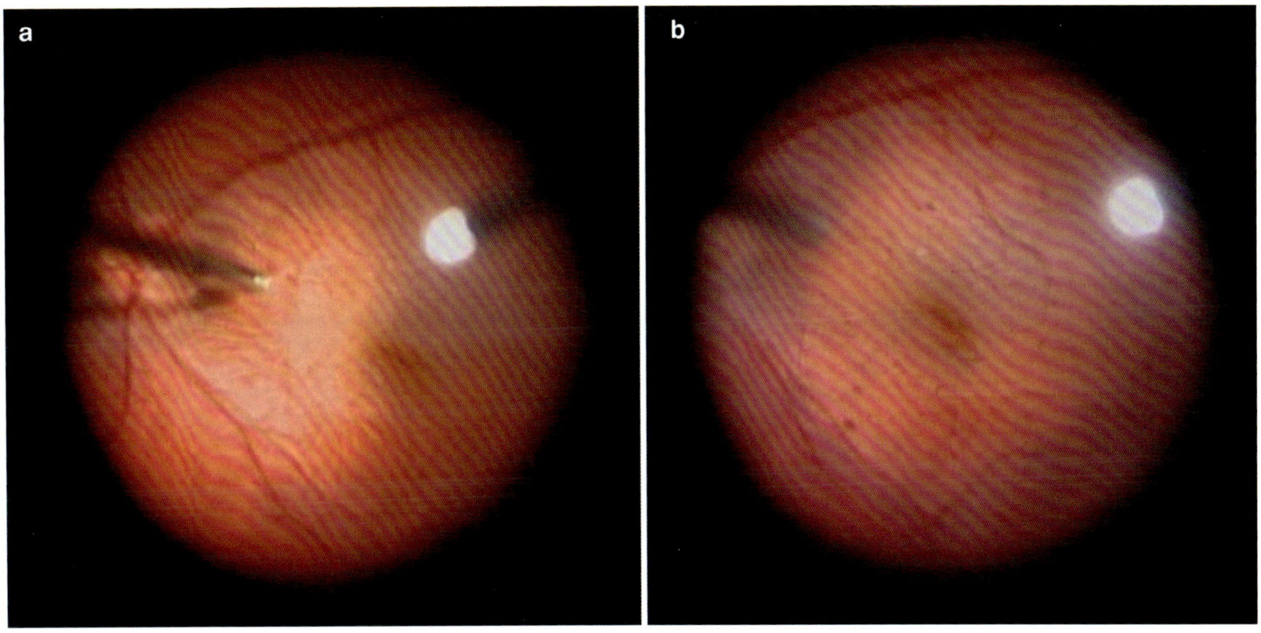

图 34.8 先剥除未染色的黄斑前膜(a)。黄斑前膜剥除后 ILM 被一起完整剥除。染色后剥除的 ILM 边界可以清晰识别(b)。

## 4. 临床与病理相关性

ICG 是第一个用于 ILM 染色的染色剂，并很快引发了争论，因为在上文所提到的一些临床研究报道中，其可能会改变视网膜色素上皮的特性，视功能恢复不佳及视野缺损发生率高。目前其病理机制尚不明确，一些研究推测可能与 ICG 的光毒性及光照后分解代谢产物有关[62]。

与未染色的 ILM 标本相比，吲哚菁绿染色辅助剥除的 ILM 标本行组织病理学检查发现，有更大的细胞碎片及更多的视网膜碎片，并且朝向视网膜面的 ILM 界面存在整个细胞体嵌于其中。吲哚菁绿导致视网膜表层的 ILM 与更内层的视网膜组织之间的缝隙发生了改变[37,63]。未染色剥除的 ILM 经显微镜检查及免疫组化染色检查也发现少量的视网膜细胞碎片[64]，黄斑前膜手术剥除的 ILM 标本中发现，这些碎片主要存在于折叠的 ILM 区域内[65]。这些细胞碎片主要来源于神经胶质细胞及神经元细胞，特别是 Müller 细胞的终足及神经纤维层细胞碎片。这一观察结果可能是不能避免的，因为 ILM 作为 Müller 细胞的基底膜，与 Müller 细胞连接非常紧密。另一方面，如黄斑前膜与单层 ILM 相比，多层组织的硬度也可能是原因之一，视网膜碎片的出现说明在剥膜时存在机械性损伤及破坏细胞结构[65]。

最近，Kenawy 等证实黄斑前膜手术时剥除 ILM 的层面可能有变化，虽然不是染色导致的，但可能是黄斑皱褶患者的黄斑前膜本身的病理改变，例如，存在于黄斑前膜与视网膜之间的 Müller 细胞通过 ILM 的微孔释放 GFAP，一种可以增强增殖细胞与 ILM 黏附的因子。

## 5. 展望

对于玻璃体黄斑手术及术中使用的染色分离技术的领域，既往关于能否使用 ICG 的顾虑已被替代的亮蓝染色剂所消除，因为亮蓝染色剂不再是超范围用药，并且在有些国家已经商品化。虽然对于常规的玻璃体黄斑疾病，如黄斑裂孔或黄斑皱褶等，ILM 剥除术已被玻璃体视网膜手术医生广泛接受，但是也存在越来越多的证据表明并不是所有的黄斑裂孔都需要剥除 ILM，特别是对于小的黄斑裂孔，通过诱导完全性玻璃体后脱离及剥除可能存在的视网膜前膜就可以实现裂孔闭合。此外，药物性玻璃体溶解术已经开展，可能可以通过玻璃体腔注射诱导形成 PVD 及解除牵拉力，从而避免行玻璃体视网膜手术[68-70]。尽管如此，活性染料仍是玻璃体视网膜手术医生的重要工具。不同种类及类型的染料还在研究当中，以进一步明确染料对视网膜组织及其功能的影响。此外，新的染色方法和染色剂的吸收光谱与荧光光谱的研究还在继续。

**缩略语**

| | |
|---|---|
| AFM | 原子力显微镜 |
| BB | 亮蓝 |
| FDA | 美国食品药品管理局 |
| GFAP | 胶质纤维酸性蛋白 |
| ICG | 吲哚菁绿 |
| ILM | 内界膜 |
| NIR | 近红外线 |
| PVD | 玻璃体后脱离 |
| TB | 锥虫蓝 |

## 参考文献


1. Haritoglou C, Sebag J. Indications and considerations for chromodissection. Retinal Physician. 2014;11(5):34–9.
2. Haritoglou C, Freyer W, Priglinger SG, Kampik A. Light absorbing properties of indocyanine green (ICG) in solution and after adsorption to the retinal surface: an ex-vivo approach. Graefes Arch Clin Exp Ophthalmol. 2006;244:1196–202.
3. Fineman MS, Maguire JI, Fineman SW, Benson WE. Safety of indocyanine green angiography during pregnancy: a survey of the retina, macula, and vitreous societies. Arch Ophthalmol. 2001;119:353–5.
4. Xiao Y, Wang YH, Fu ZY, Hong H. Staining the anterior capsule with indocyanine green or trypan blue for capsulorrhexis in eyes with white cataract. Int Ophthalmol. 2004;25:273–6.
5. Kadonosono K, Itoh N, Uchio E, Nakamura S, Ohno S. Staining of the internal limiting membrane in macular hole surgery. Arch Ophthalmol. 2000;118:1116–8.
6. Gandorfer A, Messmer EM, Ulbig MW, Kampik A. Indocyanine green selectively stains the internal limiting membrane. Am J Ophthalmol. 2001;131:387–8.
7. Da Mata AP, Burk SE, Foster RE, Riemann CD, Petersen MR, Nehemy MB, Augsburger JJ. Long-term follow-up of indocyanine green-assisted peeling of the retinal internal limiting membrane during vitrectomy surgery for idiopathic macular hole repair. Ophthalmology. 2004;111:2246–53.
8. Hillenkamp J, Saikia P, Gora F, Sachs HG, Lohmann CP, Roider J, Baumler W, Gabel VP. Macular function and morphology after peeling of idiopathic epiretinal membrane with and without the assistance of indocyanine green. Br J Ophthalmol. 2005;89:437–43.
9. Husson-Danan A, Glacet-Bernard G, Soubrane G, Coscas G. Clinical evaluation of the use of indocyanine green for peeling the internal limiting membrane in macular hole surgery. Graefes Arch Clin Exp Ophthalmol. 2006;244:291–7.
10. Horobin RW, Kiernan JA, editors. Conn´s biological stains. 10th ed. Oxford: Published for the Biological Stain Commission by BIOS Scientific Publishers; 2002.
11. Sanchez R, Risopatron J, Sepulveda G, Pena P, Miska W. Evaluation of the acrosomal membrane in bovine spermatozoa – effects of proteinase inhibitors. Theriogenology. 2005;43:761–8.
12. Osaka K, Tyurina YY, Dubey PK, Tyurin VA, Ritov VB, Quinn PJ, Branch RA, Kagan VE. Amphotericin B as an intracellular antioxidant. Protection against 2,2-azobis (2,4-dimethylvaleronitrile) induced peroxidation of membrane phospholipids in rat aortic smooth muscle cells. Biochem Pharmacol. 1997;54:937–45.
13. Callebaut M, Vakaet L. Fluorescent yolk marking of the primary gonocytes in quail blastoderms by administration of trypan blue during late oogenesis. ICRS Med Sci Biochem. 1981;9:458.
14. Baskaya MK, Rao AM, Dogan A, Donaldson D, Dempsey RJ. The biphasic opening of the blood-brain barrier in the cortex and hippocampus after traumatic brain injury in rats. Neurosci Lett. 1997;226:33–6.
15. Berman RS, Martin W. Arterial endothelial barrier dysfunction: actions of homocysteine and the hypoxanthine-xanthine oxidase free radical generating system. Br J Pharmacol. 1993;108:920–6.
16. Huser M, Stegemann E, Kammermeier H. Is enzyme release a sign of irreversible injury of cardiomyocytes? Life Sci. 1996;58:545–50.
17. Kozlowska H, Drewa G, Grzanka A. Effect of trypan blue on the activity of lysosomal enzymes, tumor growth and cell ultrastructure in B16 melanotic melanoma in mice. Neoplasma. 1995;42:173–8.
18. Yetik H, Devranoglou K, Ozkan S. Determining the lowest trypan blue concentration that satisfactorily stains the anterior capsule. J Cataract Refract Surg. 2002;28:988–91.
19. Georgiadis N, Kardasopoulos A, Bufidis T. The evaluation of corneal graft tissue by the use of trypan blue. Ophthalmologica. 1999;213:8–11.
20. Jacob S, Agarwal A, Agarwal S, Chowdhary S, Chowdhary R, Bagmar AA. Trypan blue as an adjunct for safe Phacoemulsification in eyes with white cataract. J Cataract Refract Surg. 2002;28:1819–25.
21. Melles GR, de Waard PW, Pameijer JH, Beekhuis WH. Staining the lens capsule with trypan blue for visualizing capsulorhexis in surgery of mature cataracts. Klin Monatsbl Augenheilkd. 1999;215:342–4.
22. Perrier M, Sebag M. Trypan blue-assisted peeling of the internal limiting membrane during macular hole surgery. Am J Ophthalmol. 2003;135:903–5.
23. Ueno A, Hisatomi T, Enaida H, Kagimoto T, Mochizuki Y, Goto Y, Kubota T, Hata Y, Ishibashi T. Biocompatibility of brilliant blue G in a rat model of subretinal injection. Retina. 2007;27:499–504.
24. Enaida H, Hisatomi T, Hata Y, Ueno A, Goto Y, Yamada T, Kubota T, Ishibashi T. Brilliant blue G selectively stains the internal limiting membrane/brilliant blue G-assisted membrane peeling. Retina. 2006;26:631–6.
25. Enaida H, Hisatomi T, Goto Y, Hata Y, Ueno A, Miura M, Kubota T, Ishibashi T. Preclinical investigation of internal limiting membrane staining and peeling using intravitreal brilliant blue G. Retina. 2006;26:623–30.
26. Lüke M, Januschowski K, Beutel J, Lüke C, Grisanti S, Peters S, Jaissle GB, Bartz-Schmidt KU, Szurman P. Electrophysiological effects of Brilliant Blue G in the model of the isolated perfused vertebrate retina. Graefes Arch Clin Exp Ophthalmol. 2008;246(6):817–22.
27. Remy M, Thaler S, Schumann RG, May CA, Fiedorowicz M, Schüttauf F, Grüterich M, Priglinger SG, Nentwich M, Kampik A, Haritoglou C. An in-vivo evaluation of Brilliant Blue G in animals and humans. Br J Ophthalmol. 2008;92:1142–7.
28. Kawahara S, Hata Y, Miura M, Kita T, Sengoku A, Nakao S, Mochizuki Y, Enaida H, Ueno A, Hafezi-Moghadam A, Ishibashi T. Intracellular events in retinal glial cells exposed to ICG and BBG. Invest Ophthalmol Vis Sci. 2007;48:4426–32.
29. Haritoglou C, Priglinger SG, Eibl K, Liegl R, May CA, Thaler S, Kampik A, Schuettauf F. Experimental evaluation of aniline and methyl blue for intraocular surgery. Retina. 2009;29:166–73.
30. Haritoglou C, Schumann RG, Kampik A, Gandorfer A. Heavy brilliant blue G for internal limiting membrane staining. Retina. 2011;31(2):405–7.
31. Henrich PB, Valmaggia C, Lang C, Priglinger SG, Haritoglou C,

Strauss RW, Cattin PC. Contrast recognizability during brilliant blue G – and heavier-than-water brilliant blue G-assisted chromovitrectomy: a quantitative analysis. Acta Ophthalmol. 2013;91(2):e120–4.
32. Henrich PB, Priglinger SG, Haritoglou C, Josifova T, Ferreira PR, Strauss RW, Flammer J, Cattin PC. Quantification of contrast recognizability during brilliant blue G (BBG) and indocyanine green (ICG) assisted chromovitrectomy. Invest Ophthalmol Vis Sci. 2011;52(7):4345–9.
33. Jackson TL, Griffin L, Vote B, Hillenkamp J, Marshall J. An experimental method for testing novel retinal vital stains. Exp Eye Res. 2005;81(4):446–54.
34. Rodrigues EB, Penha FM, de Paula Fiod Costa E, Maia M, Dib E, Moraes Jr M, Meyer CH, Magalhaes Jr O, Melo GB, Stefano V, Dias AB, Farah ME. Ability of new vital dyes to stain intraocular membranes and tissues in ocular surgery. Am J Ophthalmol. 2010; 149(2):265–77.
35. Haritoglou C, Strauss R, Priglinger SG, Kreutzer T, Kampik A. Delineation of the vitreous and posterior hyaloid using bromophenol blue. Retina. 2008;28:333–40.
36. Tsuiki E, Fujikawa A, Miyamura N, Yamada K, Mishima K, Kitaoka T. Visual field defects after macular hole surgery with indocyanine green-assisted internal limiting membrane peeling. Am J Ophthalmol. 2007;143(4):704–5.
37. Haritoglou C, Gandorfer A, Gass CA, Schaumberger M, Ulbig MW, Kampik A. Indocyanine green-assisted peeling of the internal limiting membrane in macular hole surgery affects visual outcome: a clinicopathologic correlation. Am J Ophthalmol. 2002;134(6): 836–41.
38. Rodrigues EB, Meyer CH. Meta-analysis of chromovitrectomy with indocyanine green in macular hole surgery. Ophthalmologica. 2008;222(2):123–9.
39. Yam HF, Kwok AKH, Chan KP, Lai TYY, Chu KY, Lam DSC, Pang CP. Effect of indocyanine green and illumination on gene expression in human retinal pigment epithelial cells. Invest Ophthalmol Vis Sci. 2003;44:370–7.
40. Langhals H, Haritoglou C. Chemical and spectroscopic aspects of the application of dyes in vitreoretinal surgery. Ophthalmologe. 2009;106(1):16–20.
41. Yip HK, Lai TY, So KF, Kwok AK. Retinal ganglion cells toxicity caused by photosensitising effects of intravitreal indocyanine green with illumination in rat eyes. Br J Ophthalmol. 2006;90:99–102.
42. Sato T, Ito M, Ishida M, Karasawa Y. Phototoxicity of indocyanine green under continuous fluorescent lamp illumination and its prevention by blocking red light on cultured Müller cells. Invest Ophthalmol Vis Sci. 2010;51(8):4337–45.
43. Langhals H, Varja A, Laubichler P, Kernt M, Eibl K, Haritoglou C. Cyanine dyes as optical contrast agents for ophthalmological surgery. J Med Chem. 2011;54(11):3903–25.
44. Sebag J, Gupta P, Rosen R, Garcia P, Sadun AA. Macular holes and macular pucker: The role of vitreoschisis as imaged by optical coherence tomography/scanning laser ophthalmoscopy. Trans Am Ophthalmol Soc. 2007;105:121–31.
45. Gupta P, Yee KMP, Garcia P, Rosen RB, Parikh J, Hageman GS, Sadun AA, Sebag J. Vitreoschisis in macular diseases. Br J Ophthalmol. 2011;95(3):376–80.
46. Kampik A, Green WR, Michels RG, et al. Ultrastructural features of progressive idiopathic epiretinal membrane removed by vitreous surgery. Am J Ophthalmol. 1980;90:797–809.
47. Kwok AK, Lai TY, Yuen KS. Epiretinal membrane surgery with or without internal limiting membrane peeling. Clin Exp Ophthalmol. 2005;33:379–85.
48. Maguire AM, Smiddy WE, Nanda SK, et al. Clinicopathologic correlation of recurrent epiretinal membranes after previous surgical removal. Retina. 1990;10:213–22.
49. Shimada H, Nakashizuka H, Hattori T, et al. Double staining with brilliant blue G and double peeling for epiretinal membranes. Ophthalmology. 2009;116:1370–6.
50. Schumann RG, Gandorfer A, Eibl KH, Henrich PB, Kampik A, Haritoglou C. Sequential epiretinal membrane removal with internal limiting membrane peeling in brilliant blue G-assisted macular surgery. Br J Ophthalmol. 2010;94(10):1369–72.
51. Stalmans P, Freon EJ, Parys-Van Ginderdeuren R, et al. Double vital staining using trypan blue and infracyanine green in macular pucker surgery. Br J Ophthalmol. 2003;87:713–6.
52. Streeten BA. Disorders of the vitreous. In: Garner A, Klintworth GK, editors. Pathophysiology of ocular disease – a dynamic approach, part B. New York: Marcel Dekker; 1982. p. 1381–419.
53. Halfter W, Dong S, Dong A, Eller AW, Nischt R. Origin and turnover of ECM proteins from the inner limiting membrane and vitreous body. Eye. 2008;22(10):1207–13.
54. Candiello J, Balasubramani M, Schreiber EM, Cole GJ, Mayer U, Halfter W, Lin H. Biomechanical properties of native basement membranes. FEBS J. 2007;274(11):2897–908.
55. Halfter W, Candiello J, Hu H, Zhang P, Schreiber E, Balasubramani M. Protein composition and biomechanical properties of in vivo-derived basement membranes. Cell Adh Migr. 2013;7(1): 64–71.
56. Henrich PB, Monnier CA, Halfter W, Haritoglou C, Strauss RW, Lim RY, Loparic M. Nanoscale topographic and biomechanical studies of the human internal limiting membrane. Invest Ophthalmol Vis Sci. 2012;53(6):2561–70.
57. Haritoglou C, Mauell S, Benoit M, Schumann RG, Henrich PB, Wolf A, Kampik A. Vital dyes increase the rigidity of the internal limiting membrane. Eye (Lond). 2013;27(11):1308–15. doi:10.1038/eye.2013.178.
58. Hillenkamp J, Dydykina S, Klettner A, Treumer F, Vasold R, Bäumler W, Roider J. Safety testing of indocyanine green with different surgical light sources and the protective effect of optical filters. Retina. 2010;30(10):1685–91.
59. Wollensak G. Biomechanical changes of the internal limiting membrane after indocyanine green staining. Dev Ophthalmol. 2008;42: 82–90.
60. Wollensak G, Spoerl E, Wirbelauer C, Pham DT. Influence of indocyanine green staining on the biomechanical strength of porcine internal limiting membrane. Ophthalmologica. 2004;218(4): 278–82.
61. Foote CS. Definition of type I and type II photosensitized oxidation. Photochem Photobiol. 1991;54:659.
62. Engel E, Schraml R, Maisch T, Kobuch K, König B, Szeimies RM, Hillenkamp J, Bäumler W, Vasold R. Light-induced decomposition of indocyanine green. Invest Ophthalmol Vis Sci. 2008;49(5): 1777–83.
63. Gandorfer A, Haritoglou C, Gandorfer A, Kampik A. Retinal damage from indocyanine green in experimental macular surgery. Invest Ophthalmol Vis Sci. 2003;44:316–23.
64. Eckardt C, Eckardt U, Groos S, Luciano L, Reale E. Removal of the internal limiting membrane in macular holes. Clinical and morphological findings. Ophthalmologe. 1997;94(8):545–51.
65. Haritoglou C, Gandorfer A, Gass CA, Schaumberger M, Ulbig MW, Kampik A. The effect of indocyanine-green on functional outcome of macular pucker surgery. Am J Ophthalmol. 2003;135:328–37.
66. Kenawy N, Wong D, Stappler T, Romano MR, Das RA, Hebbar G, Prime W, Heimann H, Gibran SK, Sheridan CM, Cheung YH, Hiscott PS. Does the presence of an epiretinal membrane alter the cleavage plane during internal limiting membrane peeling? Ophthalmology. 2010;117(2):320–3.
67. Gandorfer A, Schumann R, Scheler R, Haritoglou C, Kampik A. Pores of the inner limiting membrane in flat-mounted surgical specimens. Retina. 2011;31(5):977–81.
68. Sebag J. Pharmacologic vitreolysis. Retina. 1998;18:1–3.
69. Sebag J. Is pharmacologic vitreolysis brewing? Retina. 2002;22:1–3.
70. Sebag J. Pharmacologic vitreolysis – premise and promise of the first decade. Retina. 2009;29:871–4.

# 第 35 章 黄斑裂孔和黄斑皱褶的再手术

Billy X. Pan, Kenneth M.P. Yee, Fred N. Ross-Cisneros, Alfredo A. Sadun, J. Sebag

## 本章要点



**关键词**

玻璃体;异常玻璃体后脱离;玻璃体劈裂;内界膜;黄斑前膜;黄斑裂孔;黄斑皱褶;玻璃体切割;治疗失败;疾病复发;再次手术;染色;内层视网膜视神经病变

**核心概念**

1. 玻璃体切割联合剥膜和染色技术提高了黄斑皱褶和黄斑裂孔的手术成功率。手术失败主要原因是玻璃体劈裂或膜复发产生持久的膜。
2. 再手术通常使用染色技术，剥除内界膜有较高的成功率。首次手术或多次手术后会有少部分病例出现视力下降，可能是由于剥膜过深，损伤了视网膜神经纤维层从而导致了继发性视神经病变，也就是内层视网膜视神经病变(IRON)。
3. 选择首次手术 6 个月以后再次手术，损伤视网膜视神经纤维层和发生 IRON 的可能性会降低,更可能获得较好视力,这可能是由于在两次手术间有充足的时间，使 Müller 细胞可以在裸露的视网膜神经纤维层表面纤维再生,重建组织保护层。

---

* 本章的原始材料于 2014 年 9 月 8 日通过《眼科学与视觉科学调查》发表。

---

B.X. Pan, MD· K.M.P. Yee, BS
J. Sebag, MD, FACS, FRCOphth, FARVO(✉)
VMR Institute for Vitreous Macula Retina,
7677 Center Avenue, suite 400,
Huntington Beach, CA 92647, USA
Doheny Eye Institute, Los Angeles, CA, USA
e-mail: kennethmpy·@gmail.com; jsebag@VMRinstitute.com

E. Ross-Cisneros, BS·A.A. Sadun, MD, PhD, FARVO
Doheny Eye Institute/UCLA, Los Angeles, CA, USA
e-mail: alfredo.sadun@gmail.com

# 1. 引言

近年来,随着玻璃体切割联合内界膜剥除(见第 33 章"玻璃体黄斑病变的手术治疗")及染色技术(见第 34 章"玻璃体视网膜手术中的化学染色技术")的进展,极大地改善了患者的预后。然而,风险同样也随着这些操作而增加,偶尔还会出现术后视力远低于术前的病例。这一章节将回顾黄斑裂孔和黄斑皱褶的发病机制和手术处理。重点将放在失败病例和再次手术上。

# 2. 黄斑裂孔

## 2.1 黄斑裂孔的发病机制

关于黄斑裂孔的形成的机制有许多不同的学说,这些学说的中心思想都是来自玻璃体的牵拉力导致黄斑部结构的破坏。前后方向的牵拉力源自牢固附着的玻璃体后皮质(PVC)[1-3],切线方向的牵拉力来自由 PVC、细胞及细胞合成的胶原蛋白构成的黄斑前膜(PMM)[4]。在正常情况下,Müller 细胞的中心锥为黄斑中心凹的光感受器细胞提供了支架并将其联结在一起[5]。PVC 的牵拉力可以解离 Müller 细胞中心锥与光感受器细胞间的附着[1-3]。黄斑囊肿形成并进一步发展为顶部薄弱的囊样空腔,最终完全裂开[1]。其下的视网膜感觉神经失去 Müller 细胞的支撑,离心扩张从而形成了全层裂孔[5,6]。在光学相干断层扫描(OCT)图像上显示为边缘抬起合并旁中心囊样腔隙[7,8],这种改变过去被认为是视网膜脱离。目前认为黄斑裂孔起因于玻璃体,而不是特发性的疾病[9,10],有时与高度近视、眼后段外伤(通常是钝挫伤)或其他视网膜病变(视网膜裂孔、脱离)相关,极少数是后段手术医源性所致[11](见第 15 章"玻璃体黄斑疾病的病理")。关于玻璃体-黄斑牵拉和黄斑裂孔的新的分级方法反映了玻璃体在其中扮演了重要的角色(见第 16 章"玻璃体黄斑粘连/牵拉与黄斑裂孔")。

## 2.2 黄斑裂孔的治疗

在 20 世纪 90 年代,只对伴有视网膜脱离的黄斑裂孔进行手术处理。1961 年,Meyer-Schwickerath 采用巩膜扣带、激光光凝、放液等联合手段来复位黄斑裂孔性视网膜脱离[12]。20 年后,无须巩膜扣带手术也同样获得了成功[13]。早期曾试图用激光光凝来治疗不伴有视网膜脱离的黄斑裂孔[14-16],但这种方法未被广泛应用,当玻璃体手术作为有效治疗手段后光凝方法被摒弃。

### 2.2.1 黄斑裂孔手术治疗

1991 年,Neil Kelly 和 Rob Wendel 首次发表了用玻璃体切割来闭合黄斑裂孔的经验[17],第一次介绍了一种确切的方法来治疗以往认为不可治愈的疾病[18]。首次报道的治愈率为 58%,2 年后,该团队的治愈率已经达到了 73%[17,19]。手术过程包括经扁平部玻璃体切割、剥除 PVC,以及任何可见的 PMM 来解除造成黄斑裂孔的玻璃体牵拉。他们认为视网膜下液会使裂孔游离,于是使用了长效眼内填充物并令患者采取俯卧位,使裂孔的边缘对合,为纤维细胞增殖提供了支架[17,19]。

一些随机对照试验观察了不同分期的黄斑裂孔的自然病程。主要目的是分析相对于手术,保守观察是否能有更好的预后。玻璃体切割预防黄斑裂孔(VPMH)研究小组观察了 1 期黄斑裂孔,发现玻璃体切割术对疾病的预后并无多少益处。相反,许多 1 期黄斑裂孔能自愈,尤其是小于 250μm 的裂孔可以采用保守治疗[20]。Moorfields 黄斑裂孔研究(MMHS)观察了 2~4 期裂孔,经过 24 个月随访,发现手术组裂孔闭合率为 80.6%,而保守观察组为 11.5%。另外,Snellen 视力表最终检查,手术组有改善(6/36 提高到 6/18),而保守观察组则有下降(6/36 降至 6/60)[21]。玻璃体切割治疗黄斑裂孔研究(VMHS)观察了 3~4 期黄斑裂孔,随访 6 个月,发现手术组闭合率为 69%,而观察组为 4%。手术组的最终视力也显著优于保守观察组(ETDRS 表,分别为 20/115 和 20/166)[22]。因此,MMHS 和 VMHS 研究均表明,对于 3 期和 4 期裂孔,手术具有明显优势[21,22]。而且,自 Kelly 和 Wendel 首次报道以来,玻璃体视网膜专家不断改进手术技巧,黄斑裂孔的闭合率逐年提高。

2.2.1.1 ILM染色剥除的利弊

内界膜(ILM)剥除基于这样一个理论:可以完全去除残留的玻璃体后皮质和亚临床的黄斑前膜,从而有助于黄斑裂孔的闭合[23]。玻璃体劈裂是糖尿病患者的常见眼部表现,但至少超过半数的黄斑裂孔和黄斑皱褶的病例也会出现[10,24],玻璃体劈裂形态上玻璃体与视网膜发生了分离,而实际上对视网膜牵拉力量持续存在[10,24-26]。有研究认为ILM剥除后神经胶质的修复提高了局部纤维细胞增殖能力[27-29],去除支架的收缩组织在其上再生,预防再次出现切线方向的牵拉力而导致裂孔再开放[30,31]。另外,黄斑囊样水肿与黄斑裂孔的复发相关,而ILM剥除可以预防再次黄斑水肿的形成[32,33]。最后,研究还表明,进行ILM剥除后,可减少俯卧的时间,甚至可以完全不必保持这种体位,这对于难以坚持俯卧位的患者来说非常重要[34-37]。

Mester和Kuln对1654例黄斑裂孔进行了Meta分析,发现行ILM剥除的患者裂孔闭合率为96%,而未剥除ILM的为77%[38]。Tognetto等对1627例黄斑裂孔进行了回顾性多中心研究,发现行ILM剥除的患者裂孔闭合率为94%,而未剥除ILM的为89%[39]。Kumagai等观察了877例黄斑裂孔,发现ILM剥除组复发率为0.39%,而未剥除ILM组为7.2%[40]。最近,一些随机对照临床试验观察了ILM剥除在起初闭合然后再开放的效果。Lois等(FILMS小组)设计的一项多中心随机临床试验中,观察了141例2期和3期特发性全层黄斑裂孔,他们发现随访1个月时,黄斑裂孔闭合率在ILM剥除组显著高于未剥除组 (84%对48%),6个月时需要再次手术率较低(12%对48%)[41]。两项在中国(49例)和丹麦(75例)进行的类似较小样本的试验中,内界膜剥除术达到了相似的解剖复位结果[35,42]。

尽管从解剖结果上看内界膜剥除术在提高1期裂孔闭合率并降低再次复发率方面具有明显的优势,但是对功能恢复研究较少。在一些研究中,描述了术后显著视力改善[38,43-45],而另一些研究中,结果显示视力改善并没有统计学意义[39,46-48]。需要注意的是,ILM剥除本身是个有风险的操作,可能会带来一些并发症:微量出血、视网膜色素上皮损伤、损伤视网膜感觉神经产生盲点、手术操作时间延长产生的光损伤、辅助手术所用的染料所产生的毒性反应[49,50],即大家所熟知的染色技术[51](见第34章“玻璃体视网膜手术中的化学染色技术”)。另外,有研究表明多次内界膜剥除不成功的病例,虽然解剖学上已愈合,但功能恢复不良[52]。

因为内界膜与其下的视网膜感觉神经非常接近,因此损伤到视网膜神经纤维层(RNFL)的情况并不少见[49,52,53]。为了规范操作并减少可能的损伤,多种染色剂被应用于ILM染色以便观察得更加清晰。吲哚菁绿(ICG)是最常用的ILM染色剂,可以缩短撕膜所用的时间,同时增强了彻底剥除ILM的能力。然而,ICG的应用是有争议的,一些研究表明虽然其提高了解剖闭合率,但同时存在使视功能恶化的潜在副作用[54,55]。ICG辅助撕膜的相关文献结果不一致性,可能与不同术者所使用的浓度及作用时间不同相关[56]。尽管没有规定手术中应当使用的确切浓度和染色时间,但一致认为最低剂量和最短的暴露时间是最理想的[57]。

## 2.3 黄斑裂孔首次手术失败与黄斑裂孔再开放

首次手术失败是黄斑裂孔手术的并发症之一,但随着手术技术的改进,发生率则明显降低。与首次手术失败相关的唯一明确因素是术前裂孔的大小,其与裂孔愈合率成反比[21]。直径大于400μm的裂孔很少能手术闭合。病程的长短也可能是手术成功与否的相关因素,6个月以内病程的初发裂孔更容易闭合[21]。但是众所周知,症状出现的时间长短只是主观描述,作为证据并不确切。另外,前述的MMHS和VMHS研究中,手术的优势主要针对2~4期的裂孔,对于这些病例,延迟干预可能导致较差的视力预后[21,22]。

首次手术失败的原因是不能形成稳定的神经胶质填塞。这可能是由于没有完全剥除PVC、亚临床的PMM,在裂孔处有残余的牵拉力或者是没有足量的神经胶质造成的[58,59]。Schumann等对16例首次手术失败的黄斑裂孔病例,在二次手术后研究了其剥除的ILM和相关的PMM。超微结构分析显示在所有病例的玻璃体侧的ILM上,都有大量的纤维细胞增殖,这也证实了术后残留ILM和玻璃体皮质可能是导致牵拉和手术失败的假说[60]。

黄斑裂孔的再次开放是另一种潜在的并发症，经常在首次手术成功后的数月内发生，但也有在数年后发生[43,58,61-64]。正如 PMM 能导致术后很快发生手术失败一样，它的存在和进展程度与黄斑裂孔的复发比例显著相关。与特发性黄斑裂孔来自 PVC 的牵拉相似，研究认为 PMM 切线方向的牵拉导致了黄斑中心的裂开[58,59]。黄斑囊样水肿也是一个显著的危险因素，使原来闭合的黄斑裂孔再次裂开的发生率增加了 7 倍[33]。黄斑囊样水肿的进展和相关的炎性纤维蛋白溶解也被认为是黄斑裂孔复发的原因[33,61]。最后，Kumagai 等认为术中发生的视网膜裂孔和高度近视也都是黄斑裂孔复发的危险因素[40,65]。

与经扁平部玻璃体切割术相关的一个并发症是白内障的发生和(或)进展，在术后 2 年的发生率高达76%[66-70]。尽管白内障本身不是个严重的问题，但是黄斑裂孔术后的白内障摘除手术与裂孔复发相关，通常发生在白内障摘除的术后 6 个月内[33,61,63]。相关的假说是白内障术后黄斑囊样水肿和 PMM 的形成有共同的原因，即术后炎症介质破坏了血-视网膜屏障。为了避免这一并发症的发生，一些视网膜手术医生选择黄斑裂孔手术联合白内障超声乳化手术。联合手术是安全有效的，并且不会增加并发症[71-73]。另一个与黄斑裂孔复发的相关因素是治疗后囊膜增殖的后囊膜 Nd:YAG 激光。可能的机制是激光所致的中心凹旁玻璃体收缩[74]，但是更可能是由于囊膜切开术后的玻璃体生化发生了改变[75,76]。事实上，有研究表明 YAG 后囊切开可导致近 2 倍的 PVD 发生率，最可能的原因同样也是玻璃体生化变化[78](见第 9 章“玻璃体老化与玻璃体后脱离”；第 14 章“异常玻璃体后脱离与玻璃体劈裂”)。

# 3. 黄斑皱褶

## 3.1 黄斑皱褶的发病机制

黄斑前膜是发生在 ILM 前面的无血管的纤维细胞膜[79,80]。文献上描述其为“epiretinal”；然而这个术语并不恰当，“epi” 指的是位于视网膜旁或周围。因而术语“epiretinal”同时指视网膜前和视网膜下。黄斑皱褶中病理性的膜位于视网膜之前；因而“pre”比“epi”更精确。另外，由于该膜主要在黄斑前形成，且只有位于黄斑前的与视力相关，因此“premacular membrane”比“epimacular membrane”更准确。在此，将使用前者进行阐述。

组织病理学研究显示不同病源的 PMM 有不同类型的细胞，包括神经胶质细胞，视网膜色素上皮细胞，肌成纤维细胞和巨噬细胞[81-84]。当黄斑部发生增生时，可以产生切线方向的牵拉和其下的视网膜神经层皱痕，导致黄斑皱褶和视力下降[85-88]。PMM 可以是原发性的，也就是玻璃体劈裂所致的异常 PVD；也可以是继发性的，与视网膜疾病相关，包括视网膜裂孔、视网膜脱离、视网膜血管性疾病、糖尿病性视网膜病变、炎症等[89]。异常 PVD 合并玻璃体劈裂在许多情况下可能是黄斑皱褶发生的重要的机制(见第 14 章“异常玻璃体后脱离与玻璃体劈裂”)。

在异常 PVD 的形成中，玻璃体劈裂是在 PVC 的前后两部分开成的裂隙，留下外层部分 PVC 附着在黄斑部[9,25]。假如玻璃体劈裂的裂隙发生在玻璃体细胞层面之前(在 ILM 前 50~75μm)，玻璃体细胞埋藏于后半部分 PVC 中，能够引起单核细胞从循环和（或）经过分化转移成为成纤维细胞从而分泌胶原——PMM 的一种关键成分[90](见第 22 章“玻璃体视网膜界面细胞增殖与 PVR 及相关疾病”)。根据 Sebag 提出的异常 PVD 理论，假如玻璃体劈裂发生时，玻璃体细胞仍黏附在黄斑部，将会有收缩性 PMM 形成和进展为黄斑皱褶的危险性[9,25](见第 18 章“玻璃体与黄斑皱褶”)。

## 3.2 黄斑皱褶手术治疗

黄斑皱褶的标准治疗方法是手术去除 PMM，松解切线方向的牵拉，能够解决大部分患者的视物变形症状，有时视力会有所提高。与术后视力恢复的相关预后因素包括术前较好的视力、术前 OCT 显示完整的光感受器层、较短的病程[91-93]。有一些研究表明早期手术预后较好，其原因是缩短了神经元破坏的时间[94-96]。应用 En face OCT/SLO 冠状位扫描时发现黄斑皱褶的眼底可以有多达 4 个中心点的视网膜收缩[10,97]。有 3 或 4 个中心点的视网膜收缩的患者比只有 1 或 2 个中心点的患者有更高的视网膜囊肿和黄斑增厚发生率。因而，超过 2 个视网膜收缩中心点的患者应当尽早手术。

手术包含了玻璃体切割联合 PMM 剥除，联合或不联合 ILM 剥除。多项研究表明 PMM 剥除的同时会伴非计划内的 ILM 剥除。但是研究报道中，无意识的 ILM 去除的比例各异，为 27%~77%，这取决于手术技巧和染色技术[98-102]。Ducournar 发现在特发性 PMM(异常 PVD 的玻璃体劈裂)中，比较容易进行 ILM 和其下的视网膜的分离，但是在继发性的 PMM 中则较困难[103]。因而，在继发性 PMM，需要花费更多精力才能剥除 ILM。对于黄斑皱褶剥除 ILM 术后视力有一些争议。早期的文献描述了 ILM 剥除后视功能较差[84,104]；然而，也有大量的证据表明，在 PMM 手术中剥除 ILM 没有副作用发生，事实上还有一部分研究表明 ILM 去除后视力有改善[101,105-108]。关于 ILM 剥除后视力变化，早期文献和近期报道的差异性原因尚不明确，但是部分可能是由于手术技巧、设备的改进，以及染色技术发展提高了组织的可视性(见第 34 章“玻璃体视网膜手术中的化学染色技术”)。

## 3.3 黄斑皱褶首次手术失败与复发

黄斑皱褶手术后视物变形或视力未能迅速得到改善，可能与没有完全去除 PMM 有关，而经过一段时间后症状再次出现则与疾病的复发有关。膜不完全去除最可能的原因是 PVC 层间分离 (见第 11 章“玻璃体视网膜界面与内界膜”)，PVC 在剥除 PMM 和松解皱褶时会发生分裂，本质上就是手术中发生的玻璃体劈裂。在这种情况下，膜通常是透明的或半透明的[31,109,110]。假如 PMM 直接在 ILM 上形成且牢固地黏附其上，那么这两者容易同时被分离。然而，当玻璃体劈裂发生时，手术时可能去除了 PMM 和前部的 PVC，而残留了 ILM、部分玻璃体皮质和细胞。这就更近似于不完全的 ILM 剥除[9,25,111]。幸运的是，随着染色技术的发展，这种情况并不多见[31,102,107,112]。进而言之，术中 OCT 的运用能非常有效地减少这种情况的发生[113,114]。

在完全去除 PMM 后，真正的复发率只有 10%左右，这是由于细胞(主要是神经胶质细胞)通过膜剥除手术后的 ILM 破裂缘迁移，并在黄斑的前表面增殖[102,115]。基于这一点，因为 ILM 是形成新的 PMM 的支架，所以剥除 ILM 非常重要。有报道称在去除 PMM 时未去除 ILM，手术复发率高达 56%[101,106,115]，但这些研究并未区分既往存在的 PMM 还是复发性的 PMM。当 PMM 联合 ILM 去除时，复发率低于 9%[101,106,115]，与我们的数据一致。单独去除 PMM 时较高的复发率可能有几个方面的因素。一个主要的危险因素是残留的 ILM 提供了 PMM 再增殖的支架[100]。Haritoglou 等发现未行 ILM 剥除时，在 ILM 和 PMM 之间会有一层胶原，因此解释了不剥除 ILM 有较高的复发率的原因[116]。另外，有研究发现复发的 PMM 有较多的成肌纤维细胞，这也支持了再增殖是黄斑皱褶复发的重要机制的理论[117]。Gandorfer 等表明残留在黄斑部的 ILM 含有能表达 α-平滑肌动蛋白的细胞，能产生持续性切线方向牵拉[100]。Park 等发现在残存的 ILM 上能直接形成 PMM[106]。因此，完全去除 ILM 可以降低治疗失败或复发的风险。然而，完全去除 ILM，也带来了内层视网膜视神经病变(IRON)的风险(见下文)。

Shimada 等研究了不同的染色和剥除方式对去除 PMM 和 ILM 的影响[107]。他们发现不使用染色时，因为 PMM-ILM 界面不清晰而导致 ILM 残留率很高(78%)。他们指出，没有染色时，不仅很难完整去除 PMM，在多数病例中 ILM 都有残留。当使用亮蓝 G 染色时，单次染色和单次撕膜可以减少 ILM 残留率(39%)。他们还指出，在剥除区域再次亮蓝 G 染色，再次彻底去除残留的 ILM 有助于更好地降低 PMM 的复发。除了研究染色影响，该研究小组还指出，3 级 PMM 在单次撕膜时，会有更高的 ILM 的残留率，提示 PMM 越厚，需要花费更多精力去撕膜[107](见第 34 章“玻璃体视网膜手术中的化学染色技术”)。

ILM 是一个多层状的结构(见第 11 章“玻璃体视网膜界面与内界膜”)。在 ILM 剥除过程中，有效的方法是去除最内层的 ILM，因为可以确保去除黏附于 ILM 前表面的所有玻璃体和病理性细胞膜。ILM 剥除是安全的，因为与 RNFL 相邻的外层 ILM 与 Müller 细胞内节紧紧黏附，被无损伤地保存了下来。当 ILM 层间没有分离，全层的 ILM 被剥除时会损伤到内层视网膜，常常会严重影响视力。当第一次手术中大部分内层 ILM 已被剥除，再次手术时特别容易发生这种情况。

# 4. 顽固性/复发性病变的再处理

## 4.1 再处理的策略

### 4.1.1 黄斑裂孔的再处理

黄斑裂孔的再手术的方法很大程度上取决于首次手术所用的方法。如果临床上证实存在黄斑囊样水肿，无须手术。如果 PMM 在首次手术后有残留或术后再次形成，则需要手术剥除。如果首次手术未行 ILM 剥除，则再次手术必须行 ILM 剥除以确保解除所有牵拉，PMM 不再形成[31,39,114,118]。然而，绝大部分失败的手术和裂孔再次复发的手术并没有明显的特征可以修正解决[61]。对于这些病例，文献上有不同的技巧和不同程度的成功报道。一些术者再次进行黄斑部染色，以确保 ILM 充分剥除，并扩大剥除范围[119]。也有研究观察了延长眼内的气体或油的填充时间后的疗效。尤其是重硅油，因为不需要患者保持特定的体位，在依从性差的黄斑裂孔患者中作为眼内填充物得到了广泛使用[120,121]。

也有旨在提高神经胶质细胞的增殖能力的报道，因为有的作者认为它可以帮助裂孔对合，并促进愈合[27-29]。包括使用一些辅助物，如自体血小板[122]、自体血浆[123]、转化生长因子-β[124]，以及应用光凝术破坏其下的视网膜色素上皮层[125]。这些技术并没有得到深入的研究，并且缺乏充足的临床证据来支持常规应用。也有少量文献报道黄斑裂孔(初发和复发)自发愈合的病例，但发生率非常低[11,126-131]，而且通常只限于较小的裂孔。以下一些刺激因素认为与自发愈合相关：黄斑囊样水肿的吸收[131]，玻璃体牵拉的解除[129]，或者某一方向生长的 PMM 有益于减小张力[124,127,128]。然而，除了较小的黄斑裂孔(<250μm)，自发性愈合的可能性非常低[20]。

关于术后黄斑裂孔愈合的一个重要假说是发生了纤维细胞增殖，连接了分离的视网膜两个边缘[27-29]。也有报道称，黄斑裂孔仅仅依靠 PMM 的存在，覆盖了裂孔而完成自发性愈合。然而 PMM 的存在影响了细胞再建修复，常常是导致黄斑裂孔形成和复发的根源[28-31,132-135]。与复发性黄斑裂孔相关的 PMM 的组织病理学分析显示偶见纤维性星形胶质细胞和 Müller 细胞增殖[60]。

Hillenkamp 等发现在首次手术失败后，如果在 OCT 上显示裂孔有卷边抬高(由于视网膜下液)，则再次手术后裂孔较易愈合。基本原理是黄斑裂孔的闭合需要将移位的视网膜复位至中心凹，而视网膜组织与其下的视网膜色素上皮层分离可能有利于向心性的迁移[136]。有趣的是，人们发现与首次手术不同，再手术时裂孔的大小与解剖上闭合率及功能改善均不相关。

### 4.1.2 黄斑皱褶的再处理

与黄斑裂孔一样，黄斑皱褶的再手术也在很大程度上取决于首次手术所用的方法。如果造成顽固性/复发性症状(视力下降、视物变形)主要是由于 PMM 去除不彻底，则可以使用一些染色方法来增加 PMM 的可视性，包括 ICG、锥虫蓝、曲安奈德、亮蓝G[98,102,103,111]。如果 ILM 在首次手术中未剥除，或者未充分剥除，则可以通过染色增加可视性来进一步剥除 ILM[98,102,103,108,111]。最后，对于 PMM 和 ILM 均未充分剥除的病例，建议朝血管弓方向进一步剥除 ILM[106]。

## 4.2 内层视网膜视神经病变

众所周知，任何眼部手术并发的突发性视神经视网膜病变通常是前部缺血性视神经视网膜病变(AION)[137,138]。这种情况下，患者通常描述在白内障手术后数小时或数天，甚至数周内视野内会突然出现暗点。眼科医生检查会发现显著的视力下降、传入性瞳孔障碍(APD)、视野缺损。视盘经常表现为充血水肿，然后在大约 2 个月内进展为视神经萎缩。

相对而言，IRON 似乎特发于玻璃体切割联合膜剥除手术后。患者主诉术后数小时或数天在视野中央出现暗区。与 AION 一样，也有 APD。与 AION 不同的是，IRON 的视野缺损不具有水平缝样特性。另外，没有视盘水肿。但是和 AION 一样，在大约 2 个月时会有视神经萎缩。IRON 的视神经萎缩更局限于视盘的颞侧。AION 和 IRON 两者的病情一般都是稳定的，很少会有进展。但不幸的是，两者均无有效的治疗方法[139]。

## 4.3 再手术的时机

Nakamura 等观察了剥除 ILM 对玻璃体视网膜界面的影响。在其研究中，针对 10 只猴眼进行了 ICG 辅助染色下的经扁平部玻璃体切割联合 ILM 剥除术。分别于术后 3 个月、6 个月、12 个月时行眼球摘除来观察愈合和再生的进程。在术后 3 个月时，在 ILM 剥除的视网膜区域有 Müller 细胞和 RNFL的暴露区。在术后 6 个月、12 个月时，从 Müller 细胞来源的活化的神经胶质形成一网状结构扩张覆盖在原来裸露表面。在 12 个月时没有发现 ILM 完全再生[27]。

Pan 等研究了 10 例患者的再次手术时间，发现在首次手术后至少 6 个月后进行再次手术的患者($n$=6)有较好的视功能结果[140](图 35.1)。与首次手术间隔时间较短(<6 个月)行再次手术的患者视力较差(术后小数视力=0.13±0.19，相当于 20/80)。而与首次手术间隔≥6 个月再手术者则取得了很好的视力恢复(术后小数视力=0.45±0.24，相当于 20/50；$P$=0.03)。对此的解释是剥除 ILM 时会对其下的形成 ILM 外层的 Müller 细胞造成明显的损伤。假如重复剥除间隔时间较短(<6 个月)，Müller 细胞没有充足的时间重建保护层，将会对其下的 RNFL 和视网膜感觉神经元造成更多的损伤。应用 OCT 研究膜剥除手术病例的 RNFL 的厚度和内层视网膜组织病理学特性可以证实这些假说。

测量了再次手术后患者的 RNFL 厚度(图35.2)。在<6 个月组，颞侧、下方、上方、鼻侧的平均厚度和标准差分别是 (53.75±8.42)μm、(80.50±10.38)μm、(86.75±27.20)μm、(74.50±8.06)μm，视盘旁平均厚度为(73.75±7.41)μm。在≥6 个月组，测量值分别为(72.60±13.26)μm、(87.80±19.15)μm、(103.60±7.02)μm、(85.20±24.69)μm，平均厚度为(87.00±14.95)μm。两组数据在颞侧的差异有统计学意义($P$=0.04)。而在

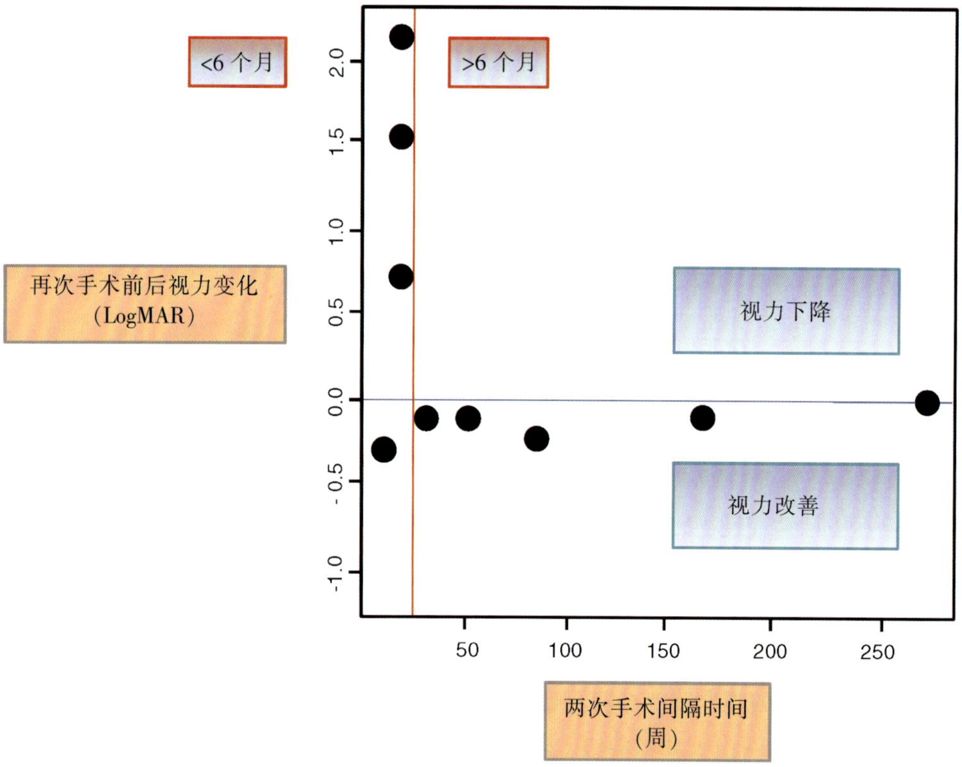


图 35.1 黄斑裂孔/黄斑皱褶再手术后的视力变化。横轴表示的是初次和再次手术间隔时间(周)。垂直线是 6 个月的分界线。纵轴表示了再次手术后视力的变化(LogMAR 视力)，计算方法是再次手术后的视力减去相应的术前视力。水平线区分了视力的下降(线的上方)和视力改善(线的下方)。值得注意的是，两次手术间隔时间少于 6 个月的 4 例患者中，有 3 例视力变得更差。相反，两次手术间隔大于 6 个月的患者视力均有改善或保持稳定。

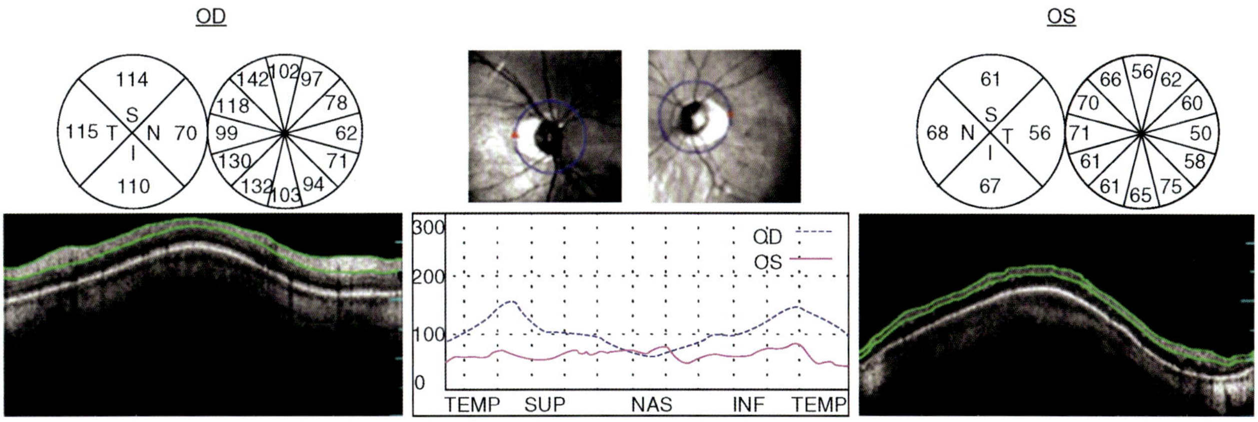


图 35.2 黄斑皱褶再次手术，行染色辅助下的膜剥除术后伴发左眼内层视神经视网膜病变(IRON)，OCT 显示视网膜神经纤维层厚度在上方、下方、颞侧均变薄。因为膜剥除是在视盘颞侧至视神经，故鼻侧神经纤维层仍未受累。OD，右眼；OS，左眼。

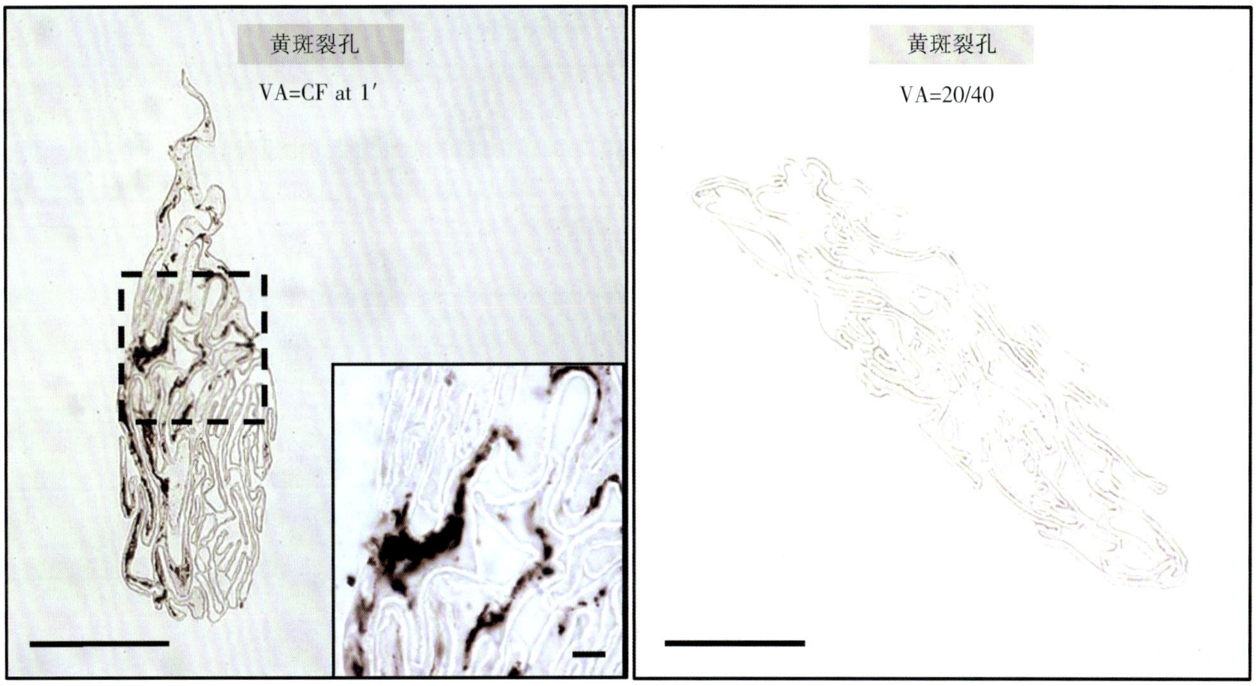


图 35.3 黄斑裂孔患者的手术标本。标本行免疫组化检测了视网膜神经纤维层的一种组成成分——神经丝。棕色着染表明手术标本中有被去除的视网膜感觉神经。左侧的图像来自两次手术间隔少于 6 个月的标本，右侧的图像来自两次手术间隔大于 6 个月的患者。后者(右图)的术后视力明显优于前者。大标尺=50μm；小标尺=5μm。

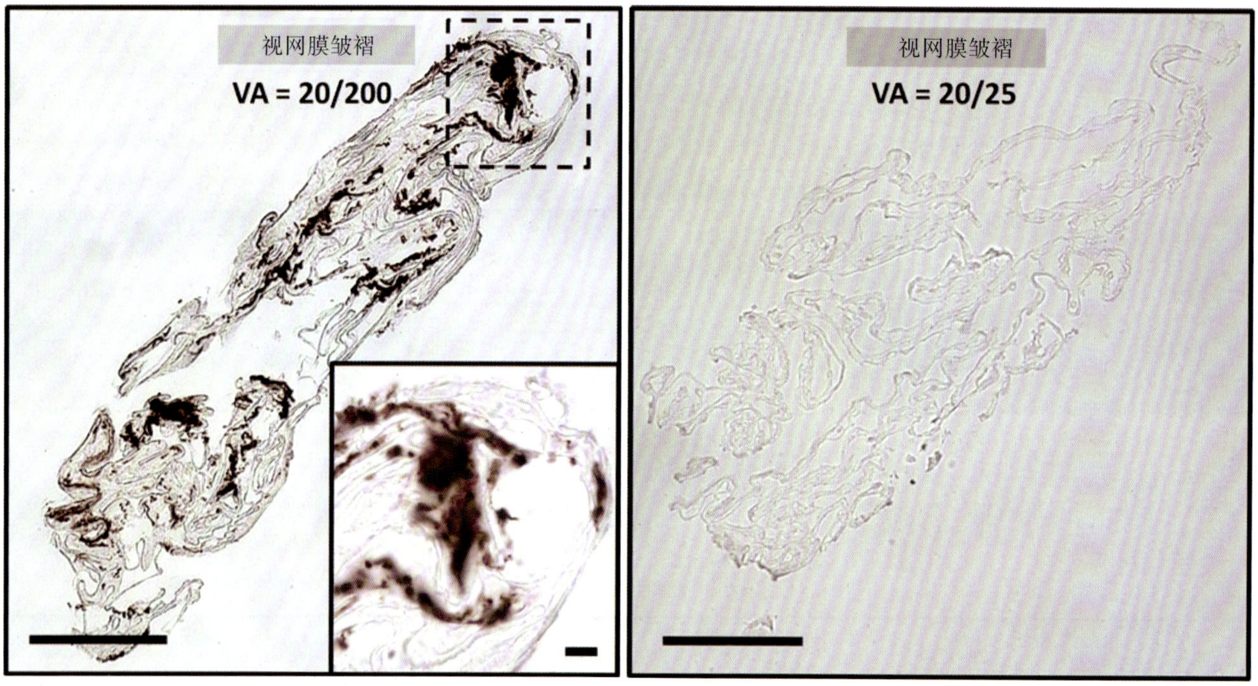


图 35.4 黄斑皱褶患者的手术标本。标本行免疫组化检测了视网膜神经纤维层的一种组成成分——神经丝。棕色着染表明手术标本中有被去除的视网膜感觉神经。左侧的图像来自两次手术间隔少于 6 个月的标本,右侧的图像来自两次手术间隔大于 6 个月的患者。后者(右图)的术后视力明显优于前者。大标尺=50μm;小标尺=5μm。

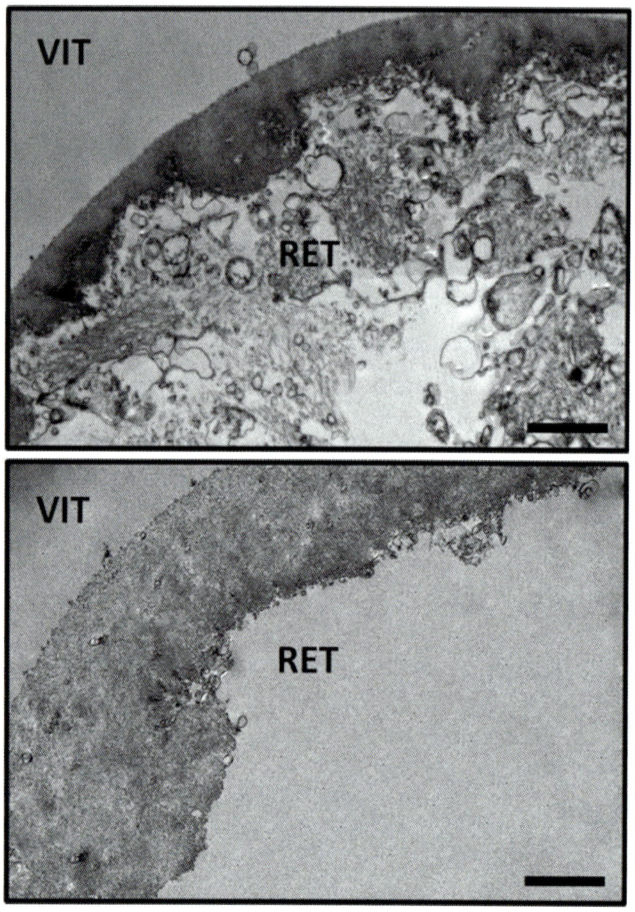


Snellen 视力=CF 1 ft
神经纤维蛋白(+)免疫组织化学

Snellen 视力=20/25
神经纤维蛋白(-)免疫组织化学

图 35.5 取自黄斑裂孔再次手术患者组织的超微结构。上图来自两次手术间隔少于 6 个月的患者,下图来自两次手术间隔大于 6 个月的患者。上图显示大量由细胞组成的组织附着于内界膜的视网膜面,视网膜神经纤维层的表面碎片。VIT,玻璃体;RET,视网膜。标尺=2μm。

下方、上方、鼻侧及总厚度均无明显差异。

对从 6 只眼再次手术中取出的组织进行了针对 RNFL 的一种组成成分——神经丝抗体的免疫组化检测。这种方法可以鉴定组织中的视网膜感觉神经元。在早期干预组(<6 个月),神经丝阳性染色标本为 2/2(100%)(图 35.3 和图 35.4)。透射电镜证实了 RNFL 表面细胞碎片的存在(图 35.5)。术后的视力均非常差。而在较晚再次手术组(≥6 个月),未见神经丝染色的标本为 4/4(100%)(图 35.3 和图 35.4)。所有病例在术后均有较好的视力。这些发现表明,再次手术如果在较短时间内(本研究为 6 个月内)进行,将会加大医源性的 RNFL 损伤的风险。前述的研究数据表明,Müller 细胞屏障再建时间过短,视网膜内表面仍然裸露,就会产生不良后果。本研究发现,在“保护”屏障未重建的眼进行膜染色剥除时,有 RNFL 损伤的风险。为了减少再次手术 IRON 风险,连续两次膜剥除手术的间隔时间应该不少于 6 个月。

**缩略语**

| | |
|---|---|
| AION | 前部缺血性视神经视网膜病变 |
| APD | 传入性瞳孔障碍 |
| ICG | 吲哚菁绿 |
| ILM | 内界膜 |
| IRON | 内层视网膜视神经病变 |
| MMHS | Moorfields 黄斑裂孔研究 |
| OCT | 光学相干断层扫描 |
| PMM | 黄斑前膜(以前称为“视网膜前膜”) |
| PVC | 玻璃体后皮质 |
| RNFL | 视网膜神经纤维层 |
| VMHS | 玻璃体切割治疗黄斑裂孔研究 |
| VPMH | 玻璃体切割预防黄斑裂孔 |

## 参考文献


1. Gaudric A, Haouchine B, Massin P, Paques M, Blain P, Erginay A. Macular hole formation: new data provided by optical coherence tomography. Arch Ophthalmol. 1999;117(6):744–51. Available at: http://www.ncbi.nlm.nih.gov/pubmed/10369584. Accessed 15 Jan 2014.
2. Azzolini C, Patelli F, Brancato R. Correlation between optical coherence tomography data and biomicroscopic interpretation of idiopathic macular hole. Am J Ophthalmol. 2001;132(3):348–55. Available at: http://www.ncbi.nlm.nih.gov/pubmed/11530047. Accessed 15 Jan 2014.
3. Tanner V, Chauhan DS, Jackson TL, Williamson TH. Optical coherence tomography of the vitreoretinal interface in macular hole formation. Br J Ophthalmol. 2001;85(9):1092–7. Available at: http://www.pubmedcentral.nih.gov/articlerender.fcgi?artid=1724123&tool=pmcentrez&rendertype=abstract. Accessed 15 Jan 2014.
4. Gass JD. Idiopathic senile macular hole. Its early stages and pathogenesis. Arch Ophthalmol. 1988;106(5):629–39. Available at: http://www.ncbi.nlm.nih.gov/pubmed/3358729. Accessed 15 Jan 2014.
5. Gass JD. Müller cell cone, an overlooked part of the anatomy of the fovea centralis: hypotheses concerning its role in the pathogenesis of macular hole and foveomacualr retinoschisis. Arch Ophthalmol. 1999;117(6):821–3. Available at: http://www.ncbi.nlm.nih.gov/pubmed/10369597. Accessed 15 Jan 2014.
6. Tanner V, Williamson TH. Watzke-Allen slit beam test in macular holes confirmed by optical coherence tomography. Arch Ophthalmol. 2000;118(8):1059–63. Available at: http://www.ncbi.nlm.nih.gov/pubmed/10922198. Accessed 15 Jan 2014.
7. Hee MR, Puliafito CA, Wong C, et al. Optical coherence tomography of macular holes. Ophthalmology. 1995;102(5):748–56. Available at: http://www.ncbi.nlm.nih.gov/pubmed/7777274. Accessed 15 Jan 2014.
8. Hangai M, Ojima Y, Gotoh N, et al. Three-dimensional imaging of macular holes with high-speed optical coherence tomography. Ophthalmology. 2007;114(4):763–73. Available at: http://www.ncbi.nlm.nih.gov/pubmed/17187861. Accessed 15 Jan 2014.
9. Sebag J. Anomalous posterior vitreous detachment: a unifying concept in vitreo-retinal disease. Graefes Arch Clin Exp Ophthalmol. 2004;242(8):690–8. Available at: http://www.ncbi.nlm.nih.gov/pubmed/15309558. Accessed 20 Apr 2012.
10. Sebag J, Gupta P, Rosen RR, Garcia P, Sadun AA. Macular holes and macular pucker: the role of vitreoschisis as imaged by optical coherence tomography/scanning laser ophthalmoscopy. Trans Am Ophthalmol Soc. 2007;105:121–9; discussion 129–31. Available at: http://www.pubmedcentral.nih.gov/articlerender.fcgi?artid=2258095&tool=pmcentrez&rendertype=abstract. Accessed 20 Apr 2012.
11. Cour M, Friis J, la Cour M. Macular holes: classification, epidemiology, natural history and treatment. Acta Ophthalmol Scand. 2002;80(6):579–87. Available at: http://www.ncbi.nlm.nih.gov/pubmed/12485276. Accessed 21 Apr 2012.
12. Meyer-Schwickerath G. Indications and limitations of light coagulation of the retina. Trans Am Ophthalmol Soc. 1959;63:725–38.
13. Harris MJ, de Bustros S, Michels RG. Treatment of retinal detachments due to macular holes. Retina (Philadelphia, Pa). 1984;4(3):144–7. Available at: http://www.ncbi.nlm.nih.gov/pubmed/6494630. Accessed 10 Feb 2014.
14. Hanselmayer H. Laser-photocoagulation of macular holes (author's transl). Klin Monbl Augenheilkd. 1976;169(2):231–4. Available at: http://www.ncbi.nlm.nih.gov/pubmed/988419. Accessed 10 Feb 2014.
15. Schocket SS, Lakhanpal V, Miao XP. Treatment of macular holes with the argon laser. Trans Am Ophthalmol Soc. 1987;85:159–75. Available at: http://www.pubmedcentral.nih.gov/articlerender.fcgi?artid=1298771&tool=pmcentrez&rendertype=abstract. Accessed 10 Feb 2014.
16. Schocket SS, Lakhanpal V, Miao XP, Kelman S, Billings E. Laser treatment of macular holes. Ophthalmology. 1988;95(5):574–82. Available at: http://www.ncbi.nlm.nih.gov/pubmed/3174018. Accessed 10 Feb 2014.
17. Kelly NE, Wendel RT. Vitreous surgery for idiopathic macular holes. Results of a pilot study. Arch Ophthalmol. 1991;109(5):654–9. Available at: http://www.ncbi.nlm.nih.gov/pubmed/2025167. Accessed 13 Aug 2012.
18. Sebag J. Indocyanine green-assisted macular hole surgery: too pioneering? Am J Ophthalmol. 2004;137(4):744–6. Available at: http://www.ncbi.nlm.nih.gov/pubmed/15059715. Accessed 25 Jan 2014.
19. Wendel RT, Patel AC, Kelly NE, Salzano TC, Wells JW, Novack GD. Vitreous surgery for macular holes. Ophthalmology.

1993;100(11):1671–6. Available at: http://www.ncbi.nlm.nih.gov/pubmed/8233393. Accessed 15 Jan 2014.
20. De Bustros S. Vitrectomy for prevention of macular holes. Results of a randomized multicenter clinical trial. Vitrectomy for Prevention of Macular Hole Study Group. Ophthalmology. 1994;101(6):1055–9; discussion 1060. Available at: http://www.ncbi.nlm.nih.gov/pubmed/8008347. Accessed 15 Jan 2014.
21. Ezra E, Gregor ZJ. Surgery for idiopathic full-thickness macular hole: two-year results of a randomized clinical trial comparing natural history, vitrectomy, and vitrectomy plus autologous serum: Morfields Macular Hole Study Group RAeport no. 1. Arch Ophthalmol. 2004;122(2):224–36.
22. Freeman WR, Azen SP, Kim JW, el-Haig W, Mishell DR, Bailey I. Vitrectomy for the treatment of full-thickness stage 3 or 4 macular holes. Results of a multicentered randomized clinical trial. The Vitrectomy for Treatment of Macular Hole Study Group. Arch Ophthalmol. 1997;115(1):11–21.
23. Eckardt C, Eckardt U, Groos S, Luciano L, Reale E. Removal of the internal limiting membrane in macular holes. Clinical and morphological findings. Der Ophthalmologe. 1997;94(8):545–51.
24. Gupta P, Yee KMP, Garcia P, et al. Vitreoschisis in macular diseases. Br J Ophthalmol. 2011;95(3):376–80. Available at: http://www.ncbi.nlm.nih.gov/pubmed/20584710. Accessed 13 Apr 2012.
25. Sebag J. Vitreoschisis. Graefes Arch Clin Exp Ophthalmol. 2008;246(3):329–32. Available at: http://www.pubmedcentral.nih.gov/articlerender.fcgi?artid=2258312&tool=pmcentrez&rendertype=abstract. Accessed 20 Apr 2012.
26. Sebag J. Vitreoschisis in diabetic macular edema. Invest Ophthalmol Vis Sci. 2011;52(11):8455–6; author reply 8456–7. Available at: http://www.ncbi.nlm.nih.gov/pubmed/22042822. Accessed 21 Apr 2012.
27. Nakamura T, Murata T, Hisatomi T, et al. Ultrastructure of the vitreoretinal interface following the removal of the internal limiting membrane using indocyanine green. Curr Eye Res. 2003;27(6):395–9. Available at: http://www.ncbi.nlm.nih.gov/pubmed/14704923.
28. Funata M, Wendel RT, de la Cruz Z, Green WR. Clinicopathologic study of bilateral macular holes treated with pars plana vitrectomy and gas tamponade. Retina (Philadelphia, Pa). 1992;12(4):289–98. Available at: http://www.ncbi.nlm.nih.gov/pubmed/1485013. Accessed 15 Jan 2014.
29. Madreperla SA, Geiger GL, Funata M, de la Cruz Z, Green WR. Clinicopathologic correlation of a macular hole treated by cortical vitreous peeling and gas tamponade. Ophthalmology. 1994;101(4):682–6. Available at: http://www.ncbi.nlm.nih.gov/pubmed/8152763. Accessed 15 Jan 2014.
30. Yooh HS, Brooks HL, Capone A, L'Hernault NL, Grossniklaus HE. Ultrastructural features of tissue removed during idiopathic macular hole surgery. Am J Ophthalmol. 1996;122(1):67–75. Available at: http://www.ncbi.nlm.nih.gov/pubmed/8659600. Accessed 15 Jan 2014.
31. Kwok AK, Li WW, Pang CP, et al. Indocyanine green staining and removal of internal limiting membrane in macular hole surgery: histology and outcome. Am J Ophthalmol. 2001;132(2):178–83. Available at: http://www.ncbi.nlm.nih.gov/pubmed/11476676. Accessed 21 Apr 2012.
32. Ameli N, Lashkari K. Macular hole following cataract extraction. Semin Ophthalmol. 2002;17(3–4):196–8. Available at: http://www.ncbi.nlm.nih.gov/pubmed/12759850. Accessed 15 Jan 2014.
33. Bhatnagar P, Kaiser PK, Smith SD, Meisler DM, Lewis H, Sears JE. Reopening of previously closed macular holes after cataract extraction. Am J Ophthalmol. 2007;144(2):252–9. Available at: http://www.ncbi.nlm.nih.gov/pubmed/17543876. Accessed 13 Apr 2012.
34. Tadayoni R, Gaudric A, Haouchine B, Massin P. Relationship between macular hole size and the potential benefit of internal limiting membrane peeling. Br J Ophthalmol. 2006;90(10):1239–41. Available at: http://www.pubmedcentral.nih.gov/articlerender.fcgi?artid=1857449&tool=pmcentrez&rendertype=abstract. Accessed 15Jan 2014.
35. Kwok AKH, Lai TYY, Wong VWY. Idiopathic macular hole surgery in Chinese patients: a randomised study to compare indocyanine green-assisted internal limiting membrane peeling with no internal limiting membrane peeling. Hong Kong Med J. 2005;11(4):259–66. Available at: http://www.ncbi.nlm.nih.gov/pubmed/16085942. Accessed 15 Jan 2014.
36. Van De Moere A, Stalmans P. Anatomical and visual outcome of macular hole surgery with infracyanine green-assisted peeling of the internal limiting membrane, endodrainage, and silicone oil tamponade. Am J Ophthalmol. 2003;136(5):879–87. Available at: http://www.ncbi.nlm.nih.gov/pubmed/14597040. Accessed 15 Jan 2014.
37. Hasler PW, Prünte C. Early foveal recovery after macular hole surgery. Br J Ophthalmol. 2008;92(5):645–9. Available at: http://www.ncbi.nlm.nih.gov/pubmed/18296507. Accessed 15 Jan 2014.
38. Mester V, Kuhn F. Internal limiting membrane removal in the management of full-thickness macular holes. Am J Ophthalmol. 2000;129(6):769–77. Available at: http://www.ncbi.nlm.nih.gov/pubmed/10926987. Accessed 21 Apr 2012.
39. Tognetto D, Grandin R, Sanguinetti G, et al. Internal limiting membrane removal during macular hole surgery: results of a multicenter retrospective study. Ophthalmology. 2006;113(8):1401–10. Available at: http://www.ncbi.nlm.nih.gov/pubmed/16877079. Accessed 15 Jan 2014.
40. Kumagai K, Furukawa M, Ogino N, Larson E. Incidence and factors related to macular hole reopening. Am J Ophthalmol. 2010;149(1):127–32. Available at: http://www.ncbi.nlm.nih.gov/pubmed/19875088. Accessed 15 Mar 2012.
41. Lois N, Burr J, Norrie J, et al. Internal limiting membrane peeling versus no peeling for idiopathic full-thickness macular hole: a pragmatic randomized controlled trial. Invest Ophthalmol Vis Sci. 2011;52(3):1586–92. Available at: http://www.ncbi.nlm.nih.gov/pubmed/21051731 . Accessed 21 Apr 2012.
42. Christensen UC, Krøyer K, Sander B, et al. Value of internal limiting membrane peeling in surgery for idiopathic macular hole stage 2 and 3: a randomised clinical trial. Br J Ophthalmol. 2009;93(8):1005–15. Available at: http://www.ncbi.nlm.nih.gov/pubmed/19028741 . Accessed 15 Jan 2014.
43. Brooks HL. Macular hole surgery with and without internal limiting membrane peeling. Ophthalmology. 2000;107(10):1939–48; discussion 1948–9. Available at: http://www.ncbi.nlm.nih.gov/pubmed/11013203.
44. Ben Simon GJ, Desatnik H, Alhalel A, Treister G, Moisseiev J. Retrospective analysis of vitrectomy with and without internal limiting membrane peeling for stage 3 and 4 macular hole. Ophthalmic Surg Lasers Imaging. 2004;35(2):109–15. Available at: http://www.ncbi.nlm.nih.gov/pubmed/15088820. Accessed 15 Jan 2014.
45. Sheidow TG, Blinder KJ, Holekamp N, et al. Outcome results in macular hole surgery: an evaluation of internal limiting membrane peeling with and without indocyanine green. Ophthalmology. 2003;110(9):1697–701. Available at: http://www.ncbi.nlm.nih.gov/pubmed/13129864 . Accessed 15 Jan 2014.
46. Al-Abdulla NA, Thompson JT, Sjaarda RN. Results of macular hole surgery with and without epiretinal dissection or internal limiting membrane removal. Ophthalmology. 2004;111(1):142–9. Available at: http://www.ncbi.nlm.nih.gov/pubmed/14711726. Accessed 15 Jan 2014.
47. Ando F, Sasano K, Ohba N, Hirose H, Yasui O. Anatomic and visual outcomes after indocyanine green-assisted peeling of the retinal internal limiting membrane in idiopathic macular hole surgery. Am J Ophthalmol. 2004;137(4):609–14. Available at: http://www.ncbi.nlm.nih.gov/pubmed/15059697 . Accessed 25 Apr 2012.
48. Kumagai K, Furukawa M, Ogino N, Uemura A, Demizu S, Larson E. Vitreous surgery with and without internal limiting membrane peeling for macular hole repair. Retina. 2004;24(5):721–7. Available at: http://www.ncbi.nlm.nih.gov/pubmed/15492625.
49. Tewari A, Almony A, Nudleman E, et al. Techniques, rationale, and outcomes of internal limiting membrane peeling. Retina. 2011. Available at: http://www.ncbi.nlm.nih.gov/pubmed/22105502. Accessed 20 Apr 2012.
50. Graham K, D'Amico DJ. Postoperative complications of epiretinal membrane surgery. Int Ophthalmol Clin. 2000;40(1):215–23.

Available at: http://www.ncbi.nlm.nih.gov/pubmed/10713927. Accessed 22 Apr 2012.
51. Bababeygy SR, Sebag J. Chromodissection of the vitreo-retinal interface. Retinal Physician. 2009;6(3):16–21.
52. Smiddy WE, Feuer W, Cordahi G. Internal limiting membrane peeling in macular hole surgery. Ophthalmology. 2001;108(8):1471–6; discussion 1477–8. Available at: http://www.ncbi.nlm.nih.gov/pubmed/11470703.
53. Yamashita T, Uemura A, Kita H, Sakamoto T. Analysis of the retinal nerve fiber layer after indocyanine green-assisted vitrectomy for idiopathic macular holes. Ophthalmology. 2006;113(2):280–4. Available at: http://www.ncbi.nlm.nih.gov/pubmed/16458094. Accessed 27 Mar 2012.
54. Haritoglou C, Gandorfer A, Gass CA, Schaumberger M, Ulbig MW, Kampik A. Indocyanine green-assisted peeling of the internal limiting membrane in macular hole surgery affects visual outcome: a clinicopathologic correlation. Am J Ophthalmol. 2002;134(6):836–41. Available at: http://www.ncbi.nlm.nih.gov/pubmed/12470751. Accessed 21 Apr 2012.
55. Ando F, Sasano K, Ohba N, Hirose H, Yasui O. Anatomic and visual outcomes after indocyanine green-assisted peeling of the retinal internal limiting membrane in idiopathic macular hole surgery. Am J Ophthalmol. 2004;137(4):609–14. Available at: http://www.ncbi.nlm.nih.gov/pubmed/15059697. Accessed 15 Jan 2014.
56. Abdelkader E, Lois N. Internal limiting membrane peeling in vitreo-retinal surgery. Surv Ophthalmol. 2008;53(4):368–96. Available at: http://www.ncbi.nlm.nih.gov/pubmed/18572054. Accessed 18 Sept 2013.
57. Lai MM, Williams GA. Anatomical and visual outcomes of idiopathic macular hole surgery with internal limiting membrane removal using low-concentration indocyanine green. Retina (Philadelphia, Pa). 2007;27(4):477–82. Available at: http://www.ncbi.nlm.nih.gov/pubmed/17420702. Accessed 15 Jan 2014.
58. Paques M, Massin P, Santiago PY, Spielmann AC, Le Gargasson JF, Gaudric A. Late reopening of successfully treated macular holes. Br J Ophthalmol. 1997;81(8):658–62. Available at: http://www.pubmedcentral.nih.gov/articlerender.fcgi?artid=1722272&tool=pmcentrez&rendertype=abstract.
59. Yoshida M, Kishi S. Pathogenesis of macular hole recurrence and its prevention by internal limiting membrane peeling. Retina (Philadelphia, Pa). 2007;27(2):169–73. Available at: http://www.ncbi.nlm.nih.gov/pubmed/17290198. Accessed 20 Apr 2012.
60. Schumann RG, Rohleder M, Schaumberger MM, Haritoglou C, Kampik A, Gandorfer A. Idiopathic macular holes: ultrastructural aspects of surgical failure. Retina (Philadelphia, Pa). 2008;28(2):340–9. Available at: http://www.ncbi.nlm.nih.gov/pubmed/18301041. Accessed 20 Apr 2012.
61. Christmas NJ, Smiddy WE, Flynn HW. Reopening of macular holes after initially successful repair. Ophthalmology. 1998;105(10):1835–8. Available at: http://www.ncbi.nlm.nih.gov/pubmed/9787352.
62. Scott IU, Moraczewski AL, Smiddy WE, Flynn HW, Feuer WJ. Long-term anatomic and visual acuity outcomes after initial anatomic success with macular hole surgery. Am J Ophthalmol. 2003;135(5):633–40. Available at: http://www.ncbi.nlm.nih.gov/pubmed/12719070. Accessed 15 Jan 2014.
63. Paques M, Massin P, Blain P, Duquesnoy AS, Gaudric A. Long-term incidence of reopening of macular holes. Ophthalmology. 2000;107(4):760–5; discussion 766. Available at: http://www.ncbi.nlm.nih.gov/pubmed/10768340.
64. Haritoglou C, Gass CA, Schaumberger M, Gandorfer A, Ulbig MW, Kampik A. Long-term follow-up after macular hole surgery with internal limiting membrane peeling. Am J Ophthalmol. 2002;134(5):661–6. Available at: http://www.ncbi.nlm.nih.gov/pubmed/12429240. Accessed 15 Jan 2014.
65. Kumagai K, Ogino N, Demizu S, et al. Incidence of reopening and variables that influence reopening after macular hole surgery. Jpn J Ophthalmol. 2001;45(1):112–3. Available at: http://www.ncbi.nlm.nih.gov/pubmed/11341897. Accessed 21 Apr 2012.
66. Sebag J, Yee KMP, Wa CA, Huang LC, Sadun AA. Vitrectomy for floaters: prospective efficacy analyses and retrospective safety profile. Retina (Philadelphia, Pa). 2014;34:1062–8. Available at: http://www.ncbi.nlm.nih.gov/pubmed/24296397. Accessed 15 Jan 2014.
67. Cherfan GM, Michels RG, de Bustros S, Enger C, Glaser BM. Nuclear sclerotic cataract after vitrectomy for idiopathic epiretinal membranes causing macular pucker. Am J Ophthalmol. 1991;111(4):434–8. Available at: http://www.ncbi.nlm.nih.gov/pubmed/2012145. Accessed 15 Jan 2014.
68. Thompson JT. The role of patient age and intraocular gases in cataract progression following vitrectomy for macular holes and epiretinal membranes. Trans Am Ophthalmol Soc. 2003;101:485–98. Available at: http://www.pubmedcentral.nih.gov/articlerender.fcgi?artid=1359001&tool=pmcentrez&rendertype=abstract. Accessed 13 Aug 2012.
69. Thompson JT, Glaser BM, Sjaarda RN, Murphy RP. Progression of nuclear sclerosis and long-term visual results of vitrectomy with transforming growth factor beta-2 for macular holes. Am J Ophthalmol. 1995;119(1):48–54. Available at: http://www.ncbi.nlm.nih.gov/pubmed/7825689. Accessed 15 Jan 2014.
70. De Bustros S, Thompson JT, Michels RG, Enger C, Rice TA, Glaser BM. Nuclear sclerosis after vitrectomy for idiopathic epiretinal membranes. Am J Ophthalmol. 1988;105(2):160–4. Available at: http://www.ncbi.nlm.nih.gov/pubmed/3341433. Accessed 15 Jan 2014.
71. Gottlieb CC, Martin JA. Phacovitrectomy with internal limiting membrane peeling for idiopathic macular hole. Can J Ophthalmol. 2002;37(5):277–82; discussion 282. Available at: http://www.ncbi.nlm.nih.gov/pubmed/12322859. Accessed 15 Jan 2014.
72. Theocharis IP, Alexandridou A, Gili NJ, Tomic Z. Combined phacoemulsification and pars plana vitrectomy for macular hole treatment. Acta Ophthalmol Scand. 2005;83(2):172–5. Available at: http://www.ncbi.nlm.nih.gov/pubmed/15799728. Accessed 15 Jan 2014.
73. Kotecha AV, Sinclair SH, Gupta AK, Tipperman R. Pars plana vitrectomy for macular holes combined with cataract extraction and lens implantation. Ophthalmic Surg Lasers. 2000;31(5):387–93. Available at: http://www.ncbi.nlm.nih.gov/pubmed/11011707. Accessed 15 Jan 2014.
74. García-Arumí J, Palau MM, Espax AB, Martínez-Castillo V, Garrido HB, Corcóstegui B. Reopening of 2 macular holes after neodymium:YAG capsulotomy. J Cataract Refract Surg. 2006;32(2):363–6. Available at: http://www.ncbi.nlm.nih.gov/pubmed/16565020. Accessed 15 Jan 2014.
75. Osterlin S. Vitreous changes after cataract extraction. In: Freeman H, Hirose T, Schepens C, editors. Vitreous surgery and advances in fundus diagnosis and treatment. New York: Appleton; 1977.
76. Osterlin S. Macromolecular composition of the vitreous in the aphakic owl monkey eye. Exp Eye Res. 1978;26(1):77–84. Available at: http://www.ncbi.nlm.nih.gov/pubmed/414928. Accessed 25 Jan 2014.
77. McDonnell PJ, Patel A, Green WR. Comparison of intracapsular and extracapsular cataract surgery. Histopathologic study of eyes obtained postmortem. Ophthalmology. 1985;92(9):1208–25. Available at: http://www.ncbi.nlm.nih.gov/pubmed/4058884. Accessed 25 Jan 2014.
78. Larsson L, Osterlin S. Posterior vitreous detachment. A combined clinical and physiochemical study. Graefes Arch Clin Exp Ophthalmol. 1985;223(2):92–5. Available at: http://www.ncbi.nlm.nih.gov/pubmed/4007512. Accessed 25 Jan 2014.
79. Hiscott PS, Grierson I, McLeod D. Natural history of fibrocellular epiretinal membranes: a quantitative, autoradiographic, and immunohistochemical study. Br J Ophthalmol. 1985;69(11):810–23. Available at: http://www.pubmedcentral.nih.gov/articlerender.fcgi?artid=1040751&tool=pmcentrez&rendertype=abstract. Accessed 15 Jan 2014.
80. Foos RY. Vitreoretinal juncture; epiretinal membranes and vitreous. Invest Ophthalmol Vis Sci. 1977;16(5):416–22. Available at: http://www.ncbi.nlm.nih.gov/pubmed/852943. Accessed 13 Aug 2012.
81. Kampik A, Green WR, Michels RG, Nase PK. Ultrastructural features of progressive idiopathic epiretinal membrane removed by vitreous surgery. Am J Ophthalmol. 1980;90(6):797–809. Available at: http://www.ncbi.nlm.nih.gov/pubmed/7446667. Accessed 15 Jan 2014.
82. Gandorfer A, Rohleder M, Kampik A. Epiretinal pathology of vit-

reomacular traction syndrome. Br J Ophthalmol. 2002;86(8):902–9. Available at: http://www.pubmedcentral.nih.gov/articlerender.fcgi?artid=1771255&tool=pmcentrez&rendertype=abstract. Accessed 15 Jan 2014.
83. Green WR, Kenyon KR, Michels RG, Gilbert HD, De La Cruz Z. Ultrastructure of epiretinal membranes causing macular pucker after retinal re-attachment surgery. Trans Ophthalmol Soc U K. 1979;99(1):65–77. Available at: http://www.ncbi.nlm.nih.gov/pubmed/297384. Accessed 15 Jan 2014.
84. Smiddy WE, Maguire AM, Green WR, et al. Idiopathic epiretinal membranes. Ultrastructural characteristics and clinicopathologic correlation. Ophthalmology. 1989;96(6):811–20; discussion 821. Available at: http://www.ncbi.nlm.nih.gov/pubmed/2740079. Accessed 15 Jan 2014.
85. Wilkins JR, Puliafito CA, Hee MR, et al. Characterization of epiretinal membranes using optical coherence tomography. Ophthalmology. 1996;103(12):2142–51. Available at: http://www.ncbi.nlm.nih.gov/pubmed/9003350. Accessed 15 Jan 2014.
86. Sebag J, Wang MY, Nguyen D, Sadun AA. Vitreopapillary adhesion in macular diseases. Trans Am Ophthalmol Soc. 2009;107:35–44. Available at: http://www.pubmedcentral.nih.gov/articlerender.fcgi?artid=2814571&tool=pmcentrez&rendertype=abstract. Accessed 13 Apr 2012.
87. Okamoto F, Sugiura Y, Okamoto Y, Hiraoka T, Oshika T. Associations between metamorphopsia and foveal microstructure in patients with epiretinal membrane. Invest Ophthalmol Vis Sci. 2012;53(11):6770–5. Available at: http://www.ncbi.nlm.nih.gov/pubmed/22969078. Accessed 15 Jan 2014.
88. Niwa T, Terasaki H, Kondo M, Piao C-H, Suzuki T, Miyake Y. Function and morphology of macula before and after removal of idiopathic epiretinal membrane. Invest Ophthalmol Vis Sci. 2003;44(4):1652–6. Available at: http://www.ncbi.nlm.nih.gov/pubmed/12657605. Accessed 15 Jan 2014.
89. Mitchell P, Smith W, Chey T, Wang JJ, Chang A. Prevalence and associations of epiretinal membranes. The Blue Mountains Eye Study, Australia. Ophthalmology. 1997;104(6):1033–40.
90. Kohno R, Hata Y, Kawahara S, et al. Possible contribution of hyalocytes to idiopathic epiretinal membrane formation and its contraction. Br J Ophthalmol. 2009;93(8):1020–6. Available at: http://www.ncbi.nlm.nih.gov/pubmed/19429593. Accessed 15 Jan 2014.
91. Kim JH, Kim YM, Chung EJ, Lee SY, Koh HJ. Structural and functional predictors of visual outcome of epiretinal membrane surgery. Am J Ophthalmol. 2012;153(1):103–10.e1. Available at: http://www.ncbi.nlm.nih.gov/pubmed/21937015. Accessed 15 Jan 2014.
92. Christensen UC, Krøyer K, Sander B, Jorgensen TM, Larsen M, la Cour M. Macular morphology and visual acuity after macular hole surgery with or without internal limiting membrane peeling. Br J Ophthalmol. 2010;94(1):41–7. Available at: http://www.ncbi.nlm.nih.gov/pubmed/19692379. Accessed 15 Jan 2014.
93. Salter AB, Folgar FA, Weissbrot J, Wald KJ. Macular hole surgery prognostic success rates based on macular hole size. Ophthalmic Surg Lasers Imaging. 2012;43(3):184–9. Available at: http://www.ncbi.nlm.nih.gov/pubmed/22320413. Accessed 15 Jan 2014.
94. De Bustros S, Thompson JT, Michels RG, Rice TA, Glaser BM. Vitrectomy for idiopathic epiretinal membranes causing macular pucker. Br J Ophthalmol. 1988;72(9):692–5. Available at: http://www.pubmedcentral.nih.gov/articlerender.fcgi?artid=1041558&tool=pmcentrez&rendertype=abstract. Accessed 15 Jan 2014.
95. Rice TA, De Bustros S, Michels RG, Thompson JT, Debanne SM, Rowland DY. Prognostic factors in vitrectomy for epiretinal membranes of the macula. Ophthalmology. 1986;93(5):602–10. Available at: http://www.ncbi.nlm.nih.gov/pubmed/3725320. Accessed 15 Jan 2014.
96. Wong JG, Sachdev N, Beaumont PE, Chang AA. Visual outcomes following vitrectomy and peeling of epiretinal membrane. Clin Experiment Ophthalmol. 2005;33(4):373–8. Available at: http://www.ncbi.nlm.nih.gov/pubmed/16033349 . Accessed 15 Jan 2014.
97. Gupta P, Sadun AA, Sebag J. Multifocal retinal contraction in macular pucker analyzed by combined optical coherence tomography/scanning laser ophthalmoscopy. Retina (Philadelphia, Pa). 2008;28(3):447–52. Available at: http://www.ncbi.nlm.nih.gov/pubmed/18327137. Accessed April 20, 2012.
98. Kampik A, Kenyon KR, Michels RG, Green WR, de la Cruz ZC. Epiretinal and vitreous membranes. Comparative study of 56 cases. Arch Ophthalmol. 1981;99(8):1445–54.
99. Kifuku K, Hata Y, Kohno R, et al. Residual internal limiting membrane in epiretinal membrane surgery. Br J Ophthalmol. 2009;93(8):1016–9. Available at: http://www.ncbi.nlm.nih.gov/pubmed/19211605. Accessed 15 Jan 2014.
100. Gandorfer A, Haritoglou C, Scheler R, Schumann R, Zhao F, Kampik A. Residual cellular proliferation on the internal limiting membrane in macular pucker surgery. Retina (Philadelphia, Pa). 2012;32(3):477–85. Available at: http://www.ncbi.nlm.nih.gov/pubmed/22068175. Accessed 13 Apr 2012.
101. Bovey EH, Uffer S, Achache F. Surgery for epimacular membrane: impact of retinal internal limiting membrane removal on functional outcome. Retina. 2004;24(5):728–35. Available at: http://www.ncbi.nlm.nih.gov/pubmed/15492626. Accessed 20 Apr 2012.
102. Gibran SK, Flemming B, Stappler T, et al. Peel and peel again. Br J Ophthalmol. 2008;92(3):373–7. Available at: http://www.ncbi.nlm.nih.gov/pubmed/18055573. Accessed 20 Apr 2012.
103. Ducournau Y, Ducournau D. Aspects anatomopathologiques des membranes epiretiniennes idiopathiques et secondaires. Dans "La Chirigie de la Macula." Bulletin des Societes d'Ophthalmologie de France, Rapport Annuel. Nov 1996:87–119.
104. Sivalingam A, Eagle RC, Duker JS, et al. Visual prognosis correlated with the presence of internal-limiting membrane in histopathologic specimens obtained from epiretinal membrane surgery. Ophthalmology. 1990;97(11):1549–52. Available at: http://www.ncbi.nlm.nih.gov/pubmed/2255528. Accessed 7 Aug 2012.
105. Schadlu R, Tehrani S, Shah GK, Prasad AG. Long-term follow-up results of ilm peeling during vitrectomy surgery for premacular fibrosis. Retina. 2008;28(6):853–7. Available at: http://www.ncbi.nlm.nih.gov/pubmed/18536602. Accessed 21 Apr 2012.
106. Park DW, Dugel PU, Garda J, et al. Macular pucker removal with and without internal limiting membrane peeling: pilot study. Ophthalmology. 2003;110(1):62–4. Available at: http://www.ncbi.nlm.nih.gov/pubmed/12511347. Accessed 20 Apr 2012.
107. Shimada H, Nakashizuka H, Hattori T, Mori R, Mizutani Y, Yuzawa M. Double staining with brilliant blue G and double peeling for epiretinal membranes. Ophthalmology. 2009;116(7):1370–6. Available at: http://www.ncbi.nlm.nih.gov/pubmed/19427701. Accessed 15 Mar 2012.
108. Kwok AK, Lai TY, Yuen KS. Epiretinal membrane surgery with or without internal limiting membrane peeling. Clin Experiment Ophthalmol. 2005;33(4):379–85. Available at: http://www.ncbi.nlm.nih.gov/pubmed/16033350. Accessed 15 Jan 2014.
109. Margherio RR, Cox MS, Trese MT, Murphy PL, Johnson J, Minor LA. Removal of epimacular membranes. Ophthalmology. 1985;92(8):1075–83. Available at: http://www.ncbi.nlm.nih.gov/pubmed/4047601. Accessed 15 Jan 2014.
110. Wilkinson CP. Recurrent macular pucker. Am J Ophthalmol. 1979;88(6):1029–31. Available at: http://www.ncbi.nlm.nih.gov/pubmed/517606. Accessed 15 Jan 2014.
111. Sebag J. Vitreous: the resplendent enigma. Br J Ophthalmol. 2009;93(8):989–91. Available at: http://www.ncbi.nlm.nih.gov/pubmed/19633281.
112. Gandorfer A, Messmer EM, Ulbig MW, Kampik A. Indocyanine green selectively stains the internal limiting membrane. Am J Ophthalmol. 2001;131(3):387–8. Available at: http://www.ncbi.nlm.nih.gov/pubmed/11239880. Accessed 22 Apr 2012.
113. Binder S, Falkner-Radler CI, Hauger C, Matz H, Glittenberg C. Feasibility of intrasurgical spectral-domain optical coherence tomography. Retina (Philadelphia, Pa). 2011;31(7):1332–6. Available at: http://www.ncbi.nlm.nih.gov/pubmed/21273942. Accessed 25 Jan 2014.
114. Matz H, Binder S, Glittenberg C, et al. Intraoperative applications of OCT in ophthalmic surgery. Biomedizinische Technik. Biomed Eng. 2012;57 Suppl 1. Available at: http://www.ncbi.nlm.nih.gov/pubmed/23096340. Accessed 25 Jan 2014.
115. Kwok AKH, Lai TYY, Li WWY, Woo DCF, Chan NR. Indocyanine green-assisted internal limiting membrane removal in epiretinal

membrane surgery: a clinical and histologic study. Am J Ophthalmol. 2004;138(2):194–9. Available at: http://www.ncbi.nlm.nih.gov/pubmed/15289126. Accessed 21 Apr 2012.
116. Haritoglou C, Gandorfer A, Schaumberger M, et al. Trypan blue in macular pucker surgery: an evaluation of histology and functional outcome. Retina (Philadelphia, Pa). 2004;24(4):582–90. Available at: http://www.ncbi.nlm.nih.gov/pubmed/15300080. Accessed 15 Jan 2014.
117. Maguire AM, Smiddy WE, Nanda SK, Michels RG, de la Cruz Z, Green WR. Clinicopathologic correlation of recurrent epiretinal membranes after previous surgical removal. Retina (Philadelphia, Pa). 1990;10(3):213–22. Available at: http://www.ncbi.nlm.nih.gov/pubmed/2236947. Accessed 15 Jan 2014.
118. Rezende FA, Kapusta MA. Internal limiting membrane: ultrastructural relationships, with clinical implications for macular hole healing. Can J Ophthal. 2004;39(3):251–9. Available at: http://www.ncbi.nlm.nih.gov/pubmed/15180142. Accessed 15 Jan 2014.
119. Haritoglou C, Neubauer AS, Gandorfer A, Thiel M, Kampik A. Indocyanine green for successful repair of a long-standing macular hole. Am J Ophthalmol. 2003;136(2):389–91. Available at: http://www.ncbi.nlm.nih.gov/pubmed/12888079. Accessed 15 Jan 2014.
120. Lappas A, Foerster AMH, Kirchhof B. Use of heavy silicone oil (Densiron-68) in the treatment of persistent macular holes. Acta Ophthalmol. 2009;87(8):866–70. Available at: http://www.ncbi.nlm.nih.gov/pubmed/18983619. Accessed 13 Apr 2012.
121. Rizzo S, Genovesi-Ebert F, Vento A, Cresti F, Miniaci S, Romagnoli MC. Heavy silicone oil (Densiron-68) for the treatment of persistent macular holes: Densiron-68 endotamponade for persistent macular holes. Graefes Arch Clin Exp Ophthalmol. 2009;247(11):1471–6. Available at: http://www.ncbi.nlm.nih.gov/pubmed/19649646. Accessed 13 Apr 2012.
122. Kapoor KG, Khan AN, Tieu BC, Khurshid GS. Revisiting autologous platelets as an adjuvant in macular hole repair: chronic macular holes without prone positioning. Ophthalmic Surg Lasers Imaging. 2012;43(4):291–5. Available at: http://www.ncbi.nlm.nih.gov/pubmed/22589336. Accessed 15 Jan 2014.
123. Kung Y-H, Wu T-T. The effect of autologous serum on vitrectomy with internal limiting membrane peeling for idiopathic macular hole. J Ocul Pharmacol Ther. 2013;29(5):508–11. Available at: http://www.ncbi.nlm.nih.gov/pubmed/23323888. Accessed 15 Jan 2014.
124. Lansing MB, Glaser BM, Liss H, et al. The effect of pars plana vitrectomy and transforming growth factor-beta 2 without epiretinal membrane peeling on full-thickness macular holes. Ophthalmology. 1993;100(6):868–71; discussion 871–2. Available at: http://www.ncbi.nlm.nih.gov/pubmed/8510899. Accessed 15 Jan 2014.
125. Cho HY, Kim YT, Kang SW. Laser photocoagulation as adjuvant therapy to surgery for large macular holes. Korean J Ophthalmol. 2006;20(2):93–8. Available at: http://www.pubmedcentral.nih.gov/articlerender.fcgi?artid=2908834&tool=pmcentrez&rendertype=abstract . Accessed 15 Jan 2014.
126. Lo WR, Hubbard GB. Macular hole formation, spontaneous closure, and recurrence in a previously vitrectomized eye. Am J Ophthalmol. 2006;141(5):962–4. Available at: http://www.ncbi.nlm.nih.gov/pubmed/16678522. Accessed 20 Apr 2012.
127. Gross JG. Late reopening and spontaneous closure of previously repaired macular holes. Am J Ophthalmol. 2005;140(3):556–8. Available at: http://www.ncbi.nlm.nih.gov/pubmed/16139019.
128. Takahashi H, Kishi S. Optical coherence tomography images of spontaneous macular hole closure. Am J Ophthalmol. 1999;128(4):519–20. Available at: http://www.ncbi.nlm.nih.gov/pubmed/10577602. Accessed 15 Jan 2014.
129. Kokame GT, McCauley MB. Spontaneous reopening of a spontaneously closed macular hole. Am J Ophthalmol. 2002;133(2):280–2. Available at: http://www.ncbi.nlm.nih.gov/pubmed/11812442. Accessed 15 Jan 2014.
130. Menchini U, Virgili G, Giacomelli G, Cappelli S, Giansanti F. Mechanism of spontaneous closure of traumatic macular hole: OCT study of one case. Retina (Philadelphia, Pa). 2003;23(1):104–6. Available at: http://www.ncbi.nlm.nih.gov/pubmed/12652242. Accessed 15 Jan 2014.
131. Shaikh S, Garretson B. Spontaneous closure of a recurrent macular hole following vitrectomy corroborated by optical coherence tomography. Ophthalmic Surg Lasers Imaging. 2003;34(2):172–4. Available at: http://www.ncbi.nlm.nih.gov/pubmed/12665236. Accessed 15 Jan 2014.
132. Duker JS, Wendel R, Patel AC, Puliafito CA. Late re-opening of macular holes after initially successful treatment with vitreous surgery. Ophthalmology. 1994;101(8):1373–8. Available at: http://www.ncbi.nlm.nih.gov/pubmed/8058282. Accessed 13 Apr 2012.
133. Li J, Tang S, Luo Y, Zhang J, Lin S. The preliminary report of pathological changes of epiretinal membranes and internal limiting membrane removed during idiopathic macular hole surgery. Yan Ke Xue Bao. 2002;18(3):143–6. Available at: http://www.ncbi.nlm.nih.gov/pubmed/15510742. Accessed 15 Jan 2014.
134. Fekrat S, Wendel RT, de la Cruz Z, Green WR. Clinicopathologic correlation of an epiretinal membrane associated with a recurrent macular hole. Retina (Philadelphia, Pa). 1995;15(1):53–7. Available at: http://www.ncbi.nlm.nih.gov/pubmed/7754248. Accessed 20 Apr 2012.
135. Uemoto R, Yamamoto S, Takeuchi S. Epimacular proliferative response following internal limiting membrane peeling for idiopathic macular holes. Graefes Arch Clin Exp Ophthalmol. 2004;242(2):177–80. Available at: http://www.ncbi.nlm.nih.gov/pubmed/14648135. Accessed 20 Apr 2012.
136. Hillenkamp J, Kraus J, Framme C, et al. Retreatment of full-thickness macular hole: predictive value of optical coherence tomography. Br J Ophthalmol. 2007;91(11):1445–9. Available at: http://www.pubmedcentral.nih.gov/articlerender.fcgi?artid=2095445&tool=pmcentrez&rendertype=abstract. Accessed 13 Apr 2012.
137. Hayreh SS. Anterior ischemic optic neuropathy. IV. Occurrence after cataract extraction. Arch Ophthalmol. 1980;98(8):1410–6. Available at: http://www.ncbi.nlm.nih.gov/pubmed/7417076. Accessed 9 Feb 2014.
138. McCulley TJ, Lam BL, Feuer WJ. Incidence of nonarteritic anterior ischemic optic neuropathy associated with cataract extraction. Ophthalmology. 2001;108(7):1275–8. Available at: http://www.ncbi.nlm.nih.gov/pubmed/11425687. Accessed 9 Feb 2014.
139. Yee K, Pan B, Ross-Cisneros F, Chu E, Sadun A, Sebag J. Immunohistochemistry detects inner retina in excised membranes from vitreo-maculopathies with poor post-operative vision. In: Association for Research in Vision and Ophthalmology. Ft. Lauderdale, FL. 2012.
140. Pan B, Yee K, Sadun A, Sebag J. A longer time interval before re-operation is associated with less retinal damage and better visual acuity in macular hole and macular pucker. In: Association for Research in Vision and Ophthalmology. Seattle, WA. 2013.

# 第 36 章

# 糖尿病性玻璃体视网膜病变及糖尿病性黄斑水肿的手术治疗

Simon Brunner, Susanne Binder

## 本章要点




S. Brunner, MD(✉)·S. Binder, BD
Department of Ophthalmology, Rudolph Foundation Hospital, Vienna, Austria
The Ludwig Boltzmann Institute for Retinology and Biomicroscopic Laser Surgery, Vienna, Austria
e-mail: simon.brunner@wienkav.at; susanne.binder@wienkav.at

**关键词**

玻璃体;糖尿病性视网膜病变;增生性糖尿病性玻璃体视网膜病变;玻璃体视网膜手术;玻璃体积血;糖尿病性黄斑水肿;新生血管性青光眼;纤维素化综合征;前部玻璃体纤维血管增生;玻璃体手术并发症

**核心概念**

1. 玻璃体视网膜手术在治疗糖尿病性玻璃体视网膜病变中起重要作用，手术可以去除混浊的屈光介质，松解玻璃体-视网膜粘连/牵拉，降低缺血型视网膜的代谢活性，并进行内填充或玻璃体腔内给药。完善的设备是必要的，包括同轴光源手术显微镜、广角镜观察系统、眼内激光光纤，各种显微器械、眼内填充剂及染色剂。
2. 对于糖尿病性黄斑水肿，不仅需要了解玻璃体切割术的各种技巧，还要知道相关的辅助治疗，比如激光治疗，手术前和(或)手术中玻璃体腔注射抗新生血管药物，以治疗糖尿病性黄斑水肿的非牵拉性部分。
3. 对于伴有严重视网膜缺血的复杂病例，眼内激光光凝、硅油填充、注射抗新生血管药物均可抑制血管新生的进展。推荐行玻璃体切割和白内障摘除联合手术，保留后囊可以减轻虹膜新生血管发生。不可使用硅胶性人工晶状体，因其接触眼内硅油后会膨胀混浊。

## 1. 引言

20 世纪 70 年代，随着经睫状体平坦部玻璃体切割术的开展，内眼手术发生了巨大的变革。在过去的几十年里，手术技术和器械的进步扩大了玻璃体切割术的适用范围[1-3]。近年来，玻璃体切割术成为治疗糖尿病性视网膜病变严重并发症的明确手段[4]。但是对于糖尿病性玻璃体视网膜病变，必须综合考虑以决定是手术还是保守治疗。我们需要先明确视功能提高及解剖结构稳定的可能性，并与患者的期望值及需求进行衡量。所有可能的手术并发症和益处，以及替代治疗的结果，都必须进行详细讨论。最后，手术干预的时机也要重点考虑。

从糖尿病性视网膜病变发展的自然过程看，疾病发展的关键点是出现进展性的视网膜微血管阻塞从而导致视网膜缺血。这是导致组织慢性缺氧从而引发视网膜、视盘和(或)虹膜新生血管的主要原因。一些促血管生成因子，如胰岛素样生长因子 1(IGF-1)、血管内皮生长因子(VEGF)、碱性成纤维细胞生长因子(bFGF)等可以触发这些变化[5-7]。推测 VEGF 作为一种化学吸引蛋白，可以促进骨髓释放大量内皮祖细胞(EPC)到缺血部位[8-10]。最后，在玻璃体与视网膜之间的间隙发生纤维血管增生和膜形成，有可能导致玻璃体积血、牵拉性视网膜脱离或新生血管性青光眼。在病情恶化之前就需要考虑手术治疗。同时，本章节描述的手术原则和技巧亦可用于治疗其他缺血型视网膜病变，如 Coats 病、视网膜血管阻塞、早产儿视网膜病变等。

## 2. 手术适应证及手术时机

### 2.1 白内障

即使是重度的糖尿病性视网膜病变患者，只要没有合并严重的前节新生血管，均可耐受现代小切口白内障摘除联合人工晶状体植入手术[11]。同时，晶状体摘除后有利于更好地观察眼底和(或)进一步治疗，如全视网膜光凝(PRP)。但糖尿病性黄斑水肿在白内障手术后有可能会加重。有证据显示，白内障手术后行格栅样/局灶光凝，或者在晶状体摘除之后，而不是之前行全视网膜光凝，可以减轻黄斑水肿进展[12]。对于增生性糖尿病性视网膜病变，仍然需要在白内障手术前进行 PRP，不过在术中或术后早期进行 PRP 也是安全的[13]。近年来，随着玻璃体切割术技术的巨大进步，同时进行白内障和玻璃体手术变成一种趋势[14]。联合手术的优点是术中可以更好地观察并切除基底部玻璃体，该部位在糖尿病性纤维血管增生时尤为重要。Schiff 等观察到玻璃体切割时同时摘除晶状体似乎可以降低再手术率[15]。同样，联合手术时术中行 PRP 和(或)抗-VEGF 药物治疗，术后眼前节新生血管的风险也有所降低。但是对于年轻的糖尿病患者,晶状体轻度混浊,需要权衡白内障术后调节功能丧失和玻璃体切割术后白内障进展须再次手术之间的获益和风险[11,15]。

## 2.2 玻璃体积血

糖尿病性视网膜病变导致的无法吸收的玻璃体积血作为玻璃体切割术最常见的适应证已有 40 多年历史,在很多机构有提早手术的趋势。在过去,患者须住院观察数月,并且要求睡眠时头抬高位,以希望血液可以自行吸收,以便行 PRP 促使活动性视网膜新生血管消退。糖尿病性视网膜病变玻璃体切割术研究(DRVS)小组将发病后 1~4 个月的手术治疗定义为早期玻璃体切割术，认为这样做通常利于较早的功能恢复,且 2~4 年后有较好的预后[16]。相对于 2 型糖尿病患者，这些优点在 1 型糖尿病患者中更为突出，这可能是由于 2 型糖尿病患者中糖尿病性黄斑水肿的发生率显著增高，而且有较早发生玻璃体后脱离的风险[17]。

在患有致密的黄斑前血肿的病例，来自纤维血管增生的血液或者存在于玻璃体后皮质与内界膜之间，或者存在于后部玻璃体劈裂腔内。超声和组织病理学研究显示 80%的增生性糖尿病性视网膜病变患者存在后部玻璃体劈裂[18]。这些病例中的出血被固定在后极部,导致严重的中心视力丧失,并且会引起牵拉性黄斑脱离，后者也是早期玻璃体切割术的常见适应证[19]。其他治疗措施包括:短期观察、激光膜切开、玻璃体腔内注射重组组织纤溶酶原激活物联合或不联合气体填充。利用透明质酸酶(Vitrase ®)清除玻璃体积血的药物性玻璃体溶解术由于临床试验失败而没有被 FDA 批准,这主要与纳入的受试者中 1 型糖尿病患者过多有关。这些患者较年轻,一般不存在玻璃体后脱离,因此,对于复发的玻璃体积血和牵拉性视网膜脱离有必要进行手术治疗（见第 54 章“玻璃体液化活性剂透明质酸酶”)。对于不能自然缓解的病例，玻璃体切割术有利于促进功能恢复或降低并发症的风险[19,20]。不推荐超过数月的延迟手术,因为随着病情进展,手术操作和膜分离都会更为困难[21,22]。如果玻璃体积血不能被吸收,同时对侧眼有虹膜红变和(或)严重进展的增生性糖尿病性视网膜病变,建议立即进行玻璃体切割术,尤其是之前没有行 PRP 的病例[16,21]。

## 2.3 糖尿病性黄斑病变

“黄斑病变”这一术语包括多个适于玻璃体视网膜手术的病症：从经典的黄斑前膜或黄斑裂孔到新的适应证,如糖尿病性黄斑水肿、玻璃体黄斑牵拉综合征和玻璃体视盘牵拉等。这些病症在临床表现及手术治疗方面各有特点[23-25]。在糖尿病患者中,上述症状可以继发于黄斑前出血或过度 PRP 治疗后[19]。玻璃体黄斑牵拉会最终导致牵拉性黄斑劈裂，且常常伴有比非糖尿病患者更严重的玻璃体黄斑粘连[26]。视网膜前膜不论是否存在玻璃体后皮质混浊都会引起严重的视力丧失,通常还伴有视物变形[27]。玻璃体视盘牵拉也被认为是糖尿病性黄斑水肿的致病因素，但玻璃体切割术对于这种少见适应证的益处有待进一步阐明[28]。

与特发性黄斑前膜不同，糖尿病性黄斑前膜有更高的风险出现增生活动，且更易与黄斑产生局部粘连[24]。一旦出现切线方向的牵拉,糖尿病性黄斑水肿可发展出现黄斑裂孔，这也可能出现在玻璃体手术之后[23,29]。

有弥漫性糖尿病性黄斑水肿的患者较没有黄斑水肿的糖尿病患者不易发生玻璃体后脱离，因此需要术中诱导玻璃体-黄斑分离[30-32]。遗憾的是,大多数研究缺乏统一的定义或纳入标准。因此有关玻璃体切割术的疗效结果也存在差异。即便有些研究报道了既有形态又有功能的改善，形态学的改善也总是优于视力提高。原因可能是缺血、视网膜下渗出或纤维化、曾经局灶或格栅样光凝治疗、黄斑下液,或者糖尿病性黄斑水肿持续时间较长[33-36]。进一步剥除内界膜的效果尚不明确，由于染色剂（吲哚菁绿)有潜在的毒性,因此需要与可能的松解作用进行权衡[37,38]。

为了防止糖尿病性黄斑水肿发展过快,PRP 可以分次进行,或者在玻璃体内注射抗-VEGF 之后进行,而不是之前[39]。然而,对于大多数糖尿病性黄斑疾病，功能结果与术前视力和黄斑病变程度呈负相关[23]。鉴于视功能恢复的程度有限,这种疾病适于早期、彻底、精确的手术治疗,通常由资深医生行玻璃体切割联合剥膜术[40]。需要强调的是，糖尿病性黄斑水肿常常合并玻璃体劈裂[41]，黄斑区会有多层膜存在，因此术中剥除所有的膜很重要。可以在术前和术后行光学相干断层扫描进行检测，术中的光学相干断层扫描目前也在试行。

## 2.4 视网膜脱离

对于增生性糖尿病性视网膜病变，尽管已行PRP，视网膜前的纤维血管性组织也会持续增生。严重的纤维血管增生会引起视网膜脱离，累及黄斑将导致明显视力下降，必须接受手术治疗[11,21]（图 36.1 和图 36.2）。总体而言，新生血管越严重，手术的优势越明显。如果患眼既具有严重的纤维血管增生，又有中重度的新生血管，即使已完成 PRP，也是早期玻璃体切割术的绝对适应证[4,16]。一般来说，术后78%的患者可以获得稳定甚至视功能的提高。对预后有利的因素包括：较好的基线视力(>5/200)，无虹膜新生血管，较年轻(<40 岁)，术前已完成 PRP[19,21,42]（表 36.1）。

一旦新生血管膜和纤维血管增生存在于胶样玻璃体皮质内，就会形成牢固的玻璃体视网膜粘连，假以时日，膜收缩[25]会导致牵拉性视网膜脱离[43]。20 多年前，糖尿病患者的牵拉性黄斑脱离是玻璃体切割术最常见的适应证[21]。虽然如此，严重黄斑部牵拉性脱离的患者即便手术成功，术后视功能恢复也很差[44,45]。相应地，糖尿病性牵拉使视网膜脱离再手术率增高，平均为 24%，最高可达 47%[34,46]（表 36.1）在增生最严重的糖尿病患者中，致密的纤维血管增生会导致牵拉和进展性的膜收缩，导致后极部视网膜撕裂，通常合并有白色的线[47]。这些裂孔通常位于后部或邻近玻璃体视网膜牵拉处，有时会合并视网膜下出血和视网膜隆起[48]。在一些棘手的病例中，硅油的使用至少可以降低进一步的并发症的发生

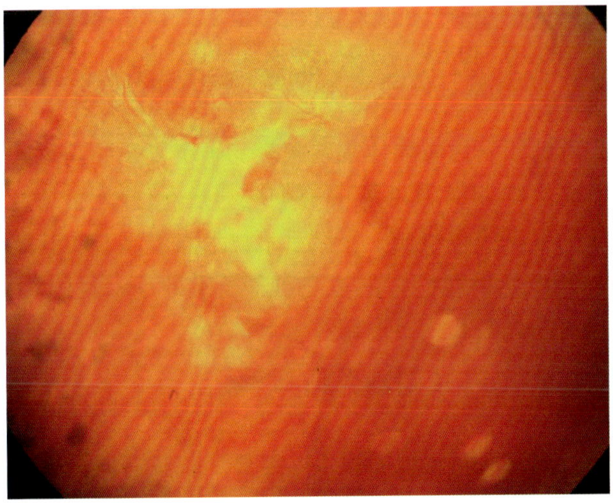

图 36.1　合并牵拉和裂孔的混合性视网膜脱离。视盘及血管弓前有致密的纤维血管增生，同时引起牵拉性视网膜劈裂。

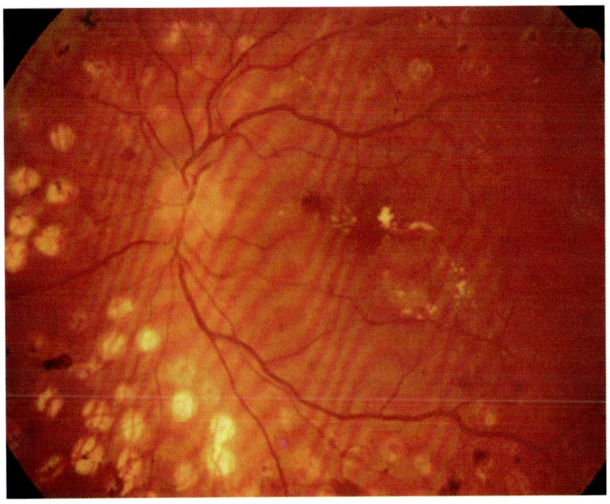

图 36.2　成功经历了玻璃体切割、膜切除、眼内光凝、硅油填充/取出的术后表现。

表 36.1　玻璃体切割术治疗糖尿病性牵拉性视网膜脱离的文献报道

| 作者及年份 | n = | 巩膜扣带(%) | 晶状体切除(%) | 气体/硅油(%) | 结果 | | | | | |
|---|---|---|---|---|---|---|---|---|---|---|
| | | | | | 视网膜复位(%) | ≥5/200 (%) | ≥20/200 (%) | 再手术率 (%) | 视力改善 (%) | 眼球萎缩 (%) |
| Rice，1983[126] | 197 | >35 | 47 | — | 57 | 59 | — | 29 | 57 | 9 |
| Thompson，1987[127] | 360 | 22 | 29 | 42/0 | 69 | 64 | — | 24 | 48 | 11 |
| Oldendoerp，1989[128] | 100 | 39 | 0 | 65/9 | 81 | 77 | 47 | 9 | 71 | 4 |
| Williams 等，1989[129] | 69 | 17 | 7 | 51/0 | 83 | 71 | — | 47 | — | 6 |
| Steinmetz，2002[44] | 67 | 24 | 6 | 64/1 | 93 | 70 | 57 | 33 | 72 | 0 |

率，如新生血管性青光眼和眼球萎缩。尽管硅油填充后通常有较高的视网膜复位率，视功能通常只能取得轻到中度的改善[48,49]。

## 2.5 新生血管性青光眼

糖尿病继发新生血管性青光眼，房角处的新生血管形成或纤维血管膜生长会阻塞房水外引流导致眼内压升高。各种血管生长因子来自缺血的视网膜并弥散入前房[50]。因此，首要措施是通过完全的PRP或冷冻治疗来降低甚至消除这种缺血型新生血管刺激。在玻璃体腔内或前房内注射抗-VEGF药物可以作为一种短效的辅助措施，尤其是PRP治疗后虹膜红变仍不消退时[51,52]。在屈光间质混浊的病例，如合并白内障或玻璃体积血，只有在玻璃体切割联合白内障摘除术中或术后完成充分的PRP，手术中有可能需要硅油填充。研究显示这种治疗措施可以降低复发性玻璃体积血和虹膜红变，从而改善新生血管性青光眼[53]。对于糖尿病性新生血管性青光眼，通常不推荐氩激光小梁成形术及其他非穿透性青光眼手术，因为术后房角关闭会加重[54]。

进展性新生血管性青光眼或者房角粘连关闭的患者需要进一步的青光眼手术。遗憾的是，对于糖尿病性新生血管性青光眼，传统的滤过手术或青光眼引流阀植入手术，手术成功率远低于治疗原发性或继发性开角型青光眼[54,55]。为了提高手术效果，强烈建议术中使用丝裂霉素C等抗代谢药物，联合强有力的抗感染治疗。联合抗-VEGF注射和PRP，以及玻璃体切割术，同样可以改善手术效果[52,56,57]。对于视功能极差的晚期糖尿病性新生血管性青光眼，经巩膜睫状体冷凝术或半导体激光睫状体光凝术仍然是广泛使用的控制眼压的有效方法[58,59]。没有光感的疼痛剧烈的病例可以球后注射酒精止痛或最终行眼球摘除[60]。

# 3. 手术步骤

## 3.1 术前准备与麻醉

所有患者在术前都要请内科医生会诊以评估用药情况和血糖状况，尤其是心血管状况，因为患有严重糖尿病性视网膜病变的患者有很高的风险合并大血管疾病[10]。系统的医学评估结果会影响手术时机和手术规模的选择[61]。此外，良好的血糖控制可以避免围术期的伤口愈合不良或感染[62]。患者应该被告知明确预后情况，包括手术的所有受益和风险，以及调整用药的必要性。

进入手术室后，术前建议用10%的聚维酮碘溶液清洁眼睑，用5%的溶液清洁结膜囊。为保证充分的消毒效果，溶液须停留至少3分钟[63]。为达到良好的眼内观察效果，术前须反复点滴不同类型的散瞳药剂，包括睫状肌麻痹剂和拟交感兴奋剂，以达到最大的瞳孔散大效果[61]。

糖尿病性玻璃体视网膜病变的手术有时需要全身麻醉，这必须由专业麻醉师完成。同样，还可以选择局部麻醉、强化麻醉或二者联合[64]。麻醉方式的选择取决于多种因素，如患者的身体状况、手术规模和时间，不同的地域和经济因素，或者只是患者和(或)术者的个人偏好。

## 3.2 现代手术设备

糖尿病性玻璃体视网膜病变属于复杂的高风险手术操作，手术医生需要有娴熟的技巧，并配备精良的手术设备和器械。显微手术技术发展迅速，这要求不断更新手术设备，妥善维护所有的手术器械，手术室人员必须经常进行技术培训[61]。

### 3.2.1 手术显微镜

现代玻璃体视网膜手术需要配备具有同轴照明[卤素灯和(或)氙灯]的双目立体显微镜，可以放大10~40倍。手术显微镜通过脚踏可以进行聚焦、X-Y向移位、倍率缩放。还必须配备不同光谱的激光滤镜以进行激光光凝手术。分光器也很必要，可以使手术室的人员都能观看视频或进行实时记录[65]。

### 3.2.2 玻璃体切割仪

用于糖尿病性玻璃体视网膜病变手术的基本设备包括一个先进的玻璃体切割吸引头、一个空气泵、一个纤维照明光纤，以及一个平衡盐溶液灌注系统。在这些基本功能之外可以装备不同的模块，以完成眼内电凝、眼内激光光凝、气体填充或超声乳化。

连接机器的玻璃体切割头可用于切割和分离糖尿病性膜或纤维血管增生膜。新一代的切割头其开口与顶端的距离更近，可以更安全地处理周边玻璃体和膜性纤维血管增生。照明系统有标准的手持式单功能照明光纤头，也有复杂的多功能性的带照明镊子、剪刀，甚至玻切头。在一些复杂的糖尿病性玻璃体视网膜病变中，当进行双手剥膜操作时，可以通过另外的巩膜切口插入一个吊顶灯[66,67]。

### 3.2.3 手术器械

在过去的几十年里，制造商已成功研制并改良出大量的手术器械。一般的趋势是尽量使用一次性器械以达到最佳的无菌条件。针对严重的糖尿病性视网膜病变，20G 玻璃体切割系统作为标准已使用了许多年并仍在使用，因为它适用的器械范围最广且不易弯曲变形[61,68]。近年来，已制造出更精细的器械(23G、25G 和 27G)，可以不必缝合巩膜穿刺口，从而减少手术时间和患者术后异物感[69-71]。但对于更为复杂的病例，有关精细器械的效率仍存在争议。目前 23G 系统是使用最广泛的，相对于 25G，其治疗严重的糖尿病性视网膜病变更为安全且有效[69,72]。

用于组织切割和分离的器械也有很多。各种类型的剪刀、镊子、压板可用于切割、去除或剥离视网膜前膜。钩子或插管可用于视网膜下操作。对于严重的纤维血管增生，垂直剪可用于组织分割，水平剪可用于将玻璃体后皮质与视网膜分离[73,74]。另外，不同大小的巩膜顶压器、眼内电凝、眼内激光光纤可用于视网膜光凝、视网膜切开、视网膜冷冻等操作。

### 3.2.4 观察系统

非接触式广角镜(130°)是另一项标配，通过中和角膜的屈光度来保证良好的眼底观察。可以由术者自己操控，调节景深，在间质混浊时达到较好的视觉效果[65,75]。在手术中需要使用甲基纤维素或类似物质以保持角膜清晰。

### 3.2.5 染色分离

染色剂有助于辨认玻璃体、视网膜和视网膜前结构(见第 34 章“玻璃体视网膜手术中的化学染色技术”)。不同类型的染色剂有不同的适应证：皮质激素结晶(如曲安奈德)可以用于糖尿病性视网膜病变或视网膜脱离的手术中，有助于辨别玻璃体皮质[63,76]。同时，皮质激素没有毒性作用，其抗炎作用还有助于抑制病变中的纤维素渗出[65,77]。对于严重的糖尿病性视网膜病变，可以使用锥虫蓝等染色剂进行视网膜前膜的染色分离，所有的纤维血管增生或视网膜前膜都须小心剥除以避免增生性玻璃体视网膜病变。亮蓝、无碘吲哚菁绿、吲哚菁绿更适用于内界膜染色，对视网膜前膜和其他结构似乎没有更明显的效果[78,79]。对于无碘吲哚菁绿，术者必须意识到可能的视网膜毒性作用或周边视野缺损，它们具有时间–剂量依赖性[79,80]。

### 3.2.6 眼内填充

多种气体和液体可以用于眼内填充(见第 31 章“玻璃体替代物的生理学”)。全氟化碳(重水)经常在术中临时使用，以复位视网膜或保护视网膜不受眼内异物的损伤[81,82]。过滤后的空气可以短暂充填数天。对于糖尿病性玻璃体视网膜病变或视网膜脱离的病例，如果需要更长久的填充，可以使用 $SF_6$、$C_2F_6$、$C_3F_8$ 等眼内气体，可以维持 2~8 周。这些气体尤其适用于术后能够保持特定体位的病例，如上方或后极部病变者[83]。更复杂的病例可以选择硅油以达到长期充填。硅油有不同的型号和品牌，黏度为 1000~10 000cs。硅油还可以作为一种屏障以阻止细胞因子或生长因子扩散到眼内效应组织。为降低硅油相关并发症的风险，3~6 个月后须取出[84-86]。

## 3.3 白内障手术

对于因糖尿病性视网膜病变须行玻璃体切割术的患者，可以考虑同时行白内障手术。因为晶状体摘除后有利于术中更好地处理前部玻璃体，后者对预后很重要，尤其是增生性糖尿病性视网膜病变。同样，在无晶状体眼或人工晶状体眼中，PRP 和纤维血管增生的清除可以完成得更彻底[15]。手术选择可以是白内障和玻璃体手术分开完成（一位或两位术者)或同一次手术完成[87]。术者可以先行白内障摘除，再行玻璃体切割，最后植入人工晶状体，或者在白内障摘除后直接植入人工晶状体。对于晶状体清亮的年轻糖尿病患者，须告知患者玻璃体切割术后早期通常会有白内障形成[11,15]。

在笔者看来，因糖尿病性视网膜病变行玻璃体切割术的患者，不管是否有明显的白内障，都应联合白内障超声乳化术并植入后房型人工晶状体。由于致密的玻璃体积血会阻挡红色眼底反光，撕囊会有一定困难，进行前囊染色会有一定帮助。但玻切医生也应该是一位有经验的白内障医生，或者至少有一位有经验的前节医生来进行辅助。在现代微切口玻璃体切割术中，应该在白内障开始前做好所有的巩膜切口以避免低眼压或穿刺时虹膜嵌顿于角膜切口处。同样的道理，在进行传统的20G玻璃体切割术时，灌注管也要在白内障手术前事先完成预置但不要连接上。

## 3.4 青光眼手术

### 3.4.1 房水引流手术

在糖尿病患者中，处理晚期开角型青光眼或新生血管性青光眼是很棘手的。多数患者最终需要接受青光眼手术，手术方式取决于房角关闭程度或功能预后。无论侵入性还是非侵入性治疗的效果均较非糖尿病患者差，即便使用抗代谢药物也是如此，主要是因为糖尿病眼感染和出血的风险都会增高[54,56,88]。

玻璃体腔内注射贝伐珠单抗联合PRP，10~14天后再行青光眼手术，有利于改善眼压控制效果[89]。还有一种选择是青光眼引流管植入，如Ahmed、Molteno或Baerveldt可以放置在前房或睫状沟处[88]。尽管如此，由于阀体包裹形成、组织瘢痕化或反复前房积血等因素，患者的视功能结果均不及标准的小梁切除手术[55]。其他的并发症包括角膜内皮失代偿或引流管暴露等[89,90]。对于合并青光眼的增生性糖尿病性视网膜病变患者，可以考虑更早地进行玻璃体切割术，因为这样可以很方便同时行PRP或不同的青光眼引流物植入术[57,55]。

### 3.4.2 睫状体破坏手术

当终末期新生血管性青光眼视力预后很差时，青光眼破坏性手术，如经巩膜冷冻术或二极管激光睫状体光凝术，是一种安全而有效的选择[58,59,88]。在这种情况下，它们与小梁切除术或引流阀植入术具有相似的效果[91]。二极管激光的手柄头部沿着角膜缘放置以便将激光能量集中于靶组织。能量设置为1500~2500mW，脉冲时域为1.5~2.5秒。除了角膜水平经线位置，须沿着角膜一圈发射15~25个激光斑[88]。或者，可以在间接检眼镜观察下用同样方法行睫状体或周边视网膜的环形冷冻。冷冻如果没有间接检眼镜进行监控，有诱发脉络膜新生血管或过度治疗导致低眼压和眼球萎缩的风险[53]。

手术可以在球后麻醉下进行，术后给予局部双氯芬酸钠、泼尼松龙和阿托品点滴。

## 3.5 玻璃体切割术

### 3.5.1 巩膜穿刺

几十年来，三通道玻璃体切割术是全球通用的标准技术：颞下方睫状体平坦部的巩膜穿刺口用于放置眼内灌注，另两个切口分别位于鼻上和颞上象限。所有的巩膜切开均位于角膜缘后3.5~4.0mm。为减少手术损伤和术后不适感，经结膜的微穿刺系统(23G和25G)如今已替代传统的20G系统，几乎适用于所有眼底病手术[68,69,72]。为保证最佳的巩膜穿刺效果，不引起术中或术后伤口撕裂，制作所有的切口时须平行角膜缘、以25°角插入trocars。为避免脉络膜上腔渗液和脉络膜脱离，正确的灌注管位置至关重要(图36.3)。对于前部视网膜移位、前部纤维血管增生及手术野不清的病例，可以用6mm的灌注头代替标准的4mm灌注头。对于填充了硅油的病例，建议进行巩膜穿刺口缝合以避免硅油渗入结膜下。对于复杂的糖尿病性玻璃体视网膜病变，可以制作4个通道以便更安全地进行双手操作。这种情况下，可以将吊顶灯固定于上方两个切口之间或者固定于鼻下象限。

### 3.5.2 经睫状体平坦部玻璃体切割术

首先将眼内照明和玻切头插入上方巩膜切口然后在显微镜观察下开始玻璃体切割(图36.3)。为避免眼内结构改变，只有当眼内照明和玻切头进入眼内，并准备开始玻璃体切割时才可打开灌注。去除最前部的晶状体后面的玻璃体后，放置非接触广角镜系统，如BIOM，进行中央(核心)玻璃体切割。为方便辨认玻璃体后皮质或视网膜上的残留玻璃体，

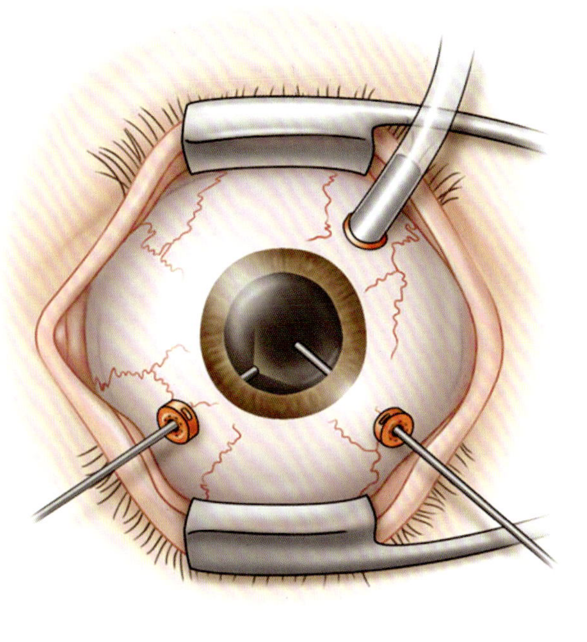

图 36.3 标准的玻璃体切割术准备：灌注管置入颞下方平坦部巩膜切口。照明光纤和切割头位于玻璃体腔前部，通过瞳孔可以看到。

2~4mg 的曲安奈德有助于染色且不会产生视网膜毒性[65,76,77]。同时其抗炎和抗新生血管作用可以预防术后并发症，尤其是对于增生性糖尿病性玻璃体视网膜病变的患者。

当存在完全或近乎完全的玻璃体后脱离时，可以切开玻璃体后皮质、扩大切除范围以利于观察后极部及视网膜[7]（图 36.4）。但是对于糖尿病患者，术者需要意识到后部玻璃体劈裂的存在，避免误认为是玻璃体后脱离[92]。进行中部玻璃体切割时，切速可以更高（3000~5000 转/分），吸力也可加大。但切割后部玻璃体时须再次降低以减少对视网膜的牵拉力。后极部未凝固的血液可以用带软头的笛针吸除（图 36.5）。一旦能够很好地观察到视网膜，就可辨认出（纤维血管性）新生血管的出血区域并电凝止血。同样，可以使用染色剂帮助清除残余的视网膜前或黄斑前膜或撕除内界膜。手术结束前，在玻璃体基底部行 360°的顶压清除所有的出血和残余组织，以避免术后出血、组织牵拉或新生血管性青光眼。不过有晶状体眼的玻璃体残留要多于人工晶状体眼。同样的道理，因此现在眼内光凝的范围要扩展到视网膜的周边部。最后，行气液交换降低术后低眼压和出血的风险。

3.5.2.1 **处理分离不完全的玻璃体后皮质**

对玻璃体后皮质没有完全脱离的患者，即使经验丰富的术者行玻璃体切割也比较困难。一般是先切除中部玻璃体皮质，以便能大致观察玻璃体视网膜的粘连或切线方向连接区域。已有玻璃体视网膜分离的区域可以用切割头去除前后方向的牵拉。在玻璃体后皮质与视网膜粘连的区域，用玻切头轻轻地吸引可以安全地将玻璃体与视网膜分离（图 36.5 和图 36.6）。如果难以进入玻璃体皮质下（视网膜前）间隙，可以用玻切头吸引的方法定位玻璃体视网膜粘连较轻的部位（如皮质下出血区），然后用刀将后皮质划开，首选视盘周围区域。一旦有一处玻璃体后皮质被分离，就可以从中心到周边松解牵拉并分离纤维血管组织。任何出血点都要立即电凝，以便能全程控制眼内情况。

### 3.5.3 视网膜裂孔与脱离

对存在视网膜裂孔和脱离的病例，必须将病变周围的组织清除干净以消除残余的牵拉。可能会用到剪刀、刮匙等用于分离的器械，或者在视网膜与玻璃体后皮质之间注入黏弹性物质[93-95]。重水可以帮助压平局部脱离的视网膜以便于充分的激光封闭裂

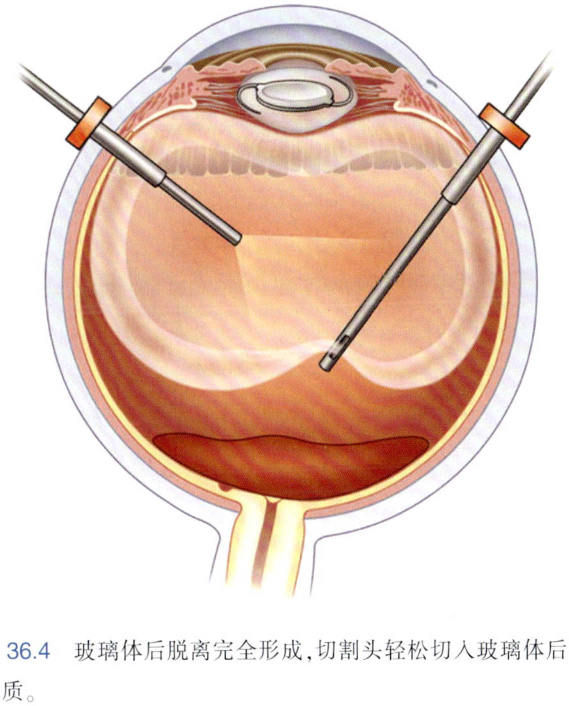

图 36.4 玻璃体后脱离完全形成，切割头轻松切入玻璃体后皮质。

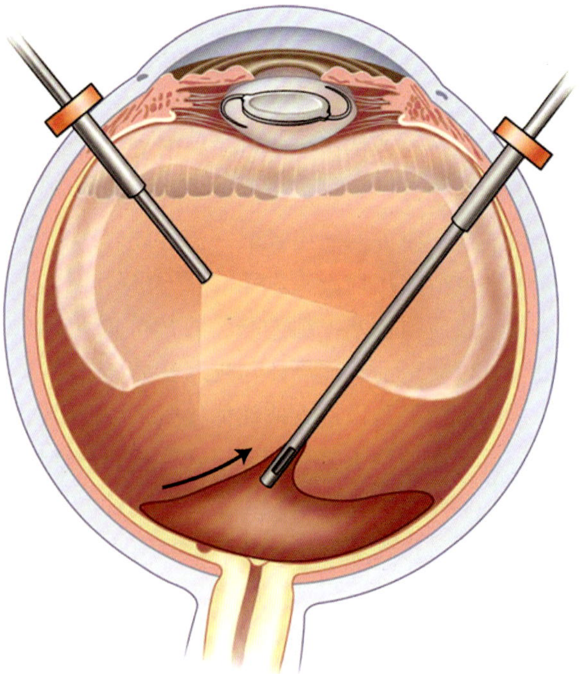

图 36.5 用带软头的笛针安全地去除视网膜前(玻璃体后)层状出血。

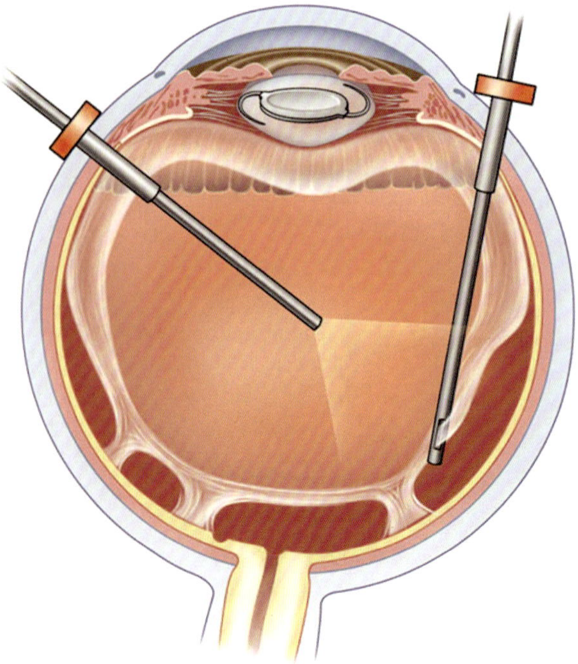

图 36.6 玻璃体后脱离不完全有多处玻璃体视网膜粘连的处理:为进入玻璃体皮质后间隙,可以在有玻璃体视网膜脱离的部位用玻切头将后皮质切开一个开口,此时刀口要朝向玻璃体、背对视网膜。

孔。许多手术技巧可以用来解除玻璃体视网膜粘连或纤维血管膜:分割,可以松解粘连之间的切线方向牵拉[7,96](图 36.7 和图 36.8);分离,可以切除玻璃体后皮质与内界膜之间的连接[96,97](图 36.9);分片,可以去除玻璃体及玻璃体视网膜的增生膜[98](图 36.10)。切割中央玻璃体后,在靠近视盘处切开后部玻璃体皮质,然后尽量完整地将连接的纤维血管组织从后极部分离。周边的玻璃体皮质会随之脱离,并将残余的玻璃体和膜托起到玻璃体腔中部,然后安全切除。如果在分片切割时粘连过于牢固,可以转换为分离或分割的方式,不过目前使用的23G 系统切割开口距顶端很近,一般不需要剪刀或镊子就能完成组织的断离。当所有的出血点已电凝,纤维血管增生或膜已清除至周边视网膜,可以进行环360°的激光光凝,并在顶压下达锯齿缘部。填充物一般选择长效气体或硅油。

在清除周边部组织时,为保持后极部的稳定性,可以使用全氟化碳液体(重水)。但是,如果视网膜已经失去弹性并短缩,使用重水也是有弊端的。小的裂孔会变大,重水或硅油可能会滑入视网膜下间

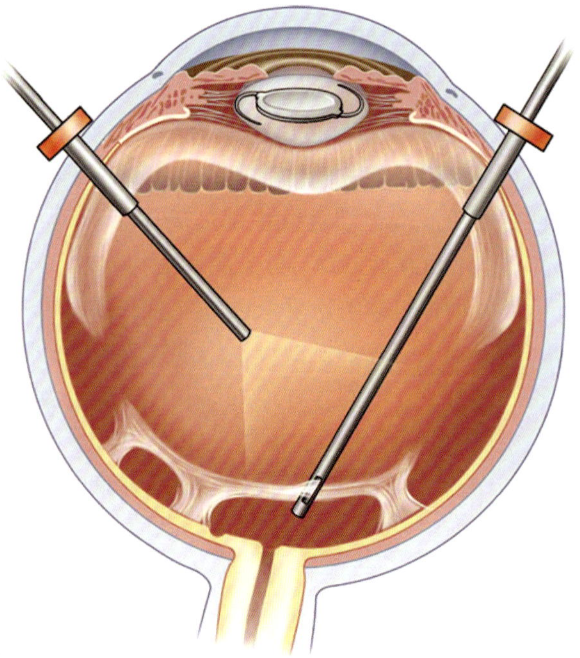

图 36.7 玻切头切除残留的玻璃体后皮质和玻璃体视网膜紧密粘连之间的纤维血管组织,从而松解切线方向牵拉。

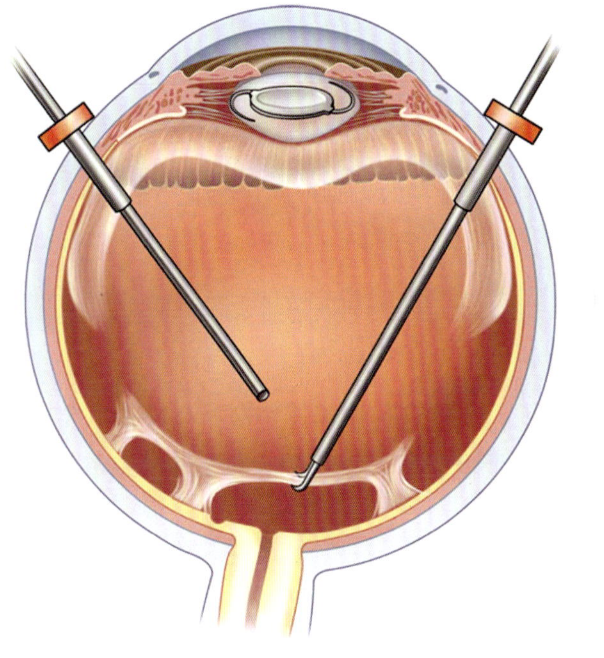

图 36.8　如果玻璃体脱离的后部空间较小，玻切头无法进入，可以用垂直的膜剪扩大脱离。

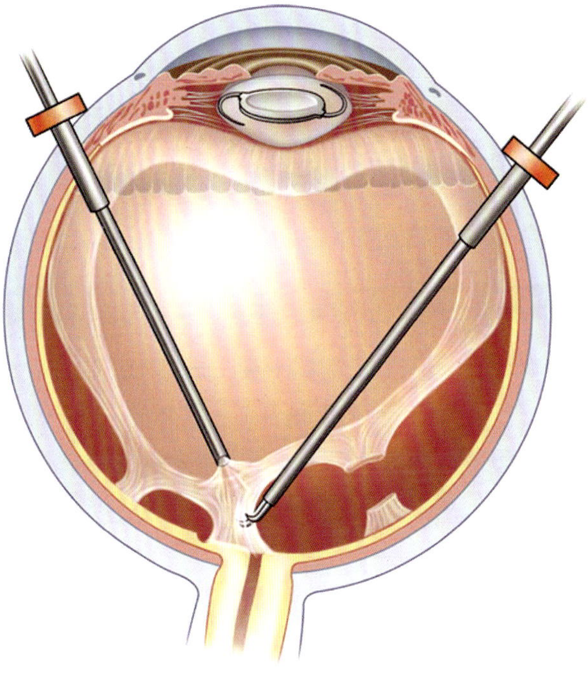

图 36.10　膜分片切割：首先在接近牵拉性纤维血管膜处将玻璃体后皮质切开一个开口，然后将膜剪伸入皮质后将玻璃体和纤维血管组织与视网膜分离。未去除的前部玻璃体有一种向前的牵拉，有助于分辨和切除粘连处。

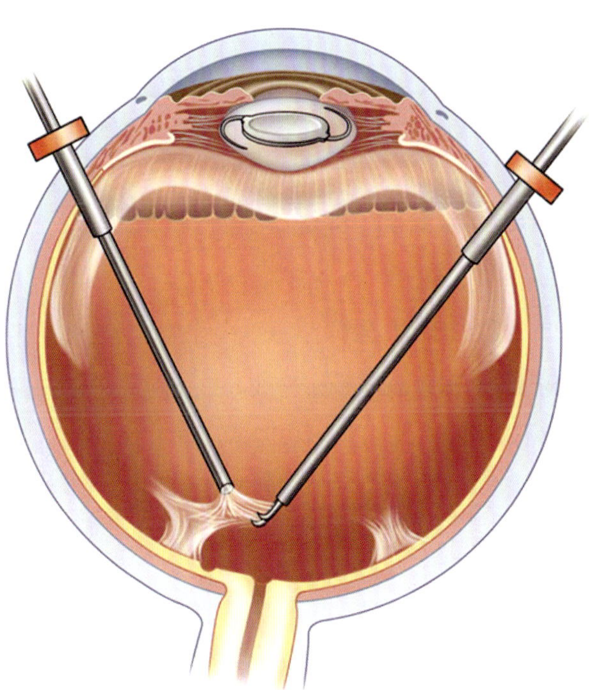

图 36.9　膜分离：粘连在玻璃体后皮质上的小的纤维血管膜可以用水平剪刀去除，多数为平行视网膜表面。

隙。因此要在顶压时仔细观察周边视网膜，必须将前移的视网膜与纤维化的组织分离。视网膜切开和视网膜切割不能代替细致的膜分离，仅适用于特定的病例，如需要再手术的病例或出现严重的前部玻璃体纤维血管增生。

在切除视网膜之前，必须首先电凝需要切开的边缘和周围的血管。有时候需要制作一个视网膜浅脱离以避免损伤脉络膜。视网膜切开和视网膜切割可以使用玻切头或者眼内剪刀。切开范围须达到牵拉周围的正常视网膜并松解视网膜裂孔周围的所有牵拉，包括前缘。术者应明白需要行视网膜切开的眼手术效果和视力预后均明显差于不需要切开的病例[99]。

对于首次治疗的病例，视网膜弹性较好，辅以环扎就能达到治疗目的，一般不需要视网膜切开。环扎亦可用于中心视力尚佳，但存在严重的活动性纤维血管增生和视网膜脱离的年轻糖尿病患者。这些联合手术的病例，开始先行巩膜外操作，沿角膜缘后 1~2mm 行 360°结膜切开，环形分离筋膜囊，用缝线套环固定 4 条直肌，并在 4 个象限处将 5-0 的尼龙线行巩膜内褥式缝合以固定环扎带。褥式缝线的前部一般位于直肌止端后 2~4mm，而缝线间距应该比硅胶带宽 2mm，以达到充足的顶压效果。将环扎带置于 4 条直肌及褥式缝线下并结扎缝线。放置和固定压垫时如果需要降低眼内压，则可以行前房穿刺术。不过一般一个低平的压垫就足以支撑玻璃体基底部。如果计划行晶状体手术，需要首先放置灌注但不要打开。通过角膜缘的侧切口将前房注入黏弹剂，并行标准的超声乳化和人工晶状体植入术，再行复杂的糖尿病玻璃体切割术，因术中或术后会有眼内压改变，建议用 10-0 的尼龙线缝合白内障手术切口。

#### 3.5.4 眼内激光光凝

糖尿病性玻璃体视网膜病变的玻璃体切割术中。使用眼内激光光纤进行播散性 PRP 属于常规手术步骤。治疗的主要目的是消退新生血管、封闭视网膜裂孔及视网膜切开和视网膜切除部位[4,25,95,100]。对于之前已经行 PRP 的病例，也需要补充光凝，尤其是前部视网膜和新生血管区域，可以借助巩膜顶压进行。为了达到足够的光凝效果，视网膜必须附着于视网膜色素上皮层，这是可能需要使用重水等有较高表面张力的内填充物[101]。需要根据屈光介质的清晰度和视网膜的距离而随时调整激光能量以获得灰白色的激光斑反应。激光头与视网膜平面之间的角度也会决定光凝的强度，需要避免过度光凝[25,102]。

#### 3.5.5 玻璃体替代物

为达到术后充分的眼内填充，有多种液体和气体可供选择。比重高的全氟化碳液体一般在术中使用以平复视网膜或进行视网膜光凝，术毕必须将其置换出以避免视网膜毒性[81,82]。可以用灌注液或消毒后的空气置换全氟化碳液，空气数天后可以自行吸收。进行气液交换时，灌注管内的 BSS 液体关闭，来自过滤泵的空气进入眼内。可以使用笛针吸除玻璃体腔的液体[7]。在有视网膜裂孔、出血或脱离的病例中，尤其是后部和上方病变，有必要使用填充时间更长（长达 8 周）的气体（$SF_6$、$C_2F_6$、$C_3F_8$）[83]。气液交换后，须将气体稀释到非膨胀的浓度（18% $SF_6$、16% $C_2F_6$、14% $C_3F_8$）以降低眼压升高的风险。对于需要更长时间填充的情况，如严重 PVR、视网膜切开后、大量出血或保持头位困难等，可以在气液交换后注入硅油，或者直接用硅油置换全氟化碳液。在无晶状体眼，可以行下方周边虹膜切除以避免硅油进入前房。为避免晚期的硅油相关并发症，如青光眼、视神经萎缩、角膜病变，平均 3~6 个月后需要将硅油取出[85,86,103,104]。

#### 3.5.6 关闭切口

对于使用 20G 玻璃体切割及行硅油填充的病例，所有的巩膜切口应该用 7-0 或 8-0 的薇乔可吸收缝线缝合，一般先缝合上方切口。在经结膜微切口（23G、25G、27G）玻璃体切割术，在拔出套管前眼内压略低，巩膜切口可以不缝合，或者可以玻璃体内注入适量气体以保持压力稳定。不过糖尿病患者有较高的风险发生伤口愈合延迟和感染，因此即使微切口玻璃体切割术也有必要缝合。最后，Tenon 囊下注射皮质激素、抗生素、散瞳剂、糖皮质激素局部点滴，无菌敷料覆盖，以避免术后炎症反应或感染[61,72]。

## 4. 手术并发症

随着人们对糖尿病性眼部病变发生机制的深入了解，手术技巧也在不断提高，手术并发症的发生率和严重程度明显降低。然而，彻底有效地处理所有可能的并发症对于优化手术效果仍至关重要。

### 4.1 术中并发症

#### 4.1.1 前节并发症

##### 4.1.1.1 角膜混浊

糖尿病患者易发生术中和术后角膜水肿，这是因为糖基化会诱发全身基底膜病变，导致内皮细胞功能异常[7,105]。角膜水肿的发生与眼内压升高、手术时长或内皮损伤有关[106]。为预防水肿，可以在角膜表面或前房内使用润滑剂（如甲基纤维素）以维持较长时间的角膜形态和清晰度。如果发生角膜混浊，可以用棉签轻轻擦拭角膜表面以减轻水肿。随着非接触广角镜系统（如 BIOM）的使用，机械去除角膜上皮已较少使用，且应尽可能避免[107]。如果必须去除角膜上皮，手术结束时应使用绷带镜以使角膜上皮快速且无痛愈合。后弹力层皱褶（气液交换时易发生）会影响眼底观察，可以在前房内注入黏弹剂进行预防[7]。

4.1.1.2 小瞳孔

小瞳孔或瞳孔缩小会影响周边眼底的观察。一般发生在低眼压、机械损伤或手术时间过长的病例中。现代广角镜系统一般在中度大瞳孔时也可充分观察眼底。为散大瞳孔，可以表面滴注或前房内注射散瞳剂或其他药物。虹膜拉钩或环形牵开器可以用于暂时机械性扩瞳[108]。

4.1.1.3 晶状体并发症

随着糖尿病性玻璃体切割术联合白内障摘除和人工晶状体植入病例的增加，术中或术后白内障的形成已不是问题。糖尿病眼玻璃体切割术后晶状体混浊的发生率为 17%~37%[7,11,109]。晶状体混浊的原因有直接机械接触、术中血糖水平波动、手术时间长等。现在认为，玻璃体切割术后白内障的发生机制与增高的玻璃体腔内氧水平和活性氧对晶状体蛋白的作用有关(见第 26 章“氧与玻璃体视网膜生理和病理”)。如果晶状体混浊较为严重，术中有必要立即行白内障摘除；如果只是轻度或周边混浊，可以延期行白内障手术。仔细分离可以避免晶状体接触，最后可以将玻璃体前界膜留在晶状体后以起到术中保护作用[109]。因为玻璃体内含有抗氧化剂，这种保护既是机械性的又是生化性的。另外，许多医生倾向于玻璃体切割术时在灌注液内加入高渗葡萄糖以减少术中白内障的发生[109]。

### 4.1.2 后节并发症

4.1.2.1 眼内出血

糖尿病性玻璃体视网膜病变手术时经常会发生眼内出血，可能造成严重的并发症。通常，需要立即控制出血源以改善手术效果。第一步，短暂的升高眼内压就足以控制出血，但必须尽快降回正常眼压以避免对眼内其他结构的损伤。第二种选择是用弹性机械压迫出血处，比如用带硅胶头的笛针注入全氟化碳液泡。大量的出血或者脉络膜血管受损了需要使用电凝。去除凝血块时须慎重，避免激发再次出血。可以残留少量血纤蛋白在原处以维持效果。对于严重的增生性糖尿病性视网膜病变，术前玻璃体腔内注射抗-VEGF 药物(如贝伐珠单抗)将有利于手术并可降低术中和术后出血等并发症[110,111]。结束手术前，可短时降低眼内压以发现潜在的出血点[7]。

4.1.2.2 视网膜下注射

某些情况下，灌注液、全氟化碳液(重水)、硅油会进入视网膜下造成严重的并发症。在糖尿病性玻璃体积血时，如果看不清灌注头，灌注液(BSS)会造成脉络膜脱离，迅速出现一个隆起。这时，须去除灌注管，在其他象限重新制作巩膜切口，置入一个长一些(6mm)的灌注头。在严重的增生性糖尿病性玻璃体视网膜病变的病例中，视网膜存在挛缩或牵拉，全氟化碳液或硅油可能滑入视网膜下。将它们从视网膜下清除会有难度，但是很有必要。对于视网膜下的全氟化碳液，可以用笛针从已有的视网膜裂口处引流出，或者在偏后的部位制作一个新的视网膜切开口。清除视网膜下硅油比较困难，对于大的油滴，可以用 23G 的玻切头吸出，但通常需要行视网膜切开(或切除)或扩大原有切口以便完全清除。这种手术技巧也用于视网膜松解(见第 43 章“难治性视网膜脱离的视网膜切除术”)。手术结束时，小心地注入一些重水，在视网膜切开及裂孔周围进行密集的光凝。然后用硅油将重水置换出。

4.1.2.3 视网膜裂孔与脱离

视网膜裂孔在治疗糖尿病性玻璃体视网膜病变的手术时发生频率远高于其他玻璃体切割术，是一种必须谨慎处理的严重并发症[93,112]。在纤维血管组织或积血下方可能有隐蔽的裂孔，必须松解其周围的所有牵拉。尽量避免医源性裂孔，但萎缩组织很容易发生，尤其是在有牵拉性视网膜脱离或大量纤维血管增生的病例，后极部更容易发生[112]。可以用电凝标记裂孔以利于辨认并在重水下行激光光凝。用重水铺平脱离的视网膜后，激光封闭所有的裂孔和撕裂处。如果没有更严重的病变，一般气体填充就足以支撑脱离的视网膜和撕裂处[93]。为避免术后切口处视网膜嵌顿和视网膜再脱离，巩膜切口周围的残余玻璃体和纤维血管组织必须仔细清除。随着现代玻璃体视网膜手术器械与小切口系统的广泛使用，视网膜嵌顿与切口部位脱离的发生频率已明显降低。

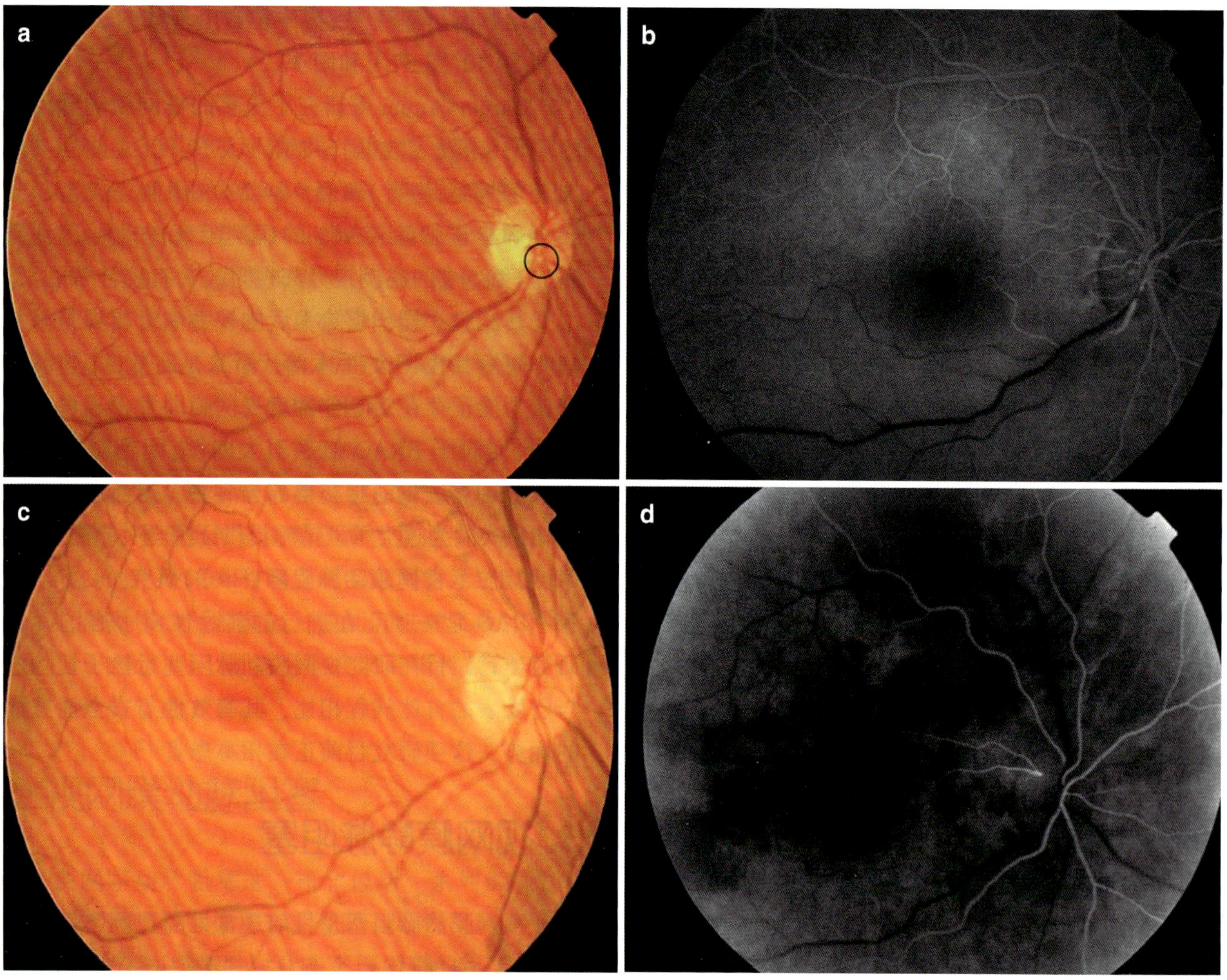


图 37.2 (a)一例 67 岁女性,颞下支 BRAO 22 小时,视力为数指。注意黄斑区视网膜变白和樱桃红点。栓子位于视盘(圆圈处)。(b)栓子取出前的荧光素血管造影(静脉注射后 40 秒)。(c)术后 48 小时,视网膜变白症状明显改善,视力提高到 20/100。两周后视力进一步提高到 20/30。(d)栓子取出后 48 小时的荧光素血管造影(静脉注射后 28 秒)。注意受累区域的再灌注和动脉壁着染消失。

1.6%[13,14]。视网膜中央静脉阻塞(CRVO)和视网膜分支静脉阻塞(BRVO)均会导致严重的视力障碍,需要迅速确诊并采取措施避免对中心视功能的严重损害。除了传统的激光治疗及新近的玻璃体腔内药物注射,玻璃体视网膜手术也是重要的治疗选择。

## 3.1 手术治疗视网膜中央静脉阻塞

### 3.1.1 放射状视神经切开术(RON)

#### 3.1.1.1 基本原则

RON 是基于 CRVO 发病机制的容器综合征理论。容器综合征是指在固定的空间内压力增大会导致组织缺血和功能失常。可以假设 CRVO 是一种血管压迫综合征，是巩膜开口处的固定空间里压力增高所致[15]。视神经进入眼球时,直径为 3mm,包含有髓神经纤维、视网膜中央动脉(CRA)和视网膜中央静脉 (CRV)。经过筛板时，由于巩膜口的内径为 1.5mm,有髓神经纤维的髓鞘丢失,从而与 CRA 和 CRV 共享这一空间。巩膜口的这一特殊组织结构形成了解剖上的瓶颈构造。各种病理机制会导致这一空间内的压力增高,压迫 CRV 的管腔诱发涡流反应和血管内皮损伤,最终导致栓子形成[15]。由此开展了 RON，由玻璃体视网膜内路途径行巩膜口减压

(视频 37.2)。手术的目的是在筛板、巩膜环及相邻巩膜水平制作松解切口，从而减轻血流的压迫[15]。Opremcak 这一理论的相关证据是 Green 等关于组织病理学的研究[16]，后者显示晚期 CRVO 患者的常见表现是位于筛板区域的栓子。其他研究显示 RON 可以促进视网膜脉络膜侧支血管(RCV)的形成，RCV 可以引流水肿和出血，对最终视力有保护作用。这些血管是 CRVO 后的常见表现，可以持续将视网膜静脉血流引流到脉络膜循环和涡静脉。通常这些血管的形成平均需要 6.7 个月。对于接受 RON 的病例，其 RCV 形成时间明显缩短，为 3 周至 3 个月[17-19]。

3.1.1.2 手术技巧

手术方式最早由 Opremcak 等报道[15]，包括常规三通道玻璃体切割然后用 MVR 刀行 RON（视频 37.3）。具体步骤：刀尖放在视盘的边缘，向后呈放射状切入视神经，深度恰好超过钻石刀尖最宽的部位。切口与视神经垂直，与神经纤维走行平行，这样对于神经元来说是分离而非切开，对神经纤微的损伤最小。术前通过生物显微镜和荧光素血管造影评估视盘和血管构造，仔细选择切开的钟点位以避开主要的视网膜血管并能到达视盘的中心处。RON 术中出血时可以将眼内压提高到 70~85mmHg，维持 10~15 秒，并用玻切头头部轻轻压迫。最近研发出一种新型 CRVO 刀，可以增加大 RON 的安全性和精确性。这种刀有一个圆的边缘切向视盘的中心，降低了剃刀式边缘意外损伤视网膜中央血管的风险。不仅刀尖是钝的，刀身还有深度的标记[15,20]。

3.1.1.3 结果

关于 RON 的最初报道是 Opremcak 等[15]总结的一项回顾性先期研究，包括 11 个病例，5 例为有灌注的 CRVO，6 例为不确定的 CRVO。所有患者视力丧失严重且低于 20/400。行 RON 前的病程平均 4 个月，平均随访期 9 个月。术后，9 例(82%)Snellen 视力不变或提高，其中 8 例(73%)视力平均提高 5 行。所有患者视网膜出血和静脉怒张等临床表现有所改善，未出现并发症。Opremcak 等[20]随后又报道了一个系列研究，包括 117 个连续病例，因为 CRVO 视力严重丧失（低于 20/400）而接受 RON。64 例(55%)为有灌注的 CRVO，28 例(24%)为无灌注的 CRVO，15 例(13%)不确定，平均病程为 7 个月，平均随访 9 个月。111 例纳入分析。作者发现 106 例(95%)眼底表现有明显改善。关于视力提高情况，79 例(71%)平均增加 2.5 行，53%、41%、25%、14%的病例分别增加 2 行及以上、≥3 行、≥4 行、≥6 行。8%的患者在 RON 部位形成 RCV。并发症包括术中出血、RON 处视网膜下出血、术后玻璃体迟发性出血、白内障进展等。6%的患者出现眼前节新生血管。CRVO 恢复后持续的黄斑水肿和黄斑色素沉着与中心黄斑功能预后不佳相关。

Garcia-Arumi 等[18]发表了一项前瞻性研究，共纳入 14 例患者，没有对照组。行 RON 的患者为病程少于 8 个月的非缺血型 CRVO 伴有严重的视力丧失，平均随访 9.6 个月。作者报道视力较基线水平提高有统计学意义，术后平均视力为 20/80，而术前为 20/250。黄斑水肿改善，术前为 418~1000μm，术后为 206~559μm。8 例(57.1%)患者视力提高 1 行以上，6 例(42.9%)提高 2 行以上。6 例(42.9%)患者术后平均 35 天形成 RCV，较无 RCV 的患者有较好的视力(中位数 20/60 对 20/110)。但是差异并无统计学意义。研究中未出现严重并发症(图 37.3)。

Garcia-Arumi 等[21]还搜集了 13 例半侧视网膜中央静脉阻塞(HCRVO)行 RON 治疗的患者。发病少于 12 周。术前最佳矫正视力(BCVA)的中位数为 20/100，术前黄斑中心凹厚度（CFT）的中位数为 558μm。平均随访 8 个月。术后 BCVA 中位数(20/50)与 CFT 中位数(252μm)改善有统计学意义。6 例患者(46.1%)形成 RCV，RCV 与形成引流血管的病例具有较好的视力相关。无引流血管的病例视力较差，但无统计学意义。Garcia-Arμmi 等[22]进一步分析了 RON 在年轻与年长的患者中的效果，他们回顾分析了 43 例因 CRVO 行 RON 的患者。患者依据年龄被分为两组，A 组(≤50 岁)有 18 例，B 组(>50岁)有 25 例。A 组和 B 组术前平均 BCVA 分别为 1.2 和 1.38LogMAR，术前平均 CFT 分别为 731μm 和 646μm，CRVO 平均发病时间分别为 16 周和 22 周，平均随访时间分别为 15 个月和 18 个月。术后 BCVA 提高具有统计学意义，A 组和 B 组分别为 0.5 和 0.8LogMAR。术后 CFT 改善同样有统计学意义，分别为 318μm 和 326μm，分别有 55.6%和 54.2%的患者在 RON 部位有 RCV 形成，与较好的视力结果有显著相关性。研究显示 RON 对年轻与年长人群均有效，不过在小于 50 岁的患者中有较好的功能结

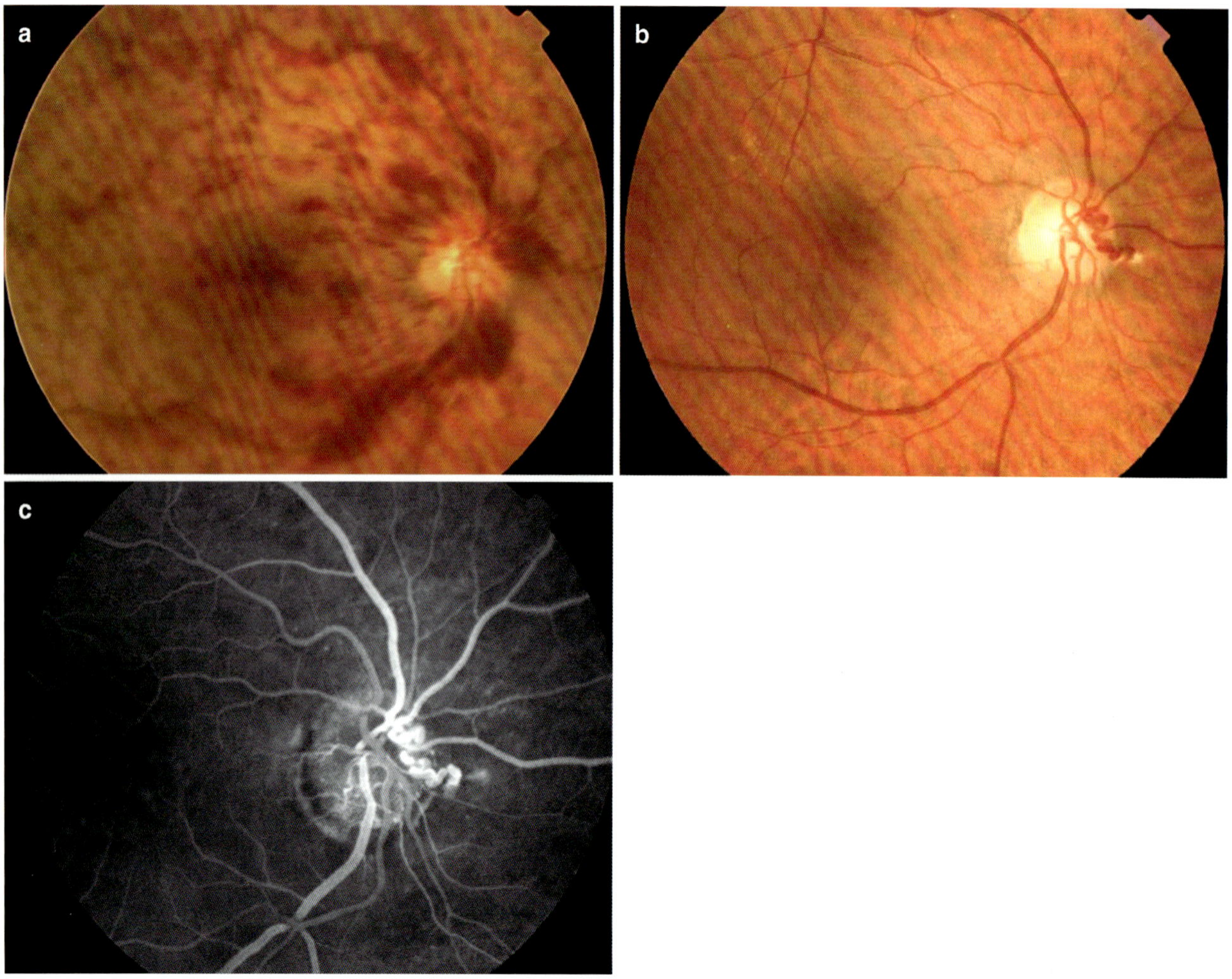


图 37.3 (a)60 岁女性右眼 CRVO 的彩色眼底图像。术前视力 20/400,OCT 检查 CFT 为 666μm。(b)RON 术后 3 个月眼底图像。视网膜出血和黄斑水肿几乎消失,RON 处形成脉络膜视网膜血管吻合,视力提高到 20/80。(c)RON 术后 3 个月荧光素血管造影显示有残留的黄斑水肿,视网膜静脉引流到脉络膜视网膜吻合支。

果,与年轻人有较好的视网膜功能恢复能力相符合。

Hasselbach 等[23]进行了一项回顾性研究,其中 107 例患者接受 RON。65 例(60.7%)为缺血型 CRVO,42 例(39.3%)为非缺血型 CRVO。行 RON 前 CRVO 病程的中位数为 60 天。随访时间的中位数为 6 个月。术前,作者依据视盘周边水肿情况将患者分为重度、中度和轻度类型。研究发现术前有重度视盘水肿的患者从 RON 中获益最大,在 6 个月随访时视力平均提高 4.2 行。他们认为这一发现进一步佐证了容器综合征理论。通过检查 RCV,作者发现术后 3 个月和 6 个月分别有 54.1%和 70.4%的患者形成交通支血管。同时,他们发现有 RCV 的患者视力平均提高 6 行,显著优于平均提高 2 行的无 RCV 的患者。这些发现进一步证实 RON 处形成 RCV 是有益的。关于并发症,一例患者发生视网膜中央动脉的医源性损伤;再行视野检查的 68 例患者中,25%有对应 RON 部位的视野缺损;术后 3 个月、6 个月、12 个月在 RON 部位发生脉络膜新生血管的患者分别为 5.6%、11.5%和 3.3%。作者的结论为尚不确定视力结果是否与 CRVO 的自然病程相关,RCV 的形成是影响术后视力的主要因素, 视盘水肿明显及 CRVO 少于 90 天的患者更可能从 RON 中受益。

(1)长期效果

Binder 等[24]提供了 RON 的长期随访结果。在一项干预性病例系列研究中,14 例患者接受了 RON,缺血型 CRVO 占 43%, 非缺血型 CRVO 占 57%,最短随访 24 个月，最长 48 个月。RON 前 CRVO 病程的中位数为 9 个月。比较 24 个月时术后视力的中位数(1.005LogMAR)与基线时视力中位数(1.05LogMAR)有提高($P$=0.013)。6 例(43%)视力提高≥1 行，4 例(29%)视力提高≥3 行。24 个月时 OCT 检查显示 13 例患者术后中央黄斑厚度的中位数(408μm)较术前(627.5μm)降低且具有统计学意义。非缺血型 CRVO 眼较缺血型 CRVO 眼视力较好，黄斑水肿较轻，具有统计学意义。术后 4~12 个月，3 例非缺血型 CRVO 眼在 RON 手术部位形成 RCV，与无 RCV 形成眼相比视力较好。

3.1.1.4 **并发症**

全美视网膜协作研究(PACORES)是一项多中心、回顾性、干预性病例系列研究，包括 73 个连续病例(未设对照)。研究目的是评估 RON 治疗缺血型和非缺血型 CRVO 的并发症。研究发现，缺血型 CRVO 组 RON 后 32%的病例 BCVA 提高，35.8%的 BCVA 下降，32%的 BCVA 无变化；非缺血型 CRVO 组术后 50%病例 BCVA 提高，15%下降，35%无变化[25]。这一结果与中央静脉阻塞研究组（CVOSG）提供的 CRVO 的自然病程结果无实质上的区别[26]。71.2%的病例出现并发症。研究结论为尽管 RON 可以提高某些 CRVO 患者的视力，其最终效果似乎较自然病程结果无改善，且并发症常见，RON 的益处没有超过其风险[25]。值得注意的是 PACORES 中 RON 的并发症异常高。鉴于 RON 的手术本身相对简单，而如此高的并发症发生率很难不被质疑。其他需要关注的是回顾性研究的设计，以及 RON 由熟练程度不一的术者实施的事实。前瞻性随机对照研究将提供比 PACORES 更多更可靠的资料。

### 3.1.2 手术与药物治疗的比较：ROVO 研究

放射状视神经切开治疗中央静脉阻塞(ROVO)研究是一项前瞻性且以安慰剂作对照的随机多中心研究项目，比较 CRVO 患者行 RON 与玻璃体腔注射曲安奈德(IVTA)及自然病程的结果。共 83 例患者被随机分组，25 例接受单次 IVTA 4mg，38 例接受 RON，20 例安慰剂治疗。纳入患者为连续病例，CRVO 病程少于 12 个月，基线视力≥0.3LogMAR。缺血型 CRVO 者直接纳入，非缺血型 CRVO 者仅纳入基线视力>0.3LogMAR 的病例。RON 术后 1 年，与 IVTA 和安慰剂比较，有更多的患者视力提高，有统计学意义（分别为 47%、20%和 10%），不过三组间 LogMAR 的差异无统计学意义。12 个月后，接受 RON 治疗的患者由基线的平均 1.46LogMAR 提高到平均 0.75LogMAR。同时，RON 患者较安慰剂组的阅读视力明显提高，有统计学意义。RON 组 3 例(8%)患者发生手术相关的主要并发症。CRVO 常见的致盲性并发症，如虹膜红变和新生血管性青光眼，在自然病程组更多见。ROVO 研究的结论是 RON 较未治疗者有明显较好的长期视力效果。同时，未治疗组视力恶化的病例数显著多于 RON 治疗组[27]。

值得注意的是，ROVO 研究中视力预后明显优于 CVOSG 研究中描述的 CRVO 自然病程预后[26]、SCORE 研究中 IVTA 治疗的预后[28]及激光脉络膜视网膜血管吻合治疗视网膜中央静脉阻塞的旁路研究的预后[29]。CRUISE 研究[30]和 COPERNICUS 研究[31]视力结果略优于 ROVO。因此，我们认为，RON 治疗的最佳适应证为 CRVO 病程少于 1 个月、基线视力<20/60、CFT>400μm。针对这些患者，RON 结合抗-VEGF/Ozurdex 及激光光凝周边缺血区以降低 VEGF 生成，可以达到最佳治疗效果。

3.1.2.1 **争议**

Hayreh 认为 Green 等[16]关于摘除眼球的组织病理学研究发现的 CRVO 阻塞点在筛板处这一特征并不能代表整个 CRVO 群体。Hayreh 认为容器综合征理论是不正确的，因此 RON 治疗也是不合理的[32]。Hayreh 的质疑在于一个简单的逻辑问题：只有当存在一定的解剖倾向，比如巩膜口内的静脉受压，下游有涡流形成，才有可能在 CRV 的患者眼内形成栓子。栓子的位置是无关紧要的，RON 的重点是解决巩膜口处瓶颈构造导致的血流动力学异常[33]。Hayreh 提出的另一个质疑是 RON 较好的功能预后是由于混淆了缺血型和非缺血型 CRVO 的分组，这种混淆是由于采用了常用的 10 个视盘直径范围的毛细血管无灌注区标准来区分两组，Hayreh 认为这一标准单独使用时可信度极低[32]。不过，根据血管造影将患者分为缺血组和非缺血组并不是心血来潮随意定的，而是根据视网膜中央静脉阻塞研究组(CVOSG)提供的基于事实的可靠结论。20 世纪 80 年代中期以来，大多数专家都将这一研究作为金标准而且至今有关 CRVO 的研究均将其作为比较的

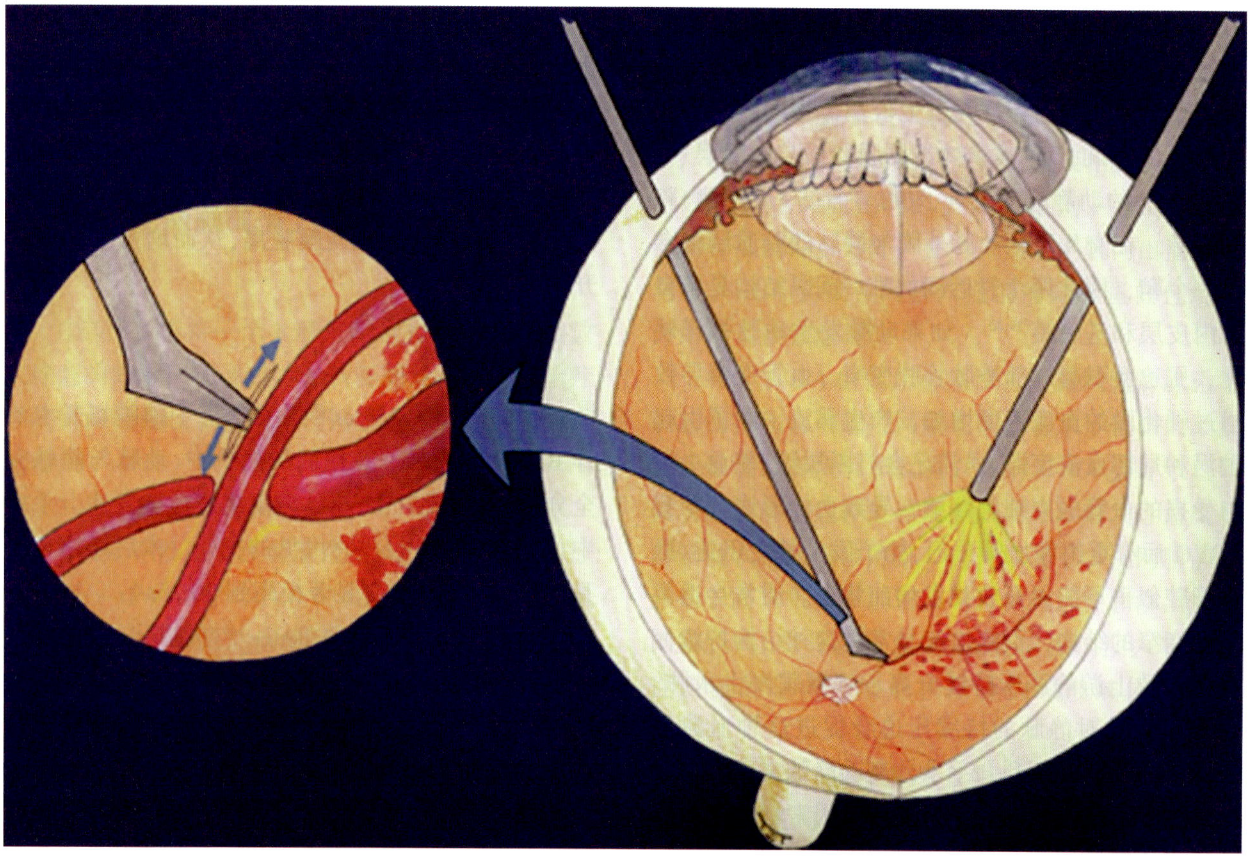

图 37.4 使用弯曲的 MVR 刀分离距动静脉交叉点 100~200μm 的动脉旁的内界膜和神经纤维层。

BRVO 病程少于 1 个月，确实存在患者有较好视力的倾向。同样，Han 等[49]回顾分析了 20 例 BRVO 患者，尽管术中他们未能将动脉与静脉分离，术后 16 例(80%)视力提高≥2 行。他们认为，玻璃体切割联合动静脉交叉剥离，且无须分离视网膜血管，术后也可以获得视力提高。

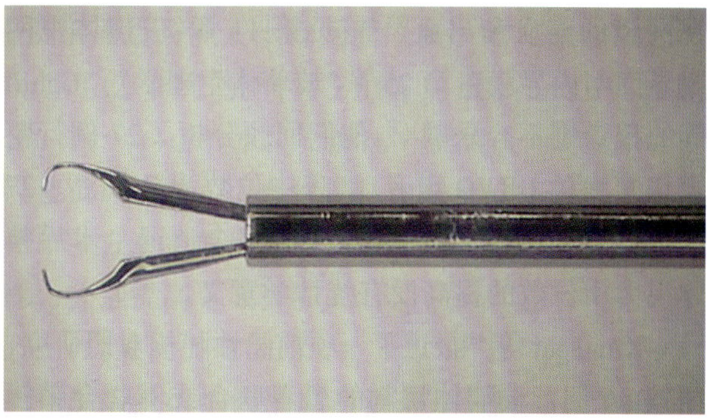

图 37.5 特殊设计的玻璃体视网膜显微镊子，可夹住和提起动脉，但不会撕裂动脉壁。

Chung 等[50]认为相比于玻璃体腔内注射曲安奈德(IVTA)，鞘膜切开术不是最佳的选择。在一项包括 40 例 BRVO 患者的前瞻性随机研究中，他们比较鞘膜切开术与 IVTA 发现后者对于黄斑水肿和视力的改善有较好的短期结果。不过，对于长期结果，两种方法无统计学差异。

Garcia-Arumi 等[43]针对有顽固性黄斑水肿的 BRVO 患者，在鞘膜切开术上加用 r-tPA。他们针对 40 例患者进行前瞻性非随机研究，结果显示 31 例(77.5%) 黄斑厚度较基线改善 40% 以上，34 例(85%)视力提高平均 4.5 行，70%提高 3 行及以上。

### 3.2.5 有关鞘膜切开术的争议

很多学者质疑鞘膜切开术的理论假设，即动静脉交叉处行鞘膜切开可以逆转 BRVO 相关的视网膜血流动力学改变，从而实现视网膜血流重建。动静脉鞘膜切开手术包含玻璃体切割、手术诱导玻璃体后脱离等操作，这些操作本身可以促进视网膜更

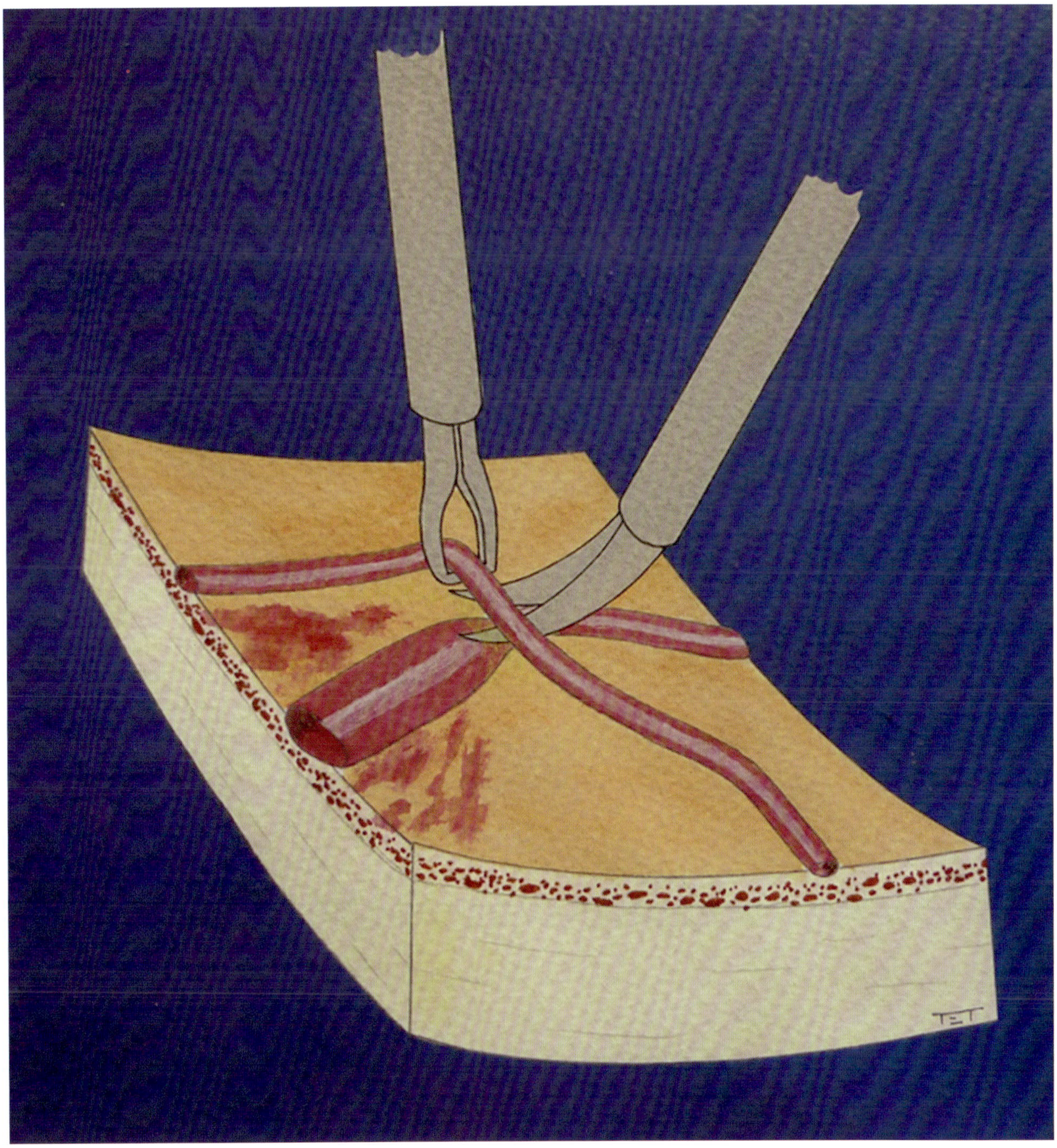


图 37.6　双手操作的外膜鞘膜切开术：镊子提起小动脉并暴露出共有的鞘膜，然后用经过改良的显微剪刀切开鞘膜，分离小动脉和小静脉。

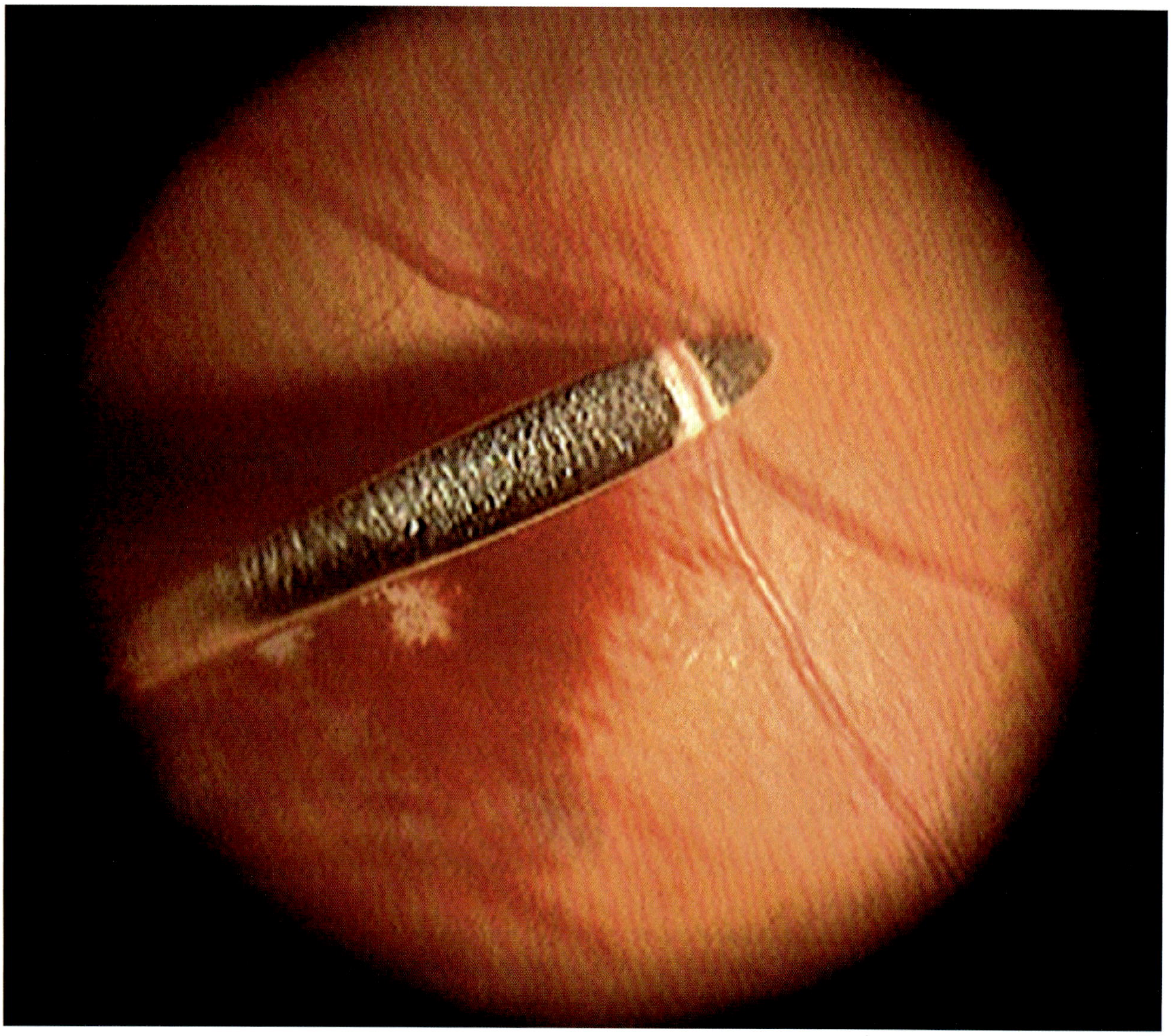

图 37.7 视网膜下,用小铲刀完全分离视网膜分支小动脉。

好的氧合作用、降低黄斑水肿。Charbonnel 等[51]研究评估动静脉鞘膜切开术对 BRVO 患者的作用,OCT 显示术后黄斑水肿减轻，但在动静脉交叉水平变化很小。尤其是阻塞部位没有血流动力改善，术前缺血区域也没有再灌注，提示术后黄斑水肿改善是由于玻璃体切割及手术诱导玻璃体后脱离之后氧合作用提高,而非阻塞区域血供改善(见第 26 章“氧与玻璃体视网膜生理和病理”)。另外，静脉阻塞后继发的微血管改变涉及的复杂变化现象目前仍不明确。这些变化在阻塞不久后就相对独立于血流了。毛细血管闭塞的原因很多，包括动脉灌注改变、胶质增生、缺血-再灌注损伤、管腔内血栓形成、出血进入基底膜造成的内压力或者 VEGF 诱发的内皮细胞水肿等。即便是短暂的阻塞也会激发一系列的反应，血管再通后也会留下大面积毛细血管无灌注区。因此,除非可以在早期实施,动静脉鞘膜切开手术应慎重[52]。

为了证明动静脉鞘膜切开术的有效性,Opremcak 等报道术中静脉灌注改善、荧光素血管造影结果改善，但是他们没有定量评估灌注的改善。术中评估与术后荧光素血管造影结果的解释有可能不正确。手术中动静脉切开后受累静脉的扩张可能代表手术操作引起的反应性充血，而不是血流的持久改变[49]。而且,荧光素血管造影最多只能半定量评估循环障碍，其对毛细血管床的形态学改变并不完全对应生理功能[53]。

Yamaji 等[54]发表了一项干预性病例系列研究，共纳入 18 例患者。他们利用扫描激光检眼镜(SLO)进行荧光动态血管造影，并用染料稀释技术进行图像分析，以便定量分析鞘膜切开术的效果。研究显示术后视网膜循环改善。其他评估血流的技术，如荧光素血管造影、扫描激光检眼镜，可以显示视网膜静脉内的弱荧光团块，以及激光多普勒血流仪等，均能用于术后定量视网膜血流的变化[53,55]。

尽管对于鞘膜切开术有如此的争议，我们的经验[43]是使用精细的器械以降低操作的风险。动静脉解压与玻璃体注射 r-tPA 联合治疗的视力结果优于 BRVO 研究中的格栅样激光光凝[56]、SCORE 研究中的曲安奈德注射[30]及 BRAVO 研究中的雷珠单抗注射[57]。我们的经验是，鞘膜切开术的最佳适应证是基线视力<20/60，CFT>400μm，动静脉交叉位于视盘附近而不是周边部，BRVO 病程少于 1 个月。术中，术者应尽量完全分离动脉静脉、释放栓子，并通过术中荧光素血管造影证实阻塞的静脉再通。

## 4. 结论

动脉内纤维蛋白溶解术较自然病程不能获得更好的视力结果，并且会合并严重甚至是威胁生命的并发症，因此不建议用于治疗视网膜动脉阻塞。栓子切除术治疗视网膜动脉阻塞的前期成功结果需要由设计良好的临床实验提供确凿证据。临床研究的综合证据，以及优点与风险评估，指出玻璃体腔内药物注射(抗-VEGF/VEGF-Trap/Ozurdex)治疗视网膜静脉阻塞要优于手术治疗，也许在不久的将来会成为金标准。RON 和鞘膜切开术，单独或与其他技术联合使用，可以选择性地用于部分特定患者。

**缩略语**

| | |
|---|---|
| BCVA | 最佳矫正视力 |
| BRAO | 视网膜分支动脉阻塞 |
| BRB | 血-视网膜屏障 |
| BRVO | 视网膜分支静脉阻塞 |
| CF | 数指 |
| CFT | 中心凹厚度 |
| CRA | 视网膜中央动脉 |
| CRAO | 视网膜中央动脉阻塞 |
| CRV | 视网膜中央静脉 |
| CRVO | 视网膜中央静脉阻塞 |
| CST | 保守标准治疗 |
| CVOSG | 中央静脉阻塞研究组 |
| DNA | 脱氧核糖核酸 |
| EAGLE study | 欧洲眼部溶栓术评估小组研究 |
| HCRVO | 半侧视网膜中央静脉阻塞 |
| ICA | 颈内动脉 |
| ILM | 内界膜 |
| IOP | 眼压 |
| IU | 国际单位 |
| IVTA | 玻璃体腔注射曲安奈德 |
| LIF | 局部动脉内纤维蛋白溶解术 |
| LogMAR | 最小分辨角对数视力 |
| MVR | 微创玻璃体视网膜 |
| OCT | 光学相干断层扫描 |
| PACORES | 全美视网膜协作研究 |
| RAO study | 视网膜动脉阻塞研究 |
| RCV | 视网膜脉络膜侧支血管 |
| REVS | 视网膜血管内手术 |
| RON | 放射状视神经切开术 |
| ROVO study | 放射状视神经切开治疗中央静脉阻塞研究 |
| r-tPA | 重组组织纤溶酶原激活物 |
| SLO | 激光扫描检眼镜 |
| VEGF | 血管内皮生长因子 |

## 参考文献


1. Gass JDM. Obstructive retinal arterial diseases. In: Stereoscopic atlas of macular diseases. Diagnosis and treatment. 4th ed. St. Louis: Mosby; 1997. p. 444–66.
2. Hayreh SS, Jonas JB. Optic disk and retinal nerve fiber layer damage after transient central retinal artery occlusion: an experimental study in rhesus monkeys. Am J Ophthalmol. 2000;129:786–95.
3. Duker JS, Brown GC. Recovery following acute obstruction of the retinal and choroidal circulations. A case history. Retina. 1988;8:257–60.
4. Hayreh SS, Podhajsky PA, Zimmerman B. Ocular manifestations of giant cell arteritis. Am J Ophthalmol. 1998;125:509–20.
5. Schmidt D, Schumacher M, Wakhloo AK. Microcatheter urokinase

infusion in central retinal artery occlusion. Am J Ophthalmol. 1992;113:429–34.

6. Beatty S, Au Fong KG. Local intra-arterial fibrinolysis for acute occlusion of the central retinal artery: a meta-analysis of the published data. Br J Ophthalmol. 2000;84:914–6.
7. Noble J, Weizblit N, Baerlocher MO, Eng KT. Intra-arterial thrombolysis for central retinal artery occlusion: a systematic review. Br J Ophthalmol. 2008;92:588–93.
8. The EAGLE Study Group. Central retinal artery occlusion: local intra-arterial fibrinolysis versus conservative treatment, a multicenter randomized trial. Ophthalmology. 2010;117:1367–75.
9. Peyman GA, Gremillion CM. Surgical removal of a branch retinal artery embolus: a case report. Int Ophthalmol. 1990;14:295–8.
10. Carvalho AR, Zapata M, Distefano L, Salas A, Macià C, Garcia-Arumi J. Histological findings in a pig model of experimental branch retinal artery occlusion. Poster presented at: ARVO 2011, 1–5 May, Florida.
11. Garcia-Arumi J, Martinez-Castillo V, Boixadera A, Fonollosa A, Corcostegui B. Surgical embolus removal in retinal artery occlusion. Br J Ophthalmol. 2006;90:1252–5.
12. Garcia-Arumi J. Retinal vascular diseases: surgery, anti-VEGF, and steroid implants (unpublished lecture notes). Congress of the Ophthalmological Society of Valencia, Valencia, 2012.
13. Klein R, Klein BEK, Moss SE, Meuer SM. The epidemiology of retinal vein occlusion: the Beaver Dam Eye Study. Trans Am Ophthalmol Soc. 2000;98:133–43.
14. Mitchell P, Smith W, Chang A. Prevalence and associations of retinal vein occlusion in Australia. The Blue Mountains Eye Study. Arch Ophthalmol. 1996;114:1243–7.
15. Opremcak EM, Bruce RA, Lomeo MD, Ridenour CD, Letson AD, Rehmar AJ. Radial optic neurotomy for central retinal vein occlusion. A retrospective pilot study of 11 consecutive cases. Retina. 2001;21:408–15.
16. Green WR, Chan CC, Hutchins GM, Terry JM. Central retinal vein occlusion: a prospective histopathologic study of 29 eyes in 28 cases. Trans Am Ophthalmol Soc. 1981;79:371–422.
17. Spaide RF, Klancnik JM, Gross NE. Retinal choroidal collateral circulation after radial optic neurotomy correlated with the lessening of macular edema. Retina. 2004;24:356–9.
18. Garcia-Arumi J, Boixadera A, Martinez-Castillo V, Castillo R, Dou A, Corcostegui B. Chorioretinal anastomosis after radial optic neurotomy for central retinal vein occlusion. Arch Ophthalmol. 2003;121:1385–91.
19. Fuller JF, Mason III JO, White MF, McGwin G, Emond TL, Feist RM. Retinochoroidal collateral veins protect against anterior segment neovascularization after central retinal vein occlusion. Arch Ophthalmol. 2003;121:332–6.
20. Opremcak EM, Rehmar AJ, Ridenour CD, Kurz DE. Radial optic neurotomy for central retinal vein occlusion. 117 consecutive cases. Retina. 2006;26:297–305.
21. Garcia-Arumi J, Boixadera A, Martinez-Castillo V, Blasco H, Lavaque A, Corcostegui B. Radial optic neurotomy for management of hemicentral retinal vein occlusion. Arch Ophthalmol. 2006;124:690–5.
22. Garcia-Arumi J, Boixadera A, Martinez-Castillo V, Montolio M, Verdugo A, Corcostegui B. Radial optic neurotomy in central retinal vein occlusion: comparison of outcome in younger vs older patients. Am J Ophthalmol. 2007;143:134–40.
23. Hasselbach HC, Ruefer F, Feltgen N, Schneider U, Bopp S, Hansen LL, Hoerauf H, Bartz-Schmidt U, Roider J. Treatment of central retinal vein occlusion by radial optic neurotomy in 107 cases. Graefes Arch Clin Exp Ophthalmol. 2007;245:1145–56.
24. Binder S, Aggermann T, Brunner S. Long-term effects of radial optic neurotomy for central retinal vein occlusion consecutive interventional case series. Graefes Arch Clin Exp Ophthalmol. 2007;245:1447–52.
25. The PACORES Study Group. Radial optic neurotomy for central retinal vein occlusion. Results of the Pan-American Collaborative Retina Study Group (PACORES). Retina. 2008;28:1044–52.
26. The central vein occlusion study group. Natural history and clinical management of central retinal vein occlusion. Arch Ophthalmol. 1997;115:486–91.
27. The ROVO study group. A prospective, randomized, multicentral trial for surgical treatment of central retinal vein occlusion: results of the Radial Optic Neurotomy for Central Vein Occlusion (ROVO) study group. Graefe's Arch Clin Exp Ophthalmol. 2012. doi:10.1007/s00417-012-2134-1.
28. The SCORE Study Group. Baseline predictors of visual acuity and retinal thickness outcomes in patients with retinal vein occlusion: Standard Care versus COrticosteroid for REtinal vein occlusion study report 10. Ophthalmology. 2011;118:345–52.
29. McAllister IL, Gillies ME, Smithies LA, Rochtchina E, Harper CA, Daniell MD, Constable IJ, Mitchell P. The central retinal vein bypass study: a trial of laser-induced chorioretinal venous anastomosis for central retinal vein occlusion. Ophthalmology. 2010;117:954–65.
30. The CRUISE Study. Sustained benefits from ranibizumab for macular edema following central retinal vein occlusion: twelve-month outcomes of a phase III study. Ophthalmology. 2011;118:2041–9.
31. The COPERNICUS Study. Intravitreal aflibercept injection for macular edema secondary to central retinal vein occlusion: 1-year results from the phase 3 COPERNICUS study. Am J Ophthalmol. 2013;155:429–37.
32. Hayreh SS. Radial optic neurotomy for central retinal vein occlusion. Retina. 2002;22:374–7.
33. Opremcak EM, Bruce RA, Lomeo MD, Ridenour CD, Letson AD, Rehmar AJ. Radial optic neurotomy for central retinal vein occlusion. A retrospective pilot study of 11 consecutive cases (author's reply). Retina. 2002;22:377–9.
34. Weiss JN, Bynoe LA. Injection of tissue plasminogen activator into a branch retinal vein in eyes with central retinal vein occlusion. Ophthalmology. 2001;108:2249–57.
35. Bynoe LA, Weiss JN. Retinal endovascular surgery and intravitreal triamcinolone acetonide for central vein occlusion in young adults. Am J Ophthalmol. 2003;135:382–4.
36. Irvine WD, Johnson MW, Hernandez E, Olsen KR. Retinal toxicity of human tissue plasminogen activator in vitrectomized rabbit eyes. Arch Ophthalmol. 1991;109:718–22.
37. Lahey JM, Fong DS, Kearney J. Intravitreal tissue plasminogen activator for acute central retinal vein occlusion. Ophthalmic Surg Lasers. 1999;30:427–34.
38. Paques M, Vallée JN, Herbreteau D, Aymart A, Santiago PY, Campinchi-Tardy F, Payen D, Merlan JJ, Gaudric A, Massin P. Superselective ophthalmic artery fibrinolytic therapy for the treatment of central retinal vein occlusion. Br J Ophthalmol. 2000;84:1387–91.
39. Weinberg DV, Seddon JM, Albert DM, Jakobiec FA. Venous occlusive diseases of the retina. In: Albert & Jakobiec, Principles and practice of ophthalmology, Clinical practice, vol. 2. Philadelphia: W.B. Saunders Company; 1994. p. 735–46.
40. Staurenghi G, Lonati C, Aschero M, Orzalesi N. Arteriovenous crossing as a risk factor in branch retinal vein occlusion. Am J Ophthalmol. 1994;117:211–3.
41. Kumar B, Yu DY, Morgan WH, Barry CJ, Constable IJ, McAllister IL. The distribution of angioarchitectural changes within the vicinity of the arteriovenous crossing in branch retinal vein occlusion. Ophthalmology. 1998;105:424–7.
42. Osterloh MD, Charles S. Surgical decompression of branch retinal vein occlusions. Arch Ophthalmol. 1988;106:1469–71.
43. Garcia-Arumi J, Martinez-Castillo V, Boixadera A, Blasco H, Corcostegui B. Management of macular edema in branch retinal vein occlusion with sheathotomy and recombinant tissue plasminogen activator. Retina. 2004;24:530–40.
44. Opremcak EM, Bruce RA. Surgical decompression of branch retinal vein occlusion via arteriovenous crossing sheathotomy. A prospective review of 15 cases. Retina. 1999;19:1–5.
45. Mester U, Dillinger P. Vitrectomy with arteriovenous decompression and internal limiting membrane dissection in branch retinal vein occlusion. Retina. 2002;22:740–6.
46. Mandelcorn MS, Nrusimhadevara RK. Internal limiting membrane peeling for decompression of macular edema in retinal vein occlusion: A report of 14 cases. Retina. 2004;24:348–55.
47. Cahill MT, Kaiser PK, Sears JE, Fekrat S. The effect of arteriovenous sheathotomy on cystoid macular edema secondary to branch retinal vein occlusion. Br J Ophthalmol. 2003;87:1329–32.
48. Kumagai K, Furukawa M, Ogino N, Uemura A, Larson E. Long-

term outcomes of vitrectomy with or without arteriovenous sheathotomy in branch retinal vein occlusion. Retina. 2007;27:49–54.
49. Han DP, Bennett SR, Williams DF, Dev S. Arteriovenous crossing dissection without separation of the retina vessels for treatment of branch retinal vein occlusion. Retina. 2003;23:145–51.
50. Chung EJ, Lee H, Koh HJ. Arteriovenous crossing sheathotomy versus intravitreal triamcinolone acetonide injection for treatment of macular edema associated with branch retinal vein occlusion. Graefes Arch Clin Exp Ophthalmol. 2008;246:967–74.
51. Charbonnel J, Glacet-Bernard A, Korobelnik JF, Nyouma-Moune E, Pournaras CJ, Colin J, Coscas G, Soubrane G. Management of branch retinal vein occlusion with vitrectomy and arteriovenous adventitial sheathotomy, the possible role of surgical posterior vitreous detachment. Graefes Arch Clin Exp Ophthalmol. 2004;242:223–8.
52. Genevois O, Paques M, Simonutti M, Sercombe R, Seylaz J, Gaudric A, Brouland JP, Sahel J, Vicaut E. Microvascular remodeling after occlusion-recanalization of a branch retinal vein in rats. Invest Ophthalmol Vis Sci. 2004;45:594–600.
53. Fujio N, Feke GT, Ogasawara H, Goger DG, Yoshida A, McMeel JW. Quantitative circulatory measurements in branch retinal vessel occlusion. Eye. 1994;8:324–8.
54. Yamaji H, Shiraga F, Tsuchida Y, Yamamoto Y, Ohtsuki H. Evaluation of arteriovenous crossing sheathotomy for branch retinal vein occlusion by fluorescein videoangiography and image analysis. Am J Ophthalmol. 2004;137:834–41.
55. Masaoka N, Nakaya K, Koura Y, Ohsaki M. Hemodynamic changes in two patients with retinal circulatory disturbances shown by fluorescein angiography using a scanning laser ophthalmoscope. Retina. 2001;21:155–60.
56. Branch vein occlusion study group. Argon laser photocoagulation for macular edema in branch vein occlusion. Am J Ophthalmol. 1984;98:271–82.
57. Brown DM, Campochiaro PA, Bhisitkul RB, Ho AC, Gray S, Saroj N, Adamis AP, Rubio RG, Murahashi WY. Sustained benefits from ranibizumab for macular edema following branch retinal vein occlusion: 12-month outcomes of a phase III study. Ophthalmology. 2011;118:1594–602.

的老朋友，不可或缺的同事 Helmut Buettner 博士的协助，这一切都将无法实现。他用他可爱而低调的方式坚持不作为本章的共同作者，使读者会感觉这一成就仅仅属于我个人。因此，我特地增加本部分的介绍来感谢他的付出。当然，言语无法表达我的感激之情，言语也无法描述我和我的良师益友 EWD Norton 和 Robert Machemer 一起共事中他们所做的贡献(图 38.1)。

*如果你的行动可以激发别人去梦想、去学习、去实践并获得更多，那么你就是领袖。*

*——约翰·昆西·亚当斯*

## 2. 澳洲地区的 R&D 设计小组

作为第一个应用手术显微镜来替代放大镜进行手术的医学专业，减小手术器械的尺寸并改进其工作效率一直是眼科医生的追求。然而，眼科显微手术设备的动力化发展却是源于断肢再植手术中血管外科医生所进行的血管显微吻合手术。人们很早就发现如果没有微血管和神经的重新连接，断肢再植无法成功。要克服这个问题，需要工程师、化学家，以及光学物理学家协同努力。当我在墨尔本大学眼科 Gerald W Crock 教授的带领下工作的时候，我被

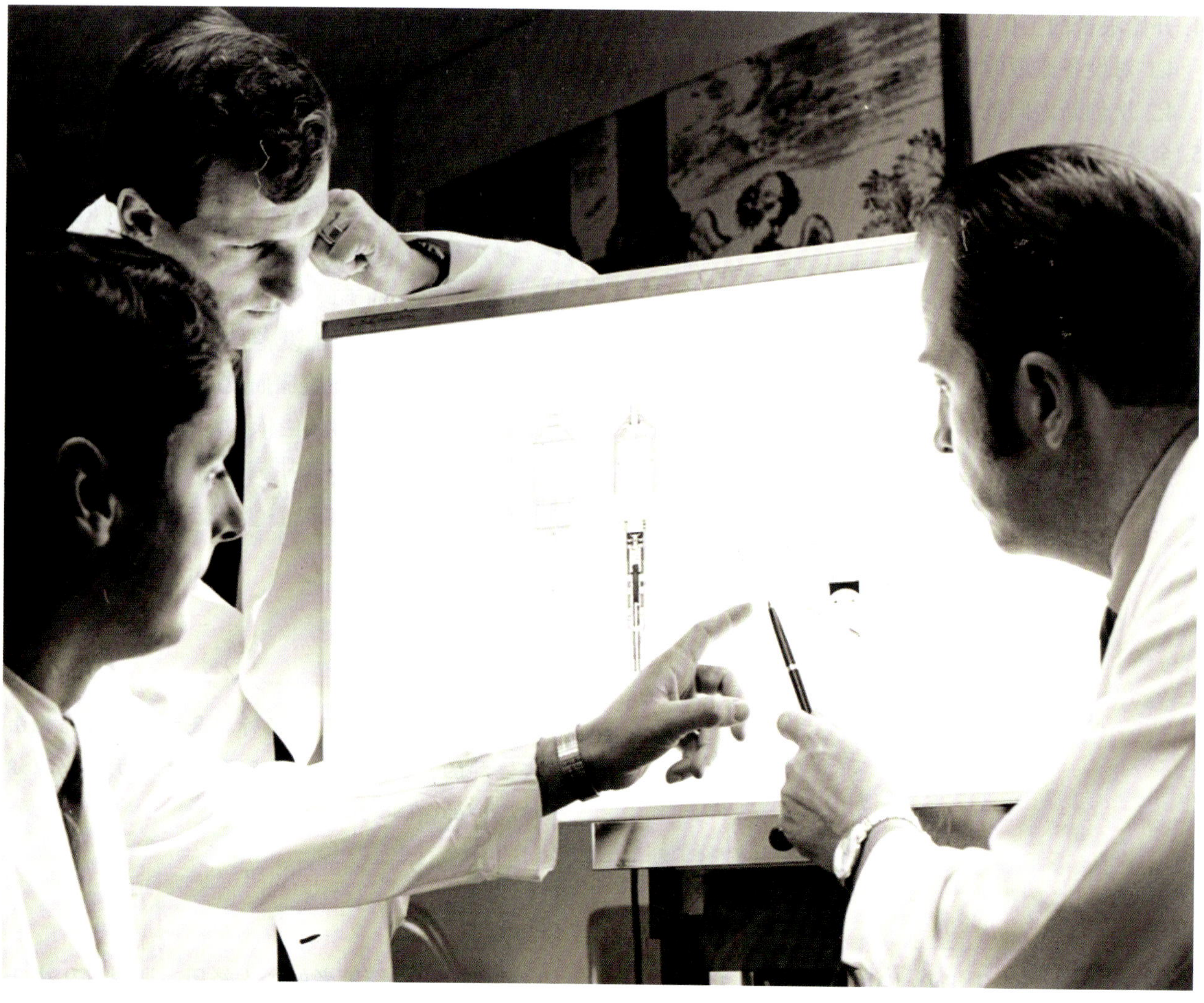

图 38.1 玻璃体切割设备研究小组正在设计第二代 VISC。坐在右侧的是 Robert Machemer 博士，坐在左侧的是 Helmut Buettner 博士，Jean-Marie Parel 站在左侧。照片摄于 1970 年 12 月，迈阿密。

介绍到知名的微血管外科医生 Bernard O'Brien 博士[1]的团队，当时他在墨尔本的圣文森特医院正带领一个外科医生小组进行断肢再植的尝试。

O'Brien 博士需要攻克许多关键性的技术问题，其中之一就是找到足够细的缝线来吻合直径小于 1mm 的血管。那时候，最细的缝线是 7-0 的缝线，而当吻合一根直径为 1mm 的血管时，要避免吻合后血管壁的渗漏和血管内血凝块的形成，最多只能使用 4 根 7-0 的缝线，这显然是不够的。因此，他需要找到直径更小的缝线。在机械工程师和高分子化学家的帮助下，我发现当在缝线两端之间给予一个固定的张力时，通过增加尼龙线的温度到接近其熔点的方法可以获得更细的缝线。同样，大的缝合针在缝合时会造成小血管的严重受损，通过应用电解沉积金属在缝线的一端制造缝合针。很好地解决了这个问题，并且通过显微镜和红宝石锉刀使缝合针的尖端非常锋利[2]。随后，我们这个多学科协作的团队制造出了比 10-0 更细的缝线。O'Brien 博士的目标是吻合直径<0.5mm 的小血管，为了精确地用缝线吻合血管的两个断端，我们团队还设计了一种夹闭装置，用来避免在缝合过程中损伤血管这样柔嫩的组织[3]。

尽管使用了最精细的缝线，O'Brien 博士在第一次尝试这种新的缝线时依然失败了，最主要的原因就是在操作过程中没有很好地控制住操作力度以至于压碎了金属针头。解决这个问题的方法就是在手术医生操作的过程中，采用自动化控制手中的针以维持所施加的压力在可以承受的范围[4]。但是这个自动化控制装置有可能是世界上最早出现的机器人手术系统，它非常昂贵，因此我只能另寻办法。随后，维纳斯剪和一种用以重新缝合之前可以稳定地垂直剪开神经末梢的神经剪问世了。由于外科医生和助理技师的双手都在无菌区操作，人们设计出了一种用脚踏来同时控制超过两个以上动力手柄的装置(图 38.2)。这些动力装置和操作方法为现代的眼科手术设备打下了基础，这才有了现在的玻璃体切割手术、穿透性角膜成形术，以及其他很多精细的眼科操作。

另一个问题是手术视野的可视化。这至少需要一台可供两名手术医生同时观察的手术显微镜。在德国海德堡卡尔蔡司公司工作的光学物理学家 Hans Littmann 和 Crock 教授的帮助下，一台双光路显微镜被设计出来。在这台显微镜上，我增加了一个从老的裂隙灯显微镜上淘汰下来的显微镜光路，双光路显微镜就有了 3 套光路，这样一来，手术室助理护士也能一起观察手术视野(图 38.3)。

1986 年 5 月，一位来自捷克斯洛伐克的避难者看到了我们的动力化显微设备后，提到他父亲在做白内障手术的时候，有时会切割玻璃体。虽然当我还在墨尔本大学眼科任职的时候，还从来未听说过切割玻璃体这一说法，但我认为这可能对我设计与动力手柄相连的玻璃体切割头有一定的帮助（图 38.4）。这是全世界第一台玻璃体切割设备，我为此而骄傲。但当我把这个设备展示给 Crock 教授的时候，他看了一眼便说："玻璃体是手术操作的禁区"。正因为当时的主流观点如此，这个玻璃体切割装置是唯一一个没有在墨尔本大学眼科手术室中使用的设备。

## 3. 眼科领域的发现

1968 年 11 月 1 日，在塔斯马尼亚岛霍巴特举办的第 28 届澳大利亚眼科学术年会上，我有幸展示了这些设备。与当时热衷于显微吻合的血管外科医生相反，眼科医生看着这些设备就好像在看科幻小说里面的古董一样惊讶。他们觉得这些设备效率太低，设计过于精细且过于昂贵。随后，在电动工具杂志上有一篇文献提及了玻璃体切割[4]，但这同样没有引起澳大利亚眼科界的广泛兴趣。

那时候，我同时从事着眼底立体摄影测量方面的工作。Crock 教授对我的研究成果印象非常深刻，以至于他敦促我在 1969 年在法国阿勒比举办的由 Pierre Amalric 所组织的第二届国际眼底荧光素血管造影大会上展示我的研究成果。在那里，我结识了 Edward Norton 和 Donald Gass 博士，他们对我在 Crock 教授处已经日趋成熟的立体摄影制图技术和 4 帧立体荧光素血管造影技术非常感兴趣[5,6]，但对于我的那些显微手术设备并不感兴趣。在此后的一段时间里，Norton 教授给我提供了一个在 Bascom Palmar 眼科研究所的职位，以便我能够在 Donald Gass 教授的指导下进一步研究荧光素立体摄影技术及立体摄影测量技术系统。Norton 教授还邀请我在周游世界的旅行中在迈阿密短暂停留，和许多

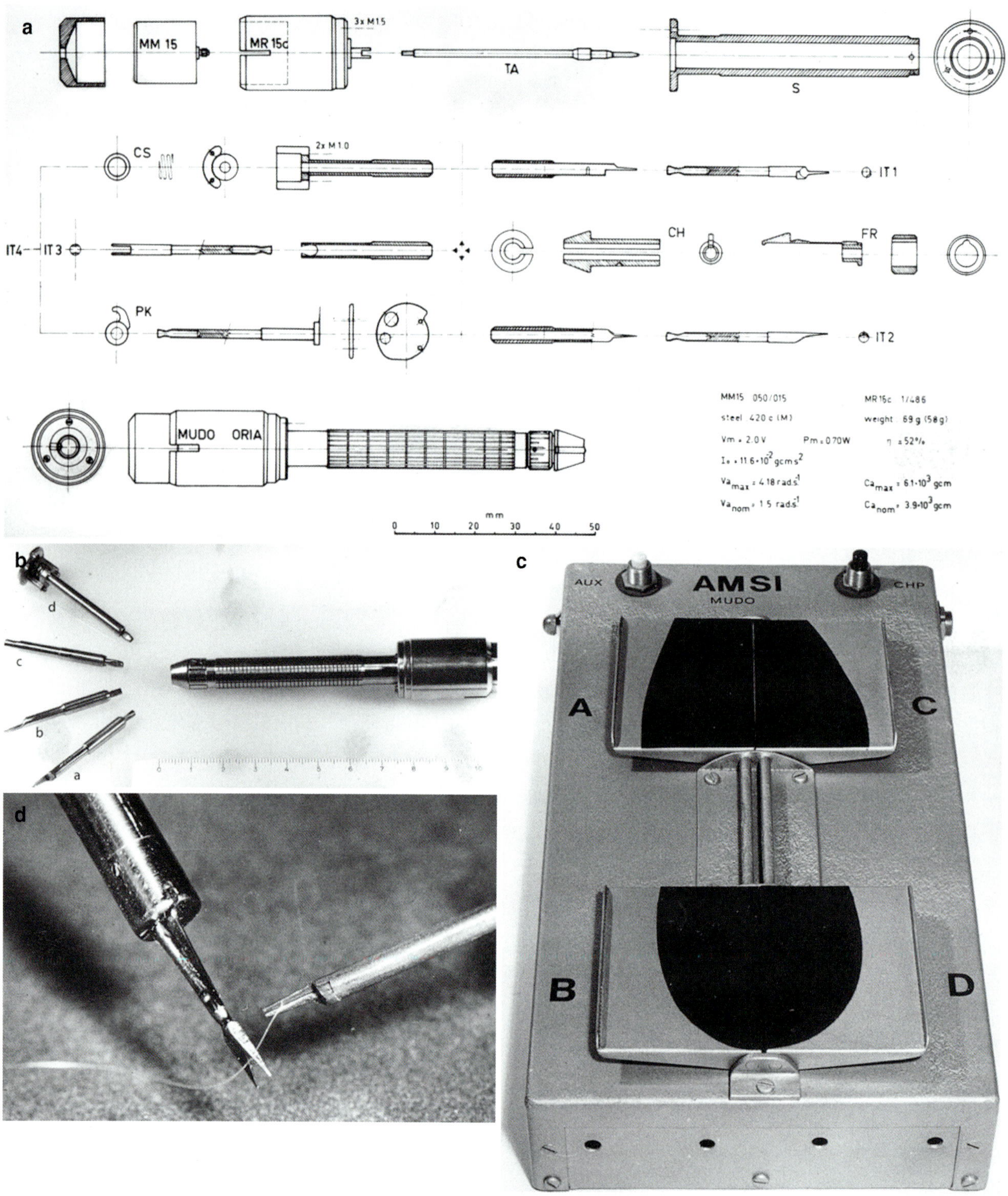


图 38.2 (a)1968 年生产的自动化动力手术器械(AMSI)的设计和组装草图。包含有可以安装(*a*)显微手术剪,(*b*)显微针头手柄,(*c*)玻璃体切割器和(*d*)神经切割器等多种显微手术器械的末端嵌入式显微手术手柄(b),以及可以同时控制两个手术仪器的脚踏(c)。(d)显示了在脚踏的控制下,两个仪器可同时打开和闭合。

a

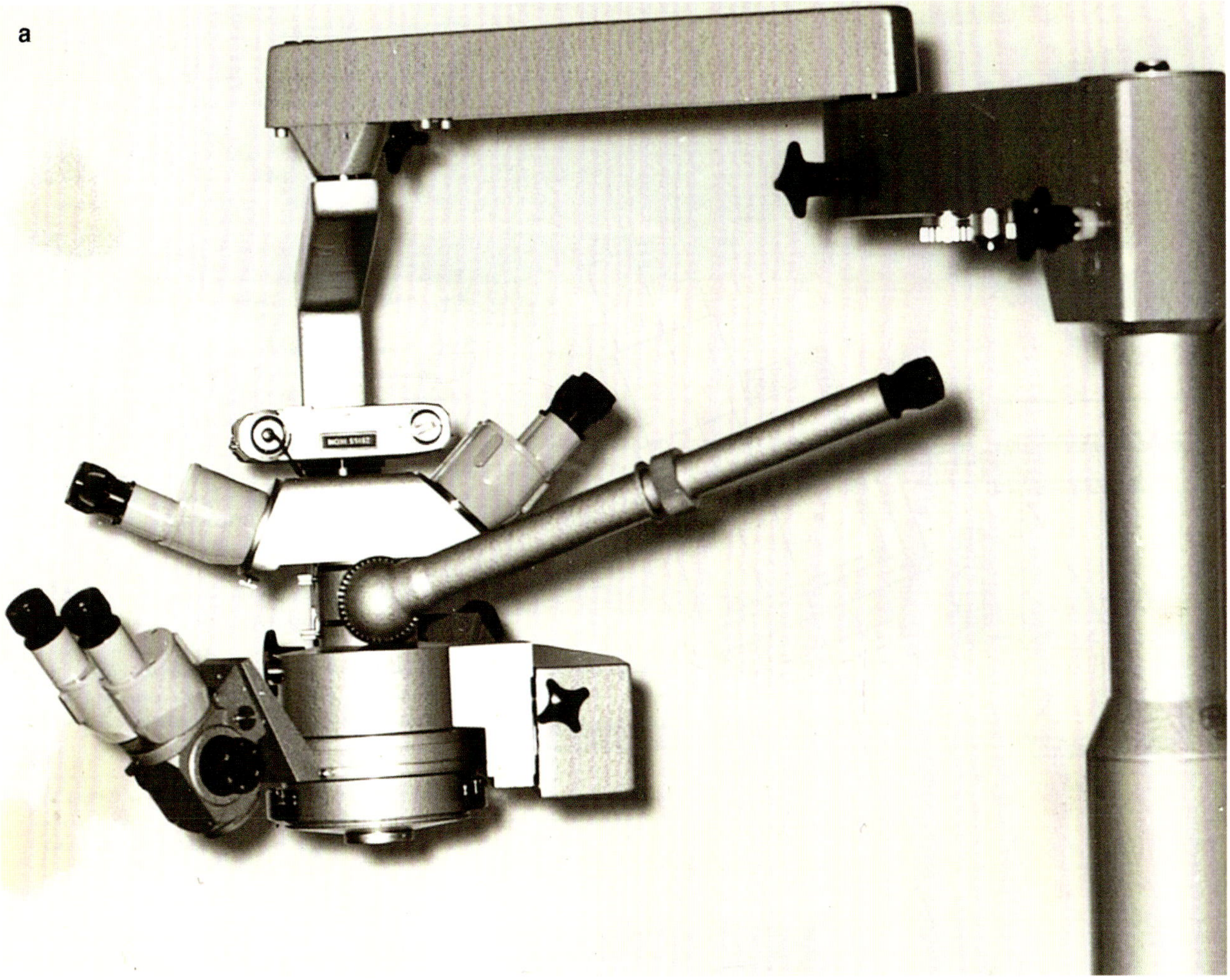

图 38.3　(a)1976 年设计的可供三人同时观察的双目显微镜照片。(待续)

Bascom Palmar 眼科研究所的同道们交流。当时 Norton 教授并没有向我提及 Robert Machemer 博士,但很巧的是,在造访的过程中我偶遇了他。

Machemer 博士看到我在阿勒比所展示的工作后, 询问我在 Bascom Palmar 眼科研究所所进行的工作。与 Norton 和 Gass 博士不同,Machemer 博士对动力化的显微手术器械非常感兴趣, 尤其是自动化的玻璃体切割头。他向我展示了一款由两个管腔组成的铡刀样的手动玻璃体切割器(图 38.5)。现在看来, 当时 Machemer 博士设计的手持式的切割头的功能与后来 O'Malley 博士所设计的玻璃体切割器非常相似。Machemer 博士提到来自德国的 Leonard Klein 虽然已经给这个装置起草了详细的说明书,结果依然无法使其投入使用。他解释了这个设备无法运转的原因,主要是由于切割头刀刃相隔过远,无法切割玻璃体:玻璃体进入切割头的管腔,但由于刀刃不能把玻璃体完全切割断, 当把切割头从眼内撤出的时候, 玻璃体的牵拉作用会将视网膜撕出裂孔。当他看到我设计的这个动力装备的切割刀片设备时,Machemer 博士认为应用这个设备可以将玻璃体分步切除并从眼内完全移除。他同时问及我如何在切割玻璃体的过程中维持眼内压的稳定。由于该设备是设计用以在白内障手术过程中通过打开的前节来进行玻璃体切割的, 因此我完全没有考虑到维持眼内压的问题。Machemer 博士指出,眼本身具备一定的眼内压,当手术过程中眼内压无法维持稳定时,眼球壁将会塌陷。对此,我提出 Crock 教授在手术过程中使用 Flieringa 环支撑眼球以避免其塌陷的观点,但 Machemer 博士并不认同,他认为需要给手术中的眼球一个灌注管来维持眼内压, 以避免眼球塌

虑费用问题,由于那时候还没有互联网和电子邮件,我们只能通过纸质邮件来进行联系。

*任何问题都不能从创造它的同一层次意识中得到解决。*

*——阿尔伯特·爱因斯坦*

# 4. 开始艰苦的工作

## 4.1 对设备原型的大胆创新

回到墨尔本,我继续致力于不同的切割头的设计,这些画在草图上设计出来的切割头都是注和吸同轴的,与由脚踏控制的马达所连接,并且可以拆卸更换(图 38.6)。我把这些设计都邮寄给了 Machemer 博士。他立刻回复了我,并提出了一些新的技术性的问题,这使得我必须努力做出更好的设计以给他回复。那时候,一封邮件需要花费一个多星期才能到达大洋彼岸,因而花费了我整整 3 个月时间来确定所有的细节。最后,我与我的合作者机械工程师 Ljubomir Pericic 开始构建第一个设计原型,即澳大利亚版的玻璃体注吸切割器(VISC)。

与此同时,在阿勒比见过 Norton 和 Gass 博士后,我收到了一封来自迈阿密大学的学生签证,提供给我一个在 Bascom Palmar 眼科研究所工作一年的机会。当时,我可以在保留工作和澳大利亚签证的基础上离开墨尔本大学休假一年,然而对于 Machemer 博士和他的研究伙伴 Helmut Buettner 博士来说,等我将自己设计的玻璃体注吸切割器带到迈阿密无疑将耗费太多的时间。因此,在新鲜的鸡蛋上测试了固定管腔中旋转钻子的切割效率后,他们进一步设计了一个玻璃体切割设备,使用一支 30mL 的塑料注射器作为手持把手的主体部分,包括一个小的由电池驱动的马达,连接了一个插入到管腔中的长的钻子,而这个管腔除了顶端侧面有一个小的开口之外,其头端是完全闭合的。该管腔通过一个卢尔锁与塑料注射器的手柄和马达相连。抽吸的力量由焊接到靠近卢尔锁的固定管腔上的管道所提供。当负压吸引开启时,组织被吸入切割头顶端的孔内,并由旋转的钻子将其切断。在眼库的尸眼上测试过之后,他们进一步改良了这台设备(图 38.7),在切割头上增加一个共轴的负责给眼内提供灌注的管道。随后经过进一步在动物眼和眼库的尸眼上测试后,1970 年上半年,测试人员为一位玻璃体淀粉样变性的患者应用这台设备,并完成了开放式的玻璃体切割手术。

1970 年 4 月,当我到达迈阿密后,我给Machemer 博士展示了我设计的玻璃体切割设备,2 天后,我们使用这台设备在尸眼和兔眼上进行了测试。这台设备测试成功后(图 38.8),Machemer 和 Buettner 博士设计的塑料注射器设备从此以后就退出了历史舞台,只能在博物馆里展览了。10 天后,Machemer 博士在一位被迈阿密 Jackson 纪念医院诊断为存在玻璃体积血的糖尿病性视网膜病变患者的眼上成功地进行了世界上第一例经睫状体扁平部的玻璃体切割术。然而,这个设备依然存在一些隐患,主要是因为 VISC 头端的自动磨锐作用可能会产生一些金属颗粒存留于眼内,从而导致眼内的金属沉着症(图 38.9)。这个问题在我们对设备的进一步改良后得到了解决。

*发明创造只有在它所能完整实现的世界中才有意义,在其刚开始出现时则毫无意义。*

*——雷·库兹韦尔*

*(谷歌搜索引擎工程部总监)*

考虑到技术和手术的进步,1970 年的夏天和秋天确实是一个多产的季节。每当 Machemer 博士进行玻璃体切割术的时候,Buettner 博士和我都要到场进行技术方面的协助,并且负责在任何需要的时候对 VISC 进行维修,维修所使用的工具和设备由 Steve Charles 博士从其创立的电生理学实验室所提供。经过不断的努力,最初研制出的 VISC 原型的局限性很快得到了解决,研制出了机械性能大幅度改善的第二代 VISC。与此同时,Machemer 博士总结了第一次进行睫状体平坦部玻璃体切割术的数据,并于 1970 年在拉斯维加斯举行的美国眼科与耳鼻喉科学会(AAOO)上首次报道。而相关的报道在 1971 年该会议的会报上首次发表[8]。1970 年 9 月,我们设计出了在第二代 VISC 的末端上安装共轴的纤维眼内照明光源的设备(图 38.10),并且一并在拉斯维

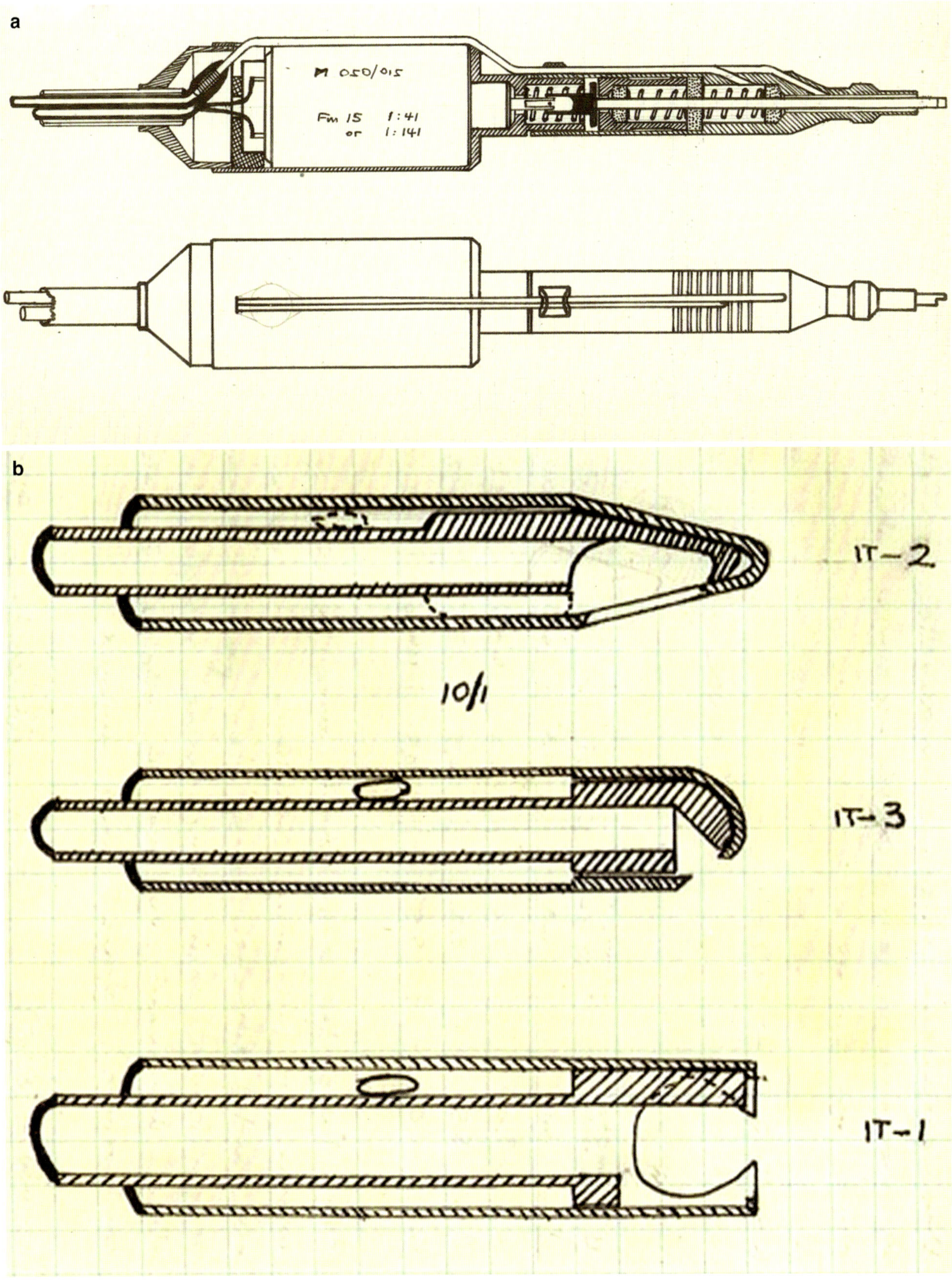


图 38.6　(a)第一代 VISC 手柄的详细图纸和(b)三种切割头的示意图。

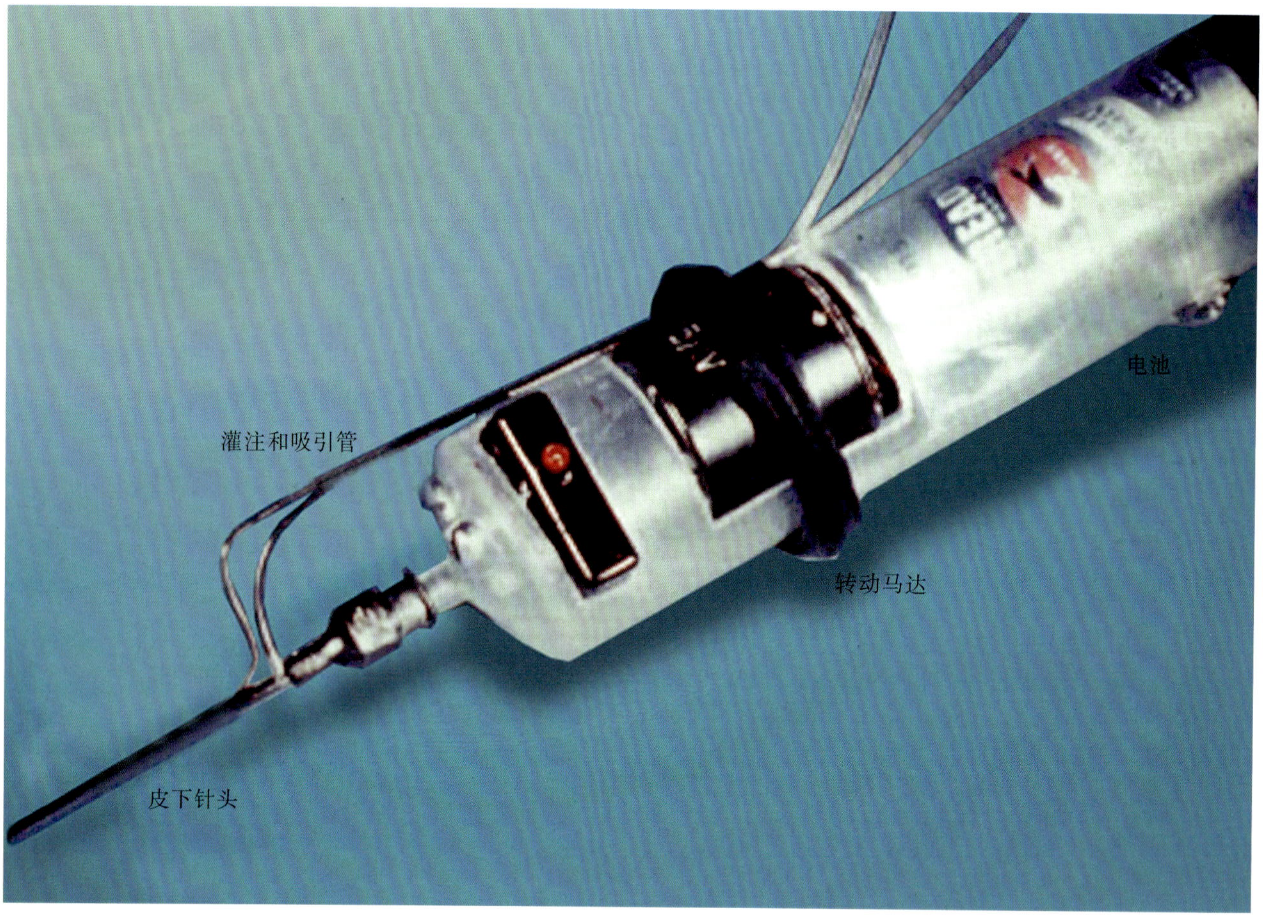


图 38.7 在比斯坎湾 Robert 的工厂生产出的由 Robert 和 Helmut 焊接制成的玻璃体切割头。

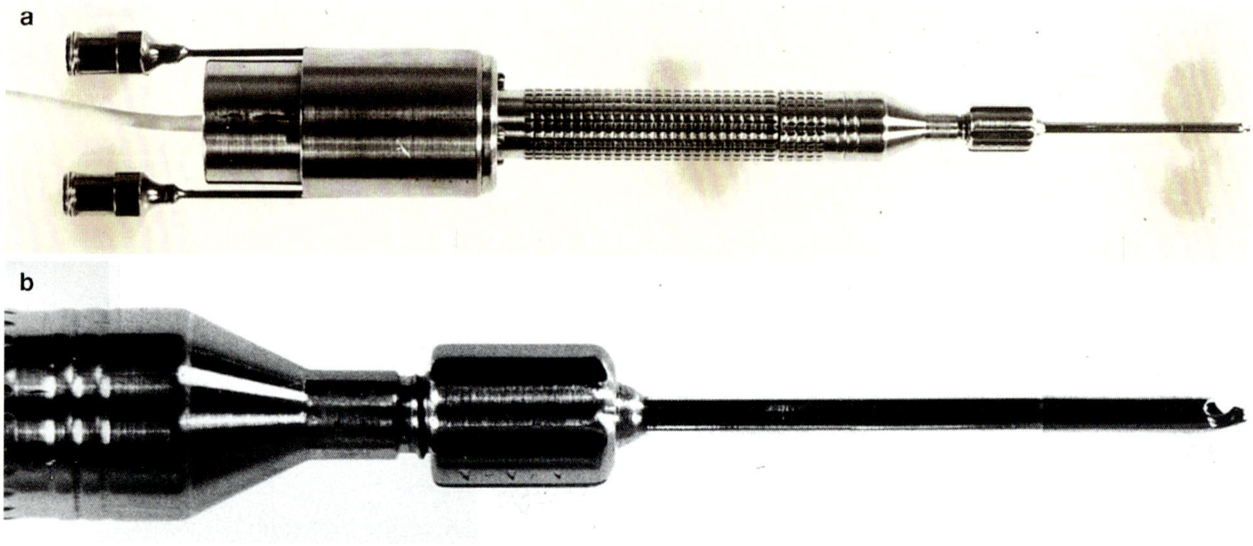

图 38.8 (a)第一代 VISC 的手柄的照片和(b)切割头的放大图像。(待续)

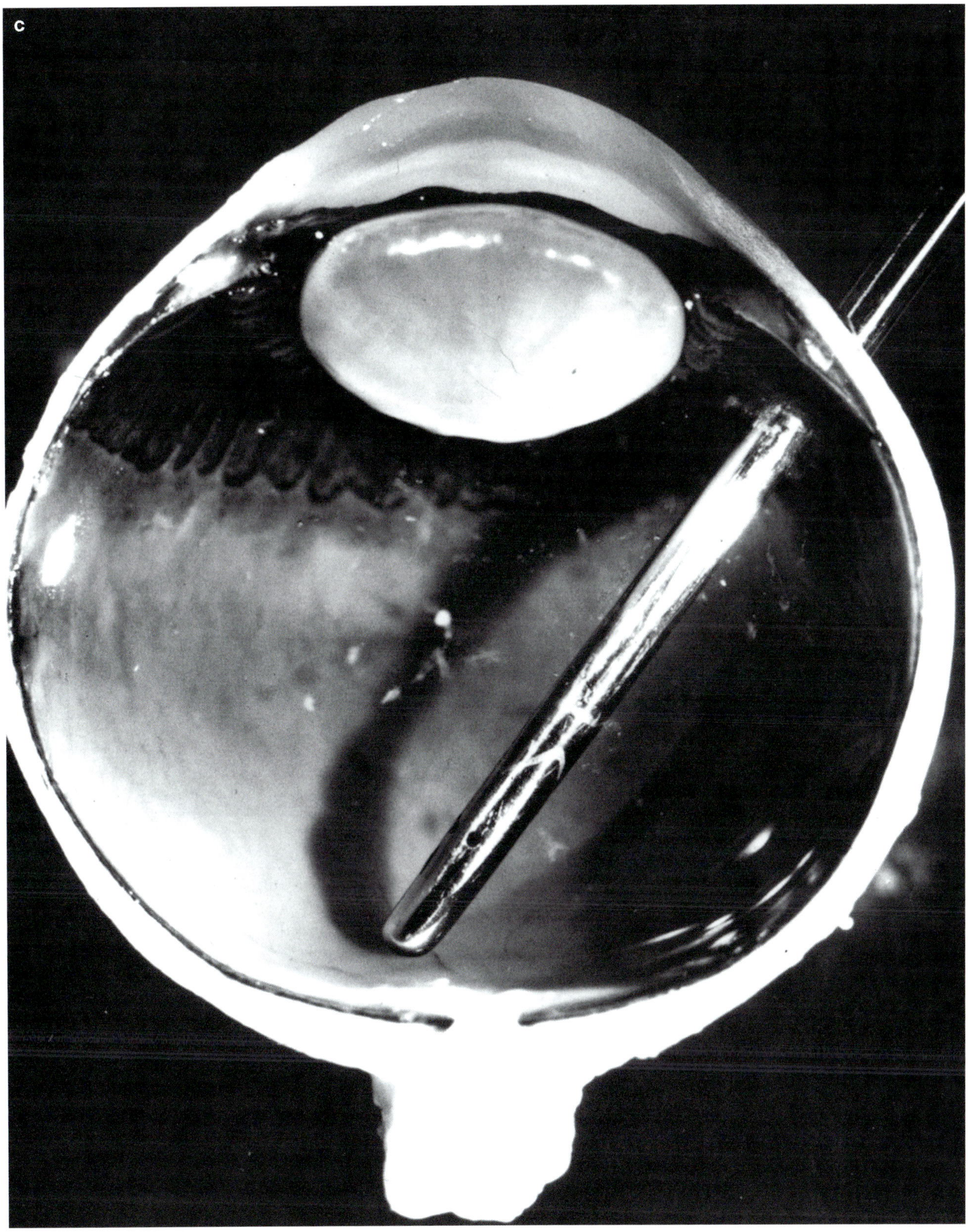


图 38.8(续)　(c)该设备在眼库尸眼上的测试图。(待续)

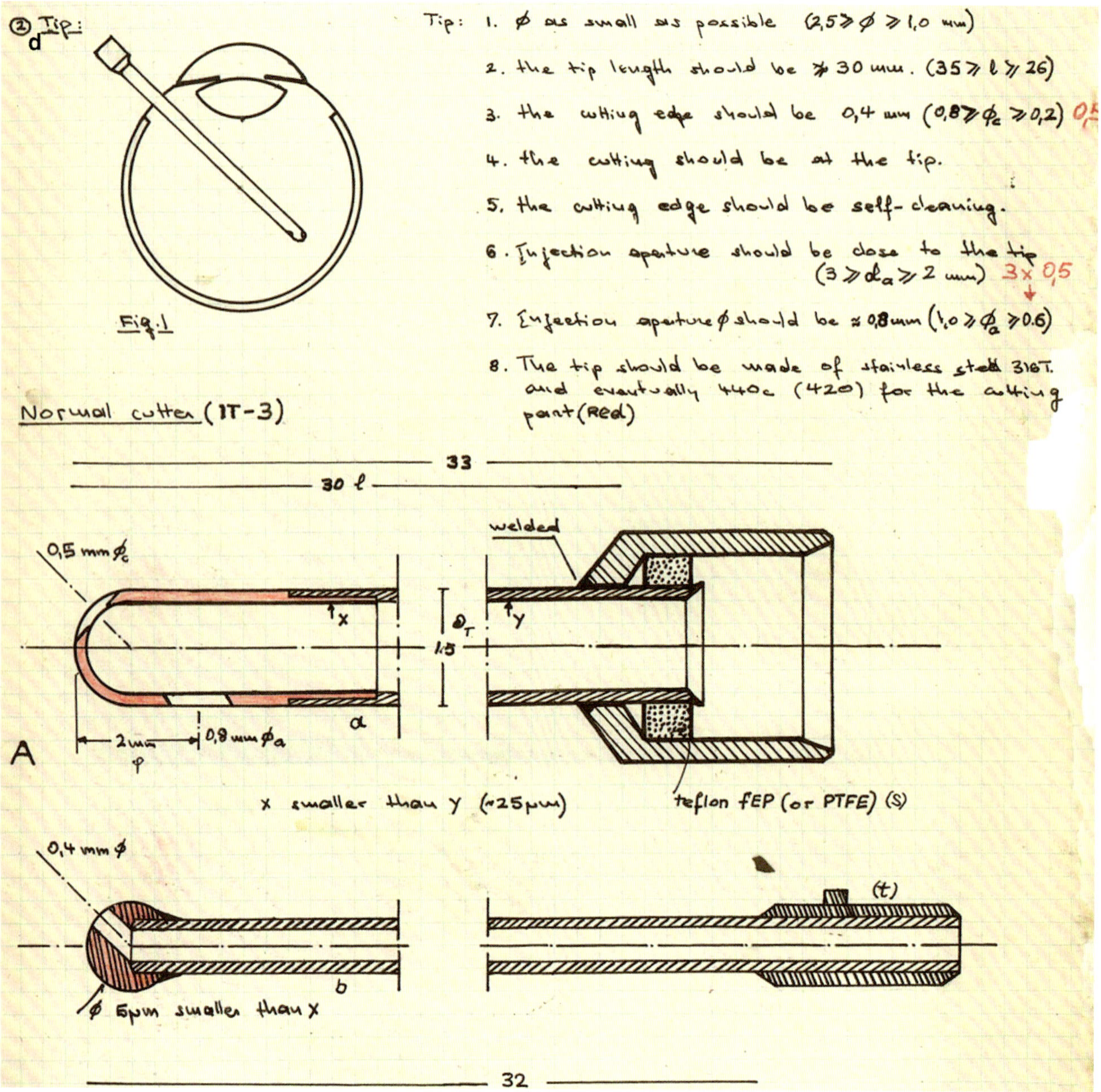


图 38.8(续) (d)1970 年春首次进行经睫状体平坦部玻璃体切割术中所使用的切割头的工程学详图。

加斯的会议上展示出来。这些相关的内容引起了当时处于萌芽阶段的玻璃体手术领域相关人员的广泛兴趣，并且成为与美国国内外视网膜手术医生进行一系列卓有成效的合作的开端。

## 4.2 从创新走向批量生产

墨尔本实验室的机械工程师 Ljubomir Pericic 同样参与了在 Bascom Palmar 眼科研究所设计的第二代 VISC(图 38.11)的制造过程。相隔遥远的两个大陆之间通过邮件的通讯联系极为耗费时，而且随着 VISC 使用量的逐渐增加而损耗严重，这些都使得我们决定在迈阿密建立一个实验室，这个实验室日后成为眼科生物物理学的中心。一位来自瑞士的机械工程师 Hans-Jurg Vedder 也加入了我们的团队，并开始在 Bascom Palmar 眼科研究所参与玻璃体切割设备的制造(图 38.12)。每一代的 VISC 都比前一代有一定的改良，在得到一台注射塑料的设备

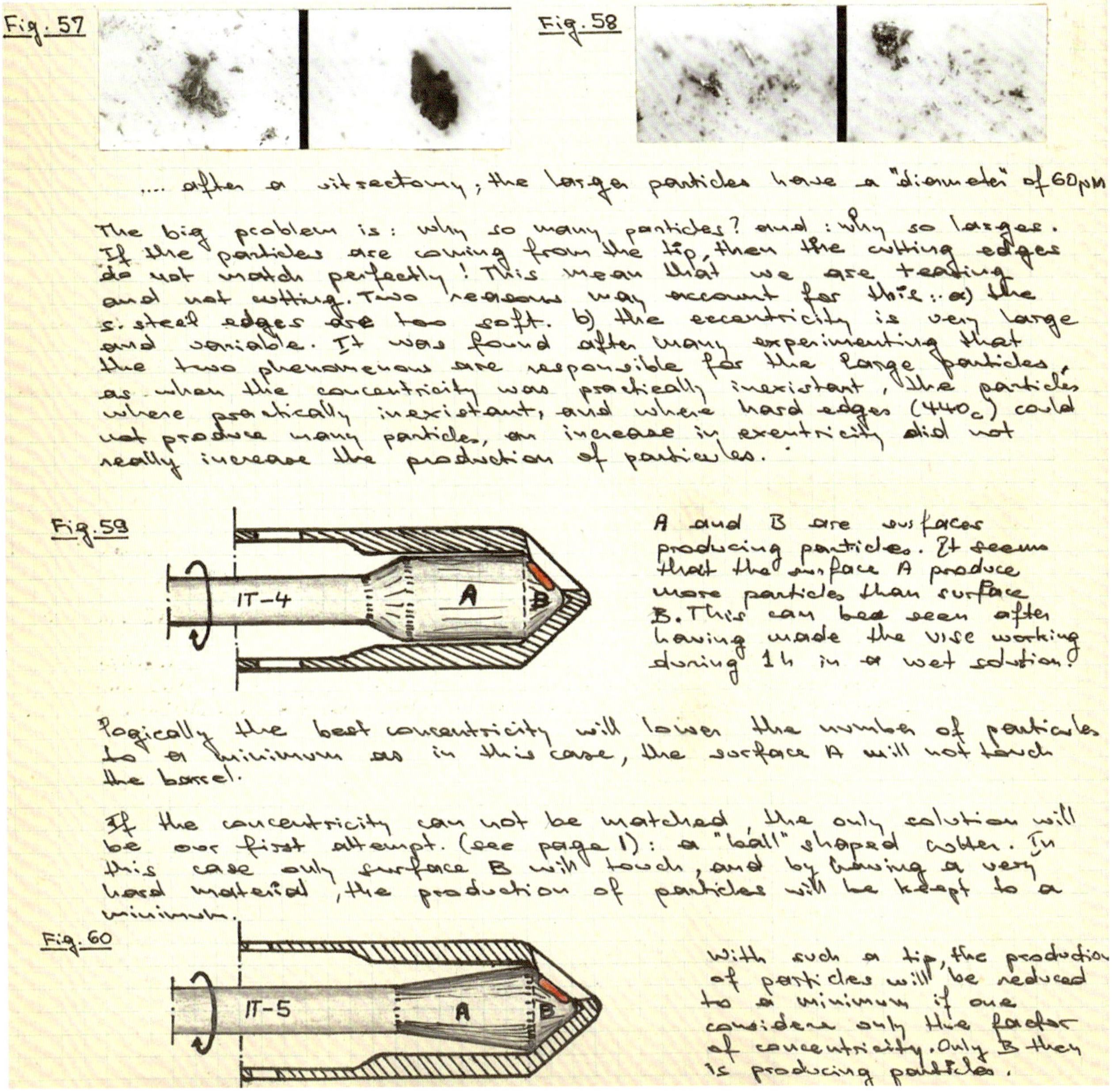


图 38.9　发现并解决由于 VISC 切割头在工作时产生金属碎屑的问题。采用 440℃热硬化的不锈钢设计制作玻切头，但工作时依然会产生微小的颗粒，Harry Flynn 博士认为这些微小的颗粒对于视网膜来说是没有毒性的[41]。

后，生产和改良的速度大大加快。1972 年，澳大利亚的机械工程师和模具制造家 Willi Aumayr 加入了我们团队，随后第七代 VISC 很快就成倍地被批量生产出来（图 38.13）。那时候谁都没有想过为这些发明去申请专利。Norton 博士一直都坚持认为专利申请的程序将减缓知识和经验的快速传播，而避免这些过程将促进不同团队之间的良性竞争，并最终改善对患者的照顾，造福于患者。

*科学不只是属于某一个国家或地区，因为知识属于全人类，是照亮世界的火炬。*

*——路易斯·巴斯德*

正因为如此，在其后的一段时间内，许多关于设备的改良[11,12]、手术技巧的进步和临床观察结果[13,14]的相关报道被迅速发表。由于 Machemer 博士获得了极具声望的 Wacker 奖并与他在迈阿密的同事共享该奖项，他参加了 1972 年在比斯坎湾举办的

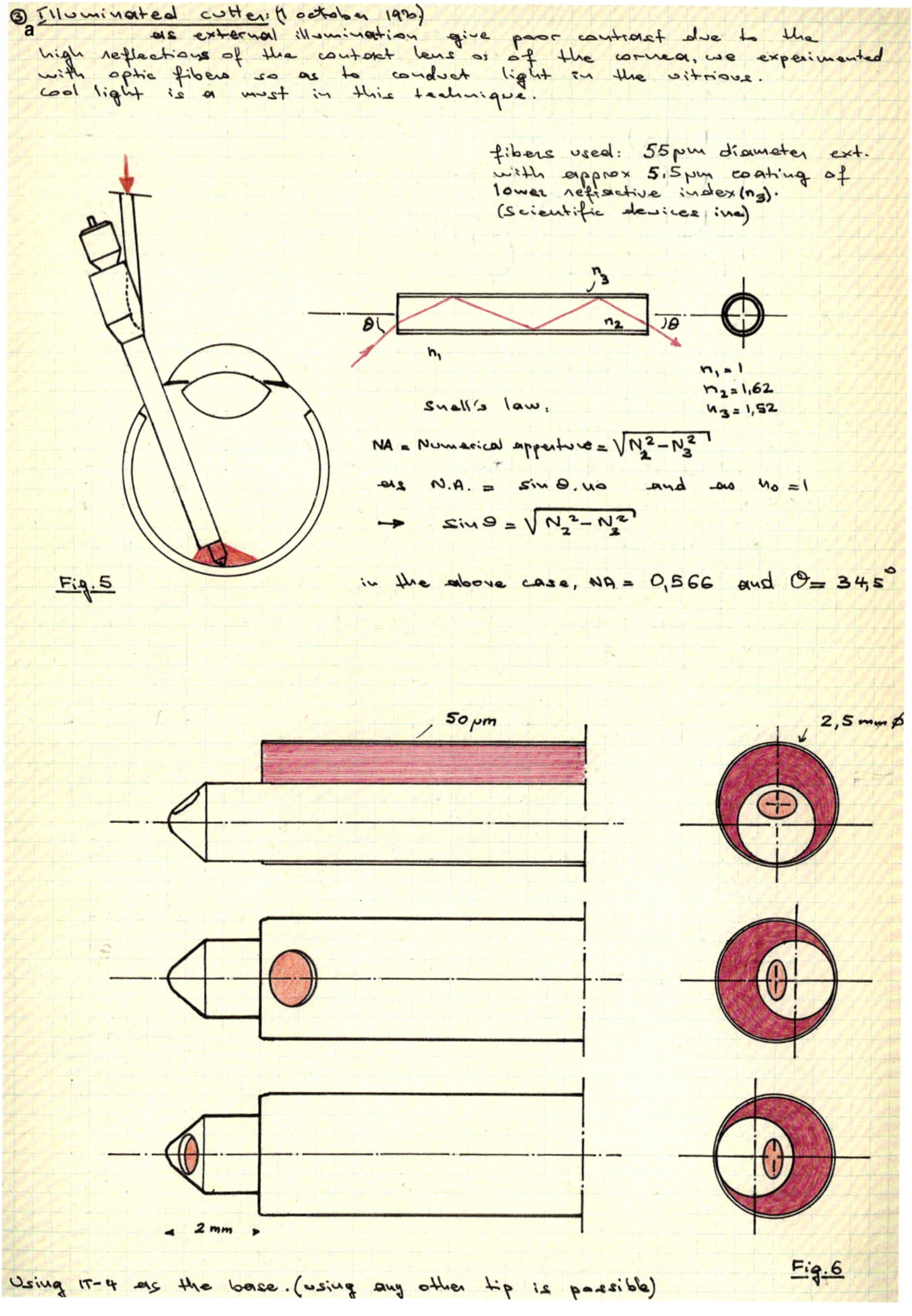


图 38.10 为了改善在手术中对玻璃体和视网膜结构的照明，1970 年 10 月在第一代 VISC(c)基础上增加共轴纤维光学照明系统的构想(a)和设计(b)。(待续)

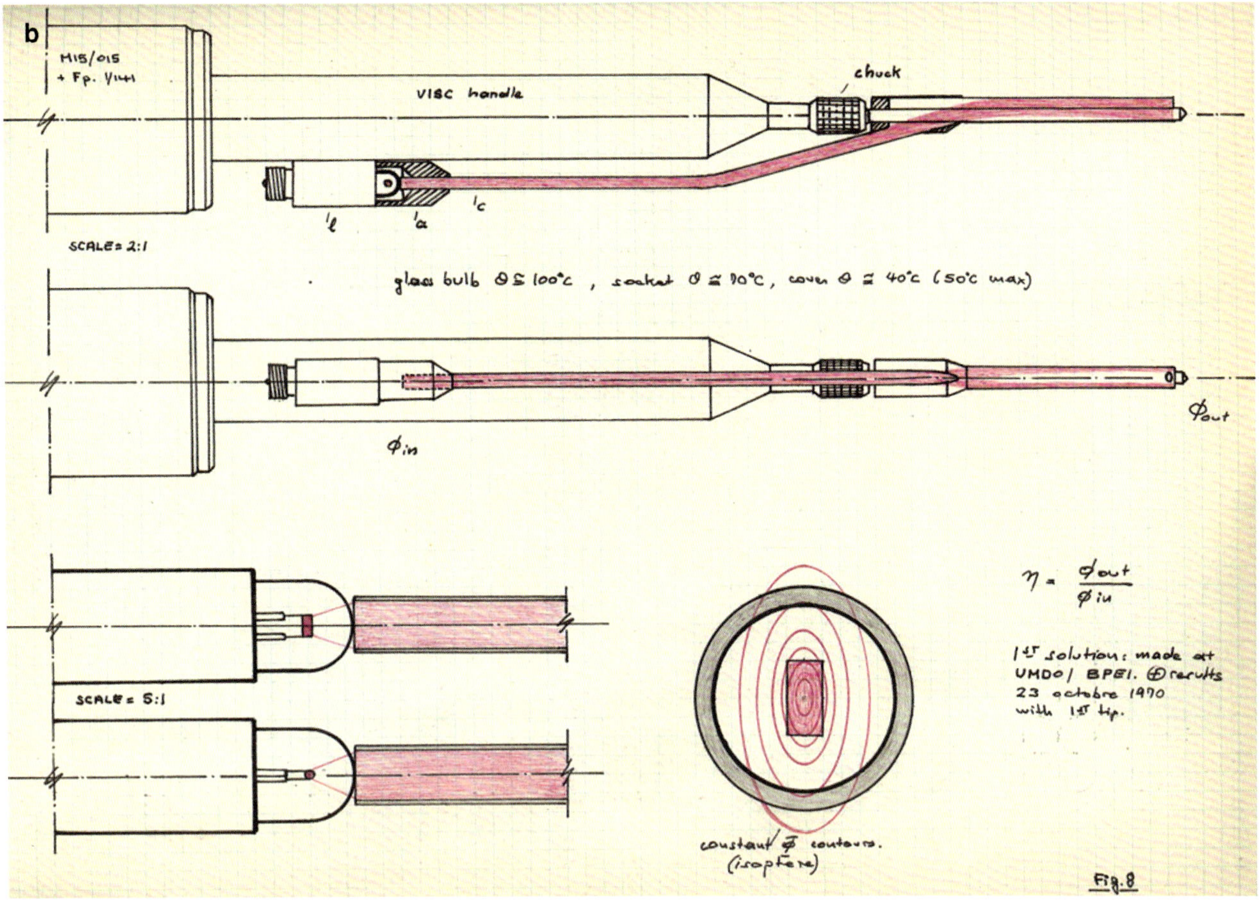
b
M15/015
+ Fp. 1/141
VISC handle
chuck
SCALE= 2:1
glass bulb θ ≤ 100°c , socket θ ≅ 70°C, cover θ ≅ 40°c (50°c max)
Φin
Φout
SCALE= 5:1
η = Φout / Φin
1st solution: made at UMDO / BPEI. ⊕ results 23 octobre 1970 with 1st tip.
constant Φ contours. (isophere)
Fig. 8

图 38.10(续)

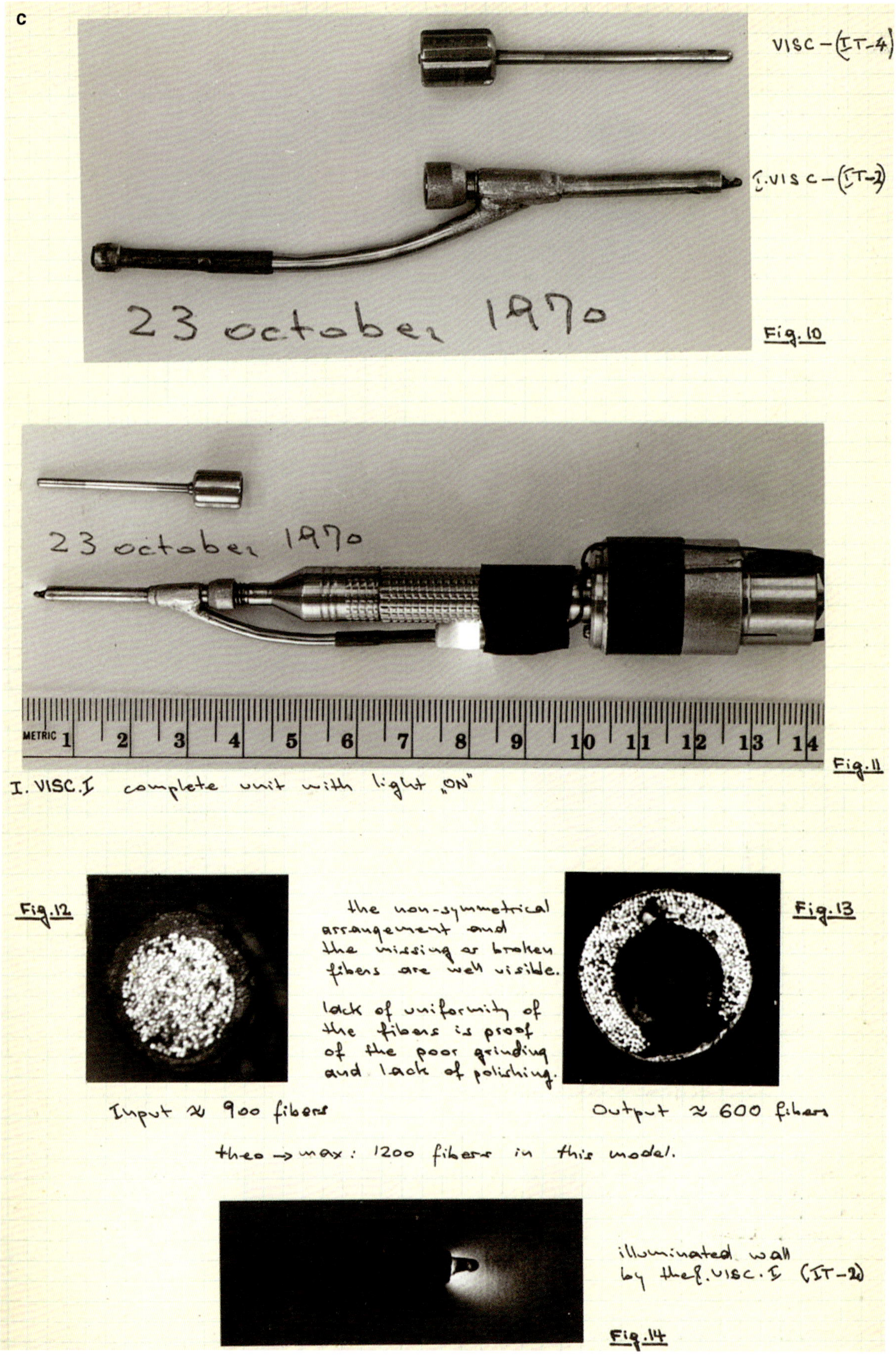
c
VISC-(IT-4)
I.VISC-(IT-2)
23 october 1970
Fig.10
23 october 1970
Fig.11
I. VISC.I complete unit with light "ON"
Fig.12
the non-symmetrical arrangement and the missing or broken fibers are well visible.
lack of uniformity of the fibers is proof of the poor grinding and lack of polishing.
Fig.13
Input ≈ 900 fibers
Output ≈ 600 fibers
theo → max: 1200 fibers in this model.
illuminated wall by the I.VISC.I (IT-2)
Fig.14

图 38.10(续)

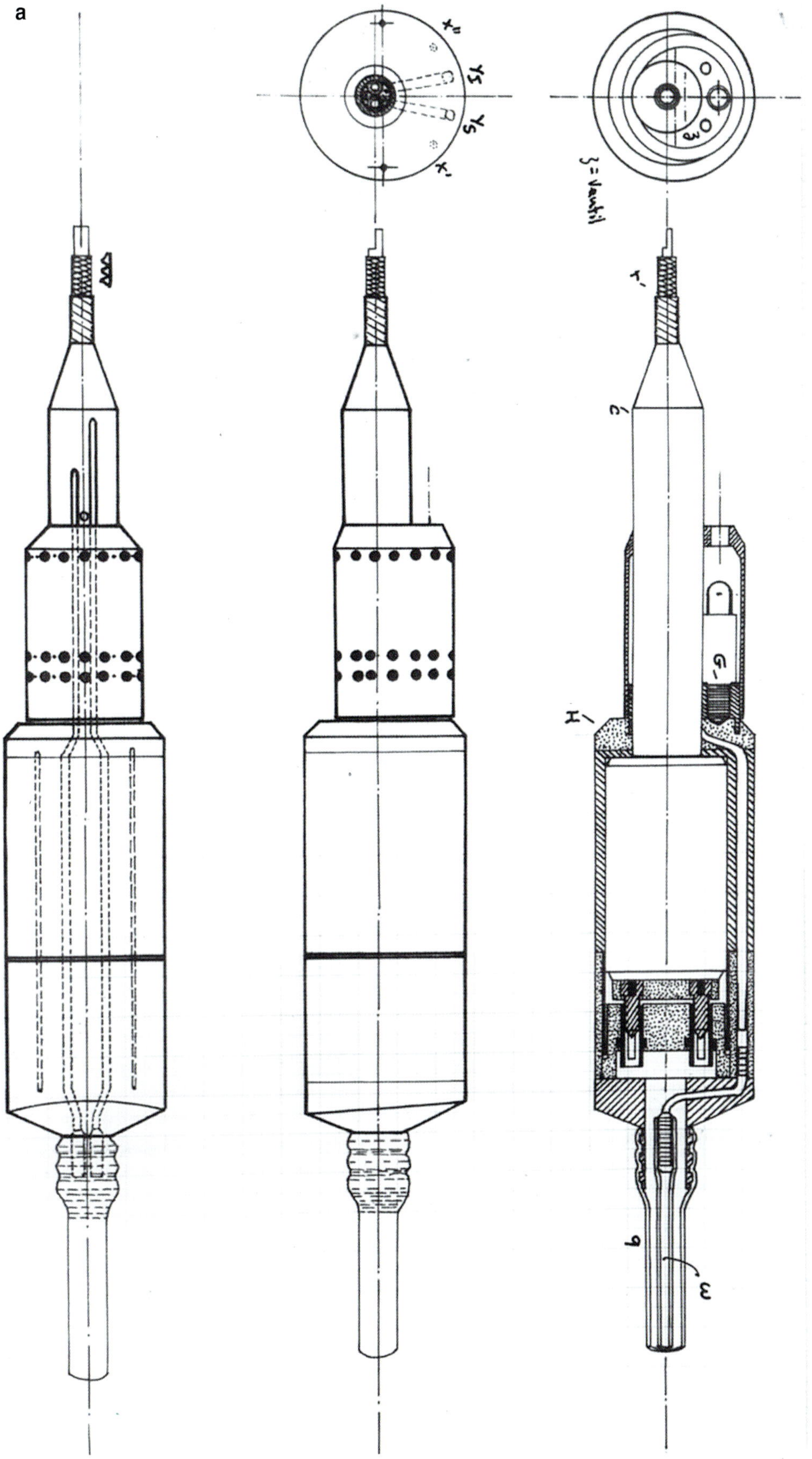

图 38.11　在设备的体部安装有完整照明的第二代 VISC 的设计(a)。(待续)

b

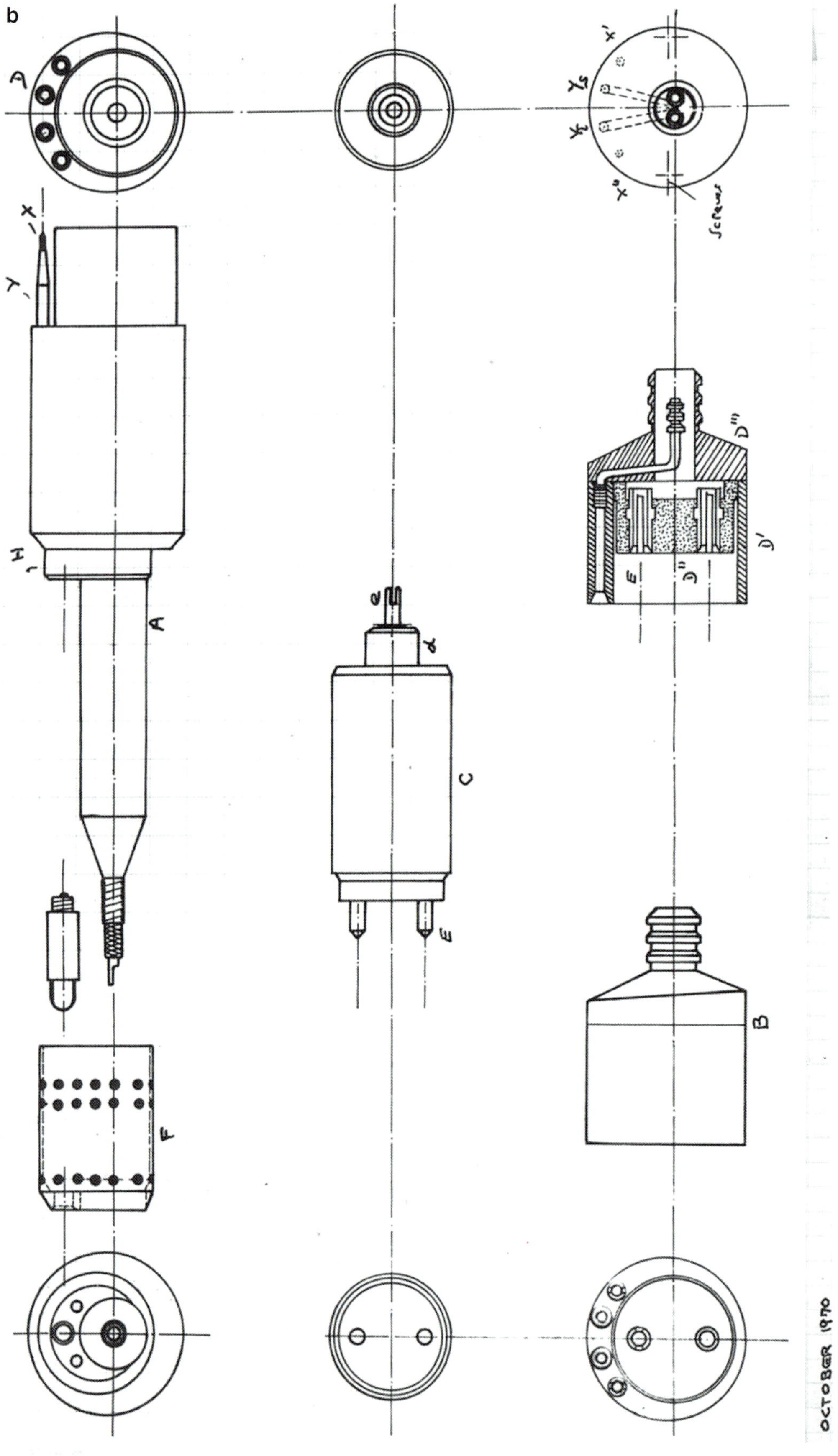


图 38.11(续) 第二代 VISC 的装配(b)。

c

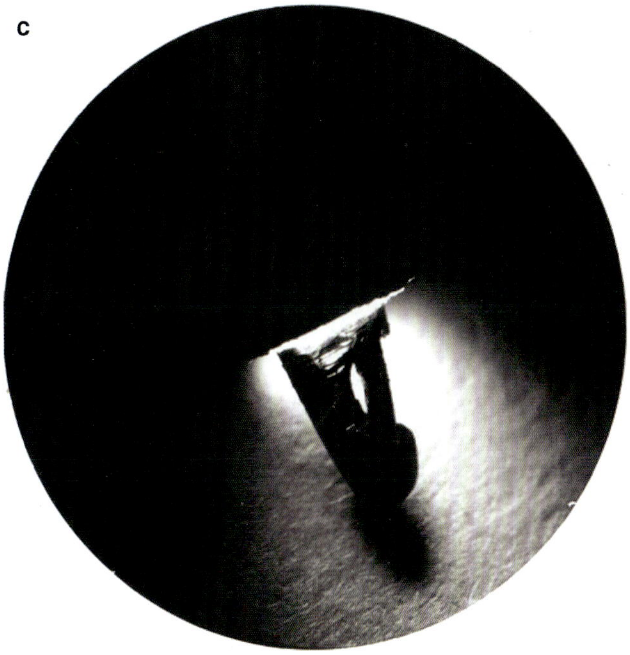

d

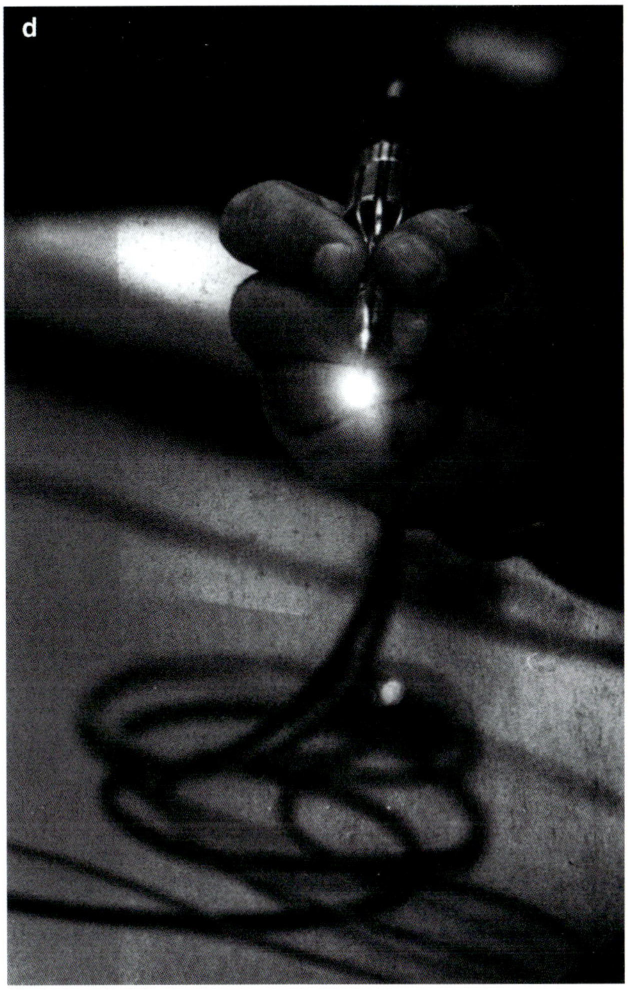

图 38.11(续) 光源由安装在手柄上的小型钨灯泡提供,但这样的照明并不足够(c)。1971 年,在 VISC 体部设计了一道沟槽,用以安装由 100W 的卤素灯泡提供照明的光导纤维,在第三代 VISC 到第十代 VISC 的设计中都应用了这样的照明系统(d)。

Jules Gonin 俱乐部的会议,在那次会上,他同时展示了第七代 VISC 和可以在水平垂直位置移动的手术显微镜。

摒弃以往传统的在玻璃体切割手术过程中应用显微镜光源和角膜接触镜来给手术提供眼内照明的方法,Helmut Buettner 博士和我一同研究了通过眼内镜视角下的眼内照明的可行性(图 38.14)。那时候最小的设备就是 Storz 儿科内镜,直径约 3.5mm,显然这对于睫状体平坦部的玻璃体切割术来说,还是太大了,这将会造成对睫状体平坦部附近视网膜损伤的巨大风险,因而这个想法最终被放弃。相反,在这段时间里,我们发明并改良了拥有脚踏开关控制的可以在水平、垂直位置上移动的手术显微镜,以及由钨卤素和氙光源提供照明的自动裂隙灯显微镜[9]。我们整个团队都在致力于玻璃体切割设备的改良[10],其他一些新发明包括眼内电凝、双极透热疗法,以及一种专门用来撕除视网膜前膜的带光纤照明的带钩小针头[15]。

## 5. 全球普及

之后,Norton 博士给我的“指令”是让包括美国洛杉矶的 Steve Ryan、密尔沃基的 Tom Aaberg、威尔默的 Ron Michels、德国科隆的 Klaus Heimann、伦敦摩菲斯眼科医院的 Peter Leaver 等在内的许多外科医生认识第七代 VISC 系统,这些医生后来都成为我的挚友,我称他们为“玻切手术火枪手”。在 Norton 博士的支持下,Machemer 博士组织课程来传播有关于睫状体平坦部玻璃体切割术的相关技术及术中可能遇到的问题和解决办法。一直以来,Norton 博士都

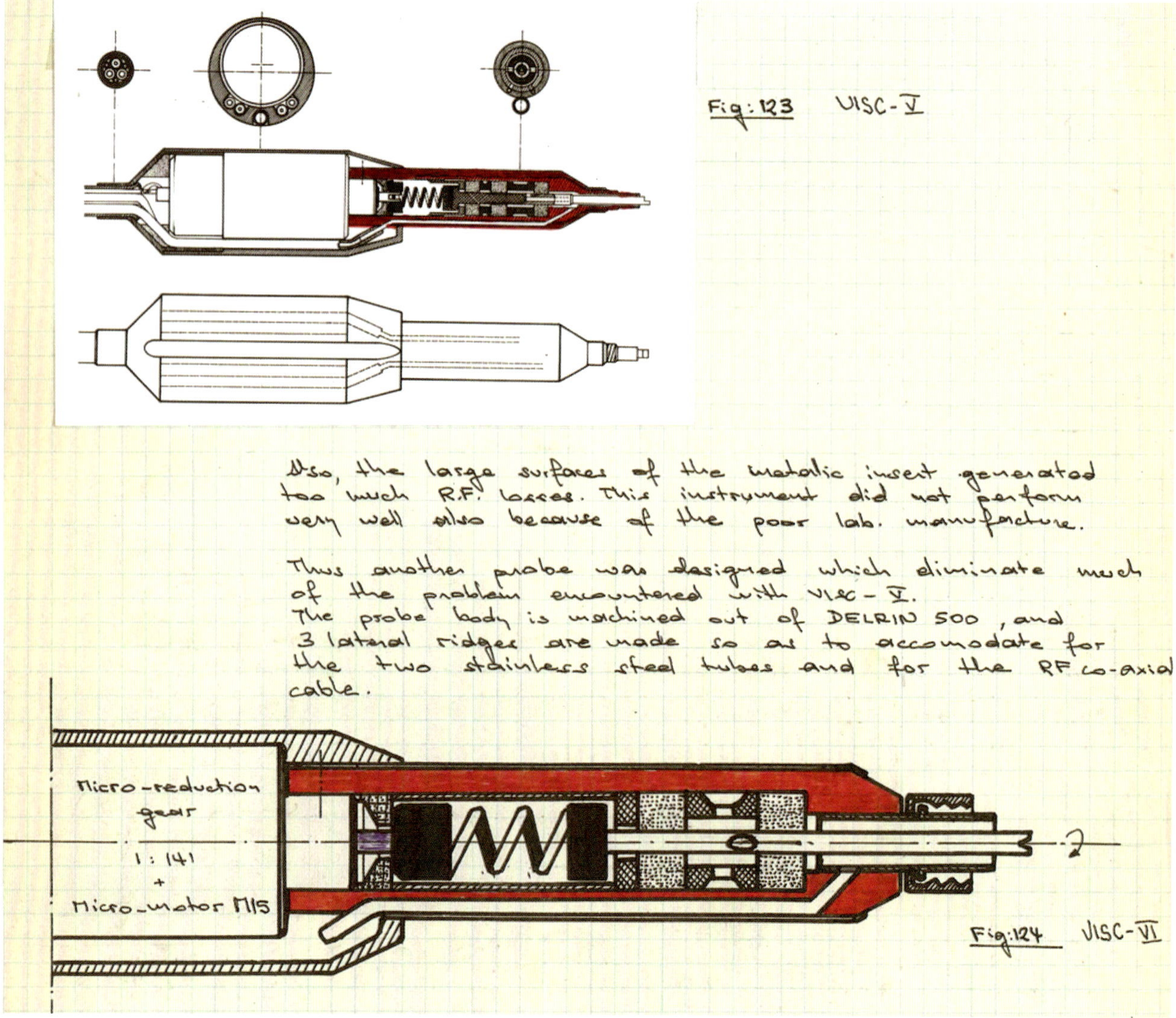


图 38.12 第五代和第六代拥有透热性能的 VISC,其上有沟槽连接了可供眼内照明的卤钨灯和纤弧纤维。这台设备可以连接到由脚踏控制的眼内电凝装置。为了避免在手术过程中对周围组织的损伤,切割头除了其最尖端以外,表面均由黑色特氟龙涂层。

拒绝收取玻璃体切割设备的使用费，因为他相信这些使用该设备的外科医生在使用之后会反馈很多有用的信息,以促进设备的改良和革新,这将会更好地造福于患者。1970 年迈阿密 AAOO 会议上展示出这台玻璃体切割设备后不久[15],很多其他的研究人员也展示了他们设计的其他玻璃体切割设备，包括 Peyman 博士[16]、Kloti 博士[17]、Nick Douvas 博士[18,19],以及 O'Malley 博士[20],后者发明的被称作是“microvit”的铡刀式刀具非常受欢迎,直到现在仍然有很多公司在生产,并因此拥有很多五花八门的名字。

1973 年，由于需要大量生产第七代 VISC 以满足所有眼科医生的需求,Robert 将我的图纸(图 38.13)交给了德国海德堡的 Leonard Klein。此时,距离我离开澳大利亚已经有 3 年时间，即便我的学生签证延期过两次,也即将期满。对我来说,这是个重要的时刻,能够重新回到澳大利亚,回到 Crock 教授的身边。是他给了我这个机会成为眼科界历史变迁的参与者,在这场变革中,我仅仅是将现代化的技术加入到了眼科手术设备的发明和改良之中。当然,我回到墨尔本大学眼科并不意味着我停止了与Bascom Palmar 眼科研究所的合作。Crock 和 Norton 教授不仅仅是我的同事,还是我的良师益友,并且他们

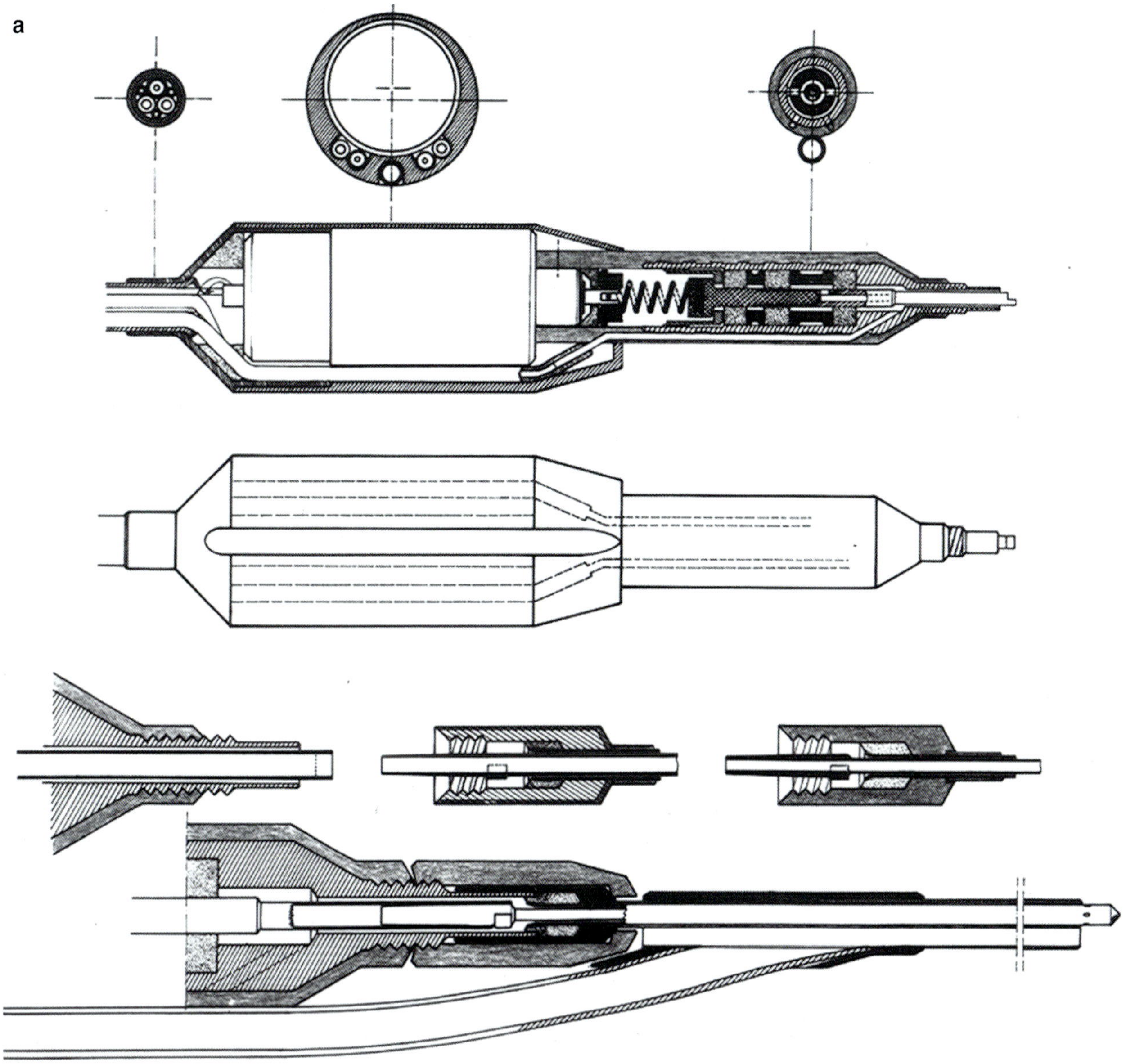


图 38.13　(a)第七代 VISC 的设计图纸。(待续)

有一个共同的信条：患者至上。因此，我拥有自由的权限来帮助迈阿密团队继续改良经睫状体平坦部的玻璃体切割手术。在迈阿密的短短 3 年时间里，在 Norton 教授的指导和教育下，我成为 Bascom Palmar 眼科研究所的毕业生。由于他无尽的慷慨，我才有机会建立一个首屈一指的实验室，这是我在澳大利亚绝对不可能完成的。因此，我决定再次回到迈阿密。花费了整整一年时间的准备，直到 1974 年 12 月，我再次回到了 Bascom Palmar 眼科研究所，并在那里工作一直到 1975 年底，最后，第十代 VISC 诞生了，这是我所参与研制的最后一款 VISC。

眼科生物物理中心继续发展，后来机械工程师 David Denham、电子工程师 Ronald Lashley 和 Izuru Nose 也加入我们的工作小组中来以研制更为复杂的仪器，包括一套集成的内眼手术操作系统[21]。Machemer 博士离开我们的团队前往杜克大学成为眼科主任，但这并没有使我们之间的紧密合作终止。我每个月都会去杜尔汉姆帮助建设杜克大学的眼科中心的眼科生物物理中心，该中心最终由聪慧而有创新性的机械工程师 Dyson Hickingbotham 来领导。

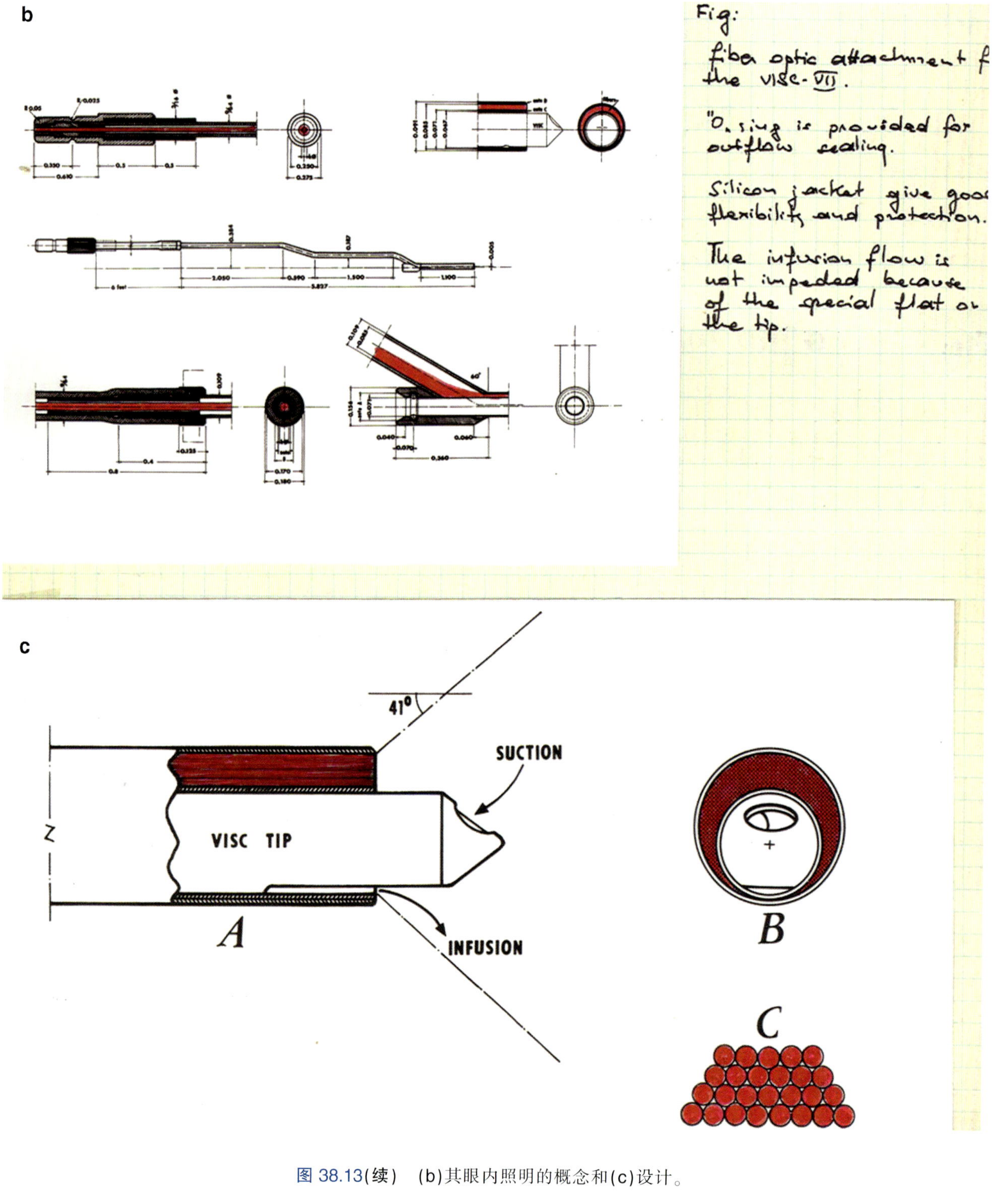


图 38.13(续) (b)其眼内照明的概念和(c)设计。

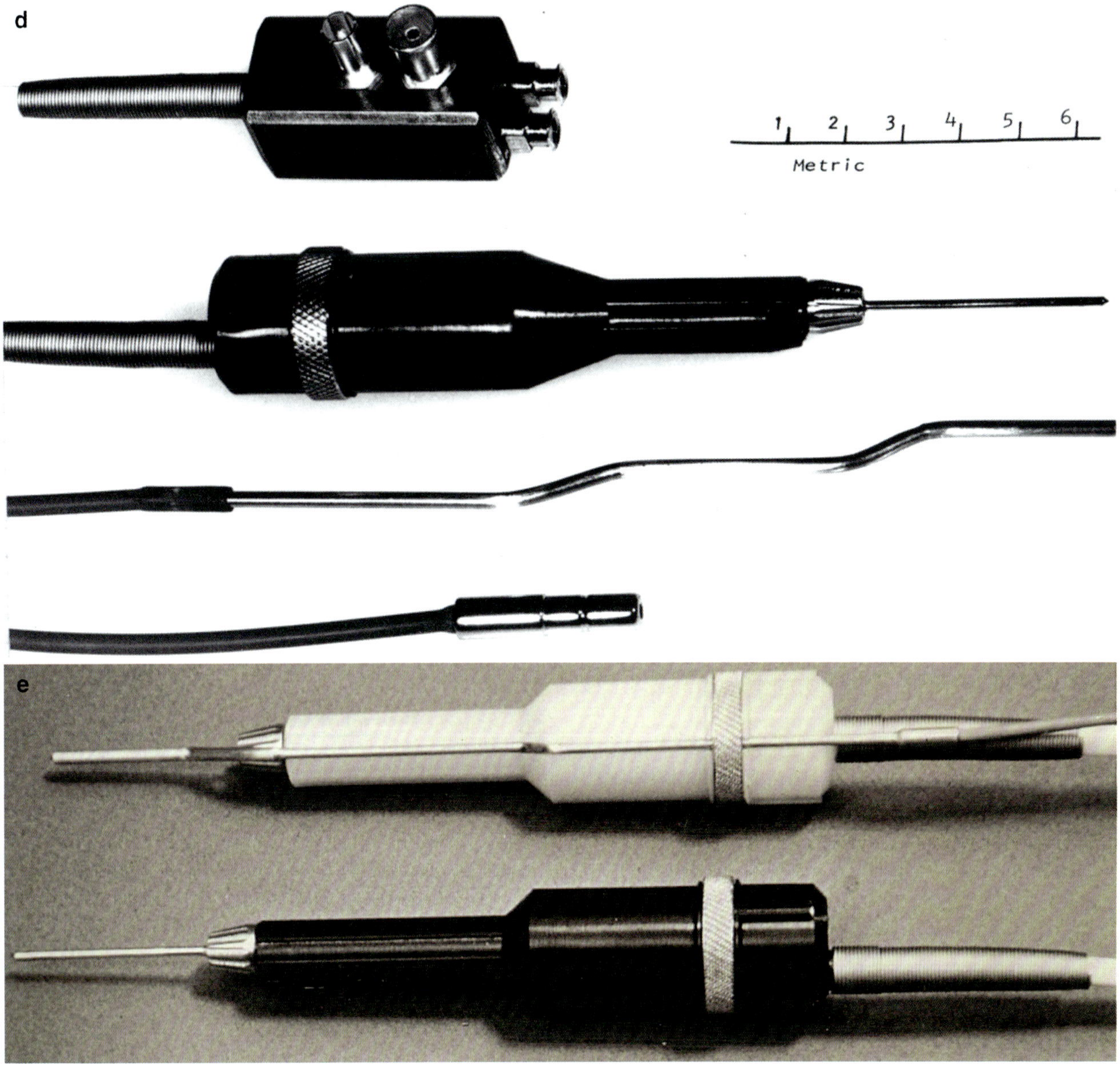


图 38.13(续)　(d)在 Bascom Palmer 眼科研究所制造的相关设备的照片。由于 Bascom Palmer 眼科研究所的每位外科医生都负责维护自己的设备，因而设备的塑料外壳的颜色是按照手术医生自己的喜好而定。

## 6. 多样化

我的眼科生物物理中心团队不仅仅与Machemer博士和 Higginbotham 先生保持紧密的合作，从而发明增生膜撕除切割工具(MPC)和经玻璃体双极电凝等设备[22-27]，而且与许多 Bascom Palmar 眼科研究所的临床教学人员有进一步的合作。1976 年 George Blankenship 博士对于通过光导纤维来进行眼内激光光凝治疗设备极为推崇，这种光导纤维最初是连接到梅耶-施维克拉特碳弧激光凝固器上，随后通过改进，连接到一个小型的便携式氙激光凝固器上，这个设备一直持续使用到现在广泛使用的氩激光器出现之前。Blankenship 博士同样参与到稀土永磁材料[28]和电动输液杆的构想中[29]。

John Clarkson 博士则帮助设计并开发出“Le 系统”[30]，这是一种拥有独立脚踏控制注吸的模块化的控制台，可以用来完成眼内冷凝、超声乳化，以及高频双极电凝等操作。它同样可以为许多自动显微手术器械提供动力来源，包括 Mark Blumenkranz 博士

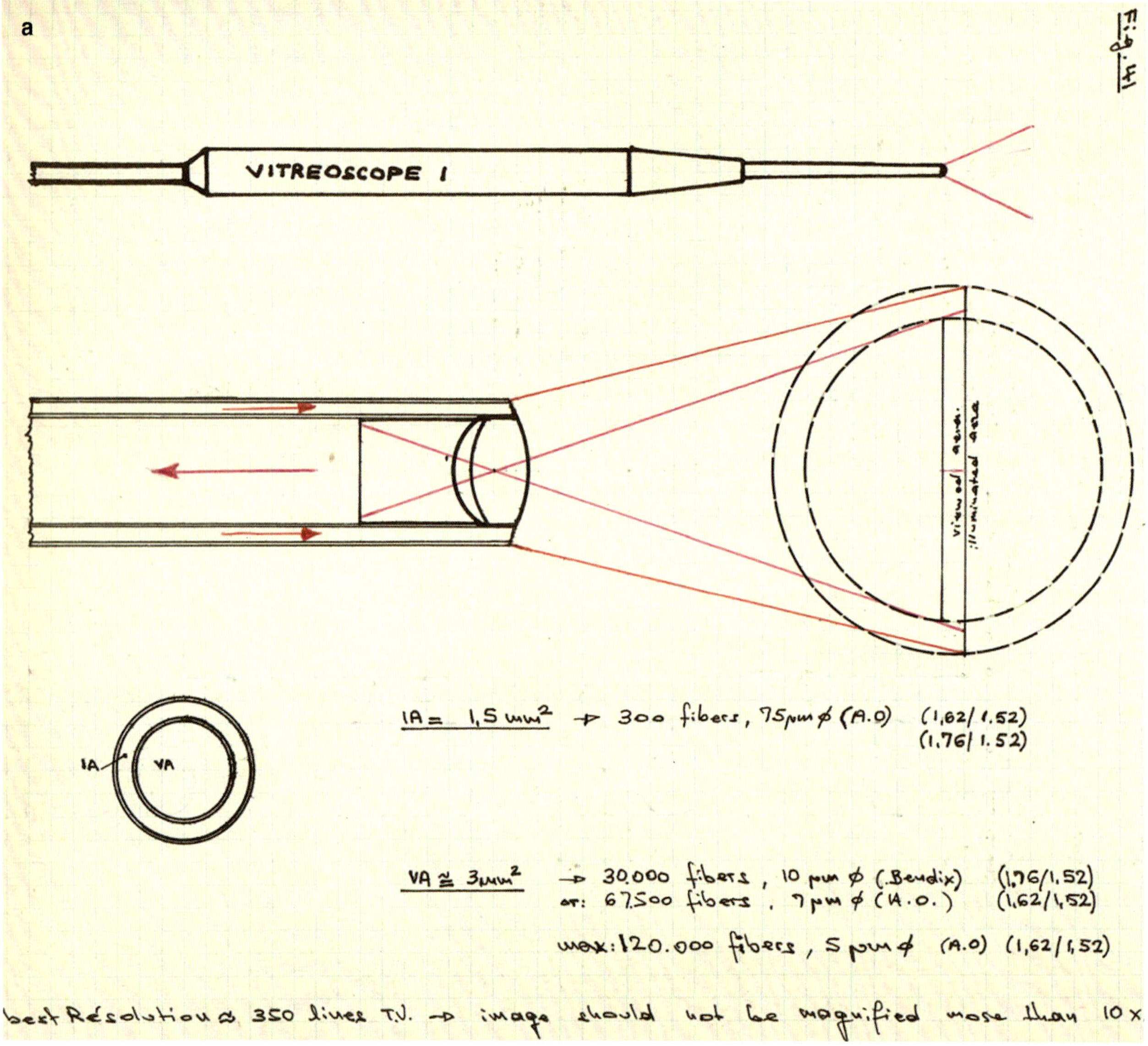


图 38.14 (a)Buettner 在 1970 年构想的通过可调的纤维导光束来进行玻璃体和视网膜眼内观察的玻璃体内照明系统的构想。照明由围绕着两端融合的光纤束的共轴光纤所提供,并且其头端有一个分光器(b)用以摄影记录玻璃体视网膜手术的过程。(c)显示了另一个设备,其内镜成像装置是通过一个允许外科医生在正常视野和内镜视野下自由切换的旋转镜,并将其连接到手术显微镜的光路上。(待续)

发明的等离子膜切割器。与此同时，研究人员发明了由电池供电的玻璃体切割系统[31],经睫状体平坦部的晶状体乳化仪[32],Harry Flynn 博士发明了视网膜下液吸除器[33,34],Richard Parrish 博士发明了眼内压力测量仪[35],这些设备的发明为玻璃体切割手术过程中定量和校正眼内压的过度波动提供了可能。正因为有这些设备的革新，在临床上我们可以进一步对 Clarkson 博士测试过的 Le 系统的抽吸模块功能进行改进。最终，眼内压力监测系统成为在所有晶状体乳化术和玻璃体切割术控制模块中必不可少的设施之一。

尽管全套玻璃体切割设备非常精致，并且手术技巧也越来越趋于娴熟，但是治疗增生性玻璃体视网膜病变(PVR)依然有很大的不确定性。Machemer 博士常常谈到这个问题，这个问题在威尔玻璃体手术会议上引起玻璃体视网膜外科医生的热烈讨论(见第 42 章“增生性玻璃体视网膜病变的处理”;第 43 章“难治性视网膜脱离的视网膜切除术”)。对于

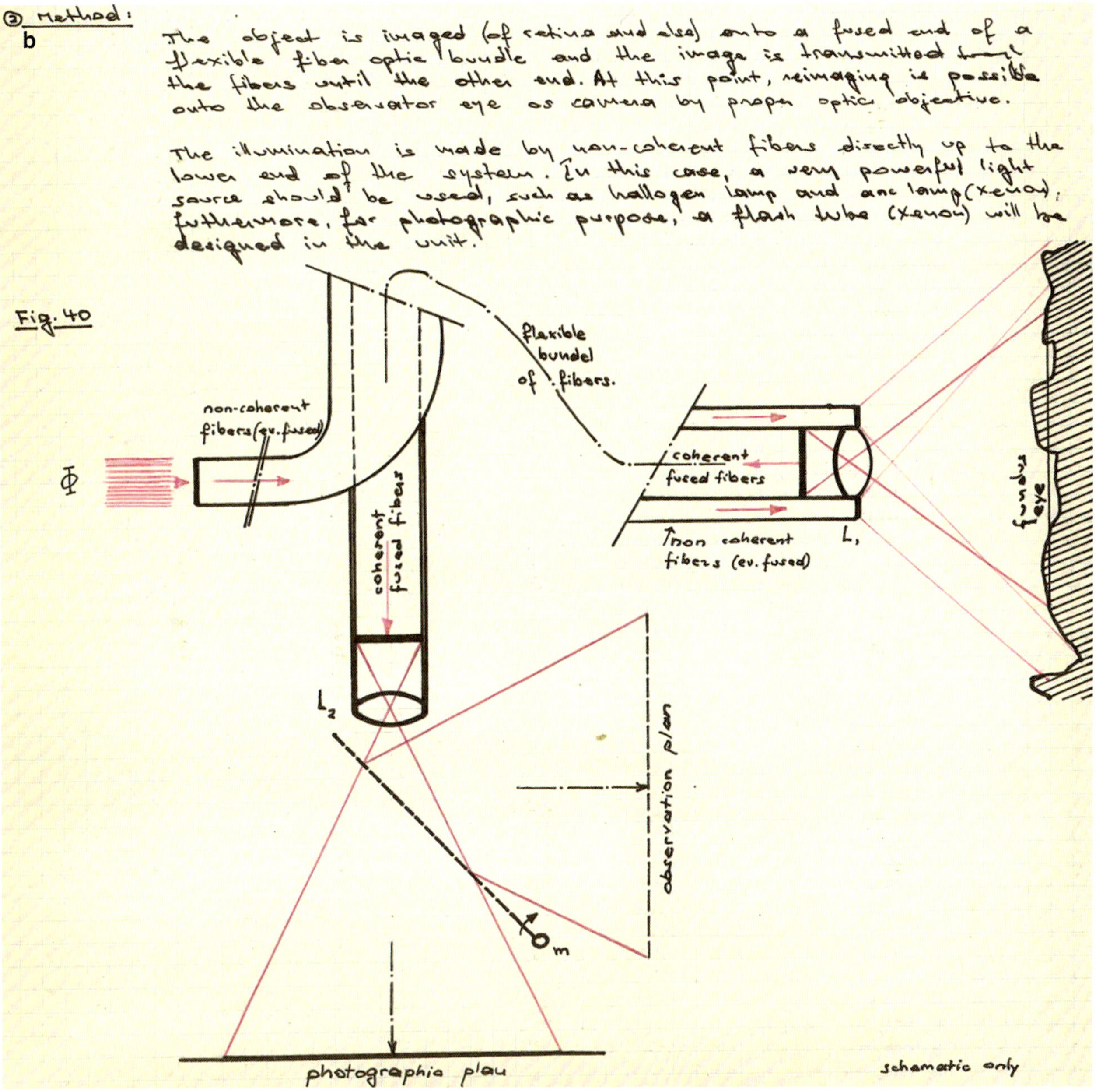
② Method:
b
The object is imaged (of retina and else) onto a fused end of a flexible fiber optic bundle and the image is transmitted trough the fibers until the other end. At this point, reimaging is possible onto the observator eye or camera by proper optic objective.

The illumination is made by non-coherent fibers directly up to the lower end of the system. In this case, a very powerful light source should be used, such as hallogen lamp and arc lamp (xenon); futhermore, for photographic purpose, a flash tube (xenon) will be designed in the unit.



图 38.14(续)

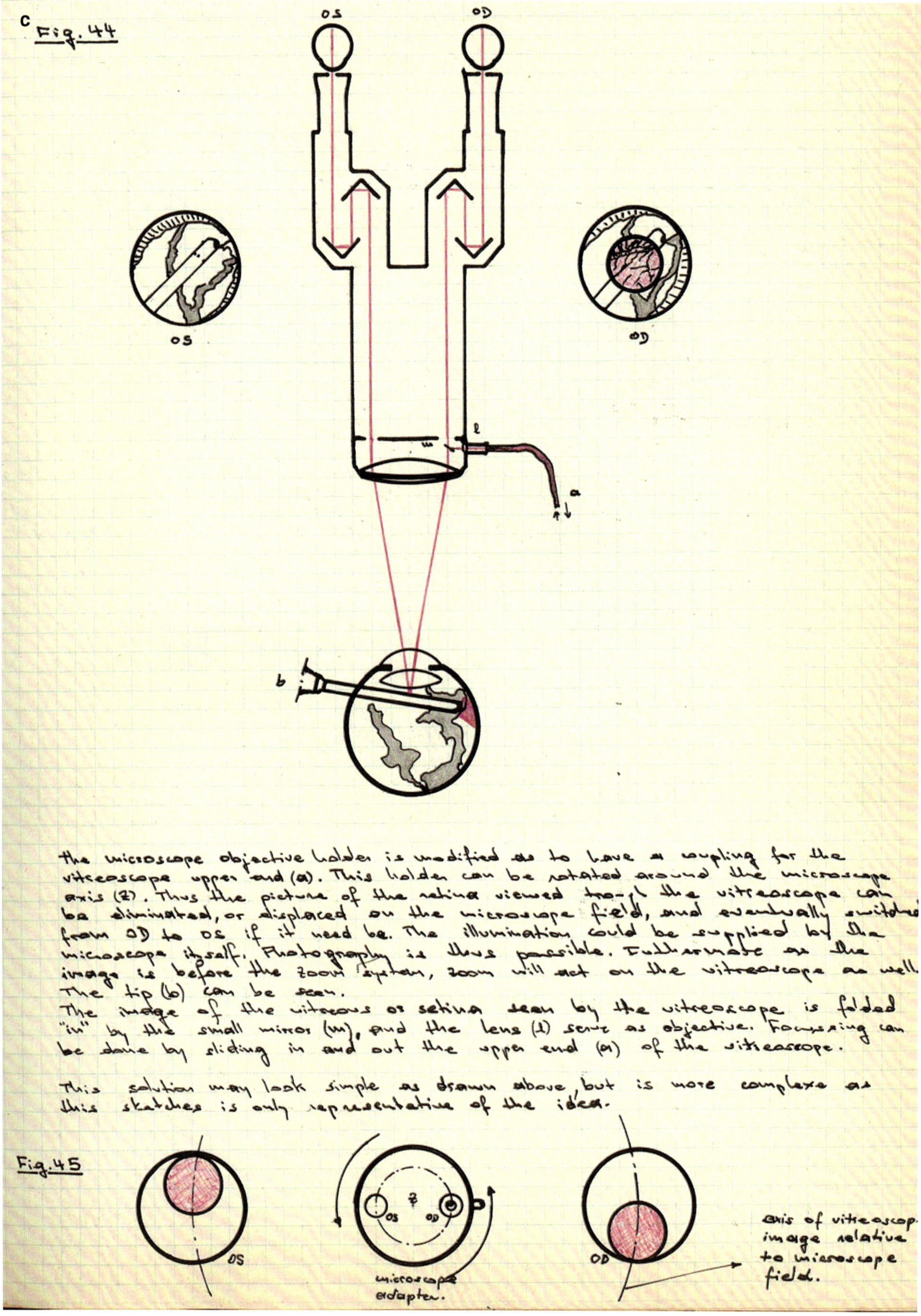
c
Fig. 44
OS
OD
OS
OD
l
m
a
b
the microscope objective holder is modified as to have a coupling for the vitreoscope upper end (a). This holder can be rotated around the microscope axis (Z). Thus the picture of the retina viewed through the vitreoscope can be eliminated, or displaced on the microscope field, and eventually switched from OD to OS if it need be. The illumination could be supplied by the microscope itself. Photography is thus possible. Furthermore as the image is before the zoom system, zoom will act on the vitreoscope as well. The tip (b) can be seen.
The image of the vitreous or retina seen by the vitreoscope is folded "in" by the small mirror (m), and the lens (l) serve as objective. Focusing can be done by sliding in and out the upper end (a) of the vitreoscope.
This solution may look simple as drawn above, but is more complexe as this sketches is only representative of the idea.
Fig. 45
OS
Z
OS
OD
microscope adapter.
OD
axis of vitreoscope image relative to microscope field.

图 38.14(续)

这个问题，Machemer 博士提议玻璃体腔内注入曲安奈德，而 Blankership 和 Blumenkranz 博士则建议使用 5–氟尿嘧啶(5–Fu)。由于这两种药物在玻璃体腔内存留的时间都较为短暂，人们逐渐开始探索如何控制植入药物的释放问题。在聚合物专家 Frank Villain 和 Karl Skip Olsen 博士的帮助下，金属平头钉[36]被导入可生物降解的 5–Fu，并被植入眼内[37,38]。尽管 Scott Cousins 博士在动物模型上论证了该缓释装置的有效性[39]，但由于美国食品药品管理局(FDA)并未批准 5–Fu 用于眼科，该装置并没有能够进入临床试验阶段。法国 Corneal SA 公司进行了相关的研究，但由于当时 PVR 的发生率逐渐降低，他们对与 5–Fu 在治疗 PVR 方面的研究并没有太大的兴趣，相反，他们决定在欧洲实施一项协作临床试验来探讨 5–Fu 缓释植入物在小梁切除术后对于抑制瘢痕组织形成的作用。

由于玻璃体切割术已经逐渐成为一个完善的操作过程，并且许多美国和其他地区的公司都在生产和改良玻璃体切割设备，眼科生物物理中心的主要注意力转移到了新的眼内药物给药方式上，包括电量控制的电离子导入法，它能够通过非侵入性的方式将药物传递到视网膜脉络膜层面[40]，这为药物治疗 PVR 和其他视网膜疾病提供了新的希望。随后，眼科生物物理中心逐渐扩大规模，增加了十几名科学家和工程师，并且他们大都是本科生或者研究生，均致力于研制新的眼科技术，而且实验室的面积也扩大了 4 倍，我们一直满怀喜悦地从事着当初我的导师 Fankhause 教授、Crock 教授和 Norton 教授所教导我的事业：帮助医生治愈患者的病痛。生活还教会了我去相信缘分，这是一种力量，对我的上述经历产生了很重要的影响。

*即便在现今，大多数的发现都是努力加上机缘巧合的结果。*

*——悉达多·穆克吉*

**缩略语**

| | |
|---|---|
| AAOO | 美国眼科与耳鼻喉科学会 |
| BPEI | 巴斯科姆帕尔墨眼科研究所 |
| DC | 直流电 |
| MPC | 切膜刀 |
| MUDO | 墨尔本大学眼科 |
| OR | 手术室 |
| PVR | 增生性玻璃体视网膜病变 |
| VISC | 玻璃体注吸切割器 |
| 5–FU | 5–氟尿嘧啶 |

## 参考文献


1. O'Brien BM. Neurovascular pedicle transfer in the hand. Aust N Z J Surg. 1965;35(1):1–11.
2. O'Brien BM, Henderson PN, Crock GW. Metalized microsutures. Med J Aust. 1970;1(14):717–9.
3. Henderson PO, O'Brien BM, Parel J-M. An adjustable double microvascular clamp. Med J Aust. 1970;1:715–7.
4. Parel J-M, Crock GW, O'Brien BMC, Henderson PN, Galbraith JEK, Pericic L. Prototypal electromicrosurgical instruments. Med J Aust. 1970;1:709–14.
5. Parel J-M, Crock GW, O'Day D, Wigley A. Automatic retinal camera for fluorescein angiography. Med J Aust. 1968;1:291–8.
6. Crock GW, Parel J-M. Stereophotogrammetry of fluorescein angiographs in ocular biometrics. Med J Aust. 1969;2:586–90.
7. Kasner D, Miller GR, Taylor WH, Sever RJ, Norton EWD. Surgical treatment of amyloidosis of the vitreous. Trans Am Acad Ophthalmol Otolaryngol. 1968;72:410–8.
8. Machemer R, Buettner H, Norton EWD, Parel J-M. Vitrectomy: a pars plana approach. Trans Am Acad Ophthalmol Otolaryngol. 1971;75:813–20.
9. Parel J-M, Machemer R, Aumayr W. A new concept for vitreous surgery. 5. An automated operation microscope. Am J Ophthalmol. 1974;77:161–8.
10. Parel J-M, Machemer R, Aumayr W. A new concept for vitreous surgery. 4. Improvements in instrumentation and illumination. Am J Ophthalmol. 1974;77:6–12.
11. Buettner H, Machemer R, Parel J-M. Vitrectomie. I. Instrumentarium und Operationstechnich. Ber Deutscher Ophthalmol Ges Zusammenkunft. 1971;71:424–8.
12. Machemer R, Parel J-M, Buettner H. A new concept for vitreous surgery. I. Instrumentation. Am J Ophthalmol. 1972;73:1–7.
13. Machemer R, Buettner H, Parel J-M. Vitrectomy: a pars plana approach. Mod Probl Ophthalmol. 1972;10:172–7.
14. Machemer R, Norton EW. Vitrectomy, a pars plana approach. II. Clinical experience. Mod Probl Ophthalmol. 1972;10:178–85.
15. Machemer R, Parel J-M, Norton EWD. Vitrectomy: a pars plana approach. Technical improvements and further results. Trans Am Acad Ophthalmol Otolaryngol. 1972;76(2):462–6.
16. Peyman GA, Dodich NA. Experimental vitrectomy. Instrumentation and surgical technique. Arch Ophthalmol. 1971;86(5):548–51.
17. Kloti R. Vitrectomy. 1. A new instrument for posterior vitrectomy. Albrecht Von Graefes Arch Klin Exp Ophthalmol. 1973;187(2):161–70.
18. Douvas NG. The cataract roto-extractor. A preliminary report. Trans Am Acad Ophthalmol Otolaryngol. 1973;77(6):OP792–800.
19. Douvas NG. Microsurgical roto-extractor instrument for vitrectomy. Mod Probl Ophthalmol. 1975;15:253–60.
20. O'Malley C, Heintz RM. Vitrectomy via the pars plana – a new instrument system. Trans Pac Coast Otoophthalmol Soc Annu Meet. 1972;53:121–37.
21. Machemer R, Parel J-M. An improved microscope ceiling-mounted unit and an automated television. Am J Ophthalmol. 1978;85:205–9.
22. Machemer R, Parel J-M, Hickingbotham D. Support and air supply

tube for vitreous surgery. Arch Ophthalmol. 1980;98:154.
23. Hickingbotham D, Parel J-M, Machemer R. Diamond coated all-purpose foreign body forceps. Am J Ophthalmol. 1981;91:267–8.
24. Machemer R, Parel J-M, Hickingbotham D. The Membrane Peeler-Cutter. A new tool for vitreous surgery. Arch Ophthalmol. 1981;99:152–3.
25. Parel J-M, Machemer R. Steam sterilizable fundus contact lenses. Arch Ophthalmol. 1981;99:151.
26. Parel J-M, O'Grady G, Machemer R. A bipolar coaxial microprobe for safe transvitreal diathermy. Arch Ophthalmol. 1981;99:494–7.
27. Parel J-M, Machemer R, O'Grady G, Crock GW, Nose I. Intraocular diathermy coagulation. Graefes Arch Clin Exp Ophthalmol. 1983;221:31–4.
28. Crock GW, Janakiraman P, Reddy P. Intraocular magnet of Parel. Br J Ophthalmol. 1986;70(12):879–85.
29. Blankenship G, Lee W, Parel J-M. An electronic infusion pole adjuster. Ophthalmic Surg. 1984;15(4):317–418.
30. Parel J-M. "Le System": a unified microsurgical center. In: Blankenship G, Gonvers M, Stripe M, editors. Basic and advanced vitreous surgery, Fidia research series, vol. 2. Padova: Liviana Press; 1986. p. 21–7.
31. May DR, Wang W-J, Yeh MH, Parel J-M. Results of 110 vitrectomies with VITAC: A portable system. Am J Ophthalmol. 1983;96:775–82.
32. Wilson DL, Parel J-M. Phacoexcavation: an alternative pars plana technique for lens removal. Am J Ophthalmol. 1985;100:528–33.
33. Flynn H, Blumenkranz M, Parel J-M, Lee W. Cannulated subretinal fluid aspirator for vitreoretinal surgery. Am J Ophthalmol. 1987;103:106–7.
34. Flynn HW, Davis JL, Parel J-M, Lee W. Applications of a cannulated extrusion needle during vitreoretinal microsurgery. Retina. 1988;8:42–9.
35. Parel J-M, Parrish RK, Nose I. An intraoperative intraocular pressure (IOP) monitor. Ophthalmic Surg. 1987;18:371–4.
36. O'Grady G, Parel J-M, Olsen K, Lee W, Blankenship G, Flynn H, Clarkson JG. Hypodermic stainless steel tacks and companion inserter designed for peripheral fixation of retina. Arch Ophthalmol. 1988;106:271–5.
37. Olsen K, Parel J-M, Lee W, Hernandez E. Biodegradable mechanical retinal fixation: a pilot study. Arch Ophthalmol. 1989;107:735–41.
38. Villain F, Davis P, Kiss K, Cousin SW, Parel JM, Parrish RK. A bioerodible intraocular implant for controlled drug release of 5-Fluorouracil. ARVO. Invest Ophthalmol Vis Sci. 1992;33(4):230.
39. Rubsamen PE, Davis PA, Hernandez E, O'Grady GE, Cousins SW. Prevention of experimental proliferative vitreoretinopathy with a biodegradable intravitreal implant for the sustained release of fluorouracil. Arch Ophthalmol. 1994;112(3):407–13.
40. Behar-Cohen FF, Milne P, Parel J-M. Ocular iontophoresis. In: Edelhauser HF, Kompella UB, editors. Drug product development for the back of the eye, AAPS advances in the pharmaceutical sciences series 2. Arlington/New York: AAPS Press/Springer; 2011. p. 361–90. ISSN 2210–7371.
41. Harper TW, Flynn Jr HW, Berrocal A, Thompson JT, Parel J-M. Lack of toxicity during long-term follow-up of intraocular metallic fragments after Pars Plana Vitrectomy. Ophthal Surg Lasers Imaging. 2008;39(4):319–22.

# 第 39 章 现代玻璃体切割机

Lawrence P. Chong

## 本章要点



**关键词**
玻璃体;玻璃体切割术;仪器;流速;切割机;切割率;视网膜牵拉

**核心概念**

1. 以高切割率维持高占空比能够增强玻璃体切割效率。
2. 高切割率是提高玻璃体切割效率的一种简单方式,因为玻璃体切割并不是高效的手术。
3. 切割头对附近视网膜牵拉力取决于负压和切割头距视网膜表面的距离,但这种牵拉力远远低于可以导致视网膜脱离的水平。

## 1. 引言

距离 Robert Machemer 及 Jean-Marie Parel(见第 38 章“玻璃体切割手术设备的发展史:来自澳大利亚-美国的跨国协作的个人经历”)发明出能够机械地去除密闭眼球内的玻璃体液的装备仪器已经有 37 年了。在过去的 37 年里,玻璃体切割术得到了改进,变得更为安全及高效[1]。我们通常不仅对严重的眼部疾病,如视网膜脱离、穿通性眼外伤及糖尿病性视网膜病变进行手术,而且对于非严重的眼部疾病,如特发性黄斑前膜甚至是玻璃体漂浮物进行玻璃体切割术。我们现在对视力尚未出现明显下降的患眼

电子补充材料:补充材料可在本章的在线版本 10.1007/978-1-4939-1086.1_39.中获得。也可以在 http://www.springerimages.com/videos/978-1-4939-1085-4 上查看相关视频。

L. P. Chong, MD
Doheny Retina Institute,
Los Angles, CA, USA
VMR Institute for Vitreous Macula Retina,
Huntington Beach, CA, USA
e-mail:lchong@usc.edu

压力来驱动切割头，并且脉冲本身已经成形。切割机设计为2500次/分的切割速度，远高于当时可用的商业切割机。与第一代切割机相比，我们不仅提高了切割玻璃体的能力，而且这种切割机的25G版本能够比第一代20G切割机切割更多的玻璃体(图39.3)。所有市售的高速切割机都已经整合了占空比的设计改进技术[4-6]。

## 2.3 玻璃体液流速与切割效率的关系

提高切割率是提高玻璃体切割效率的另一种方法。我们实验室的实验工作展现了提高切割率对提高切割效率的惊人的效果(图39.4)。这通过高速视频分析显示的玻璃切割效率低下来解释[7](见视频39.1)。我们将曲安奈德或微颗粒注入猪玻璃体中以提高其可视度。我们使用能够每秒捕获700帧的高速摄像机记录玻璃体在切割头尖端下的运动。使用这台摄像机，以1500次/分切割速率运行的切割头，每一次切割都可以捕获到28帧(图39.5)。我们观察到，玻璃体切割既不流畅也不高效，实际上是一个不连续的过程。有时切割头运行的时候玻璃体液却没有进入刀口，有时候甚至会发生反流。

在单个循环内，玻璃体流经刀口的有多种速度变化。在打开气动切割机时，玻璃体缓慢进入刀口，随着刀口开放更宽，玻璃体运动更快。提高切割率的效果与使用钝斧时增加挥动数量的效果相似。Juan等通过玻璃切割机的流量的计算研究表明，除了高占空比，缓慢的开关转换也在提高切割效率和最小化刀口周围的干扰方面起着重要作用[8]。

# 3. 传递至视网膜表面的牵拉力

一种在玻璃体切割术中量化玻璃体切割机产生的玻璃体牵拉力的技术已经被开发出来[9-11]。在这之前，这种牵拉力从未被测量过。当切割头使用常规参数在接近未脱离的视网膜时从未诱发牵拉导致的视网膜脱离。然而，当切割头靠近脱离的视网膜时，这些牵拉力变得明显。为了找出原因，将应变仪附着到猪眼视网膜表面，并以下列方式将玻璃体切割机置于玻璃体内：

- 距离新鲜猪眼角膜缘4mm进行巩膜环形切除。
- “整体”去除角膜、虹膜和晶状体。
- 眼球被放置在一个特制的支架上，使得环切区位于眼球最下部。
- 在固定眼球的最上方(距环钻区180°)，使用外科剪刀去除由巩膜、脉络膜和视网膜组成的1cm×

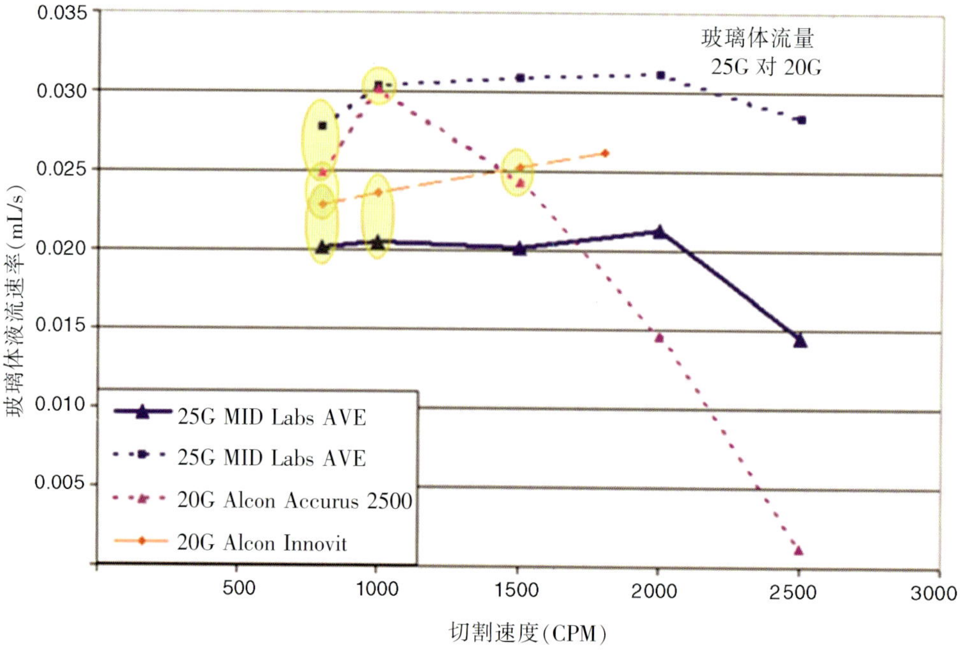


图39.3 高于1700次/分的高占空比，25G切割机(MID Labs AVE)的流量比20G第一代气动切割机(Accurus 2500)具有更大的流量。

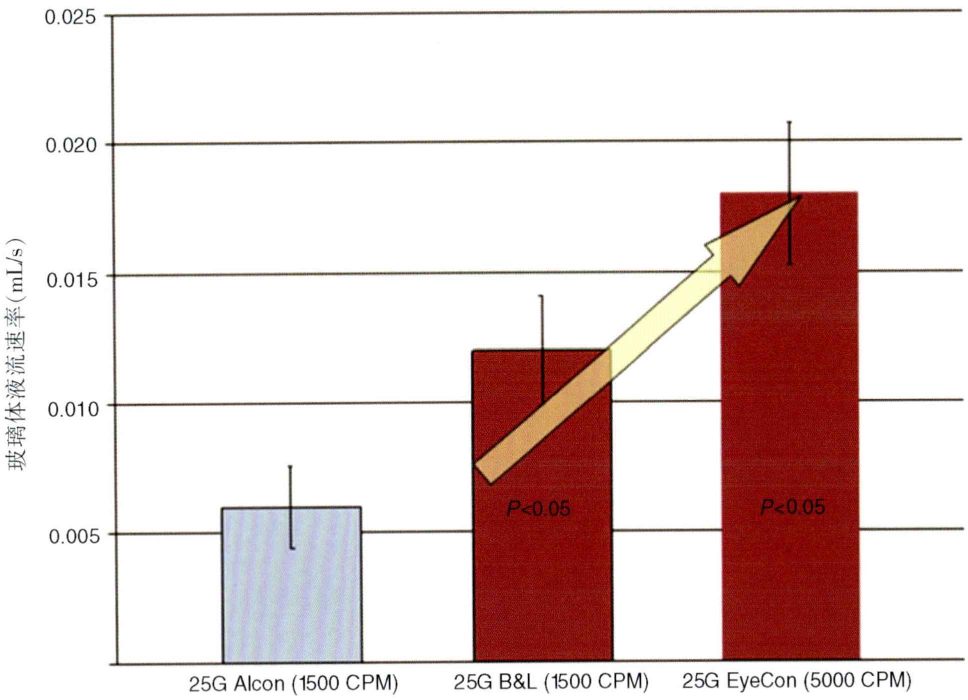


图 39.4 一个实验性的 25G 切割机（具有改进的电动机的储料切割机）显示出当切割速率从 1500 次/分向 5000 次/分增加时流量急剧增加。

1cm 面积的眼球壁组织。

- 然后用 0.15mm 不锈钢丝将脉络膜和视网膜层(通过巩膜环切暴露)固定一个应变计的测力传感器(Electroforce 3011 machine, Bose Corporation ElectroForce Systems Group, Eden Prairie, MN)(图 39.6)。

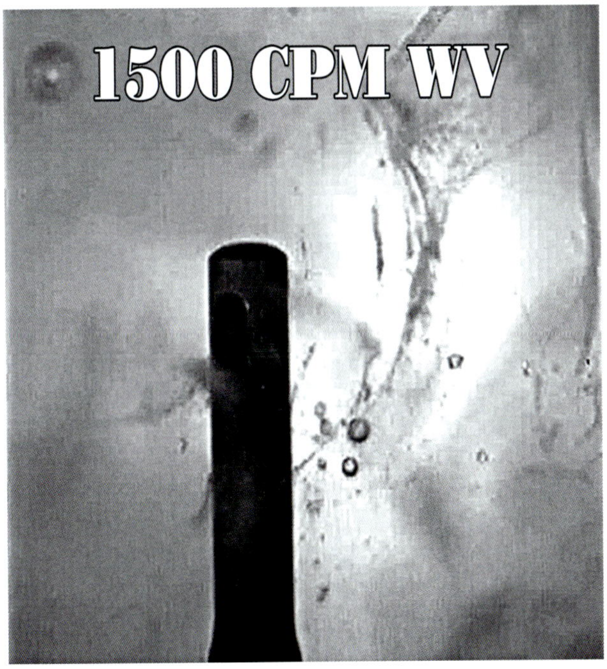


图 39.5 将曲安奈德注入猪玻璃体中增强其可视度，使高速视频能够观察到切割刀口周围的玻璃体运动。

- 切割头通过显微操作器以与脉络膜和视网膜层相邻的 45°角进入眼睛。

我们发现，20G、23G 和 25G 气动切割机的牵拉力范围分别为 2.06~37.22、3.85~15.38 和 5.13~27.91dyn。20G 和 25G 电动切割机的牵拉力范围分别为 3.60~41.78 和 5.28~27.91dyn。这些值都在以前的模型中测得的分离视网膜所需的阈值之下。对于每增加 100mmHg 的负压，玻璃体视网膜牵拉力增加 3.14~7.89dyn。切速每增加 500 次/分，牵拉力降低 2.51~5.71dyn。当切割头距离视网膜 3mm 时的牵拉力大于距视网膜 5mm 时的牵拉力。虽然这些结果相当直观，但是它们是第一次被量化。

玻璃体切割术仪器的进一步发展将由定性和定量技术驱动，本章已经介绍了其中的例子。

**缩略语**

| | |
|---|---|
| CPM | 每分钟切割次数 |
| dyn | 达因 |

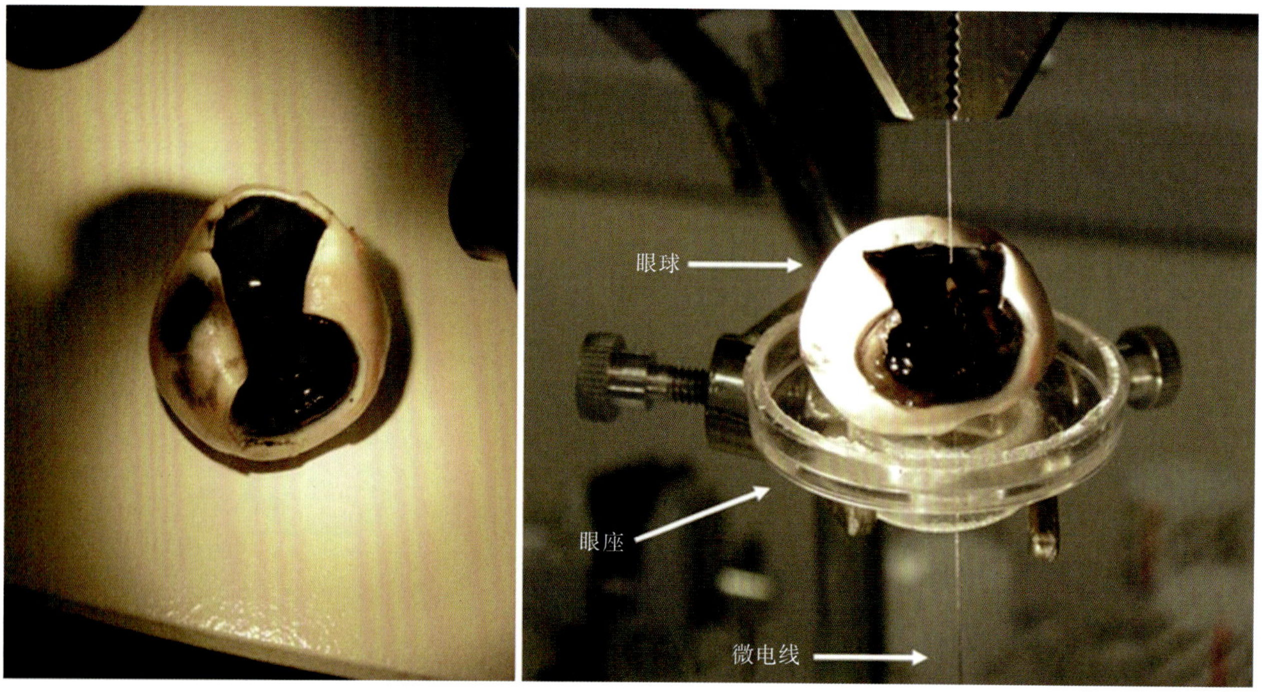


图 39.6 处理猪眼时将应变仪附着到视网膜上。玻璃体液保持完整，因此玻切头可以进入其中并且定位在距视网膜一定距离处。

# 参考文献

1. Machemer R, Buettner H, Parel JM. Vitrectomy, a pars plana approach. Instrumentation. Mod Probl Ophthalmol. 1972; 10:172–7.
2. Magalhaes Jr O, Chong LP, DeBoer C, Bhadri P, Kerns R, Barnes A, Fang S, Humayun M. Vitreous dynamics: vitreous flow analysis in 20, 23 and 25 gauge cutters. Retina. 2008;28:236–41.
3. Magalhaes Jr O, Barnes A, DeBoer C, Humayun M, Chong LP, Bhadri P, Fang S. Guillotine performance: duty cycle analysis of vitrectomy systems. Ret Cases Brief Rep. 2009;3:64–7.
4. Fang SY, DeBoer CM, Humayun MS. Performance analysis of new-generation vitreous cutters. Graefes Arch. 2008;246:61–7.
5. Matsuoka N, Texeira A, Lue JC, Fang SY, Kerns R, Bhadri P, Humayun M. Performance analysis of millennium vitreous enhancer™ system. Ophthalmol Surg. 2011;42:162–7.
6. Diniz B, Ribeiro RM, Fernandes RB, Lue JC, Teixeira AG, Maia M, Humayun MS. Fluidic in a dual pneumatic ultra high-speed vitreous cutter system. Ophthalmologica. 2013;229:15–20.
7. Magalhaes Jr O, Chong LP, Deboer C, Bhadri PR, Lescoulie J, McCormick J, Barnes A, Humayun M. Improved understanding of vitrectomy, qualitative high speed video analysis of vitreous movement around the aperture of vitreous cutters. Invest Ophthalmol Vis Sci (ARVO Suppl). 2006;2688:127.
8. Juan T, Hubschman JP, Eldredge JD. A computational study of the flow through a vitreous cutter. J Biomech Eng. 2010;132(12):121005.
9. Texeira AG, Chong LP, Matsuoka N, Arana LA, Lue JC, McCormick M, Kerns R, Bhadri P, Humayun MS. An experimental protocol of the model to quantify traction applied to the retina by vitreous cutters. Invest Ophthalmol Vis Sci. 2010;51:4181–6.
10. Texeira AG, Chong LP, Matsuoka N, Arana L, Kerns R, Bhadri P, Humayun MS. Vitreoretinal traction created by conventional cutters during vitrectomy. Ophthalmology. 2010;117:138792.
11. Texeira AG, Chong LP, Matsuoka N, Rowley A, Lue JC, McCormick M, Kerns R, Humayun M. Novel method to quantify traction in a vitrectomy procedure. Br J Ophthalmol. 2010;94(9): 1226–9.

# 第 40 章 玻璃体手术的发展趋势

Jean-Pierre Hubschman, Sanket U. Shah, and Vinod B. Voleti

## 本章要点



**关键词**
玻璃体;玻璃体切除术;玻璃体应用流体学;小切口设备;特定任务特征;增强现实;三维空间重建;飞秒激光;机器人玻璃体切除术

**核心概念**

1. 改进玻璃体切割头大小、切割率和抽吸系统来满足任务特定需求，从而最优化玻璃体视网膜手术。广角视野和应用特定波长的色彩对比使玻璃体、视网膜及视网膜下结构的可视化将提高玻切术中的可视性。
2. 增强现实将被作为一种术中工具辅助玻璃体视网膜手术医生在术中获得多模式成像,并提供结构及功能状态的视网膜信息。这将有助于规划显微手术操作和连续的术中监测,并将提高玻璃体视网膜手术的准确性。
3. 靶向递送药物、缺失或有缺陷基因、使用“智能水凝胶”的干细胞、纳米粒子和磁力操纵的运载工具将迎来处理玻璃体视网膜疾病的新纪元。

---

电子补充材料:补充材料可在本章的在线版本 10.1007/978-1-4939-1086.1_40.中获得。也可以在 http://www.springerimages. com/videos/978-1-4939-1085-4 上查看相关视频。

J.-P. Hubschman, MD(✉)
jules Stein Eye Institute at UCLA,
University of Californial Los Angeles,
200 Stein Plaza, Los Angeles, CA 90095, USA
e-mail: hubschman@jsei.ucla.edu

S.U. Shah, MD
Retina Division, Department of Ophthalmology,
Jules Stein Eye Institute, UCLA, Los Angeles, CA, USA

V.B. Voleti, MD
New Jersey Retina, Vauxhall, NJ, USA

# 1. 引言

近50年来,玻璃体切割术仍然是治疗各种玻璃体视网膜疾病的一种安全有效的措施。随着对玻璃体和玻璃体视网膜疾病知识的不断增加,玻璃体切割技术也得到相应发展。最近的创新包括玻璃切割头和抽吸系统的改进,以及改善照明光源、光传导设备和增强术中可视性系统。更令人兴奋的是,有几个新兴的研发项目正在进行之中,包括集整合的增强现实技术、机器人玻璃体视网膜手术、基因和干细胞疗法、视网膜假体和新型给药方法。这些进展继续提升玻璃体切割术的安全性和有效性,并不断扩大玻璃体切割术的适应证。随着手术效果的不断提高和并发症的减轻,玻璃体切割术的新适应证进一步发展。局限性玻璃体切割术对于消除玻璃体漂浮物或去除早期视网膜前膜和玻璃体后皮质及保留前部玻璃体可能成为某些标准的治疗指标,从而降低玻璃体切割术后白内障的发展(见第45章“玻璃体漂浮物与视力”)。采用先进的成像技术,如频域OCT,我们已经确定新的疾病,如玻璃体黄斑粘连,后者已被证明在糖尿病性视网膜病变(DR)和渗出性AMD中起作用。AMD和DR的“预防性手术”能够阻止疾病发展。这种预防性的手术可能有助于减少疾病晚期致盲性的并发症。玻璃体切割术前药物性玻璃体溶解术的应用将激发人们更广泛地使用玻璃体切割术治疗这些“新适应证”。

# 2. 现有的玻璃体切割手术技术的改进

自1971年Robert Machemer开创玻璃体切割术以来,一直在不断完善各种疾病的玻璃体切割手术操作[1]。Parel、Buettner和Machemer的原始玻璃体注吸切割头(VISC)仍然是现代经平坦部玻璃体切割术(PPV)工具的基础(见第38章“玻璃体切割手术设备的发展史:来自澳大利亚-美国的跨国协作的人个经历”)。现今的玻璃体切割技术是前期几乎所有方面改进的产物,包括切割、抽吸、照明、可视化及设备。

## 2.1 改进玻璃体切割头

### 2.1.1 大小

近年来显著的改进趋势是小直径玻切头。小直径设备之所以能够普及,是因为可以经结膜使用,不再需要进行切开和缝合关闭巩膜。这也减少了手术的创伤程度、手术时间、恢复时间,以及患者的不适程度[2]。多个商业平台采用23G、25G和27G玻璃体切割系统和设备[3,4]。最近,29G和30G系统已用于儿童玻璃体手术[5]。但是,“越小越好”的概念仍有其不足之处。根据泊肃叶定律($R=8\eta l/\pi r^4$)、高流速和连续性方程(Av=A′v′)[6],一个较小直径的系统将导致流动阻力的增加。提高切割率能在一定程度上能克服这些影响,通过切割相同体积的玻璃体成为更小的片段,其黏度较小且更容易抽吸,并引起更小的波动[7]。然而,超高速的切割速率可以限制占空比,特别是使用传统的弹簧回位气动切割头。更新的双线式和往复式旋转气动切割头更适合这样的高切割率,提供高性能的占空比并优化玻璃体流量。进一步增加切割率的影响(达到10 000次/分钟)仍在研究中,额外的获益尚未被量化。

对于玻璃体切割头,内腔面积小于切割口表面面积的设计是无效的[4],因为随着开口尺寸接近内部面积,玻璃体的流速达到稳定[9]。这个缺点可以通过增加内部管腔面积减少壁厚[8]或由降低设备的整体长度得以解决。面临的挑战是实现这些修改的同时而不增加玻切头的变形的倾向,其中可以用更多的替代材料来解决刚性问题[10,11]。

在过去的几十年里还调整了玻切头开口的尺寸。一个大的开口允许更高的玻璃体流量,但又增加损伤视网膜的风险。另一方面,一个小开口可以减少这些风险,但又增加了手术时间[8]。不同的手术任务要求不同的开口功能。随着照明机制的改变,减少巩膜切口数量正在变得可行[9]。带阀门的自密闭套管系统可以减轻手术切口渗漏,而玻璃体嵌顿可能会变得更普遍[5]。加压灌注系统可以感知流入和流出率的差异,从而自动调整灌注液的流量[6,7]。

### 2.1.2 切割

最初的玻璃体注吸切割头(VISC)具有电动马达驱动,并非一次性的,旋转管与偏心孔旋转时将切割玻璃体[1]。玻切头会因为每次手术而磨损,更不用说造成相当大的玻璃体和视网膜牵拉[12]。如今的一次性轴性(刀式)切割头提供更锋利的剪切面,没有旋转切割头的缠绕牵拉作用。此外,从电动致动器过渡到更高效的气动触动器玻切头的重量和尺寸显著减少[12]。

在将来,根据不同的手术步骤和部位个性化设置玻璃体手术,可能有助于达到最佳的手术效果。此外,我们还可以设想一个以玻切头为基础的设备,将能够实时确定眼内的黏度、弹性和玻璃体视网膜粘连力,自动对局部环境做出反应并调整玻切头设置,从而获得最佳的手术效果。此外,玻切头开口开放和关闭过渡阶段的影响是确定流体动力学的关键因素[4]。通过减少刀口开放和闭合过程中产生的压力可以使湍流在切削过程中最小化,在开放和关闭阶段通过延长这些转换或减少切割的幅度,同时保持切割率和占空比不变[8]。

### 2.1.3 抽吸

现代玻璃体切割系统结合蠕动泵和文丘里泵抽吸机形成"混合动力",并充分利用了这两种技术的优点[7]。蠕动泵允许手术医生通过自动控制负压来控制流速,而文丘里泵允许手术医生根据流体黏度自动控制流速来控制负压。理想的系统应提供均匀的玻璃体流量,从而使牵拉力、浪涌和湍流降到最低[8]。蠕动泵比文丘里泵更适用于较低黏度介质(空气,其他气体或盐水),但过渡到更黏稠的介质(周边玻璃体)时,可能文丘里泵更为适用。此外,最佳抽吸流量依赖于不同的术中情况。例如,在视网膜附着时的核心玻璃体切割使用更高的流量是可取的,而在切割脱离视网膜表面的玻璃体时应使用更低的流量[8]。

## 2.2 提高术中可视性

### 2.2.1 广角观察系统

玻璃体和视网膜的可视化已经成为玻璃体切割术出现以来的一个重要的光学挑战。起初的平凹接触镜在扩瞳后可以看到眼底 20°较小的视野范围[13]。使用双凹透镜和棱镜镜头后可以扩大视野,但棱镜效应会干扰立体视觉。由非球面间接透镜和棱镜立体复接器组成的广角观察系统的发展彻底变革了玻璃体视网膜手术,提供了 130°动态、立体和高分辨率可视化的视网膜[14]。此外,即使在复杂的临床情况下也可以实现足够的可视性,如瞳孔缩小、晶状体混浊和气体填充的眼球[14]。非接触式广角观察系统也获得了普及,因为该系统操作时不需要助手,但同时存在图像分辨率略低和视野较窄的不足[15]。

### 2.2.2 照明

就玻璃体切割术的安全性和有效性而言,照明与分辨率和视野一样重要。关于照明光源,最大的挑战是在实现最有效照明的同时最小化光毒性和热损伤。当前技术已经从使用白炽灯演变到高强度放电灯的光纤电缆。最近,我们已经开始使用较短波长的灯光,包括使用汞和氩的金属卤化物灯(Millennium,Bausch&Lomb Inc.,St.Louis,MO,USA;Oertli OS3 NovitreX 3000,Berneck,Switzerland)和高压钠灯,使用氙、钠和汞。未来的系统很可能具有高强度放电(HID)灯或半导体发光二极管(LED)灯,产生狭窄的定向波长带宽的光,并且更持久。

随着微切口手术的出现,照明要求也随之改变。随着在微切口手术中光纤芯半径的减小,光斑半径可以减少与平均半径成正比的耦合功率比例,从而降低耦合效率。未来照明系统可能会使用增强的光学方法,例如,镜头设计,以更好地适应微切口手术的要求。除了新的光源,免提照明可以使得双手同时进行手术操作,这将变得非常有吸引力。吊顶灯变得流行是因为它们能提供出色的全景照明和自由的双手手术操作。自固定 27G 吊顶灯照明器正在商品化的系统中出现,使其在复杂的病例更容易插入和移除[16]。然而,吊顶灯灯光仍有一些缺点,如由于没有聚焦照明产生的玻璃体和视网膜表面次优照明[17],以及在吊顶灯头长时间暴露于葡萄膜组织或血液后的热损伤的可能性[18]。将照明光源整合到其他的玻切设备,如灌注套管或玻切头,也已经作为一种免提照明的手段。使用更紧凑的光源,如 LED,可能会使这种整合更容易实现。照明灌注吊顶灯和内

在诱导玻璃体后脱离的同时，在屏幕底部显示一个实时OCT图像界面，使术者可以看到他的器械尖端，以及从视网膜上掀起的后玻璃体皮质。最后，在膜剥离期间，通过OCT图像界面显示器械位置和膜特征，并且通过听觉刺激和(或)闪光提示术者过度的视网膜损伤。在手术结束时，手术医生可以用ERG评估功能，和(或)用荧光素血管造影术和OCT评估组织结构。

AR渲染的可预见挑战包括呈现/隐藏的信息类型，虚拟和实际尺寸之间的差异，手术视图与增强信息的阻挡，以及外科医生学习曲线。尽管存在这些挑战，来自此类AR技术的实时反馈将为玻璃体视网膜外科医生带来福音，并可改善手术和功能结果。

## 3.2 未来的手术策略

### 3.2.1 眼内填充

视网膜脱离仍然是一种常见疾病，并且是玻璃体视网膜手术中视力损伤的主要原因。目前术中使用的气体和硅油填充物是不完美的，因为它们伴有术后体位和活动的限制，并会延迟视力恢复及白内障形成。为了寻求更好的填充物开发了全氟化碳液体(如全氟正辛烷)，尽管它仅被确定为在短期使用是安全的[32]。正在研究的新型混合物(重质和轻质硅油，乙醚和硅油)、悬浮液(硅油中的阿司匹林)和氟化醚(十氟-二正戊醚)作为新的填充物[33-35]。已经研究出了一组可膨胀的可折叠装置，它可以在植入玻璃体腔内之后填充硅油或聚乙二醇溶胶[36]，而已经开发了另一组由生物聚合物框架组成的，由聚乙烯醇、聚乙二醇或透明质酸组成的交联水凝胶[35-38]。这些创新旨在克服常规气体和硅油的缺点，尽管它们仍然需要充分的体内试验。

一个革命性的概念是完全摒弃对填充物的需要，从而避免在靠近视网膜的受限弯月面区域中促炎细胞和细胞因子的积累。使用黏合剂生物聚合物水凝胶可用作临时视网膜"贴片"，以确保视网膜不需要填充物。而常规的视网膜病变(冷冻或激光)会发展成永久性瘢痕。已经显示明胶-微生物转谷氨酰胺酶复合物已被证明能密封视网膜撕裂并实现兔眼视网膜复位[39]。这种生物聚合物也可以作为抗炎药物的药物递送机制，从而进一步降低PVR的风险。另一个策略是利用磁力来修复视网膜撕裂，针对性地将巩膜磁体与玻璃体腔内的硅氧烷钴纳米颗粒磁性流体或铁磁流体结合放置[40]。

### 3.2.2 飞秒激光手术

随着对眼前段手术应用的增多[41,42]，飞秒激光越来越受到欢迎。我们可以设想将其精度、复杂性和可预测性应用于玻璃体视网膜手术。例如，玻璃体黄斑粘连和牵拉可以在手术室外进行治疗，使用激光在玻璃体视网膜粘连紧密部位进行切割。此外，飞秒激光也可以在术中使用，解剖和分离与视网膜错综复杂黏附的纤维化组织。甚至可以将飞秒激光与上述AR系统整合，这将提供3D定位以便实现精确的信息传输。然而，在眼后段使用飞秒激光仍有许多障碍，包括相比于术前测量的组织特性及其相互关系在术中的变化和潜在伴发的视网膜毒性。在这些问题得到解决之前，使用飞秒激光进行玻璃体视网膜手术似乎为时过早。

### 3.2.3 机器人玻璃体视网膜手术

此外，玻璃体视网膜手术在不久的将来可能取得重大进展的另一种辅助手段就是引入机器人辅助。机器人手术可以通过协助手术医生[43]或独立执行自动化手术来减少侵入性并最小化医源性并发症。主从式机器人系统(图40.2和图40.3)已经成功应用于猪动物模型中的各种手术操作，包括视网膜血管插管和注射、玻璃体后脱离和视网膜血管鞘膜切开[44]。最近，眼内机器人介入系统[45]原型已研制成功，与现有的达·芬奇手术系统(Intuitive Surgical, Inc., Sunnyvale, CA, USA)协调一致。采用微型传感器的手术钩可以实现微米精度的精细组织操作，微型传感器可以主动监测膜剥离力和震颤，并防止意外创伤[46]。

### 3.2.4 视网膜假体

生物电的视网膜假体已被植入在视网膜前（用于通过假体直接刺激神经节细胞)、视网膜下(由假体刺激双极视网膜神经细胞)和脉络膜上腔(用于经脉络膜刺激视网膜)[47-49]。在美国和欧洲，Argus Ⅱ视网膜下植入物(图40.4)被批准应用。该植入方法包

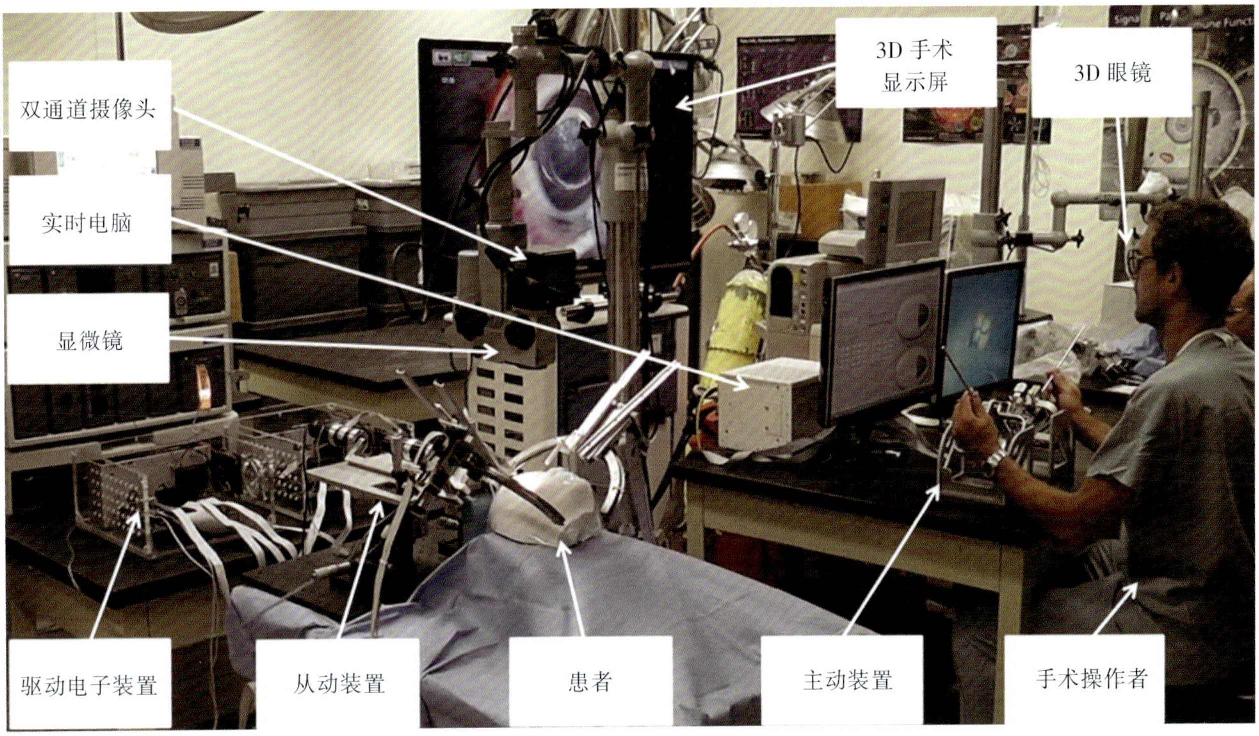


图 40.2　机器人玻璃体视网膜手术装置。一个机器人辅助的玻璃体视网膜手术装置显示手术操作者将会使用 3D 眼镜和 3D 显示屏将显微镜捕获的手术场景可视化，之后通过计算机实时处理。手术操作者将会使用主操纵器实施手术操作，之后将会由仿生机器手通过计算机和电子驱动处理的机器人在患者身上再现操作。

括使用环绕的硅胶带缝合电子刺激器和天线到巩膜，经平坦部玻璃体切割术以及通过巩膜切开术将微电极阵列放置于视网膜前[47]。最近，Alpha IMS 视网膜下植入物(图 40.5)也获批临床应用。这种视网膜下植入物是由微芯片组成，光电二极管接收光并将其转换成电脉冲，然后传输到视神经；在耳后皮下缝合的发射器线圈为其供电[50]。尽管目前主要针对视网膜色素变性(RP)视力丧失患者，视网膜假体也可能很快被应用于其他 RP 样视网膜变性和 AMD。它的优点包括提高视力、阅读字母和单词的能力、移动辅助，以及使得具有严重视力丧失和失明的患者获得稳定的长期功能视力[48]。

## 3.3 未来的药物治疗

### 3.3.1 新的药物递送系统

通过置入玻璃体内植入物/装置、胶体液或其他非侵入性的眼内药物递送技术是一个快速发展的领域[51]。新兴的玻璃体内药物包括睫状体、脑和神经胶质衍生的神经营养因子、血管抑素、内皮抑制素、色素上皮衍生因子，整合素拮抗剂、补体抑制剂和白细胞介素[52]。通过生物降解的多聚植入物、微球、纳米颗粒和热塑性聚合物的药物递送系统已得到不同程度的发展（见第 29 章“玻璃体腔给药原则与实践”）。理想的递送机制将是具有潜在的低免疫性，交联产生的柔性“黏膜黏附”3D 水凝胶[51]。这些“智能水凝胶”可用于通过纳米通道或微型泵设计开启或关闭药物释放[53]。对实际药物进行修饰可以进一步增强我们精确控制玻璃体内输送的能力。例如，制备在药物上的特异性抗原/抗体配体(内皮素、整合素、E-选择蛋白、CCR3)可促进药物向靶点移动。标记有磁性眼内插入物的药物可以通过电磁控制来操纵以到达靶标[54,55]。胶体玻璃体内微球/纳米颗粒可以避免多次玻璃体注射的需要[51,52,56]。通过微胶囊/纳米胶囊递送的抗代谢药物可作为术中辅助用药[57]。

纳米材料药物递送方法具有很好的前景，可以在很多方面作为一种抗血管生成的平台进行探索：

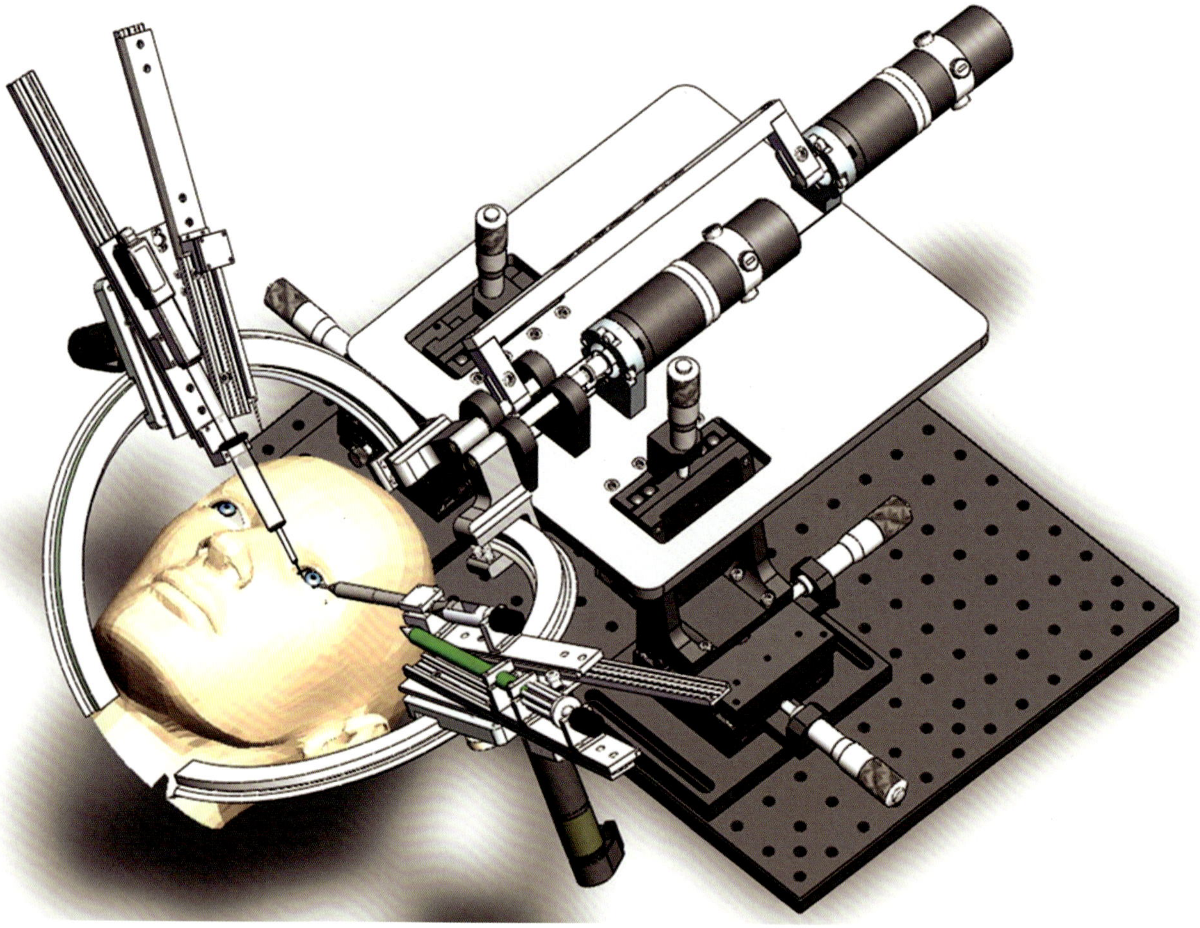

图 40.3 一个玻璃体视网膜手术机器人原型。机器人手臂能被设计成使用标准玻切通道，在稳定患者头部和定位解剖标志后实施手术操作。广泛的工程反馈控制对于精确的空间定位和误差的最小化很重要。

①在玻璃体内注射后，将药物包埋在纳米颗粒内缓慢释放；②在玻璃体内给药后，将在纳米颗粒内表达抗血管生成蛋白质的质粒封装在 RPE 内；③封装 RNA（短链 RNA 或小干扰 RNA），抑制纳米颗粒内抗血管生成蛋白的新生血管或 DNA 编码；④纳米颗粒，如纳米碳、银、金和硅酸盐，表现出清除活性氧的抗血管生成特性或抑制血管增生；⑤制备成具有特定表面配体的"功能化纳米颗粒"用于靶向递送[51,58]。迄今为止，其应用包括具有封闭细胞技术的延伸的睫状神经营养因子递送[52]，使用环糊精的地塞米松递送，具有聚乙二醇化脂质体的血管活性肠肽递送，更昔洛韦递送与白蛋白纳米颗粒和他克莫司递送与反相蒸发囊泡[59]。毫无疑问，随着我们对纳米技术的了解，研究范围将不断拓展。

即将出现的其他药物递送发展包括能够自行切开并插入的锐利的自我插入输送系统；一种多药物输送系统，使用两个或多个联合组件来分配不同的药物；脉冲释放技术，响应内部刺激，如温度、pH 值、压力和化学变化或外部刺激，如光（激光）、电场、磁场[53,56,60]。使用跨巩膜离子电渗法进行药物或基因递送的非侵入性方法理论上也被视为潜在的递送机制[59]。

### 3.3.2 基因疗法和基于干细胞的治疗方法

玻璃体切割术最近已经成为再生医学领域两项令人兴奋的发展的载体：基因和干细胞治疗。将具有腺相关病毒（AAV）载体的 RPE-65 相关的 Leber 先天性黑蒙病患者的视网膜下植入编码具有异构水解酶活性的蛋白质的基因来代替，这代表了人类基因替代试验获得第一次成功[61]。其他基因治疗候选疾病，包括 Leber 遗传性视神经病变[62]、视网膜色素

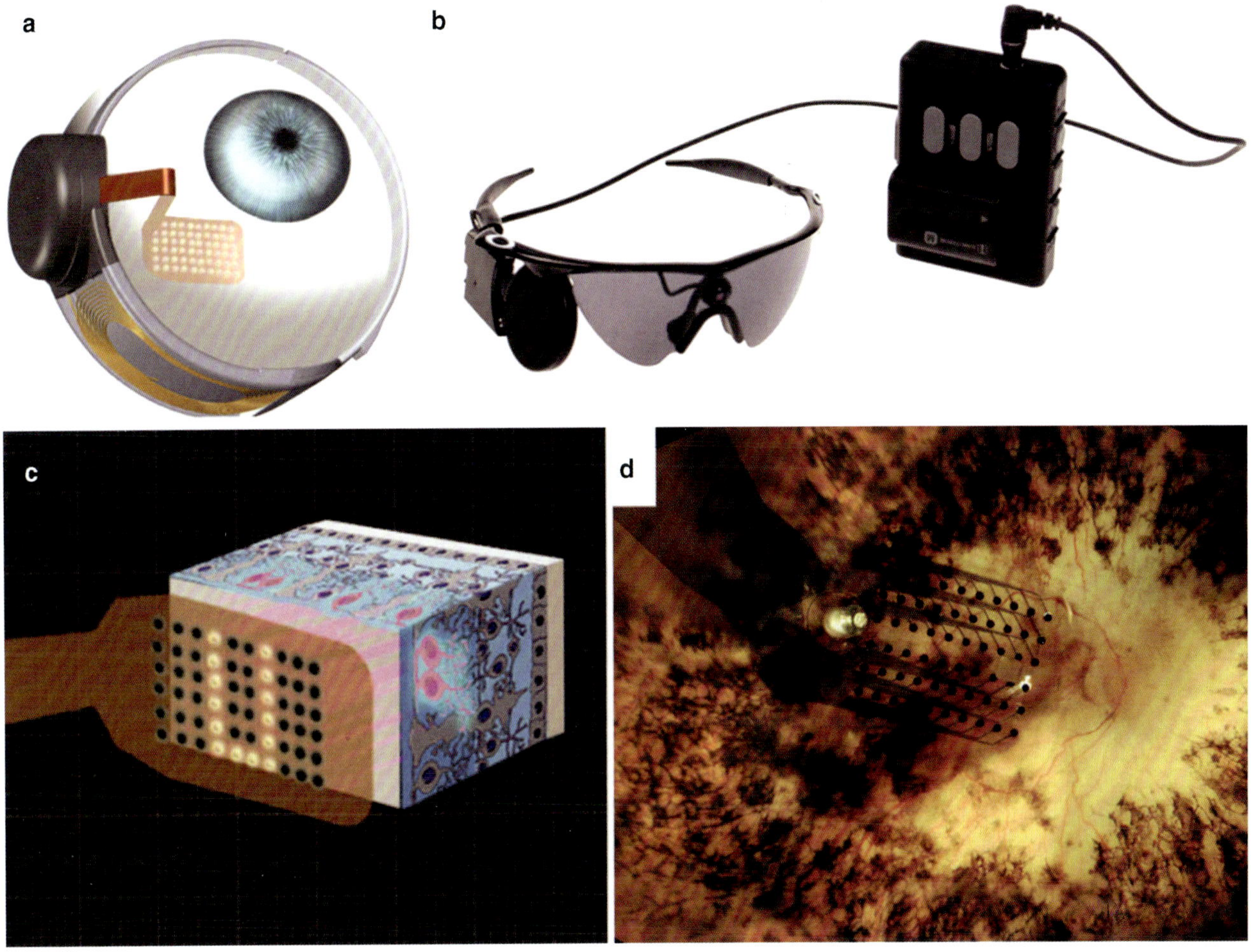


图 40.4　Argus Ⅱ视网膜假体。Argus Ⅱ视网膜假体系统(Second Sight Medical Products Inc.,Sylmar,CA,USA)是一种视网膜前方假体,目前在美国和欧洲被批准临床上用于视网膜色素变性。该系统由眼内和眼外组件组成;(a)安装了摄像机的眼镜获取场景,然后由视频处理单元进行处理;(b)从眼镜线圈无线传输到接收器天线,然后将其传输到电极阵列;(c)刺激视网膜细胞;眼底照片(d)显示植入视网膜前方的电极阵列。(Courtesy:Second Sight Medical Products Inc.)

变性[63]和年龄相关性黄斑变性(AMD)[64]。除了替代有缺陷的基因之外，这种类型的治疗可能能够修饰其他蛋白质，以减缓光感受器变性并促进锥体外段再生和外核层保存[52,65]。此外,用于持续治疗活性的表达 VEGF 抑制蛋白的基因可用于产生“眼部生物学效应”[64]。基因递送也通过非病毒方法完成,如包封的纳米颗粒，磁性阳离子脂质体，结膜下注射裸露 DNA 质粒,以及将 DNA 电转移到视网膜细胞中[52,59,66]。小干扰 RNA 和锌粉等工具核酸酶在未来可能成为治疗药物的常见部分[65]。通过抗生素、激素、Tet-on-Tet-off 或选择性激光应用调节转染的 RPE 细胞中的基因表达也是可能的[67]。

由于外层视网膜细胞的变性和丢失通常高于内层视网膜,因此干细胞有可能取代感光细胞,重新建立突触连接并最终恢复视力[68]。持续临床试验在 Stargardt 黄斑营养不良患者和干性 AMD 患者中使用人胚胎干细胞源性 RPE(图 40.6)的试验显示出令人振奋的结果[69]。这种治疗已经很好地耐受了 RPE 的充分分化和患者适度的视力恢复[69]。在人类诱导的多能干细胞、神经祖细胞、视网膜祖细胞和动物模型中的同源 RPE 细胞的视网膜下植入的结果显示出令人鼓舞的效果。然而，由于干细胞递送技术不完善导致临床应用具有挑战性,以及方向错误、生存期缩短和整合失败[68]。潜在的解决方案包括使

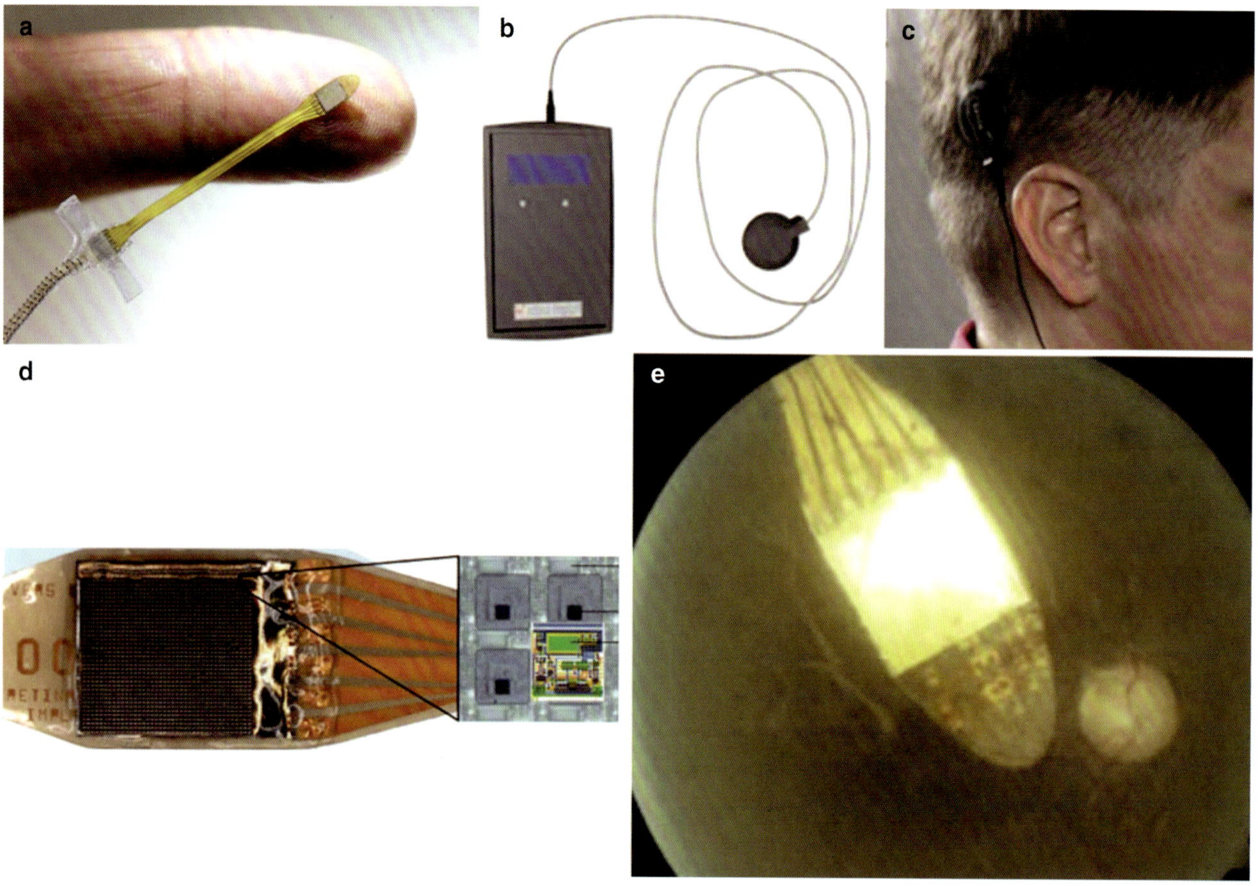


图 40.5 Alpha IMS 视网膜假体。Alpha IMS(Retina Implant AG,Reutlingen,Germany)为视网膜假体,目前在欧洲被批准临床上用于视网膜色素变性。该系统由植入黄斑视网膜下腔的微芯片组成(a)。它通过轨道方式连接到在耳后位置皮下植入的发射器(次级)线圈。外部电源连接到初级线圈(b),初级线圈靠近次级线圈(c),用于电磁感应和对微芯片充电(d)。眼底照片(e)显示植入视网膜下空间的微芯片。(Courtesy:Retina Implant AG)

用支架代替悬浮液、水凝胶封装的超薄 RPE 载体和聚焦磁性干细胞传递[70,71]。

**缩略语**

| | |
|---|---|
| 3D | 三维 |
| AAV | 腺相关病毒 |
| AMD | 年龄相关性黄斑变性 |
| AR | 增强现实 |
| DNA | 脱氧核糖核酸 |
| DR | 糖尿病性视网膜病变 |
| HESC | 人胚胎干细胞 |
| HID | 高强度放电 |
| LED | 发光二极管 |
| OCT | 光学相干断层扫描 |
| PVR | 增生性玻璃体视网膜病变 |
| RNA | 核糖核酸 |
| RPE | 视网膜色素上皮 |
| VEGF | 血管内皮生长因子 |
| VISC | 玻璃体注吸切割头 |

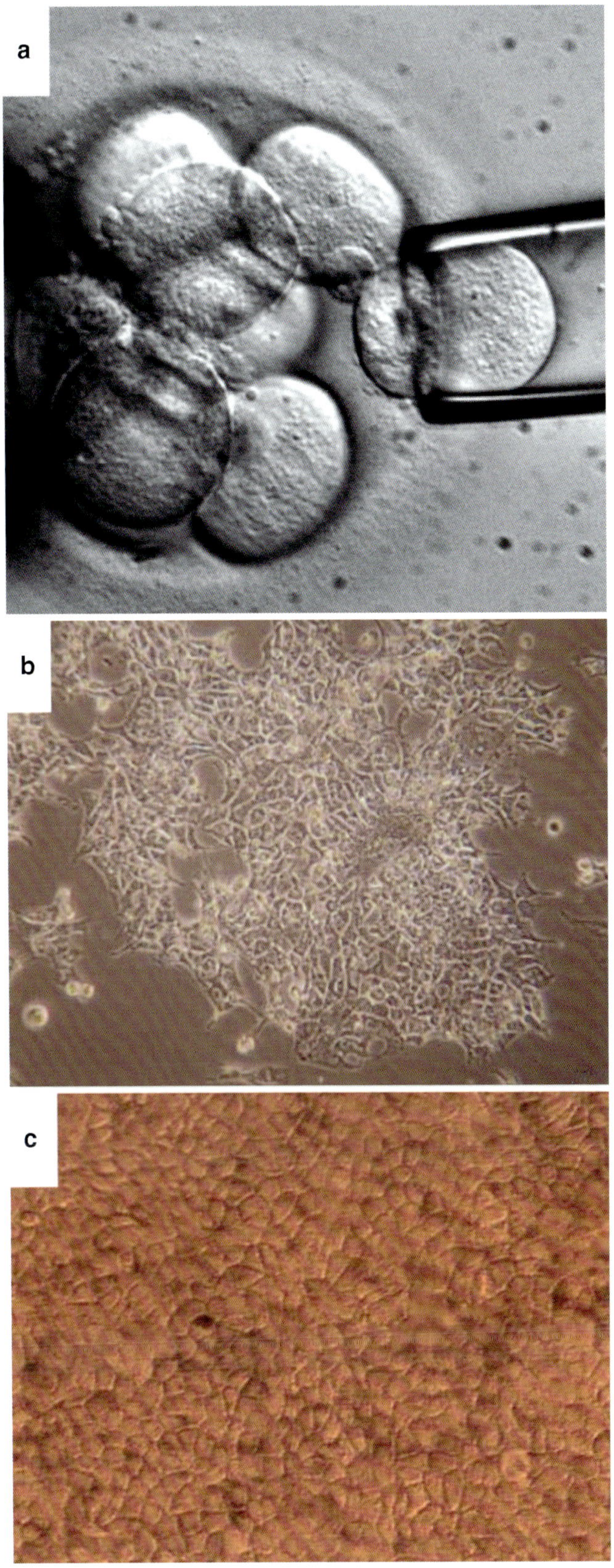


图 40.6　干细胞治疗视网膜疾病。应用干细胞治疗视网膜疾病的第一步涉及单次细胞活检(a)从人类胚胎中导出单个细胞,而不会破坏胚胎。培养胚胎细胞以产生人胚胎干细胞(HESC)培养物(b)。随后将干细胞分化成人视网膜色素上皮(RPE)细胞片,被视为具有鹅卵石形态的着染单层(c)。随后将这样的 HESC 来源的 RPE 通过视网膜下腔注射植入到选定的黄斑部位。(Courtesy:Advanced Cell Technology Inc.)

# 参考文献


1. Machemer R, Buettner H, Norton EW, Parel JM. Vitrectomy: a pars plana approach. Trans Am Acad Ophthalmol Otolaryngol. 1971;75(4):813–20.
2. Recchia FM, Scott IU, Brown GC, Brown MM, Ho AC, Ip MS. Small-gauge pars plana vitrectomy: a report by the American Academy of Ophthalmology. Ophthalmology. 2010;117(9):1851–7. Elsevier Inc.
3. Oshima Y, Wakabayashi T, Sato T, Ohji M, Tano Y. A 27-gauge instrument system for transconjunctival sutureless microincision vitrectomy surgery. Ophthalmology. 2010;117(1):93–102. Elsevier Inc.
4. Hubschman J-P, Bourges J-L, Tsui I, Reddy S, Yu F, Schwartz SD. Effect of cutting phases on flow rate in 20-, 23-, and 25-gauge vitreous cutters. Retina. 2009;29(9):1289–93.
5. Binder S, Wimpissinger B, Kellner L. Current clinical data and future (for small-gauge vitreoretinal surgery). In: Rizzo S, Patelli F, Chow DR, editors. Vitreo-retinal surgery. Berlin/Heidelberg: Springer; 2009. p. 213–22.
6. Magalhães O, Maia M, Maia A, Penha F, Dib E, Farah ME, et al. Fluid dynamics in three 25-gauge vitrectomy systems: principles for use in vitreoretinal surgery. Acta Ophthalmol. 2008;86(2):156–9.
7. Magalhães O, Maia M, Rodrigues EB, Machado L, Costa EF, Maia A, et al. Perspective on fluid and solid dynamics in different pars plana vitrectomy systems. Am J Ophthalmol. 2011;151(3):401–5. e1. Elsevier Inc.
8. Steel DHW, Charles S. Vitrectomy fluidics. Ophthalmologica. 2011;226 Suppl 1:27–35.
9. DeBoer C, Fang S, Lima LH, McCormick M, Bhadri P, Kerns R, et al. Port geometry and its influence on vitrectomy. Retina. 2008;28(8):1061–7.
10. Barnes AC, Deboer CM, Bhadri PR, Magalhaes Jr O, Kerns RM, Mccormick MT, et al. 25-gauge instrumentation: engineering challenges and tradeoffs. In: Rizzo S, Patelli F, Chow DR, editors. Vitreo-retinal surgery. Berlin/Heidelberg: Springer; 2009. p. 9–29.
11. Chen C-J, Satofuka S, Inoue M, Ishida S, Shinoda K, Tsubota K. Suprachoroidal hemorrhage caused by breakage of a 25-gauge cannula. Ophthalmic Surg Lasers Imaging. 2008;39(4):323–4.
12. Charles S. An engineering approach to vitreoretinal surgery. Retina. 2004;24(3):435–44.
13. Tolentino FI, Freeman HM. A new lens for closed pars plana vitrectomy. Arch Ophthalmol. 1979;97(11):2197–8.
14. Chalam KV, Shah VA. Optics of wide-angle panoramic viewing system-assisted vitreous surgery. Surv Ophthalmol. 2004;49(4):437–45.
15. Spitznas M. A binocular indirect ophthalmomicroscope (BIOM) for non-contact wide-angle vitreous surgery. Graefes Arch Clin Exp Ophthalmol. 1987;225(1):13–5.
16. Oshima Y, Chow DR, Awh CC, Sakaguchi H, Tano Y. Novel mercury vapor illuminator combined with a 27/29-gauge chandelier light fiber for vitreous surgery. Retina. 2008;28(1):171–3.
17. Ohji M, Huang S, Kaiser P, Tornambe P, Gotzaridis S. Pearls from experts. In: Rizzo S, Patelli F, Chow DR, editors. Vitreo-retinal surgery. Berlin/Heidelberg: Springer; 2009. p. 223–30.
18. Mathias M, Ernst BJ, Pichi F, Torrazza C, Ciardella A, Oliver SCN. Thermal deformation of chandelier endoillumination probes exposed to uveal tissue and blood. Retina. 2012;32(4):773–5.
19. Synergetics. Illuminated infusion chandeliers [Internet]. Available from: http://synergeticsusa.com/products/standard/illumination.
20. Chalam KV, Shah GY, Agarwal S, Gupta SK. Illuminated curved 25-gauge vitrectomy probe for removal of subsclerotomy vitreous in vitreoretinal surgery. Indian J Ophthalmol. 2008;56(4):331–4.
21. Oliveira TB, Trevelin LC, Moreira FMA, Bagnato VS, Schor P, de Carvalho LAV. Development and preliminary results of a chromatic illumination system for indirect ophthalmoscopes. Arq Bras Oftalmol. 2009;72(2):146–51.
22. Ortiz RG, Lopez PF, Lambert HM, Sternberg P, Aaberg TM. Examination of macular vitreoretinal interface disorders with monochromatic photography. Am J Ophthalmol. 1992;113(3):243–7.
23. Elsner AE, Burns SA, Weiter JJ, Delori FC. Infrared imaging of sub-retinal structures in the human ocular fundus. Vision Res. 1996;36(1):191–205.
24. Stellaris PC. Brochure – Bausch + Lomb [Internet]. Available from: www.bausch.com/en/…/Stellaris-PC-ECP-Brochure.ashx.
25. Shekhar R, Dandekar O, Bhat V, Philip M, Lei P, Godinez C, et al. Live augmented reality: a new visualization method for laparoscopic surgery using continuous volumetric computed tomography. Surg Endosc. 2010;24(8):1976–85.
26. Nakamoto M, Ukimura O, Faber K, Gill IS. Current progress on augmented reality visualization in endoscopic surgery. Curr Opin Urol. 2012;22(2):121–6.
27. Chu MWA, Moore J, Peters T, Bainbridge D, McCarty D, Guiraudon GM, et al. Augmented reality image guidance improves navigation for beating heart mitral valve repair. Innovations (Phila). 2012;7(4):274–81.
28. Nicolau S, Soler L, Mutter D, Marescaux J. Augmented reality in laparoscopic surgical oncology. Surg Oncol. 2011;20(3):189–201. Elsevier Ltd.
29. Greenberg K. Vantage Surgical Systems Joins Total Immersion's North America Partner Network, Seeks to Deploy Augmented Reality in Live Surgery [Internet]. Reuters. 2010 [cited 4 Apr 2013]. Available from: http://www.reuters.com/article/2010/11/30/idUS106815+30-Nov-2010+BW20101130.
30. Ehlers JP, Tao YK, Farsiu S, Maldonado R, Izatt JA, Toth CA. Integration of a spectral domain optical coherence tomography system into a surgical microscope for intraoperative imaging. Invest Ophthalmol Vis Sci. 2011;52(6):3153–9.
31. Rohlfing T, Denzler J, Grässl C, Russakoff DB, Maurer CR. Markerless real-time 3-D target region tracking by motion backprojection from projection images. IEEE Trans Med Imaging. 2005;24(11):1455–68.
32. Rush R, Sheth S, Surka S, Ho I, Gregory-Roberts J. Postoperative perfluoro-N-octane tamponade for primary retinal detachment repair. Retina. 2012;32(6):1114–20.
33. Santos RAV, Keegan DJ, Fuchs BS, Song BJ, Avila MP, Simpson N, et al. DFPE, partially fluorinated ether: a novel approach for experimental intravitreal tamponade. Retina. 2013;33(1):120–7.
34. Romano MR, Zenoni S, Arpa P, Mariotti C. Mixture of ether and silicone oil for the treatment of inferior complicated retinal detachment. Eur J Immunol. 2013;43(3):230–5.
35. Kralinger MT, Stolba U, Velikay M, Egger S, Binder S, Wedrich A, et al. Safety and feasibility of a novel intravitreal tamponade using a silicone oil/acetyl-salicylic acid suspension for proliferative vitreoretinopathy: first results of the Austrian Clinical Multicenter Study. Graefes Arch Clin Exp Ophthalmol. 2010;248(8):1193–8.
36. Chen H, Feng S, Liu Y, Huang Z, Sun X, Zhou L, et al. Functional evaluation of a novel vitreous substitute using polyethylene glycol sols injected into a foldable capsular vitreous body. J Biomed Mater Res A. 2013;28:1–10.
37. Tao Y, Tong X, Zhang Y, Lai J, Huang Y, Jiang Y-R, et al. Evaluation of an in situ chemically crosslinked hydrogel as a long-term vitreous substitute material. Acta Biomater. 2013;9(2):5022–30. Acta Materialia Inc.
38. Schramm C, Spitzer MS, Henke-Fahle S, Steinmetz G, Januschowski K, Heiduschka P, et al. The cross-linked biopolymer hyaluronic acid as an artificial vitreous substitute. Invest Ophthalmol Vis Sci. 2012;53(2):613–21.
39. Yamamoto S, Hirata A, Ishikawa S, Ohta K, Nakamura K-I, Okinami S. Feasibility of using gelatin-microbial transglutaminase complex to repair experimental retinal detachment in rabbit eyes. Graefes Arch Clin Exp Ophthalmol. 2013;3:1109–14.
40. Holligan DL, Gillies GT, Dailey JP. Magnetic guidance of ferrofluidic nanoparticles in an in vitro model of intraocular retinal repair. Nanotechnology. 2003;14(6):661–6.
41. Farid M, Steinert RF. Femtosecond laser-assisted corneal surgery. Curr Opin Ophthalmol. 2010;21(4):288–92.
42. Abell RG, Kerr NM, Vote BJ. Toward zero effective phacoemulsification time using femtosecond laser pretreatment. Ophthalmology. 2013;25:1–7.
43. Nakano T, Sugita N, Ueta T, Tamaki Y, Mitsuishi M. A parallel

robot to assist vitreoretinal surgery. Int J Comput Assist Radiol Surg. 2009;4(6):517–26.
44. Ueta T, Yamaguchi Y, Shirakawa Y, Nakano T, Ideta R, Noda Y, et al. Robot-assisted vitreoretinal surgery: development of a prototype and feasibility studies in an animal model. Ophthalmology. 2009;116(8):1538–43, 1543.e1–2. American Academy of Ophthalmology.
45. Rahimy E, Wilson J, Tsao T-C, Schwartz S, Hubschman J-P. Robot-assisted intraocular surgery: development of the IRISS and feasibility studies in an animal model. Eye (Lond). 2013;27(8):972–8.
46. Gonenc B, Balicki MA, Handa J, Gehlbach P, Riviere CN, Taylor RH, et al. Evaluation of a micro-force sensing handheld robot for vitreoretinal surgery. Rep U S. 2012;2012:4125–30.
47. Humayun MS, Dorn JD, da Cruz L, Dagnelie G, Sahel J-A, Stanga PE, et al. Interim results from the international trial of Second Sight's visual prosthesis. Ophthalmology. 2012;119(4):779–88.
48. Da Cruz L, Coley BF, Dorn J, Merlini F, Filley E, Christopher P, et al. The Argus II epiretinal prosthesis system allows letter and word reading and long-term function in patients with profound vision loss. Br J Ophthalmol. 2013;20:1–5.
49. Fernandes RAB, Diniz B, Ribeiro R, Humayun M. Artificial vision through neuronal stimulation. Neurosci Lett. 2012;519(2):122–8. Elsevier Ireland Ltd.
50. Facts about alpha IMS retina implant [Internet]. Available from: http://retina-implant.de/en/default.aspx.
51. Achouri D, Alhanout K, Piccerelle P, Andrieu V. Recent advances in ocular drug delivery. Drug Dev Ind Pharm. 2013;39(11):1599–617.
52. El Sanharawi M, Kowalczuk L, Touchard E, Omri S, de Kozak Y, Behar-Cohen F. Protein delivery for retinal diseases: from basic considerations to clinical applications. Prog Retin Eye Res. 2010;29(6):443–65. Elsevier Ltd.
53. González-Alvarez M, González-Alvarez I, Bermejo M. Hydrogels: an interesting strategy for smart drug delivery. Ther Deliv. 2013; 4(2):157–60.
54. Yasukawa T, Tabata Y, Kimura H, Ogura Y. Recent advances in intraocular drug delivery systems. Recent Pat Drug Deliv Formul. 2011;5(1):1–10.
55. Bergeles C, Kummer MP, Kratochvil BE, Framme C, Nelson BJ. Steerable intravitreal inserts for drug delivery: in vitro and ex vivo mobility experiments. Med Image Comput Comput Assist Interv. 2011;14(Pt 1):33–40.
56. Conway BR. Recent patents on ocular drug delivery systems. Recent Pat Drug Deliv Formul. 2008;2(1):1–8.
57. Kuno N, Fujii S. Biodegradable intraocular therapies for retinal disorders: progress to date. Drugs Aging. 2010;27(2):117–34.
58. Jo DH, Kim JH, Lee TG, Kim JH. Nanoparticles in the treatment of angiogenesis-related blindness. J Ocul Pharmacol Ther. 2013;29(2): 135–42.
59. Del Pozo-Rodríguez A, Delgado D, Gascón AR, Solinís MA. Lipid nanoparticles as drug/gene delivery systems to the retina. J Ocul Pharmacol Ther. 2013;29(3):173–88.
60. Kushwaha SK, Saxena P, Rai A. Stimuli sensitive hydrogels for ophthalmic drug delivery: a review. Int J Pharm Investig. 2012;2(2):54–60.
61. Jacobson SG, Cideciyan AV, Ratnakaram R, Heon E, Schwartz SB, Roman AJ, et al. Gene therapy for leber congenital amaurosis caused by RPE65 mutations: safety and efficacy in 15 children and adults followed up to 3 years. Arch Ophthalmol. 2012;130(1): 9–24.
62. Lam BL, Feuer WJ, Abukhalil F, Porciatti V, Hauswirth WW, Guy J. Leber hereditary optic neuropathy gene therapy clinical trial recruitment: year 1. Arch Ophthalmol. 2010;128(9): 1129–35.
63. Wert KJ, Davis RJ, Sancho-Pelluz J, Nishina PM, Tsang SH. Gene therapy provides long-term visual function in a pre-clinical model of retinitis pigmentosa. Hum Mol Genet. 2013;22(3):558–67.
64. Biotech A. The Avalanche approach: how it works [Internet]. Avalanchebiotech. 2012 [cited 4 Apr 2013]. Available from: http://www.avalanchebiotech.com/how-it-works.php.
65. Rossmiller B, Mao H, Lewin AS. Gene therapy in animal models of autosomal dominant retinitis pigmentosa. Mol Vis. 2012;18(February): 2479–96.
66. Fujii Y, Kachi S, Ito A, Kawasumi T, Honda H, Terasaki H. Transfer of gene to human retinal pigment epithelial cells using magnetite cationic liposomes. Br J Ophthalmol. 2010;94(8):1074–7.
67. Lavinsky D, Chalberg TW, Mandel Y, Huie P, Dalal R, Marmor M, et al. Modulation of transgene expression in retinal gene therapy by selective laser treatment. Invest Ophthalmol Vis Sci. 2013;54(3): 1873–80.
68. Hynes SR, Lavik EB. A tissue-engineered approach towards retinal repair: scaffolds for cell transplantation to the subretinal space. Graefes Arch Clin Exp Ophthalmol. 2010;248(6):763–78.
69. Schwartz SD, Hubschman J-P, Heilwell G, Franco-Cardenas V, Pan CK, Ostrick RM, et al. Embryonic stem cell trials for macular degeneration: a preliminary report. Lancet. 2012;379(9817):713–20. Elsevier Ltd.
70. Stanzel BV, Liu Z, Brinken R, Braun N, Holz FG, Eter N. Subretinal delivery of ultrathin rigid-elastic cell carriers using a metallic shooter instrument and biodegradable hydrogel encapsulation. Invest Ophthalmol Vis Sci. 2012;53(1):490–500.
71. Yanai A, Häfeli UO, Metcalfe AL, Soema P, Addo L, Gregory-Evans CY, et al. Focused magnetic stem cell targeting to the retina using superparamagnetic iron oxide nanoparticles. Cell Transplant. 2012;21(6):1137–48.

# 第 41 章

# 孔源性视网膜脱离的预防与治疗

C. Pat Wilkinson

## 本章要点

1. 引言
2. 视网膜脱离的预防
   2.1 视网膜脱离的危险因素
   2.2 预防性治疗眼病的种类
      2.2.1 有症状的 PVD 眼
         2.2.1.1 玻璃体视网膜持续牵拉的裂孔
         2.2.1.2 裂孔和玻璃体视网膜牵拉无关的前期病变
      2.2.2 无症状有晶状体眼的玻璃体视网膜损伤
         2.2.2.1 视网膜格子样变性
         2.2.2.2 囊样视网膜突起
         2.2.2.3 退行性视网膜劈裂症
      2.2.3 对侧有晶状体眼的无症状的视网膜裂孔
      2.2.4 同侧无晶状体眼的无症状的玻璃体视网膜损伤和视网膜裂孔
      2.2.5 有视网膜脱离病史对侧眼的无症状玻璃体视网膜损伤和视网膜裂孔
         2.2.5.1 对侧有晶状体眼
            (1)视网膜格子样变性
            (2)视网膜裂孔
            (3)其他
         2.2.5.2 无晶状体眼和对侧人工晶状体眼
   2.3 小结
3. 视网膜脱离的修复
   3.1 单纯性视网膜脱离手术
      3.1.1 巩膜扣带术
         3.1.1.1 巩膜扣带术的优点
         3.1.1.2 巩膜扣带术的缺点
      3.1.2 充气性视网膜固定术
         3.1.2.1 充气性视网膜固定术的优点
         3.1.2.2 充气性视网膜固定术的缺点
      3.1.3 玻璃体切割术
         3.1.3.1 玻璃体切割术的优点
         3.1.3.2 玻璃体切割术的缺点
   3.2 复杂性视网膜脱离手术
4. 结论

**关键词**

玻璃体;玻璃体后脱离;玻璃体视网膜粘连;视网膜裂孔;视网膜脱离;预防性治疗;巩膜扣带术;充气性视网膜固定术;玻璃体切割术

C.P. Wilkinson, MD
Department of Ophthalmology, Greater Baltimore Medical Center, 6569 N Charles Street, suite 505, Baltimore, MD 21204, USA
e-mail: cwilkins@gbmc.org

**核心概念**

1. 孔源性视网膜脱离的发病机制与玻璃体的改变密切相关,玻璃体的性质决定其预防和治疗。
2. 随着玻璃体后皮质向前分离,引起"闪光感和玻璃体漂浮物形成",液化玻璃体进入视网膜裂孔,从而形成视网膜下腔。任何与玻璃体液化、PVD 增加和玻璃体视网膜粘连增加相关的眼部疾病都有较高的视网膜脱离风险。
3. "萎缩性"的视网膜裂孔,尤其是视网膜格子样变性区内的视网膜裂孔,在其边缘有较大的玻璃体视网膜牵拉力,因此可以表现为马蹄形裂孔。在考虑预防和修复视网膜脱离的方法时,关注这些与玻璃体状态相关的变量是重要的。

## 1. 引言

孔源性视网膜脱离(RRD)是全球视力下降和致盲的重要原因。这种重要疾病的发病机制与玻璃体凝胶和玻璃体视网膜界面的变化密切相关。重要的是要意识到玻璃体的状态影响了对 RRD 的预防和治疗的决策。

RRD 的基本要素包括某种程度的玻璃体液化和视网膜的破裂("撕裂"或"孔")。一般来说,玻璃体对视网膜裂孔边缘的牵拉,或者存在玻璃体视网膜对裂孔紧密的粘连。产生 RRD 的一系列特征变化,始于玻璃体液化、玻璃体稳定性降低和玻璃体腔内液流的发生,而这种情况又加剧玻璃体的移动性。玻璃体后脱离(PVD)可能会加剧以上这些变化(见第 9 章"玻璃体老化与玻璃体后脱离")。最近超声和光学相干断层扫描(OCT)的研究使我们加深了对 PVD 的了解,发现 PVD 通常在玻璃体后极部[1]缓慢发生,而不是像以前所认为的那样突然变化,是在后期大范围玻璃体后皮质与视网膜的快速分离,从而引起"闪光感"和"玻璃体漂浮物"的典型 PVD 症状,视网膜裂孔发生在异常的不可见的部位或者可见的玻璃体视网膜附着部位[2](图 41.1)。当玻璃体后皮质向前移动,液化玻璃体向视网膜裂孔流动,并通过裂孔进入视网膜下,引起视网膜脱离。由于眼睛运动在玻璃体腔产生的液流,引起了玻璃体视网膜对视网膜裂孔的牵拉力增加。随着玻璃体内和视网膜下液流动力的增加,RRD 的进展将加速(图 41.2)。尽管有完全 PVD 的发生,但是许多 RRD 仅发生部分 PVD,并且可能没有观察到 PVD 的证据。此外,应当注意,许多所谓的萎缩孔,特别是格子样病变中的萎缩孔,主要是玻璃体视网膜对格子样变性边缘的牵拉,因此它们以相似的作用方式产生马蹄形裂孔(图 41.3)。

任何与玻璃体液化、PVD 患病率增加,以及可见和不可见的玻璃体视网膜粘连和牵拉数量或程度增加相关的眼部疾病更可能与随后的 RRD 发生率增加有关。所有这些变量在考虑预防和修复 RRD 的方法时都很重要。本章将讨论视网膜脱离的预防和治疗,并强调两种情况下玻璃体状态的关键作用。

## 2. 视网膜脱离的预防

RRD 是一种相对不常见的疾病,每年影响约 1/10000 的人群。然而,一般人群中视网膜裂孔的患病率相对较高,5%~7%的人群受到影响。显然,许多视网膜裂孔发展为临床 RRD 的风险很小(如果存在),

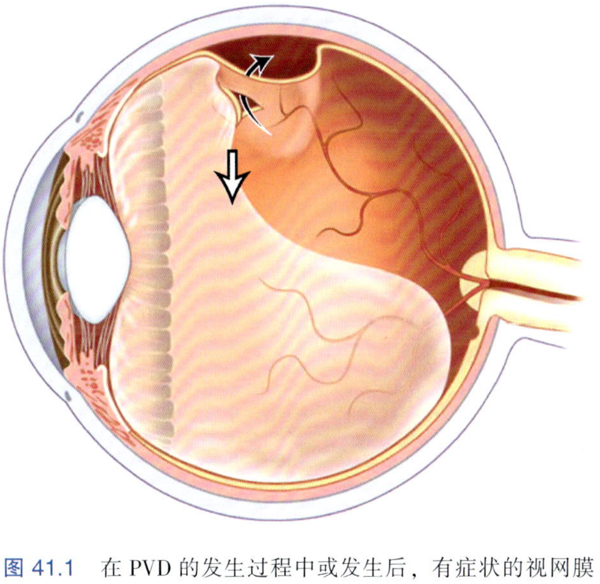

图 41.1　在 PVD 的发生过程中或发生后,有症状的视网膜裂孔通常出现在玻璃体视网膜粘连紧密的部位,脱离的玻璃体后皮质对视网膜的牵拉(白色箭头所示)导致视网膜的破裂。液化的玻璃体进一步通过视网膜裂孔流至视网膜下(黑色箭头所示),造成视网膜脱离。

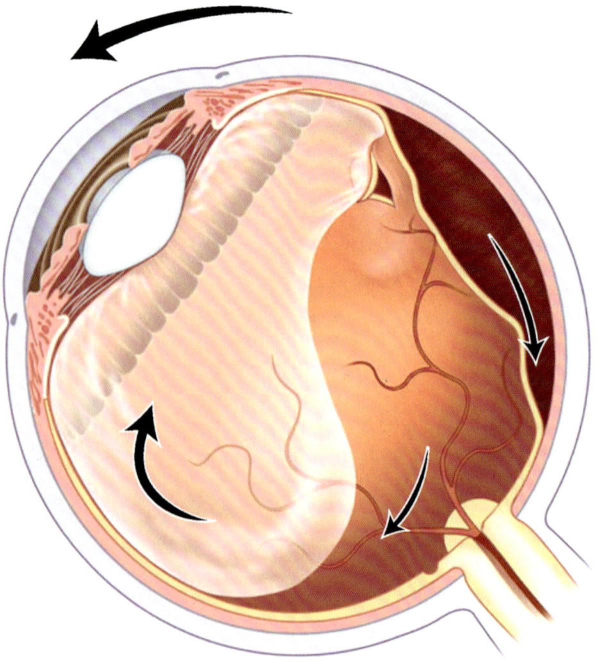

图 41.2 眼球的运动(上方的箭头所示)增加了玻璃体对视网膜的牵拉力,眼球的旋转导致玻璃体轻微的延迟形变(玻璃体内的箭头所示),进而导致玻璃体视网膜粘连处更大的牵拉力。此外,玻璃体腔内的液流(小箭头所示)促进了玻璃体对视网膜的牵拉,流入视网膜下(箭头所示),增加了视网膜下液。

包括典型的黄斑裂孔和在锯齿缘附近无症状的小圆形萎缩孔。然而,伴有症状 PVD 的马蹄孔通常会进展为临床 RRD[3]。所有手术医生都认为应立即对位于颞上象限赤道附近的马蹄形裂孔和新发的闪光感和漂浮物及玻璃体积血进行治疗以防止 RRD 的发生。相比之下，在下方锯齿缘附近的一个小圆形萎缩孔,以及另一只(“对侧”)眼没有视网膜脱离史的无症状患者，一般不建议进行治疗。在这两个明显的病例中,存在广泛的视网膜裂孔,手术医生必须对其进行预防性治疗。

在无症状患者或尸检系列调查中报告的大多数视网膜裂孔都属于萎缩型,只有少数是马蹄形裂孔。尽管没有针对患者选择治疗的具体规则，而每个病例都必须根据自体的特点来判断，但循证医学在这一主题中的应用改变了许多人对于预防性治疗大部分视网膜裂孔的真正价值的看法。美国眼科学会(AAO)已经使用这种方法开发了一种名为“玻璃体后脱离、视网膜裂孔和格子样变性”的眼科临床指南(PPP)[4]。该 PPP 中描述的依据将用于以下讨论。

## 2.1 视网膜脱离的危险因素

RRD 相对较高风险相关的特征列于表 41.1。有症状和体征的 PVD 具有特别高的风险。其他因素包括各种遗传性、先天性、获得性和医源性问题,所有这些因素共同增加了玻璃体过早液化、早期 PVD 和随后玻璃体视网膜牵拉作用于可见和不可见的玻璃体视网膜粘连部位的可能。RRD 的风险在不同状况的眼睛之间存在显著差异，这一事实影响了对自然病史数据和治疗结果的解释。例如,由于急性 PVD 是大多数 RRD 的主要原因,并且由于大多数视网膜裂孔发生在 PVD 期间或之后不久，因此没有 PVD 的眼睛可能比之前有 PVD 但无视网膜裂孔的眼睛具有更高的 RRD 风险[5]。同样,玻璃体液化和 PVD 在老年、近视和人工晶状体眼中发生的频率更高,因此,在正常、年轻及非近视眼中的病变数据与那些大大增加 PVD 可能性的其他危险因素的病例的统计数据不具有可比性。由于经常存在多个因素，如果未记录所有特征,则难以进行数据分析。例如,与有视网膜格子样变性的正常眼睛相比,有视网膜格子样变性的近视人工晶状体眼和对侧眼有视网膜脱离史的年轻男性患者眼有更高的视网膜脱离风险。

如 AAO PPP[4]和 Cochrane 评估[6]中所述,尚未进行前瞻性随机的预防 RRD 研究。已经发表的有关治疗和未治疗对比眼的几项有意义的研究是回顾性的，且大多数关于预防性治疗的报告仅简单描述了系列治疗的结果。本章简要讨论已发表的有关易患 RRD 的病变的自然病程及其预防性治疗结果,但对治疗技术的全面审查超出了本文的范围。与没有这些症状的病例相比,有 PVD 症状的眼睛更容易出现视网膜裂孔。RRD 的前兆也增加了风险并且已被考虑用于预防性治疗。

## 2.2 预防性治疗眼病的种类

可能需要预防性治疗的病例可以以多种方式任意分组,但有症状的眼睛和具有特定病变和(或)相关发现的眼睛风险增加(表 41.1)。记录风险增加并不一定意味着治疗对预防 RRD 有价值[7]。

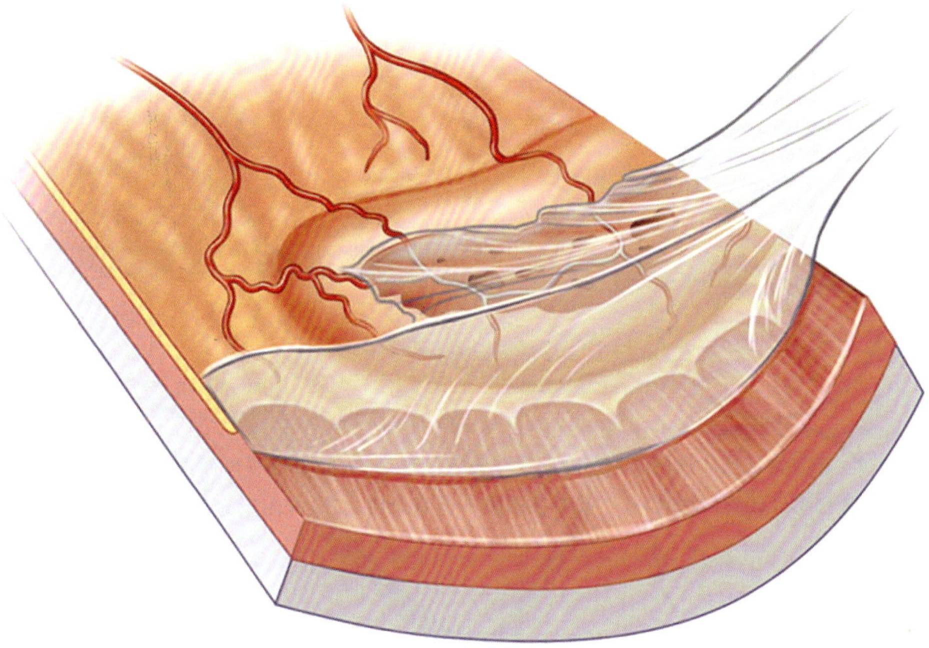

图 41.3　尽管格子样变性处的裂孔被认为是萎缩性的，但是其与附近变性边缘玻璃体对视网膜牵拉有关，这可以促进玻璃体液流入视网膜下。

## 2.2.1 有症状的 PVD 眼

5%~20%患有急性症状的 PVD 眼会发展为各种类型的视网膜裂孔。视网膜裂孔的风险与玻璃体积血量直接相关，玻璃体腔中发现细胞量增多是一种与视网膜裂孔发生率增高相关的现象。如上所述，具有额外危险因素的症状眼更有可能出现视网膜裂孔。在有症状的患眼，与持续性玻璃体视网膜牵拉相关的视网膜裂孔更有可能导致 RRD(图 41.4)[2]。

有症状的 PVD 导致的视网膜裂孔应该与 PVD 之后检测到的(而不是由其引起)先前存在的视网膜裂孔区分开。因此，视网膜格子样变性区内的萎缩性视网膜孔不被认为是“症状性的”，即使在由急性 PVD 的症状引起的检查中首次观察到它们。症状性视网膜裂孔细分为具有持续性玻璃体视网膜牵拉的视网膜裂孔和视网膜缺损区域的所有牵拉力均已解除的视网膜裂孔(图 41.4)。

### 2.2.1.1 玻璃体视网膜持续牵拉的裂孔

在视网膜裂孔处或其附近玻璃体视网膜持续牵拉是导致临床 RRD 的最重要因素。玻璃体视网膜持续牵拉导致的有症状的裂孔是马蹄形裂孔，存在引起临床 RRD 的高风险[2]。据报道，该风险范围为 33%~55%，但可能更高，因为大多数研究的患眼在观察到 RRD 的进展时已接受治疗。治疗这种类型的裂孔大幅度降低了 RRD 的风险，并指出对这些病

表 41.1　发生孔源性视网膜脱离的危险因素

| |
|---|
| 有症状的PVD |
| 近视 |
| 格子样变性 |
| 囊样视网膜突起 |
| 退行性视网膜劈裂症 |
| 视网膜裂孔 |
| 男性 |
| 眼部手术史 |
| 　无晶状体/人工晶状体 |
| 　YAG 激光后囊膜切开术 |
| 　其他玻璃体手术 |
| 眼外伤史 |
| 炎症 |
| 　CMV 视网膜炎 |
| 　急性视网膜坏死 |
| 　其他炎症 |
| 对侧眼非外伤性视网膜脱离 |
| 遗传性玻璃体视网膜病变 |
| 先天性/继发性/退行性变性 |

究。在一项重要的研究[5]中，通过研究无晶状体眼视网膜脱离患者，评估了这一变量的重要性，其中43例有PVD的对侧眼中有一只眼(2.3%)随后发生了视网膜脱离，在以前无PVD的40只眼中，8只眼(21%)后来发生了视网膜脱离。类似的，在另一项研究[17]中，在初次检查时，21例无PVD的无晶状体对侧眼中有5例(24%)发生了视网膜脱离，而有PVD的15只眼中没有1例发生视网膜脱离。

如前所述，由于视网膜似乎正常的区域有出现新的视网膜裂孔倾向，因此提倡进行360°治疗(图41.7)。虽然这种治疗形式的证据对于非创伤性巨大视网膜裂孔患者是有说服力的，但这种治疗的风险-收益比仍然未知。尽管缺乏支持性数据，但经常对无晶状体眼中格子样变性进行治疗。在先前已发生PVD的眼中，治疗是否有效或必要是令人怀疑的。在无PVD的眼中进行各种形式预防治疗的价值仍然存在争议，除非开展了合适的试验。

囊性样视网膜突起和退行性视网膜劈裂是双侧视网膜脱离的不常见原因，并且没有数据分析这些病变在白内障手术后的重要性。它们按照“无症状的有晶状体对侧眼”的讨论进行处理。对侧眼有视网膜脱离史的无晶状体眼视网膜裂孔发生视网膜脱离的可能性明显高于对侧眼无视网膜脱离史有类似裂孔的患者。一位作者[17]描述了10例无晶状体对侧眼的无症状视网膜裂孔，随后有5只眼发生了视网膜脱离，5例引起视网膜脱离的裂孔有4例是马蹄形裂孔，第5例裂孔的类型则没有报告。有关与格子样变性无关的圆孔治疗价值尚不清楚。通常可以预测针对有意义的裂孔进行治疗可以防止视网膜脱离，但对视网膜其他部位意义不明的裂孔的治疗没有预测意义。治疗无症状马蹄形裂孔尽管缺乏支持性数据(AAO PPP证据水平：未达成共识[4])，但通常建议在无晶状体眼和准备进行白内障摘除的同侧眼中进行。

### 2.3 小结

虽然预防视网膜脱离是一个重要的目标，但由于缺乏适当的试验，预防性治疗视网膜裂孔和大多数有诱因的玻璃体视网膜病变的真正价值仍然未知。针对有症状的游离瓣视网膜裂孔进行治疗是一种基于证据和可接受的预防临床视网膜脱离的方法，因为这些裂孔的自然病程和治疗结果都有很好的记录。在大多数其他情况下，治疗可见的异常玻璃体视网膜粘连病变的价值有限，即使在有其他风险特征的眼中，如近视眼、人工晶状体眼和对侧眼有视网膜脱离史的病例中也是如此。有关特定眼预防的具体决定应根据病例的特征和丰富的医学知识进行。具有高风险特征的患者应了解PVD症状和视野缺失，并应及时评估患有此类症状的任何患者。此外，应要求这些患者进行定期评估。

## 3. 视网膜脱离的修复

孔源性视网膜脱离(RRD)被认为是无法治愈的，直到20世纪20年代Jules Gonin和20世纪30年代Rosengren开创性的研究，首次描述了特定病例解剖成功率接近50%。当Charles Schepens在20世纪50年代和60年代推出双目间接检眼镜和环扎巩膜扣带手术技术时，常规RRD修复的解剖结果进一步显著改善。从那时起，几十年来技术已经缓慢地改进，到20世纪80年代早期巩膜扣带单次手术成功率达到目前的85%~90%。遗憾的是，术前黄斑脱离和不可逆性黄斑损伤对术后视力的严重影响，术后视力未发生类似的改善。随着常规视网膜脱离修复后的解剖成功率变得相对良好和稳定，人们越来越关注常规巩膜扣带术的并发症，尤其是屈光参差、肌肉失衡和疼痛。因此，在20世纪80年代开创了可行的替代技术，最持久的是充气性视网膜固定术(PR)和玻璃体切割术。前一种手术是从与常规巩膜扣带手术相关的术中和术后气体注射的最初经验演变而来的，而玻璃体切割术最初只保留用于复杂的视网膜脱离，随着经验和设备的改善而变得更受常规病例的欢迎。今天，巩膜扣带术、PR和玻璃体切割术都是广泛用于“常规”或“简单”RRD治疗的标准，一种技术是否优于另一种技术的因素基于许多考虑因素，其中许多属于社会学范畴而不是医学。例如，PR的普及可以与医生年龄和地理位置相关联，而巩膜扣带术在相对年轻的玻璃体视网膜外科医生的手中似乎不太受欢迎。尽管很明显，对于不复杂病例的巩膜扣带术在全世界范围内变得不那么流行，但讨论一种技术优于另一种技术的客观临床标准似乎是合适的。巩膜扣带术、PR 和玻璃体切割术具有相对适应证和禁忌证(表 41.2),以及局限性和并发症。

在本章的这一部分中，讨论了可能影响一种技术选择另一种技术的临床因素，其中巩膜扣带术、PR 和(或)玻璃体切割术既不是强制性的也不是禁忌的。然而,显而易见的是,关于特定情况的“最佳”操作的意见将永远不会得到普遍认同，就像单一口味的冰淇淋一样，永远不会受到所有人的青睐。无论技术如何,如果所有视网膜裂孔都是手术闭合,并未发生 PVR 或其他不常见的并发症,那么该手术解剖学上几乎总是成功的。

表 41.3 中列出了常见类型的简单 RRD,关于无复杂情况的变量包含在表 41.4 中。表 41.2 中的相对适应证和禁忌证通常表明了具体视网膜复位术的选择。重要的考虑因素包括：①视网膜裂孔和玻璃体视网膜退行性病变的位置、数量和类型;②玻璃体皮质后表面与视网膜的关系；③玻璃体的清晰度；④晶状体的状态。

## 3.1 单纯性视网膜脱离手术

有几种相对常见类型的简单视网膜脱离（表 41.3)及与所有这些相关的众多变量(表 41.4)。真正复杂的病例通常通过玻璃体切割技术进行常规治疗,而局部相对简单的病例通常通过采用激光、冷冻疗法或小的局部巩膜扣带术的“隔离”方法来处理[18]。在这两个极端之间存在很大比例的病例,其中可以考虑三个主要选项中的任何一个，并且三者的组合也被许多外科医生用于特定的情况。无论技术如何,如果所有视网膜裂孔都是手术闭合,并未发生 PVR 或其他不常见的并发症,那么该手术解剖学

表 41.2 简单视网膜脱离:相对适应证(RI)和相对禁忌证(RC)

| 术式 | 相对适应证 | 相对禁忌证 |
|---|---|---|
| 巩膜扣带术 | 无禁忌证<br>下方孔 | 介质模糊<br>后极部孔<br>薄巩膜 |
| 充气性视网膜固定术 | 局限性孔<br>上方孔 | 多发孔<br>非上方孔<br>介质模糊<br>不完全 PVD<br>下方或广泛格子样变性 |
| 玻璃体切割术 | 介质模糊<br>后极部孔<br>人工晶状体<br>PVR | 相对简单 RD<br>下方视网膜渗漏<br>可见的不完全 PVD |

表 41.3 常见的简单视网膜脱离

| |
|---|
| 伴有完全或不全PVD的马蹄形裂孔 |
| 在格子样变性的边缘 |
| 与格子样变性无关,但位于玻璃体基底部后部 |
| 沿着玻璃体基底部后缘 |
| 格子样变性中的萎缩孔 |
| 前两种情况兼有 |
| 视网膜渗漏 |

表 41.4 与简单视网膜脱离有关的变量

| |
|---|
| **视网膜裂孔** |
| 类型 |
| 与裂孔(马蹄形裂孔)边缘持续性玻璃体视网膜牵拉有关 |
| 与萎缩孔附近的玻璃体视网膜牵拉有关 |
| 与对裂孔有明显玻璃体视网膜牵拉无关 |
| 位置:象限 |
| 距锯齿缘的距离 |
| 距其他裂孔和变性的距离 |
| 数量 |
| **玻璃体皮质后表面** |
| 完全 PVD:只在玻璃体基底部和附近裂孔处的玻璃体视网膜牵拉 |
| 不完全 PVD:残余的玻璃体视网膜附着和(或)牵拉 |
| 玻璃体视网膜对裂孔牵拉±格子样变性损伤 |
| 明显正常部位的玻璃体视网膜牵拉 |
| 位置:象限 |
| 距锯齿缘的距离 |
| **晶状体状态** |
| 透明晶状体 |
| 白内障 |
| 人工晶状体±瞳孔膜 |
| **玻璃体清晰度** |
| 清晰 |
| 玻璃体积血 |
| 星状玻璃体变性 |
| 玻璃体不透明“碎片” |

上几乎总是成功的。

### 3.1.1 巩膜扣带术

直到20世纪80年代后期，巩膜扣带术作为常规治疗视网膜脱离的主流术式。巩膜扣带术可用于绝大多数视网膜充分可视化的非复杂病例。这种技术应用越来越少，主要不是由于解剖学成功的局限性，而在于替代技术提供可接受的再复位率，更少或不同的并发症，以及在所选择病例中具有额外的优势。

在非引流巩膜扣术中，视网膜裂孔的功能性闭合可以由巩膜扣带的几种有益效果引起，包括：①眼球凹形改变，导致眼内液化玻璃体进入视网膜下腔流体作用的改变；②眼球壁和视网膜向中心移位来缓解玻璃体视网膜牵拉；③视网膜裂孔和巩膜扣带远离视网膜下液；④视网膜裂孔接近玻璃体凝胶；⑤术后巩膜扣带高度的增加。所有这些都可能增加液体进入视网膜裂孔的阻力(图41.9)，随之而来的是相对再附着力的增加。这些影响可能具有协同作用，在引流视网膜下液的情况下也很重要。虽然现代的巩膜扣带手术通常包括制造脉络膜视网膜灼伤，但这种粘连并不总是维持视网膜复位的必要条件。

巩膜扣带最常见的并发症(解剖复位失败除外)通常不遵循无扣带的PR和玻璃体切割术。在大多数情况下，有明显的术后炎症伴肿胀、不适和视力模糊；在某些情况下由于眼轴变长引起的近视；少数病例由于眼外肌力量紊乱引起的复视；外引流病例中视网膜下出血或视网膜嵌顿。相比而言，PR在诊室即可实施，有额外的优势且术后不适减少，而玻璃体手术为最常见的巩膜扣带术相对禁忌证的患者(如玻璃体混浊和后极部视网膜裂孔）提供了补救措施。

#### 3.1.1.1 巩膜扣带术的优点

巩膜扣带的主要优点是其几十年来一直作为治疗标准，因此其适应证和成功率，以及并发症发生率相对较好理解和可接受。另一个重要的优点是，扣带术通常是外眼手术，除了排出视网膜下液和(或)注入气体的重要的常用可选步骤之外。因此，它通常不会导致常规充气性视网膜固定术和玻璃体切割术所引起的玻璃体的直接变化。设备和辅助材料的成本远低于玻璃体切割术，但远远超过PR，通常与手术后白内障进展无关。

#### 3.1.1.2 巩膜扣带术的缺点

与PR相比，巩膜扣带的主要缺点是必须在手术室中进行手术及其附加设备的成本。与PR手术和大多数无巩膜扣带的玻璃体切割术相比，扣带术后复发率高。与玻璃体切割术相比，显著的缺点包括在处理非常大和（或）后视网膜裂孔时增加的困难，以及在修复相对“困难”的病例后患者视网膜脱离复发率高。如前所述，术后肌肉失衡和屈光不正改变是巩膜扣带后比PR或玻璃体切割术后更常见的重要并发症。一个不断增长而有些令人费解的问题是许多玻璃体视网膜手术训练计划似乎提供了比过去几年更少的巩膜扣带技术培训。

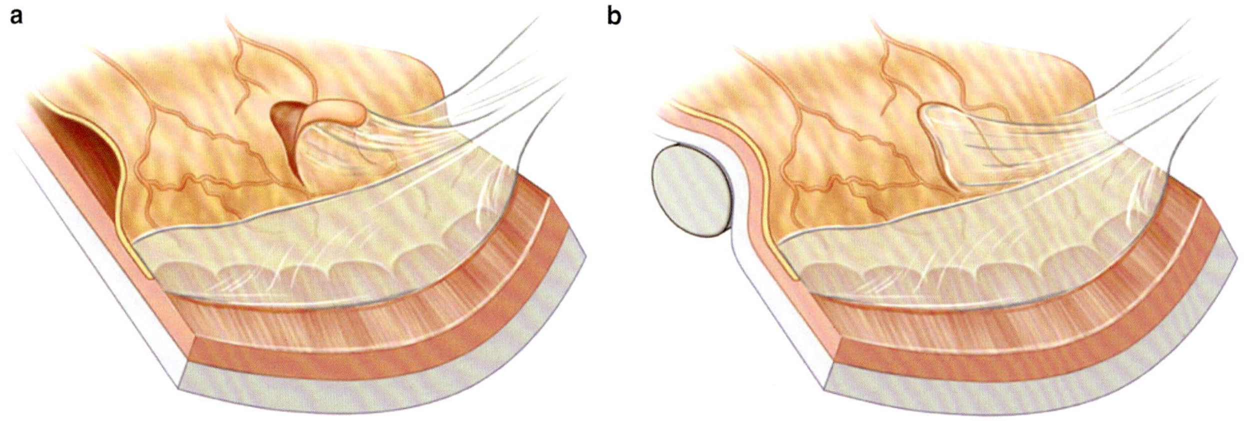


图41.9 巩膜扣带术治疗视网膜脱离。开放的视网膜裂孔使玻璃体液进入视网膜下(a)，巩膜扣带后视网膜裂孔闭合(b)，视网膜复位。

### 3.1.2 充气性视网膜固定术

充气性视网膜固定术(PR)由 Hilton 和 Grizzard 于 20 世纪 80 年代中期引入美国[19]。这是一种基于办公室无缝合的替代巩膜扣带术和玻璃体切割术，用于手术修复选择性的(上方)视网膜脱离(见第 44 章“充气性视网膜固定术”)。将纯净空气或可膨胀的长效气体气泡注入玻璃体内，并要求患者处于特定体位以便气泡填塞视网膜裂孔，使视网膜下液内源性再吸收（图 41.10)。为了使裂孔形成永久性封闭,可以在手术期间应用冷冻疗法,或者可以在视网膜复位后使用激光光凝。充气性视网膜固定术(PR)治疗“理想的”不复杂的视网膜脱离与位于大约 10 点钟方向和 2 点钟方向之间并且周长延伸不超过 1 个钟点的一个视网膜裂孔或一组邻近局限性视网膜裂孔相关联,尽管 RRD 从 8 点钟方向到 4 点钟方向之间的裂孔通常也适合充气性视网膜固定术。虽然当裂孔不是位于上方或靠近在一起时，也可以成功地采用该技术,但是较少的外科医生会选择该手术。支持选择 PR 的其他情况包括明显的完全 PVD、视网膜格子样变性和玻璃体积血,以及有晶状体眼。

PR 单次手术解剖成功率大约比巩膜扣带低 10%[20],发生新的下方视网膜裂孔是 RRD 复发的主要原因[21],尽管可能很多下方裂孔并不是新裂孔,而是被遗漏的裂孔（见第 44 章“充气性视网膜固定术”)。尽管如此，再次手术后的最终成功似乎并没有受到影响。因此,PR 是一种合理的手术标准,作为另一种视网膜复位的可选择的手术方法。有趣的是,这种手术在美国比在世界许多地方更受欢迎。

#### 3.1.2.1 充气性视网膜固定术的优点

PR 的主要优点是它可以在适度局部麻醉的办公室环境中快速完成，并且具有可接受的成功率。患者的复发率通常低于其他手术,并且成本相当低。进行性白内障形成与该手术无关。最重要的是,也许失败的 PR 似乎不会影响后续巩膜扣带和(或)玻璃体切割术的成功[21]。

#### 3.1.2.2 充气性视网膜固定术的缺点

PR 的主要缺点是大多数外科医生将其使用限制在相对一致的单个上部裂孔，并且几乎没有广泛的玻璃体视网膜退行性疾病征象的患者中，并且有许多常见类型的病例不应该常规使用(表 41.2)。此外,即使在精心选择的病例中,单次手术解剖成功率也比巩膜扣带术低约 10%[20]。然而,没有证据表明失败的 PR 手术会降低最终的解剖或视觉功能的成功率[21]。

### 3.1.3 玻璃体切割术

最初通过“首次”玻璃体切割术治疗的视网膜脱

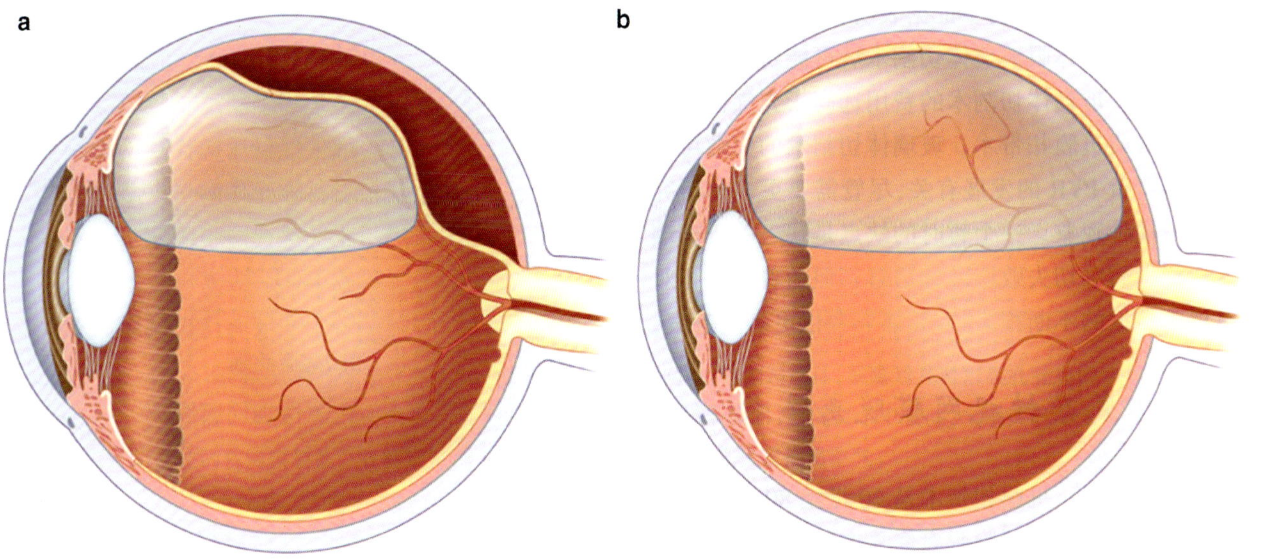

图 41.10　充气性视网膜固定术治疗视网膜脱离。注射气泡(a)到眼内封闭相关的视网膜裂孔,使得生理附着力驱逐出视网膜下液并使视网膜复位(b)。

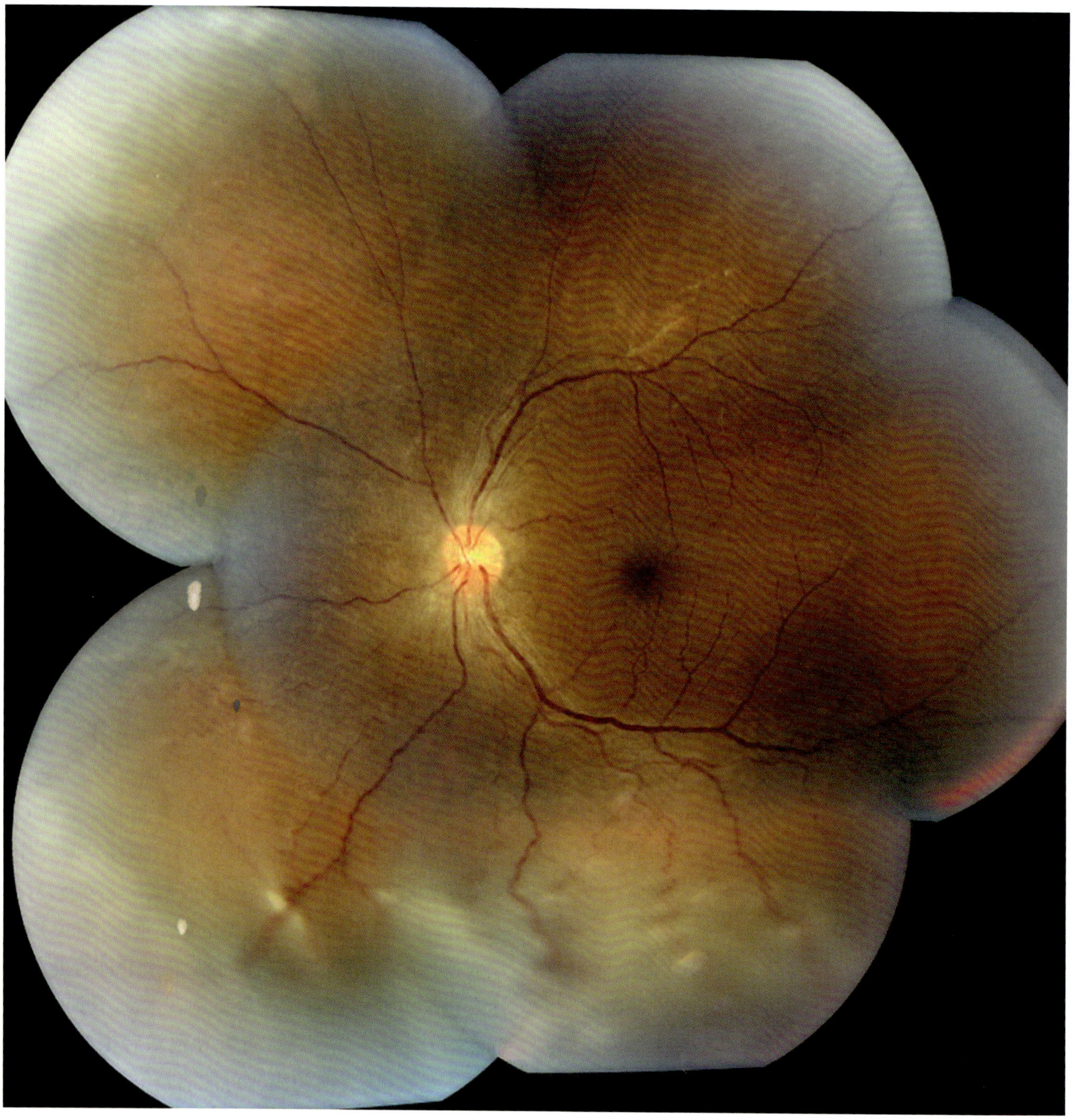

图 42.1 B 级 PVR，视网膜表面皱褶且视网膜僵硬。

角膜，手术结束时再行穿透性角膜移植术[14-17]。临时人工角膜为后极部和外周视网膜提供良好的可视化条件。

如果瞳孔不能充分散开，我们使用虹膜拉钩来机械地扩张和拉开瞳孔[18]。首先，解除虹膜粘连去除囊性增生膜，然后，使用 Ziegler 型刀片在 4 个象限（通常隔开 90°）的前面，平行于虹膜平面角巩缘前切口，这些切口术毕自行闭合无须缝合。然后将虹膜拉钩穿过角巩缘切口钩在瞳孔边缘并回拉。钩子通过一个小塑料锁定装置从外部固定。

大多数有晶状体眼即使是透明的也要摘除。PVR 患者前部的增生膜与前部玻璃体皮质连同基底部玻璃体完全清除。有晶状体眼的前部玻璃体不可能达到完全切除。没有充分地切除周边玻璃体将导致术后前部 PVR 复发可能性的显著增加。此外，长时间的气体填充几乎总是导致术后需要摘除白内

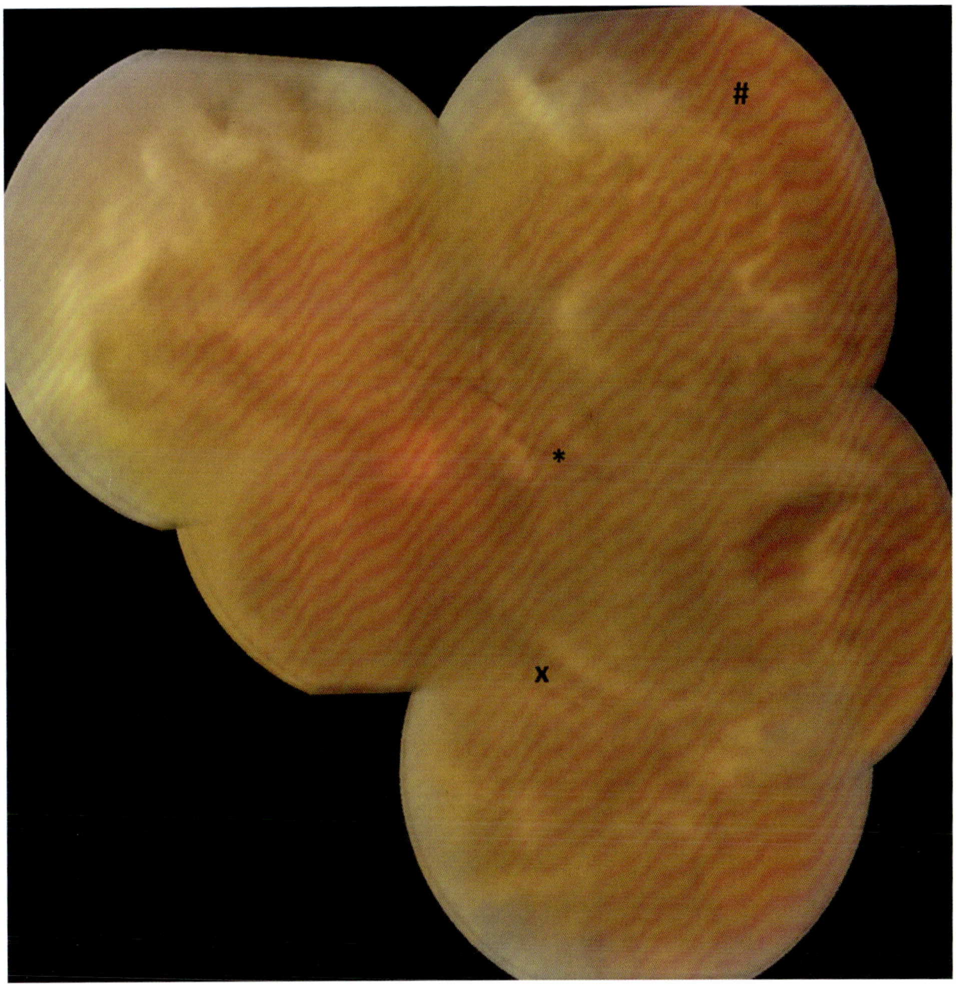


图 42.2 前部 C12 合并后部 C12 PVR。前部环形收缩：玻璃体基底部后收缩伴周边视网膜牵拉（井号所示），玻璃体基底向内收缩引起的放射状皱褶（叉号所示），弥漫性后部收缩（星号所示）。

障。晶状体摘除有助于术后的一些处理，包括气液交换和激光光凝。晶状体的处理包括在玻璃体切割术的同时行晶状体切除或 PVR 术前（一次独立手术）或 PVR 术同时实施超声乳化白内障吸除术放置后房型人工晶状体(PCIOL)。我们倾向于在视网膜手术前 1~2 周进行白内障手术，因为同时进行白内障手术时，可能会破坏血-眼屏障，引起纤维蛋白渗出。分期手术的风险和益处应与延期视网膜脱离修复所带来的潜在视功能恢复的损害进行权衡。对于大多数晚期 PVR 的病例，视网膜手术延迟 1~2 周不会影响视力预后。人工晶状体眼患者 PCIOL 通常可以保留在原位，由于其不影响基底部玻璃体和前膜的充分切除。如果前部增生组织黏附到后囊影响手术视野或者 PCIOL 不稳定，IOL 就需要通过角膜缘切口取出。前房型人工晶状体(ACIOL)是具有挑战性的，因为术后眼内气体可能推动 ACIOL 复合体向前接触角膜内皮，增加角膜失代偿和大疱性角膜病变的机会。此外，气体或硅油很容易移位到 ACIOL 周围接触角膜，影响术中和术后视网膜观察。如果 ACIOL 不稳定，通常最佳的处理方式是通过角膜缘取出 IOL，使患者处于无晶状体状态。

## 3.2 手术方法

### 3.2.1 晶状体摘除

透明晶状体可以通过睫状体平坦部摘除，除非是非常硬的核，都可以通过角巩缘切口摘除。在超声粉碎晶状体核和皮质后，使用玻璃体切割头在晶状体前囊切开一个切口。然后用镊子提起周边囊膜并将其拉出以暴露悬韧带。通过对侧巩膜切口拉出囊膜，用玻切头或垂直剪刀切除悬韧带[19](图 42.6)。

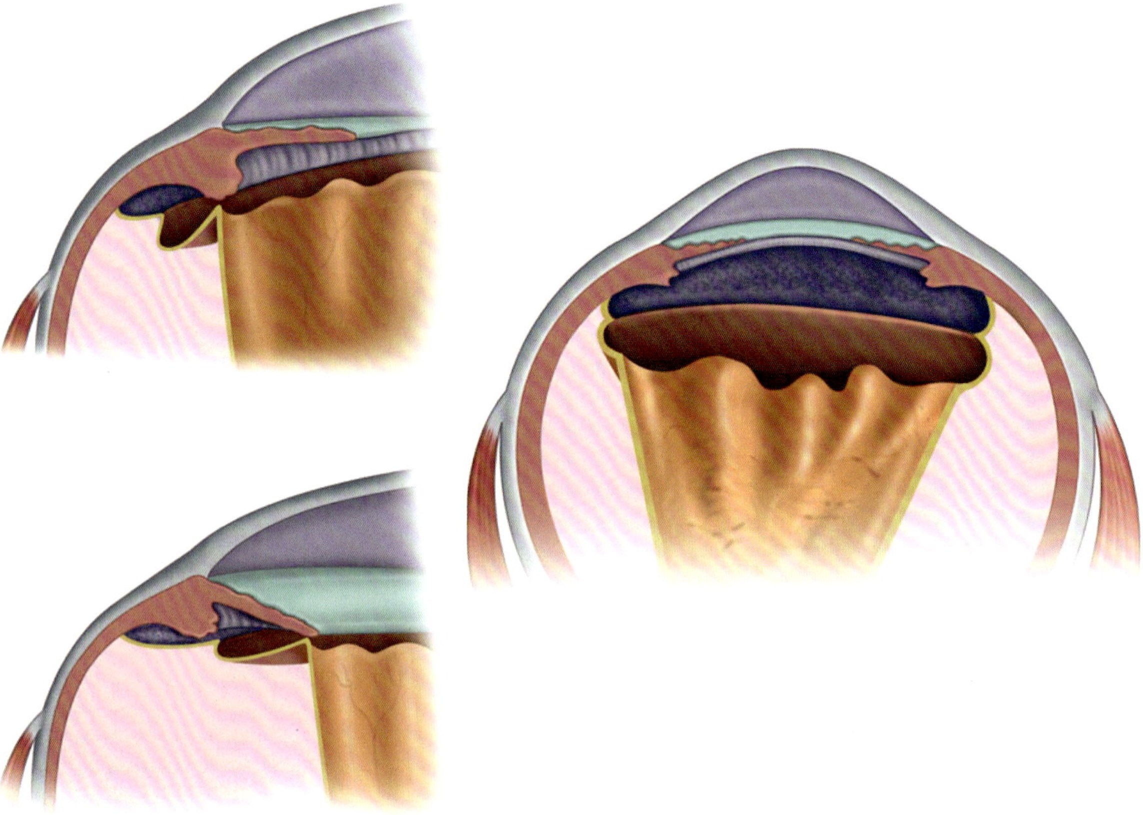

图 42.3 前部 PVR 导致前部视网膜移位。(Adapted from[27],Reproduced with Permission)

我们认为,完整去除囊袋可以减少复发性前部 PVR 的可能性,并防止虹膜与晶状体囊膜的粘连所引起的瞳孔变形、固定。

### 3.2.2 巩膜扣带术

我们推荐在大多数的 PVR 放置巩膜扣带(如果还未置入)。轻度 PVR(A 级或 B 级,以及局限性 C 级)病例通常可以单独使用巩膜扣带来治疗。在许多视网膜再次脱离的 PVR 中,初始手术中已经存在巩膜扣带,很少需要修整或更换,可以留在原处。然而,有时需要对现有的巩膜扣带增补,尤其是下方没有足够支撑的情况。行广泛视网膜切除术或巨大裂孔,特别是大于 180°的情况,可能不需要巩膜扣带。

巩膜扣带术的目的是减轻牵拉,支撑玻璃体基底部,有助于周边视网膜裂孔闭合。通过巩膜扣带玻璃体基底部得到 360°的支撑。为了减轻牵拉,理想的加压嵴应有适度的高度和宽度。巩膜扣带的宽度应随裂孔的位置和玻璃体基底部而变化。在大多数情况下,我们使用 4.5mm 宽的环扎带(42 号带),缝线宽度比带扣(6mm)宽 1.5mm,以增加加压嵴的高度。如果玻璃体基底部向后延伸过多,可以使用硅胶条或海绵。巩膜扣带前部缝线放置于肌肉附着点后约 2mm 处,巩膜扣带通常放置在支撑玻璃体基底部和玻璃体基底部后视网膜的位置。在涉及巩膜扣带术联合玻璃体切割术时,我们更倾向于在玻璃体切割术巩膜切开之前在各象限行巩膜扣带预制缝线。这是因为在进行巩膜切开之前眼球硬度较高,安全放置巩膜缝线比较容易。玻璃体切割术完成后,将巩膜扣带绕眼球 1 周放置。

### 3.2.3 玻璃体切割术

三通道玻璃体切割系统已用于手术治疗。历史上,复杂的 PVR 病例曾使用较大巩膜切口的 20G 系统已逐渐被最近的微创玻璃体切割术 (MIVS)所取代。研究表明,使用 MIVS 的手术效果等同于或不低于标准的 20G 系统[20-22]。然而,每个系统都有各自

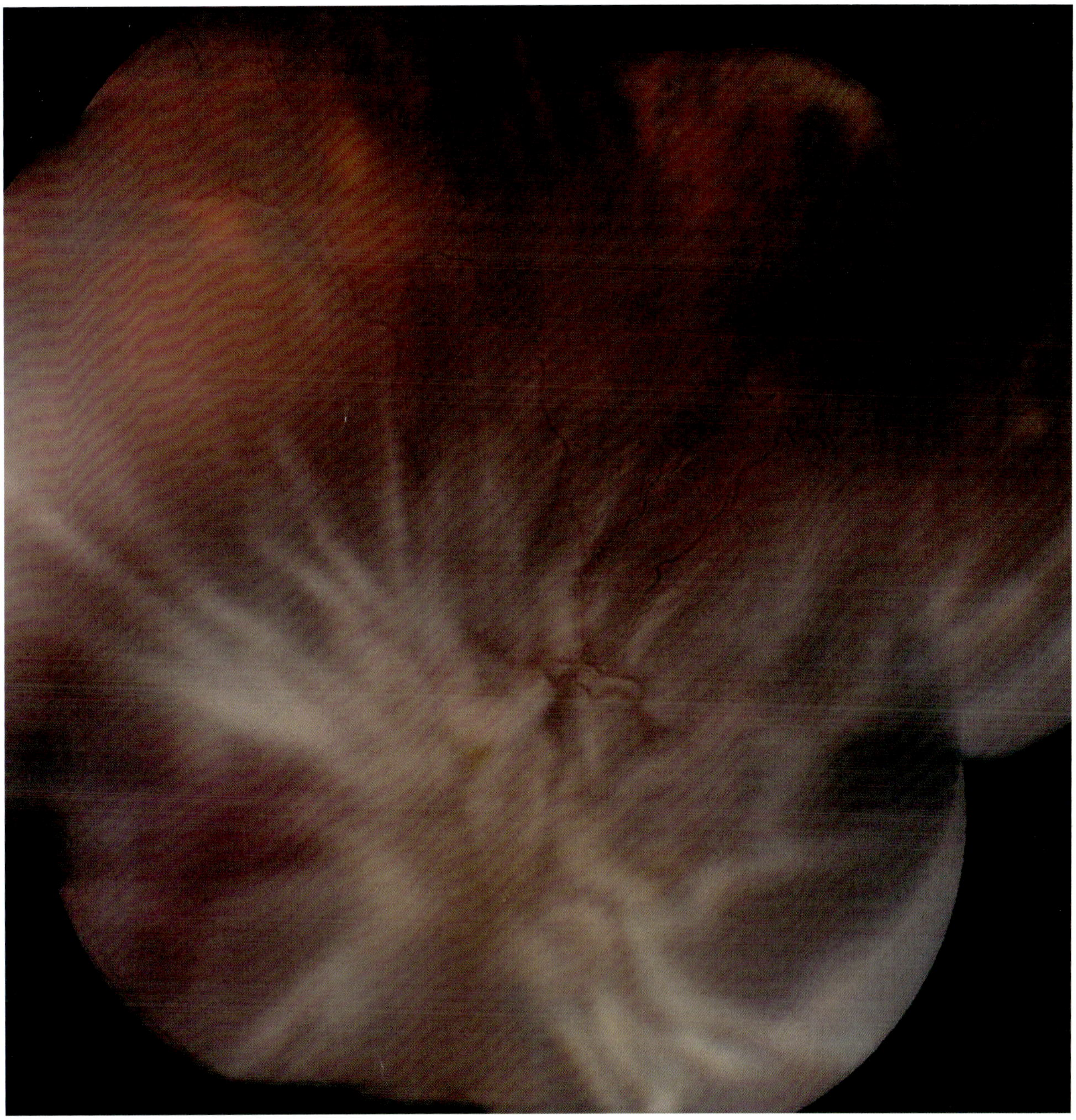

图 42.4　弥漫性后部 PVR，伴星形皱褶。

明显的优点和缺点。MIVS 的优点是只要穿刺口的隧道结构可靠，就不需要在穿刺口关闭时缝线。这有助于穿刺口的快速愈合，减少手术时间，以及减轻患者的不适。然而，在之前已进行过玻璃体切割术的情况下，由于巩膜变薄和瘢痕化，穿刺口可能无法充分闭合。因此，在使用硅油的情况下，最好缝合巩膜切开部位以防止硅油进入结膜下。即使缝合巩膜切开位置是必要的，MIVS 还有其他优点。灌注液减少，使用套管尤其是自闭套管，可降低巩膜切口部位视网膜组织嵌顿的风险。此外，使用自封闭套管，湍流减少，当使用重水时，由于湍流的减少，重水泡滞留视网膜下的可能性将减少。

MIVS 的潜在缺点是器械的硬度降低，柔软度增加，使得复杂性手术操作和远周边部眼底的操作变得更为困难。然而，23G 器械和新研发的 25G 器械均能保持足够的硬度，使得周边视网膜增生膜的

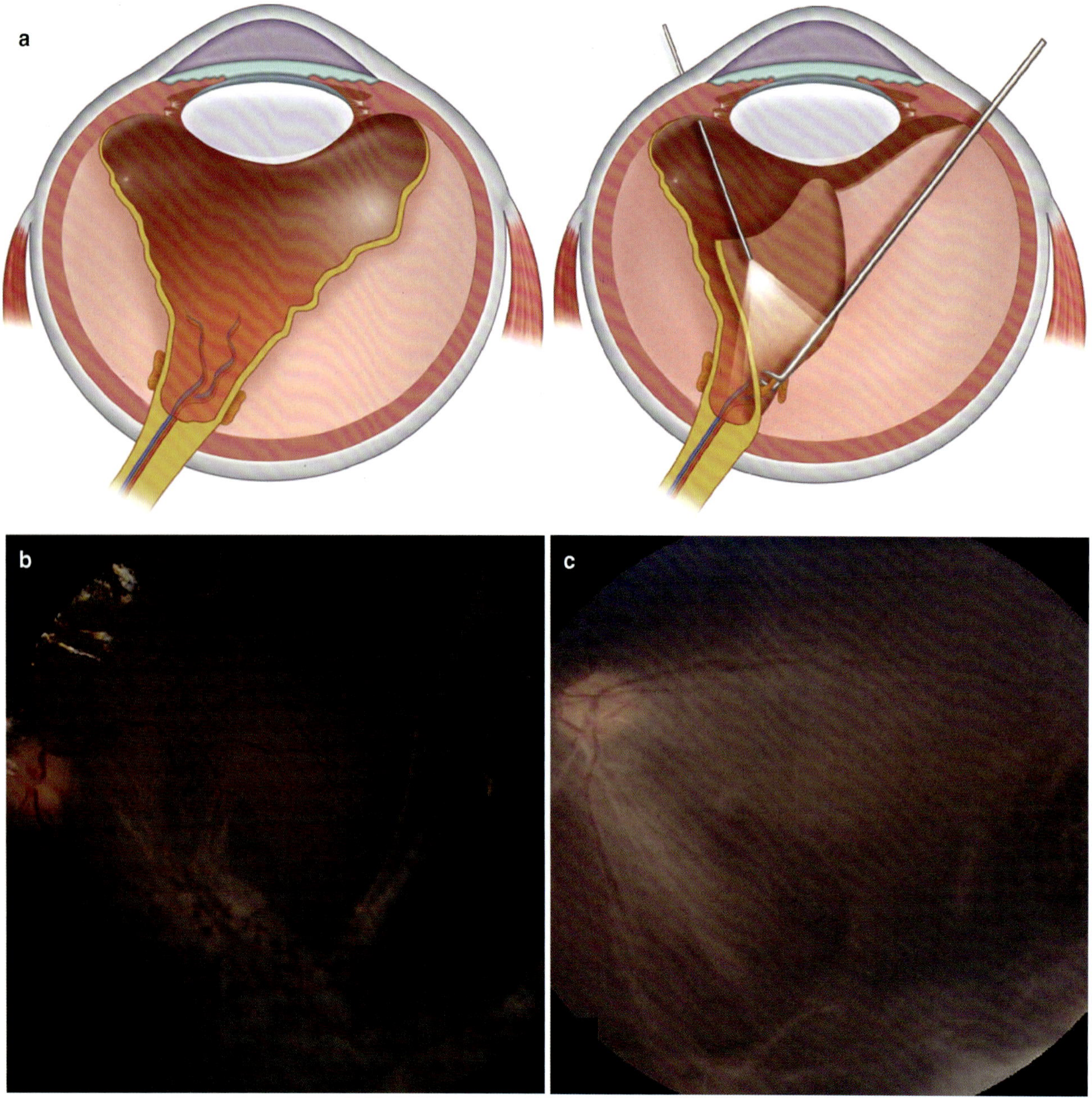


图 42.5 (a)“餐巾环”样皱褶(from[49]. Reproduced with Permission),(b)“晾衣绳”样皱褶伴随视网膜下膜的线性皱褶,(c)弥漫性增生膜呈“虫噬”样外观。

切除和基底部玻璃体的切割变得比较容易。在 20G 手术中,由于较高的液流动力学导致总体上玻璃体切割术时间比较短。然而,与不需要缝合巩膜切开部位的 MIVS 病例相比,要考虑缝合手术切口的时间,这个时间的优势就会消失。此外,目前经平坦部晶状体粉碎操作需要 20G 设备。

我们偏好使用 23G 玻璃体切割手术系统。首先用镊子移位结膜,在距离角巩缘后 3.5mm 插入带针的套管。有前部 PVR 的患者视网膜被牵拉向前,巩膜切口要更向前。套管放置好后,将套管针取下。插管放置在颞下、鼻上和颞上 3 个象限。将灌注液套管放置在颞下象限中,并且在开始打开灌注液之前要看到套管的开口,确保套管的头端已进入玻璃体腔,以防止灌注液进入视网膜下或脉络膜。发生视网膜下灌注最大的风险是眼前部 PVR 和视网膜向前移位。通常使用的是 4mm 灌注套管,若存在前膜

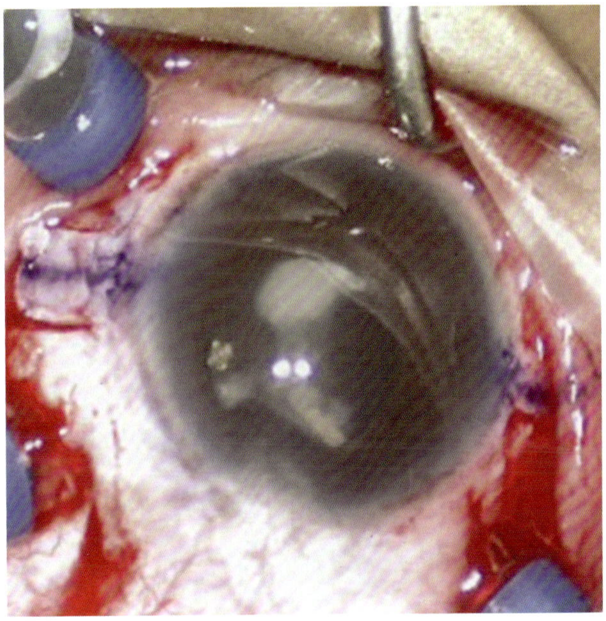
图 42.6 使用玻切头和镊子去除囊膜。

妨碍手术医生观察眼底的情况，可以使用更长的灌注套管。

目前已经研发了许多用于手术期间观察视网膜的镜片系统。一些手术医生偏好将载镜环缝合到角膜缘，使用凹透镜和棱镜来分别观察后极和周边眼底。我们更偏向于使用非接触广角镜，该系统可以观察到 130°视角（BIOM，OCULUS Surgical Inc，Port St. Lucie，FL）。它可以使周边部玻璃体切割术和前部的膜切除充分可视化，通常不需要顶压巩膜。对于晶状体囊膜混浊或小瞳孔引起的视野狭窄时的手术，该系统也非常有用。广角系统的局限性主要在于立体视觉不足，使得精细的膜剥离困难。一次性平凹透镜具有 36°视角和 1 倍放大率，适用于后极部膜剥离和精准切除。

如果以前没有进行过玻璃体切割术，首先切除核心部玻璃体，然后再切除周边部玻璃体。PVR 病例中通常存在玻璃体后脱离（PVD）。如果没有发生分离（在外伤性 PVR，退行性近视或玻璃体视网膜变性中有时可以见到），则必须使用切割头或抽吸导管在视盘部诱导出 PVD。如果玻璃体牢固地黏附在视网膜上，见于玻璃体视网膜变性如 Stickler 或 Wagner 综合征，玻璃体切割时应尽可能贴近视网膜进行剃切。接着切割周边部视网膜表面玻璃体和基底部玻璃体。此时，助手进行巩膜顶压有助于观察基底部玻璃体；然而，正如前所述，广角观察系统可以提供足够的可见视野。如果存在明显的前部 PVR，则应在剥除所有后极部增生膜后再切除基底部玻璃体和前部增生膜。后极部和中周部增生膜通常向前延伸，从后部开始剥离增生膜有助于前部增生膜的去除。当后极部增生膜被去除时，视网膜可能具有更好的活动性，并且形成泡状。这可能会限制前部增生膜剥离并增加外周视网膜损伤的风险。重水可用于稳定后极部视网膜，以便安全切除周边部玻璃体和前部增生膜（图 42.7）。在切割期间仅使用少量重水，因此重水不会压缩周边部玻璃体和增生膜。

玻璃体后皮质与周边视网膜前膜相互作用，收缩将后部玻璃体向基底部牵拉，有时甚至使得后极部视网膜形成裂孔。完全解除玻璃体后皮质向玻璃体基底部牵拉至关重要。使用镊子来提起黏附的玻璃体后皮质的边缘，向玻璃体腔中心牵拉的同时用导光纤维钝面支撑视网膜向后，从而将玻璃体后皮质从周边视网膜分离。有时也可以用吸引模式使用玻璃体切割头，提起玻璃体后皮质边缘向玻璃体腔中心拖拽，从而解除玻璃体黏附和牵拉。辅助使用曲安奈德有助于显示玻璃体皮质和增生膜[26]。我们使用 0.1~0.2mL 曲安奈德 40mg/mL 的悬浮液，以 1:5 比例的平衡盐溶液稀释。曲安奈德能很好地显示残留需要清除的黏附玻璃体皮质。

### 3.2.4 剥膜

我们偏好使用导光纤维和玻璃体视网膜镊子进行膜剥离（图 42.8）。导光纤维头端一般是圆形的、相对钝的尖端，因为尖锐的头端容易刺破视网膜。一种被广泛使用的镊子是 de Juanpick 镊（Synergetics，Inc，O'Fallon，MO），其具有提膜的鹤嘴锄和抓膜的平台。然而，无鹤嘴锄的直镊抓粘连膜的效率也很高。后极部视网膜前膜剥除使用双手操作效果最好。较厚的膜可以用镊子直接抓住并由后向前的方式剥离。通常，大的膜可整块膜剥除。如果膜薄而且不太清楚，则可以使用导光纤维头将膜提起，然后用镊子抓住并剥离。厚膜通常可以容易地识别，但是大量的混合膜边缘模糊。为了完成这一步骤，使用导光纤维头或者鹤嘴锄镊置于视网膜皱褶中，拖着皱褶中心，咬合上增生膜。一旦找出膜的边缘便可以使

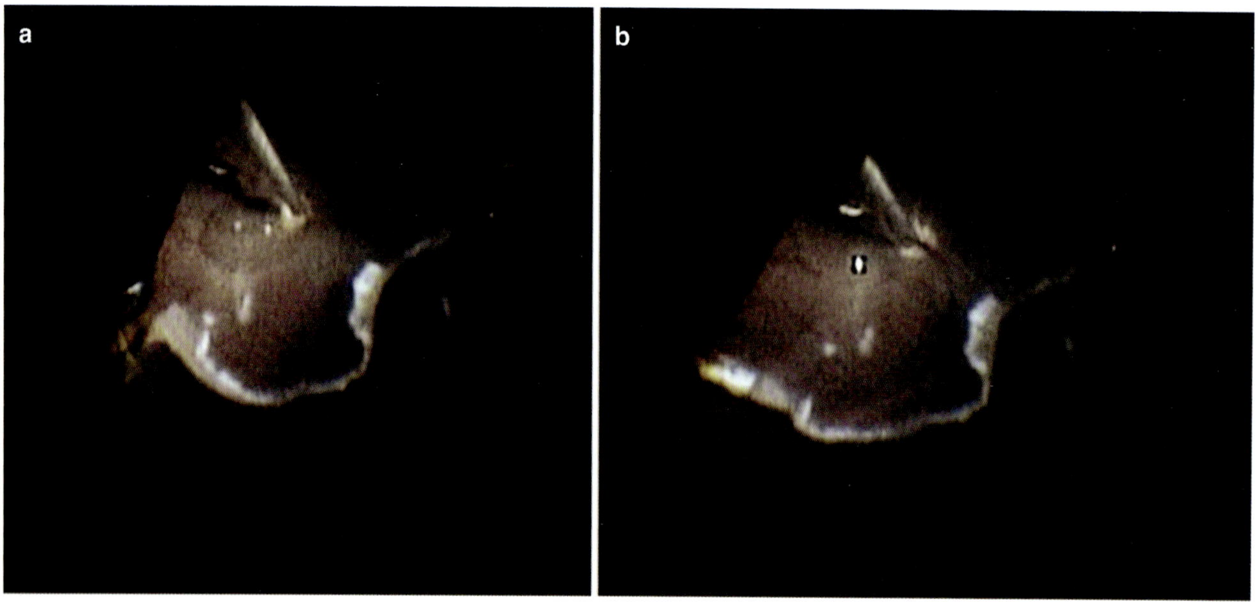


图 42.7 对隆起和皱褶的边缘进行大范围的视网膜切除。(a)在视盘上方注入全氟化碳液体。(b)逐渐扩大全氟化碳液泡，打开并压平视网膜切开的边缘。

用镊子抓住边缘。当钳子将膜向玻璃体腔中心拉拽时，导光纤维钝头置于视网膜上，反向对抗镊子牵拉。导光纤维头放在膜与视网膜之间以完全分离膜。带倒钩的显微玻璃体视网膜(MVR)刀片是用于黏附紧密膜分离的另一种技术，先用这种刀片咬合上增生膜，然后再使用上述的技术剥离膜。

如果黏合过紧，过度的牵拉会发生视网膜裂孔，有效的替代方法是，使用垂直剪刀或弯曲剪刀将膜分割，以松解牵拉。未成熟的膜易碎，清除时不易抓取掉，如果残留在视网膜表面，可能作为中心发生增生，因此应该完全去除。遇到这种情况，可以使用带有硅胶头的反冲刷轻轻地将未成熟的膜从“视网膜”表面“冲刷”下来，并有助于清除沉着的色素。

如前所述，一旦所有后部和周边的膜被去除，视网膜将变成泡状且可漂动。在清除前部和周边增生膜及玻璃体之前，可使用重水稳定后部视网膜[25]。开始在视盘前注入少量重水，以免覆盖玻璃体，随着切割向前部推进，再注入更多的重水以展平视网膜。重水不应直接注射到视网膜裂孔上，因为它可以穿过裂孔进入视网膜下。视网膜裂孔周围若存在过度牵拉可引起重水进入视网膜下，但孤立的、小的且没有牵拉的后极部裂孔，并非是使用重水的禁忌证。

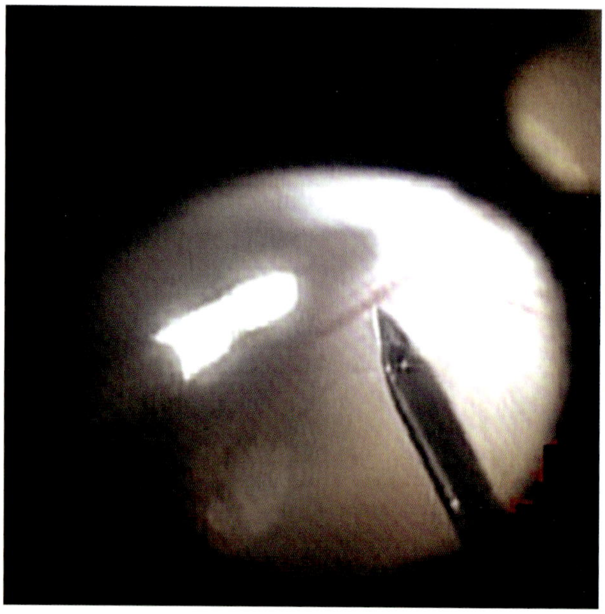

图 42.8 用于剥膜的带照明功能的膜钩和镊子。

例外情况是，大的后极视网膜裂孔，则不主张使用重水。注入重水时，如果后极部视网膜因存在视网膜下膜而未展平，注入的重水将使得视网膜下膜更清晰。为了去除视网膜下膜，将必须移出部分重水(见下文)。

如果存在前部 PVR，则必须进行切除和分割[27]。前部局灶性和弥漫性膜去除方法与后部膜的方法相同。通常，视网膜下膜仅在去除视网膜前膜后才变得可见。视网膜向前移位时较难处理。由于玻璃体基底部后的视网膜向前牵拉至平坦部或者更多的前部结构，玻璃体的基底部可能出现环周边的视网膜凹槽。这可能很难被发现，但有视网膜前移位的迹象包括锯齿缘变模糊，以及附着于平坦部、睫状冠和(或)睫状突的纤维状环周边膜。

锋利的 MVR 刀片可以很好地打开桥接向前移位的视网膜与前部结构的膜。一旦这种桥接膜被打开，便可使用垂直切割剪刀切割环周边膜。由此前-后牵拉将被松解，向前移位的视网膜将回到正常位置。任何膜残留物都可以产生牵拉力，应使用玻璃体切割头进行修剪，或者用剪刀进行切开或切断，同时使用导光纤维或镊子通过双手操作技术进行松解。所有膜都应该去除；然而，如果膜黏附紧密无法去除，则应当径向切割以消除环周边牵拉。凹槽内任何残留的玻璃体应尽可能靠近周边的视网膜剃须样切除干净。应当识别在切割过程中产生的视网膜裂孔，去除裂孔周围所有的牵拉力。在一些情况下，不可能充分缓解前部收缩，需要实施松解环周视网膜的视网膜切开术(见下文)。

视网膜下膜可存在于 50%的 PVR 患者，但很少会影响视网膜复位并需要切除[28]。有些情况下可能会引起牵拉的视网膜下膜在重水注入或液体-气体交换后松解。如果未松解且妨碍视网膜复位时，必须将其去除。这应该在所有后部膜和前部膜被切除后再实施。局灶性视网膜下膜和“晾衣绳”样膜通常通过小的视网膜切开术去除。相邻的视网膜切开用透热疗法，进一步用于激光光凝并防止出血。然后，插入镊子并以前后运动的轻微牵拉力抓住膜以帮助松开黏附膜。当膜被拉出时频繁地重新换位抓膜将有助于防止膜断开，并避免无意识的视网膜切开范围的扩大。有时膜很牢固，用镊子强力拉动可能会造成视网膜撕裂。在这些情况下，最好使用垂直剪刀切割膜以减轻任何牵拉力。广泛的弥漫性视网膜下膜和“餐巾环”样膜(环周视网膜下膜将视网膜拉到视盘前方)需要大的环周边视网膜切开术以便移除(图 42.9)。在实施 90°或更大的周边视网膜切开术后，视网膜折叠，暴露视网膜下空间，使用双手技术可完全去除视网膜下膜。有时，“餐巾环”样膜最好进行切割，如果与后视网膜紧密粘连，则留在原位。

### 3.2.5 松解性视网膜切开术和视网膜切割术

松解视网膜切开术(切开视网膜)和视网膜切割术(切除视网膜)通常在前 PVR 收缩引起视网膜缩短导致无法复位视网膜时进行[29]。这种情况最常见于曾接受过玻璃体切割手术的眼发生视网膜前移。在切除其他所有膜之后，在收缩的视网膜后缘实施双排透热疗法。如果联合巩膜扣带术，则通常在巩膜扣后进行视网膜切开术。所有血管必须完全透热，以达到足够的止血效果并防止出血（图 42.10）。然后使用玻璃体切割头或垂直切割剪刀实施环周视网膜切开术，视网膜切开后的前部视网膜应使用玻璃体切割头进行切除（图 42.11）。一个常见的错误是低估了视网膜切开术所需的范围，这可能会在视网膜切开术的末端留下牵拉力，从而导致视网膜再次脱离。视网膜切开术应延伸到收缩区域以外的每一端的正常视网膜，并向前达到锯齿缘。我们通常避免使用放射性视网膜切开术，因为这种方式可能会延伸到后极并且不能很好地缓解牵拉力，因此很少使用。周围大于 90°的视网膜切开术需要以对待巨大的视网膜裂孔一样进行处理，通常使用重水。

### 3.2.6 视网膜复位

如果所有的牵拉力已经被解除，并且没有产生

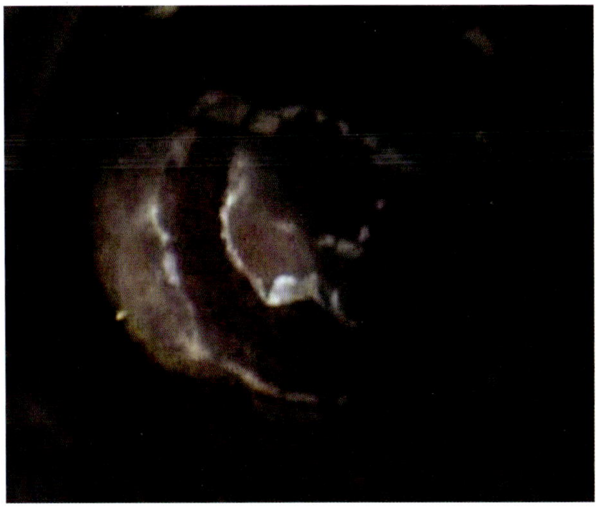

图 42.9 大的环形周边视网膜切除术。

巨大的视网膜裂孔或视网膜切开，则可以用气液交换(如下所述)使视网膜复位。然而,大多数复杂病例的手术在前部膜切除时需要使用重水来稳定后极部视网膜。如果使用重水，则需要加注额外的重水以扩大现有的重水并使视网膜复位。在重水注入视网膜裂孔前解除裂孔周围所有的牵拉至关重要。否则重水可能进入视网膜下，需要增加移出重水的手术过程。我们偏好使用注射器上的钝的刚性插管手动注射重水,开始在视盘上方注射。如前所述,最初注入的量很小,一旦重水泡足够大,注入管就可以置入重水泡内并注入重水，产生单一均匀的重水泡。当重水注入时，液体通过巩膜切开套管排出。随着重水泡增大,视网膜逐渐展平,脉络膜纹理变得可见。

当重水泡增大时，重要的是观察到周边视网膜展平。如果一部分视网膜在重水泡下仍保持隆起，则应移除部分重水直至其刚好位于视网膜有牵拉之后。然后在重新注射注入重水之前应该解除视网膜牵拉(通常使用膜剥离或视网膜切除术)。重水应注射至巩膜加压嵴前，尽量避免注入重水时产生许多小重水泡。湍流可以迫使这些小的重水泡通过视网膜裂孔后缘进入视网膜下。使用具有自闭套管的穿刺刀将减少湍流并有助于防止重水小泡的产生。一旦整个后部和周边视网膜复位,应彻底检查视网膜。如果在重水下部分视网膜仍然高度隆起，应解除视网膜的牵拉。视网膜前膜通常可以在重水下剥除。如必要,注射器抽出部分重水以备后用,进一步切割粘连紧密的膜或视网膜下膜解除牵拉。

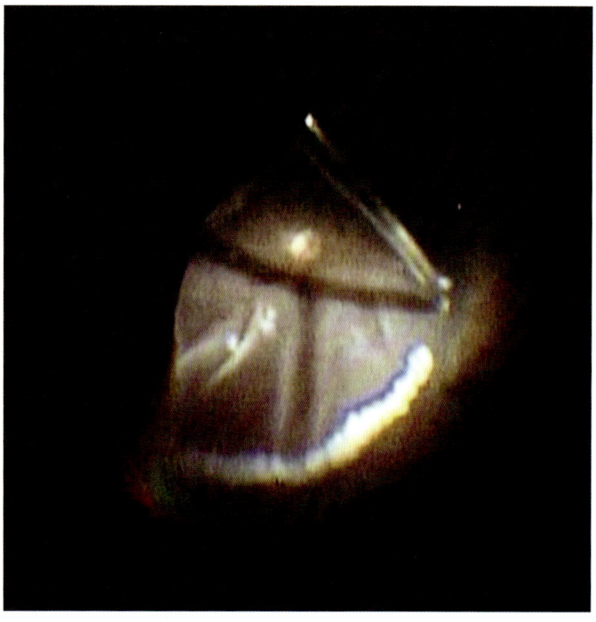

图 42.10 准备视网膜切除术前电凝视网膜。

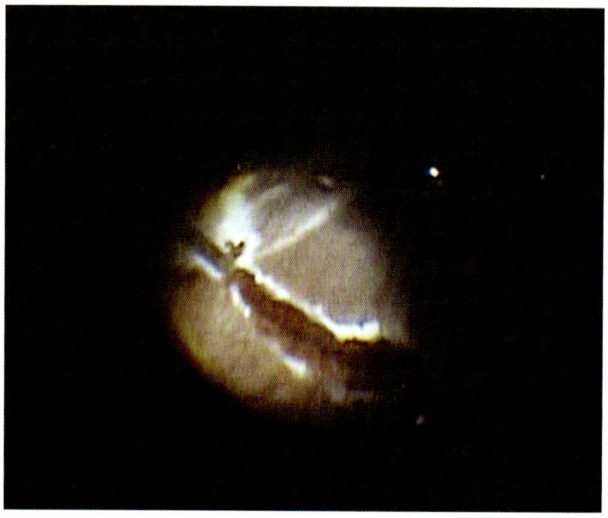

图 42.11 完成周边环形视网膜切除。

如果决定进行直接气-液交换，则在交换之前使用透热疗法标记视网膜裂孔，以使其在空气下可见。然后,通过玻切机的灌注管将空气泵入眼内,同时将硅胶软笛针放置在视网膜裂孔处，吸出视网膜下液体(SRF)。SRF 引流通常应用于后极或周边视网膜裂孔，如果没有裂孔需要眼内电凝及视网膜切开引流。这最好在视网膜中周部进行，通常距离黄斑至少为视盘直径的 5 倍，首选颞上象限以减轻对视野的影响。如果实施巩膜扣带术，视网膜切开引流部位也可选择在更周边视网膜，以便该裂孔位于加压嵴上。外周视网膜裂孔引流可以使用可延伸的硅胶软头笛针 (extendable backflush brush，Dutch Ophthalmic Research Center，Netherlands) 完成,其中笛针头可以穿过外周裂孔并延伸到视网膜下。用于引流周边视网膜裂孔下液的另一种技术是使眼球倾斜,使得引流区域尽可能地向后,在引出视网膜下液后可使视网膜完全平复。在引流外周视网膜下液时，请注意扩大的玻璃体内气泡不会引起后部视网膜皱褶。如果看到这样的褶皱，则应排出空气并进行更后部的视网膜切开引流术或注射重水以重新复位视网膜。

在气-液交换完成后，眼内可见度急剧恶化的情况并不少见。这可能是由于角膜皱褶或 IOL 上水蒸气的凝结。为了克服这个问题，将稀释的透明质酸钠置于角膜内皮上或 IOL 后表面可以帮助改善视野。此外，使用软胶管笛针扫过 IOL 后表面可以使其均匀地"润湿"。由于硅胶 IOL 具有疏水性，因此尽管擦拭其后表面，IOL 仍然保持持久的固态性状。使 IOL 后表面保持干燥的一个技术包括转动输注套管，使其朝向硅胶 IOL 的后表面，通过稳定的气流以帮助 IOL 保持干燥的固态性状。

### 3.2.7 激光光凝

一旦视网膜复位，无论是在重水下还是在空气下，融合的眼内激光光凝术应用于包围所有的视网膜裂孔和视网膜切开口的整个边缘。我们通常以散点模式在巩膜加压嵴上实施 360°的范围激光光凝。激光斑点应为中等强度，间隔约一个光斑直径的距离，光凝 2~3 排。过强的光斑会导致医源性视网膜裂孔。尽管有足够的激光功率和曝光时间还是看不见激光斑，则可能存在视网膜下液（SRF），应该去除 SRF 使视网膜复位。弯曲的激光探头可用于周边部视网膜激光光凝。在重水下进行激光光凝提供了极好的可视化效果，并且重水的液平面可以升高到巩膜扣带前，以确保不会留下 SRF，并且在视网膜周边部形成适当的激光斑。在空气状态下进行光凝会因为可能发生的可视化程度差而增加困难。在这些情况下，在注入空气之前实施视网膜裂孔透热疗法标记裂孔可用于引导激光治疗的位置。

### 3.2.8 去除全氟化碳液体

如果用全氟化碳液体（重水）使视网膜复位，手术完后可以使用带有硅胶头笛针将其吸除。一些外科医生更喜欢通过硅胶针头笛针被动挤压反冲洗吸除重水（Charles），效果好但速度慢。灌注管从液体切换到空气时，重水和液体的初始抽吸立即在晶状体和虹膜平面之后进行。然后将笛针移至周边视网膜，在该处液体被完全吸除，从而产生空气-重水界面。可通过液体后裂孔去除前部视网膜下液。空气可迫使液体留在裂孔后。一旦视网膜平复到裂孔的最后缘，笛针头可向后指向视盘，吸除残留的重水。当气体与重水交换时，有效的方法是把笛针头"浸"在液体中，此时笛针头向后指向视盘，直到反光消失（指示笛针头在液体中）。然后进行抽吸直到反光再次出现，并且再次进行类似操作直到所有液体被移除。最后在吸出所有的液体后，我们一般会将约 0.25mL BSS 注射到后部视网膜上以识别任何残存的重水。在 BSS 中重水会聚集，然后用软管笛针将其吸出。

如果实施了巨大的视网膜切开术，在进行重水-气体交换时则存在可能发生视网膜滑脱的风险。当液体留在视网膜切开术的后缘，随着重水-气体交换的进行，残余的流体被迫向后，导致视网膜的后滑。通过将眼内充满空气直至视网膜切开的前缘来"干燥"视网膜切开术的边缘以防止视网膜的后滑。接着，在移除视网膜切开后缘重水之前，使用笛针吸除视网膜切开前缘下方的任何残余流体。

### 3.2.9 灌注液或 PFCL-硅油交换

一些外科医生喜欢跳过液体或重水与气体交换的步骤，直接用硅油进行交换。为了达到这个目的，硅油必须通过注入口注射，反冲刷笛针通过硅油注入引起的压力的增加被动将液体或重水排出眼外。反冲刷笛针向后置于视盘表面，直到所有的重水或液体被移除。由于硅油的注射速率远低于液体吸出速率，此时不能采取主动抽吸，否则会导致眼球塌陷。对于视网膜切开或巨大裂孔的患者实施直接液-油交换时，外科医生则需要将笛针头直接定位于裂孔的边缘，先吸除视网膜切开的前部视网膜下液，然后再将笛针头向后指向视盘。重复这个过程，直到所有的液体都被除去并且眼球内充满了硅油。在此过程中，如果发生任何视网膜向后的滑动，可能需要重新定位视网膜切开部位或巨大裂孔缘。这可以通过将滑动的视网膜的前缘挤入反冲刷笛针的孔中，并手动将视网膜向前拉到其适当的解剖位置来完成。

### 3.2.10 眼内填充

复杂 PVR 病例中填充的适当时间目前尚不清楚，但硅油研究小组表示与短期填充相比，长期填充在视网膜复位方面更有效、视力恢复更好[30]。使用全氟丙烷气体（$C_3F_8$）或硅油而不是六氟化硫气体（$SF_6$）可以实现更长时间的填充。硅油研究小组还表明，无论是否使用 $C_3F_8$ 或硅油，解剖学和视力预后都相似[31,32]。如果存在硅油移位到前房并接触角膜或存在玻璃体或视网膜下出血的风险，则气体可能比硅油更有利。气体填充的另一个优点是它会消失而不需要额外的手术去除。其缺点是填充物只是暂时的，并且在通过气泡观察时视觉将受到限制。对于难以定位的儿童和智力缺陷患者，或必须乘坐飞机的患者，硅油可能优于气体。此外，对于先前手术失败的存在PVR的大多数眼及大范围的视网膜切开或巨大裂孔眼则优选考虑使用硅油填充。

如果使用$C_3F_8$，采用20G系统的病例其巩膜切开位置需要缝合。若使用微创玻切，套管拔出后则使用棉签按压巩膜切口15秒。这有助于巩膜缓慢放松恢复到其正常的解剖形状并封闭切口。切口漏液时则需要缝合。接下来，使用30G针将浓度为12%~14%的$C_3F_8$通过睫状体平坦部注入4.0~4.5mL。将27G的“针头”（去除了结核菌素注射器柱塞上的针头）通过睫状体平坦部放置180°，以允许气体/空气混合物逸出，直到被$C_3F_8$完全替代，然后移除针头。我们尝试在交换完成时将眼压保持在10mmHg左右。通过穿过睫状体平面的30G针头输注或移除气体，可以将眼压调整到适当的水平。

如果使用硅油，在无晶状体眼中需要使用玻璃切割头对下方虹膜进行切除，防止瞳孔阻滞和硅油迁移到前房[33]。对于人工晶状体眼，只要虹膜–囊膜–IOL隔完好无损，就不需要进行虹膜切除术。手术可以使用5000CS或者1000CS硅油，主要区别是5000CS硅油具有较高的黏度。有研究表明，无论选择哪种硅油，解剖和视力结果都是相似的[34]。较高黏度的硅油具有较低的低分子量组分和较低的乳化速率，对于需要在眼睛中存留时间较长的病例来说是优选。具体选用哪种硅油还须根据外科医生的选择，但是1000CS硅油更容易在眼内注入和清除。当通过灌注口注入时，5000CS硅油需要高压管道。使用微创系统需要硅油注射套管，1000CS硅油比5000CS硅油更容易通过较小的注入端口。

无论使用大切口还者是微切口的玻璃体切割系统，我们主张在使用硅油时缝合所有巩膜切口，确保硅油不会漏至结膜下。第一步是缝合巩膜的切开部位（如果使用微创系统，须取下套管）。接下来，使用修整过的20G静脉留置针（5000CS硅油）或用于微创系统的1000CS硅油的适当尺寸的输注套管，将硅油通过另一个巩膜切开部位注射。眼内压设定15mmHg，但可以根据需要进行调整。硅油注入虹膜的平面，直到在输注套管中几乎看不到。如果前房变浅，可以去除少量的硅油，并且可以通过角膜缘注入空气进行前房成形。当眼内充满硅油后，开放的巩膜切口缝合封闭。然后移除输注套管并关闭最后的巩膜切口。当灌注管被移除时有少量的油逸出，有助于确保适当的眼压，防止过度填充。结束时眼内压应为10mmHg左右。拔除所有套管并关闭巩膜切口后，在缝合结膜切开前须用盐水充分冲洗眼球以清除残留的硅油。

如果眼内压和视网膜稳定，硅油可以在眼内保留≥3个月。只要眼压不低，视网膜黏附，并且经过足够的时间以允许适当的激光诱导视网膜粘连以维持视网膜复位，可考虑取出硅油[36]。大多数外科医生术后3~6个月取出硅油，但填充时间要根据具体情况，如果需要，可以一直保留。如果眼压低（IOP<7mmHg）时，最好不要取出硅油，防止眼球失代偿甚至萎缩。

## 3.3 术后管理

一般来说，只要硅油填充完全或接近完全，则不需要保持俯卧位，因为视网膜裂孔和激光治疗将进行很好的填充。患者应避免仰卧位。一些外科医生在手术后24小时更倾向于患者保持俯卧位以确保前房的形成。根据视网膜裂孔的位置，气体比硅油更需要保持体位。如果没有下方的裂孔，患者可以侧卧，白天时保持正常直立体位。如果是下方的裂孔，填充气体（但不适用于硅油）的患者在手术后前2周内应保持俯卧位。大的视网膜裂孔并使用气体情况下可以使用适当的体位（直立，左或右倾斜，面朝下）以确保气泡被置于裂孔处。

在术后即刻至少应有80%的气体填充。如果达不到，可以在诊室进行气–液交换。如果仅需要少量的气体（<0.2mL），可以在睫状体平坦部注射14%的$C_3F_8$，然后进行前房穿刺以保持眼压正常。如果需要更多的气体填充，则可以使用双针气液交换技术[37]。患者侧卧位，保持术眼向下，连接到装有14%浓度$C_3F_8$的10mL注射器的30G针通过睫状体平坦部放置在最上方位置（鼻侧）。然后将10mL空注射器上的27G针通过睫状体平坦部插入最低位置（颞侧）。从上方注射器将气体注入眼睛，同时从下方注射器

吸出液体。以 0.5mL 为单位依次完成，直到所有的液体吸出并用气体代替。在手术过程中慢慢地倾斜头部转动位置有助于吸出更多的液体。

术后应仔细监测眼内压。PVR 患者有许多危险因素可能造成 IOP 升高，包括巩膜扣带、晶状体切除术、广泛的激光凝固、可能的气体过度填充，以及瞳孔纤维膜的形成引起瞳孔阻滞[38]。手术治疗结束时需要开始进行 IOP 的管理。手术期间保持眼压正常，我们在手术结束时应用局部降眼压滴眼液。第二天早上再重新检查眼压。高眼压通常可以使用药物治疗；然而，如果持续存在非常高的眼压，则可能需要穿刺放液或放气术来降低眼压。

手术结束时结膜下注射地塞米松 5mg，术后每 1~2 小时局部皮质类固醇眼液有助于减轻术后炎症反应。一些外科医生在手术结束时玻璃体内注射曲安奈德。已有动物研究经证实其有益于减少成纤维细胞增殖；然而前瞻性临床试验的研究表明，减少炎症的有益性是混杂的[39-41]。如前所述，如果患者的医疗条件允许，我们在手术前 2 天应用泼尼松 1.5mg/kg 开始治疗，并在术后继续服用 7~10 天，以减少炎症反应和再增殖。Hui 等[42]的研究表明术前类固醇给药可能比术后给药减少炎症反应更有效，而 Koerner 等[13]的研究显示，在伴有 PVR 高危因素的视网膜脱离患者的对照眼，手术当天开始每天给予 100mg 泼尼松治疗，并在 15 天内逐渐减量，黄斑前膜相应减少。

在某些情况下，广泛的术后纤维蛋白可以在前房和瞳孔周围形成，导致瞳孔阻滞，阻塞了硅油眼的虹膜切除口和(或)干扰后节的检查，致使无法评估视网膜。在这些情况下，可以用组织纤溶酶原激活物(tPA)去除纤维蛋白[43,44]。在手术后 3~5 天实施以减少早期注射时眼内出血的风险。在 0.05mL 的 BSS 中加入 5μg tPA，并使用 30G 针头通过角膜注入前房。要注意确保纤维蛋白不会堵塞硅油眼的周边虹膜切口，以防纤维蛋白将导致周边虹膜切口的纤维化和闭合，造成硅油迁移到前房。组织纤溶酶原激活物适用于眼内充满气体的纤维蛋白膜。如果存在纤维蛋白和出血，可以进行气-液交换以清除 tPA 注射后的出血和纤维蛋白残留。

我们对复杂的视网膜脱离手术患者进行监测(通常每 1~2 周)，观察并发症和复发性脱离。在气体填充的眼中，可以透过气泡来观察视网膜。如果存在视网膜脱离，通常在气体或硅油的下方可见，一般是由于未识别和未治疗的视网膜裂孔和(或)过度视网膜牵拉。复发性视网膜脱离的最常见原因是前部牵拉形成了前部裂孔。气体填充眼有时可以通过门诊气-液交换来处理。视网膜平整后，应在巩膜扣带及巩膜扣带后沿着下方 180°处行数排激光光凝治疗。如果在扣带之前存在一些残留的视网膜脱离，则可以用激光将液体包绕和监测视网膜，而后极部的视网膜经常保持平伏。然而，在某些情况下，可能会出现低眼压。如果后部膜存在(视网膜褶皱表现)或仍然存在大量前膜，则气-液交换将不起作用并且需要再次手术。硅油填充眼的复发性视网膜脱离需要再次手术。

## 4. 预后与结局

自从玻璃体视网膜外科医生开始尝试治疗 PVR，PVR 处理的手术效果逐步稳定提高。在 1970 年之前，外科手术成功率为 15%，包括眼外巩膜扣带术及原始通过角膜缘或睫状体平坦部切割玻璃体术伴或不伴玻璃体置换(通常为生理盐水或空气)[45]。1982 年，Grizzard 和 Hilton 报告了放置良好的高巩膜环扎带单独支撑视网膜，达到 35%的视网膜复位率[46]。然而，直到 20 世纪 70 年代，Machemer 早期玻璃体灌注抽吸切割器(VISC)与平坦部玻璃体切割术(PPV)出现后，视网膜复位率才开始改善。尽管如此，Machemer 和 Laqua 的早期外科手术联合了膜剥离和玻璃体切割术，但是其视网膜成功复位率只有约 36%[47]。这是因为早期 PPV 仅集中在后部膜上。

前部 PVR 的定义和手术的处理，结合手术技巧和器械，如眼内照明、眼内气体、硅油和眼内激光，以及保护角膜的眼内灌注等的进步，手术成功率是原来的 2 倍，提高至 60%[45]。1991 年，Lewis 和 Aaberg[9] 报道了无玻璃体切割术史的 PVR 视网膜复位率提高到 81%[10]，而 Lewis、Aaberg 和 Abrams 报道了有玻璃体切割术史的 PVR 成功复位率为 70%~80%。重水的出现和视网膜切除术的广泛使用进一步增加视网膜复位率。目前，Quiram 等报道的解剖成功率(93%)是很常见的[48]。

尽管解剖手术成功率在过去 40 年中明显改善，

但由于细胞增殖和牵拉而导致的复发性视网膜脱离仍然是一大难题。此外，尽管手术提供了解剖学成功,但由于复发性视网膜脱离,许多患者仍然失去了有意义的视功能。PVR 处理中的关键是预防和抑制细胞增殖(见第 10 章“玻璃体细胞与玻璃体视网膜生理和病理”;第 22 章“玻璃体视网膜界面细胞增殖与 PVR 及相关疾病”)。研究主要包括抗感染治疗、抑制细胞增殖和收缩、预防增殖细胞的附着,以及触发增殖的细胞因子和血管生成因子的下调(见第 30 章“增生性玻璃体视网膜病变的药物治疗”)。到目前为止，这些研究在人类中没有像动物模型一样取得广泛成功。可能需要开发一种多模式的方法来预防性治疗 PVR。在此之前，手术治疗仍然是治疗 PVR 的主要手段。

**缩略语**

| | |
|---|---|
| ACIOL | 前房型人工晶状体(放置在术眼前房的合成镜片) |
| $C_3F_8$ | 全氟丙烷气体(视网膜病例中用于压塞视网膜而使用的长效气体) |
| MIVS | 微创玻璃体切割术(小规格玻璃体切割手术，其口径通常为 23G 或更小) |
| MVR | 显微玻璃体视网膜 (一种用于切割的眼科刀) |
| PCIOL | 后房型人工晶状体 (放置于术眼后房中的合成镜片) |
| PFCL | 全氟化碳液体(一种无色、无味、高密度的液体，在手术期间用于稳定视网膜) |
| PPV | 经睫状体平坦部玻璃体切割术(一种通过睫状体平坦部切口去除玻璃体凝胶和膜的手术方法) |
| PVD | 玻璃体后脱离(任何部位玻璃体后皮质与视网膜分离,朝向玻璃体基底) |
| PVR | 增生性玻璃体视网膜病变[孔源性视网膜脱离发生后，由具有收缩能力的增生膜(在视网膜和玻璃体上)导致的视网膜脱离(RRD)] |
| RPE | 视网膜色素上皮 (神经感觉视网膜层下面的色素细胞层滋养视网膜视细胞，并且牢固附着于下方的脉络膜,上覆视网膜视细胞) |
| RRD | 孔源性视网膜脱离(视网膜撕裂导致液体聚积并将神经感觉层视网膜与视网膜色素上皮层分离) |
| $SF_6$ | 六氟化硫气体(一种视网膜手术中用于压塞视网膜而使用的短效气体) |
| tPA | 组织纤溶酶原激活物(一种参与全身血液凝块溶解的蛋白质,用于手术后眼内纤维蛋白溶解) |

## 参考文献


1. The Retinal Society Terminology Committee. The classification of retinal detachment with proliferative vitreoretinopathy. Ophthalmology. 1983;90:121–5.
2. Richardson EC, Verma S, Green WT, Woon H, Chignell AH. Primary vitrectomy for rhegmatogenous retinal detachment: an analysis of failure. Eur J Ophthalmol. 2000;10:160–6.
3. Cowley M, Conway BP, Campochiaro PA, Kaiser D, Gaskin H. Clinical risk factors for proliferative retinopathy. Arch Ophthalmol. 1989;107:1147–51.
4. Dumas C, Bonnet M. Choroidal detachment associated with rhegmatogenous retinal detachment: a risk factor for postoperative PVR. J Fr Opthalmol. 1996;19:455–63.
5. Bonnet M, Fleury J, Guenon S, Yaniali A, Dumas C, Hajjar C. Cryopexy in primary rhegmatogenous retinal detachment: a risk factor for postoperative proliferative vitreoretinopathy? Graefes Arch Clin Exp Ophthalmol. 1996;234:739–43.
6. Kon CH, Asaria RH, Occeleston NL, Khaw PT, Aylward GW. Risk factors for proliferative vitreoretinopathy after primary vitrectomy: a prospective study. Br J Ophthalmol. 2000;84:506–11.
7. Nagasaki H, Shinagawa K, Mochizuki M. Risk factors for proliferative vitreoretinopathy. Prog Retin Eye Res. 1998;17:77–98.
8. Machemer R, Aaberg TM, Freeman HM, Irvine AR, Lean JS, Michels RM. An updated classification of retinal detachment with proliferative vitreoretinopathy. Am J Ophthalmol. 1991;112:159–65.
9. Lewis H, Aaberg TM. Causes of failure after initial vitreoretinal surgery for severe proliferative vitreoretinopathy. Am J Ophthalmol. 1991;111:8–14.
10. Lewis H, Aaberg TM, Abrams GW. Causes of failure after repeat vitreoretinal surgery for recurrent proliferative vitreoretinopathy. Am J Ophthalmol. 1991;111:15–9.
11. Pieramici D, Capone Jr A, Aaberg TM. Surgical management of proliferative vitreoretinopathy. In: Guyer D et al., editors. Retina-vitreous- macula. Philadelphia: W B Saunders; 1999. p. 1350–69.
12. Jonas JB, Hayler JK, Panda-Jonas S. Intravitreal injection of crystalline cortisone as adjunctive treatment of proliferative vitreoretinopathy. Br J Ophthalmol. 2000;84:1064–7.
13. Koerner F, Koerner-Stiefbold U, Garweg JG. Systemic corticosteroids reduce the risk of cellophane membranes after retinal detach-

ment surgery: a prospective randomized placebo-controlled double-blind clinical trial. Graefes Arch Clin Exp Ophthalmol. 2012;250:981–7.
14. Landers 3rd MB, Foulks GN, et al. Temporary keratoprosthesis for use during pars plana vitrectomy. Am J Ophthalmol. 1981;91:615–9.
15. Eckardt C. A new temporary keratoprosthesis for pars plana vitrectomy. Retina. 1987;7:34–7.
16. Toth CA, Landers 3rd MB. A new wide-field temporary keratoprosthesis. Retina. 1993;13:353–5.
17. von Fischern T, Langefeld S, et al. The "Aachen" keratoprosthesis: a new approach towards successful keratoprosthesis surgery. Int J Artif Organs. 1999;22:52–7.
18. de Juan E, Hickingbotham Jr D. Flexible iris retractor. Am J Ophthalmol. 1991;111:776–7.
19. Lewis H, Aaberg TM, Abrams GW, Han DP, Kreiger AE. Management of the lens capsule during pars plana lensectomy. Am J Ophthalmol. 1987;103:109–10.
20. Lam DS, Yuen CY, Tam BS, Cheung BT, Chan WM. Sutureless vitrectomy surgery. Ophthalmology. 2003;110:2428–9.
21. Park KH, Woo SJ, Hwang JM, Kim JH, Yu YS, Chung H. Short-term outcome of bimanual 23-gauge transconjunctival sutureless vitrectomy for patients with complicated vitreoretinopathies. Ophthalmic Surg Lasers Imaging. 2010;41:207–14.
22. Sandali O, El Sanharawi M, Lecuen N, Barale PO, Bonnel S, Basli E, Borderie V, Laroche L, Monin C. 25-, 23-, and 20-gauge vitrectomy in preretinal membrane surgery: a comparative study of 553 cases. Graefes Arch Clin Exp Ophthalmol. 2011;249:1811–9.
23. Tewari A, Shah GK, Fang A. Visual outcomes with 23-gauge transconjunctival sutureless vitrectomy. Retina. 2008;28:258–62.
24. Aaberg TM. Management of anterior and posterior proliferative vitreoretinopathy. Am J Ophthalmol. 1988;106:519–32.
25. Capone Jr A, Lambert HM, Aaberg Sr TM, et al. Intravitreal use of perfluoro-n-octane in the management of retinal detachment with proliferative vitreoretinopathy. In: Franklin R, editor. Retina and vitreous. New York: Kugler Publications; 1993. p. 223–36.
26. Peyman GA, Cheema R, Conway MD, Fang T. Triamcinolone acetonide as an aid to visualization of the vitreous and the posterior hyaloid during pars plana vitrectomy. Retina. 2000;20:554–5.
27. Lewis H, Aaberg TM. Anterior proliferative vitreoretinopathy. Am J Ophthalmol. 1988;105:277–84.
28. Lewis H, Aaberg TM, Abrams GW, McDonald HR, Williams GA, Mieler WF. Subretinal membranes in proliferative vitreoretinopathy. Ophthalmology. 1989;96:1403.
29. Abrams GW, Garcia-Valenzuela E, Nanda S. Retinotomies and Retinectomies. In: Ryan SJ, Wilkinson CP, Wiedemann P, editors. Retina, vol. 3. 5th ed. London: Elsevier Limited; 2013. p. 1826–43. 108.
30. The Silicone Study Group. Vitrectomy with silicone oil or sulfur hexafluoride gas in eyes with severe proliferative vitreoretinopathy: results of a randomized clinical trial. Silicone Study Report 1. Arch Ophthalmol. 1992;110:770–9.
31. Silicone Study Group. Vitrectomy with silicone oil or perfluoropropane gas in eyes with severe proliferative vitreoretinopathy: results of a randomized clinical trial – Silicone Study report #2. Arch Ophthalmol. 1992;110:780–92.
32. Abrams GW, Azen SP, McCuen 2nd BW, Flynn Jr HW, Lai MY, Ryan SJ. Vitrectomy with silicone oil or long-acting gas in eyes with severe proliferative vitreoretinopathy: results of additional and long-term follow-up. Silicone Study report 11. Arch Ophthalmol. 1997;115:335–44.
33. Ando F. Usefulness and limit of silicone in management of complicated retinal detachment. Jpn J Ophthalmol. 1987;31:138–46.
34. Scott IU, Flynn Jr HW, Murray TG, Smiddy WE, Davis JL, Feuer WJ. Outcomes of complex retinal detachment repair using 1000- vs. 5000-centistoke silicone oil. Arch Ophthalmol. 2005;123:473–8.
35. Parel JM, Milne P, Sandrine G, Jallet V, Villain F. Silicone oils: physicochemical properties. In: Ryan SJ, Hinton DR, Schachat AP, Wilkinson CP, editors. Retina. 4th ed. Philadelphia: Elsevier; 2006. p. 2191–210.
36. Hutton WL, Azen SP, Blumenkranz MS, Lai MY, McCuen BW, Han DP, Flynn Jr HW, Ramsay RC, Ryan SJ, The Silicone Study Group. The effects of silicone oil removal: Silicone Study report #6. Arch Ophthalmol. 1994;112:778–85.
37. Lambrou FH, Devenyi RG, Han DP. Fluid-gas exchange after vitrectomy using long-acting gases in an outpatient setting. Arch Ophthalmol. 1988;106:1344.
38. Han DP, Lewis H, Lambrou Jr FH, Mieler WF, Hartz A. Mechanisms of intraocular pressure elevation after pars plana vitrectomy. Ophthalmology. 1989;96:1357–62.
39. Tano Y, Chandler D, Machemer R. Treatment of intraocular proliferation with intravitreal injection of triamcinolone acetonide. Am J Ophthalmol. 1980;90:810–6.
40. Ahmadieh H, Feghhi M, Tabatabaei H, Shoeibi N, Ramezani A, Mohebbi MR. Triamcinolone acetonide in silicone-filled eyes as adjunctive treatment for proliferative vitreoretinopathy: a randomized clinical trial. Ophthalmology. 2008;115:1938–43.
41. Cheema RA, Peyman GA, Fang T, Jones A, Lukaris AD, Lim K. Triamcinolone acetonide as an adjuvant in the surgical treatment of retinal detachment with proliferative vitreoretinopathy. Ophthalmic Surg Lasers Imaging. 2007;38:365–70.
42. Hui YN, Liang HC, Cai YS, Kirchhof B, Heimann K. Corticosteroids and daunomycin in the prevention of experimental proliferative vitreoretinopathy induced by macrophages. Graefes Arch Clin Exp Ophthalmol. 1993;231:109–14.
43. MacCumber MW, McCuen BW, Toth CA, et al. Tissue plasminogen activator for preserving inferior peripheral iridectomy patency in eyes with silicone oil. Ophthalmology. 1996;103:269–73.
44. Williams DF, Bennett SR, Abrams GW, et al. Low dose intraocular tissue plasminogen activator for treatment of postvitrectomy fibrin formation. Am J Ophthalmol. 1990;109:606–7.
45. Aaberg Sr TM. Surgery as the primary management of proliferative vitreoretinopathy: a history reflecting my experiences and biases. Arch Ophthalmol. 2010;128:1068–70.
46. Grizzard WS, Hilton GF. Scleral buckling for retinal detachments complicated by periretinal proliferation. Arch Ophthalmol. 1982;100:419–22.
47. Machemer R, Laqua H. A logical approach to the treatment of massive periretinal proliferation. Ophthalmology. 1978;85:584–93.
48. Quiram PA, Gonzales CR, Hu W, et al. Outcomes of vitrectomy with inferior retinectomy in patients with recurrent rhegmatogenous retinal detachments and proliferative vitreoretinopathy. Ophthalmology. 2006;113:2041–7.
49. Abrams GW. Retinotomies and retinectomies. In: Ryan SJ, ed. Retina. St. Louis: CV Mosby; 1989;3:317–46.

# 第 43 章
# 难治性视网膜脱离的视网膜切除术

Lawrence P. Chong

## 本章要点




**关键词**

玻璃体基底部;视网膜脱离;增生性玻璃体视网膜病变(PVR);玻璃体切割术;视网膜切除术


**核心概念**

1. 前部 PVR 膜通过玻璃体基底部的弓形纤维"前环",将牵引力传递到视网膜和睫状体。
2. 由于玻璃体与周边部视网膜粘连牢固,所以通过手术的方式来分离它们是不可能的。
3. 尽管将来可能用药物溶解玻璃体作为辅助方法来减少玻璃体视网膜粘连,使去除玻璃体和 PVR 膜的操作更为容易,但是目前视网膜切除术仍是治疗重度前部 PVR 的方法。

## 1. 引言

前部增生性玻璃体视网膜病变(PVR)是外科医生试图治疗复发性视网膜脱离所面临的最大挑战[1]。为此,视网膜病学会制订了更有利于判断预后的分类,在原有的 PVR 的 ABCD 分类的基础上增加了有别于后部增生(广泛性黄斑褶皱)的前部增生[2]的分类(表 43.1)。考虑到玻璃体基底部的纤维组织所形成的牵拉力的复杂性,此区域内的牵拉力被分为"环状"或"矢状"(图 43.1)。Machemer 在 1981 年首先描述了用视网膜切开术[3]来治疗破裂的眼球中


L.P. Chong, MD
department of Ophthalmology, Doheny Eye Institute, Los Angeles, CA, USA
VMR Institute for Vitreous Macula Retina, Huntington Beach, CA, USA
e-mail: lchong@usc.edu

嵌顿的视网膜。Zivonovich 描述了视网膜切开术在严重牵拉膜中的应用[4]。随后的一些研究[5-9]强调了切除视网膜切开处前部视网膜对预防再增生的重要性、切开的视网膜范围应充足、长效填充剂使用的重要性及氟碳液使用的优点。在 PVR 硅油填充的研究中，29%的病例中进行了视网膜切开术[10]。

表 43.1　增生性玻璃体视网膜病变的牵拉类型和位置

| C级增生性玻璃体视网膜病变 | | |
|---|---|---|
| 类型 | 位置(相对于赤道部) | 特征 |
| 1. 局限性 | 后部 | 玻璃体基底部以后的星形皱襞 |
| 2. 弥漫性 | 后部 | 玻璃体基底部后的融合的星形皱襞，视盘可能不可见 |
| 3. 视网膜下增生 | 后部/前部 | 视网膜下增生：视盘附近的环状、线条状增生；虫噬样增殖 |
| 4. 环形收缩 | 前部 | 沿玻璃体基底部后缘收缩并伴有视网膜向中心位移；后部视网膜呈放射状皱襞 |
| 5. 前移位 | 前部 | 玻璃体基底部被增生组织向前牵拉；周边视网膜沟槽；睫状突可能被拉伸或被膜覆盖；虹膜可退缩 |

增生性玻璃体视网膜病变牵拉类型和位置描述。(From Machemer et al.[2])

## 2. 病理生理学

PVR 发病的细胞学机制将(见第 22 章"玻璃体视网膜界面细胞增殖与 PVR 及相关疾病")讨论。值得重视的是细胞的增殖和 PVR 膜的形成是受到了其下方为膜形成提供支架的玻璃体皮质结构的影响(见第 11 章 "玻璃体视网膜界面与内界膜")。玻璃体基底内的胶原纤维的排布方向影响了 PVR 膜收缩时产生的牵拉力的矢量。视网膜协会对前部牵拉进行"环状"或"矢状"的分类是考虑到了玻璃体基底的结构在该病理生理过程中的重要作用 (图 43.1)。环形牵拉来源于整个玻璃体基底，一个跨越了锯齿缘的 360°的"甜甜圈"样的三维环形结构。玻璃体基底部由插入到锯齿缘的前部和后部的密集胶原纤维网组成(图 43.1)。由于此部位玻璃体和视网膜的牢固黏附[11,12]，玻璃体在基底部脱离是不可能的。因

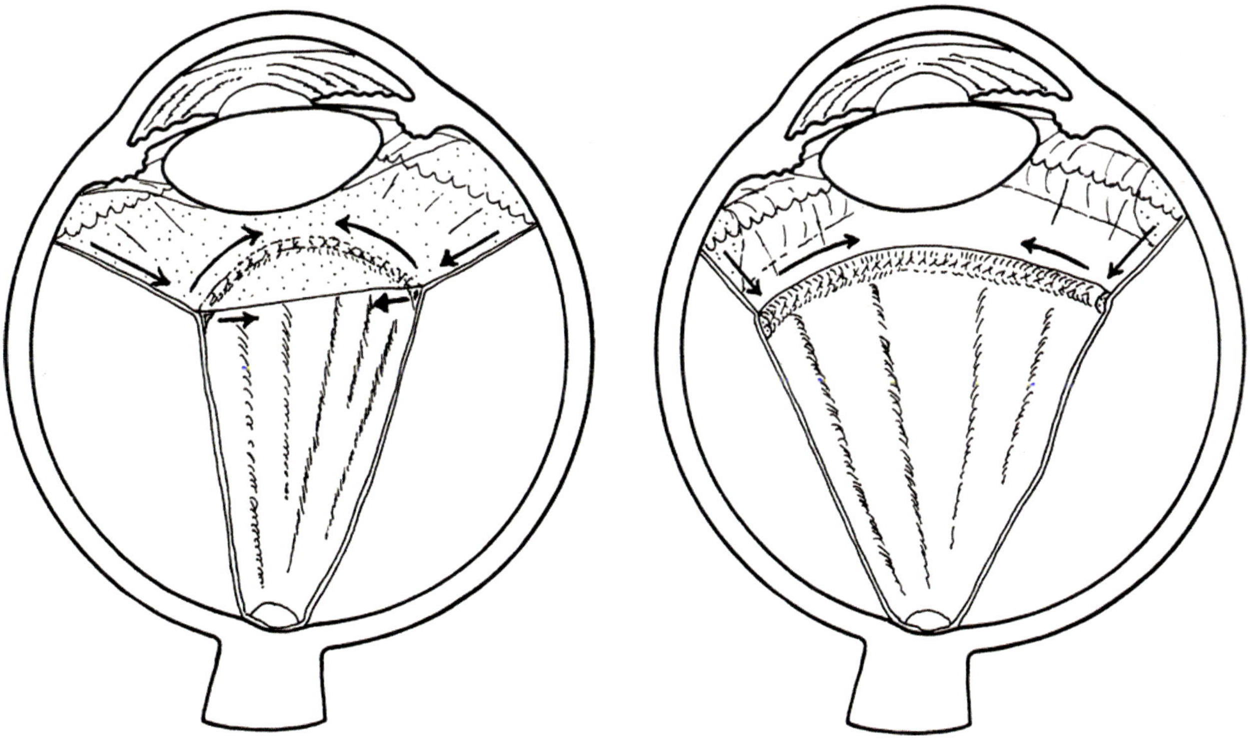

图 43.1　环形牵拉。(From Machemer et al.[2])

此，也不可能剥离此处的膜组织。玻璃体基底部的胶原纤维形成一个环，连接周边视网膜和睫状体平坦部，称为“前环”(图 43.2)。

周边前玻璃体 PVR 膜的收缩也会对邻近的结构产生牵拉。当牵拉导致睫状体脱离时，房水生成将会停止，从而导致低眼压。如果牵拉力量很大，甚至可能会产生虹膜退缩。由前环介导的垂直牵拉(图 43.2)将前部视网膜向前卷拉到平坦部，并缩短下方视网膜，这里通常有视网膜色素上皮细胞附着和增殖。因此，视网膜可以从前部宽而高的巩膜扣带处向后部脱离。手术中去除晶状体可以更容易达到玻璃体基底部，或者采用可以更容易观察玻璃体基底部的技术，从而更好去除这里的膜组织并松解缩短的视网膜，这样可以提高视网膜复位率。

## 3. 手术方法

在许多情况下，即使绞尽脑汁地去松解视网膜，其仍然保持着缩短状态，此时必须切开视网膜从而展平后部视网膜并复位固定。

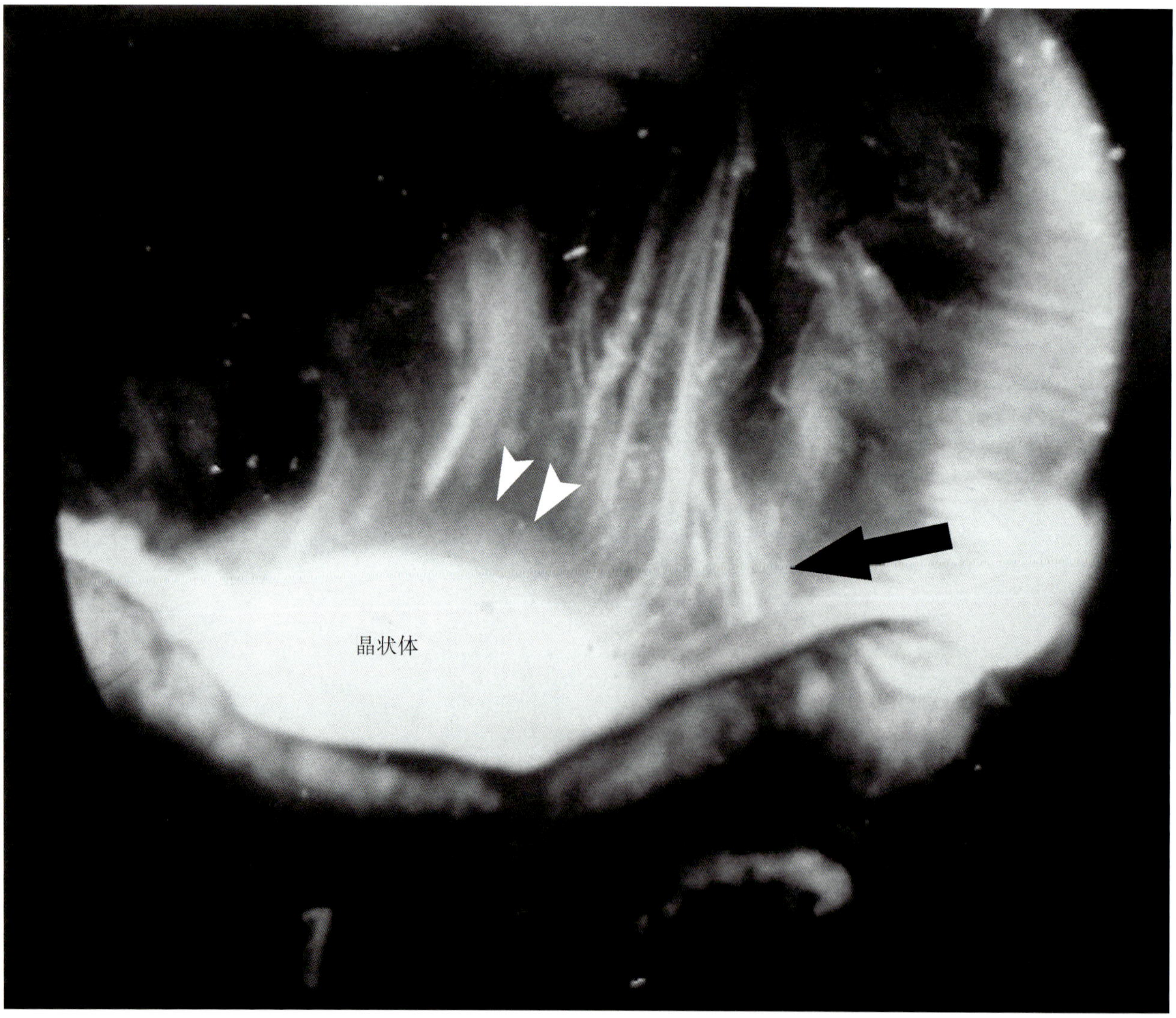


图 43.2 人眼玻璃体基底部。分离巩膜、脉络膜和视网膜后，将这名 57 岁男性患者的玻璃体留在前段，并用暗视野裂隙显微镜照射样本。玻璃体基底部(黑色箭头所示)环绕着晶状体，由浓密的胶原纤维基质构成，这些纤维插入锯齿缘的前后部位(白色箭头所示)。(Courtesy of J. Sebag, MD of the VMR Institute for Vitreous Macula Retina)

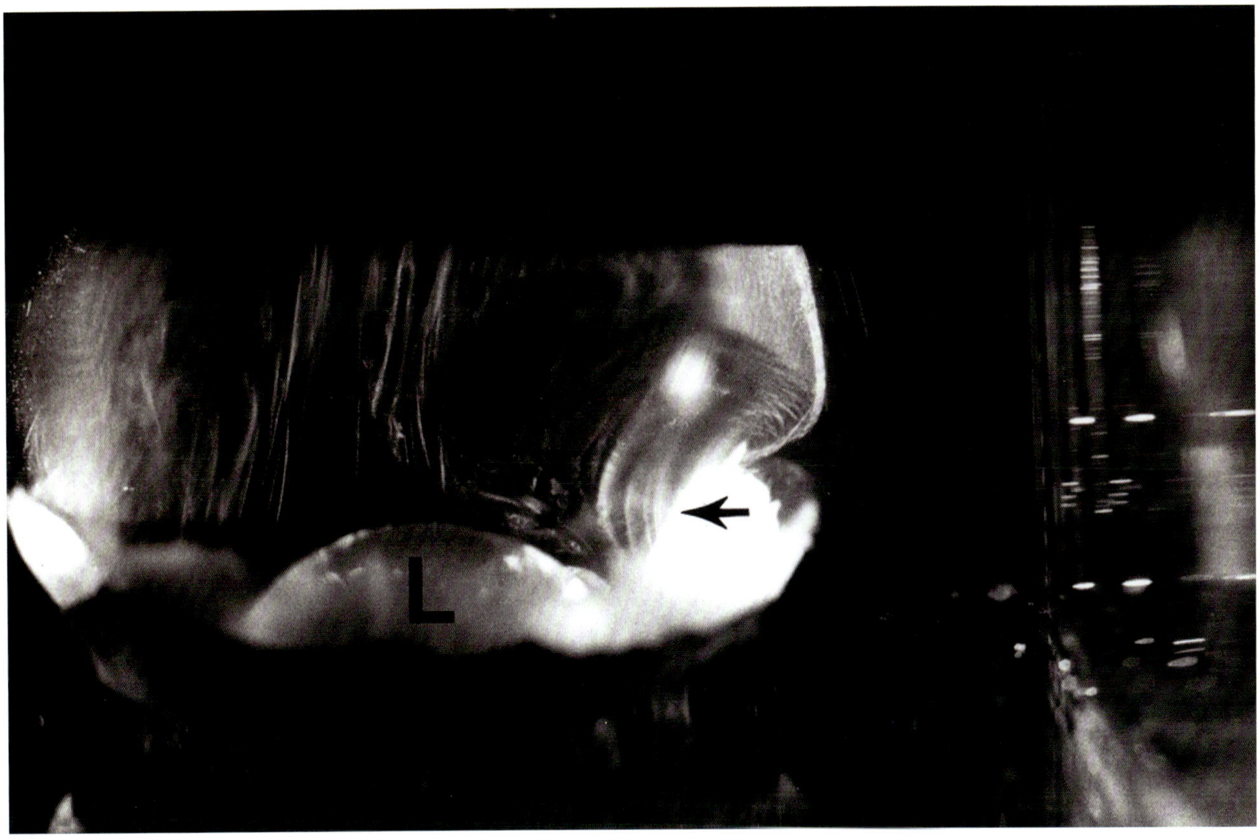


图 43.3　前环。经暗视野裂隙灯显微镜观察一名 76 岁男性患者前部玻璃体，显示玻璃体纤维（箭头所示）的前环从周边视网膜穿过睫状体平坦部。(From Sebag and Balazs[20])

## 3.1 视网膜切开术和视网膜复位术

视网膜切开的位置应该在所有已存在的和将要发生的收缩部位之后，因此应在玻璃体基底部之后。为此，广角观察系统的使用可提供良好的周边部视网膜的视野。在巩膜扣带情况下，视网膜切开可以在玻璃体基底部之后的扣带上进行，但是如果视网膜广泛粘连达到扣带部位，那么视网膜切开也可刚好位于扣带的后部。视网膜切开的范围应使下方视网膜完全松解，下方 180°视网膜切开是最常见的。手术失败通常发生在视网膜切开处的末端，180°视网膜切开使得两端位置较高，并可以接触到填充物，特别是气体，使得再增殖的风险降低。大多数松解性视网膜切开术是环形的，但后部严重缩短时偶尔也可做成放射状切开。

预防性眼内电凝可用于即将切开的区域，以防止出血和血液积聚在黄斑下。视网膜可用剪刀切开，但小切口高速玻璃切割头更容易控制、更安全（图 43.4）。关于小切口的高速玻璃切割头优点的更详细讨论（见第 39 章“现代玻璃体切割机”）。玻璃体切割可以在灌注液或填充物下进行，后者在再次手术中更常见。采用灌注液的优点是更容易判断牵拉情况，因而更容易选择视网膜切开术合适的位置和范围。

使用硅油填充后，即使存在很明显的视网膜牵拉，也可能被误认为视网膜情况良好。视网膜这种隐匿性向下缩短，一旦取出硅油则表现为复发性视网膜脱离。在填充物下进行手术的优点在于，视网膜在被切开时可以更好地重新贴合，从而确保牵拉得到缓解。然而，当电凝不充分时可发生出血并凝聚在填充物下方，这时需要取出填充物后才能清除积血。硅油与视网膜之间的积血可引起再增殖，而气体和视网膜之间的血液在气体吸收后最终会扩散到玻璃体腔内，妨碍对术后视网膜的评估。成功的下方松解性视网膜切开术的标准应是在视网膜复位

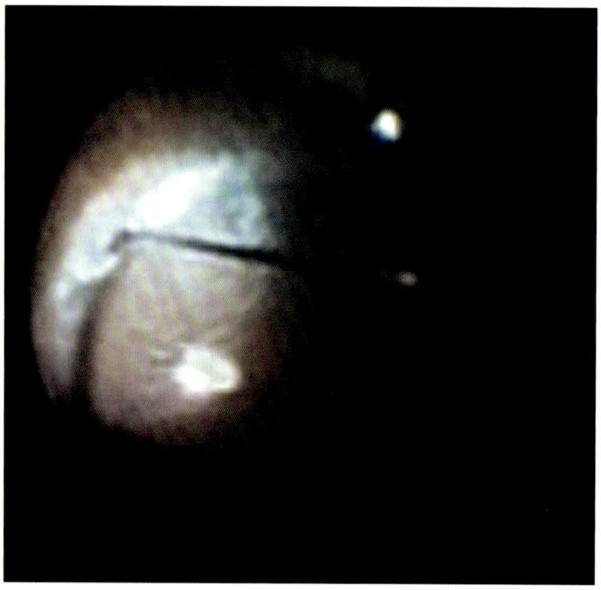

图 43.4 小尺寸玻切头是切割视网膜的理想选择(视网膜切开手术视频的截图),见第 42 章。

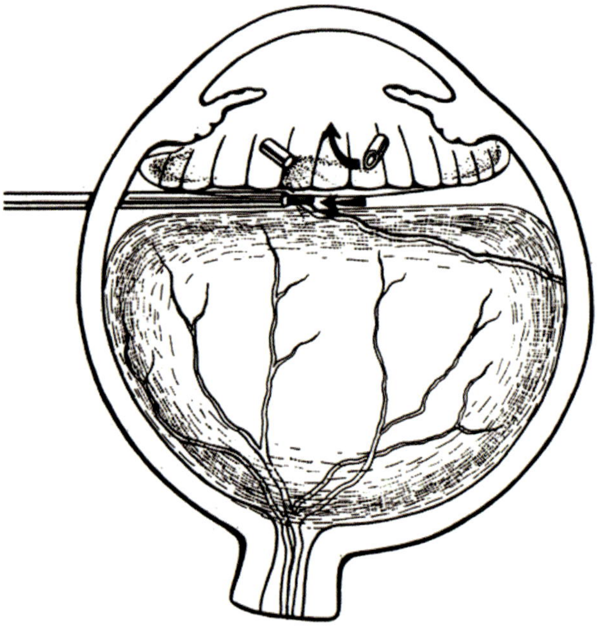

图 43.5 当重水注入到眼内且灌注通道开放时,灌注液被推向前部的穿刺口。(From Han et al.[9])

的情况下,在切开边缘有着良好的激光反应,并具有最低限度的纤维增生。

## 3.2 玻璃体填充物

全氟化碳液体被用于复位视网膜。视网膜激光光凝术可以选择在全氟化碳液体下进行或在气-液交换之后进行。通过广角系统观察到的周边视网膜视野在气体下更广阔，这有助于激光视网膜光凝。定向激光头在光凝周边切开的视网膜中非常有用。视网膜激光光凝术由于对血-视网膜屏障的影响较小而优于视网膜冷凝术。取出全氟化碳液体（图 43.5)后并用最终的填充物替代,视网膜切开处的后缘的向后滑动可能会在此操作时发生。在将全氟化碳液体(图 43.6)置换为空气或硅油之前,首先将全氟化碳液体前面的所有灌注液除去，然后除去视网膜切开边缘所有视网膜下液体，可减少视网膜的向后滑动。

长期填充物可使用全氟丙烷气体或硅油。硅油是更优先的选择,因为它可以填充数月,超过 PVR 细胞活性的自限时间，但硅油表面仍然有增殖的风险。全氟化碳液体-硅油直接交换过程中发生的切开视网膜后缘下滑是在注入全氟化碳液体并打开灌注管路时，由积存在巩膜穿刺口前的少量灌注液引起[13](图 43.7)。这些液体使得视网膜切开边缘在硅油注入结束时向后滑动（图 43.8)。通过关闭灌注，然后用全氟化碳液体完全充填眼球，将所有剩余的

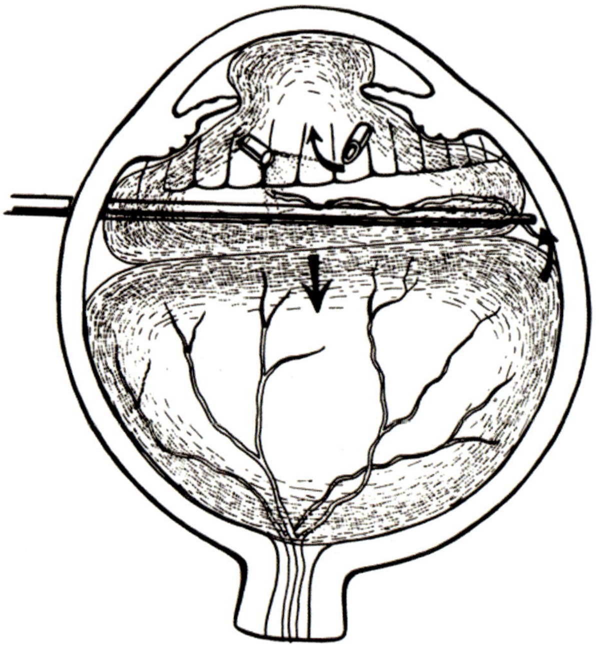

图 43.6 暗视野裂隙灯显微镜下显示一位 76 岁男性患者玻璃体纤维的前环(箭头所示),从周边视网膜贯穿睫状体的平坦部。(From Sebag and Balazs[20])

液体通过上方巩膜穿刺口排出，并确切看到灌注管中有全氟化碳液体时，就可以避免这种情况发生。全氟化碳液体把穿刺口前的灌注液推挤出灌注口(图 43.9)。

当充分进行硅油填充后，硅油眼的术后体位要求降低。即便充足的气体填充，由于其体积逐渐减小，仍可能需要交替侧卧位甚至仰卧位。如果气泡不充分,应在术后第一天在诊所内进行气液交换。6 个月时,增生性玻璃体视网膜病变的细胞活性小,可取出硅油。在取油时,仔细检查视网膜,并可行预防性激光光凝或剥除增生膜(图 43.10)。

## 3.3 并发症

并发症包括中心凹下全氟化碳残留、黄斑褶皱、低眼压、黄斑移位、视网膜切缘的再增殖、角膜失代偿、伴或不伴青光眼的硅油乳化,以及虹膜新生血管形成。残留的全氟化碳液体可以用 39G 针头吸除[14],或通过经视网膜下注液并采取直立体位来移位。如上所述,黄斑褶皱是硅油眼的一个危险因素,可以通过再次玻璃体切割及剥膜来解决。内界膜剥除可能预防其复发。角膜失代偿则是硅油进入前房所引起[15,16]。

视网膜脱离导致睫状体纤维化而引起的房水分泌减少也可导致角膜失代偿[17]。硅油乳化曾被认为是硅油中的杂质引起，而现在则认为是由硅油中的乳化剂如血液和蛋白质引起的[18]。因此,防止出血在视网膜切除术中很重要。虹膜新生血管形成是由睫状体和平坦部的纤维组织引起的，视网膜切开处前部的视网膜的去除可以预防该并发症及随后低眼压的发生。

# 4. 未来发展

## 4.1 手术

27G 玻璃体切割术手术器械可能是进行松解性视网膜切开的理想选择。由于玻璃体已被切除,使用这种精细器械虽然效率较低，但并不会造成太大的影响。另一方面,它的优点是更为精细,并且这种切割头可以在视网膜切开时更靠近视网膜色素上皮层[19]。飞秒激光与其在眼前段中的使用相比,用于眼后段时明显更有挑战性。然而，飞秒激光的光切割特性可用于切开视网膜(见第 40 章“玻璃体手术的发展趋势”)。

## 4.2 药物

药物性玻璃体溶解术(见第 47 章“药物性玻璃体溶解术”)通过削弱玻璃体基底部与视网膜牢固的粘连,为前部 PVR 的手术治疗提供有效的辅助。事实上,有研究发现,在用软骨素酶进行药物玻璃体溶解的猴眼中，出现了玻璃体基底粘连的分解（见第 56 章“软骨素酶玻璃体溶解术”)。

**缩略语**

| | |
|---|---|
| PVR | 增生性玻璃体视网膜病变 |
| ILM | 内界膜 |
| L | 晶状体 |

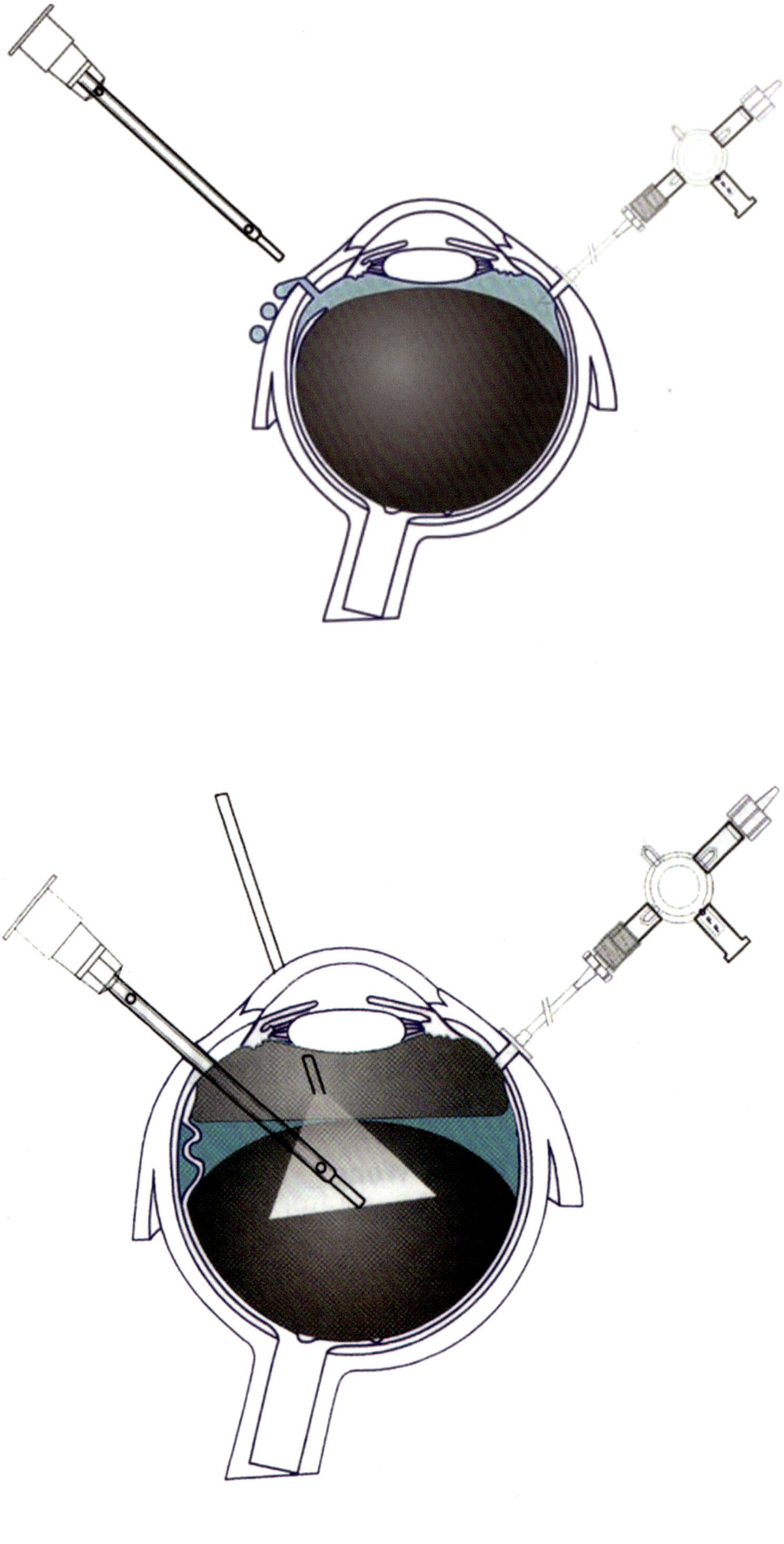

图 43.8 灌注液积聚在巩膜穿刺上方，全氟化碳液体吸除后填充油，视网膜切开的后缘开始滑脱。(From Li and Wong [13])

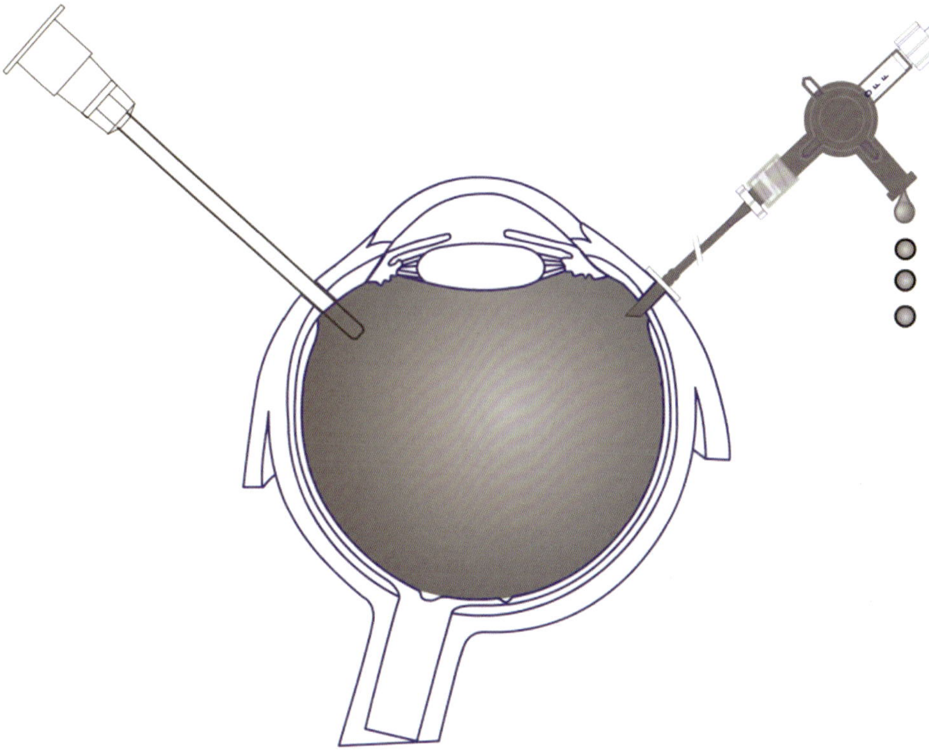

图 43.9　为了去除在巩膜穿刺口前的灌洗液，关闭灌注管，注入全氟化碳液体推向灌注管，这时积聚的灌注液通过上方的巩膜穿刺口引流出，实现了全氟化碳液体的完全填充。(From Li and Wong[13])

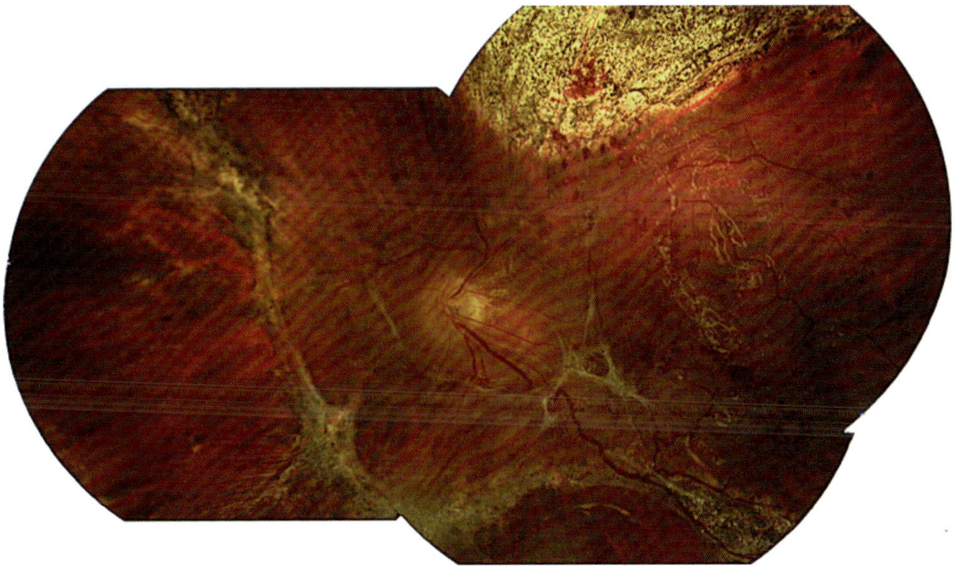

图 43.10　在硅油充填的眼中成功地进行了松解性视网膜切开。视网膜切开术边缘的再增殖程度最轻。继发性黄斑前膜须在取出硅油时剥除。(Courtesy of VMR Institute for Vitreous Macula Retina, Huntington Beach, California)

# 参考文献


1. Lewis H, Aaberg TM. Anterior proliferative vitreoretinopathy. Am J Ophthalmol. 1988;105:277–84.
2. Machemer R, Aaberg TM, Freeman HJM, et al. Updated classification of retinal detachment with proliferative vitreoretinopathy. Am J Ophthalmol. 1991;112:159–65.
3. Machemer R. Retinotomy. Am J Ophthalmol. 1981;92(6): 768–74.
4. Zivojnovic R. Silicone Oil in Vitreo-retinal Surgery. Dardrecht: Martinus Nidjhoff Publishers; 1967. p. 142–3.
5. Han D, et al. Relaxing retinotomy and retinectomy: surgical results and predeterming visual outcomes. Arch Ophthalmol. 1990; 108(5):694–7.
6. Morse L, McCuen BM, Machemer R. Relaxing retinotomy: analysis of anatomic and visual results. Ophthalmology. 1990; 97(5):643–7.
7. Iverson DA, et al. Indications and results of relaxing retinotomy. Ophthalmology. 1990;97(10):1298–304.
8. Federman J, Eagle R. Extensive peripheral retinectomy combined with posterior 360 degree retinotomy for retinal reattachment in advanced proliferative vitreoretinopathy. Ophthalmology. 1990;97(10):1305–20.
9. Han DP, et al. Management of complex retinal detachment with combined relaxing retinotomy and intravitreal perfluoro-n-octane injection. Am J Ophthalmol. 1994;118(1):24–32.
10. Blumenkrantz M, et al. Relaxing retinotomy with silicone oil or long acting gas with severe proliferative vitreo retinopathy: Silicone Study report 5. The Silicone Study Group. Am J Ophthalmol. 1993;116(5):557–64.
11. Hogan MJ. The vitreous. Its structure in relation to the ciliary body and retina. Invest Ophthalmol. 1963;2:418–45.
12. Daicker B. Sind die symptom "Weiss mit Druck" und "Weiss ohne Druck" durch die periphere netzhautsklerose bedingt? Mod Probl Ophthalmol. 1975;15:82–90.
13. Li KK, Wong D. Avoiding retinal slippage during macular translocation surgery with 360 retinotomy. Graefes Arch Clin Exp Ophthalmol. 2008;246:649–51.
14. Roth DB, Sears JE, Lewis H. Removal of retained subfoveal perfluoro-n-octane liquid. Am J Ophthalmol. 2004; 138(2):287–9.
15. Liesenhoff HH, Schmitt J. Koplikationene durch flussiges silicon in der vorderkammer. Berl Dtsch Ophthalmol Ges. 1969; 69:643–4.
16. Sternberg Jr P, Hatchell DL, Foulks GN, et al. The effect of silicone oil on the cornea. Arch Ophthalmol. 1985;103:90–4.
17. Zarbin MA, Michels RG, Green WR. Dissection of epiciliary tissue to treat chronic hypotony after surgery for retinal detachment with proliferative vitreoretinopathy. Retina. 1991;11: 208–13.
18. Bartov E, Pennarola F, Savion N, et al. A quantitative in vitro model for silicone oil emulsification. Role of blood constituents. Retina. 1992;12:523–7.
19. Oshima Y, Wakabayashi T, Sato T, Ohji M, Tano Y. A 27-gauge instrument system for transconjunctival sutureless microincision vitrectomy surgery. Ophthalmology. 2010;117:93–102.
20. Sebag J, Balazs EA. Pathogenesis of CME – an anatomic consideration of vitreoretinal adhesions. Surv Ophthalmol. 1984; 28(Suppl):493–8.

# 第 44 章 充气性视网膜固定术

Kenneth M.P. Yee, J. Sebag

## 本章要点




**关键词**

玻璃体;异常玻璃体后脱离;孔源性视网膜脱离;充气性视网膜固定术;纯净空气;六氟化硫;全氟丙烷;视网膜激光光凝;诊间手术


**核心概念**

1. 异常 PVD 引起的视网膜脱离导致上方的视网膜裂孔可以通过一种被称为充气性视网膜复位术的诊间手术方式来治愈。
2. 纯净空气与长效气体填充的手术成功率相同,但可能具有更少的并发症。
3. 充气性视网膜固定术视网膜复位失败不会对其他手术成功率造成影响。

## 1. 历史

充气性视网膜固定术流行于 20 世纪 80 年代末[1,2]。然而,瑞典哥德堡的 Bengt Rosengren 也许是第一位使用玻璃体内气泡注射治疗孔源性视网膜脱离(RRD)的医生[3]。在 1952 年,他报告了在 1936 年至 1950 年期间积累的 300 多例使用透热疗法联合玻璃体腔注射空气治疗 RRD 病例的丰富经验[4]。更引人注目的是,该方法的治愈率为 234/300(78%),


K.M.P. Yee · J. Sebag, MD, FACS, FRCOphth, FARVO(✉)
VRM Institute for Vitreous Macula Retina,
7677 Center Avenue, suite 400, Huntington Beach,
CA 93647, USA
Doheny Eye Institute, Los Angeles, CA, USA
e-mail: jsebag@VMRinstitute.com

术后视力达到20/40以上，仅占前100例的31%，而在后100例时则增加到了45%。到1957年，Lister[5]在*British Journal of Ophthamology*上报道："视网膜脱离患者，尤其是裂孔在上方的老年患者，空气注射似乎是显而易见的选择，尽管这并不代表每个人的观点"。在1969年的美国眼科学会，Machemer[6]介绍了使用空气来治疗巨大的视网膜裂孔，这项技术后来由波士顿的Freeman和Schepens进一步发展[7]。

长效气体于1973年第一次被报道[8]。充气性视网膜固定术(PR)这个概念作为无结膜切口治疗RRD的手术，由Hilton和Grizzard在1986年提出和推广[9]。他们的手术结合了经结膜冷冻治疗和玻璃体内膨胀气体注射及术后体位的控制。报告称前100例患者单次手术成功率(SOS)为84%，与巩膜扣带术(SB)相比并发症更少，组织创伤更小[10]。无须住院及成本的减少也使得PR成为治疗RRD的有吸引力的选择。尽管尚未得到FDA批准，但在20世纪80年代末期，眼内的六氟化硫和全氟丙烷已在北美广泛使用[11]。使用激光光凝成功治愈视网膜脱离使得视网膜激光光凝术成为一种可替代视网膜冷凝固定术联合玻璃体内气体注射的治疗方法[12,13]。巩膜扣带术适用于有晶状体眼的复杂性孔源性视网膜脱离，玻璃体切割术适用于人工晶状体眼，两者都可用于上述方法治疗失败或复杂性视网膜脱离。近年来，充气性视网膜固定术流行起来，尤其受到青年外科医生的欢迎[14-17]。经长期疗效证实[18]，扩大的适应证和新技术已经增加了充气性视网膜固定术对视网膜脱离的有效性。

## 2. 临床注意事项

正如Schepens和Lincoff等所认同的观点，成功的RRD复位术的基本原理就是确定发病原因，即到底是视网膜裂孔导致的脱离，还是由其他并存的病理关系所导致。Schepens双目间接检眼镜的使用，使得区别这种原因在诊室、诊所及手术室中成为可能。

虽然充气性视网膜固定术对环境要求不高，但是明确病因这一原则相较于它的简单操作的特点更为重要，因为在巩膜扣带术中，即使裂孔被遗漏，也可被巩膜扣带所顶压，但一旦充气性视网膜固定术偏离了裂孔，便会导致视网膜脱离复发。这种考虑与患者的理解和依从是成功的关键，并且显著影响合适的视网膜脱离病例选择。

### 2.1 病例选择

患者选择必须考虑患者的理解程度，患者家庭的支持和帮助，一定时间保持特定体位所需的体力，仔细的身体检查，特别是眼底检查。选择合适的患者并适当地鼓励患者及其家庭成员，让患者保持正确的姿势，能够使用短效气体(如$SF_6$或空气)，使视网膜通常在1~2天内复位，从而避免使用长效气体。既往报道曾提出[19]，在复杂的RRD中，使用玻璃体内空气或气体注射联合激光或冷冻固定的"经典"适应证是：

- 查找到所有视网膜裂孔。
- 视网膜裂孔位于上方8个钟点范围内。
- 多个裂孔情况下，单个裂孔直径在1~2个钟点。
- 无增生性玻璃体视网膜病变的迹象。
- 可以配合特定体位进行治疗的患者。
- 屈光介质透明。

玻璃体积血被认为是PR的禁忌证[20,21]，主要是因为出血影响了对眼底的观察。一项研究表明，如果在周边部视网膜视野不受影响的情况下，伴玻璃体积血患者的解剖复位率(72.2%)和视力预后低于不伴玻璃体积血的患者(81%)[22]。即使在这些病例中下方视网膜通常可以复位，但下方可能仍存在裂孔。研究表明，在充气性视网膜固定术中，查找下方的裂孔并对其进行预防性治疗，可以减少由于遗漏裂孔而导致的复发性RRD的发生，有助于提高永久性视网膜复位的概率[7,20]。与并发RD和马蹄形裂孔的部分玻璃体后脱离的有晶状体眼患者相比，完全玻璃体后脱离(PVD)有着解剖学上更高的成功率[23]。人工晶状体眼患者的RRD也可以用充气性视网膜固定术[24]成功治疗。与复杂视网膜脱离的眼睛相比，针对PR的经典适应证治疗的眼睛具有更高的单次手术成功率，并且并发症较少[9,10,25,26]。

### 2.2 充气性视网膜固定术适应证的拓展

虽然充气性视网膜固定术主要针对视网膜上方存在一个或多个（1 个钟点以内）裂孔但不复杂的 RRD，但是一些研究证明了 PR 对其他适应证也具有效果。对于多象限多个裂孔，大于 2.5 个钟点的裂孔，以及与中度增生性玻璃体视网膜病变相关的 RRD，充气性视网膜固定术有 75%的治疗成功率[27]，其他研究表明，充气性视网膜固定术可用于复杂的视网膜脱离，脱离范围可达 180°，因为玻璃体内的气体不需要同时填塞所有裂孔[28,29]。事实上，玻璃体内气体可以从填塞第一个裂孔的位置移动到达第二个或第二群裂孔填塞的位置[30]。视网膜上部巨大裂孔也可以单独使用充气性视网膜固定术成功治疗，或使用常规的巩膜扣带术和冷冻固定术[31,32]。视网膜下部裂孔导致的下方 RRD 也可以通过充气性视网膜固定术成功治疗，只要保持适当的倒向头位，并且更多地关注术后随访以确保手术成功[33,34]。一项研究发现，玻璃体积血不会阻碍对周边部和黄斑区脱离的视网膜的彻底检查，并且轻度至广泛的格子样变性也可以使用 PR 来成功治疗[22]。

可选择充气性视网膜固定术的其他情况包括：

- 陈旧性或复发的 RRD，或是在任何方式(PPV 和 SB)进行首次修复以后较长时间[35-38]。青少年的 PR 成功率与成人成功率相当[39]。
- PR 可作为治疗与低眼压、严重脉络膜脱离和玻璃体炎有关的视网膜脱离的首选方法，可以先通过 PR 处理低眼压和脉络膜脱离，随后进行手术修复，尽管 PR 单独使用只在 33%的病例中实现了完全的视网膜复位[40]。
- RRD 并发巨细胞病毒感染，上方和与感染不相关的区域的裂孔可以通过 PR 预处理，推迟外科手术干预[41]。
- 激光原位角膜磨镶术后的 RRD 可以用 PR 治疗，成功率高，视觉效果好[42,43]。

### 2.3 充气性视网膜固定术的禁忌证

不能理解、不能正确适当地保持头位，没有家人足够支持的患者是充气性视网膜固定术的禁忌证。其他确定的充气性视网膜固定术失败的危险因素包括视网膜裂孔的位置和视网膜脱离程度大于 2 个象限[37]、玻璃体积血或 RRD 大于 4.5 个钟点的患者，PR 成功率可能会降低[21,44]。晶状体位置、裂孔数量和性别影响了 PR 的成功率[45]。PR 的有效率在无晶状体、无晶状体囊膜和晶状体囊膜破裂的人工晶状体眼中明显降低[44,46-49](一项研究中低至 43%[46])。一项研究报道中，单次手术成功率在有晶状体、人工晶状体和无晶状体眼中分别是 92%、66%和 57%[47]。另一项研究显示，充气性视网膜固定术在有晶状体眼的成功率(71%~84%)较无晶状体眼(41%~67%)高。累及黄斑的低视力和低于 20/50 视力也是 PR 失败的危险因素[44,48]。最近的一项研究发现(在 PR 时，即使使用了冷冻固定或视网膜激光光凝术进行治疗）下方的裂孔或可见的玻璃体牵拉导致裂孔开放，显著降低了 PR 的成功率，分别减少了 28.6%和 50%[22]。不过，前者并不是我们的经验，如下所述。在同一眼或对侧眼中存在其他病理改变也是 PR 失败的危险因素[44,48]。最后，一些研究表明，男性是充气性视网膜固定术失败的重要危险因素[48,50]，可能是由于男性患者缺乏依从性。RRD 患者晶状体半脱位进行了玻璃体切割术后使用充气性视网膜固定术经常失败，并且需要随后的巩膜扣带术进行修复[51]。据报道，PR 还会导致人工晶状体的向前移位[52]。

## 3. 充气性视网膜固定术的诊室操作方法

### 3.1 检查

与所有药物一样，PR 的成功取决于适当的病例选择。对周边部眼底进行细致检查，最好是联合巩膜顶压，确定所有视网膜裂孔的数量、大小和位置对手术成功至关重要。研究表明，在充气性视网膜固定术中，治疗所有裂孔，包括视网膜脱离区域的裂孔和未脱离区域的裂孔（通常是下方孔），与降低PR失败率密切相关[18,20]。

## 3.2 视网膜复位术

### 3.2.1 透热疗法

Marshall在1933年首次描述了一种通过表面热烧灼对脉络膜进行热凝来治疗RRD的方法[53]。Rosengren后来描述了在视网膜脱离手术中使用透热疗法和光凝来诱导视网膜脉络膜粘连[54-56]。Schepens还描述了使用透热疗法治疗小的靠后的视网膜裂孔[57,58]，并且普及了巩膜扣带术中对巩膜瓣包裹扣带部分和解剖的巩膜瓣使用热透疗法的方式。

### 3.2.2 冷凝固定

Lincoff等[59]在20世纪70年代首次描述了通过深低温造成脉络膜视网膜瘢痕来实现视网膜黏附。在人工晶状体眼或无晶状体眼中，PR联合冷凝的单次手术成功率已经显示明显高于联合激光光凝[24]。应谨慎控制所进行的冷冻反应的程度，因为研究已经表明过量的冷冻与视网膜色素上皮细胞的迁移[60]（通过视网膜裂孔）和血-眼屏障的破坏有关，增加术后增生性玻璃体视网膜病变（PVR）、黄斑褶皱和黄斑囊样水肿的风险。原发性RRD术后的增生性玻璃体视网膜病变不是因为冷凝固定，而是由于格子样萎缩裂孔、黄斑裂孔、锯齿缘截离、马蹄形裂孔和可移动的后缘。相比之下，冷凝固定术是术后PVR的刺激因素，原因在于视网膜裂孔≥180°，或马蹄样裂孔和卷曲的后缘[61]，这是许多人相较于冷凝而言更喜欢激光光凝的原因之一。

### 3.2.3 激光固定

研究表明氩和氪激光光凝术在使用PR进行视网膜复位后不久即可实现视网膜神经上皮层与视网膜色素上皮层的早期黏附[12,13]。视网膜复位发生在24小时内，即使未处理周围脱离的区域，光凝部位的视网膜仍保持附着[13]。激光视网膜复位术使视力恢复更快，术后并发症少于冷凝固定术[62]。长期来看，冷凝固定术与充气性视网膜固定术的失败有明显的关联，激光光凝可能在这些情况下被证明有效[49]。Schepens认为激光光凝是治疗视网膜后极部裂孔的最佳选择[63]。间接检眼镜激光传输系统的出现改善了PR中激光凝固的应用，因为它有助于外周眼底的激光治疗。

## 3.3 玻璃体内气泡注射

研究曾指出，在气体注射之前应进行穿刺抽液术以减少玻璃体内气体迁移到前房中的概率[64]。这种技术特别适用于由于后囊开放的人工晶状体眼，包括术中切开或术后YAG激光切开后囊。在无晶状体或人工晶状体眼患者中，注射部位位于角膜缘后方3~3.5mm处，如果是有晶状体患者，通过浅插入针（1mm）及缓慢气体注入可以防止形成多个小气泡或“鱼卵”状气泡[65]。注射单个大气泡是理想的情况，这样可以降低空气或气体经视网膜裂孔进入视网膜下腔的风险。同时应将气体从远离较大的视网膜裂孔部位进行注射，以降低视网膜下气体迁移的风险[1]（图44.1）。

### 3.3.1 纯净空气

如果所有裂孔都被封闭，视网膜通常在24小时内复位，这使得纯净空气成为膨胀气体的实用替代品[18,20,66]。使用纯净空气而不是长效气体具有许多益处，包括较充分的初始填充，更短的术后特定头位时间，更低的视网膜毒性，更大的诊室治疗视网膜脱离的可能，更低的成本和更高的可操作性[18,20]。

有人主张为了避免大气泡分裂，应该通过睫状体平坦部注射1~3mL的纯净空气[67]。显然，这会引起眼内压的明显升高，这样一来必须通过排出房水和（或）玻璃体液体以降低压力。其他研究表明，注射0.8mL空气也非常有效[18,20]，这种方法采用前房的单次穿刺来降低眼内压。例如，这种技术在一名74岁的白人眼内应用，该病例患者2点钟处出现视网膜裂孔导致累及黄斑的1点至4点半范围的视网膜脱离（图44.2）。在进行PR时该患者为伴有PVD的后囊开放的人工晶状体眼。视网膜冷凝固定在1点半处实施，在玻璃体内注射前进行前房穿刺放液，然后在角膜缘后方3.5mm处的4点钟处赤道部注射0.8mL过滤空气。在这种情况下，PR后2天视网膜重新黏附（图44.3）。注射后5天，气泡完全消失，视

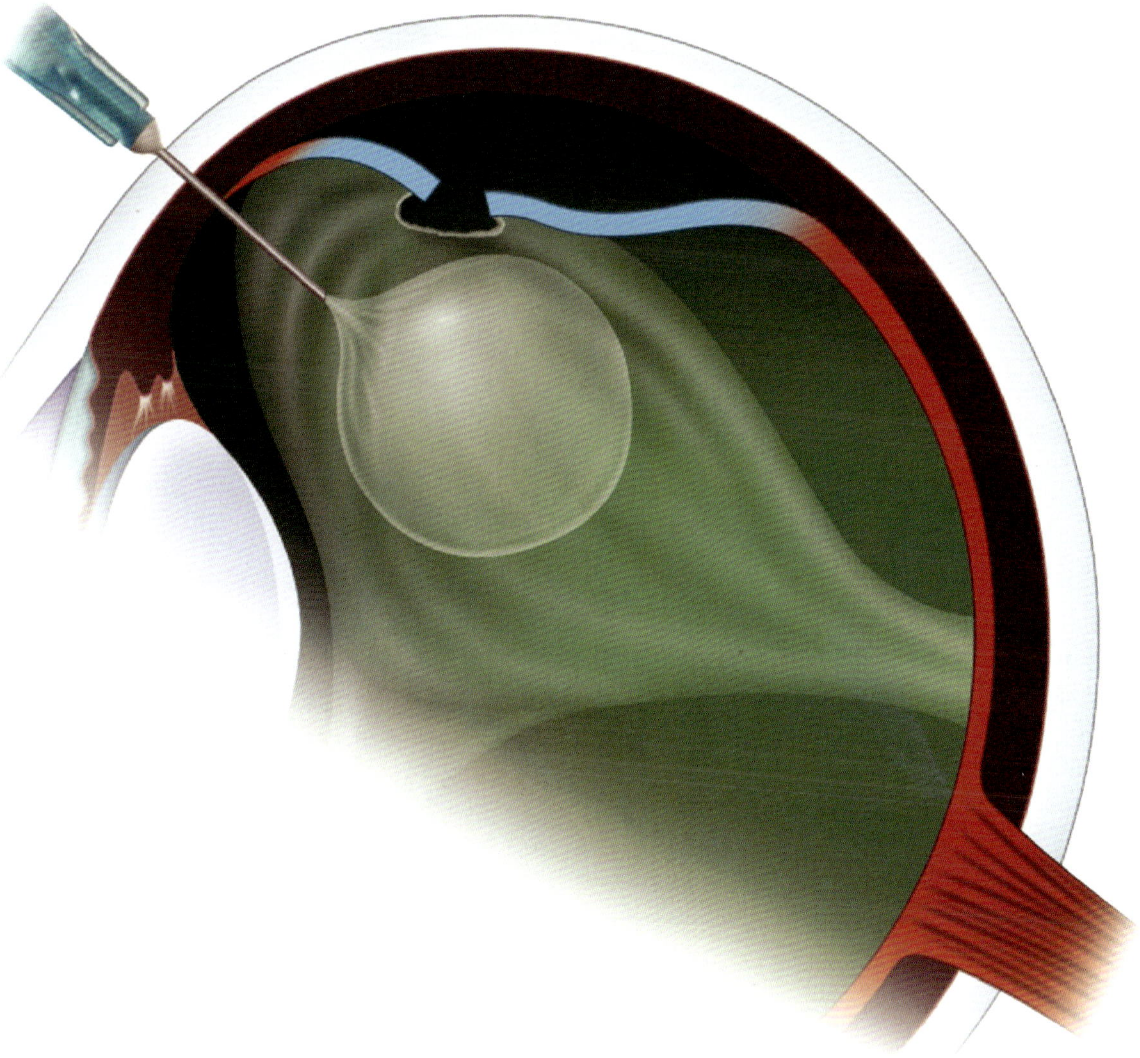

图 44.1　完美的治疗上方孔源性视网膜脱离的玻璃体内气泡注射。缓缓地将气泡注入玻璃体腔，避免形成许多小气泡。玻璃体内气泡通过术后特定头位贴附在裂孔上以填塞裂孔并减少视网膜下液的进一步积聚。(Courtesy of Merlin Hall)

网膜附着并保持固定。

由于纯净空气的非膨胀性的特点，需要较大的气体注入体积。注射 0.8mL 空气可以产生 120°角的气泡，可以填塞 3 个钟点以内的裂孔。玻璃体内空气的保留时间为 5~7 天[68]，通常少于 5 天。纯净空气 PR 后的组织病理学检查显示视网膜、睫状体或血-眼屏障无异常[69]。

### 3.3.2 长效气体

在充气性视网膜固定术中使用长效气体有很多选择。最广泛使用的全氟丙烷（$C_3F_8$）和六氟化硫（$SF_6$）的部分全氟化碳可用于 RRD 的眼内填充。每种气体具有不同的膨胀性能及不同的吸收速率，在进行 PR 时应选择合适的气体。晶状体和玻璃体状态也是考虑因素，因为一项研究表明，$SF_6$ 和 $C_3F_8$ 的眼内半衰期在玻璃体切割术后的无晶状体兔眼中是有晶状体眼中的 1/3~1/2[70]。一项研究表明，一些玻璃体内气体的膨胀会导致视网膜和睫状体的可逆或不可逆的损伤。此外，暴露的持续时间和气体浓度决定了损伤或毒性的程度[69]。

#### 3.3.2.1 全氟化碳

全氟化碳在血液中被吸收之前平均会持续 6~

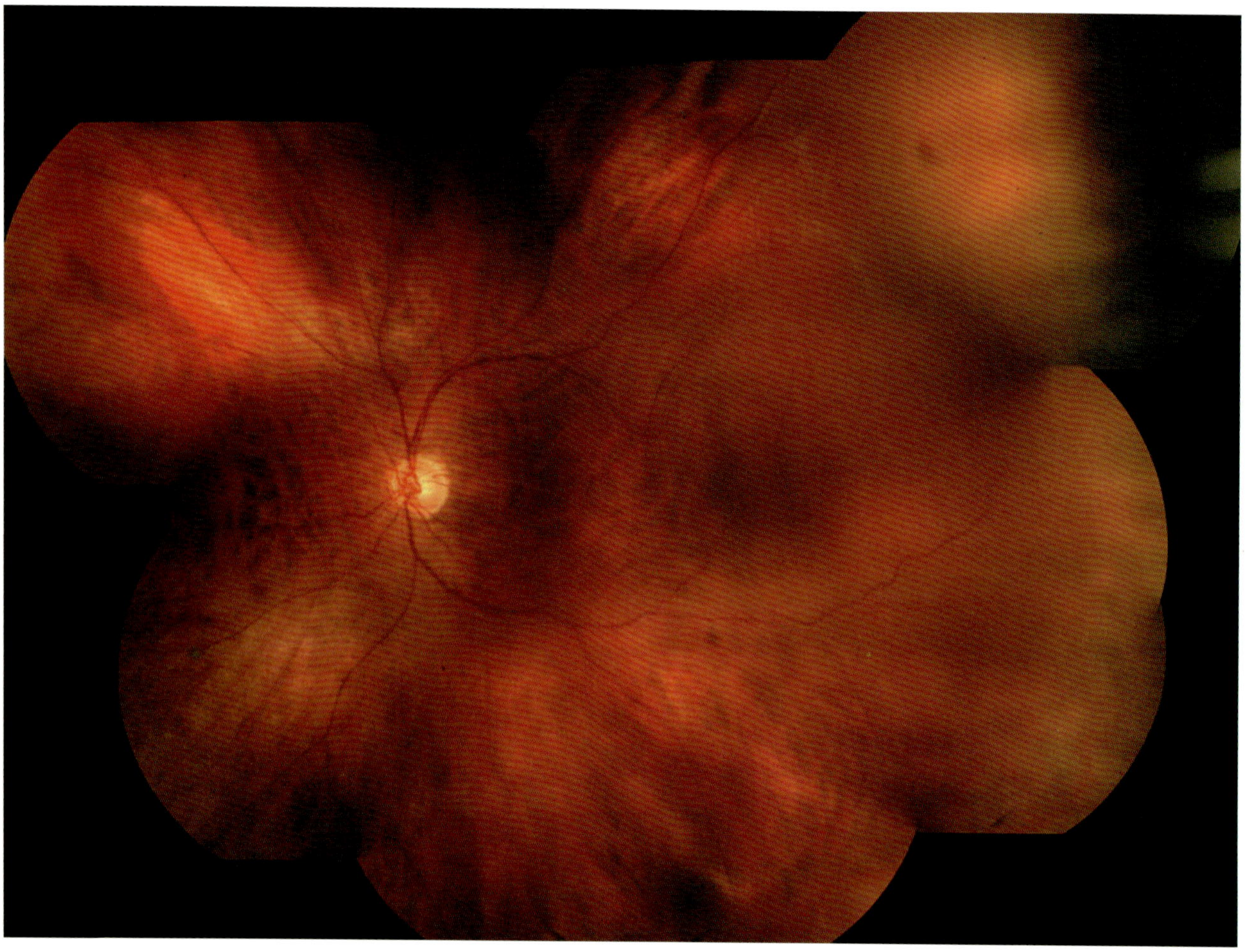

图 44.2 左眼上方孔源性视网膜脱离但黄斑在位的眼底照片。脱离范围为 1 点至 4 点半区域，视网膜裂孔位于 1 点半处。视网膜下液累及黄斑颞侧。

28 天[71,72]。对三种不同的全氟化碳气体[全氟甲烷($CF_4$)、全氟乙烷($C_2F_6$)和全氟丙烷($C_3F_8$)]的研究表明，气体的膨胀和眼内存在时间随碳链长度的增加而增加[72]。全氟丙烷($C_3F_8$)是用于 RRD 眼内填充的最常用的膨胀长效气体。研究表明全氟丙烷能膨胀至其初始体积的 4 倍，并保持长达 6~8 周[68]。全氟甲烷和全氟乙烷分别为持续 6 天和 2~5 周，它们的应用则较少[68,72]，全氟乙烷可膨胀至原体积的 3.3 倍[68]。

3.3.2.2 六氟化硫

六氟化硫($SF_6$)是玻璃体中惰性的非极性气体。$SF_6$ 用于所有手术中的 RRD 玻璃体内填充，包括充气性视网膜固定术。$SF_6$ 在最初的 24~48 小时内体积翻倍，然后在 5~14 天被血液吸收[68,71,73]。六氟化硫在玻璃体中停留的时间只有丙酰丙烷的 1/4[72]。

## 3.4 术后体位

充气性视网膜固定术成功的关键之一是术后特定头位。虽然很多人建议更长时间的头位，但对于患者来说，这是一个艰难的经历，尤其是需要每天保持 16 个小时，并持续 5 天[74]。通过使用更短的气体如 $SF_6$ 或空气来缩短头位的持续时间，可以提高患者的依从性和手术的成功率。在注射气体之后，患者的头部被摆成固定体位使气泡聚集在裂孔附近。在黄斑累及或可能累及的情况下，可以使用“碾压”技术。在这种技术中，患者在气体注射后面朝下头位，并且在 10~15 分钟的时间内，位置逐渐改变，使得裂孔处于 12 点钟位置。这使得气泡朝着裂孔方

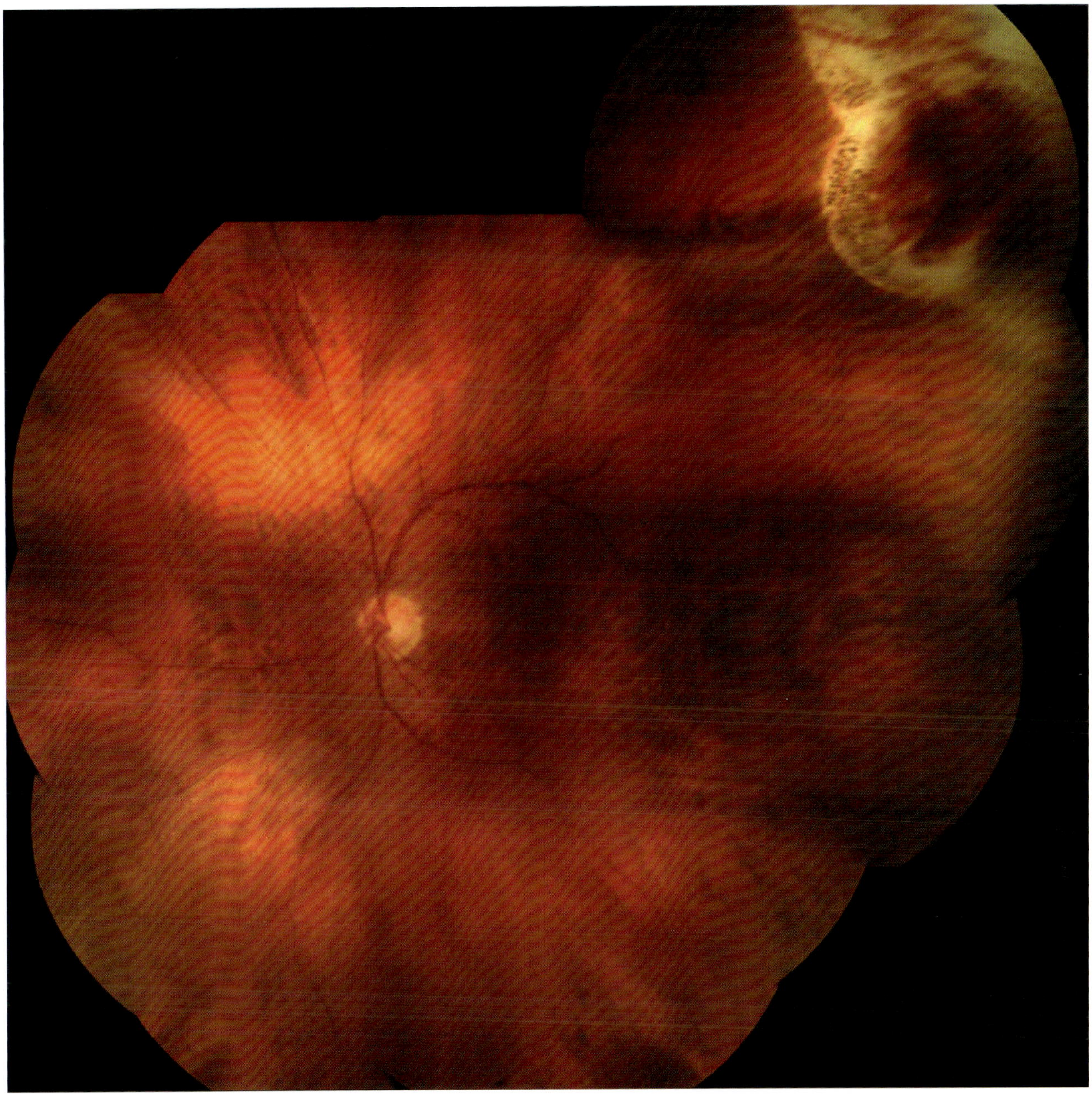

图 44.3　图 44.2 的同一病例，在诊室进行充气性视网膜固定术后 1 个月愈合。在对 1 点半处的裂孔进行冷冻固定后注射纯净空气(0.8mL)，并且在角膜缘进行前房穿刺以降低眼压。

向运动，从而促使所有视网膜下液离开黄斑并进入玻璃体腔。基本技术和“碾压”技术对增生性玻璃体视网膜病变的发展具有相当的风险，但对于单纯 RRD 而言，在 PR 中却似乎安全有效[75]。

## 3.5 改良充气性视网膜固定术

PR 的改良术式已被引入，但是并不清楚这些改良在减少术后并发症方面的作用。当与显微镜辅助下行视网膜下液引流相结合时，PR 在眼底上方 60°内的裂孔，86%被证明是有效和安全的[76,77]。虽然这不是真正的 PR，但一项关于玻璃体内气泡注射与视网膜下液引流联合的研究显示，该技术具有 100%的单次手术成功率，并没有发生脱离、视网膜下腔或视网膜下气体的残留及视网膜脱离复发[77]。然而，这一术式需要使用手术室，这限制了护理的介入，且大大增加了成本，降低了在诊间提供的干预措施的快速性，并大大降低了该术式对广泛全球人口的适用性。同时，康复期也大大缩短，与膨胀气体相比，纯净空气也更容易得到[20]。长期疗效也显示出与 RD 管理的其他选择类似[18]。通过对玻璃体视网膜的黏附，玻璃体带激光破裂诱导的参钕钇铝石榴石(Nd：YAG)激光增强 PR 也具有良好的结果[82]。

一些研究表明，混合膨胀气体可以降低术后 IOP 升高的发生率[78]。这方面，40%的 $SF_6$ 和 60%的空气的混合气体与视网膜下液引流结合可以获得有利的结果[79]。全氟乙烷($C_2F_6$)气体具有与常规气体相当的成功率和适用率[80]。广泛的研究已经显示出使用纯净空气的 PR 的功效和益处[18,20,81]。纯净空气 PR 达到很高的复位率和良好的视觉效果[18,20]。纯净空气 PR 也可以降低 PVR、PMM 的发生率，以及避免造成新发或遗漏的裂孔。

# 4. 效果

## 4.1 结果

在非典型(见上文)适应证 PR 成功率在 72%~100%(表 44.1)。

在没有明显 PVR 的简单上方 RRD 中单次手术成功率为 61%~90%[1,9,10,22,23,45,46,48-50,71,73,83-92]。研究表明，PR 的单次手术成功率(73%)与 SB(82%)相当，虽然 PPV 导致更多的不良后果，但 PR 后的再手术率比 PPV 或 SB 高[84]，在初次 PR 失败的情况下，大多数病例可以通过再次手术再复位，并具有良好的视觉效果[93]。尽管在 PR 后再次手术需求增加，但最终解剖结果与 SB 相比并无差异，PR 术后的发病率较低，术后视力较佳[19,95]。PR 后，PVR 发生率为 0~16%[1,18,20,85,87,90,96]，而 SB 发生率为 5%~10%，PPV 为 29.4%[97-99]。在其他研究中，SB 和 PR 之间的术后 PVR 发生率无显著差异[91,100]。

表 44.1 PR 的非典型适应证

| | 视网膜复位率(%) |
|---|---|
| 多个裂孔 | 75[22,27] |
| 巨大撕裂 | 89~100[31,32] |
| 下方 RD | 77~91[33,34] |
| 黄斑脱离 | 81[22] |
| 视网膜格子样变性 | 77[22] |
| 玻璃体积血 | 72[22] |
| 青少年 | 84[39] |

大多数初次失败的情况可以通过再次 PR 术治疗[101]。在经典适应证(见上文)的病例中，最终的解剖复位率与睫状体平坦部玻璃体切割术(PPV)和巩膜扣带术(SB)相似[102]。选择这 3 种治疗方案治疗 RRD，术后 1 年视力无差异[103]。PR 的长期疗效已经被证明在术后 6.4 年高达 98.7%，在 2 年后甚至比巩膜扣带术更好，视力结果更好，恢复更快[104,105]。研究表明，PR 的单次手术成功率(73%)与 SB(82%)相当，但在 6 个月后低于 PPV (94%)，并且在随后的 2 年随访中有相似的远期复发风险[93,94,97]。据报道，在初始 PR 治疗失败后，后续治疗的最终解剖成功率高达 100%[9,10,44,45,47,48,71,73,86,89-91,106]，后来随访发现，重复的充气性视网膜固定术、睫状体平坦部玻璃体切割术或巩膜扣带术对视力没有造成不良影响[107]。

巩膜扣带术、玻璃体切割术或两者的联合初始的解剖上成功率略高，但术后 1 年的视力无差异[95]。在 63%的病例中，用 PR 治疗 RRD 后，采用 PPV 去除后脱位的晶状体需要第二次巩膜扣带术来达到视网膜复位[51]。3%的患者发生黄斑褶皱[85]。鉴于白内障手术后虹膜有限的支撑，玻璃体内气体的存在已被证明会导致人工晶状体的前移位[52]。

在长期研究(6~186 个月的随访)中，纯净空气 PR 单次手术成功率达 80.5%，重复 PR 后增加到 85.7%。当失败的手术案例接着进行 PPV 或 SB[18] 时，最终实现 100%的最终重新复位率。这些成功率与使用膨胀气体的 PR 比例相当。用纯净空气 PR 治疗的患者中有 86%在后续有相同或更好的视力，近 2/3 患者视力≥20/40(图 44.4)，没有患者发展成术后 PVR，仅有 1/77(1.3%)发生黄斑褶皱。这项研究比之前报道的 10%PVR 和 3%黄斑褶皱的发生率低[1]。

## 4.2 并发症

虽然 PR 在上方裂孔的 RRD 治疗方面的成功率很高，但还是有一些应该受到重视的并发症。PR 之后，31%的眼睛出现一种或多种早期并发症，例如，由于针刺引起的罕见的白内障发展、脉络膜脱

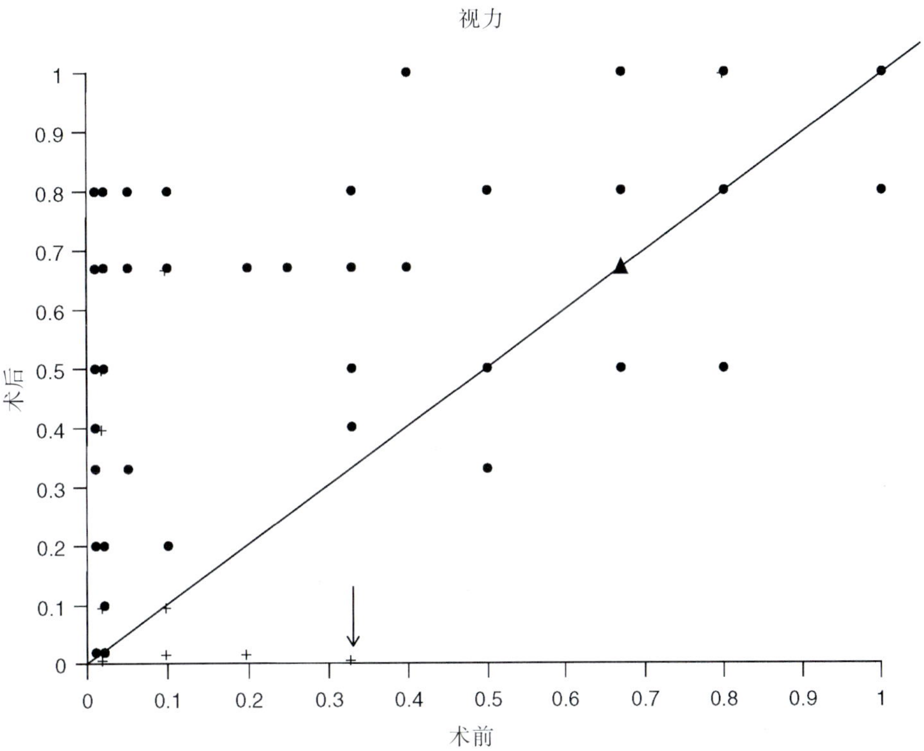


图 44.4 采用充气性视网膜固定术的 77 例患者的术前和术后 Snellen 视力(VA)的散点图[18]。斜线上方的点代表视力的改善,斜线下方的点代表视力变差,箭头代表一名患者,由于新的下方裂孔形成需要进行第二次的巩膜扣带术联合玻璃体切割术,三角所示术后仅发生黄斑前膜和黄斑褶皱的病例,加号所示所有需要第二次充气性视网膜固定术的病例[18]。

离、眼内炎、玻璃体积血和周围性视网膜下血管瘤,更常见的问题如气体延迟吸收,残留在前房(睫状体平坦部和晶状体之间)或结膜下,这些是最常见的急性并发症[108]。在 7%的眼球中观察到迟发性并发症[49]。

大多数视网膜并发症发生在下方[83-92]。据报道,新出现的或被遗漏的裂孔发生概率为 7%~22%[1,10,22,27,30,47,84,85,87,90,104,109],其中 83%出现在人工晶状体眼或无晶状体眼[47]。PR 被认为是其他象限新的视网膜裂孔和 RRD 的原因,可能是玻璃体收缩和牵拉引起[110,111]。但更大的可能性是遗漏的下方孔导致新出现的裂孔造成视网膜脱离复发。研究表明,仔细的术前眼底检查联合巩膜顶压可以在 PR 治疗时识别下方的视网膜裂孔,从而降低 PR 后视网膜下方孔源性视网膜脱离的发生[18,20]。在其他研究中,PR 后被遗漏或新发的视网膜裂孔发生率高于 SB 术后[101]。

据报道 PR 术后可发生视网膜下、平坦部和结膜下气体残留这 3 种并发症,而巩膜扣带术后却没有这些并发症[104,112]。术后眼压升高(IOP)与 PR 有关,特别是使用全氟丙烷[78]。通常无须降眼压治疗,因为注射后 30~60 分钟 IOP 会回到基线,且在随后的 5 天眼压不升高[113]。黄斑囊样水肿(CME)可能在多达 8%的 PR 术后患者中发生,并可能恶化导致最终的视力下降[90]。PR 后的 CME 率与 SB 之后的 CME 率相似,既往的白内障手术或黄斑部脱离可能会增加 PR 后的 CME 率[114]。视网膜中央动脉闭塞也是 PR 后的潜在并发症,应告知患者,乘坐飞机或高度高于 600 米时可能会导致眼内气体膨胀,符合 Boyle 定律[115]。PR 的罕见并发症是视网膜下液延迟吸收,持续超过 2 年,最终自行吸收[116-118]。21%~37%延迟的视网膜下液吸收可频繁发生,并可能与小的视网膜下色素沉着相关[49,119]。广泛的冷冻治疗和视网膜下沉淀物的存在是与延迟的视网膜下液吸收显著相关的因素[119]。在不累及黄斑的情况下,最终视力不受损害[118]。尽管 PR 有这些可能的并发症,但许多孔源性视网膜脱离可以被成功地治愈,具有良好的解剖和视觉效果[120]。

## 4.3 充气性视网膜固定术的优点

用于治疗非复杂性的特殊 RRD 的充气性视网膜固定术(PR)具有与常规 RRD 手术相似的解剖成功率。与其他伴随视网膜下气体、PVR、黄斑褶皱或感染等低风险的干预措施相比,PR 术后功能性恢复结果可能更好[121]。虽然 PR 的解剖学成功率与 SB

类似，PR的并发症发生率较低，术后视力更好[19]。在黄斑脱离不到2周的情况下，PR的视力恢复结果明显比SB更好[73]。对比术后2年结果来看，PR比SB更好，视力情况表现更好，恢复更快[98]。干预2年后，PR的白内障发生率低于SB，并且PR的临时填充气体与晶状体透明度的永久性变化无关[97,122]。PR不会像环扎带一样引起斜视或眼外肌不平衡，尽管PR斜视率与放射状外加压类似[123]。PR术后角膜的形状不会出现类似在巩膜扣带术后发生的改变[124]。PR达到了与白内障手术后出现人工晶状体眼视网膜脱离后行SB和PPV相似的成功率[125]。

由于资源稀缺、成本效益好、操作简单、患者舒适和早期功能恢复良好使PR成为治疗简单RRD的优先选择[102,126]。PR在动态试验中费用分别比巩膜扣带术和玻璃体切割术低37.9%和48.6%。如果在没有设施评估的诊室中进行，费用分别比巩膜扣带术和玻璃体切割术低50.9%和59.4%，应用纯净空气成本更低[22]。因此，如果PR应用率从15%增加到现在的20%~35%，医疗保障理论上平均每年将节省600万~3000万美元[22]。另一项研究发现巩膜扣带术的成本是PR的4倍[73]。

## 5. 结论

考虑到单次手术的成功率，最终解剖恢复和功能恢复的成功率，充气性视网膜固定术（PR）可被认为是孔源性视网膜脱离（RRD）的首选术式。对于初次RRD及相关的视网膜裂孔，充气性视网膜固定术是一种安全和有效的选择。而术后几乎没有PVR的迹象。激光或冷凝联合玻璃体内气体填充可以在60%~90%的病例中以单次手术有效地修复视网膜。在98%~99%的病例中达到了最终的修复效果。一些因素，如晶状体状态、术前视力、黄斑状态和性别影响最终结果。PR引起的最常见的并发症是新发或遗漏的视网膜裂孔或视网膜下液延迟吸收，尽管这些并发症的发生率与SB和PPV术后相似。PR特有的并发症是气体残留，但并不常见。PR不需要手术设备，是巩膜扣带术或玻璃体切割术费用的1/10，并且比这些手术恢复更快。术后特定头位是PR中的一个重要考虑因素，尽管这对于SB和PPV来说也很重要。PR的改进技术可以改善疗效，减少术后并发症，并扩大PR的适应证。

**缩略语**

| | |
|---|---|
| $C_3F_8$ | 全氟丙烷 |
| CME | 黄斑囊样水肿 |
| FDA | 美国食品药品管理局 |
| IOP | 眼压 |
| Nd:YAG | 参钕钇铝石榴石 |
| PR | 充气性视网膜固定术 |
| RRD | 孔源性视网膜脱离 |
| SB | 巩膜扣带术 |
| $SF_6$ | 六氟化硫 |
| PMM | 黄斑前膜 |
| PPV | 经睫状体平坦部玻璃体切割术 |
| PVD | 玻璃体后脱离 |
| PVR | 增生性玻璃体视网膜病变 |
| VA | 视力 |

## 参考文献

1. Chan KC, Lin SG, Nuthi AS, Salib DM. Pneumatic retinopexy for the repair of retinal detachments: a comprehensive review (1986–2007). Surv Ophthalmol. 2008;53(5):443–78.
2. Barr CC. Pneumatic retinopexy and balloon buckles as alternatives to conventional scleral buckling surgery. Semin Ophthalmol. 1995;10(1):2–8.
3. Rosengren B. Cases of retinal detachment treated with diathermy and injections of air into the vitreous body. Acta Ophthalmol. 1938;16:177.
4. Rosengren B. 300 cases operated upon for retinal detachment; method and results. Acta Ophthalmol. 1952;30(1):117–22.
5. Lister A. Air in the eye. Br J Ophthalmol. 1957;41(2):115–9.
6. Machemer R, Aaberg TM, Norton EW. Giant retinal tears. II. Experimental production and management with intravitreal air. Trans Am Ophthalmol Soc. 1969;67:394–414.
7. Freeman HM, Schepens CL, Couvillion GC. Current management of giant retinal breaks. II. Trans Am Acad Ophthalmol Otolaryngol. 1970;74(1):59–74.
8. Vygantas CM, Peyman GA, Daily MJ, Ericson EW. Octafluorocyclobutane and other gases for vitreous replacement. Arch Ophthalmol. 1973;90(3):235–6.
9. Hilton GF, Grizzard WS. Pneumatic retinopexy. A two-step outpatient operation without conjunctival incision. Ophthalmology. 1986;93(5):626–41.
10. Hilton GF, Kelly NE, Salzano TC, Tornambe PE, Wells JW, Wendel RT. Pneumatic retinopexy. A collaborative report of the first 100 cases. Ophthalmology. 1987;94(4):307–14.
11. Ai E, Gardner TW. Current patterns of intraocular gas use in North America. Arch Ophthalmol. 1993;111(3):331–2.
12. Friberg TR, Eller AW. Pneumatic repair of primary and secondary

retinal detachments using a binocular indirect ophthalmoscope laser delivery system. Ophthalmology. 1988;95(2):187–93.
13. Folk JC, Sneed SR, Folberg R, Coonan P, Pulido JS. Early retinal adhesion from laser photocoagulation. Ophthalmology. 1989;96(10):1523–5.
14. Snyder WB, Bloome MA, Birch DG. Pneumatic retinopexy versus scleral buckle. Preferences of Vitreous Society members, 1990. Retina. 1992;12(1):43–5.
15. Benson WE, Chan P, Sharma S, Snyder WB, Bloome MA, Birch DG. Current popularity of pneumatic retinopexy. Retina. 1999;19(3):238–41.
16. Wild MR, Ruby AJ, Rosenshein J. Pneumatic retinopexy: a survey of current practice patterns among the vitreous society members. Ophthalmic Surg Lasers. 2000;31(1):76–81.
17. Assi AC, Charteris DG, Gregor ZJ. Practice patterns of pneumatic retinopexy in the United Kingdom. Br J Ophthalmol. 2001;85(2):238.
18. Yee KMP, Sebag J. Long-term results of office-based pneumatic retinopexy using pure air. Br J Ophthalmol. 2011;95(12):1728–30.
19. Tornambe PE, Hilton GF. Pneumatic retinopexy: a multicenter randomized controlled clinical trial comparing pneumatic retinopexy with scleral buckling. The Retinal Detachment Study Group. Ophthalmology. 1989;96(6):772–83.
20. Sebag J, Tang M. Pneumatic retinopexy using only air. Retina. 1993;13(1):8–12.
21. Davis MJ, Mudvari SS, Shott S, Rezaei KA. Clinical characteristics affecting the outcome of pneumatic retinopexy. Arch Ophthalmol. 2011;129(2):163–6.
22. Goldman DR, Shah CP, Heier JS. Expanded criteria for pneumatic retinopexy and potential cost savings. Ophthalmology. 2014;121(1):318–26.
23. Rezende FA, Kapusta MA, Burnier MN, Costa RA, Scott IU. Preoperative B-scan ultrasonography of the vitreoretinal interface in phakic patients undergoing rhegmatogenous retinal detachment repair and its prognostic significance. Graefes Arch Clin Exp Ophthalmol. 2007;245(9):1295–301.
24. Kleinmann G, Rechtman E, Pollack A, Schechtman E, Bukelman A. Pneumatic retinopexy: results in eyes with classic vs relative indications. Arch Ophthalmol. 2002;120(11):1455–9.
25. Ross WH, Lavina A. Pneumatic retinopexy, scleral buckling, and vitrectomy surgery in the management of pseudophakic retinal detachments. Can J Ophthalmol. 2008;43(1):65–72.
26. Jenzeri S, Yahia SB, Jelliti B, Ammari W, Attia S, Messaoud R, Khairallah M. Treatment of rhegmatogenous retinal detachment by pneumatic retinopexy: a review of 50 patients. J Fr Ophtalmol. 2009;32(10):715–20.
27. Tornambe PE, Hilton GF, Kelly NF, Salzano TC, Wells JW, Wendel RT. Expanded indications for pneumatic retinopexy. Ophthalmology. 1988;95(5):597–600.
28. Tornambe PE. Bilateral retinal detachment repaired with bilateral pneumatic retinopexy. Case report. Arch Ophthalmol. 1987; 105(11):1489.
29. Irvine AR, Lahey JM. Pneumatic retinopexy for giant retinal tears. Ophthalmology. 1994;101(3):524–8.
30. McAllister IL, Zegarra H, Meyers SM, Gutman FA. Treatment of retinal detachments with multiple breaks by pneumatic retinopexy. Arch Ophthalmol. 1987;105(7):913–6.
31. Ando F, Hirose H, Nagasaka T, Takahashi K, Sekiryu T. Treatment of retinal detachment with giant tear by pneumatic retinopexy. Eur J Ophthalmol. 1993;3(4):201–6.
32. Melgen SE, Michels M. Pneumatic retinopexy for the treatment of giant retinal dialyses. Am J Ophthalmol. 1994;118(6):762–5.
33. Hwang JF, Chen SN, Lin CJ. Treatment of inferior rhegmatogenous retinal detachment by pneumatic retinopexy technique. Retina. 2011;31(2):257–61.
34. Chang TS, Pelzek CD, Nguyen RL, Purohit SS, Scott GR, Hay D. Inverted pneumatic retinopexy: a method of treating retinal detachments associated with inferior retinal breaks. Ophthalmology. 2003;110(3):589–94.
35. Friberg TR, Eller AW. Laser pneumatic retinopexy for repair of recurrent retinal detachment after failed scleral buckle – ten years experience. Ophthalmic Surg Lasers. 2001;32(1):13–8.
36. Levkovitch-Verbin H, Treister G, Moisseiev J. Pneumatic retinopexy as supplemental therapy for persistent retinal detachment after scleral buckling operation. Acta Ophthalmol Scand. 1998;76(3):353–5.
37. Sharma T, Badrinath SS, Mukesh BN, Gopal L, Shanmugam MP, Bhende P, Bhende M, Shetty NS, Agrawal R. A multivariate analysis of anatomic success of recurrent retinal detachment treated with pneumatic retinopexy. Ophthalmology. 1997;104(12):2014–7.
38. Weinberger D, Stiebel-Kalish H, Crystal O, Axer-Siegel R, Mosseive Y, Yassur Y. Pneumatic retinopexy for late-onset recurrent retinal detachment. Ophthalmic Surg Lasers. 1998;29(1):43–7.
39. Chen SN, Hwang JF. Treatment of rhegmatogenous retinal detachment in teenagers by pneumatic retinopexy technique. Am J Ophthalmol. 2007;143(2):217–21.
40. Yeung L, Kokame GT, Brod RD, Lightman DA, Lai JC. Pneumatic retinopexy for retinal detachment associated with severe choroidal detachment. Retina. 2001;31(1):87–92.
41. McAuliffe PF, Heinemann MH. The use of pneumatic retinopexy to delay surgical repair of a retinal detachment associated with the ganciclovir intraocular device. Ophthalmic Surg Lasers. 1998;29(3):244–6.
42. Arevalo JF, Ramirez E, Suarez E, Cortez R, Antzoulatos G, Morales-Stopello J, Ramirez G, Torres F, Gonzalez-Vivas R. Rhegmatogenous retinal detachment in myopic eyes after laser in situ keratomileusis. Frequency, characteristics, and mechanism. J Cataract Refract Surg. 2001;27(5):674–80.
43. Arevalo FJ, Ramirez E, Suarez E, Antzoulatos G, Torres F, Cortez R, Morales-Stopello J, Ramirez G. Rhegmatogenous retinal detachment after laser-assisted in situ keratomileusis (LASIK) for the correction of myopia. Retina. 2000;20(4):338–41.
44. Böker T, Schmitt C, Mougharbel M. Results and prognostic factors in pneumatic retinopexy. Ger J Ophthalmol. 1994;3(2):73–8.
45. Tornambe PE. Pneumatic retinopexy: The evolution of case selection and surgical technique. A twelve-year study of 302 Eyes. Trans Am Ophthalmol Soc. 1997;95:551–78.
46. McAllister IL, Meyers SM, Zegarra H, Gutman FA, Zakov ZN, Beck GJ. Comparison of pneumatic retinopexy with alternative surgical techniques. Ophthalmology. 1988;95(7):877–83.
47. Lowe MA, McDonald HR, Campo RV, Boyer DS, Schatz H. Pneumatic retinopexy. Surgical results. Arch Ophthalmol. 1988;106(12):1672–6.
48. Grizzard WS, Hilton GF, Hammer ME, Taren D, Brinton DA. Pneumatic retinopexy failures. Cause, prevention, timing, and management. Ophthalmology. 1995;102(6):929–36.
49. Abecia E, Pinilla I, Olivan JM, Larrosa JM, Polo V, Honrubia FM. Anatomic results and complications in a long-term follow-up of pneumatic retinopexy cases. Retina. 2000;20(2):156–61.
50. Kulkarni KM, Roth DB, Prenner JM. Current visual and anatomic outcomes of pneumatic retinopexy. Retina. 2007;27(8):1065–70.
51. Salam GA, Greene JM, Deramo VA, Tibrewala RK, Ferrone PJ, Fastenberg DM. Retinal tears and retinal detachment as factors affecting visual outcome after cataract extraction complicated by posteriorly dislocated lens material. Retina. 2005;25(5):570–5.
52. Van der Meulen I, Gunning F, Henry Y, deVries-Knoppert W, Gortzak-Moorstein N, deSmet MD. Management of retinal detachments in pseudophakic patients with artisan lenses. J Cataract Refr Surg. 2002;28(10):1804–8.
53. Marshall JC. Safar's method for treatment of detachment of the retina by diathermy. Proc Royal Soc Med. 1933;26(6):755–9.
54. Rosengren B, Sourander P, Törnquist R. Studies on the histology of tissue destruction produced by surface diathermy and psychrodiathermy in the rabbit eye. Acta Ophthalmol (Copenh). 1969;47(5):1156–62.
55. Rosengren B. Chapter XIV: Diathermy and light coagulation in detachment surgery. Acta Ophthalmol. 1966;44(S84):121–33.
56. Rosengren B, Törnquist R. Chapter XVI: Methods for inducing retinochoroidal contact. Acta Ophthalmol. 1966;44(S84):143–61.
57. El-Mofty AA, Schepens CL. An insulated diathermy electrode. Arch Ophthalmol. 1980;98(6):1115–6.
58. Saran BR, Brucker AJ, Maguire AM. Drainage of subretinal fluid in retinal detachment surgery with the El-Mofty insulated diathermy electrode. Retina. 1994;14(4):344–7.

59. Lincoff H, O'Connor P, Kreissig I. Retinal adhesion after cryopexy. Klin Monbl Augenheilkd. 1970;156(6):771–83.
60. Hackett SF, Conway BP, Campochiaro PA. Subretinal fluid stimulation of retinal pigment epithelial cell migration and proliferation is dependent on certain features of the detachment or its treatment. Arch Ophthalmol. 1989;107(3):391–4.
61. Bonnet M, Fleury J, Guenoun S, Yaniali A, Dumas C, Hajjar C. Cryopexy in primary rhegmatogenous retinal detachment: a risk factor for postoperative proliferative vitreoretinopathy? Graefes Arch Clin Exp Ophthalmol. 1996;234(12):739–43.
62. Lira RP, Takasaka I, Arieta CE, Nascimento MA, Caldato R, Panetta H. Cryotherapy vs laser photocoagulation in scleral buckle surgery: a randomized clinical trial. Arch Ophthalmol. 2010; 128(12):1519–22.
63. Schepens CL. Management of retinal detachment. Ophthalmic Surg. 1994;25(7):427–31.
64. Ryan SJ, Schachat A, Wilkinson CP, Hinton DR, Sadda SR, Wiedemann P. Pneumatic retinopexy. In: Retina. 5th ed. London: Elsevier Health Sciences; 2013. p. 1723–34.
65. Bourla DH, Gupta A, Hubschman JP, Bourla N, Yu F, Schwartz SD. The slower the better: on the instability of gas jets in a model of pneumatic retinopexy. Invest Ophthalmol Vis Sci. 2007;48(6):2734–7.
66. Mudvari SS, Ravage ZB, Rezaei KA. Retinal detachment after primary pneumatic retinopexy. Retina. 2009;29(10):1474–8.
67. Chawla HB, Birchall CH. Intravitreal air in retinal detachment surgery. Br J Ophthalmol. 1973;57(1):60–70.
68. Mohamed S, Lai TYY. Intraocular gas in vitreoretinal surgery. HK J Ophthalmol. 2010;14(1):8–13.
69. Juzoji H, Iwasaki T, Usui M, Hasemi M, Yamakawa N. Histological study of intraocular changes in rabbits after intravitreal gas injection. Jpn J Ophthalmol. 1997;41(5):278–83.
70. Wong RF, Thompson JT. Prediction of the kinetics of disappearance of sulfur hexafluoride and perfluoropropane intraocular gas bubbles. Ophthalmology. 1988;95(5):609–13.
71. Thomas EL. Pneumatic retinopexy. West J Med. 1988;148(6):695.
72. Lincoff H, Mardirossian J, Lincoff A, Liggett P, Iwamoto T, Jakobiec F. Intravitreal longevity of three perfluorocarbon gases. Arch Ophthalmol. 1980;98(9):1610–1.
73. Hilton GF, Das T, Majji AB, Jalali S. Pneumatic retinopexy: principles and practice. Indian J Ophthalmol. 1996;44(3):131–43.
74. Tornambe PE. Pneumatic retinopexy. Surv Ophthalmol. 1988;32(4):270–81.
75. Yanyali A, Horozoglu F, Bayrak YI, Celik E, Nohutcu AF. Steamroller versus basic technique in pneumatic retinopexy for primary rhegmatogenous retinal detachment. Retina. 2007;27(1):74–82.
76. Algvere P, Gjötterberg M, Olivestedt G, Fituri S. Results of pneumatic retinopexy with air. Acta Ophthalmol. 1992;70(5):632–6.
77. Gündüz K, Günalp I. Pneumatic retinopexy with drainage of subretinal fluid. Int Ophthalmol. 1994;18(3):143–7.
78. Hutter JC, Luu HMD, Schroeder LW. A biological model of tamponade gases following pneumatic retinopexy. Curr Eye Res. 2002;25(4):197–206.
79. Baltatzis S, Djacos MC, Micha M. Treatment of retinal detachment by pneumatic retinopexy. J Fr Ophtalmol. 1989;12(6–7):441–4.
80. Bochow TW, Olk RJ, Hershey JM. Pneumatic retinopexy perfluoroethane ($C_2F_6$) in the treatment of rhegmatogenous retinal detachment. Arch Ophthalmol. 1992;110(12):1723–4.
81. Sinawat S, Ratanapakorn T, Sanguansak T, Prompol S, Laopaiboon M, Yospaiboon Y. Air vs perfluoropropane gas in pneumatic retinopexy: a randomized noninferiority trial. Arch Ophthalmol. 2010;128(10):1243–7.
82. Fleck BW, Dhillon BJ, Khanna V, McConnell JM, Chawla HB. Nd:YAG laser augmented pneumatic retinopexy. Ophthalmic Surg. 1988;19(12):855.
83. Freyler H, Radax U. Pneumatic retinopexy – a study of 7 years experience. Klin Monbl Augenheilkd. 1993;202(3):212–7.
84. Chen JC, Robertson JE, Coonan P, Blodi CF, Klein ML, Watzke RC, Folk JC, Weingeist TA. Results and complications of pneumatic retinopexy. Ophthalmology. 1988;95(5):601–6.
85. Algvere P, Hallnäs K, Palmqvist BM. Success and complications of pneumatic retinopexy. Am J Ophthalmol. 1988;106(4):400–4.
86. Skoog KO, Textorius O, Wrigstad A. Pneumatic retinopexy in 50 patients. Acta Ophthalmol. 1989;67(1):103–5.
87. Berrod JP, Bazard MC, Bodart E, Noye JF, Raspiller A. Pneumatic retinopexy using $SF_6$ or $C_3F_8$. Results and complications apropos of 56 patients. Bull Soc Ophtalmol Fr. 1990;90(1):117–21.
88. Trillo M, Facino M, Terrile R, Corazza M, Mosci C, Baldi F, Trillo CA. Treatment of uncomplicated cases of rhegmatogenous retinal detachment with an expanding gas bubble. Ophthalmologica. 1993;207(3):140–3.
89. Mulvihill A, Fulcher T, Datta V, Acheson R. Pneumatic retinopexy versus scleral buckling: a randomised controlled trial. Ir J Med Sci. 1996;165(4):274–7.
90. Lisle C, Mortensen KK, Sjolie AK. Pneumatic retinopexy: a long term follow-up study. Acta Ophthalmol Scand. 1998;76(4):486–90.
91. Han DP, Mohsin NC, Guse CE, Hartz A, Tarkanian CN. Comparison of pneumatic retinopexy and scleral buckling in the management of primary rhegmatogenous retinal detachment. Southern Wisconsin Pneumatic Retinopexy Study Group. Am J Ophthalmol. 1998;126(5):658–68.
92. Assi AC, Charteris DG, Pearson RV, Gregor ZJ. Pneumatic retinopexy in the treatment of primary rhegmatogenous retinal detachment. Eye (Lond). 1999;13(6):725–8.
93. Saw SM, Gazzard G, Wagle AM, Lim J, Au Eong KG. An evidence-based analysis of surgical interventions for uncomplicated rhegmatogenous retinal detachment. Acta Ophthalmol Scand. 2006;84(5):606–12.
94. Brazitikos PD, Androudi S, Christen WG, Stangos NT. Primary pars plana vitrectomy versus scleral buckle surgery for the treatment of pseudophakic retinal detachment: a randomized clinical trial. Retina. 2005;25(8):957–64.
95. Thapa R, Shrestha MK, Gurung R, Ruit S, Paudyal G. Outcome of pneumatic retinopexy at a tertiary eye care centre in Nepal. Kathmandu Univ Med J. 2008;6(24):466–71.
96. Charteris DG, Sethi CS, Lewis GP, Fisher SK. Proliferative vitreoretinopathy-developments in adjunctive treatment and retinal pathology. Eye (Lond). 2002;16(4):369–74.
97. Hilton GF, Tornambe PE. Pneumatic retinopexy. An analysis of intraoperative and postoperative complications. The Retinal Detachment Study Group. Retina. 1991;11(3):285–94.
98. Machemer R, Aaberg TM, Freeman HM, Irvine AR, Lean JS, Michels RM. An updated classification of retinal detachment with proliferative vitreoretinopathy. Retina. 1992;12(1):73.
99. Kon CH, Asaria RH, Occleston NL, Khaw PT, Aylward GW. Risk factors for proliferative vitreoretinopathy after primary vitrectomy: a prospective study. Br J Ophthalmol. 2000;84(5):506–11.
100. Heimann H, Bartzschmidt K, Bornfeld N, Weiss C, Hilgers R, Foerster M. Scleral buckling versus primary vitrectomy in rhegmatogenous retinal detachment: a prospective randomized multicenter clinical study. Ophthalmology. 2007;114(12):2142–54.
101. Fabian ID, Kinori M, Efrati M, Alhalel A, Desatnik H, Hai OV, Katz G, Platner E, Moisseiev J. Pneumatic retinopexy for the repair of primary rhegmatogenous retinal detachment: a 10-year retrospective analysis. JAMA Ophthalmol. 2013;131(2):166–71.
102. Mortensen KK, Sjølie AK. Retinal detachment treated by pneumatic retinopexy. Acta Ophthalmol. 1988;66(2):187–9.
103. Schaal S, Sherman MP, Barr CC, Kaplan HJ. Primary retinal detachment repair: comparison of 1-year outcomes of four surgical techniques. Retina. 2011;31(8):1500–4.
104. Eter N, Böker T, Spitznas M. Long-term results of pneumatic retinopexy. Graefes Arch Clin Exp Ophthalmol. 2000;238(8): 677–81.
105. Tornambe PE, Hilton GF, Flood TP, Green S, Grizzard WS, Hammer ME, Leff SR, Masciulli L, Morgan CM, Brinton DA. Pneumatic retinopexy. A two-year follow-up study of the multicenter clinical trial comparing pneumatic retinopexy with scleral buckling. Ophthalmology. 1991;98(7):1115–23.
106. Purohit SS, Matthews GP, Zakov ZN. Pneumatic buckle for the repair of primary rhegmatogenous retinal detachment. Ophthalmic Surg Lasers. 1999;30(7):509–12.
107. Zaidi AA, Alvarado R, Irvine A. Pneumatic retinopexy: success rate and complications. Br J Ophthalmol. 2006;90(4):427–8.

108. Hilton GF, Tornambe PE, Flood TP, Brinton DA, Green S, Grizzard WS, Hammer ME, Leff SR, Mascuilli L, Morgan CM. The complication of pneumatic retinopexy. Trans Am Ophthalmol Soc. 1990;88:191–207.
109. Freeman WR, Lipson BK, Morgan CM, Liggett PE. New posteriorly located retinal breaks after pneumatic retinopexy. Ophthalmology. 1988;95(1):14–8.
110. Poliner LS, Grand MG, Schoch LH, Olk RJ, Johnston GP, Okun E, Boniuk I, Escoffery RF. New retinal detachment after pneumatic retinopexy. Ophthalmology. 1987;94(4):315–8.
111. Yeo JH, Vidaurri-Leal J, Glaser BM. Extension of retinal detachments as a complication of pneumatic retinopexy. Arch Ophthalmol. 1986;104(8):1161–3.
112. McDonald HR, Abrams GW, Irvine AR, Sipperley JO, Boyden BS, Fiore Jr JV, Zegarra H. The management of subretinal gas following attempted pneumatic retinal reattachment. Ophthalmology. 1987;94(4):319–26.
113. Coden DJ, Freeman WR, Weinreb RN. Intraocular pressure response after pneumatic retinopexy. Ophthalmic Surg. 1988;19(9):667–9.
114. Tunc M, Lahey JM, Kearney JJ, Lewis JM, Francis R. Cystoid macular oedema following pneumatic retinopexy vs scleral buckling. Eye. 2007;21(6):831–4.
115. Polk JD, Rugaber C, Kohn G, Arenstein R, Fallon Jr WF. Central retinal artery occlusion by proxy: a cause for sudden blindness in an airline passenger. Aviat Space Environ Med. 2002;73(4):385–7.
116. Desatnik H, Alhalel A, Treister G, Moisseiev J. Management of persistent loculated subretinal fluid after pneumatic retinopexy. Br J Ophthalmol. 2001;85(2):189–92.
117. Ambler JS, Zegarra H, Meyers SM. Chronic macular detachment following pneumatic retinopexy. Retina. 1990;10(2):125–30.
118. Böker T, Koch F, Spitznas M. Delayed resorption of subretinal fluid after pneumatic retinopexy. Fortschr Ophthalmol. 1991;88(4):354–7.
119. Chan CK, Wessels IF. Delayed subretinal fluid absorption after pneumatic retinopexy. Ophthalmology. 1989;96(12):1691–700.
120. Wirostko WJ, Han DP, Perkins SL. Complications of pneumatic retinopexy. CurrOpin Ophthalmol. 2000;11(3):195–200.
121. Termote H. Pneumatic retinopexy. Analysis of the first 20 cases. Bull Soc Belge Ophtalmol. 1989;231:107–16.
122. Mougharbel M, Koch FH, Böker T, Spitznas M. No cataract two years after pneumatic retinopexy. Ophthalmology. 1994;101(7):1191–4.
123. Smiddy WE, Loupe D, Michels RG, Enger C, Glaser BM, deBustros S. Extraocular muscle imbalance after scleral buckling surgery. Ophthalmology. 1989;96(10):1489–90.
124. Weinberger D, Lichter H, Loya H, Axer-Siegel R, Muzmacher L, Gabbay U, Yassur Y. Corneal topographic changes after retinal and vitreous surgery. Ophthalmology. 1999;106(8):1521–4.
125. Wong D, Lois N. Pseudophakicretinal detachment. Surv Ophthalmol. 2003;48(5):467–87.
126. Gribomont AC, Rolland F. Efficacy of pneumatic retinopexy: 7 year retrospective study. Bull Soc Belge Ophtalmol. 1996;263:131–5.

# 第 45 章

# 玻璃体漂浮物与视力

Laura C. Huang, Kenneth M.P. Yee, Christianne A. Wa, Justin N. Nguyen, Alfredo A. Sadun, J. Sebag

## 本章要点



**关键词**

玻璃体;玻璃体漂浮物;玻璃体后脱离;近视性玻璃体病变;星状玻璃体变性;光散射;杂射光眩光;对比敏感度;视觉功能质量问卷调查;玻璃体切割术;视网膜脱离;氧;白内障

**核心概念**

1. 玻璃体漂浮物是由玻璃体结构异常引起,是一种较以往认识更为常见的症状, 且对生活质量有更大的不良影响。
2. 视力受到玻璃体光散射的不利影响, 导致眩光和对比敏感度降低。这解释了玻璃体漂浮物患者存在相当程度的困扰。
3. 唯一被证明安全且有效地治疗玻璃体漂浮物, 并且提高视力及患者生活质量的治疗手段是局限性玻璃体切割术。

L. C. Huang, BA
VMR Institute for Vitreous Macula Retina,
7677 Center Avenue, suite 400,
Huntington Beach, CA 93647, USA
Doheny Eye Institute, Department of Ophthalmology,
Los Angeles, CA, USA
University of Miami Miller School of Medicine, Miami, FL, USA
e-mail: lchuang@med.miami.edu

K.M.P.Yee, BS·C.A. Wa, Ba
J. Sebag, MD, FACS, FRCOphth, FARVO(✉)
VMR Institute for Vitreous Macula Retina,
7677 Center Avenue, suite 400,
Huntington Beach, CA 92647, USA
Doheny Eye Institute, Department of Ophthalmology,
Los Angeles, CA, USa
e-mail: kennethmpy@gmail.com;
cwa@usc.edu; jsebag@VMRinstitute.com

J.N. Nguyen, BA
VMR Institute for Vitreous Macula retina,
7677 Center Avenue, suite 400,
Huntington Beach, CA 93647, USA

A.A. Sadun, MD, PhD, FARVO
Doheny Eye Institute/UCLA,
Los Angeles, CA, USA
e-mail: alfredo.sadun@gmail.com

# 1. 引言

随着年龄增长，玻璃体结构发生改变且玻璃体后脱离(PVD)后，玻璃体塌陷，玻璃体后皮质引起光散射，因此玻璃体漂浮物最常见于中年人。青年患者则最常见于近视性玻璃体病变。玻璃体中的漂浮物可以对视觉功能产生不良影响，反过来也会对生活质量产生不良影响。用于确定玻璃体漂浮物临床特征的技术包括超声成像、光学相干断层扫描和用于结构特征的动态光散射。功能影响可以通过杂射光测量及对比敏感度测试进行评估。当玻璃体漂浮物自觉症状越来越明显时，常用的疗法包括参钕钇铝石榴石(YAG)激光和局限性 25G 玻璃体切割术。虽然前者的疗效尚未经证实，但后者已被证明是一种安全、有效且明确的治疗方法，可以改善患者的生活质量，并消除由光散射和衍射产生的症状。因此，为试图控制病情却未成功的患者施行局限性玻璃体切割术是合理的，通过测试对比敏感度(视力的一个重要指标)可以客观地评价视觉功能障碍。

# 2. 背景知识

一个多世纪以前，Duke Elder 将玻璃体描述为“被液体包围着的松散和复杂的纤维”结构[1]。在 18 世纪，早期理论家对玻璃体的组成和结构困惑不已，因此产生了关于玻璃体结构的 4 个不同理论。1741 年，Demours 提出“小泡理论”[2]，其中膜在多个方向封闭形成隔室，或者被称为“小泡”，包含部分玻璃体液。Virchow 等病理学家支持这个概念[3]。1780 年，Zinn 假设玻璃体如“洋葱皮”状排列成同心圆样结构[4]。这就构成了“层状理论”，随后得到了诸如 von Pappenheim[5]和 Brucke[6]等理论家的支持。1845 年，Hannover 提出了“放射状扇形理论”，他假设玻璃体是由放射状围绕包含 Cloquet 小管的中心前后核心部分的扇形结构组成的，其外观类似于“切橙”[7]。最后，1848 年 William Bowman 介绍了“纤维理论”，基于他利用显微镜观察到的“核颗粒”形成微细纤维束[8]。

Szent-Gyorgito 首次提出随着年龄变化玻璃体从透明的凝胶状结构的逐渐变化[9]。Duke Elder 详细描述了这个概念，他首次提出“玻璃体漂浮物”是“玻璃体受到干扰后被动反应产生液化，分离其部分胶体基础(残留的蛋白质)，形成混浊外观的临床表现”[10]。这个描述在今天也是适用的，因为其与目前公认的玻璃体随着年龄发生结构性变化的机制的理论完全一致。

## 2.1 玻璃体漂浮物的病因学

普遍认为玻璃体漂浮物的病因是玻璃体大分子结构的改变，这种改变从年轻时就已经开始。当透明质酸(HA)与玻璃体胶原纤维相互作用以稳定凝胶，并将胶原分离得足够远以允许光以最小或无光散射通过玻璃体，从而获得透明度[11]。玻璃体凝胶结构由纤细的、无分叉的异型胶原纤维维持，胶原纤维由Ⅱ型、V/Ⅺ型和Ⅸ型[12]胶原组成，HA 填充纤维之间的空间[13]。HA 分离胶原，维持水分子，有时形成水池或“腔隙”，最终形成液态玻璃体液。玻璃体胶原纤维不再被 HA 分离而相互交联和聚合[14,15]。研究进一步表明，Ⅸ型胶原蛋白最有可能是由于其硫酸软骨素侧链，可以防止Ⅱ型胶原蛋白暴露于胶原纤维表面。随着年龄的增长，Ⅸ型胶原蛋白聚糖减少，进一步暴露了Ⅱ型胶原蛋白，并使玻璃体胶原纤维易发生横向融合。这将进一步促进玻璃体液化[16]。通过这些机制，人体玻璃体经历了随着年龄增长而出现的两种形态学变化，从而产生进一步的光衍射：液化空间(同步化)[17]的容积增加和胶原交联引起的光密度区域增加[18](图 45.1)(见第 9 章“玻璃体老化与玻璃体后脱离”)。

大分子不均一性导致光发生散射并产生衍射。电子显微镜观察到的玻璃体混浊证明胶原纤维及细胞碎片促成光散射和视觉障碍[19](图 45.2a)。另一个促进玻璃体混浊的因素是凝胶液化和玻璃体视网膜黏附变弱后玻璃体与视网膜分离，通常称为玻璃体后脱离(PVD)[20]。后玻璃体皮质中的致密胶原纤维基质(图 45.2b)能够引起明显的光散射。因此，据报道，同时存在玻璃体液化和脱水收缩与 PVD 的现象，在 50 岁以上的患者中有 53%，65 岁以上的患者中有 65%[20]存在，这将导致光散射，引起“漂浮物”的视觉感知。事实上，最常见的病因是玻璃体后脱离，其次是近视玻璃体病变和星状玻璃体变性[21-23]。其他病因，如马方综合征、Ehlers-Danlos 综合征和

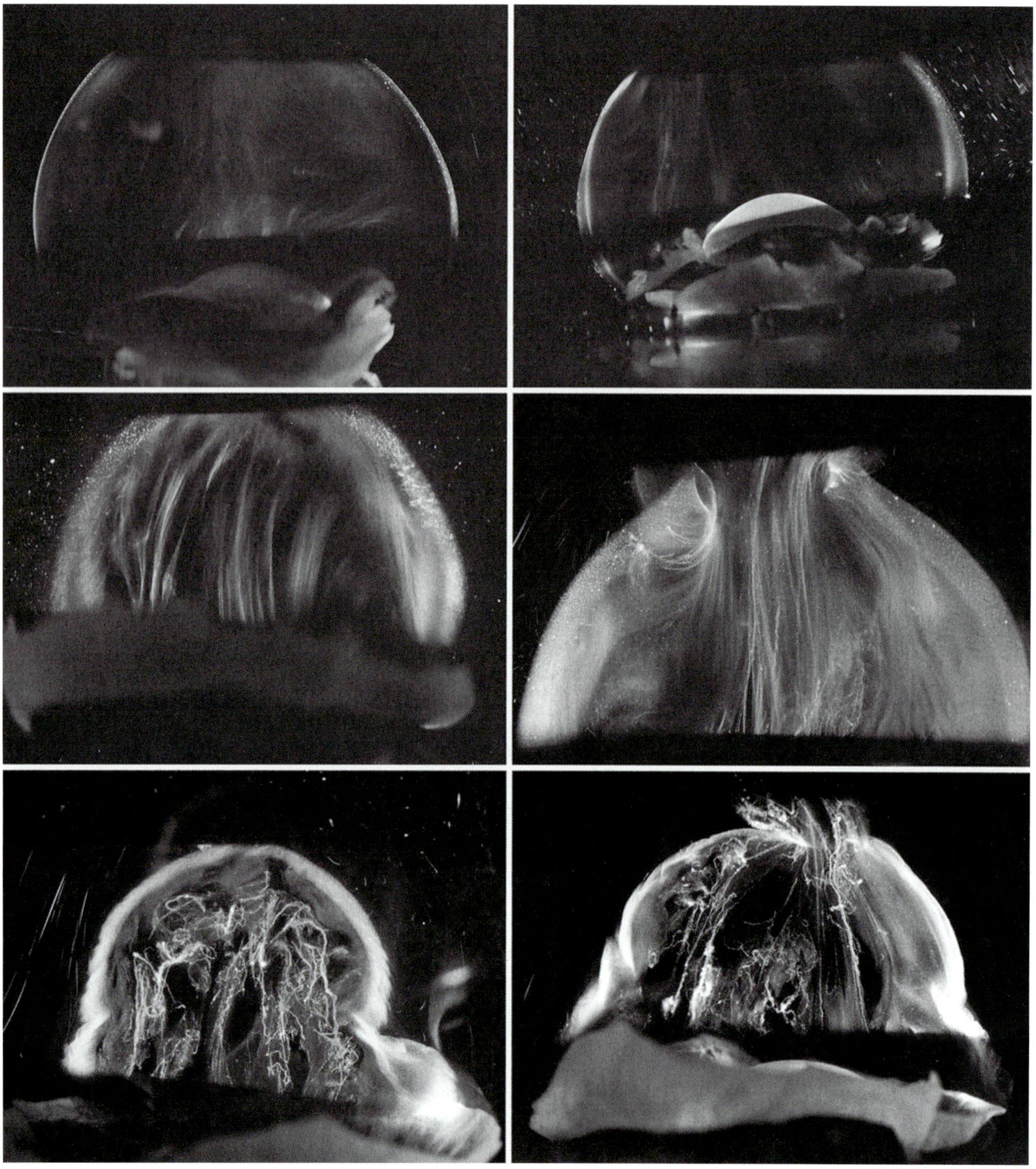

图 45.1 人眼玻璃体结构的老化改变。暗视野裂隙显微镜下新鲜未固定的完整人眼玻璃体，将巩膜、脉络膜和视网膜分离出玻璃体，使其保持附着于眼前段组织。裂隙灯光束从侧面照射，产生具有 90°的照明观察角度的水平光学部分，使丁达尔(Tyndall)效应最大化。所有标本前段位于下方，后极部位于上方。上图，一名 11 岁女孩(左)和一名 14 岁男孩(右)的玻璃体表现出均匀的结构，玻璃体内没有明显的光散射，仅在玻璃体周围皮质由胶原纤维的致密基质组成。晶状体的后部在每个图像的底部可见。中图，56 岁(左)和 59 岁(右)患者的玻璃体结构特征是在中央玻璃体中具有前后方向肉眼可见的纤维。当透明质酸分子不再分隔胶原蛋白时，使胶原纤维的交联和聚集形成肉眼可见的纤维，继而散射光线，产生玻璃体漂浮物并降低对比敏感度。下图，在老年时期中心玻璃体的纤维显著增粗并扭曲，正如 88 岁女性的双眼玻璃体所示。与这些大纤维相邻是液化玻璃体的区域，有时形成口袋样，称为“暗腔”。

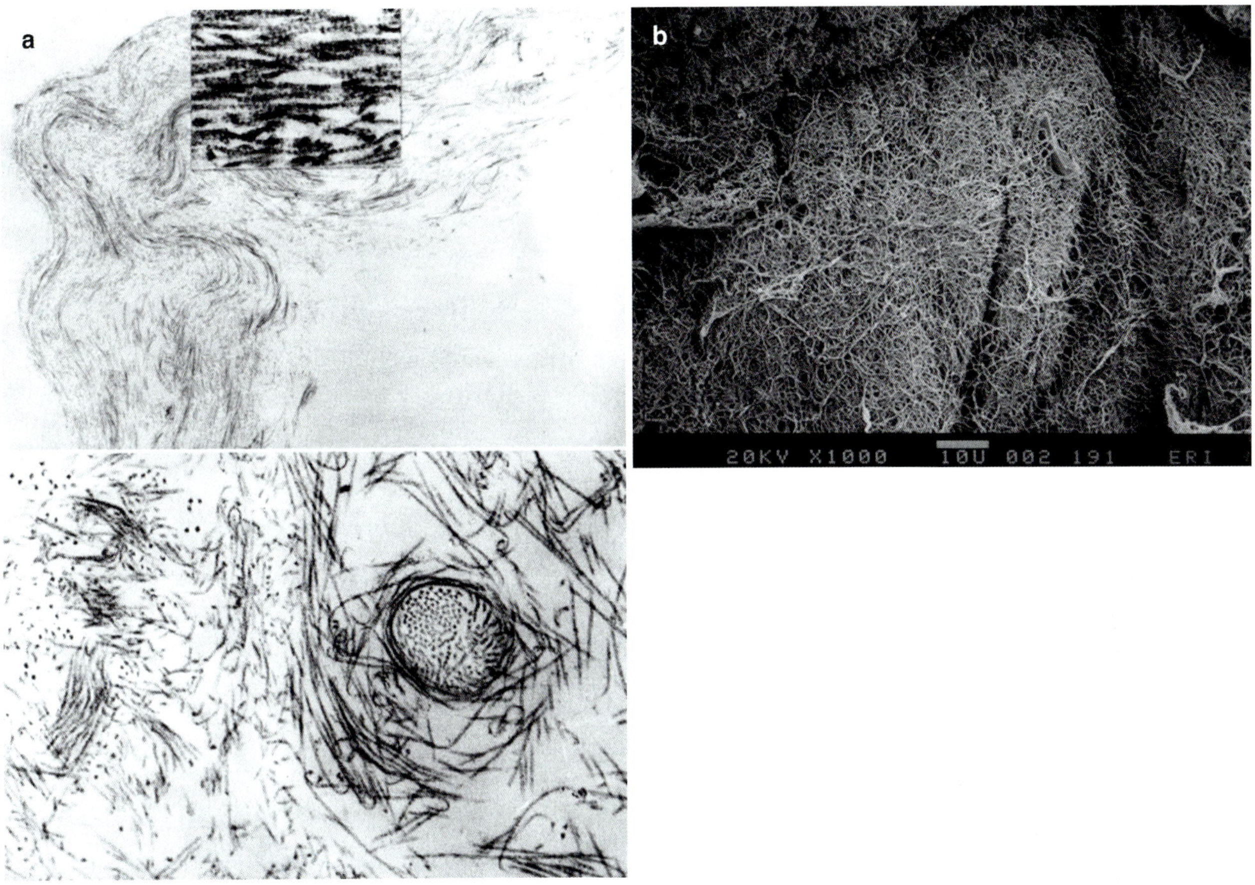


图 45.2　(a)人眼玻璃体纤维的超微结构。人眼玻璃体透射电子显微镜检测胶原纤维束,上图显示胶原纤维束的纵断面,下图为横断面。上图中的插图是显示其胶原纤维束的高倍率视图。当这些纤维普遍发生老化,其在近视眼中加速形成,是形成玻璃体漂浮物的第二大病因(From Sebag and Balazs[125])。(b)玻璃体后皮质的超微结构。扫描电镜观察剥离视网膜后的人眼后玻璃体皮质外表面。胶原纤维的致密基质是显而易见的,尽管用电子显微镜的脱水制剂有些夸张。然而,显而易见的是,当从视网膜脱离时,该结构将干扰光子通向视网膜。随之而来的光散射将导致玻璃体漂浮物形成并降低对比敏感度。(Courtesy of the Eye Research Institute of Retina Foundation, Boston, MA)

糖尿病性玻璃体病变(见第 5 章"糖尿病性玻璃体病变")也具有玻璃体胶原纤维聚集的特征,引起光散射而导致眩光。

## 3. 诊断要点

最近的研究发现,玻璃体漂浮物比以前诊断出的更为普遍。最近通过智能手机应用纳入 603 人的电子调查表明,76%的受访者报告可见漂浮物,33%的受访者表示由于玻璃体漂浮物导致视力障碍[24]。另外,近视的受访者出现中度或重度玻璃体漂浮物是视力正常者的 3.5 倍。虽然这项研究表明,年龄较小的个体(<5%的参与者为 50 岁以上人群)具有显著的发生率,但这可能仅仅是选择偏倚的结果,因为年龄较小的个体对智能手机的调查比老年人更有可能做出回应。

### 3.1 临床表现

玻璃体漂浮物患者的临床表现包括灰色、线状、头发状结构伴有圆点,在明亮的背景(白色的墙壁或晴朗的天空)下更为突出,半透明的线或"蜘蛛网"样的图像等视觉症状。漂浮物的感觉发生在头部或眼睛运动过程中,具有过阻尼效应。到目前为止,医学界已经将玻璃体漂浮物视为一个无害和良性过程,随时间推移而有所改善。然而最近的研究开始摒弃这种玻璃体漂浮物是一种良性和无害状态的观点[25,26]。这些研究采用效用价值分析来确定玻璃体漂浮物对生活质量有显著的不良影响，症状比以前认为的要严重得多[27]。在一项研究中[25],研究人员证明，玻璃体漂浮物降低生活中视觉质量的程度等于年龄相关性黄斑变性，大于糖尿病性视网膜病变和青光眼,以及轻度心绞痛、轻度脑卒中和结肠癌。此外，事实上还强调了玻璃体漂浮物的负面影响。患者将愿意承担 11%的死亡风险及 7%的失明风险，并愿意在剩余生命中每 10 年寿命抵换 1.1 年，以消除玻璃体漂浮物。

## 3.2 玻璃体漂浮物的临床特征

临床医生认为玻璃体漂浮物是一种良性状态而不是疾病，产生这种看法的一个因素是缺乏临床方法来描述玻璃体漂浮物的结构特征及其对视觉功能的影响。除了视力，玻璃体漂浮物对视觉的影响尚缺乏评估,因为这种玻璃体混浊很少影响视力,这是评估视功能的最常用方法。因此，对玻璃体漂浮物结构性(见第 12 章“玻璃体影像学检查”)和功能性的评估都是必要的。

### 3.2.1 玻璃体漂浮物的结构评估

#### 3.2.1.1 眼科 B 超

超声检查可用于玻璃体内的不透明物质进行成像。超声测量在声阻抗方面的差异由不同密度结构之间的组织界面产生的回声所产生。8~10MHz 频率内的超声波成像可以产生短至 0.2mm 的波长,以确定 PVD、星状玻璃体变性、玻璃体积血和大异物等病理状态[28,29](见图 45.3)。随着年龄的增长,玻璃体密度的不均匀特性也随着上述生物化学变化发展，回声越来越突出。当原始性玻璃体(血管)结构持续存在、近视性玻璃体病变引起的变化或眼内异物的存在时,玻璃体也会发生声学或回声的改变[30]。超声玻璃体成像的优点是可以不考虑前节介质不透明度(主要是晶状体)而使后节结构可见的能力,以及估计腔隙大小和胶原纤维密度的能力[31]。

许多研究已经利用超声波成像显示玻璃体的形态。在玻璃体切割手术患者中,快速 B 超成像是玻璃体视网膜病理学研究中最有用的技术[30]。静态 A 扫描超声显示 60 岁及以上患者声学界面发生率为 80%,与 21~40 岁患者的 5%发生率明显不同[32]。这表明玻璃体的声学均匀性随年龄的增加而降低。此外,利用动态性 B 型超声检查量化比较老化眼玻璃体与年轻眼睛 PVD 的情况[33]。由于胶原纤维的聚集,斑点密度,即在较大的声阻抗区域中的声学超反射区域,在老年受试者中增加。此外,线性调频脉冲编码和具有环形阵列的合成聚焦通过 20MHz 超声波探头提供具有更高分辨率和敏感性的玻璃体成像[34]。

最近,使用定量超声分析玻璃体回声密度增加,并将不同严重程度的玻璃体漂浮物患者的检测结果与对比敏感度相关联[35]。调查人员发现,定量超声检查在鼻侧纵向，颞下纵向和颞下横向位置与对比敏感度显著相关($R$=0.82,$P$<0.001)[35]。因此,定量超声检查对于评估玻璃体退化的严重程度有很大的实用价值,有助于玻璃体漂浮物的临床治疗决策。

#### 3.2.1.2 OCT 联合激光扫描检眼镜

时域 OCT 以前广泛用于分析玻璃体视网膜界面[36],但效用有限,缺乏检测后玻璃体的细节功能。SD-OCT 具有随时域增强固有图像分辨率的能力，与具有更大水平分辨率的超声波相比，具备更好的玻璃体视网膜界面成像优势[37]。联合 SD-OCT 和激光扫描检眼镜(SLO)检查能够进一步了解玻璃体结构和生理，以及病理性玻璃体视网膜变化过程。在一项研究[31]中,SD-OCT/SLO 成像检测了 202 只眼，并证实了其与临床检查和 OCT 检查发现的完全 PVD 诊断之间有很高的相关性。此外,超声和 SD-OCT/SLO 结果发现完全/不完全 PVD 之间具有高度相关性。由于在使用 SLO 的冠状面成像期间具有优异的景深,所以可以很好地观察中央玻璃体混浊(见图 45.4)。注意中心的黑暗处(暗影)是如何被周围较暗的阴影(半影)区域包围的。暗影是阴影的最内部和最黑暗的部分，而半影是只有部分光线被遮蔽的地方,导致部分阴影。

此外,通过纵向 OCT 成像,玻璃体漂浮物诱导入射光透射到眼底的衰减导致眼底结构存在阴影和较差的分辨率，特别是视网膜色素上皮/Bruch 膜复合物,其将漂浮物阴影映射到眼底,并且可能作为量化这些结构密度的手段(见图 45.5)。

#### 3.2.1.3 动态光散射

动态光散射(dynamic light scattering,DLS)是一

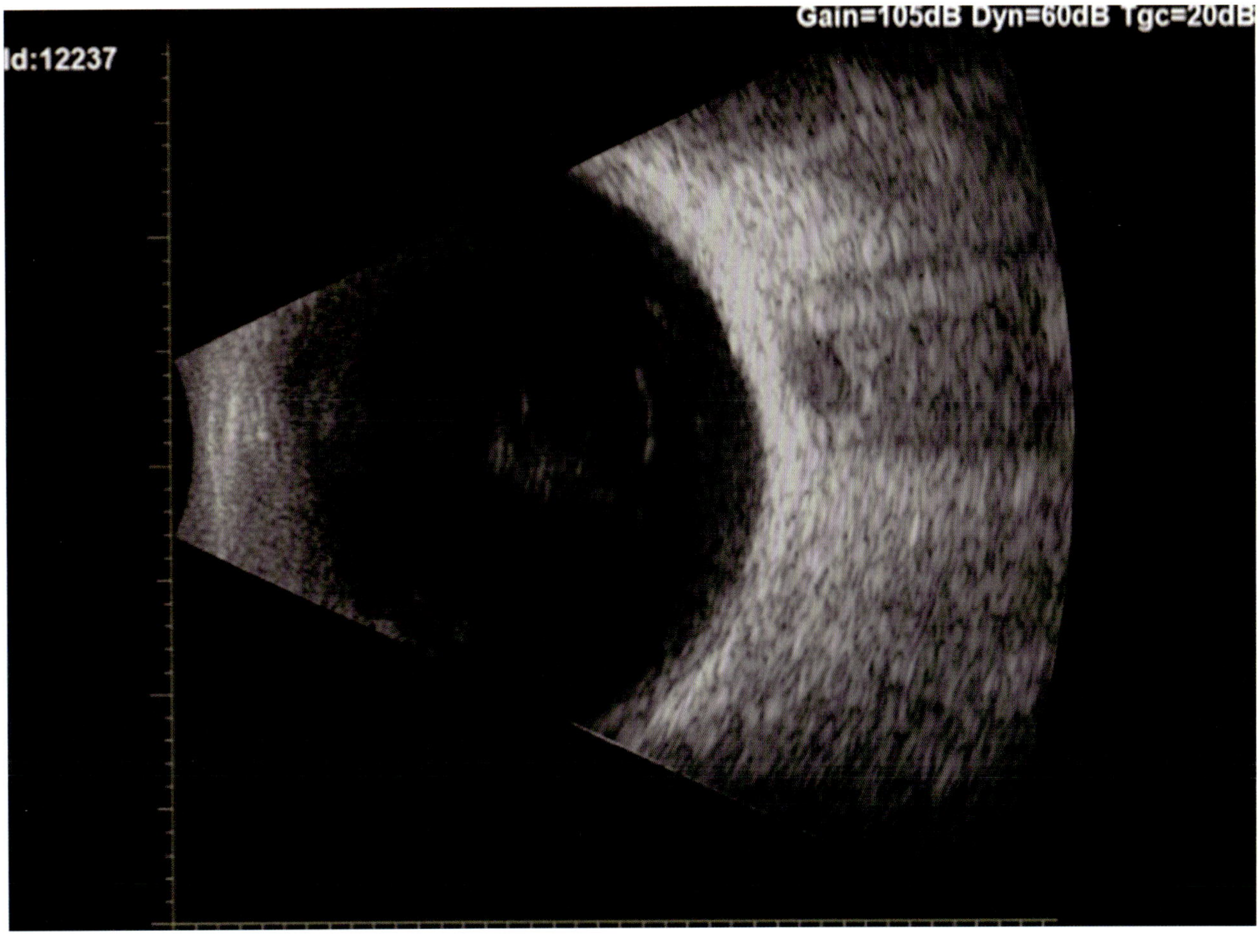


图 45.3 眼部 B 超检查显示玻璃体腔内有明显的强回声。

种基于激光的纳米检测器，可以在角膜、晶状体、房水和玻璃体中测量 3nm 至 3μm 大小的颗粒[38]，从而使得玻璃体大分子形成三维分布映射[39]。DLS 的眼科用途包括通过检测糖尿病患者玻璃体胶原纤维的聚集来鉴别糖尿病性玻璃体病变[40-43]，通过检测降低的 α-晶状体指数来鉴定白内障高危患者[44]，监测屈光手术后的炎症过程[45]，并评估药物性玻璃体溶解术的分子作用[46]。在对最后提到的综合研究[43]中，除了一个样本之外，DLS 重现性显示出小于3.3%的方差系数。因此，DLS 被用于测量在将奥克纤溶酶、透明质酸酶和胶原酶注射到相应底物溶液，以及完整牛眼玻璃体之前、期间和之后的玻璃体大分子大小。这可以通过测量分子的扩散系数来确定尺寸并检测到当药物性玻璃体溶解术后颗粒尺寸减小时布朗运动增加。因此，DLS 在药物性玻璃体溶解术中的应用可能在以后的各种类型的玻璃体视网膜药物治疗中起到至关重要的作用，特别是药物性玻璃体溶解术（见第 47 章“药物性玻璃体溶解术”）。

### 3.2.2 玻璃体漂浮物对视力的影响

#### 3.2.2.1 杂射光

通过使用 C-quant（C-quant；Oculus Optikgeräte，Wetzlar-Dutenhofen，Germany）散射光度计可以量化玻璃体混浊产生的光散射[47,48]。杂射光或减能眩光，是指光的周围明亮的光源的感知蔓延。杂射光在 20 世纪初首先由 Cobb 描述为“等效光幕亮度”中，具有作为眩光源[24]相同的视觉效果的外部亮度。患者出现杂射光的症状，包括视物朦胧、颜色和对比度降低、面部识别困难及眩光障碍等。正常患者中影响杂射光的因素包括年龄（65 岁时杂射光值增加 2 倍，77 岁时杂射光值增加 3 倍）[44,49]和色素沉着（蓝眼睛的白种人与非白种人相比，杂射光值增加 0.1~0.4Log 单位）[50]。一项研究[51]基于 C-quant 散射光度计的高可重复性，建议利用 C-quant 散射光度计来

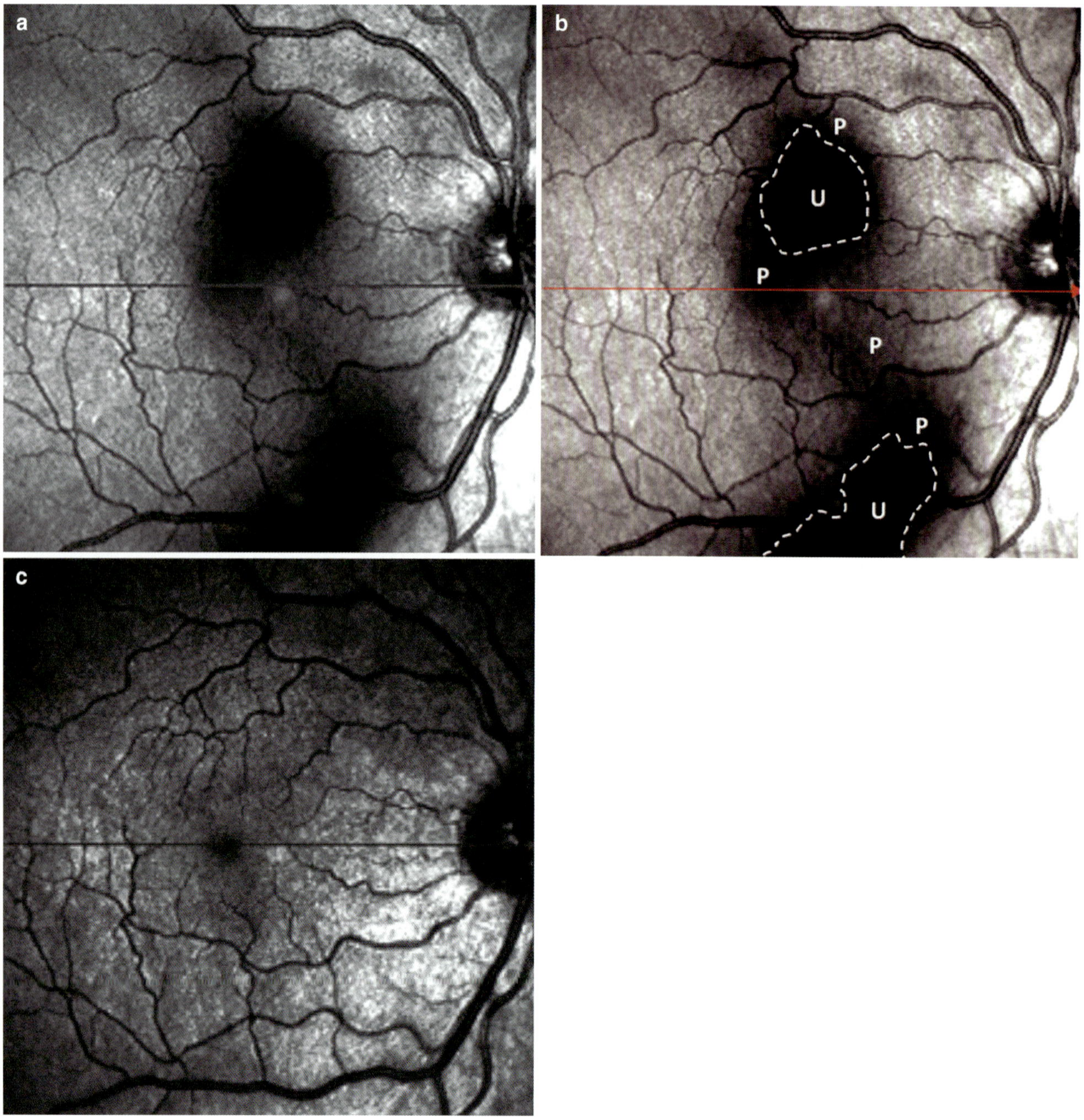


图 45.4 (a)图 45.3 同一例患者的激光扫描检眼镜图像，显示黄斑旁两处明显的不透明混浊。(b)两个漂浮物形成的图像都是中央的暗影被一个稍亮的暗影(半影)区域包围着(U,暗影;P,半影)(c)经过局部玻璃体切割后，中央玻璃体清晰，暗影和半影完全消失。

评估外科手术对视力质量的长期影响。因此，C-quant 散射光度计提供了由患者观察到的光扩散强度的功能测量，并且证明了在损伤视力中眩光和对比敏感度越来越重要的作用。

3.2.2.2 对比敏感度

测量对比敏感度函数(CSF)是一种量化玻璃体漂浮物和对视力的影响的有用方法。CSF 的测量通常用于白内障手术后评估后囊膜混浊的补充视力测量[52]，以及表明视功能降低的白内障患者，其视敏度只有轻微的受损[53,54]。在一项研究中，多重 Logistic 回归分析表明，降低的对比敏感度与影响视力残疾评分的任务独立相关，如判断距离、夜间驾驶和行动问题[55]。除了眼前段介质混浊之外，玻璃体混浊也可能降低 CSF。

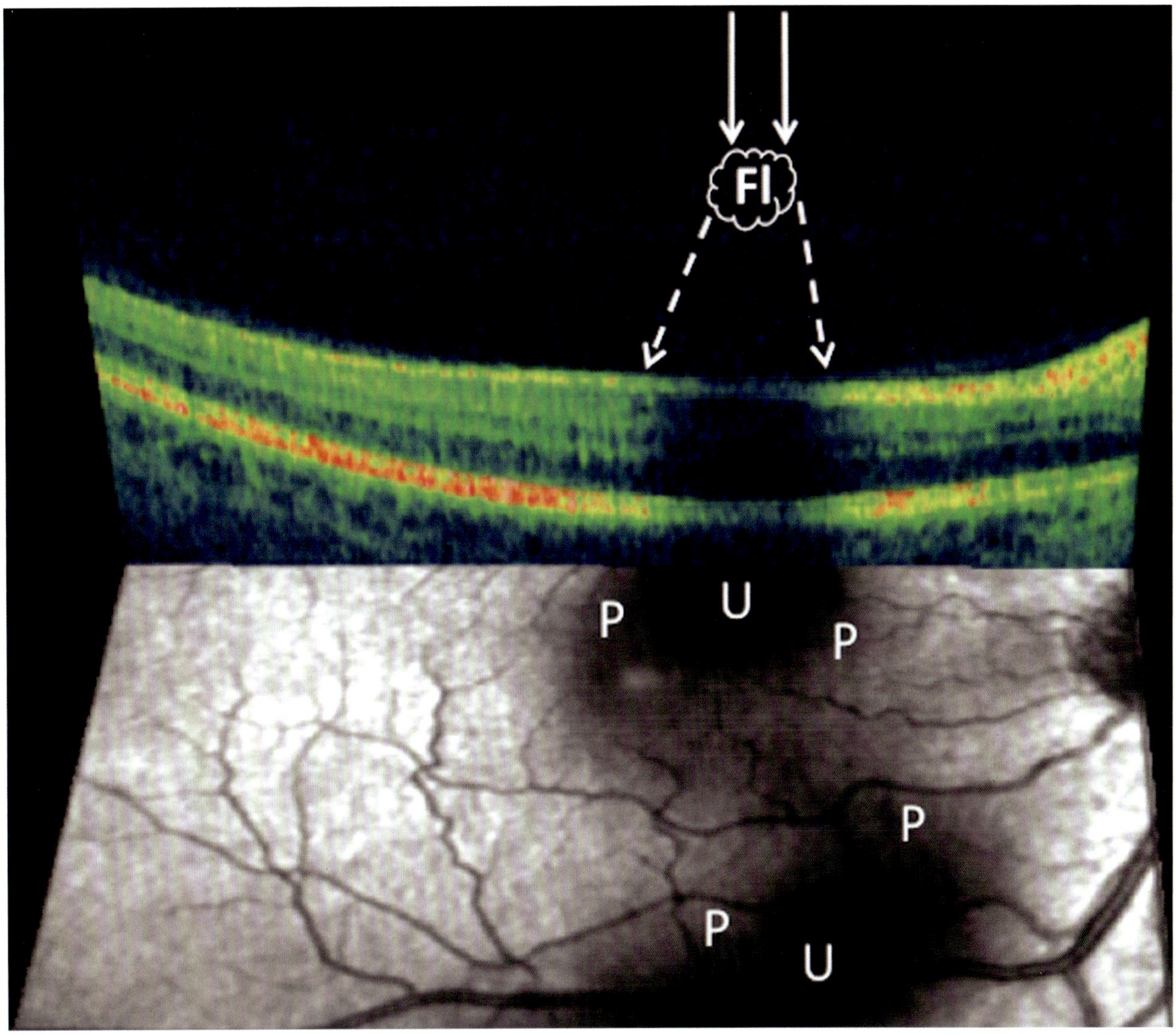


图 45.5 图 45.3 同一例患者的 OCT 图像显示漂浮物产生的成像衰减，特别是在视网膜色素上皮/Bruch 膜复合物层。实线箭头示入射光线，而虚线箭头示散射光。Fl，漂浮物；U，暗影；P，半影。

位于加利福尼亚州的研究玻璃体视网膜黄斑的 VMR 研究所进行了一项研究[56]，使用基于计算机的视力对比试验(FrACT)来评估 CSF[57-59]，对这一假设进行了测试。当使用韦伯指数[%W=(最大亮度值-最小亮度值)/最大亮度值]作为结果测量指标时，该 CSF 测试方法具有 92.1%的再现性[52,60]。研究以前表明，FrACT 产生的结果类似于 Pelli-Robson，并没有显著影响视力的组差异[61]。据报道，与年龄匹配的对照组[(2.4±0.9)%W，$N$=16；$P$<0.01]相比，玻璃体漂浮物患者的 CSF 减少了 67.4%[(4.0±2.3)%W，$N$=16]。自公布这些初步结果后，本研究继续增加入组人数($n$=38)，获得类似结果，即玻璃体漂浮物患者与对照组相比，CSF 降低了 72.3%[(4.14±1.95)%W]($P$<0.01)。

如图 45.6 所示，对比敏感度的降低往往是由屈光介质不透明度引起光散射的临床显著表现。具有光滑表面的不透明物体(例如，星状玻璃体变性)将会阻挡光线产生暗影和半影(见图 45.6a)。相同尺寸但具有不均匀表面和边缘的漂浮物将散射更多的光线，产生比平滑物体更小的暗影和更大的半影(见图 45.6b)。虽然物体尺寸相同，但漂浮物的不平坦表面会散射更多的光线，较大的半影会降低对比敏感度。

由于光与玻璃体中的胶原纤维相互作用（图 45.7），胶原纤维的间隙或纤维间距离会影响光线向视网膜的传播。当老化的玻璃体脱水收缩时，纤维间距离减小（见图 45.7b），增加的散射光将产生更大的半影并降低对比敏感度。

## 4. 治疗要点

迄今为止，受到困扰的玻璃体漂浮物患者的治疗方案受到限制。由于医生普遍认为，玻璃体漂浮物是良性和无害的，患者经常被告知对症治疗，以及希望通过随着时间的推移，漂浮物症状减轻或患者习惯而改善。对于不愿意接受这一建议的患者，有时提供滴眼药和 Nd:YAG 激光作为治疗手段，但疗效从未被证实，以往的报告结论相互矛盾[62-64]。在一项研究中，Nd:YAG 激光消融玻璃体仅消除了 1/3 患者的症状并获得中度临床改善，而 7.7%患者症状加重[62]。因此，作者得出结论，Nd:YAG 玻璃体消融治疗玻璃体漂浮物仅提供了一个安全的治疗方法，但即使全部起作用，对于消除玻璃体漂浮物的症状也仅具有轻微的治疗效果。另外，经常令人不安的是有症状的后极部玻璃体混浊则无法安全地采用 YAG 激光治疗[64]。

### 4.1 玻璃体切割术

经睫状体平坦部玻璃体切割术（PPV）为玻璃体漂浮物提供最有效的治疗方法，因为这种方式可以彻底解除症状。然而，这种手术是侵入性的，可能产生并发症，如眼内炎、视网膜裂孔和视网膜脱离、白内障、青光眼、玻璃体视网膜出血和黄斑水肿[65]。因此，重要的是仅主张利用玻璃体切割术来治疗那些能理解外科手术目的并接受风险（即使风险很小）的玻璃体漂浮物患者，以及具有视功能障碍的客观发现，如对比敏感度下降，或者足够严重的视敏度下降的患者。使用 25G 玻璃体切割和免缝合的技术，局限性的玻璃体切割技术，可以显著减少术后并发症，为临床症状显著的玻璃体漂浮物患者提供安全有效的

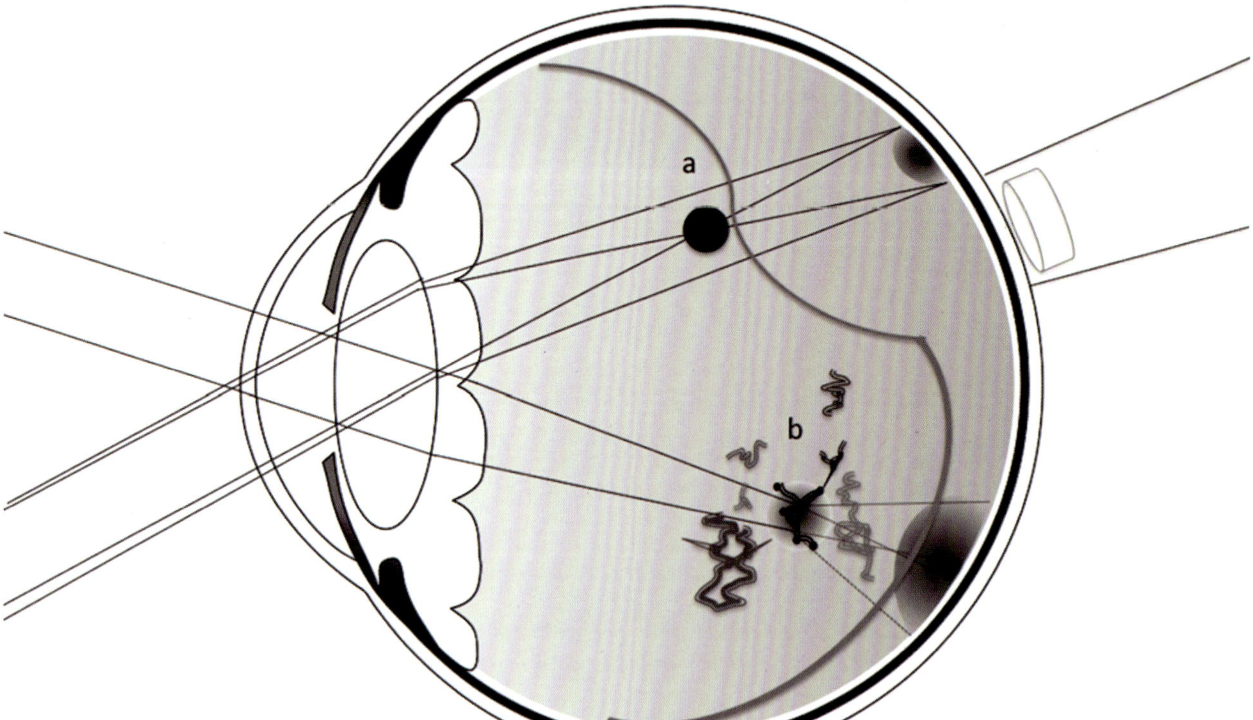


图 45.6 玻璃体漂浮物的暗影和半影效应示意图。(a)显示光线在平滑的物体上如何汇聚产生一个小的暗影和半影。(b)显示光线在相同大小但具有不均匀边缘的漂浮物上产生衍射和散射，导致较小的暗影和更大的半影。

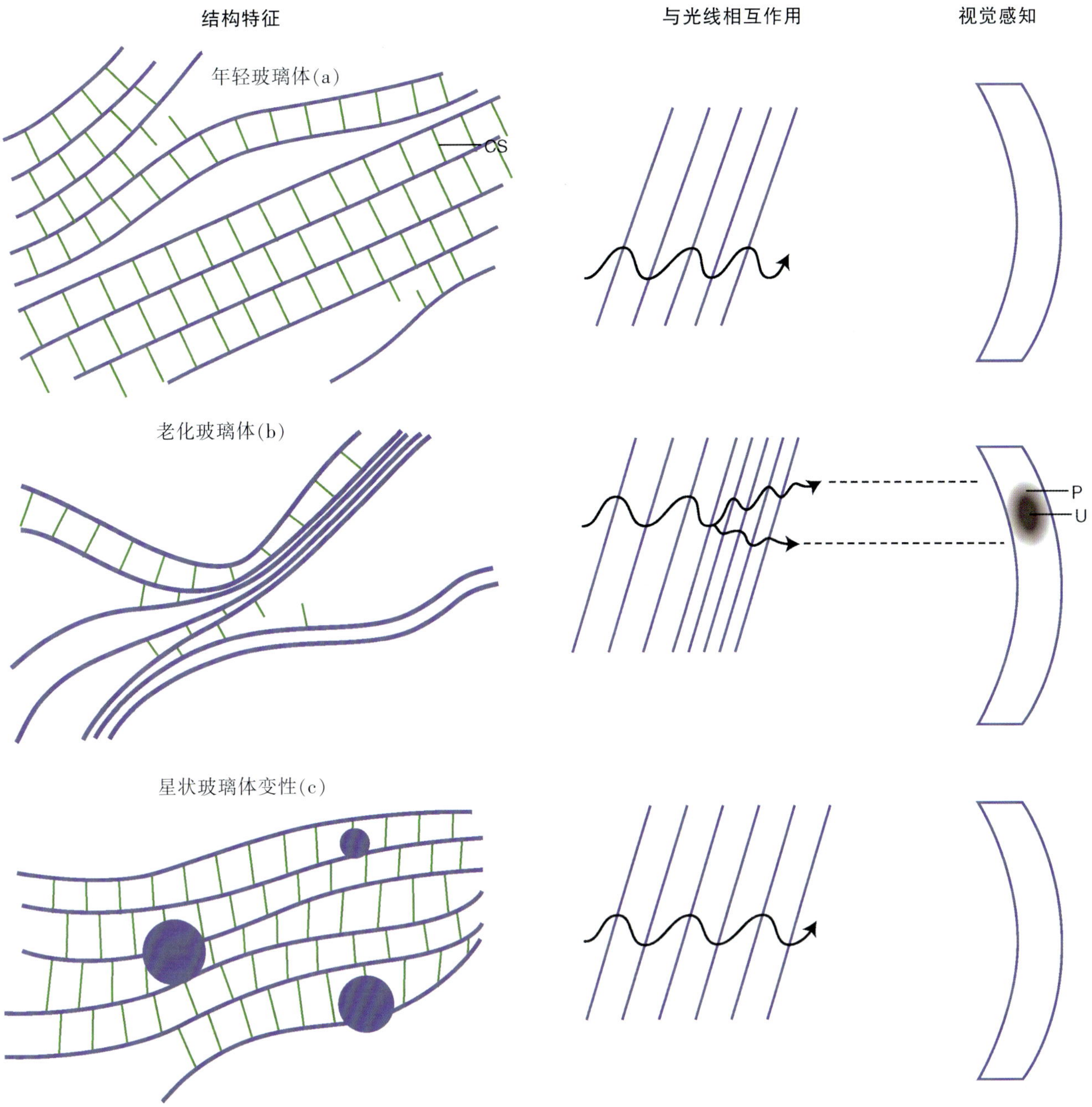


图 45.7 表示通过年轻玻璃体(a),老化玻璃体(b)和星状玻璃体变性(c)将光线透射到视网膜的示意图。连接大胶原纤维的细绿线表示Ⅸ型胶原的硫酸软骨素(CS)链。在年轻的玻璃体(a)中,由于胶原纤维之间的纤维间距保持恒定并且不变,光线通过也不改变。在老化玻璃体(b)中,胶原纤维已经聚集和塌陷,导致纤维间距离减小。因此,光线发生散射和衍射,在视网膜上产生暗影和半影。在星状玻璃体变性(c)中,胶原纤维不受影响,但存在光滑的不透明点。光线仍然可以通过,也有可能反向散射,但是大多没有改变,从星状玻璃体变性部分经过的光线在视网膜上没有明显的阴影,因为玻璃体之间的距离保持恒定和不变。

治疗[56,65]。

### 4.1.1 玻璃体切割术治疗玻璃体漂浮物的有效性

玻璃体切割术可以减少光散射,从而减少杂射光,增加对比敏感度(CSF),提高生活质量。已经证明,在玻璃体切割术后,杂射光测量值得到改善[66]。在 39 例患者中有 38 例(97%)识别面孔障碍和眩光障碍症状得到改善,玻璃体切割术后的散光眩光测量值显著降低,具有统计学意义,其中 69%的散光值在正常范围内，术前该比例为 21%。然而，在这项研究的 39 例玻璃体漂浮物病例中，整体改善率只有 18.2%，这可能与 21%的病例术前杂射光测量值在正常范围内有关。

光散射也可降低对比敏感度[47]，强调玻璃体漂浮物不止一种方式对患者的视力产生负面影响。在上述对 16 例玻璃体漂浮物的前瞻性研究中[56]，加利福尼亚州亨廷顿海滩 VMR 研究所的调查人员发现，与年龄匹配的对照组相比，玻璃体漂浮物患者 CSF 减少 67%($P<0.013$)。在局限性玻璃体切割术后，CSF 在 1 周时标准化($P<0.01$)，并在 1 个月($P<0.003$)保持正常和 3 个月后($P<0.018$)达到最大。在 2013 年发表后，本研究继续进行，目前已有 38 位受试者。每一位受试者在局限性玻璃体切割术后，分别在 1 周($P=1.4\times10^{-6}$；$N=36$)，1 个月($P<0.0001$；$N=38$)，3 个月($P=1.07\times10^{-5}$；$N=21$)，6 个月($P=0.008$；$N=19$)和>9个月($P=0.009$；$N=15$)时 CSF 得到改善(图 45.8)。

鉴于上述玻璃体漂浮物对患者视力和健康的影响，可以合理地预测，在玻璃体切割术后，患者会感觉到其生活质量有所提高。110 例接受玻璃体切割术治愈困扰性玻璃体漂浮物患者的研究[67]显示 85%的患者术后表示满意。另外，84%的患者玻璃体漂浮物症状完全治愈，而 9.3%的患者仍受到轻度玻璃体漂浮物的困扰。几项研究使用国家眼科研究所视觉功能问卷调查(NEI VFQ-39)来量化患者手术后改善的视觉质量。在上述加利福尼亚州亨廷顿海滩 VMR 研究所的前瞻性研究[56]中，最初 16 例 VFQ 检查显示术后 1 个月 VFQ 改善 29.2%($P<0.001$)，并持续维持至术后 3~9 个月。亨廷顿海滩 VMR 研究所的继续研究已经增加了这一系列，并发现 NEI VFQ-36 的综合指数术后平均改善了 32%($P<0.001$)。使用 NEI VFQ[68-70]和其他方法[71,72]来评估玻璃体切割术前和术后的患者视力质量的其他一些研究已经证明了类似的改善。

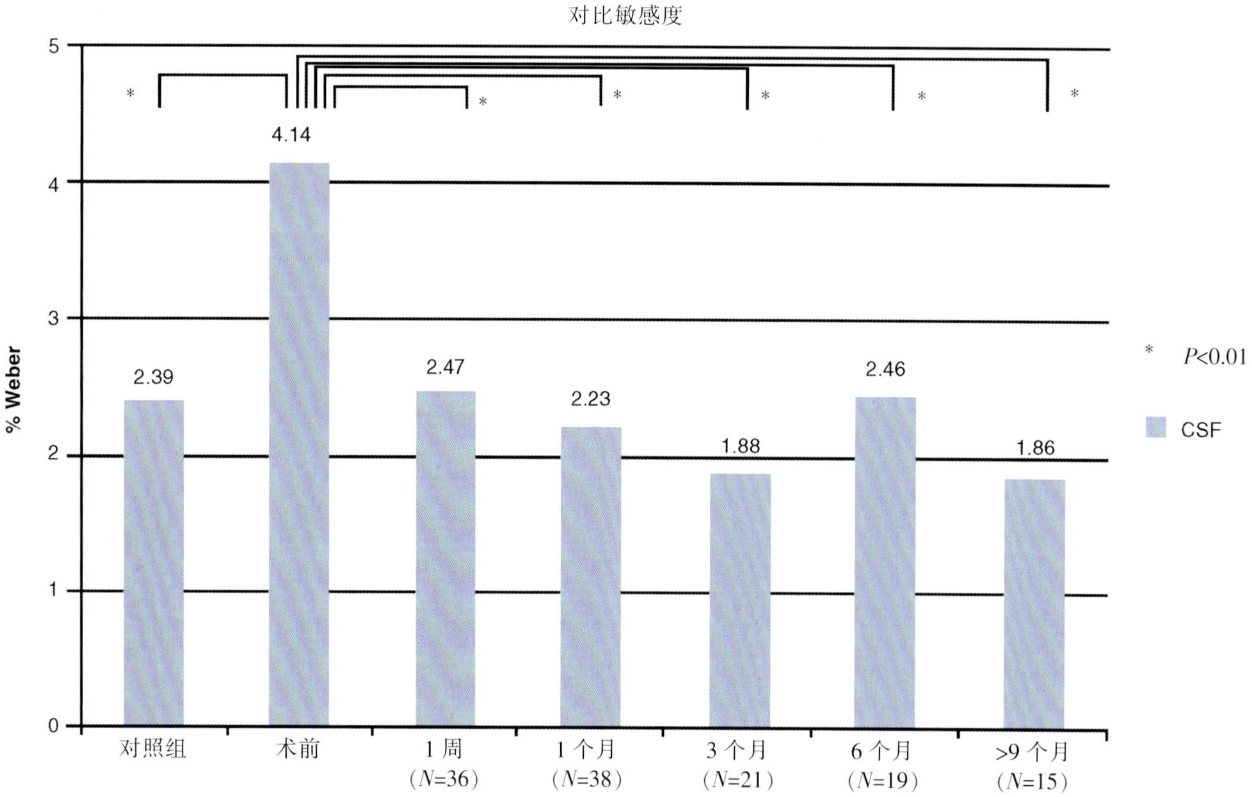


图 45.8 术前玻璃体漂浮物患者对比敏感度 (CSF)[(3.97±1.95)%W] 与年龄匹配的对照组相比差异有统计学意义 [(2.39±0.92)%W，$P<0.003$]。玻璃体切割术后，CSF 在 1 周时恢复正常[(2.36±1.53)%W，$P<0.0001$]，并在术后 1 个月[(2.17±1.11)%W，$P<0.0001$]和术后 3~9 个月保持正常。

### 4.1.2 玻璃体切割术治疗玻璃体漂浮物的安全性

如上所述，玻璃体切割提供了有效治疗玻璃体漂浮物的方法，改善了不能耐受由于对比敏感度的显著降低带来的玻璃体漂浮物症状患者的视力和生活质量。然而，作为侵入性手术，玻璃体切割术具有很多已知的潜在并发症[73-76]。幸运的是，Delaney 等的研究[62]显示，与其他玻璃体视网膜疾病相比，玻璃体漂浮物玻璃体切割术相关的术后并发症发生率较低。在 31 例患者(42 只眼)接受 Nd:YAG 激光消融玻璃体或平坦部玻璃体切割术的研究中，作者比较了两种治疗方法对消除玻璃体漂浮物症状的疗效。其中，15 只眼进行了玻璃体切割术：其中 4 只眼进行了首次玻璃体切割术，作为玻璃体漂浮物的主要治疗方法；11 只眼在 Nd:YAG 激光治疗失败后进行玻璃体切割术。在这项公认的小而有限的研究中，93.3%的患者在玻璃体切割术后完全消除了玻璃体漂浮物，玻璃体切割术后平均随访 31.5 个月(6~108 个月)。报告的并发症包括手术后白内障发展，进行了成功的超声乳化手术，以及经过超声乳化联合玻璃体切割术后 7 周发生视网膜脱离。另一项研究发现，在长期随访期间，玻璃体漂浮物玻璃体切割术后立即发生视网膜脱离率相对较低，风险略有增加[77]。在严重或≥6 个月的持续玻璃体漂浮物者进行玻璃体切割术的 73 只眼中，视网膜脱离共发生 5 例(6.8%)，其中玻璃体切割术后 24~44 个月出现 4 例。目前采用玻璃体切割术治疗玻璃体漂浮物的方法必须考虑以下具体风险，并采取措施来减轻这些风险。

#### 4.1.2.1 眼内炎

眼内炎是玻璃体切割术罕见但非常严重的并发症[78]。然而，器械尺寸(微切口 23G 或 25G 对常规 20G)，斜形进针技术和用钝探针去除套管已经被证明可降低这种手术后并发症的风险。最近的文献报道称不确定的证据表示 25G 规格的 PPV 具有比 20G 规格的 PPV 更高的眼内炎发生率[79-82]。一个例外是使用直接插管方法，与斜面进入方法相比，眼内炎的风险增加[83,84]。这可能与玻璃体嵌顿的减少有关，不仅可减轻眼内炎[85,86]，而且可减轻周围视网膜裂孔[87-89]和糖尿病患者中纤维血管增生[90]。关于眼内炎，切口玻璃体嵌顿被认为改善术后巩膜闭合，从而防止经由切口玻璃体纤维[85]的细菌进入玻璃体。手术结束时的套管去除也会影响术后眼内炎的发生。在对 118 例猪尸体眼采用 23G 经结膜巩膜切开术进行玻璃体切割术的前瞻性研究中，采用了两种套管去除技术：使用光纤插入并拔除上部套管，插入套管塞拔除另一根套管[86]。随后评估术后切口玻璃体嵌顿状况并证明通过套管塞去除套管的入口部位 95.8%发生玻璃体嵌顿，而套管用光纤拔除的猪眼仅在 93.2%的切口中发生嵌顿。尽管区别并不是很大，但作者报告说，这种差异可能是由于当套管塞插入时，周边玻璃体被置换到巩膜切开术的内表面，从而导致更大程度的玻璃体嵌顿。在加利福尼亚州亨廷顿海滩 VMR 研究所正在进行的研究中观察的安全性分析[56]表明，使用非空心探针进行套管拔除可能对此有所帮助，该研究采用 25G 玻璃体切割术，在手术结束时利用斜形切口和用于套管的光纤插入方式移除套管。在伴有严重玻璃体漂浮物的 98 只眼中，目前尚无眼内炎发生。此外，玻璃体嵌顿的减少也可能降低玻璃体切割术后视网膜脱离发生率[89]。

#### 4.1.2.2 视网膜裂孔及视网膜脱离

术中或术后发生视网膜裂孔和视网膜脱离已经成为被大量资料证明的潜在并发症[91,92]。然而，如上所述，较小的器械尺寸(23G 或 25G 对常规 20G)避免手术诱发的 PVD 并如上所述进行套管移除可以减少视网膜裂孔和脱离的发生率。

使用 25G 玻璃体切割术可以使斜巩膜隧道切口自行闭合，无须任何缝合，减少手术时间和加快术后恢复[93-95]。此外，在器械插入和拔除期间，使用自我保留套管可保留切口的边缘，并可在无缝合手术期间实现更有效的自我密封[96,97]。23G 玻璃体切割术与常规 20G 玻璃体切割术比较术中医源性周边视网膜裂孔发生率发现，23G 玻璃体切割术中的视网膜裂孔发生率(973 例中有 16 例，1.6%)显著低于常规玻璃体切割术(402 例中有 25 例，6.2%)[98]。这与另一项研究结论相一致，该研究发现 20G 玻璃体黄斑手术后 14 个月视网膜脱离发生率为 4.9%，而采用 23G 玻璃体切割术后视网膜脱离率为 1.1%[99]。此外，在手术前或手术期间使用 360°间接检眼镜进行巩膜压迫检查识别视网膜撕裂或裂孔以便进行预防性治疗，也已显示能够降低术后视网膜脱离的发生率[100]。在一项接受首次标准三通道玻璃体切割术的381例患者415只眼的研究中，在围术期的48/415只眼(11.6%)中发现了65例视网膜裂孔。在玻璃体切割术中未发现裂孔的366只眼中，术后发生视网膜脱离共8只眼(2.2%)；且全部发生在玻璃体切割术后至少3个月。这表明在手术期中仔细检查和治疗视网膜裂孔的重要性，以降低术后RD的发生率。在Sebag等的研究中[56]，24例(24.5%)在玻璃体漂浮物玻璃体切割术前至少3个月内接受局部预防性激光或冷冻治疗周边视网膜裂孔。这进一步确保了手术的安全性，平均随访16.2个月(3~51个月)中没有发生视网膜脱离。最后，避免在玻璃体切割术中诱导PVD也有助于降低术中或术后视网膜裂孔的发生率。对311例进行玻璃体切割术的患者进行研究，用于治疗伴黄斑褶皱的黄斑前膜或黄斑裂孔，这表明两组都避免医源性PVD时，视网膜裂孔发生率降低[101]。对于接受玻璃体切割术治疗黄斑皱褶的患者，由诱导PVD产生的视网膜裂孔为32.1%，而未进行诱导PVD的视网膜裂孔为2.1%($P$=0.006)。对于黄斑裂孔玻璃体切割术的患者，进行诱导PVD的视网膜裂孔为12.7%，而未进行诱导PVD的视网膜裂孔仅有3.1%($P$=0.008)。此外，在以前的研究中，在玻璃体漂浮物玻璃体切割术期间引起PVD时，视网膜裂孔发生于9/30(30.5%)病例[102]，而不诱导PVD时仅0/60 (0%) 发生视网膜裂孔或脱离($P$<0.007)[56]。截止该研究发表以来，亨廷顿海滩VMR研究所共有98例未诱导PVD纳入研究。没有视网膜裂孔或脱离的情况。

4.1.2.3 **白内障**

玻璃体切割术后玻璃体内氧水平升高导致白内障形成的风险增加[103-108]可以通过使前玻璃体和后玻璃体完整保留以保护晶状体免受氧自由基损伤而减轻。以前的研究[103,106]已经证明玻璃体维持一个从视网膜到玻璃体凝胶的眼内氧浓度梯度(见第26章“氧与玻璃体视网膜生理和病理”)。玻璃体切割术后，由于玻璃体的去除，氧梯度不再存在。一项研究表明，玻璃体切割术前和术后氧分压的差异具有统计学意义，在以前去除玻璃体凝胶的患者中玻璃体中部和晶状体附近的氧张力水平显著增加，维持高水平，并且趋向于分布更均匀[103]。结论认为玻璃体切割术显著增加术后眼内氧气张力，导致晶状体暴露于促进白内障形成的活性氧物质中。动物模型中玻璃体切割术的类似报道进一步证实，在玻璃体切割术后的晶状体核中进行的氧测量发现，由于玻璃体中升高的氧张力扩散而导致氧气含量增加[106]。Beebe等[104]进一步阐明了氧化损伤的概念及其在白内障形成中的作用。他们的研究表明，缺血性糖尿病性视网膜病变患者玻璃体内氧含量较低，玻璃体切割术后第一年在一定程度上阻碍了核性白内障的发生。其他研究还表明，糖尿病患者玻璃体切割术后白内障摘除率低于非糖尿病患者玻璃体切割术[108]。此外，由于PVD后氧张力水平升高，PVD可能加速了核性白内障形成。与对照组和透明质酸酶注射(无PVD)组相比，观察到注射奥克纤溶酶药物性玻璃体溶解术后诱发玻璃体后脱离增加了玻璃体氧浓度[109]。在另一项研究中，与仅产生液化而不是PVD的玻璃体腔注射透明质酸酶相比，玻璃体腔注射奥克纤溶酶产生液化及PVD，这与晶状体核氧分压增加了68%有关[110]。因此，基于氧水平增加和核性白内障之间形成的强关联性[103,111,112]，年龄相关的PVD可能与核性白内障加速发展有关。由于在诱发性PVD和玻璃体切割术除去玻璃体后氧气张力水平升高，这表明在手术期间保留完整的前玻璃体和后玻璃体可能会减少术后白内障形成。在VMR研究所研究的98只眼进行局限性玻璃体切割术以治疗临床症状显著的玻璃体漂浮物，只有14/60例晶状体眼 (23%) 需要白内障手术，所有患者平均年龄64.1岁，玻璃切除术和白内障手术之间平均间隔时间为13个月。53岁以下的患者均不需要白内障摘除手术。这些发现通过避免诱导PVD并在晶状体后完整留下玻璃体(及其抗氧化组分)来支持缓解白内障发生的理论(见图45.9)。

## 5. 结论

患者受到玻璃体漂浮物的困扰，主要是由于对比度敏感性降低。尽管这种症状被低估了，但仍是视力紊乱的重要因素。随着医学界开始更深入地了解玻璃体漂浮物对患者视力的影响，以及对生活质量的影响，应该考虑已被证明是最有效和安全的治疗。目前，对于无法忍受长期症状性玻璃体混浊症状的患者，使用小规格器械进行无缝线、局限性玻璃

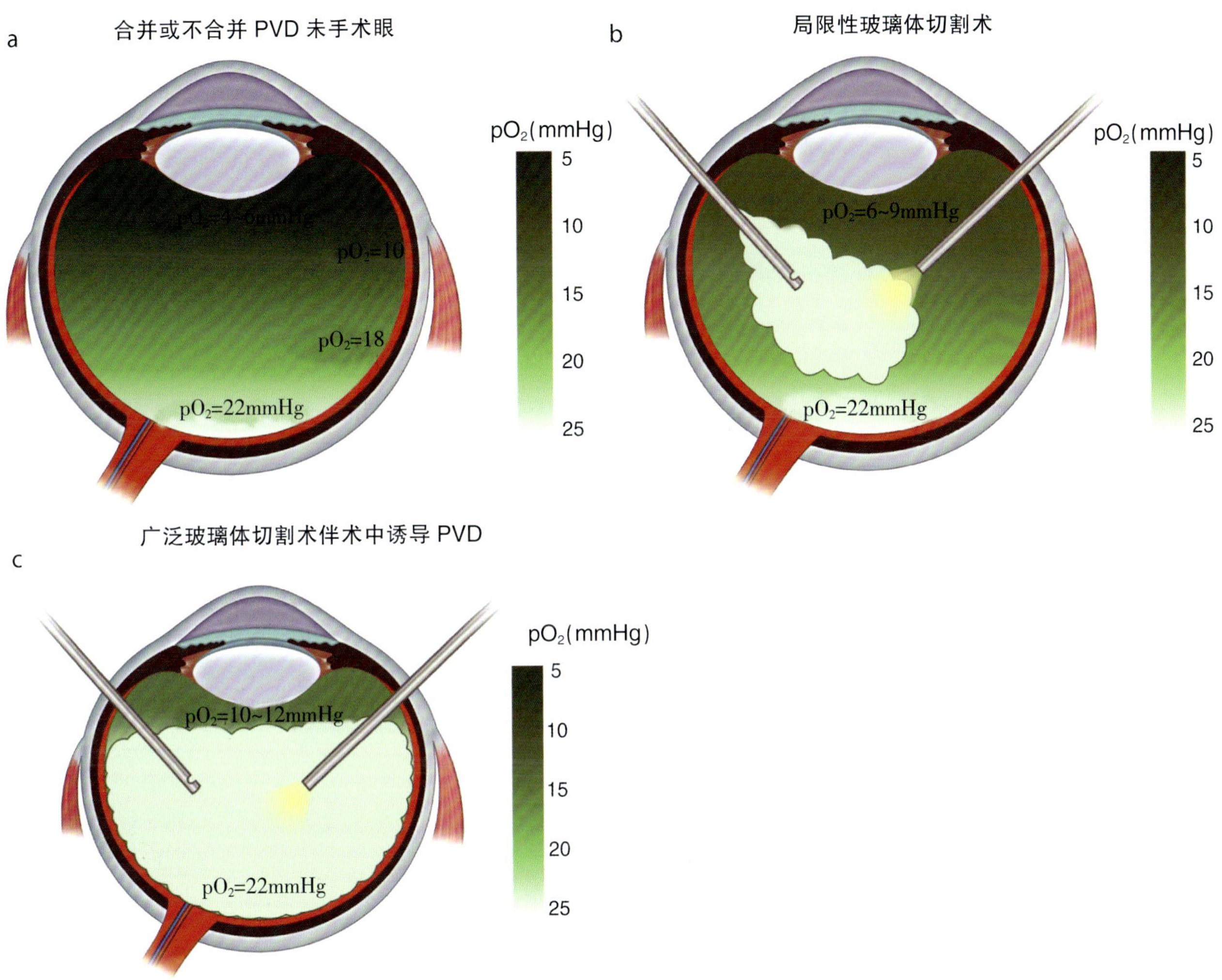


图 45.9 局限性玻璃体切割术对氧分布的影响。玻璃体内的氧气来源于后节的视网膜/脉络膜循环及前节的睫状体。玻璃体切割术后增加了玻璃体腔内的对流运动和液体循环，这增加了晶状体后面的氧水平。(a)未手术眼。$pO_2$ 梯度的范围从后极部的 22mmHg 到赤道的 18mmHg 和睫状体前面周围的 10mmHg。晶状体后面的 $pO_2$ 水平为 4~6mmHg。(b)局限性玻璃体切割术。保持前部玻璃体完整及避免诱发 PVD 导致晶状体后的氧水平仅升高至 6~9mmHg。这可以解释局限性玻璃体切割术的白内障发生率相对较低(23%)。(c)广泛的玻璃体切割术伴术中诱导 PVD。随着广泛的玻璃体切割术诱发 PVD，晶状体后氧水平增加至 12~14mmHg，该数值是未手术眼的 3 倍。这些氧浓度水平的升高可能是广泛玻璃体切割术后白内障发生率升高至 50%~76%的原因。(Adapted from Beebe, Holekamp, et al.)

体切割术可以安全消除症状，改善视力，提高生活质量。帮助玻璃体漂浮物患者的未来发展方向包括使用光学方法来抵消或中和视觉效果，改进手术仪器以进一步降低风险，以及药物性玻璃体溶解术(见第 6 部分“药物性玻璃体溶解术”)，通过药物分解玻璃体大分子，特别是构成玻璃体漂浮物形成基础的胶原团块[46,113-123]，避免玻璃体切割术的必要性和减少治疗的侵入性。

重要的是，医学界应注意临床症状显著的病理性的玻璃体漂浮物患者（通过定量超声和对比敏感度测试）的主诉，实现现代医学的目标[124]：

帮助人们延年益寿，青春永驻。

——恩斯特·L.温德

博士，美国健康基金会主席

**缩略语**

| | |
|---|---|
| CSF | 对比敏感度函数 |
| DLS | 动态光散射 |
| FrACT | 视力对比试验 |
| HA | 透明质酸 |
| Leq | 等效光幕亮度 |
| mmHg | 毫米汞柱 |
| Nd:YAG | 掺钕钇铝石榴石 |
| NEI VFQ-39 | 国家眼科研究所视觉功能问卷调查 |
| $pO_2$ | 氧分压 |
| PPV | 经睫状体平坦部玻璃体切割术 |
| PVD | 玻璃体后脱离 |
| RD | 视网膜脱离 |
| SD-OCT | 频域光学相干断层扫描 |
| SLO | 激光扫描检眼镜 |

## 参考文献


1. Duke-Elder WS. The nature of the vitreous body. Br J Ophthalmol. 1930;14(Suppl):6.
2. Demours F. Observations anatomiques sur la structure cellulaire du corps vitre. Memoires de Paris. 1741.
3. Virchow H. Die morphologische Natur des Glask-rpergeebes. Ophthalmol Gesellsch Heidelberg. 1885; Klin Monatsbl Augenheilkd.
4. Zinn. Descriptio anatomica oculi humani. Goettingen. 1780.
5. Von Pappenheim A: Die spezielle gewebelehie des auges. 1842: 179–184; as cited by Redslob E: Le Corps Vitre. Paris: Masson et Cie, 1932:160–217
6. Brucke E. Ueber den innern Bau des Glaskörpers. Arch Anal Physiol Wissensch Med (Mueller) 1843.
7. Hannover A. Endeckung des baues des glaskorpers. Müller Archiv 1845;467–77.
8. Bowman W. Observations on the structure of the vitreous humor. Dublin Quart J Med Sci. 1848;6:102–18.
9. Szent-Györgyi A. Untersuchungen über die Struktur des Glaskörpers des Menschen. Arch f Mikroscop Anat. 1917;89.
10. Duke-Elder WS. The physico-chemical properties of the vitreous body. J Physiol (Lond). 1929;68(2):155–65.
11. Sebag J, Yee K. Vitreous – from biochemistry to clinical relevance. In: Tasman W, Jaeger EA, editors. Duane's foundation of clinical ophthalmology, vol. 1. Philadelphia: Lippincott Williams & Wilkins; 1998. p. 1–34.
12. Bishop PN. Structural macromolecules and supramolecular organisation of the vitreous gel. Prog Retin Eye Res. 2000; 19(3):323–44.
13. Snowden JM, Eyre DR, Swann DA. Vitreous structure. VI. Age-related changes in the thermal stability and crosslinks of vitreous, articular cartilage and tendon collagens. Biochim Biophys Acta. 1982;706(2):153–7.
14. Los LI, Van der Worp RJ, Van Luyn MJ, Hooymans JM. Age-related liquefaction of the human vitreous body: LM and TEM evaluation of the role of proteoglycans and collagen. Invest Ophthalmol Vis Sci. 2003;44(7):2828–33.
15. Van Deemter M, Kuijer R, Pas HH, van der Worp RJ, Hooymans JM, Los LI. Trypsin-mediated enzymatic degradation of type II collagen in the human vitreous. Mol Vis. 2013;19:1591–9.
16. Bishop PN, Holmes DF, Kadler KE, Mcleod D, Bos KJ. Age-related changes on the surface of vitreous collagen fibrils. Invest Ophthalmol Vis Sci. 2004;45(4):1041–6.
17. Foos RY, Wheeler NC. Vitreoretinal juncture. Synchysis senilis and posterior vitreous detachment. Ophthalmology. 1982; 89(12):1502–12.
18. Sebag J. Age-related changes in human vitreous structure. Graefes Arch Clin Exp Ophthalmol. 1987;225(2):89–93.
19. Hong PH, Han DP, Burke JM, Wirostko WJ. Vitrectomy for large vitreous opacity in retinitis pigmentosa. Am J Ophthalmol. 2001;131(1):133–4.
20. Sebag J. The vitreous—structure, function and pathobiology. New York: Springer; 1989.
21. Murakami K, Jalkh AE, Avila MP, Trempe CL, Schepens CL. Vitreous floaters. Ophthalmology. 1983;90(11):1271–6.
22. Nguyen N, Sebag J. Myopic vitreopathy – significance in anomalous PVD and vitreo-retinal disorders. In: Midena E, editor. Myopia and related diseases. New York: Ophthalmic Communications Society; 2005. p. 137–45.
23. Balazs EA, Denlinger JL. Aging changes in the vitreous. In: Sekuler R, Kline D, Dismukes K, editors. Aging and human visual function, vol. 2. New York: Alan R. Liss; 1982. p. 45–57.
24. Webb BF, Webb JR, Schroeder MC, North CS. Prevalence of vitreous floaters in a community sample of smartphone users. Int J Ophthalmol. 2013;6(3):402–5.
25. Wagle AM, Lim W-Y, Yap T-P, Neelam K, Au Eong K-G. Utility values associated with vitreous floaters. Am J Ophthalmol. 2011; 152(1):60–5.
26. Sebag J. Floaters and the quality of life [editorial]. Am J Ophthalmol. 2011;152(1):3–4.
27. Zou H, Liu H, Xu X, Zhang X. The impact of persistent visually disabling vitreous floaters on health status utility values. Qual Life Res. 2013;22:1507–14.
28. Sebag J. Seeing the invisible: the challenge of imaging vitreous. J Biomed Opt. 2004;9(1):38–46.
29. Coleman DJ, Daly SW, Atencio A, Lloyd HO, Silverman RH. Ultrasonic evaluation of the vitreous and retina. Semin Ophthalmol. 1998;13(4):210–8.
30. Mcleod D, Restori M, Wright JE. Rapid B-scanning of the vitreous. Br J Ophthalmol. 1977;61(7):437–45.
31. Mojana F, Kozak I, Oster SF, Cheng L, Bartsch DU, Brar M, et al. Observations by spectral-domain optical coherence tomography combined with simultaneous scanning laser ophthalmoscopy: imaging of the vitreous. Am J Ophthalmol. 2010; 149(4):641–50.
32. Oksala A. Ultrasonic findings in the vitreous body at various ages. Albrecht Von Graefes Arch Klin Exp Ophthalmol. 1978;207:275–80.
33. Walton KA, Meyer CH, Harkrider CJ, Cox TA, Toth CA. Age-related changes in vitreous mobility as measured by video B scan ultrasound. Exp Eye Res. 2002;74(2):173–80.
34. Silverman RH, Ketterling JA, Mamou J, Lloyd HO, Filoux E, Coleman DJ. Pulse-encoded ultrasound imaging of the vitreous with an annular array. Ophthalmic Surg Lasers Imaging. 2012;43(1):82–6.
35. Wa CA, Yee KM, Mamou J, Silverman R, Gale J, Ganti AK, et al. Quantitative ultrasonography of vitreous correlates with contrast sensitivity in patients with floaters. Paper presented at: the Association for Research in Vision and Ophthalmology (ARVO), Orlando, 4–8 May 2014.
36. Mirza RG, Johnson MW, Jampol LM. Optical coherence tomography use in evaluation of the vitreoretinal interface: a review. Surv Ophthalmol. 2007;52(4):397–421.
37. Coleman DJ, Silverman RH, Chabi A, Rondeau MJ, Shung KK, Cannata J, et al. High-resolution ultrasonic imaging of the posterior segment. Ophthalmology. 2004;111(7):1344–51.
38. Sebag J. Vitreous anatomy, aging, and anomalous posterior vitreous detachment. In: Dartt DA, editor. Encyclopedia of the eye. Oxford: Academic; 2010. p. 307–15.

39. Ansari RR, Suh KI, Dunker S, Kitaya N, Sebag J. Quantitative molecular characterization of bovine vitreous and lens with non-invasive dynamic light scattering. Exp Eye Res. 2001;73(6):859–66.
40. Rovati L, Fankhauser F, Docchio F, Van Best J. Diabetic retinopathy assessed by dynamic light scattering and corneal autofluorescence. J Biomed Opt. 1998;3(3):357–63.
41. Fankhauser F. Dynamic light scattering in ophthalmology: results of in vitro and in vivo experiments. Technol Health Care. 2006;14(6):521–35.
42. Fankhauser F. Analysis of diabetic vitreopathy with dynamic light scattering spectroscopy–problems and solutions related to photon correlation. Acta Ophthalmol. 2012;90(3):173–8.
43. Sebag J. To see the invisible: the quest of imaging vitreous. Dev Ophthalmol. 2008;42:5–28.
44. Datiles MB, Ansari RR, Suh KI, Vitale S, Reed GF, Zigler JS, et al. Clinical detection of precataractous lens protein changes using dynamic light scattering. Arch Ophthalmol. 2008;2008(126):12.
45. Fankhauser F. Postoperative follow up by dynamic light scattering: detection of inflammatory molecular changes in the cornea, the vitreous and the lens. Technol Health Care. 2007;15(4):247–58.
46. Sebag J. Molecular biology of pharmacologic vitreolysis. Trans Am Ophthalmol Soc. 2005;103:473–94.
47. Van den Berg T, Franssen L, Coppens JE. Ocular media clarity and straylight. In: Dartt D, Besharse J, Dana R, editors. Encyclopedia of the eye. Oxford: Academic; 2010. p. 173–83.
48. Van den Berg TJ, Franssen L, Kruijt B, Coppens JE. History of ocular straylight measurement: a review. Z Med Phys. 2012;23(1):6–20.
49. Rozema JJ, Van den Berg T, Tassignon MJ. Retinal straylight as a function of age and ocular biometry in healthy eyes. Invest Ophthalmol Vis Sci. 2010;51(5):2795–9.
50. IJspeert JK, de Waard PW, van den Berg TJ, de Jong PT. The intraocular straylight function in 129 healthy volunteers; dependence on angle, age and pigmentation. Vision Res. 1990;30:699–707.
51. Guber I, Bachmann LM, Guber J, Bochmann F, Lange AP, Thiel MA. Reproducibility of straylight measurement by C-Quant for assessment of retinal straylight using the compensation comparison method. Graefes Arch Clin Exp Ophthalmol. 2011;249(9):1367–71.
52. Tan JC, Spalton DJ, Arden GB. The effect of neodymium:YAG capsulotomy on contrast sensitivity and the evaluation of methods for it assessment. Ophthalmology. 1999;4:703–9.
53. Adamsons I, Rubin GS, Vitale S, Taylor HR, Stark WJ. The effect of early cataracts on glare and contrast sensitivity. A pilot study. Arch Ophthalmol. 1992;110(8):1081–6.
54. Mäntyjärvi M, Tuppurainen K. Cataract in traffic. Graefes Arch Clin Exp Ophthalmol. 1999;237(4):278–82.
55. Rubin GS, Roche KB, Prasada-rao P, Fried LP. Visual impairment and disability in older adults. Optom Vis Sci. 1994;71(12):750–60.
56. Sebag J, Yee KMP, Wa CA, Huang LC, Sadun AA. Vitrectomy for floaters – prospective efficacy analysis and retrospective safety profile. Retina. 2014;34:1062–8. PMID: 24296397.
57. Bach M. The Freiburg Visual Acuity Test – variability unchanged by post-hoc re analysis. Graefes Arch Clin Exp Ophthalmol. 2007;245(7):965–71.
58. Nielsen E, Hjortdal J. Visual acuity and contrast sensitivity after posterior lamellar keratoplasty. Acta Ophthalmol. 2012;90(8): 756–60.
59. Dennis RJ, Beer JM, Baldwin JB, Ivan DJ, Lorusso FJ, Thompson WT. Using the Freiburg Acuity and Contrast Test to measure visual performance in USAF personnel after PRK. Optom Vis Sci. 2004;81(7):516–24.
60. Woods RL, Tregear SJ, Mitchell RA. Screening for ophthalmic disease in older subjects using visual acuity and contrast sensitivity. Ophthalmology. 1998;12:2318–26.
61. Neargarder SA, Stone ER, Cronin-golomb A, Oross S. The impact of acuity on performance of four clinical measures of contrast sensitivity in Alzheimer's disease. J Gerontol B Psychol Sci Soc Sci. 2003;58(1):54–62.
62. Delaney YM, Oyinloye A, Benjamin L. Nd:YAG vitreolysis and pars plana vitrectomy: surgical treatment for vitreous floaters. Eye (Lond). 2002;16(1):21–6.
63. Tsai WF, Chen YC, Su CY. Treatment of vitreous floaters with neodymium YAG laser. Br J Ophthalmol. 1992;77(8):485–8.
64. Toczolowski J, Katski W. Use of Nd:YAG laser in treatment of vitreous floaters. Klin Oczna. 1998;100(3):155–7.
65. Wilkinson CP. Safety of vitrectomy for floaters – how safe is safe? [editorial]. Am J Ophthalmol. 2011;151(6):919–20.
66. Mura M, Engelbrecht LA, de Smet MD, Papadaki TG, van den Berg TJ, Tan HS. Surgery for floaters. Ophthalmology. 2011;118:1894.
67. De Nie KF, Crama N, Tilanus MA, Klevering BJ, Boon CJ. Pars plana vitrectomy for disturbing primary vitreous floaters: clinical outcome and patient satisfaction. Graefes Arch Clin Exp Ophthalmol. 2013;251(5):1373–82.
68. Martínez-Sanz F, Velarde JI, Casuso P, Fernández-Cotero JN. Surgical solution to vitreous floaters visual problem. Arch Soc Esp Oftalmol. 2009;84(5):259–62.
69. Schiff WM, Chang S, Mandava N, Barile GR. Pars plana vitrectomy for persistent, visually significant vitreous opacities. Retina. 2000;20(6):591–6, forthcoming.
70. Okamoto F, Okamoto Y, Fukuda S, Hiraoka T, Oshika T. Vision-related quality of life and visual function after vitrectomy for various vitreoretinal disorders. Invest Ophthalmol Vis Sci. 2010;51(2):744–51.
71. Stoffelns BM, Vetter J, Keicher A, Mirshahi A. Pars plana vitrectomy for visually disturbing vitreous floaters in pseudophacic eyes. Klin Monbl Augenheilkd. 2011;228(4):293–7.
72. Hoerauf H, Müller M, Laqua H. Vitreous body floaters and vitrectomy with full visual acuity. Ophthalmologe. 2003;100(8):639–43.
73. Bansal AS, Hsu J, Garg SJ, Sivalingam A, Vander JF, Moster M, et al. Optic neuropathy after vitrectomy for retinal detachment: clinical features and analysis of risk factors. Ophthalmology. 2012;119(11):2364–70.
74. Gonzalez MA, Flynn HW, Smiddy WE, Albini TA, Berrocal AM, Tenzel P. Giant retinal tears after prior pars plana vitrectomy: management strategies and outcomes. Clin Ophthalmol. 2013;7:1687–91.
75. Hasegawa Y, Okamoto F, Sugiura Y, Okamoto Y, Hiraoka T, Oshika T. Intraocular pressure elevation after vitrectomy for various vitreoretinal disorders. Eur J Ophthalmol. 2014;24:235–41.
76. Shousha MA, Yoo SH. Cataract surgery after pars plana vitrectomy. Curr Opin Ophthalmol. 2010;21(1):45–9.
77. Schulz-Key S, Carlsson JO, Crafoord S. Longterm follow-up of pars plana vitrectomy for vitreous floaters: complications, outcomes and patient satisfaction. Acta Ophthalmol. 2011;89(2):159–65.
78. Chiang A, Kaiser RS, Avery RL, Dugel PU, Eliott D, Shah SP, et al. Endophthalmitis in microincision vitrectomy: outcomes of gas-filled eyes. Retina. 2011;31(8):1513–7.
79. Bahrani HM, Fazelat AA, Thomas M, et al. Endophthalmitis in the era of small gauge transconjunctival sutureless vitrectomy–meta analysis and review of literature. Semin Ophthalmol. 2010; 25(5–6):275–82.
80. Scott IU, Flynn HW, Acar N, et al. Incidence of endophthalmitis after 20-gauge vs 23-gauge vs 25-gauge pars plana vitrectomy. Graefes Arch Clin Exp Ophthalmol. 2011;249(3):377–80.
81. Hu AY, Bourges JL, Shah SP, et al. Endophthalmitis after pars plana vitrectomy a 20 and 25-gauge comparison. Ophthalmology. 2009;116(7):1360–5.
82. Wu L, Berrocal MH, Arévalo JF, et al. Endophthalmitis after pars plana vitrectomy: results of the Pan American Collaborative Retina Study Group. Retina. 2011;31(4):673–8.
83. Govetto A, Virgili G, Menchini F, Lanzetta P, Menchini U. A systematic review of endophthalmitis after microincisional versus 20-gauge vitrectomy. Ophthalmology. 2013;120:2286–91.
84. Kaiser RS, Prenner J, Scott IU, et al. The Microsurgical Safety Task Force: evolving guidelines for minimizing the risk of endophthalmitis associated with microincisional vitrectomy surgery. Retina. 2010;30(4):692–9.
85. Chen SD, Mohammed Q, Bowling B, Patel CK. Vitreous wick syndrome—a potential cause of endophthalmitis after intravitreal injection of triamcinolone through the pars plana. Am J Ophthalmol. 2004;137:1159–60.
86. Benitez-Herreros J, Lopez-Guajardo L, Camara-Gonzalez C, Silva-Mato A. Influence of the interposition of a non-hollow probe during cannula extraction on sclerotomy vitreous incarcera-

tion in sutureless vitrectomy. Invest Ophthalmol Vis Sci. 2012; 53(11):7322–6.
87. Buettner H, Machemer R. Histopathologic findings in human eyes after pars plana vitrectomy and lensectomy. Arch Ophthalmol. 1977;95(11):2029–33.
88. Gosse E, Newsom R, Lochhead J. The incidence and distribution of iatrogenic retinal tears in 20-gauge and 23-gauge vitrectomy. Eye (Lond). 2012;26(1):140–3.
89. Tan HS, Mura M, De Smet MD. Iatrogenic retinal breaks in 25-gauge macular surgery. Am J Ophthalmol. 2009;148(3): 427–30.
90. Hotta K, Hirakata A, Ohi Y, et al. Ultrasound biomicroscopy for examination of the sclerotomy site in eyes with proliferative diabetic retinopathy after vitrectomy. Retina. 2000;20(1):52–8.
91. Rahman R, Murray CD, Stephenson J. Risk factors for iatrogenic retinal breaks induced by separation of posterior hyaloid face during 23-gauge pars plana vitrectomy. Eye (Lond). 2013;27(5):652–6.
92. Al-harthi E, Abboud EB, Al-dhibi H, Dhindsa H. Incidence of sclerotomy-related retinal breaks. Retina. 2005;25(3):281–4.
93. López-guajardo L, Pareja-esteban J, Teus-guezala MA. Oblique sclerotomy technique for prevention of incompetent wound closure in transconjunctival 25-gauge vitrectomy. Am J Ophthalmol. 2006;141(6):1154–6.
94. Shimada H, Nakashizuka H, Mori R, Mizutani Y, Hattori T. 25-gauge scleral tunnel transconjunctival vitrectomy. Am J Ophthalmol. 2006;142(5):871–3.
95. Keshavamurthy R, Venkatesh P, Garg S. Ultrasound biomicroscopy findings of 25 G Transconjuctival Sutureless (TSV) and conventional (20G) pars plana sclerotomy in the same patient. BMC Ophthalmol. 2006;6:7.
96. Eckardt C. Transconjunctival sutureless 23-gauge vitrectomy. Retina. 2005;25(2):208–11.
97. Schweitzer C, Delyfer MN, Colin J, Korobelnik JF. 23-Gauge transconjunctival sutureless pars plana vitrectomy: results of a prospective study. Eye (Lond). 2009;23(12):2206–14.
98. Cha DM, Woo SJ, Park KH, Chung H. Intraoperative iatrogenic peripheral retinal break in 23-gauge transconjunctival sutureless vitrectomy versus 20-gauge conventional vitrectomy. Graefes Arch Clin Exp Ophthalmol. 2013;251(6):1469–74.
99. Le Rouic JF, Becquet F, Ducournau D. Does 23-gauge sutureless vitrectomy modify the risk of postoperative retinal detachment after macular surgery? A comparison with 20-gauge vitrectomy. Retina. 2011;31(5):902–8.
100. Moore JK, Kitchens JW, Smiddy WE, Mavrofrides EC, Gregorio G. Retinal breaks observed during pars plana vitrectomy. Am J Ophthalmol. 2007;144(1):32–6.
101. Chung SE, Kim KH, Kang SW. Retinal breaks associated with the induction of posterior vitreous detachment. Am J Ophthalmol. 2009;147(6):1012–6.
102. Tan HS, Mura M, Lesnik Oberstein SY, Bijl HM. Safety of vitrectomy for floaters. Am J Ophthalmol. 2011;151(6):995–8.
103. Holekamp NM, Shui YB, Beebe DC. Vitrectomy surgery increases oxygen exposure to the lens: a possible mechanism for nuclear cataract formation. Am J Ophthalmol. 2005;139(2):302–10.
104. Beebe DC, Holekamp NM, Siegfried C, Shui YB. Vitreoretinal influences on lens function and cataract. Philos Trans R Soc B Biol Sci. 2011;366(1568):1293–300.
105. Pardo-Muñoz A, Muriel-Herrero A, Abraira V, Muriel A, Munoz-Negrete FJ, Murube J, et al. Phacoemulsification in previously vitrectomized patients: an analysis of the surgical results in 100 eyes as well as the factors contributing to the cataract formation. Eur J Ophthalmol. 2006;16(1):52–9.
106. Barbazetto IA, Liang J, Chang S, Zheng L, Spector A, Dillon JP. Oxygen tension in the rabbit lens and vitreous before and after vitrectomy. Exp Eye Res. 2004;78:917–24.
107. Van Effenterre G, Ameline B, Campinchi F, et al. Is vitrectomy cataractogenic? Study of changes of the crystalline lens after surgery of retinal detachment. J Fr Ophtalmol. 1992;15(8–9):449–54.
108. Smiddy WE, Feuer W. Incidence of cataract extraction after diabetic vitrectomy. Retina. 2004;24(4):574–81.
109. Quiram PA, Leverenz VR, Baker RM, Dang L, Giblin FJ, Trese MT. Microplasmin-induced posterior vitreous detachment affects vitreous oxygen levels. Retina. 2007;27(8):1090–6.
110. Giblin FJ, Quiram PA, Leverenz VR, Baker RM, et al. Enzyme-induced posterior vitreous detachment in the rat produces increased lens nuclear pO2 levels. Exp Eye Res. 2009;88(2):286–92.
111. Palmquist BM, Philipson B, Barr PO. Nuclear cataract and myopia during hyperbaric oxygen therapy. Br J Ophthalmol. 1984;68(2):113–7.
112. Simpanya MF, Ansari RR, Suh KI, Leverenz VR, Giblin FJ. Aggregation of lens crystallins in an in vivo hyperbaric oxygen guinea pig model of nuclear cataract: dynamic light-scattering and HPLC analysis. Invest Ophthalmol Vis Sci. 2005; 46(12):4641–51.
113. Sebag J. Pharmacologic vitreolysis. Retina. 1998;18(1):1–3.
114. Sebag J, Kitaya N, Ansari RR, Karagoezian H, Yoshida A. Preliminary findings using dynamic light scattering to study vitreous effects of Pharmacologic Vitreolysis. Proc SPIE. 2000;3908:69–77.
115. Sebag J. Is pharmacologic vitreolysis brewing? Retina. 2002;22(1):1–3.
116. Sebag J. Vitreous pathobiology and pharmacologic vitreolysis. In: Binder S, editor. The macula – diagnosis, treatment, and future trends. Wein/New York: Springer; 2004. p. 171–80.
117. Sebag J, Ansari RR, Suh KI. Pharmacologic vitreolysis with microplasmin increases vitreous diffusion coefficients. Graefes Arch Clin Exp Ophthalmol. 2007;245(4):576–80.
118. Sebag J. Pharmacologic vitreolysis–premise and promise of the first decade. Retina. 2009;29(7):871–4.
119. Sebag J. The emerging role of pharmacologic vitreolysis. Retinal Physician. 2010;7(2):52–6.
120. Costa Ede P, Rodrigues EB, Farah ME, Sebag J, Meyer CH. Novel vitreous modulators for pharmacologic vitreolysis in the treatment of diabetic retinopathy. Curr Pharm Biotechnol. 2011;12(3):410–22.
121. Tozer K, Fink W, Sadun AA, Sebag J. Prospective three-dimensional analysis of structure and function in macular hole treated by pharmacologic vitreolysis. Retinal Cases & Brief Reports. 2013;7:57–61.
122. Sebag J, Tozer K. Vitreous biochemistry and pharmacologic vitreolysis. In: Hartnett ME, editor. Pediatric retina. 2nd ed. Philadelphia: Lippincott Williams & Wilkins; 2013.
123. Stalmans P, Duker JS, Kaiser PK, Heier JS, Dugel PU, Gandorfer A, et al. Oct-based interpretation of the vitreomacular interface and indications for pharmacologic vitreolysis. Retina. 2013;33:2003–11.
124. Sebag J. The diagnosis of health. First prize, national essay competition. Prev Med. 1979;8:76–8.
125. Sebag J, Balazs EA. Morphology and ultrastructure of human vitreous fibers. Invest Ophthalmol Vis Sci. 1989;30:1867–71.

# 第 46 章 罕见病的玻璃体手术

Lawrence P. Chong

## 本章要点



**关键词**

玻璃体切割术；肿瘤；视网膜母细胞瘤；家族性视网膜中枢神经系统血管瘤病；外层渗出性视网膜病变；恶性黑色素瘤；视盘小凹；恶性青光眼

**核心概念**

1. 脉络膜恶性黑色素瘤的眼内切除术存在争议。在进行睫状体平坦部玻璃体切割术治疗单眼视网膜母细胞瘤前，需要确认肿瘤处于静止期。视网膜毛细血管成血管细胞瘤的眼内切除术在技术上是可行的。
2. 最近的观察结果表明，与视盘小凹相关的视网膜劈裂症可能是由于在视盘周围区域的玻璃体牵拉。
3. 恶性青光眼最有效的治疗方法可能是睫状体平坦部玻璃体切割术，通过周边虹膜和下方的悬韧带形成一条通路。

## 1. 引言

这些罕见的睫状体平坦部玻璃体切割术的指征是相关的，因为高度先进的技术已经发展到达到治疗目标或提高对病理生理学的理解。即使如此，这种手术方法在视盘小凹和恶性青光眼中的优点仍存在争议。在这些情况下，我们等待对其病理生理学

L.P. Chong, MD
VMR Institute for Vitreous Macula Retina,
Huntington Beach, CA, USA
Doheny Eye Institute,
Los Angeles, CA, USA
e-mail: lchong@usc.edu

的更深入的了解,才能确定适当的治疗方法。然而,在此之前,以下内容描述了目前对肿瘤、视盘小凹和恶性青光眼的玻璃体切割术方法。

## 2. 肿瘤

### 2.1 视网膜母细胞瘤

视网膜母细胞瘤的玻璃体切割术可能充满风险。据报道,对非计划的视网膜母细胞瘤眼草率地实施玻璃体切割术可能潜在地使肿瘤进入眼眶并导致转移[1]。在视网膜母细胞瘤眼球摘除的实验模型中,25G 活检针迹中鉴定出肿瘤细胞簇[2]。一个单中心研究也报道了 3 例通过巩膜途径眼内手术后视网膜母细胞瘤的局部眼外扩散[3]。

目前,针对视网膜母细胞瘤治疗中,选择性睫状体平坦部玻璃体切割术的最常见适应证包括体外照射后的白内障、继发于放射性视网膜病变的玻璃体积血和白内障手术后的视网膜脱离。在文献报道中,经视网膜母细胞瘤治疗后接受了睫状体平坦部玻璃体切割术的 70 只眼中,42 例有放射相关性白内障[4,5]。其余的 28 只眼并发症是放射性视网膜病变:12 例出现玻璃体积血,15 例发生视网膜脱离,1 例发生眼内炎[6-11]。在 42 例进行白内障相关手术的眼中有 2 例复发性肿瘤,其余 28 只眼中有 7 例复发性肿瘤。视网膜母细胞瘤治疗完成和眼内手术完成的中位数时间间隔在预后良好者中为 26 个月,而在预后不良者中为 6 个月[9]。眼内干预前建议 12~18 个月的最小无肿瘤间隔,当仅存的眼睛视力受到威胁时,并不推荐。

当对侧眼具有良好的视力时,现在已经对睫状体平坦部玻璃体切割术有严格的指征,摘除以前治疗视网膜母细胞瘤的眼睛并不是一个困难的决定,然而,当涉及的眼睛是唯一有功能眼睛时,决策变得更困难,可以考虑外科手术。

### 2.2 恶性黑色素瘤

Peyman 首先发明了眼内切除手术方式[12],其他医生随后很快报道了他们的经验[13,14]。在睫状体平坦部玻璃体切割术和玻璃体后脱离形成之后,用光凝和(或)电凝治疗黑色素瘤的边缘。视网膜瓣制作完成后,玻璃体切割头通过其去切除黑色素瘤。然后填充硅油,促使视网膜平伏。如果视网膜被黑色素瘤浸润,则视网膜和黑色素瘤须一起切除。这项技术的变化包括使用低血压麻醉,术前[15-18]或术后放射治疗[19],术中激光和(或)透热疗法至肿瘤表面,术中电凝或冷冻至肿瘤边缘,光凝裸露的巩膜床,切除肿瘤前的脉络膜,冷冻至巩膜切开术部位,同时切除晶状体。该技术的要点包括不完全切割术,残留性巩膜内黑色素瘤,视网膜内浸润,以及玻璃体内恶性细胞的不可恢复的播散和转移[20]。12 只眼在眼内切割术后有 8 例在原发肿瘤部位复发,最终进行了眼球摘除术。其中 1 例有玻璃体播散[21]。据报道,一例葡萄膜黑色素瘤经眼内切除和激光光凝至肿瘤边缘后[22],发生了巩膜内复发。

眼内切割术最严重的围术期并发症是视网膜脱离(9.4%~32%)。其他并发症包括白内障、黄斑牵拉、黄斑表面增生、出血、高眼压、局部复发或全身转移。关于最后提到的 2 个并发症,所有眼内切割术的大型报道均为单中心回顾性研究[13,14,18,19,23-25]。局部复发率为 0[14]~15%[24]。肿瘤转移性疾病死亡率为 0[14]~5%[24],但研究患者数量少且随访时间短。病例系列对照研究表明与接受近距离放射治疗的患者相比,接受眼内切割术治疗的患者转移发生率较低[19]。

视力得到保存是该手术存在的意义,9.2%~32%的术眼在手术后有 20/200 或更好的视力。一项研究中心报告显示 92%的患者在以眼内切割术作为主要治疗手段后达到 20/200 或更好的视力[14]。然而,同一个中心随后报告称,常规治疗后复发的患者接受眼内切割术仅有 18.2%的患者达到 20/200 或更好的视力[25]。

总而言之,脉络膜恶性黑色素瘤的眼内切割术是眼球摘除术的一种替代方法,用于小而厚且位于视神经附近肿瘤的摘除。放射治疗后视力丧失较为常见,因为放射必须靠近视神经并达到一定的高剂量。目前对该手术的获益还存在争议[20,26-28]。

### 2.3 血管瘤

黄斑前膜是异常玻璃体后脱离和玻璃体劈裂(见第 14 章“异常玻璃体后脱离与玻璃体劈裂”)导

致的进行性玻璃体视网膜界面疾病的并发症（见第18章“玻璃体与黄斑皱褶”）。其也与视网膜血管异常高流量有关，并且是睫状体平坦部玻璃体切割术和黄斑前膜剥离的指征[29]。这些患者中大多数黄斑前膜黏附着玻璃体。黄斑前膜的自发性剥离发生在眼睛部分玻璃体后脱离，并向完全玻璃体后脱离发展[30]。除了黄斑前膜，组织纤维化可以直接发生在血管异常基础上。Machemer[31]描述了他定义的“增生性血管病变”的一系列事件。他分别对 2 例 von Hippel-Linda 视网膜血管母细胞瘤，2 例渗出性玻璃体视网膜病变，2 例外层渗出性视网膜病变进行了睫状体平坦部玻璃体切割术和牵拉性视网膜脱离的复位手术。当牵拉缓解时，他观察到渗出物的吸收，但如果血管异常继续渗出，则渗出物会再次出现，牵拉力会恢复。这些观察结果表明：异常血管的慢性渗出刺激了视网膜细胞的浸润及其增殖。这些细胞产生胶原蛋白并形成交联，产生对视网膜牵拉。这种牵拉又会产生更多的渗出。这种循环一直持续，直到发生牵拉性视网膜脱离。此时，抗 VEGF 治疗、全视网膜或局部激光治疗配合或不配合增强染色、透热疗法、光动力疗法、冷冻消融或近距离放射治疗都是无效的。需要手术缓解这种牵拉才能打破这种牵拉和渗出的恶性循环。与高流量血管分流相关的视网膜界面病变见于早产儿视网膜病变、镰状细胞性视网膜病变、外层渗出性视网膜病变和视网膜血管瘤。这些不同疾病的病理学检查都发现玻璃体视网膜界面存在异常外渗的血管。

Schlesinger 等描述了视网膜毛细血管成血管细胞瘤的内部整体切除[32]。在进行睫状体平坦部玻璃体切割术后，连接滋养血管。烧灼要切除的区域，剪除伴随肿瘤的视网膜，然后气体填充。附着于切除区域的玻璃体侧的胶原组织与牵拉性视网膜脱离的区域相关。

## 3. 视盘小凹

1882 年，视盘小凹首次被 Wiethe[33]描述为先天性视神经异常，可与黄斑浆液性脱离相关[34-36]。视网膜脱离的原因仍未明确。早期观察到从脑脊液向黄斑移行的造影剂[37]，以及从玻璃体迁移到黄斑的硅油[38]表明通过视盘小凹在脑脊液和视网膜下隙或玻璃体和视网膜下隙之间相通。Lincoff[39]仔细检查了这些眼睛的黄斑，他得出结论：液体在视网膜劈裂囊腔中积聚，而不是在视网膜下隙。这后来被光学相干断层扫描检查所证实[40]。

伴有视盘小凹的黄斑部浆液性脱离的远期视力预后差[36]。干预治疗包括对视盘边界的“围坝”激光[41,42]、黄斑兜带术[43]、气体填充[44]和睫状体平坦部玻璃体切割术，以及联合[45]或不联合[46]“围坝”激光和气-液交换。睫状体平坦部玻璃体切割术和无气体填充或“围坝”激光的玻璃体后脱离在 8 只眼中的 7 例中成功完成视网膜复位[47]。这表明解除视神经小凹陷表面上的牵拉力可能是解决黄斑视网膜劈裂的最重要的机制，并且不需要气体或激光。手术后即刻减少了与视盘相邻视网膜的显著隆起和内部的视网膜劈裂样的分离。这表明在视盘周围的牵拉力可能是将液体从玻璃体迁移到黄斑视网膜劈裂处的一个因素。在这种情况下 OCT 已经观察到视盘上的玻璃体黄斑牵拉和玻璃体条带[48]。在同一机构治疗的另一例患者的术中 OCT 成像显示在视盘小凹气-液交换和抽吸期间黄斑视网膜劈裂处呈现出塌陷状态[49]。

视盘小凹的组织病理学研究显示，低分化视网膜组织结合胶原蛋白疝入蛛网膜下隙[50]。这一观察和他们的手术经验使得 Hirakota 等[47]得出结论，蛛网膜下隙和玻璃体之间通过这个渗透孔，分化不良的视网膜和筛板相通。根据眼压与颅内压，以及视盘小凹表面的牵拉力之间的平衡，涡流可能导致液体从蛛网膜下隙或玻璃体中迁移到视网膜劈裂腔。

## 4. 恶性青光眼

von Graefe 在 1869 年首次描述了发生在青光眼术后的恶性青光眼[51]。其特征是前房非常浅（轴向），存在明显的周边虹膜切除术或虹膜切开术，以及不存在脉络膜上腔积液或出血[52]。曾有恶性青光眼使用缩瞳剂的报道[53,54]，并且在以下手术之后：滤过手术[55-57]，伴或不伴人工晶状体植入的白内障手术[58]，青光眼引流装置植入术[59]，小梁切除术后巩膜瓣缝线激光断线术[60]，激光虹膜切开术[61-63]，Nd：YAG 激光后囊膜切开术[64]，经巩膜睫状体光凝术[65,66]和睫状体平坦部玻璃体切割术[67]。上述情况下对侧眼有恶性青光眼的风险。这些眼睛往往是短眼轴和远视。恶性青光眼机制的早期理论包括由异常不透水的前玻璃体表面引起的房水逆流[68]和脉络膜肿胀，导致晶状体前移[69]。对玻璃体前皮质[70]进行Nd:YAG激光术后治愈的人工晶状体恶性青光眼患者进行超声生物显微镜检查。发病存在睫状体前旋，后房型人工晶状体和睫状体向前移位。这与玻璃体-睫状体阻塞房水进入前房的异常解剖关系是一致的（图46.1）。玻璃体中的水分蓄积使虹膜压迫小梁网，这些情况在玻璃体前皮质切开后逆转。睫状体和虹膜，晶状体赤道部，晶状体囊或玻璃体之间的贴附可以发展，这解释了各种方法在治疗上述状况时有部分成功。其中包括睫状肌麻痹[71]治疗，房水生成抑制剂和高渗剂[72]，以及以下操作：冷冻治疗[73]，睫状突的光凝[74]，经巩膜睫状体光凝[75]采用刀或针破坏玻璃体前皮质（联合或不联合玻璃体液吸出）[68,76-78]，Nd:YAG激光[79,80]，前部玻璃体切割术[81-83]，睫状体平坦部玻璃体液抽吸[77]和睫状体平坦部玻璃体切割术[58]。高达50%的病例治疗可能有效。单纯的核心玻璃体切割术在25%~65%的病例中是有效的，在无晶状体患者的成功率更高。目前，选择的治疗方法是在人工晶状体眼中通过周边虹膜切除术的前入路途径进行晶状体悬韧带-玻璃体前界膜-玻璃体切割术[84]或在有晶状体眼中进行玻璃体切割-超声乳化-玻璃体切割术[85]。两种方法都产生一个外周通道，通过这个通道，玻璃体内的水分能够畅通无阻地进入前房。在人工晶状体眼中，手术通过前房进行周边虹膜切除术或虹膜切开术，包括晶状体悬韧带

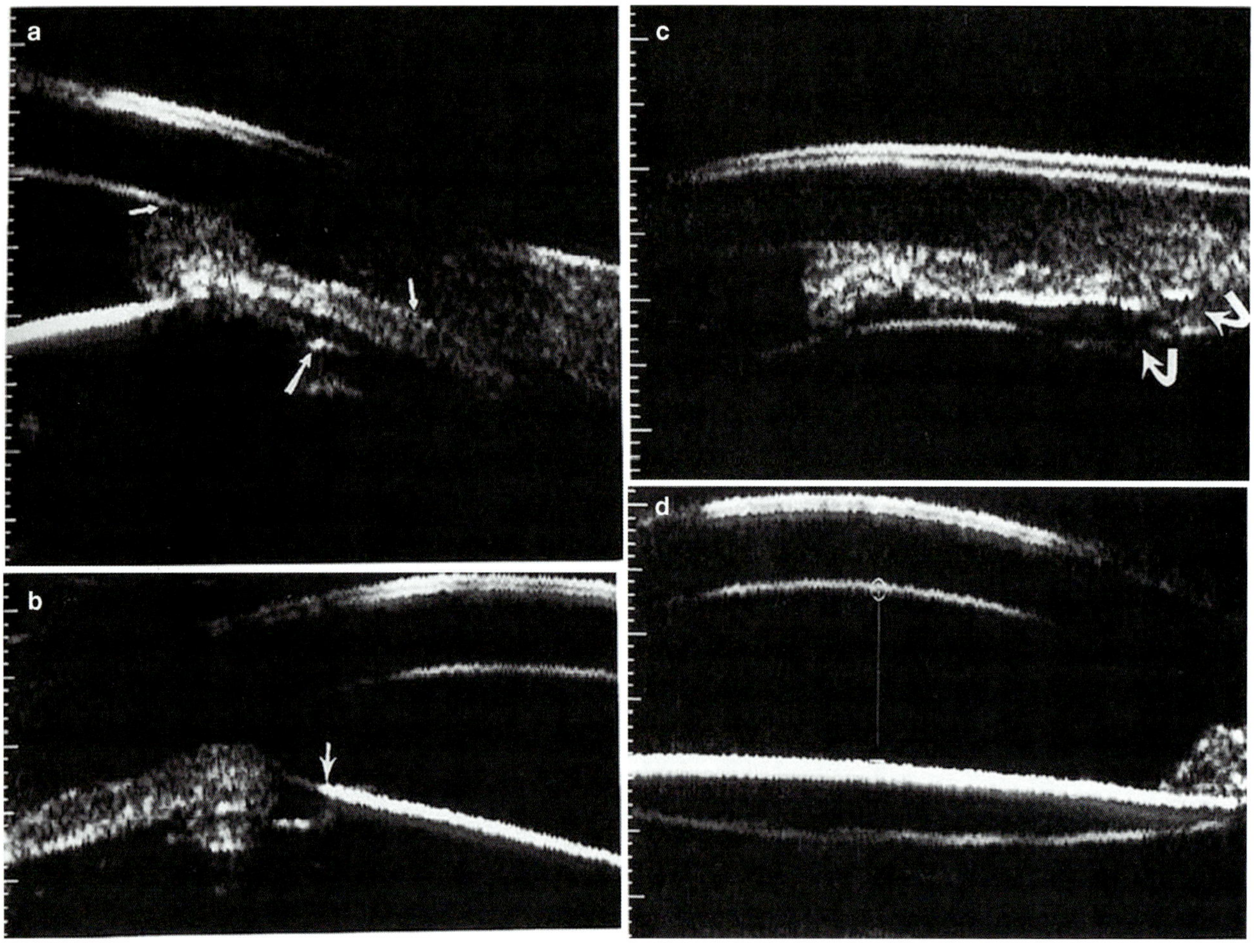


图46.1 人工晶状体眼恶性青光眼的超声生物显微镜检查。(a)在颞侧房角，存在外周虹膜与角膜接触(小箭头所示)。在虹膜下方可见人工晶状体襻(大箭头所示)。(b)鼻侧光学区部分(箭头所示)位于虹膜前方。(c)睫状体前旋(箭头所示)，与周边虹膜接触。(d)中央前房变浅。

切断术，玻璃体膜切除术和前部玻璃体切割术（图46.2）。在晶状体眼中，手术分为 3 个步骤：首先进行睫状体平坦部玻璃体切割术以减少玻璃体并软化眼球，然后进行晶状体超声乳化，最后进行残留玻璃体切割术，晶状体悬韧带-玻璃体前界膜切除术和周边虹膜切除术（图 46.3 至图 46.5）。手术的对侧眼可以进行预防性玻璃体切割术[86]。

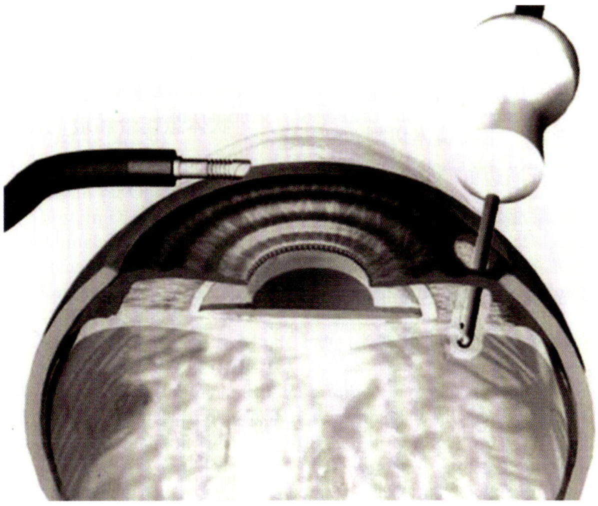

图 46.2 玻璃体切割头进入前房，然后通过周边虹膜切开孔切除晶状体悬韧带、玻璃体前界膜和前部玻璃体。[Reprinted with permission from Lois et al.[84] (figure 1, page 781)]

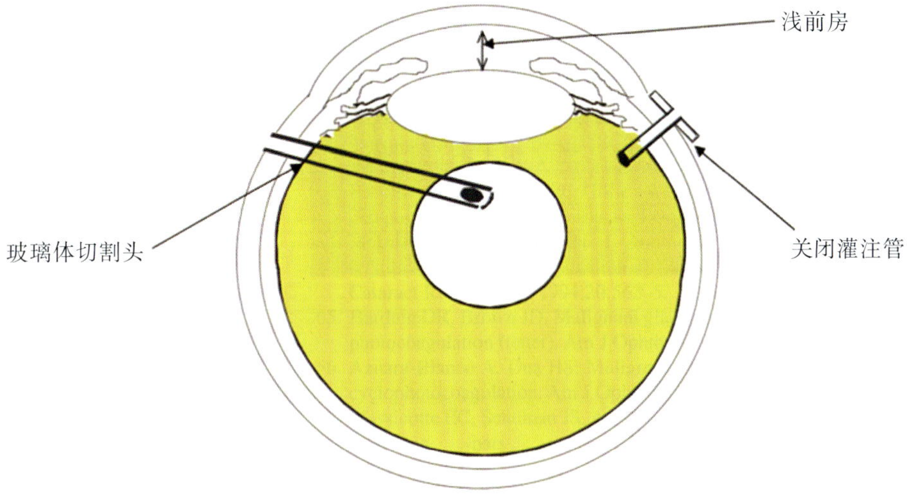


图 46.3 核心玻璃体切割加深了前房，并向前房内注射黏弹剂。[Reprinted with permission from Sharma et al.[85] (figure 1, page 3)]

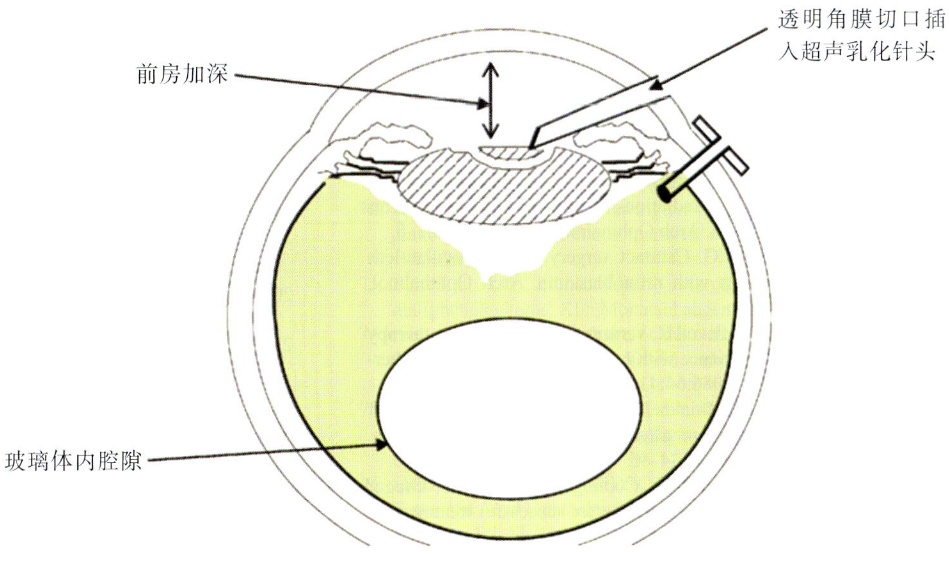


图 46.4 前房加深后进行白内障超声乳化吸除术。[Reprinted with permission from Sharma et al.[85] (figure 2, page 3)]

78. Chandler PA. A new operation for malignant glaucoma. A preliminary report. Trans Am Ophthalmol Soc. 1964;62:408.
79. Shrader CE, Belcher CD, Thomas JV, Simmons RJ, Murphy EB. Pupillary and iridovitreal block in pseudophakic eyes. Ophthalmology. 1984;91:831.
80. Epstein DL, Steinert RF, Puliafito CA. Neodymium-YAG laser therapy to the anterior hyaloid in aphakic malignant (ciliovitreal block) glaucoma. Am J Ophthalmol. 1984;98(2):137–43.
81. Irvine RA. Pars plana vitrectomy for malignant and aphakic pupillary block glaucoma. Tran Pac Coast Oto Ophthalmol Soc. 1977;58:189.
82. Koerner FH. Anterior pars plana vitrectomy in ciliary and iris block glaucoma. Albrecht Von Graefes Arch Klin Exp Ophthalmol. 1980;214:119.
83. Weiss H, Shin DH, Kollarits CR. Vitrectomy for malignant (ciliary block) glaucomas. Int Ophthalmol Clin. 1981;21:113.
84. Lois N, Wong D, Groenewald C. New surgical approach in the management of pseudophakic malignant glaucoma. Ophthalmology. 2001;108:780–3.
85. Sharma A, Sii F, Shah P, Kirkby GR. Vitrectomy-phacoemulsification-vitrectomy for the management of aqueous misdirection syndromes in phakic eyes. Ophthalmology. 2006;113:1968–73.
86. Chaudhry NA, Flynn HW, Murray TG, Nicholson D, Palmberg PF. Pars plana vitrectomy during cataract surgery for prevention of aqueous misdirection in high-risk fellow eye. Am J Ophthalmol. 2000;129(3):387–8.

# 第 6 部分

# 药物性玻璃体溶解术

J. Sebag

# 第 47 章 药物性玻璃体溶解术

J. Sebag

## 本章要点



**关键词**

玻璃体;玻璃体视网膜界面;透明质酸;胶原蛋白;细胞外基质;药物性玻璃体溶解术;玻璃体后脱离;异常玻璃体后脱离;液化活性剂;界面活性剂

**核心概念**

1. 玻璃体和玻璃体视网膜界面由决定其结构和功能状态的分子组成,在大多数病例中,这些分子的改变会导致患者出现玻璃体后脱离(PVD),部分患者则出现异常玻璃体后脱离。
2. 药物性玻璃体溶解术是一种通过液化活性剂诱导玻璃体液化、通过界面活性剂诱导玻璃体视网膜界面分离的分子操纵技术，在未来有望取代手术治疗多种异常玻璃体后脱离。
3. 在研发过程中不同种药物性玻璃体溶解术药物的失败或成功经验对未来研究进展有着重要的价值,其中包括联合治疗的重要性,并且应该提高向靶组织输送药物的效率。

---

电子补充材料：补充材料可在本章的在线版本 10.1007/978-1-4939-1086.1_47.中获得。也可以在 http://www.springerimages. com/videos/978-1-4939-1085-4 上查看相关视频。

J. Sebag is a past or present consultant to Advanced Corneal Systems/ISTA Pharmaceuticals, Storz/B & L, ThromboGenics, ALCON

J. Sebag, MD, FACS, FRCOphth, FARVO
VMR Institute for Vitreous Macula Retina,
7677 Center Avenue, suite 400,
Huntington Beach, CA 92647, USA
Doheny eye Institute, Los Angeles, CA, USA
e-mail: jsebag@VMRinstitute.com

# 1. 引言

玻璃体约占人类眼球总容积的 80%，它是细胞外基质的一种，主要由水(98%)，胶原蛋白、透明质酸，以及其他细胞外基质分子构成。无论是生理或者病理状态，玻璃体内部的分子构成和组织结构决定着其结构及功能状态，也影响着玻璃体视网膜界面的状态。随着玻璃体老化，其内部的大分子出现重构，凝胶状的玻璃体变性液化并发生结构改变，使其结构和功能状态变得不稳定。玻璃体视网膜界面是由视网膜内界膜(ILM)、玻璃体后极部皮质和介于两者间的细胞外基质(ECM)组成，玻璃体内部的分子改变通常会导致玻璃体及视网膜间的连接减弱，并且可能出现不稳定的玻璃体皮质与视网膜分离，上述病理状态被称为玻璃体后脱离(PVD)(见第 9 章"玻璃体老化与玻璃体后脱离")。当玻璃体和视网膜之间仍然存在连接时，可能会出现异常的玻璃体后脱离，这种病理状态会同时对玻璃体和视网膜产生一系列不良影响(见第 14 章"异常玻璃体后脱离与玻璃体劈裂")。如今，这些症状可以通过手术进行治疗。

纵观整个医学史，当人类对于疾病发病机制的认知加深，疾病治疗学就会随之得到发展，这会促使治疗方案对人体的损伤更小但更加有效。在最早期的时候，人类对疾病几乎一无所知，能够作为治疗手段的措施也很少。随着人类对疾病解剖病理学的认识加深，外科手术出现并不断发展。此后，由于人类对疾病发生发展的研究进一步深入，手术治疗逐渐变为药物治疗的补充治疗手段，并最终被药物治疗所取代。当完全攻克一种疾病时，人类便开始寻找其预防方法以避免个体患病。例如，曾经人们治疗因严重感染发生脓肿的有效手段是手术引流，现在很大程度上已经被抗生素治疗所取代。消化性溃疡多年来都被认为是需要手术治疗才能痊愈的疾病，且一直保持着较高的死亡率。此前该疾病被认为是由精神压力所引起。抗酸药、组织胺抑制剂、质子泵抑制剂和胃镜检查的出现及应用极大地提高了疾病治疗效果。关于该疾病治疗突破性的进展源于研究者发现，幽门螺杆菌感染才是导致大多数消化性溃疡疾病发生的基础病因。现在，由于有效地使用抗生素进行治疗，大大减少了该疾病治疗中手术的应用。曾经治疗子宫颈癌的有效手段是子宫切除术，现在人类逐渐认识到其病变源自子宫颈上皮细胞的不典型增生。通过大规模人口普查，微创活组织检查及有效的手术治疗，该病变预后有了明显不同。随着研究进展，人们进一步认识到人乳头状瘤病毒感染是子宫颈癌的基础病因，这一发现推动了大型疫苗研究项目的开展，此后也许能预防这种疾病的发生。

如今，对于玻璃体视网膜疾病及手术治疗的认知也在发生着改变。玻璃体内注射抗血管内皮生长因子(VEGF)药物的治疗方案已经大范围取代了传统治疗下列疾病的激光手术——糖尿病性视网膜病变和血管阻塞引起的渗出性黄斑病变，年龄相关性黄斑变性(AMD)。另一项研究进展"药物性玻璃体溶解术"于 1998 年提出，是指使用药物去改变玻璃体及玻璃体视网膜界面的分子结构[23]。该治疗方案的客观依据在于通过药物作用诱导无害的玻璃体后脱离，减轻由于玻璃体作用于视网膜产生或加重的病理效应。除此之外，该药物也会诱导一系列生理作用产生，从某种意义上来说这些改变是非常有利的。

本书的前述章节描述了玻璃体及其在不同疾病中所起作用的相关知识。已经讲解了各类先天或诱发遗传因素所致的玻璃体异常，全身系统疾病所致的玻璃体病变，玻璃体异常老化所致病变及其他眼部疾病。其中比较有代表性举例是：第 3 章"遗传性玻璃体视网膜疾病"，第 13 章"先天性玻璃体视网膜血管疾病"，第 5 章"糖尿病性玻璃体病变"，第 23 章"玻璃体与视网膜血管性疾病及糖尿病性黄斑水肿"，第 14 章"异常玻璃体后脱离与玻璃体劈裂"，第 19 章"玻璃体与年龄相关性黄斑变性"，第 21 章"玻璃体与视网膜脱离"，第 8 章"近视性玻璃体病变")。关于这些病理状态的手术治疗，本书也通过一定篇幅进行了讨论(参见第 32~46 章)。然而，由于对玻璃体及其在视网膜疾病中所起作用的相关认识大大加深，非手术治疗方法正在发展，由最初的使用增加到最终取代手术疗法。后续章节将会评估这些治疗方法的未来发展。值得注意的是，目前为止关于 7 项主要的药物性玻璃体溶解术研究正在开展。其中 1 项已经被批准应用于临床，1 项正在研发当中，其余 5 项已经宣告失败或研究终止。所有的 7 项研究项目将会在下文进行评判并且在相关章节中提供尽可能多的研究细节。

## 2. 药物性玻璃体溶解术的分类

关于药物性玻璃体溶解术第一份可检索的文献发表于 65 年前的《英国眼科学杂志》[17]。由于该方法及最初的其他方法均在手术中使用酶作为重要辅助工具，早期文献常称该类手术为“酶促玻璃体溶解术”(见第 48 章 “药物性玻璃体溶解术的发展史”)。但是，1998 年起使用“药物性玻璃体溶解术”取代了旧的术语，此后玻璃体溶解术可以根据其不同的作用机制进行分类，而不仅仅是一个酶促反应机制。下文将叙述两种不同的药物性玻璃体溶解术分类，其分类依据是不同药物的药物反应。

### 2.1 药物性玻璃体溶解术中药物的化学反应

1998 年，在研究不同药物的化学活性的过程中，人们开始考虑药物性玻璃体溶解术的可行性。因此，将药物分为两大类，分别为酶催化和非酶催化剂(参见表格 47.1)。由于酶催化剂占比较大，又将酶催化剂细分为底物特异性和底物非特异性剂。

从临床角度来说，基于药物的化学活性对药物性玻璃体溶解术不同种药物进行分类的方法并不实用。因此，大约 10 年以后研究者便开始探索新的分类方法。

### 2.2 药物性玻璃体溶解术中药物的生物学反应

2009 年，对多种正在研究中的药物性玻璃体溶解术药物以其生物学活性进行了重新分类。由于凝胶状的玻璃体液化及玻璃体视网膜间连接减弱，二者的共同作用造成了玻璃体后脱离 (PVD)(见第 9 章“玻璃体老化与玻璃体后脱离”)。因此，将造成玻璃体后脱离的两个因素作为药物性玻璃体溶解术药物生物学分类的重要参考[25]。那些主要导致玻璃体液化的药物被称作液化活性剂，而主要诱导玻璃体视网膜界面分离的药物被称为界面活性剂。如表 47.2 所示，然而，化学和生物学分类系统并不相互排斥，因为生物学分类又可以依据药物的化学活性(酶催化型和非酶催化型) 和底物特异性再分类。值得注意的是，有许多种药物同时具有液化活性剂和界面活性剂的效应。

接下来会讨论多种药物性玻璃体溶解术药物，而其中有的正在研发中，有的已经获批在临床上使用。而讨论的重点是那些已经终止研发的药物，因为从它们的失败或研发中断原因中我们可以得到很多启示。

表 47.1　依照药物性玻璃体溶解术药物的化学活性分类

| 酶催化剂 | 非酶催化剂 |
|---|---|
| 底物特异性 | |
| 　软骨素酶 | 尿素/Vitreosolve® |
| 　透明质酸酶 | RGD 肽 |
| 　中性蛋白酶 | |
| 非底物特异性 | |
| 　tPA | |
| 　纤溶酶 | |
| 　奥克纤溶酶 | |
| 　纳豆激酶 | |

表 47.2　依照药物性玻璃体溶解术药物的生物学活性分类

| 液化活性剂(使凝胶状玻璃体液化的药剂) |
|---|
| 非底物特异性 |
| 　tPA，纤溶酶，奥克纤溶酶，纳豆激酶，Vitreosolve®[a] |
| 底物特异性 |
| 　透明质酸酶 |
| **界面活性剂(使玻璃体视网膜连接减弱的药剂)** |
| 非底物特异性 |
| 　tPA，纤溶酶，微纤溶酶，纳豆激酶，Vitreosolve®[a] |
| 底物特异性 |
| 　中性蛋白酶，软骨素酶，RGD 肽[a] |

tPA、纤溶酶、微纤溶酶、纳豆激酶和 Vitreosolve®被认为既是液化活性剂又是界面活性剂。

tPA，组织纤溶酶原激活物。

[a] 非酶活性剂。

# 3. 药物性玻璃体溶解术药物

## 3.1 研发失败或被终止的药物

### 3.1.1 透明质酸酶(Vitrase®)

这种底物特异性液化活性剂的靶目标是透明质酸。透明质酸是一种黏多糖,由重复的N-乙酰基氨基葡糖胺及葡糖醛酸组成的双糖单位(见第6章“玻璃体生物化学与人工玻璃体”)。透明质酸酶(HAse)有多种天然的生物学功能,包括受精和保护机体组织的流动性。透明质酸酶也能够强化某些病理状态,如加强细菌毒性,促进肿瘤细胞扩散等[7,18]。

透明质酸酶一直用于眼科手术中加强球后注射麻醉剂的眼周扩散和分布。Pirie首次将透明质酸酶应用于药物性玻璃体溶解术[17],他在兔眼的玻璃体使用HAse。Foulds随后报道了透明质酸酶可以诱导明显的玻璃体液化(见第48章“药物性玻璃体溶解术的历史”)。很久以后,研究者尝试在药物性玻璃体溶解术中使用从绵羊睾丸中提取的透明质酸酶。临床前试验提示透明质酸酶在动物模型上有效,此后批准进行临床试验。该试验共包括三期试验,以评估HAse在加快玻璃体积血清除中的疗效(见第54章“玻璃体液化活性剂透明质酸酶”)。尽管透明质酸酶组在清除玻璃体积血快于生理盐水组,三期的临床试验并没有充足的证据证明其疗效,所以并未获得授权批准其商业化。

这次研究失败的深层原因传递了一些重要的信息。首先该研究中很大一部分患者的玻璃体积血是由增生性糖尿病性视网膜病变引起的。尽管普遍认为糖尿病会改变患者玻璃体的生化代谢[27,28]及结构[22]状态(见第5章“糖尿病性玻璃体病变”),但在相关的前期动物试验中并未使用糖尿病动物模型。因此,从一个非糖尿病动物研究模型来推论糖尿病患者的玻璃体病变状态是很冒险的,特别是涉及研究药物性玻璃体溶解术的生化过程。在糖尿病患者中,由于糖基化作用及糖基化终产物的进一步形成,其玻璃体分子中的酶作用底物(特别是胶原蛋白)与其他患者并不相同。

造成透明质酸酶研究失败的另一个原因是HAse仅仅是液化活性剂而非界面活性剂(表47.2)。由于透明质酸(HA)并未在介导玻璃体视网膜黏附中起非常重要的作用(见第11章“玻璃体视网膜界面与内界膜”),所以透明质酸酶的作用被限制在诱导玻璃体液化。尽管HAse能导致玻璃体充分液化,但是它并不能诱导玻璃体视网膜分离及玻璃体后脱离[8,36]。在增生性糖尿病性视网膜疾病中,这会造成生长入玻璃体后皮质的新生血管免疫复合物对视网膜产生持续性的牵拉状态,并进一步造成反复的玻璃体积血,引起患者视力下降甚至丧失。这对于患有1型糖尿病的患者尤其危险,因为该类患者往往更加年轻并且存在广泛且牢固的玻璃体视网膜粘连。这类患者应用透明质酸酶会诱发牵拉性视网膜脱离,研究者在临床试验中发现了这一现象。因此,Vitrase®不仅未被批准进行玻璃体内注射,它也不应该标签外应用于药物性玻璃体溶解术,但也许可以用于已存在玻璃体后脱离的患者。

### 3.1.2 软骨素酶

软骨素酶是一种酶复合体,它能切割蛋白多糖“核心分子”中含有硫酸软骨素糖胺聚糖(GAG)的侧链(见第6章“玻璃体生物化学与人工玻璃体”)。由于糖胺聚糖在玻璃体视网膜界面起着重要的作用(见第11章“玻璃体视网膜界面与内界膜”),软骨素酶也许能成为有效的界面活性剂。软骨素酶特异性的切割并降解二糖N-乙酰半乳糖胺葡糖醛酸之间和内部唯一连接的化学键。研究者将两种酶(软骨素酶Ⅰ和Ⅱ)混合制成了生物药物,并开展了临床试验。软骨素酶Ⅰ(110kDa)是一种作用于内部硫酸软骨素的裂解酶,将其底物的聚合物结构分解为寡糖和双糖。软骨素酶Ⅱ(112kDa)作用于完整的聚合物并没有反应活性,但可以降解由软骨素酶Ⅰ催化反应产生的四糖。两种酶共同催化的降解速度较单独使用软骨素酶Ⅰ更加迅速。

从软骨素酶与人类、灵长类动物及猪眼组织的相互作用中可观察到,玻璃体与视网膜、视盘、晶状体之间的胶原蛋白连接明显减弱[11,12]。由软骨素酶诱导的这种效应强于胰蛋白酶、透明质酸酶、中性蛋白酶、肝素酶及其他酶类。后续研究表明将人类玻璃体视网膜界面暴露于软骨素酶中会导致二者的完全分离。这一反应被Russell和Hageman命名为“去嵌合”。不同于已知的蛋白水解酶类，软骨素酶催化造成的是玻璃体从灵长类动物视网膜上的完全分离，但并未导致玻璃体液化[1]。

由 FDA 批准的Ⅰ/Ⅱ期试验结果已经在第 56 章中进行了叙述。尽管这主要是一个安全性测试试验，该试验中未发现不良反应，但试验过程中仍然有证据表明软骨素酶的疗效。尽管如此，软骨素酶并未进入临床试验阶段。引用其主要研发者 Stephen Russell 博士的话来说，“尽管大约 30 年前就已经发现并考虑将软骨素酶作为药物性玻璃体溶解术药物，此后也进行了一系列试验，但最初几年由于合同限制，而最近几年由于知识变动，限制了大多数动物(猴子)和人类研究数据的发表，也限制了同行对这一充满潜力的药物的评估。”此外，软骨素酶的生产成本非常高，远超出重组酶的生产价格。还有，在 20 世纪 80 年代，软骨素酶项目由 4 个不同的公司研究团队所负责：Storz、American Cyanamid、American Home Products 和 Bausch and Lomb。等到决定进行Ⅲ期试验时，没有任何一个软骨素酶的早期研发团队愿意负责这一项目，因为软骨素酶并不是来源于他们的生产线，并且Ⅰ/Ⅱ期试验的研究数据似乎无法证明其有显著的疗效(见第 56 章“软骨素酶玻璃体溶解术”)，有关软骨素酶的研究并没有进一步继续[21]。尽管这一决定似乎更符合企业利益，但从其科学性及临床前景来说值得深入研究，并且研究者也许可以发现更经济的方式重组软骨素酶。

### 3.1.3 纳豆激酶

纳豆激酶是从纳豆中提取的物质，是在纳豆发酵过程中由纳豆枯草杆菌所产生的。这种风靡日本的早餐食物闻起来很像芝士，尝起来像咸味坚果，非常黏稠。纳豆激酶作为膳食补充物是从纳豆中纯化得到的，并且制成了药片和胶囊，所以并没有很重的气味或者尝起来像食品纳豆一样。它作为膳食补充物非常畅销，因为它有助于溶解异常的血栓凝块。

关于纳豆的医学研究非常少，近期才慢慢展开。事实上，第一份发表有关纳豆激酶并收录于PubMed数据库中的文献不早于 1987 年。这一研究将纳豆激酶描述为一种分子量等于 20 000 并且能够高效溶解纤维蛋白的酶类，特别是当它作用于血纤维蛋白溶酶底物 H-D-Val-Leu-pNA(S-2251)[30]。另一项近期研究[38]提示纳豆激酶可以促进血管内皮细胞和 HeLa 细胞释放组织型纤溶酶原激活物。这一发现也许能够解释为什么纳豆激酶能够促进药物性玻璃体溶解术的发展(见第 49 章“组织纤溶酶原激活物玻璃体溶解术”)。

根据笔者所检索的文献，第一个并且也是唯一关于纳豆激酶作用于眼组织的研究说明该丝氨酸蛋白酶可以诱导兔眼发生玻璃体后脱离，并且已经由扫描电子显微镜检查确认[31]。经临床试验，ERG 测试和光学显微镜鉴定，纳豆激酶的毒性剂量是其能够诱导玻璃体后脱离剂量的 10 倍。值得注意的是，在注射纳豆激酶 30 分钟后即可观察到玻璃体后脱离。近些年来，关于纳豆激酶药物性玻璃体溶解术的研究并没有更进一步的文献发表。根据日本熊本大学的眼科主任 Hidenobu Tanihara 教授所说，这主要是因为纳豆激酶的生产商是食品生产商，而不是医药生产商(个人交流，2014)。

### 3.1.4 Vitreosolve®

Vitreosolve®是药物性玻璃体溶解术中包含尿素的非酶催化剂，其解开胶原纤维加上似乎能诱导玻璃体液化及玻璃体视网膜分离的效应，使它同时具有液化活性剂和界面活性剂的特性。动物试验研究之后，该种药物在美国、印度和墨西哥多地接受了Ⅲ期临床试验的评估。该临床试验的主要目的是评估 Vitreosolve®的安全性，同时评估非增生性糖尿病性视网膜病变(NPDR)患者眼内注射该药物诱导玻璃体后脱离 (PVD)(由超声进行定性诊断) 的效果。该项前瞻性、随机性、双盲性、安慰剂对照性研究纳入了约 400 名患有 NPDR 的美国及印度患者和 150 名墨西哥患者。该项研究的设计为连续 3 个月每月进行眼内注射 Vitreosolve®。研究结果显示，尽管注射该药物使 50%的患者发生 PVD，但是对照组也出现了 36%患者发生 PVD [13](V.Karageozian, MD，个人交流，2013)。这一差异并不具有统计学意义，此后关于 Vitreosolve®的所有临床研究均终止。

虽然很遗憾，但这也是宝贵的经验。其中最重要的一点是临床试验前期设计中需要纳入足够多的样本以确保统计结果的差异性显著。尽管 Vitreosolve®的试验纳入了超过 500 名受试者，但是这一样本量显然不是很大，研究结果也许提示药物诱导效果差，也许提示安慰剂的诱导效果很强(36%)。其次，在进行临床试验之前并没有研究将 Vitreosolve® 应用于糖尿病动物上进行临床前研究。之前的研究已经表明糖尿病患者的玻璃体凝胶状态、玻璃体视网膜界面与非糖尿病患者有很大不同(见第 5 章“糖尿病性玻璃体病变”)。因此，建议未来的研究者在研究药物性玻璃体溶解术药物的疗效（或研究任何应用于糖尿病患者玻璃体内注射的药物）需要使用合适的疾病研究对象，例如，在该项研究中应选择糖尿病性玻璃体疾病和糖尿病性视网膜疾病患者作为受试者注射药物诱导 PVD。综上所述，这些不足也是导致液化活性剂 Vitrase®应用在糖尿病患者中疗效不佳并且未获得 FDA 批准的原因之一。

#### 3.1.5 RGD 肽

在药物性玻璃体溶解术中使用 RGD 肽是基于其与整合素的相互作用。许多在细胞外基质中表达的黏合蛋白包含有精氨酸-甘氨酸-d 冬氨酸三肽并作为其细胞识别位点。约 30 年前研究已确认[20]，每一个黏附蛋白内的 RGD 序列都至少能被结构相关受体家族，整合素家族中的一个成员所识别，其中整合素是由两个跨膜亚单位形成的异二聚体蛋白质。这些跨膜受体介导细胞间或细胞与细胞外基质(ECM)间的黏附。整合素在细胞信号传递中也起到了非常关键的作用[10]。除了跨越细胞膜传递机械张力，整合素还参与了细胞周期、形状和细胞运动的调控。“RGD”这一特定的连接复合体(指的是精氨酸-甘氨酸-天冬氨酸序列）在多种细胞外基质成分中起着非常重要的作用，包括层粘连蛋白、纤维连接蛋白和某些胶原蛋白，并且在玻璃体视网膜界面可能发挥潜在的重要作用(见第 11 章“玻璃体视网膜界面与内界膜”)。事实上，免疫学定位研究已经在视网膜内界膜表面上检测到了整合素[2]。由于合成的 RGD 肽竞争性抑制整合素，它可以破坏整合素-细胞外基质的相互作用并且使玻璃体视网膜界面连接松散。因此，RGD 类似物也许可以作为药物性玻璃体溶解术药物破坏玻璃体视网膜界面的连接并诱导玻璃体后脱离。

兔眼模型上的研究提示，在玻璃体内注射 RGD 肽的 24 小时潜伏期后，相较于对照组，局限性玻璃体切割术(30-s 核心玻璃体切割术，并且通过≤30mmHg 低压吸引诱导 PVD)会在手术眼造成明显的玻璃体后脱离。尽管约 50%手术眼出现了视网膜水肿，但临床检查、电子显微镜或 TUNEL 细胞凋亡分析中并未检测到毒性反应。虽然试验提供了有力证据的支持并证实了最初的设想，但自该数据发表后的 12 年里并没有更进一步的研究，具体原因仍然未知。

## 3.2 研发中的药物

#### 3.2.1 中性蛋白酶(Vitreolysin™)

中性蛋白酶最初是以专利名 Vitreolysin™ 进行研究的，是一种由多黏类芽孢杆菌产生的纯化的 35.9kDa 的细胞外中性蛋白酶。它选择性地降解Ⅳ型胶原蛋白和纤维连接蛋白以破坏玻璃体后皮质和视网膜内界膜(ILM)间的连接(见第 11 章“玻璃体视网膜界面与内界膜”)。由于 Vitreolysin™ 对Ⅱ型胶原蛋白的低亲和力，使其能够在不破坏玻璃体内大分子结构的状态下诱导玻璃体后脱离(PVD)。这一直接作用于玻璃体后皮质和视网膜内界膜的酶催化反应预防了玻璃体液化和玻璃体视网膜牵拉，而这是许多间接催化反应酶作用产生玻璃体后脱离的常见原因[6]。作为药物性玻璃体溶解术的药物，Vitreolysin™ 还有许多其他优势，例如，缺少已知的天然抑制剂，这确保了即使在复杂的玻璃体视网膜疾病中它仍然能够保持酶反应活性，因为随着血清的循环，许多酶抑制剂可能会渗透到眼组织中。Vitreolysin™ 的反应活性可以通过其可滴定的自我溶解结束，这就确保了操作者能够很好地控制它的降解和清除。Vitreolysin™ 的冻干制剂是高度稳定的分子结构，并且具有很长的保质期。早期的临床前研究提示其摩尔浓度就能诱导高比例(80%~100%)的玻璃体后脱离。

然而早期研究提示，在动物模型中，可能由于细菌污染该药物对视网膜和视神经有一定的毒性。有研究[15]使用商用的中性蛋白酶作用于幼年猪，但没有明显的证据提示毒性反应。通过重组技术合成的 Vitreolysin™，应用于药物性玻璃体溶解术并未观察到明显的毒副反应［见第 55 章“纯化中性蛋白酶(Vitreolysin™ )玻璃体溶解术”］。然而现今为止，并没有药物性玻璃体溶解术中使用 Vitreolysin™ 作用于人体的安全性及疗效相关研究报告或文献发表。

## 3.3 已批准用于药物性玻璃体溶解术的药物

### 3.3.1 奥克纤溶酶(Ocriplasmin)

奥克纤溶酶是一种片段的重组纤溶酶，曾经被称为微纤溶酶。这种 27kDa 的重组丝氨酸蛋白酶包含血纤维蛋白溶酶的催化域，但是 5 个环状结构域中没有一个面向双链 C 末端作为其延伸部分[37]。这些环状结构域通常作为底物、调控分子和抑制剂的结合位点[33,37]。因此，可以观察到奥克纤溶酶在作用于凝血酶的效用强于胞浆素，这主要是因为其与抑制剂的亲和力更低。奥克纤溶酶具有良好的酶活性，并且能够在酸性环境中保持数天的稳定。由于它在中性 pH 值中有高度活性，以二阶动力学（自我分解）的形式而失活，所以当奥克纤溶酶进入玻璃体基质时，24 小时后仅有 25%的酶还具有活性。然而，作为纤维蛋白溶酶原家族的一员，奥克纤溶酶调节了包括促炎细胞因子和基质金属蛋白酶在内的多条通路，这些特性扩展了其功能且明确了其辅助临床特征。为了产生最大的治疗效果，奥克纤溶酶须注射在治疗部位的附近，这也可以减少对邻近组织结构，如对晶状体悬韧带产生副作用。但临床前试验并未发现毒副作用(见第 52 章“奥克纤溶酶玻璃体溶解术的基础研究”)。

8 项Ⅱ期研究、2 项Ⅲ期研究及 2 项Ⅲb 期研究在内的临床试验项目，研究了在安慰剂对照下奥克纤溶酶治疗人类玻璃体黄斑牵拉综合征(VMT)的有效性和安全性。其中重要的Ⅲ期试验，玻璃体内注射奥克纤溶酶——非手术治疗玻璃体黄斑牵拉综合征研究(MIVI-TRUST)证明了在安慰剂对照下，单次注射 125μg 的奥克纤溶酶便可完全诱导玻璃体后脱离和解除玻璃体黄斑粘连。相较于安慰剂对照组，奥克纤溶酶注射组中很大比例的全层黄斑裂孔(FTMH，直径≤400μm)合并玻璃体黄斑粘连的患者出现了药物诱导下裂孔闭合，其中较小的全层黄斑裂孔(≤250μm)闭合率最高。基于这一研究发现，美国食品药品管理局(FDA)于 2012 年 10 月批准将奥克纤溶酶用于症状性玻璃体黄斑粘连(sVMA)的治疗，2013 年 2 月欧洲药品局批准该药用于玻璃体黄斑牵拉综合征(VMT)的治疗，包括伴随小于或等于 400μm 的黄斑裂孔的 VMT。在本书中可查看关于该项研究的所有数据(见第 53 章“奥克纤溶酶玻璃体溶解术的临床研究”)。下面是相关研究中的一个病例。

#### 3.3.1.1 案例分析

SC 是一位 62 岁的白人女性，主诉 3 个月以来右眼出现视物扭曲伴视力下降。查体视力 20/50+3。3D Amsler 表测试(3D-TAG)[5,11,19,34]提示相关视力中有 1.16%圆柱状中心视野缺损(图 47.1)。综合光学相干断层扫描/激光扫描检眼镜(OCT/SLO)检查结果提示，患者玻璃体后皮质与中心凹有持续的粘连异常的玻璃体后脱离，且其下伴随黄斑囊肿（图 47.2)。根据新的 IVTS 分类系统，这位患者出现了孤立的局灶性玻璃体黄斑牵拉综合征(VMT)，因此，患者满足施行药物性玻璃体溶解术的条件。该患者考虑是否加入奥克纤溶酶药物性玻璃体溶解术 FDA Ⅱ期临床试验(MIVI Ⅲ)(见第 53 章“奥克纤溶酶玻璃体溶解术的临床研究”)。

6 周后，患者复查出现视力进一步下降且视物扭曲加剧。查体视力 20/200(上次测量 20/50)。3D-TAG 检查发现中心视野异常加重，缺损体积由 1.16%增至 2.24%(图 47.3)。OCT-SLO 联合检查提示黄斑全层裂孔形成（图 47.4)，3D-OCT 图像清晰地显示出加重的黄斑裂孔边缘和视盘颞侧缘均有膜附着(图 47.5)，造成了玻璃体-视盘粘连，有研究报道该病理状态的患眼中 87.5%会出现黄斑裂孔[29,35]。经测量，玻璃体黄斑粘连(VMA)的线性距离为横轴 515μm，纵轴 525μm。黄斑中心体积(中心≡1mm 糖尿病视网膜疾病研究区域早期治疗研究组)为 0.32mL（正常值为 0.16mL[4])。患者加入了 MIVI Ⅲ临床试验并且接受了玻璃体内注射 125μg 奥克纤溶酶的治疗(注射时为双盲对照试验)。

注射药物 1 周后，患者视物扭曲症状明显减轻，视力明显好转。查体视力为 20/40(注射前视力 VA=20/200)。3D-TAG 检查提示中心视野缺损体积由 2.24%降至 0.66%(图 47.6)。OCT-SLO 联合检查提示患者出现玻璃体后脱离伴随黄斑裂孔闭合，未发现黄斑囊肿形成(图 47.7)。但是在患者眼底发现中心凹隆起，这常常是手术闭合黄斑裂孔的术后改变。在随后的 15 个月，中心凹增厚逐渐消失（视频

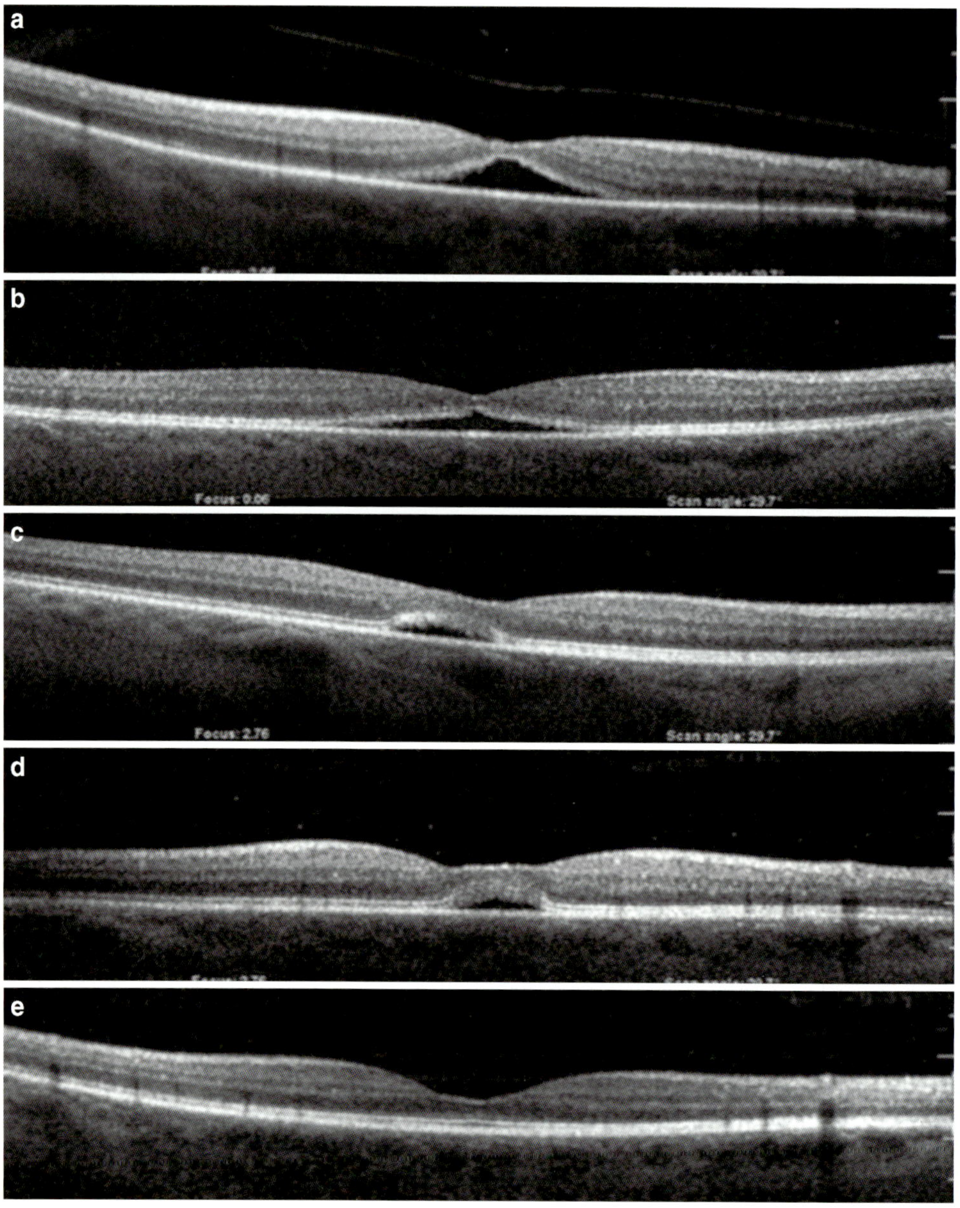


图 47.8 药物性玻璃体溶解术成功闭合黄斑裂孔后，中心凹解剖结构逐渐恢复正常，总共耗时 15 个月。最终患者黄斑恢复正常解剖结构，视力检查 20/20，3D Amsler 表测试结果正常。注射(a)1 周后，(b)1 个月后，(c)6 个月后，(d)9 个月后和(e)15 个月后。

中，应先诱导玻璃体视网膜分离再诱导玻璃体液化，以避免造成医源性的异常 PVD(见第 14 章“异常玻璃体后脱离与玻璃体劈裂”)。

## 4.4 预防

关于使用药物性玻璃体溶解术治疗疾病的相关内容已经在前文做了大量的叙述。这种方法的真正前景在于，尽管需要承担异常玻璃体后脱离的风险，但是患者能够从预防性药物性玻璃体溶解术中获益良多。此外，未来将会采取各种措施，抑制造成异常玻璃体后脱离分子的改变，预防造成各类玻璃体视网膜病变的基础病因。

### 4.4.1 预防性的玻璃体后脱离

就像本书中大量讨论的一样，玻璃体在多种视网膜疾病中起着重要的作用。因此，尽管上文着重讨论使用药物性玻璃体溶解术治疗已经存在的玻璃体视网膜疾病，但在患者处于高风险的情况下诱导玻璃体后脱离作为预防的措施也是合理的。对侧眼出现孔源性视网膜脱离（特别是由于视网膜巨大裂孔、黄斑裂孔、黄斑前膜都可以成为预防性诱导玻璃

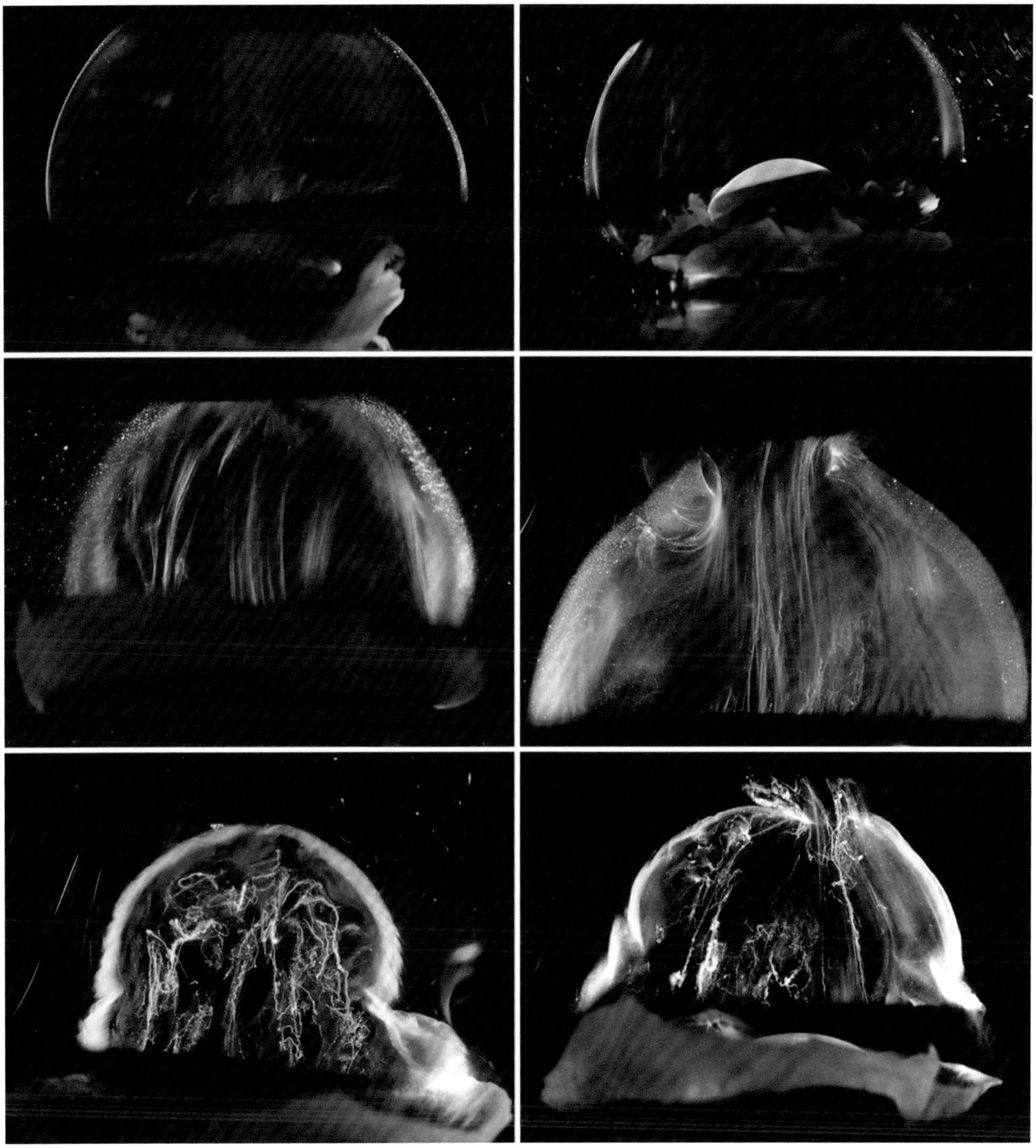

图 47.9　人眼玻璃体结构存在年龄差异。使用暗视野裂隙显微镜观察新鲜未固定，且去除了巩膜、脉络膜、视网膜但仍然附着于眼前节的完整的人眼玻璃体。将裂隙灯从侧面发出一个光束，水平光学部分与照明观察点形成 90°夹角，Tyndall 效应最大化。在所有标本中均是眼前节向下，后极部向上。上图，11 岁女孩（左）和 14 岁男孩（右）的玻璃体提示其结构均匀，玻璃体内未出现明显的光散射，仅仅是在玻璃体皮质周围由胶原纤维形成了致密的基质。每幅图像的底部都可见晶状体的后侧面。中间，56 岁（左）和 59 岁（右）患者的玻璃体，以玻璃体中间出现前后方向的肉眼可见的纤维为特征。当透明质酸分子不再分隔胶原蛋白纤维时，便会导致胶原蛋白纤维交联聚集形成肉眼可见的纤维束。下图，老年个体中，中间玻璃体的纤维明显增厚和弯曲，就像图中 88 岁女性的双眼所示。这些纤维周围的为液化的玻璃体，有时会形成口袋状腔隙。

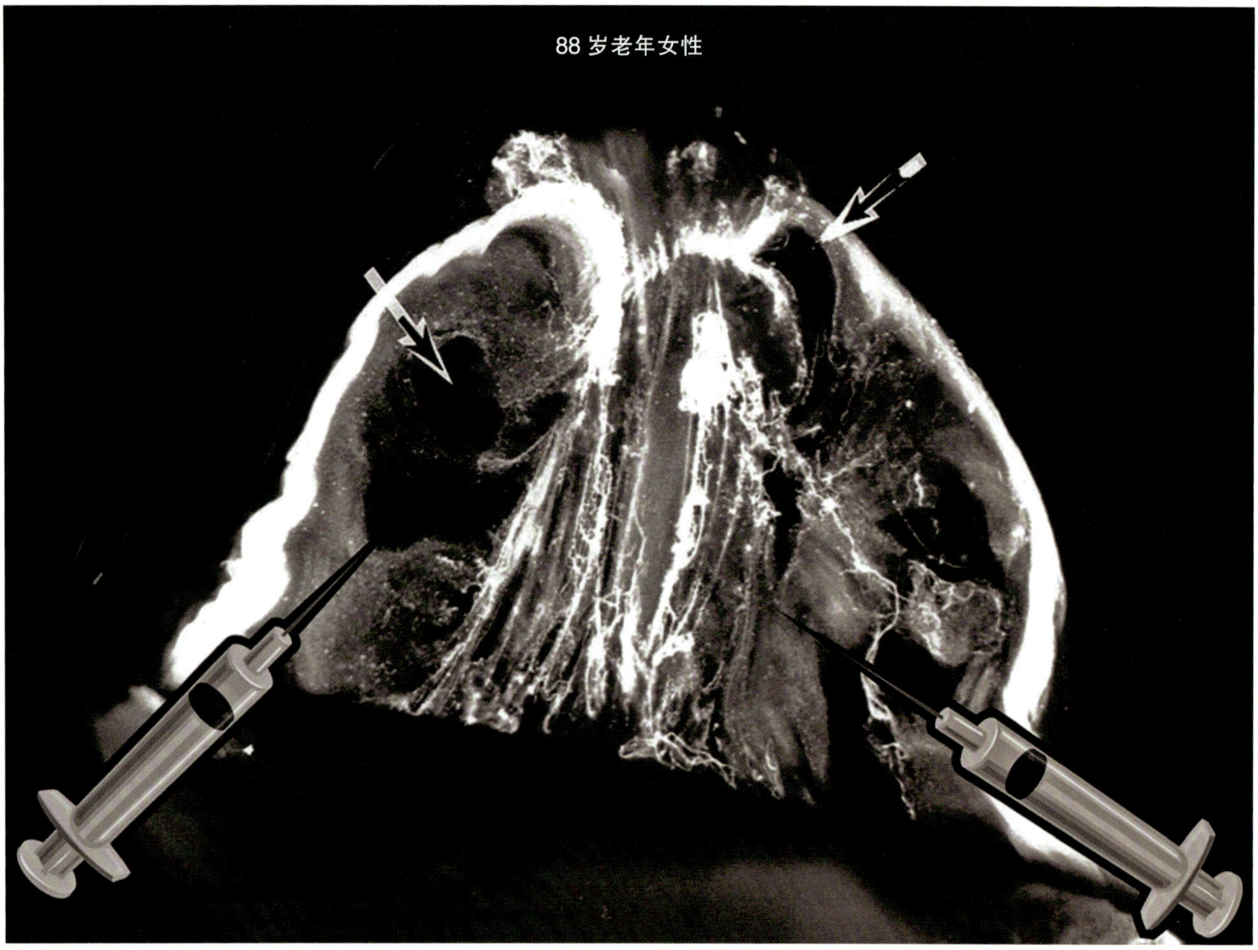


图 47.10 老年人的玻璃体为不均匀结构。向玻璃体内注射任何药物都有可能出现多种药物分布情况并产生不同疗效，这取决于药物是被注射进液化玻璃体的腔隙内还是凝胶状玻璃体的任一区域。左下角的注射器将药物注射至液化玻璃体的腔隙中（顶部箭头所示其他腔隙），右下角的注射器将药物注射至凝胶状玻璃体中。无论何种药物注射至玻璃体内这样相差甚远的区域中，其药代动力学和药效动力学将会有很大不同。这种玻璃体结构的异质性在老年个体中非常明显，而在年轻人中并不显著。

体后脱离的适应证。有两种疾病非常适用于该方法，即糖尿病性视网膜病变和年龄相关性黄斑变性。

糖尿病对玻璃体的生化、结构和生理状态有着显著影响（见第 5 章“糖尿病性玻璃体病变”）。玻璃体在增生性糖尿病性视网膜病变及糖尿病性黄斑水肿（DME）中起着非常重要的作用（见第 23 章“玻璃体与视网膜血管性疾病及糖尿病性黄斑水肿”）。正如许多研究表明，糖尿病性视网膜疾病合并玻璃体后脱离的预后相对较好，所以通过预防性诱导 PVD 阻止疾病进展和视力减退是有利的。为此，研究对奥克纤溶酶进行了多中心、随机、双盲、对照、剂量递增试验。该研究纳入了 60 例玻璃体黄斑粘连（VMA）合并进展性的黄斑水肿患者。试验已经完成，但试验数据尚未发表。

玻璃体在渗出性年龄相关性黄斑变性的发病机制中也起着重要的作用（见第 19 章“玻璃体与年龄相关性黄斑变性”）。因此，研究者设计了临床试验来检验下列假设，即应用奥克纤溶酶的药物性玻璃体溶解术可以诱导无害性的玻璃体后脱离，对湿性 AMD 的病程产生有利影响。这项多中心、随机、双盲对照的Ⅱ期临床研究纳入了 100 例 VMA 合并渗出性 AMD 的患者，随机分为 4 组，其中 3/4 患者接受单针 125μg 的奥克纤溶酶的玻璃体内注射治疗，1/4 患者为安慰剂对照组。排除标准是此前接受过玻璃体切割术治疗，或接受过大于 9 次贝伐珠单抗和（或）雷珠单抗注射治疗的患者。主要研究终点是注射后 28 天内出现玻璃体黄斑粘连分离。次要研究终点包括所有其他试验中 VMA 的分离情况、玻璃体后脱离状态、黄斑厚度、血管渗漏面积、视力(ETDRS 视力表)的改变情况,额外治疗的需求,以及试验后需要注射贝伐珠单抗和(或)雷珠单抗的次数。该项研究已经完成,但试验数据尚未发表。

### 4.4.2 异常玻璃体后脱离的预防

随着对玻璃体液化及玻璃体视网膜界面分离机制的认识加深,未来也许会发现新的治疗方案来预防这些病理改变并且预防异常的玻璃体后脱离(见第 14 章"异常玻璃体后脱离与玻璃体劈裂")。这类方法也许不仅能避免因为异常的玻璃体后脱离对视网膜、视盘和黄斑产生的不良影响,而且能够改善眼内生理状态。因为已知不良的玻璃体生理环境会导致年龄相关性黄斑变性和糖尿病性视网膜病变恶化(见第 25 章"玻璃体生理学")。由于白内障一定程度与玻璃体内生理性氧环境的紊乱有关,所以预防玻璃体变性且改善其多种生理功能的治疗方案也许能够延缓白内障的形成(见第 26 章"氧与玻璃体视网膜生理和病理")。

**缩略语**

| | |
|---|---|
| AMD | 年龄相关性黄斑变性 |
| APVD | 异常玻璃体后脱离 |
| DME | 糖尿病性黄斑水肿 |
| ECM | 细胞外基质 |
| ERG | 视网膜电图 |
| ETDRS | 糖尿病性视网膜病变早期治疗研究 |
| FDA | 美国食品药品管理局 |
| FTMH | 全层黄斑裂孔 |
| GAG | 糖胺聚糖 |
| HA | 透明质酸 |
| HAse | 透明质酸酶 |
| HeLa | 永生细胞系 |
| ILM | 内界膜 |
| kDa | 千道尔顿 |
| NPDR | 非增生性糖尿病性视网膜病变 |
| PMM | 黄斑前膜 |
| PVD | 玻璃体后脱离 |
| PVR | 增生性玻璃体视网膜病变 |
| RGD | 精氨酸-甘氨酸-天冬氨酸的氨基酸序列 |
| sVMA | 症状性玻璃体黄斑粘连 |
| tPA | 组织纤溶酶原激活物 |
| TUNEL | 末端脱氧核苷酸转移酶缺口末端标记 |
| VA | 视力 |
| VMA | 玻璃体黄斑粘连 |
| VMT | 玻璃体黄斑牵拉综合征 |
| VPA | 玻璃体视盘粘连 |
| 3D-TAG | 3D Amsler 表测试 |

## 参考文献


1. Bishop P, McLeod D, Reardon A. Effects of hyaluronan lyase, hyaluronidase, and chondroitin ABC lyase on mammalian vitreous gel. Invest Ophthalmol Vis Sci. 1999;40(10):2173–8.
2. Brem RB, Robbins SG, Wilson DJ, O'Rourke LM, Mixon RN, Robertson JE, Planck SR, Rosenbaum JT. Immunolocalization of integrins in the human retina. Invest Ophthalmol Vis Sci. 1994;35(9):3466–74.
3. Duker JS, Kaiser PK, Binder S, de Smet MD, Gaudric A, Reichel E, Sadda SR, Sebag J, Spaide RF, Stalmans P. The International Vitreomacular Traction Study (IVTS) group classification of vitreomacular adhesion, traction, and macular hole. Ophthalmology. 2013;120(12):2611–9.
4. El-Ashry M, Hegde V, James P, Pagliarini S. Analysis of macular thickness in British population using optical coherence tomography (OCT) - an emphasis on interocular symmetry. Curr Eye Res. 2008;33:693–9.
5. Fink W, Sadun AA. 3D computer-automated threshold Amsler grid test. J Biomed Opt. 2004;9(1):149–53.
6. Gandorfer A. Enzymatic vitreous disruption. Eye (Lond). 2008;22(10):1273–7.
7. Girish KS, Kemparaju K. The magic glue hyaluronan and its eraser hyaluronidase: a biological overview. Life Sci. 2007;80:1921–43.
8. Hikichi T, Kado M, Yoshida A. Intravitreal injection of hyaluronidase cannot induce posterior vitreous detachment in the rabbit. Retina. 2000;20(2):195–8.
9. Hikichi T, Yangiya N, Kado M, Akiba J, Yoshida A. Poetrior vitreous detachment induced by injection of plasmin and sulfur hexafluoride in the rabbit vitreous. Retina. 1999;19:55–8.
10. Hynes RO. Integrins: versatility, modulation, and signaling in cell adhesion. Cell. 1992;69(1):11–25.
11. Jivrajka RV, Kim JK, Fink W, Sadun AA, Sebag J. Quantitative analysis of central visual field defects in macular edema using three-dimensional computer-automated threshold Amsler grid testing. Graefes Arch Clin Exp Ophthalmol. 2009;247:165–70.

12. Kang SW, Hyung S-M, Choi MY, Lee J. Induction of vitreolysis and vitreous detachment with hyaluronidase and perfluoropropane gas. Korean J Ophthalmol. 1995;9:69–78.
13. Karageozian HL. Determine the safety and efficacy of Vitreosolve® administered intravitreally to induce a complete posterior vitreous detachment (PVD) in non proliferative diabetic retinopathy human subjects. Invest Ophthalmol Vis Sci (ARVO). 2005;46:5453.
14. Nguyen J, Yee KM, Wa C, Sadun A. Macular pucker lowers contrast sensitivity which improves after surgery. Invest Ophthalmol Vis Sci. 2014 (ARVO).
15. Oliveira LB, Tatebayashi M, Mahmoud TH, Blackmon SM, Wong F, McCuen 2nd BW. Dispase facilitates posterior vitreous detachment during vitrectomy in young pigs. Retina. 2001;21(4):324–31.
16. Oliveira LB, Meyer CH, Kumar J, Tatebayashi M, Toth CA, Wong F, Epstein DL, McCuen 2nd BW. RGD peptide-assisted vitrectomy to facilitate induction of a posterior vitreous detachment: a new principle in pharmacological vitreolysis. Curr Eye Res. 2002;25(6):333–40.
17. Pirie A. Effect of hyaluronidase injection on vitreous humor of rabbit. Br J Ophathalmol. 1949;33:678–84.
18. Robert L, Robert AM, Renard G. Biological effects of hyaluronan in connective tissues, eye, skin, venous wall. Role in aging. Pathol Biol (Paris). 2010;58:187–98.
19. Robison CD, Jivrajka RV, Bababeygy SR, Fink W, Sadun AA, Sebag J. Distinguishing wet from dry age-related macular degeneration using three-dimensional computer-automated threshold Amsler grid testing. Br J Ophthalmol. 2011;95(10):1419–23.
20. Ruoslahti E, Pierschbacher MD. New perspectives in cell adhesion: RGD and integrins. Science. 1987;238(4826):491–7.
21. Russell SR. What we know (and don't know) about the vitreoretinal interface. Retina. 2012;32(Suppl):S181–6.
22. Sebag J. Abnormalities of human vitreous structure in diabetes. Graefes Arch Clin Exp Ophthalmol. 1993;231:257–60.
23. Sebag J. Pharmacologic vitreolysis. Retina. 1998;18(1):1–3.
24. Sebag J. Is pharmacologic vitreolysis brewing? Retina. 2002;22(1):1–3.
25. Sebag J. Pharmacologic vitreolysis-premise and promise of the first decade. Retina. 2009;29(7):871–4.
26. Sebag J. The emerging role of pharmacologic vitreolysis. Retin Physician. 2010;7(2):52–6.
27. Sebag J, Buckingham B, Charles MA, Reiser K. Biochemical abnormalities in vitreous of humans with proliferative diabetic retinopathy. Arch Ophthalmol. 1992;110:1472–9.
28. Sebag J, Nie S, Reiser KA, Charles MA, Yu NT. Raman spectroscopy of human vitreous in proliferative diabetic retinopathy. Invest Ophthalmol Vis Sci. 1994;35:2976–80.
29. Sebag J, Wang M, Nguyen D, Sadun AA. Vitreo-papillary adhesion in macular diseases. Trans Am Ophthalmol Soc. 2009;107:35–46.
30. Sumi H, Hamada H, Tsushima H, Mihara H, Muraki H. A novel fibrinolytic enzyme (nattokinase) in the vegetable cheese Natto; a typical and popular soybean food in the Japanese diet. Experientia. 1987;43(10):1110–1.
31. Takano A, Hirata A, Ogasawara K, Sagara N, Inomata Y, Takahiro K, Tanihara H. Posterior vitreous detachment induced by nattokinase (Subtilisin NAT): a novel enzyme for pharmacologic vitreolysis. Invest Ophthalmol Vis Sci. 2006;47(5):2075–9.
32. Tozer KR, Fink W, Sadun AA, Sebag J. Prospective three-dimensional analysis of structure and function in vitreo-macular adhesion cured by pharmacologic vitreolysis. Retin Cases Brief Rep. 2013;7:57–61.
33. Turner RB, Liu L, Sazonova IY, Reed GL. Structural elements that govern the substrate specificity of the clot-dissolving enzyme plasmin. J Biol Chem. 2002;277:33068–74.
34. Wall M, Sadun AA. Threshold amsler grid testing: cross-polarizing lenses enhance yield. Arch Ophthalmol. 1986;104:520–3.
35. Wang MY, Nguyen D, Hindoyan N, Sadun AA, Sebag J. Vitreo-papillary adhesion in macular hole and macular pucker. Retina. 2009;29:644–50.
36. Wang ZL, Zhang X, Xu X, Sun XD, Wang F. PVD following plasmin but not hyaluronidase: implications for combination pharmacologic vitreolysis therapy. Retina. 2005;25(1):38–43.
37. Wu HL, Shi GY, Bender ML. Preparation and purification of microplasmin. Proc Natl Acad Sci U S A. 1987;84:8292–5.
38. Yatagai C, Maruyama M, Kawahara T, Sumi H. Nattokinase-promoted tissue plasminogen activator release from human cells. Pathophysiol Haemost Thromb. 2008;36(5):227–32.

# 第 48 章 药物性玻璃体溶解术的发展史

Wallace S. Foulds

## 本章要点

1. 引言
2. 药物性玻璃体溶解术的方法
   2.1 透明质酸酶
   2.2 胶原酶
   2.3 在玻璃体积血治疗中的应用
   2.4 诱导玻璃体后脱离
   2.5 药物性玻璃体溶解术的生理机制
3. 药物性玻璃体溶解术在某些特殊疾病及状态的应用
4. 结论

**关键词**

玻璃体;药物性玻璃体溶解术;发展史;透明质酸;透明质酸酶;胶原;胶原酶;组织纤溶酶原激活物;中性蛋白酶;血纤维蛋白溶酶;奥克纤溶酶

**核心概念**

1. 距离人们初次尝试进行药物性玻璃体溶解术仅过去了约 65 年。
2. 大部分研究并试用于药物性玻璃体溶解术的药物均失败了,唯一一种在欧洲和美国均被批准用于临床的玻璃体溶解剂所取得的疗效十分有限。
3. 想要进一步研发高效的玻璃体溶解剂可能还需要对玻璃体进行深入的了解。

## 1. 引言

药物性玻璃体溶解术是一种新兴的治疗方式，虽然这种治疗方式的发展史相对较为短暂，但随着时间的推移，它的实际和潜在应用价值不断凸显。在 1970 年玻璃体切割术首次被引入临床治疗之前[1],玻璃体一直被绝大多数眼科医生视为神圣不可侵犯的领地,对于玻璃体的干预也是不能接受的。然而，得益于我们对于玻璃体分子水平上组成结构了解的不断深入，以及疾病和老化对其微妙平衡的

W.S. Foulds, MD, ChM, FRCS
Singapore Eye Research Institute(Retina Research),
University of Glasgow (Emeritus),
Kinnoul Place, 68, Dowanside Road,
Glasgow G12 9DL, Scotland, UK
e-mail: wallace.stewart.foulds@seri.com.sg

U K. 1975;95:118–27.
7. Foulds WS. The vitreous in retinal detachment. Trans Ophthalmol Soc U K. 1975;95:412–6.
8. Williamson J, Forrester JV. Urokinase in the treatment of vitreous haemorrhage. Lancet. 1972;2(7775):488.
9. Forrester J, Williamson J. Resolution of intravitreal clots by urokinase. Lancet. 1973;2(7822):179–81.
10. Dugmore WN, Raichand M. Intravitreal urokinase in the treatment of vitreous hemorrhage. Am J Ophthalmol. 1973;75:779–81.
11. Forrester JV, Williamson J. Lytic therapy in vitreous haemorrhage. Trans Ophthalmol Soc U K. 1974;94:583–6.
12. Pastor JC, Fernandez C. Efficacy of intravitreous interleukin-1 in the reabsorption of experimental vitreous hemorrhage in rabbits. Ophthalmic Res. 1993;25:302–6.
13. Pastor JC, González O, Saavedra JA, Guerra A, Angulo S. Tolerance of intravitreous interleukin-1 beta in the treatment of experimental vitreous hemorrhage. Ophthalmic Res. 1995;27:37–41.
14. Forrester JV, Edgar W, Prentice CR, Forbes CD, Williamson J. The effect of fibrinolytic inhibition in the resolution of experimental vitreous hemorrhage. Am J Ophthalmol. 1977;84:810–4.
15. Guerra A, Pastor JC. Retinal cryoapplication and fibrinolysis in experimental vitreous hemorrhage. Curr Eye Res. 1991;10:697–701.
16. Coll GE, Sparrow JR, Marinovic A, Chang S. Effect of intravitreal tissue plasminogen activator on experimental subretinal hemorrhage. Retina. 1995;15:319–26.
17. Hassan AS, Johnson MW, Schneiderman TE, Regillo CD, Tornambe PE, Poliner LS, Blodi BA, Elner SG. Management of submacular hemorrhage with intravitreous tissue plasminogen activator injection and pneumatic displacement. Ophthalmology. 1999;106:1900–6.
18. Hattenbach LO, Klais C, Koch FH, Gümbel HO. Intravitreous injection of tissue plasminogen activator and gas in the treatment of submacular hemorrhage under various conditions. Ophthalmology. 2001;108:1485–92.
19. Hesse L, Schmidt J, Kroll P. Management of acute submacular hemorrhage using recombinant tissue plasminogen activator and gas. Graefes Arch Clin Exp Ophthalmol. 1999;237:273–7.
20. Trese MT. Enzymatic-assisted vitrectomy. Semin Ophthalmol. 2000; 15:116–21.
21. Trese MT. Enzymatic-assisted vitrectomy. Eye (Lond). 2002;16:365–8.
22. Narayanan R, Kuppermann BD. Hyaluronidase for pharmacologic vitreolysis. Dev Ophthalmol. 2009;44:20–5.
23. Hikichi T, Kado M, Yoshida A. Intravitreal injection of hyaluronidase cannot induce posterior vitreous detachment in the rabbit. Retina. 2000;20:195–8.
24. Wang ZL, Zhang X, Xu X, Sun XD, Wang F. PVD following plasmin but not hyaluronidase: implications for combination pharmacologic vitreolysis therapy. Retina. 2005;25:38–43.
25. Staubach F, Nober V, Janknecht P. Enzyme-assisted vitrectomy in enucleated pig eyes: a comparison of hyaluronidase, chondroitinase, and plasmin. Curr Eye Res. 2004;29:261–8.
26. Tezel TH, Del Priore LV, Kaplan HJ. Posterior vitreous detachment with dispase. Retina. 1998;18:7–15.
27. Baha E, Abou-Nazel MW, Idriss HF, Abdel-Megeed AS. The role of streptokinase in induction of posterior detachment: a scanning and transmission electron microscopic study of the retina in rabbits. Retina. 2003;23:698–704.
28. Hermel M, Schrage NF. Efficacy of plasmin enzymes and chondroitinase ABC in creating posterior vitreous separation in the pig: a masked, placebo-controlled in vivo study. Graefes Arch Clin Exp Ophthalmol. 2007;245:399–406.
29. Verstraeten TC, Chapman C, Hartzer M, Winkler BS, Trese MT, Williams GA. Pharmacologic induction of posterior vitreous detachment in the rabbit. Arch Ophthalmol. 1993;111:849–54.
30. Hikichi T, Yanagiya N, Kado M, Akiba J, Yoshida A. Posterior vitreous detachment induced by injection of plasmin and sulfur hexafluoride in the rabbit vitreous. Retina. 1999;19:55–8.
31. Wang LF, Ma JX, Liu JZ, Cai SZ, Lu LC, Wang ZD. An experimental study on dissolving and detaching vitreoretinal interface with enzymes. Zhonghua Yan Ke Za Zhi. 2004;40:459–64.
32. Li X, Shi X, Fan J. Posterior vitreous detachment with plasmin in the isolated human eye. Graefes Arch Clin Exp Ophthalmol. 2002;240:56–62.
33. Gandorfer A, Ulbig M, Kampik A. Plasmin-assisted vitrectomy eliminates cortical vitreous remnants. Eye (Lond). 2002;16:95–7.
34. Gandorfer A, Putz E, Welge-Lüssen U, Grüterich M, Ulbig M, Kampik A. Ultrastructure of the vitreoretinal interface following plasmin assisted vitrectomy. Br J Ophthalmol. 2001;85:6–10.
35. Men G, Peyman GA, Genaidy M, Kuo PC, et al. The role of recombinant lysine-plasminogen and recombinant urokinase sulphur hexafluoride combination in inducing posterior vitreous detachment. Retina. 2004;24:199–209.
36. Rizzo S, Pellegrini G, Benocci F, Belting C, Baicchi U, Vispi M. Autologous plasmin for pharmacologic vitreolysis prepared 1 hour before surgery. Retina. 2006;26:792–6.
37. Sakuma T, Tanaka M, Mizota A, Inoue J, Pakola S. Safety of in vivo pharmacologic vitreolysis with recombinant microplasmin in rabbit eyes. Invest Ophthalmol Vis Sci. 2005;46:3295–9.
38. Gandorfer A. Experimental evaluation of microplasmin – an alternative to vital dyes. Dev Ophthalmol. 2008;42:153–9.
39. Chen W, Mo W, Sun K, Huang X, Zhang YL, Song HY. Microplasmin degrades fibronectin and laminin at vitreoretinal interface and outer retina during enzymatic vitrectomy. Curr Eye Res. 2009;34:1057–64.
40. de Smet MD, Gandorfer A, Stalmans P, Veckeneer M, Feron E, Pakola S, Kampik A. Microplasmin intravitreal administration in patients with vitreomacular traction scheduled for vitrectomy: the MIVI I trial. Ophthalmology. 2009;116:1349–55.
41. Benz MS, Packo KH, Gonzalez V, et al. A placebo-controlled trial of microplasmin intravitreous injection to facilitate posterior vitreous detachment before vitrectomy. Ophthalmology. 2010;117:791–7.
42. Stalmans P, Delaey C, de Smet MD, van Dijkman E, Pakola S. Intravitreal injection of microplasmin for treatment of vitreomacular adhesion: results of a prospective, randomized, sham-controlled phase II trial (the MIVI-IIT trial). Retina. 2010;30:1122–7.
43. Stalmans P, Benz MS, Gandorfer A, Kampik A, Girach A, Pakola S, Haller JA, MIVI-TRUST Study Group. Vitreolysis with ocriplasmin for vitreomacular traction and macular holes. N Engl J Med. 2012;367:606–15.
44. Kuppermann BD. Ocriplasmin for pharmacologic vitreolysis. Retina. 2012;32 Suppl 2:S225–8.
45. Jackson TL, Nicod E, Simpson A, Angelis A, Grimaccia F, Kanavos P. Symptomatic vitreomacular adhesion. Retina. 2013;33:1503–11.
46. Kim BT, Schwartz SG, Smiddy WE, Doshi RR, et al. Initial outcomes following intravitreal ocriplasmin for treatment of symptomatic vitreomacular adhesion. Ophthalmic Surg Lasers Imaging Retina. 2013;44:334–43.
47. Folgar FA, Toth CA, DeCroos FC, Girach A, Pakola S, Jaffe GJ. Assessment of retinal morphology with spectral and time domain OCT in the phase III trials of enzymatic vitreolysis. Invest Ophthalmol Vis Sci. 2012;53:7395–401.
48. Stalmans P, Duker JS, Kaiser PK, Heier JS, Dugel PU, Gandorfer A, Sebag J, Haller JA. OCT-based interpretation of the vitreomacular interface and indications for pharmacologic vitreolysis. Retina. 2013;33(10):2003–11.
49. Sebag J. Molecular biology of pharmacologic vitreolysis. Trans Am Ophthalmol Soc. 2005;103:473–94.
50. Sebag J, Ansari RR, Suh KI. Pharmacologic vitreolysis with microplasmin increases vitreous diffusion coefficients. Graefes Arch Clin Exp Ophthalmol. 2007;245:576–80.
51. Goldenberg DT, Trese MT. Pharmacologic vitreodynamics and molecular flux. Dev Ophthalmol. 2009;44:31–6.
52. Quiram PA, Leverenz VR, Baker RM, Dang L, Giblin FJ, Trese MT. Microplasmin-induced posterior vitreous detachment affects vitreous oxygen levels. Retina. 2007;27:1090–6.
53. Gandorfer A. Objective of pharmacologic vitreolysis. Dev Ophthalmol. 2009;44:1–6.
54. Li C, Chen P, Zhang J, Zhang L, Huang X, Yao Y, Che X, Fan X, Ge S, Wang Z. Enzyme-induced vitreolysis can alleviate the progression of diabetic retinopathy through the HIF-1α pathway. Invest Ophthalmol Vis Sci. 2013;54:4964–70.
55. Azzolini C, D'Angelo A, Maestranzi G, et al. Intrasurgical plasmin enzyme in diabetic macular edema. Am J Ophthalmol. 2004;138: 560–6.

56. Asami T, Terasaki H, Kachi P, et al. Ultrastructure of internal limiting membrane removed during plasmin-assisted vitrectomy from eyes with diabetic macular edema. Ophthalmology. 2004;111:231–7.
57. Elsawy MF. Intravitreal autologous plasmin as a therapeutic modality for diffuse diabetic macular edema. Clin Ophthalmol. 2012;6:2063–8.
58. Hesse L, Kroll P. Enzymatically induced posterior vitreous detachment in proliferative diabetic vitreoretinopathy. Klin Monbl Augenheilkd. 1999;214:84–9.
59. Williams JG, Trese MT, Williams GA, Hartzer MK. Autologous plasmin enzyme in the surgical management of diabetic retinopathy. Ophthalmology. 2001;108:1902–5.
60. Costa Ede P, Rodriques EB, Farah ME, Sebag J, Meyer CH. Novel vitreous modulators for pharmacologic vitreolysis in the treatment of diabetic retinopathy. Curr Pharm Biotechnol. 2011;12:410–22.
61. Lopez-Lopez F, Rodriguez-Blanco M, Gomez Ulla F, Marticorena J. Enzymatic vitreolysis. Curr Diab Rev. 2009;5:57–62.
62. Udaondo P, Díaz-Llopis M, García-Delpech S, Salom D, Romero FJ. Intravitreal plasmin without vitrectomy for macular edema secondary to branch retinal vein occlusion. Arch Ophthalmol. 2011;129(3):283–7.
63. Wu WC, Drenser KA, Lai M, Capone A, Trese MT. Plasmin enzyme-assisted vitrectomy for primary and reoperated eyes with stage 5 retinopathy of prematurity. Retina. 2008;28:S75–80.
64. Brown DJ, Bishop P, Hamdi H, Kenney MC. Cleavage of structural components of mammalian vitreous by endogenous matrix metalloproteinase-2. Curr Eye Res. 1996;15:439–45.
65. Monea S, Lehti K, Keski-Oja J, Mignatti P. Plasmin activates pro-matrix metalloproteinase-2 with a membrane-type 1 matrix metalloproteinase-dependent mechanism. J Cell Physiol. 2002;192:160–70.
66. Takano A, Hirata A, Inomata Y, et al. Intravitreal plasmin injection activates endogenous matrix metalloproteinase-2 in rabbit and human vitreous. Am J Ophthalmol. 2005;140:654–60.
67. Gandorfer A, Kampik A. Intravitreal plasmin injection activates endogenous matrix metalloproteinase-2 in rabbit and human vitreous. Am J Ophthalmol. 2006;141:784–5.
68. Jin M, Kashiwagi K, Lizuka Y, et al. Matrix metalloproteinases in human diabetic and nondiabetic vitreous. Retina. 2001;21:28–33.
69. Mennel S, Meyer CH, Schmidt JC. The role of vitreous in the pathogenesis of age-related macular degeneration. Klin Monbl Augenheilkd. 2011;228:460–4.
70. Krebs I, Brannath W, Glittenberg C, Zeiler F, Sebag J, Binder S. Posterior vitreomacular adhesion: a potential risk factor for exudative age-related macular degeneration? Am J Ophthalmol. 2007;144:741–6.
71. Robison CD, Krebs I, Binder S, Barbazetto IA, Kotsolis AI, Yannuzzi LA, Sadun AA, Sebag J. Vitreomacular adhesion in active and end-stage age-related macular degeneration. Am J Ophthalmol. 2009;148:79–82.
72. Lee SJ, Lee CS, Koh HJ. Posterior vitreomacular adhesion and risk of exudative age-related macular degeneration: paired eye study. Am J Ophthalmol. 2009;147:621–6.
73. Simpson AR, Petrarca R, Jackson TL. Vitreomacular adhesion and neovascular age-related macular degeneration. Surv Ophthalmol. 2012;57:498–509.
74. Mojana F, Cheng L, Bartsch DU, Silva GA, et al. The role of abnormal vitreomacular adhesion in age-related macular degeneration: spectral optical coherence tomography and surgical results. Am J Ophthalmol. 2008;146(2):218–27.
75. Lee SJ, Koh HJ. Effects of vitreomacular adhesion on anti-vascular endothelial growth factor treatment for exudative age-related macular degeneration. Ophthalmology. 2011;118:101–10.

# 第 49 章 组织纤溶酶原激活物玻璃体溶解术

Peter Kroll, Lutz Hesse

## 本章要点



**关键词**

药物性玻璃体溶解术；组织纤溶酶原激活物(tPA)；视网膜下血肿；玻璃体液化；玻璃体后脱离

**核心概念**

1. 在凝血纤维蛋白生成过程中，组织纤溶酶原激活物(tPA)将血液循环中的纤维蛋白酶原激活为具有活性的蛋白酶纤溶酶。
2. tPA 是第一个用于临床眼后节病变治疗的酶类，重组 tPA 可以通过 DNA 重组技术生产并用于临床。
3. tPA 能诱导玻璃体后脱离，这一作用对许多其他眼后节疾病具有正面作用。

## 1. 引言

在 20 世纪 80 年代末、90 年代初，玻璃体切割术被推测为一个完美的可以处理大部分玻璃体视网膜病变的工具，甚至同时合并玻璃体黄斑牵拉的病例。然而，玻璃体切割术有导致视网膜脱离、玻璃体积血、后发障以及感染等并发症的风险。为了防止这些问题发生，需要有药物治疗的方法——如药物性玻璃体溶解术在适当的时候替代玻璃体切割术。酶类在眼科的应用有较长的历史，其中一些酶如透明质酸酶[1]和胶原酶[2]等，早在玻璃体切割术被发现

R. Kroll, MD(✉)
Department of Ophthalmology, Philipps-University, Marburg, Germany
e-mail: phkkroll@yahoo.de

L. Hesse, MD
Augenklinik der SLK-Kliniken,
Am Gesundbrunnen 20-26, Heibronn 74076, Germany
e-mail: lutz.hesse@skl-kliniken.de

之前很久就有人研究了。进一步的对于不同酶在玻璃体液化和诱导玻璃体后脱离中应用的研究在 20 世纪 90 年代早期已经展开。其中,包括链激酶[3]、透明质酸酶[4,5]、纳豆激酶[6]和软骨素酶[4,7-9]在内的许多酶都有严重的副作用或临床疗效不足。

Verstraeten 等[10]在 1993 年首次报道了在兔眼中通过纤溶酶玻璃体腔内注射诱导出了玻璃体后脱离。1999 年,Hikichi 等[11]发现并证实了 1U 的纤溶酶联合 0.5cc 六氟化硫($SF_6$)气体玻璃体腔内注射诱导出了完全性玻璃体后脱离。尽管如此,用于临床治疗的纤溶酶必须由自体血液产生,并且过程复杂烦琐,成本极高。

1995 年在 Vail 玻璃体切割大会上,来自澳大利亚的 Wilson Heriot[12]报道了 4 个病例的系列研究,震惊了所有与会者。他通过玻璃体腔内注射 tPA 液化血块及六氟化硫气体填充,令患者采取俯卧位使黄斑下血肿排挤至黄斑区以外,患者均得到了成功的治疗。他以微创的方法获得了满意的效果。1997 年,Hesse 证实了这一临床效果[13]。这一课题在第 32 章“年龄相关性黄斑变性的手术治疗”有详细讨论。

## 2. 组织纤溶酶原激活物 (tPA)的特征

### 2.1 生物化学特点

纤溶级联反应的关键部分就是纤溶酶原,它以失活状态存在于人体的血液循环中(200mg/L)。纤溶酶原激活物是由血液(内源性)或组织(外源性)产生,调控循环中的血浆蛋白酶纤溶酶原并使其转换为具有纤溶活性的蛋白酶纤溶酶(图 49.1)。tPA 具有纤维蛋白特异性,这就意味着 tPA 与纤维蛋白有着高度的亲和性。tPA、血纤维蛋白溶酶原以及纤维蛋白组成了一个二元复合体,因此,由外来纤维介导的血纤溶酶激活作用被放大了 3 倍。由纤维蛋白的可溶性前体——纤维蛋白原促进的血纤溶酶的生成并不能产生足够的效果。而血纤溶酶本身是类胰蛋白酶的丝氨酸蛋白酶,它激活了纤维蛋白以及纤维连接蛋白、层粘连蛋白和其他多肽的降解[14,15]。尽管众所周知,血纤溶酶是溶栓过程中的关键酶,除此之外它还有许多其他的作用。它还能降解细胞外基质和纤维蛋白,并激活其他蛋白酶,如金属蛋白酶前体(MMP-1、MMP-3 和 MMP-9)。纤溶酶还能激活或释放细胞外基质中的生长因子,包括转化生长因子、碱性成纤维细胞生长因子和血管内皮生长因子。这一功能有助于细胞迁移、增殖、炎症以及肿瘤的侵袭性生长。如今,tPA 已经在重组技术的支持下成为临床上非常易得的药物,如阿替普酶、瑞替普酶和替耐普酶等商品名为人们所熟知,并被 FDA 批准用于心肌梗死、急性缺血性脑卒中、急性大面积肺栓塞、中心静脉导管阻塞等的治疗和处理。另一种重组 tPA 去安普酶还在临床研究中。所有这些重组酶都有一个共同点,相比传统的纤溶酶,它们会被纤维蛋白百倍地激活[16]。

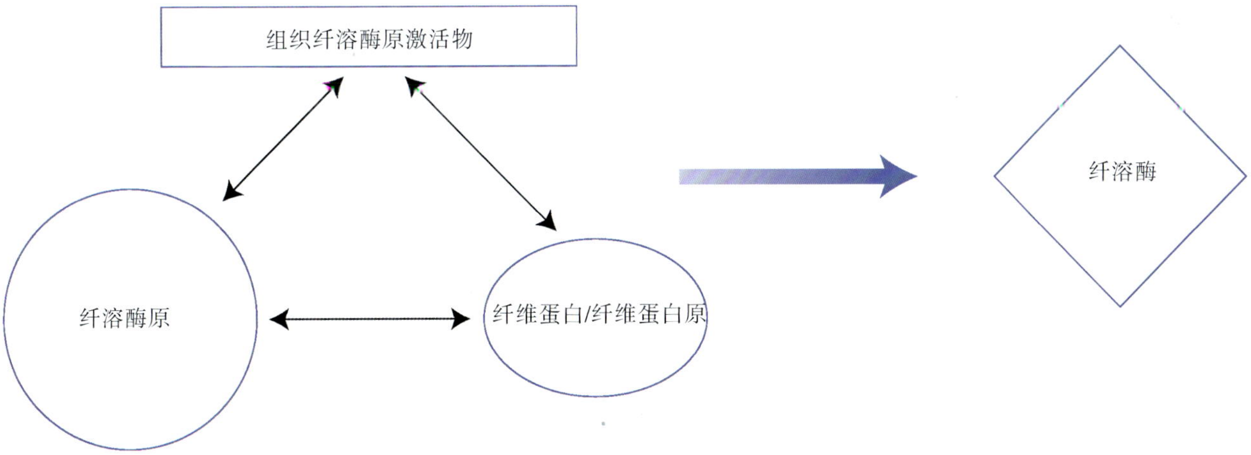


图 49.1　纤溶级联反应。tPA 和纤维蛋白激活纤溶酶,三者组成复合体。纤维蛋白的出现既扩大了 tPA 的酶效应,也激活了纤溶酶的蛋白水解作用。

## 2.2 产生玻璃体腔内 tPA 的方法

玻璃体腔内注射 tPA 是获得玻璃体腔高酶浓度最简单有效的方法。现今，眼科医生对这一技术都有着丰富的经验，但是 30 年之前，大多眼外科医生并不相信玻璃体腔内注射这一操作可以带来效果。因此，tPA 早期是通过静脉注射[17]、玻切术中将 tPA 滴在视网膜上[18,19]或穿过巩膜注射到脉络膜内给药的[20]。然而，这些替代性的给药方法使得进入组织的 tPA 量不足或者药物的停留时间不够长，导致视网膜下血肿的液化效果不理想[21]。

Peyman 通过注射尿激酶和血纤溶酶原的方法使得两者相互作用产生 tPA。有研究表明[22]，这种获得 tPA 的方法在血纤溶酶原浓度≤2.0CU 时能够在兔眼中诱导玻璃体后脱离的情况下对视网膜无毒性。随后的研究表明[23]，重组赖氨酸纤溶酶原与重组尿激酶联合六氟化硫气体玻璃体腔内注射在 75%的实验兔中诱发了玻璃体后脱离。就我们所知，在这方面没有进行过涉及人的临床试验。

## 2.3 tPA 的清除

tPA 在玻璃体腔内注射后的清除和代谢有 3 个决定因素：纤维蛋白、玻璃体和纤溶酶原激活物抑制剂。在玻璃体腔内注射后，tPA 的浓度于 6 小时后达到峰值[24]。因此，在黄斑下血肿患者中，推荐的治疗步骤为先玻璃体腔内注射 tPA，12~24 小时后注射六氟化硫气体将黄斑下积血排挤出黄斑区。tPA 和气体同时注射是可行的，应用也较为广泛，但由于气泡的表面可能会覆盖住黄斑下血肿的区域，因此，俯卧位应避免在 tPA 注射后 1 小时内进行，从而避免影响 tPA 穿过视网膜进入血块。

## 2.4 tPA 的毒性

玻璃体腔内注射 tPA 后的毒性和副作用众所周知。损伤视网膜的并不是 tPA 蛋白本身，而是其中被加入的有稳固化学结构作用的 L-精氨酸[18]。纯的 tPA（<50μg 玻璃体腔内注射及<20μg 视网膜下注射）对视网膜病没有毒性[13,18]。曾有研究[13]报道某例患者被注射了 100μg tPA 之后发生了严重的下半部视网膜脱离，但在一个半月后得到了恢复，在之前脱离的区域留下了不规则的色素沉着，尽管患有年龄相关性黄斑变性，视力和脱离部位的视野也恢复了正常。后来又有报道确认了安全剂量为 40~50μg，视网膜毒性在剂量大于 50μg 时开始出现[25]。

# 3. tPA 的眼部适应证

1988 年 Williams 等[26]首次报道了一项 3 例患者玻切术后眼前节注射 tPA 成功治疗眼内纤维蛋白生成的研究。在此之后，tPA 被提出作为白内障术后纤维或纤维蛋白膜形成[27]、青光眼术后纤维源性或血源性高眼压或角膜成形[28,29]、硅油注入术后虹膜周切孔纤维蛋白原性阻塞[30]等眼前节病变的常规治疗手段。对于玻切术后眼后节伴有纤维蛋白甚至是眼内炎的感染病例[31]，tPA 注射也是进一步的选择。随着我们对 tPA 眼科应用认识的不断加深，这些本来作为选择的治疗指征中，由于 tPA 逐渐成为常规的治疗手段，从而渐渐在研究文献中淡出。然而，由于疗效不够有说服力，致力于用 tPA 解决玻璃体积血的实验研究最终失败了[32]。

## 3.1 黄斑下血肿

见第 32 章“年龄相关性黄斑变性的手术治疗”。

## 3.2 玻璃体后脱离的诱发

1993 年 Verstraeten 等[10]发表了一篇里程碑式的文章，文章提出纤溶酶等酶类像蛋白酶一样，能够降解玻璃体皮质黏附在视网膜上的、位于玻璃体视网膜界面细胞外基质内的纤维连接蛋白和层粘连蛋白。tPA 的酶样作用最终能够使得纤维连接蛋白和层粘连蛋白溶解而诱发玻璃体后脱离。1995 年，在 Heriot 做了相关的报告之后，Heese 等[33]发表了第一篇关于酶诱导糖尿病患者玻璃体后脱离的临床研究。有了这一简单易行的方法，不实施玻璃体切割术的情况下药物诱导玻璃体后脱离成为一种新的选择。这一研究也开创了无须自体纤溶酶即可药物治疗玻璃体视网膜疾病的先河。Sebag 等于 1998 年将这一方法命名为药物性玻璃体溶解术[34]。这一方法用于不同适应证的其他报道也阐述了玻璃体腔内注射 tPA 诱导玻璃体后脱离的优势[35,36]。在兔眼内,冷冻联合 tPA 注射成功诱导出了玻璃体后脱离,这一操作的实现是基于破坏血-视网膜屏障被冷冻术破坏后纤溶蛋白酶原进入了玻璃体[37]。

众所周知,根据纤维蛋白量的不同,tPA 的半衰期为 5.8~11.8 小时,而其峰值在 6 小时左右。因此,为了使药物性玻璃体溶解术达到冲击效果,建议 tPA 注射的操作在手术干预前 24 小时进行,以便保证 tPA 的作用。因为曾实施这一操作的 Le Mer 等[38]并不认为在糖尿病患者玻切术中注射 tPA 能够使其发挥溶解玻璃体的作用,所以他仅提前 15 分钟注射了 tPA。

## 3.3 增生性糖尿病性玻璃体视网膜病变

1995 年,Hesse 等[33]发表了第一个关于药物性玻璃体溶解术诱导玻璃体后脱离在糖尿病患者中应用的研究。Williams 等[39]随后发表了第一个自体纤溶酶诱导糖尿病视网膜患者玻璃体后脱离的临床报告。这两个病例系列都观察到了玻璃体后脱离及手术过程的便利(见第 50 章“血纤维蛋白溶酶玻璃体溶解术的基础研究”;第 51 章“血纤维蛋白溶酶玻璃体溶解术的临床研究”)。Hesse 等[33,40]得到的 tPA 在辅助玻璃体切割术治疗增生性糖尿病性玻璃体视网膜病变方面乐观的实验结果,为后期实验验证 tPA 诱导的玻璃体后脱离与其他自体纤溶酶(不易获得),或奥克纤溶酶(最近才被 FDA 和欧盟[41]批准使用,但并未被批准用于 PDVR)等相比较之下的优势提供了基础(见第 53 章“奥克纤溶酶玻璃体溶解术的临床研究”)。

据我们所知,在糖尿病患者中,玻璃体后皮质是玻璃体新生血管发生发展中的关键因素,因此,玻璃体后脱离的诱导可能是预防玻璃体新生血管的有效途径(见第 24 章“增生性糖尿病性玻璃体视网膜病变”)。糖尿病患者玻璃体皮质和玻璃体视网膜界面增厚,使得局部形成一个代谢屏障(见第 25 章“玻璃体生理学”),促进了视网膜血管的新生,其邻近的玻璃体皮质也作为血管生长的“支架”。治疗尚未发生血管增生的严重糖尿病性视网膜病变患者,全世界通用的常规手段是全视网膜光凝术。尽管有研究曾提出这一治疗手段可能诱发玻璃体后脱离,但其确切的益处其实并不明确[42]。因此,激光光凝联合玻璃体腔内注射 tPA 可能增加玻璃体后脱离的可能性。视网膜激光光凝的另一个优势就在于它破坏了血眼屏障,使得纤维蛋白大量进入玻璃体,从而促进 tPA 诱导玻璃体后脱离的效率。眼内注射 tPA 这一治疗手段可能能够有效预防玻璃体后脱离,但是未来还有很大的研究空间。

## 3.4 视网膜静脉阻塞

早在 1989 年,Peyman[43]就进行过将 tPA 用于视网膜静脉阻塞的兔模型的实验。Gracia-Arumi 随后用 tPA 作为治疗人视网膜静脉阻塞的玻切术中的辅助手段(见第 37 章“视网膜血管性疾病的手术治疗”)。为视网膜静脉阻塞患者进行 tPA 注射的依据就是视网膜静脉阻塞导致的血眼屏障的破坏使得 tPA 的注射能够引发大量纤溶酶的产生。这一效应能够诱发可能对黄斑水肿具有治疗作用的玻璃体后脱离。事实上,有报道证实,注射 tPA 后视网膜静脉阻塞患者的黄斑水肿有所减轻[36,44,45],并且研究者称这与玻璃体后脱离的诱发有关。这些证据都表明玻璃体后皮质在视网膜静脉阻塞导致的黄斑水肿的病理机制中发挥着重要的作用(见第 23 章“玻璃体与视网膜血管性疾病及糖尿病性黄斑水肿”)。tPA 诱发的玻璃体后脱离在糖尿病性黄斑水肿的治疗中也存在类似的机制[46]。

## 3.5 年龄相关性黄斑变性(AMD)

近年来,湿性 AMD 的抗血管内皮生长因子(Anti-VEGF)治疗在全世界广泛应用,通过玻璃体腔内注射 Anti-VEGF 药物阻止新生血管渗漏以及血管增生进入黄斑下膜。玻璃体视网膜外科医生在通过剥除黄斑下血管膜或黄斑转位术治疗 AMD(见第 32 章“年龄相关性黄斑变性的手术治疗”)的过程中,发现黄斑及其中周部玻璃体后皮质与视网膜的粘连十分紧密[47]。Perichon[48]、Krebs[49]、Lee[50]等都证实了这些发现,并认为完全性玻璃体后脱离在干性 AMD

中更常见，而玻璃体黄斑的牵拉粘连在湿性 AMD 中更常见。这些研究结果提示玻璃体后皮质在 AMD 的病理机制中起到一定作用(见第 19 章“玻璃体与年龄相关性黄斑变性”)。因此,我们可以推测持续性的黄斑区玻璃体皮质粘连导致的牵拉会使得该区域下的色素上皮慢性损伤。这一机械牵拉可能会导致下面的色素上皮释放 VEGF 的水平增高，从而加重新生血管由脉络膜长入视网膜下腔，加速新生血管膜的形成[51]。慢性玻璃体黄斑牵拉还可能导致局部长期受到自由基和(或)细胞因子的影响,产生低强度炎症反应,从而导致 AMD 形成[52]。最近,Schulze 等[53]提出以往(至少 8 年前)的玻璃体切割术中,如果因为不同的适应证进行了玻璃体后皮质的清除操作,会对湿性 AMD 起到一定的保护作用。这一系列的发现提示我们应该考虑对 AMD 患者实施玻切术来诱导玻璃体后脱离，而药物性玻璃体溶解术是一个更好的选择。tPA 或者是奥克纤溶酶可以作为溶解剂的选择,而这决定于对患者临床状况的考量。

## 3.6 其他

迄今为止,只有 Diaz-LIopis 等[54]的一篇文章报道了自体纤溶酶在 4 例黄斑前膜和黄斑皱褶患者中诱导玻璃体后脱离，而且该实验没有获得成功。这些病例效果不理想的原因很可能是许多黄斑皱褶的患者已经发生了异常玻璃体后脱离甚至是玻璃体劈裂，并且，这种状况下的玻璃体的变化是病理性的(见第 14 章“异常玻璃体后脱离与玻璃体劈裂”;第 18 章“玻璃体与黄斑皱褶”)。

Peyman 尝试通过静脉注射 tPA 来治疗脉络膜上腔出血[17],后来又试图通过静脉注射 tPA 来治疗结膜下血肿,但最终都以阴性结果告终[55]。这一团队还尝试了玻璃体腔内注射 tPA 治疗细菌性眼内炎[56]和并发于婴儿摇晃综合征和儿童击打综合征的玻璃体后皮质与黄斑间的积血[57]。

在玻璃体黄斑牵拉、黄斑裂孔、增生性玻璃体视网膜病变或者早产儿视网膜病变的治疗方面没有任何 tPA 单独或联合玻切术应用的报道。尽管最近的确有报道采用纤溶酶治疗早产儿视网膜病变的研究(见第 51 章“血纤维蛋白溶酶玻璃体溶解术的临床研究”)。

**缩略语**

| | |
|---|---|
| AMD | 年龄相关性黄斑变性 |
| bFGF | 碱性成纤维细胞生长因子 |
| DNA | 脱氧核糖核酸 |
| EU | 欧盟 |
| FDA | 美国食品药品管理局 |
| MMP | 基质金属蛋白酶 |
| PVD | 玻璃体后脱离 |
| $SF_6$ | 六氟化硫气体 |
| tPA | 组织纤溶酶原激活物 |
| VEGF | 血管内皮生长因子 |

# 参考文献


1. Pirie A. Ox vitreous humor, hyaluronic acid relationships. Br J Ophthalmol. 1949;33(5):271–83.
2. O`Neil R, Shea M. The effects of bacterial collagenase in rabbit vitreous. Can J Ophthalmol. 1973;8(2):366–70.
3. Cherfan GM, el Maghraby A, Tabbara KF, Nasr Y, Hassan H. Dissolution of intraocular fibrinous exudate by streptokinase. Ophthalmology. 1991;98(6):870–4.
4. Bishop PN, Mc Leod D, Reardon A. Effects of hyaluronan lyase, hyaluronidase, and chondroitin ABC lyase on mammalian vitreous gel. Invest Ophthalmol Vis Sci. 1999;40(10):2173–8.
5. Gottlieb JL, Antoszyk AN, Hatchell DL, Saloupis P. The safety of intravitreal hyaluronidase. A clinical and histologic study. Invest Ophthalmol Vis Sci. 1990;31(11):2345–52.
6. Takano A, Hirata A, Ogasawara K, Sagara N, Inomata Y, Kawaji T, Tanihara H. Posterior vitreous detachment induced by nattokinase (subtilisin NAT); a novel enzyme for pharmacologic vitreolysis. Invest Ophthalmol Vis Sci. 2006;47(5):2075–9.
7. Hageman GS, Russel SR. Chondroitinase-mediated disinsertion of primate vitreous body. Invest Ophthalmol Vis Sci. 1994;35(4):1260.
8. Hermel M, Schrage NF. Efficacy of plasmin enzymes and chondroitinase ABC in creating posterior vitreous separation in the pig: a masked, placebo-controlled in vivo study. Graefes Arch Clin Exp Ophthalmol. 2007;245(3):399–406.
9. Staubach F, Nober V, Janknecht P. Enzyme-assisted vitrectomy in enucleated pig eyes: a comparison of hyaluronidase, chondroitinase, and plasmin. Curr Eye Res. 2004;29(4–5):261–8.
10. Verstraeten TC, Chapman C, Hartzer M, Winkler BS, Trese MT, Williams GA. Pharmacological induction of posterior vitreous detachment in the rabbit. Arch Ophthalmol. 1993;111(6):849–54.
11. Hikichi T, Nomiyama G, Ikeda H, Yoshida A. Posterior vitreous detachment induced by injection of plasmin and sulfur hexafluoride in the rabbit vitreous. Retina. 1999;19(1):55–8.
12. Heriot WJ. Intravitreal gas and TPA: an outpatient procedure for submacular hemorrhage. 1996, Vail Vitrectomy Meeting, 10–15 March, Vail.
13. Hesse L, Schmidt J, Kroll P. Management of acute submacular hemorrhage using recombinant tissue plasmin activator and gas. Graefes Arch Clin Exp Ophthalmol. 1999;237:273–7.
14. Donaldson VH. Effect of plasmin in vitro on clotting factors in plasma. J Lab Clin Med. 1960;56:644–51.
15. Garcia-Arumi J, Martinez-Castillo V, Boixadera A, Blasco H, Corcostegui B. Management of macular edema in branch retinal vein occlusion with sheathotomy and recombinant tissue plasmin activator. Retina. 2004;24(4):530–40.

16. Hoylaerts M, Rijkem DC, Lijnen HR, Collen D. Kinetics of the activation of plasminogen by human tissue plasmin activator. J Biol Chem. 1982;257:2912–9.
17. Liu JC, Peyman GA, Oncel M. Treatment of experimental suprachoroidal hemorrhage with intravenous tissue plasminogen activator. Int Ophthalmol. 1990;14(4):267–70.
18. Johnson MW, Olsen KR, Hernandez E, Irvine WD, Johnson RN. Retinal toxicity of recombinant tissue plasmin activator in the rabbit. Arch Ophthalmol. 1990;108:259–63.
19. Peyman G, Nelson N, Alturki W, Blinder K, Paris C, Desai U, Harper C. Tissue plasminogen activating factor assisted removal of subretinal hemorrhage. Ophthalmic Surg. 1991;22:575–81.
20. Lewis H, Resnick SC, Flannery JG, Straatsma BR. Tissue plasminogen activator treatment of experimental subretinal hemorrhage. Am J Ophthalmol. 1991;111:197–204.
21. Hesse L, Meitinger D, Schmidt J. Little effect of tissue plasminogen activator in subretinal surgery for acute hemorrhage in age-related macular degeneration. Ger J Ophthalmol. 1997;5:479–83.
22. Unal M, Peyman GA. The efficacy of plasminogen-urokinase combination in inducing posterior vitreous detachment. Retina. 2000;20(1):69–75.
23. Men G, Peyman GA, Genaidy M, Kuo PC, Ghahramani F, Blake DA, Bezerra Y, Naaman G, Figueiredo E. The role of recombinant lysine-plasminogen and recombinant urokinase and sulfur hexafluoride combination in inducing posterior vitreous detachment. Retina. 2004;24(2):199–209.
24. Jaffe GJ, Green GDJ, McKay BS, Hartz A, William GA. Intravitreal clearance of tissue plasmin activator in the rabbit. Arch Ophthalmol. 1988;106:969–72.
25. Chen SN, Yang TC, Ho CL, Kuo YH, Yip Y, Chao AN. Retinal toxicity of tissue plasmin activator: case report and literature review. Ophthalmology. 2003;110(4):704–8.
26. Williams GA, Lambrou FH, Jaffe GA, Snyder RW, Green GD, Devenyi RG, Abrams GW. Treatment of postvitrectomy fibrin formation with intraocular tissue plasmin activator. Arch Ophthalmol. 1988;106(8):1055–8.
27. Schmitz K, Greite HJ, Bartenschläger EM. Tissue plasminogen activator for the treatment of postoperative intraocular fibrinous membranes following Cataract surgery. German J Ophthalmol. 1995;4:75–9.
28. Lundy DC, Sidoti P, Winarko T, Minckler D, Heuer DK. Intracameral tissue plasmin activator after glaucoma surgery. Indications, effectiveness, and complications. Ophthalmology. 1996;103(2):274–82.
29. Starck T, Hopp L, Held KS, Marouf LM, Yee RW. Low-dose intraocular tissue plasmin activator treatment for traumatic total hyphema, postcataract, and penetrating keratoplasty fibrinous membranes. J Cataract Refract Surg. 1995;21(2):219–26.
30. MacCumber MW, McCuen 2nd BW, Toth CA, Ferrone PJ, Jaffe GJ. Tissue plasmin activator for preserving inferior peripheral iridectomy patency in eyes with silicone oil. Ophthalmology. 1996;103(2):269–73.
31. Ryan EH, Mizener JB. Tissue plasmin activator and Staphylococcus epidermis endophthalmitis. Arch Ophthalmol. 1993;111(8):1117–22.
32. Johnson RN, Olsen KR, Hernandez E. Intravitreal tissue plasmin activator treatment of experimental vitreous hemorrhage. Arch Ophthalmol. 1989;107(6):891–4.
33. Hesse L, Chofflet J, Kroll P. Tissue plasminogen activator as a biochemical adjuvant in vitrectomy for proliferative diabetic vitreoretinopathy. Ger J Ophthalmol. 1995;4(6):323–7.
34. Sebag J. Pharmacologic vitreolysis. Retina. 1998;18:1–3.
35. Glacet-Bernard A, Kuhn D, Vine AK, Oubranam H, Coscas G, Soubrane G. Treatment of recent onset central retinal vein occlusion with intravitreal tissue plasmin activator: a pilot study. Br J Ophthalmol. 2000;84(6):609–13.
36. Murakami T, Takagi H, Kita M, Nishiwaki H, Miyamoto K, Ohashi H, Watanabe D, Yoshimura N. Intravitreal tissue plasmin activator to treat macular edema associated with branch retinal vein occlusion. Am J Ophthalmol. 2006;142(2):318–20.
37. Hesse L, Nebeling B, Schroeder B, Heller G, Kroll P. Induction of posterior vitreous detachment in rabbits by intravitreal injection of tissue plasmin activator following cryopexy. Exp Eye Res. 2000;70(1):31–9.
38. Le Mer Y, Korobelnik JF, Morel C, Ullern M, Berrod JP. TPA-assisted vitrectomy for proliferative diabetic retinopathy: results of a double masked, multicenter trial. Retina. 1999;19(5):378–82.
39. Williams JG, Trese MT, Williams GA, Hartzer MK. Autologous plasmin enzyme in the surgical management of diabetic retinopathy. Ophthalmology. 2001;108(10):1902–5.
40. Hesse L. Gewebe-Plasmin Activator. Ein vielfältig einsetzbares Enzym in der Augenheilkunde. Ophthalmologe. 1997;94:366–71.
41. Stalmans P, Benz MS, Gandorfer A, Kampik A, Girach A, Pakola S. Enzymatic vitreolysis for vitreomacular traction and macular holes. N Engl J Med. 2012;367:606–15.
42. Sebag J, Buzney SM, Belyea DA, et al. Posterior vitreous detachment following panretinal laser photocoagulation. Graefes Arch Clin Exp Ophthalmol. 1990;228:5–8.
43. Oncel M, Peyman GA, Khoobehi B. Tissue plasminogen activator in the treatment of experimental retinal vein occlusion. Retina. 1989;9(1):1–7.
44. Murakami T, Takagi H, Ohashi H, Kita M, Nishiwaki H, Miyamoto K, Watanabe D, Sakamoto A, Yamaike N, Yoshimura N. Role of posterior vitreous detachment induced by intravitreal tissue plasmin activator in macular edema with central retinal vein occlusion. Retina. 2007;27(8):1031–7.
45. Tagami M, Kusuhara S, Imai H, Honda S, Tsukahara Y, Negi A. Impact of intravitreal injection of tissue plasmin activator on full-field electroretinogram in patients with macular edema secondary to retinal vein occlusion. Ophthalmologica. 2011;226(2):81–6.
46. Abrishami M, Moosavi MN, Shoeibi N, Hosseinpoor SS. Intravitreal tissue plasmin activator to treat refractory diabetic macular edema by induction of posterior vitreous detachment. Retina. 2011;31(10):2065–70.
47. Schmidt JC, Mennel S, Hörle S, Meyer CH. High incidence of vitreomacular traction in recurrent choroidal neovascularisation after repeated photodynamic therapy. Br J Ophthalmol. 2006;90:1361–2.
48. Perichon JY, Brasseur G, Uzzan J. Etudes échographiques du décollemet postérieur du vitré chez l'emmétrope (Ultrasound study of posterior vitreous detachment in emmetropic eyes). J Fr Ophthalmol. 1993;16:538–44.
49. Krebs I, Brannath W, Glittenberg C, Zeiler F, Sebag J, Binder S. Posterior macular adhesion: a potential risk factor for exudative age-related macular degeneration? Am J Ophthalmol. 2007;144:741–6.
50. Lee SJ, Lee CS, Koh HJ. Posterior vitreomacular adhesion and risk of exudative age-related macular degeneration: Paired eye study. Am J Ophthalmol. 2009;147:621–6.
51. Seko Y, Seko Y, Fujikura H, Pang J, Tokoro T, Shimakawa H. Induction of vascular endothelial growth factor after application of mechanical stress to retinal pigment epithelium of the rat in vitro. Invest Ophthalmol Vis Sci. 1999;40:3287–91.
52. Schulze S, Hörle S, Mennel S, Kroll P. Vitreomacular traction and exudative age-related macular degeneration. Acta Ophthalmol. 2008;86(5):470–81.
53. Schulze S, Neugebauer A, Kroll P. Appearance of age-related macular degeneration in vitrectomized and nonvitrectomized eyes: an intraindividual case study. Acta Ophthalmol. 2012;90:244–7.
54. Diaz-Llopis M, Udaondo P, Cervera E, Garcia-Delpech S, Salom D, Quijada A, Romero FJ. Enzymatic vitrectomy by intravitreal autologous plasmin injection as initial treatment for macular epiretinal membranes and vitreomacular traction syndrome. Arch Soc Esp Ophthalmol. 2009;84(2):91–100.
55. Liu JC, Peyman GA, Oncel M. Treatment of experimental suprachoroidal hemorrhage with subconjunctival injection of tissue plasminogen activator: a negative report. Ophthalmic Surg. 1990;21(9):641–3.
56. Baziuk N, Fang T, Peyman GA, Gremillion Jr CM. Intravitreal recombinant tissue plasminogen activator in the treatment of experimentally induced bacterial endophthalmitis. Int Ophthalmol. 1991;15(2):79–86.
57. Conway MD, Peyman GA, Recasens M. Intravitreal tPA and SF6 promote clearing of premacular subhyaloid hemorrhages in shaken and battered baby syndrome. Ophthalmic Surg Lasers. 1999;30(6):435–41.

还有一个特别的特征，与人眼尤为不同，血管呈放射状，沿3点和9点钟水平方向分布。幸运的是，在这些部位，眼神经纤维层是有髓鞘的，而且与玻璃体的黏附性非常强，玻璃体内有垂直插入的胶原纤维，这一点与人眼玻璃体非常相似[6]。在最初的实验中，将1IU冻干人纤溶酶(Calbiochem, La Jolla, CA)注射到活兔眼中，通过改变处死或玻璃体切割术的时间来控制纤溶酶在眼中存留的时间。在注射纤溶酶时，用间接检眼镜观察到即时的改变，首先在玻璃体内注射针尖端出现薄雾和“条纹”效应。该观察结果表明，纤溶酶除了在VR交界面立即发挥生物学效应外，还同时产生一定程度的玻璃体液化。玻璃体切割术后处死兔子，在组织学上进行VR交界面观察。研究发现，纤溶酶可以通过延长其在兔玻璃体中的作用时间来增加其功效。当注射纤溶酶至玻璃体切割术之间的时间间隔从5分钟延长到60分钟时，玻璃体分离或后极部玻璃体皮质降解，视网膜表面变得更光滑、更干净。通过光学显微镜(LM)、扫描电子显微镜(SEM)和透射电子显微镜(TEM)分别观察研究，均显示纤溶酶处理60分钟的兔眼ILM表面完全光滑干净。然而，在不联合玻璃体切割术的情况下，没有成功地诱导完全性PVD，并且仅与玻璃体切割术联合时才能在TEM（图50.1）和SEM（图50.2)下观察到完整的PVD。在对照组眼中注射平衡盐溶液(BSS)，单独使用玻璃体切割术时视网膜表面仍然覆盖有致密的胶原纤维(图50.3)。

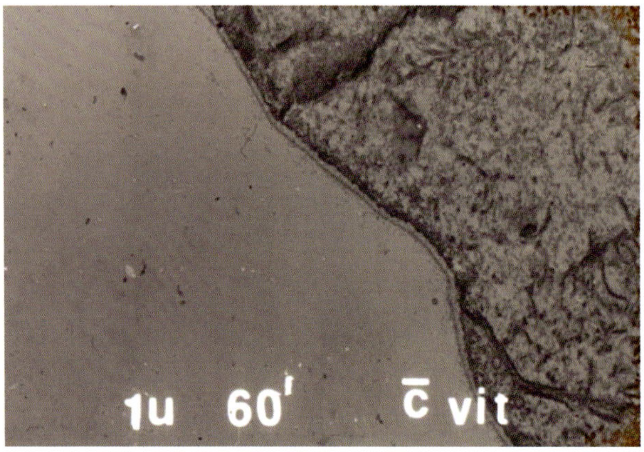


图 50.1 注射纤溶酶的兔眼，视网膜的透射电子显微镜照片，60分钟后进行玻璃体切割术。ILM表面光滑。放大倍数：11 500×。

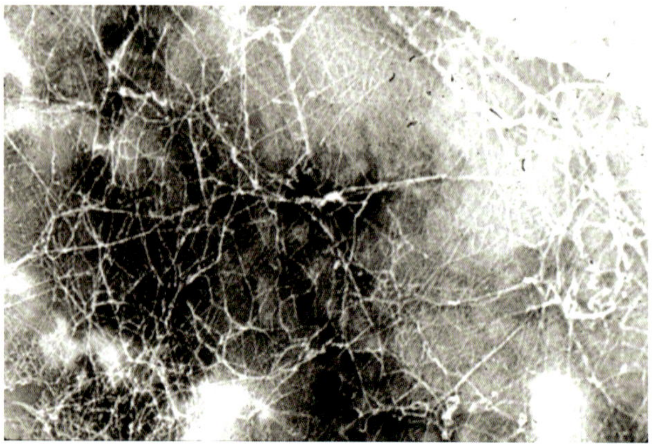

图 50.2 注射纤溶酶但未联合玻璃体切割术的兔眼，视网膜的扫描电子显微镜照片，ILM表面稀疏的胶原蛋白原纤维。放大倍数：2500×。

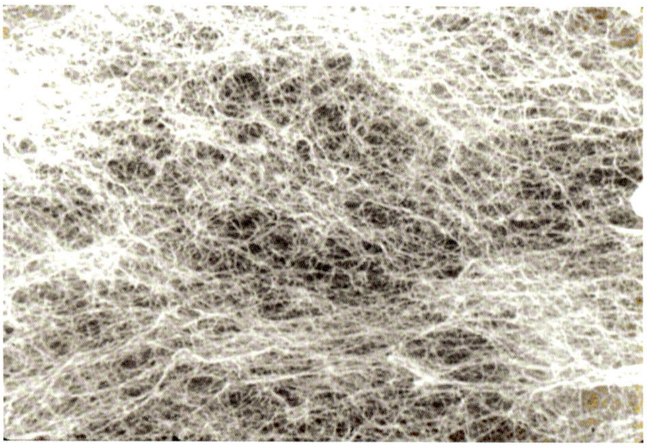

图 50.3 兔视网膜的扫描电子显微镜照片。兔眼注射BSS后进行玻璃体切割术。注意玻璃体皮质中致密的胶原。放大倍数：4200×。

#### 3.1.1.2 安全性

为了评估实验兔眼视网膜的健康状态，注射纤溶酶后，在1个小时至7天内进行了暗视视网膜电图(ERG)，同时测试不同的手术组合。与对照组相比，玻璃体切割术没有影响ERG振幅。然而，纤溶酶注射1个小时后测量ERG，70%的眼b波振幅瞬时降低，50%的眼在第3天恢复(图50.4)。这一现象可能是由于纤溶酶溶液的高渗透压引起的。记录发现正常ERG振幅会完全恢复。不仅在兔眼模型中[1]，在大鼠、猪[10]和猴模型中，大量的LM、TEM和SEM的组织学研究均表明纤溶酶不存在视网膜毒性。

### 3.1.2 其他实验模型与注意事项

糖尿病大鼠比正常大鼠更难产生PVD，这很可

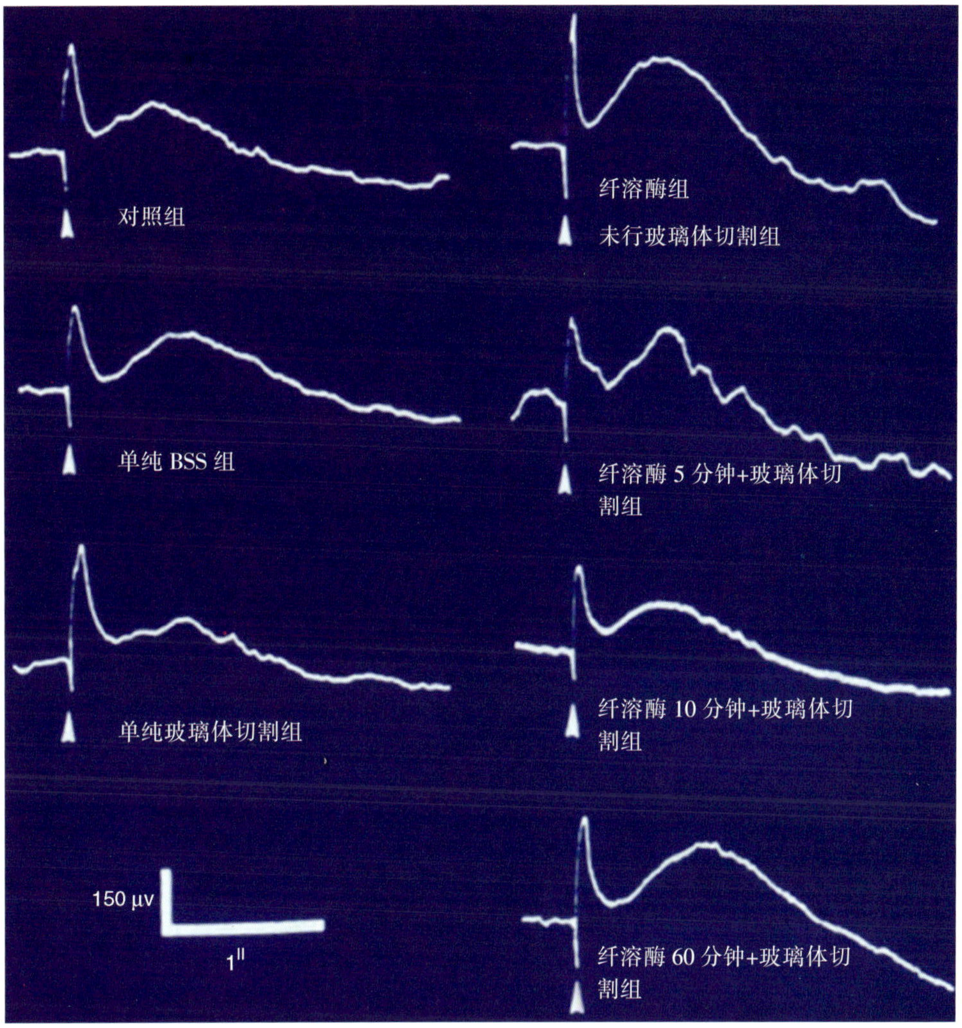


图 50.4　玻璃体腔注射不同浓度的纤溶酶联合或不联合玻璃体切割术后 7 天视网膜电图的检测结果。注意 b 波振幅良好。

能是因为糖尿病性玻璃体视网膜病变(见第 5 章“糖尿病性玻璃体病变”)。在正常大鼠中，单独使用纤溶酶就能够实现 PVD,但是透明质酸酶不能。糖尿病大鼠需要纤溶酶联合透明质酸酶才能形成完整的 PVD[18]。在其他模型中,则需要使用自体纤溶酶,因为自体纤溶酶能够缓解跨物种的特异性问题和潜在的活性缺乏[19,21]。在这些模型中已经证明不需要行玻璃体切割术，通过简单的玻璃体腔注射纤溶酶就能产生 PVD。事实上,我们在兔模型中使用了人类纤溶酶，想要获得光滑的视网膜表面最好是联合玻璃体切割术。最近,在另一个兔眼模型中,研究人员尝试了纤溶酶与 $SF_6$ 气体联合注射[20,21]。这种方法在实验眼中产生了完全的 PVD;但单独注射纤溶酶的眼睛中会残留胶原纤维和形成不完全的 PVD。在猪眼模型中，猪纤溶酶能够在给药 1 小时内实现干净的视网膜表面和完整的 PVD[19]。研究人员通过观察 SEM 和 TEM 发现,除了纤溶酶浓度,暴露时间和 VR 分离的程度具有直接的相关性。在人尸体眼中，用纤溶酶 37℃孵育 30 分钟处理后，可以观察到完全的 PVD 形成[22]。组织学显示该模型中视网膜表面光滑[23]。有趣的是,不在这种温度下孵育就不能产生 PVD。实际上,在进行药理学玻璃体溶解实验时，虽然操作都是在体温下进行的，但针对温度不同活性可能不同的酶，温度是一个重要的考虑因素。在实验中发现一个现象,在玻璃体切割术期间,中间玻璃体和视网膜的温度下降约 9℃[24]。另外,将离体猪眼玻璃体温度从 37℃提高到 44℃，持续 1 分钟,即可大大促进无创性 PVD 的形成,同时无明显的视网膜损伤[25]。

### 3.2 人活体外实验模型

通过尸体眼研究发现暴露于纤溶酶 60 分钟后，纤维连接蛋白和层粘连蛋白降解[23]。在黄斑裂孔或黄斑囊样水肿进行玻璃体切割术时获得人 ILM，使用 Western blot 这一优质的技术通过抗层粘连蛋白和抗纤维连接蛋白抗体检测。其中一些眼睛，在玻璃体切割术前使用纤溶酶。部分患眼纤维连接蛋白降解成 30kDa 的片段，层粘连蛋白降解为 13kDa 片段。这表明纤溶酶的活性水平及其分解纤维连接蛋白和层粘连蛋白的能力。另外，研究人员用商品化层粘连蛋白测试纤溶酶的体外效果，发现处理时间超过 2 小时后不再有降解[23]。这一点与纤连接蛋白相反，纤溶酶对其作用活性增加并在处理 1 小时后活性达峰值。这些结果证实和验证了我们的初步观察结果，玻璃体中纤溶酶处理 1 个时后活性达峰值(图 50.5)。此外，我们还在兔子玻璃体中发现，纤溶酶注射 3 小时后活性快速下降。体外针对 D-Val-Leu-Lys-pNA(Sigma-Aldrich)的酪蛋白溶解显色使我们得以在纤溶酶注射后的不同时间间隔，检测未稀释的玻璃体标本。结果表明，24 小时后纤溶酶活性完全丧失(图 50.5)。另一项研究向人捐献的眼球内注射纤溶酶，组织学研究显示，在玻璃体视网膜界面处免疫反应性层粘连蛋白和纤维连接蛋白减少[26]。

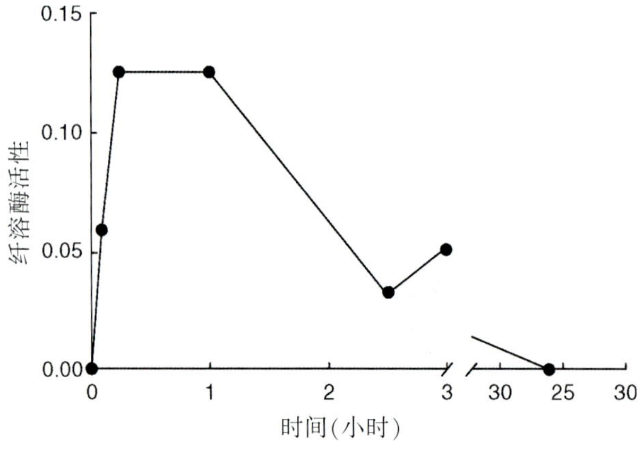


图 50.5 兔眼玻璃体腔内注射 1U 纤溶酶后，酶活性随时间的变化。注意，注射后 24 小时后酶活性完全丧失。

## 4. 展望

随着对玻璃体视网膜界面基础科学特点理解的加深，我们将能够测量不同疾病状态下的基础因素的差异。这将引领特异性药物靶向针对分子的研究。最初是由 Sebag 于 2002 年提出的观点，最好的治疗可能是由一种以上药物或者酶作用于几种关键靶点的联合应用[27]。就像第一步是涉及使用“液化”剂，其次是第二种药物的作用。其中，第二种药物是在患者仰卧位向眼球后极部方向注射，避免因其在与黄斑相距一定距离的正常玻璃体凝胶中被吸附而使其丧失生物活性。这会使疗效提高，发病率降低，对今天仍然需要手术治疗的疾病进行更好的辅助治疗。

**缩略语**

| | |
|---|---|
| ERG | 视网膜电图 |
| ILM | 内界膜 |
| MW | 分子量 |
| PVD | 玻璃体后脱离 |
| SEM | 扫描电子显微镜 |
| TEM | 透射电子显微镜 |
| VR | 玻璃体视网膜 |

## 参考文献

1. Verstraeten T, Chapman C, Hartzer M, et al. Pharmacologic induction of posterior vitreous detachment in the rabbit. Arch Ophthalmol. 1993;111:849–54.
2. Sebag J. Pharmacologic vitreolysis (guest editorial). Retina. 1998;18:1–3.
3. Jerdan J, Kao L, Glaser B. The inner limiting membrane: a modified membrane? Invest Ophthalmol Vis Sci. 1986;27(Suppl):230. ARVO abstracts.
4. Bishop P. Structural macromolecules and supramolecular organization of the vitreous gel. Prog Retin Eye Res. 2000;19:323–44.
5. Sebag J, Balazs A. Morphology and ultrastructure of human vitreous fibers. Invest Ophthalmol Vis Sci. 1989;30:1867–71.
6. Matsumoto B, Blanks J, Ryan S. Topographic variations in the rabbit and primate internal limiting membrane. Invest Ophthalmol Vis Sci. 1984;25:71–82.
7. Khono T, Sorgente N, Ishibashi T, et al. Immunofluorescent studies of fibronectin and laminin in the human eye. Invest Ophthalmol Vis Sci. 1987;28:506–14.

8. Liotta L, Goldfarb R, Brundage R, et al. Effect of plasminogen activator (urokinase), plasmin, and thrombin on glycoprotein and collagenous components of basement membrane. Cancer Res. 1981;41:4629–36.
9. Wachtfogel Y, Abrams W, Kucich U, et al. Fibronectin degradation products containing the cytoadhesive tetrapeptide stimulate human polymorphonuclear leucocyte granules. J Clin Invest. 1988;81:1310–6.
10. Mainardi C, Dixit S, Kang A. Degradation of (type IV) basement membrane collagen by a proteinase isolated from human polymorphonuclear leucocyte granules. J Biol Chem. 1980;255:5435–41.
11. Takano A, Hirata A, Inomata Y, et al. Intravitreal plasmin injection activates endogenous matrix metalloproteinase-2 in rabbit and human vitreous. Am J Ophthalmol. 2005;140(4):654–6.
12. Rizzo S, Pellegrini G, Benocci F, et al. Autologous plasmin for pharmacologic vitreolysis prepared 1 hour before surgery. Retina. 2006;26(7):792–6.
13. Hermel M, Dailey W, Hartzer M. Efficacy of plasmin, microplasmin, and streptokinase-plasmin complex for the In Vitro degradation of fibronectin and laminin - implications for vitreoretinal surgery. Curr Eye Res. 2010;35(5):419–24.
14. Hesse L, Nebeling B, Schroeder B, et al. Induction of posterior vitreous detachment in rabbits by intravitreal injection of tissue plasminogen activator following cryopexy. Exp Eye Res. 2000;70(1):31–9.
15. Le Mer Y, Korobelnik JF, Morel C, et al. TPA-assisted vitrectomy for proliferative diabetic retinopathy: results of a double-masked, multicenter trial. Retina. 1999;19(5):378–82.
16. Men G, Peyman G, Genaidy M, et al. The role of recombinant lysine-plasminogen and recombinant urokinase and sulfur hexafluoride combination in inducing posterior vitreous detachment. Retina. 2004;24:199–209.
17. Chen W, Huang X, Ma XW, et al. Enzymatic vitreolysis with recombinant microplasminogen and tissue plasminogen activator. Eye. 2008;22:300–7.
18. Wang ZL, Shi WD, Luo M, et al. Pharmacologic vitreolysis with plasmin and hyaluronidase in diabetic rats. Retina. 2009;29(2):269–74.
19. Gandorfer A, Putz E, Welge-Lussen U, et al. Ultrastructure of the vitreoretinal interface following plasmin assisted vitrectomy. Br J Ophthalmol. 2001;85:6–10.
20. Hikichi T, Yanagiya N, Kado M, et al. Posterior vitreous detachment induced by injection of plasmin and sulfur hexafluoride in the rabbit vitreous. Retina. 1999;19:55–8.
21. Wu WC, Liu CH, Chen CC, et al. Efficient vitreolysis by combining plasmin and sulfur hexafluoride injection in a preclinical study in rabbit eyes. Mol Vis. 2012;18:2361–70.
22. Gandorfer A, Ulbig M, Kampik A. Plasmin-assisted vitrectomy eliminates cortical vitreous remnants. Eye. 2002;16:95–7.
23. Uemura A, Nakamura M, Kachi S, et al. Effect of plasmin on laminin and fibronectin during plasmin-assisted vitrectomy. Arch Ophthalmol. 2005;123:209–13.
24. Landers M, Watson J, Ulrich J, et al. Determination of retinal and vitreous temperature in vitrectomy. Retina. 2012;32(1):172–6.
25. Chen K, Weiland J. Relationship between vitreous temperature and posterior vitreous detachment. J Mech Behav Biomed Mater. 2013;26:54–8.
26. Li X, Shi X, Fan J. Posterior vitreous detachment with plasmin in the isolated human eye. Graefes Arch Clin Exp Ophthalmol. 2002;240:56–62.
27. Sebag J. Is pharmacologic vitreolysis brewing? (guest editorial). Retina. 2002;22:1–3.

# 第 51 章

# 血纤维蛋白溶酶玻璃体溶解术的临床研究

Hiroko Terasaki, Tetsu Asami

## 本章要点



**关键词**

玻璃体;玻璃体视网膜界面;药物性玻璃体溶解术;纤溶酶;黄斑裂孔;糖尿病性黄斑水肿;早产儿视网膜病变;视网膜静脉阻塞;层粘连蛋白;纤维连接蛋白

**核心概念**

1. 纤溶酶可通过分解蛋白分子诱导玻璃体后脱离,如纤维连接蛋白和层粘连蛋白等连接着玻璃体和视网膜的蛋白质。
2. 免疫印迹分析显示自体纤维蛋白溶酶(APE)降解内界膜的层粘连蛋白和纤维连接蛋白,表明自体纤维蛋白溶酶可以水解这两种蛋白。
3. 电子显微镜研究显示,在糖尿病性黄斑水肿眼中,自体纤维蛋白溶酶可以将玻璃体皮质从内界膜表面分离。

## 1. 引言

各种视网膜疾病,如玻璃体黄斑牵拉综合征、黄斑裂孔、黄斑前膜和糖尿病性黄斑水肿,主要是由于玻璃体视网膜界面发生异常玻璃体后脱离造成牵拉引起[1,2]。玻璃体手术的目的是解除玻璃体和视网膜之间黄斑部的牵拉,缓解玻璃体牵拉,恢复黄斑中心

H. Terasaki, MD, PhD(✉)·T. Asami, MD, PhD
Department of Ophthalmology, Nagoya University School of Medicine, 65 Tsuruma-cho, Show-ku, Nagoya 466-8550, Japan
e-mail: terasaki@med.nagoya-u.ac.jp

凹正常形态。

药物性玻璃体溶解术是采用非手术方法将玻璃体大分子分解成更小的颗粒并诱导玻璃体视网膜分离，以促进形成 PVD[3]。已使用的酶包括纤溶酶、组织纤溶酶原激活物、透明质酸酶、软骨素酶、胶原酶、中性蛋白酶和纳豆激酶。最近，Sebag 教授[4]提出了一种新的基于不同生物学作用的药物性玻璃体溶解剂的分类：具有诱导玻璃体液化功能的称为液化剂，表面活性剂诱导分离玻璃体视网膜交界处。不同的药理化合物及其性质如表 51.1 所示。其中，诱导PVD的最有效的酶是纤溶酶。纤溶酶兼具液化剂和表面活性剂的功能，属于丝氨酸蛋白酶，能分解包括层粘连蛋白、纤维连接蛋白和纤维蛋白在内的糖蛋白。通过液化凝胶状玻璃体以及使用酶分离玻璃体视网膜界面的连接，能够更容易和更安全地诱导 PVD。在 1993 年，Verstraeten 等[5]报道，兔眼玻璃体内注射纤溶酶，会使玻璃体切割术中玻璃体更容易从视网膜分离。从那时起，有很多关于纤溶酶影响动物模型中[6-10]和人尸体眼[11,12]的玻璃体视网膜界面的报道。此外，还有临床研究在人眼中使用 APE[13-26]。在本章中，我们将讨论我们的研究中关于 APE 在玻璃体视网膜界面的作用以及 APE 的临床应用。

# 2. 纤溶酶的获得和制备

## 2.1 纤溶酶原激活生成纤溶酶

纤溶酶原是分子量约 88kDa 的丝氨酸蛋白酶。它是由 5 个三环结构域和活性位点组成的单链糖蛋白。通过 tPA 或尿激酶，纤溶酶原在精氨酸 560 到缬氨酸 561 位点肽链裂解形成双链纤溶酶。纤溶酶原以 1:1 的比例与链激酶组成链激酶-纤溶酶原复合体并使得纤溶酶原得到激活。这一复合体随后转换成为链激酶-纤溶酶复合物，同时也激活纤溶酶原转变为游离纤溶酶[27]。

表 51.1 基于作用方式的玻璃体溶解剂分类（d'après sebag[4]）

| 液化剂 | | 表面活性剂 | |
|---|---|---|---|
| 底物非特异性 | 底物特异性 | 底物非特异性 | 底物特异性 |
| tPA、纤溶酶 | 软骨素酶 | tPA、纤溶酶 | 中性蛋白酶、软骨素酶 |
| Vitreosolve | | 微纤溶酶 | |
| 微纤溶酶 | 透明质酸酶 | 纳豆激酶 | RGD 肽 |
| 纳豆激酶 | | Vitreosolve | |

## 2.2 自体纤溶酶的制备

### 2.2.1 标准纯化法

Margherio 等首先介绍了纯化自体纤溶酶的流程[13]。术前 3 天，从患者的肘前静脉抽取 35mL 血。用亲和层析纯化赖氨酸琼脂糖柱从血浆中提取自体纤溶酶原。用 15mmol//L ε-氨基己酸洗脱下纤溶酶原。过夜透析去除-氨基己酸。浓缩纤溶酶原至 0.5mL，加入 5 万 IU 链激酶使其转化为纤溶酶，将得到的溶液通过孔径为 0.22μm 过滤器除菌。通过分光光度计测量 D-缬氨酸-亮氨酸-赖氨酸-p-硝基苯胺裂解的底物在 405nm 处吸光度值的变化，并以此测得纤溶酶活性。纤溶酶保存在 4℃直至使用。部分分装送检，通过 48 小时培养确认无菌。

### 2.2.2 快速纯化法

标准的纯化过程通常需要 7 小时左右，而且价格昂贵。研究者曾多次尝试缩短纯化时间，简化程序。Rizzo 等[28]改进了标准方法，术前 1 小时采集 7mL 的自体全血。血液离心后，将 1.5mL 的血浆加入 37℃孵育 15 分钟的 75 万 IU 链激酶中。混合物被轻轻摇晃混匀 3~5 分钟，然后溶液在 37℃孵育 10 分钟，从中取出 0.2mL 的纤溶酶用于玻璃体内注射。Udaondo 等[29]又改进了 Rizzo 的方法，试图降低来自链激酶的毒性。将 75 万 IU 链激酶加入 12mL 患者血清，于 37℃孵育 15 分钟。然后，离心 7mL 静脉血，4mL 血浆与稀释的链激酶 1mL(62 500IU)混合缓慢搅拌几分钟，重新于 37℃孵育 10 分钟。Díaz-Llopis 等[30]发现注射这种制剂后眼部有炎症反应，并认为这种反应是链激酶引起的。因此，他们将尿激酶用于纤溶酶原，并发现尿激酶激活的纤溶酶与链激酶激活的纤溶酶具有相同的临床疗效，且无眼内炎症发生。

Hermel 等[31,32]研发了一种一次性快速纯化试剂盒（NuVue，Keene，NH，USA，US Patent No.6183692；

6207066)以缩短净化过程的时间。这种试剂盒通过亲和层析获得血纤溶酶,在产物中加入 6250U 链激酶,20℃孵育 10 分钟。利用这种试剂盒制备纤溶酶约需 30 分钟。

这些方法都使用了不同剂量的链激酶或尿激酶。Hermel 等[31]发现随着用于激活纤溶酶原的链激酶剂量增加, 蛋白质分解率降低。这种反向剂量依赖关系可能是由于随着链激酶量的增加、游离纤溶酶含量减少所致。因此,对早期研究结果需要进行谨慎的解释。

## 3. 自体纤溶酶的临床应用

### 3.1 黄斑裂孔

1991 年,Kelly 和 Wendel[33]首次报道了他们成功通过手术治疗特发性黄斑裂孔的效果, 玻璃体手术的主要目的是打破玻璃体视网膜在黄斑中心凹处的连接,去除包括 ILM 在内的玻璃体皮质。由于层粘连蛋白和纤维连接蛋白参与玻璃体黏附 ILM (见第 11 章“玻璃体视网膜界面与内界膜”),APE 具有分离玻璃体视网膜界面的作用, 因此推测其能够起到封闭黄斑裂孔的作用。在日本的名古屋大学,采用 APE 辅助玻璃体切割术治疗黄斑裂孔和静脉阻塞导致的黄斑囊性水肿,术中行 ILM 剥除。对 ILM 标本用抗层粘连蛋白或抗纤维连接蛋白抗体进行 Western 印迹分析。结果表明,ILM 中的层粘连蛋白和纤维连接蛋白降解为分子量较低的几个片段,这意味着 APE 能够水解两种蛋白质(图 51.1)。此外,研究人员还进行了体外实验以确定商业化人纤溶酶是否可以降解人体层粘连蛋白和纤维连接蛋白。结果表明, 层粘连蛋白和纤维连接蛋白同样被降解为几个分子量较低的片段,这与体内使用 APE 进行实验获得的结果相同。由此得出的结论是,APE 能够在临床中降解 ILM 中的层粘连蛋白和纤维连接蛋白[26](图 51.2 和图 51.3)。

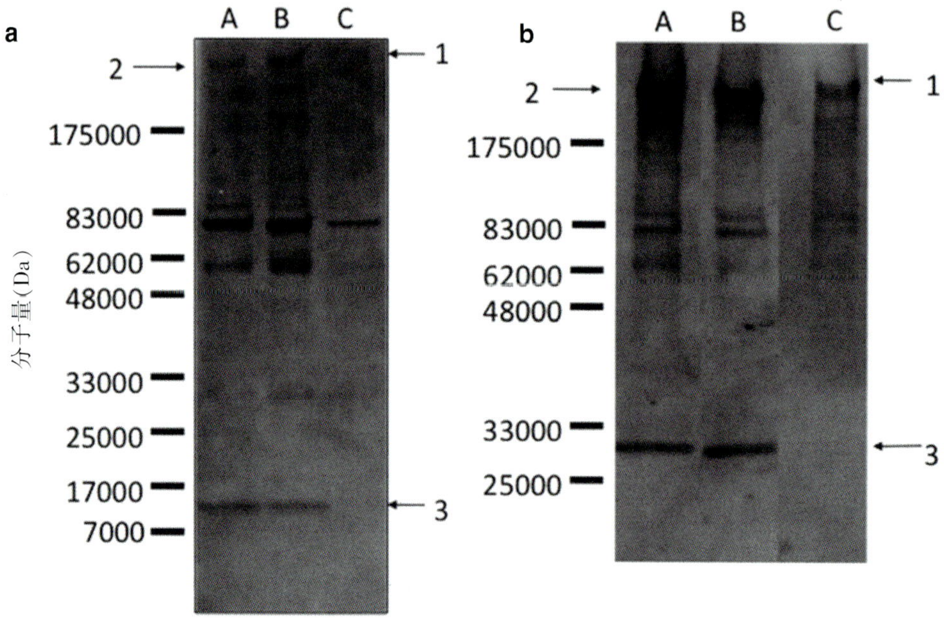


图 51.1 黄斑裂孔患者 ILM 标本的 Western 印迹分析。ILM 于玻璃体切割术期间收集。使用抗层粘连蛋白抗体(a)和抗纤维连接蛋白抗体(b)进行免疫印迹。泳道 A 和 B 是 APE 辅助的玻璃体切割术中收集的 ILM。泳道 C 是常规的无纤溶酶辅助的玻璃体手术中收集的 ILM(a)。在泳道 C 中可见一个大分子量的片段(箭头 1)。分子量约为 40 万 Da,该条带对应层粘连蛋白的 α-链。在 APE 治疗的 ILM 中,在泳道 A 和 B(箭头 2)中检测到具有稍低分子量的条带,并且可以看到几个具有较低分子量的新条带,包括泳道 A 和 B 中分子量为 13kDa 的片段(箭头 3)。(b)在对照组 ILM(无纤溶酶)(泳道 C,箭头 1)中鉴定出分子量为 40-45 万 Da 条带。该带对应于纤维连接蛋白二聚体的分子量。在 APE 治疗的 ILM 中,可以在泳道 A 和 B(箭头 3)中可见到分子量为 3 万 Da 的新条带。40~45 万 Da 条带似乎已经降解为低分子量的成分(泳道 A、B,箭头 2 和 3)。

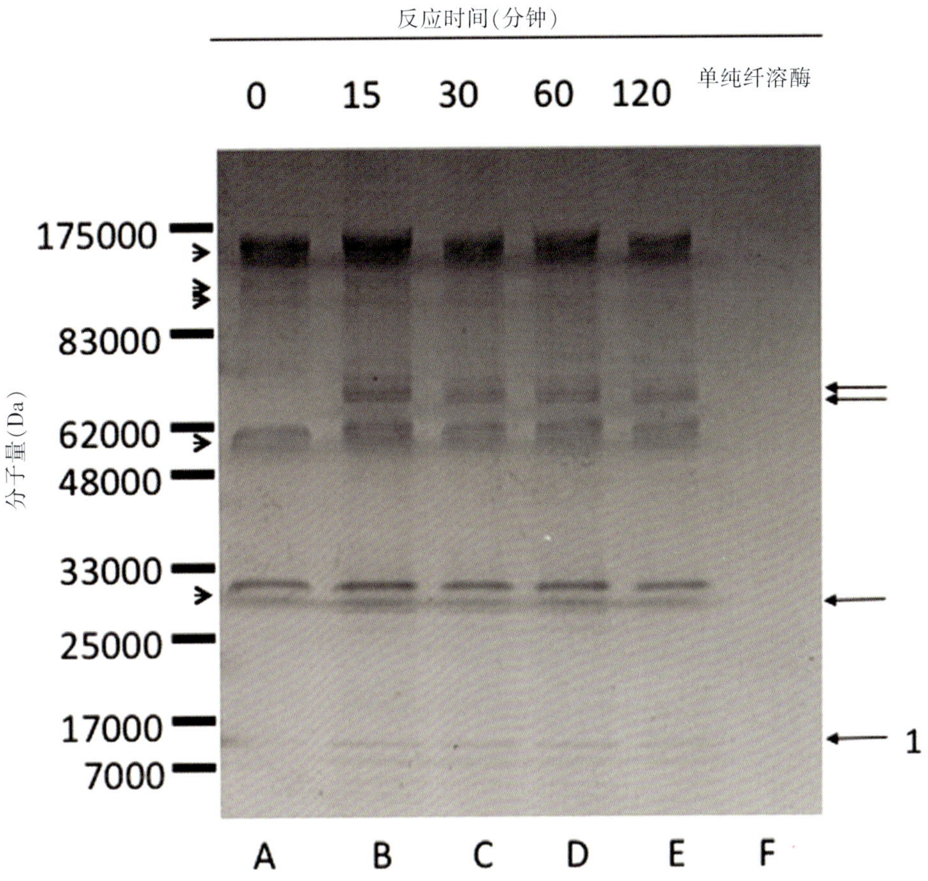


图 51.2　钠十二烷基硫酸盐聚丙烯酰胺纤溶酶消化的层粘连蛋白的凝胶电泳，考马斯蓝染色图。泳道 A~E，孵化人层粘连蛋白与人纤溶酶混合物 0、15、30、60 和 120 分钟。泳道 F 单独使用纤溶酶。在 0 分钟时可见几个蛋白条带，来自层粘连蛋白(A 泳道，箭头所示)。15 分钟时出现 4 个新的蛋白条带(箭头所示)，而其他蛋白条带仍然存在。其中一个新蛋白条带分子量约为 13kDa(泳道 B，箭头 1 所示)。在 15~120 分钟(泳道 B~E)有些细微的模式变化。

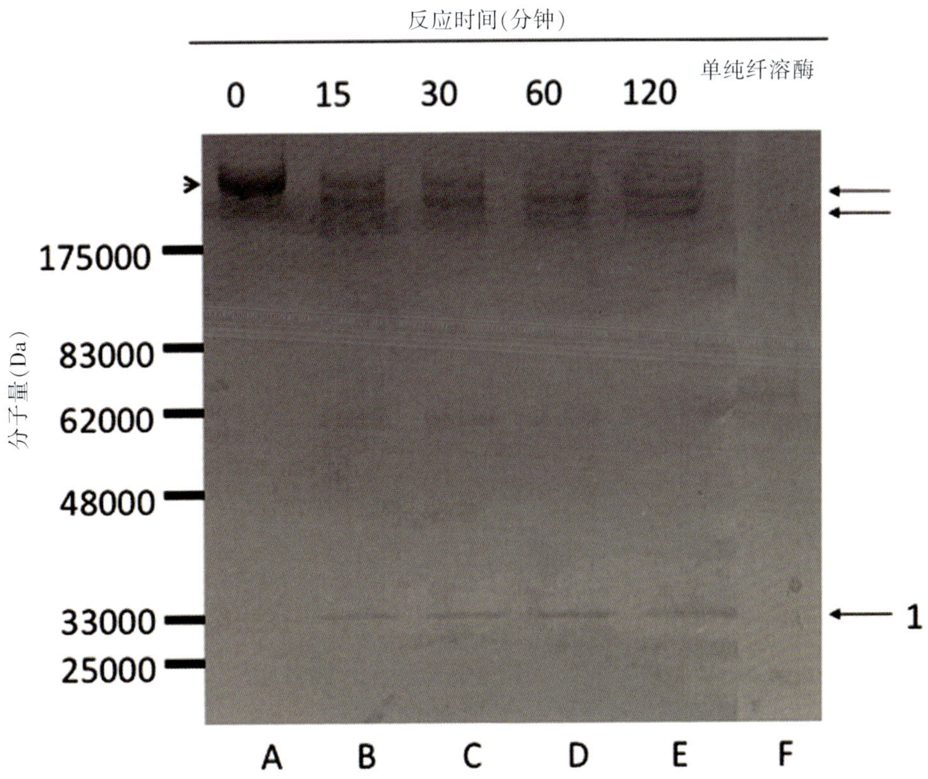


图 51.3　钠十二烷基硫酸盐聚丙烯酰胺纤溶酶消化的纤维连接蛋白凝胶电泳，马斯蓝染色图。泳道 A~E，孵化人纤维连接蛋白与人纤溶酶混合物 0、15、30、60 和 120 分钟。泳道 F 单独使用纤溶酶。在 0 分钟时出现一个分子量大小约 45 万 Da 蛋白条带(泳道 A，箭头所示)，该分子量对应纤维连接蛋白二聚体。15 分钟时，45 万 Da 大小条带已经被降解为几个新的片段(箭头所示)，其中有一个 3 万 Da 分子量的条带(泳道 B，箭头 1 所示)。曝光时间 15 分钟和 30 分钟(泳道 B 和 C)之间凝胶的外观差异很小。60 分钟后，所有条带稳定无显著变化。

Margherio 等[13]和 Chow 等[14]介绍了他们在外伤性儿童 MH 中使用 APE 作为玻璃体切割术辅助操作的经验。由于儿童后极部玻璃体皮质与 ILM 的黏附性很强，因此，通常儿童患者手术难度大[34]。他们的研究表明，手术联合 APE 使 PVD 的诱导变得更容易。Wu 等[15]总结了他们在治疗外伤性儿童 MH 方面的经验。对 13 例患儿采用 APE 辅助的玻璃体切割术，其中 12 例黄斑裂孔闭合患儿通过诱导 PVD、内界膜剥除及注油或注气成功地使黄斑裂孔闭合。注射 APE 后，有 3 只眼发生了完全性 PVD，2 只眼部分形成 PVD。同一个研究团队的 Trese 等[16]也发现，APE 在用于治疗因玻璃体持续附着在黄斑中心凹而使得玻璃体异常脱离导致的 3 期特发性黄斑裂孔中具有值得期待的效果。这些研究表明纤溶酶可能在辅助玻璃体切割治疗 MH 方面是有效的。

## 3.2 糖尿病性黄斑水肿

糖尿病性黄斑水肿是糖尿病患者视力损伤最常见的原因。自从 Nasrallah 等[35]在 1988 年首次报道了糖尿病患者没有 DME 的眼比有 DME 的患眼发生 PVD 的比率高很多，一般认为是玻璃体在 DME 的发病机制中起重要作用。后来的研究发现，具有 DME 的患眼，在玻璃体视网膜界面，黏附分子的层粘连蛋白和纤维连接蛋白的水平增加。此外，累积的血源性化学趋化物刺激玻璃体细胞和神经胶质细胞向后玻璃体皮质迁移[36]。这些细胞的收缩可能产生对黄斑的牵拉。糖尿病患者玻璃体中胶原蛋白发生非酶依赖的糖基化，产生晚期糖基化终末产物(AGE)[37]，改变玻璃体[38]和玻璃体视网膜界面的结构。AGE 主要集中在后玻璃体皮质层和 ILM 并进一步促进胶原蛋白交联[39]。所有这些因素都可能导致异常 PVD 以及切线方向或前后牵拉，进而加重 DME。

临床研究表明，伴有 PVD 时，DME 的自发吸收率高于没有 PVD 的眼[40]。另外，玻璃体切割术与 PVD 可以缓解弥漫性黄斑水肿并提高视力[41,42]。因此，纤溶酶可能是 DME 患眼诱导 PVD 的合理治疗方法，同时也能去除新生血管形成需要的组织支架以及消除中心凹上的牵拉力，可能阻止糖尿病性视网膜病变进入增生阶段。鉴于纤溶酶对连接玻璃体和 ILM 的层粘连蛋白和纤维连接蛋白具有蛋白水解作用，诱导产生 PVD。我们观察了 APE 对 DME的作用[25]。研究中纳入了 20 例进行玻璃体手术的DME 患者，随机分为两组：APE 组和对照组。APE 组在玻璃体手术前 45 分钟进行玻璃体腔内注射 0.4~0.8IU APE。手术中，两组均经吲哚青绿染色和 ILM 剥除(见第 34 章“玻璃体视网膜手术中的化学染色技术”)。通过电子显微镜扫描和透射检查剥除的 ILM，对两组玻璃体切割术中 PVD 形成的难易程度及剥除的 ILM 表面玻璃体皮质残留状况进行了比较。结果发现，对照组 10 只眼中 7 只眼有玻璃体皮质残留，但在 APE 组 10 只眼中有 2 只眼有玻璃体皮质残留(图 51.4)。APE 组中有 2 只眼在玻璃体切割术开始时就已发生了自发性的 PVD，然而对照组眼都没有自发 PVD。另外，对照组 10 只眼中的 1 只眼和 APE 组 10 只眼中 7 只眼容易诱导出 PVD。这些结果表明，DME 患者中，APE 能有效地从视网膜表面分离玻璃体。

在 2001 年，APE 首次用于辅助晚期糖尿病性视网膜病变眼的玻璃体手术[17]。即使玻璃体牢固附着于视网膜，如黄斑牵拉性视网膜脱离，使用 APE 也使得玻璃体皮质的去除更容易。Azzolini 等[18]进行了类似的研究，25 只 DME 患眼，在玻璃体手术前 25 分钟使用 0.8~1.2IU 的 APE。在 APE 治疗组比非 APE 组，更容易形成玻璃体后脱离。但是，在与 DME 相关的伴有玻璃体黄斑牵拉的眼中，不同研究中玻璃体附着的程度有所不同。Elbendary 等[20]研究了在合并有玻璃体黄斑牵拉的糖尿病眼中诱导产生 PVD 的成功率与玻璃体后皮质的厚度和光反射程度的关系。他们的研究表明，玻璃体较薄且光反射性较差，PVD 的发生率较高。

注入玻璃体中部的 APE 活性峰值持续约 15~60 分钟，近 24 小时后逐渐几乎降至为零[5]。因此，在玻璃体中保留 APE 而不进行玻璃体手术可能比通过玻璃体手术去除 APE 诱导 PVD 的效果更好。DiazLlopis 等[19]进行了前瞻性对照研究，纳入了难治性弥漫性糖尿病性黄斑水肿的 16 只患眼，对于这些实验眼，他们未行玻璃体切割术，而只在玻璃体内注射 APE。他们将结果与没有接受注射 APE 的眼进行比较。玻璃体内 APE 注射后中心黄斑厚度降低并且视力获得了改善，所有病例均未产生副作用。

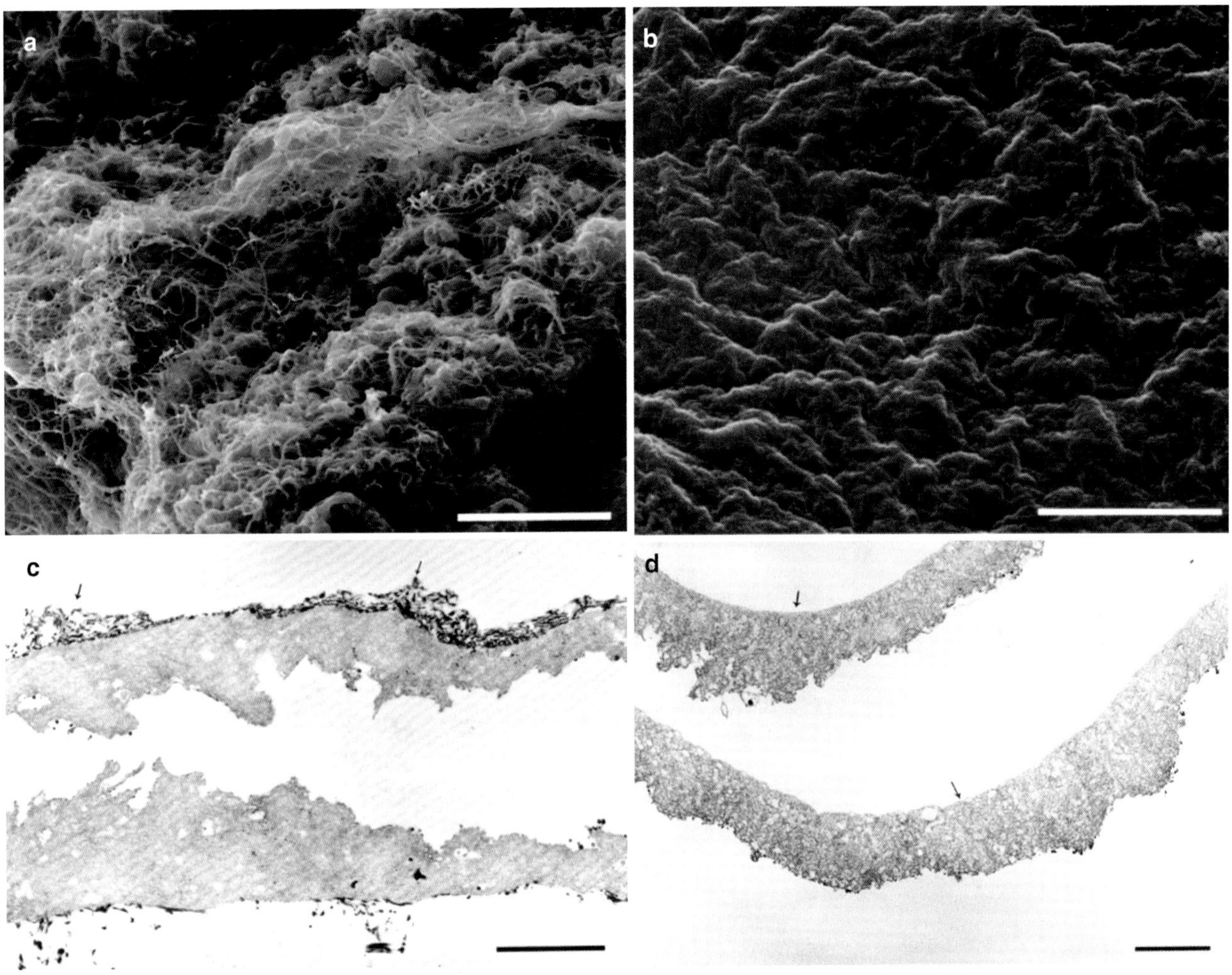


图 51.4 用扫描(SEM)和透射电子显微镜(TEM)检查在玻璃体手术中从糖尿病性黄斑水肿患眼中取出的 ILM 标本。(a)玻璃体切割术中获得的人眼 ILM,未经 APE 处理的对照组 SEM 图。SEM 检查显示 ILM 上胶原纤维致密的网样结构。(b)玻璃体手术前注射 APE 眼(APE 组)的 SEM 图。SEM 图显示光滑的 ILM 表面(**a**,**b**:原始放大倍数 10 000×;标尺:3.0μm)。(c)对照组的 ILM 的 TEM 图,胶原纤维附着在无细胞成分的 ILM 的表面(箭头所示)。(d)APE 组的 TEM 显示光滑的 ILM 表面(箭头所示)(**c**,**d**:原始放大倍数 3500×;标尺:2.8μm)。

## 3.3 早产儿视网膜病变

ROP 是儿童致盲的主要原因之一(见第 13 章“先天性玻璃体视网膜血管疾病”)。在早期,巩膜扣带术是 ROP4a、4b 和 5 期视网膜脱离眼的主要治疗方式。然而,发病早期保留晶状体的玻璃体切割术已经成为主要的治疗方法。由于玻璃体视网膜界面通过层粘连蛋白和纤维连接蛋白牢固附着导致牵拉,手术的目的是松解视网膜表面增生组织的牵拉。因此,研究者推测纤溶酶可能有利于切割或至少弱化玻璃体视网膜连接,使得玻璃体切割术更容易。目前,有几个关于在 ROP 病例中使用 APE 的研究。Tsukahara 等[21]研究在 5 期 ROP 6 只眼玻璃体切割术前玻璃体腔内注射从患者的血浆中纯化而来的 0.03~0.22IU 的 APE。术中成功地去除了增生膜,而且所有眼视网膜完全复位。Wu 等[22]报道了 68 例 80 只眼的研究结果,玻璃体切割术前注射或不注射 APE。注射 APE 组有 68.8%的患眼获得视网膜解剖复位。APE 似乎对严重的 ROP 阶段的玻璃体视网膜界面也具有积极的作用。

### 3.4 视网膜静脉阻塞(RVO)

有两项研究将 APE 用于分支 RVO 引起的黄斑水肿治疗。Sakuma 等[23]在玻璃体内注射了 1IU 的 APE,并未行玻璃体切割术,并且在 26 只眼中有 23 只眼在 1 周后观察到完全 PVD。Udaondo 等[24]在分支 RVO 的小型病例系列研究中证实了 APE 的有效性和安全性。

## 4. 结论

越来越多的动物和临床研究表明，玻璃体切割术治疗黄斑裂孔、玻璃体黄斑牵拉综合征和糖尿病性黄斑水肿等玻璃体黄斑粘连的病变，术中应用纤溶酶是非常有用的辅助手段。纤溶酶可能会降低中心凹医源性损伤的风险，并且能减少原本需要玻璃体切割治疗的病种。

**缩略语**

| | |
|---|---|
| APE | 自体纤溶酶 |
| DME | 糖尿病性黄斑水肿 |
| ILM | 内界膜 |
| MH | 黄斑裂孔 |
| MW | 分子量 |
| PVD | 玻璃体后脱离 |
| RVO | 视网膜静脉阻塞 |
| ROP | 早产儿视网膜病变 |
| SEM | 扫描电子显微镜 |
| tPA | 组织纤溶酶原激活物 |
| TEM | 透射电子显微镜 |

## 参考文献

1. Sebag J. Anomalous PVD – a unifying concept in vitreo-retinal diseases. Graefes Arch Clin Exp Ophthalmol. 2004;242:690–8.
2. Sebag J. Vitreous anatomy, aging, and anomalous posterior vitreous detachment. In: Dartt DA, Besharse JC, Dana R, editors. Encyclopedia of the eye, vol. 4. Oxford: Elsevier; 2010. p. 307–15.
3. Sebag J. Pharmacologic vitreolysis (guest editorial). Retina. 1998;18:1–3.
4. Sebag J. Pharmacologic vitreolysis- premise and promise of the first decade. Retina. 2009;29:871–4.
5. Verstraeten TC, Chapman C, Hartzer M, Winkler BS, Trese MT, Williams GA. Pharmacologic induction of posterior vitreous detachment in the rabbit. Arch Ophthalmol. 1993;111:849–54.
6. Hikichi T, Yanagiya N, Kado M, Akiba J, Yoshida A. Posterior vitreous detachment induced by injection of plasmin and sulfur hexafluoride in the rabbit vitreous. Retina. 1999;19:55–8.
7. Gandorfer A, Putz E, Welge-Lüssen U, Grüterich M, Ulbig M, Kampik A. Ultrastructure of the vitreoretinal interface following plasmin assisted vitrectomy. Br J Ophthalmol. 2001;85:6–10.
8. Kim NJ, Yu HG, Yu YS, Chung H. Long-term effect of plasmin on the vitreolysis in rabbit eyes. Korean J Ophthalmol. 2004;18:35–40.
9. Wang ZL, Zhang X, Xu X, Sun XD, Wang F. PVD following plasmin but not hyaluronidase: implications for combination pharmacologic vitreolysis therapy. Retina. 2005;25:38–43.
10. Hermel M, Mahgoub M, Youssef T, Azrak MI, Raza H, Alldredge C, Trese M, Williams GA, Hartzer M. Safety profile of the intravitreal streptokinase-plasmin complex as an adjunct to vitrectomy in the rabbit. Graefes Arch Clin Exp Ophthalmol. 2006;244:996–1002.
11. Gandorfer A, Priglinger S, Schebitz K, Hoops J, Ulbig M, Ruckhofer J, Grabner G, Kampik A. Vitreoretinal morphology of plasmin-treated human eyes. Am J Ophthalmol. 2002;133:156–9.
12. Li X, Shi X, Fan J. Posterior vitreous detachment with plasmin in the isolated human eye. Graefes Arch Clin Exp Ophthalmol. 2002;240:56–62.
13. Margherio AR, Margherio RR, Hartzer M, Trese MT, Williams GA, Ferrone PJ. Plasmin enzyme-assisted vitrectomy in traumatic pediatric macular holes. Ophthalmology. 1998;105:1617–20.
14. Chow DR, Williams GA, Trese MT, Margherio RR, Ruby AJ, Ferrone PJ. Successful closure of traumatic macular holes. Retina. 1999;19:405–9.
15. Wu WC, Drenser KA, Trese MT, Williams GA, Capone A. Pediatric traumatic macular hole: results of autologous plasmin enzyme-assisted vitrectomy. Am J Ophthalmol. 2007;144:668–72.
16. Trese MT, Williams GA, Hartzer MK. A new approach to stage 3 macular holes. Ophthalmology. 2000;107:1607–11.
17. Williams JG, Trese MT, Williams GA, Hartzer MK. Autologous plasmin enzyme in the surgical management of diabetic retinopathy. Ophthalmology. 2001;108:1902–5.
18. Azzolini C, D'angelo A, Maestranzi G, Codenotti M, Valle PD, Prati M, Brancato R. Intrasurgical plasmin enzyme in diabetic macular edema. Am J Ophthalmol. 2004;138:560–6.
19. Diaz-Llopis M, Udaondo P, Arevalo F, Salom D, Garcia-Delpech S, Quijada A, Romero FJ. Intravitreal plasmin without associated vitrectomy as a treatment for refractory diabetic macular edema. J Ocular Pharmacol Therapeutics. 2009;25:379–84.
20. Elbendary AM, Elwan MM, Azzam HA, Eldeeb DR. Predictability of vitreous detachment following intravitreal plasmin injection in diabetic macular edema associated with vitreomacular traction. Curr Eye Res. 2011;36:534–9.
21. Tsukahara Y, Honda S. Autologous plasmin-assisted vitrectomy for stage 5 retinopathy of prematurity: A preliminary trial. Am J Ophthalmol. 2007;144:139–41.
22. Wu WC, Drenser KA, Lai M, Capone A, Trese MT. Plasmin enzyme-assisted vitrectomy for primary and reoperated eyes with stage 5 retinopathy of prematurity. Retina. 2008;28:S75–80.
23. Sakuma T, Mizota A, Inoue J, Tanaka M. Intravitreal injection of autologous plasmin enzyme for macular edema associated with branch retinal vein occlusion. Am J Ophthalmol. 2010;150:876–82.
24. Udaondo P, Diaz-Llopis M, Garcia-Delpech S, Salom D, Romero FJ. Intravitreal plasmin without vitrectomy for macular edema secondary to branch retinal vein occlusion. Arch Ophthalmol. 2011;129:283–7.
25. Asami T, Terasaki H, Kachi S, Nakamura M, Yamamura K, Nabeshima T, Miyake Y. Ultrastructure of internal limiting membrane removed during plasmin-assisted vitrectomy from eyes with diabetic macular edema. Ophthalmology. 2004;111:231–7.
26. Uemura A, Nakamura M, Kachi S, Nishizawa Y, Asami T, Miyake Y, Terasaki H. Effect of plasmin on laminin and fibronectin during plasmin-assisted vitrectomy. Arch Ophthalmol. 2005;123:209–13.

27. Young KC, Shi GY, Wu DH, et al. Plasminogen activation by streptokinase via a unique mechanism. J Biol Chem. 1998;273:3110–6.
28. Rizzo S, Pellegrini G, Benocci F, Belting C, Baicchi U, Vispi M. Autologous plasmin for pharmacologic vitreolysis prepared 1 hour before surgery. Retina. 2006;26:792–6.
29. Udaondo P, Diaz-Llopis M, Garcia-Delpech S, Cervera E, Salom D. Autologous plasmin for intravitreal injection without associated vitrectomy: a simple preparation method with streptokinase. Arch Soc Esp Oftalmol. 2008;83:153–4.
30. Díaz-Llopis M, Udaondo P, Salom D, García-Delpech S, Romero FJ. Intravitreal autologous plasmin without associated-vitrectomy. Pharmacological vitreolysis, a perfeccionated method using urokinase. Arch Soc Esp Oftalmol. 2008;83:291–2.
31. Hermel M, Dailey W, Hartzer MK. Efficacy of plasmin, microplasmin, and streptokinase-plasmin complex for the in vitro degradation of fibronectin and laminin- implications for vitreoretinal surgery. Curr Eye Res. 2010;35:419–24.
32. Hermel M, Dailey W, Trese M, Hartzer MK. A disposable system for rapid purification of autologous plasmin as an adjunct to vitrectomy - performance and safety profile. Graefes Arch Clin Exp Ophthalmol. 2011;249:37–46.
33. Kelly NE, Wendel RT. Vitreous surgery for idiopathic macular holes. Results of a pilot study. Arch Ophthalmol. 1991;109:654–9.
34. Sebag J. Age-related differences in the human vitreoretinal interface. Arch Ophthalmol. 1991;109:966–71.
35. Nasrallah FP, Jalkh AE, Van Coppenolle F, Kado M, Trempe CL, McMeel JW, Schepens CL. The role of the vitreous in diabetic macular edema. Ophthalmology. 1988;95:1335–9.
36. Gandorfer A. Role of vitreous in diabetic macular edema. Retina. 2012;32:S211–5.
37. Sebag J, Buckingham B, Charles MA, Reiser K. Biochemical abnormalities in vitreous of humans with proliferative diabetic retinopathy. Arch Ophthalmol. 1992;110:1472–9.
38. Sebag J. Abnormalities of human vitreous structure in diabetes. Graefes Arch Clin Exp Ophthalmol. 1993;231:257–60.
39. Sebag J, Nie S, Reiser K, Charles MA, Yu NT. Raman spectroscopy of human vitreous in proliferative diabetic retinopathy. Invest Ophthalmol Vis Sci. 1994;35:2976–80.
40. Hikichi T, Fujio N, Akiba J, Azuma Y, Takahashi M, Yoshida A. Association between the short-term natural history of diabetic macular edema and the vitreomacular relationship in type II diabetes mellitus. Ophthalmology. 1997;104:473–8.
41. Tachi N, Ogino N. Vitrectomy for diffuse macular edema in cases of diabetic retinopathy. Am J Ophthalmol. 1996;122:258–60.
42. Lopes de Faria JM, Jalkh AE, Trempe CL, McMeel JW. Diabetic macular edema: risk factors and concomitants. Acta Ophthalmol Scand. 1999;77:170–5.
43. Bababeygy SR, Sebag J. Chromodissection of the vitreo-retinal interface. Retin Physician. 2009;6(3):16–21.

# 第 52 章
# 奥克纤溶酶玻璃体溶解术的基础研究

Marc D. de Smet, Bart Jonckx

## 本章要点



**关键词**
玻璃体；药物性玻璃体溶解术；奥克纤溶酶；微纤溶酶；药效动力学；药代动力学

**核心概念**

1. 奥克纤溶酶是一种具有酶活特征的重组丝氨酸蛋白酶，能在酸性环境下稳定几天时间。奥克纤溶酶在中性 pH 值环境中活性高，在二级药代动力学（自溶作用）时失活，因此，在玻璃体中仅有 25%的奥克纤溶酶能保持 24 小时活性。
2. 奥克纤溶酶是一种分子量为 27kDa 的蛋白，它在玻璃体中作用时有位阻效应。为了能使其发挥最大效应，需将其注射到目标部位。同时，这也能限制对悬韧带周围结构产生的副作用。
3. 作为纤溶酶原家族的蛋白成员，奥克纤溶酶能够调节包括促炎因子和基质金属蛋白酶在内的一系列通路，以此来扩大作用方式和界定继发的临床表现。

M.D. de Smet, MDCM, PhD, FRCSC, FRCOphth, FMN(✉)
Department of Retina and Inflammation,
Specialized Eye Clinic in Uveitis and Retina,
MIOS sa, Lausanne, Switzerland
e-mail: mddesmetl@mac.com

B. Jonckx, PhD
Department in vivo pharmacology,
Thrombogenics nv, Leuven, Belgium

## 1. 引言

药物性玻璃体溶解术是眼科一种新的治疗方法，它标志着将治疗玻璃体视网膜疾病的模式从手术治疗转向了药物治疗[24,26,27]。奥克纤溶酶（1~5 环状结构域纤溶酶)过去称为微纤溶酶,是纤溶酶的一种缩短、重组形式。最初,由纤溶酶在高 pH 值环境中自溶降解时被发现,它包含纤溶酶的催化域,但与环状结构域关系不密切[38]。在眼科学领域,人们最初认为奥克纤溶酶能够替代纤溶酶（因为纤溶酶制备困难),并且它稳定、特征明显和高度自溶的特点使它已被应用于临床[34]。

自 20 世纪 50 年代以来，人们就认为纤溶酶是能够被应用于人类的治疗制剂，最开始是用于治疗视网膜静脉阻塞[5,18]。1993 年,研究者首次在兔模型中将纤溶酶作为玻璃体溶解剂使用[35]。随后,纤溶酶被认为是玻璃体视网膜手术中的潜在辅助方法,因为它能促进形成玻璃体后脱离，甚至在早产儿中也能达到同样的效果[11,17,20,32](见第 53 章“奥克纤溶酶玻璃体溶解术的临床研究”)。

奥克纤溶酶在很多临床前模型中得到研究,人们已经部分明确了其在玻璃体和玻璃体视网膜界面的作用方式。奥克纤溶酶已知的化学特点有助于人们理解一些观察到的生物学功能，以此来确定药物在人眼玻璃体中的效果。这也有助于推动东方国家对纤溶酶的研究，提高目前的临床疗效。本章将回顾其基础科学研究内容，临床研究参见本书其他章节(见第 53 章“奥克纤溶酶玻璃体溶解术的临床研究”)。

## 2. 奥克纤溶酶的结构与生理特征

奥克纤溶酶是一种 27.3kDa 分子量大小的丝氨酸蛋白酶,包括 2 条含有 19 个和 230 个氨基酸残基的多肽链，通过 2 个二硫键分别连接氨基酸残基 6 与 124 以及 16 与 24。含 230 个残基的多肽链内有 4 个二硫键用以稳定结构(图 52.1)。奥克纤溶酶包含纤溶酶的催化域，但在 5 个环状结构域中没有一个位于这两条多肽链的 C 端延伸链上。这些环状结构域通常作为底物、调控分子和抑制剂的结合位点[31,38]。因此,与原先体内存在的因子相比,奥克纤溶酶对凝血酶有更大的影响,但与此同时,它对主要抑制剂的亲和力相较于其他纤溶酶却更低[36,22]。虽然奥克纤溶酶更小的分子量使其能够在玻璃体内扩散得更快，但目前尚不清楚这是否意味着它在眼内能起到更强的药效[13,28]。奥克纤溶酶更容易被丝氨酸蛋白酶抑制剂所阻断,例如 $\alpha_2$-抗纤溶酶,而不能被其他血清成分如抗凝血酶Ⅲ和 $\alpha_1$-抗胰蛋白酶阻断[9,21,31]。奥克纤溶酶在眼内的抑制作用可能通过一个类似的机制,尤其是发生在血眼屏障受损的时候。

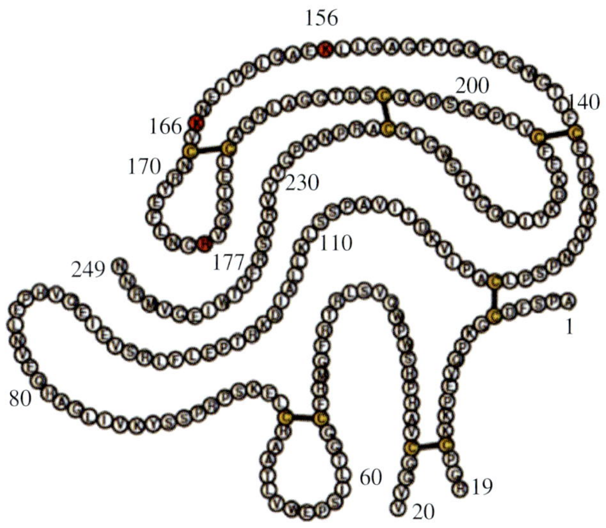


图 52.1　奥克纤溶酶的氨基酸组成及其一级结构[1]。

奥克纤溶酶是一种重组纤溶酶，它由毕赤酵母属酵母的微纤溶酶原产生,能在 pH 值为 3.1 的稀释柠檬酸缓冲液中稳定存在，在重组链激酶的作用下转换为活性形式[21]。微纤溶酶能催化赖氨酸羧基端和精氨酸残端的肽键分解，埋藏于蛋白质和多肽底物中[38]。主要底物包括凝血酶、纤溶酶原以及包括层粘连蛋白、纤维连接蛋白等在内的细胞外基质蛋白[4,6,16]。虽然没有明确的证据可以证明微纤溶酶本身有这种功能，但类纤溶酶蛋白酶却有许多非纤溶功能,例如使细胞定向迁移、组织重塑和激活基质金属蛋白酶(MMP)家族内其他蛋白酶等[23]。正如纤溶酶原家族的其他成员一样，奥克纤溶酶也能调节各种炎症过程中细胞因子的表达和活性。由于纤维蛋白的代谢产物对白细胞具有趋化性，纤溶酶会导致 IL-1 从巨噬细胞中释放出来,同时激活生长因子 β[3]。这或许可以解释在实验模型和一些患者中，将纤溶酶或奥克纤溶酶注射到玻璃体腔后会出现短时间内的轻度炎症反应的原因[7,29,35]。

# 3. 奥克纤溶酶的药代动力学

奥克纤溶酶在中性 pH 值缓冲液和猪玻璃体内的失活主要是由于自溶降解。奥克纤溶酶的活性与温度和 pH 值有关。产品在 20℃的情况下能稳定至少 24 个月[7]。在酸性环境中，奥克纤溶酶在室温下能稳定至少 2 小时[12,13]。目前还没有关于奥克纤溶酶在反复冻融之后稳定性的变化的研究，因此应避免反复冻融。虽然奥克纤溶酶的活性能在缓冲液中保持稳定，但其在稀释的中性 pH 值环境[如平衡盐溶液(BSS)]或注入玻璃体后的稳定性仍是有限的[12,13]。在这种情况下，其 50%的生物活性在 1 小时内丧失。在酸性环境中，由于阻止了丝氨酸的去质子作用，能够限制奥克纤溶酶与潜在底物的相互作用[2]。

奥克纤溶酶的体外动力学与猪和人眼玻璃体中药代动力学是相似的。在 pH 值为 3.1 玻璃体内的奥克纤溶酶，能在-20℃下稳定 13 周、4℃下稳定 3 天，若在室温下则半天之内就失去活性。当奥克纤溶酶在中性 pH 值的环境中时，它在玻璃体内的失活率($k=81M^{-1}s^{-1}$)与磷酸缓冲盐相比($k=176M^{-1}s^{-1}$)更慢[1,9]。因此，孵育 24 小时后，奥克纤溶酶在缓冲液中的活性为 1%~4%，在玻璃体内为 8%~24%。

奥克纤溶酶的二阶动力学预示了它的自溶过程。由于人们观察到高剂量的药物失活速率更快，所以它的失活速率具有浓度依赖性(图 52.2)。因此，当奥克纤溶酶被注射到凝胶状玻璃体中时，它会更快速地失活，而当注射到液化玻璃体(由于扩散速度更快和更易于接触的底物)中时，则能保持更长时间的活性。进入全身体内循环的药物会被血液中的许多抑制剂所抑制[7]。目前已明确在人玻璃体中存在丝氨酸蛋白酶抑制剂，包括 $\alpha_1$-抗胰蛋白酶、$\alpha_2$-抗纤溶酶、抗凝血酶Ⅲ、$C_1$ 酯酶抑制剂和 $\alpha_2$-巨球蛋白[9,15,37]。迄今尚未有研究表明这些抑制剂是否能有效抑制奥克纤溶酶活性。因此，我们需要来自典型视网膜疾病特点患者的样本来评估奥克纤溶酶活性被抑制的程度。

所有上面提到的抑制剂，只有 $\alpha_2$-抗纤维蛋白溶酶能够有效和完全地抑制奥克纤溶酶[22]。迄今为止，在玻璃体中检测到抑制剂的水平很低，有效抑制的量仅占奥克纤溶酶注射量的 4%左右[9]。其他抑制剂被描述为纤溶酶的慢抑制剂(进行性)；虽然它们足以抑制活性酶的大部分，但它们的抑制作用不明显，因为在体外玻璃体中孵育后，奥克纤溶酶的酶活性能够恢复到较高水平[9]。到目前为止，研究一直在收集手术患者的玻璃体中进行。随着奥克纤溶酶新的适应证的拓展，特别是对于糖尿病性视网膜病变或视网膜静脉阻塞的玻璃体视网膜交界处的疾病，有必要研究奥克纤溶酶对这些玻璃体视网膜界面疾病的作用。

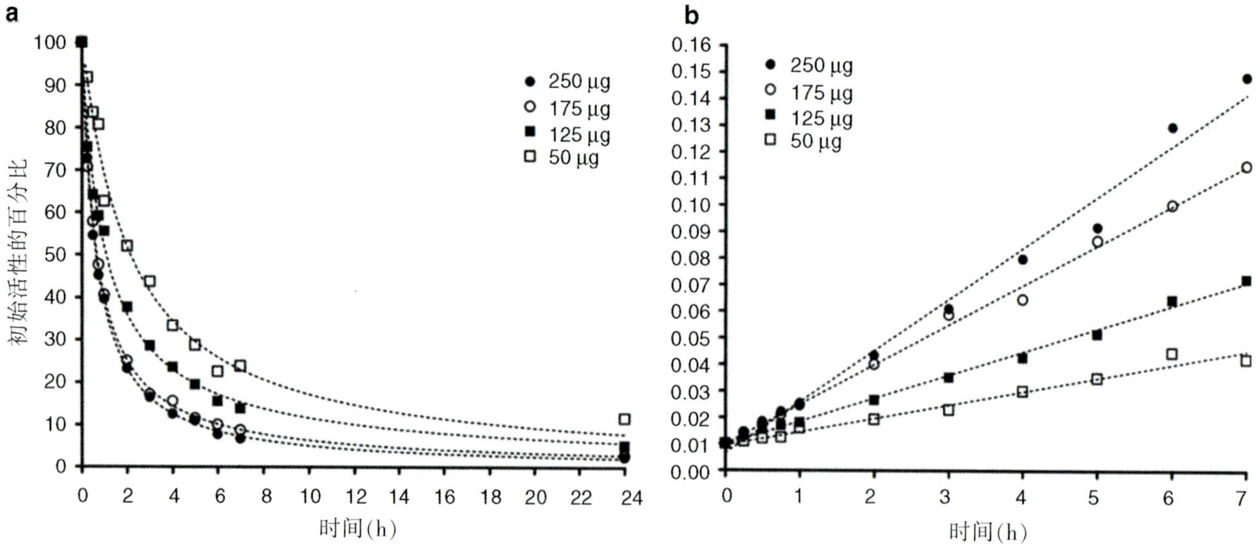


图 52.2 奥克纤溶酶在中性磷酸盐缓冲液(PBS)中的活性。(a)不同剂量的奥克纤溶酶溶解在 PBS 后，其在不同时间点的自溶活性。(b)将数据线性化，表明奥克纤溶酶的代谢为二阶酶促反应[1]。

# 4. 奥克纤溶酶的药效动力学

## 4.1 玻璃体中的药物效应

人们将奥克纤溶酶在几个动物模型进行了试验。在离体猪眼模型[8,10,34]中进行了初步研究，证明它有破坏玻璃体结构的能力，并导致玻璃体后皮质从视网膜表面分离。奥克纤溶酶的活性有浓度和时间依赖性，正如使用光学显微镜和电子显微镜的许多实验中所示[8,10,12,13]。在离体猪眼中注射 125μg 奥克纤溶酶，室温孵育 1 小时，可以观察到后极部玻璃体完全脱离和周边部部分玻璃体脱离。若在 37℃中孵育 1 小时，将会完全分离到达锯齿缘处(图 52.3)。若注射量达 250μg 及以上，中间部玻璃体后脱离，但在视网膜表面附近可见蛋白质物质，这表明可能发生了异常的玻璃体后脱离[25](图 52.3)。这是观察临床 MIVI-Ⅰ试验所得到的部分结果[8,10]。当注射浓度高达 400μg 时，也没有发现锯齿缘玻璃体脱离。室温下在玻璃体腔内注射 400μg 奥克纤溶酶，2 小时后可以观察到视网膜色素上皮细胞呈圆形隆起。这种现象在低浓度时未见到。这可能表明在玻璃体和眼内可以耐受奥克纤溶酶的浓度是有上限的。

电子显微镜观察发现，与对照眼相比，在注射部位近端取到的视网膜表面胶原纤维稀疏或缺失（图 52.4）[8,10,14]。在靠近注射部位可以观察到浓缩的凝胶玻璃体，呈粗糙的颗粒状。远离注射部位活组织检查表明，这些部位的玻璃体结构正常[8,10]。这一系列实验结果说明奥克纤溶酶能够诱导玻璃体后脱离，但也能够改变玻璃体的结构。因此，这种药物被认为是一种表面活性剂兼玻璃体液化剂[27](见第 47 章“药物性玻璃体溶解术”)。关于玻璃体液化作用，动态光散射实验表明，奥克纤溶酶的剂量依赖相关性将会影响药物在玻璃内扩散系数，如暴露在800μg奥克纤溶酶 30 分钟，其扩散能力增加近 2 倍[28]。荧光素实验进一步支持以上发现，玻璃体的结构改变不是均匀的，而是通过在注射部位向周围进行扩散的[12,13]。

目前，人们已经建立了一个小鼠模型去进一步研究奥克纤溶酶的体内影响。当药物被注射到小鼠的玻璃体中时，0.5μg 奥克纤溶酶可以在 3~5 天后

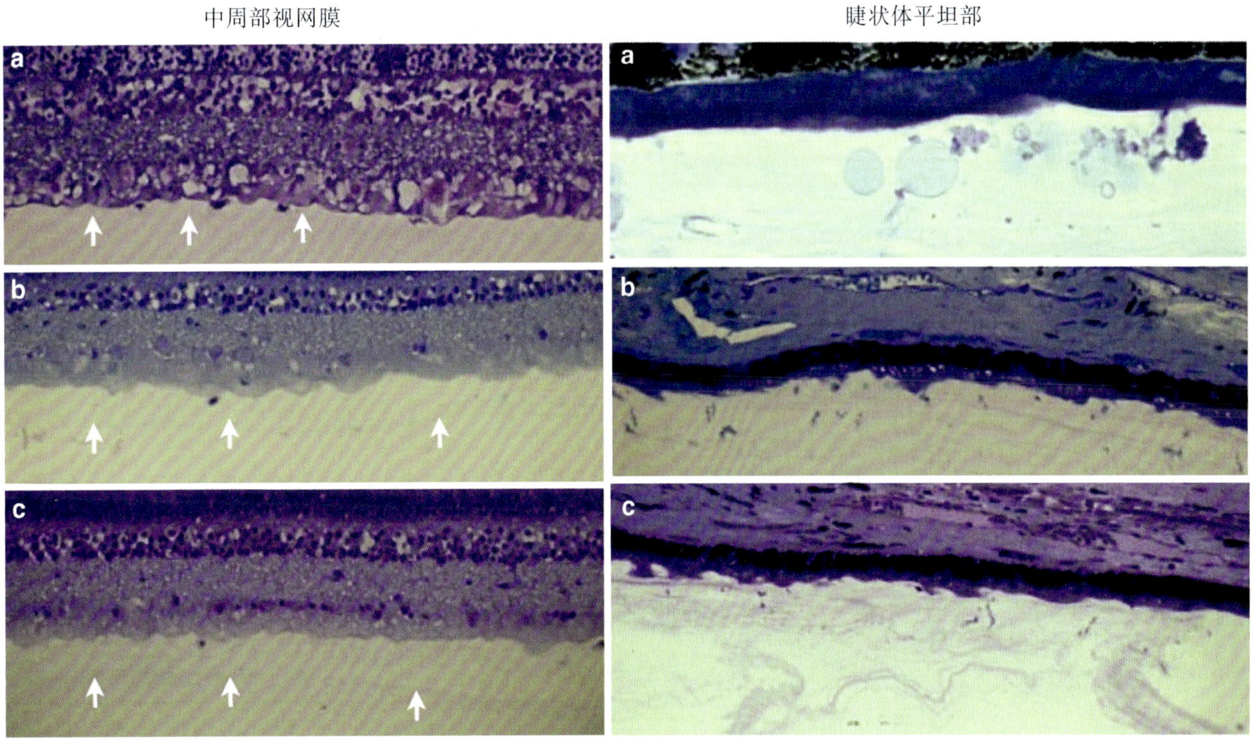


图 52.3　在玻璃体中或睫状体平坦部注射不同浓度的奥克纤溶酶，37℃孵育 2 小时后玻璃体脱离情况(a：62.5μg；b：125μg；c：250μg)。箭头显示玻璃体后皮质。

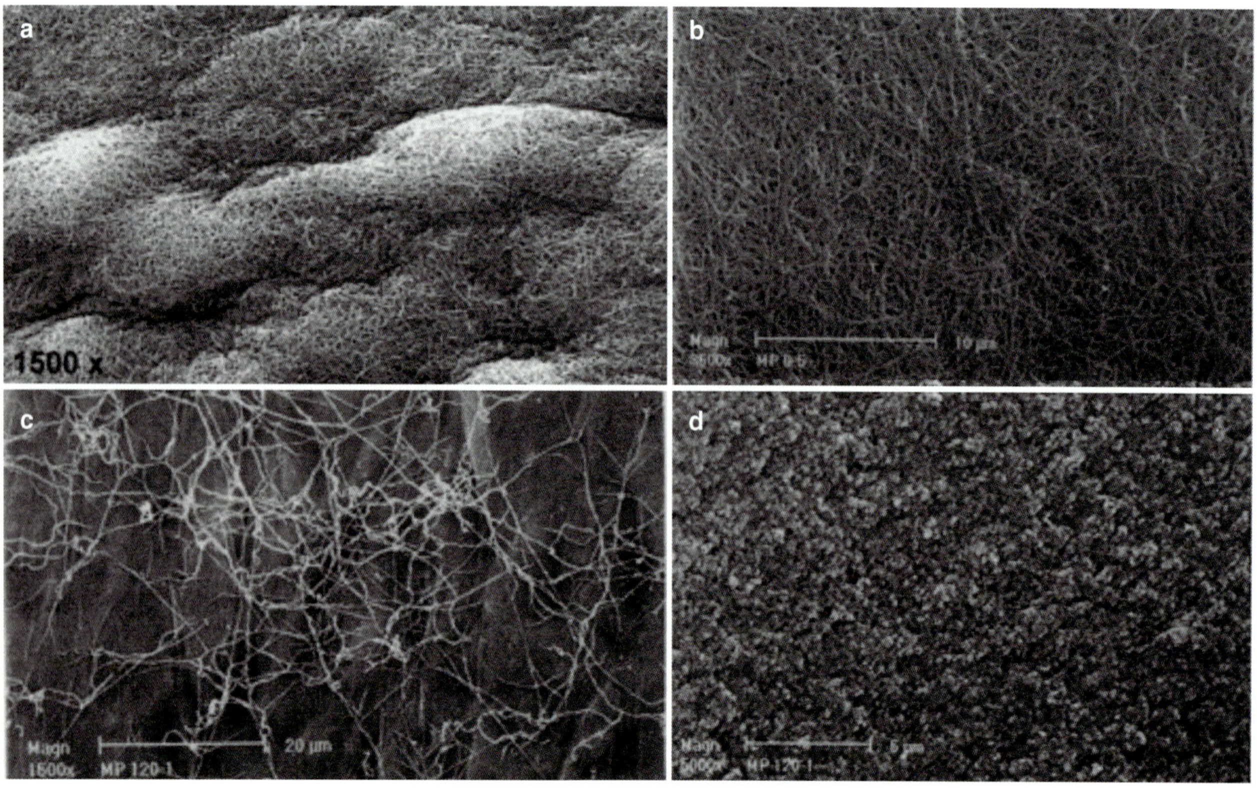


图 52.4 在猪玻璃体中注射 125μg 奥克纤溶酶并室温下孵育 2 小时后的电镜照片。(a)对照组眼赤道部呈现密集网状纤维(放大倍数:1500×)。(b)在注射奥克纤溶酶即刻中周部出现与(a)类似的纤维结构。(c)在赤道部注射奥克纤溶酶 2 小时后,视网膜表面出现稀疏的纤维(放大倍数:1500×)。(d)用奥克纤溶酶治疗后,(c)附近区域的纤维变成粗颗粒状结构(放大倍数:5000×)。

再次诱导部分玻璃体后脱离。OCT 可以无创地监测动物模型(图 52.5)。目前的研究已经证明,OCT 检查能够发现组织学的变化,并能显示玻璃体后脱离的程度(图 52.5)。该模型可以更好地阐明奥克纤溶酶对层粘连蛋白和纤维连接蛋白的影响,这个发现有着重要的价值,因为许多证据都表明层粘连蛋白和纤维连接蛋白在玻璃体视网膜界面中起着至关重要的作用(见第 11 章"玻璃体视网膜界面与内界膜")。

现在人们可以使用免疫荧光双染色法来研究玻璃体视网膜界面处细胞外基质蛋白的表达变化。层粘连蛋白主要位于基底膜,并且可能由 Müller 细胞足板产生。在许多类型细胞表面和大多数细胞外基质可发现纤维连接蛋白。它以高亲和力结合到胶原蛋白、蛋白聚糖和透明质酸上[4,19,33]。层粘连蛋白、纤粘连蛋白的表达随年龄的增长而增加(图 52.6)。在玻璃体后脱离的情况下,纤维连接蛋白会在玻璃体的后表面表达,但不会再有胶原蛋白的视网膜前表面表达。在皮层后玻璃体完整的部位层粘连蛋白越多(图 52.7)。玻璃体腔内注射奥克纤溶酶后,纤维连接蛋白和层粘连蛋白在玻璃体视网膜界面以及视网膜外层均降解[4]。视网膜内层粘连蛋白首先降解,而纤维连接蛋白没有这种现象。两种蛋白质的重新合成都需要较长的时间。第 1 周之后,不会有明显的恢复。现在人们已经提出了视网膜内层粘连蛋白和纤维连接蛋白的丧失与短暂 ERG 变化之间可能存在相关性[4]。

## 4.2 药物毒理学

在荷兰黑带兔、食蟹猴和哥廷根小型猪身上进行过毒理学研究[7]。在兔和猴眼中,有超过 50%的眼发生玻璃体炎症反应,但程度和持续时间有所不同,不过最终完全消退。在猴眼内,最早是在第 2 天观察到眼前节反应,但之后也消退了。在兔和猴眼中

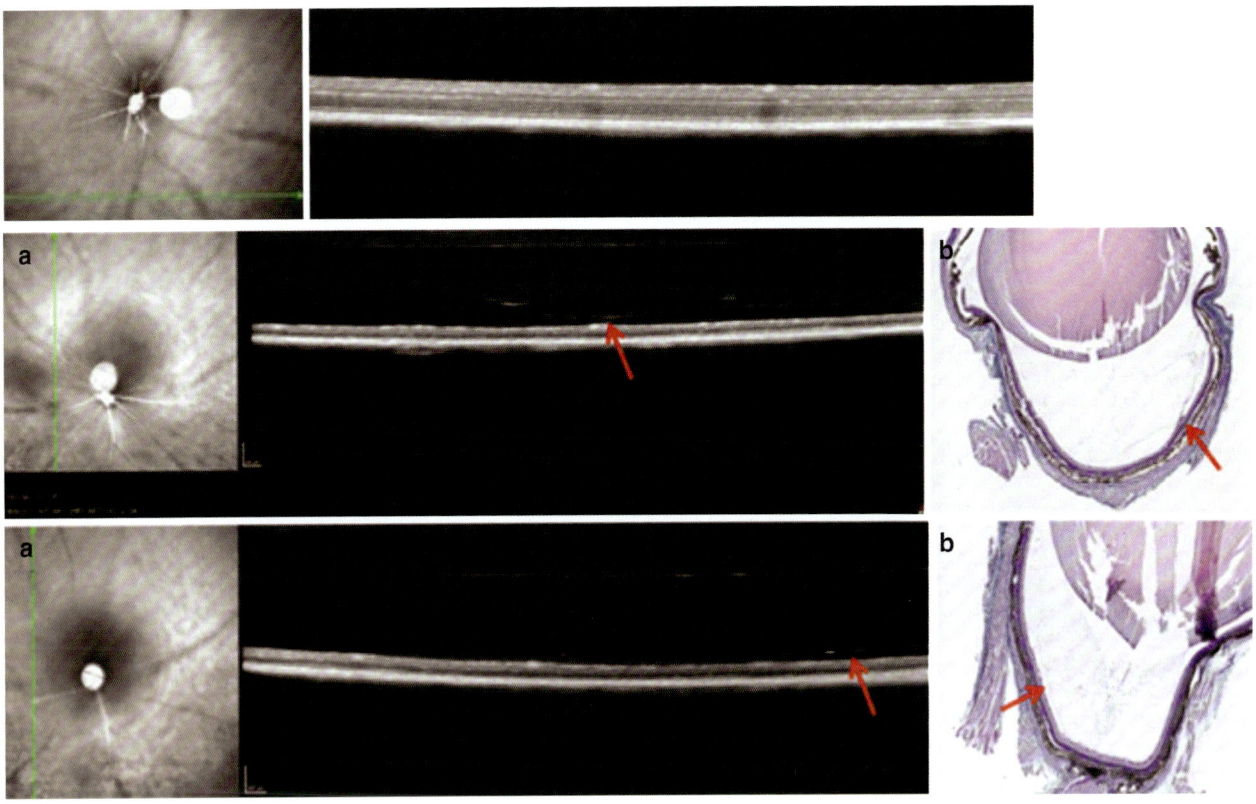


图 52.5　改良后海德堡谱域 OCT 检查结果(a)。上图所示为正常鼠眼,中图所示为奥克纤溶酶治疗 7 天后的 OCT,箭头所示部位为广泛的玻璃体后脱离。组织切片图可明确显示玻璃体与视网膜相连的部位(图 b 箭头所示)。最下图所示的是奥克纤溶酶治疗 3 天后的眼部情况,正如组织切片图所示,玻璃体后脱离并不十分明显(b)。

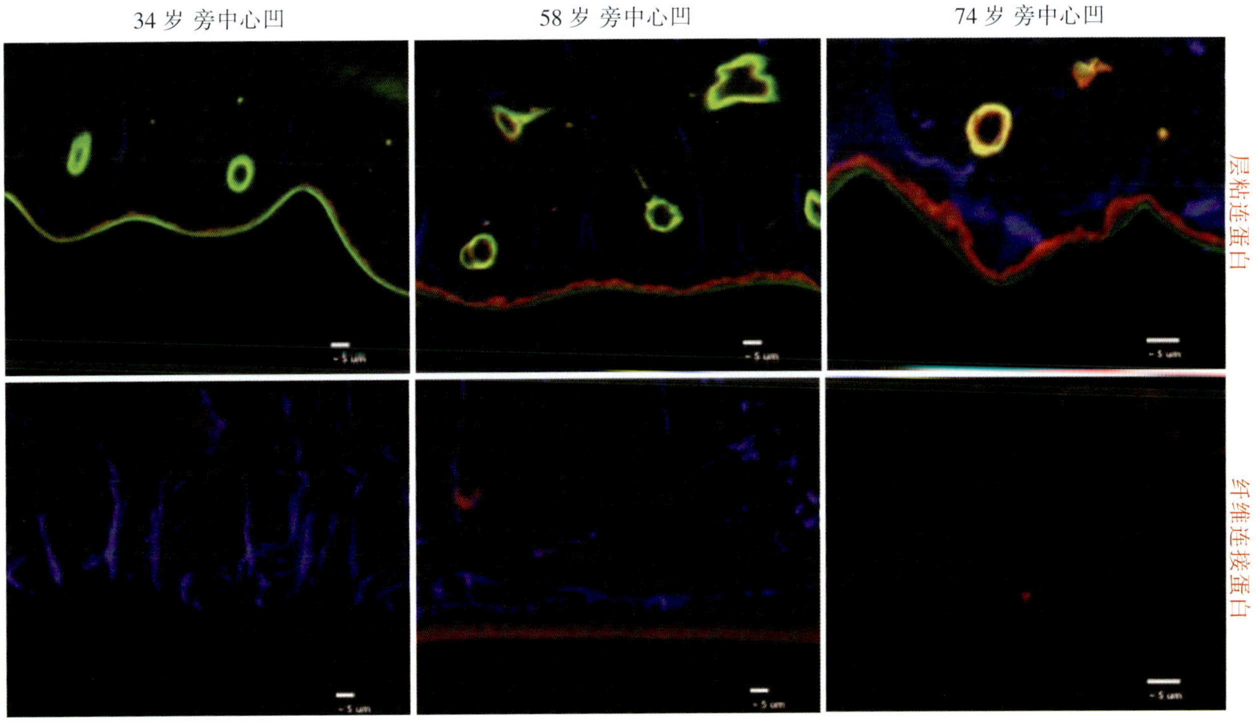


图 52.6　在单克隆抗体染色共聚焦显微镜下观察不同年龄人眼中层粘连蛋白和纤维连接蛋白的表达情况。绿色为Ⅳ型胶原蛋白,蓝色为波形蛋白。34 岁,旁中心凹;58 岁,旁中心凹;74 岁,旁中心凹。

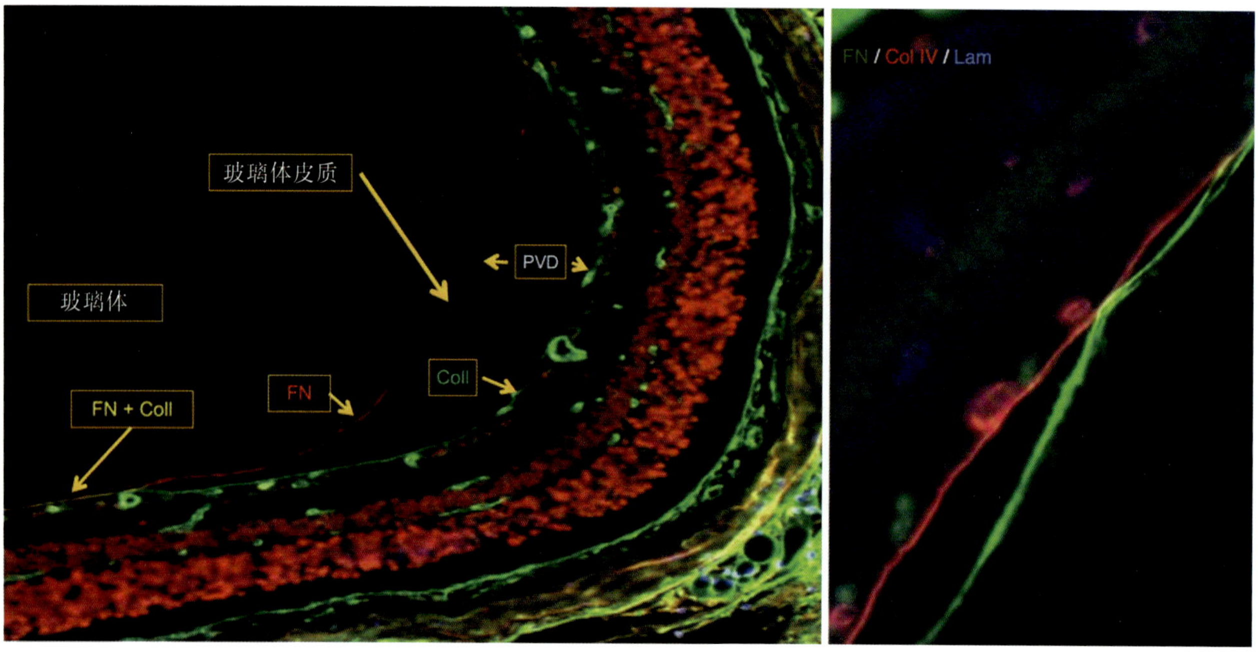


图 52.7 共聚焦显微镜下观察奥克纤溶酶治疗后小鼠眼内层粘连蛋白(Lam)、纤维连接蛋白(FN)和Ⅳ型胶原(Coll)的共定位情况。

观察都到晶状体半脱位，而只有 1 只猪眼出现晶状体半脱位。针头型号和注射部位以及剂量是造成晶状体脱位的危险因素，并且可以解释为什么眼球小而晶状体大的兔眼的风险较高。在兔眼中注射≥50μg 奥克纤溶酶可观察到短暂的 ERG 变化。在较高的剂量(显著高于临床剂量)情况下,8 周后仍然存在此变化。在猴眼中注射≥1.5μg 可观察到短暂的 ERG 变化。在以上情况下 ERG 改变都会有所恢复,但在注射最高剂量(每眼 200μg)的药物后,直到随访结束时仍有部分患眼未恢复。目前在小型猪眼中没有观察到 ERG 变化。

## 5. 展望

临床研究已经证明了奥克纤溶酶在治疗有症状的玻璃体黄斑粘连和牵拉中呈现一定临床疗效（见第 53 章“奥克纤溶酶玻璃体溶解术的临床研究”）。然而，药物治疗的成功率仍然有限。现在人们可以探索多种途径以增强奥克纤溶酶的疗效：根据凝胶状玻璃体结构不同使药物更好地扩散（见第 29 章“玻璃体腔给药原则与实践”),重复注射以更好地诱导玻璃体后脱位或玻璃体液化,和(或)控制或增强由奥克纤溶酶活化的下游途径，包括激活基质金属蛋白酶,特别是 MMP-2 和 MMP-9[30]。尽管在治疗症状性玻璃体黄斑粘连中不太可能引起关注，但当适应证扩大到糖尿病和黄斑变性时，存在于玻璃体内的抑制剂可能会带来新的挑战。实际上,在血-眼屏障不完整的情况下,玻璃体中存在抑制剂的可能性增加。另一个挑战是寻找到人类或其他生物中 ERG 变化的原因。如果 ERG 变化确实是由视网膜结构内的表面蛋白变化引起的，那么这就可能成为治疗或监测的方法。虽然奥克纤溶酶目前还存在问题与挑战,但在一个新的药物性玻璃体溶解术时代,解决这些问题肯定会拓宽奥克纤溶酶的应用适应证。

**缩略语**

| | |
|---|---|
| μg | 微克 |
| BSS | 平衡盐溶液 |
| COOH | 羧基 |
| ERG | 视网膜电图 |
| IL | 白细胞介素 |
| kDa | 千道尔顿 |
| MIVI | 微纤溶酶玻璃体腔注射试验 |
| MMP | 基质金属蛋白酶 |
| PVD | 玻璃体后脱离 |
| RPE | 视网膜色素上皮 |

# 参考文献


1. Aerts F, Noppen B, Fonteyn L, et al. Mechanism of inactivation of ocriplasmin in porcine vitreous. Biophys Chem. 2012;165–166:30–8.
2. Banacky P, Linder B. Model of serine proteases charge relay system - PCILO study. Biophys Chem. 1981;13:223–31.
3. Castellino FJ, Ploplis VA. Structure and function of the plasminogen/plasmin system. Thromb Haemost. 2005;93:647–54.
4. Chen WL, Mo W, Sun K, et al. Microplasmin degrades fibronectin and laminin at vitreoretinal interface and outer retina during enzymatic vitrectomy. Curr Eye Res. 2009;34:1057–64.
5. Cliffton EE. The use of plasmin in humans. Ann N Y Acad Sci. 1957;68:209–29.
6. Collen D. Natural inhibitors of fibrinolysis. J Clin Pathol. 1980;33:24–30.
7. Committee for Medicinal Products for Human Use: Assessment report of Jetrea. 2013; European Medicines Agency. Accessed Sept 2013. www.ema.europa.eu/docs/en_GB/document_library/EPAR_-_Public_assessment_report/human/002381/WC500142228.pdf.
8. de Smet MD, Valmaggia C, Zarrantz J, et al. Microplasmin: ex vivo characterization of its activity in porcine vitreous. Invest Ophthalmol Vis Sci. 2009;50:814–9.
9. de Smet MD, Jonckx B, Vanhove M, et al. Pharmacokinetics of ocriplasmin in vitreous. Invest Ophthalmol Vis Sci. 2012; 53:8208–13.
10. de Smet MD, Gandorfer A, Stalmans P, et al. Microplasmin intravitreal administration in patients with vitreomacular traction scheduled for vitrectomy: the MIVI I trial. Ophthalmology. 2009;116:1349–55.
11. Diaz-Llopis M, Udaondo P, Cervera E, et al. Vitrectomia enzimática por inyección intravítrea de plasmina autóloga como tratamiento inicial de las membranas epirretinianas maculares y el síndrome de tracción vitreomacular. Arch Soc Esp Oftalmol. 2009;84:91–100.
12. Gad El Kareem A, Willikens B, Vanhove M, et al. Characterization of a stabilized form of microplasmin for the induction of a posterior vitreous detachment. Curr Eye Res. 2010;35:909–15.
13. Gad El Kareem AM, Willikens B, Stassen JM, et al. Differential vitreous dye diffusion following microplasmin or plasmin pretreatment. Curr Eye Res. 2010;35:235–41.
14. Gandorfer A, Rohleder M, Sethi C, et al. Posterior vitreous detachment induced by microplasmin. Invest Ophthalmol Vis Sci. 2004;45:641–7.
15. Gao BB, Chen X, Timothy N, et al. Characterization of the vitreous proteome in diabetes without diabetic retinopathy and diabetes with proliferative diabetic retinopathy. J Proteome Res. 2008;7:2516–25.
16. Hermel M, Dailey W, Hartzer M. Efficacy of plasmin, microplasmin, and streptokinase-plasmin complex for the in-vitro degradation of fibronectin and laminin-implications for vitreoretinal surgery. Curr Eye Res. 2011;35:419–24.
17. Hikichi T, Yanagiya N, Kado M, et al. Posterior vitreous detachment induced by injection of plasmin and sulfur hexafluoride in the rabbit vitreous. Retina. 1999;19:55–8.
18. Howden GD. The successful treatment of a case of central retinal vein thrombosis with intravenous fibrinolysin. Can J Ophthalmol. 1959;81:382–4.
19. Kohno T, Sorgente N, Ishibashi T, et al. Immunofluorescent studies of fibronectin and laminin in the human eye. Invest Ophthalmol Vis Sci. 1987;28:506–14.
20. Margherio AR, Margherio RR, Hartzer M, et al. Plasmin enzyme-assisted vitrectomy in traumatic pediatric macular holes. Ophthalmol. 1998;105:1617–20.
21. Nagai N, Demarsin E, van Hoef B, et al. Recombinant human microplasmin: production and potential therapeutic properties. J Thromb Haemost. 2003;1:307–13.
22. Pakola S, Cahillane G, Stassen J, et al. Neutralization of antiplasmin by microplasmin: a randomized, double-blind, placebo-controlled, ascending-dose study in healthy male volunteers. Clin Ther. 2009;31:1688–706.
23. Ploplis VA, Castellino FJ. Nonfibrinolytic functions of plasminogen. Methods. 2000;21:103–10.
24. Sebag J. Pharmacologic vitreolysis. Retina. 1998;18:1–3.
25. Sebag J. Anomalous PVD – a unifying concept in vitreo-retinal diseases. Graefes Arch Clin Exp Ophthalmol. 2004;242:690–8.
26. Sebag J. Molecular biology of pharmacologic vitreolysis. Trans Am Ophthalmol Soc. 2005;103:473–94.
27. Sebag J. Pharmacologic vitreolysis – premise and promise of the first decade. Retina. 2009;29:871–4.
28. Sebag J, Ansari R, Suh K. Pharmacologic vitreolysis with microplasmin increases vitreous diffusion coefficients. Graefes Arch Clin Exp Ophthalmol. 2007;245:576–80.
29. Stalmans P, de Laey C, de Smet M, et al. Intravitreal injection of microplasmin for treatment of vitreomacular adhesion: results of a prospective, randomized, sham-controlled phase II trial (the MIVI-IIT trial). Retina. 2010;30:1122–7.
30. Takano A, Hirata A, Inomata Y, et al. Intravitreal plasmin injection activates endogenous matrix metalloproteinase-2 in rabbit and human vitreous. Am J Ophthalmol. 2005;140:654–60.
31. Turner RB, Liu L, Sazonova IY, Reed GL. Structural elements that govern the substrate specificity of the clot-dissolving enzyme plasmin. J Biol Chem. 2002;277:33068–74.
32. Udaondo P, Diaz-Llopis M, Garcia-Delpech S, et al. Intravitreal plasmin without vitrectomy for macular edema secondary to branch retinal vein occlusion. Arch Ophthalmol. 2011;129:283–7.
33. Uemura A, Nakamura M, Kachi S, et al. Effect of plasmin on laminin and fibronectin during plasmin-assisted vitrectomy. Arch Ophthalmol. 2005;123:209–13.
34. Valmaggia C, Willekens B, de Smet MD. Microplasmin induced vitreolysis in porcine eyes. Invest Ophthalmol Vis Sci. 2003;44:E Abstract 3050.
35. Verstraeten TC, Chapman C, Hartzer M, et al. Pharmacologic induction of posterior vitreous detachment in the rabbit. Arch Ophthalmol. 1993;111:849–54.
36. Wang X, Lin X, Loy J, et al. Science. 1998;281:1662–5.
37. Wu CW, Sauter JL, Johnson PK, et al. Identification and localization of major soluble vitreous proteins in human ocular tissue. Am J Ophthalmol. 2004;137:655–61. doi:10.1016/j.ajo.2003.11.009.
38. Wu HL, Shi GY, Bender ML. Preparation and purification of microplasmin. Proc Natl Acad Sci U S A. 1987;84:8292–5.

# 第 53 章 奥克纤溶酶玻璃体溶解术的临床研究

Peter Stalmans

## 本章要点




**关键词**

玻璃体;全层黄斑裂孔(FTMH);MIVI-TRUST;经睫状体扁平部玻璃体切割术; 玻璃体黄斑粘连(VMA);玻璃体黄斑界面(VMI);玻璃体黄斑牵拉(VMT);黄斑(视网膜)前膜;玻璃体腔注射;奥克纤溶酶;玻璃体后脱离(PVD)


**核心概念**

1. 奥克纤溶酶是一种由美国食品药品管理局(FDA)批准用于治疗有症状的玻璃体黄斑粘连(VMA)和欧洲药品管理局(EMA)批准用于治疗玻璃体黄斑牵拉 (VMT)(包括伴发的≤400μm 的黄斑裂孔)的药物性玻璃体溶解剂。
2. ThromboGenics 有限公司赞助了奥克纤溶酶对比安慰剂治疗 VMT 的临床试验,目前已经发表的结果包括 8 个Ⅱ期研究、2 个Ⅲ期研究和 2 个Ⅲb 期研究。
3. 关键的Ⅲ期微纤溶酶玻璃体腔注射非手术治疗解除牵拉(microplasmin for intravitreous injection-traction release without surgical treatment, MIVI-TURST)研究结果显示:单次玻璃体腔注射 125μg 奥克纤溶酶解除 VMA 和完全诱发 PVD 的作用优于安慰剂,奥克纤溶酶组的药物性全层黄斑裂孔(FTMH)闭合率(伴有 VMA 的≤400μm FTMH) 高于安慰剂组,小的 FTMH(≤250μm)的闭合率尤为明显。


P. Stalmans, MD, PhD
Department of Ophthalmology, Universitaire Ziekenhuizen Leuven, Herestraat 49, Leuven 3000, Belgium
e-mail: peter.stalmans@uzleuven.be

# 1. 引言

玻璃体年龄相关性的自然进程包括凝胶的液化和玻璃体后皮质与视网膜的分离[1-3](见第 9 章“玻璃体老化与玻璃体后脱离”)。然而,在一些眼,玻璃体皮质与黄斑表面黏着紧密不足以发生完全的 PVD,导致玻璃体皮质持久黏附于黄斑表面,即 VMA(见第 14 章“异常玻璃体后脱离与玻璃体劈裂”)。VMA 的诊断基于光学相干断层扫描(OCT)视网膜图像的分析通常为无症状的、非病理状态;持久的 VMA 可以进展为病理性的 VMT,VMT 会扰乱玻璃体黄斑界面(VMI)并引起视觉症状。国际共识小组(international consensus panel)对 VMA、VMT 和全层黄斑裂孔进行了分级[4](见第 16 章“玻璃体黄斑牵拉与黄斑裂孔形成”)。为保证客观性和同一性，这是个基于证据而非症状的分级系统。

VMT 患者的典型症状是视力下降和不同程度的视物变形,即使患者有良好的视力,仍然可以有视觉质量或日间视功能的异常。一项纳入 53 只眼、平均随访 60 个月(6~110 个月)的 VMT 回顾性临床研究结果显示:64%的眼最佳矫正视力(BCVA)下降两行以上,只有 11%的眼发生了完全的 PVD[5]。持久的 VMT 可以进展为更严重的 FTMH。如果不治疗,VMI 疾病会导致不可逆转的黄斑损害、进行性视力恶化,并增加手术治疗的难度[5-9]。

对于症状不足以严重到需要手术干预的病例，医生可能会决定观察并等待玻璃体牵拉的自行解除，但是观察等待对于一些病例可能导致病情的恶化，因为慢性 VMT 可以引起黄斑的不可逆性损伤，只有约 20%未治疗的 VMA 眼会自动分离不需要玻璃体切割术[5,10]。对于剩余的大部分 VMA 眼,30%进展到需要接受玻璃体切割术治疗[10]。手术的成功率随手术时机的耽搁时间延长而下降，早期未接受手术治疗的患者手术预后差。

玻璃体切割术对于患者本人及家庭来说是一种有效的治疗,但是与任何手术一样,玻璃体切割术在术中及术后均存在发生并发症的风险，玻璃体切割术的相关并发症包括视网膜裂孔和视网膜脱离、眼内结构的医源性损伤、白内障、视网膜出血、玻璃体积血和眼内炎[11-22]。即使玻璃体切割术是成功的,患者也需要等待数周才能恢复工作，且有些患者还需要度过至少 1 周的时间保持低头俯卧位[23]。

观察等待或玻璃体切割术治疗 VMT 及其伴发的黄斑裂孔的风险和限制，是对药物治疗需求的基础[10](见第 47 章“药物性玻璃体溶解术”),并且非手术解除 VMT 获得了更好的视力结果。在大量的动物实验完成后(见第 52 章“奥克纤溶酶玻璃体溶解术的基础研究”),实施了奥克纤溶酶的临床试验,其结果将叙述如下。基于这些临床试验，奥克纤溶酶的玻璃体腔注射剂，已经于 2012 年 10 月获得美国 FDA 的批准用于治疗有症状的 VMA、于 2012 年 3 月获得 EMA 批注用于治疗有症状的 VMT 以及伴发的≤400μm 的黄斑裂孔。迄今为止,奥克纤溶酶是唯一被 FDA 和 EMA 批准的用于治疗危害视力的伴或不伴有黄斑裂孔的 VMT 药物,一些Ⅱ期和关键的Ⅲ期临床试验证实:对于解除 VMA,奥克纤溶酶注射优于安慰剂注射或假注射[24-27]。在 ThromboGenics 有限公司的赞助下，奥克纤溶酶的临床试验得到了以下支持奥克纤溶酶作为药物性玻璃体溶解剂治疗 VMA 及相关症候的证据。

# 2. 奥克纤溶酶治疗 sVMA 和 VMT 的临床试验

## 2.1 概述

(1)奥克纤溶酶有效松解 VMA。奥克纤溶酶成功治疗 VMT，并让许多患者避免了玻璃体切割术；此外，在 MIVI-TRUST 临床试验研究中,FTMH(≤400μm 且伴有 VMA)患者单次注射奥克纤溶酶的裂孔闭合率高于安慰剂注射近 4 倍。

(2)奥克纤溶酶不影响需要接受玻璃体切割术病例的手术效果。对于一些患者，奥克纤溶酶的应用甚至能改善玻璃体切割术的治疗效果。

(3)奥克纤溶酶的相容性好。疑似的药物相关的眼部副作用事件都是不危险的、一过性的,且严重程度轻,至今有 12 个试验构成了奥克纤溶酶的临床试验研究，包括 8 个Ⅱ期研究和 2 个Ⅲ期研究参与的微纤溶酶玻璃体腔注射非手术治疗解除牵拉(MIVI-TRUST)研究和 2 个Ⅲb 期研究,病例数超过了 1000 例(表 53.1)。

表 53.1 奥克纤溶酶临床试验

| 研究号 | 入组标准、设计和对照 | 奥克纤溶酶组 | 入组数 |
|---|---|---|---|
| **Ⅱ期试验** | | | |
| MIVI-Ⅰ(TG-MV-001) | 计划行玻璃体切割术的 VMT 患者<br>多中心，非盲，剂量递增试验<br>非对照 | 25μg/1~2h<br>25μg/24h<br>25μg/7d<br>50μg/24h<br>75μg/24h<br>125μg/24h | 60 |
| MIVI-Ⅰ-DMEI(TG-MV-002) | 伴有进展性 DME 的 VMT 患者<br>多中心，随机，双盲试验<br>假注射对照 | 50μg<br>75μg<br>125μg | 51 |
| MIVI-Ⅲ(TG-MV-003) | 计划行玻璃体切割术的 VMT 患者<br>多中心，随机，双盲试验<br>安慰剂对照 | 50μg<br>75μg<br>125μg | 125 |
| MIVI-ⅡT(TG-MV-004) | VMT 患者<br>多中心，随机，双盲试验<br>假注射对照 | 75μg<br>125μg<br>175μg<br>125μg[a] | 60 |
| MIVI-Ⅴ(TG-MV-005) | 伴有渗出性 AMD 的 VMT 患者<br>多中心，随机，双盲试验<br>假注射对照 | 125μg | 100 |
| MIVI-Ⅷ(TG-MV-008) | 有症状的 VMA 患者<br>单中心，非盲试验<br>非对照 | 125μg | 30 |
| MICI(TG-MV-009) | 计划行玻璃体切割术的儿童患者<br>单中心，随机，双盲试验<br>安慰剂对照 | 175μg | 24 |
| MIVI-Ⅹ(TG-MV-010) | 计划行玻璃体切割术的 VMT 患者<br>单中心，非盲，药代动力学试验 | 125μg/5~30min<br>125μg/31~60min<br>125μg/2~4h<br>125μg/24±2h<br>125μg/7±1d | 38 |
| **Ⅲ期试验** | | | |
| MIVI-Ⅵ(TG-MV-006) | 有症状的 VMA 患者<br>多中心，随机，双盲试验<br>安慰剂对照 | 125μg | 326 |
| MIVI-Ⅶ(TG-MV-007) | 有症状的 VMA 患者<br>多中心，随机，双盲试验<br>安慰剂对照 | 125μg | 326 |
| **Ⅲb 期试验** | | | |
| MIVI-Ⅻ(TG-MV-012) | 长期随访的 3 期试验患者 | 125μg | 20 |
| OASIS(TG-MV-014) | 包括 FTMH 的有症状的 VMA 患者<br>多中心，随机，双盲试验<br>假注射对照 | 125μg | 220 |

[a]VMA 未松解患者接受至少 2 次注射。

缩略词：AMD，年龄相关性黄斑变性；DME，糖尿病性黄斑水肿；FTMH，全层黄斑裂孔；VMA，玻璃体黄斑粘连；VMT，玻璃体黄斑牵拉。

## 2.2 Ⅱ期临床试验

### 2.2.1 在玻璃体切割术中玻璃体腔注射微纤溶酶(MIVI-Ⅰ)(TG-MV-001)

这是第一个关于玻璃体腔注射奥克纤溶酶的临床试验报告,MIVI-Ⅰ是一个前瞻性、多中心、非盲、剂量递增的临床试验,共入选 60 例计划行玻璃体切割术的没有 PVD 的 VMT 或 FTMH 患者，入组患者≥18 岁,分为 6 组,每组 9~11 例,所有患者按预设时间于玻璃体腔注射奥克纤溶酶后实施玻璃体切割术。研究包括 2 个部分:第 1 部分,奥克纤溶酶剂量固定（25μg)、手术前注射药物的作用时间递增(1~2 小时、24 小时、或 7 天);第 2 部分均在手术前 24 小时注射奥克纤溶酶，但注射剂量递增(50μg、75μg、125μg)(图 53.1)[25]。

MIVI-Ⅰ试验评价了单次注射一定剂量范围和一定药物作用时间的安全性和初步效果,结果显示:玻璃体腔注射奥克纤溶酶至研究所用的最大剂量 125μg 的相容性好，且在一些病例可以诱发术前 PVD。从总体上说,MIVI-Ⅰ试验是一个关于奥克纤溶酶的药物性玻璃体溶解机制的原理验证试验,研究表明:随着奥克纤溶酶作用时间的延长,诱发术前 PVD 的产生的概率增高,且在一些病例诱发了完全性的 PVD[25]。

总之,在这个试验中,奥克纤溶酶具有良好的相容性。副作用包括:玻璃体漂浮物和闪光感,所有病例均发生在注射后 6 小时内;14 例出现了一过性高眼压,通过降眼压处理后缓解[25]。

### 2.2.2 针对 VMT 的多种剂量(MIVI-ⅡT)(TG-MV-004)

MIVI-ⅡT 是一个多中心、随机、双盲、假注射对照的Ⅱ期临床试验。60 例 VMT(部分伴有黄斑裂孔)患者随机分入 4 个试验队列。前 3 个队列中，患者按 4:1 的比例随机接受单次玻璃体腔奥克纤溶酶(按设计方案的 75μg、125μg 或 175μg）或假注射;第 4 个队列的患者随机接受单次玻璃体腔注射奥克纤溶酶 125μg 或安慰剂，但是，如果 VMT 没有解除,则接受不超过 2 次的奥克纤溶酶 125μg 玻璃体

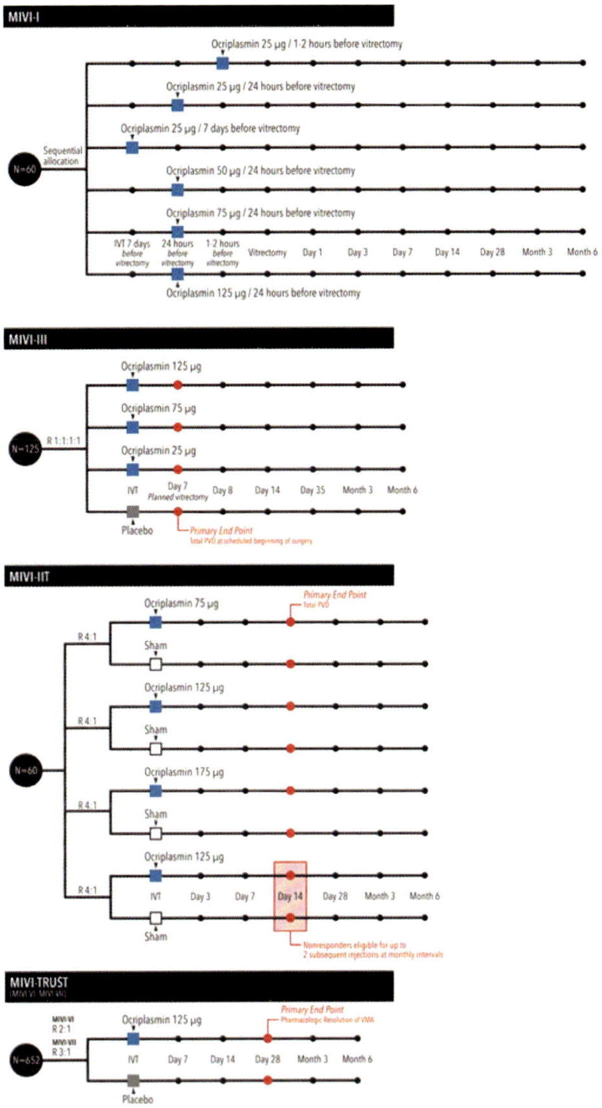


图 53.1　奥克纤溶酶临床研究：研究设计图示Ⅱ期试验 MIVI-Ⅰ、MIVI-Ⅲ、MIVI-ⅡT 和Ⅲ期试验 MIVI-TRUST。BCVA,最佳矫正视力;FTMH,全层黄斑裂孔;PVD,玻璃体后脱离;VMA,玻璃体黄斑粘连;VFQ-25,25 条视功能问卷调查。

腔再注射,间隔时间为 1 个月(图 53.2)[27]。

MIVI-ⅡT 试验的主要终点是玻璃体腔注射奥克纤溶酶 14 天时发生完全的 PVD。第 2 终点包括其他时间发生的完全 PVD（注射后 3、7、28 天)、VMA 的药物性松解、进行性 PVD、需行玻璃体切割术、黄斑水肿消退(如果与注射相关)以及 BCVA 与基线视力相比改善(BCVA 参照 ETDRS 字母评分)[27]。

MIVI-ⅡT 试验的证据显示[27]:

- 注射后 14 天时,前 3 个队列中共有 16%的患者发生了完全的 PVD,而假注射组没有 1 例发生PVD。
- 注射后 90 天时，奥克纤溶酶 125μg 注射组

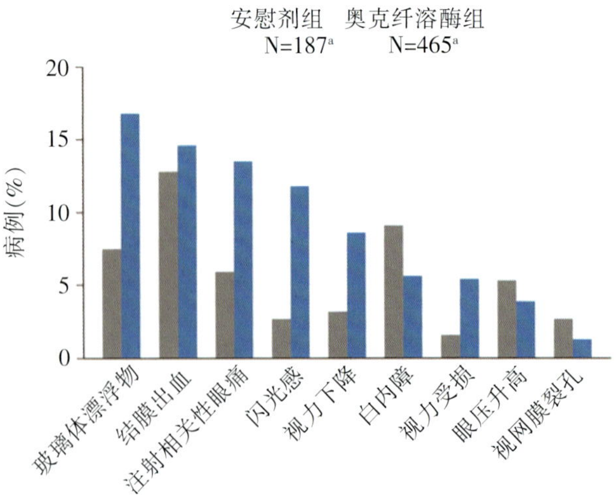


[a] 随机分为安慰剂组的一例患者无意中接受了奥克纤溶酶治疗;出于安全分析的目的,这例患者被纳入奥克纤溶酶组。

图 53.2 Ⅲ期临床试验 MIVI-TRUST 的不良事件发生率。柱状图显示在 3 期临床试验 MIVI-TRUST 实施过程中报告各治疗组眼部不良事件发生的比例,至少有一个不良事件发生的比例在奥克纤溶酶组为 68.4%、安慰剂组为 53.5%,大多数眼部的不良事件是一过性和轻度的。IOP,眼压。

(第 3 队列) 完全 PVD 的发生比例远高于假注射组($P$=0.046)。

- 接受重复注射的第 4 队列中, 在研究的终点,58%的患者最终获得了 VMA 的药物性松解。

### 2.2.3 诱发 PVD 的安全性与有效性(MIVI-Ⅲ)(TG-MV-003)

MIVI-Ⅲ是一个多中心、随机、双盲、安慰剂对照、关于剂量范围的Ⅱ期临床试验。试验入选了 125 例、年龄≥18 岁的 VMT(部分伴有 FTMH)计划行玻璃体切割术的患者,患者按 1:1:1:1 的比例随机分入玻璃体腔注射奥克纤溶酶 25、75、125μg 或安慰剂组(图 53.3)[24]。

MIVI-Ⅲ的主要终点是在计划手术开始前产生了药物诱发的完全 PVD。这个研究同时评价了注射后 7 天 PVD 的进展情况、药物性解除 VMT 的比例、药物性 FTMH 的闭合率以及与 BCVA 较基线视力提高的比例[24]。

MIVI-Ⅲ试验的结果[24]证实的有效性包括:

- 在计划手术前, 完全 PVD 的发生率随奥克纤溶酶注射剂量的增加而增高。
- 高的药物性 VMT 解除率与高剂量的奥克纤溶酶使用相关。
- 与安慰剂组相比,药物性 FTMH 闭合大部分发生于奥克纤溶酶组。
- 研究结束时(6 个月),无须行玻璃体切割术的患者在奥克纤溶酶注射组(无论剂量)为 17%,而在安慰剂组仅为 3.2%。
- 在接受计划玻璃体切割术的手术中,奥克纤溶酶注射组诱发完全 PVD 的平均最大吸力和平均手术时间低于安慰剂组,且随着注射剂量的增加,平均吸力和平均手术时间减少。

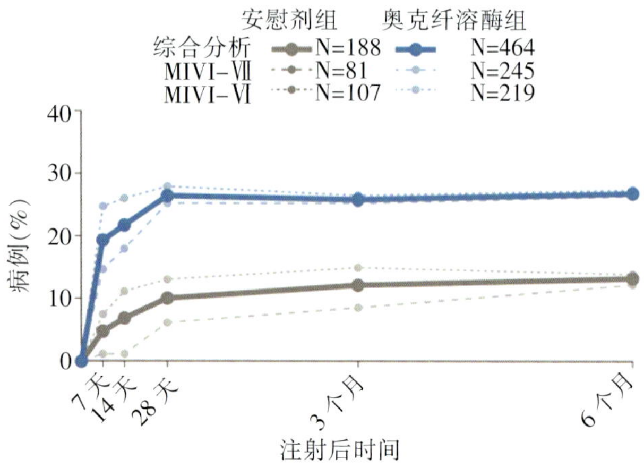


图 53.3 Ⅲ期临床试验 MIVI-TRUST 玻璃体黄斑粘连(VMA)药物性松解。折线图显示Ⅲ期临床试验 MIVI-TRUST 各治疗组在每个观察点 VMA 松解的比例, 奥克纤溶酶组 26.5%的患者在 28 天(主要终点)时发生了药物性 VMA 松解,其中 73%在 7 天时即以得到松解。

## 2.3 Ⅲ期临床试验

### 2.3.1 背景与研究设计

奥克纤溶酶的Ⅲ期临床试验 MIVI-TRUST 包括 MIVI-006 和 MIVI-007 试验,其设计是在一些Ⅱ期临床试验完成后与 FDA 合作的时长超过 5 个月的观察。这些关键的Ⅲ期临床试验基于对 OCT 资料的解读,如:采用中央阅片中心(CRC)盲读 OCT 图片确保 OCT 资料解读的同一性和资料监督委员会确保试验的安全性。结果的分析研究由美国和欧洲的重要眼科临床中心实施。

MIVI-006 和 MIVI-007 是多中心、随机、双盲、安慰剂对照、时长 6 个月的临床试验, 旨在评价

OCT 确诊的有症状的 VMA 患者单次玻璃体腔注射奥克纤溶酶 125μg 的有效性和安全性。两项试验的设计是相同的，但不同点是：①奥克纤溶酶和安慰剂（注射相同剂量的生理盐水）注射的随机化，MIVI-006 试验 2:1，MIVI-007 试验 3:1；②MIVI-006 的研究地点在美国，MVI-007 的研究地点在美国和欧洲；所有入选的 652 例患者均为 VMT，其中 153 例伴有 FTMH，均随机分到玻璃体腔注射奥克纤溶酶 125μg 组（$n$=464）或安慰剂注射组（$n$=188），参加试验者于注射后 7、14、28、90、180 天随访检查(图 53.1)[26]。

主要有效性终点是注射 28 天时药物性 VMA 的松解率，由中央阅片中心盲法阅读 OCT 图片判定结果[26]。如果患者发生了视力损害或需要其他治疗的异常情况（如：视网膜裂孔或视网膜脱离）则在此终点不记录为有效。

次要有效性终点包括[26]：

- 注射 28 天时发生完全 PVD，B 超检查（盲法）判定。
- 药物性 FTMH 闭合。
- 不需要玻璃体切割术。
- BCVA 提高 2~3 行（未接受玻璃体切割术）。
- 平均 BCVA ETDRS 字母评分改善。
- 视功能问卷（VFQ-25）评分（复合和分量）改善。

### 2.3.2 有效性证据

因为入选人口的不同，MIVI-006 和 MIVI-007 的结果分别进行了评价。下述讨论中有特别的文献对两个试验的结果进行了综合分析。在初步有效性终点注射 28 天时药物性 VMA 的松解率奥克纤溶酶组（26.5%）显著高于安慰剂注射组（10.1%）（$P$<0.001）（表 53.2）[24]。值得注意的是，大多数药物性松解发生在注射后的 7 天内，在这些奥克纤溶酶注射组注射后 28 天时药物性 VMA 松解的病例中，73% 在注射后 7 天时就已经有了药物性 VMA 的松解（图 53.2）。玻璃体黏附的范围是影响奥克纤溶酶治疗后获得成功解剖松解的重要因素，奥克纤溶酶注射后 28 天时局限性 VMA（直径≤1500μm）的药物性松解率（34.7%）是安慰剂注射组的 2 倍（14.6%）（$P$<0.001）。而广泛性 VMA（直径>1500μm）的药物性松解率仅有 5.9%，安慰剂组为 0（$P$=0.113）[28]。

综合分析两个试验显示：与安慰剂组相比，在次要终点的有效例数奥克纤溶酶组占了大部分（表 53.2）。注射 28 天时奥克纤溶酶组的完全 PVD 发生率（13.4%）显著高于安慰剂组（3.7%，$P$<0.001），28 天时 FTMH 的药物性闭合率奥克纤溶酶组（40.6%）也高于安慰剂剂组（10.6%，$P$<0.001）[26]。奥克纤溶酶的 FTMH 闭合作用也被视为快速的，几乎 70%的在第 28 天 FTMH 闭合的病例在第 7 天时即被观察到 FTMH 已闭合。FTMH 的药理闭合率的不同取决于入组时裂孔的大小，28 天时奥克纤溶酶组小的 FTMH（窄线宽≤250μm，不计内界膜）的药物性闭合率（58.3%）最高（安慰剂组 16.0%，$P$<0.001）；28 天时两组中等大小 FTMH（>250~≤400μm）的闭合率均低，但是奥克纤溶酶组（36.8%）仍高于安慰剂组（5.3%，$P$=0.009）；基于事先确定的排除标准，大孔径患者（>400μm）未在研究之列，然而，有 22 例的大孔患者无意中入选研究，28 天时，两个组中的这些患者均没有得到 FTMH 的药理性闭合[26,28]。

亚组分析针对的是奥克纤溶酶对入组时是否存在视网膜前（"黄斑前"为首选术语）膜（ERM）的黄斑褶皱有效性分析。入组时存在黄斑前 ERM 的病例，经奥克纤溶酶治疗后，28 天时 VMA 的药物性松解仅有 8.7%，尽管有效率低，但仍高于安慰剂组（1.5%，$P$=0.046）。入组时没有黄斑前 ERM 的病例，两个治疗组 VMA 的松解率均较高。主要终点的成功率在奥克纤溶酶组为 37.4%，安慰剂组为 14.3%（$P$<0.001）[26,29]。上市后注射分析显示：不伴发 ERM 的 VMT 解除的成功率达 78%。

研究结束时，奥克纤溶酶组（17.7%）需要接受玻璃体切割术的病例数少于安慰剂组（26.6%），提示奥克纤溶酶作为一种治疗选择，可以减少 VMI 的 VMA 相关疾病的整体手术量[26]。那些最终接受玻璃体切割术的 FTMH 患者，术后裂孔闭合率仍然高，奥克纤溶酶组（93.1%）与安慰剂组（92.3%）几乎相同，表明奥克纤溶酶用于术前治疗并没有妨碍术后获得解剖成功的机会[28]。

奥克纤溶酶的治疗也与令人惊奇的视觉效果相关联。奥克纤溶酶组（增加 3.6 个字母）最佳矫正视力的平均变化高于安慰剂组（增加 2.5 个字母）；与安慰剂组相比（17.1%≥2 行和 6.4%≥3 行），最佳矫正视力比基线视力提高大于 2 或 3 行的患者奥克纤

表 53.2 奥克纤溶酶Ⅲ期 MIVI-TRUST 试验(MIVI-Ⅵ,MIVI-Ⅶ 和综合分析)有效性证据的概述

| 终点 | 试验 | 奥克纤溶酶 125μg,% | 安慰剂,% | *P* 值 |
|---|---|---|---|---|
| VMA 药物性松解,28 天 | MIVI-Ⅵ | 27.9 | 13.1 | 0.003 |
| | MIVI-Ⅶ | 25.3 | 6.2 | <0.001 |
| | 综合分析 | 26.5 | 10.1 | <0.001 |
| 药物性诱导完全 PVD,28 天 | MIVI-Ⅵ | 16.4 | 6.5 | |
| | MIVI-Ⅶ | 10.6 | 0.0 | 0.010<0.001 |
| | 综合分析 | 13.4 | 3.7 | <0.001 |
| FTMH 药物性闭合,28 天 | MIVI-Ⅵ | 43.9 | 12.5 | 0.002 |
| | MIVI-Ⅶ | 36.7 | 6.7 | 0.030 |
| | 综合分析 | 40.6 | 10.6 | <0.001 |
| 需行玻璃体切割术,6 个月 | MIVI-Ⅵ | 20.5 | 29.0 | 0.100 |
| | MIVI-Ⅶ | 15.1 | 23.5 | 0.090 |
| | 综合分析 | 17.7 | 26.6 | 0.020 |
| BCVA 2 行基线视力,6 个月(未接受玻璃体切割术) | MIVI-Ⅵ | 25.6 | 11.2 | 0.002 |
| | MIVI-Ⅶ | 22.0 | 11.1 | 0.035 |
| | 综合分析 | 23.7 | 11.2 | <0.001 |
| BCVA 3 行基线视力,6 个月(未接受玻璃体切割术) | MIVI-Ⅵ | 10.5 | 6.5 | 0.310 |
| | MIVI-Ⅶ | 9.0 | 0.0 | 0.002 |
| | 综合分析 | 9.7 | 3.7 | 0.008 |
| VFQ 25 综合评分平均改善,6 个月 | MIVI-Ⅵ | +3.5 | +1.2 | 0.094 |
| | MIVI-Ⅶ | +3.3 | -0.1 | 0.013 |
| | 综合分析 | +3.4 | +0.7 | 0.004 |

BCVA,最佳矫正视力;FTMH,全层黄斑裂孔;PVD,玻璃体后脱离;VMA,玻璃体黄斑粘连;VFQ-25,25 项视觉功能问卷。

溶酶组(28.0%≥2 行和 12.3%≥3 行)占较大比例[26,28]。

VFQ-25 结果分析表明,奥克纤溶酶治疗也明显改善视功能和与视觉相关的生活质量。与基线相比,整体 VFQ-25 复合评分的平均提高,奥克纤溶酶组(3.4)高于安慰剂组(0.7,*P*=0.007);次级的个体 VFQ-25 分析表明,与安慰剂组相比,奥克纤溶酶组患者有包括一般视力(*P*=0.006)、远视力(*P*=0.03)、有用视力(*P*=0.009)和驾驶视力(*P*=0.03)的明显改善[26]。

### 2.3.3 安全性证据

Ⅲ期临床试验 MIVI-TRUST 的证据表明:奥克纤溶酶的相容性好,大多数疑似与其相关的不良事件是无危险性、一过性、不严重的。患者经历至少一次眼部不良事件的发生率在奥克纤溶酶组是 68.4%,安慰剂组为 53.5%。常见的眼部不良事件包括:玻璃体漂浮物(奥克纤溶酶组 16.8%,安慰剂组 7.5%),结膜出血(14.6%对 12.8%),注射相关的眼痛(13.5%对 5.9%)、闪光感(11.8%对 2.7%)、视力模糊(8.6%对 3.2%),白内障(5.6%对 9.1%)、视觉受损(5.4%对 1.6%)和眼内压升高(3.9%对 5.3%)(图 53.3)。大多数不良事件是轻度或中度的,且发生于注射后 0~7 天;总体的眼部严重不良事件发生率安慰剂组(10.7%)高于奥克纤溶酶组(7.7%)[26]。

至少 2%受试者发生了仅有的 3 个(恶心、支气管炎和头痛)非眼部的不良事件。除了恶心,另 2 个不良事件的发生率在奥克纤溶酶组和安慰剂组类似。总体来看,临床试验期间发生的这些非眼部不良事件均为老年人,在随后的 6~12 个月需要药物治疗[26]。

大多数视网膜裂孔[撕裂孔和(或)脱离]是医源性的。无须手术的视网膜裂孔发生率在奥克纤溶酶组(2 例)为 0.4%和安慰剂组(1 例)为 0.5%,所有无须手术的裂孔均在玻璃体切割术中予以处理[28]。

有晶状体眼的白内障的进展在奥克纤溶酶组(8.2%)和安慰剂组(11.9%)的发生率相似,在试验结束时,那些不需要接受玻璃体切割术的患者的白内障发

生率更低(奥克纤溶酶组为 4.8%,安慰剂组为 5.2%)[26]。

Ⅱ期和Ⅲ期临床试验中，均无眼内炎发生的报道[24-27]。

## 3. 奥克纤溶酶治疗 VMA 合并视网膜疾病的Ⅱ期临床试验

Ⅲ期试验的设计旨在观察奥克纤溶酶对独立的 VMA 及相关症状的患者的疗效,入选标准排除了影响视觉功能的伴发视网膜疾病，如增生性糖尿病性视网膜病变、渗出性老年性黄斑变性(AMD)和视网膜静脉阻塞[26]。迄今,有两项研究:MIVI-Ⅱ-DME 和 MIVI-Ⅴ旨在观察奥克纤溶酶治疗 VMA 且伴发视网膜疾病的效果和安全性。

### 3.1 糖尿病性黄斑水肿[MIVI-Ⅱ-DME(TG-MV-002)]

糖尿病显著影响玻璃体的生化、结构和生理作用(见第 5 章“糖尿病性玻璃体病变”;第 23 章“玻璃体与视网膜血管疾病和糖尿病性黄斑水肿”)讨论了玻璃体在糖尿病性黄斑水肿(DME)中的特殊作用。鉴于这些知识，进行了奥克纤溶酶的药物性玻璃体溶解作用的临床试验。MIVI-Ⅱ-DME 是一项多中心、随机、双盲、假注射对照、剂量递增的试验,60 例 VMA 合并进行性糖尿病性黄斑水肿(DME)的患者被分配到 3 个队列,每个队列中,按 3:1 的比例随机接受单次玻璃体腔注射奥克纤溶酶或假注射，患者随机分配到奥克纤溶酶组在第 1 个队列为 25μg 的剂量，第 2 和第 3 个队列分别为 75 和 125μg 的剂量;如果研究者认为有必要,且第一次注射剂量的安全性得到证实，在第 1 或第 2 队列的患者可以获得一次额外的相邻的高剂量注射[28]。

主要终点是注射的第 14 天发生了完全的PVD。这项研究已完成,但数据还没有发表[28]。

### 3.2 年龄相关性黄斑变性［MIVI-Ⅴ(TG-MV-005)］

玻璃体可能在渗出性年龄相关性黄斑变性的发病中起重要作用(见第 19 章“玻璃体与年龄相关性黄斑变性”)。因此，一项临床试验对奥克纤溶酶的药物性玻璃体溶解可以诱发无害的 PVD 并将有益于病变进程的假设进行了验证，这是个多中心、随机、双盲、假注射对照的Ⅱ期临床试验。160 例 VMA 且伴有渗出性 AMD 的患者按 3:1 的比例随机接受单次玻璃体腔注射奥克纤溶酶或假注射，为了保证入选的质量，入组时受试眼的原发或复发的黄斑中心凹下脉络膜新生血管的面积至少覆盖总的受损面积的一半,此外,这些受试眼之前必须接受过至少 3 次的贝伐珠单抗和(或)雷珠单抗注射治疗;排除之前接受过玻璃体切割术或 9 次以上贝伐珠单抗和(或)雷珠单抗注射的眼[28]。

患者于注射的当日以及注射后的 7、14、28 天和 3、6、12 个月接受访视，主要终点是在注射后第 28 天 VMA 得到药物性松解，次要终点包括在所有其他访视时间的 VMA 的松解、PVD 的情况、黄斑区视网膜厚度、血管渗漏面积、基线视力的改变(ETDRS 字母)、额外治疗的需求、在研究过程中所需的贝伐珠单抗和(或)单抗注射次数。这项研究已完成,但数据还没有发表[28]。

## 4. 结论

迄今为止，奥克纤溶酶的临床试验有 12 项研究，包括 8 个Ⅱ期研究、2 个Ⅲ期研究和 2 个Ⅲb 研究。关键性的Ⅲ期 MIV-TRUST 试验揭示了单次玻璃体腔注射奥克纤溶酶治疗包括伴有直径≤400μm 的黄斑裂孔的有症状的 VMA 或 VMT 患者的有效性和安全性；Ⅱ期 MIVI-Ⅱ-DME 和 MIVI-Ⅴ研究已完成,正在进行数据的分析,很快就会发布奥克纤溶酶治疗 VMT 且伴发视网膜疾病(如 DME 和渗出性 AMD)的效果。到目前为止,所有的临床研究均显示了奥克纤溶酶的良好相容性，没有眼内炎发生。FDA 和 EMA 对奥克纤溶酶的批准，意味着对于那些还没有症状但是足以严重到需要接受玻璃体切割术的风险的患者，玻璃体视网膜专家现在有了药物选择使之可能从早期干预中获益。成功的解剖结果，如 VMA 的松解或黄斑裂孔的闭合，伴随的是成功的视觉效果，报道的患者的视觉功能和相关的生活质量评分在奥克纤溶酶治疗组好于安慰剂组，尤其是整体视觉、远视力、有用视力和驾驶视力的改善。

许多问题仍然存在，今后的研究需要确定奥克纤溶酶是否是治疗 VMI 疾病安全和有效的手段、对于顽固性病例在一定时间段内多次治疗是否安全和有效、手术前注射奥克纤溶酶是否是可以作为改善手术效果的一种辅助手段。奥克纤溶酶治疗结果中关于病例的选择仍在全面探索中，对可能影响预测效果的特征的更多了解，有助于医生对每个病例的个体化治疗策略的选择[30]。

**缩略语**

| | |
|---|---|
| AMD | 年龄相关性黄斑变性 |
| BCVA | 最佳矫正视力 |
| CRC | 中央阅片中心 |
| DME | 糖尿病性黄斑水肿 |
| EMA | 欧洲药品管理局 |
| ERM | 视网膜前(实际上是黄斑部的)膜 |
| FDA | 美国食品药品管理局 |
| FTMH | 全层黄斑裂孔 |
| OCT | 光学相干断层扫描 |
| PVD | 玻璃体后脱离 |
| sVMA | 症状性玻璃体黄斑粘连 |
| VFQ | 视觉功能问卷 |
| VMA | 玻璃体黄斑粘连 |
| VMI | 玻璃体黄斑界面 |
| VMT | 玻璃体黄斑牵引 |

# 参考文献


1. Larsson L, Osterlin S. Posterior vitreous detachment. A combined clinical and physiochemical study. Graefes Arch Clin Exp Ophthalmol. 1985;223(2):92–5.
2. Sebag J. Anomalous posterior vitreous detachment: a unifying concept in vitreo-retinal disease. Graefes Arch Clin Exp Ophthalmol. 2004;242(8):690–8.
3. Uchino E, Uemura A, Ohba N. Initial stages of posterior vitreous detachment in healthy eyes of older persons evaluated by optical coherence tomography. Arch Ophthalmol. 2001;119(10):1475–9.
4. Duker JS, Kaiser PK, Binder S, et al. The international vitreomacular traction study group classification of vitreomacular adhesion, traction, and macular hole. Ophthalmol. 2013;120(12):2611–9.
5. Hikichi T, Yoshida A, Trempe CL. Course of vitreomacular traction syndrome. Am J Ophthalmol. 1995;119(1):55–61.
6. Ezra E, Fariss RN, Possin DE, et al. Immunocytochemical characterization of macular hole opercula. Arch Ophthalmol. 2001;119(2):223–31.
7. Kim JW, Freeman WR, Azen SP, et al. Prospective randomized trial of vitrectomy or observation for stage 2 macular holes. Vitrectomy for Macular Hole Study Group. Am J Ophthalmol. 1996;121(6):605–14.
8. Sonmez K, Capone Jr A, Trese MT, Williams GA. Vitreomacular traction syndrome: impact of anatomical configuration on anatomical and visual outcomes. Retina. 2008;28(9):1207–14.
9. Thompson JT, Sjaarda RN, Lansing MB. The results of vitreous surgery for chronic macular holes. Retina. 1997;17(6):493–501.
10. Peter Stalmans. Retrospective cohort study in patients with tractional diseases of the vitreomacular interface (ReCoVit). Retina. submitted.
11. Banker AS, Freeman WR, Kim JW, et al. Vision-threatening complications of surgery for full-thickness macular holes. Vitrectomy for Macular Hole Study Group. Ophthalmology. 1997;104(9):1442–52; discussion 1452–1443.
12. Chen CJ. Glaucoma after macular hole surgery. Ophthalmology. 1998;105(1):94–9; discussion 99–100.
13. Cheng L, Azen SP, El-Bradey MH, et al. Duration of vitrectomy and postoperative cataract in the vitrectomy for macular hole study. Am J Ophthalmol. 2001;132(6):881–7.
14. Freeman WR, Azen SP, Kim JW, et al. Vitrectomy for the treatment of full-thickness stage 3 or 4 macular holes. Results of a multi-centered randomized clinical trial. The Vitrectomy for Treatment of Macular Hole Study Group. Arch Ophthalmol. 1997;115(1):11–21.
15. Guillaubey A, Malvitte L, Lafontaine PO, et al. Incidence of retinal detachment after macular surgery: a retrospective study of 634 cases. Br J Ophthalmol. 2007;91(10):1327–30.
16. Kunimoto DY, Kaiser RS, Wills Eye Retina Service. Incidence of endophthalmitis after 20- and 25-gauge vitrectomy. Ophthalmology. 2007;114(12):2133–7.
17. Park SS, Marcus DM, Duker JS, et al. Posterior segment complications after vitrectomy for macular hole. Ophthalmology. 1995;102(5):775–81.
18. Ramkissoon YD, Aslam SA, Shah SP, et al. Risk of iatrogenic peripheral retinal breaks in 20-G pars plana vitrectomy. Ophthalmology. 2010;117(9):1825–30.
19. Recchia FM, Scott IU, Brown GC, et al. Small-gauge pars plana vitrectomy: a report by the American Academy of Ophthalmology. Ophthalmology. 2010;117(9):1851–7.
20. Rizzo S, Belting C, Genovesi-Ebert F, di Bartolo E. Incidence of retinal detachment after small-incision, sutureless pars plana vitrectomy compared with conventional 20-gauge vitrectomy in macular hole and epiretinal membrane surgery. Retina. 2010;30(7):1065–71.
21. Scott IU, Flynn Jr HW, Dev S, et al. Endophthalmitis after 25-gauge and 20-gauge pars plana vitrectomy: incidence and outcomes. Retina. 2008;28(1):138–42.
22. Thompson JT, Sjaarda RN, Glaser BM, Murphy RP. Increased intraocular pressure after macular hole surgery. Am J Ophthalmol. 1996;121(6):615–22.
23. Ip MS, Baker BJ, Duker JS, et al. Anatomical outcomes of surgery for idiopathic macular hole as determined by optical coherence tomography. Arch Ophthalmol. 2002;120(1):29–35.
24. Benz MS, Packo KH, Gonzalez V, et al. A placebo-controlled trial of microplasmin intravitreous injection to facilitate posterior vitreous detachment before vitrectomy. Ophthalmology. 2010;117(4):791–7.
25. de Smet MD, Gandorfer A, Stalmans P, et al. Microplasmin intravitreal administration in patients with vitreomacular traction scheduled for vitrectomy: the MIVI I trial. Ophthalmology. 2009;116(7):1349–55, 1355.e1341–2.
26. Stalmans P, Benz MS, Gandorfer A, et al. Enzymatic vitreolysis with ocriplasmin for vitreomacular traction and macular holes. N Engl J Med. 2012;367(7):606–15.
27. Stalmans P, Delaey C, de Smet MD, et al. Intravitreal injection of microplasmin for treatment of vitreomacular adhesion: results of a prospective, randomized, sham-controlled phase II trial (the MIVI-IIT trial). Retina. 2010;30(7):1122–7.
28. Novack RL. Ocriplasmin In Exudative AMD: Results of a prospective randomized clinical trial. AAO Annual Meeting, New Orleans, Nov 16, 2013.
29. Koen W, Luís AP, Evelien V, et al. Efficacy of ocriplasmin as treatment for vitreomacular traction in carefully selected patients and ultrastructural findings at the optic disc. Retina. submitted
30. Stalmans P, Duker JS, Kaiser PK, et al. Oct-based interpretation of the vitreomacular interface and indications for pharmacologic vitreolysis. Retina. 2013;33(10):2003–11.

# 第 54 章 玻璃体液化活性剂透明质酸酶

Marc D. de Smet, Lisa Grillone

## 本章要点



**关键词**

玻璃体;药物性玻璃体溶解术;透明质酸酶;扩散;透明质酸;液化活性剂;炎症;玻璃体积血

**核心概念**

1. 透明质酸酶作为一种玻璃体液化活性剂,具有起效快、作用时间短的特点。3 天内,大部分活性消失。
2. 绵羊透明质酸酶和大多数从动物材料中纯化提取的配方会引起炎症反应。人重组透明质酸酶 rHuPH20 似乎没有这种情况,但它尚未在眼内进行检测。
3. 玻璃体腔注射绵羊睾丸透明质酸酶可以清除人玻璃体积血,但其临床疗效尚不足以令 FDA 批准其使用。
4. 排除炎症反应外,人体对注射透明质酸酶具有良好的耐受性,且在视网膜脱离或晶状体改变的发生率上与注射安慰剂组无显著差异。

M.D. de Smet, MDCM, PhD, FRCSC, FRCOphth(✉)
Department of Retina and Ihflammation,
Specialized Eye Center for Uveitis and Retina,
MIOS sa, Lausanne, Switzerland
e-mail: mddesmetl@mac.com

L. Grillone, PhD
PharmaQuest Associates LLC, San Diego, CA, USA

## 1. 引言

透明质酸(HA)是多糖糖胺聚糖(GAG)家族的成员,其由重复的二糖单元组成,每个重复二糖单元由己糖胺 (通常为 N-乙酰氨基葡萄糖胺或 N-乙酰氨基半乳糖胺)组成,与糖醛酸(葡萄糖醛酸或艾杜糖醛酸)或半乳糖糖苷连接。每个GAG都有特有的主要重复单元,并且GAG的相对量、分子大小和类型也是具有组织特异性的。GAG在体内通常不以游离聚合物的形式存在,而是与蛋白质核共价连接,并称为蛋白聚糖(见第6章“玻璃体生物化学与人工玻璃体”)。透明质酸(HA)是玻璃体中作为结构大分子发挥重要作用的一种GAG。HA是一种长而无分支的聚合物,由重复的二糖葡萄糖醛酸β-1,3和N-乙酰基葡萄糖通过β-1,4键连接。它与玻璃体的胶原纤维和其他分子成分的相互作用形成了玻璃体透明细胞外基质的凝胶状态(见第6章“玻璃体生物化学与人工玻璃体”),然而,HA并没有在介导玻璃体视网膜黏附中发挥作用(见第11章“玻璃体视网膜界面与内界膜”)。

所有3种形式的人透明质酸酶都能够分解透明质酸和少部分的软骨素,这是玻璃体基质的两个主要成分[7,33]。它们具有许多天然的生物功能,例如受精、维持人体组织的流动性,还能增强细菌毒力和癌细胞扩散等病理过程[14,27]。脊椎动物的透明质酸酶具有相当的同源性,睾丸是在实验和临床研究中最常使用的透明质酸酶($PH_{20}$)的一个易得的来源。

牛透明质酸酶已广泛用于眼科,用来促进注射到球后的麻醉剂在球周的扩散。在Foulds最初的报道中,透明质酸酶诱发了明显的玻璃体液化(见第48章“药物性玻璃体溶解术的历史”)。因此,睾丸透明质酸酶被试验,并被开发为一种玻璃体液化活性剂。临床前研究的动物实验证明了它的有效性,随后进行的包括Ⅲ期试验的临床研究,评估了它在加速玻璃体积血清除方面的临床潜力[11,15,20,21]。虽然绵羊睾丸透明质酸酶能够比生理盐水更快地清除玻璃体积血,但Ⅲ期的结果并没有提供足够的证据来证明其有效性,从而未能被获准作为一种商业产品上市。Vitrase®(透明质酸酶)目前主要作为扩散剂用于皮肤科和美容手术[22]。

# 2. 作用机制和药动学

## 2.1 透明质酸酶活性

透明质酸酶沿着糖胺聚糖链随机催化攻击裂解透明质酸的β-1,4糖苷键(位于葡萄糖胺和葡萄糖醛酸之间)[23]。类似的机制可能对软骨素也有效,但仅限于低硫酸化区域有效。关于睾丸透明质酸酶所致的透明质酸羟基化的动力学的体外研究显示[1]:低浓度时,动力学遵循Michaelis-Menten规律;但随着溶液的浓度或黏度增加,静电荷、黏度和立体定向以非线性模式发挥更多的作用。基于使用放射性标记的Vitrase®(绵羊睾丸透明质酸酶)的家兔的临床前研究显示,其在眼内的半衰期为60~112小时[5,20]。而在皮肤上,其作用的持续时间在24~48小时[6,22]。

一些透明质酸的水解产物可引起炎症反应[33]。荷兰腰带兔模型的Vitrase研究显示:在注射后第4~28天,玻璃体常出现混浊和蓬松的白色沉积物[5],组织学检查观察到活化的巨噬细胞、T淋巴细胞和B淋巴细胞浸润,其数量在第4~15天达到高峰,随后开始减少。类似的结果在食蟹猴中也可以观察到,在初次注射后以4周间隔重复注射Vitrase,会出现更强烈持久的炎症反应;第3次注射后,炎症反应持续了45天,其中一些动物(8只动物中的5只)出现了玻璃体膜和(或)视网膜脱离,炎症反应可能的发生机制被认为是由透明质酸受体CD44和(或)TLR2和TLR4引发或者可能是纯化过程残留的蛋白质污染物所致[2,25]。

## 2.2 生物活性

透明质酸酶引起显著的玻璃体液化并且进程迅速。Foulds等研究了用透明质酸酶或盐水处理后眼$^3H_2O$的弥散情况。他报道在60分钟后,兔眼玻璃体因含有大量的流体[11]而难以获取。Boruchof报道这个作用在几天内达到峰值,且效果持续了一个月,因为在玻璃体注射透明质酸酶后4天或30天,其水解程度相似[3]。与纤溶酶和软骨素酶相比,透明质酸酶每单位时间的液化程度更高,但差异无统计学意义[32]。另一方面,在离体猪眼模型实验中,与其他酶相比,透明质酸酶(100U)产生的视网膜损伤较轻。3小时孵育的环境下,注入1000U透明质酸酶后玻璃体重量减少20%,而注入等量的生理盐水玻璃体重量增加9%[32]。

由于透明质酸对抵抗溶质和细胞穿过结缔组织有相当大的影响[9,26],那么要改变它的这个属性,就为关于药物性玻璃体溶解的各类临床研究创造了机遇。因为玻璃体是富含黏多糖的大分子结构而缺乏显著的纤维蛋白溶解活性，这会显著延迟玻璃体内积血的重吸收[8,10,24]。而透明质酸的分解会加速包括水分在内的大小分子的清除[4,11]。因此，正如 1950 年由 von Sallmann 最初提出的那样[34]，玻璃体内积血的清除可以通过引入透明质酸酶而加速。事实上，动物模型的研究表明绵羊睾丸透明质酸酶可以有效清除兔玻璃体内的积血[13]。在这个模型中，将血液注入玻璃体后，后极部是看不见的，而在注射透明质酸酶后的 1 个月内，大多数兔眼都仅有一个象限不能查见(图 54.1)。8 周时，所有眼的玻璃体积血均被清除。有趣的是，没有一个发生玻璃体后脱离(PVD)，这符合透明质酸酶缺乏界面活性剂作用的特性（见第 47 章“药物性玻璃体溶解术”)。

透明质酸酶有着令人印象深刻的促进液化能力，但是诱发 PVD 的能力有限[13,17]，最有可能的原因是 HA 并没有在促进玻璃体视网膜黏附中发挥重要的作用（见第 11 章“玻璃体视网膜界面与内界

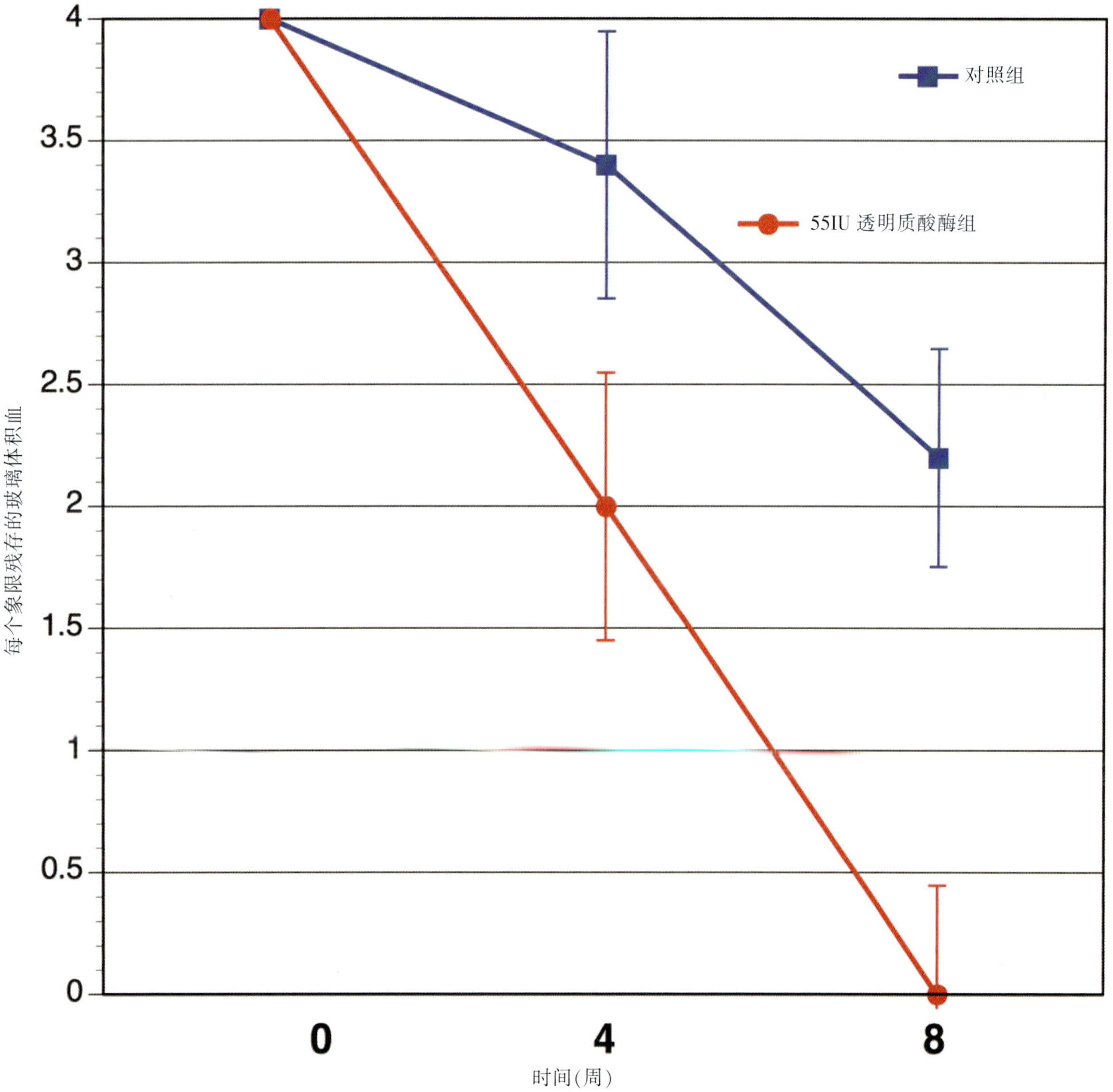


图 54.1　间接检眼镜(20D)下每个象限残存的玻璃体积血情况(误差棒代表 2 个标准差)。

膜”)。这可能是因为它的强效的液化活性剂特性以及不具备削弱玻璃体视网膜界面的能力，导致了它在中央部对玻璃体后皮质的机械性牵拉力不足，而这是诱发 PVD 所必需的。PVD 的发生，在透明质酸酶注射的同时，需要增加玻璃体视网膜的牵拉力，如：可以注射全氟化气体[18]。或者，眼球长时间的往复运动也可以削弱界面间的作用，在注射后 5 周或更多周后诱发 PVD[16]。在临床试验中可以观察到类似的结果。

## 3. 临床试验

### 3.1 研究设计

有 2 个关于绵羊睾丸透明质酸酶(Vitrase®)的Ⅲ期临床试验。在美国进行的试验中，患者被随机分配到玻璃体腔注射 Vitrase®组 (7.5、55、75IU)或生理盐水注射对照组[21]。在美国以外进行的试验中，只有 55IU 和 75IU 单位的 Vitrase®与盐水注射相比较。随后对 1125 例接受盐水注射或 Vitrase®注射(剂量 55 或 75IU)的患者进行汇总分析。临床评估在第 1 天、第 1 周和第 1、2 和 3 个月进行。安全性评估在临床访视的第 6 个月和之后每 6 个月进行。主要的疗效终点定义为：在第 3 个月访视时，玻璃体积血得以清除且能够看到其下的病理学改变，并已完成治疗；次要终点包括最佳矫正视力(BCVA)提高 3 行、玻璃体积血密度降低以及眼科医师对药物效用的临床评估。

### 3.2 结果

试验结果如下：在 55IU、75IU 透明质酸酶组和盐水组中，分别有 330 例(90.4%)，355 例(94.2%)和 361 例(94.3%)患者完成了 3 个月的访视。两项研究之间的基线特征相似。在 55IU 剂量组中，统计学上占显著比例的患者在第 1 和第 2 个月达到主要研究终点 (矫正 $P$ 值分别为 0.001 和 0.002)。至第 2 个月，55IU 治疗的患者中有 25.5%、75IU 治疗的患者有 21.2%达到主要疗效终点，而盐水组为 16.2%($P$=0.002、0.083)。第 3 个月的试验结果与此类似，55IU 组 (32.9%) 患者的主要疗效终点与生理盐水组(25.6%)相比有统计学意义($P$=0.025)，而 75IU 组与生理盐水组相比没有达到统计学意义：30.5%对 25.6%，$P$=0.144。

3 行的视力改善与这些结果并行。在第 1 个月，55 和 75IU 组，分别有 30.7%和 27.9%的患者的 BCVA 有 3 行或以上的提高，盐水组为 20.1%(与盐水组相比 $P$ 值分别为 0.001 和 0.013)；在第 2 个月，55 和 75IU 组，分别有 41.1%和 38.2%的患者的 BCVA 有 3 行或以上的提高，盐水组为 27.4%($P$=0.001，$P$=0.002)；在第 3 个月，55IU 和 75IU 组分别有 44.9%和 43.5%的患者的 BCVA 有 3 行或以上的提高，盐水组患者为 34.5%($P$=0.004，0.011)。

与盐水组相比，在第 1、第 2 和第 3 个月，55IU 和 75IU 组患者玻璃体积血的研究者分级降低显示均统计学差异显著，在第 3 个月时，与盐水组 28.5%患者相比，38.6%(55IU)和 38.2%(75IU)组患者的玻璃体积血减轻(分别是 $P$=0.003，$P$=0.005)；治疗有效性的临床评估 (积血清除足以充分判断其下的病理改变)与这些结果相当。

### 3.3 并发症

贯穿整个研究过程中的安全性指标中，虹膜炎是最常见的眼部不良事件，盐水组和 7.5、55 和 75IU 透明质酸酶组受试者的发生率分别是 33.3%、62.1%、58.9%和 62.1%[20]。在中度至重度虹膜炎受试者中观察到剂量反应：盐水组和 7.5、55 和 75IU 透明质酸酶组分别为 8.0%、20.2%、33.7%和 39.7%。盐水组和 7.5、55 和 75IU 透明质酸酶组分别有 0%、0.5%、1.6%和 5.4%的受试者观察到一过性的非感染性的前房积脓，这些与疼痛、充血和球结膜水肿不相关，它们自行清除，如上所述，一过性炎症反应可能是治疗出现效果的征兆，然而，还没有任何分析将炎症反应的存在与治疗成功率相关联。许多患者在注射后主诉有短暂的眼痛或不适(22%~41%)，这与剂量无关，并且在 22%~29%的对照组眼中也有发生。受试眼中 9.5%发生了视网膜脱离(RD)：在盐水组，7.5、55 和 75IU 治疗受试者中分别为 26 例(6.9%)、2 例(11.1%)、35 例(9.3%)和 45 例(11.5%)；大多数是由于自然发生的牵拉 RD，其发生可能与疾病潜在的进程有关而不是注射药物的因素所导致。总体上说，受试眼中 1.8%出现孔源性 RD：在盐水组，7.5、55 和 75IU 治疗组的受试者，发生率分别为 1.1%、2.5%、1.6%和 2.3%，其中，90%以上是在注射 Vitrase ® 或盐水后的 30 天内发生的。

### 3.4 结论

当 FDA 对数据进行审查时，Vitrase ®的安全性/有效性优势尚不足以支持它获批成为治疗玻璃体积血的药物。因为大多数患者的玻璃体积血在 3~4 个月内可以自然清除，在观察等待过程中视网膜并发症风险的增加并不能作为玻璃体积血患者尽早使用该药物的依据。然而，绵羊 Vitrase(透明质酸酶注射剂)，每毫升 200USP 单位，可以用作其他注射剂的辅助药物，以利于它们的吸收和分散，如：皮下注射的辅助剂，以及皮下尿路造影术中的辅助剂，以利于不透射线药剂(Valeant/Bausch 和 Lomb)的吸收。

## 4. 未来方向和应用

实验数据显示，透明质酸酶是一种强效的液化活性剂，但人类和动物使用的临床效果与一些眼内炎症相关，虽然炎症可能是透明质酸酶本身的作用引起的，但也可能是在纯化过程后残留在制剂中的副产物所造成的。人重组透明质酸酶(rHuPH20)自 Vitrase ®试验时已经被开发，并显示其具有良好的耐受性，因此目前用于许多皮下给药系统。在 28 天内以 38 800U 的剂量重复皮下给药没有导致细胞或体液反应的发生[2,12]。球周治疗也没有引起炎症反应。为改善玻璃体积血或混浊，并作为辅助剂联合界面活性剂实施药物性玻璃体溶解，眼部应用 rHuPH20 可能是更好的选择[29]。

药物性玻璃体溶解需要玻璃体液化以及玻璃体后皮层的分离(PVD)[28,30]。正如奥克纤溶酶的章节中所讨论的(见第 53 章“奥克纤溶酶玻璃体溶解术的临床研究”)。总体上，大约 1/3 的患者发生了 PVD。糖尿病大鼠模型中联合使用透明质酸酶和纤溶酶，PVD 的发生率显著提高，且也比单药治疗后出现早，分别为 1 周和 1 个月[35,36]。作者认为，联合疗效的改善是因为透明质酸酶促进纤溶酶扩散到视网膜和玻璃体界面，另一种说法是，透明质酸酶是引起玻璃体液化(发生 PVD 的先决条件)的更有效的药物。事实上，透明质酸酶与全氟丙烷的联用也能够诱发 PVD[18]。

玻璃体漂浮物的治疗受到越来越多的关注。目前的治疗方式包括使用 Nd:YAG 激光或玻璃体切割术。在最近的一篇文献中，Sebag 展示了手术时没有诱导 PVD、仅将玻璃体注吸限定在中央玻璃体取得的完美的结果[31]。在这种特定条件下使用液化活性剂，特别是如果它是非炎症性的，可能在未来成为可接受的替代治疗，但这需要进一步完善。

最后，值得一提的是，牛透明质酸酶广泛用于眼科，以促进球周麻醉剂的弥散。它也可能加快地塞米松等药物的经巩膜穿透[19]。rHuPH20 或更新的一些化合物可以使上述炎症反应最小化，是时候重新探索它的作用以促进外用药的眼部应用了。

**缩略语**

| | |
|---|---|
| BCVA | 最佳矫正视力 |
| FDA | 美国食品药品管理局 |
| GAG | 糖胺聚糖 |
| HA | 透明质酸 |
| HAse | 透明质酸酶 |
| IU | 国际单位 |
| Nd:YAG | 参钕钇铝石榴石 |
| PVD | 玻璃体后脱离 |
| RD | 视网膜脱离 |
| U | 单位 |
| USP | 美国药典 |

## 参考文献

1. Asteriou T, Vincent JC, Tranchepain F, et al. Inhibition of hyaluronan hydrolysis catalysed by hyaluronidase at high substrate concentration and low ionic strength. Matrix Biol. 2006;25:166–74.
2. Bookbinder LH, Hofer A, Haller MF, et al. A recombinant human enzyme for enhanced interstitial transport of therapeutics. J Control Release. 2006;114:230–41.
3. Boruchoff SA, Woodin AM. Viscosity and composition of solutions derived from rabbit vitreous humour. Br J Ophthalmol. 1956;40:113–8.
4. Comper WD, Laurent TC. Physiological function of connective tissue polysaccharides. Physiol Rev. 1978;58:255–315.
5. Center for Drug Evaluation and Research. Application number 21-640. Pharmacology review. 2004. http://www.accessdata.fda.

gov/drugsatfda_docs/nda/2004/21-640_Vitrase_Pharmr.pdf. Accessed 27 Mar 2014.

6. Center for Drug Evaluation and Research. Application number 21-640. Medical review. 2004. http://www.accessdata.fda.gov/drugsatfda_docs/nda/2004/21-640_Vitrase_Medr.pdf. Accessed 27 Mar 2014.
7. de Smet M, Gad El Kareem A, Zwinderman AH. The vitreous, the retinal interface in ocular health and disease. Ophthalmologica. 2013;230:165–78.
8. Fatt I. Flow and diffusion in the vitreous body of the eye. Bull Math Biol. 1975;37:85–90.
9. Forrester JV, Wilkinson PC. Inhibition of leukocyte locomotion by hyaluronic acid. J Cell Sci. 1981;48:315–31.
10. Forrester JV, Edgar W, Millar W, et al. Enhancement of vitreous clot lysis by urokinase: mode of action. Exp Eye Res. 1982;34:895–907.
11. Foulds WS, Allan D, Moseley H, et al. Effect of intravitreal hyaluronidase on the clearance of tritiated water from the vitreous of the choroid. Br J Ophthalmol. 1985;69:529–32.
12. Frost GI. Recombinant human hyaluronidase (rHuPH20): an enabling platform for subcutaneous drug and fluid administration. Expert Opin Drug Deliv. 2007;4:427–40.
13. Gad Elkareem AM, de Smet MD. Effect of microplasmin on the clearance of vitreous haemorrhage from an experimental model in rabbits. Acta Ophthalmol. 2012. doi:10.1111/j.1755-3768.2012.02568.x.
14. Girish KS, Kemparaju K. The magic glue hyaluronan and its eraser hyaluronidase: a biological overview. Life Sci. 2007;80:1921–43.
15. Gottlieb JL, Antoszyk A, Hatchell DL, et al. The safety of intravitreal hyaluronidase. A clinical and histologic study. Invest Ophthalmol Vis Sci. 1990;31:2345–52.
16. Harooni M, McMillan T, Refojo M. Efficacy and safety of enzymatic posterior vitreous detachment by intravitreal injection of hyaluronidase. Retina. 1998;18:16–22.
17. Hikichi T, Kado M, Yoshida A. Intravitreal injection of hyaluronidase cannot induce posterior vitreous detachment in the rabbit. Retina. 2000;20:195–8.
18. Kang SW, Hyung SM, Choi MY, et al. Induction of vitreolysis and vitreous detachment with hyaluronidase and perfluoropropane gas. Korean J Ophthalmol. 1995;9:69–78.
19. Kozak I, Kayikcioglu OR, Cheng L, et al. The effect of recombinant human hyaluronidase on dexamethasone penetration into the posterior segment of the eye after sub-tenon's injection. J Ocular Pharm Ther. 2006;22:362–9.
20. Kuppermann BD, Thomas EL, de Smet M, et al. Safety results of two phase III trials of an intravitreous injection of highly purified ovine hyaluronidase (Vitrase) for the management of vitreous hemorrhage. Am J Ophthalmol. 2005;140:585–7.
21. Kuppermann BD, Thomas EL, de Smet MD, et al. Pooled efficacy results from two multinational randomized controlled clinical trials of a single intravitreous injection of highly purified ovine hyaluronidase (Vitrase→) for the management of vitreous hemorrhage. Am J Ophthalmol. 2005;140:573–84.
22. Lee A, Grummer SE, Kriegel D, et al. Hyaluronidase. Dermatol Surg. 2010;36:1071–7.
23. Ludowieg J, Vennegland B, Dorfman A. The mechanism of action of hyaluronidases. J Biol Chem. 1961;236:333–9.
24. Maberley AL, Chisholm LDJ. The effect of a fibrinolytic agent on the vitreous haemorrhage in rabbits. Can J Ophthalmol. 1970;4:55–64.
25. McKee CM, Penno MB, Cowman M, et al. Hyaluronan (HA) fragments induce chemokine gene expression in alveolar macrophages. J Clin Invest. 1996;98:2403–13.
26. Ogston AG, Sherman TF. Effects of hyaluronic acid upon diffusion of solutes and flow of solvent. J Physiol. 1961;156:67–74.
27. Robert L, Robert AM, Renard G. Biological effects of hyaluronan in connective tissues, eye, skin, venous wall. Role in aging. Pathol Biol (Paris). 2010;58:187–98.
28. Sebag J. Pharmacologic vitreolysis. Retina. 1998;18:1–3.
29. Sebag J. Is pharmacologic vitreolysis brewing? Retina. 2002;22:1–3.
30. Sebag J. Pharmacologic vitreolysis – premise and promise of the first decade. Retina. 2009;29:871–4.
31. Sebag J, Yee KMP, Wa CA, et al. Vitrectomy for floaters. Prospective efficacy analyses and retrospective safety profile. Retina 2014;34:1062–8. PMID: 24296397.
32. Staubach F, Nober V, Janknecht P. Enzyme-assisted vitrectomy in enucleated pig eyes: a comparison of hyaluronidase, chondroitinase, and plasmin. Curr Eye Res. 2004;29:261–8.
33. Stem R, Jdrzejas MJ. Hyaluronidases: their genomics, structures, and mechanisms of action. Chem Rev. 2006;106:818–39.
34. von Sallmann L. Experimental study on the vitreous. II. Experiments on disappearance of red blood cells from the vitreous. Arch Ophthalmol. 1950;43:638–52.
35. Wang Z-LM, Zhang XM, Xu XM, et al. PVD following plasmin but not hyaluronidase: implications for combination pharmacologic vitreolysis therapy. Retina. 2005;25:38–43.
36. Zhi-Liang W, Wo-Dong S, Min L, et al. Pharmacologic vitreolysis with plasmin and hyaluronidase in diabetic rats. Retina. 2009;29:269–74.

# 第 55 章
# 纯化中性蛋白酶(Vitreolysin™)玻璃体溶解术

Tongalp H. Tezel, Lucian V. Del Priore, Henry J. Kaplan

## 本章要点



**关键词**

玻璃体;玻璃体视网膜界面;内界膜;药物性玻璃体溶解;中性蛋白酶;Vitreolysin™;界面活性剂;Ⅳ型胶原纤维;纤维连接蛋白;玻璃体后脱离

T.H. Tezel, MD(✉)
Department of Ophthalmology, Columbia University College of Physicians and Surgeons, Edward S. Harkness Eye Institute, 635 West 165th Street, 38, New York, NY 10032, USA
e-mail: tht2115@cumc.columbia.edu

L.V. Del Priore, MD, PhD
Department of Ophthalmology and Visual Sciences, Medical University of South Carolina, 167 Ashely Avenue; Room 829, Charleston, SC, USA
e-mail: ldelprore@yahoo.com

H.J. Kaplan, MD
Department of Ophthalmology and Visual Sciences, University of Louisville, school of Medicine, University of Louisville School of Medicine, kentucky Lions Eye Center,
301 E. Muhammad Ali Blvd., Louisville, KY 40202, USA
Department of Microbiology and Immunology, University of Louisville, School of Medicine, University of Louisville School of Medicine, Kentucky Lions Eye Center,
301 E. Muhammad Ali Blvd., Louisville, KY 40202, USA
e-mail: hank.kaplan.@louisville.edu

**核心概念**

1. 中性蛋白酶能降解Ⅳ型胶原纤维（视网膜内界膜的主要成分）和纤维连接蛋白。因此，其作为界面活性剂，选择性地作用于玻璃体视网膜界面，但几乎不会引起凝胶玻璃体的液化。
2. 以往的粗酶制剂含有的原始细菌污染物，在纯化形式的 Vitreolysin ™ 中已被消除，其在有效的皮摩尔浓度下，无视网膜毒性。
3. 中性蛋白酶能够诱发 PVD，而没有导致视网膜撕裂孔和脱离的重大风险。

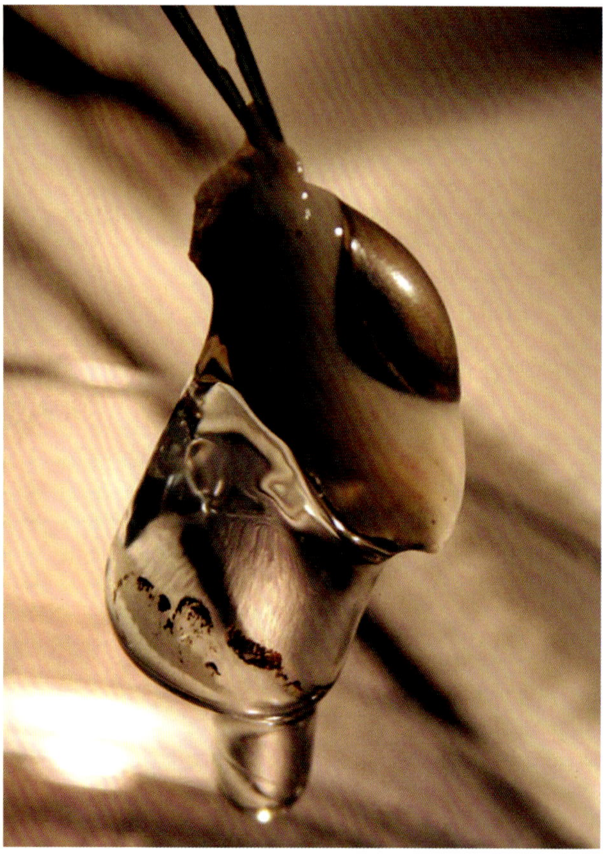

图 55.1 将 0.05U 的 Vitreolysin™ 注射到家猪眼内两周后，将动物处死并摘除眼球。去除眼前节显示出完全的 PVD。值得注意的是玻璃体结构没有破坏，然而，牢固的玻璃体视网膜粘连被松解。

# 1. 引言

Vitreolysin ™ 是一种由多黏类芽孢杆菌产生的纯化的 35.9kDa 细胞外中性蛋白酶。Ⅳ型胶原纤维和纤维连接蛋白有助于玻璃体后皮质与内界膜的连接，由于 Vitreolysin ™ 与Ⅳ型纤维胶原和纤维连接蛋白的高亲和力，它可以选择性地分离玻璃体后皮质与内界膜(ILM)的连接(见第 11 章“玻璃体视网膜界面与内界膜”)。Vitreolysin ™ 与玻璃体Ⅱ型胶原纤维的低亲和力使其能够诱发玻璃体后脱离(PVD)，而不会破坏玻璃体的精细的大分子结构（图 55.1）。这种在玻璃体后皮质-ILM 界面的直接酶作用，防止了玻璃体液化及其产生的玻璃体视网膜牵拉，而这是许多间接作用的酶诱发 PVD 的常见方式[1]。Vitreolysin ™ 还有其他几个优点，例如，缺乏已知的天然抑制剂，使其即使在复杂玻璃体视网膜疾病(一些血浆中的酶抑制剂可能渗漏入眼内）也能保证可靠的酶活性。Vitreolysin ™ 的活性可以通过其可滴定的自我分解而终止，从而确保对其降解和清除的精确控制。Vitreolysin ™ 是一种高稳定性的分子，冻干形式具有长保存期。早期临床前研究也显示在皮摩尔浓度下 PVD 的高诱发率(80%~100%)。

多黏类芽孢杆菌提取物（Dispase ®，Gibco，Invitrogen，Grand Island，NY）的粗制形式已经供货多年，并已被用于细胞收集和组织培养，该产品含有微量的活性酶，却含有大量的细菌碎片和内毒素，尽管初始的体外和离体研究使用这种粗提取物诱发 PVD，但由于内毒素含量高，其体内试验受到限制。最近已完成了对活性酶的纯化，目前探讨其作为药物性玻璃体溶解药物[2,3]诱发 PVD 的研究正在进行。

# 2. 化学特征与作用机制

## 2.1 底物特异性

Vitreolysin ™ 是一种纯化的由多黏类芽孢杆菌产生的 35.9kDa 细胞外中性蛋白酶(蛋白质注册号：P29148.1；http://www.ncbi.nlm.nih.gov/protein/P29148)。这种外切酶对内界膜-后玻璃体皮质界面的两个主要组成部分：纤维连接蛋白和Ⅳ型胶原纤维有底物特异性，对Ⅰ型胶原纤维也起到微弱的作用；然而，它不能裂解Ⅱ型、Ⅴ型胶原纤维、弹性蛋白或层粘连蛋白[4]。Vitreolysin ™ 水解疏水氨基酸残基(如丙氨酸、缬氨酸、亮氨酸、异亮氨酸、脯氨酸和苯丙氨酸)的 N-末端肽键,因此可以选择性地作用于双亲性基底膜蛋白的暴露的非极性残基。多黏类芽孢杆菌分泌这种中性蛋白酶降解细胞外基质蛋白和肽以获取营养,特别是在孢子形成之前。

## 2.2 结构

Vitreolysin ™ 是 npr 基因的产物(GenBank 注册号:GenBank:D00861.1),基因跨度 2.4Kbp,包含一个由 1770bp 组成的大型开放阅读框(http://www.ncbi.nlm.nih.gov/nuccore/216307)[5]。它被合成为由 590 个氨基酸组成的前酶原,在裂解为 264 个氨基酸长的自身抑制前序列之后变得有活性,同时这个前序列也有助于蛋白质的折叠。N 末端初始的 23 个氨基酸作为分泌信号序列,靶向于具有活性酶作用的影响胞吞胞吐的剩余 303 个氨基酸长的序列。Vitreolysin ™ 的氨基酸组成不像任何其他芽孢杆菌蛋白酶,但与芽孢杆菌中性金属蛋白酶(如嗜热菌蛋白酶)和肽酶类 M4 蛋白酶(如蛋白酶和溶血素)显示出一些同源性(54.8%)[5]。它具有两个结构域,这些域之间具有活动位点,C 末端域显示 α 螺旋结构,而 N 末端域含有 His-Glu-Xaa-Xaa-His(HEXXH)锌结合基序,并显示 β 结构;除了催化锌结合域外,Vitreolysin ™ 分子还含有 4 个钙结合位点,它们在三级结构的稳定中起作用。在其活性形式中,酶是高度稳定的,并且在 pH 值为 4.0~9.0 和温度为 20~60℃时起作用[6]。

## 2.3 抑制

Vitreolysin ™ 没有天然存在的抑制剂,其活性可以通过将其置于低于 3.0 的 pH 值条件或置于 65℃加热 10 分钟来终止[6]。Vitreolysin™ 的酶活性高度依赖于培养基中二价阳离子的浓度,乙二胺四乙酸(EDTA)钙螯合物在浓度高于 20μmol 时能显著降低 Vitreolysin™ 的活性;相反通过提高钙浓度至超过 15mmol 时,酶活性也可以降低[7]。Vitreolysin ™ 在人眼玻璃体内生理范围的钙浓度(5.0~10mM)时能获得最佳酶活性[8]。四环素及其类似物可通过螯合钙部分抑制 Vitreolysin ™ 的酶活性[9]。主要限制眼的连续酶活性的是酶的自身消化。在生理条件下,Vitreolysin ™ 由于自发消化而失去其蛋白水解活性,产生几个较小的片段,其中一些可能仍然表现出蛋白水解活性。其自溶是温度依赖性的,在低于 0℃的温度下完全停止[9]。

## 2.4 药效学与药动学

玻璃体腔注射 Vitreolysin ™ 在眼内的扩散,遵循 Fick 的第二扩散定律,并产生与从注射部位距离成反比的浓度梯度[10]。内界膜-玻璃体后皮质界面由于其高纤维连接蛋白和Ⅳ型胶原纤维含量而成为酶的第一个靶标;在玻璃体内扩散期间,由于无法消化Ⅱ型胶原纤维,因而不能消化玻璃体胶原纤维;因此,它不会导致玻璃体塌陷和由此产生的玻璃体牵拉(最终引起周边部视网膜裂孔和视网膜脱离)。此外,由于其自身分解性能良好,可以滴定到使玻璃体后皮质与内界膜分离的酶活性,然后失去其酶活性。

# 3. 潜在应用范围

## 3.1 诱导 PVD

Vitreolysin ™ 由于其对Ⅳ型胶原纤维和纤维连接蛋白的高特异性,使其成为分离 ILM 与玻璃体后皮质的黏着的理想酶。Vitreolysin ™ 作用于构成 ILM 中层(致密层)的主要框架的Ⅳ型胶原纤维和使 ILM 最内层(内板层)锚定到菱形Ⅳ型胶原纤维框架上的放射状走形的纤维连接蛋白分子[11,12](见第 11 章“玻璃体视网膜界面与内界膜”)。因此,玻璃体后皮质-内板层复合体与 ILM 的致密层的分离,类似于自然的玻璃体后脱离[13](见第 9 章“玻璃体老化与玻璃体后脱离”)。

由于 Vitreolysin ™ 针对Ⅳ型胶原纤维和纤维连接蛋白的高特异性,PVD 在皮摩尔浓度的酶作用下迅速诱发(约 15 分钟),且发生率高(80%~100%)。Vitreolysin ™ 可以在两种不同的需要下用来诱发 PVD:①为了便于在玻璃体视网膜手术期间去除玻璃体后皮层:为此,在手术前 15 分钟可以注射相对高的剂量(2.5IU),并且在手术期间将残留的活性酶清除。②诱发治疗性 PVD 以减少手术的操作:快速增长的玻璃体视网膜界面病变可以获益于治疗性 PVD,如去除玻璃体视网膜牵拉(见第 16 章"玻璃体黄斑粘连/牵拉与黄斑裂孔")、消除血管生长的支架(见第 5 章"糖尿病性玻璃体病变")、去除视网膜表面的碎屑和细胞因子[14]和(或)便于离子氧的运输[15](见第 26 章 "氧与玻璃体视网膜生理和病理")。为此,相对小剂量的 Vitreolysin™ (0.05U)就足以在 2 周内诱发 PVD, 如此小剂量的 Vitreolysin ™ 的酶活性通过其自身消化终止。

### 3.2 辅助视网膜前膜的剥除

纤维连接蛋白和Ⅳ型胶原蛋白在病理性视网膜前膜中的表达增加[16-19]使这些结构成为 Vitreolysin ™ 的良好靶标,并且可以便于手术剥离(见第 33 章"玻璃体黄斑病变的手术治疗")。它也可以用作增生性糖尿病性视网膜病变[18]或增生性玻璃体视网膜病变[19]手术中的辅剂,以减少与膜剥离有关的并发症发生率,并缩短手术时间(见第 42 章"增生性玻璃体视网膜病变的处理")。

治疗性 PVD 的作用最近才在许多视网膜疾病中被认识到。彻底去除玻璃体后皮质有益于年龄相关性黄斑变性、糖尿病性视网膜病变、糖尿病性黄斑水肿、视网膜静脉阻塞和黄斑囊样水肿。基于其增加氧离子对流、减轻玻璃体视网膜的牵拉或去除玻璃体细胞及后部玻璃体细胞因子负荷的治疗作用,以 Vitreolysin ™ 快速、准确、安全地诱发 PVD 将会有更多的应用。

## 4. 药物的研发

### 4.1 纯度与毒性

使用来自多黏类芽孢杆菌提取物的中性蛋白酶诱发 PVD 的观点最初在 1995 年得到认可,1998 年授予了第一项专利(Tezel&Kaplan,美国专利 5 722 428 http://patft.uspto.gov)。早期的研究使用的是市售粗酶产品(Dispase ®,GIBCO,Invitrogen,Grand Iscand,NY),如今仍然在市场上用作细胞收集。该酶的原始形式由多黏类芽孢杆菌提取物制成, 含有大量芽孢杆菌蛋白和内毒素。虽然这种粗料形式的酶最初足以证明体外[11]甚至体内短期的有效性,但长期用于体内的研究由于内毒素和细菌蛋白的污染而受到限制(图 55.2)。将大剂量粗酶提取物注射到小鼠[20]和兔的玻璃体中[21,22]导致了炎症细胞的浸润和两周内增生性玻璃体视网膜病变的发生[23]。早期动物家猪实验证实,在高剂量下会出现粗酶的这些有害作用,但玻璃体内低剂量注射诱发了 PVD,却没有任何明显的并发症[24,25]。粗酶的另一个问题是每个批次的酶活性不一致。详细分析显示只有总质量 2.4%的冻干粉末为蛋白质, 活性酶占总蛋白的 49%——因此,仅 1.2%的市售产品为活性酶。纯化粗酶的尝试由 Roche Applied Sciences (Mannheim,Germany)早期启动,并生产市场上更纯化的酶 Dispase ® Ⅱ。然而, 我们对该产品的分析仍然显示出不可接受的高含量芽孢杆菌污染物和与之相反的低的酶活性[由在净化过程中活性酶的损失(84.4%)所致]。

### 4.2 稳定性

Vitreolysin™ 是由多黏类芽孢杆菌(Paenibacillus polymyxa)产生的纯化的 35.9kDa 中性氨基端肽酶,是重量比>92%纯的活性中性蛋白酶(图 55.3a)。Vitreolysin™ 中大多数杂质被认为是自消化产生的酶的分解产物,并显示相似的催化活性(图 55.3b)。由于其高纯度和高酶活性,与 Dispase ®相比,Vitreolysin™ 产生更高比例的 PVD(图 55.4),且只需要皮摩尔剂量就能实现可重复的结果。Vitreolysin™ 以干粉形式制备, 可以在-20℃保存 9~12 个月而不会失去活性。重构后,酶在 4℃保留其活性达 48 小时。

### 4.3 潜在的优势

Vitreolysin™ 诱发 PVD 具有优于纤溶酶和奥克纤溶酶的一些优势 (表 55.1)。与奥克纤溶酶不同,Vitreolysin™ 是一种基质金属蛋白酶,可直接作用于 ILM-玻璃体后皮质界面,它不会液化玻璃体,所以不会引起玻璃体视网膜的牵拉, 而这可能会造成周边视网膜撕裂孔。Vitreolysin™ 是一种高度稳定的分子,并且没有已知的抑制剂,如 $\alpha_2$-抗血纤维蛋白是

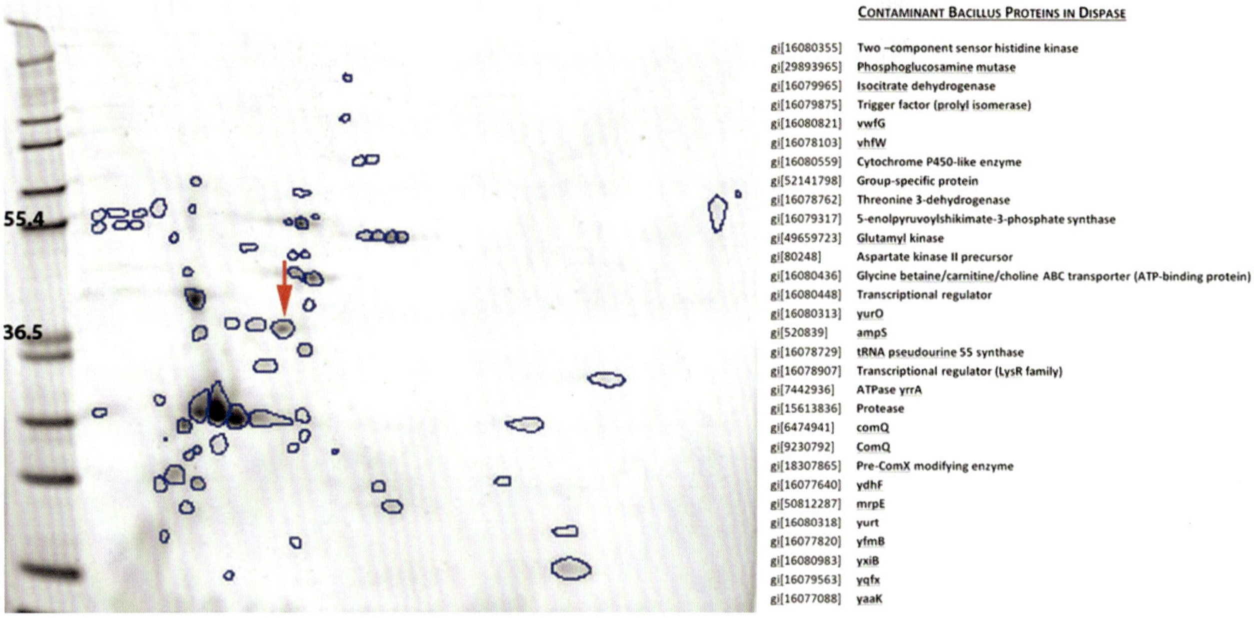


图 55.2 双向凝胶分离显示了市场提供的多黏类芽孢杆菌提取物(Dispase ®)中几种蛋白质污染物。质谱分析法确定大部分污染物为芽孢杆菌蛋白。活性酶(红色箭头所示,MW=35.9kDa;PI=5.14)仅占冻干粉末总质量的 1.2%

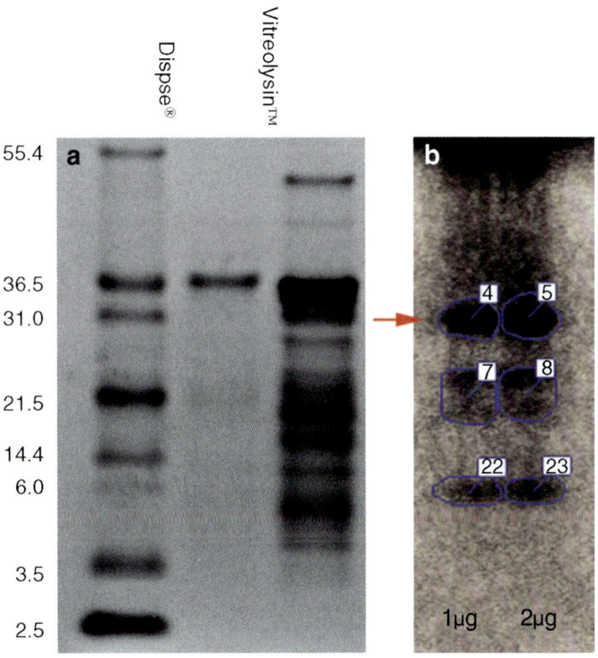


图 55.3 (a)加载相等蛋白质量的 Vitreolysin™ 和 Dispase ® 的 SDS-PAGE 凝胶电泳显示在 Vitreolysin™ 中有更强的活性酶,由于其较高的催化活性,Vitreolysin™ 有更多的分解产物。(b)Vitreolysin™ 的酶谱显示活性酶(红色箭头所示)及其自溶分解产物。值得注意的是分解碎片仍能发挥酶活性。

奥克纤溶酶的抑制剂[26](见第 52 章“奥克纤溶酶玻璃体溶解术的基础研究”),其活性通过自溶终止,因而可重复诱发 PVD 而无视网膜毒性或增生性玻璃体视网膜病变的发生。这种性质是超过奥克纤溶酶的主要优点,因为许多玻璃体视网膜疾病,如糖尿病性视网膜病变、增生性玻璃体视网膜病变和年龄相关性黄斑变性,都会引起血-视网膜屏障的破坏而使 $\alpha_2$-抗血纤维蛋白渗漏于玻璃体腔。玻璃体内注射 0.05U Vitreolysin™ 的早期动物实验没有显示对视网膜或其他眼部结构的任何毒性作用(图 55.5)。

## 5. 安全性与有效性

### 5.1 体外研究

#### 5.1.1 有效性

在新鲜摘除的猪和人尸体眼球中评估了多黏类芽孢杆菌中性蛋白酶诱发 PVD 的有效性[11]。两种不同的设想被测试:①在玻璃体切割术的 15 分钟内诱发 PVD:该实验设计的原理是在玻璃体切割术之前

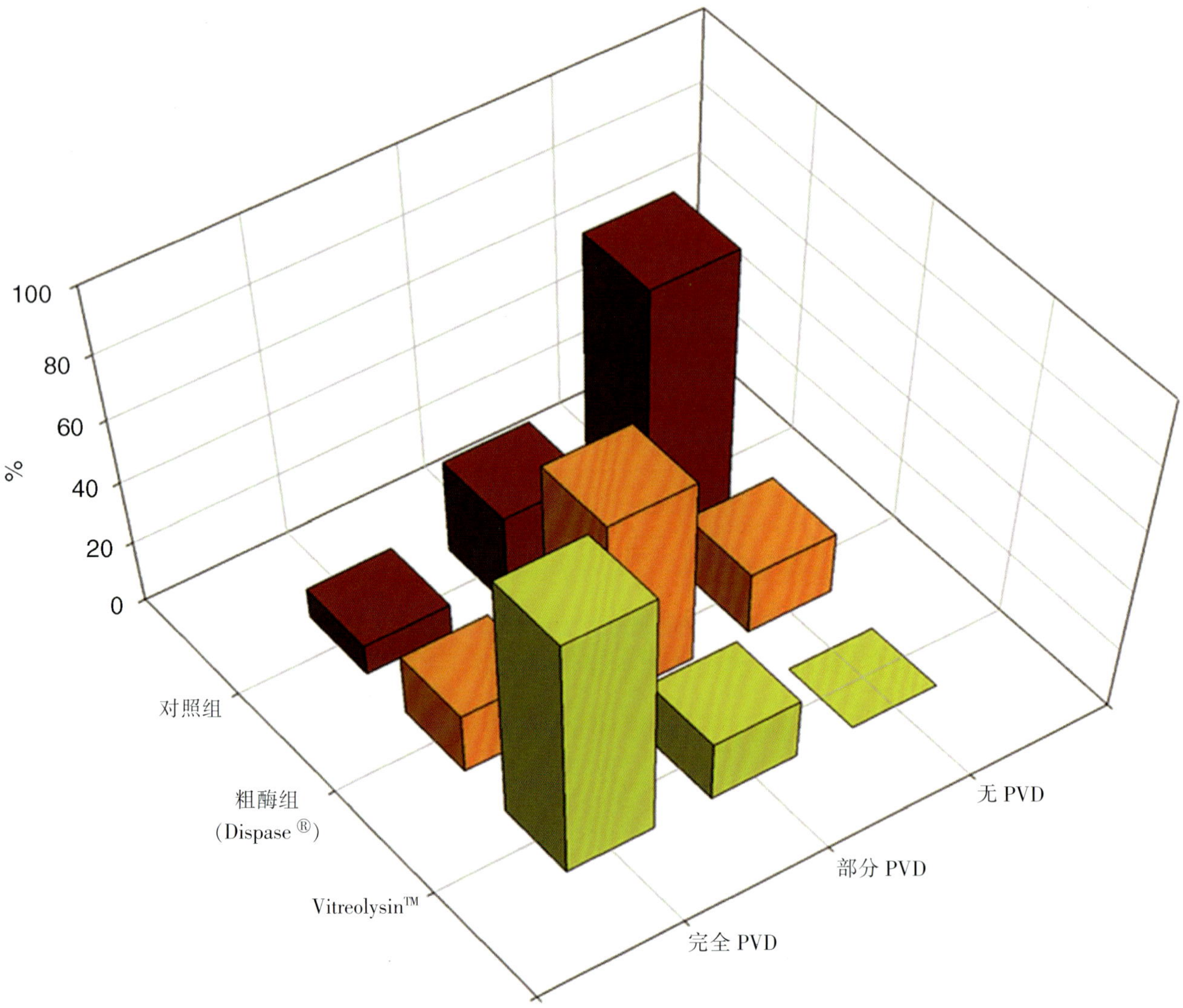


图 55.4 Vitreolysin™ 是来自多黏类芽孢杆菌的纯化中性蛋白酶，纯酶含量>92%。玻璃体内注射相当于 2.5U Dispase ® Ⅱ的 Vitreolysin™ 在 15 分钟时诱发 80%完全和 20%不完全 PVD；在粗酶(30%完全 PVD，60%不完全 PVD，10%无 PVD)和 PBS 注射(10%完全 PVD，20%不完全 PVD 和 70%无 PVD)中，这些比例仍较低。

表 55.1 Vitreolysine™ 和奥克纤溶酶之间的主要区别：Vitreolysin 特异性靶向Ⅳ型胶原纤维和纤维连接蛋白，并可选择性地分离 ILM 与玻璃体后皮质的黏着；它不会引起玻璃体的塌陷、不会对视网膜产生牵拉力；其酶促作用是可预测的并且可被滴定，从而产生更多可复制的 PVD。

| | Vitreolysin™ | 奥克纤溶酶 |
|---|---|---|
| 目标特异性 | 特异性靶向将玻璃体后皮质黏附到 ILM 上的Ⅳ型胶原纤维和纤维连接蛋白 | 非特异性；通过激活几种蛋白酶包括 MMP |
| 作用方式 | 非特异性；通过激活几种蛋白酶包括 MMP | 丝氨酸蛋白酶；导致玻璃体凝胶塌陷并在视网膜上产生牵拉力，且可能导致周边视网膜的撕裂孔和脱离 |
| 抑制剂 | 没有已知的天然抑制剂；因此其作用是可复制的，并且不会被任何天然化学物质抑制 | 可以被不同的玻璃体视网膜疾病患者玻璃体中富含的 $\alpha_2$-抗血纤维蛋白抑制 |
| 功效 | 导致玻璃体皮质的完全分离 | 通常会导致玻璃体皮质的残留，其可以作为后续胶质增生和皱褶形成的支架 |
| 稳定性 | 具有较长的保存半衰期并且在热力学上已知是稳定的 | 不稳定，半衰期很短 |

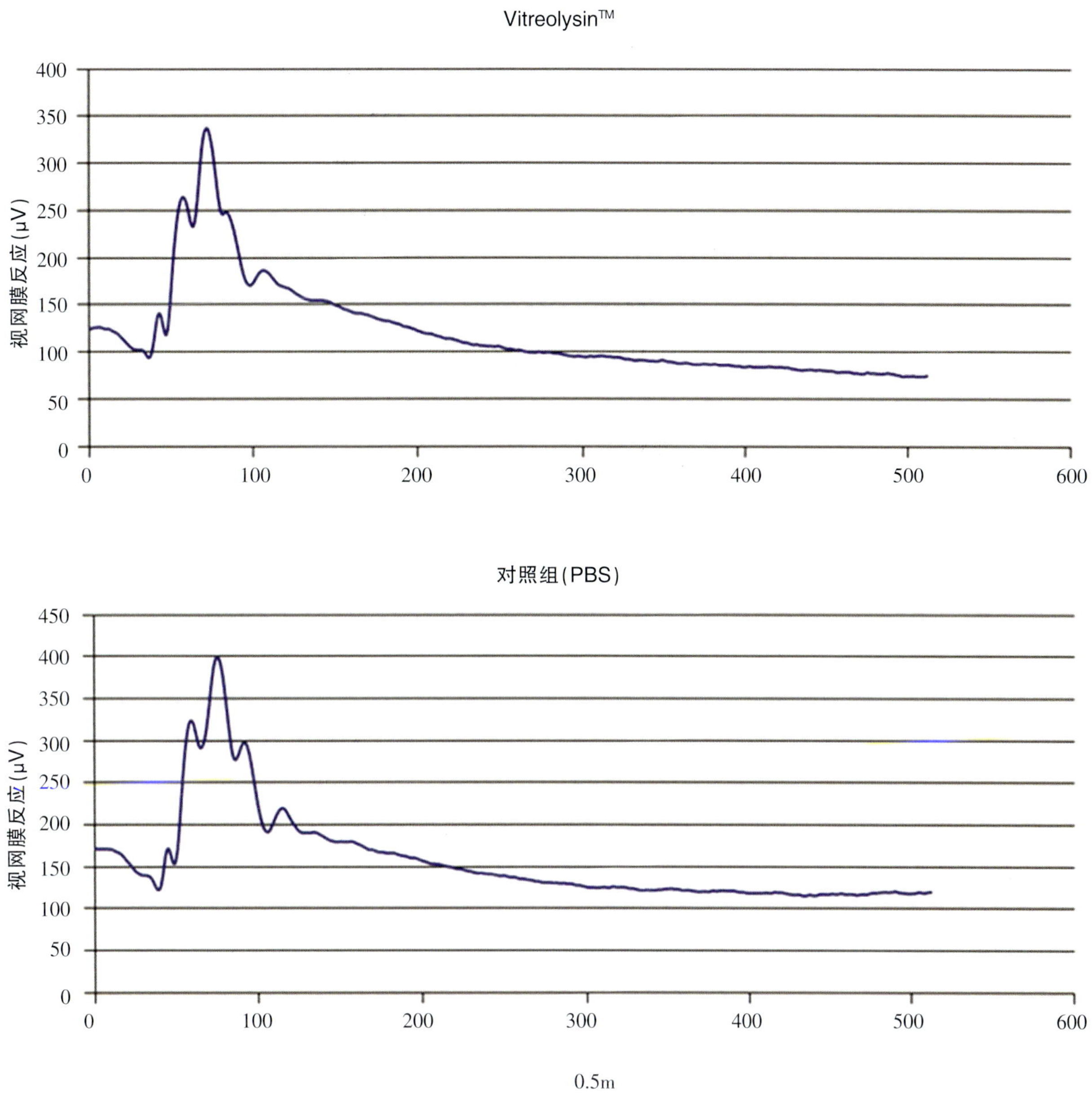


图 55.5　在成年家猪玻璃体注射 0.05U Vitreolysin™ 2 周时，闪烁 ERG 显示：PVD 诱导的眼和 PBS 注射的对照眼之间，对-10dB 闪烁反应没有差异。

注射高剂量的酶将有便于在手术时去除玻璃体后皮质。诱发 PVD 后，注射的酶将在玻璃体切割术期间通过灌洗从玻璃体腔中清除。为此，将总剂量为 0.5~12.5U 的酶注射入 3 个月大的家猪玻璃体腔，并在 37℃孵育 15 分钟，然后去除眼前节，进行 PVD 范围的分级。在 30%的 PBS 注射的对照眼中，观察到部分(20%)或完全(10%)PVD，而用中性蛋白酶注射观察到剂量相关性的 PVD 增加(0.5 和 1.0U：40%完全 PVD，30%部分 PVD；2.5U：60%完全 PVD，20%部分 PVD；5U：完全 80%PVD，10%部分 PVD；12.5U：完全 50%PVD，10%部分 PVD；图 55.6a)。PVD 在该酶最高剂量的发生率反而减少是由于由中性蛋白酶导致的 RPE-Bruch 膜黏附的减弱，造成了 PVD 的假阴性分级。与对照相比，产生显著统计学意义的高 PVD 发生率的酶的最低浓度为 2.5U($P$=0.03)。随后在 20 只人尸体眼上测试了该剂量诱发 PVD 的能力。使用年轻供体的眼球(年龄：18~61 岁，平均年龄：39.1±13.2 岁）以降低自然存在的 PVD 的可能性。从死亡到实验的平均时间为 23 小时。15 分钟内 20 只眼中有 19 只眼(95%)发生了完全 PVD,其余的眼(5%)发生部分 PVD。PBS 注射的对照组眼中,没有一只眼发生完全 PVD,只有一只对照眼(5%)发生了部分 PVD,而余下的 19 只眼(95%)没有出现 PVD(图 55.6b)。②使用较低剂量的酶在较长时间(2 小时)诱发 PVD:该实验设计用于确定诱发 PVD 所需的酶的最低剂量,而无须从玻璃体中除去残留的酶。将不同浓度的中性蛋白酶(总剂量:0.025~2.0U)注射到 3 月龄的家猪眼玻璃体中,并在 37℃孵育 2 小时后评估 PVD 的发生。与对照组(10%完全和 10%部分,$P$=0.0003,图 55.6c)相比,0.05U 是产生统计学意义上显著高 PVD 发生率(80%完全和 10%部分)的最低剂量。在所有这些研究中,玻璃体在中性蛋白酶处理后仍保持完整的凝胶状(图 55.1)。

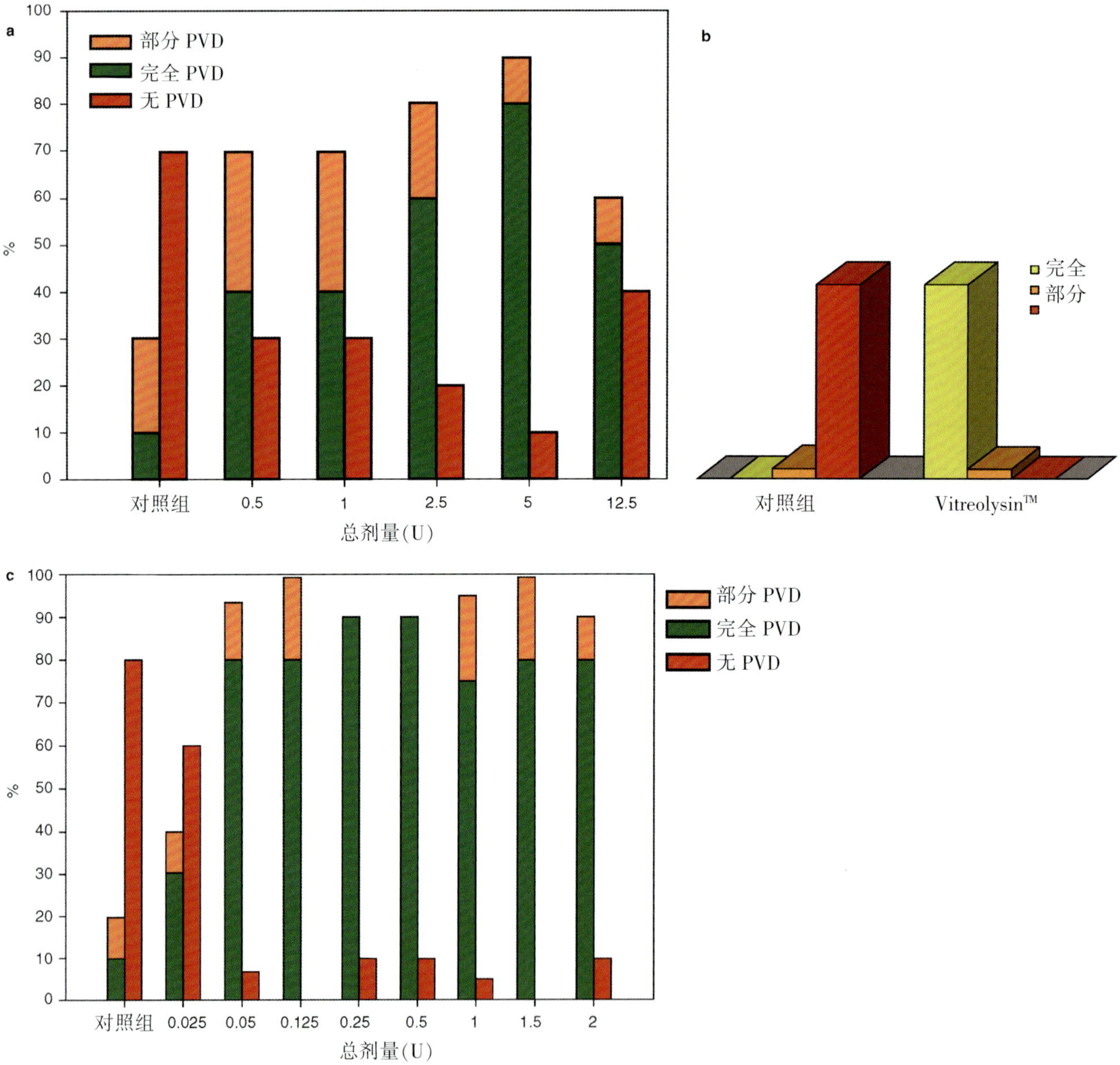


图 55.6 (a)大剂量粗中性蛋白酶注射 15 分钟时摘除的新鲜猪眼 PVD 的发生:2.5U 的总剂量是诱导有统计学意义的较高 PVD 发生率率($P$=0.03)的最低剂量。(b)年轻人的供眼中的 PVD 发生:玻璃体内注射 2.5U 的粗中性蛋白酶,15 分钟内诱发完全 PVD 占 95%。(c)较长持续时间、较低剂量的粗料多黏类芽孢杆菌中性蛋白酶的 PVD 发生:0.05U 是在 2 小时诱导有统计学意义的较高 PVD 发生率的最低总剂量($P$=0.0003)。

### 5.1.2 对视网膜细胞的活力和结构的影响

使用溴化乙啶-钙黄绿素基染色(活-死细胞染色实验,Invitrogen,Grand Island,NY)观察视网膜细胞存活率的实验中(96.2±2.3%对 97.3±1.5%,$P$=0.74)没有检测到中性蛋白酶的不良作用,包括视网膜血管的视网膜结构在光学显微镜下是完整的;没有观察到出血(图 55.7,上排)。在透射电子显微镜下,玻璃体后皮质的胶原纤维与 ILM 的外板层在酶注射后消失。此外,致密层失去其清晰的边界,成为无定形的颗粒结构(图 55.7,中排)。扫描电子显微镜显示在酶消化 ILM 玻璃体后皮质界面后,Müller 细胞终板被暴露,最终视网膜内表面呈现马赛克样图案,在感觉视网膜的内表面没有观察到皮质的残留(图 55.7,下排)。

### 5.1.3 对神经视网膜的机械特征的影响

同时测试了多黏类芽孢杆菌中性蛋白酶对感觉视网膜的生物力学性质的影响。酶处理没有改变感觉视网膜的弹性常数(2.5±0.3%对 2.2±0.4%,$P$=0.71)和最大视网膜拉伸性(2.3±1.0/Nm 对 2.0±0.7/Nm,$P$=0.46)。

## 5.2 体内研究

### 5.2.1 诱导 PVD

来自多黏类芽孢杆菌的粗中性蛋白酶已经被用来诱导白化兔和家猪的 PVD。在早期的白化兔实验中,4 只兔眼接受总剂量为 2.5U 的酶并在 30 分钟内被处死;另外 6 只兔接受 0.05U 的粗酶,2 小时后被处死。如果是在玻璃体切割术中用于剥离玻璃体后皮质的辅剂,初始结果没有显示粗酶(Dispase®)的任何毒性(视网膜电图:b 波幅度,$P$=0.972;潜伏期,$P$=0.285)。然而,若将粗酶保留在眼中,在第一个 24 小时内所有动物都出现了内毒素诱发的炎症;3 只兔眼玻璃体炎症在 1 周观察期结束时部分吸收。ERG 反映了内毒素诱发的葡萄膜炎的过程,3 只兔眼 ERG 的波幅随着注射后第一天的作用时间的延长而下降,随后在 1 周时恢复。然而,在 6 只眼中有 2 眼 ERG 读数仍然下降(PBS 对 Dispase®:第 1 天,波幅 $P$=0.373,潜伏期 $P$=0.723;第 7 天,幅度 $P$=0.783,潜伏期 $P$=0.671)。没有动物发生角膜溶解、晶状体混浊或晶状体脱位[9]。

在活体猪眼中测试了粗酶(Dispase®)诱发 PVD 的能力[24]。24 只眼注射 50μg 粗酶,15 分钟后进行玻璃体切割术评估玻璃体后皮质剥离的难易程度。在粗酶注射的眼中观察到 PVD 的发生率更高(7 个完全、5 个部分对对照组中 2 个完全、7 个部分及 3 个未发生,$P$=0.029)。临床检查、ERG、光镜和透射电子显微镜检查均未显示任何毒性证据。在一个类似的实验中,在进行核心玻璃体切割后,将 0.025U 的 Dispase®注射到剩余的玻璃体皮质中,孵育 15 分钟后,8 只眼中有 6 只眼发生了完全 PVD,而剩下的 2 只眼发生了部分 PVD。但是,8 只眼中有 3 只眼发生了一过性玻璃体混浊,1 只眼出现视网膜前出血斑。这些并发症并不严重,研究人员总结认为,视网膜没有结构性的损伤[25]。

### 5.2.2 对视网膜电生理的影响

这些实验清楚地表明,由于粗产物中有包括内毒素的一些污染物,粗酶的长期使用是不安全的。这些早期研究促使了纯化活性酶并去除内毒素的尝试;由此,诞生了纯酶(Vitreolysin™)。使用 12 只接受 0.05U 和 0.5U 纯化酶注射的猪研究了 Vitreolysin™ 的安全性和有效性。0.5U 组在注射后立即进行玻璃体切割术,动物在两周时被处死;在随访期间通过 B 超检查和直接观察评估 PVD 的发生,所有的动物都发生了 PVD(图 55.8),而没有任何眼结构的破坏,全视野 ERG 保持在正常范围内[9]。

**缩略语**

| | |
|---|---|
| EDTA | 乙二胺四乙酸 |
| ERG | 视网膜电图 |
| ILM | 内界膜 |
| kDa | 千道尔顿 |
| mM | 毫摩尔 |
| PBS | 磷酸盐缓冲溶液 |
| PVD | 玻璃体后脱离 |

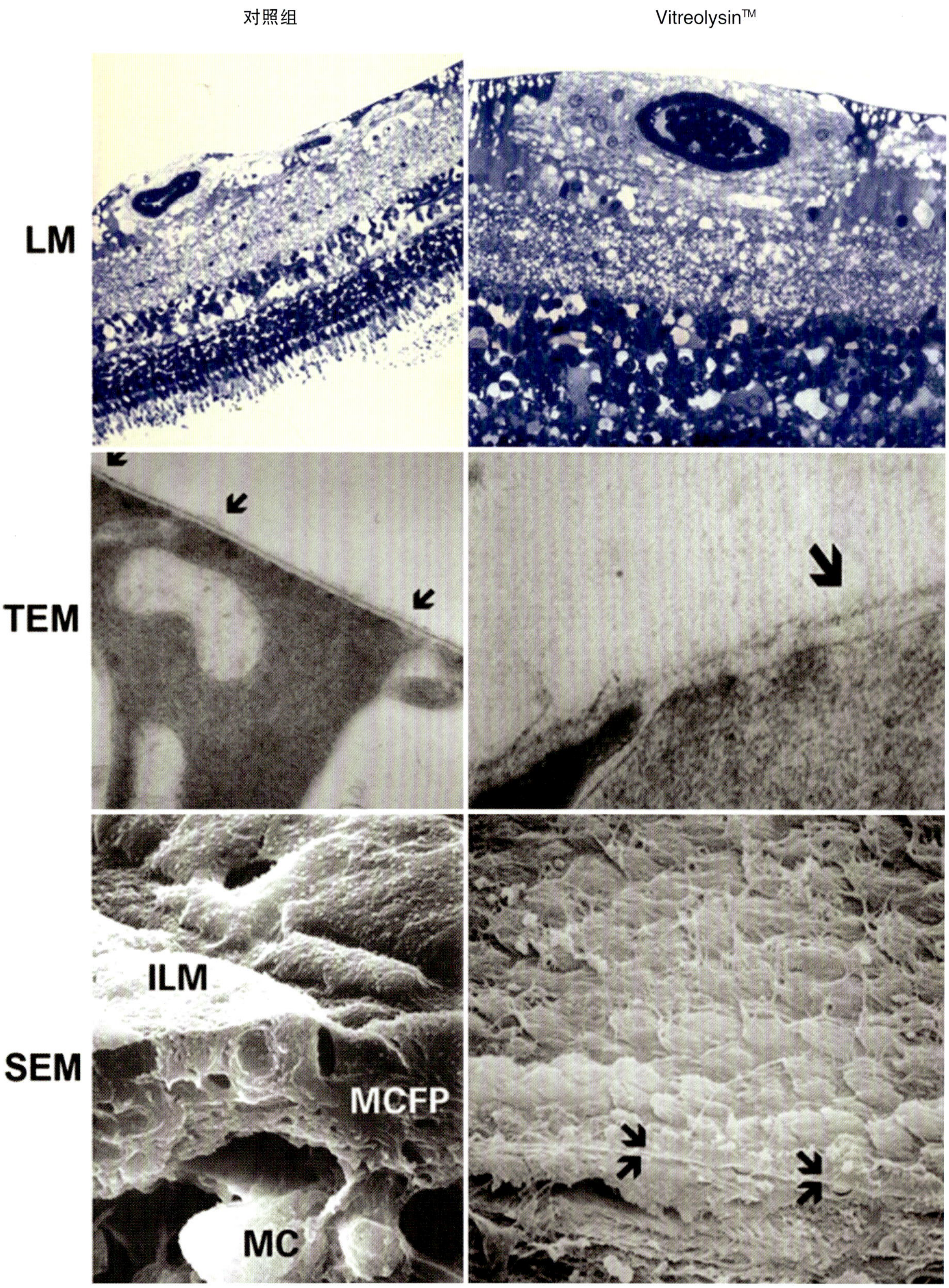


图 55.7 上排：用 2.5U 粗料多黏类芽孢杆菌中性蛋白酶治疗不会改变光学显微镜下的视网膜结构，视网膜血管壁是完整的，没有发现出血。中排：玻璃体视网膜界面的透射电子显微镜显示：玻璃体后皮质胶原纤维（右，箭头所示）以及 ILM 内板层的消化，酶处理后，致密层变为无定形颗粒结构（左，箭头所示）。下排：冰冻断层扫描电子显微镜显示：酶处理（左）后露出的 Müller 细胞（MC）终板（MCFP），治疗后感觉视网膜的内表面上没有皮质残留物。

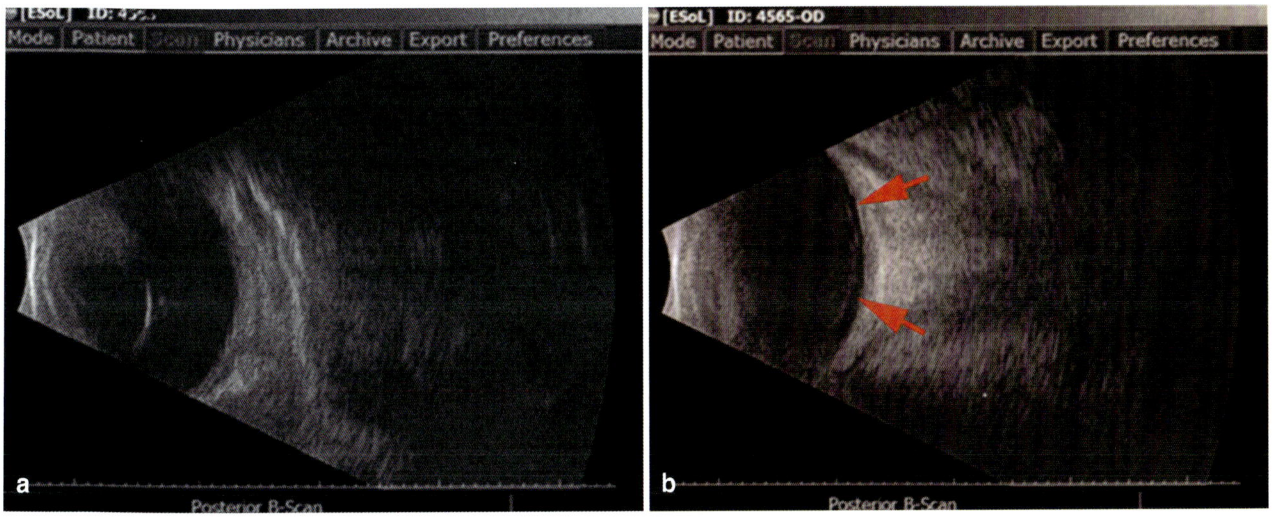


1 周 2 周

图 55.8 白化兔玻璃体内注射 0.05U 的 Vitreolysin™ 两周时，B 超检查显示 PVD 的发生(红色箭头所示)。

# 参考文献


1. Gandorfer A. Enzymatic vitreous disruption. Eye (Lond). 2008;22(10):1273–7.
2. Sebag J. To see the invisible: the quest of imaging vitreous. Dev Ophthalmol. 2008;42:5–28.
3. Sebag J. Pharmacologic vitreolysis–premise and promise of the first decade. Retina. 2009;29(7):871–4.
4. Griffin PJ, Fogarty WM. Physiochemical properties of the native, zinc- and manganese-prepared metalloprotease of Bacillus polymyxa. Appl Microbiol. 1973;26(2):191–5.
5. Takekawa S, Uozumi N, Tsukagoshi N, Udaka S. Proteases involved in generation of beta- and alpha-amylases from a large amylase precursor in Bacillus polymyxa. J Bacteriol. 1991;173(21):6820–5.
6. Matsudo Y. Neutral protease useful for animal tissue and cell culture. In: Office USP, editor. United States Patent and Trademark Office: Godo Shusei Kabushiki Kaisha, vol 3. p. 930–54; 1976.
7. Tang D, Del Priore LV, Kaplan HJ, Tezel T. Factors modulating the matrix metalloprotease (MMP) activity of dispase. IOVS (ARVO). 2007;48:259.
8. Jashnani KD, Kale SA, Rupani AB. Vitreous humor: biochemical constituents in estimation of postmortem interval. J Forensic Sci. 2010;55(6):1523–7.
9. Tezel TH: unpublished data
10. Tojo K. A pharmacokinetic model for ocular drug delivery. Chem Pharm Bull (Tokyo). 2004;52(11):1290–4.
11. Tezel TH, Del Priore LV, Kaplan HJ. Posterior vitreous detachment with dispase. Retina. 1998;18(1):7–15.
12. Matsumoto B, Blanks JC, Ryan SJ. Topographic variations in the rabbit and primate inner limiting membrane. Invest Ophthalmol Vis Sci. 1984;25(1):71–82.
13. Snead MP, Snead DR, Richards AJ, et al. Clinical, histological and ultrastructural studies of the posterior hyaloid membrane. Eye. 2002;16(4):447–53.
14. Barile GR, Pachydaki SI, Tari SR, et al. The RAGE axis in early diabetic retinopathy. Invest Ophthalmol Vis Sci. 2005;46(8):2916–24.
15. Stefansson E. Physiology of vitreous surgery. Graefes Arch Clin Exp Ophthalmol. 2009;247(2):147–63.
16. Scheiffarth OF, Kampik A, Gunther H, von der Mark K. Proteins of the extracellular matrix in vitreoretinal membranes. Graefes Arch Clin Exp Ophthalmol. 1988;226(4):357–61.
17. Kritzenberger M, Junglas B, Framme C, et al. Different collagen types define two types of idiopathic epiretinal membranes. Histopathology. 2011;58(6):953–65.
18. George B, Chen S, Chaudhary V, et al. Extracellular matrix proteins in epiretinal membranes and in diabetic retinopathy. Curr Eye Res. 2009;34(2):134–44.
19. Casaroli Marano RP, Vilaro S. The role of fibronectin, laminin, vitronectin and their receptors on cellular adhesion in proliferative vitreoretinopathy. Invest Ophthalmol Vis Sci. 1994;35(6):2791–803.
20. Canto Soler MV, Gallo JE, Dodds RA, Suburo AM. A mouse model of proliferative vitreoretinopathy induced by dispase. Exp Eye Res. 2002;75(5):491–504.
21. Frenzel EM, Neely KA, Walsh AW, et al. A new model of proliferative vitreoretinopathy. Invest Ophthalmol Vis Sci. 1998;39(11):2157–64.
22. Kralinger MT, Kieselbach GF, Voigt M, et al. Experimental model for proliferative vitreoretinopathy by intravitreal dispase: limited by zonulolysis and cataract. Ophthalmologica. 2006;220(4):211–6.
23. Tan J, Liu Y, Li W, Gao Q. Ocular pathogenesis and immune reaction after intravitreal dispase injection in mice. Mol Vis. 2012;18:887–900.
24. Oliveira LB, Tatebayashi M, Mahmoud TH, et al. Dispase facilitates posterior vitreous detachment during vitrectomy in young pigs. Retina. 2001;21(4):324–31.
25. Ivastinovic D, Langmann G, Aigelsreiter A, et al. Dispase-assisted vitrectomy for epiretinal prostheses implantation. Acta Ophthalmol. 2012;90(2):e163–5.
26. de Smet MD, Jonckx B, Vanhove M, et al. Pharmacokinetics of ocriplasmin in vitreous. Invest Ophthalmol Vis Sci. 2012;53(13):8208–13.